オールカラー版

家庭の医学

第3版

成美堂出版

はじめに

世界中で行われている研究により医学の進歩はめざましく、新しい診断機器や治療技術が開発されているだけでなく、病気に対する概念や取り組み方が大きく変わってしまった分野もあります。医療体制の面では、専門化・細分化された医療スタッフ（医師、看護師、薬剤師、検査技師、診療放射線技師、医療事務など）が協調して診療にかかわる「チーム医療」の重要性がますます重要視されています。

このような視点から、患者さん一人ひとりの問題点について、患者さんご自身と医療スタッフが、医学的な内容からご自身の生活や社会的な側面を含めて情報を共有することにより、「一緒に意思決定をして病気とお付き合いしていく」ために、医療スタッフから出てくる病気の名前や体内の名称、家庭での管理のしかたなどをわかりやすくまとめたのが、この『家庭の医学』です。

本書は関連する項目が探しやすいように構成されていますので、最初は気になる症状のページから始めてもよいですし、よくわからない医学用語を索引から拾って読んでいただくのもよいかもしれません。患者さんが病気の理解を深められるように、やさしく解説してあります。病気や治療についての正しい知識を身につけて頂いて、ご自身あるいはご家族の健康維持のために本書をぜひ活用していただきたいと思います。

東京女子医科大学総合診療科教授
総監修　川名　正敏

臨床試験から実用化をめざす

医療を変える新技術

治療技術や機器の研究開発は進化を続けており、日本の政府は医療やヘルスケア産業を重点的な成長分野として後押ししています。

２０１４年には薬事法が改正されて再生医療が最短２年で承認を受けられるようになるなど、医療の技術開発がスピード化してきました。また新しい画像診断技術や人工知能ＡＩの開発によって、高い精度の治療を行えるようになってきました。

国内でも世界トップレベルの医療技術が開発されています。２０１６年３月現在、先進医療として１１７種類が認められています。治療費は全額自己負担となりますが、治療の選択肢は広がってきました。

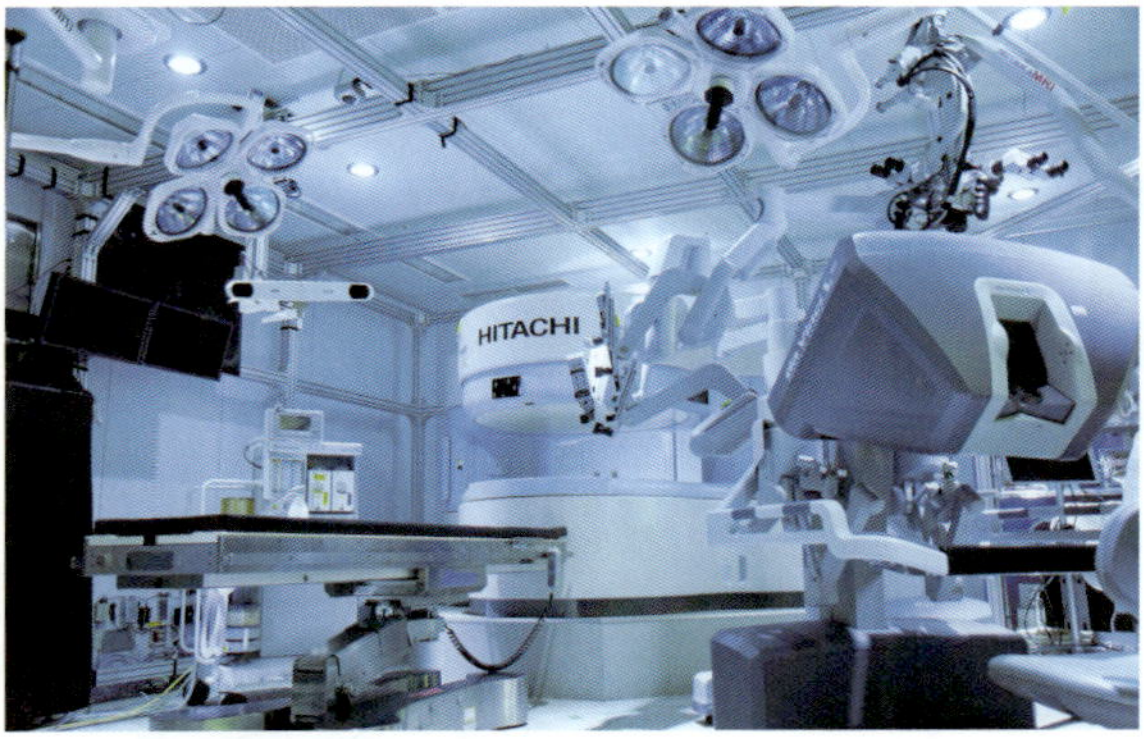

MRIなどの画像診断装置を備えた手術室。最新テクノロジーが先端医療の発展を支えています。

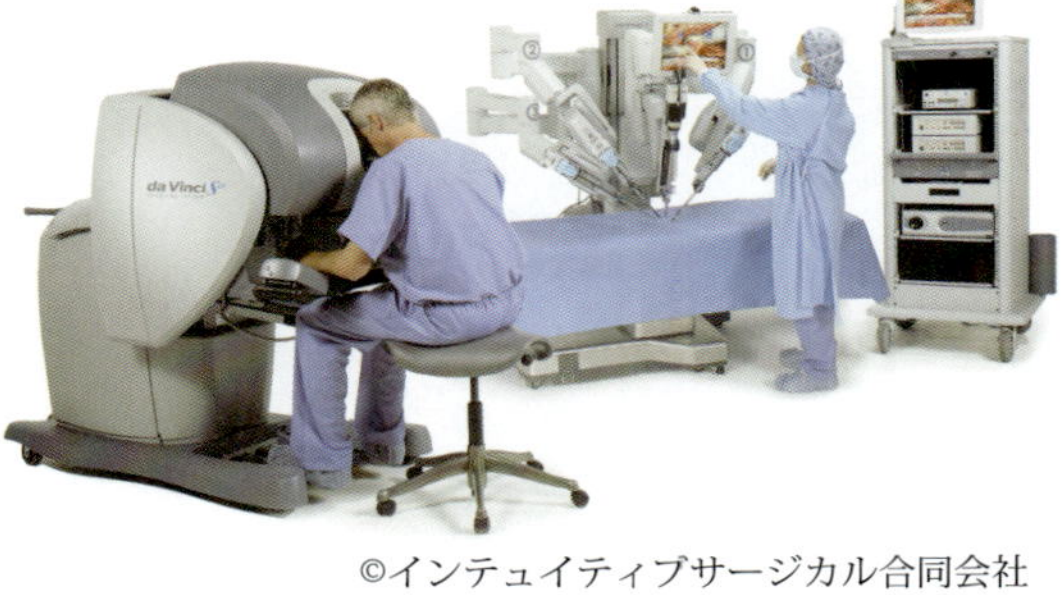

手術中も医師はさまざまな画像診断装置の情報で確認しながら治療できるようになりました。またロボット機器の支援によって高い精度と患者の負担が低減された手術が開発されました。

©インテュイティブサージカル合同会社

情報誘導手術

事前検査や経験だけでではなく、手術中にMRIで画像診断をするなど、医師は患者の状態を高い精度で確認しながら治療をすすめることができます。そのため腫瘍を極限まで切除することも可能になりました。

インテリジェント手術室

手術中に適切な情報を即時にフィードバック

医師の判断を支援する医療情報をリアルタイムで提供する最新手術室です。臓器のどの部位にもそれぞれの役割があり、悪性脳腫瘍の治療などでは、組織の切除にともなう機能損失が心配になります。最良の治療効果をあげ、手術による後遺症などは最小限に抑える治療をめざし、最新技術による手術のサポートが考案されています。

覚醒下手術（言語マッピング/モニタリング）

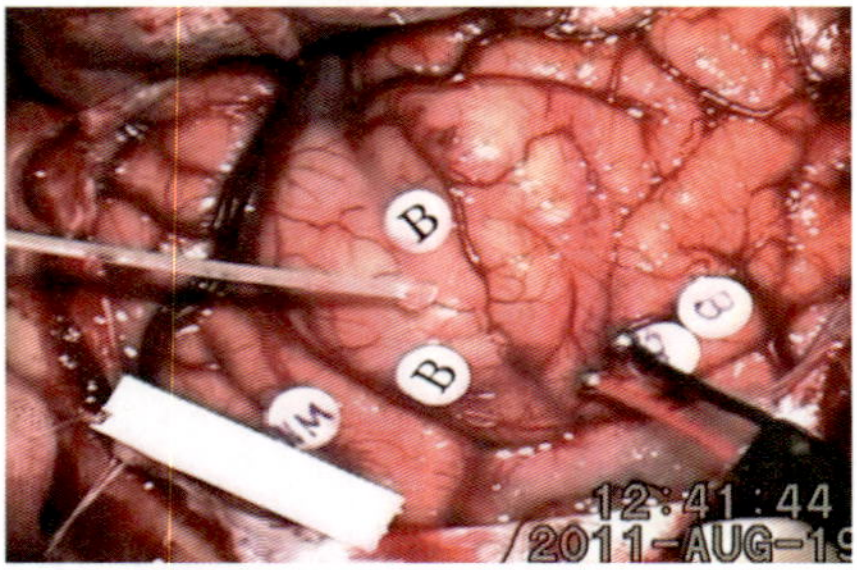

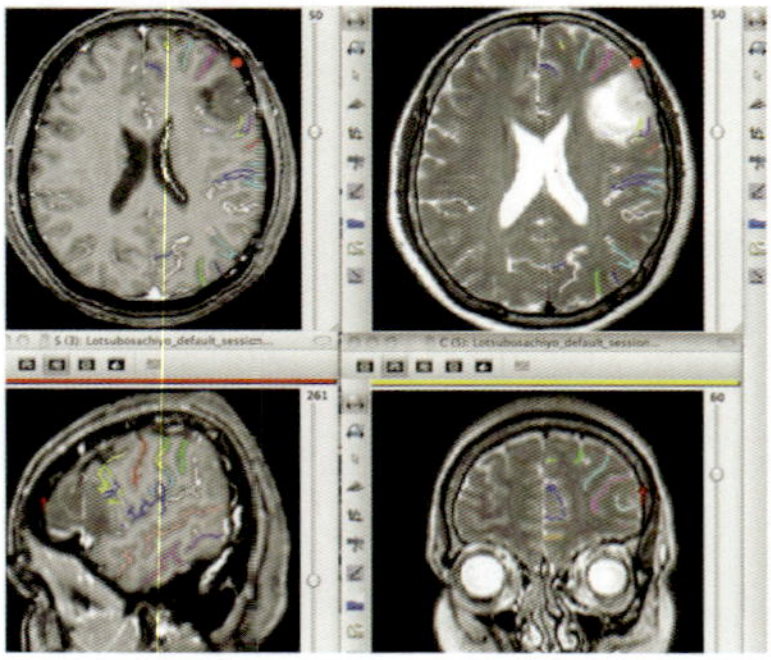

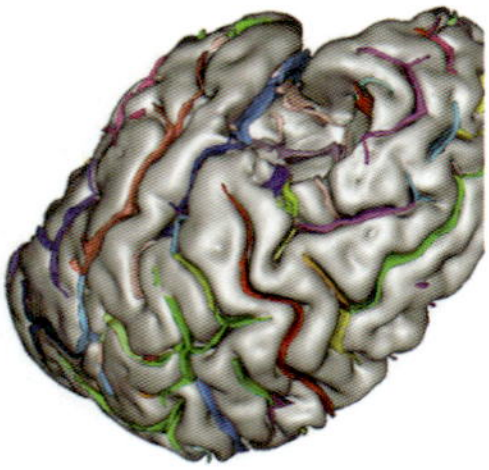

手術中も患者が覚醒した状態でいると、切除範囲にある脳の機能を計測機器や会話などで確認することができます。言語や運動機能への影響を最小限に抑えて悪性脳腫瘍を切除します。

手術中ナビゲーションシステム

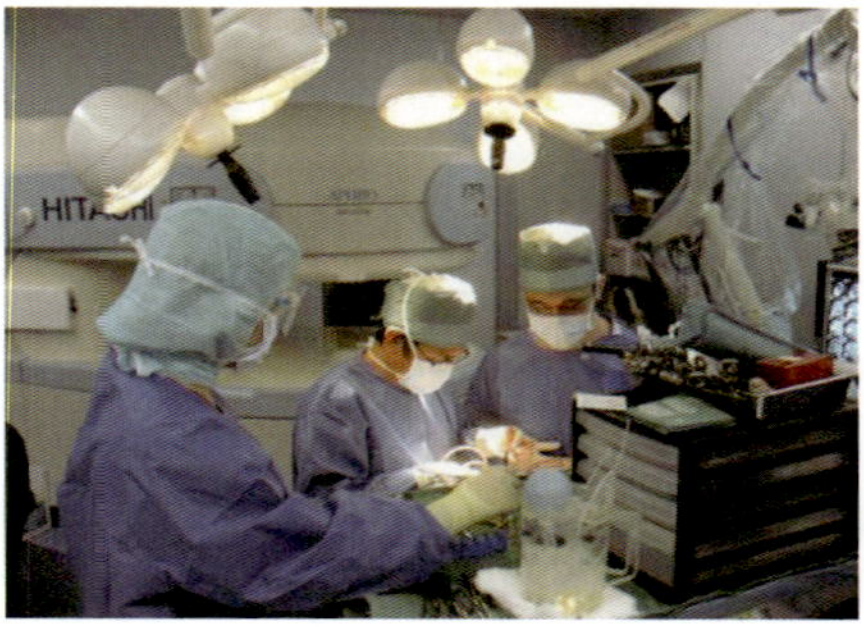

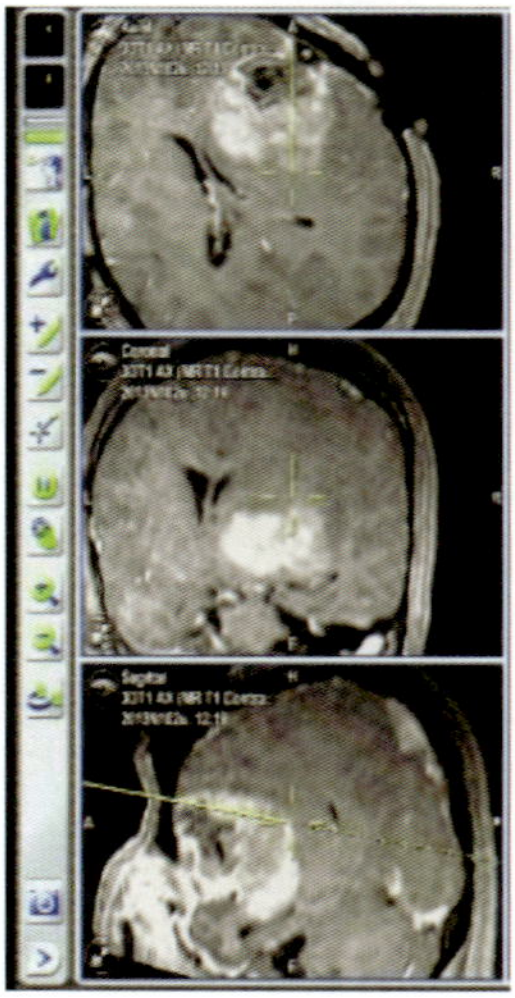

患部を視認するのがむずかしい手術では、手術中にMRI画像診断装置を用いて、大きさ、奥行きなど、悪性腫瘍の状態を確認しながら、悪性腫瘍のみを確実に切除します。一般的な外科手術よりも摘出率が高く、予後も良好となっています。

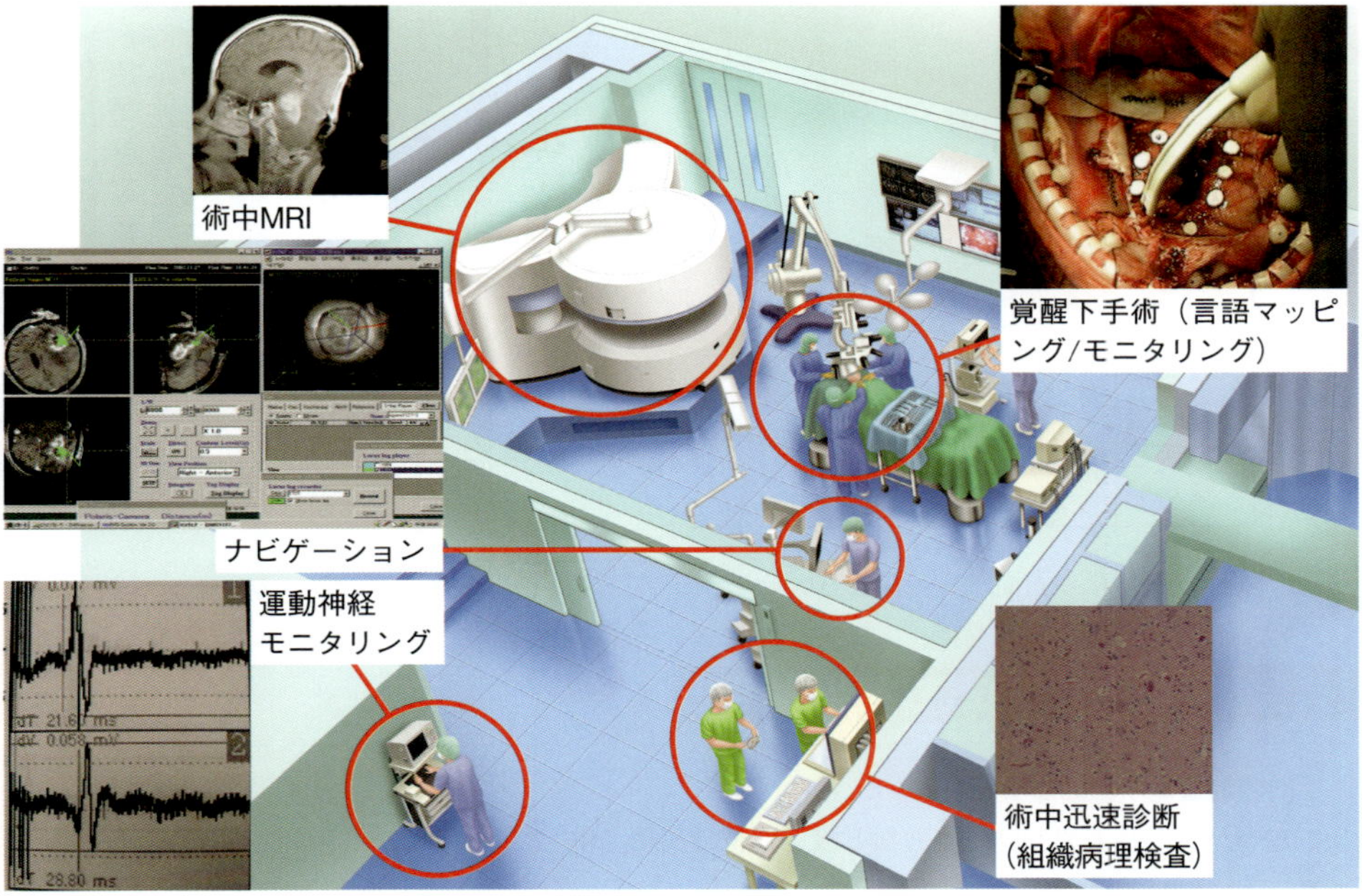

手術中、つねに変化する患者の状態をモニタリング。医師が見ただけでは判断できない患部の境界や内部のようすなども先進医療機器により可視化して手術を支援します。そのために必要な機器や医療チームで構成されています。

手術の戦略デスク

手術中のリアルタイムな情報を集中的に表示できる場所があり、統合して判断できます。そこでは、切除範囲の判定や術者へのアドバイス、また第三者として観察することで手術の安全性も高まります。

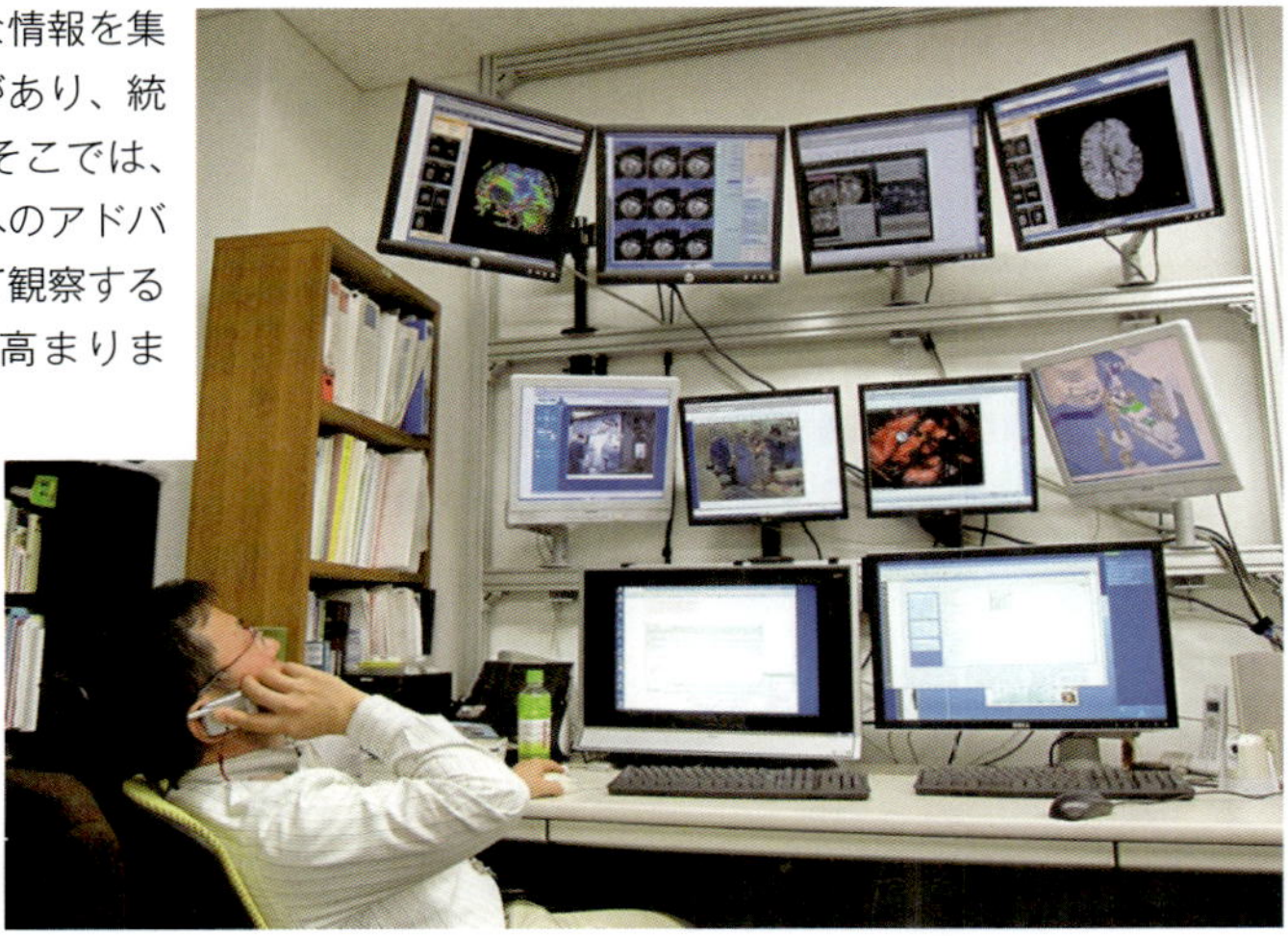

提供：東京女子医科大学先端生命医科学研究所

高精度な新技術
外部放射線治療

X線をはじめとする放射線は、がん治療にも使われています。照射方法や線種の選択によって、がん周辺の健康な細胞への影響を最小限に抑えながら、複雑な形状の患部でも高い精度で治療できるようになっています。

放射線の到達度

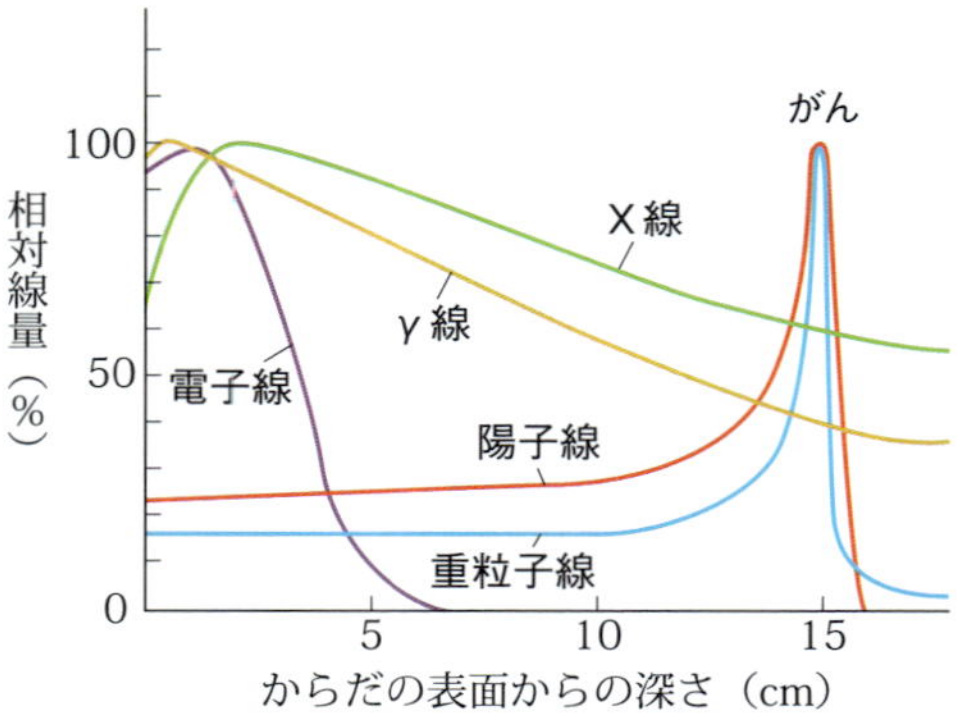

外部放射線治療のおもな照射方法

1門照射（電子線治療など） 1方向からの照射で、皮膚表面など浅い部位で使用。皮膚がんなど。	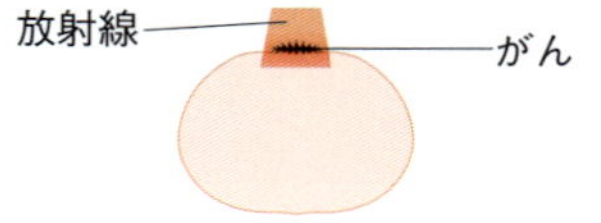
対向2門照射 最も基本的な照射法で、がんを挟むように照射する。がんの骨転移・リンパ節転移、全脳照射など。	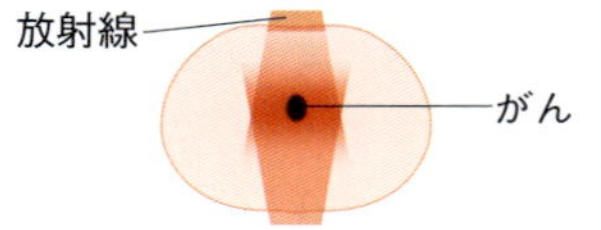
多門照射 複数方向からの照射でからだの中心部位に放射線を集中させる。食道がん、腹部・骨盤内のがんなど。	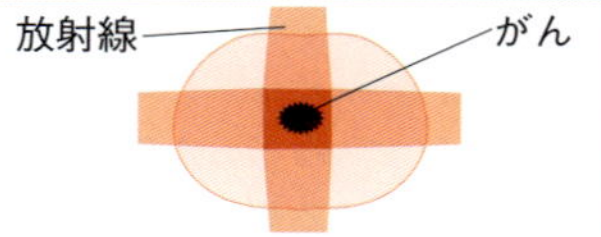
定位照射 多方向から特定の1点に放射線を集中させる。孤立性肺腫瘍、肝腫瘍、脳転移など。	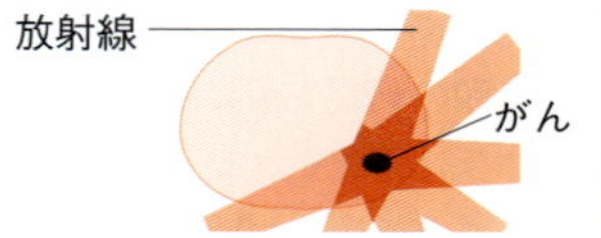
IMRT（強度変調放射線治療） 複数方向から強さの違う放射線を組み合わせて照射する。前立腺がん、頭頸部腫瘍など。	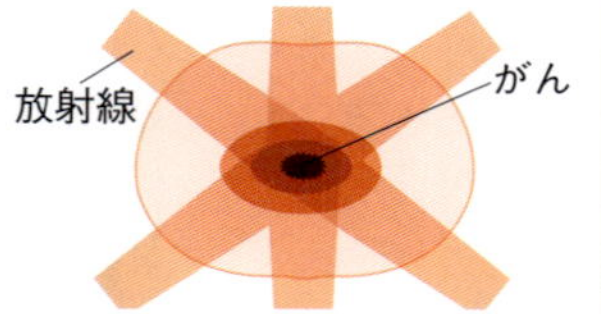
粒子線治療 粒子線は一定の深さで止まり、その直前でエネルギーを放出する。骨軟部腫瘍、小児がんなど。	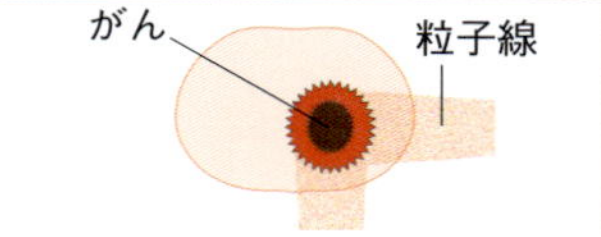

仙骨脊索腫の重粒子線治療

治療前

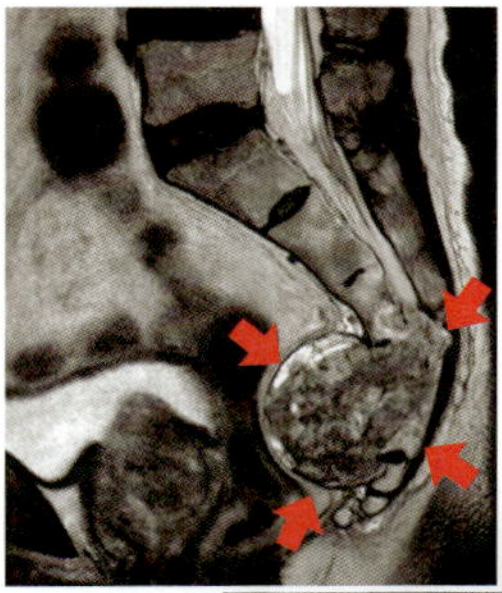

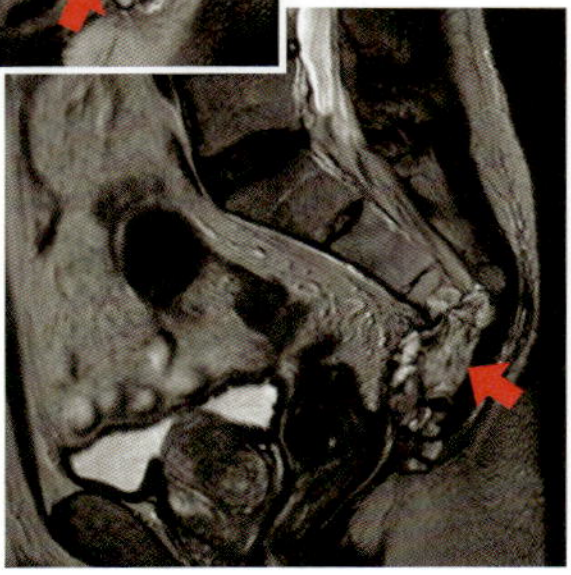

治療後２年

眼窩腫瘍の治療

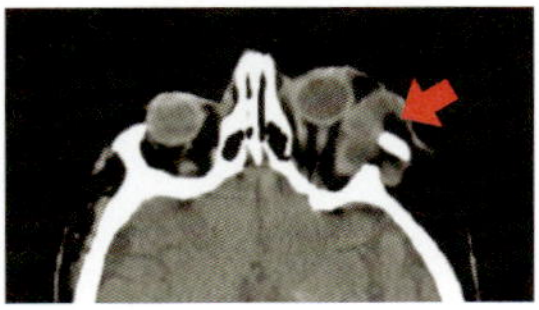

治療前

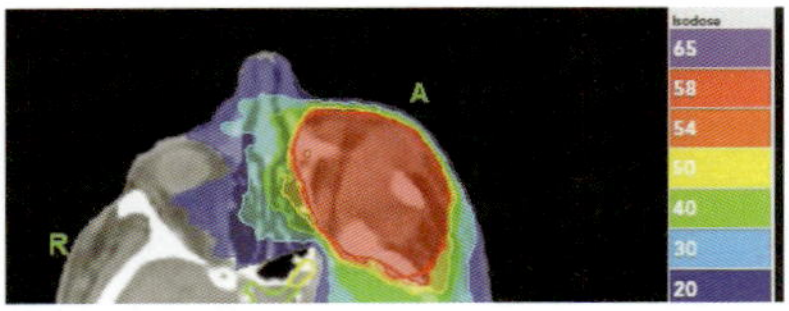

線量分布図

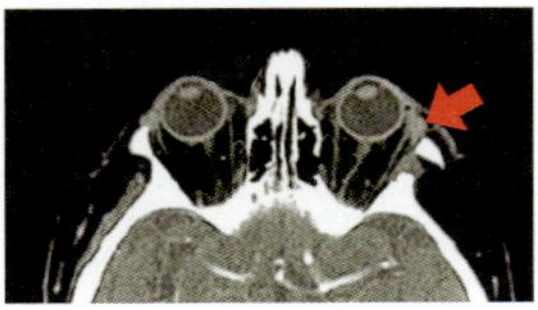

治療後　日本アキュレイ提供資料より

重粒子線治療

重粒子線治療は、先端科学技術の粋を集めた治療で、日本が世界のトップリーダーです。X線と比べてがんを殺す力が3倍強く、2016年4月より、従来は有効な治療法がなかった切除不能骨軟部腫瘍に健康保険適応になりました。

重粒子線治療室

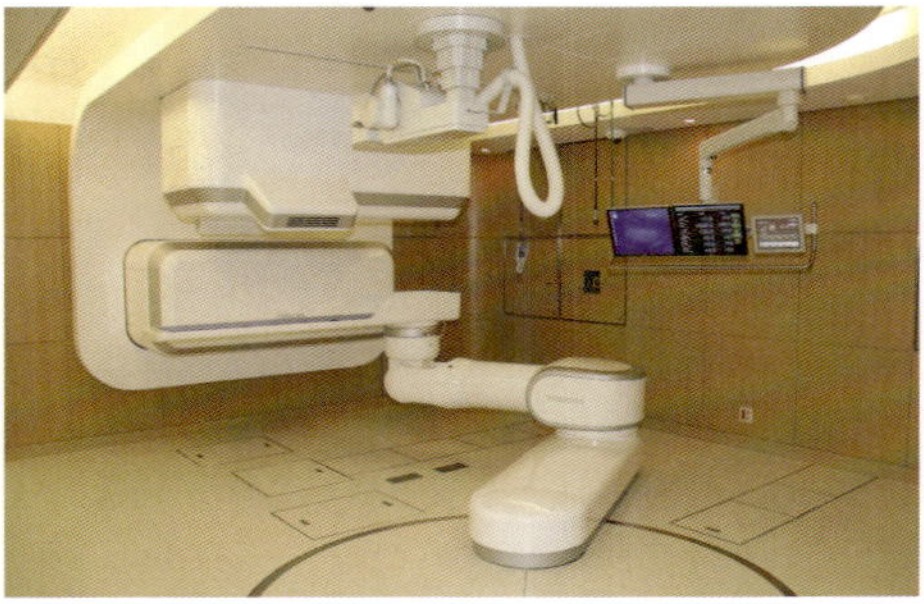

提供：放射線医学総合研究所病院

X線治療

X線治療でも、IMRT（強度変調放射線治療）や定位照射などの線量集中性が高く効果がよい、副作用が少ない照射法が一般的に行われるようになってきました。

トモセラピーは小型のリニアックとCTを組み合わせた装置で、IMRTに適しています。

トモセラピーシステム

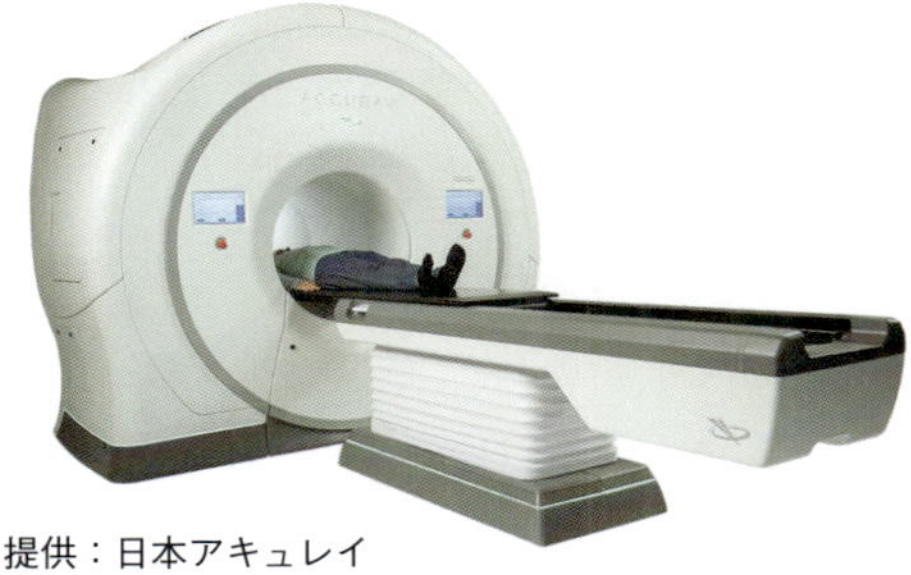

提供：日本アキュレイ

あらゆる臓器で可能性

細胞シート治療

再生医療が実用化の時代を迎えようとしています。とくに細胞シートは患部に移植して自己再生・再建を促す治療法です。高品質シートを製造する技術の開発によって多様な臓器への活用が期待されています。

心筋梗塞の治療

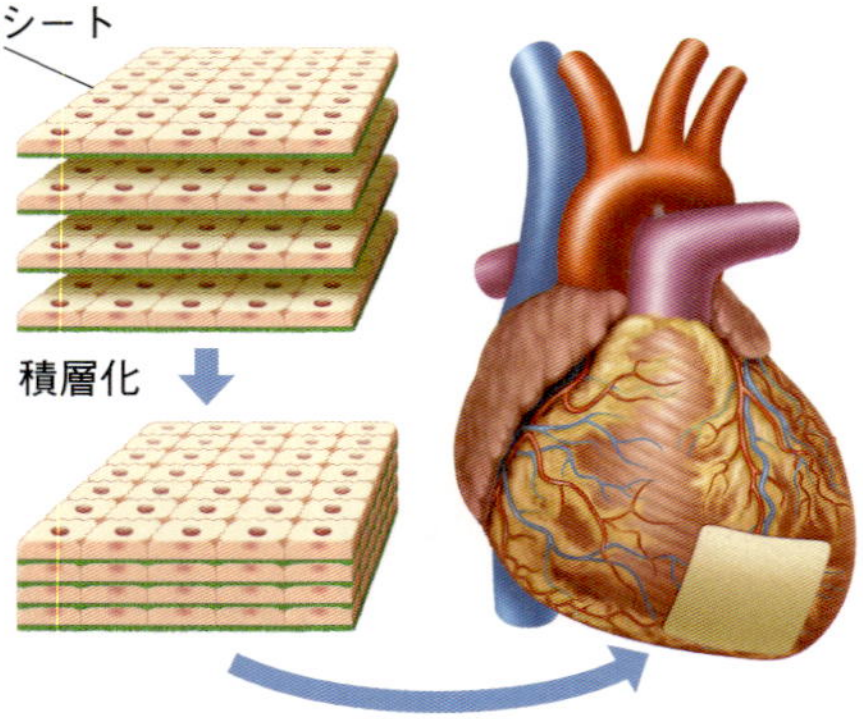

虚血性心疾患で細胞シートによる治療が始まっています。自己細胞から製造したシートを重ねて、障害を受けている左心室などの部分に移植します。順調に心機能が回復して、心臓移植を回避、人工心臓を外せたケースもあります。

良質な細胞シートをつくる

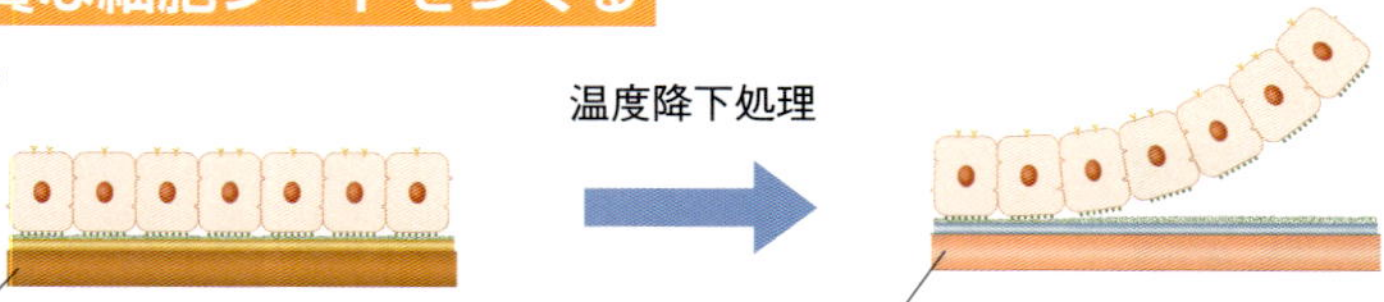
培養時
温度降下処理
基材（細胞付着性）
基材（細胞非付着性）

細胞シートは、身体のどの部位の細胞からもつくることができます。特殊な基材状で、培養した細胞を温度変化のみでシート状にはがす技術が開発されています。これにより薬剤で細胞組織を傷めることなくシートが得られるようになりました。患部組織に合わせて数枚のシートを重ねて貼ることもあります。

細胞シート

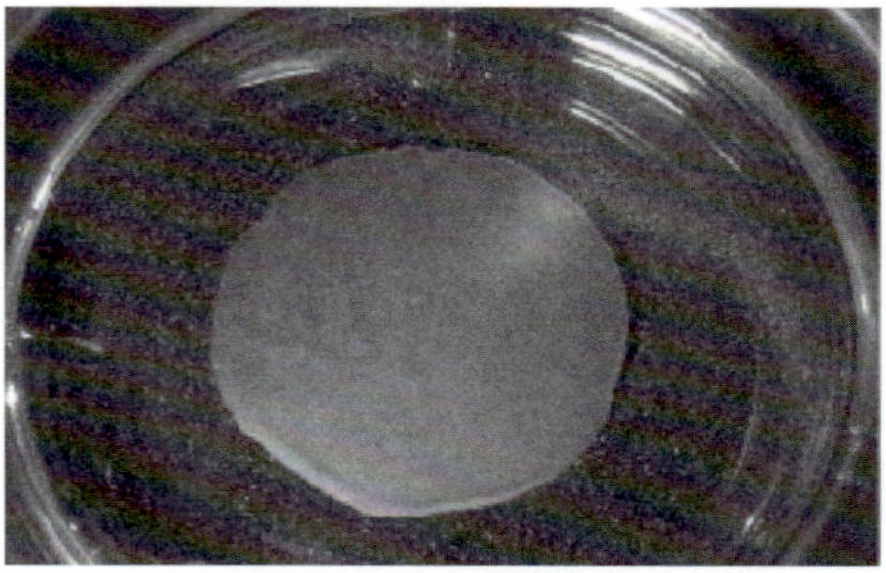

提供：東京女子医科大学先端生命医科学研究所

細胞シート治療の状況

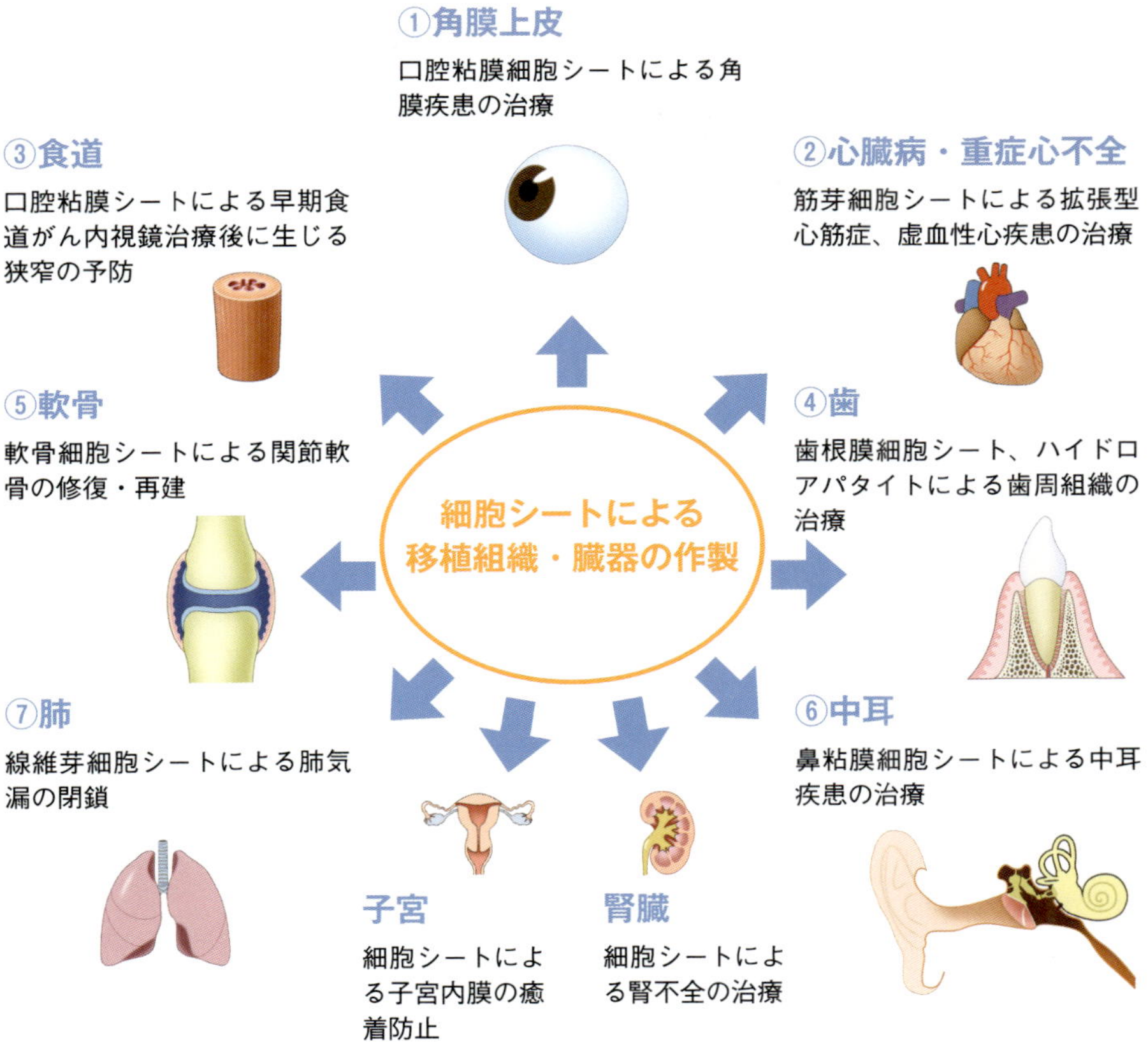

食道潰瘍の治療例

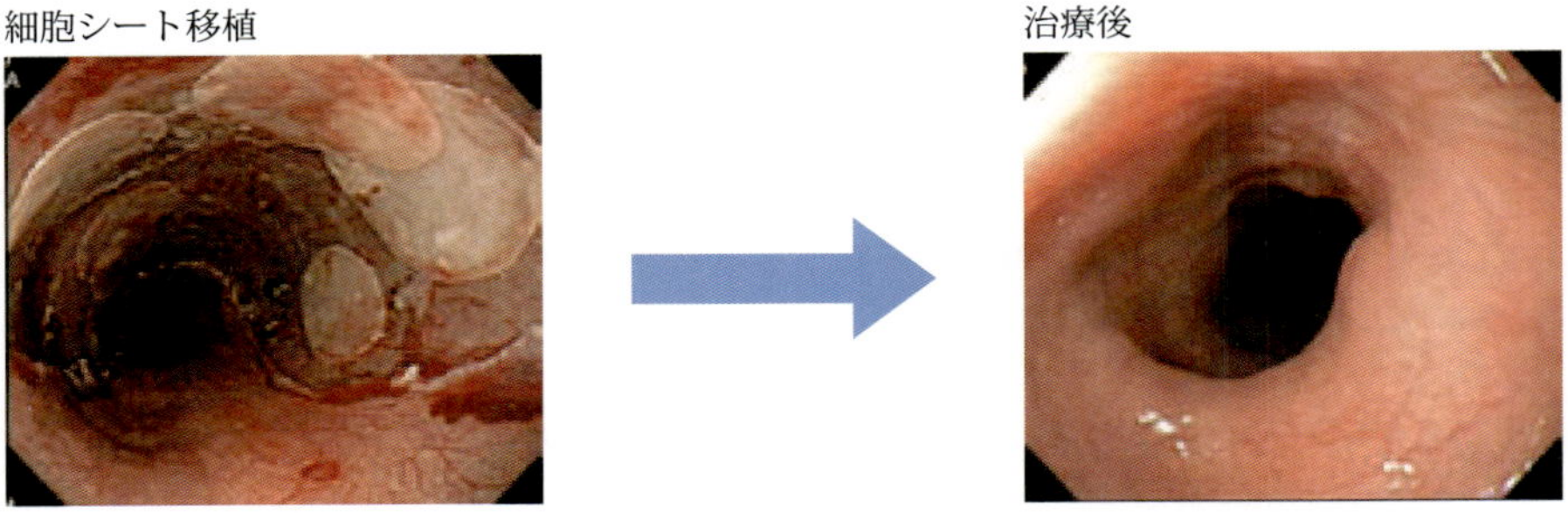

食道潰瘍の内視鏡治療後、細胞シートを移植することで、食道の上皮細胞が再生されています。食道潰瘍による狭窄を防止することができます。

自宅療養を可能にする
補助人工心臓

心臓移植までの期間、心臓機能を補うために不可欠な人工心臓。体内埋め込み型だと自宅療養も可能なため、QOL（生活の質）は高まります。耐久性に優れた製品の登場により、欧米では移植を前提としない人工心臓の利用がすでに始まっています。

埋め込み型補助人工心臓エヴァハート®

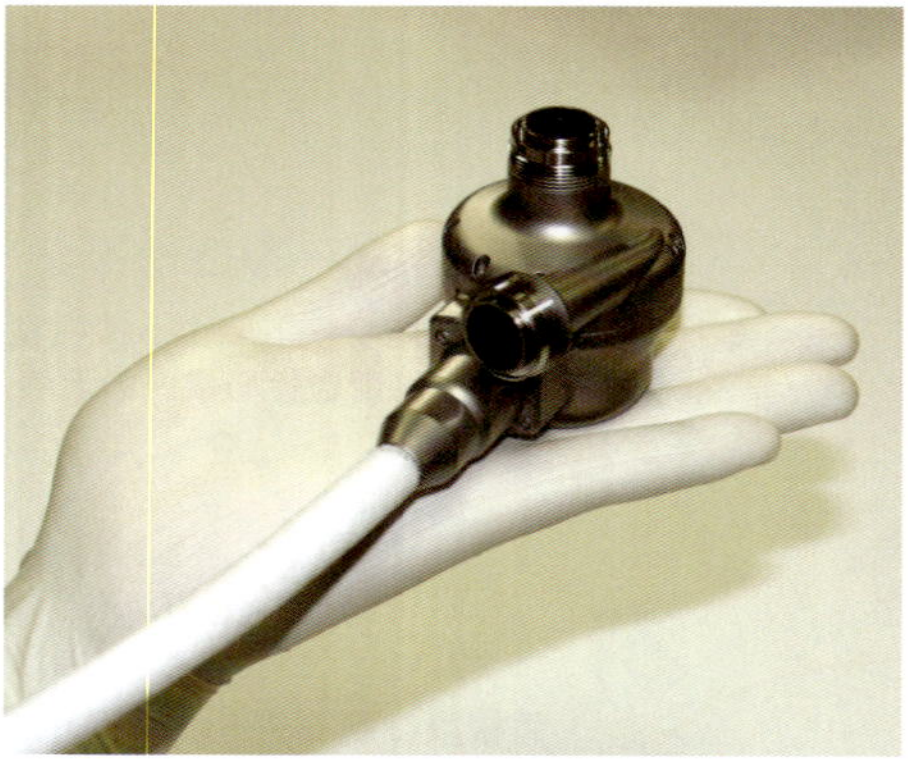

提供：サンメディカル技術研究所

エヴァハート®のしくみ

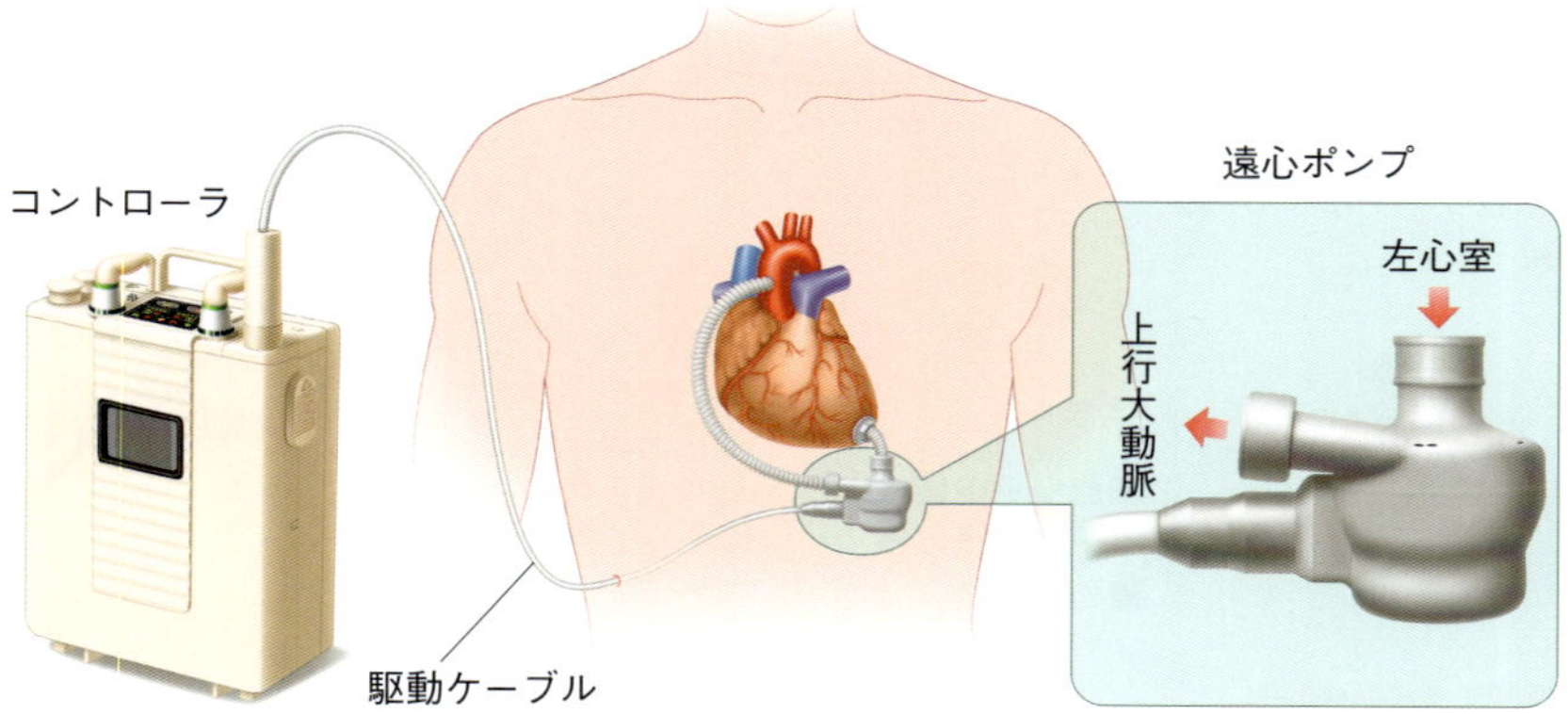

在宅治療を可能にした日本製人工心臓

補助人工心臓は心臓移植が適応となる重度心筋症の治療に使われています。拡張型心筋症や虚血性心筋症のほか、先天性の心臓疾患も対象となります。また、心臓移植が可能になった未成年の患者にも使えます。心臓移植までの数年間、利用することになります。

日本製の補助人工心臓エヴァハート®は耐久性や優れたポンプ性能から治療成果をあげています。8年以上も継続利用している患者や退院後に就労できたケースもあります。

補助人工心臓を使うことで血流が回復し、心筋症などを原因とする症状は改善します。しかも旧来の体外型では入院療養が必要でしたが、埋め込み型になったことで自宅で生活しながら心臓移植を待つことができるようになりました。

ご協力をいただいた先生たち（50音順）

（カッコ内は専門科目　役職）

◆東京女子医科大学病院

青見　茂之（前・心臓血管外科　准教授）
秋葉　隆（前・血液浄化療法科　教授）
安藤　智博（歯科口腔外科　教授）
飯田　知弘（眼科　教授）
猪飼　哲夫（リハビリテーション科　教授）
石垣　景子（小児科　講師）
石郷岡　純（前・神経精神科　教授）（石郷岡病院理事長）
石谷　健（産婦人科　非常勤講師）
板橋　道朗（消化器外科　教授）
市原　淳弘（高血圧・内分泌内科　教授）
大貫　恭正（前・呼吸器外科　教授）（湘南東部総合病院呼吸器科）
岡本　高宏（乳腺・内分泌外科　教授）
小國　弘量（小児科　教授）
尾﨑　眞（麻酔科　教授）
加藤　義治（前・整形外科　教授）（第三北品川病院院長）
神尾　孝子（乳腺・内分泌外科　教授）
加茂登志子（前・女性生涯健康センター　所長）
唐澤久美子（放射線腫瘍科　教授）
川島　眞（前・皮膚科　教授）
川名　正敏（総合診療科　教授）
川俣　貴一（脳神経外科　教授）
菊池　賢（感染症科　教授）
北川　一夫（脳神経内科　教授）
木村　利美（薬剤部長）
楠田　聡（前・母子総合医療センター　教授）
久保田　英（救命救急センター　准講師）
櫻井　裕之（形成外科　教授）
篠　聡子（看護師長）
柴田　亮行（病理学　教授）
世川　修（小児外科　臨床教授）
立松　栄次（前・栄養管理部）
田中　淳司（血液内科　教授）
田邉　一成（泌尿器科　教授）
玉置　淳（前・呼吸器内科　教授）
富川由美子（社会支援部）
永田　智（小児科　教授）
中村　真一（消化器内視鏡科　教授）
新田　孝作（腎臓内科　教授）
野村　馨（前・総合診療科　教授）（大月市立中央病院臨床研修センター長）
萩原　誠久（循環器内科　教授）
服部　元史（腎臓小児科　教授）
舟塚　真（前・小児科　准教授）（まこと小児神経クリニック院長）
朴　仁三（前・循環器小児科　准教授）
牧野　康男（前・産婦人科　准教授）（沖縄県立北部病院産婦人科）
村上てるみ（小児科　助教）
山崎　健二（前・心臓血管外科　教授）
山本　雅一（消化器外科　教授）
吉原　俊雄（前・耳鼻咽喉科　教授）

◆東京女子医科大学先端生命医科学研究所

清水　達也（所長・教授）
村垣　善浩（副所長・教授）

◆東京女子医科大学東医療センター

内潟　安子（病院長）
杉原　茂孝（小児科　教授）
橋本　和法（産婦人科　准教授）

◆東京女子医科大学附属膠原病リウマチ痛風センター

山中　寿（所長・教授）
宮前多佳子（膠原病リウマチ科　講師）

◆東京女子医科大学附属遺伝子医療センター

齋藤加代子（センター長・特任教授）

◆大月市立中央病院

槌屋　孝一（健診センター健診課）

◆獨協医科大学埼玉医療センター

齋藤　登（総合診療科　教授）

本書の使い方

本書は病気の理解を深めるため、次のような構成になっています。

◉巻頭に「医療を変える新技術」と「人体の構造」の口絵があります。病気の解説などで気になる治療法やからだの部位があったときにはこちらを参照してください。

◉「症状インデックス」では、からだに起こるおもな症状を取り上げ、そこから疑われる病気を示しました。症状インデックスの使い方は114頁を参照してください。

◉第1章「病気の基礎知識」では、病気の症状、原因、治療について解説しています。病気は症状の現れる部位別に頭部・体幹・手足・全身とまとめ、がん・こころ・女性・こどもの分野は別途まとめました。

◉第2章以降は健康的な生活を送るため、また病気とじょうずに付き合っていくための情報として、第2章「生活習慣病の知識と予防法」、第3章「リハビリテーション」、第4章「家庭での介護」、第5章「応急手当」、第6章「妊娠・出産と育児」、第7章「薬の正しい使い方」、第8章「医者・病院のかかり方」、第9章「医学用語解説」を設けました。

なお、本書は病気の理解を深めるための参考としてお使いいただき、実際の症状や治療などは医師の判断に従うようにしてください（本書は2016年4月時点の情報にもとづいて編集されたものです）。

病気の解説の見方

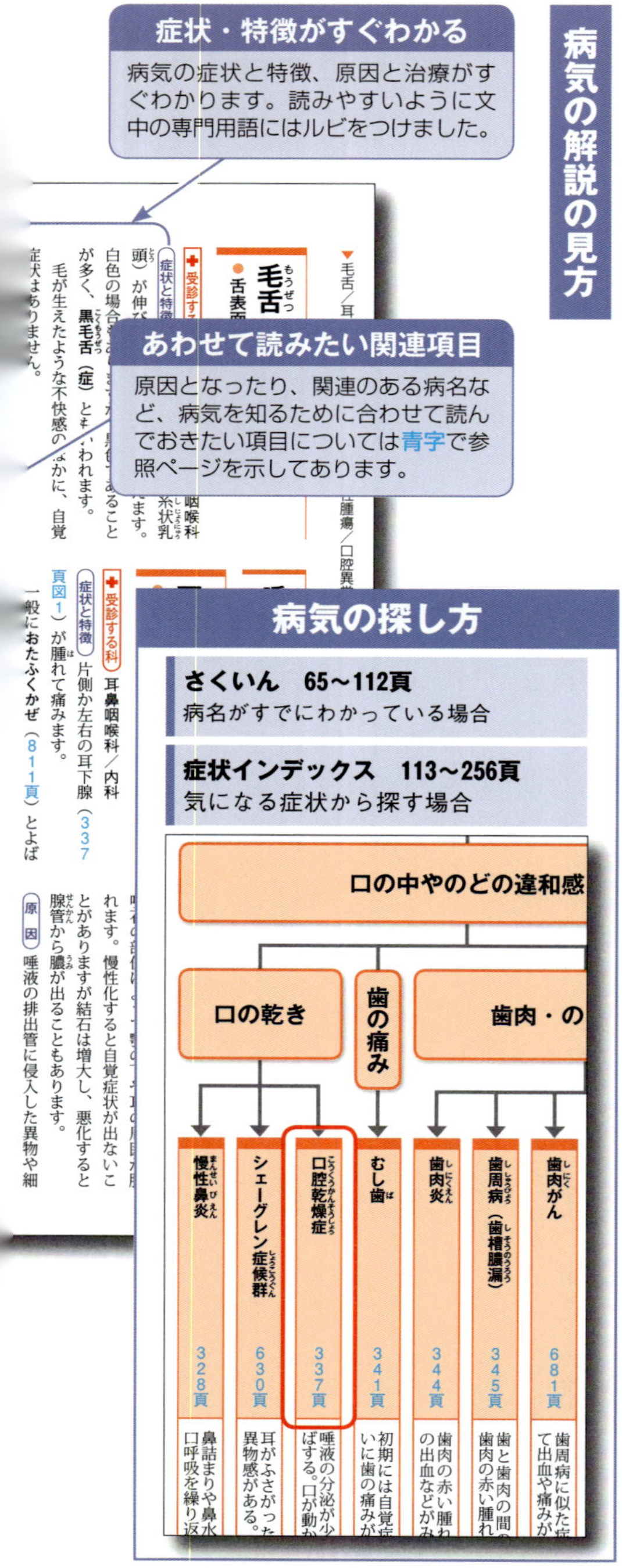

見やすいビジュアル解説

文章だけでは説明しにくいものは、カラーイラスト・写真・表などのビジュアルで解説しています。

受診する科はここです

病気の疑いがあるときに受診を勧められる目安として、関連の高い順に記載しています。医療機関によって呼び方が異なることもあります。

頭部に起こる病気――口腔・歯・顎

頭部　体幹　手足　全身

もっとも頻度が高い多形性腺腫《たけいせいせんしゅ》は痛みがなく、触ると動く腫脹《しゅちょう》が上顎《あご》などにでき、数年かけてがんに変化する場合があります。

幼児には血管腫《けっかんしゅ》、リンパ管腫、神経線維腫瘍《しゅよう》などがしばしばみられます。

リンパ管腫は炎症が加わると急激に腫脹

一般的に唾液腺良性腫瘍に、痛みや麻痺《まひ》などの自覚症状はありません。

原因　多くの種類がありますが、発生する原因は明らかではありません。

治療　腫瘍を切除します。大きな腫瘍の場合は、一時的に顔面麻痺を起こすことがありますが、ほとんどの場合、数か月後には回復します。多形性腺腫は悪性化する危険性があるので、早期の手術が必要です。

図1　耳下腺の位置

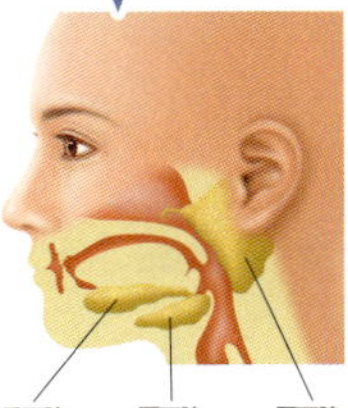

幼児の場合は5～10年経過をみて、腫脹が縮小しない場合に手術を行います。

口腔異常感症《こうくういじょうかんしょう》

● 器質的に異常がない場合が多い

受診する科　歯科口腔外科／歯科

症状と特徴　近年、急速に患者数を増やしている口腔内の症状に、舌痛症《ぜっつうしょう》と、口の中が乾く口腔乾燥症《こうくうかんそうしょう》があります。

舌痛症と口腔乾燥症は、相互に原因が関与している可能性もあります。

舌痛症《ぜっつうしょう》

症状と特徴　舌……ヒリして痛み……縮《しゅく》がみられる……く発症し、味……す。しみるよう……の症状である場……

原因　明らか……菌の増加により……期以降の女性に……ルモンのアンバ……

理的な要因の関与も推定されています。

治療　入れ歯や歯列矯正具などの物理的な刺激による痛みや、歯の治療に用いた金属によるアレルギーの場合は、原因を取り除きます。味覚変化をともなう場合は、亜鉛を補うと改善される場合があります。

口腔乾燥症《こうくうかんそうしょう》

症状と特徴　唾液《だえき》の分泌量が少なくなり、口が乾き、口の中がネバネバします。進行すると話しづらい、物が噛《か》みにくい、入れ歯を入れていられない、舌がひびわれて痛

口腔内の細菌を取り除くためのうがいや、歯みがきの後に舌表面を歯ブラシなどを使って軽くこすり、舌を清潔にすることも有効です。

口腔《こうくう》がん

681頁（がん）

す。反復性耳下腺炎の場合は、口腔《こうくう》内の細菌が耳下腺の導管から入るためです。

自己免疫疾患とされるシェーグレン症候群（630頁）による耳下腺の腫れもあります。

治療　抗菌薬を使用します。口腔内を清潔にし、むし歯や慢性扁桃《へんとう》炎は治療します。

内視鏡も使われるようになりました。

唾液腺良性腫瘍《だえきせんりょうせいしゅよう》

● 唾液腺腫瘍の7～8割は良性腫瘍

受診する科　耳鼻咽喉科

症状と特徴　さまざまな種類がありますが、

特定疾患が一目でわかる

ベーチェット病《びょう》＊

● 潰瘍や目の炎症と多様な特殊病変

受診する科　リウマチ・膠原病科／内科／眼科／皮膚科

症状と特徴　口腔《こうくう》内や外陰部の潰瘍《かいよう》と、目や皮膚の炎症を特徴とする全身性の病気です。発症のピークは20～30歳で、男性のほうが重症化しやすい傾向にあります。

初めは唇の内側や舌のふちなどに、痛みの強いアフタ性口内炎（334頁）ができます。皮膚は過敏になり、かみそりまけを起こしたり、注射針の跡が腫《は》れたりします。

そのほか結節性紅斑《こうはん》や、ぶどう膜炎（301……

が指摘されていますが、原因は不明……

治療　痛風発作にも使われるコル……や、ステロイド薬、免疫抑制薬を症……じて使い……。さまざまな特殊病変……の成否が予後を大きく……するので……医による早期治療が大切です。

シェーグレン症候群《しょうこうぐん》

● 原因不明のドライアイやドライ……

受診する科　リウマチ・膠原病科／耳鼻咽喉科／眼科

症状と特徴　涙腺《るいせん》や唾液腺《だえきせん》に乾燥症……れ、全身の外分泌腺にさまざまな症……き起こします。男女比は1対14で女……

厚生労働省の難病に指定され、医療費助成の対象となる疾患については病名の下に＊印をつけて明示しました。

参照項目

「呼吸器」「がん」など2つの分野に該当する病名については、どちらかの分野で参照ページを立てています。

病気の特徴

頻度や特徴的な症状など、病気の特徴を一文で表しています。

全身の骨格

体重の約20％を占める骨格は、支柱となってからだを支持すると同時に、脳や内臓などの保護、骨格筋の収縮による運動、骨髄《こつずい》における造血、カルシウムなどの貯蔵などさまざまなはたらきを担っています。

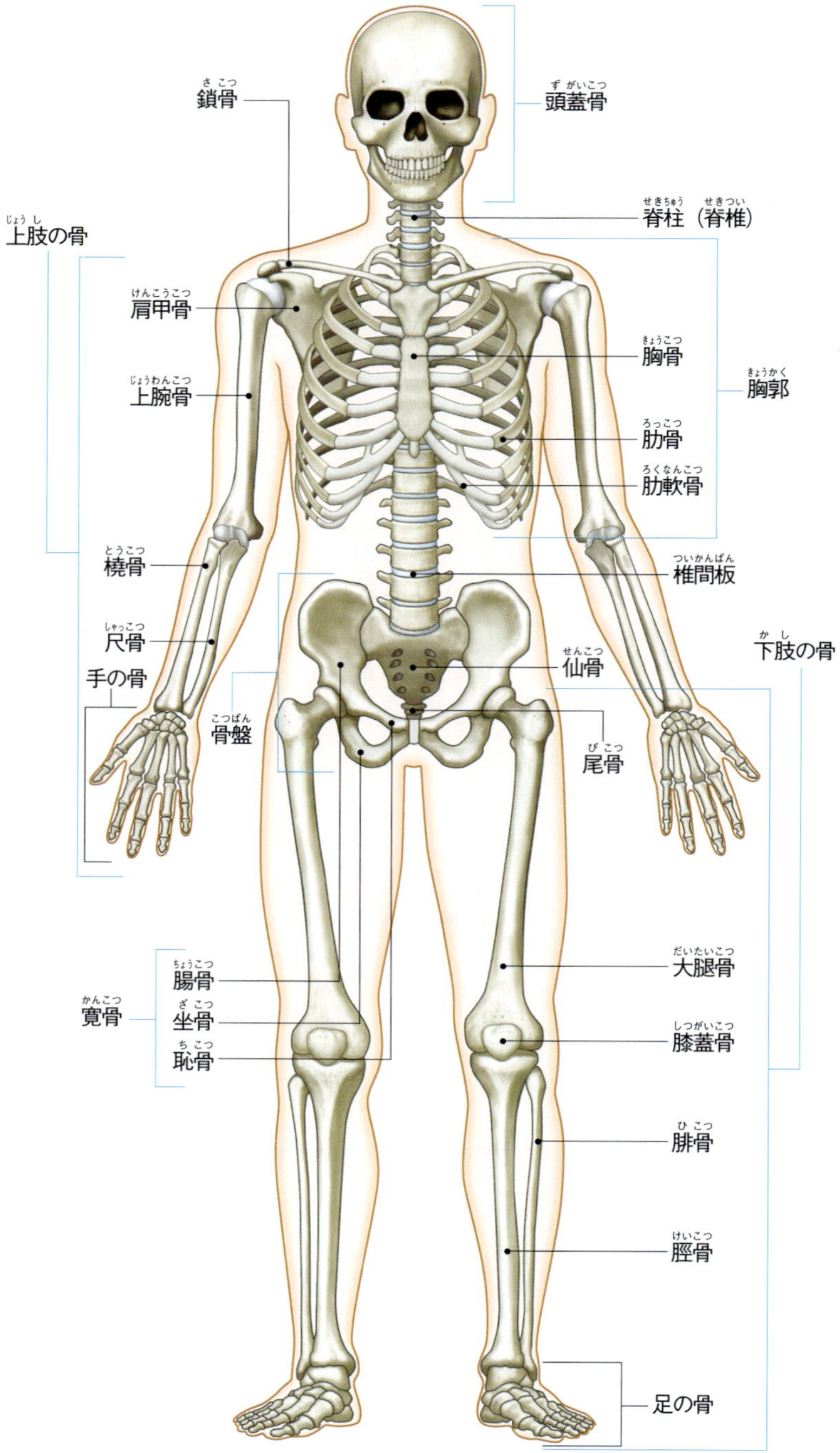

骨の構造

骨は骨質と骨膜、骨髄《こつずい》で構成されています。骨質はさらに強度を保つ緻密質《ちみつしつ》と、軽量化と柔軟性を保つスポンジ状の海綿質からなります。また、骨髄ではすべての血液細胞がつくり出されます。

骨の構造

骨髄による造血は手や足などの太くて長い骨で盛んに行われています。

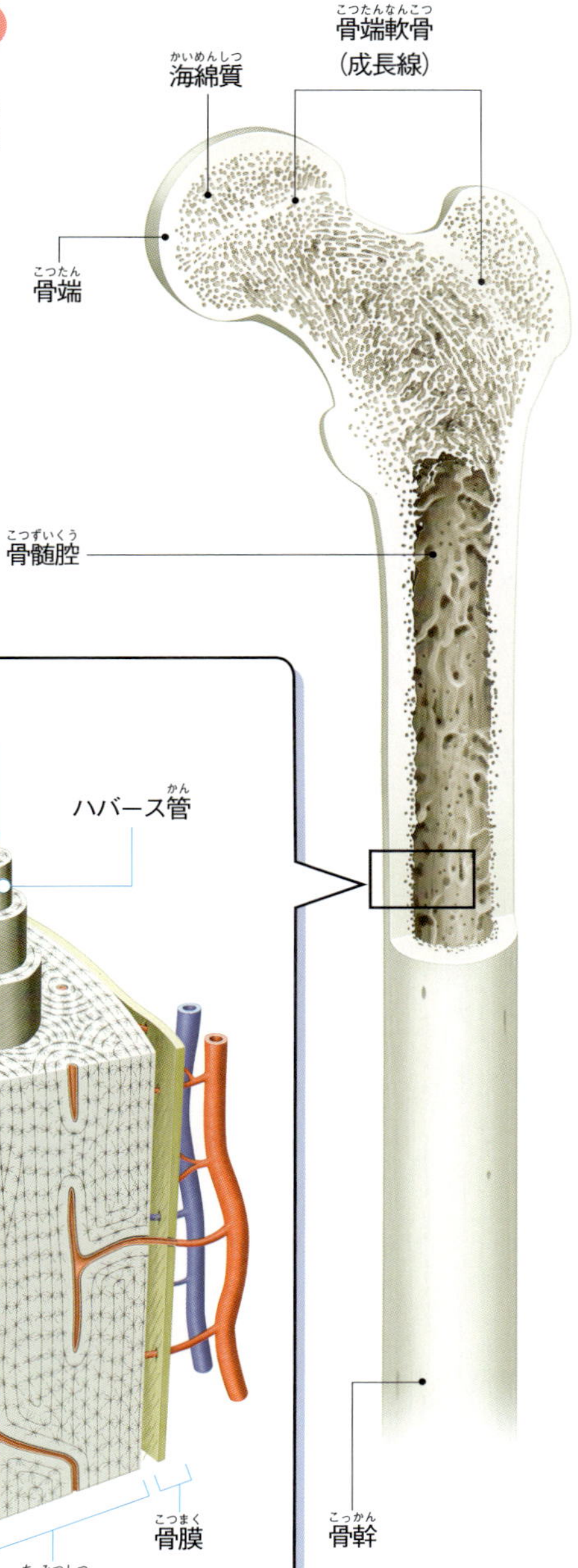

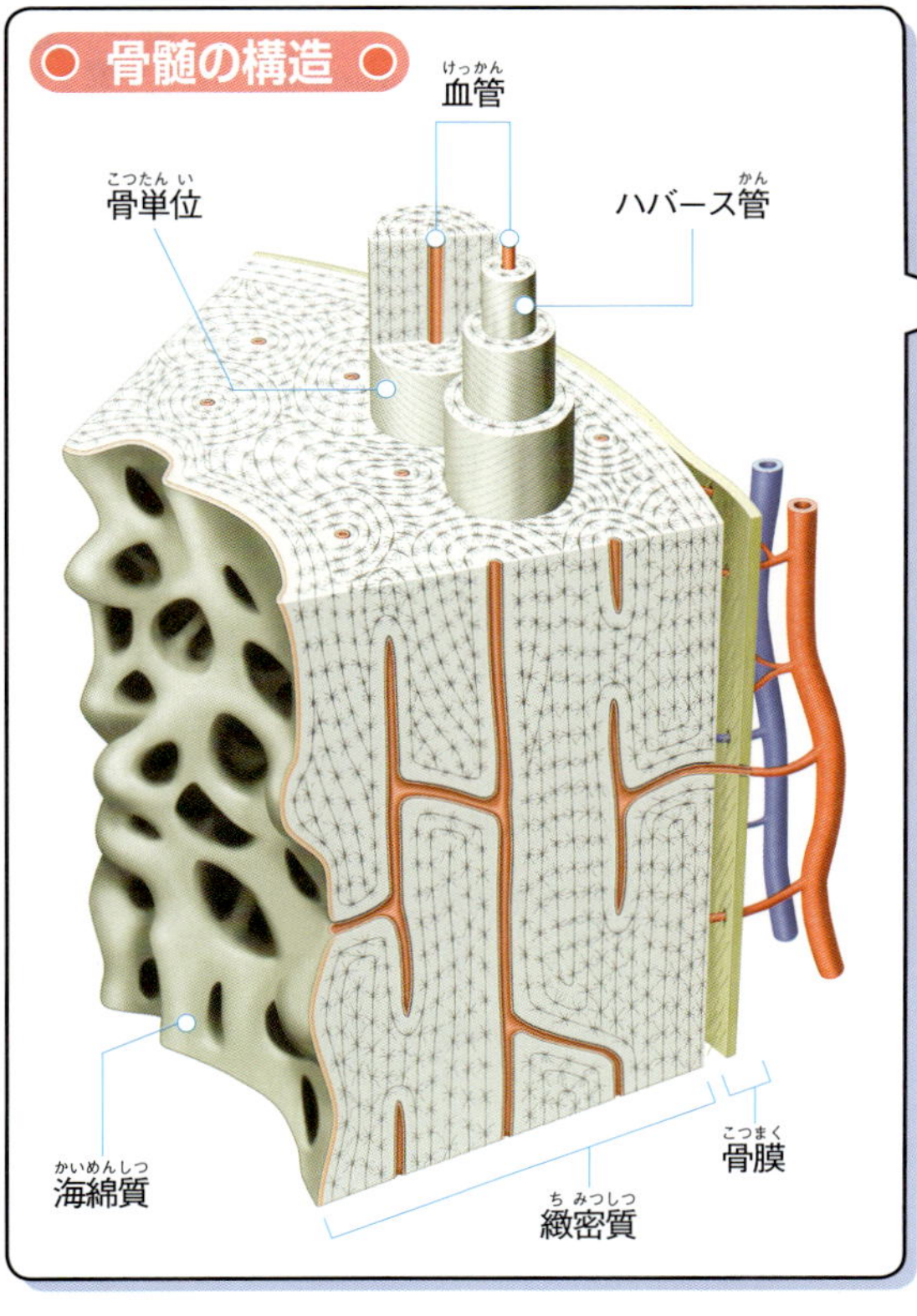

全身の筋肉

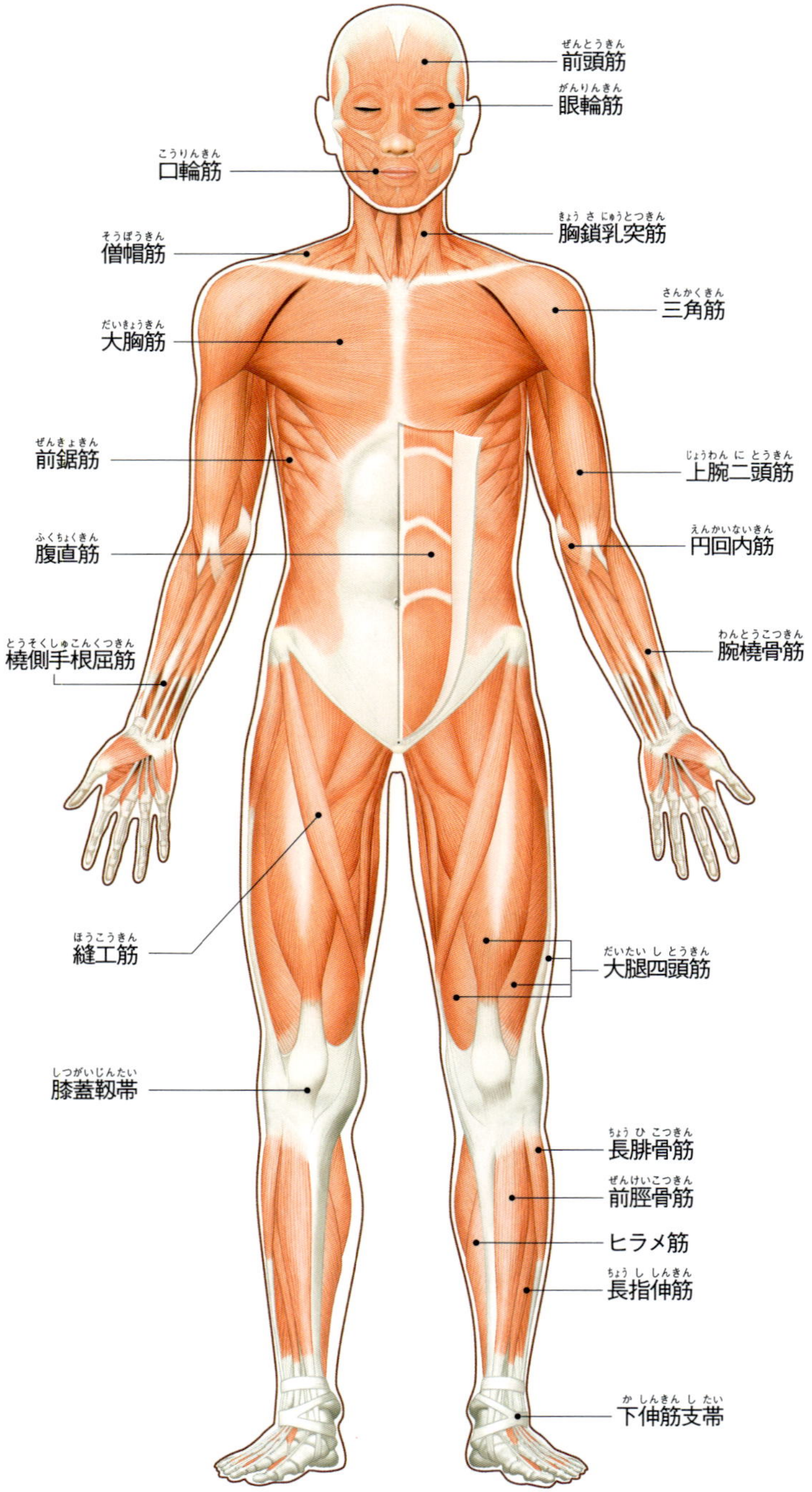

体重の約40～50%を占める骨格筋は、６００以上の筋からなり、骨格に付着して運動をつかさどり、姿勢を保持しています。筋が付着している部位のうち、それぞれの筋はからだの中心に近いほうから筋頭、筋腹、筋尾とよばれます。

筋肉の構造

からだの運動をつかさどる骨格筋の筋は、筋線維の集合体である筋束の集まりです。筋線維は筋原線維の束からなり、筋原線維のなかにあるフィラメントのスライドによって筋が収縮・弛緩します。

筋肉の構造

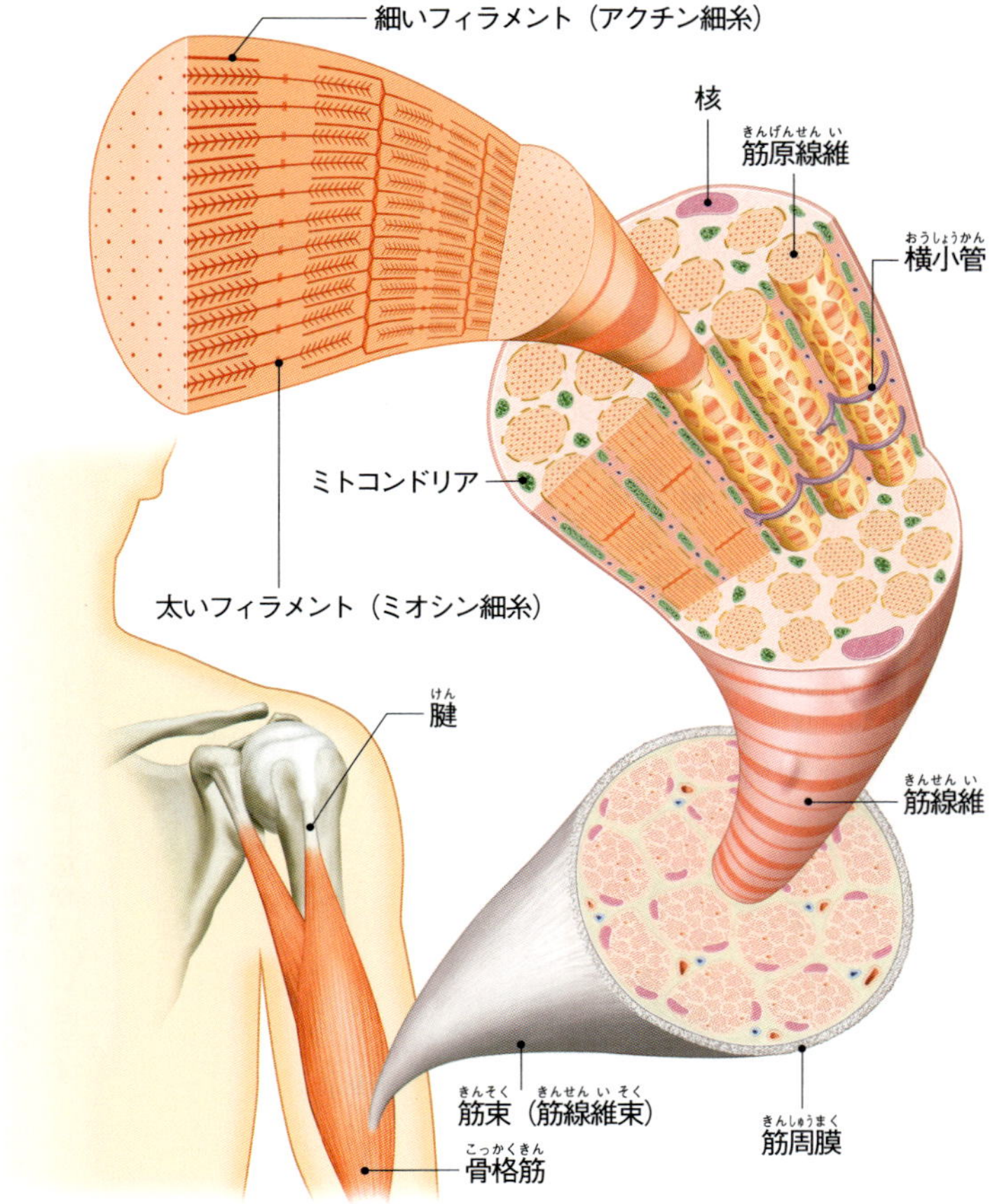

筋肉の種類

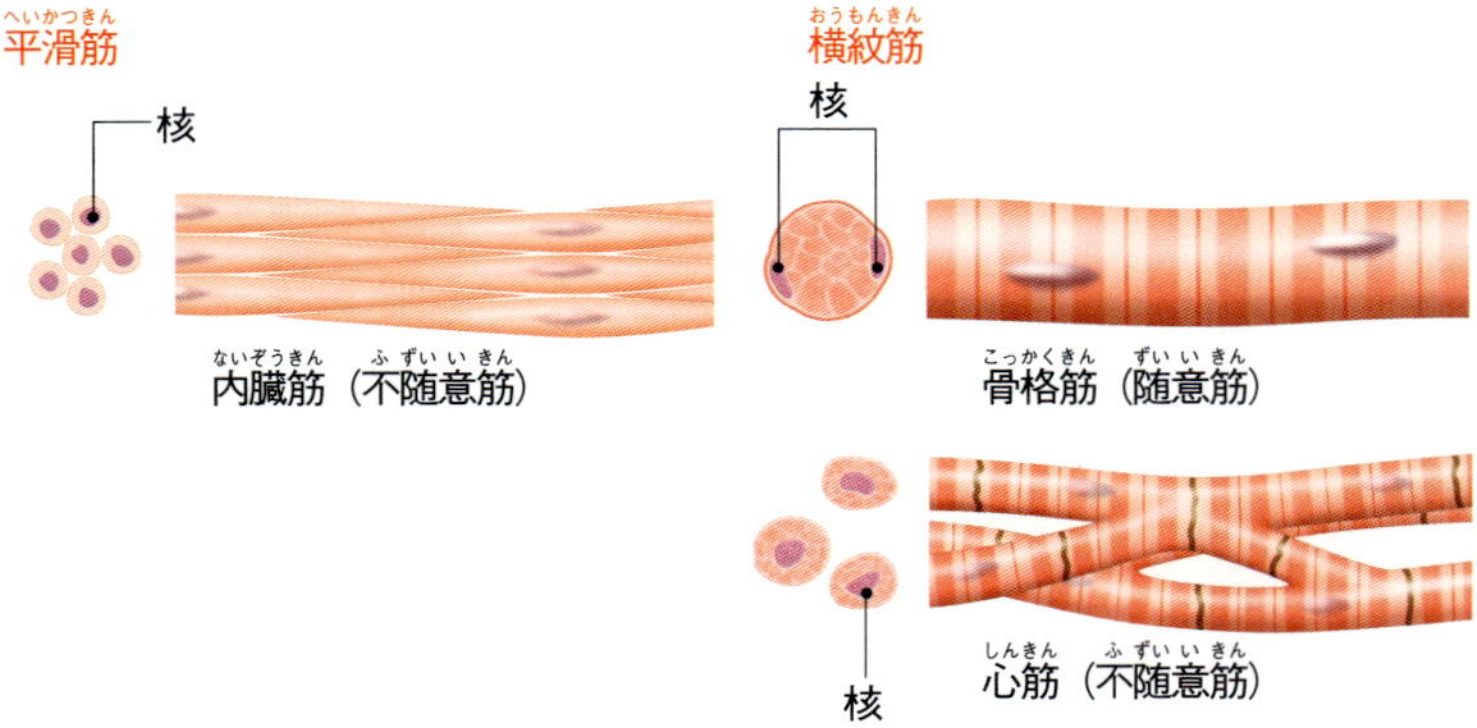

全身の動脈系

動脈は、新鮮な酸素と栄養分を含む血液（動脈血）を全身の細胞に届ける役割を担っています。動脈系は心臓の左心室から始まり、大動脈という1本の動脈が枝分かれして全身に広がっていきます。

肺から心臓へ戻る肺静脈には、ガス交換を終えた動脈血が流れています。

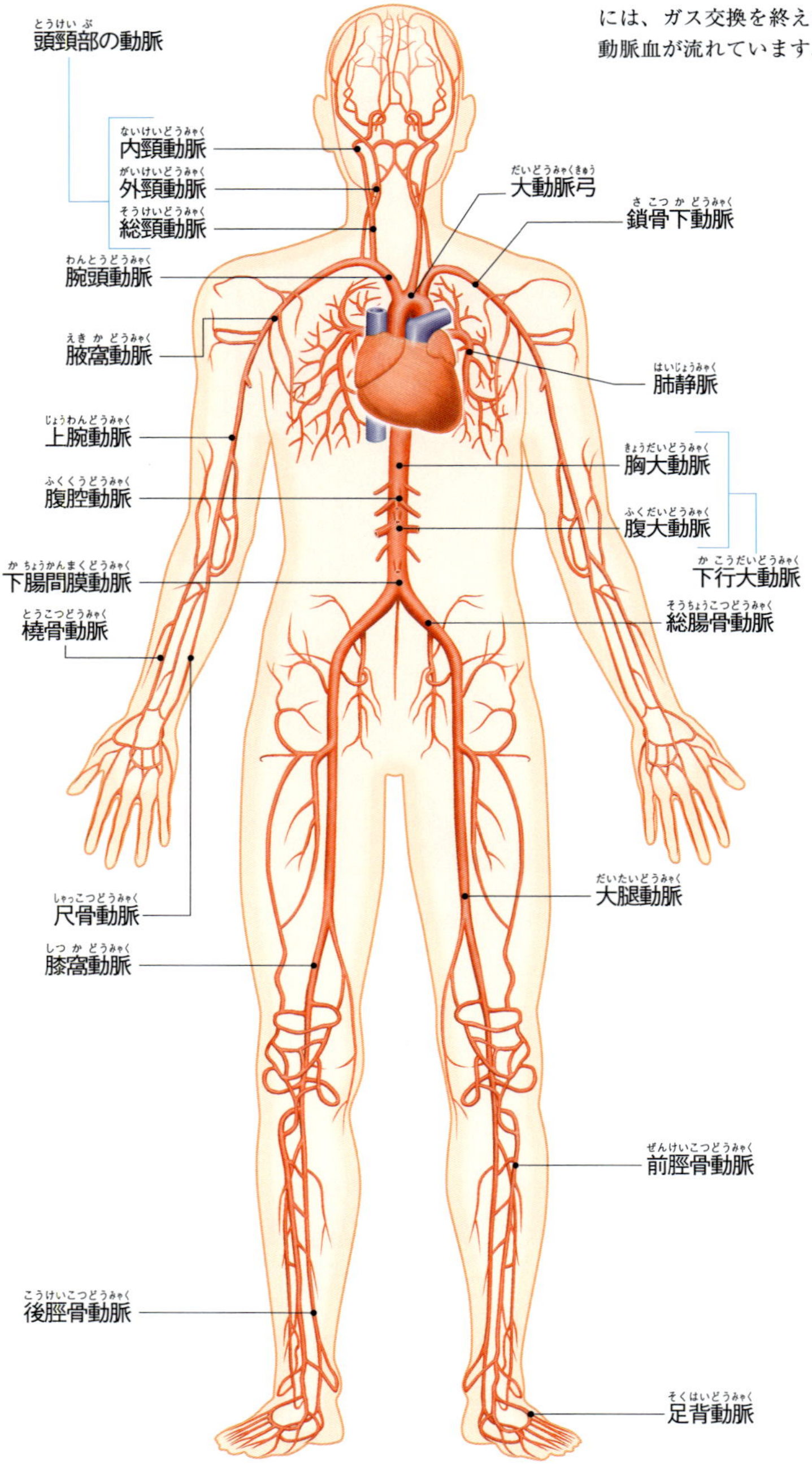

動脈の構造

心臓から全身の細胞へ血液を送り出す動脈には、つねに高い血圧がかかっているため、血管壁は厚く弾力に富んでいます。また、中膜の平滑筋の収縮・弛緩によって血圧の調整が行われています。

外膜と中膜の間にある外弾性板、中膜と内膜にある内弾性板により動脈管は強靭であり、かつしなやかであるために、高い圧力に耐えることができます。

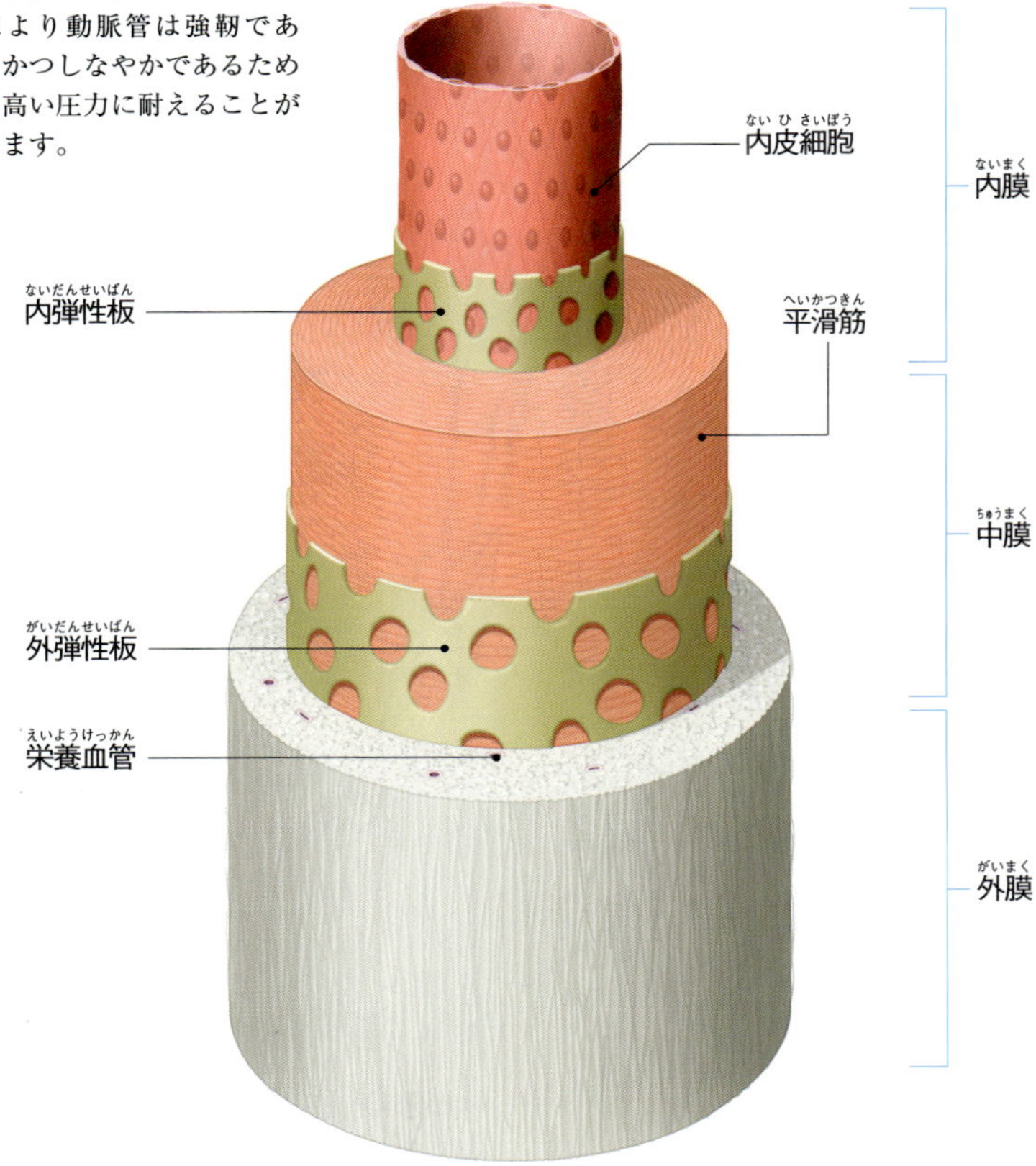

動脈の直径　最大2～3cm

動脈に起こる病気

加齢とともに弾力が失われ動脈硬化が起こると、部位によってさまざまな症状が現れる。

- **脳** ………脳卒中（259頁）〈脳梗塞（260頁）、脳出血（261頁）〉など
- **心臓** ……狭心症（407頁）、心筋梗塞（409頁）など
- **大動脈** …胸部大動脈瘤（426頁）、解離性大動脈瘤（427頁）など
- **腎臓** ……腎硬化症（516頁）、腎血管性高血圧症（575頁）など
- **足** ………閉塞性動脈硬化症（563頁）など

全身の静脈系

静脈は、全身の細胞から排出された二酸化炭素と老廃物を含んだ血液（静脈血）を心臓へ戻す役割を担っています。全身の毛細血管が合流し、太い大静脈となって右心房に戻る通路を静脈系とよびます。

心臓から肺へ向かう肺動脈には静脈血が流れています。

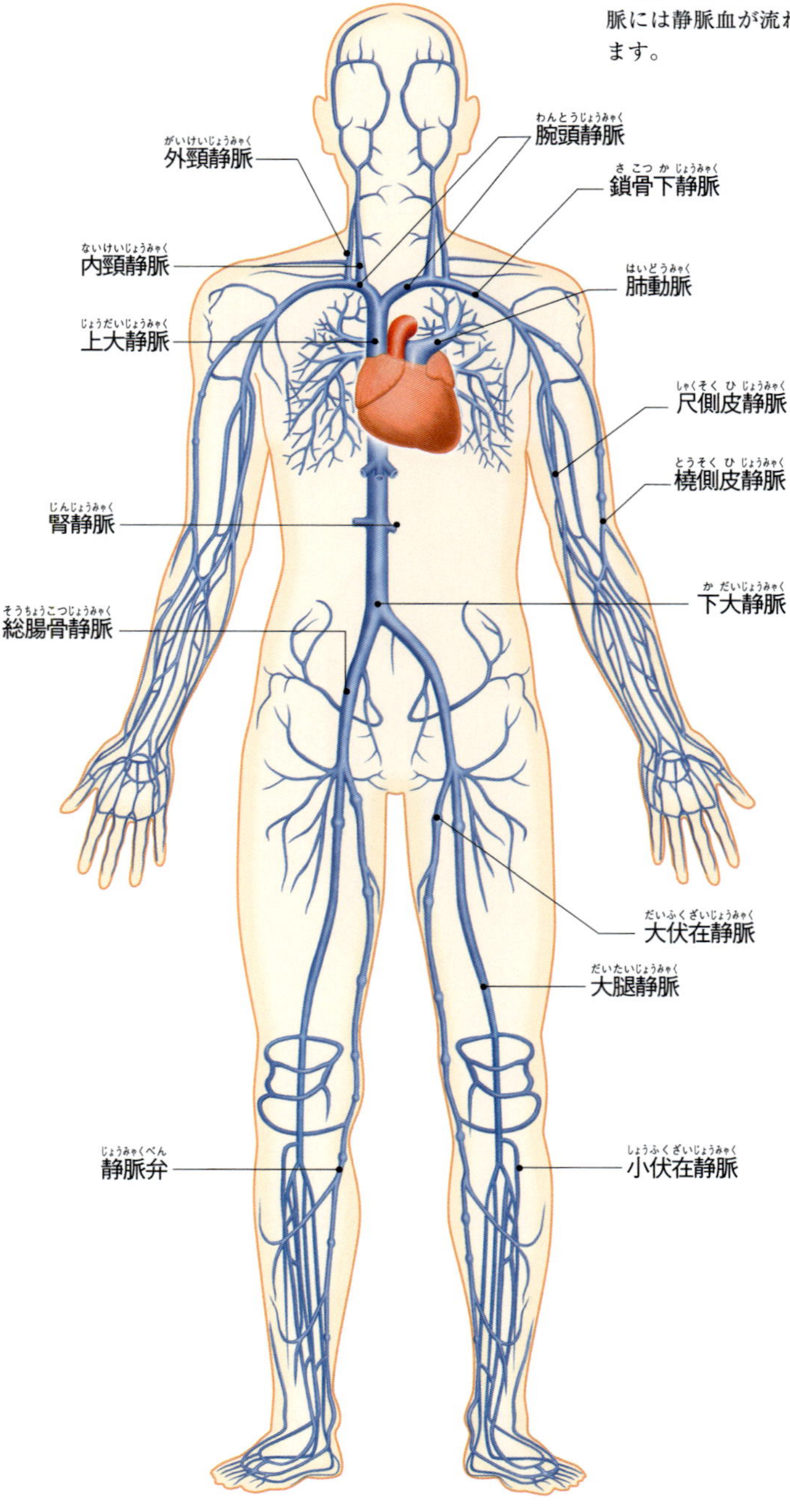

静脈の構造

静脈は動脈に比べて内腔が広く、各所に血液の逆流を防ぐための静脈弁とよばれる弁がついています。また動脈ほど高い血圧がかからないため血管壁は薄く、触っても脈拍を感じることはありません。

血液の逆流を防ぐ静脈弁は、とくに手足など重力の影響を受ける末端の部位で多くなり、心臓に近い部位や頭部の静脈では少なくなります。

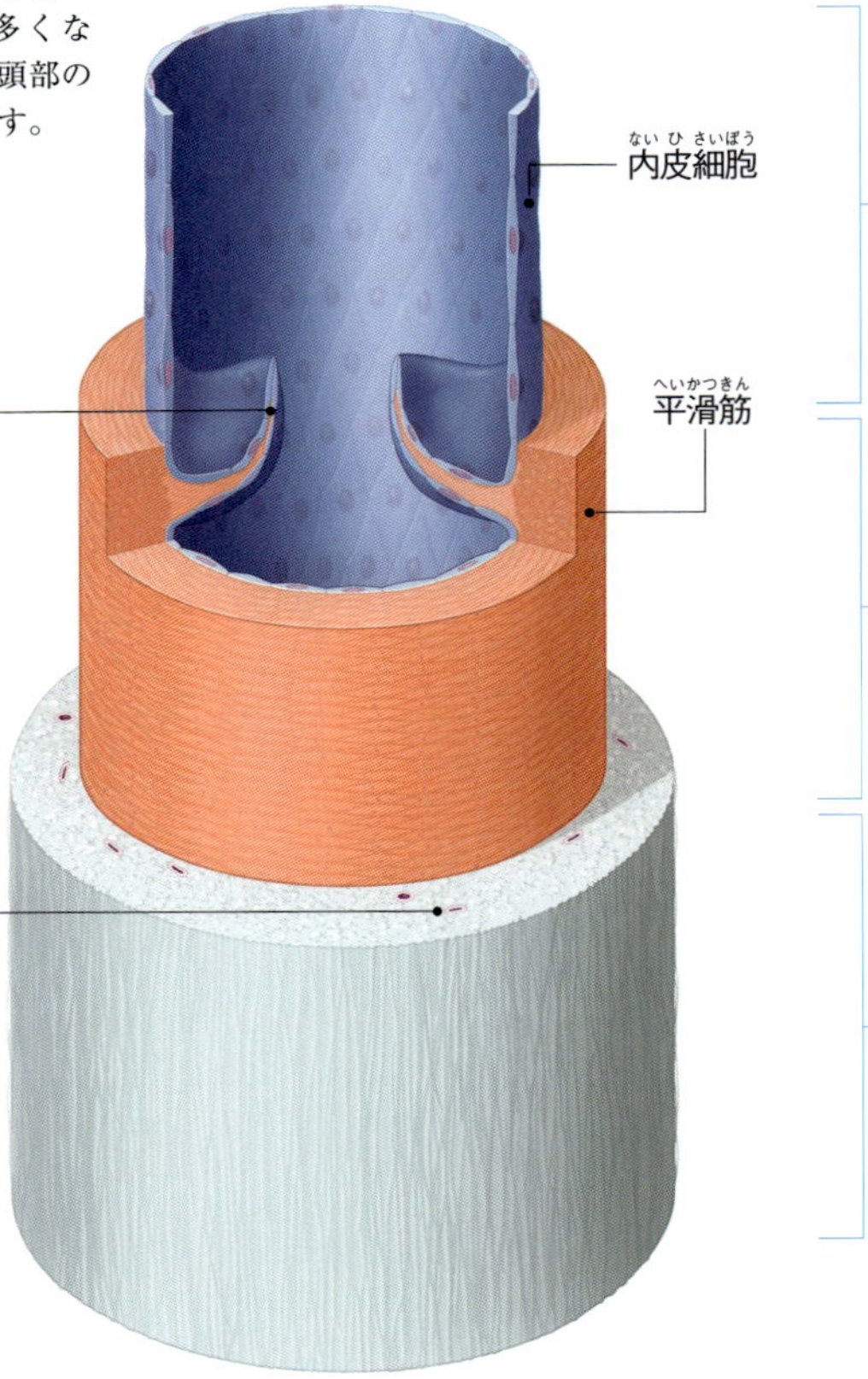

直径　最大3cm

静脈に起こる病気

動脈の病気に比べると激烈な症状が現れることが少ない。

脳 ………脳動静脈奇形（265頁）、脳静脈洞血栓症（263頁）など

目 ………網膜中心静脈閉塞症（309頁）など

食道 ……食道静脈瘤（384頁）など

大静脈 …上大静脈症候群（411頁）など

腎臓 ……腎静脈血栓症（442頁）など

足 ………下肢静脈瘤（563頁）など

全身 ……動静脈瘻（615頁）、血栓性静脈炎（621頁）など

全身のリンパ系

全身にはリンパ管が巡り、その中をリンパ液が流れています。これをリンパ系とよび、細菌や異物の排除、血管からしみ出た組織間液の排出、消化管から吸収した栄養分の運搬などを行っています。

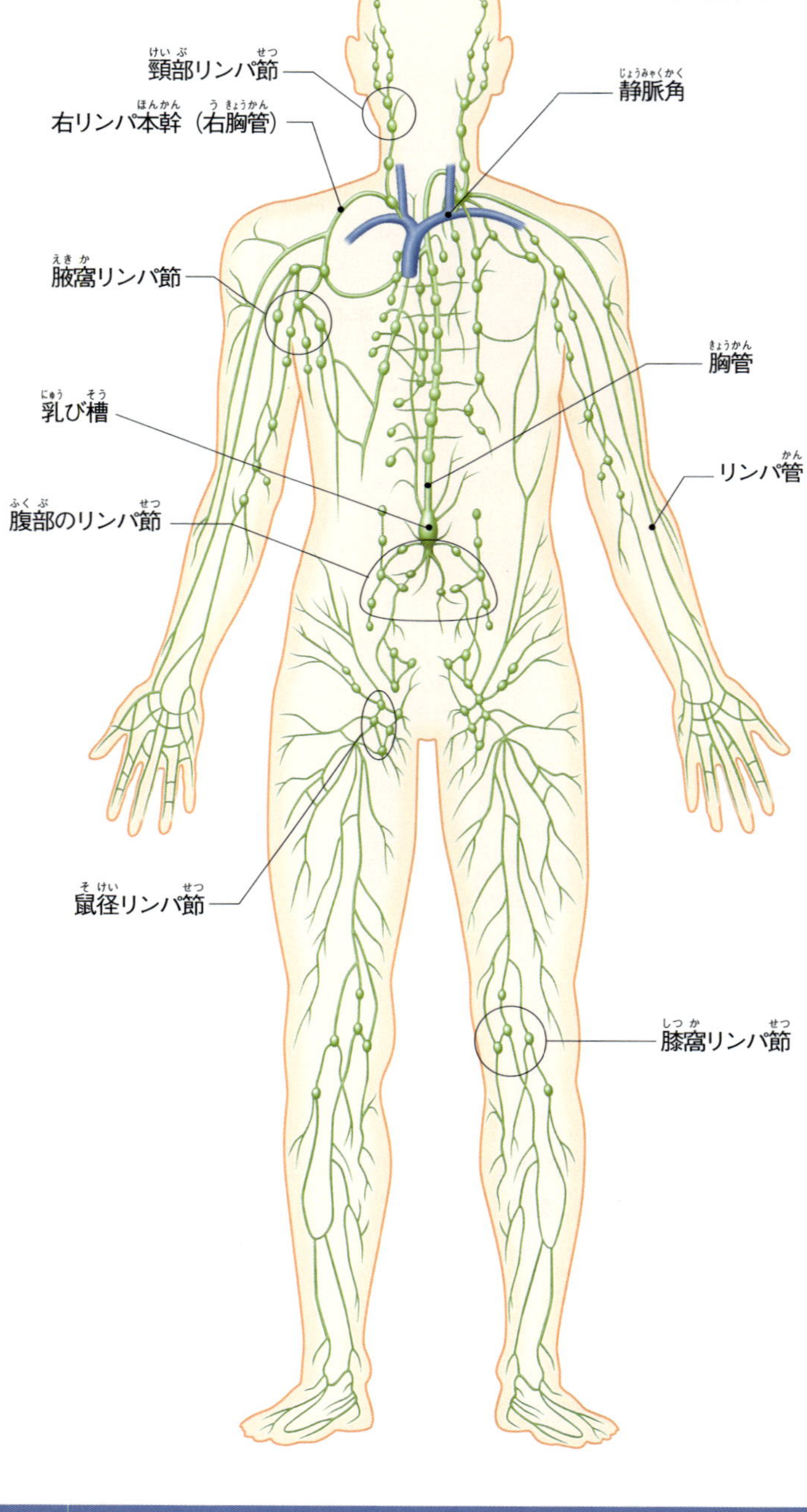

リンパ節は全身に約800ほどあるが、頭部や太ももの付け根などにはとくに集中しています。

リンパ節の構造

リンパ節には複数のリンパ管が輸入リンパ管として流れ込み、1〜2本が輸出リンパ管として出ていきます。内部は網目状になっており、細胞から出る老廃物や侵入してきた病原体をこしとっています。

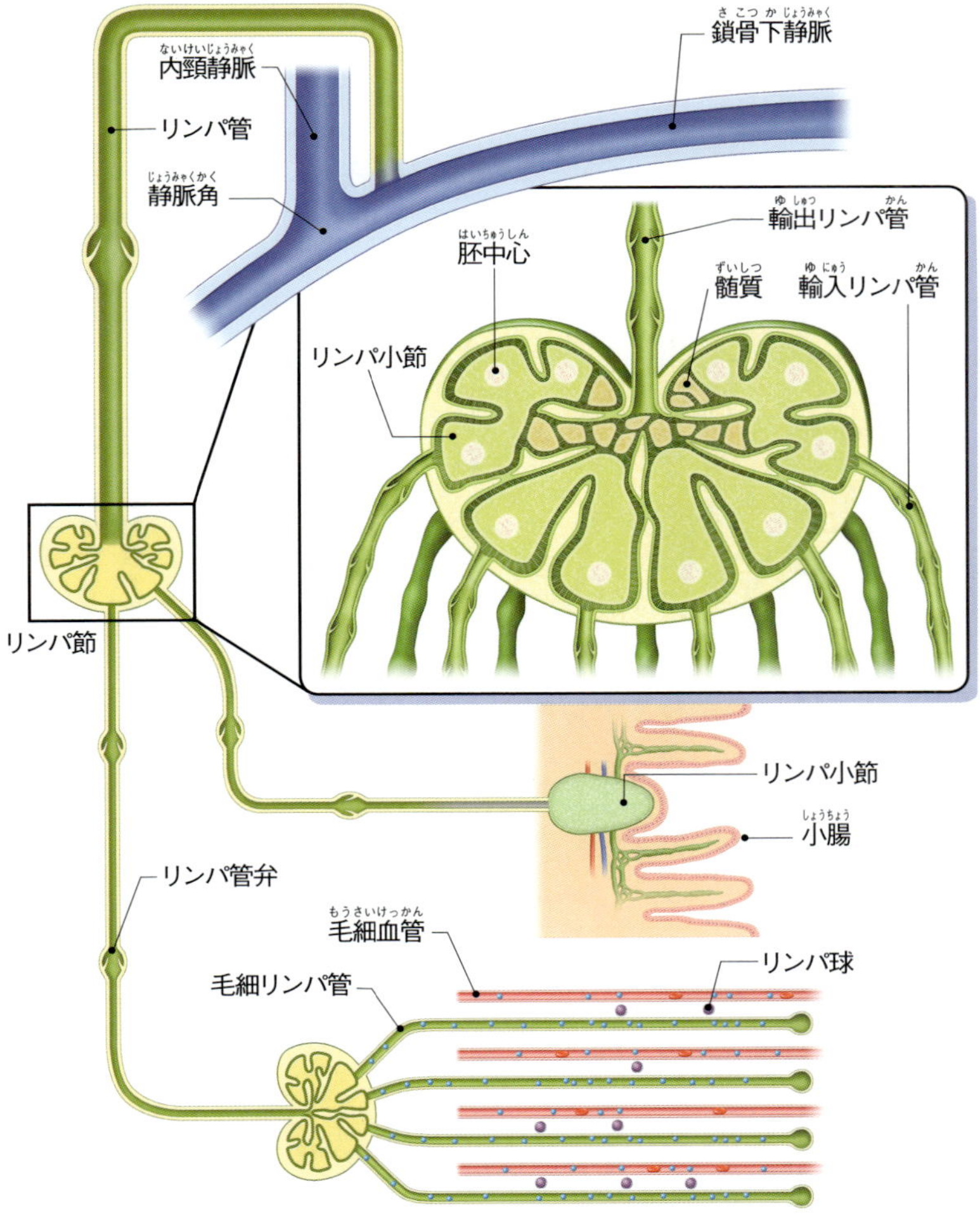

全身の神経系

全身に張り巡らされた神経網は、脳からの指令を各器官に伝え、また各器官からの情報を脳に伝えるはたらきをもっています。脳や脊髄《せきずい》を中枢神経、中枢からの指令を伝える神経を末梢《まっしょう》神経とよびます。

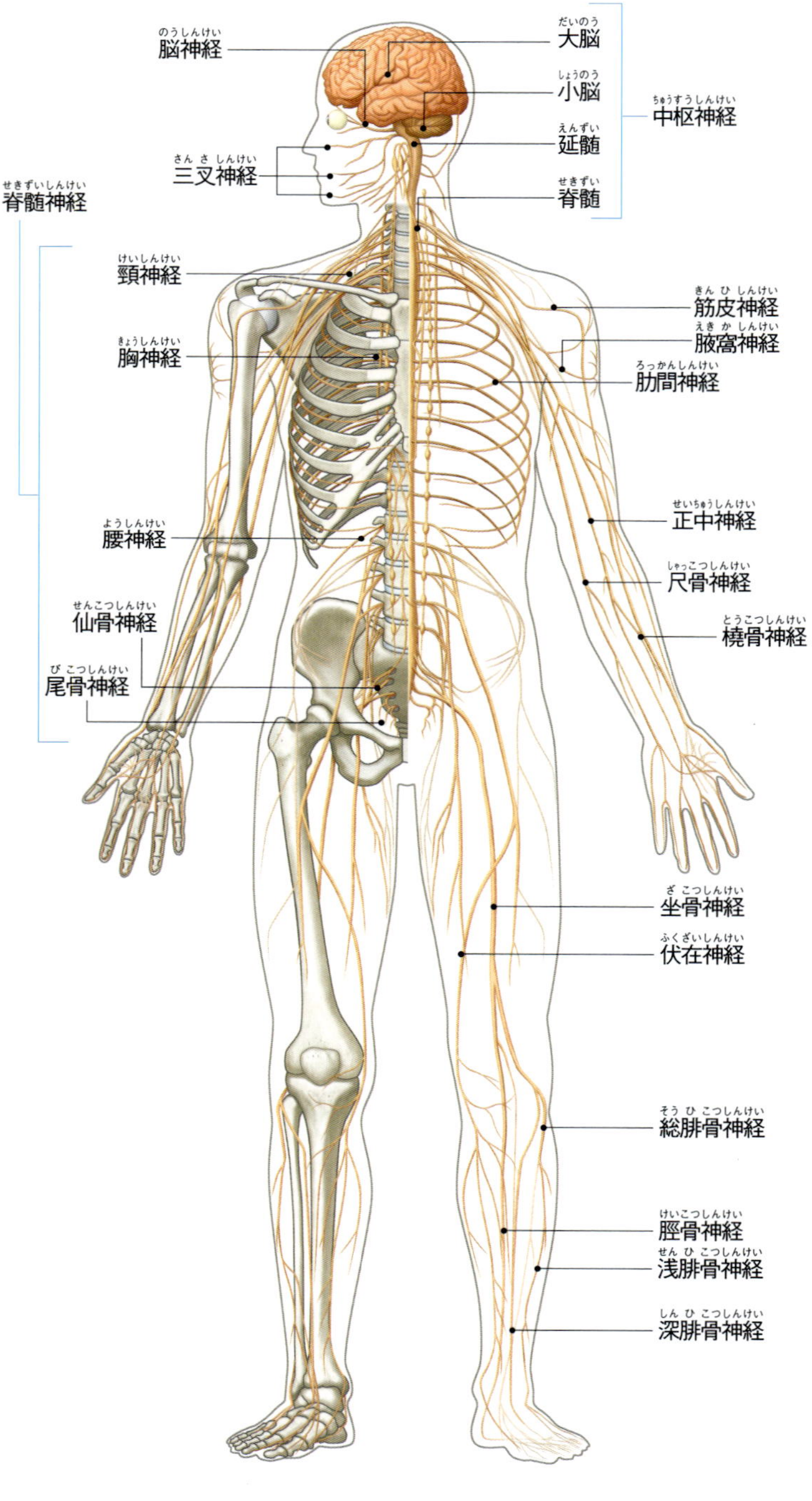

神経の構造（ニューロン）

ニューロンは、神経細胞体と神経突起からなり、神経突起のうち長く伸びた1本を軸索、それ以外を樹状突起とよびます。情報や命令は、樹状突起、神経細胞体、軸索の方向へ伝わっていきます。

軸索の末端と他の神経細胞をつなぐシナプスは、物理的には接触しておらず、化学物質による情報伝達が行われています。

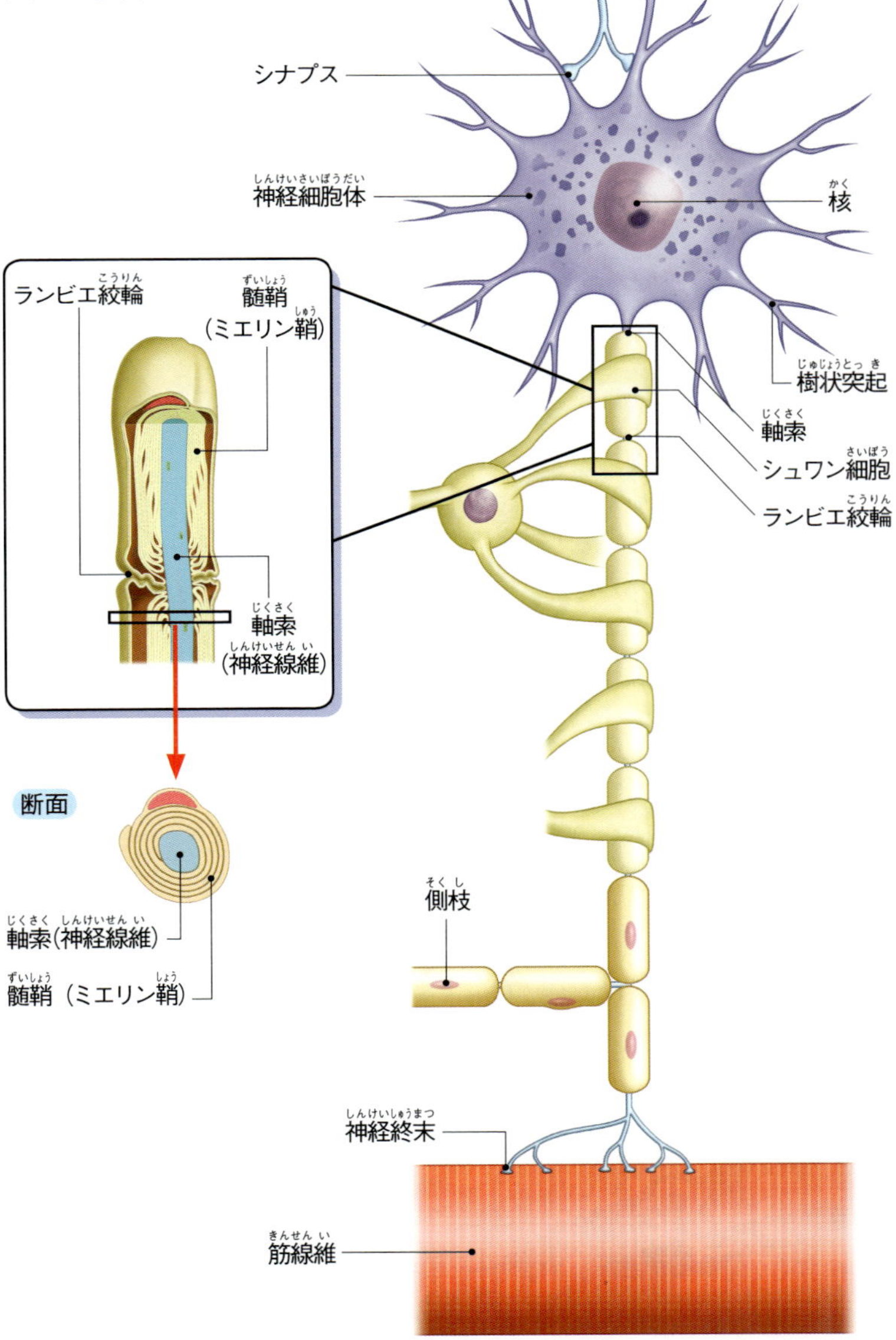

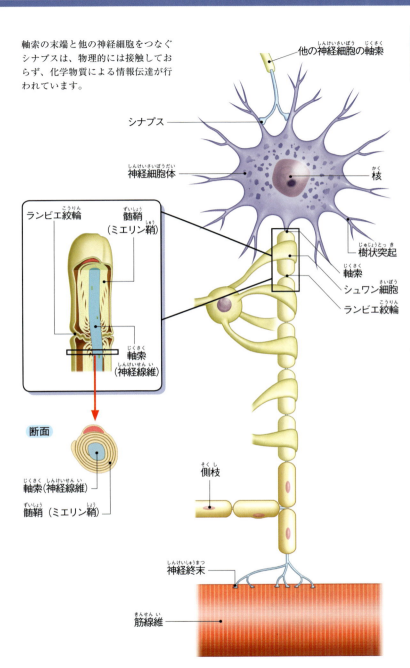

脳の構造

千数百億個もの神経細胞からなる脳は、大脳、間脳、中脳、橋、延髄に大別され、頭蓋骨《ずがいこつ》と髄膜によって外部の衝撃から守られています。人間の大脳は著しく発達し、脳全体の80%を占めています。

脳の構造

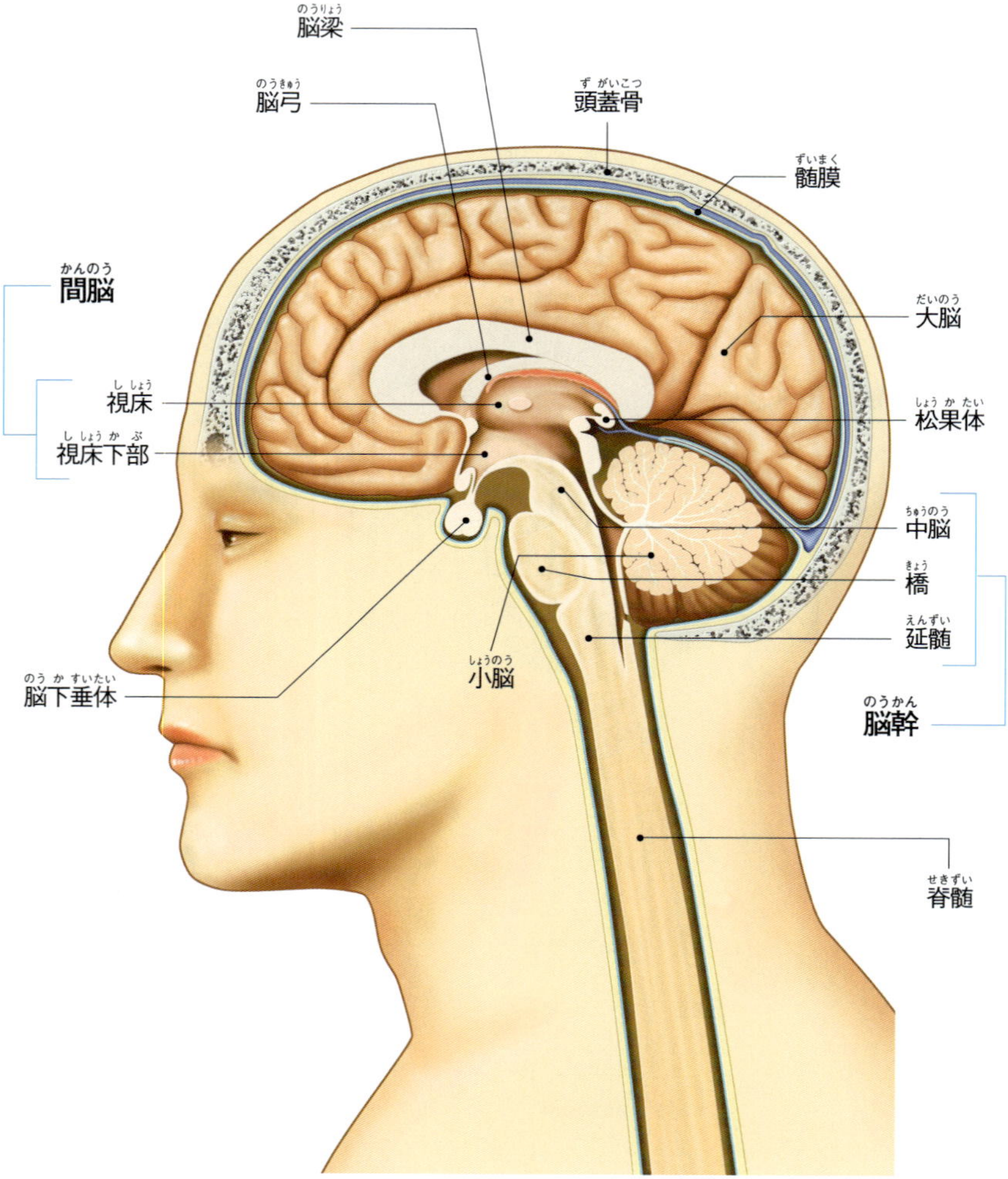

脳を守る仕組み

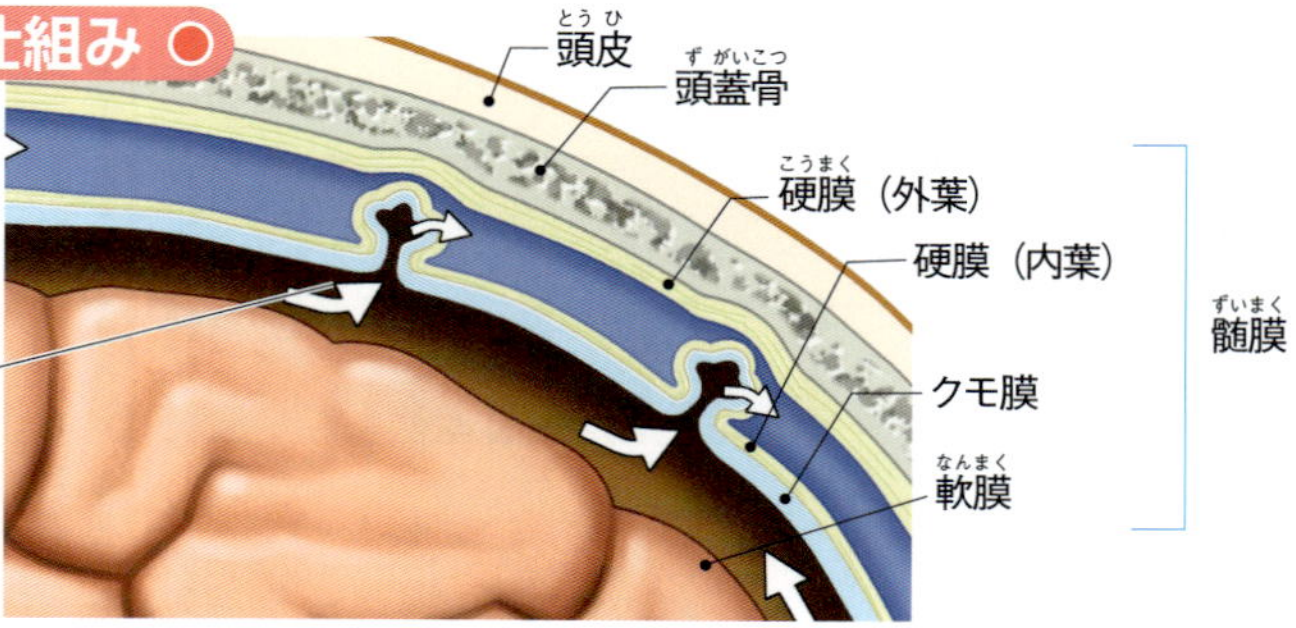

クモ膜下には脳を守る脳脊髄液が循環、最終的に静脈へ吸収される。

大脳のはたらき

大脳は、大脳縦裂という溝によって左右の大脳半球に分かれます。右側の右脳はからだの左半分、左側の左脳は右半分を支配し、互いが連絡し合って、生体活動、言語・精神活動をつかさどっています。

左　脳

左脳には話す、書く、読むなどの論理的思考分野が集中しています。

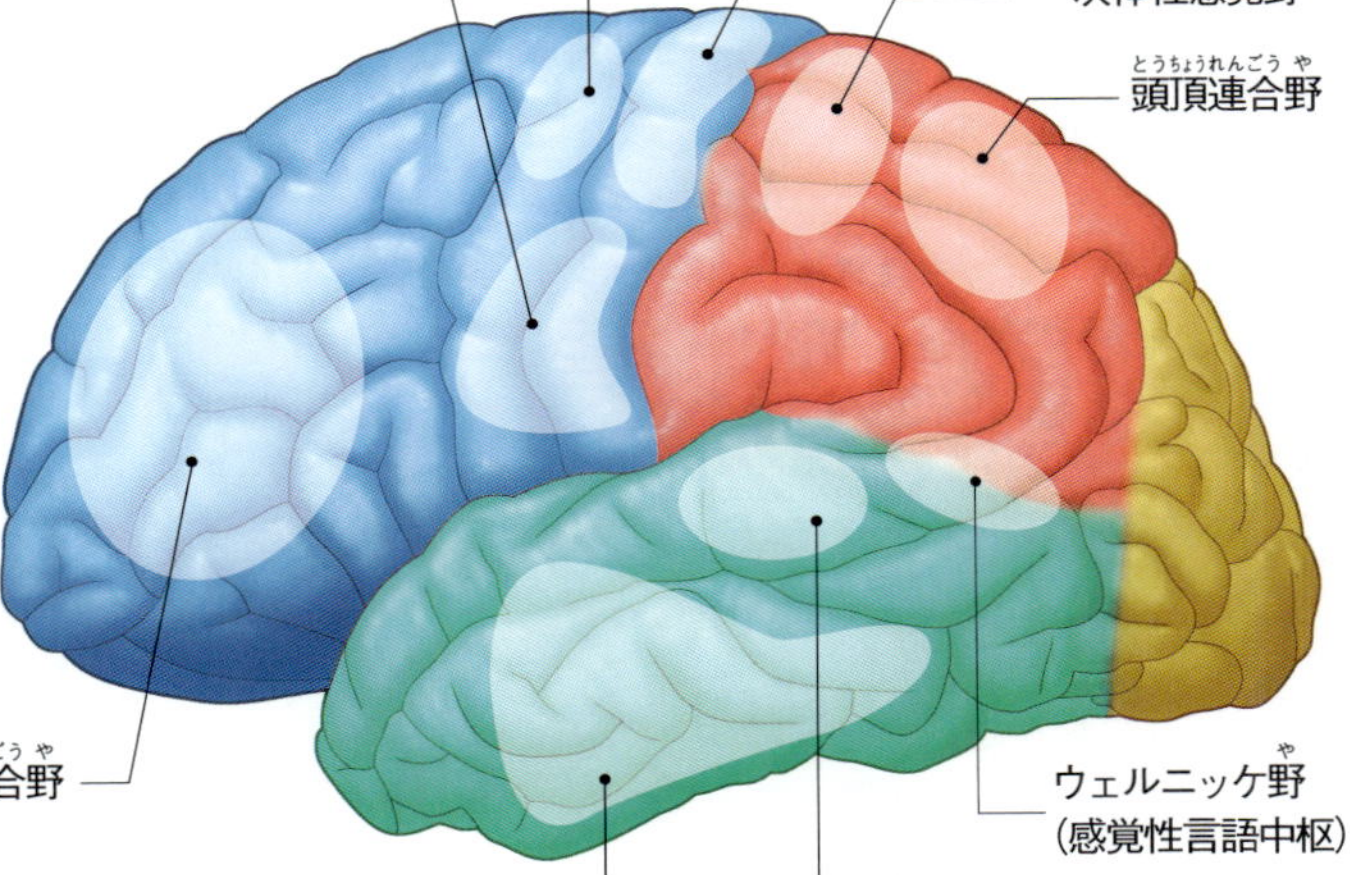

右　脳（内側面）

右脳には芸術の理解や空間認知などの感覚的分野が集中しています。

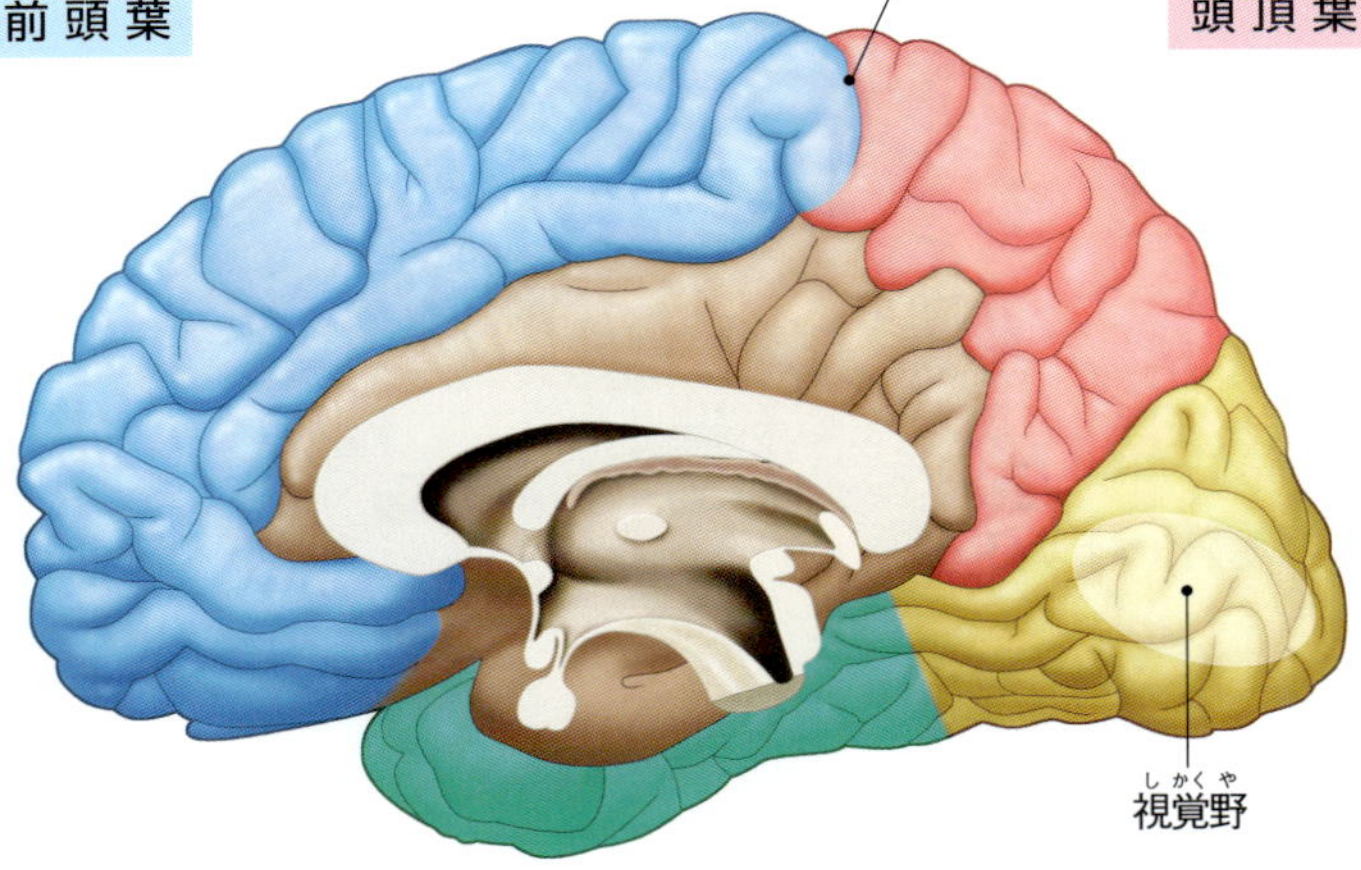

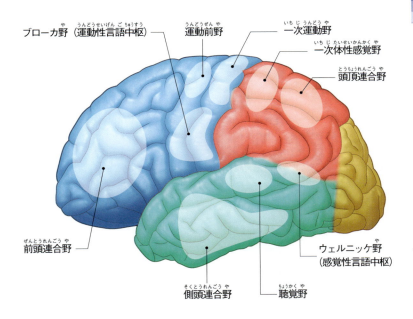

目の構造

目は網膜で光を電気信号に変え、それを視神経を通じて脳に伝達します。眼球のまわりにはまゆ毛やまつ毛、瞼板腺《けんばんせん》などが付属し、前方は眼瞼《がんけん》で守られています。眼球の内部には水晶体や硝子《しょうし》体《たい》があります。

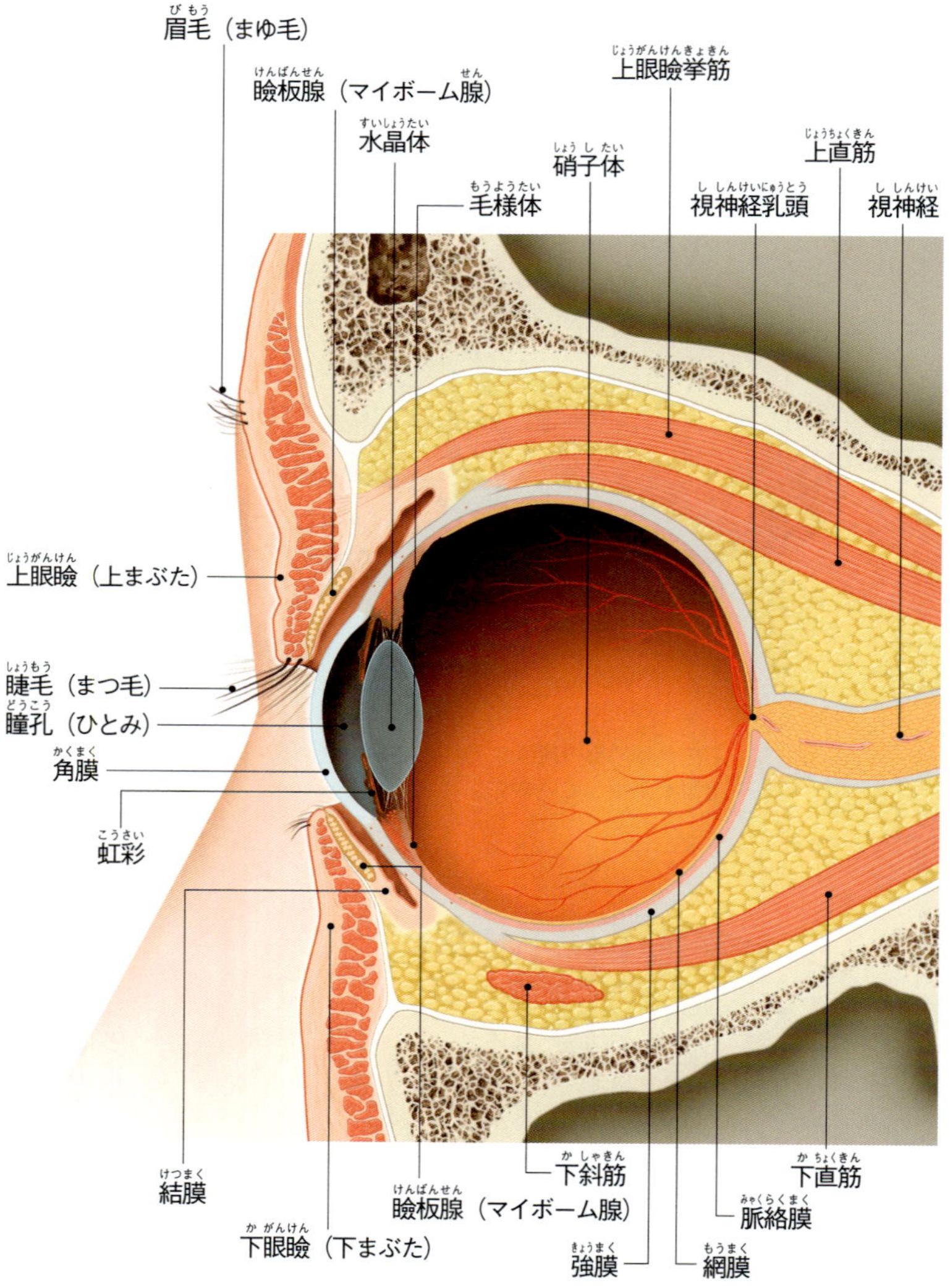

角膜から入った光は瞳孔で光の量を調整され、水晶体でピントを調整し、硝子体から網膜へ届きます。網膜は視細胞を多く含み、視神経乳頭から視神経へ情報が伝わります。

耳の構造

耳は、音をとらえる聴覚とからだのバランスを保つ平衡感覚をつかさどる器官です。耳介《じかい》から鼓膜までの外耳、鼓室や耳小骨からなる中耳、蝸牛《かぎゅう》、三半規管、前庭を有する内耳に大きく分類されます。

耳の構造

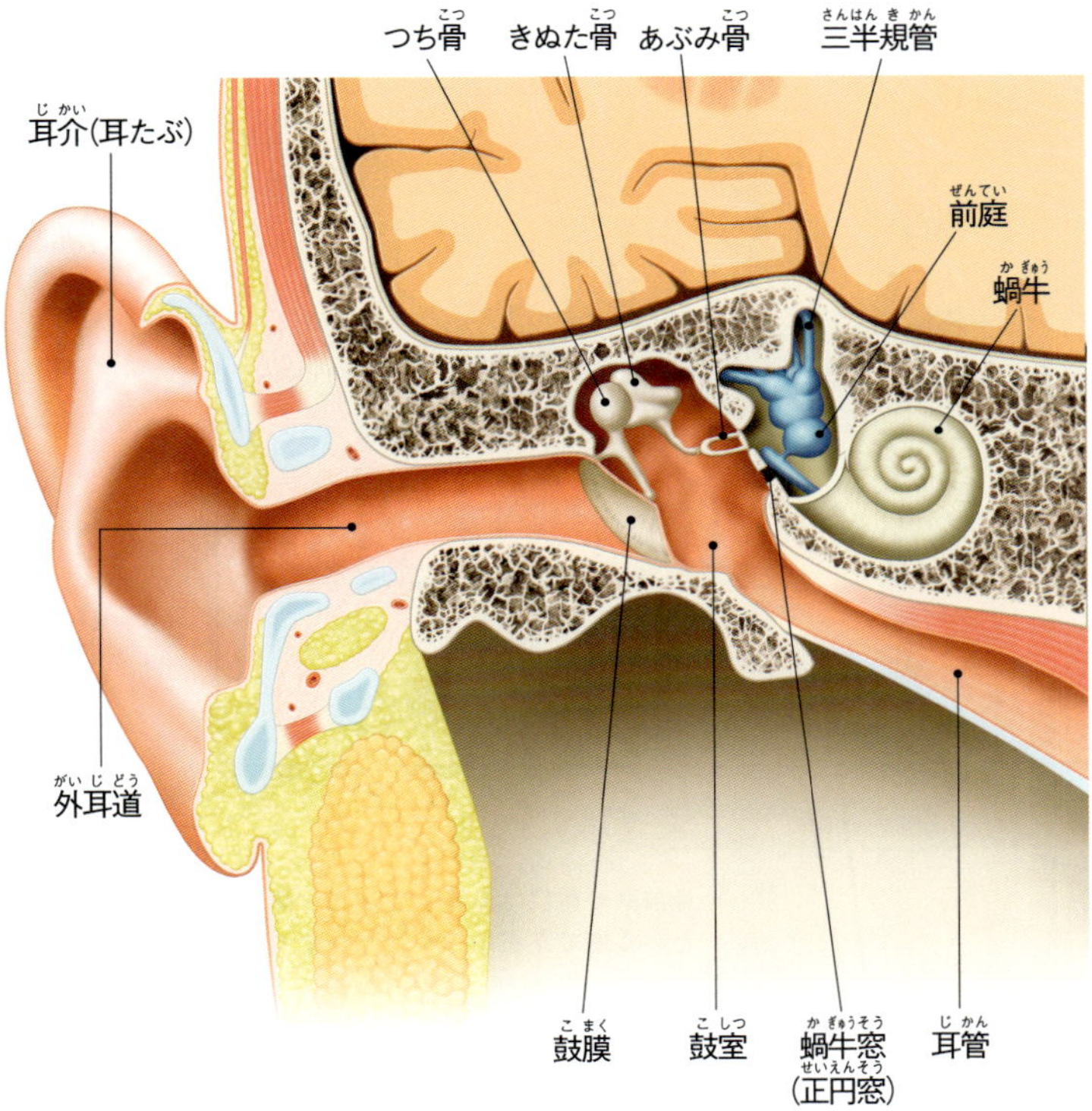

蝸牛の構造

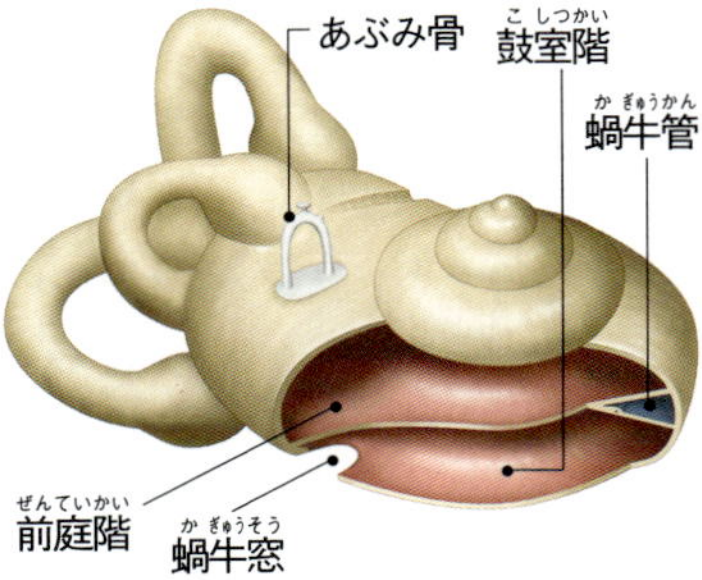

音は蝸牛で電気信号に変換され、聴神経によって脳へ伝えられます。

蝸牛管の構造

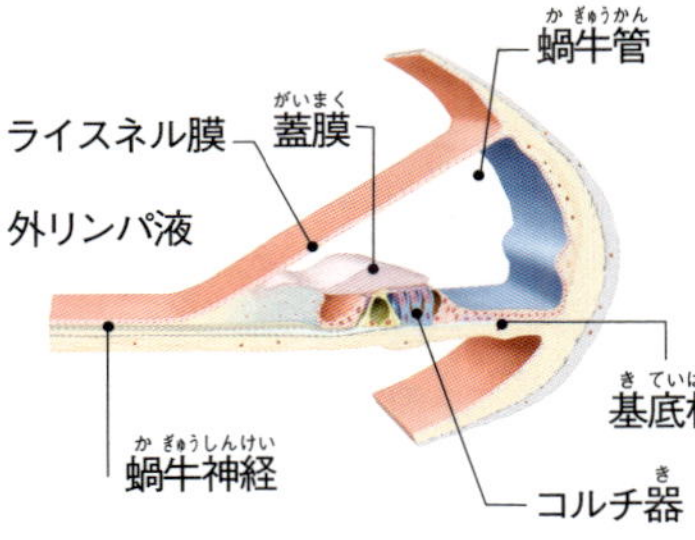

蝸牛管内は内リンパ液で満たされ、感覚細胞と、聴覚器のコルチ器があります。

鼻の構造

鼻は嗅覚器《きゅうかくき》であると同時に、空気を浄化・加温・加湿する役割ももっています。外鼻とその内部にある鼻腔からなり、鼻腔の粘膜にある嗅細胞がにおい物質を受容し、脳へと伝達しています。

嗅覚系の仕組み

電気信号は、嗅上皮にある嗅細胞から嗅神経、嗅球へと伝わります。

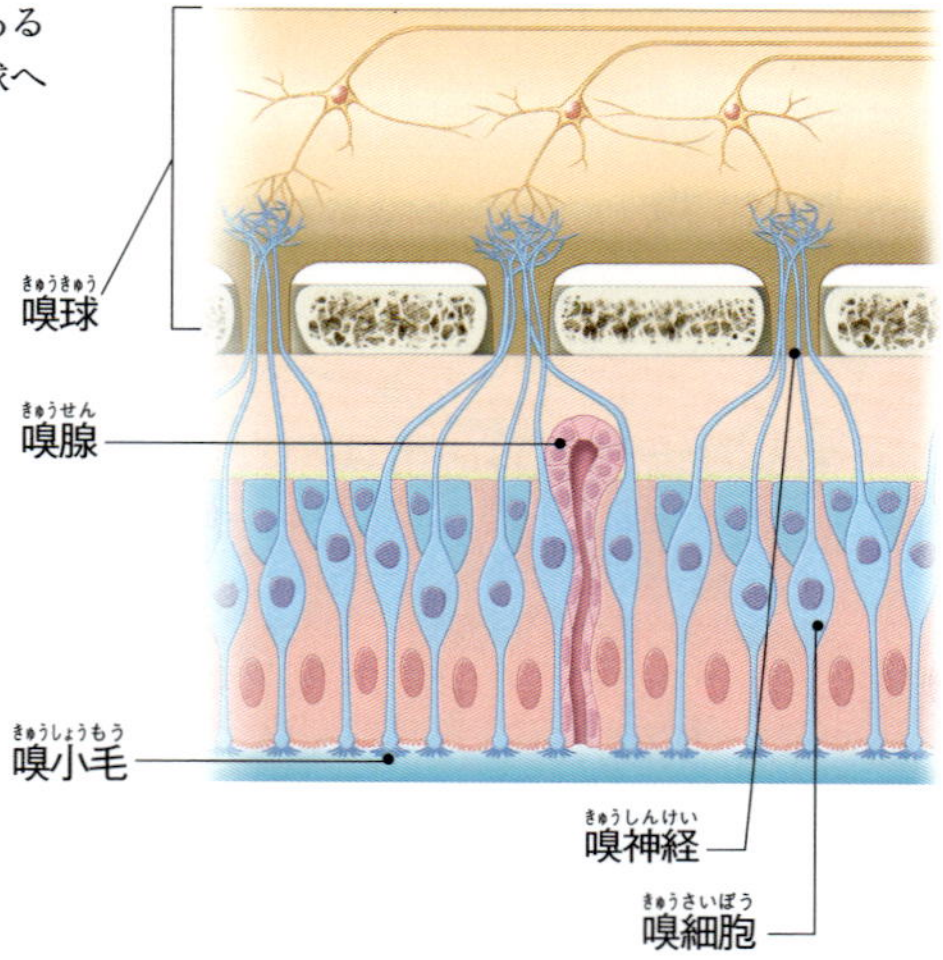

鼻の構造

鼻前庭の奥には鼻腔が広がり、鼻中隔という壁で左右に分かれています。

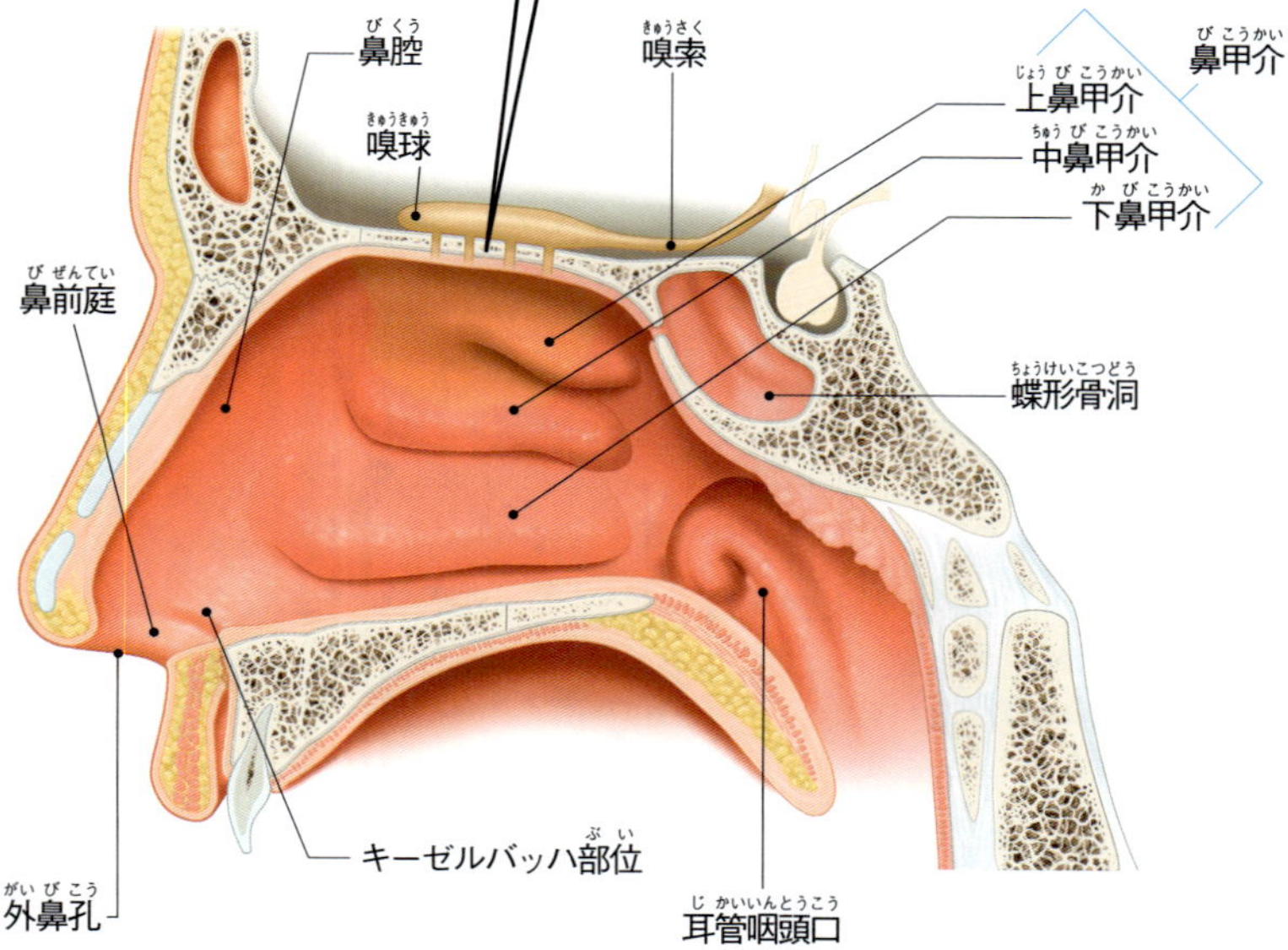

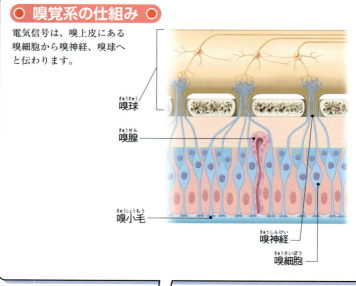

口腔《こうくう》・歯の構造

口腔とは、上下の唇、頬《ほお》、口蓋《こうがい》、舌などの口腔底で囲まれた部分を指します。歯は人体の中でもっともかたい組織で、成人では、上下それぞれ16本ずつ、計32本生えています。

口腔の構造

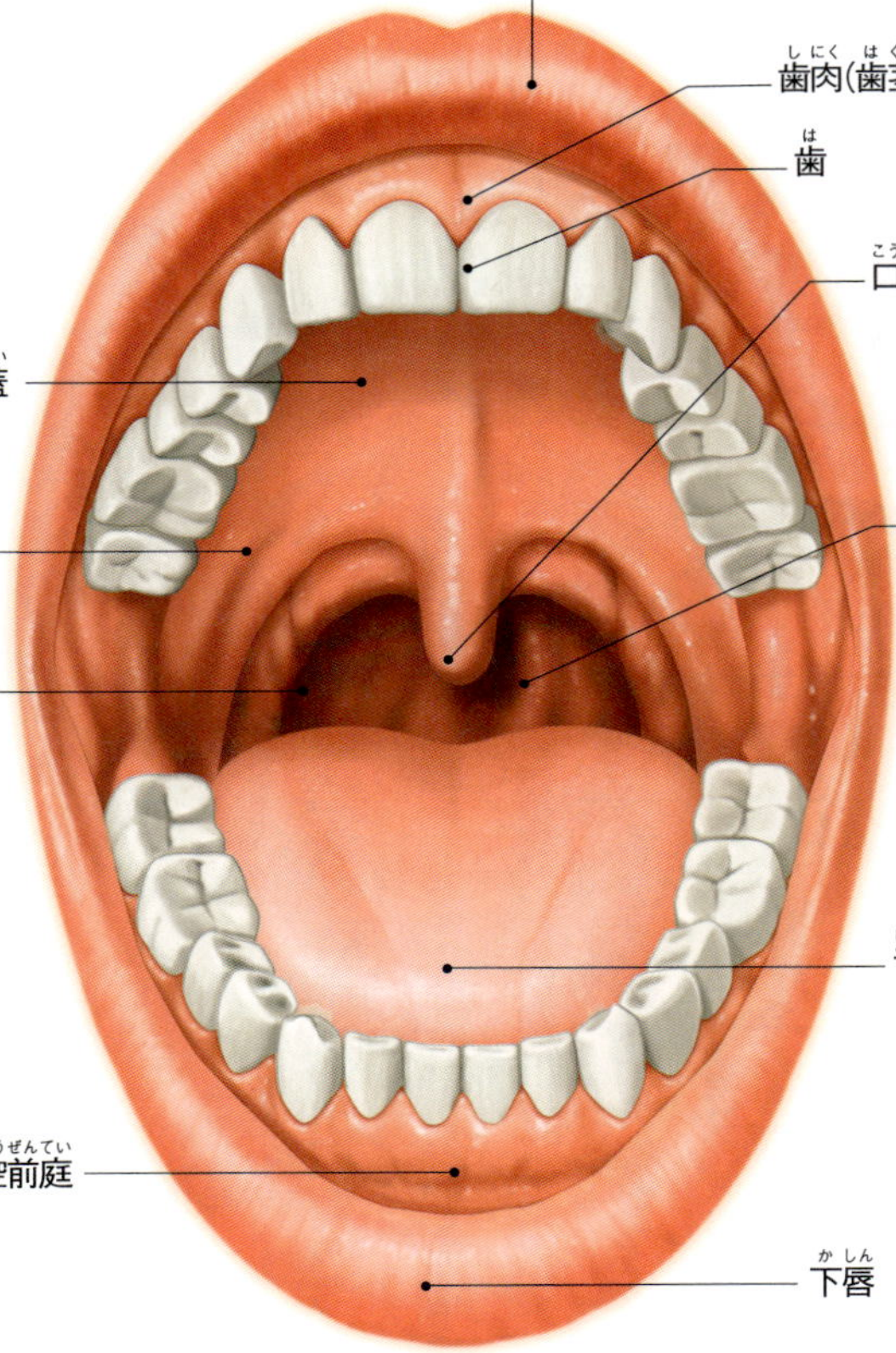

歯の種類

乳幼児期に生える乳歯と、乳歯と入れかわる永久歯があります。

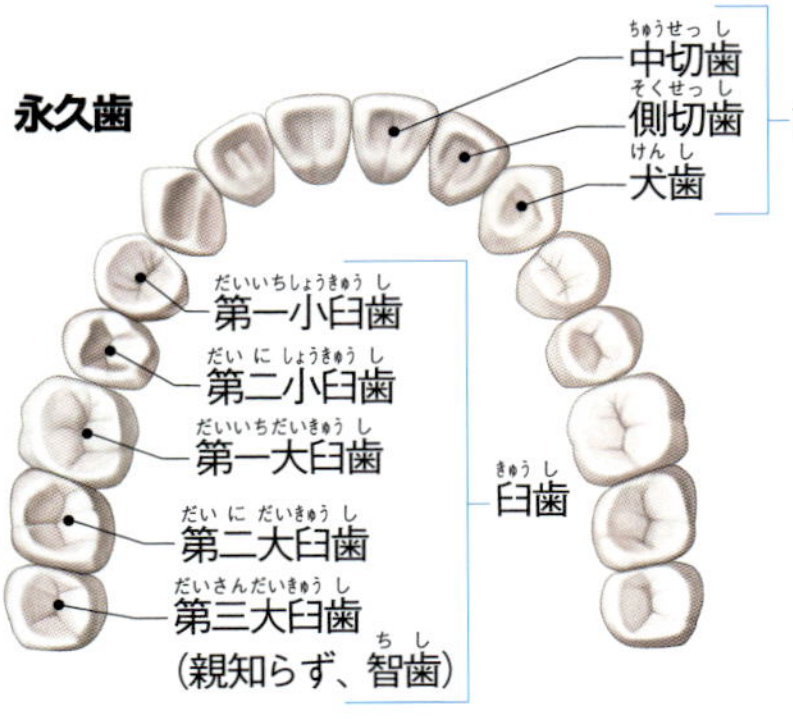

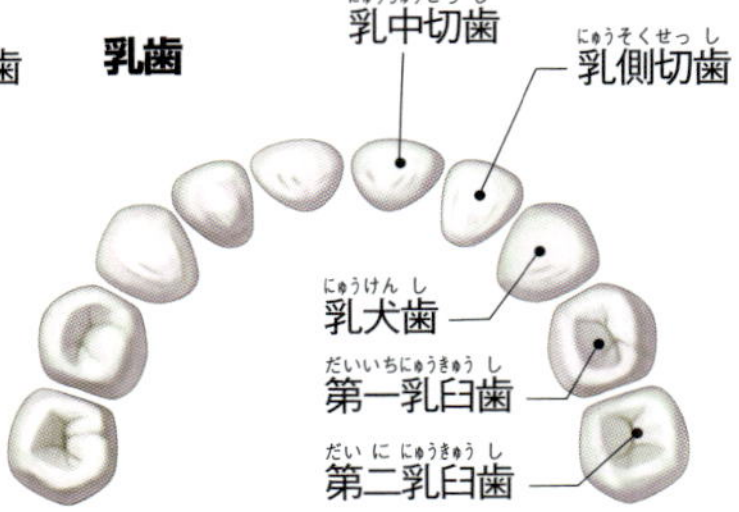

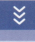

のど・声帯の構造

のどは、空気や食物の通り道である咽頭《いんとう》と、気管の入り口である喉頭《こうとう》の2つの部分からなります。空気と食物を振り分けるほか、喉頭にある声帯を使うことで、発声器としての役割も果たしています。

のどの構造

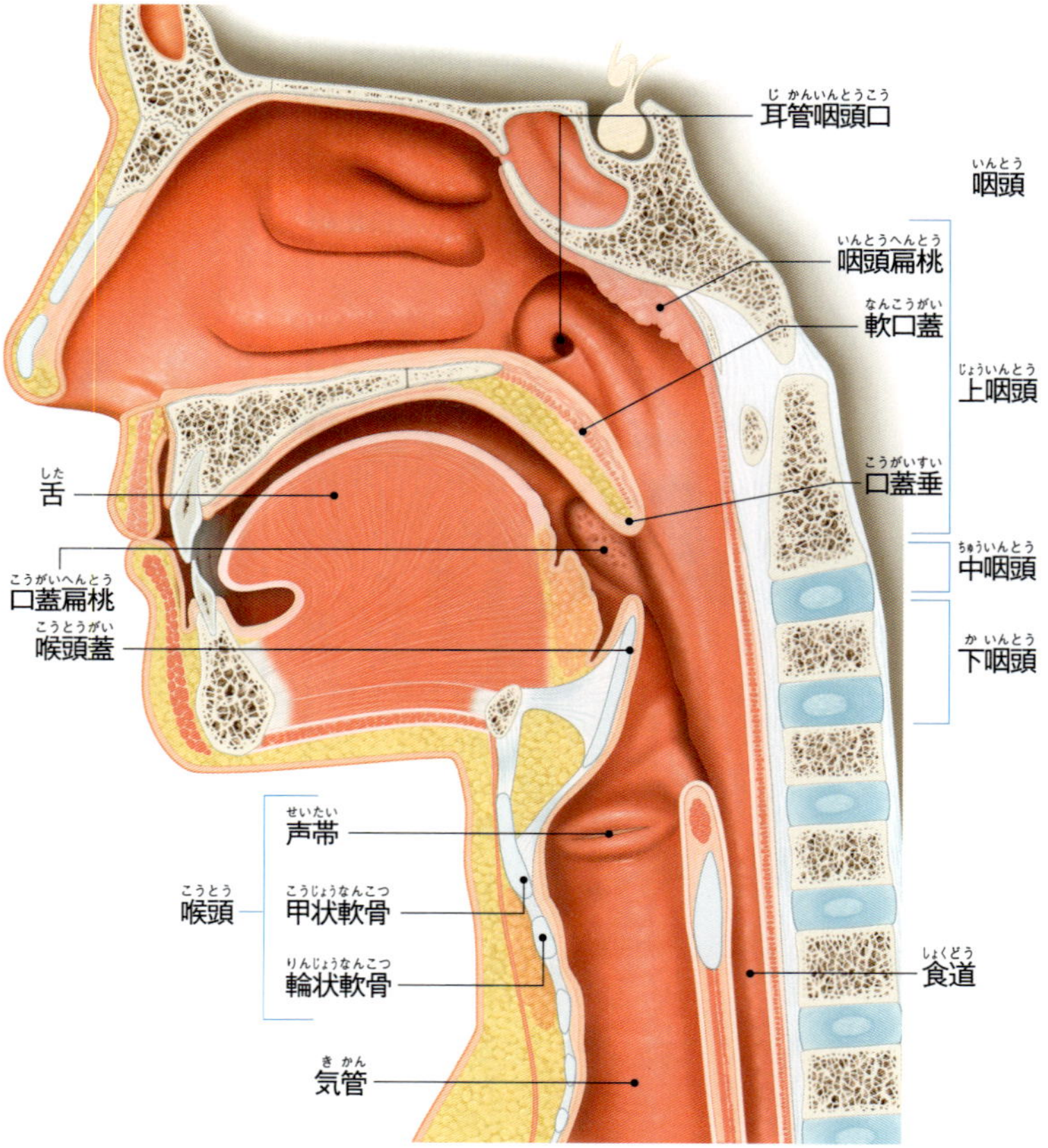

声帯の構造

喉頭筋によって声門を開閉し、声帯を振動させて声を出します。

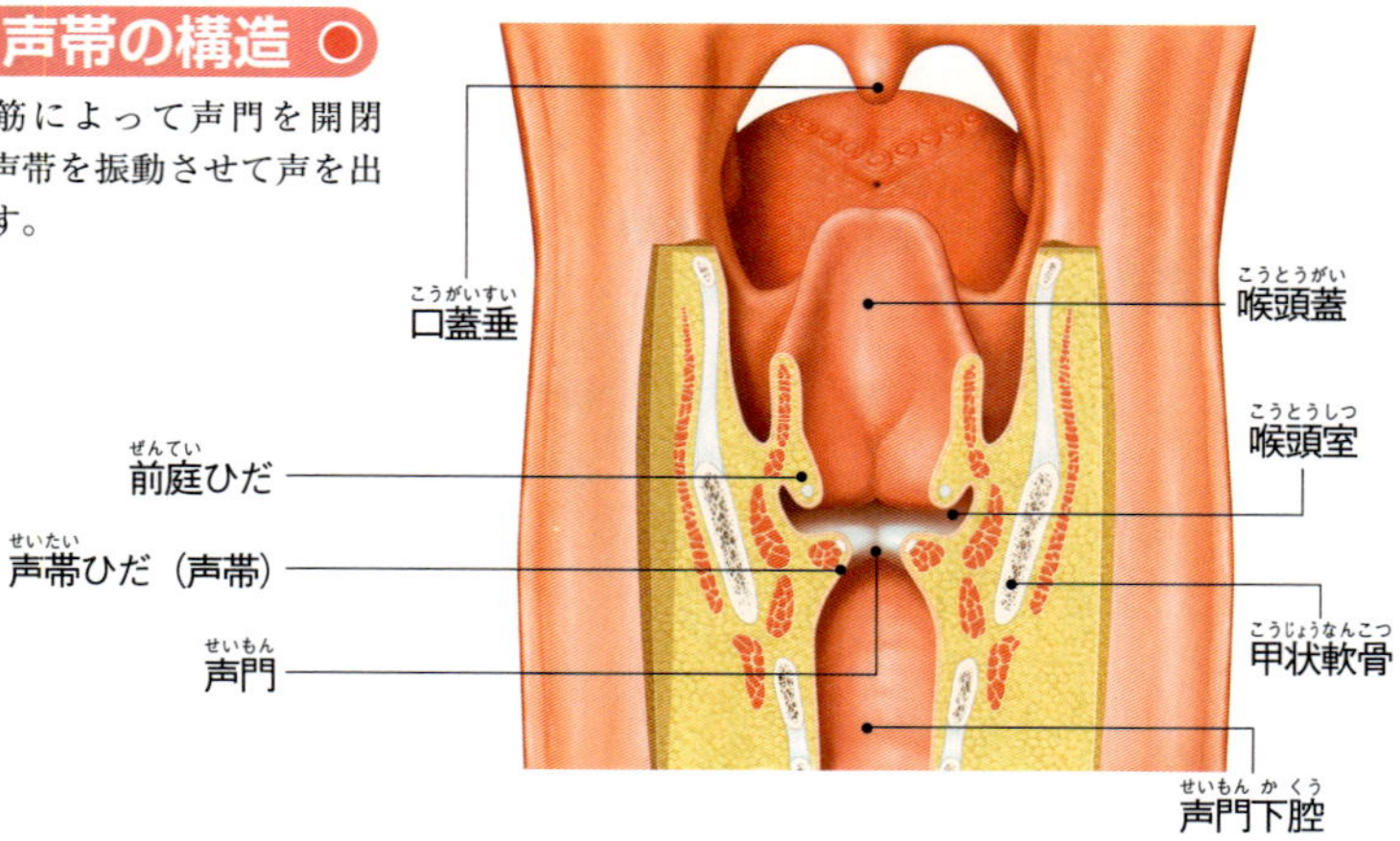

気管・肺の構造

肺は、胸膜に包まれた胸郭内に左右一対ある袋状の臓器で、右肺は上葉、中葉、下葉の3つ、左肺は上葉と下葉の2つからなります。気管は咽頭《いんとう》と肺とをつなぎ、肺の内部で気管支へと枝分かれします。

肺の構造

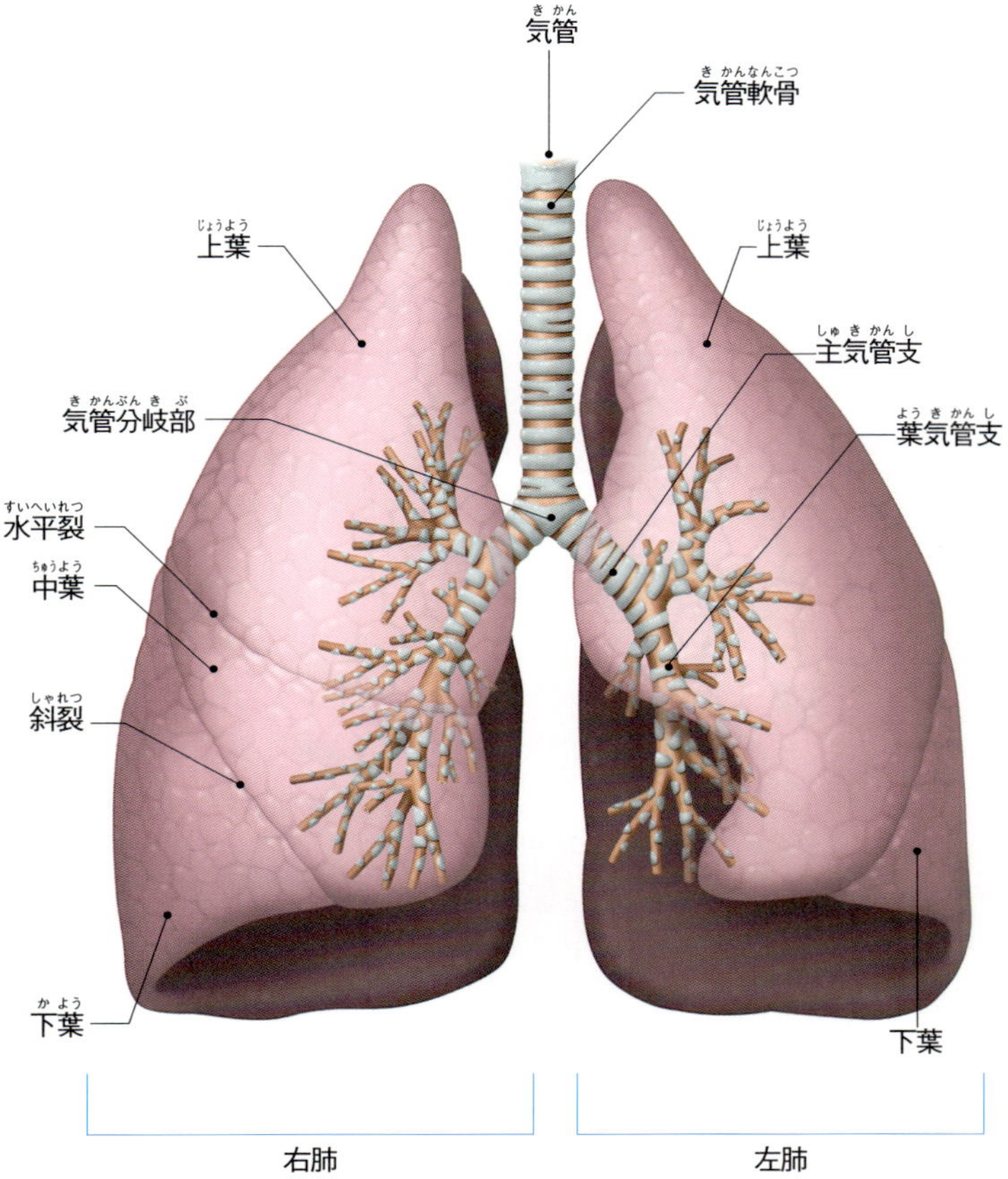

肺胞の構造

枝分かれした気管支の末端に肺胞はあります。

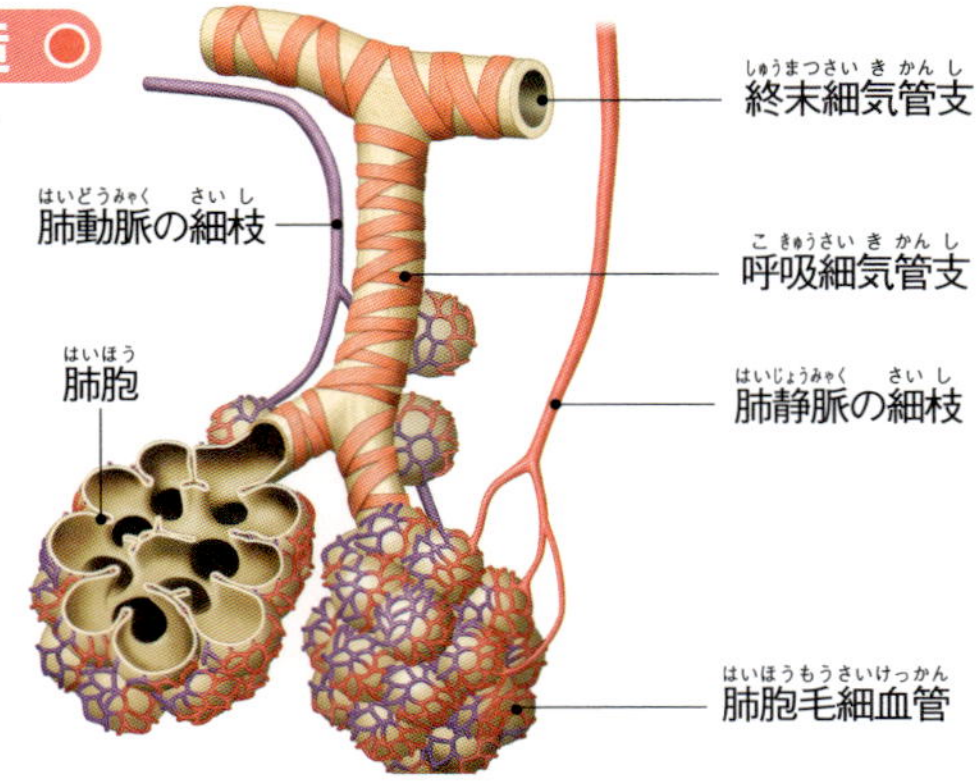

心臓の構造

心臓はこぶしよりやや大きめの臓器で、重さは250～350g、内部は上部左右の心房と下部左右の心室に分かれています。この4つの部屋の収縮・拡張（拍動）によって、全身へ血液を送り出しています。

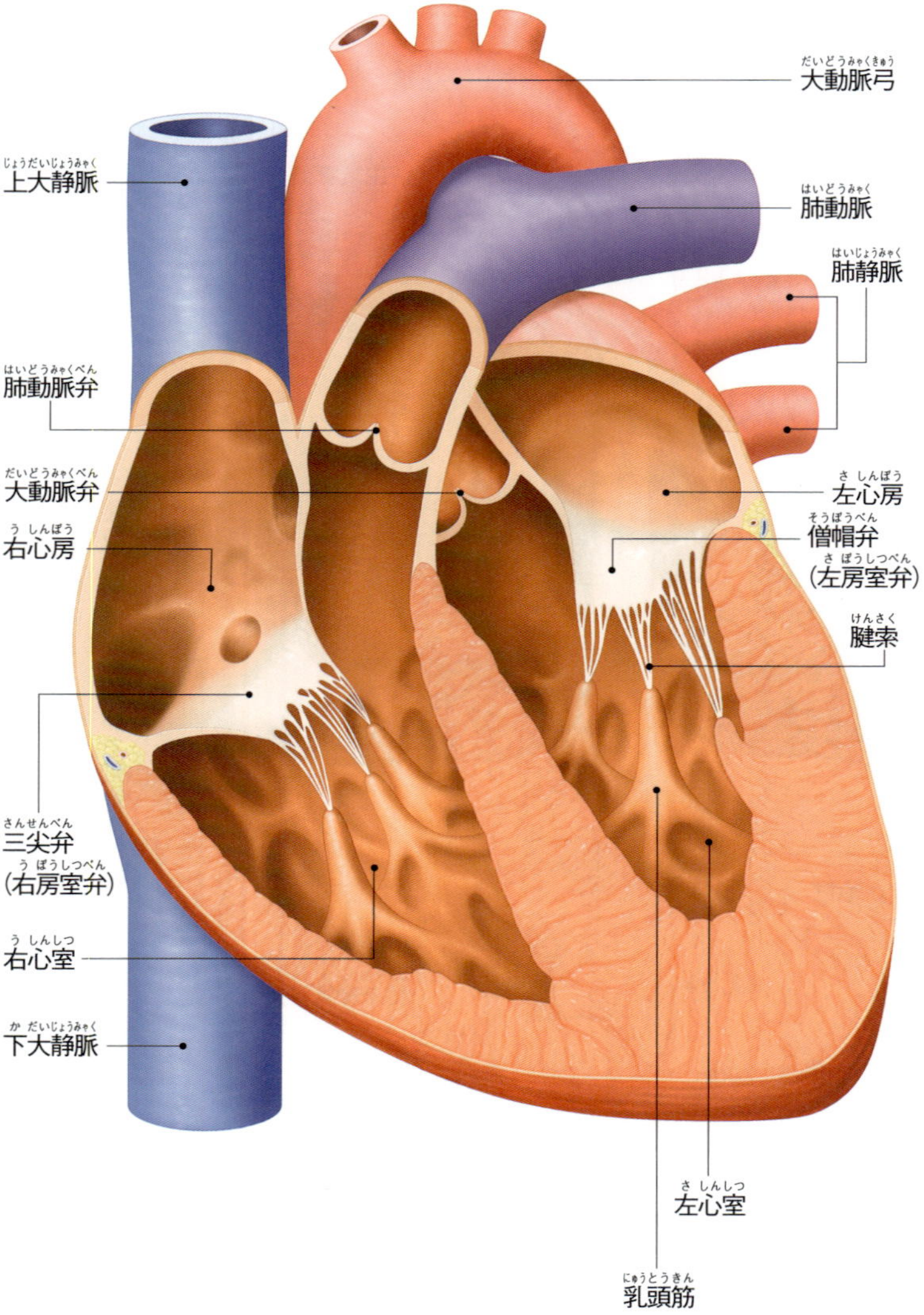

心臓弁の仕組み

右心房と右心室、右心室と肺動脈、左心房と左心室、左心室と大動脈の間には、血液の逆流を防ぐために4つの弁がついており、それぞれ三尖弁、肺動脈弁、僧帽弁、大動脈弁とよばれます。

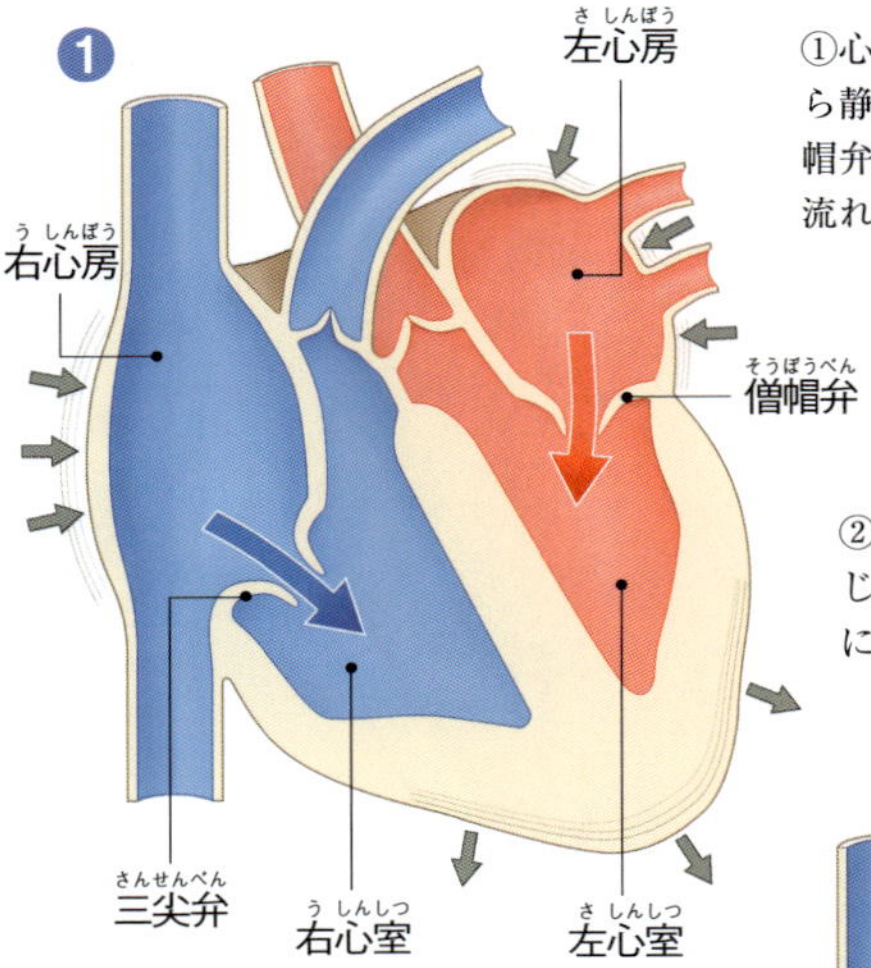

①心房が収縮、三尖弁が開いて右心房から静脈血が右心室に流れ込む。同時に僧帽弁が開き左心房から動脈血が左心室に流れ込む。

②心室が収縮し、三尖弁と僧帽弁が閉じる。心房が弛緩し、静脈血が右心房に、動脈血が左心房にたまり始める。

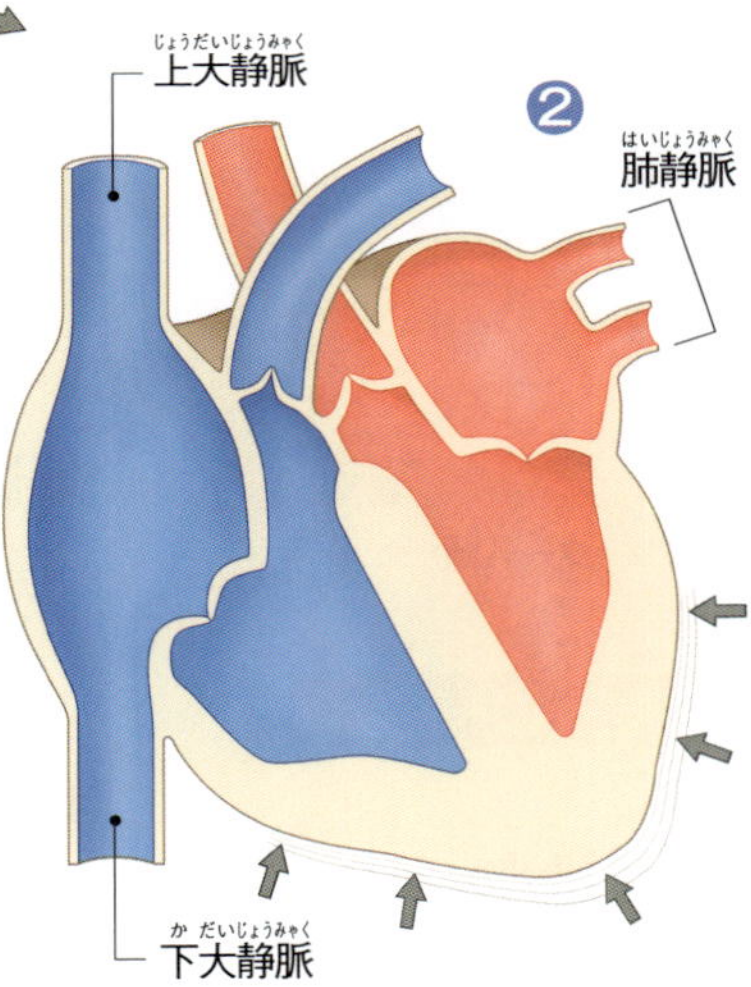

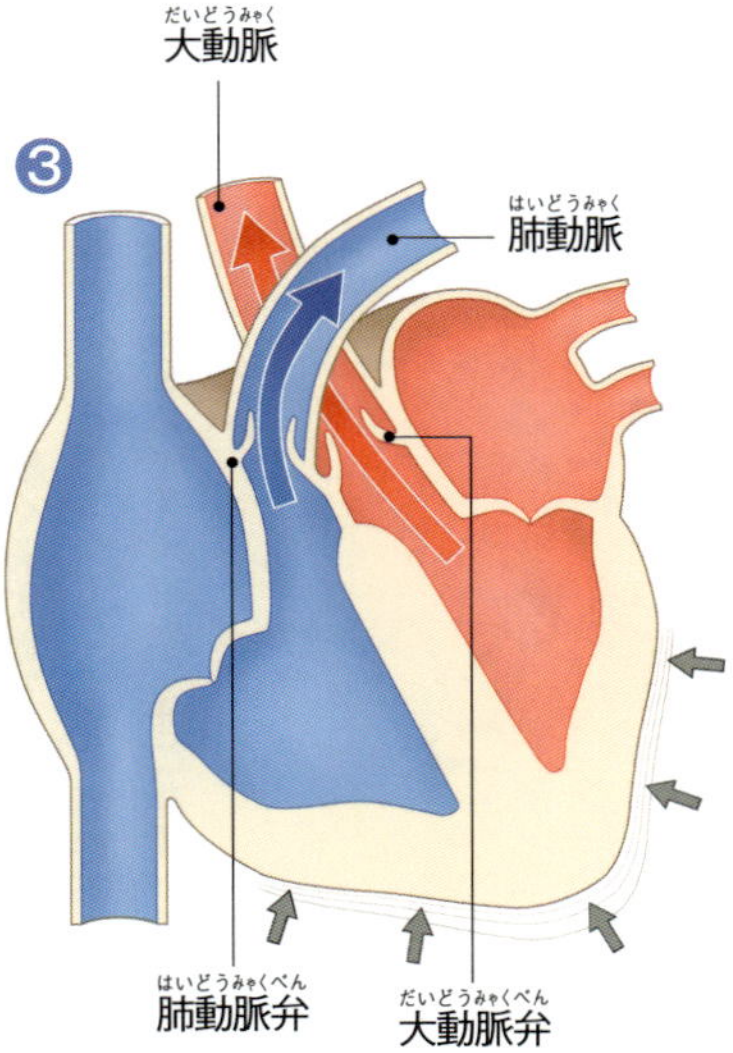

③心室の内圧が高まって肺動脈弁と大動脈弁が開き、静脈血が右心室から肺へ、動脈血が左心室から全身へ流れ出す。

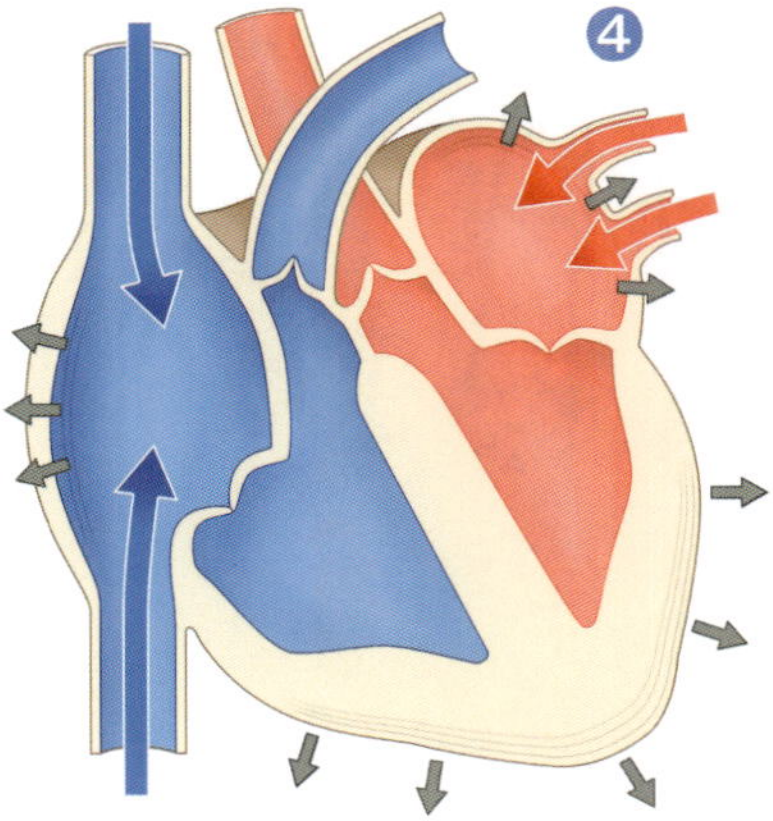

④心室が弛緩すると肺動脈弁と大動脈弁が閉じて、逆流を防ぐ。

胃・十二指腸の構造

胃は食道に続く消化管で、Ｊ字形をした袋状の器官です。十二指腸は、胃と小腸とをつなぐＣ字形の器官です。胃が胃液と撹拌《かくはん》運動によって食物を消化しやすくさせ、十二指腸が食物を消化します。

胃・十二指腸の構造

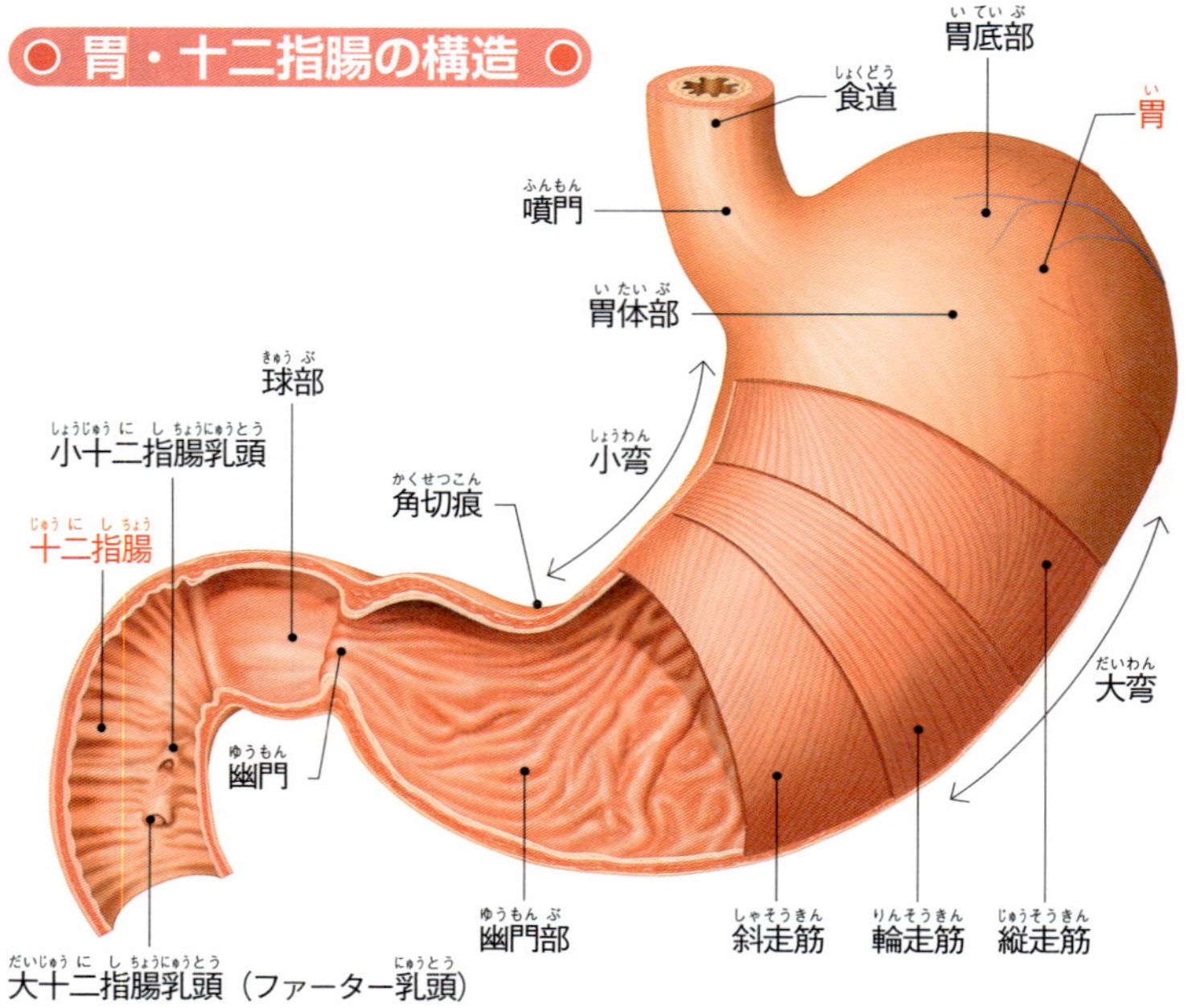

胃・十二指腸の粘膜

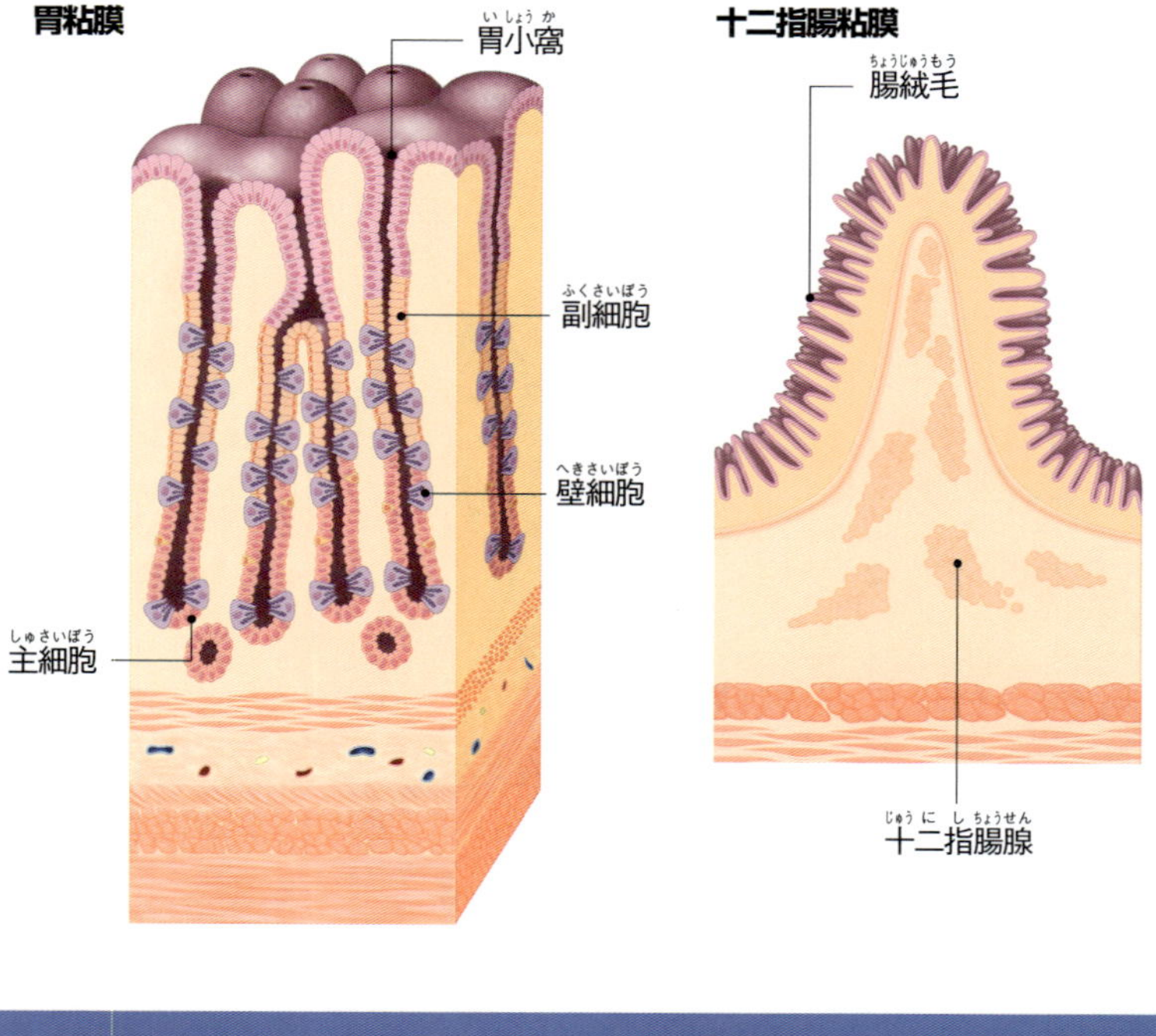

肝臓・胆嚢《たんのう》・膵臓《すいぞう》の構造

肝臓には栄養分を処理したり、腸内の消化・吸収を助ける胆汁をつくるはたらきがあります。胆嚢は胆汁の貯蔵・分泌、膵臓は膵液の分泌と、ともに食物の消化や吸収に重要な役割を果たしています。

肝臓の構造

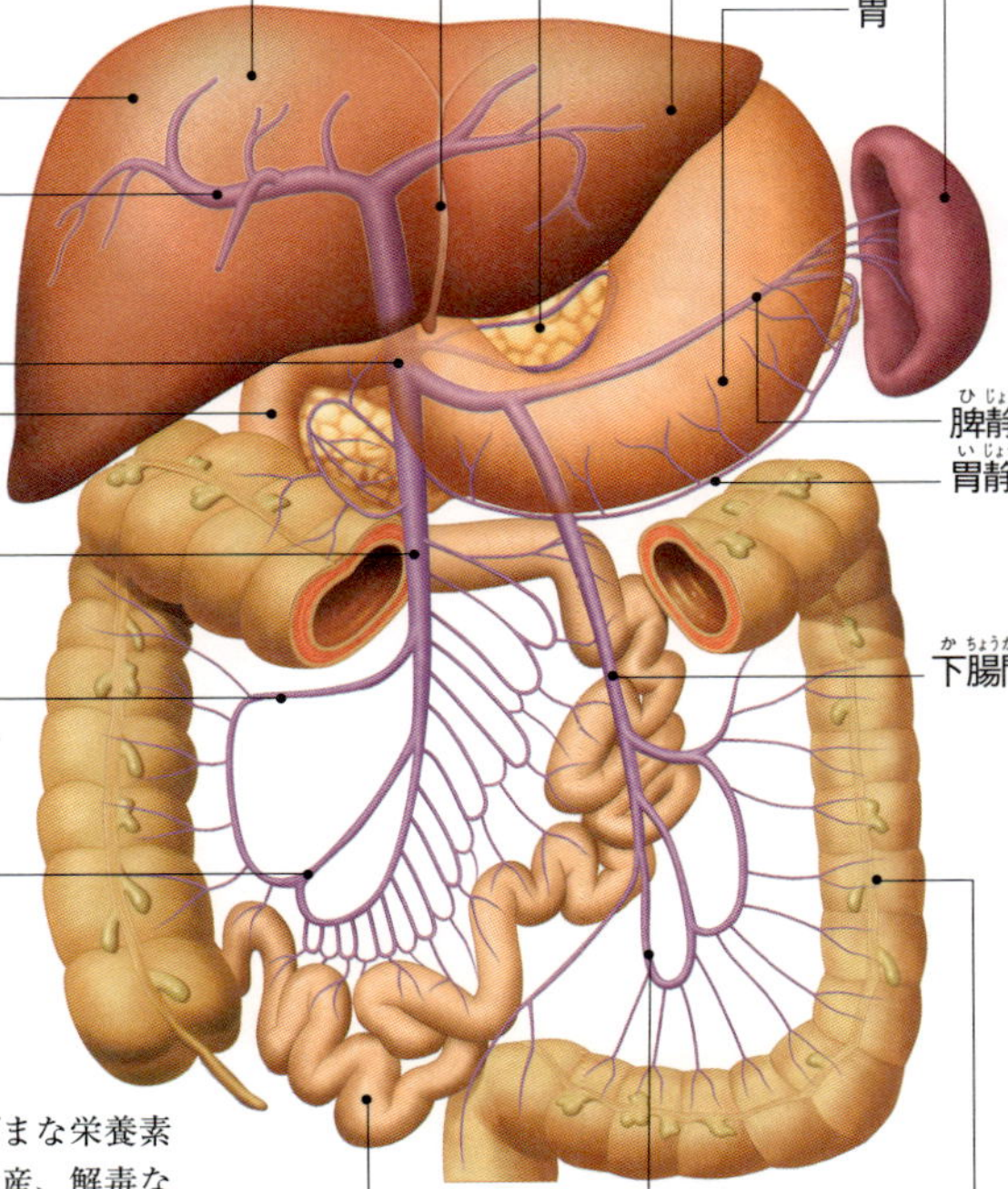

肝臓は、さまざまな栄養素の処理、胆汁生産、解毒などを行う器官です。

胆嚢・膵臓の構造

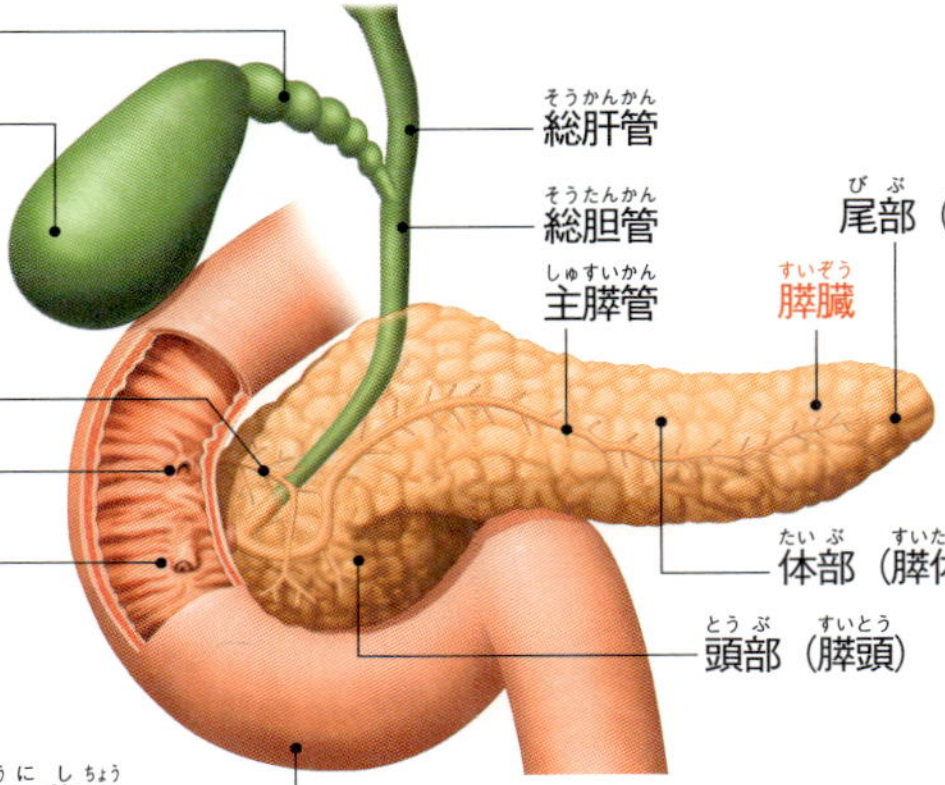

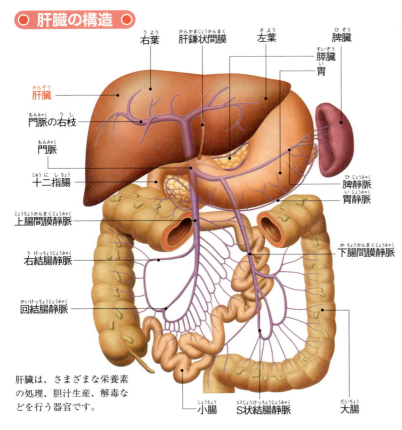

直腸・肛門《こうもん》の構造

大腸の一部である直腸は、S状結腸と肛門を結ぶ20㎝ほどの長さの器官です。消化・吸収の機能はありません。直腸に大便が達すると刺激が大脳に伝わって便意が起こり、大便が肛門から排泄《はいせつ》されます。

大腸の構造

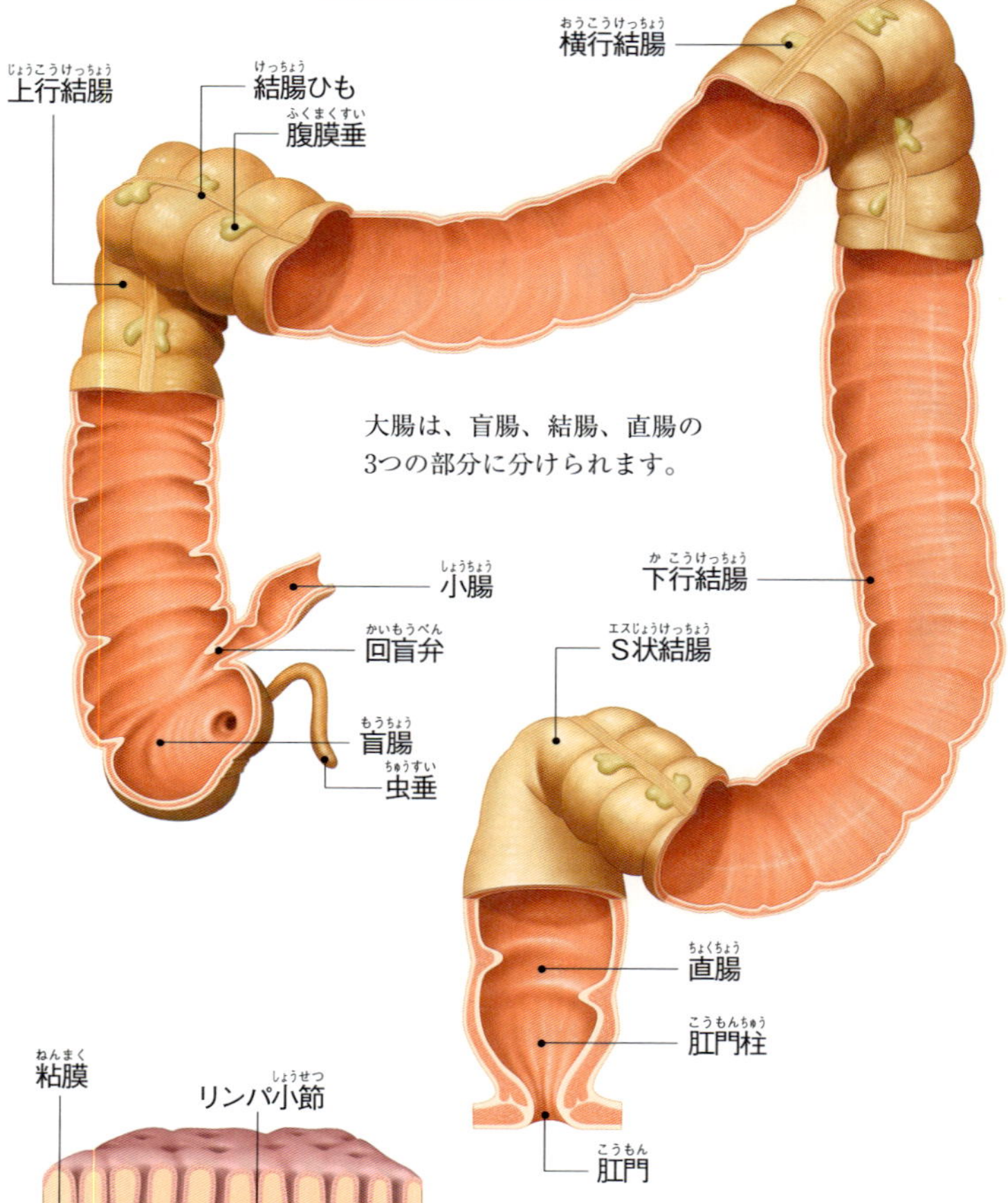

大腸は、盲腸、結腸、直腸の3つの部分に分けられます。

大腸の断面図

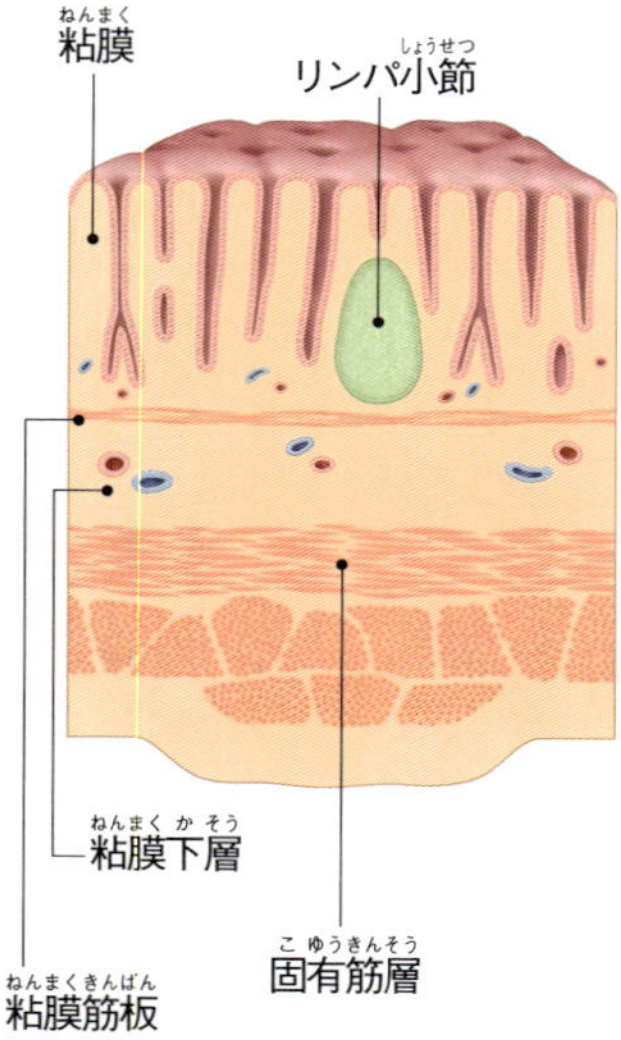

腸の内側から、粘膜層、粘膜下層、固有筋層に分かれています。

腎臓《じんぞう》・尿路の構造

腎臓は、横隔膜の下に左右一対あるソラマメ形の器官です。内部には、糸球体とそれを包むボウマン嚢《のう》からなる腎小体が密集し、ここで血液がろ過されて尿のもとができ、尿細管へ流れていきます。

尿路の仕組み（男性）

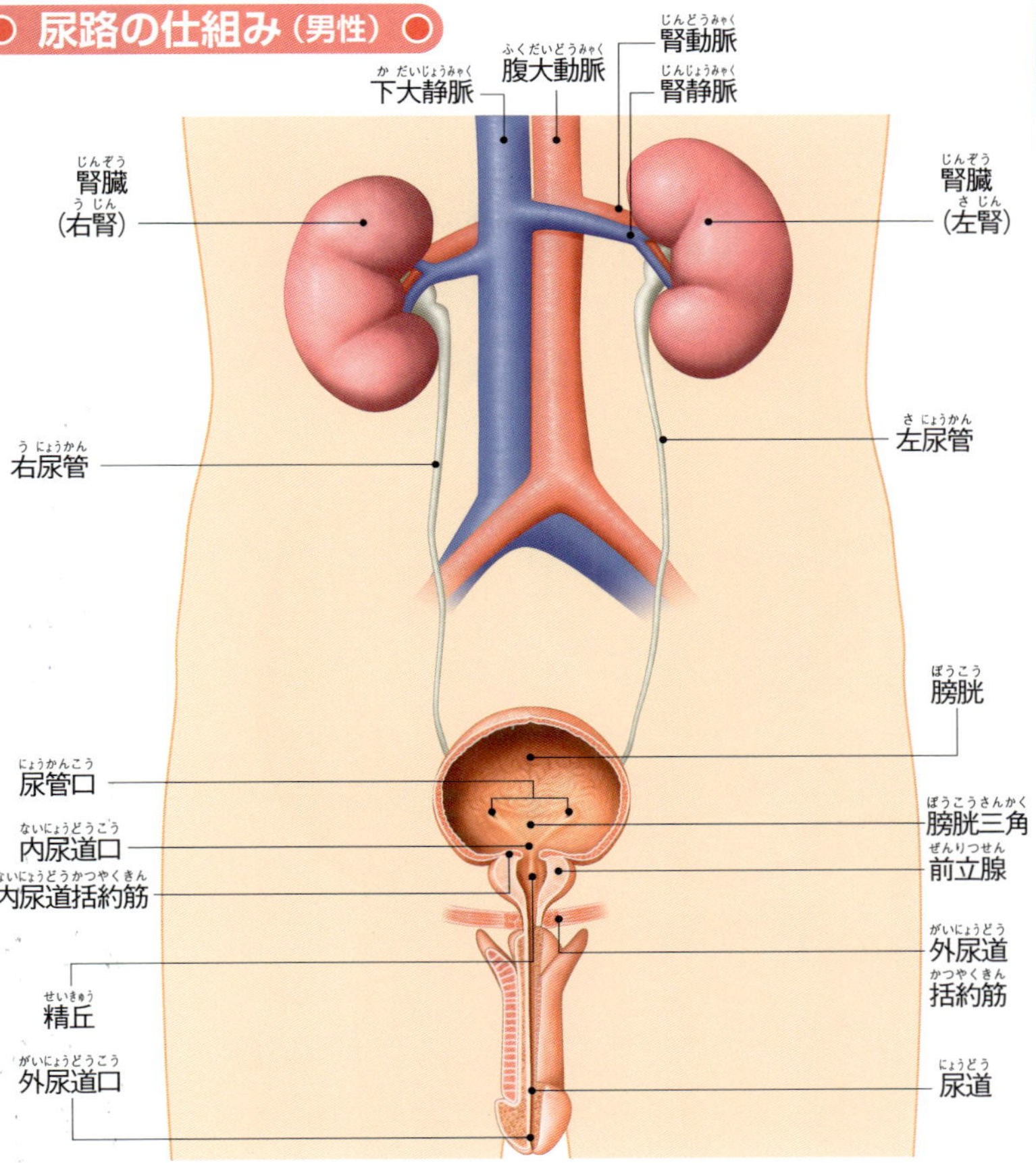

腎臓でつくられた尿は尿管、膀胱、尿道を経て排出されます。

腎臓の仕組み

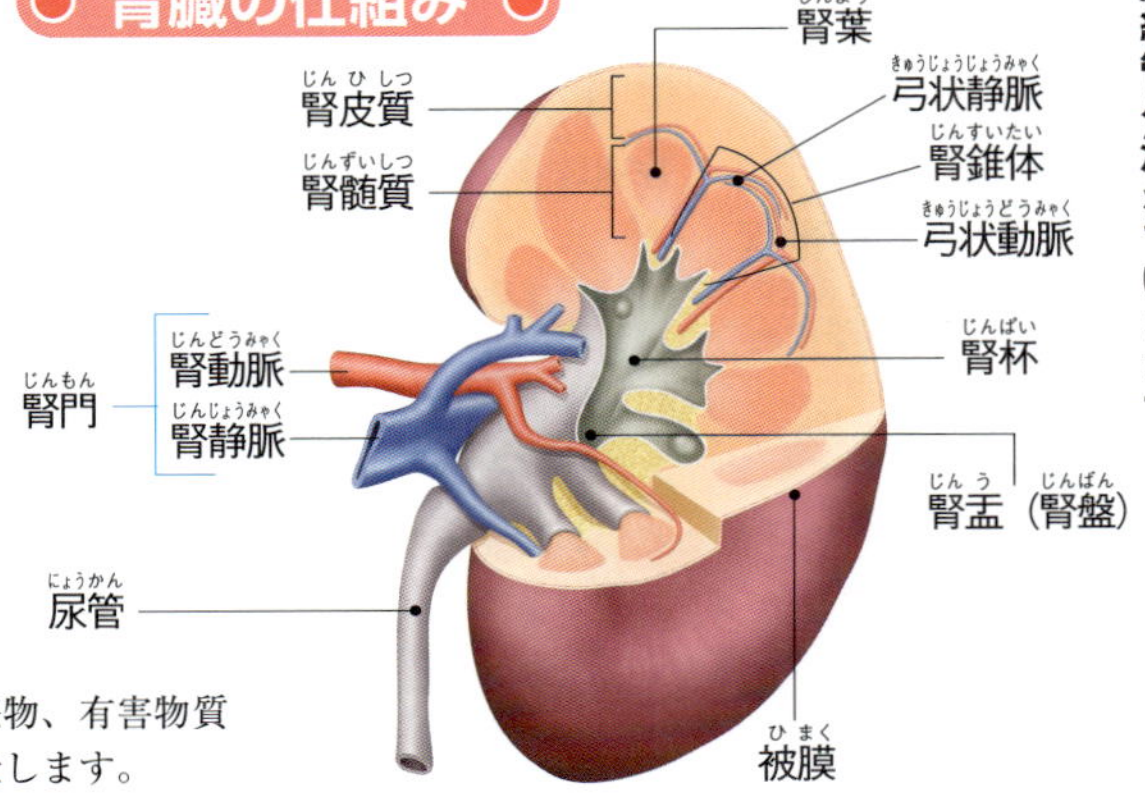

余分な水分や老廃物、有害物質などを尿中に排泄します。

生殖器（男性）の構造

男性の生殖器は、陰茎《いんけい》や陰嚢《いんのう》の外生殖器と、精巣、精巣上体、精管、精嚢《せいのう》、前立腺《ぜんりつせん》などの内生殖器からなっています。精巣内でつくられた精子は精巣上体で成熟し、射精管、尿道を経て射出されます。

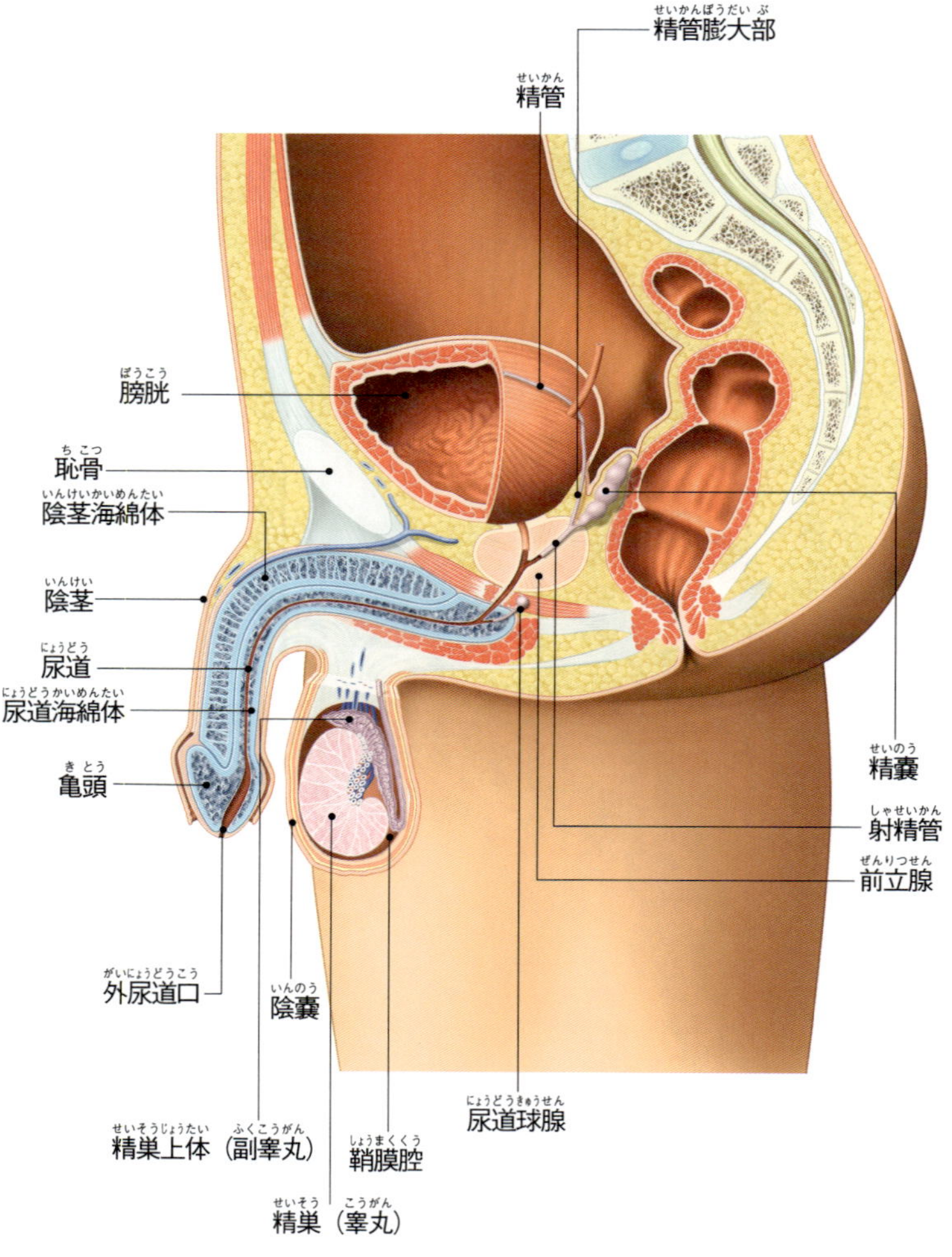

陰茎には尿の排出と精子の射出のふたつの役割があります。尿は膀胱から尿道を経て、精子は精巣上体から精管を通り、精嚢や前立腺から分泌される液とともに射精管から尿道へ射出されます。

生殖器（女性）の構造

女性の生殖器官は、陰核、膣《ちつ》前庭、小陰唇《しょういんしん》、大陰唇の外生殖器と、卵巣、卵管、子宮、膣の内生殖器からなっています。卵巣では卵子がつくられ、これが受精すると受精卵となって子宮で成熟します。

縦断面図

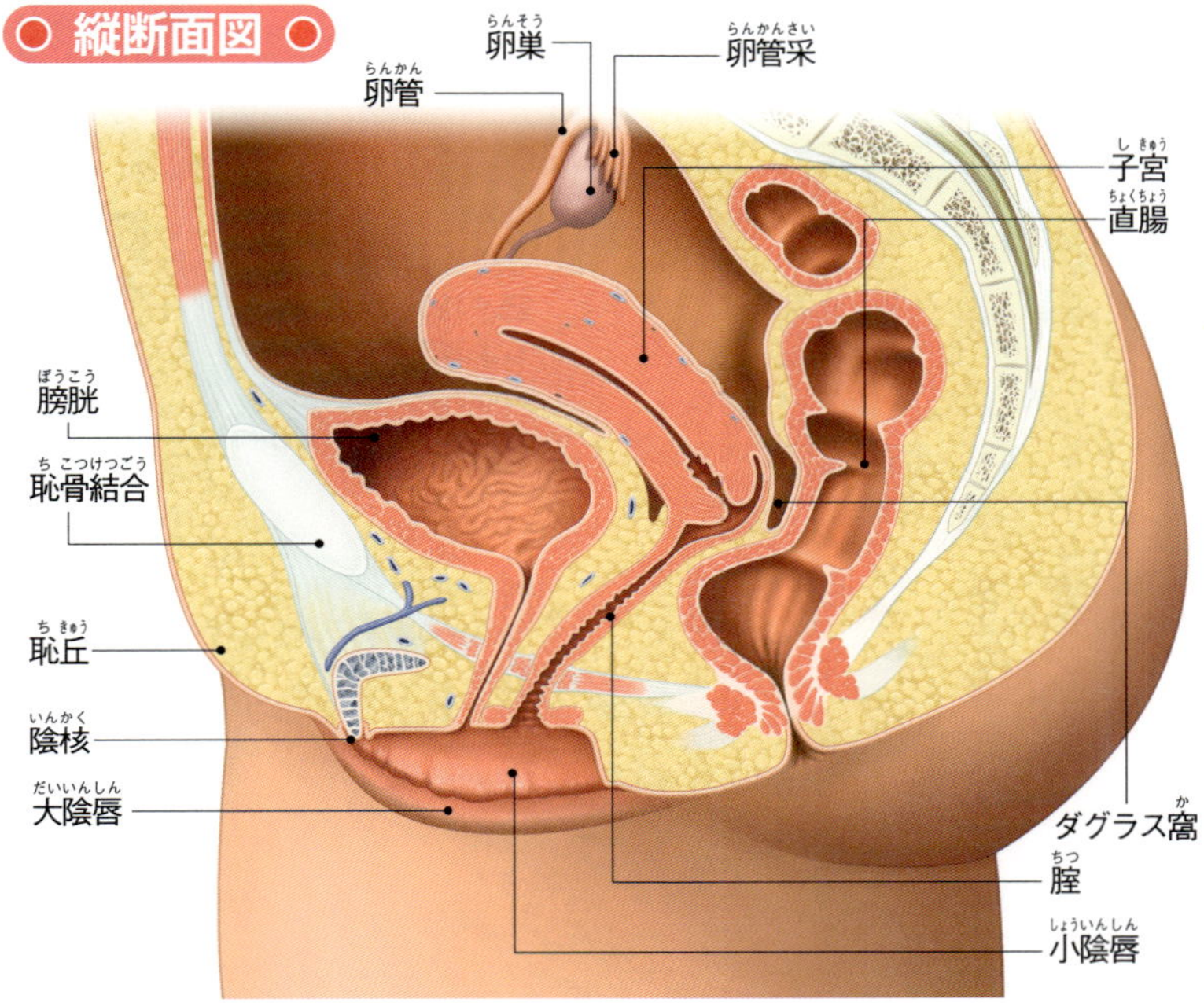

直腸と膀胱の間には子宮があり、膣によって外部とつながっています。

外陰部

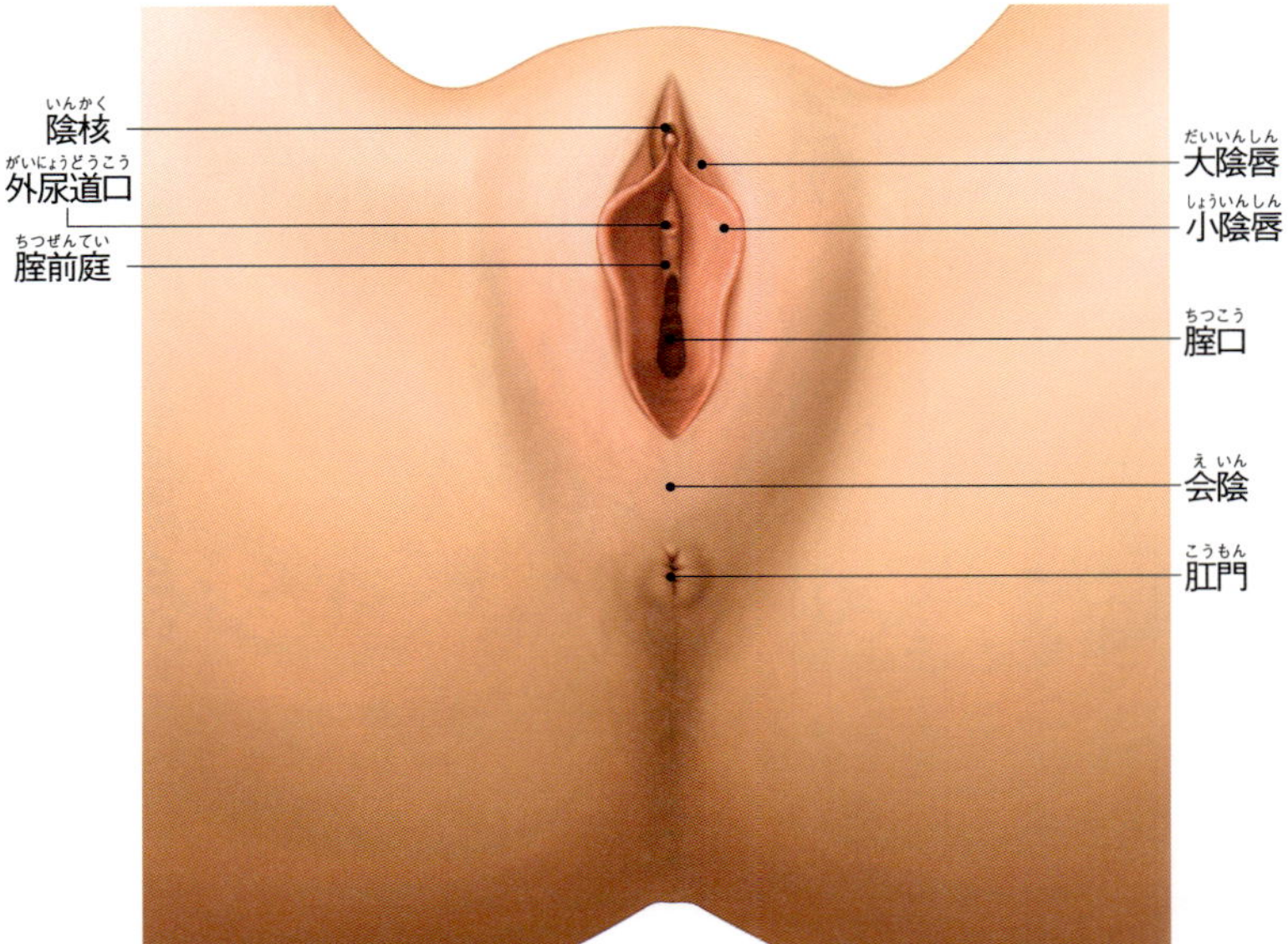

内分泌器官とホルモン

血液を介して体内の各器官にはたらきかける化学的伝達物質をホルモンといい、ホルモンを分泌する器官を内分泌腺《ないぶんぴつせん》といいます。この内分泌のはたらきによって、からだの状態はつねに一定に保たれています。

おもな内分泌器官の位置

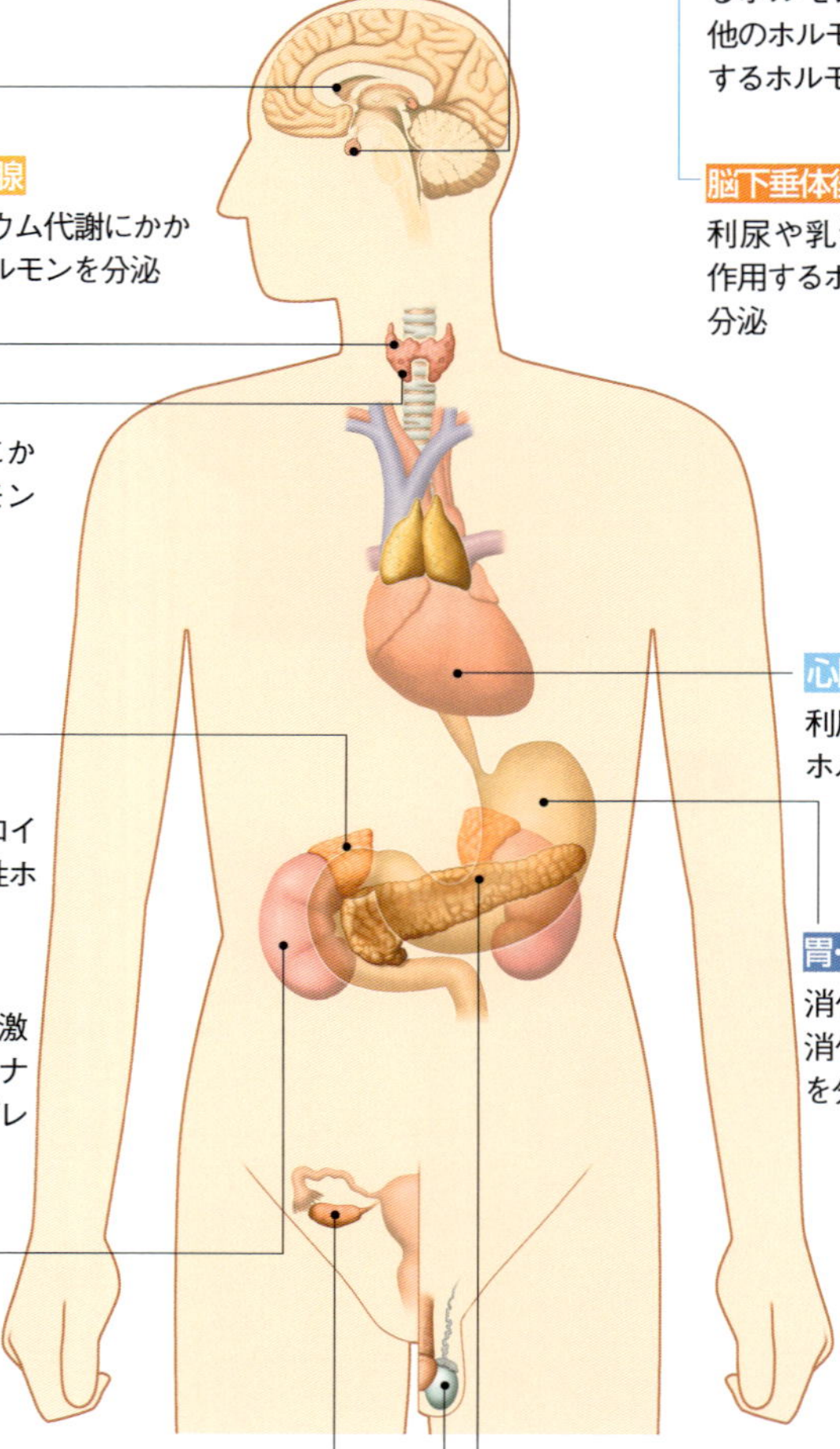

視床下部
脳下垂体のホルモン分泌を調整するホルモンを分泌

脳下垂体

脳下垂体前葉
骨や筋肉に作用する成長ホルモン、月経や授乳に関係するホルモンのほか、他のホルモンを調整するホルモンを放出

脳下垂体後葉
利尿や乳汁分泌に作用するホルモンを分泌

副甲状腺
カルシウム代謝にかかわるホルモンを分泌

甲状腺
発育・代謝にかかわるホルモンを分泌

心臓
利尿作用のあるホルモンを分泌

副腎

副腎皮質
2種類のステロイドホルモンと性ホルモンを分泌

副腎髄質
交感神経の刺激によってアドレナリン、ノルアドレナリンを分泌

胃・十二指腸・小腸
消化を促進する消化管ホルモンを分泌

腎臓
赤血球の産生やカルシウムの代謝

膵臓
糖代謝にかかわるホルモンを分泌

精巣
生殖にかかわる男性ホルモンを分泌

卵巣
妊娠や授乳にかかわる女性ホルモンを分泌

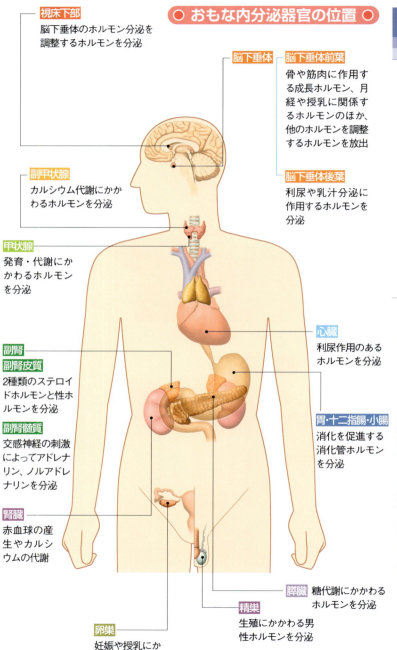

おもなホルモン一覧

視床下部		成長ホルモン放出ホルモン（GRH）	脳下垂体前葉の成長ホルモンを分泌。
		副腎皮質刺激ホルモン放出ホルモン（CRH）	脳下垂体前葉の副腎皮質刺激ホルモンを分泌。
		甲状腺刺激ホルモン放出ホルモン（TRH）	脳下垂体前葉の甲状腺刺激ホルモンを分泌。
		黄体形成ホルモン放出ホルモン（LHRH）	脳下垂体前葉の黄体形成ホルモン・卵胞刺激ホルモンを分泌。
		成長ホルモン放出抑制ホルモン	成長ホルモンの分泌を抑える。
		ドパミン（プロラクチン放出抑制ホルモン）	プロラクチンの分泌を抑える。
脳下垂体	前葉	成長ホルモン（GH）	骨や筋肉の発育を促す。
		甲状腺刺激ホルモン（TSH）	サイロキシンとトリヨードサイロニンを分泌。
		副腎皮質刺激ホルモン（ACTH）	コルチゾールやアルドステロンを分泌。
		卵胞刺激ホルモン（FSH）	女性では卵胞の発育を促し、男性では男性ホルモンを分泌。
		黄体形成ホルモン（LH）	女性で女性ホルモンを分泌、男性で精子を形成。
		プロラクチン	卵巣の黄体を刺激し、乳汁を分泌。
	後葉	バソプレシン	腎臓に作用して、水分の再吸収を促進。
		オキシトシン	分娩時に子宮を収縮させ、乳汁を分泌。
副甲状腺		副甲状腺ホルモン	カルシウムの代謝を調節。
甲状腺		サイロキシン（T_4）	基礎代謝量を維持、促進。
		トリヨードサイロニン（T_3）	
		カルシトニン	カルシウムの代謝を調節。
副腎	皮質	コルチゾール	糖代謝、脂質代謝を調節。
		アルドステロン	血液中のナトリウム、カリウムを調節。
		アンドロゲン	男性性器を発育させ、二次性徴を促進。
	髄質	アドレナリン ノルアドレナリン	血圧を上昇。
心臓		心房性ナトリウム利尿ペプチド	利尿を促進し、血圧を調節。
胃腸	胃	ガストリン	胃の収縮、胃酸の分泌を促進。
		血管作用性腸管ペプチド	膵液、胆汁の分泌を促進。
		グレリン	成長ホルモンを分泌させ、食欲を増進。
	十二指腸	セクレチン	膵液の分泌を促進。
	小腸	コレシストキニン	膵臓から酵素を分泌させ、消化を促進。
		モチリン	胃腸の蠕動運動を促す。
		胃抑制ポリペプチド	胃液の分泌、胃の運動を抑える。
		グルカゴン様ペプチド	インスリンの分泌を促進。
膵臓		インスリン	血糖値を下降。
		グルカゴン	血糖値を上昇。
腎臓		エリスロポエチン	赤血球の成長を促進。
		レニン	アンジオテンシンを活性化し、血圧を上昇。
		活性型ビタミンD_3	腸からのリン、カルシウムの吸収を促進し、骨の発育を促す。
肝臓		アンジオテンシノーゲン	レニンによってアンジオテンシンに変化し、血圧を上昇。
精巣		テストステロン	男性性器を発育させ、二次性徴を促進。
卵巣		エストロゲン	子宮の発育、子宮内膜の増殖、乳腺の発達、二次性徴を促進。
		プロゲステロン	妊娠を維持、乳腺を発育、排卵を抑える。

皮膚・毛髪の構造

皮膚は、表皮、真皮、皮下組織の3つの層からなり、外部の刺激からからだを守っています。毛は、表皮が角化して糸状に変化したもので、からだを保護したり保温する役割を担っています。

皮膚の構造

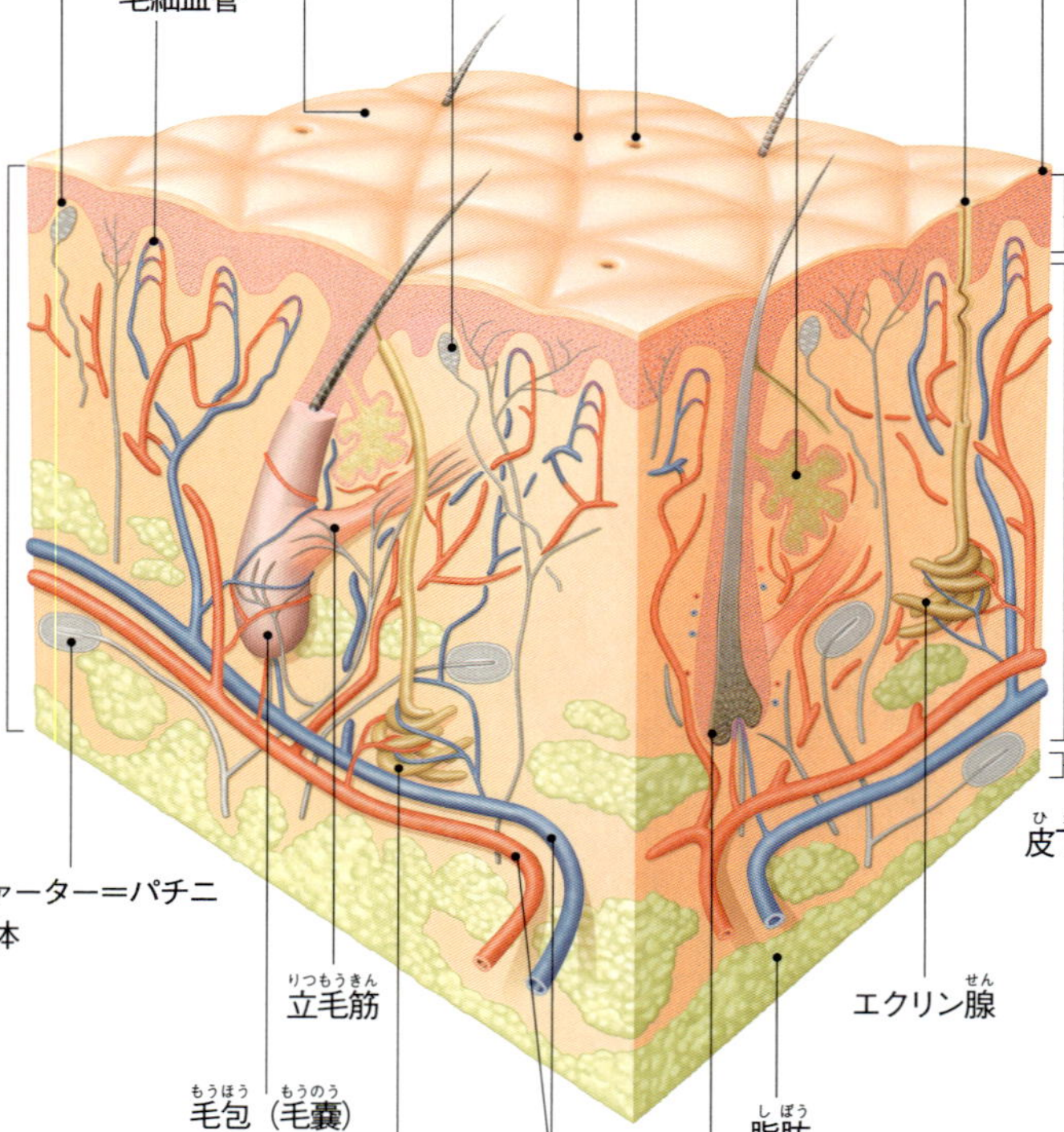

毛髪の構造

毛は、毛小皮、毛皮質、毛髄質の3つの層で構成されています。

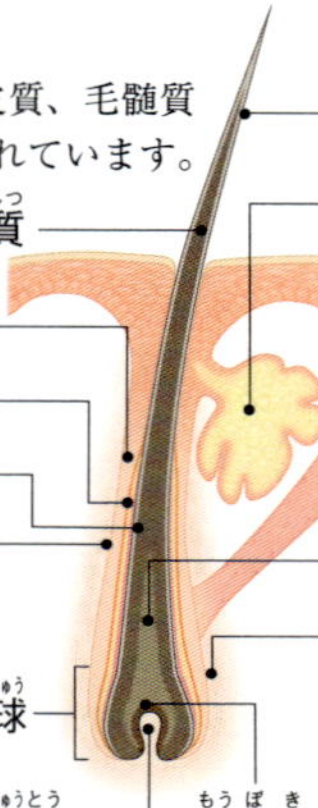

頭髪は約5年、まゆ毛は約1年、産毛《うぶげ》は約半年で生え変わります。

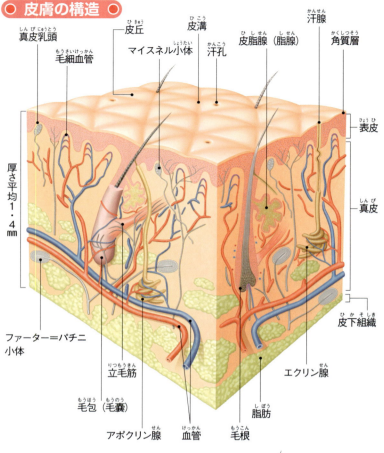

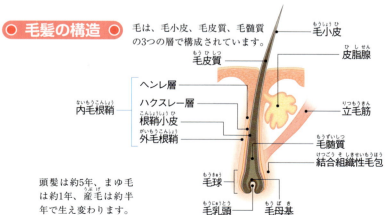

細胞・血球の構造

からだはさまざまな形や大きさの細胞によって構成されています。血液中には赤血球や白血球、血小板などの血球が存在し、酸素や栄養分の運搬、免疫作用などによって細胞の生命活動を支えています。

細胞の基本構造

ゼリー状の細胞質内にはさまざまな細胞小器官が存在しています。

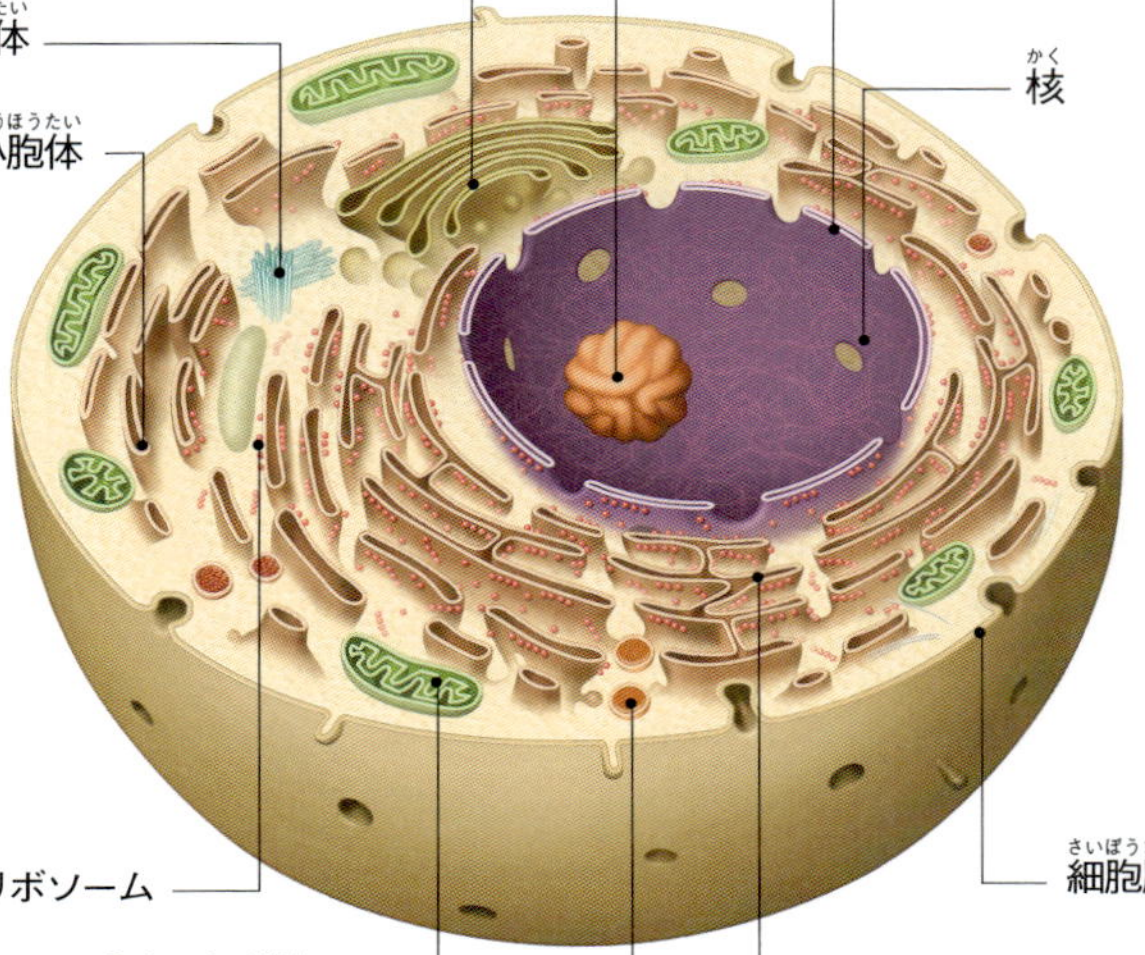

血球の構造

血液中には、赤血球、白血球、血小板などの血球が存在しています。

$1\mu m = \frac{1}{1000}$ mm

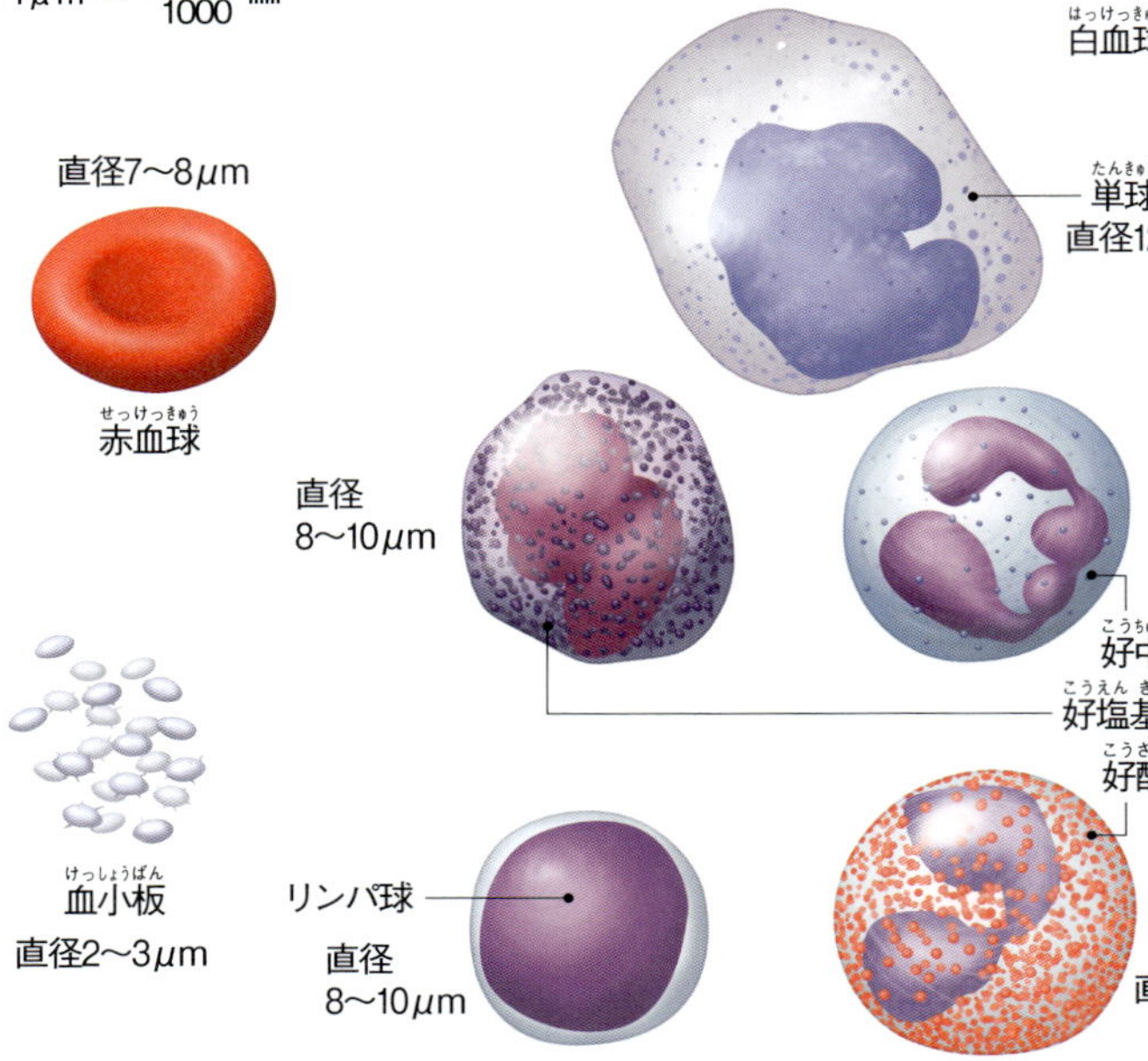

もくじ

第1章 病気の基礎知識

頭部に起こる病気

頭部に起こる病気

頭部に起こる病気

体幹に起こる病気

のど・首

胸

体幹に起こる病気

◆肩・背部・腰

体幹に起こる病気

◆上腹部

体幹に起こる病気

◆男性生殖器

手足に起こる病気・けが

◆手足（四肢）

◆手・腕

◆足・脚

全身に起こる病気

◆全身

手足に起こる病気・けが
全身に起こる病気

◆皮膚

全身に起こる病気

がん

全身に起こる病気
がん
こころの病気

こころの病気

女性に起こる病気

こどもにみられる病気

新生児

頭　部

体　幹

◆手 足

◆全 身

こころ

第2章 生活習慣病の知識と予防法

第3章 リハビリテーション

第4章 家庭での介護

第5章 応急手当

第6章 妊娠・出産と育児

第7章 薬の正しい使い方

第8章 医者・病院のかかり方

第9章 医学用語解説

さくいん

索引項目の配列は欧文も含め、50音順になっています。
ページの表示は、太字が主な解説ページを示します。
ローマ数字は巻頭口絵のページを示します。

あ

い

あ・い・う

う

え

お

か

か

か・き

き

き

け

こ

さ

し

し

す

せ

せ

そ

た

ち

た・ち・つ・て

つ

て

と

て・と・な

な

に

ね

ね・の・は

ひ

は・ひ

ひ・ふ・へ

へ

ま

み

む

め

も

や

ろ

わ

症状インデックス

いろいろな症状から考えられるおもな病気について解説しています。受診の際の参考にしてください。

症状インデックスの使い方

症状は病気のシグナル

症状とは、心身に現れる痛みや不快な感覚などをいいます。また、自分にしか感じとれない自覚症状のほかに、第三者が観察してとれる他覚症状（徴候）もあわせて、症状とよばれることもあります。

原因となる病気によって症状はさまざまで、症状の現れた部位と病気を起こしている位置が一致するとは限りません。また、症状の現れ方などは、年齢や個人によっても違ってきます。そのため、医師であっても症状だけで判断するのではなく、さまざまな検査を行って診断を確定しています。

しかし私たちは、病気かどうかを疑った場合に、現れた症状によって判断するほかありません。明らかに重症とわかる場合はもちろん、症状の程度がひどい場合、しだいに症状が強くなる場合、いつもと違ったようすの場合などでは、早めに受診してください。ただし、この症状ならこの病気だろうなどと、勝手な自己診断は行わないようにしてください。

症状のじょうずな伝え方

受診時には症状の程度や経過などを的確に伝えることで、診断の助けになります。

①**いつから症状が始まったのか**　なるべく詳しい日時を伝えましょう。また、症状を感じた状況についても、食後なのか、就寝中であったのかなどを説明しましょう。

②**症状の起こった場所**　からだのどの部位に症状があるのか、また症状の部位が広がっていないかなど、正確に伝えましょう。

③**症状の程度や性質**　痛みならば、「ズキンズキンと脈打つようだ」「ジンジンと重く響く」「差し込むような痛み」「眠れないほどの痛み」など、詳しく伝えましょう。

④**ほかにともなう症状はないか**　ひとつの病気であっても、いくつかの症状が現れることがほとんどです。他の症状がないか、自分の状態を見直してみましょう。

⑤**思い当たる原因はないか**　原因として思い当たることがあれば伝えてください。

症状インデックスの見方と注意

症状インデックスは、頭部、体幹、手足、全身など、人体の部位ごとに順番に並んでいます。また、女性、こども、こころの病気は独立した扱いになっています。気になる症状が現れたときには、この症状インデックスを使って、症状から何科を受診すればよいのか、また、病院では医師に症状をどのように伝えればよいのかなどの参考にしてください。

症状インデックスの中で✚のマークは、ただちに病院を受診したほうがよいと考えられる場合を示しています。

ただし、ここでは代表的な症状と病気との関係を紹介しているだけですので、すべてが当てはまるわけではありません。くれぐれも、病気を勝手に診断することは慎んでください。またかならず、医師の診断を受けるようにしてください。

症状インデックス掲載頁

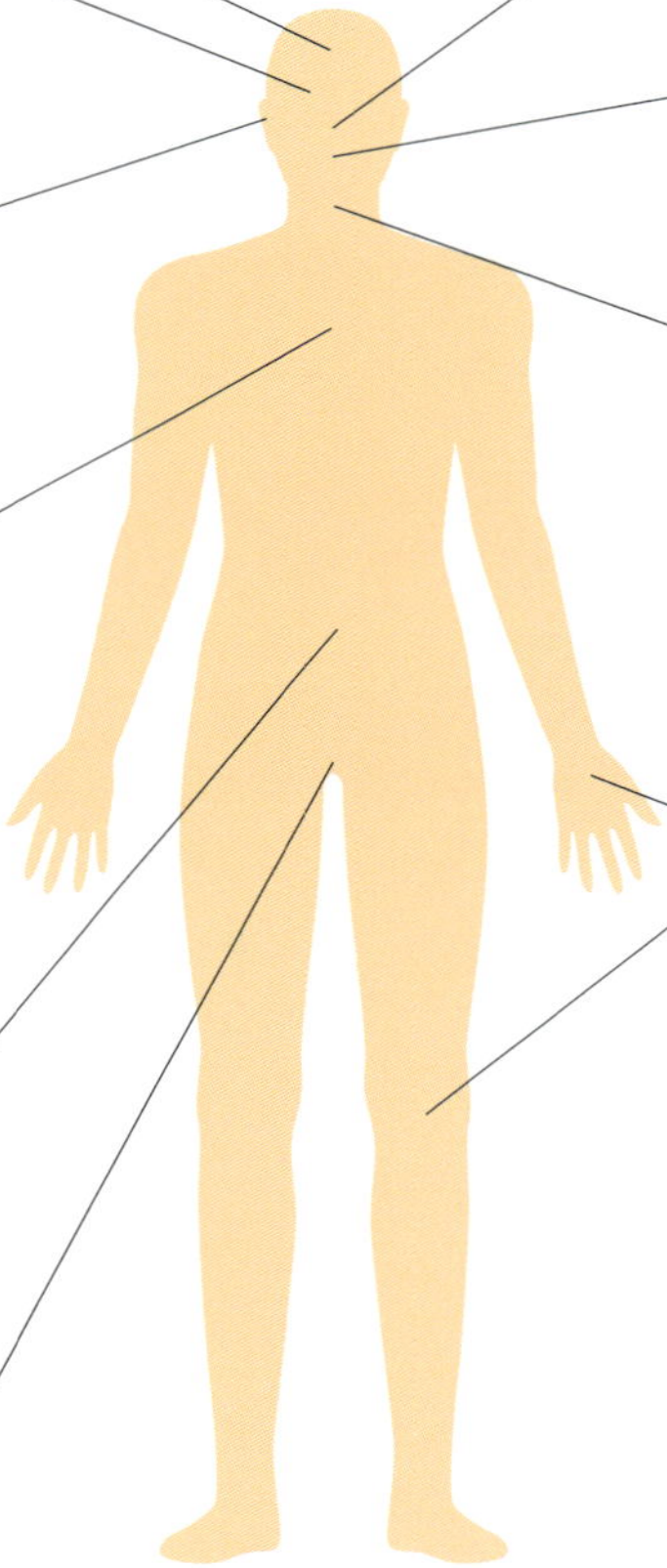

おもな検査結果の見方

健康診断などの検査によって現れる数値も症状のひとつとしてみることができます。ここには、人間ドックなどで行われる検査の基準値を掲げてあります。ただし、検査の基準値は検査機関によって変わりますので、注意が必要です。また、数値が基準範囲内かどうかだけでなく、前回の数値と比較することも大切です。

検査項目	単位	基準値
身体計測		
肥満度（BMI）	——	18.5以上　25未満
腹囲	cm	男性：85未満　女性：90未満
血圧測定		
血圧	mmHg	収縮期血圧129以下　かつ　拡張期血圧84以下
貧血		
赤血球数（RBC）	万個／μℓ	男性：400～539　女性：360～489
ヘモグロビン（Hb）	g／dℓ	男性：13.1～16.6　女性：12.1～14.6
ヘマトクリット（Ht）	%	男性：38.5～48.9　女性：35.5～43.9
赤血球恒数	MCV=fℓ MCH=pg MCHC=%	男性：82.7～101.6　女性：79～100 男性：28～34.6　女性：26.3～34.3 男性：31.6～36.6　女性：30.7～36.6
白血球数（WBC）	千個／μℓ	3.2～8.5
白血球分画	%	好中球：40～71.2 好酸球：0.2～6.8 好塩基球：0～1 単球：2.3～7.7　リンパ球：26～46.6
血小板数（PL）	万個／μℓ	13.0～34.9
脂質代謝		
HDLコレステロール（HDL-C）	mg／dℓ	40～119
LDLコレステロール（LDL-C）	mg／dℓ	60～119
中性脂肪（TG）	mg／dℓ	30～149
nonHDL-C	mg／dℓ	90～149
痛風		
尿酸（UA）	mg／dℓ	2.1～7.0

検査項目	単位	基準値
糖尿病		
血糖（BS）	mg／dℓ	空腹時：99以下
ブドウ糖負荷試験の血糖	mg／dℓ	空腹時：110未満　2時間値：140未満
ヘモグロビンA_1c（HbA_1c）	%	NGSP値：5.5%以下
尿糖	——	定性検査：陰性（－）
肝機能検査		
AST（GOT）	U／ℓ	30以下
ALT（GPT）	U／ℓ	30以下
ALP	U／ℓ	38～113
血清総たんぱく（TP）	g／dℓ	6.5～8.0
γ－GTP	U／ℓ	50以下
総ビリルビン（T－Bil）	mg／dℓ	0.2～1.2
乳酸脱水素酵素（LDH）	U／ℓ	124～222
コリンエステラーゼ（ChE）	U／ℓ	男性：240～485　女性：201～421
アルブミン（Alb）	g／dℓ	4.0以上
A／G比	——	1.2～2.0
尿ウロビリノーゲン	——	擬陽性（±）
腎尿路系検査		
尿たんぱく	——	定性検査：陰性（－）　定量検査：100mg／日以下
尿潜血反応	——	陰性（－）
血清クレアチニン	mg／dℓ	男性：1.00以下　女性：0.70以下
尿比重	——	1.015～1.025
推算糸球体濾過量（eGFR）	mℓ／分／1.73m^2	60.0以上
その他の検査		
前立腺特異抗原（PSA）	ng／mℓ	4.0以下
アミラーゼ（AMY）	IU／ℓ	60～200
リウマトイド因子（RF）	——	RAテスト：陰性（－）
C反応性たんぱく（CRP）	——	定性検査：陰性（－）　定量検査：0.3mg／dℓ以下
梅毒血清反応	——	STS陰性（－）　TP陰性（－）
B型肝炎ウイルス（HBV）	——	陰性（－）
C型肝炎ウイルス（HCV）	——	陰性（－）
鉄（Fe）	μg／dℓ	男性：64～187　女性：40～162
便潜血反応	——	陰性（－）

頭が痛い

▼どのような頭痛ですか?

頭痛は、日常的によく起こる症状で、発熱にともなったり、精神的ストレスで起こったりもします。

診療は 脳神経外科 脳神経内科

頭痛と発熱

意識がはっきりしない

- **脳炎《のうえん》** 273頁 痙攣、異常行動など。

意識はある

- **急性《きゅうせい》鼻《び》副《ふく》鼻《び》腔炎《くうえん》** 330頁 前かがみになると頭痛、目や顔面の痛みなど。
- **インフルエンザ** 374頁 鼻水、鼻詰まり、のどの痛み、咳など。
- **髄膜炎《ずいまくえん》** 272頁 吐き気、痙攣、うなじがかたくなるなど。

突然の激しい頭痛

意識がはっきりしない

- **もやもや病《びょう》** 264頁 痙攣、手足に力が入らない。
- **脳出血《のうしゅっけつ》** 261頁 痙攣、からだの麻痺、感覚の異常など。
- **くも膜《まく》下《か》出血《しゅっけつ》** 261頁 痙攣、首筋がこって痛む。
- **脳梗塞《のうこうそく》** 260頁 感覚の異常、ことばが出てこない。
- **慢性《まんせい》硬膜《こうまく》下《か》血腫《けっしゅ》** 275頁 最近、頭にけがをしたことがある。

意識はある

- **急性《きゅうせい》閉塞性《へいそくせい》隅角《ぐうかく》緑内障《りょくないしょう》** 314頁 目の充血、視力の低下、吐き気、嘔吐。

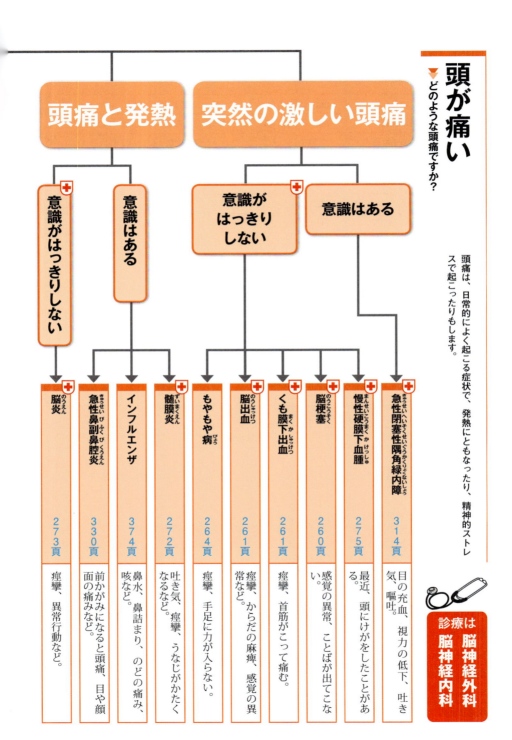

慢性的な頭痛、頭が重い

吐き気、嘔吐はない

- う蝕症《しょくしょう》（むし歯《ば》） 341頁 ―― 歯がしみる、歯が痛い。
- 眼精疲労《がんせいひろう》 292頁 ―― 目の疲れ、痛み、肩こり、まぶたの痙攣など。

倦怠感

- 気分障害《きぶんしょうがい》（抑《よく》うつ障害《しょうがい》） 720頁 ―― 気持ちが落ち込む。
- 貧血《ひんけつ》 616～619頁 ―― 動悸、息切れをともなう。

吐き気、嘔吐

- 頭蓋内圧亢進《ずがいないあつこうしん》 264頁 ―― 視力低下、複視（ものが二重に見える）など。
- 脳腫瘍《のうしゅよう》 271頁 ―― めまい、麻痺をともなう。

断続的に繰り返す頭痛

- 緊張型頭痛《きんちょうがたずつう》 259頁 ―― ジーンとする、頭を締め付けられるような痛み。
- 群発頭痛《ぐんぱつずつう》 259頁 ―― 夜間に起こり、目の奥がずきずき痛む。

頭の片側の痛み

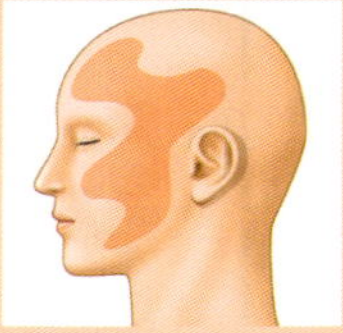

三叉神経分布域に多くみられる

- 巨細胞性動脈炎《きょさいぼうせいどうみゃくえん》（リウマチ性多発筋痛症） 628頁 ―― こめかみを押さえると痛む。
- 帯状疱疹《たいじょうほうしん》 672頁 ―― 帯状の発疹をともなう。
- 三叉神経痛《さんさしんけいつう》 282頁 ―― 顔面がピリピリ痛む。
- 片頭痛《へんずつう》 258頁 ―― ズキズキと痛む。視野がチカチカする前触れがある。

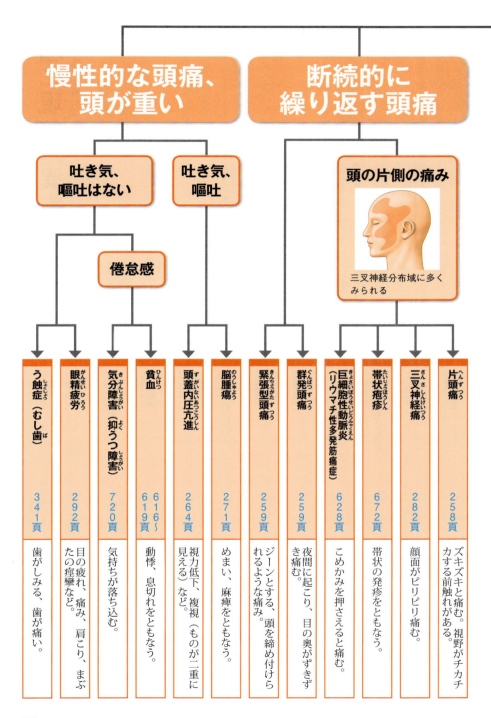

顔に現れた異常

▼痛みや腫れはありますか?

顔は、からだの状態を映す鏡ともいわれます。毎日明るい場所で確認するようにしましょう。いつもと違うところがあれば早めに受診しましょう。

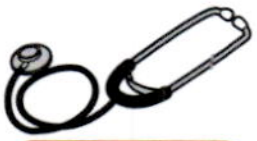

診療は
内科
脳神経内科

顔が痛い

鋭い痛みがある

- **三《さん》叉《さ》神経《しんけい》痛《つう》** 282頁
  突然、顔をえぐるような痛みが顔の片側に起こる。
- **群《ぐん》発《ぱつ》頭《ず》痛《つう》** 259頁
  頭痛、目をえぐられるような痛みが繰り返す。
- **帯状《たいじょう》疱疹《ほうしん》** 672頁
  神経痛のような痛み、帯状の発疹、顔面の麻痺など。

鈍い痛みがある

- **急性《きゅうせい》鼻《び》副《ふく》鼻《び》腔《くう》炎《えん》** 330頁
  鼻詰まり、頭痛、発熱、頬やおでこなどの痛み。

顔の動きがおかしい

顔の片側の異常

- **顔面《がんめん》神経《しんけい》麻痺《まひ》（ベル麻痺《まひ》）** 282頁
  顔半分が動かない、目が閉じない、口が曲がる。
- **顔面《がんめん》痙攣《けいれん》** 283頁
  顔の片側がぴくぴくと痙攣する、顔がゆがむ。

かぜが治った後に起こる

- **ギラン・バレー症候群《しょうこうぐん》** 538頁
  下痢、歩行困難、顔面の麻痺など。

顔がむくむ

- **ネフローゼ症候群《しょうこうぐん》** 511頁
  たんぱく尿、血中アルブミン値低下、コレステロール値の上昇。
- **クッシング症候群《しょうこうぐん》** 595頁
  顔が丸く膨らむ満月様顔貌、赤ら顔、中心性肥満。
- **上大静脈《じょうだいじょうみゃく》症候群《しょうこうぐん》** 411頁
  上半身のうっ血や腫れ、咳、横になると呼吸が苦しい。

顔色が悪い

黄疸

顔色が黄色くなる

（211頁）

- 胆管《たんかん》がん　693頁
  皮膚がかゆくなる、尿が茶色っぽくなる、白い便など。
- ワイル病《びょう》　474頁
  突然の高熱、震え、筋肉痛の後、皮下出血など。
- 胆石症《たんせきしょう》　475頁
  激しい腹痛、腹部膨満、吐き気、倦怠感など。
- 急性《きゅうせい》ウイルス肝炎《かんえん》　462頁
  頭痛、発熱、褐色の尿、倦怠感、嘔吐、食欲不振など。

チアノーゼ

顔色が青白くなる

（208頁）

- 貧血《ひんけつ》　616～619頁
  倦怠感、動悸、立ちくらみ、頭痛、集中力の低下など。

喫煙者

- COPD《シーオーピーディー》（慢性閉塞性肺疾患）　386頁
  動いた後に息切れ、咳、痰がみられる。
- 心筋梗塞《しんきんこうそく》　409頁
  胸の強い痛み、冷や汗、嘔吐、呼吸困難など。

顔が腫《は》れる

目だった発熱はない

- 先端巨大症《せんたんきょだいしょう》（下垂体性巨人症）　800頁
  指が太くなる、下顎が太くなるなどがみられる。
- バセドウ病《びょう》　365頁
  甲状腺の腫れ、動悸、目が出てくる、手の震えなど。
- 慢性甲状腺炎《まんせいこうじょうせんえん》（橋本病《はしもとびょう》）　366頁
  甲状腺の腫れ、倦怠感、冷え、便秘、むくみなど。
- 上顎洞《じょうがくどう》がん（鼻《はな》のがん）　678頁
  鼻詰まり、鼻出血、歯痛、頬の腫れなど。

高熱が出る

- おたふくかぜ〔こども〕　811頁
  耳の下（耳下腺）の腫れ、痛みなど。

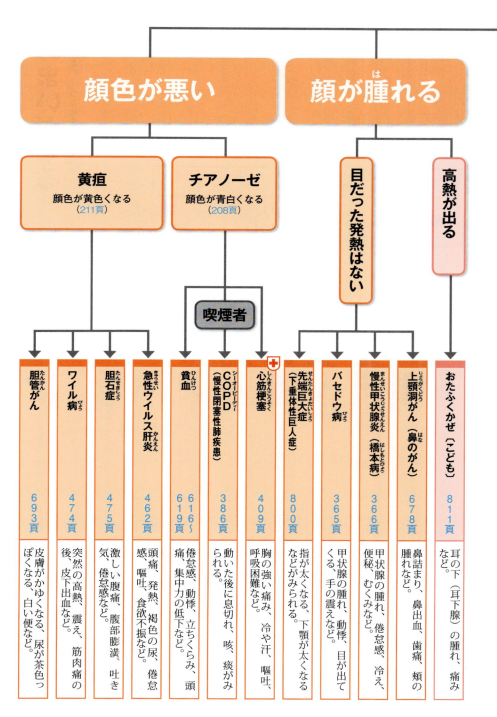

めまいがする

▼どのようなめまいですか？

めまいには、周囲がぐるぐる回るように感じる回転性のめまいと、からだがふらふらするように感じるめまいの2種類があります。

診療は 耳鼻咽喉科

ぐるぐる回るようなめまい

耳鳴り、難聴がある

- **突発性難聴《とっぱつせいなんちょう》** 324頁 — 突然の難聴や耳鳴り、めまい、ふらつき、吐き気など。
- **メニエール病《びょう》** 326頁 — 突然のめまいを繰り返す、嘔吐、耳の閉塞感など。
- **聴神経腫瘍《ちょうしんけいしゅよう》** 323頁 — 顔面のしびれや麻痺、ものが二重に見える。

耳鳴り、難聴はない

- **高血圧症《こうけつあつしょう》** 573頁 — 頭痛、肩こり、耳鳴り、動悸、顔のほてりなど。
- **良性発作性頭位《りょうせいほっさせいとうい》めまい** 326頁 — 頭やからだを動かしたときにめまいが起こる。
- **前庭神経炎《ぜんていしんけいえん》** 327頁 — 突然の激しいめまい、吐き気、嘔吐など。

ぐるぐるまたはふらふらする

頭痛がある

- **貧血《ひんけつ》** 616〜619頁 — 倦怠感、動悸、顔色が青白くなる。
- **片頭痛《へんずつう》** 258頁 — 頭の片側、ときに両側にズキズキとする痛み。
- **脳梗塞《のうこうそく》** ✚ 260頁 — 舌の麻痺、ろれつが回らない、からだの片側麻痺など。

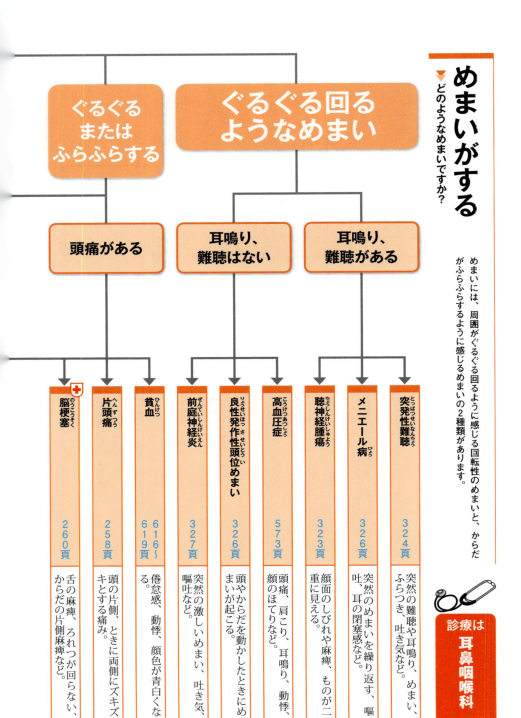

立ちくらみ

- 起立性低血圧症《きりつせいていけつあつしょう》　576頁
  - 急に立ち上がると立ちくらみ。

ふらふらする

頭痛はない

- 低血糖症《ていけっとうしょう》　585頁
  - 眠気、不安感、疲労感、震え、動悸、意識障害など。
- 動揺病《どうようびょう》（乗《の》り物酔《ものよ》い）　385頁
  - 顔面蒼白、吐き気、生唾、嘔吐、冷や汗、ふらつきなど。
- 心因性《しんいんせい》のめまい　――
  - 不安や緊張、ストレスがある。
- 眼筋麻痺《がんきんまひ》　291頁
  - ものが二重に見える、目の奥の痛みなど。

頭痛がある

- 更年期障害《こうねんきしょうがい》〔男性〕535頁〔女性〕766頁
  - 発汗、ほてり、倦怠感、情緒不安定など。
- 頸椎捻挫《けいついねんざ》（むち打《う》ち損傷《そんしょう》）　371頁
  - 首・肩の痛み、ときにかすみ目、耳鳴りなど。

頭痛はない

- 脊髄小脳変性症《せきずいしょうのうへんせいしょう》　609頁
  - バランスがとれない、ろれつが回らなくなる。
- 不整脈《ふせいみゃく》　412頁
  - 脈が不規則になる、動悸、息切れ、胸痛、失神など。

- 脳腫瘍《のうしゅよう》　271頁
  - 頭痛、吐き気、嘔吐、言語障害、痙攣など。
- 脳出血《のうしゅっけつ》　261頁
  - 強い頭痛、目がよく見えなくなる、嘔吐など。

目が痛い

どのような目の痛みですか？

目が痛い場合は、どこがどのように痛むのかをチェックします。コンタクトレンズの誤用による炎症・障害が増えているので注意しましょう。

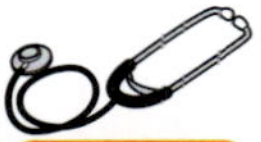

診療は 眼科

目の表面が痛い・ごろごろする

目の充血

- **表層角膜炎《ひょうそうかくまくえん》** 299頁
  流涙や一時的な視力低下が起こる。
- **角膜《かくまく》ヘルペス（単純ヘルペス角膜炎）** 300頁
  まぶたの裏がごろごろする感じがして、痛みや流涙が現れる。
- **眼瞼内反《がんけんないはん》（さかさまつげ）** 288頁
  目がごろごろする感じや流涙が起こる。
- **細菌性角膜潰瘍《さいきんせいかくまくかいよう》** 300頁
  流涙、違和感、痛み、角膜に灰色の濁りがみられる。
- **強膜炎《きょうまくえん》** 301頁
  異物感やまぶしさ、圧痛、流涙などが起こる。
- **電気性眼炎《でんきせいがんえん》／雪眼炎《せつがんえん》** 299頁
  紫外線の曝露による目の痛みがあり、まぶしさや流涙も。

（充血なし）

- **霰粒腫《さんりゅうしゅ》** 290頁
  まぶたに腫れやかゆみが出た後、しこりができる。
- **ドライアイ** 293頁
  目の疲れ、不快感、目が重い、目が乾くなどの症状。

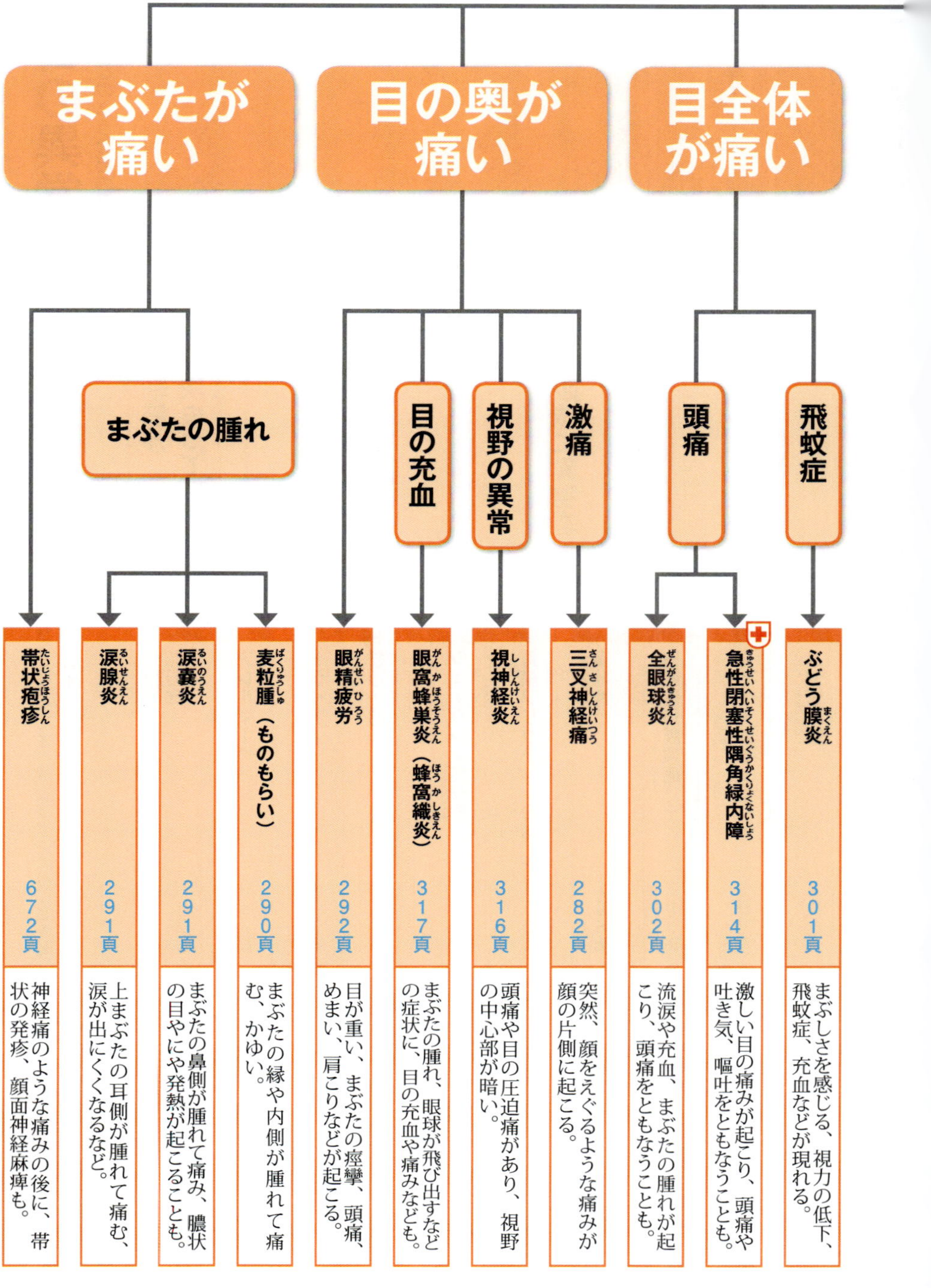
まぶたが痛い
目の奥が痛い
目全体が痛い
まぶたの腫れ
目の充血
視野の異常
激痛
頭痛
飛蚊症
帯状疱疹《たいじょうほうしん》 672頁
神経痛のような痛みの後に、帯状の発疹、顔面神経麻痺も。
涙腺炎《るいせんえん》 291頁
上まぶたの耳側が腫れて痛む、涙が出にくくなるなど。
涙嚢炎《るいのうえん》 291頁
まぶたの鼻側が腫れて痛み、膿状の目やにや発熱が起こることも。
麦粒腫《ばくりゅうしゅ》（ものもらい） 290頁
まぶたの縁や内側が腫れて痛む、かゆい。
眼精疲労《がんせいひろう》 292頁
目が重い、まぶたの痙攣、頭痛、めまい、肩こりなどが起こる。
眼窩蜂巣炎《がんかほうそうえん》（蜂窩織炎《ほうかしきえん》） 317頁
まぶたの腫れ、眼球が飛び出すなどの症状に、目の充血や痛みなども。
視神経炎《ししんけいえん》 316頁
頭痛や目の圧迫痛があり、視野の中心部が暗い。
三叉神経痛《さんさしんけいつう》 282頁
突然、顔をえぐるような痛みが顔の片側に起こる。
全眼球炎《ぜんがんきゅうえん》 302頁
流涙や充血、まぶたの腫れが起こり、頭痛をともなうことも。
急性閉塞性隅角緑内障《きゅうせいへいそくせいぐうかくりょくないしょう》 314頁
激しい目の痛みが起こり、頭痛や吐き気、嘔吐をともなうことも。
ぶどう膜炎《まくえん》 301頁
まぶしさを感じる、視力の低下、飛蚊症、充血などが現れる。

目の異常

▼どのような目の異常ですか？

痛みのほかにも目に現れる症状はさまざまです。涙が多かったり、目が乾くなどの症状でも、いちど受診してみましょう。

目がかゆい

季節が決まっている

花粉症《かふんしょう》 329頁
くしゃみ、鼻水、鼻詰まり、涙目、のどのかゆみなどが起こる。

アレルギー性結膜炎《せいけつまくえん》 298頁
流涙、目やに、異物感、目の充血、くしゃみ、鼻水などがみられる。

目が乾く

目の使いすぎ

ドライアイ 293頁
目が疲れやすく、不快感があり、目が重く感じる。

眼精疲労《がんせいひろう》 292頁
目が痛い、目が重い、まぶたの痙攣などが起こる。

シェーグレン症候群《しょうこうぐん》 630頁
涙や唾液が出なくなり、目の充血やのどが渇く、微熱などの症状も。

眼球がおかしい

眼球に異物感

角膜《かくまく》フリクテン（目《め》ぼし） 300頁
黒目と白目の境に水ぶくれができ、充血や異物感が起こる。

翼状片《よくじょうへん》 298頁
目頭に白い三角形の組織が現れる。

細菌性角膜潰瘍《さいきんせいかくまくかいよう》 300頁
角膜に灰色の濁りがみられ、目の充血、流涙、違和感がある。

目やに・涙が出る

流行性角結膜炎《りゅうこうせいかくけつまくえん》 297頁
さらさらした目やにが出て、目の充血や流涙をともなう。

鼻涙管閉塞《びるいかんへいそく》 292頁
たえず涙が出る、目やにが出るなどの症状がみられる。

診療は 眼科

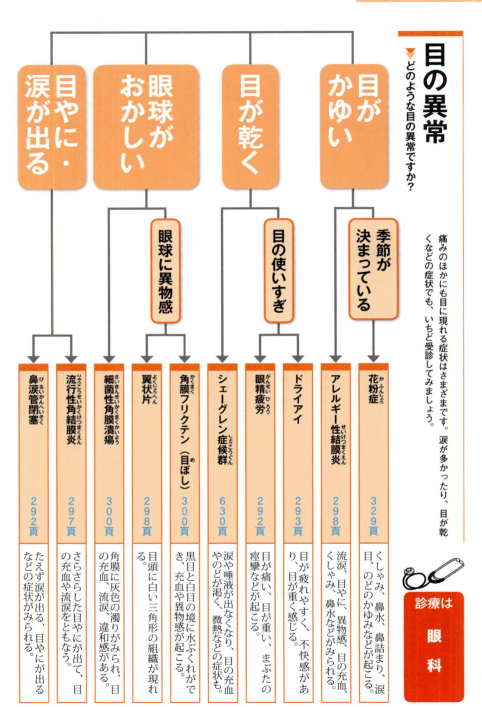

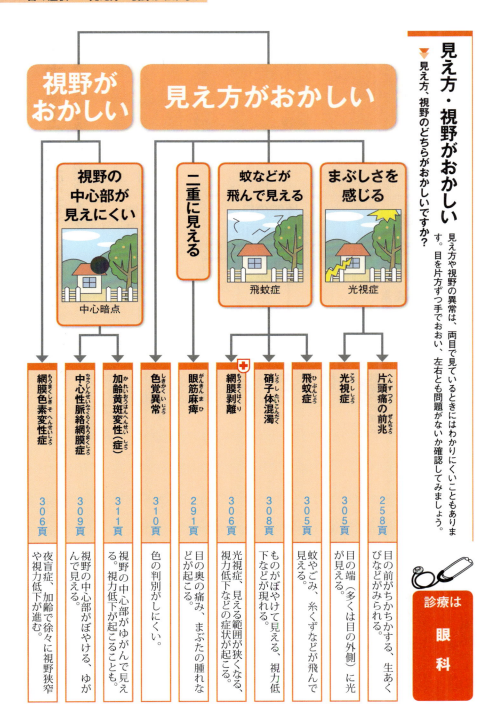

見え方・視野がおかしい

▼見え方、視野のどちらがおかしいですか？

見え方や視野の異常は、両目で見ているときにはわかりにくいこともあります。目を片方ずつ手でおおい、左右とも問題がないか確認してみましょう。

診療は 眼科

視野がおかしい

- 網膜色素変性症《もうまくしきそへんせいしょう》 306頁
  夜盲症、加齢で徐々に視野狭窄や視力低下が進む。

視野の中心部が見えにくい

中心暗点

- 中心性脈絡網膜症《ちゅうしんせいみゃくらくもうまくしょう》 309頁
  視野の中心部がぼやける、ゆがんで見える。
- 加齢黄斑変性（症）《かれいおうはんへんせいしょう》 311頁
  視野の中心部がゆがんで見える。視力低下が起こることも。

見え方がおかしい

- 色覚異常《しきかくいじょう》 310頁
  色の判別がしにくい。

二重に見える

- 眼筋麻痺《がんきんまひ》 291頁
  目の奥の痛み、まぶたの腫れなどが起こる。

蚊などが飛んで見える

飛蚊症

- ✚ 網膜剥離《もうまくはくり》 306頁
  光視症、見える範囲が狭くなる、視力低下などの症状が起こる。
- 硝子体混濁《しょうしたいこんだく》 308頁
  ものがぼやけて見える、視力低下などが現れる。
- 飛蚊症《ひぶんしょう》 305頁
  蚊やごみ、糸くずなどが飛んで見える。

まぶしさを感じる

光視症

- 光視症《こうししょう》 305頁
  目の端（多くは目の外側）に光が見える。
- 片頭痛《へんずつう》の前兆《ぜんちょう》 258頁
  目の前がちかちかする、生あくびなどがみられる。

視力低下（視力障害）

視力低下の進み方はどのようですか？

視力低下（視力障害）は、からだの他の部位の疾患によって引き起こされるものもあります。見えにくさを感じたら、早めに受診しましょう。

診療は　眼科

徐々に視力が低下する

- **片側の目**
  - **硝子体混濁《しょうしたいこんだく》**（308頁）：飛蚊症や、ものがかすんで見える、視力低下などの症状が起こる。
  - **中心性脈絡網膜症《ちゅうしんせいみゃくらくもうまくしょう》**（309頁）：視野の中心部がぼやけたり、ゆがんで見えたりする。
- **片側の目、ときに両目**
  - **かすんで見える**
    - **白内障《はくないしょう》**（312頁）：かすんで見える、明るいところで見えにくいなどの症状が起こる。
  - **近視《きんし》**（294頁）：遠くがぼんやりと見え、近くははっきりと見える。
  - **遠視《えんし》**（295頁）：遠くも近くもぼやけて見える、または見えにくい。
  - **乱視《らんし》**（296頁）：遠くも近くも見えにくく、ものが二重に見える。
- **両目**
  - **視野の異常**
    - **糖尿病網膜症《とうにょうびょうもうまくしょう》**（304頁）：飛蚊症や視力低下が起こり、ゆがんだりぼやけて見える。
    - **加齢黄斑変性《かれいおうはんへんせい》（症《しょう》）**（311頁）：ものがゆがんで見える、視力低下、中心部が見えないなどの症状が現れる。
    - **網膜色素変性症《もうまくしきそへんせいしょう》**（306頁）：夜盲症が起こり、加齢で徐々に視野狭窄や視力低下が進む。

急に視力が低下する

- 虚《きょ》血《けつ》性《せい》視《し》神《しん》経《けい》症《しょう》 316頁
  片側の目の視力が急速に悪くなる、ときに両目で起こる。

目の痛み

- 急《きゅう》性《せい》閉《へい》塞《そく》性《せい》隅《ぐう》角《かく》緑《りょく》内《ない》障《しょう》 314頁
  激しい目の痛み、頭痛、吐き気、嘔吐、目の充血などが起こる。
- 視《し》神《しん》経《けい》炎《えん》 316頁
  目の奥が痛い、頭痛、視野の中心部が暗いなど。

暗く見える

- 網《もう》膜《まく》中《ちゅう》心《しん》動《どう》脈《みゃく》閉《へい》塞《そく》症《しょう》 309頁
  突然視界が真っ暗になる。何も見えなくなる。
- 網《もう》膜《まく》中《ちゅう》心《しん》静《じょう》脈《みゃく》閉《へい》塞《そく》症《しょう》 309頁
  全体に暗く見える。また、視力が低下する。

飛蚊症

- 硝《しょう》子《し》体《たい》出《しゅっ》血《けつ》 308頁
  飛蚊症やものがかすんで見える、視力低下などの症状がみられる。
- 網《もう》膜《まく》剥《はく》離《り》 306頁
  飛蚊症や光視症が起こり、進行すると急に視力が低下する。

- うっ血《けつ》乳《にゅう》頭《とう》 303頁
  一過性で見えにくくなることがあり、視界に黒い部分が現れる。
- 緑《りょく》内《ない》障《しょう》 314頁
  目の疲れや目のかすみなどの症状、徐々に視野が欠けていくことも。
- 老《ろう》視《し》 295頁
  近くのものがぼやけて見える。40歳以上に多い。

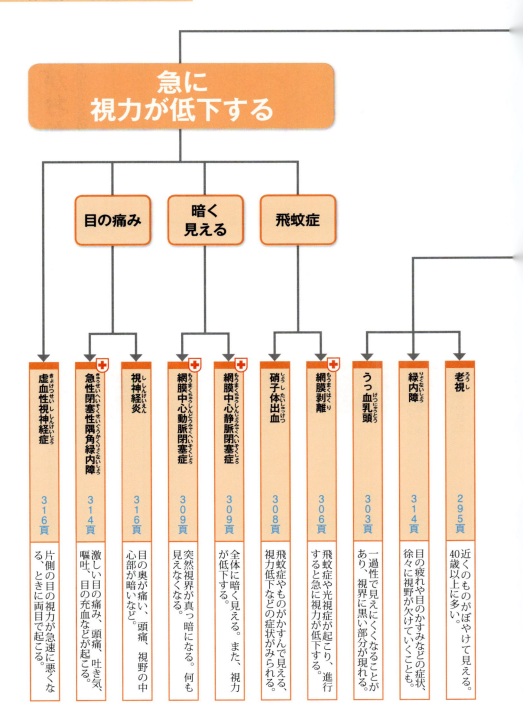

耳がおかしい

▼どのような耳の症状ですか？

耳の痛みや耳鳴りは、かならずしも耳の異常により起こるものではありません。のどや顎など周辺の症状にも注意してみましょう。

診療は 耳鼻咽喉科

耳が痛い

発熱はない

航空性中耳炎《こうくうせいちゅうじえん》 322頁
高低差のある場所での圧力の違いにより起こる。

耳性帯状疱疹《じせいたいじょうほうしん》（耳ヘルペス） 319頁
耳の鈍い痛み、耳に小さな水ぶくれがみられる。

慢性中耳炎《まんせいちゅうじえん》 321頁
難聴と耳だれがみられる。難聴はしだいに悪化することも。

鼓膜損傷《こまくそんしょう》 319頁
聞こえの悪さや、耳が詰まった感じがする。

外耳道炎《がいじどうえん》 318頁
耳を引っ張ると痛み、耳だれや耳の灼熱感をともなうことも。

外耳道異物《がいじどういぶつ》 777頁
耳がふさがった感じや耳の中の異物感がある。

発熱がある

急性咽頭炎《きゅうせいいんとうえん》 350頁
のどの痛みや腫れ、飲み込むときの耳の痛みを感じることも。

急性中耳炎《きゅうせいちゅうじえん》 321頁
耳が詰まった感じがして、鼻水や咳、のどの痛みが現れることも。

おたふくかぜ〈こども〉 811頁
耳の下、顎の後ろのくぼみの腫れがみられ、高熱をともなう。

急性扁桃炎《きゅうせいへんとうえん》 353頁
強いのどの痛みや腫れ、高熱があり、ものを飲みこむときに痛む。

耳鳴りがする

難聴はない

- **全般不安症**《ぜんぱんふあんしょう》 712頁
  落ち着きのなさ、集中力の欠如、頭痛や下痢、ふらつきなど。

めまいがする

- **高血圧症**《こうけつあつしょう》 573頁
  頭痛や肩こり、めまいなどのほかに、顔のほてりや動悸が現れる。
- **メニエール病**《びょう》 326頁
  難聴があってめまいがない、またはめまいがあって難聴がある。

難聴がある

- **メニエール病**《びょう》 326頁
- **急性**《きゅうせい》**・慢性中耳炎**《まんせいちゅうじえん》 321頁
  発熱やのどの腫れ、鼻水や耳だれなどをともなうことも。
- **滲出性中耳炎**《しんしゅつせいちゅうじえん》 322頁
  耳が詰まる感じや聞こえの悪さなどの症状もみられる。
- **心因性難聴**《しんいんせいなんちょう》 325頁
  難聴はあるが、耳や脳などを検査しても障害がみられないもの。
- **突発性難聴**《とっぱつせいなんちょう》 324頁
  突然聞こえが悪くなり、めまいやふらつきをともなうことも。

めまいがする

- **原田病**《はらだびょう》 301頁
  めまいや難聴、頭痛、視力の低下などが現れる。
- **聴神経腫瘍**《ちょうしんけいしゅよう》 323頁
  難聴から症状が始まり、しだいにめまいが起こるようになる。

薬剤の使用

- **薬剤性難聴**《やくざいせいなんちょう》 324頁
  抗菌薬や利尿薬、抗がん剤を使用していると起こる。

大きな音を聞いた

- **音響外傷**《おんきょうがいしょう》 324頁
  ひどく大きな音を聞いた直後に起こる。
- **騒音性難聴**《そうおんせいなんちょう》 324頁
  大きな音を繰り返し聞いているうちに起こる。

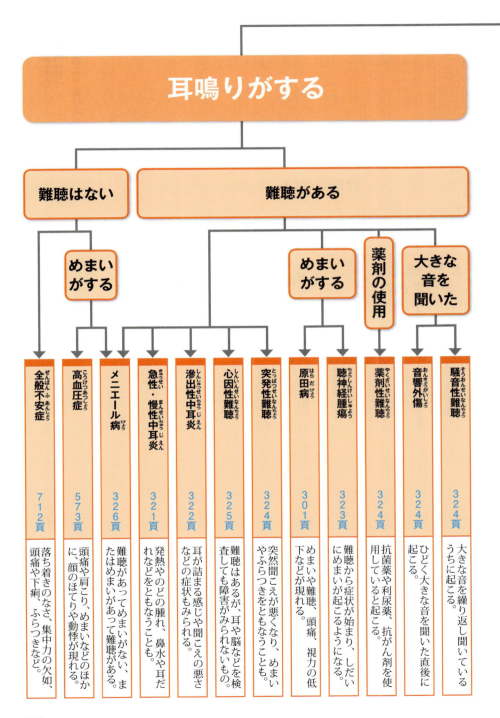

難聴

▼痛みや熱はありますか？

耳の聞こえにくさは、耳の原因以外にも、耳下腺やのどなど、耳の周辺に原因がある場合があります。

片方の耳が聞こえにくい

発熱はない

めまいをともなうことも

聴神経腫瘍《ちょうしんけいしゅよう》 323頁
めまいをともなう場合とともなわない場合がある。

メニエール病《びょう》 326頁
周囲が回って見えるめまい、吐き気や嘔吐をともなうことも。

突発性難聴《とっぱつせいなんちょう》 324頁
突然聞こえが悪くなる。ふらつき、ときに吐き気も。

耳が詰まった感じ

慢性中耳炎《まんせいちゅうじえん》 321頁
急性中耳炎の後で起こり、耳だれや難聴を起こすことも。

外耳道異物《がいじどういぶつ》〔こども〕 777頁
こどもに多く、耳の異物感がある。痛みをともなうことも。

滲出性中耳炎《しんしゅつせいちゅうじえん》 322頁
アレルギー性鼻炎や副鼻腔炎の後で起こることも。

耳管狭窄症《じかんきょうさくしょう》 323頁
かぜや鼻炎、副鼻腔炎などのときに自分の声が響く感じがする。

耳垢栓塞《じこうせんそく》 318頁
耳垢が詰まって耳の聞こえが悪くなる。悪化すると痛みも。

発熱がある

化膿性内耳炎《かのうせいないじえん》 ―
急性中耳炎の後で起こり、吐き気や嘔吐、発熱が現れることも。

おたふくかぜ〔ムンプス難聴〕〔こども〕 811頁
耳下腺が腫れて、高熱が出る。おたふくかぜによる難聴。

診療は 耳鼻咽喉科

両方の耳が聞こえにくい

耳の痛みはない

- **心因性難聴《しんいんせいなんちょう》** 325頁
  耳や脳には異常がないのに、聴力検査で難聴と認められる。
- **騒音性難聴《そうおんせいなんちょう》** 324頁
  大きな音を繰り返し聞いているうちに起こる。
- **老人性難聴《ろうじんせいなんちょう》** 325頁
  加齢にともない、高音域、会話音域、低音域と聞こえにくくなる。
- **幼児難聴《ようじなんちょう》〔こども〕** 778頁
  大きな音に驚かない、話しかけても反応しない。自覚がないことも。
- **薬剤性難聴《やくざいせいなんちょう》** 324頁
  抗菌薬や利尿薬、抗がん剤を服用していると起こる。

耳以外の部位に症状がある

- **咽頭扁桃肥大《いんとうへんとうひだい》** 356頁
  鼻詰まりや口呼吸、ぼんやりした表情や強度のいびきがみられる。
- **口蓋扁桃肥大《こうがいへんとうひだい》** 355頁
  鼻血や慢性副鼻腔炎、睡眠時無呼吸症候群を起こすことも。

耳の痛みがある

- **咽頭炎《いんとうえん》** 350頁
  のどの痛みや不快感、倦怠感や頭痛をともなうことも。
- **耳真菌症《みみしんきんしょう》** 318頁
  白、黒、黄色、青緑色、膜状の耳垢が出る。痛みがあることも。
- **真珠腫性中耳炎《しんじゅしゅせいちゅうじえん》** ――
  難聴の程度は強く、回復が難しい。耳だれをともなう。

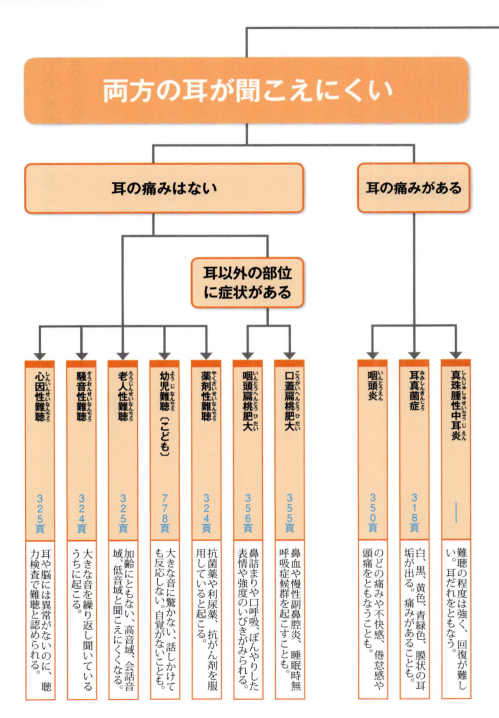

鼻水・鼻詰まり

▼どちらの症状が出ますか?

鼻水には外部から侵入する病原体などの異物を排除するはたらきがあるため、感染症やアレルギーが原因となっているかもしれません。

診療は 耳鼻咽喉科

鼻水が出る

透明でさらさら

- **急性鼻炎の初期** 急性《きゅうせい》鼻炎《びえん》の初期《しょき》 328頁
  くしゃみや水のような鼻水、鼻炎、のどの炎症、微熱など。
- **アレルギー性鼻炎** アレルギー性《せい》鼻炎《びえん》 329頁
  通年性ではくしゃみが、季節性では涙目、のどのかゆみが主。
- **花粉症** 花粉症《かふんしょう》 329頁
  くしゃみ、鼻水、鼻詰まり、目のかゆみや涙目、倦怠感や微熱など。

粘り気があり色がある

- **慢性鼻副鼻腔炎** 慢性《まんせい》鼻《び》副《ふく》鼻《び》腔炎《くうえん》 330頁
  鼻水、鼻詰まり、頭痛、頭重感などの症状が現れる。
- **かぜ症候群** かぜ症候群《しょうこうぐん》 372頁
  鼻水や鼻詰まり、くしゃみ、のどの痛み、咳、痰、発熱など。
- **急性細気管支炎〔こども〕** 急性《きゅうせい》細《さい》気管支炎《きかんしえん》〔こども〕 782頁
  くしゃみや咳、痰などから息苦しさがみられるようになる。
- **急性鼻副鼻腔炎** 急性《きゅうせい》鼻《び》副《ふく》鼻《び》腔炎《くうえん》 330頁
  膿を含む鼻水、ひどい鼻詰まりがみられ、頭痛や発熱も。

鼻が詰まる

片側が詰まる

鼻の変形がみられる

- **鼻《び》中《ちゅう》隔《かく》弯《わん》曲《きょく》症《しょう》** 331頁
  鼻腔の粘膜が厚くなって通気が悪くなる。
- **鞍《あん》鼻《び》** 333頁
  病気や外傷などにより鼻筋が陥没している状態。
- **斜《しゃ》鼻《び》** 333頁
  外部からの力で鼻が変形、鼻詰まりや鼻筋が曲がるなどが起こる。

鼻の出血

- **鼻《び》腔《くう》内《ない》異《い》物《ぶつ》〈こども〉** 779頁
  くしゃみが頻繁に出て、鼻血が出ることも。
- **鼻《はな》のがん** 678頁
  初期には症状がないが進行すると鼻詰まり、鼻出血。
- **鼻茸《はなたけ》** 331頁
  鼻腔がふさがれ、鼻詰まりや閉塞感が起こる。嗅覚異常も現れる。

両側が詰まる

- **上咽頭《じょういんとう》がん** 678頁
  後鼻腔に広がると鼻漏やいびき、鼻詰まり、鼻出血の原因に。
- **慢性《まんせい》鼻《び》副《ふく》鼻《び》腔《くう》炎《えん》** 330頁
  鼻水、鼻詰まり、頭痛、頭重感などの症状が現れる。
- **咽頭扁桃肥大《いんとうへんとうひだい》** 356頁
  口呼吸をしがちになり、ぼんやりとした表情、鼻漏や鼻出血など。
- **慢性鼻炎《まんせいびえん》** 328頁
  鼻水と鼻詰まりが長期間続き、のどの痛みや咳が起こることも。

鼻血が出る

▼鼻血の頻度はどれくらいですか？

鼻の粘膜は薄いため、鼻をいじったり、鼻をかみすぎたりするだけで出血します。出血がとまりにくいときには血液の病気の可能性があります。

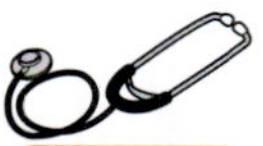

診療は 耳鼻咽喉科

最近のこと

鼻への衝撃

- **外傷《がいしょう》** ――
  外部からの力によりキーゼルバッハ部位から出血する。

くしゃみや鼻水がある

- **かぜ症候群《しょうこうぐん》** 372頁
  鼻の粘膜が腫れて、鼻をかみすぎると鼻出血を起こすことも。
- **鼻《び》副《ふく》鼻《び》腔《くう》炎《えん》** 330頁
  鼻漏、咳、のどの痛み、耳が詰まった感じなどの症状。
- **アレルギー性《せい》鼻《び》炎《えん》** 329頁
  鼻の粘膜が腫れて、鼻を強くかみすぎると鼻出血を起こすことも。

繰り返しやすい

出血がとまりにくい

- **血友病《けつゆうびょう》〔こども〕** 798頁
  こどものころからささいな外傷による出血があり、止血が困難。
- **フォン・ウィルブランド病《びょう》〔こども〕** 798頁
  こどものころから鼻出血、歯肉出血を起こし、止血が困難。
- **白血病《はっけつびょう》** 702頁
  倦怠感、動悸、息切れや発熱、関節の痛みをともなうことも。
- **血管性紫斑病《けっかんせいしはんびょう》** 620頁
  内出血を起こしやすい。関節痛、腹痛、下血が起こることも。

全身倦怠感

- **肝硬変《かんこうへん》** 465頁
  黄疸、クモ状血管腫、皮下出血、むくみなどが現れることも。
- **糖尿病《とうにょうびょう》** 581頁
  異常にのどが渇き、水分を多く摂る。からだがだるく、やせる。

いびきをかく

いびきのようすはどのようですか?

突然、大きないびきをかくときには脳出血の疑いもあります。また、いびきは本人に自覚のないこともあり、周囲の人が注意してあげましょう。

突然の大きないびき
→ 脳出血《のうしゅっけつ》 261頁：突然大きないびきをかいて眠る。

いつもと変わらない

- **他の症状はない**
  → 体質《たいしつ》 ―：下顎が小さいと、いびきをかきやすくなる。
- **鼻詰まりがある**
  - **のどの違和感**
    → 咽頭扁桃肥大《いんとうへんとうひだい》 356頁：強度のいびきと鼻漏や滲出性中耳炎、鼻詰まり、口呼吸も。
    → 舌扁桃肥大《ぜつへんとうひだい》 357頁：のどにものがつかえる感じ、咳やいびきなどの症状。
  - → 慢性副鼻腔炎《まんせいびふくびくうえん》 330頁：鼻の通りが悪くなり、ひどい鼻詰まり、鼻水などの症状。
  - → 鼻中隔弯曲症《びちゅうかくわんきょくしょう》 331頁：片方の鼻腔の通気が悪く、鼻詰まりや頭痛などが起こる。
- **呼吸が止まる**
  → 睡眠時無呼吸症候群《すいみんじむこきゅうしょうこうぐん》 363頁：10秒以上の無呼吸が1時間に5回以上、7時間に30回以上ある。
- **昼間の眠気**
  → ナルコレプシー 728頁：昼間の眠気、寝入りばなに夢を見る、金縛りにあうなど。
  → 不眠障害《ふみんしょうがい》 727頁：寝つきが悪い、夜中に目が覚めるなど生活に不都合が起こる。

診療は
耳鼻咽喉科

口臭

口やのどに違和感はありますか？

口臭には、起床時、ニンニクやネギ、ニラなどの食材、飲酒、喫煙、月経、加齢が原因で起こる生理的口臭もあります。

診療は 歯科口腔外科

においがする

口の中やのどの違和感

歯肉・のどの腫れ

- **扁桃炎《へんとうえん》** 353頁
  のどの痛みと腫れ、違和感、発熱などが起こる。
- **咽頭《いんとう》がん** 678頁
  初期の症状として鼻出血や、耳、鼻が詰まる感じが起こる。
- **舌《ぜつ》がん（口腔《こうくう》がん）** 681頁
  舌が動かしにくくなる、ただれやしこりができる、口内炎を繰り返すなど。
- **歯肉《しにく》がん** 681頁
  歯周病に似た症状。歯肉が腫れて出血や痛みが起こる。
- **歯周病《ししゅうびょう》（歯槽膿漏《しそうのうろう》）** 345頁
  歯と歯肉の間の歯周ポケット、歯肉の赤い腫れ、歯肉がやせる。
- **歯肉炎《しにくえん》** 344頁
  歯肉の赤い腫れ、歯みがきの際の出血などがみられる。

歯の痛み

- **う蝕症《しょくしょう》（むし歯《ば》）** 341頁
  初期には自覚症状がなく、しだいに歯の痛みが強くなる。

口の乾き

- **口腔乾燥症《こうくうかんそうしょう》** 337頁
  唾液の分泌が少なく、口がねばねばする。口が動かしにくくなる。
- **シェーグレン症候群《しょうこうぐん》** 630頁
  耳がふさがった感じや耳の中の異物感がある。
- **慢性鼻炎《まんせいびえん》** 328頁
  鼻詰まりや鼻水などがみられる。口呼吸を繰り返すうちに口臭。

においはない

疾患	参照頁	症状
自臭症《じしゅうしょう》	―	本人はにおいを気にしているが、実際にはにおいがない。

独特なにおいがする

におい	疾患	参照頁	症状
甘酸っぱいにおい	糖尿病《とうにょうびょう》	581頁	のどが渇く、だるい、疲れやすい、やせるなどの症状も現れる。
甘く、腐ったようなにおい（ネズミ臭）	肝硬変《かんこうへん》	465頁	病気が悪化すると黄疸やクモ状血管腫、女性化乳房などが。
甘く、腐ったようなにおい（ネズミ臭）	急性《きゅうせい》ウイルス肝炎《かんえん》	462頁	頭痛やのどの痛み、黄疸、倦怠感、褐色の尿などがみられる。
アンモニア臭	腎臓疾患《じんぞうしっかん》	―	腎炎や腎不全など腎臓の不調が口臭の原因に。

口に症状がない

症状	疾患	参照頁	症状
胸焼け	食道裂孔《しょくどうれっこう》ヘルニア	460頁	胸のつかえ感、ものを飲み込みにくくなるなどの症状が現れる。
胸焼け	逆流性食道炎《ぎゃくりゅうせいしょくどうえん》	380頁	強い胸焼けが起こり、食べ物が通りにくくなったり、吐血を起こしたりする。
胸焼け	食道狭窄《しょくどうきょうさく》	382頁	食物がのどを通りにくい、胸のつかえや胸痛が起こる。
胸焼け	食道《しょくどう》アカラシア	383頁	胸焼けや吐き気、夜間の激しい咳などがみられる。
咳や痰	肺結核《はいけっかく》	388頁	長期間続く咳と痰。発熱や倦怠感、体重減少をともなうことも。
咳や痰	急性気管支炎《きゅうせいきかんしえん》	378頁	激しい咳や粘液質の痰が出る。発熱、頭痛をともなうことも。
咳や痰	気管支拡張症《きかんしかくちょうしょう》	379頁	咳や痰が増え、膿を含む痰をともなう咳が出るようになる。

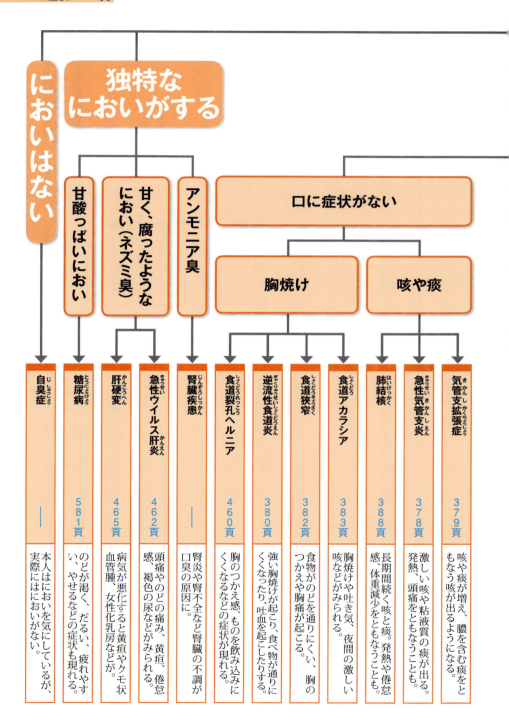

歯がおかしい

▼歯肉の腫れや歯の痛みはありますか？

歯の異常を放置して膿が出るようになると、リウマチ熱や全身性疾患の原因となることがあります。気がついたら、早めに受診しましょう。

診療は **歯科口腔外科**

歯肉の腫《は》れ

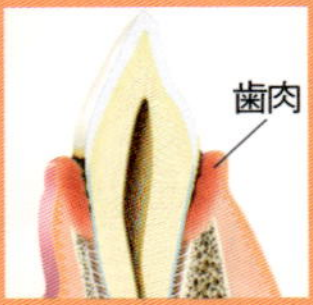

歯がしみる

奥歯の痛み

智《ち》歯《し》周《しゅう》囲《い》炎《えん》 346頁
奥の方が腫れて痛む。進行すると痛みは激しく、膿が出るように。

歯が浮く感じ

歯根膜炎《しこんまくえん》 343頁
化膿すると激しい痛みをともない歯肉が腫れる。歯根に膿がたまる。

歯肉膿瘍《しにくのうよう》 346頁
歯肉に膿をもった腫れ。触るとぶよぶよしている。

歯のぐらつき

歯周病《ししゅうびょう》 345頁
歯肉炎が悪化したもので、歯と歯肉の間に3㎜以上のすき間。

歯肉《しにく》がん 681頁
歯肉が腫れて、出血や痛み、歯のぐらつきなどがみられる。

全身の倦怠感

白血病《はっけつびょう》 702頁
倦怠感や動悸、息切れ、関節や骨の痛み、出血しやすくなる。

歯肉の腫れ

歯肉炎《しにくえん》 344頁
歯肉が赤く腫れ、歯みがきの際に出血がみられる。

歯がしみる

むし歯《ば》 341頁
冷たい水やお湯、甘いものなどで歯がしみる。

知覚過敏症《ちかくかびんしょう》 348頁
温水や冷水、冷風、食べ物を噛むことで痛みを感じる。

磨耗症《まもうしょう》 340頁
歯ブラシや冷水、温水が触れると痛む。慢性化すると痛まない。

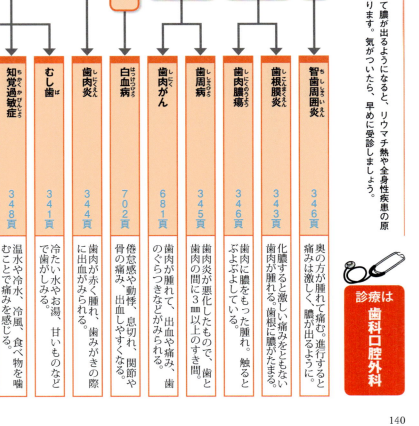

歯が痛む

- 歯に異常はない
- 頬周囲の腫れ
- 歯肉の腫れ

歯の変色

- 黒ずむ
- 黄色い変色

症状	病名	参照頁	説明
歯が痛む	歯髄炎《しずいえん》	343頁	温水や冷水、冷風などで痛み、悪化すると耐えがたい痛みが続く。
歯が痛む	むし歯《ば》の第《だい》2度《ど》、第《だい》3度《ど》	341頁	第2度では一過性の痛み、第3度ではズキズキ続く痛み。
歯に異常はない	副鼻腔《ふくびくう》がん	678頁	進行すると鼻出血や鼻詰まりが現れる。
歯に異常はない	狭心症《きょうしんしょう》	407頁	左肩の強い肩こりや胸の痛みなどが前触れなく起こる。
歯に異常はない	帯状疱疹《たいじょうほうしん》	672頁	水痘ウイルスが感染した部位が痛み、その後赤いぶつぶつが現れる。
歯に異常はない	三叉神経痛《さんさしんけいつう》	282頁	顔面や口へのかすかな刺激で顔の片側に鋭い痛みが走る。
頬周囲の腫れ	鼻《はな》のがん	678頁	がんが上顎洞へ広がると歯痛が起こる。
歯肉の腫れ	歯根膜炎《しこんまくえん》	343頁	化膿すると激しい痛みをともない歯肉が腫れ、歯根に膿が。
黒ずむ	むし歯《ば》の第《だい》1度《ど》	341頁	歯の表面が黒く濁る、あるいは白濁する。痛みは感じない。
黄色い変色	加齢《かれい》によるもの	―	加齢にともない黄色く濁った色に変化する。
黄色い変色	磨耗症《まもうしょう》	340頁	慢性化すると痛みはなくなり、歯の表面がかたくなる。
歯の変色	咬耗症《こうもうしょう》	340頁	歯と歯が噛み合う部位に痛みを感じる。臼のような窪みも。

舌がおかしい

▼舌のようすはどのようですか?

舌の症状はウイルスや細菌などの感染のほか、栄養素の欠乏によるものもあります。原因に心当たりがないか注意してみましょう。

診療は　**歯科　口腔外科**

舌の変色

白っぽい

病名	参照	症状
口腔《こうくう》カンジダ症《しょう》	338頁	頬の内側、唇、舌などに淡雪状の白苔が付着する。

赤い

縁が白い

病名	参照	症状
地《ち》図《ず》状舌《じょうぜつ》	335頁	数ミリから数センチの白い斑ができる。日により形が変化する。

舌の腫れ

病名	参照	症状
舌炎《ぜつえん》	335頁	舌が赤く腫れて、痛みを感じる。

黒い

病名	参照	症状
毛舌《もうぜつ》	336頁	舌の表面に細かい毛が生えたように見える。黒色が多いが白色も。

舌の痛み

舌の表面がツルツル

病名	参照	症状
鉄欠乏性貧血《てつけつぼうせいひんけつ》	616頁	倦怠感、めまい、息切れなどの症状がみられる。
巨赤《きょせき》芽《が》球性貧血《きゅうせいひんけつ》	617頁	舌の症状のほか、倦怠感や動悸、息切れなどもみられる。

舌に潰瘍がある

病名	参照	症状
口腔《こうくう》がん	681頁	舌が動かしにくい、ただれやしこりができるなど。
義《ぎ》歯《し》による刺激《しげき》	―	義歯のかみ合わせが悪いなどの原因で舌と擦れて痛みを感じる。
ベーチェット病《びょう》	630頁	唇の内側や舌の縁に痛みの強い潰瘍、しだいに眼炎や関節炎が。
アフタ性口内炎《せいこうないえん》	334頁	舌、口腔粘膜に円形で、周囲が赤い潰瘍（アフタ）がある。

味覚障害

口の症状はない

病名	参照頁	説明
薬剤《やくざい》の長期使用《ちょうきしよう》	—	降圧利尿薬、解熱鎮痛薬、ステロイド薬などの長期使用による。
巨赤芽球性貧血《きょせきがきゅうせいひんけつ》	617頁	難聴から症状が始まり、しだいにめまいが起こるようになる。
変換症《へんかんしょう》	715頁	視覚や聴覚、触覚、嗅覚、味覚の五感がきかなくなる。

口内炎がある

病名	参照頁	説明
亜鉛欠乏症《あえんけつぼうしょう》	592頁	味覚や嗅覚の障害、口内炎や皮膚炎、脱毛などが起こる。
鉄欠乏性貧血《てつけつぼうせいひんけつ》	616頁	舌炎や口内炎のほか動悸、息切れ、爪の反り返りなど。

口が乾く

病名	参照頁	説明
口腔乾燥症《こうくうかんそうしょう》	337頁	唾液の分泌が低下し、話しづらい、噛みにくい、口内炎など。

舌の腫《は》れ・できもの

熱はない

病名	参照頁	説明
口唇《こうしん》ヘルペス	338頁	口のかゆみや違和感、発赤が起こった後に細かい水ぶくれが出る。
蕁麻疹《じんましん》	656頁	かゆみをともなう、盛り上がった赤い発疹が現れる。

熱がある

病名	参照頁	説明
はしか（麻疹《ましん》）〔こども〕	810頁	発熱、咳から始まり、数日して口内の粘膜に小さな白い斑点。
手足口病《てあしくちびょう》〔こども〕	809頁	口の中、手足に水ぶくれ。発熱や嘔吐をともなうことも。
川崎病《かわさきびょう》〔こども〕	809頁	高熱が5日以上続き、唇の腫れ、ブツブツした舌の腫れが出る。
溶連菌感染症《ようれんきんかんせんしょう》（猩紅熱《しょうこうねつ》）〔こども〕	812頁	発熱、頭痛、のどが赤く腫れる、いちごのようにブツブツした舌。

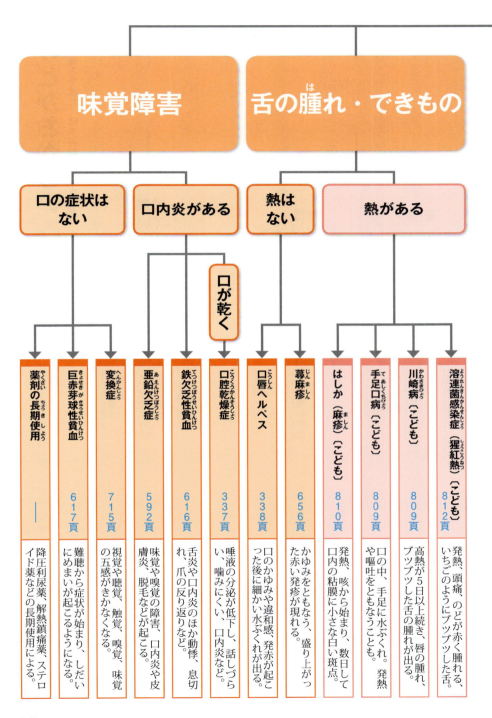

のどがおかしい

▼痛みや腫れ、嚥下困難はありますか？

のどは気管と食道が分かれるところであるため、呼吸に関する症状と飲食に関する症状が現れやすくなっています。

診療は 耳鼻咽喉科 内科

のどの痛み

発熱している

- **急性扁桃炎《きゅうせいへんとうえん》** 353頁
  悪寒、関節痛、ものを飲み込みにくいことも。
- **伝染性単核球症《でんせんせいたんかくきゅうしょう》** 357頁
  扁桃炎、皮疹、嘔吐、だるさ、リンパ節の腫れも。
- **急性喉頭蓋炎《きゅうせいこうとうがいえん》** 351頁
  のどがいがいがする、ものが飲み込みにくい、呼吸困難も。

のどの腫《は》れ

動悸・息切れがある

- **白血病《はっけつびょう》** 702頁
  リンパ節の腫れ、倦怠感、動悸、息切れがみられる。
- **亜急性甲状腺炎《あきゅうせいこうじょうせんえん》** 367頁
  のどのしこり、痛み、動悸、手の震えがみられる。
- **バセドウ病《びょう》** 365頁
  甲状腺の腫れ、動悸、目が突出してくる。

動悸・息切れはない

- **リンパ節腫大《せつしゅだい》** 622頁
  全身のリンパ節の腫れ、痛みがみられる。
- **甲状腺悪性腫瘍《こうじょうせんあくせいしゅよう》** 682頁
  首にしこり、声がれがみられる。
- **慢性甲状腺炎《まんせいこうじょうせんえん》（橋本病《はしもとびょう》）** 366頁
  甲状腺の腫れ、だるさ、寒がり、便秘がみられる。

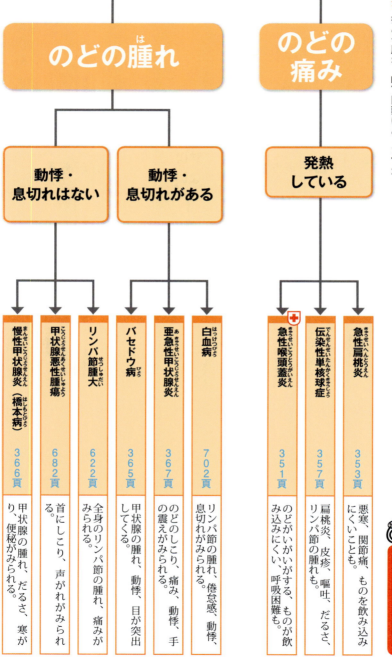

嚥下困難《えんげこんなん》

飲食物が飲み込みにくい

- **食道異物《しょくどういぶつ》** 384頁 — 異物がのどに詰まる。
- **食道《しょくどう》がん** 687頁 — 胸のしみる感じやつかえ感、胸骨の奥の痛みがみられる。

意識障害がある

- **脳卒中《のうそっちゅう》**（+） 259頁 — からだの片側のしびれ、麻痺、意識障害も。

胸焼けがある

- **胃《い》がん** 688頁 — みぞおちの痛み、胃もたれ、げっぷ、嘔吐がみられる。
- **食道炎《しょくどうえん》** 380頁 — 胸のしみる感じやつかえ感がみられる。
- **食道《しょくどう》アカラシア** 383頁 — 吐き気・嘔吐、食物が気管に入り激しい咳が出る。

発声障害がある

- **舌咽神経痛《ぜついんしんけいつう》** 361頁 — 舌の付け根に激しい痛み、しびれやめまいも。
- **反回神経麻痺《はんかいしんけいまひ》** 362頁 — 声がかれ、息切れ、飲み込んだものが鼻に逆流する。

のどの痛みで飲み込みにくい

- **急性喉頭蓋炎《きゅうせいこうとうがいえん》**（+） 351頁 — のどがいがいがする、声が出しにくく、呼吸困難も。
- **扁桃周囲炎《へんとうしゅういえん》** 355頁 — のどの片側に炎症や腫れ、強い痛みで飲み込めない。
- **急性扁桃炎《きゅうせいへんとうえん》** 353頁 — 悪寒、関節痛、飲み込むときに耳に痛みが広がる。
- **急性咽頭炎《きゅうせいいんとうえん》** 350頁 — 頭痛、倦怠感、飲み込むときに耳に痛みが広がる。

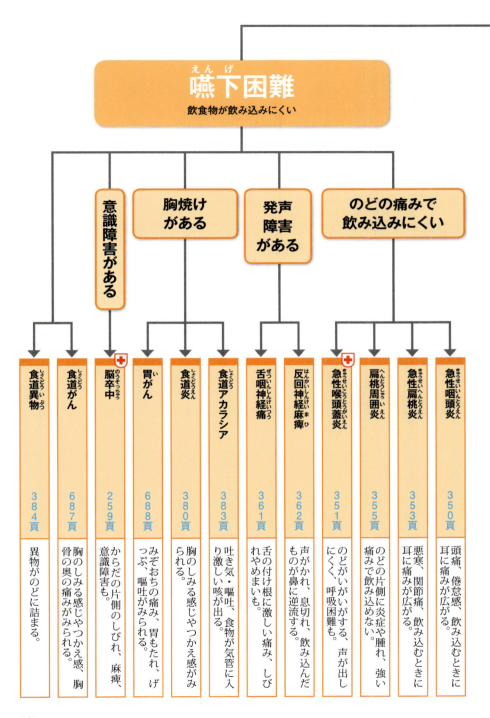

発声の異常

発声の異常はどのようですか？

コミュニケーションに欠かせない会話で、障害などがあると、生活の支障となります。気になる症状があれば、耳鼻咽喉科などを受診しましょう。

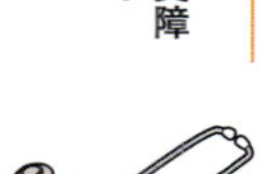

診療は 耳鼻咽喉科

声がかれる

咳が出る

発熱する

- **かぜ症候群《しょうこうぐん》** 372頁
  鼻水、鼻詰まり、くしゃみ、咳、痰、のどの痛みなど。
- **急性喉頭炎《きゅうせいこうとうえん》** 351頁
  乾いた咳、のどの乾燥感・異物感、高熱がみられる。
- **肺結核《はいけっかく》** 388頁
  長引く咳と痰、微熱が続く、倦怠感もある。
- **急性声門下《きゅうせいせいもんか》喉頭炎《こうとうえん》（クループ）** 352頁
  こどもに多く、のどがゼーゼーいう、呼吸困難、発熱も。

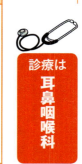

のどに違和感がある

- **慢性喉頭炎《まんせいこうとうえん》** 352頁
  のどの異物感、咳、声が出しにくいなど。
- **声帯《せいたい》ポリープ** 358頁
  のどの違和感、声が低くなる。
- **ポリープ様声帯《ようせいたい》** 358頁
  のどの違和感、声が低くなる、のどの乾燥感も。
- **喉頭《こうとう》がん** 680頁
  血痰、呼吸困難、のどがいがいがする。

ものを飲み込みにくい

- **甲状腺《こうじょうせん》悪性《あくせい》腫瘍《しゅよう》** 682頁
  首のしこり、呼吸困難、飲み込みにくい嚥下困難も。
- **仮声帯《かせいたい》肥大《ひだい》** 360頁
  のどの激しい痛み、発熱、飲み込みにくいことも。

- **声が出ない**
  - 失語症《しつごしょう》（265頁）：大脳の言語中枢の障害で、ことばが出てこない。
  - 失声症《しっせいしょう》（音声障害）（361頁）：声帯の障害や神経の麻痺で声が出せない。
- **鼻声になる**
  - **鼻詰まりがある**
    - 咽頭扁桃肥大《いんとうへんとうひだい》（356頁）：鼻詰まり、いびき、睡眠不足、集中力低下、咳など。
    - 咽頭《いんとう》がん（678頁）：鼻詰まり、耳が聞こえにくい、鼻出血もみられる。
- **息が漏れるような声になる**
  - 反回神経麻痺《はんかいしんけいまひ》（362頁）：飲み込んだものが鼻に逆流したり、声が裏返ることも。
- **声が出しにくい**
  - 喉頭乳頭腫《こうとうにゅうとうしゅ》（359頁）：声がれから声が出なくなることも。
  - 喉頭肉芽腫《こうとうにくげしゅ》（359頁）：慢性的な咳、のどの違和感、胃液の逆流もみられる。
  - **声がこもる（ふくみ声）**
    - 急性喉頭蓋炎《きゅうせいこうとうがいえん》（351頁）：のどのいがいが・痛み、発熱、ゼーゼーいう、呼吸困難など。
- **咳はない**
  - 声変《こえが》わり（—）：11～14歳の男の子に起こる声の変化。
  - 声帯結節《せいたいけっせつ》（358頁）：声を酷使することで、声域が狭くなる。
- 食道《しょくどう》がん（687頁）：飲み込みにくい、のどのつかえ感、胸骨の奥の痛みがある。
- 下咽頭《かいんとう》がん（679頁）：飲み込むときの異物感・痛み、耳の痛み、血痰、呼吸困難など。

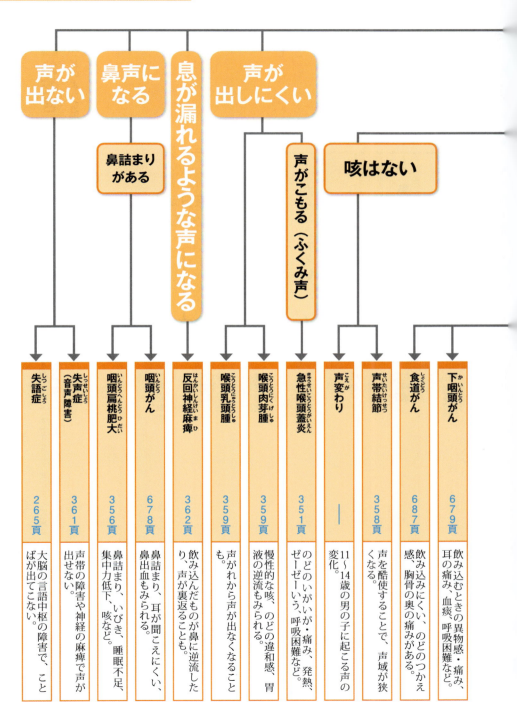

口の乾き・のどの渇き

どのような渇きですか？

唾液の分泌が不足して口の乾きを感じたり、水分不足のためにのどの渇きを感じたりします。それ以外の原因が考えられる場合には、いちど病院へ。

診療は 内科

口の中が乾く

唾液分泌が減少する

- **シェーグレン症候群《しょうこうぐん》** 630頁
  微熱、関節の痛み、涙が出ないなどがみられる。
- **口腔乾燥症《こうくうかんそうしょう》** 337頁
  話しにくい、噛みにくい、舌のひびわれ・痛みがある。
- **口内炎《こうないえん》** 334頁
  口腔粘膜の腫れ・ただれ、触れると痛む。
- **味覚障害《みかくしょうがい》** 339頁
  味覚の変化、味がしなくなる。

からだがだるい

- **鉄欠乏性貧血《てつけつぼうせいひんけつ》** 616頁
  倦怠感、動悸、息切れ、立ちくらみなどがある。

のどが腫れる

- **バセドウ病《びょう》** 365頁
  のどの腫れ、動悸、目が突出する、発汗がみられる。

鼻が詰まる

- **口《くち》呼吸《こきゅう》** —
  鼻詰まりのために口で呼吸していると乾燥する。

（その他）

- **精神的緊張《せいしんてききんちょう》** —
  緊張するとからだは汗ばみ、口腔は乾燥する。

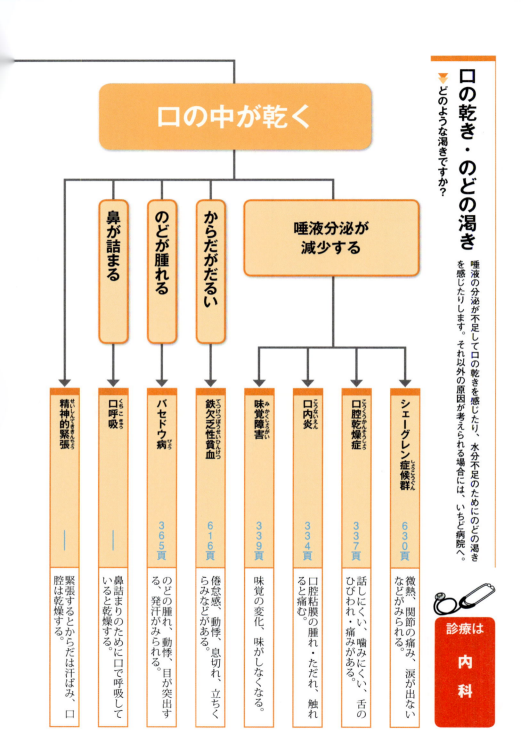

のどが渇く

- 水分《すいぶん》の不足《ふそく》 ―
  - 高温・乾燥、大量の汗、下痢が続くなどで渇き。
- やけど（熱傷《ねっしょう》） 658頁
  - 皮膚の赤み、むくみ、水ぶくれ、ただれなど。
- 下痢症《げりしょう》 484頁
  - 腹痛、下痢、嘔吐のほか、発熱することも。
- 薬を服用している
  - 薬《くすり》の副作用《ふくさよう》 ―
    - 利尿薬、鎮痛薬、向精神薬、前立腺肥大症治療薬などの服用。
- 意識障害がある
  - 熱中症《ねっちゅうしょう》 611頁
    - めまい、頭痛、吐き気。痙攣や意識障害を起こすことも。
- 血中カリウム3・5以下
  - 低《てい》カリウム血症《けっしょう》 591頁
    - 倦怠感、筋力低下、イライラ、うつ、便秘など。
- 尿量が増える
  - 副甲状腺機能亢進症《ふくこうじょうせんきのうこうしんしょう》 593頁
    - 倦怠感、食欲不振、吐き気、骨折しやすくなったなど。
  - 慢性腎不全《まんせいじんふぜん》 513頁
    - むくみ、疲れやすい、食欲不振、夜間の尿量が増える。
  - 慢性腎炎症候群《まんせいじんえんしょうこうぐん》 509頁
    - むくみ、高血圧、たんぱく尿や血尿が続く。
  - 尿崩症《にょうほうしょう》 518頁
    - 尿量が増えて、脱水症状になる。
  - 糖尿病《とうにょうびょう》 581頁
    - 食欲増加、倦怠感、体重の減少、免疫力の低下など。

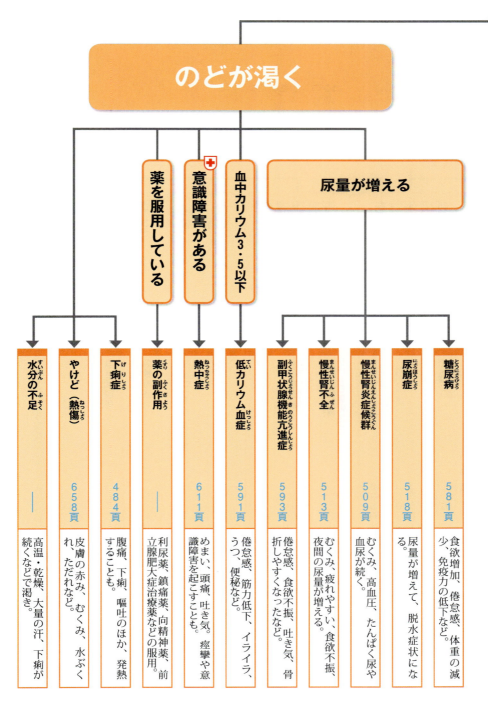

咳が出る

▶どのような咳ですか？

咳は、痰をともなわない乾性咳と、痰をともなう湿性咳に大きく分けられます。乾性咳から湿性咳に変化することもあります。

乾性咳《かんせいがい》（空咳《からせき》）

コンコンと乾いた咳が出る

熱はない

呼吸困難を起こす

- **肺塞栓症《はいそくせんしょう》** 399頁　呼吸困難、過呼吸、不安感、動いたときに息切れも。
- **塵肺症《じんぱいしょう》** 397頁　呼吸困難、乾いた咳がみられる。
- **特発性肺線維症《とくはつせいはいせんいしょう》** 395頁　動いたときの息切れ、呼吸困難も。

発熱がある

呼吸困難を起こす

- **好酸球性肺炎《こうさんきゅうせいはいえん》（ＰＩＥ症候群）** 397頁　急な発熱、呼吸困難、乾いた咳がみられる。
- **薬剤性肺炎《やくざいせいはいえん》** 396頁　乾いた咳、呼吸困難、発熱がみられる。
- **クラミジア肺炎《はいえん》** 392頁　高熱、頭痛。ときに呼吸困難もみられる。

1か月くらい続く咳

- **過敏性肺炎《かびんせいはいえん》** 394頁　発熱、呼吸困難がみられる。
- **マイコプラズマ肺炎《はいえん》** 392頁　発熱、胸痛、乾いた激しい咳が続く。

のどの違和感

- **急性喉頭炎《きゅうせいこうとうえん》** 351頁　声がれ、のどの乾燥感・異物感。ときに高熱も。
- **急性咽頭炎《きゅうせいいんとうえん》** 350頁　のどの痛み・腫れ、頭痛、発熱、倦怠感など。

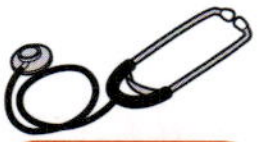

診療は　内科　呼吸器科

乾性咳から湿性咳《しっせいがい》になる

- 鼻水、鼻詰まり

2か月以上続く咳

- 呼吸困難を起こす

咳がしだいに増える

病名	頁	症状
急性《きゅうせい》鼻《び》副《ふく》鼻《び》腔炎《くうえん》	330頁	鼻水、鼻詰まり、発熱、頭痛、頭重感がみられる。
アレルギー性《せい》鼻炎《びえん》	329頁	くしゃみ、鼻水、鼻詰まり、目のかゆみがみられる。
かぜ症候群《しょうこうぐん》	372頁	くしゃみ、鼻水、鼻詰まり、咳、痰がみられる。
びまん性《せい》汎細《はんさい》気《き》管《かん》支《し》炎《えん》	378頁	咳、膿性の痰、動いたときの息切れがみられる。
肺結核《はいけっかく》	388頁	長く続く咳、痰、発熱、倦怠感がみられる。
逆流性食道炎《ぎゃくりゅうせいしょくどうえん》（胃食道逆流症）	380頁	胸焼け、胸のしみる感じやつかえ感、声がれ、咳もみられる。
肺《はい》がん	683頁	咳、痰、血痰、胸部痛や背部痛、呼吸困難のことも。
慢性《まんせい》心《しん》不《ふ》全《ぜん》	417頁	脚のむくみ、呼吸困難、動悸、咳がみられる。
サルコイドーシス	629頁	リンパ節の腫れ、咳、呼吸困難、かすみ目、視野異常も。
気《き》管《かん》支《し》喘息《ぜんそく》	376頁	夜から朝にゼーゼーいう喘鳴、呼吸困難も。
薬《くすり》の副《ふく》作用《さよう》	―	降圧薬の服用で咳が出ることも。
百日咳《ひゃくにちぜき》〔こども〕	814頁	発作的な咳と深い息つぎ（レプリーゼ）、くしゃみ、鼻水も。

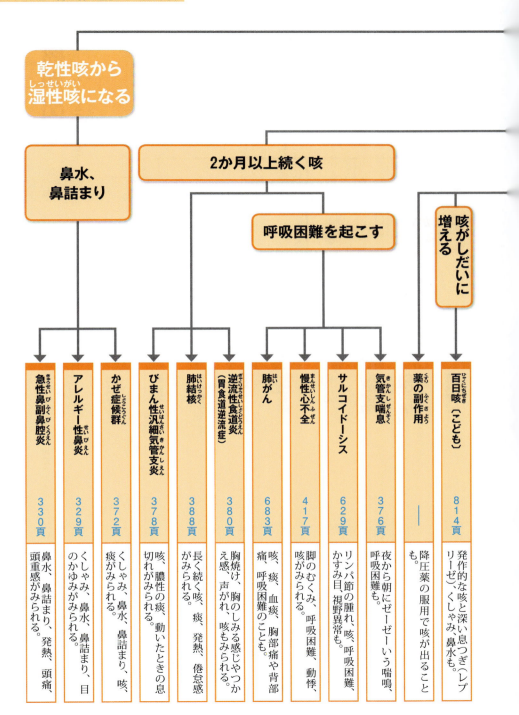

痰が出る

▼どのような痰ですか?

痰は、気道の分泌物が排出されたものです。気道で出血がある場合には血が混じることがあり、感染の場合には膿が混じることがあります。

診療は
内科
呼吸器科

白または透明な痰《たん》

動いたとき（労作時）に息切れする

- **間質性肺炎《かんしつせいはいえん》** 394頁
  乾いた咳、動いたときの息切れがみられる。
- **COPD《シーオーピーディー》（慢性閉塞性肺疾患）** 386頁
  動いたときの息切れ、咳、痰がみられる。

呼吸困難がある

- **肺塞栓症《はいそくせんしょう》** 399頁
  呼吸困難、過呼吸、不安感、動いたときの息切れも。
- **肺《はい》がん** 683頁
  咳、痰、血痰、胸部痛、背部痛、呼吸困難がみられる。
- **自然気胸《しぜんききょう》** 402頁
  突然の胸痛、息切れ、呼吸困難がみられる。
- **気管支喘息《きかんしぜんそく》** 376頁
  夜から朝にゼーゼーいう喘鳴、呼吸困難も。

発熱がある

- **急性気管支炎《きゅうせいきかんしえん》** 378頁
  激しい咳、粘り気のある痰、発熱、頭痛、のどの痛み。
- **肺結核《はいけっかく》** 388頁
  長く続く咳、痰、発熱、倦怠感がみられる。
- **肺炎《はいえん》** 391頁
  発熱、頭痛、悪寒、関節痛、全身倦怠感、咳、痰など。

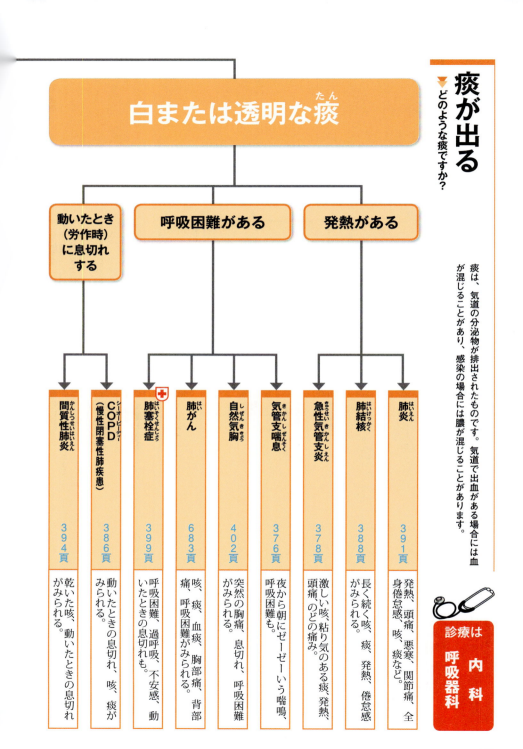

膿性痰

黄色い膿の混じった痰が出る

- びまん性汎細気管支炎《せいはんさいきかんしえん》 378頁
  咳、膿性の痰、動いたときの息切れがみられる。
- 発熱がある
  - 膿胸《のうきょう》 405頁
    悪寒、高熱、胸痛、咳、膿性の痰、呼吸困難も。
  - 気管支拡張症《きかんしかくちょうしょう》 379頁
    咳、膿性の痰、血痰、喀血、発熱、呼吸困難も。

血痰

血の混じった赤い痰が出る

- 高所肺水腫《こうしょはいすいしゅ》 613頁
  強い倦怠感、呼吸困難、咳、血痰がみられる。
- 気管支拡張症《きかんしかくちょうしょう》 379頁
  咳、膿性の痰、血痰、喀血、発熱、呼吸困難も。
- 非結核性《ひけっかくせい》(非定型《ひていけい》)抗酸菌症《こうさんきんしょう》 385頁
  慢性的な咳と痰。肺MAC症で血痰も。
- 肺結核《はいけっかく》 388頁
  長く続く咳、痰、発熱、倦怠感、血痰もみられる。
- ピンク色の痰
  - 肺水腫《はいすいしゅ》 401頁
    ゼーゼーいう喘鳴、呼吸困難、咳、ピンク色で泡状の痰がみられる。
- 胸に痛みがある
  - 膿胸《のうきょう》 405頁
    悪寒、高熱、胸痛、咳、膿性の痰、呼吸困難、血痰も。
  - 肺《はい》がん 683頁
    咳、血痰、胸部痛、背部痛、呼吸困難がみられる。
  - 肺吸虫症《はいきゅうちゅうしょう》 398頁
    咳、血痰、少量の吐血、肺の痛みがみられる。

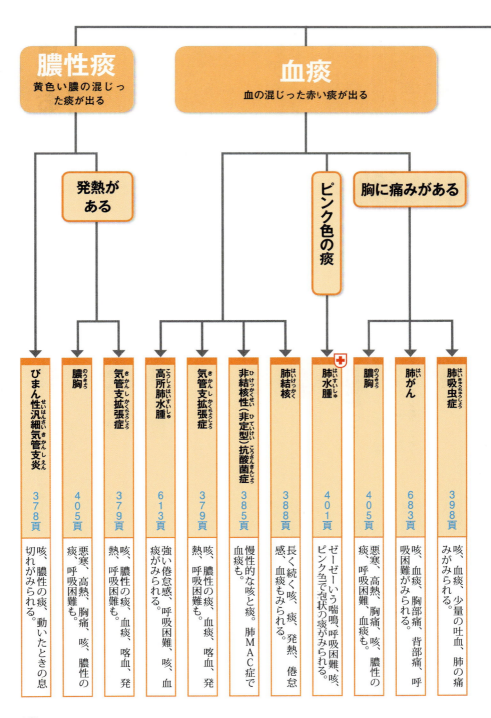

首がおかしい

▼腫れや痛みはありますか？

頭と体幹（胴体）をつなぐ首は、脳とからだの各部とを神経で連絡したり、重い頭部を支えたりします。のどの異常は144頁を参照してください。

首に腫《は》れがある

リンパ節の腫れ

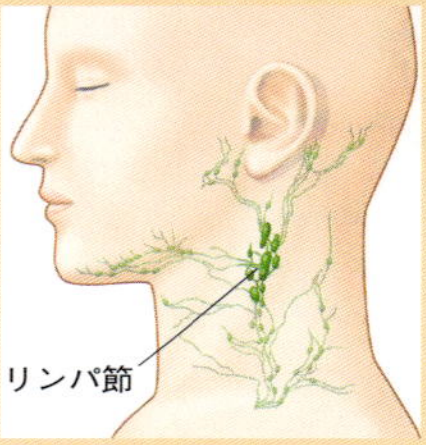

急性《きゅうせい》リンパ節炎《せつえん》 622頁

押すと痛いリンパ節の腫れがみられる。

慢性《まんせい》リンパ節炎《せつえん》 622頁

押すと痛いリンパ節の腫れが続く。

リンパ腫《しゅ》 704頁

押しても痛くないリンパ節の腫れ、発熱、体重減少も。

耳の周囲の腫れ

耳下腺炎《じかせんえん》 336頁

耳の下の腫れ、痛み、発熱がみられる。

唾石症《だせきしょう》 336頁

耳の周りや顎の下の腫れ、痛みがみられる。

こども

筋性斜頸《きんせいしゃけい》〔こども〕 780頁

生後1週間くらいで、首の片側にしこりがある。

フォン・レックリングハウゼン病《びょう》〔こども〕 797頁

幼児期に薄茶の色素斑、10代で指先大のしこりが頻発する。

粉瘤《ふんりゅう》 668頁

豆粒大のしこりがしだいに大きくなる。

診療は
整形外科

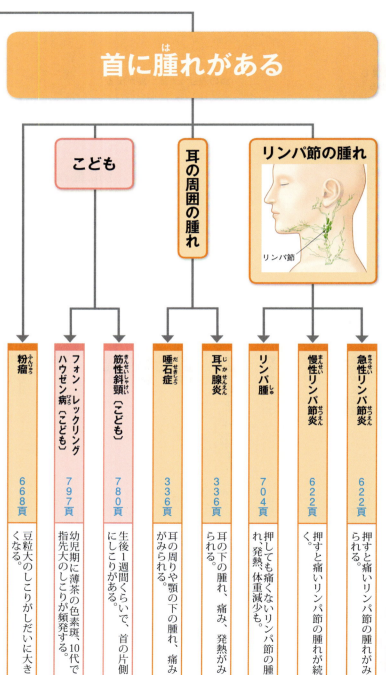

首のこりがある

- 破傷風《はしょうふう》（649頁）：口が開けにくい、首の張り、顔の筋肉が緊張する。
- 咬耗症《こうもうしょう》（340頁）：奥歯の摩耗、知覚過敏症がみられる。
- 不正咬合《ふせいこうごう》（347頁）：歯の噛み合わせが悪いために首がこる。

項部（うなじ）の硬直

- くも膜下出血《まくかしゅっけつ》（261頁）：激しい頭痛、意識障害、痙攣がみられる。
- 髄膜炎《ずいまくえん》（272頁）：発熱、寒け、激しい頭痛、吐き気、痙攣など。

頭痛がある

- 眼精疲労《がんせいひろう》（292頁）：目の疲れ・痛み、頭痛、まぶたの痙攣、肩こりなど。
- 緊張型頭痛《きんちょうがたずつう》（259頁）：頭痛、首筋や肩のこりがみられる。

首に痛みがある

- 亜急性甲状腺炎《あきゅうせいこうじょうせんえん》（367頁）：のどのしこりや痛み、痛みは左右に移動することも。
- 寝《ね》ちがえ（——）：首の痛み、ある方向に首を向けられない。

肩こりもある

- 頸椎椎間板《けいついついかんばん》ヘルニア（369頁）：首のこりや痛み、後頭部の痛み、肩こり、めまいも。
- 変形性頸椎症《へんけいせいけいついしょう》（370頁）：首や肩のこり・痛み、腕のしびれがみられる。
- 頸椎捻挫《けいついねんざ》（むち打《う》ち損傷《そんしょう》）（371頁）：うなじの痛み・熱感、背中の痛み、頭痛、めまいも。

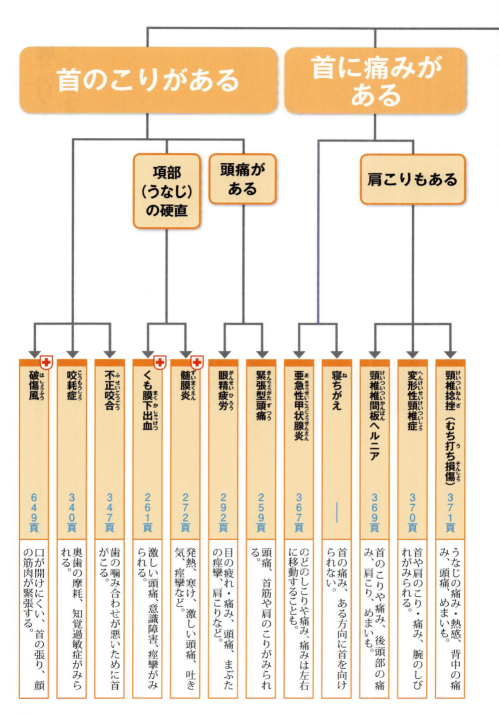

肩こり・肩の痛み

どのような肩こり・肩の痛みですか？

日常的な肩こりは、肩から背中にわたる僧帽筋の緊張によって起こる血流の停滞や乳酸の蓄積がおもな原因と考えられています。

診療は **整形外科**

肩のこり・痛み

肩から手にかけてしびれがみられる

- **頸椎症性神経根症《けいついしょうせいしんけいこんしょう》** 370頁
  腕から指先までに痛み・しびれ、腕の力が弱くなることも。
- **頸椎症性脊髄症《けいついしょうせいせきずいしょう》** 370頁
  全身にしびれ・動きがぎこちない、排尿困難、便秘など。
- **頸椎後縦靭帯骨化症《けいついこうじゅうじんたいこっかしょう》** 540頁
  手足のしびれ、脚が突っ張り歩きにくい、排尿障害も。
- **胸郭出口症候群《きょうかくでぐちしょうこうぐん》** 536頁
  腕のしびれ、首が重い、肩のこわばり・痛みがみられる。
- **腕神経叢麻痺《わんしんけいそうまひ》** 551頁
  肩から指にかけて麻痺、動かせないこともある。
- **動揺肩《どうようがた》** 431頁
  肩関節の脱臼や不安感・痛み、腕のしびれがみられる。
- **脊髄腫瘍《せきずいしゅよう》** 677頁
  背中や首の痛み、手足の感覚障害、麻痺がみられる。
- **脊髄空洞症《せきずいくうどうしょう》** 602頁
  腕や肩の筋肉の萎縮・温痛覚障害がみられる。

慢性的な肩こり

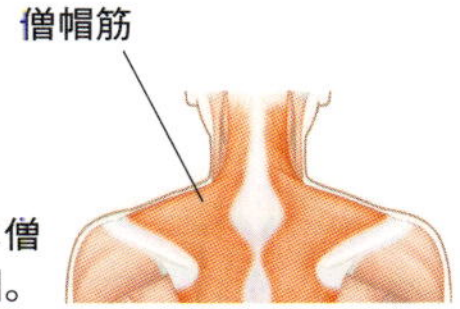

日常的な肩こりは僧帽筋の緊張が原因。

夜間に肩が痛む

頭痛をともなう

症状	頁	特徴
心因性《しんいんせい》の肩《かた》こり	―	不安、恐怖感、緊張、息苦しさが原因で起こる。
肩《かた》の筋肉《きんにく》の疲労《ひろう》	―	同じ姿勢を続けたり、不自然な姿勢による肩こりがある。
なで肩《がた》	―	頭を支える筋肉が弱く、肩こりとして現れる。
頸肩腕症候群《けいけんわんしょうこうぐん》	430頁	原因のわからない肩の痛み・こわばり・つっぱりがある。
狭心症《きょうしんしょう》	407頁	強い胸の痛み、左肩のこりが前触れとして起こる。
野球肩《やきゅうがた》	432頁	肩関節や周囲の痛みがみられる。
手根管症候群《しゅこんかんしょうこうぐん》	552頁	手のひらのしびれ・痛み、ものをつかめなくなる。
五十肩《ごじゅうがた》	430頁	肩を動かすと痛み、痛みは夜から朝に強くなる。
眼精疲労《がんせいひろう》	292頁	目の疲れ・痛み、頭痛、まぶたの痙攣がみられる。
緊張型頭痛《きんちょうがたずつう》	259頁	頭痛、首筋や肩のこりがみられる。
頸椎捻挫《けいついねんざ》（むち打《う》ち損傷《そんしょう》）	371頁	うなじの痛み・熱感、背中の痛み、頭痛、めまいなど。
頸椎椎間板《けいついついかんばん》ヘルニア	369頁	首のこりや痛み、後頭部の痛み、肩こり、めまいなど。

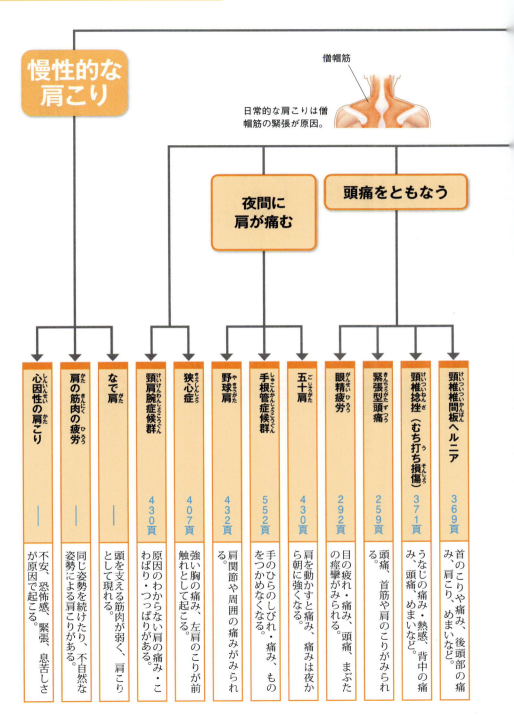

胸の痛み

▼どのような胸の痛みですか？

胸部には生命維持に欠かせない心臓や肺が存在するほか、食道もあります。そのため、胸の痛みは、重大な病気の症状のことがあります。

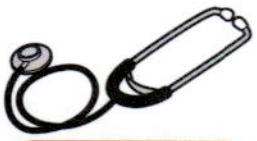

診療は 内科

胸骨の後ろの痛み

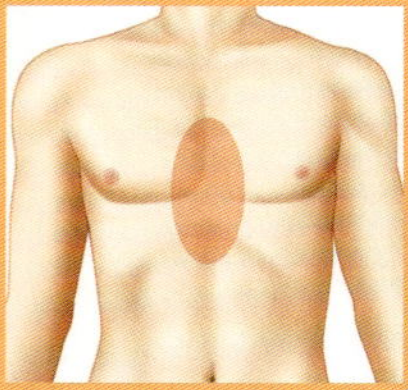

締め付けられるような強い胸痛

- 30分以上続く → **急性心筋梗塞《きゅうせいしんきんこうそく》** 410頁
  締め付けられるような強い胸痛、冷や汗、吐き気、呼吸困難も。
- 数秒から数分続く → **狭心症《きょうしんしょう》** 407頁
  締め付けられるような強い胸痛、左肩の肩こりなど。

呼吸困難がある

- **肺塞栓症《はいそくせんしょう》** 399頁
  突然の呼吸困難、胸痛、過呼吸、息切れ、咳、血痰など。

胸焼けや吐き気がある

- **食道裂孔《しょくどうれっこう》ヘルニア** 460頁
  胸焼け、胸のつかえ感、嚥下障害、胸痛がみられる。
- **逆流性食道炎《ぎゃくりゅうせいしょくどうえん》** 380頁
  ひどい胸焼け、食物が通りにくい、吐血、貧血など。

突然の強い胸痛

呼吸困難がある

- **自然気胸《しぜんききょう》** 402頁
  突然の胸痛、息切れ、呼吸困難がみられる。

背部まで痛む

- **解離性大動脈瘤《かいりせいだいどうみゃくりゅう》** 427頁
  前胸部から肩、背部までの強い痛み、失神、手足の麻痺、腹痛など。

帯状に痛む

- **帯状疱疹《たいじょうほうしん》** 672頁
  帯状の発疹、水ぶくれ、神経痛のような痛みなど。

動悸をともなう

動いたときに息切れ

- **大動脈弁狭窄症《だいどうみゃくべんきょうさくしょう》** 423頁
  動いたときの息切れ、呼吸困難、胸痛がみられる。

胸焼けや吐き気

広範囲にわたる胸痛

- **急性膵炎《きゅうせいすいえん》** 478頁
  上腹部から背中、肩に痛み、嘔吐、発熱、下痢など。
- **消化性潰瘍《しょうかせいかいよう》** 449頁
  吐血、黒色便、貧血、冷や汗、背中や胸の痛みなど。

腹痛もともなう

- **急性胆嚢炎《きゅうせいたんのうえん》** 476頁
  吐き気、上腹部痛、悪寒、高熱がみられる。
- **胆石症《たんせきしょう》** 475頁
  右わき腹から胸部の激しい痛み、腹部膨満感、吐き気など。

咳《せき》をともなう

- **肋間神経痛《ろっかんしんけいつう》** 428頁
  片側の背中や胸の突き刺すような痛み、呼吸にともなう胸痛など。

打撲などの原因

- **肋骨骨折《ろっこつこっせつ》** 429頁
  咳や深呼吸で胸の痛み、呼吸困難がみられる。

呼吸困難がある

- **肺炎《はいえん》** 391頁
  発熱、頭痛、悪寒、関節痛、倦怠感、呼吸困難、咳、痰など。
- **胸膜炎《きょうまくえん》** 405頁
  胸痛、呼吸困難、発熱、咳、痰がみられる。
- **心膜炎《しんまくえん》** 415頁
  咳や深呼吸時、横になると起こる胸痛がみられる。

脈が乱れる

- **不整脈《ふせいみゃく》** 412頁
  頻脈で動悸、息切れ、胸痛、めまい、失神など。
- **肥大型心筋症《ひだいがたしんきんしょう》** 419頁
  動悸、胸痛、めまい、脈の乱れがみられる。

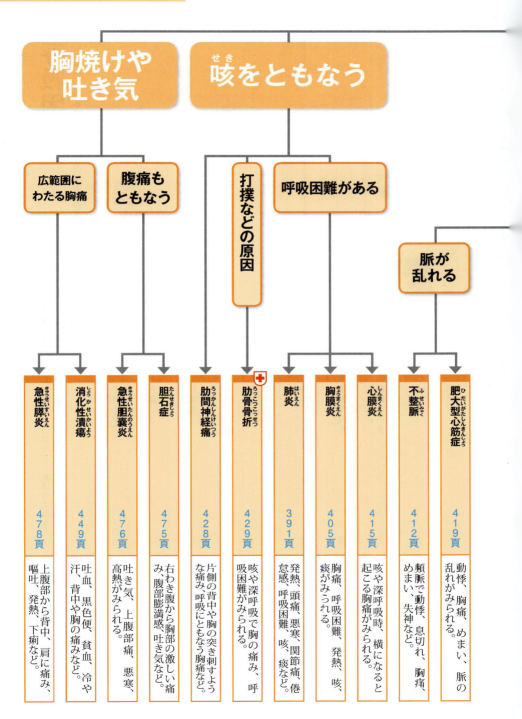

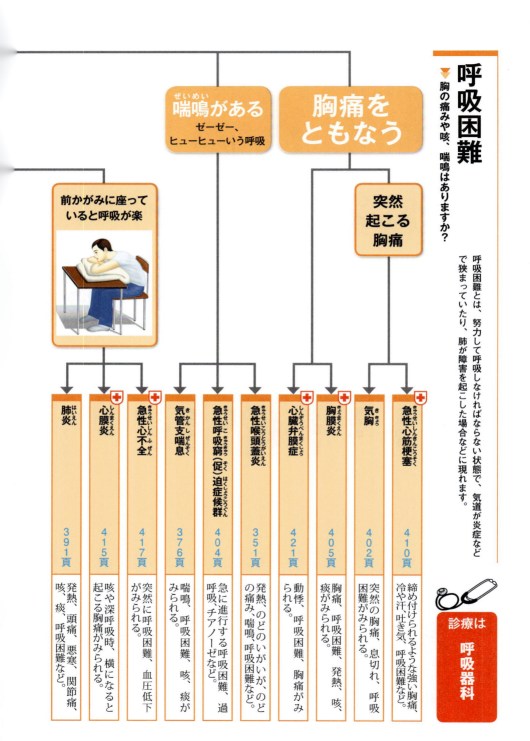

呼吸困難

胸の痛みや咳、喘鳴はありますか？

呼吸困難とは、努力して呼吸しなければならない状態で、気道が炎症などで狭まっていたり、肺が障害を起こした場合などに現れます。

診療は　呼吸器科

胸痛をともなう

突然起こる胸痛

急性《きゅうせい》心筋梗塞《しんきんこうそく》
410頁
締め付けられるような強い胸痛、冷や汗、吐き気、呼吸困難など。

気胸《ききょう》
402頁
突然の胸痛、息切れ、呼吸困難がみられる。

胸膜炎《きょうまくえん》
405頁
胸痛、呼吸困難、発熱、咳、痰がみられる。

心臓弁膜症《しんぞうべんまくしょう》
421頁
動悸、呼吸困難、胸痛がみられる。

喘鳴《ぜいめい》がある

ゼーゼー、ヒューヒューいう呼吸

急性喉頭蓋炎《きゅうせいこうとうがいえん》
351頁
発熱、のどのいがいが、のどの痛み、喘鳴、呼吸困難など。

急性《きゅうせい》呼《こ》吸窮《きゅうきゅう》(促《そく》)迫症候群《はくしょうこうぐん》
404頁
急に進行する呼吸困難、過呼吸、チアノーゼなど。

気管支喘息《きかんしぜんそく》
376頁
喘鳴、呼吸困難、咳、痰がみられる。

前かがみに座っていると呼吸が楽

急性心不全《きゅうせいしんふぜん》
417頁
突然に呼吸困難、血圧低下がみられる。

心膜炎《しんまくえん》
415頁
咳や深呼吸時、横になると起こる胸痛がみられる。

肺炎《はいえん》
391頁
発熱、頭痛、悪寒、関節痛、咳、痰、呼吸困難など。

- **疲労や精神的ストレスがある**
  - **心身症《しんしんしょう》** 719頁
    呼吸困難、胸痛、腹痛、吐き気、頭痛がみられる。
- **倦怠感がある**
  - **急性骨髄性白血病《きゅうせいこつずいせいはっけつびょう》** 702頁
    倦怠感、動悸、息切れ、発熱、出血しやすい、脾臓の腫れなど。
  - **鉄欠乏性貧血《てつけつぼうせいひんけつ》** 616頁
    倦怠感、動悸、息切れ、立ちくらみ、頭痛、集中力の低下など。
- **睡眠中に起こる**
  - **睡眠《すいみん》時《じ》無《む》呼《こ》吸症候群《きゅうしょうこうぐん》** 363頁
    いびき、睡眠中に呼吸が止まる、昼間の強い眠気など。
  - **低換《ていかん》気《き》症候群《しょうこうぐん》** 400頁
    息苦しい、呼吸困難、不眠、昼間の眠気など。
- **咳《せき》をともなう**
  - **慢性心《まんせいしん》不《ふ》全《ぜん》** 417頁
    脚のむくみ、呼吸困難、動悸、咳、全身倦怠感など。
  - **サルコイドーシス** 629頁
    乾性の咳、呼吸困難、胸痛、目のかすみなど。
  - **過呼吸**（呼吸しすぎる）
    - **過換《かかん》気《き》症候群《しょうこうぐん》** 400頁
      過呼吸、呼吸困難、めまい、手足のしびれ、痙攣、パニック状態など。
    - **肺塞栓症《はいそくせんしょう》** 399頁
      突然の呼吸困難、胸痛、息切れ、過呼吸、咳、血痰など。
  - **のどに異物**
    - **気道《きどう》の異物《いぶつ》** ―
      激しい咳、呼吸困難もみられる。
  - **労作時呼吸困難**（動いたときに起こる呼吸困難）
    - **間質性肺炎《かんしつせいはいえん》** 394頁
      乾いた咳、運動時の息切れ、呼吸困難など。
    - **COPD《シーオーピーディー》（慢性閉塞性肺疾患）** 386頁
      運動すると息切れ、呼吸困難、咳・痰が長引く。

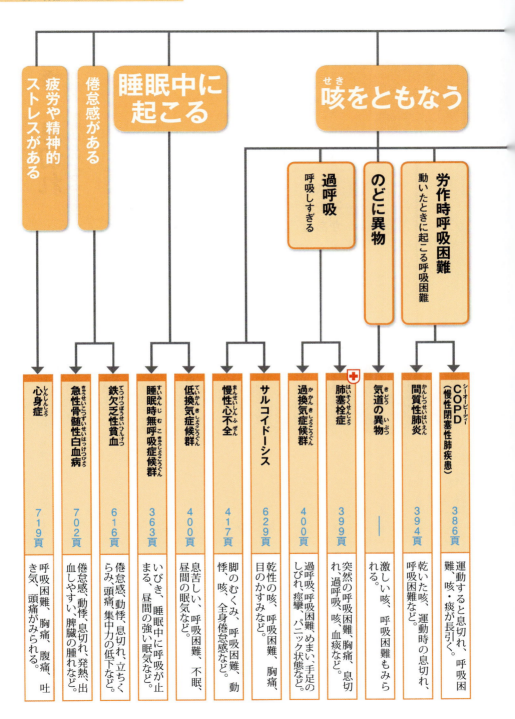

動悸・息切れ

脈の速さ・呼吸はどのような状態ですか？

脈が乱れるとドキドキと心臓の鼓動を感じたり（動悸）、息が止まりそうな苦しさを感じることがあります。

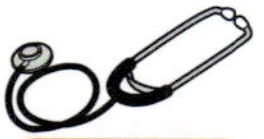

診療は 循環器内科

動悸《どうき》

心臓がドキドキする

- **頻脈** 脈が速くなる
  - **期外収縮《きがいしゅうしゅく》** 412頁 — のどや胸の違和感、動悸、息切れがみられる。
  - **発作性上室性頻拍《ほっさせいじょうしつせいひんぱく》** 413頁 — 動悸、めまい、息切れ、失神がみられる。
  - **心房細動《しんぼうさいどう》** 412頁 — 動悸、めまい、息切れがみられる。
- **からだを動かしたときに呼吸困難**
  - **心臓弁膜症《しんぞうべんまくしょう》** 421頁 — 動悸、動いたときの呼吸困難、胸痛がみられる。
  - **慢性心不全《まんせいしんふぜん》** 417頁 — 脚のむくみ、呼吸困難、動悸、咳、全身倦怠感など。
- **強い不安感がある**
  - **心臓神経症《しんぞうしんけいしょう》** 416頁 — 手足のしびれ、耳鳴り、頭痛、不安、呼吸が速くなり息苦しいなど。
  - **不安症《ふあんしょう》** 711頁 — 動悸、息切れ、めまい、吐き気、発汗がみられる。
- （その他）
  - **バセドウ病《びょう》** 365頁 — 甲状腺の腫れ、動悸、目が出てくる、手の震え、発汗など。
  - **鉄欠乏性貧血《てつけつぼうせいひんけつ》** 616頁 — 倦怠感、動悸、息切れ、立ちくらみ、頭痛、集中力の低下など。
  - **褐色細胞腫《かっしょくさいぼうしゅ》** 596頁 — 頭痛、動悸、発汗、体重減少、高血圧、手足の冷えなど。

息切れ

息が止まりそうで苦しい

呼吸しにくくて息切れ

- 過換気症候群《かかんきしょうこうぐん》 400頁 — 呼吸が増え息苦しい、呼吸困難、めまい、手足のしびれなど。
- 気胸《ききょう》 402頁 — 突然の胸痛、息切れ、呼吸困難がみられる。

咳がある

- 肺《はい》がん 683頁 — 咳、痰、血痰、胸部痛、背部痛、呼吸困難がみられる。
- 膿胸《のうきょう》 405頁 — 悪寒、高熱、胸痛、咳、膿性の痰、息切れ、呼吸困難など。
- 縦隔気腫《じゅうかくきしゅ》 406頁 — 激しい咳や嘔吐感、胸部の不快感や圧迫感、息苦しいなど。

からだを動かしたときに息切れ

咳がある

- 膠原病性間質性肺炎《こうげんびょうせいかんしつせいはいえん》 396頁 — 乾いた咳、動いたときの息切れ、呼吸困難、胸痛、発熱など。
- 肺塞栓症《はいそくせんしょう》 399頁 — 突然の呼吸困難、胸痛、過呼吸、不安感、動いたときの息切れなど。
- 間質性肺炎《かんしつせいはいえん》 394頁 — 乾いた咳、動いたときの息切れがみられる。
- COPD《シーオーピーディー》（慢性閉塞性肺疾患） 386頁 — 動いたときの息切れ、長引く咳・痰、呼吸困難など。

徐脈

脈が遅くなる

- アダムス・ストークス症候群《しょうこうぐん》 414頁 — 動悸、めまい、失神、痙攣がみられる。
- 洞不全症候群《どうふぜんしょうこうぐん》 414頁 — 頻脈の後の除脈で、一時的に心臓が止まり、ふらつき、失神など。
- 房室《ぼうしつ》ブロック 413頁 — 脈が遅くなり息切れ、失神がみられる。

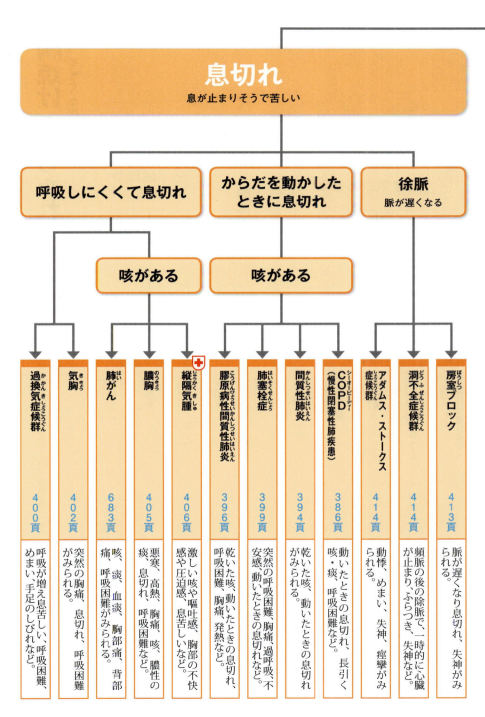

胸焼け・胃もたれ

▼どのような状態ですか？

胸焼け、げっぷ、胃もたれは、日常的に起こる症状ですが、頻繁であったり、程度が強い場合は、いちど受診しておきましょう。

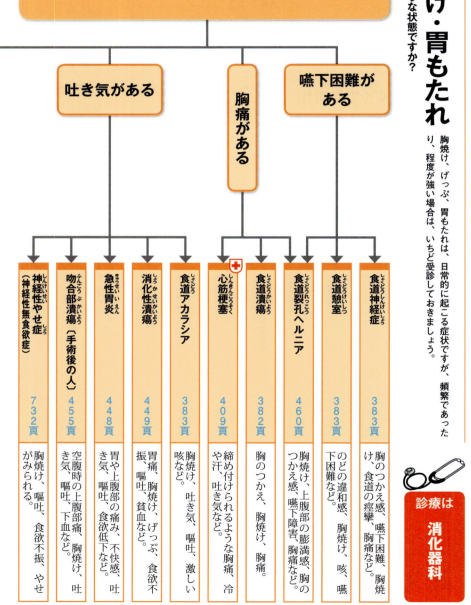

診療は **消化器科**

胸焼けがある

嚥下困難がある

- **食道神経症《しょくどうしんけいしょう》** 383頁
  胸のつかえ感、嚥下困難、胸焼け、食道の痙攣、胸痛など。
- **食道憩室《しょくどうけいしつ》** 383頁
  のどの違和感、胸焼け、咳、嚥下困難など。
- **食道裂孔《しょくどうれっこう》ヘルニア** 460頁
  胸焼け、上腹部の膨満感、胸のつかえ感、嚥下障害、胸痛など。

胸痛がある

- **食道裂孔《しょくどうれっこう》ヘルニア** 460頁
- **食道潰瘍《しょくどうかいよう》** 382頁
  胸のつかえ、胸焼け、胸痛。
- **心筋梗塞《しんきんこうそく》** (+) 409頁
  締め付けられるような胸痛、冷や汗、吐き気など。

吐き気がある

- **食道《しょくどう》アカラシア** 383頁
  胸焼け、吐き気、嘔吐、激しい咳など。
- **消化性潰瘍《しょうかせいかいよう》** 449頁
  胃痛、胸焼け、げっぷ、食欲不振、嘔吐、貧血など。
- **急性胃炎《きゅうせいいえん》** 448頁
  胃や上腹部の痛み、不快感、吐き気、嘔吐、食欲低下など。
- **吻合部潰瘍《ふんごうぶかいよう》〈手術後の人〉** 455頁
  空腹時の上腹部痛、胸焼け、吐き気、嘔吐、下血など。
- **神経性《しんけいせい》やせ症《しょう》（神経性無食欲症）** 732頁
  胸焼け、嘔吐、食欲不振、やせがみられる。

胃もたれがある

げっぷはない

- **慢性胃炎《まんせいいえん》** 449頁
  胃の不快感、食欲不振、胃もたれなど。
- **低酸症《ていさんしょう》／無酸症《むさんしょう》** 453頁
  胃もたれ、食欲不振、下痢、貧血、むくみなど。

げっぷがある

- **胃神経症《いしんけいしょう》** 458頁
  胃もたれ、げっぷ、吐き気、下痢、体重減少など。
- **胃下垂《いかすい》** 452頁
  胃もたれ、げっぷ、腰痛、吐き気、食欲不振、肌荒れなど。

げっぷが出る

胸焼けはない

- **胃拡張《いかくちょう》（胃《い》アトニー）** 452頁
  げっぷ、食欲不振、嘔吐がみられる。
- **空気嚥下症《くうきえんげしょう》** 454頁
  上腹部の膨満感、左上腹部や左腹部の痛み、放屁など。

胸焼けがある

- **胃酸過多症《いさんかたしょう》** 453頁
  胸焼け、げっぷなど。
- **胃《い》がん** 688頁
  食後にみぞおちの鈍痛、胃もたれ、胸焼け、げっぷなど。

- **機能性《きのうせい》ディスペプシア** 458頁
  食後の膨満感、みぞおちの痛み、胸焼けなど。
- **逆流性食道炎《ぎゃくりゅうせいしょくどうえん》** 380頁
  ひどい胸焼け、しみる感じ、食物のつかえ感。吐血、貧血も。

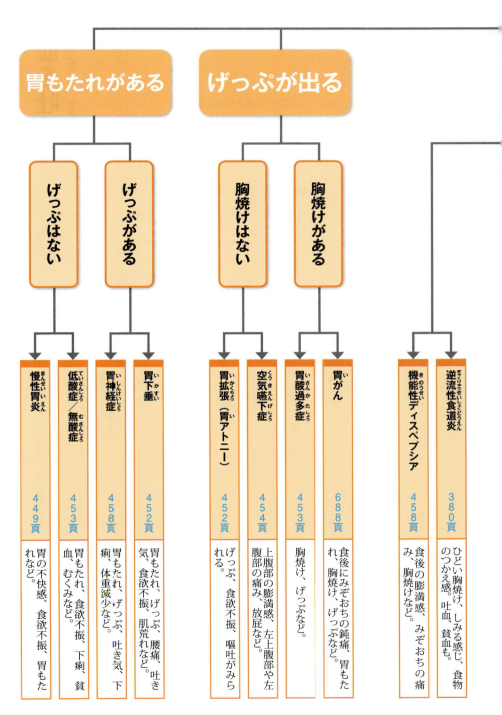

血を吐く

咳や痰、吐き気はありますか？

血を吐くと、びっくりしてパニックに陥りますが、それが呼吸器からか、消化器からなのかを判断して受診してください。

喀血《かっけつ》

咳とともに気管や肺から血を吐く

- 鼻血が出た
  - **鼻出血《びしゅっけつ》** 332頁
    鼻血を飲み込んで吐くこともある。
- 咳、痰がある
  - **肺結核《はいけっかく》** 388頁
    長引く咳・痰、発熱、倦怠感、体重減少など。
  - **非結核性《ひけっかくせい》（非定型《ひていけい》）抗酸菌症《こうさんきんしょう》** 385頁
    慢性的な咳、痰がみられる。
  - 胸痛がある
    - **肺吸虫症《はいきゅうちゅうしょう》** 398頁
      咳、血痰、肺の痛み、喀血がみられる。
    - **肺《はい》がん** 683頁
      咳、痰、血痰、胸部痛、背部痛、呼吸困難など。
    - ✚ **肺塞栓症《はいそくせんしょう》** 399頁
      突然の呼吸困難、胸痛、過呼吸、咳、血痰など。
    - ✚ **胸部大動脈瘤《きょうぶだいどうみゃくりゅう》** 426頁
      咳、呼吸困難、嚥下障害、声がれ、喀血、胸痛など。
    - ✚ **肋骨骨折《ろっこつこっせつ》** 429頁
      咳や深呼吸で痛み、呼吸困難、血胸、気胸など。
  - 呼吸困難がある
    - **肺炎《はいえん》** 391頁
      発熱、頭痛、悪寒、関節痛、倦怠感、咳、痰、呼吸困難など。
    - **気管支拡張症《きかんしかくちょうしょう》** 379頁
      咳、膿性の痰、血痰、喀血、発熱、呼吸困難など。

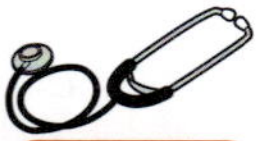

診療は
呼吸器科
消化器科

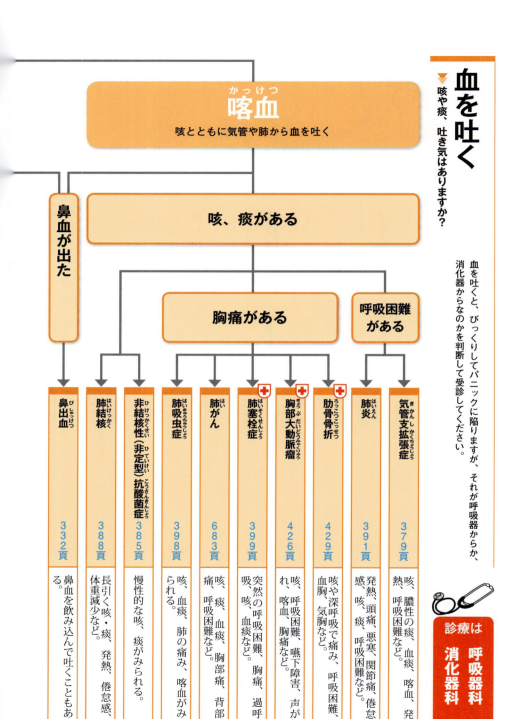

吐血

食道や胃から血を吐く

- 血友病《けつゆうびょう》〔こども〕 798頁
  出血を繰り返す、血尿、吐血がみられる。
- 食事が飲み込みにくい
  - 食道《しょくどう》がん 687頁
    胸のつかえ感、酒や酢がしみる、胸痛、声がれがみられる。
- 検査で肝機能の低下
  - 肝硬変《かんこうへん》 465頁
    倦怠感、黄疸、クモ状血管腫、女性化乳房、歯肉出血など。
  - ✚ 食道静脈瘤《しょくどうじょうみゃくりゅう》 384頁
    破裂すると吐血、下血、出血性ショックなど。
- 吐き気がある
  - 飲酒後に嘔吐
    - マロリー・ワイス症候群《しょうこうぐん》 384頁
      繰り返す嘔吐、吐血、下血、みぞおちの痛みなど。
  - 腹痛がある
    - 胃《い》がん 688頁
      食後にみぞおちの鈍痛、胃もたれ、胸焼け、げっぷなど。
    - 急性胃炎《きゅうせいいえん》 448頁
      胃や上腹部の急な痛み、不快感、吐き気、嘔吐、食欲低下など。
    - バッド・キアリ症候群《しょうこうぐん》 472頁
      腹痛、吐血、肝臓の腫れ、腹水がみられる。
  - 胸焼けがある
    - 消化性潰瘍《しょうかせいかいよう》 449頁
      腹痛、胃痛、胸焼け、吐き気、吐血、下血、貧血など。
    - 逆流性食道炎《ぎゃくりゅうせいしょくどうえん》（胃食道逆流症） 380頁
      ひどい胸焼け、しみる感じ、食物のつかえ感。吐血、貧血も。
    - 食道潰瘍《しょくどうかいよう》 382頁
      胸のつかえ、胸焼け、胸痛がみられる。
    - 食道裂孔《しょくどうれっこう》ヘルニア 460頁
      胸焼け、上腹部の膨満感、胸のつかえ感、嚥下障害、胸痛など。

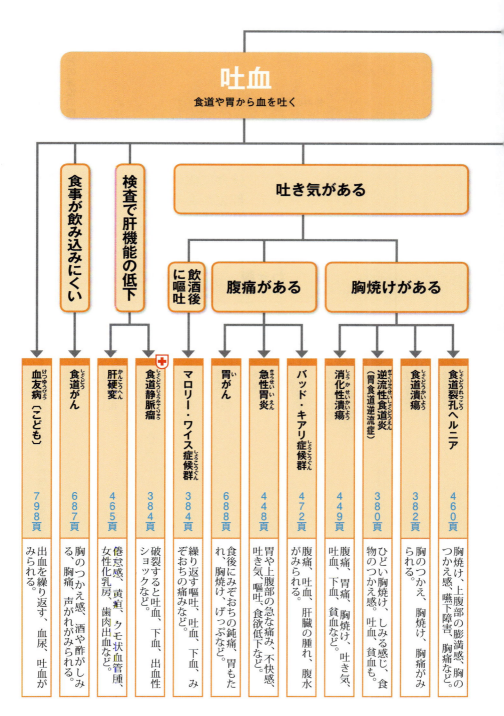

背中の痛み・腰の痛み

▼どの部位の痛みですか?

背中や腰の痛みは、脊椎に関係することが多いのですが、内臓の障害が感覚神経を刺激して関連痛として現れることもあります。

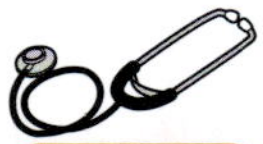

診療は 整形外科

背部痛

背中の痛みがある

- **脊髄腫瘍《せきずいしゅよう》**（677頁）背中や首の痛み、手足の感覚障害、筋力低下、排泄障害など。
- **頸椎椎間板《けいついついかんばん》ヘルニア**（369頁）首のこり・痛み、目の疲れ、耳鳴り、めまい、手のしびれなど。
- **変形性頸椎症《へんけいせいけいついしょう》**（370頁）首や肩のこり・痛み、腕の痛みやしびれ、歩行障害など。

ほかに痛い部位がある

- **首のこり**
  - **脊髄腫瘍《せきずいしゅよう》**（677頁）
  - **頸椎椎間板《けいついついかんばん》ヘルニア**（369頁）
  - **変形性頸椎症《へんけいせいけいついしょう》**（370頁）
- **わき腹**
  - **尿管結石《にょうかんけっせき》**（524頁）血尿、背中からわき腹に突然の強い痛み、冷や汗、残尿感など。
  - **脾腫《ひしゅ》**（447頁）左上腹部や背中の痛み、膨満感、呼吸困難など。
  - **帯状疱疹《たいじょうほうしん》**（672頁）帯状の発疹、水ぶくれ、神経痛のような痛みなど。

（その他）

- **脊柱後弯症《せきちゅうこうわんしょう》（円背、亀背）**（433頁）背中が円くなる、背部痛のことも。
- **脊髄梗塞《せきずいこうそく》**（433頁）背中の痛み、手足や両足の麻痺、感覚異常、排泄障害など。
- **脊髄損傷《せきずいそんしょう》**（433頁）背中の痛み、しびれ、脱力、感覚の消失、排泄障害など。
- **肋骨骨折《ろっこつこっせつ》**（429頁）咳や深呼吸で胸の痛み、呼吸困難など。

次ページに続く

腰痛がある

激しい腰痛

- 腰をひねった → **腰《よう》部《ぶ》捻《ねん》挫《ざ》** 440頁
  激しい腰の痛みがみられる。
- **腰《よう》椎《つい》椎《つい》間《かん》板《ばん》ヘルニア** 437頁
  激しい腰痛または腰の鈍痛で手足のしびれを繰り返すなど。
- **ぎっくり腰《ごし》** 436頁
  突然の腰の激痛がみられる。

背中から腰にかけての痛みがある

- **脊《せき》椎《つい》圧《あっ》迫《ぱく》骨《こっ》折《せつ》** 434頁
  背中から腰にかけて強い痛みがみられる。
- **強《きょう》直《ちょく》性《せい》脊《せき》椎《つい》炎《えん》** 441頁
  背中や腰が重い感じ、腰痛、脚の痛みなど。

突然の激痛

- **腹《ふく》部《ぶ》大《だい》動《どう》脈《みゃく》瘤《りゅう》** ✚ 461頁
  腰痛、腹痛、背部痛、出血性ショックなど。
- **解《かい》離《り》性《せい》大《だい》動《どう》脈《みゃく》瘤《りゅう》** ✚ 427頁
  前胸部、肩、背中にかけての強い痛み、失神、手足の麻痺など。
- **化《か》膿《のう》性《せい》脊《せき》椎《つい》炎《えん》** 441頁
  急な激しい背部痛や腰痛、発熱など。

腹痛・吐き気をともなう腰痛

- **腎《じん》梗《こう》塞《そく》** 442頁
  血尿、腰背部痛。吐き気や嘔吐のことも。
- **消《しょう》化《か》性《せい》潰《かい》瘍《よう》** 449頁
  腹痛、胃痛、胸焼け、吐き気、吐血、下血、貧血など。
- **急《きゅう》性《せい》膵《すい》炎《えん》** 478頁
  上腹部から背中、肩にかけて激痛、嘔吐、発熱、下痢など。

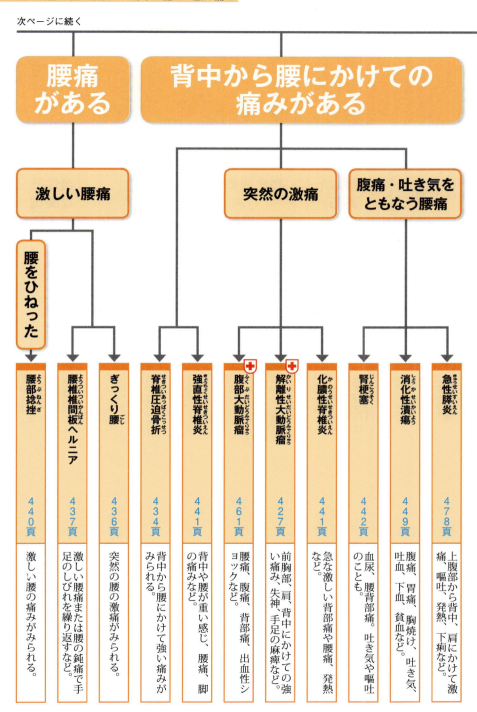

腰痛がある

女性

月経時に強くなる腰痛

月経困難症《げっけいこんなんしょう》 746頁
下腹部の張りと痛み、腰痛、肩こり、吐き気、頭痛、むくみなど。

子宮内膜症《しきゅうないまくしょう》 748頁
激しい腹痛と腰痛、頭痛、吐き気、のぼせ、むくみなど。

発熱がある

急性腎盂腎炎《きゅうせいじんうじんえん》 443頁
高熱、むかつき、嘔吐、全身倦怠感、腰痛、残尿感など。

腎周囲炎《じんしゅういえん》 446頁
発熱、腰痛、腎臓の腫れがみられる。

わき腹の痛みもある

腎下垂《じんかすい》（遊走腎《ゆうそうじん》） 442頁
わき腹痛、腰痛、むかつき、嘔吐、食欲不振など。

水腎症《すいじんしょう》 446頁
わき腹から腰、下腹部の痛み、違和感など。

単純性腎嚢胞《たんじゅんせいじんのうほう》 445頁
腰痛、高血圧、血尿がみられる。

間欠性跛行

休むとまた歩けるようになる

腰部脊柱管狭窄症《ようぶせきちゅうかんきょうさくしょう》 438頁
腰痛、間欠性跛行、脚のしびれなど。

変性《へんせい》すべり症《しょう》 439頁
腰痛、間欠性跛行、中年女性に多い。

慢性的な腰痛

心因性腰痛《しんいんせいようつう》 438頁
慢性的な腰痛、抑うつがみられる。

慢性腰痛症《まんせいようつうしょう》 436頁
鈍い腰の痛みが続く。

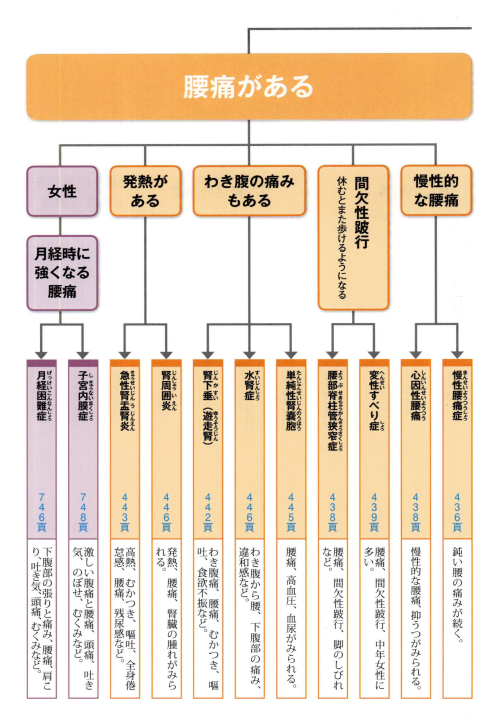

おなかが痛い

▼どの部位の痛みですか？

腹痛は、日常的に起こる症状ですが、原因となる病気にはさまざまなものがあります。我慢できない痛みの場合には、速やかに受診してください。

175ページまで続く

みぞおちあたりの腹痛

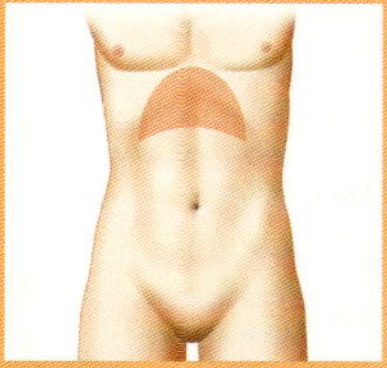

鈍痛や不快感

- **胃《い》がん** 688頁
  みぞおちの鈍い痛み、胃もたれ、胸焼け、げっぷ、吐き戻し。
- **胃神経症《いしんけいしょう》** 458頁
  上腹部のもたれ、不快感、吐き気・嘔吐。検査でも原因がわからない。
- **機能性《きのうせい》ディスペプシア** 458頁
  食後の膨満感、みぞおちの痛み、灼熱感。検査でも原因がわからない。

強い痛み

- **胃痙攣《いけいれん》** 452頁
  みぞおちに刺すような痛み。実際に、胃は痙攣していない。

吐き気・嘔吐がある

- **逆流性食道炎《ぎゃくりゅうせいしょくどうえん》（胃食道逆流症）** 380頁
  強い胸焼け、飲み込みにくい、吐血、貧血、声がれなど。
- **アニサキス症《しょう》** 459頁
  突然の激しい胃痛、蕁麻疹、かゆみ、嘔吐など。
- **腸間膜動脈閉塞症《ちょうかんまくどうみゃくへいそくしょう》** 493頁
  激しい腹痛、嘔吐、血便、冷や汗、脱水症状など。
- **急性胃炎《きゅうせいいえん》** 448頁
  急なみぞおちの痛み、不快感、吐き気、嘔吐、食欲低下。

空腹時や食後に痛む

- **胃潰瘍《いかいよう》** 450頁
  空腹時、食後に胃痛・腹痛、胸焼け、げっぷ、食欲不振、吐き気、嘔吐。

診療は
内科

臍《へそ》周囲の腹痛

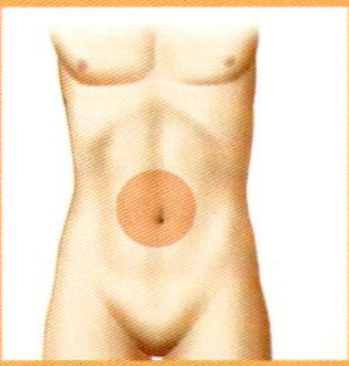

みぞおちあたりの腹痛

黄疸が出る

- **急性胆嚢炎《きゅうせいたんのうえん》** 476頁
  吐き気、上腹部の痛み、悪寒、高熱、黄疸、右上腹部の圧痛。
- **急性胆管炎《きゅうせいたんかんえん》** 476頁
  悪寒、発熱、右上腹部の痛み、吐き気、黄疸など。
- **肝膿瘍《かんのうよう》** 471頁
  高熱、悪寒、右上腹部痛、黄疸、肝臓の腫れ、倦怠感。高齢者に多い。

下痢がある

- **クローン病《びょう》** 490頁
  下痢、腹痛、腹部の腫瘤、発熱、全身倦怠感、血便。10～20歳代に多い。
- **感染性腸炎《かんせんせいちょうえん》** 488頁
  下痢、腹痛、吐き気、嘔吐、発熱、ときに血便も。

空腹時に痛む

- **十二指腸潰瘍《じゅうにしちょうかいよう》** 451頁
  空腹時の腹痛、食事をすると軽くなる。夜間に上腹部痛や背部痛。

広範囲な痛み

- **腹部大動脈瘤《ふくぶだいどうみゃくりゅう》** 461頁
  腰痛、腹痛、腹部のしこりなど。超音波検査などで確認する。
- **胸膜炎《きょうまくえん》** 405頁
  胸痛、呼吸困難、発熱、咳、痰がみられる。
- **膵臓《すいぞう》がん** 693頁
  背部痛、黄疸、体重減少。自覚症状が現れるのが遅い。

吐き気・嘔吐

- **虫垂炎《ちゅうすいえん》** 495頁
  初期に上腹部痛、臍周囲の腹痛、吐き気など。やがて右下腹部痛に。
- **急性膵炎《きゅうせいすいえん》** 478頁
  上腹部から背中、肩にかけての激しい痛み、嘔吐、発熱、下痢。

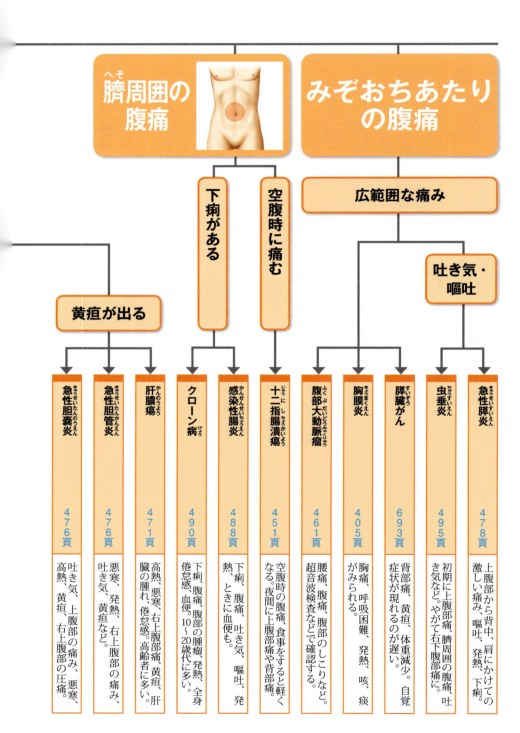

次ページに続く

左わき腹の腹痛

右わき腹の腹痛

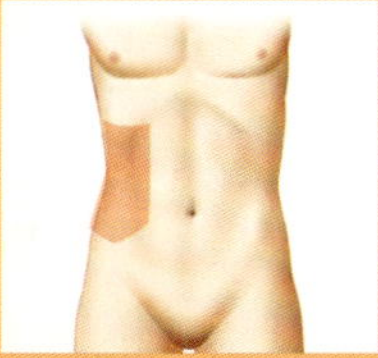

- 左わき腹の腹痛 → 急な痛み
  - → 虚血性大腸炎
  - → 食後に痛み → 胃潰瘍
- 左わき腹の腹痛／右わき腹の腹痛 → 激しい痛み → 尿管結石
- 広範囲の痛み
  - → 慢性心不全
  - → 黄疸が出る → 膵臓がん
- 右わき腹の腹痛 → 黄疸が出る（※黄疸 211頁） → 胆嚢がん／肝がん／うっ血肝
- 右わき腹の腹痛 → 激しい痛みと黄疸が出る → 胆石症
- 右わき腹の腹痛 → 発熱がある → 急性膵炎／急性ウイルス肝炎／急性腹膜炎

虚血性大腸炎《きょけつせいだいちょうえん》 493頁
突然の強い腹痛、下痢、下血。2週間以内に症状が消えることが多い。

胃潰瘍《いかいよう》 450頁
空腹時、食後に胃痛・腹痛、胸焼け、げっぷ、食欲不振、吐き気、貧血。

尿管結石《にょうかんけっせき》 524頁
背中からわき腹にかけての激しい痛み、冷や汗、吐き気、頻尿、血尿。

慢性心不全《まんせいしんふぜん》 417頁
右心不全で脚のむくみ、食欲不振、疲れやすい、右肋骨部の痛みも。

膵臓《すいぞう》がん 693頁
背部痛、黄疸、体重減少。自覚症状が現れるのが遅い。

胆嚢《たんのう》がん 693頁
右わき腹の鈍痛、胆嚢の腫れ、黄疸、食欲不振、吐き気、腹部膨満感。

肝《かん》がん 691頁
肝臓の腫れ、腹水、右上腹部の圧痛・しこり、胸や首に赤い斑点など。

うっ血肝《けっかん》 471頁
軽い黄疸、肝臓の痛み、全身のむくみ、心臓肥大など。

胆石症《たんせきしょう》 475頁
激しい腹痛、腹部膨満感、吐き気、倦怠感、黄疸など。

急性膵炎《きゅうせいすいえん》 478頁
上腹部から背中、肩にかけての激しい痛み、嘔吐、発熱、下痢。

急性《きゅうせい》ウイルス肝炎《かんえん》 462頁
肝臓の腫れ、押すと痛む、発熱、倦怠感、食欲不振、吐き気など。

急性腹膜炎《きゅうせいふくまくえん》 501頁
腹痛、発熱、頻脈、腹部全体の腫れ、ショック症状など。

左わき腹の腹痛

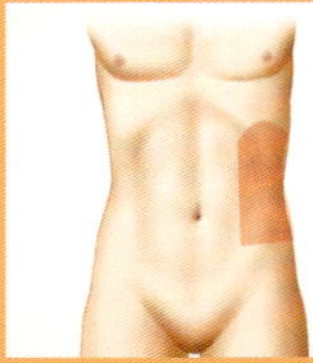

- **女性**
  - 月経困難症《げっけいこんなんしょう》 746頁
    下腹部の張りと痛み、腰痛、肩こり、吐き気、嘔吐、頭痛。
  - 月経前症候群《げっけいぜんしょうこうぐん》（PMS《ピーエムエス》） 745頁
    頭痛、腹痛、腰痛、むくみ、乳房の張り、吐き気、便秘。
  - 卵巣《らんそう》がん 708頁
    腹部膨満感、下腹部痛、圧迫感、下腹部にかたいものを触れる。
  - **急な痛み**
    - 卵巣嚢腫《らんそうのうしゅ》 752頁
      腹部膨満感、腫瘤感、便秘、動悸、息切れ、まれに激しい下腹部痛。
    - 卵管炎《らんかんえん》 753頁
      突然の寒け、高熱、吐き気、嘔吐、下腹部の激痛、おりものの増加。
    - 異所性妊娠《いしょせいにんしん》 760頁
      月経の遅れ、下腹部痛、顔面蒼白、めまい、冷や汗、吐き気、嘔吐、動悸。
- **慢性的な痛み**
  - 慢性胃炎《まんせいいえん》 449頁
    胃の不快感、食欲不振がみられる。
  - **広範囲な痛み**
    - 脾腫《ひしゅ》 447頁
      左上腹部や背中の痛み、腹部膨満感、呼吸困難、吐き気、嘔吐、便秘。
    - 慢性膵炎《まんせいすいえん》 478頁
      腹痛、背部痛、肩痛、倦怠感、下痢、口の渇き、多尿、黄疸。
- **急な痛み**
  - 急性膵炎《きゅうせいすいえん》 478頁
    上腹部から背中、肩にかけての激しい痛み、嘔吐、発熱、下痢。
  - **胸・肩に広がる痛み**
    - 狭心症《きょうしんしょう》 407頁
      締め付けられるような強い胸痛、左肩のこりなど。
    - 心筋梗塞《しんきんこうそく》 409頁
      締め付けられるような強い胸痛、冷や汗、吐き気、嘔吐、呼吸困難。

下腹部の腹痛

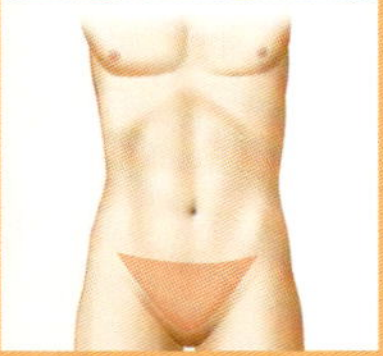

- 左下腹部の痛み
  - 潰瘍性大腸炎《かいようせいだいちょうえん》 492頁 — 繰り返したり続く粘血便、下痢、腹痛、発熱。
- 繰り返す腹痛
  - 過敏性腸症候群《かびんせいちょうしょうこうぐん》 489頁 — 繰り返す下痢や便秘、検査結果には異状がない。
  - 乳児に多い
    - 腸重積症《ちょうじゅうせきしょう》 ✚ 498頁 — ときどき治まる腹痛、嘔吐、血便。
- 強い腹痛
  - 下痢症《げりしょう》 484頁 — 強い腹痛、発熱がみられる。
  - 腸閉塞《ちょうへいそく》（イレウス） ✚ 498頁 — 強い腹痛、吐き気、嘔吐、排便や排ガスの停止、腹鳴など。
- 徐々に痛む
  - 鼠径《そけい》ヘルニア 503頁 — 太ももの付け根の腫れ、痛みがみられる。
- 便秘《べんぴ》 485頁 — 腹部の張り、痛みがみられる。
- 大腸《だいちょう》がん 694頁 — 血便、腹痛、便秘、下痢がみられる。
- 右下腹部の痛み
  - 虫垂炎《ちゅうすいえん》 495頁 — 初期に上腹部痛、臍周囲の腹痛、吐き気など。やがて右下腹部痛に。
  - 大腸憩室症《だいちょうけいしつしょう》 497頁 — 腹痛、発熱、強い下痢、下血がみられる。
  - 男の子に多い
    - メッケル憩室《けいしつ》（出血《しゅっけつ》） 497頁 — 腹痛、嘔吐、発熱、下血がみられる。

腹部膨満感

▼どのように膨れた感じですか？

腹部に膨れを感じることがあります（腹部膨満感）。腹部の膨れは、ガスや液体がたまったり、しこりによって起こります。

診療は 内科

腹部の膨れ

鼓腸（ガスがたまる）
おなかをたたくと音が響く

- **便秘《べんぴ》** 485頁
  腹部の張り、痛みがみられる。
- **腸閉塞《ちょうへいそく》（イレウス）** ✚ 498頁
  強い腹痛、吐き気、嘔吐、排便や排ガスの停止、腹鳴。
- **空《くう》気《き》嚥《えん》下《げ》症《しょう》** 454頁
  上腹部の膨満感、圧迫感、左上腹部や左わき腹の痛み、放屁。

腹水（水がたまる）
姿勢によっておなかの形が変わってみえる

- **急性腹膜炎《きゅうせいふくまくえん》** ✚ 501頁
  腹痛、発熱、頻脈、腹部全体の腫れ、ショック症状など。

むくみがある

- **がん性腹膜炎《せいふくまくえん》** 690頁
  腹水、腹部膨満感、吐き気、嘔吐、腹部のしこりなど。
- **慢性心《まんせいしん》不《ふ》全《ぜん》** 417頁
  脚のむくみ、呼吸困難、動悸、咳、全身倦怠感、食欲不振。
- **ネフローゼ症候群《しょうこうぐん》** 511頁
  強いむくみ、腹水。検査で、たんぱく尿、脂質異常など。
- **バッド・キアリ症候群《しょうこうぐん》** 472頁
  腹水、脾腫、貧血、出血しやすいなど。
- **門脈圧亢進症《もんみゃくあつこうしんしょう》** 472頁
  意識障害、腹水、足のむくみ、肝機能障害など。
- **肝硬変《かんこうへん》** 465頁
  だるさ、黄疸、クモ状血管腫、女性化乳房、腹水、むくみ、皮下出血。

腫瘤《しゅりゅう》

腹部のしこり

下腹部のしこり

- 腎細胞《じんさいぼう》がん　696頁
  腰や背中の痛み、発熱、わき腹のしこり、血尿、食欲不振。
- 急性胆嚢炎《きゅうせいたんのうえん》　476頁
  吐き気、上腹部の痛み、悪寒、高熱、黄疸、右上腹部の圧痛。
- 腹部大動脈瘤《ふくぶだいどうみゃくりゅう》　461頁
  腹部のしこり。健康診断で指摘されることも。
- 大腸《だいちょう》がん　694頁
  結腸がんで血便、腹痛、便秘、下痢など。

女性

- 卵巣《らんそう》がん　708頁
  腹部膨満感、下腹部痛、圧迫感、下腹部にかたいものを触れる。
- 卵巣嚢腫《らんそうのうしゅ》　752頁
  腹部膨満感、腫瘤感、便秘、動悸、息切れ、まれに激しい下腹部痛。
- 子宮筋腫《しきゅうきんしゅ》　747頁
  強い月経痛、月経異常、下腹部のしこりなど。

上腹部のしこり

- 脾腫《ひしゅ》　447頁
  左上腹部や背中の痛み、腹部膨満感、呼吸困難、吐き気、嘔吐、便秘。
- 急性膵炎《きゅうせいすいえん》、慢性膵炎《まんせいすいえん》　478頁
  上腹部から背中、肩にかけての痛み、嘔吐、下痢、腹部の張り。
- 胃《い》がん　688頁
  みぞおちの鈍い痛み、胃もたれ、胸焼け、げっぷ、吐き戻し。
- 肝嚢胞《かんのうほう》　473頁
  腹痛、腹部の張り、発熱、食欲減退など。
- 肝《かん》がん　691頁
  肝臓の腫れ、腹水、右上腹部の圧痛・しこり、黄疸、胸や首に赤い斑点。

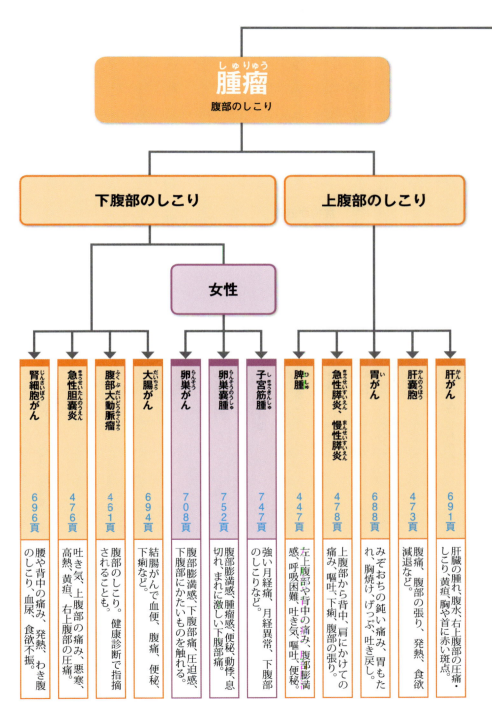

食欲不振

▶どのような状態ですか？

食欲不振は、疲労や精神的ストレスのほかに、消化器疾患、感染症、心疾患など、さまざまな病気の症状としても起こります。

食事しにくいために食欲がない

口の中の痛みがある

- **口内炎《こうないえん》** 334頁 — 口腔粘膜の腫れ、灼熱感、口の中がしみる、口臭。
- **歯肉炎《しにくえん》** 344頁 — 歯肉が赤く腫れ、歯みがきの後の出血、激痛、口臭。
- **舌炎《ぜつえん》** 335頁 — 舌が赤く腫れ、痛み、舌苔、強い口臭がみられる。
- **亜鉛欠乏症《あえんけつぼうしょう》** 592頁 — 口内炎、皮膚炎、脱毛、味覚や嗅覚の障害など。
- **鉄欠乏性貧血《てつけつぼうせいひんけつ》** 616頁 — 倦怠感、動悸、息切れ、立ちくらみ、頭痛、口内炎、嚥下障害。

食物が飲み込みにくい 嚥下障害

- **鉄欠乏性貧血《てつけつぼうせいひんけつ》** 616頁
- **食道《しょくどう》がん** 687頁 — 嚥下障害、つかえ感、胸骨の後ろの痛み、声がれ。
- **食道《しょくどう》アカラシア** 383頁 — 胸焼け、吐き気、嘔吐、嚥下障害がみられる。

- **胃下垂《いかすい》** 452頁 — 食後の胃もたれ、げっぷ、腰痛、吐き気、食欲不振。
- **胃潰瘍《いかいよう》** 450頁 — 空腹時、食後に胃痛・腹痛、胸焼け、げっぷ、食欲不振、吐き気、嘔吐。
- **胆管《たんかん》がん、胆嚢《たんのう》がん** 693頁 — 右わき腹の鈍痛、黄疸、食欲不振、吐き気、腹部膨満感。

診療は 内科

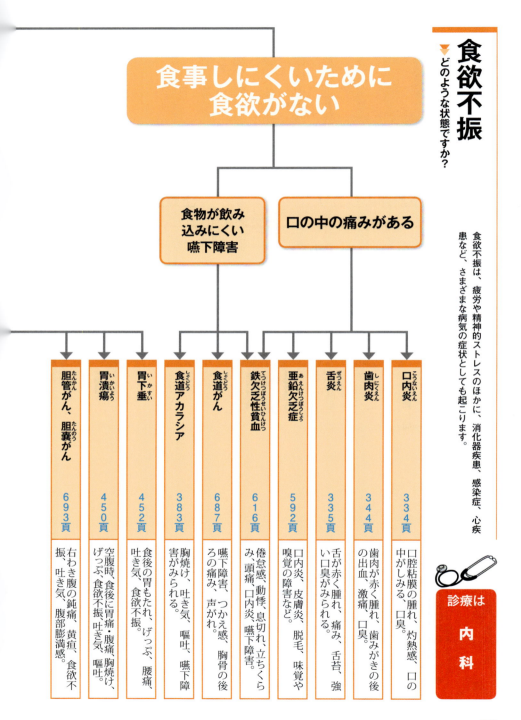

食欲不振

食欲がわかない

- 神経性《しんけいせい》やせ症《しょう》（神経性無食欲症）　732頁
  やせることに執着して、食事を摂れなくなる。食への関心は高い。
- 慢性心不全《まんせいしんふぜん》　417頁
  呼吸困難、動悸、咳、むくみ、倦怠感、食欲不振。
- 下垂体機能低下症《かすいたいきのうていかしょう》　594頁
  寒け、眠気、動作の緩慢、皮膚の乾燥、疲労感、食欲減退。

発熱している

- リンパ腫《しゅ》　704頁
  リンパ節の腫れ、発熱、体重減少、寝汗、食欲不振。
- 全身性《ぜんしんせい》エリテマトーデス　625頁
  蝶形紅斑、発熱、倦怠感、食欲不振、体重減少など。
- 急性《きゅうせい》ウイルス肝炎《かんえん》　462頁
  肝臓の腫れ、押すと痛む、発熱、倦怠感、食欲不振、吐き気など。

腹部に違和感

- 便秘《べんぴ》　485頁
  腹部の張り、痛みがみられる。
- 慢性胃炎《まんせいいえん》　449頁
  胃の不快感、食欲不振がみられる。

吐き気・嘔吐がある

- つわり（悪阻《おそ》）〔女性〕　907頁
  妊娠の徴候で、朝や空腹時の吐き気・嘔吐。
- アジソン病《びょう》　595頁
  倦怠感、体重減少、食欲低下、吐き気、嘔吐、皮膚の色が黒くなる。
- 副甲状腺機能亢進症《ふくこうじょうせんきのうこうしんしょう》　593頁
  口が渇いて水分を多く摂る、尿量増加、便秘、かゆみ、食欲低下、吐き気。
- 腎不全《じんふぜん》　513頁
  倦怠感、集中力の低下、食欲不振、吐き気、むくみ。

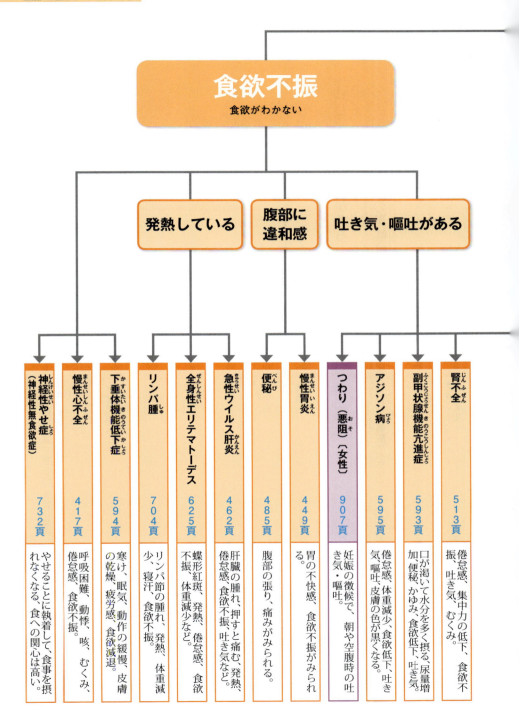

吐き気・嘔吐する

▼どのように起こりましたか?

嘔吐があったときには、吐いたものの中に血液（真っ赤な血、または黒褐色のもの）が混じっていないかにも注意しましょう。

診療は 内科

突然の嘔吐《おうと》

頭痛がある

- 頭蓋内圧亢進《ずがいないあつこうしん》 264頁　早朝に頭痛と噴水のように吐く嘔吐、ものが二重に見える。
- 水頭症《すいとうしょう》 266頁　頭痛、吐き気、嘔吐、意識障害、運動障害など。
- 脳腫瘍《のうしゅよう》 271頁　頭痛、吐き気、嘔吐、痙攣、呼吸や意識の障害など。
- 頭部外傷《とうぶがいしょう》 274頁　意識障害、ひきつけ、痙攣、呼吸の異常、頭痛、嘔吐など。

腹痛がある

- 食中毒《しょくちゅうどく》 480頁　下痢、腹痛。原因によって吐き気・嘔吐も。
- 胆石症《たんせきしょう》 475頁　激しい腹痛、腹部膨満感、吐き気、倦怠感、黄疸。

胸痛がある

- 心筋梗塞《しんきんこうそく》 409頁　締め付けられるような強い胸痛、冷や汗、吐き気、嘔吐、呼吸困難。

妊娠の可能性がある

- つわり（悪阻《おそ》）〔女性〕 907頁　妊娠の徴候で、朝や空腹時の吐き気・嘔吐。

（前頁より）

- 胃《い》がん 688頁　みぞおちの鈍い痛み、胃もたれ、胸焼け、げっぷ、吐き戻し。
- 急性胃炎《きゅうせいいえん》 448頁　急なみぞおちの痛み、不快感、吐き気、嘔吐、食欲低下。

吐き気と嘔吐

- 尿毒症《にょうどくしょう》（515頁）：だるさ、倦怠感、むくみ、吐き気、嘔吐、感覚の異常、痙攣。
- 逆流性食道炎《ぎゃくりゅうせいしょくどうえん》（胃食道逆流症）（380頁）：ひどい胸焼け、つかえ感、吐き気、嘔吐、吐血、声がれ。

精神的ストレスがある

- 不安症《ふあんしょう》（711頁）：強い不安や動悸、吐き気、息切れ、発汗など。

痙攣がある

- てんかん（266頁）：痙攣、麻痺、腹痛、下痢、吐き気、嘔吐など。

めまいがある

- メニエール病《びょう》（326頁）：めまい、吐き気、嘔吐、耳の閉塞感、圧迫感。
- 動揺病《どうようびょう》（乗《の》り物《もの》酔《よ》い）（385頁）：顔面蒼白、吐き気、冷や汗、生唾、嘔吐、ふらつき。

腹痛や腹部の不快感がある

- 尿路結石《にょうろけっせき》（524頁）：背中から腹部にかけて激痛、冷や汗、吐き気、嘔吐、血尿。
- 腸閉塞《ちょうへいそく》（イレウス）（498頁）：強い腹痛、吐き気、嘔吐、排便や排ガスの停止、腹鳴。
- 虫垂炎《ちゅうすいえん》（495頁）：初期に上腹部痛、臍周囲の腹痛、吐き気など。やがて右下腹部痛に。
- 急性膵炎《きゅうせいすいえん》（478頁）：上腹部から背中、肩にかけての痛み、嘔吐、下痢、腹部の張り。
- 急性《きゅうせい》ウイルス肝炎《かんえん》（462頁）：肝臓の腫れ、押すと痛む、発熱、倦怠感、食欲不振、吐き気。
- アニサキス症《しょう》（459頁）：突然激しい胃痛、蕁麻疹、かゆみ、嘔吐など。

排便の異常

下痢や便秘、下血はありますか?

便の状態や色、においなどには、そのときの体調が反映されています。いつもと違うと感じたら、病院を受診してみましょう。

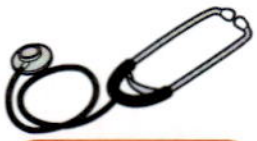

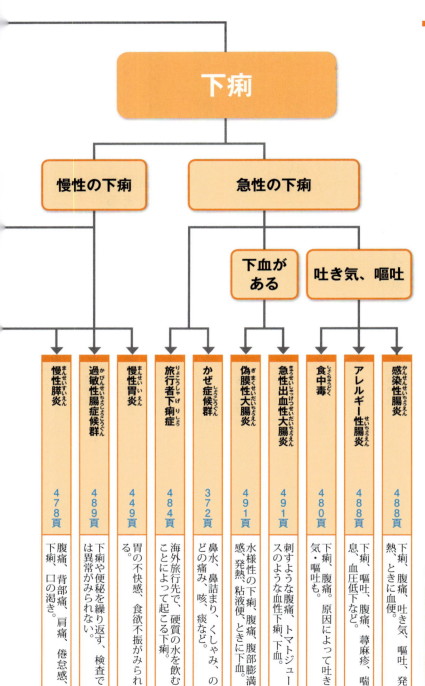

診療は 内科

下痢

慢性の下痢

- **慢性膵炎《まんせいすいえん》** 478頁 — 腹痛、背部痛、肩痛、倦怠感、下痢、口の渇き。
- **過敏性腸症候群《かびんせいちょうしょうこうぐん》** 489頁 — 下痢や便秘を繰り返す、検査では異常がみられない。
- **慢性胃炎《まんせいいえん》** 449頁 — 胃の不快感、食欲不振がみられる。

急性の下痢

- **旅行者下痢症《りょこうしゃげりしょう》** 484頁 — 海外旅行先で、硬質の水を飲むことによって起こる下痢。
- **かぜ症候群《しょうこうぐん》** 372頁 — 鼻水、鼻詰まり、くしゃみ、のどの痛み、咳、痰など。

下血がある

- **偽膜性大腸炎《ぎまくせいだいちょうえん》** 491頁 — 水様性の下痢、腹痛、腹部膨満感、発熱、粘液便、ときに下血。
- **急性出血性大腸炎《きゅうせいしゅっけつせいだいちょうえん》** 491頁 — 刺すような腹痛、トマトジュースのような血性下痢、下血。

吐き気、嘔吐

- **食中毒《しょくちゅうどく》** 480頁 — 下痢、腹痛。原因によって吐き気・嘔吐も。
- **アレルギー性腸炎《せいちょうえん》** 488頁 — 下痢、嘔吐、腹痛、蕁麻疹、喘息、血圧低下など。
- **感染性腸炎《かんせんせいちょうえん》** 488頁 — 下痢、腹痛、吐き気、嘔吐、発熱、ときに血便。

185ページまで続く

便秘

腸に障害はない

- **抑《よく》うつ障害《しょうがい》（うつ病《びょう》）** 720頁 — 食欲不振、腹痛、睡眠障害、妄想、幻聴など。
- **ポルフィリン症《しょう》** 592頁 — 腹痛、嘔吐、便秘、運動麻痺、精神不安定。
- **過敏性腸症候群《かびんせいちょうしょうこうぐん》** 489頁 — 下痢や便秘を繰り返す、検査では異常がみられない。
- **甲状腺機能低下症《こうじょうせんきのうていかしょう》** 365頁 — 甲状腺の腫れ、倦怠感、気力低下、冷え、便秘、皮膚の乾燥。

腸の障害で便を出しにくい

- **腹壁瘢痕《ふくへきはんこん》ヘルニア** 503頁 — 腹部の痛み、便秘、消化不良。開腹手術の傷跡が膨らむ。
- **直腸脱《ちょくちょうだつ》** 504頁 — 直腸の脱出、便秘がみられる。
- **（後天性《こうてんせい》）巨大結腸症《きょだいけっちょうしょう》** 500頁 — 高度の便秘、腹部の張りがみられる。

発熱がある

- **大腸憩室症《だいちょうけいしつしょう》** 497頁 — 腹痛、発熱、強い下痢、下血がみられる。
- **クローン病《びょう》** 490頁 — 下痢、腹痛、腫瘤、発熱、全身倦怠感。原因によって吐き気・嘔吐。
- **潰瘍性大腸炎《かいようせいだいちょうえん》** 492頁 — 繰り返したり続いたりする粘血便、下痢、腹痛、発熱。

（185ページへ続く分岐）

- **バセドウ病《びょう》** 365頁 — 甲状腺の腫れ、動悸、目が出てくる、手の震え、下痢。
- **腸結核《ちょうけっかく》** 489頁 — 全身の倦怠感、食欲不振、腹痛、腹部膨満感、便秘など。

便の状態の異常

不消化便
消化されていない便

- 吸収不良《きゅうしゅうふりょう》症候群《しょうこうぐん》　494頁
  下痢、全身倦怠感、腹部膨満感、むくみ、貧血など。
- 過敏性《かびんせい》腸《ちょう》症候群《しょうこうぐん》　489頁
  下痢や便秘を繰り返す、検査では異常がみられない。

灰白色の便

- 総胆管《そうたんかん》拡張症《かくちょうしょう》　477頁
  腹痛、黄疸、上腹部にしこり、乳児では灰白色の便、嘔吐、発熱。
- 胆管《たんかん》がん　693頁
  黄疸、皮膚がかゆくなる、尿が茶色っぽい、便が白っぽい。

白く水っぽい便

- コレラ　640頁
  水様性の下痢、吐き気。発熱や腹痛はない。

水様便
水っぽい便

- 細菌性赤痢《さいきんせいせきり》　641頁
  腹痛、水様性の下痢、菌種によって血便、発熱。
- 黄色《おうしょく》ブドウ球菌性腸炎《きゅうきんせいちょうえん》　480頁
  吐き気、嘔吐、重症では水様性の下痢を繰り返す。
- サルモネラ腸炎《ちょうえん》　480頁
  水様性の下痢、腹痛、発熱がみられる。
- カルチノイド症候群《しょうこうぐん》　498頁
  強い腹痛、腹部痙攣、下痢、悪臭のある脂肪便など。
- 偽膜性大腸炎《ぎまくせいだいちょうえん》　491頁
  水様性の下痢、腹痛、腹部膨満感、発熱、粘液便、ときに下血。
- アレルギー性腸炎《せいちょうえん》　488頁
  下痢、嘔吐、腹痛、蕁麻疹、喘息、血圧低下など。
- 急性腸炎《きゅうせいちょうえん》　488頁
  腹痛、下痢、嘔吐。感染、アレルギー、薬剤などが原因。

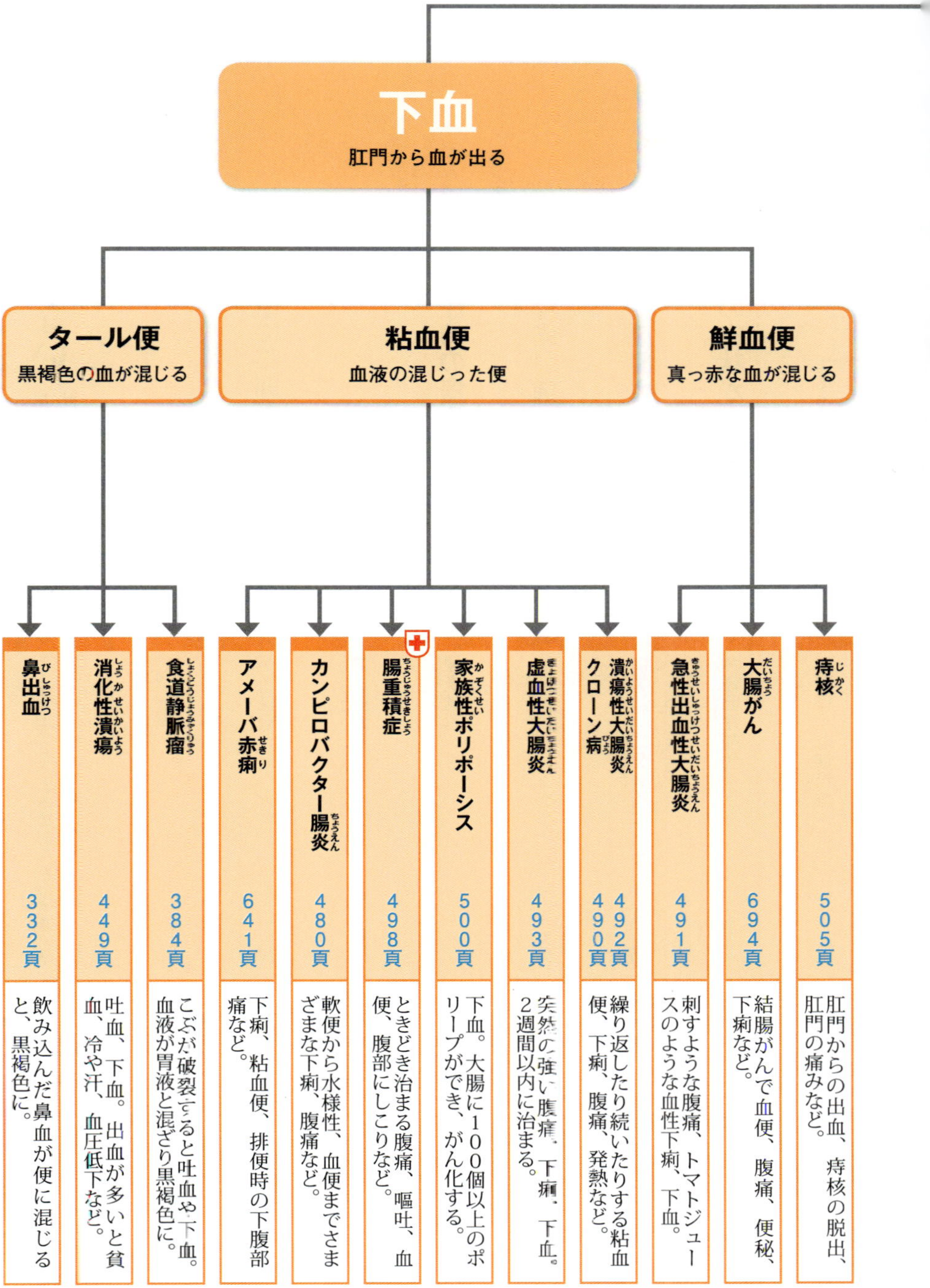
下血
肛門から血が出る
タール便
黒褐色の血が混じる
粘血便
血液の混じった便
鮮血便
真っ赤な血が混じる
鼻出血《びしゅっけつ》 332頁
飲み込んだ鼻血が便に混じると、黒褐色に。
消化性潰瘍《しょうかせいかいよう》 449頁
吐血、下血。出血が多いと貧血、冷や汗、血圧低下など。
食道静脈瘤《しょくどうじょうみゃくりゅう》 384頁
こぶが破裂すると吐血や下血。血液が胃液と混ざり黒褐色に。
アメーバ赤痢《せきり》 641頁
下痢、粘血便、排便時の下腹部痛など。
カンピロバクター腸炎《ちょうえん》 480頁
軟便から水様性、血便までさまざまな下痢、腹痛など。
腸重積症《ちょうじゅうせきしょう》 498頁
ときどき治まる腹痛、嘔吐、血便、腹部にしこりなど。
家族性《かぞくせい》ポリポーシス 500頁
下血。大腸に100個以上のポリープができ、がん化する。
虚血性大腸炎《きょけつせいだいちょうえん》 493頁
突然の強い腹痛、下痢、下血。2週間以内に治まる。
潰瘍性大腸炎《かいようせいだいちょうえん》 492頁
クローン病《びょう》 490頁
繰り返したり続いたりする粘血便、下痢、腹痛、発熱など。
急性出血性大腸炎《きゅうせいしゅっけつせいだいちょうえん》 491頁
刺すような腹痛、トマトジュースのような血性下痢、下血。
大腸《だいちょう》がん 694頁
結腸がんで血便、腹痛、便秘、下痢など。
痔核《じかく》 505頁
肛門からの出血、痔核の脱出、肛門の痛みなど。

尿の量が多い・少ない

▼尿の量はどれくらいですか?

尿量の異常は、そのまま放置しておくと腎臓に負担をかけて病状を悪化させる可能性があります。気がついたらすぐに医療機関を受診しましょう。

診療は 泌尿器科

尿が出にくい

排尿に時間がかかる

- **前立腺肥大症《ぜんりつせんひだいしょう》** 529頁
  尿線が細くなり、排尿に時間がかかり、しだいに尿の量が減る。
- **尿道狭窄《にょうどうきょうさく》** 521頁
  排尿に時間がかかる、排尿間隔が短くなるなどの症状も。
- **前立腺《ぜんりつせん》がん** 699頁
  排尿時の痛み、症状が進むと背中の痛みが現れる。

排尿時の痛み

- **尿道結石《にょうどうけっせき》** 524頁
  強い排尿痛をともない、血尿がみられることも。

月経痛が強い

- **子宮内膜症《しきゅうないまくしょう》〈女性〉** 748頁
  強い月経痛、腹痛や腰痛が起こり、頭痛や吐き気をともなう。

脚の感覚が麻痺

- **(顕在性《けんざいせい》)二分脊椎《にぶんせきつい》〈こども〉** 795頁
  脚の感覚の麻痺、排便の障害などをともなう。

他の症状がない

- **神経因性膀胱《しんけいいんせいぼうこう》** 521頁
  排尿、尿意の我慢をコントロールすることができない。

- **ネフローゼ症候群《しょうこうぐん》** 511頁
  むくみが強く現れ、たんぱく尿、脂質異常症が起こる。

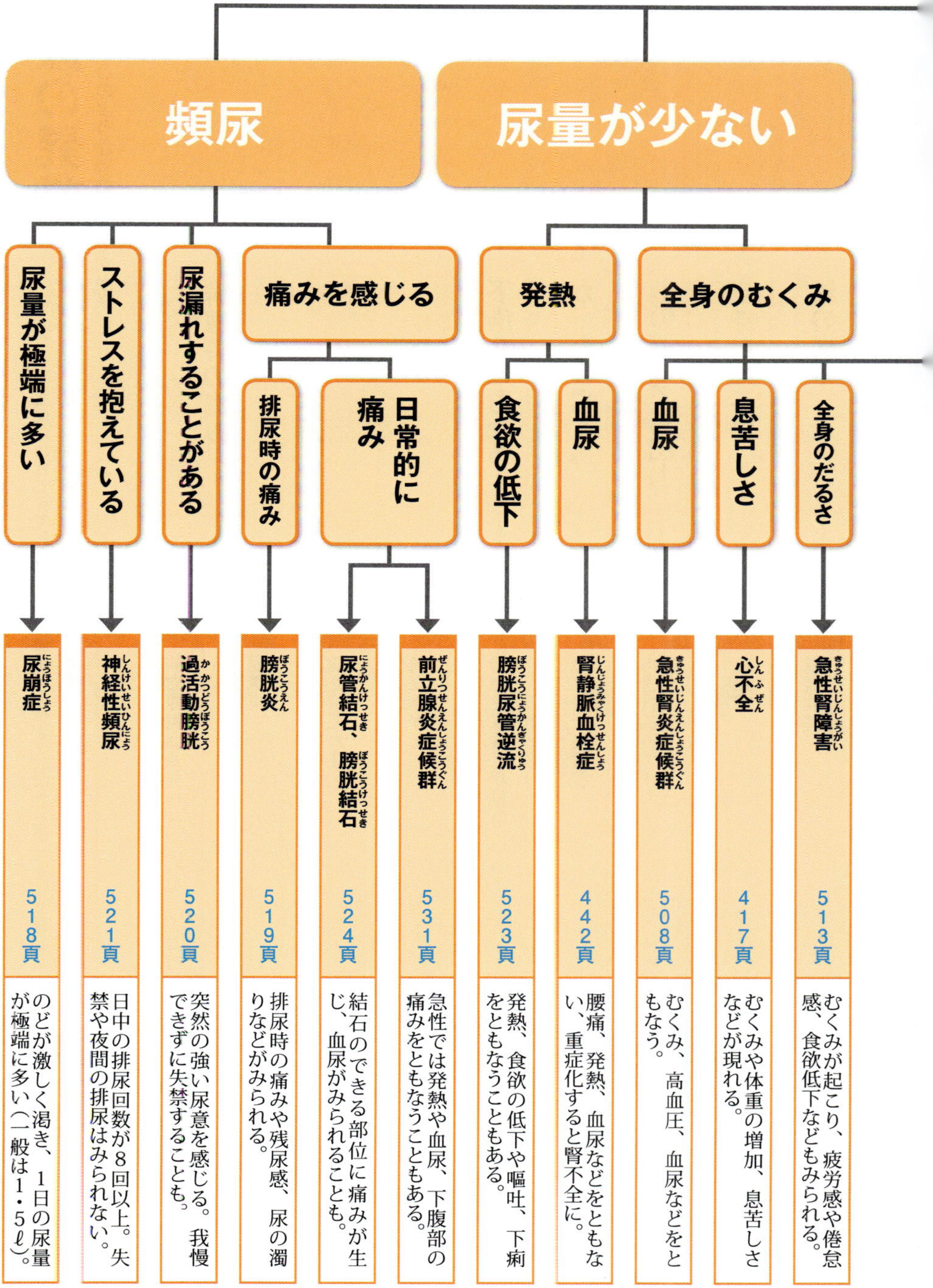
頻尿
尿量が少ない
尿量が極端に多い
ストレスを抱えている
尿漏れすることがある
痛みを感じる
排尿時の痛み
日常的に痛み
発熱
全身のむくみ
食欲の低下
血尿
血尿
息苦しさ
全身のだるさ
尿崩症《にょうほうしょう》
518頁
のどが激しく渇き、1日の尿量が極端に多い（一般は1・5ℓ）。
神経性頻尿《しんけいせいひんにょう》
521頁
日中の排尿回数が8回以上。失禁や夜間の排尿はみられない。
過《か》活《かつ》動《どう》膀胱《ぼうこう》
520頁
突然の強い尿意を感じる。我慢できずに失禁することも。
膀胱炎《ぼうこうえん》
519頁
排尿時の痛みや残尿感、尿の濁りなどがみられる。
尿管結石《にょうかんけっせき》、膀胱結石《ぼうこうけっせき》
524頁
結石のできる部位に痛みが生じ、血尿がみられることも。
前立腺炎症候群《ぜんりつせんえんしょうこうぐん》
531頁
急性では発熱や血尿、下腹部の痛みをともなうこともある。
膀胱尿管逆流《ぼうこうにょうかんぎゃくりゅう》
523頁
発熱、食欲の低下や嘔吐、下痢をともなうこともある。
腎静脈血栓症《じんじょうみゃくけっせんしょう》
442頁
腰痛、発熱、血尿などをともない、重症化すると腎不全に。
急性腎炎症候群《きゅうせいじんえんしょうこうぐん》
508頁
むくみ、高血圧、血尿などをともなう。
心《しん》不《ふ》全《ぜん》
417頁
むくみや体重の増加、息苦しさなどが現れる。
急性腎障害《きゅうせいじんしょうがい》
513頁
むくみが起こり、疲労感や倦怠感、食欲低下などもみられる。

尿の異常

▼どのような尿の症状ですか?

血尿には目で見てわかる肉眼的血尿と、検査で判明する顕微鏡的血尿があり、健康診断などで発見されることもあります。

赤い尿（血尿）

排尿時の痛み

- **前立腺炎症候群《ぜんりつせんえんしょうこうぐん》** 531頁
  排尿時の痛みや残尿感、頻尿、下腹部の痛みなどが起こる。
- **膀胱炎《ぼうこうえん》** 519頁
  排尿時の痛み、残尿感、頻尿、尿の濁りなどがみられる。

排尿困難

- **前立腺肥大症《ぜんりつせんひだいしょう》** 529頁
  尿線が細くなり、排尿に時間がかかり、しだいに尿の量が減る。
- **前立腺《ぜんりつせん》がん** 699頁
  初期に症状はなく、がんが大きくなると排尿困難、痛みが起こる。

下痢をともなう

- **溶血性尿毒症症候群《ようけつせいにょうどくしょうしょうこうぐん》** 518頁
  下痢、腹痛、嘔吐などの症状に続いて、血尿や貧血がみられる。

からだのむくみ

- **急性腎炎症候群《きゅうせいじんえんしょうこうぐん》** 508頁
  むくみ、高血圧が現れ、尿の量が減少する。

他の部位でも出血

- **血友病《けつゆうびょう》〔こども〕** 798頁
  関節や筋肉、口腔内など各部位で繰り返し出血が起こる。

全身がだるい

- **白血病《はっけつびょう》** 702頁
  倦怠感や動悸、息切れのほか骨や関節の痛みをともなう。

腰の痛み

- **尿管結石《にょうかんけっせき》** 524頁
  結石が腎臓にあるうちは痛みがない。尿管に流れると痛む。

診療は **泌尿器科**

尿漏れ

尿意はある

- **腹圧性尿失禁《ふくあつせいにょうしっきん》** 522頁
  咳やくしゃみ、重い物を持ち上げるなど腹部に力を入れて起こる。
- **切迫性尿失禁《せっぱくせいにょうしっきん》** 522頁
  突然に激しい尿意を感じて、トイレに行くまでに尿漏れを起こす。
- **過活動膀胱《かかつどうぼうこう》** 520頁
  急に抑えられない尿意を感じて尿漏れを起こしたり、頻尿がある。
- **溢流性尿失禁《いつりゅうせいにょうしっきん》** 522頁
  尿が出にくく、膀胱にたまった尿があふれて漏れ出す。

無意識に起こる → 睡眠中

- **夜尿症《やにょうしょう》〈こども〉** 789頁
  睡眠中の排尿が学童期に入っても続く状態。

褐色の尿

熱はない

- **肝硬変《かんこうへん》** 465頁
  皮膚が黄色くなる、クモ状血管腫などがともなう。

熱がある

- **急性《きゅうせい》ウイルス肝炎《かんえん》** 462頁
  初めは頭痛やのどの痛み、発熱などの症状が起こる。

他の症状がない

- **IgA腎症《アイジーエーじんしょう》** 510頁
  健康診断の尿検査などでたんぱく尿、血尿が見つかる。
- **特発性腎出血《とくはつせいじんしゅっけつ》** 523頁
  原因はわからないが、腎臓からの出血がみられる。
- **尿管《にょうかん》がん〈初期《しょき》〉** 698頁
  初期症状として血尿がみられる。悪化すると尿管がふさがれる。
- **膀胱《ぼうこう》がん** 698頁
  高齢の男性での発生率が高い。
- **腎盂《じんう》がん** 697頁
  痛みや熱はなく、血尿は断続的にみられる。

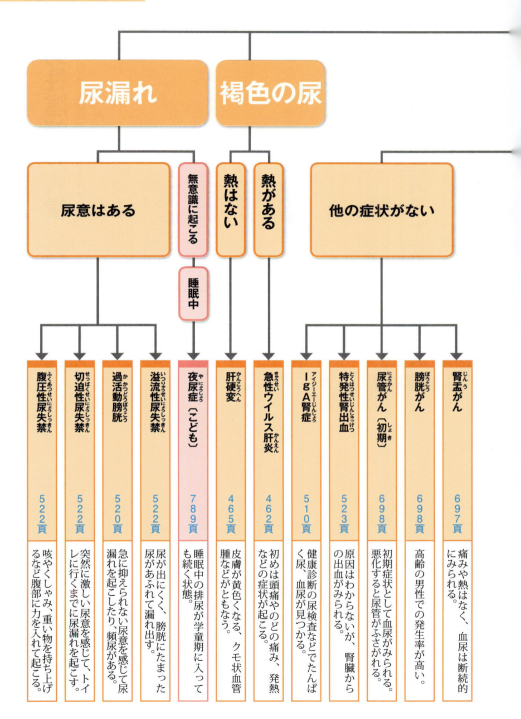

男性陰部の異常

どこに症状が現れていますか？

男性陰部の異常は陰茎と精巣（睾丸）に症状が現れます。細菌やウイルスが原因のこともあるので、性交を控え、早めに受診するようにしましょう。

精巣（睾丸）は腫れず、陰嚢が腫れている

- **痛みがある** → **精巣軸捻転《せいそうじくねんてん》〈こども〉** 791頁
  突然、赤く腫れあがり、激しい痛みが走る。
- **痛みはない** → **陰嚢水瘤《いんのうすいりゅう》** 532頁
  懐中電灯で透かすと、精巣が透けて見える。

精巣（睾丸）の腫れ

- **しこりはなく痛む** → **精巣炎《せいそうえん》（睾丸炎《こうがんえん》）** 532頁
  急性では激しく痛みをともない、慢性では痛みはない。
- **しこりを感じる** → **精巣《せいそう》（睾丸《こうがん》）がん** 700頁
  精巣内にしこりを感じる。痛みや腫れなどはない。
- **他の部位に症状** → **ウイルムス腫瘍《しゅよう》** 697頁
  停留精巣や尿道下裂、目の虹彩を欠損、筋肉骨格系の変形など。

性交時の異常

- **性交ができない** → **勃起障害《ぼっきしょうがい》（ED《イーディー》）** 534頁
  性交の機会があっても75％以上性交ができない状態。
- **精子に血が混ざる** → **血精液症《けっせいえきしょう》** 533頁
  射精した精子に血液が混ざる。続く場合は他の病気が原因のことも。

包皮の異常

- **腫れ・痛みがある** → **亀頭包皮炎《きとうほうひえん》** 792頁
  亀頭と包皮が赤く腫れる。潰瘍や痛みをともなうことも。
- **腫れ・痛みはない** → **包茎《ほうけい》** 533頁
  成長しても亀頭が包皮より露出しない状態。

診療は 泌尿器科

陰茎に水ぶくれや潰瘍《かいよう》

いぼができる

- **陰茎《いんけい》がん** 701頁
  亀頭部や包皮が赤くなり、いぼ状の突起などがみられる。
- **尖圭《せんけい》コンジローマ** 528頁
  先が尖ったいぼができる。色は白、黒、茶などさまざま。
- **軟性下疳《なんせいげかん》** 527頁
  感染部位に痛みをともなうこぶができ、翌日には潰瘍に。
- **梅毒《ばいどく》** 525頁
  排尿時の痛みや残尿感、頻尿、下腹部の痛みなどが起こる。

湿疹

- **パジェット病《びょう》** 705頁
  ピンクや褐色、粉をふいたようなまだらの斑点ができる。

水ぶくれ

- **性器《せいき》ヘルペス** 527頁
  だるさや発熱、太ももの付け根のリンパ節の腫れなどがみられる。

潰瘍

- **ベーチェット病《びょう》** 630頁
  口腔の潰瘍から始まり、目の炎症や関節炎などが現れる。
- **鼠径《そけい》リンパ肉芽腫《にくげしゅ》** 527頁
  太ももの付け根のリンパ節が腫れて化膿。ひどい痛みも。

外陰部のかゆみ

広範囲の皮膚の赤み

- **股部白癬《こぶはくせん》（いんきんたむし）** 525頁
  太ももから外陰部にかけてかゆみ。病変部の境目が盛り上がる。
- **皮膚《ひふ》カンジダ症《しょう》** 671頁
  股部の擦れやすい部分が赤くなり、やがてふやけだす。

毛の生えている部分の湿疹

- **毛《け》ジラミ症《しょう》** 525頁
  毛のある部分に猛烈なかゆみが起こる。性交や寝具などから感染。

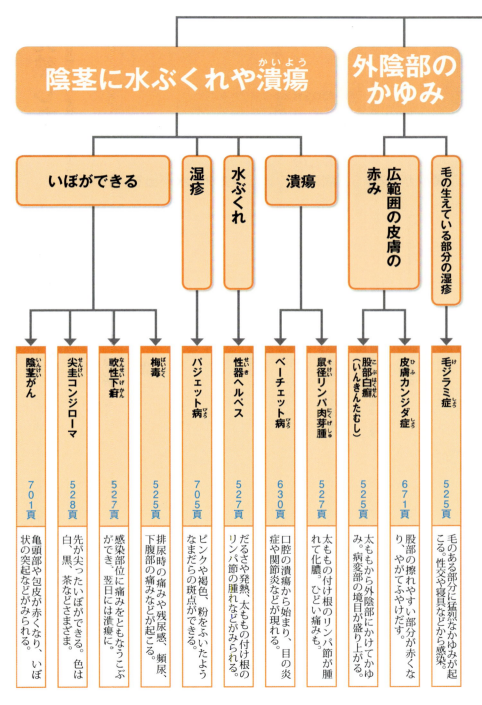

発熱した

発熱のようすはどうですか？

一般的に、39℃以上は高熱、38℃台は中等度の発熱、37℃台は微熱とされます。ただし、症状のつらさは平熱との差が影響しています。

高熱・中等度の熱

38℃を超える発熱がある

黄疸がある
（211頁）

- 急性胆嚢炎《きゅうせいたんのうえん》 476頁
  食後3～4時間後に吐き気、上腹部痛、高熱、黄疸がみられる。
- 肝膿瘍《かんのうよう》 471頁
  40℃に近い高熱、悪寒、右上腹部痛、黄疸、倦怠感などがみられる。
- 急性《きゅうせい》ウイルス肝炎《かんえん》 462頁
  頭痛、のどの痛み、発熱で始まり、褐色の尿、黄疸がみられる。

のどの痛みがある

- 伝染性単核球症《でんせんせいたんかくきゅうしょう》 357頁
  咽頭痛、いちご舌、倦怠感、高熱、湿疹、嘔吐などがみられる。
- 顆粒球減少症《かりゅうきゅうげんしょうしょう》 620頁
  倦怠感、震えをともなう発熱、強いのどの痛みがみられる。

咳や鼻水が出る

- 脳膿瘍《のうのうよう》 276頁
  かぜに似た症状で始まり、高熱、頭痛、痙攣、意識障害も。
- 肺炎《はいえん》 391頁
  発熱、頭痛、悪寒、関節痛、全身倦怠感、咳、痰などがみられる。
- インフルエンザ 374頁
  寒けをともなう高熱、関節痛のほか、鼻水、くしゃみなどがみられる。

発疹が出る

- 風疹《ふうしん》（三日はしか）〔こども〕 810頁
  比較的軽い発熱、咳のほか、全身に小さな赤い発疹がみられる。
- はしか（麻疹《ましん》）〔こども〕 810頁
  発熱、咳、くしゃみのほか、頬の内側に白い斑点がみられる。

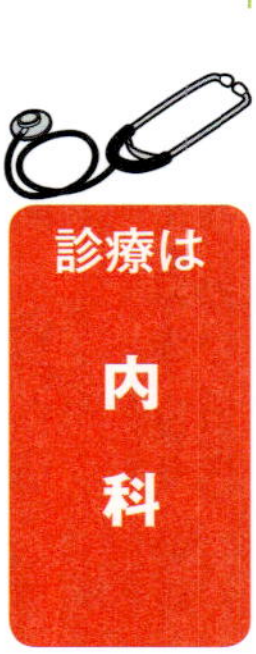

診療は
内科

195ページまで続く

体温の計測方法

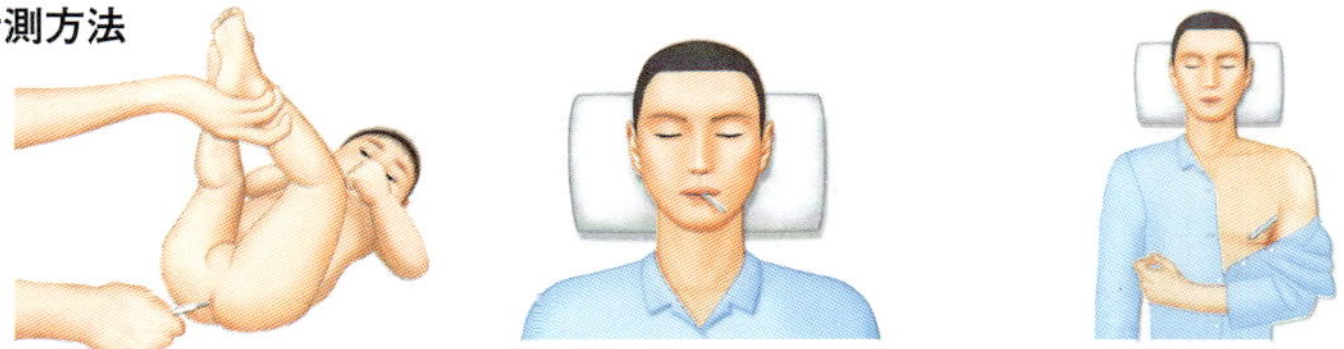

肛門法　舌下法　腋下法

リンパ節の腫れがある

- ホジキンリンパ腫《しゅ》　704頁
  リンパ節の腫れ、進行するにつれ、高熱、体重減少、寝汗なども。
- 非《ひ》ホジキンリンパ腫《しゅ》　704頁
  貧血、リンパ節の腫れ、発熱、体重減少などがみられる。

皮膚に病変がある

- 肛門周囲膿瘍《こうもんしゅういのうよう》　506頁
  肛門周囲に痛み、腫れ、発赤、発熱がみられ、40℃近い高熱のことも。
- 成人《せいじん》スチル病《びょう》　632頁
  高熱、関節炎、サーモンピンク色の発疹がみられる。
- 全身性《ぜんしんせい》エリテマトーデス　625頁
  蝶形紅斑、コイン状の発疹のほか、発熱、倦怠感などがみられる。
- ツツガムシ病《びょう》　646頁
  高熱、だるさのほか、リンパ節の腫れが全身に広がる。
- 癤《せつ》／癰《よう》　669頁
  膿をもつ赤く盛り上がった病変で、うなじや肩、殿部に広がることも。

腹痛、嘔吐がある

- ブルセラ症《しょう》　648頁
  発熱、発汗、腹痛、背部痛、だるさや食欲不振がみられる。
- 腸《ちょう》チフス　―
  倦怠感、頭痛、腹痛のほか、日ごとに上昇する発熱がみられる。
- 熱中症《ねっちゅうしょう》　611頁
  めまい、疲労感、吐き気、嘔吐のほか、痙攣や意識障害も。
- 腎盂腎炎《じんうじんえん》　443頁
  高熱、むかつき、嘔吐のほか、全身倦怠感が強く出る。
- 急性胆管炎《きゅうせいたんかんえん》　476頁
  悪寒、発熱、右上腹部の痛み、黄疸などがみられる。

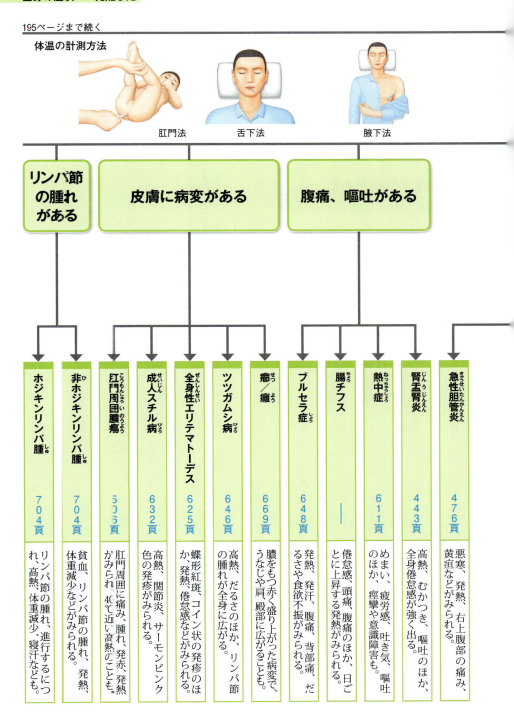

高熱・中等度の熱

38℃を超える発熱がある

2日ごとや3日ごとの発熱

マラリア 642頁
突然の震えや悪寒、高熱。2日ごとや3日ごとの発熱がみられる。

髄膜炎《ずいまくえん》 272頁
発熱、寒け、激しい頭痛、首の後ろがかたくなる項部硬直がみられる。

感染性心内膜炎《かんせんせいしんないまくえん》 416頁
発熱、息切れ、不整脈がみられ、血管が閉塞することも。

結節性多発動脈炎《けっせつせいたはつどうみゃくえん》 628頁
高熱、関節や筋肉の痛み、しびれや感覚の異常、貧血がみられる。

敗血症《はいけつしょう》 638頁
悪寒、発熱、全身倦怠感がみられ、重症化すると意識障害も。

鼻水や咳がある

普通感冒《ふつうかんぼう》 372頁
くしゃみ、鼻水、鼻詰まり、のどの痛み、微熱がみられる。

肺結核《はいけっかく》 388頁
長く続く咳と痰のほかに、発熱、倦怠感、体重減少をともなうことも。

頭痛

急性咽頭炎《きゅうせいいんとうえん》 350頁
のどの痛みや粘膜の腫れ、倦怠感、頭痛、発熱がみられる。

急性気管支炎《きゅうせいきかんしえん》 378頁
激しい咳や粘液質の痰のほか、発熱、頭痛、のどの痛みがみられる。

慢性鼻副鼻腔炎《まんせいびふくびくうえん》 330頁
ひどい鼻詰まり、粘性のある鼻水、頭痛、頭重がみられる。

微熱

37℃台の発熱

- **白血病《はっけつびょう》** 702頁
  倦怠感、動悸、息切れのほか、発熱、出血傾向、リンパ節の腫れなど。
- **歯周病《ししゅうびょう》（歯槽膿漏《しそうのうろう》）** 345頁
  歯肉の炎症で、赤く腫れ、出血や口臭もある。
- **慢性中耳炎《まんせいちゅうじえん》** 321頁
  難聴と耳だれがみられ、微熱が出る。

眼球突出がある

- **バセドウ病《びょう》** 365頁
  甲状腺の腫れ、動悸、目が出てくるほか、手の震え、発汗なども。

蝶形紅斑がある

- **全身性《ぜんしんせい》エリテマトーデス** 625頁
  蝶形紅斑、コイン状の発疹のほか、発熱、倦怠感などがみられる。

朝に手足の指の関節のこわばり

- **関節《かんせつ》リウマチ** 546頁
  朝のこわばりがみられ、微熱、全身倦怠感なども。

下痢や腹痛がある

- **潰瘍性大腸炎《かいようせいだいちょうえん》** 492頁
  繰り返す粘血便、下痢、腹痛、発熱などがみられる。
- **クローン病《びょう》** 490頁
  下痢、腹痛、腹部のしこり、発熱、全身倦怠感、下血などがみられる。
- **偽膜性大腸炎《ぎまくせいだいちょうえん》** 491頁
  水様性の下痢や腹痛、腹部膨満感、発熱、ときに下血も。

呼吸困難

- **慢性心不全《まんせいしんふぜん》** 417頁
  脚のむくみ、または呼吸困難や動悸、咳などがみられる。
- **肺塞栓症《はいそくせんしょう》** 399頁
  突然の呼吸困難、胸痛、過呼吸、不安感のほか、咳、血痰も。
- **気管支拡張症《きかんしかくちょうしょう》** 379頁
  咳や痰が増え、血痰や喀血もみられる。進行すると発熱、呼吸困難に。

倦怠感がある

どのような倦怠感ですか?

疲れやだるさは、日常的な症状ですが、何かの病気の初期症状のこともあります。いつまでも続く場合には受診しましょう。

診療は 内科

倦怠感、だるさを感じる

体重が減少する

アジソン病《びょう》 595頁
倦怠感、体重減少、食欲低下、低血圧、吐き気などがみられる。

糖尿病《とうにょうびょう》 581頁
異常な食欲、のどの渇き、だるく疲れやすい、やせる、手足のしびれも。

多《た》発《はっ》血《けっ》管《かん》性《せい》肉《にく》芽《げ》腫《しゅ》症《しょう》 628頁
発熱や体重減少のほか、鼻詰まり、鼻出血などがみられる。

栄養《えいよう》不《ふ》良《りょう》 —
消費エネルギーに対して摂取する栄養の不足で倦怠感を感じる。

黄疸がある

肝膿瘍《かんのうよう》 471頁
40℃に近い高熱、悪寒、右上腹部痛、黄疸、倦怠感などがみられる。

慢性《まんせい》ウイルス肝炎《かんえん》 464頁
倦怠感、食欲不振、微熱、上腹部の不快感、黄疸がみられる。

貧血や出血がある

鉄《てっ》欠《けつ》乏《ぼう》性《せい》貧《ひん》血《けつ》 616頁
倦怠感、動悸、息切れ、立ちくらみ、頭痛、口内炎、嚥下障害がみられる。

白血病《はっけつびょう》 702頁
倦怠感、動悸、息切れのほか、発熱、出血傾向、リンパ節の腫れも。

サルコイドーシス 629頁
乾性の咳、呼吸困難、胸痛、目のかすみ、飛蚊症などがみられる。

多《た》発《はっ》性《せい》硬《こう》化《か》症《しょう》 277頁
目が見えにくくなったり、手足のしびれ、筋力の衰えもみられる。

疲れている

- **過労《かろう》**（―）：筋肉を使う運動や労働、長時間の労働などで疲労する。
- **慢性《まんせい》疲労《ひろう》症候群《しょうこうぐん》**（633頁）：原因不明のだるさや微熱、リンパ節の腫れなどが続く。
- **腎不全《じんふぜん》**（513頁）：乏尿や無尿、むくみのほか、疲労感や倦怠感、食欲不振がみられる。

まぶたの下垂がある

- **重症筋無力症《じゅうしょうきんむりょくしょう》**（608頁）：強い疲労感、すぐに疲れを覚え動けない、まぶたの下垂など。

全身に倦怠感がある

気力の低下がある

- **不安症《ふあんしょう》**（711頁）：強い不安や動悸を突然感じる。
- **適応障害《てきおうしょうがい》**（718頁）：うつ状態や不安のほか、気分の落ち込み、頭痛、めまいなども。
- **抑《よく》うつ障害《しょうがい》（うつ病《びょう》）**（720頁）：食欲不振、腹痛、睡眠障害、気力の減退などがみられる。
- **慢性甲状腺炎《まんせいこうじょうせんえん》（橋本病《はしもとびょう》）**（366頁）：甲状腺の腫れのほか、倦怠感、気力低下、冷え、便秘がみられる。

発熱で消耗している

- **関節《かんせつ》リウマチ**（546頁）：朝のこわばりがみられ、微熱、全身倦怠感なども。
- **後天性免疫不全症候群《こうてんせいめんえきふぜんしょうこうぐん》**（636頁）：全身倦怠感、発熱、関節の痛み、リンパ節の腫れから始まる。

- **睡眠《すいみん》・覚醒障害《かくせいしょうがい》**（727頁）：不眠、いびき、睡眠時無呼吸症候群、集中力低下などがみられる。

むくみがある

▼どこがむくみますか？

むくみ（浮《ふ》腫《しゅ》）は、指で押したときに跡が残るかどうかで判断できます。多くは、心臓、腎臓、肝臓の病気の症状として現れます。

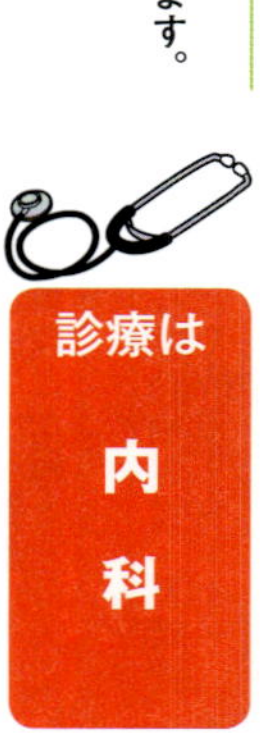

診療は 内科

脚や下半身のむくみ

倦怠感がある

呼吸困難がある

慢性《まんせい》心《しん》不《ふ》全《ぜん》 417頁
脚のむくみ、または呼吸困難や動悸、咳などがみられる。

肝《かん》不《ふ》全《ぜん》 467頁
意識障害、黄疸、腹水、出血傾向のほか、腎不全や呼吸不全の合併も。

心臓弁膜症《しんぞうべんまくしょう》 421頁
障害のある弁によって動悸や呼吸困難などがみられる。

肺高血圧症《はいこうけつあつしょう》 400頁
動作時の息切れ、呼吸困難、胸痛、動悸やめまいがみられる。

肝硬変《かんこうへん》 465頁
だるさ、黄疸、クモ状血管腫、女性化乳房、腹水、むくみがみられる。

収縮性心膜炎《しゅうしゅくせいしんまくえん》 415頁
全身倦怠感、息切れ、肝臓の腫れ、腹水、下半身のむくみがみられる。

脚気《かっけ》 589頁
ビタミンB_1の欠乏で、全身倦怠感、手足のしびれやむくみがみられる。

慢性甲状腺炎《まんせいこうじょうせんえん》（橋本病《はしもとびょう》） 366頁
甲状腺の腫れのほか、倦怠感、むくみ、冷え、便秘なども。

門脈圧亢進症《もんみゃくあつこうしんしょう》 472頁
意識障害、腹水、脚のむくみ、肝機能障害がみられる。

拡張型心筋症《かくちょうがたしんきんしょう》 419頁
動悸、息切れ、脚のむくみ、重症では重い不整脈がみられる。

全身のむくみ

- バッド・キアリ症候群《しょうこうぐん》　472頁
  腹水、脾腫、貧血、出血傾向がみられる。
- 上大静脈症候群《じょうだいじょうみゃくしょうこうぐん》　411頁
  上半身のうっ血や腫れが起こる。
- 腎不全《じんふぜん》　513頁
  乏尿や無尿、むくみのほか、疲労感や倦怠感、食欲不振がみられる。
- 慢性腎炎症候群《まんせいじんえんしょうこうぐん》　509頁
  むくみ、高血圧、血尿のほかに、検査でたんぱく尿が長く続く。

薬を服用している

- 薬剤《やくざい》による副作用《ふくさよう》　——
  非ステロイド系抗炎症薬、ホルモン剤などの副作用で起こることも。

女性

- 月経前症候群《げっけいぜんしょうこうぐん》（PMS《ピーエムエス》）　745頁
  頭痛、腹痛、腰痛、むくみ、乳房の張り、便秘、下痢などがみられる。
- 妊娠高血圧症候群《にんしんこうけつあつしょうこうぐん》　759頁
  高血圧、むくみ、たんぱく尿のほか、頭痛、めまい、痙攣なども。

顔面にもむくみ

- ネフローゼ症候群《しょうこうぐん》　511頁
  強いむくみ、腹水。検査でたんぱく尿、脂質異常がみられる。

まぶたにもむくみ

- 血管神経性浮腫《けっかんしんけいせいふしゅ》（クインケ浮腫）　657頁
  突然、まぶたや唇がむくみ、熱をもったり、かゆみがある。
- 急性腎炎症候群《きゅうせいじんえんしょうこうぐん》　508頁
  むくみ、高血圧、血尿のほかに、検査でたんぱく尿がみられる。

- 血栓性静脈炎《けっせんせいじょうみゃくえん》　621頁
  脚の静脈に沿ってしこりができ、発赤や痛み、発熱、悪寒なども。
- 薬疹《やくしん》　656頁
  発疹、水ぶくれ、ただれ、蕁麻疹、しこり、脱毛、かゆみなども。

意識の障害

どのような状態ですか？

意識を失ったり、はっきりしなくなるなどの意識の障害が現れた場合は、ただちに病院を受診したほうがよい場合があるため、注意が必要です。

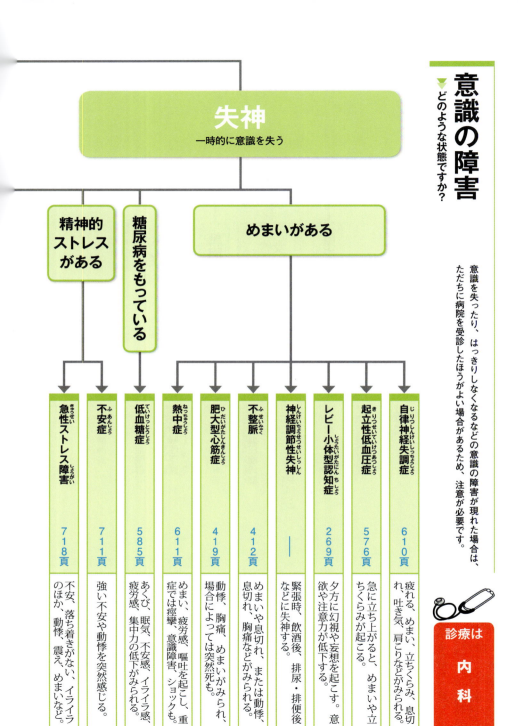

診療は 内科

失神

一時的に意識を失う

- **めまいがある**
  - **自律神経失調症《じりつしんけいしっちょうしょう》** 610頁
    疲れる、めまい、立ちくらみ、息切れ、吐き気、肩こりなどがみられる。
  - **起立性低血圧症《きりつせいていけつあつしょう》** 576頁
    急に立ち上がると、めまいや立ちくらみが起こる。
  - **レビー小体型認知症《しょうたいがたにんちしょう》** 269頁
    夕方に幻視や妄想を起こす。意欲や注意力が低下する。
  - **神経調節性失神《しんけいちょうせつせいしっしん》** —
    緊張時、飲酒後、排尿・排便後などに失神する。
  - **不整脈《ふせいみゃく》** 412頁
    めまいや息切れ、または動悸、息切れ、胸痛などがみられる。
  - **肥大型心筋症《ひだいがたしんきんしょう》** 419頁
    動悸、胸痛、めまいがみられ、場合によっては突然死も。
  - **熱中症《ねっちゅうしょう》** 611頁
    めまい、疲労感、嘔吐を起こし、重症では痙攣、意識障害、ショックも。
- **糖尿病をもっている**
  - **低血糖症《ていけっとうしょう》** 585頁
    あくび、眠気、不安感、イライラ感、疲労感、集中力の低下がみられる。
- **精神的ストレスがある**
  - **不安症《ふあんしょう》** 711頁
    強い不安や動悸を突然感じる。
  - **急性《きゅうせい》ストレス障害《しょうがい》** 718頁
    不安、落ち着きがない、イライラのほか、動悸、震え、めまいなど。

203ページまで続く

ショック状態

顔面蒼白、手足が冷たい、脈拍上昇、血圧低下などがみられる

- 腸閉塞《ちょうへいそく》（イレウス） 498頁
  強い腹痛、吐き気、嘔吐、排便や排ガスの停止、腹鳴。
- 急性腹膜炎《きゅうせいふくまくえん》 501頁
  腹痛、発熱、頻脈、腹部全体の腫れ、ショック症状。
- 急性心筋梗塞《きゅうせいしんきんこうそく》 410頁
  強い胸の痛みのほか、ショック、心不全、不整脈などが現れる。

出血や吐血、下血がある

- 外傷《がいしょう》 ―
  大量の出血があると出血性ショックを起こすことも。
- 胸部大動脈瘤《きょうぶだいどうみゃくりゅう》、腹部大動脈瘤《ふくぶだいどうみゃくりゅう》 426頁 461頁
  動脈瘤が破裂すると出血性ショックを起こす。
- 食道静脈瘤《しょくどうじょうみゃくりゅう》 384頁
  吐血や下血があり、出血性ショックを起こすと命にかかわる。

呼吸困難がある

- 急性呼吸窮《きゅうせいこきゅうきゅう》(促《そく》)迫症候群《はくしょうこうぐん》 404頁
  呼吸困難、過呼吸、チアノーゼ、ゼーゼーいう呼吸などがみられる。
- アナフィラキシーショック 624頁
  アレルギーで意識障害、呼吸困難、むくみ、蕁麻疹などがみられる。
- 肺塞栓症《はいそくせんしょう》 399頁
  突然の呼吸困難、胸痛、不安感やショックを起こす。

- 脳震盪《のうしんとう》 274頁
  頭を打ったり、ぶつけたりして、一時的な意識障害や頭痛を起こす。

痙攣や麻痺を起こす

- てんかん 266頁
  からだの一部の痙攣、一時的な麻痺、意識障害などがみられる。

手の脈が触れなくなる

- 高安動脈炎《たかやすどうみゃくえん》 554頁
  発熱、貧血のほか、狭心症、心筋梗塞、呼吸困難なども。

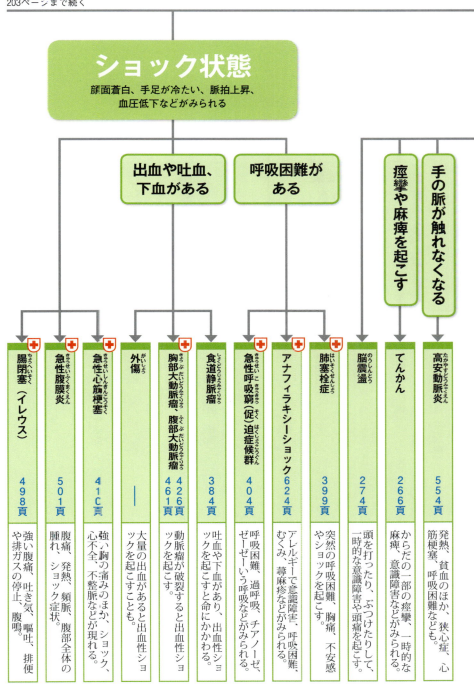

昏睡《こんすい》
肩をたたいても起きない状態

- のどの渇きがある
  - 糖尿病性昏睡《とうにょうびょうせいこんすい》 584頁：のどの渇き、だるさ、嘔吐のほか、意識を失うことも。
- 強い頭痛がある → ろれつが回らない
  - 脳梗塞《のうこうそく》 260頁：舌の麻痺、ろれつが回らない、片側の手足の麻痺、感覚の低下も。
  - 脳出血《のうしゅっけつ》 261頁：手足の動きが悪くなり、ろれつが回らない、頭痛、嘔吐、いびきも。
- 慢性甲状腺炎《まんせいこうじょうせんえん》（橋本病《はしもとびょう》） 366頁：甲状腺の腫れのほか、倦怠感、冷え、便秘、むくみ、脱毛なども。

意識がはっきりしない

- 高カルシウム血症《こうけっしょう》 590頁：尿量増加、口の渇き、悪化すると吐き気、腹痛、倦怠感、意識障害も。
- アジソン病《びょう》 595頁：倦怠感、体重減少、食欲低下、吐き気、皮膚の色が黒くなることも。
- 呼吸困難、息切れがある
  - 不整脈《ふせいみゃく》〔頻脈《ひんみゃく》、徐脈《じょみゃく》〕 412頁：めまいや息切れ、または動悸、息切れ、胸痛などがみられる。
  - 急性心不全《きゅうせいしんふぜん》 417頁：突然の呼吸困難、血圧低下で命にかかわる。
- むくみがある
  - 腎不全《じんふぜん》 513頁：乏尿や無尿、傾眠、顔のむくみ、倦怠感、食欲不振などがみられる。
- 頭痛がある
  - 急性散在性脳脊髄炎《きゅうせいさんざいせいのうせきずいえん》 277頁：発熱、頭痛、吐き気、嘔吐、全身のだるさなどがみられる。
  - 失語症（ことばが出てこない）
    - もやもや病《びょう》 264頁：突然の手足の脱力に始まり、言語障害、意識障害がみられる。
  - 脳腫瘍《のうしゅよう》 271頁：頭痛、吐き気、嘔吐、痙攣、呼吸や意識の障害がみられる。

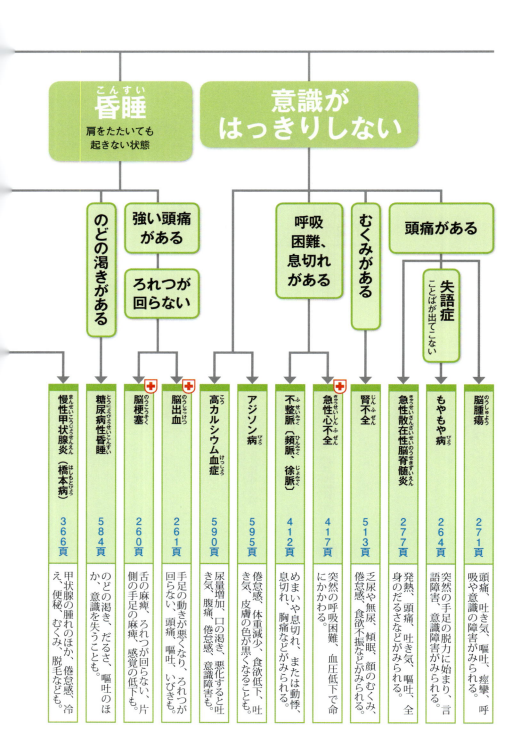

失見当《しつけんとう》

時間・場所・人に関する記憶がない

- **人格の変化はない**
  - 脳血管性認知症《のうけっかんせいにんちしょう》 270頁 — 物忘れが激しく、感情のコントロールができない。
- **人格が変化する**
  - アルツハイマー病《びょう》 269頁 — 計算力がなく、判断力や注意力は低下し、見当識も低下してくる。

意識が混乱して、異常行動がみられる

- **昏睡になることもある**
  - 肝硬変《かんこうへん》 465頁 — 黄疸、クモ状血管腫、女性化乳房のほか、意識障害なども。
  - 劇症肝炎《げきしょうかんえん》 469頁 — 手の震え、性格の変化、異常行動などから、進行すると昏睡に。
- **手足の麻痺やしびれ**
  - 多発性硬化症《たはつせいこうかしょう》 277頁 — 目が見えにくくなったり、手足のしびれ、筋力の衰えもみられる。
  - てんかん 266頁 — 痙攣、麻痺、腹痛、下痢、吐き気、嘔吐などがみられる。
- **頭痛がある**
  - 慢性硬膜下血腫《まんせいこうまくかけっしゅ》 275頁 — 頭痛、軽い麻痺、知能障害、尿失禁などの排尿障害、意識障害も。
  - くも膜下出血《まくかしゅっけつ》 261頁 — 突然の強い頭痛、嘔吐、痙攣、意識の乱れ、重症では呼吸困難も。
  - 髄膜炎《ずいまくえん》 272頁 — 発熱、寒け、激しい頭痛、首の後ろがかたくなる項部硬直がみられる。
  - 脳炎《のうえん》 273頁 — かぜ症状で始まり、高熱、頭痛、痙攣、意識障害も。

- 急性《きゅうせい》アルコール中毒《ちゅうどく》 724頁 — アルコールの大量摂取によって意識がはっきりしない、昏睡になることも。
- 一酸化炭素中毒《いっさんかたんそちゅうどく》 — — 酸素欠乏によってめまい、頭痛、進行すると昏睡にも。

ほてり・冷え

▼どのようなところに現れますか？

からだのほてりや冷えは、精神的動揺、環境の影響のほかに、からだの恒常性を保つはたらきが乱れたときに感じることがあります。

ほてる部位

顔がほてる

高血圧症《こうけつあつしょう》 573頁
頭痛、肩こり、耳鳴り、めまい、動悸、顔のほてりなどが起こることも。

赤血球増多症《せっけっきゅうぞうたしょう》（多血症《たけつしょう》） 619頁
頭痛、皮膚のかゆみ、赤ら顔、高血圧などがみられる。

全身がほてる

熱中症《ねっちゅうしょう》 611頁
めまい、疲労感、嘔吐を起こし、重症では痙攣、意識障害、ショックも。

バセドウ病《びょう》 365頁
甲状腺の腫れ、動悸、目が出てくる、手の震え、発汗がみられる。

自律神経失調症《じりつしんけいしっちょうしょう》 610頁
疲れる、めまい、立ちくらみ、息切れ、吐き気、肩こりなどがみられる。

女性《じょせい》の更年期障害《こうねんきしょうがい》 766頁
45～55歳くらいで、冷え症、ほてり、動悸、頭痛、めまいなども。

男性《だんせい》の更年期障害《こうねんきしょうがい》 535頁
倦怠感、無気力、うつ状態のほか、発汗、めまい、ほてりなども。

紅皮症《こうひしょう》 660頁
皮膚が赤くなってむけ、むくみやほてり、かゆみ、倦怠感がみられる。

慢性甲状腺炎《まんせいこうじょうせんえん》（橋本病《はしもとびょう》） 366頁
甲状腺の腫れのほか、倦怠感、気力低下、冷え、便秘がみられる。

診療は
内科

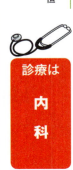

冷える部位

脚に冷えを感じる

- **慢性心不全《まんせいしんふぜん》**　417頁
  脚のむくみ、または呼吸困難や動悸、咳などがみられる。
- **閉塞性動脈硬化症《へいそくせいどうみゃくこうかしょう》**　563頁
  歩行時の脚の痛み、進行すると潰瘍や壊疽（組織の腐敗）も。
- **バージャー病《びょう》**　541頁
  歩行時の脚の痛み、進行すると潰瘍や壊疽（組織の腐敗）も。

手足に冷えを感じる

- **変形性腰椎症《へんけいせいようついしょう》**　438頁
  腰がだるい、重い、鈍く痛む、脚にしびれや冷えを感じることも。
- **関節《かんせつ》リウマチ**　546頁
  朝のこわばりがみられ、微熱、全身倦怠感なども。

全身に冷えがある

- **レイノー病《びょう》**　541頁
  手足の指先が蒼白から紫色になって、冷たくなり、しびれも。
- **発熱《はつねつ》の前兆《ぜんちょう》**　―
  熱が出る前兆として、寒けや冷えを感じることもある。
- **低体温症《ていたいおんしょう》**　612頁
  寒けや震え、しだいに思考がぼんやりしてくる。
- **女性《じょせい》の更年期障害《こうねんきしょうがい》**　766頁
  45～55歳くらいで、冷え症、ほてり、動悸、頭痛、めまいなども。
- **低血圧症《ていけつあつしょう》**　576頁
  めまい、立ちくらみのほか、動悸、食欲不振、不眠なども。
- **鉄欠乏性貧血《てつけつぼうせいひんけつ》**　616頁
  倦怠感、動悸、息切れ、立ちくらみ、頭痛、口内炎がみられる。
- **かぜ症候群《しょうこうぐん》**　372頁
  くしゃみ、鼻水、鼻詰まり、のどの痛み、微熱がみられる。

太る（肥満）

どのような状態ですか？

食生活の豊かさと、移動手段の便利さなどから、現代の日本人は太り気味ですが、思い当たる原因がない場合には受診してみましょう。

診療は 内科

太る（肥満）

- **中心性肥満** 手足は細く、体幹が太っている
  - **クッシング症候群《しょうこうぐん》** 595頁
  - 満月様顔貌、赤ら顔、中心性肥満、皮下出血などがみられる。
- **甘い物を食べすぎる**
  - **インスリノーマ** 586頁
  - 空腹時の疲労感、頻脈、発汗、重い場合に痙攣や昏睡も。
- **甲状腺の腫れ**
  - **慢性甲状腺炎《まんせいこうじょうせんえん》（橋本病《はしもとびょう》）** 366頁
  - 甲状腺の腫れのほか、倦怠感、冷え、便秘、むくみ、脱毛なども。
- **二次性徴の遅れ**
  - **性腺《せいせん》機能《きのう》低下症《ていかしょう》（こども）** 801頁
  - 二次性徴の遅れ、低身長などがみられる。
- **太ったり、やせたりする**
  - **神経性《しんけいせい》過食症《かしょくしょう》** 732頁
  - 発作的に過食し、その後に嘔吐、下痢する。体重が大きく変動する。
- **薬を服用している**
  - **薬剤《やくざい》による副作用《ふくさよう》** ──
  - 向精神薬やステロイドの服用で太ることがある。
- **運動不足《うんどうぶそく》** 838頁
  - 摂取エネルギーに比べ、消費エネルギーが少ないために太る。
- **メタボリックシンドローム** 829頁
  - 高血圧、高血糖、脂質異常があると内臓に脂肪がつきやすい。

やせる

▼食欲はありますか？

ダイエットを行うことなどで、意識的に体重が減少する場合もありますが、体力を大きく消耗する病気で体重が減少する場合は注意が必要です。

診療は 内科

やせる

食欲はある

食欲不振

病名	参照頁	特徴
糖尿病《とうにょうびょう》	581頁	異常な食欲、のどの渇き、だるく疲れやすい、やせ、手足のしびれも。
神経性《しんけいせい》やせ症《しょう》（神経性無食欲症）	732頁	やせることに執着して、病的に食事しなくなる。
肺結核《はいけっかく》	388頁	長く続く咳と痰のほかに、発熱、倦怠感、体重減少をともなうことも。
アジソン病《びょう》	595頁	倦怠感、体重減少、食欲低下、吐き気、皮膚の色が黒くなることも。
クローン病《びょう》	490頁	下痢、腹痛、腹部のしこり、発熱、全身倦怠感、下血などがみられる。
全身性《ぜんしんせい》エリテマトーデス	625頁	蝶形紅斑、コイン状の発疹のほか、発熱、倦怠感などがみられる。
結節性多発動脈炎《けっせつせいたはつどうみゃくえん》	628頁	高熱、関節や筋肉の痛み、しびれや感覚の異常、貧血がみられる。
バセドウ病《びょう》	365頁	甲状腺の腫れ、動悸、目が出てくる、手の震え、発汗がみられる。
がん	676～709頁	多くのがんで体重減少がみられる。

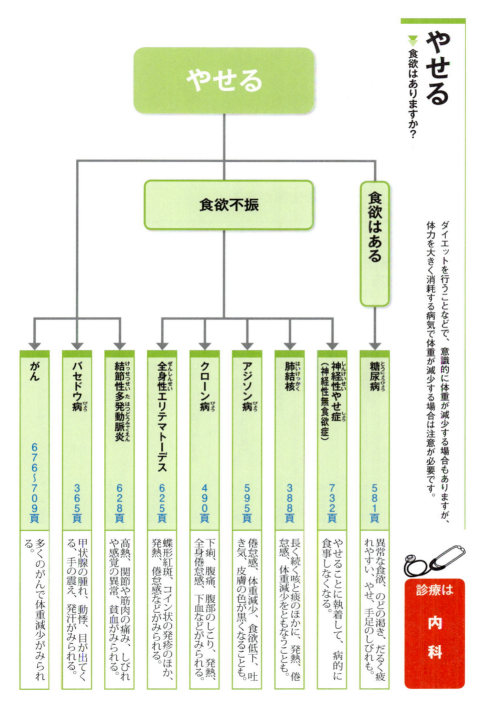

チアノーゼがでる

▼どの部位に現れましたか？

顔の皮膚や手足などが紫色や青白くなることをチアノーゼといい、呼吸器や心臓の病気の症状として現れます。

診療は 内科

顔や唇に現れやすいチアノーゼ

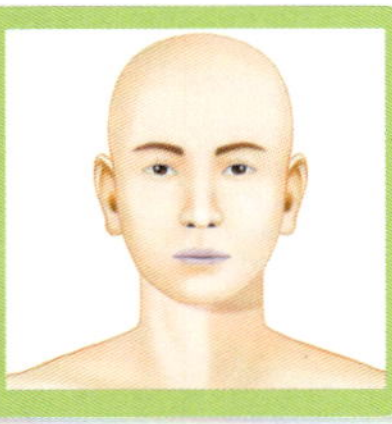

呼吸困難がある

- **肺炎《はいえん》** 391頁
  発熱、頭痛、悪寒、関節痛、全身倦怠感、咳、痰などがみられる。
- **気《き》管《かん》支《し》喘息《ぜんそく》**（咳や痰が出る） 376頁
  ゼーゼーという呼吸、呼吸困難のほか、咳が続き、痰が増えたりする。
- **びまん性《せい》汎細《はんさい》気《き》管《かん》支《し》炎《えん》**（咳や痰が出る） 378頁
  咳と膿性の痰が続く、動作時の息切れ、呼吸困難がみられる。
- **COPD《シーオーピーディー》（慢性閉塞性肺疾患）**（咳や痰が出る） 386頁
  動作時の息切れ、頻繁に続く咳や痰がみられる。
- **間質性肺炎《かんしつせいはいえん》**（咳や痰が出る） 394頁
  乾いた咳と息切れ、呼吸困難がみられる。
- **無《む》気《き》肺《はい》**（咳や痰が出る） 402頁
  咳、痰、胸痛、呼吸困難がみられる。
- **肺塞栓症《はいそくせんしょう》**（胸痛がある） 399頁
  突然の呼吸困難、胸痛のほか、不安感やショックを受ける。
- **気《き》胸《きょう》**（胸痛がある） 402頁
  突然の胸痛、息切れ、呼吸困難がみられる。
- **急性《きゅうせい》呼《こ》吸窮《きゅうきゅう》(促《そく》)迫症候群《はくしょうこうぐん》** 404頁
  呼吸困難、過呼吸、チアノーゼ、ゼーゼーいう呼吸などがみられる。

次ページに続く

手足の指先などに現れるチアノーゼ

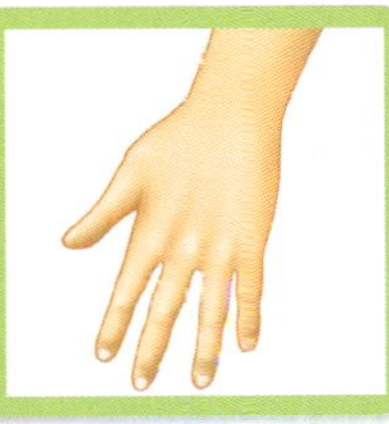

- 寒冷《かんれい》 —
  寒さで指先が血行不良となって、紫色になる。
- 甲状腺腫《こうじょうせんしゅ》 368頁
  おもに甲状腺の腫れがみられる。
- 喉頭麻痺《こうとうまひ》（反回神経麻痺《はんかいしんけいまひ》） 362頁
  声がれ、息切れのほか、飲み込んだものが鼻に逆流することも。
- 大動脈弁閉鎖不全症《だいどうみゃくべんへいさふぜんしょう》 423頁
  高血圧、心肥大などがみられる。

歩行困難がある

- バージャー病《びょう》 541頁
  歩行時の脚のしびれや痛み、進行すると潰瘍や壊疽も。
- 閉塞性動脈硬化症《へいそくせいどうみゃくこうかしょう》 563頁
  歩行時の脚のしびれや痛み、進行すると潰瘍や壊疽（組織の腐敗）も。

手足の冷えがある

- 動静脈瘻《どうじょうみゃくろう》 615頁
  手足の冷えや痛み、チアノーゼがみられる。
- レイノー病《びょう》 541頁
  手足の指先が蒼白から紫色になって、冷たくなり、しびれも。

- 赤血球増多症《せっけっきゅうぞうたしょう》（多血症《たけつしょう》） 619頁
  頭痛、皮膚のかゆみ、赤ら顔、高血圧などがみられる。
- 急性心不全《きゅうせいしんふぜん》 417頁
  突然の呼吸困難、血圧低下がみられる。

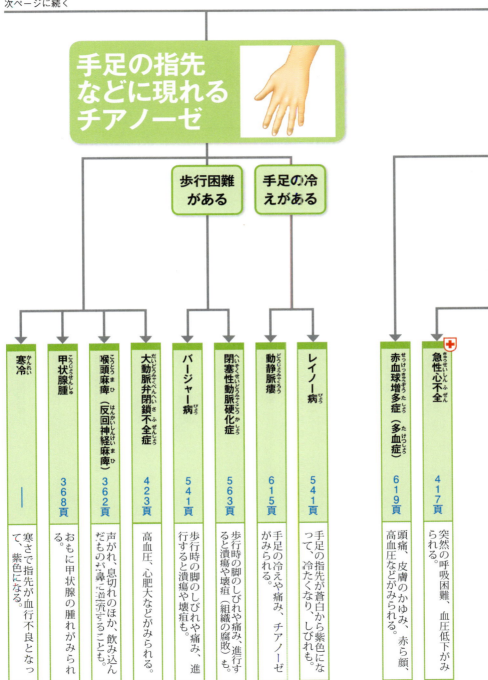

こどものチアノーゼ

痙攣を起こす
（こどもの痙攣は256頁）

呼吸困難がある

咳や痰が出る
（こどもの咳は245頁）

うめき声

先天性心疾患《せんてんせいしんしっかん》 783～786頁
酸素不足からチアノーゼを引き起こす。

憤怒痙攣《ふんぬけいれん》 795頁
赤ちゃんが泣くときに息を止め、チアノーゼや全身の痙攣がみられる。

肺高血圧症《はいこうけつあつしょう》 400頁
動作時の息切れ、呼吸困難、胸痛、動悸やめまいがみられる。

横隔膜《おうかくまく》**ヘルニア** 460頁
呼吸困難やチアノーゼがみられる。

気道《きどう》**の異物**《いぶつ》 ――
激しい咳、呼吸困難もみられる。

百日咳《ひゃくにちぜき》 814頁
咳、くしゃみ、鼻水から始まり、発作的な咳が長く続く。

急性細気管支炎《きゅうせいさいきかんしえん》 782頁
鼻水、くしゃみ、咳、痰のほか、呼吸困難、食欲低下なども。

クループ症候群《しょうこうぐん》 781頁
咳や声のかすれ、呼吸困難がみられ、犬の吠えるような咳が出る。

気管支喘息《きかんしぜんそく》 376頁
ゼーゼーという呼吸、呼吸困難のほか、咳が続き、痰が増えたりする。

肺炎《はいえん》 391頁
発熱、頭痛、悪寒、関節痛、全身倦怠感、咳、痰などがみられる。

呼《こ》**吸**《きゅう》**窮迫**《きゅうはく》**症候群**《しょうこうぐん》 772頁
息を吸うときにのどや肋骨の間がへこむ、息を吐くときにうめく。

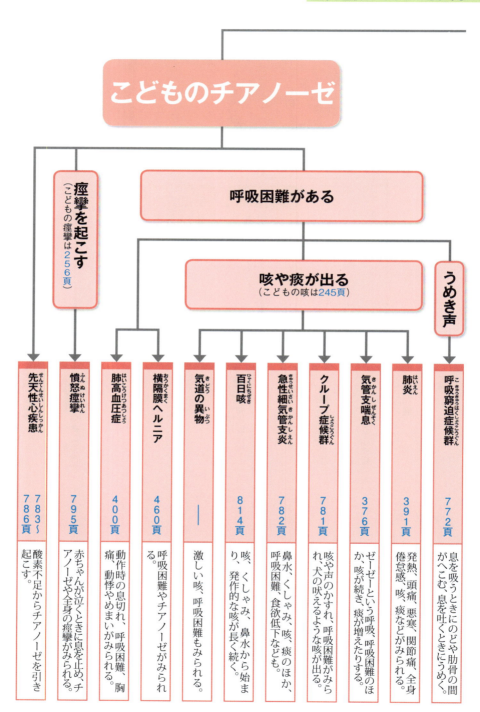

黄疸がでる

▼どのような状態ですか？

胆汁成分のビリルビンが血液中に増えると、皮膚や目の結膜（白目の部分）が黄色くみえます。おもに肝臓、胆道、膵臓の病気によって起こります。

診療は 内科

213ページまで続く

黄疸

目や皮膚が黄色くなる

貧血症状

溶血性貧血《ようけつせいひんけつ》 618頁

倦怠感、動悸、息切れ、立ちくらみに加えて黄疸がみられる。

発熱がある

急性《きゅうせい》ウイルス肝炎《かんえん》 462頁

頭痛、のどの痛み、発熱で始まり、褐色の尿、黄疸、発熱がみられる。

慢性《まんせい》ウイルス肝炎《かんえん》 464頁

倦怠感、食欲不振、微熱、上腹部の不快感のほか、黄疸が出ることも。

飲酒習慣がある

アルコール性肝障害《せいかんしょうがい》 468頁

全身倦怠感、黄疸、肝臓の腫れ、吐き気などがみられる。

意識障害がある

劇症肝炎《げきしょうかんえん》 469頁

手の震え、性格の変化、異常行動などから、進行すると昏睡に。

肝硬変《かんこうへん》 465頁

黄疸、クモ状血管腫、女性化乳房のほか、意識障害なども。

腹部の腫れ

原発性胆汁性肝硬変《げんぱつせいたんじゅうせいかんこうへん》 467頁

皮膚のかゆみや疲労感、続いて指先の腫れ、黄疸、腹水などが。

肝《かん》がん 691頁

肝臓の腫れ、腹水、右上腹部の圧痛・しこり、黄疸など。

黄疸

目や皮膚が黄色くなる

白い便が出る

- **胆管《たんかん》がん** 693頁
  黄疸、皮膚がかゆくなる、尿が茶色っぽい、便が白っぽいなど。

腹痛がある

- **エキノコックス症《しょう》** 459頁
  疲れやすい、右わき腹や上腹部の痛み、黄疸がみられる。
- **胆嚢《たんのう》がん** 693頁
  右わき腹の鈍痛、胆嚢の腫れ、黄疸、食欲不振、吐き気など。
- **胆嚢摘出後症候群《たんのうてきしゅつごしょうこうぐん》** 477頁
  腹痛、発熱、黄疸、吐き気、嘔吐、便秘、下痢がみられる。
- **胆石症《たんせきしょう》** 475頁
  激しい腹痛、腹部膨満感、吐き気、倦怠感、黄疸がみられる。

背中にも痛み

- **慢性膵炎《まんせいすいえん》** 478頁
  腹痛、背部痛、肩痛、倦怠感、下痢、口の渇き、黄疸がみられる。
- **急性膵炎《きゅうせいすいえん》** 478頁
  上腹部から背中、肩にかけての激しい痛み、嘔吐、発熱、下痢など。

高熱が出る

- **敗血症《はいけつしょう》** 638頁
  悪寒、発熱、全身のだるさ、重症化すると体温低下、意識障害など。
- **ワイル病《びょう》** 474頁
  悪寒、震えとともに突然の高熱、筋肉痛、黄疸、意識障害など。
- **急性胆管炎《きゅうせいたんかんえん》** 476頁
  悪寒、発熱、右上腹部の痛み、黄疸などがみられる。
- **肝膿瘍《かんのうよう》** 471頁
  高熱、右上腹部痛、黄疸、肝臓の腫れなどがみられる。

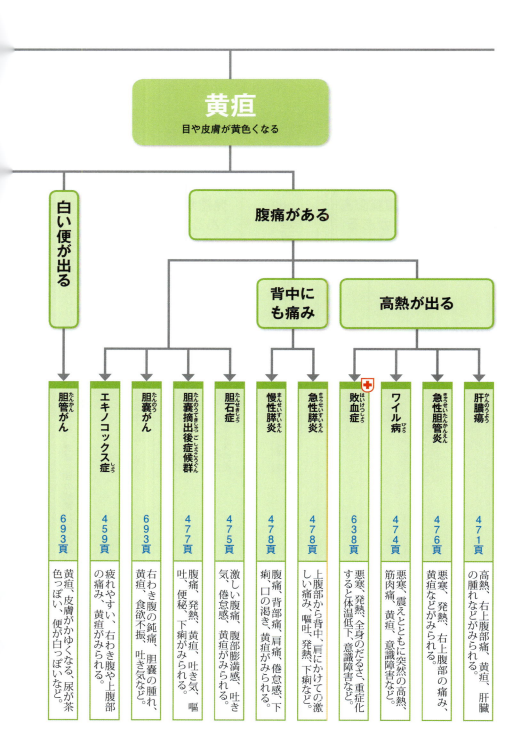

こどもの黄疸

母親がRhマイナスの血液型

生後数日で現れる

- **胆道閉鎖症《たんどうへいさしょう》** 786頁
  黄疸、濃い黄色の尿、クリーム色の便が出る。女児に多い。
- 母親がRhマイナスの血液型 → **血液型不適合妊娠《けつえきがたふてきごうにんしん》** 758頁
  新生児仮死や死産、黄疸による脳性麻痺が現れることも。
- 生後数日で現れる → **頭血腫《ずけっしゅ》** 770頁
  赤ちゃんの頭部にやわらかいこぶができ、血腫が大きくなると黄疸がでる。
- 生後数日で現れる → **生理的黄疸《せいりてきおうだん》** 771頁
  生後2、3日後から現れる黄疸で、1週間を過ぎると自然に治まる。

水ぶくれが出る

発疹が出る

糖尿病の悪化

- **薬剤《やくざい》の使用《しよう》** —
  治療のための薬剤によって、肝臓に障害が起こると、黄疸が現れる。
- **トキソプラズマ症《しょう》** 650頁
  リンパ節の腫れや微熱、免疫が低下していると命にかかわることも。
- **黄疸《おうだん》** 661頁
  目の結膜をはじめ、皮膚が黄色くなったら精密検査を。
- 水ぶくれが出る → **単純性疱疹《たんじゅんせいほうしん》（ヘルペス）** 671頁
  かゆみや鈍い痛み、水ぶくれ、やがてただれて、かさぶたになる。
- 発疹が出る → **風疹《ふうしん》（三日《みっか》はしか）〔こども〕** 810頁
  軽い発熱や咳、赤い小さな発疹が全身に出る。
- 発疹が出る → **薬剤性肝障害《やくざいせいかんしょうがい》（薬物性肝障害）** 469頁
  倦怠感、食欲不振、吐き気、発熱、発疹、黄疸などがみられる。
- 糖尿病の悪化 → **膵臓《すいぞう》がん** 693頁
  背部痛、黄疸、体重減少。自覚症状が現れるのが遅い。

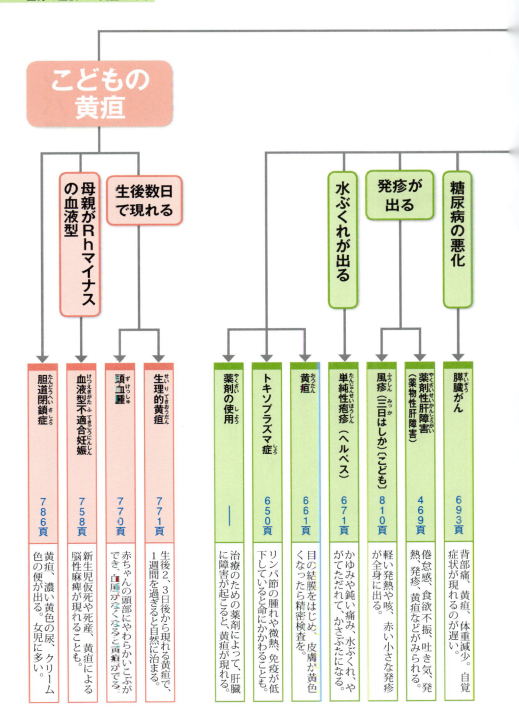

リンパ節の腫れ

▼どこのリンパ節の腫れですか？

体内に侵入した病原体や毒素などは、リンパ節で捕らえられ、処理されます。病原体が大量だったりすると、リンパ節に炎症が起こります。

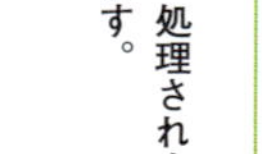

診療は 内科

- **耳前方**
  - **流行性角結膜炎《りゅうこうせいかくけつまくえん》** 297頁
    さらさらした目やに、目の充血、まぶたの腫れなどがみられる。
- **顎の下**
  - **歯周病《ししゅうびょう》（歯槽膿漏《しそうのうろう》）** 345頁
    歯肉の炎症で、赤く腫れ、出血や口臭もある。
- **頸部《けいぶ》**
  - **進行とともに全身のリンパ節が腫れる**
    - **風疹《ふうしん》（三日《みっか》はしか）〔こども〕** 810頁
      軽い発熱や咳、赤い小さな発疹が全身に出る。
    - **伝染性単核球症《でんせんせいたんかくきゅうしょう》** 357頁
      咽頭痛、いちご舌、倦怠感、高熱、湿疹、嘔吐などがみられる。
    - **おたふくかぜ〔こども〕** 811頁
      耳下腺が腫れ、高熱が出る。前兆として、頭痛、だるさ、食欲低下も。
  - **川崎病《かわさきびょう》〔こども〕** 809頁
    高熱が5日続き、2、3日後に発疹が出る。手足の腫れや目の充血も。
  - **トキソプラズマ症《しょう》** 650頁
    リンパ節の腫れや微熱、免疫が低下していると命にかかわることも。
- **胸部**（検査で腫れがみられる）
  - **咳や呼吸困難がある**
    - **肺結核《はいけっかく》** 388頁
      長く続く咳と痰のほかに、発熱、倦怠感、体重減少をともなうことも。
    - **サルコイドーシス** 629頁
      乾いた咳や呼吸困難、胸痛のほか、肺門リンパ節の腫れなど。
    - **肺《はい》がん** 683頁
      咳や痰、血痰、胸痛・背部痛、呼吸困難がみられる。

全身的にリンパ節が腫れる

貧血がある

- **リンパ腫《しゅ》** 704頁
  リンパ節の腫れのほか、発熱、体重減少、寝汗なども。
- **白血病《はっけつびょう》** 702頁
  倦怠感、動悸、息切れのほか、発熱、出血傾向などがみられる。

不整脈がある

- **感染性心内膜炎《かんせんせいしんないまくえん》** 416頁
  発熱、息切れ、不整脈がみられ、血管が閉塞することも。

発疹がある

- **シェーグレン症候群《しょうこうぐん》** 630頁
  微熱、関節の痛み、レイノー現象や環状紅斑がみられる。
- **はしか（麻疹《ましん》）〔こども〕** 810頁
  発熱、咳、くしゃみのほか、頬の内側に白い斑点がみられる。
- **全身性《ぜんしんせい》エリテマトーデス** 625頁
  蝶形紅斑、コイン状の発疹のほか、発熱、倦怠感などがみられる。

限られたリンパ節

感染部位の近くのリンパ節が腫れる

- **猫《ねこ》ひっかき病《びょう》** 650頁
  傷跡が赤くなり、リンパ節の腫れのほか、発熱することも。
- **ツツガムシ病《びょう》** 646頁
  高熱、だるさ、やがてリンパ節の腫れが全身に広がる。

鼠径部《そけいぶ》

- **足《あし》・脚《あし》のけが、性感染症《せいかんせんしょう》** ―
  細菌などの感染があれば、鼠径部のリンパ節が腫れる。
- **鼠径《そけい》リンパ肉芽腫《にくげしゅ》** 527頁
  陰部に水ぶくれや潰瘍、足の付け根のリンパ節の腫れもみられる。

わきの下

- **手《て》・腕《うで》のけが** ―
  傷口から細菌などの感染があれば、わきの下のリンパ節が腫れる。
- **乳《にゅう》がん** 685頁
  乳房に、でこぼこしたかたいしこりができる。

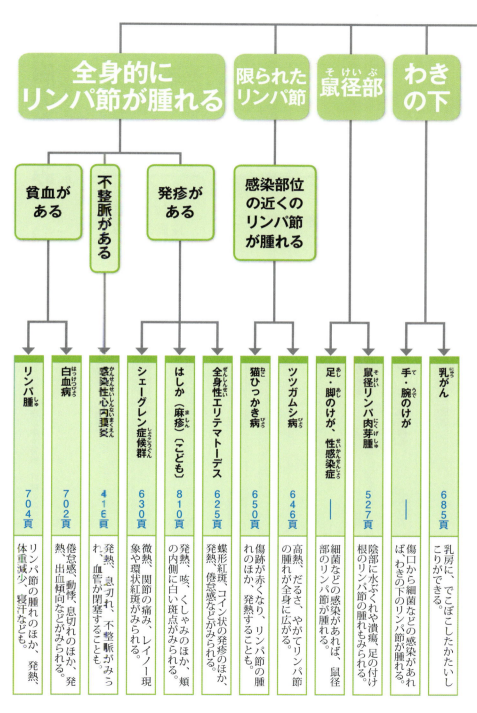

皮膚のかゆみ

▼かゆみはどこに現れましたか？

全身のかゆみの原因には皮膚の病気以外に、糖尿病や腎臓、肝臓の病気など、内臓の病気が症状として現れることがあります。

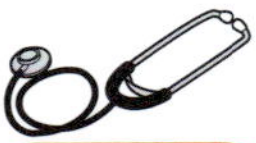

診療は 皮膚科

皮膚の赤み・できもの

皮膚のかさつき

- **老人性乾皮症**《ろうじんせいかんぴしょう》 662頁
  すねや肩、腰などがかさかさと乾燥し、夜間にかゆみが増す。
- **アトピー性**《せい》**皮膚炎**《ひふえん》 653頁
  顔や耳たぶ、首、関節などにかゆい湿疹がみられる。

全身に赤いぶつぶつ

- **蕁麻疹**《じんましん》 656頁
  膨らみのある赤い発疹でかゆみがある。発疹の形は変化する。
- **カポジ水痘様発疹症**《すいとうようほっしんしょう》 655頁
  湿疹のある皮膚の上に水ぶくれ、ただれが起こる。
- **湿疹**《しっしん》**／皮膚炎**《ひふえん》 652頁
  かゆみをともなう皮膚のさまざまな炎症病変のこと。
- **アニサキス症**《しょう》 459頁
  生魚を食べた2～6時間後に激しい胃痛。蕁麻疹や嘔吐も。

特定の部位に皮膚の赤み

- **皮膚**《ひふ》**カンジダ症**《しょう》 671頁
  わきの下や股間、指と指の間、爪の周りなどが赤くなり、かゆい。
- **貨幣状湿疹**《かへいじょうしっしん》 655頁
  コインのような円形の湿疹がすねや膝の周りにできる。
- **ビダール苔癬**《たいせん》 663頁
  首に現れることが多く、盛り上がった赤い発疹が出る。

肛門周囲のかゆみ

- **肛門瘙痒症《こうもんそうようしょう》**　507頁
  肛門周囲の皮膚炎と湿疹。かゆみは夜間に起こりやすい。
- **蟯虫症《ぎょうちゅうしょう》**　487頁
  夜中に肛門へ蟯虫が移動し、朝方に肛門付近にかゆみが起こる。

皮膚に異常がみられない

- **皮膚《ひふ》瘙痒症《そうようしょう》**　662頁
  皮膚に異常はないがかゆみがある。内臓の病気が原因のことも。

女性

- **妊娠《にんしん》や月経《げっけい》**　―
  女性ホルモンの影響によりかゆみを生じることも。

薬剤を使用中

- **薬剤性肝障害《やくざいせいかんしょうがい》（薬物性肝障害）**　469頁
  薬物治療を受けて、倦怠感や食欲不振、吐き気などが現れる。

腎不全を起こす

- **尿毒症《にょうどくしょう》**　515頁
  痙攣、呼吸困難、目の異常など全身にさまざまな症状。

からだのむくみ

- **ネフローゼ症候群《しょうこうぐん》**　511頁
  からだのむくみ、血中コレステロールの増加、たんぱく尿が起こる。

充血、顔が赤い

- **赤血球増多症《せっけっきゅうぞうたしょう》（多血症《たけつしょう》）**　619頁
  頭痛や結膜の充血、視力障害、赤ら顔などが起こる。

黄疸がみられる

- **胆管《たんかん》がん**　693頁
  黄疸が起こり、尿が茶色っぽくなる、便が白っぽくなる。
- **原発性胆汁性肝硬変《げんぱつせいたんじゅうせいかんこうへん》**　467頁
  指先の腫れ、黄色腫、黄疸、骨粗鬆症などの骨の異常がみられる。

のどが渇く

- **副甲状腺機能亢進症《ふくこうじょうせんきのうこうしんしょう》**　593頁
  骨粗鬆症や腎結石、尿量増加や口の渇きなどが起こる。
- **糖尿病《とうにょうびょう》**　581頁
  のどが渇き、大量の水分を摂る。疲れやすくなり、体重が減る。

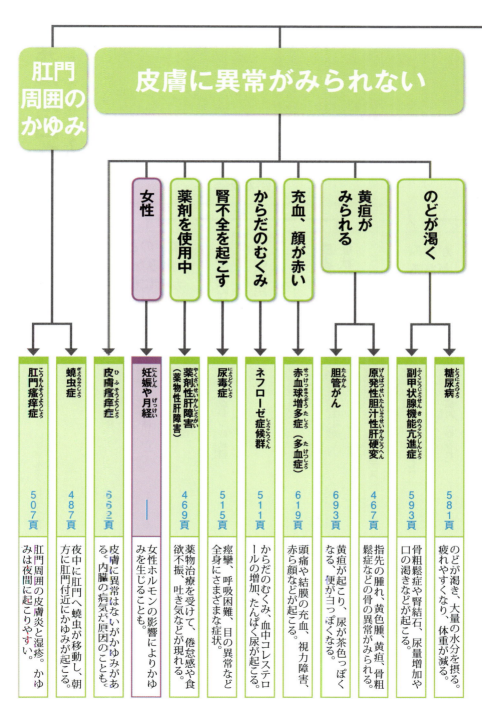

発疹が出た

どのような状態ですか?

ここでは代表的な皮膚の症状を取り上げました。いぼや水ぶくれは２２０頁を、こどもの皮膚の症状は２４８頁を参照してください。

赤いぶつぶつがみられる

熱がある

咳、のどの痛みなどかぜに似た症状

- はしか（麻疹《ましん》） 810頁
  発熱、咳、くしゃみ、目の充血、口腔の白い斑点などが起こる。
- 風疹《ふうしん》（三日《みっか》はしか） 810頁
  軽い発熱、咳などがみられる。はしかより症状が軽い。
- 伝染性単核球症《でんせんせいたんかくきゅうしょう》 357頁
  のどの痛み、高熱、嘔吐、首のリンパ節の腫れも。

目や口の乾燥

- シェーグレン症候群《しょうこうぐん》 630頁
  目の乾燥、口が乾く、微熱や関節痛などがみられる。

薬の服用

- 薬疹《やくしん》 656頁
  薬剤が原因で、蕁麻疹や赤い斑点などが全身に起こる。

皮膚の症状のみ

- 結節性紅斑《けっせつせいこうはん》 571頁
  足に赤く盛り上がったしこりができる。押すと痛む。
- 多形滲出性紅斑《たけいしんしゅつせいこうはん》 544頁
  赤い円形の斑点ができる。境目は盛り上がり、中心は紫色。
- 全身性《ぜんしんせい》エリテマトーデス 625頁
  頬にできる蝶の形の発疹、小型の円形の発疹。発熱、倦怠感なども。

かゆみがある

- 体部白癬《たいぶはくせん》（ぜにたむし） 670頁
  輪のように縁が赤く、中心は色が薄くなっている。
- 接触皮膚炎《せっしょくひふえん》（かぶれ） 652頁
  物質に触れることで、赤いぶつぶつや水ぶくれが現れる。

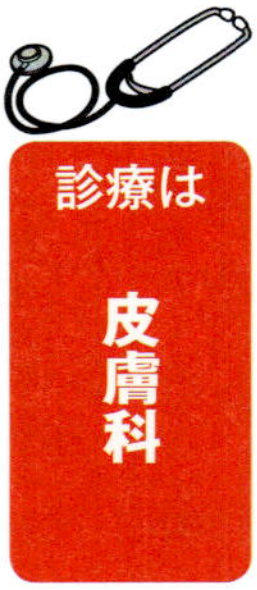

診療は
皮膚科

皮膚の盛り上がりはなく周囲と色が違う

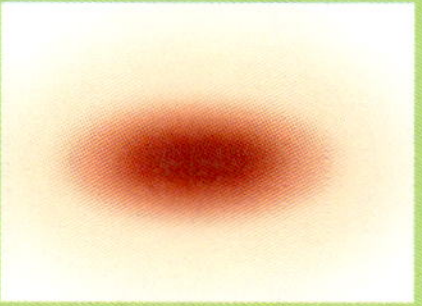

- **紫色**
  - 血管性紫斑病《けっかんせいしはんびょう》　620頁
    関節痛や腹痛、下血をともなうことがある。
  - 紫斑《しはん》　665頁
    出血による斑点。出血部位が深いと青っぽく、浅いと赤くなる。
- **褐色**
  - **高齢者**
    - 老人性色素斑《ろうじんせいしきそはん》　668頁
      日光が当たる部位にできやすく、加齢にともない現れる。
  - **徐々に現れた**
    - しみ（肝斑《かんぱん》）／そばかす　278頁
      顔にできる褐色の斑点。そばかすは成人して目立たなくなることも。
  - **生まれつきある**
    - 扁平母斑《へんぺいぼはん》（茶《ちゃ》あざ）　666頁
      褐色で盛り上がりのないあざ。
- **青っぽい**
  - 太田母斑《おおたぼはん》　666頁
    目の周りを中心に広がる、青黒いあざ。
- **黒い**
  - **大きくなる**
    - 悪性黒色腫《あくせいこくしょくしゅ》（メラノーマ）　705頁
      ほくろのような黒いあざが大きくなっていくもの。
  - ほくろ　666頁
    皮膚の黒いあざ。形や大きさはさまざま。
- **熱はない**
  - **かゆみはない**
    - 伝染性紅斑《でんせんせいこうはん》（りんご病《びょう》）　281頁
      頬が赤くなり、手足にも赤い発疹。大人は関節痛があることも。
    - 多発性筋炎《たはつせいきんえん》　627頁
      左右対称の筋肉炎、手の指、まぶたの発疹が現れる。
    - 乾癬《かんせん》　665頁
      ひじや膝、頭などに赤いうろこ状の斑点が現れる。
- 蕁麻疹《じんましん》　656頁
  盛り上がった皮膚のぶつぶつが広がったりする。

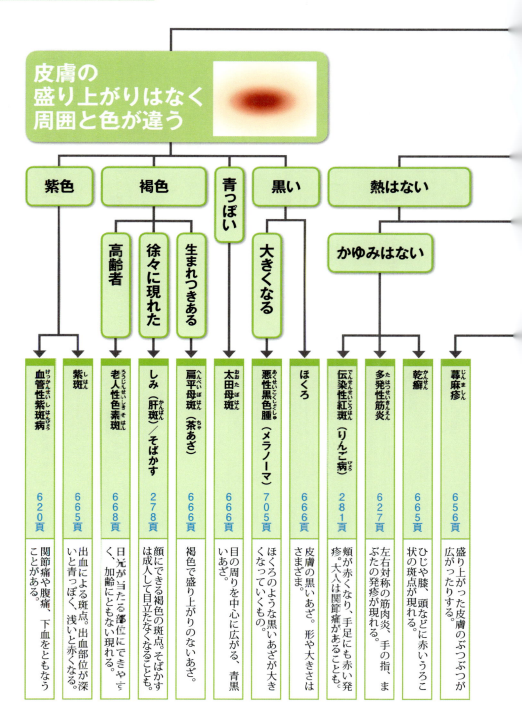

皮膚・毛髪の異常

▼どのような状態ですか？

頭髪や体毛、爪なども皮膚の変化したものです。異常に気がついたら皮膚科を受診するようにしましょう。

診療は　皮膚科

皮膚の盛り上がり

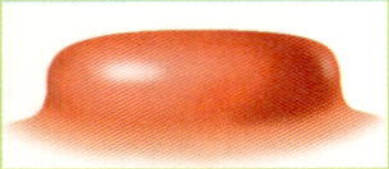

直径5mm程度

- **赤い** → **にきび（尋常性《じんじょうせい》ざ瘡《そう》）**　279頁
  顔や胸、背中に赤いぶつぶつができ、ひどいとしこりが現れる。
- **黄色い** → **黄色腫《おうしょくしゅ》**　661頁
  手足の関節にできる黄色いできもの。脂質異常症の人にできる。

いぼ

- **尋常性疣贅《じんじょうせいゆうぜい》**　673頁
  表面がかさかさした直径1㎝までの薄茶色のいぼ。
- **青年性扁平疣贅《せいねんせいへんぺいゆうぜい》**　673頁
  表面が茶色か肌色の小さないぼが顔や手にたくさんできる。

水ぶくれ

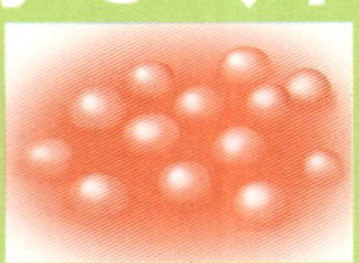

- **痛みがあった部位にできた** → **帯状疱疹《たいじょうほうしん》**　672頁
  神経痛が出た数日後に、痛んだ部位に沿って水ぶくれが現れる。
- **ただれやかさぶたがある** → **単純性疱疹《たんじゅんせいほうしん》（ヘルペス）**　671頁
  感染部に水ぶくれができ、その後ただれ、かさぶたができる。
- **全身にできる**
  - **天疱瘡《てんぽうそう》**　664頁
    全身の皮膚、口腔内に水ぶくれができる。
  - **類天疱瘡《るいてんぽうそう》**　665頁
    全身にかゆみをともなう赤い斑点、水ぶくれがみられる。
- **熱いものに触れた** → **やけど（熱傷《ねっしょう》）**　658頁
  中程度のやけどで、赤みやむくみ、水ぶくれなどがみられる。

爪の異常

- 爪の変形
  - 陥入爪《かんにゅうそう》（572頁）：爪が皮膚に食い込んだ状態。足の親指によくみられる。
  - 爪白癬《つめはくせん》（572頁）：爪が白く厚くなる。痛みやかゆみはない。
  - 爪のはがれ
    - 爪甲剥離症《そうこうはくりしょう》（557頁）：爪の先端だけがはがれた状態。付け根は元のまま。
  - 爪が大きい
    - 時計《とけい》ガラス爪《づめ》（545頁）：指先が徐々に大きくなるとともに、爪も大きくなる。
- 指先の腫れ
  - 爪囲炎《そういえん》（545頁）：指先が赤く腫れ、ずきずきした痛みや熱などがみられる。

毛の異常

- ふけが出る
  - ふけ症《しょう》（286頁）：ふけの量が多くなり、かゆみをともなう。
- 毛が白い
  - 白毛症《はくもうしょう》（287頁）：特定の部分だけ白くなるときには内分泌の病気が原因の場合も。
- 毛が濃い
  - 多毛症《たもうしょう》（287頁）：顔の産毛がひげのように、からだの産毛が胸毛のようにみえる。
- 毛髪が抜ける
  - ふけが出る
    - 粃糠性脱毛症《ひこうせいだつもうしょう》（285頁）：大量のふけが出て毛髪が抜ける。かゆみをともなう。
  - 頭皮の異常
    - 瘢痕性脱毛症《はんこんせいだつもうしょう》（286頁）：他の病気が原因の脱毛症。跡から毛が生えることはない。
  - 頭皮に異常なし
    - 壮年性脱毛症《そうねんせいだつもうしょう》（284頁）：前頭部から抜けるM型と、頭頂部から抜けるO型がある。
  - 一部が円形に
    - 円形脱毛症《えんけいだつもうしょう》（284頁）：抜け落ちた周囲の毛も細くなったり、切れ毛になったりする。

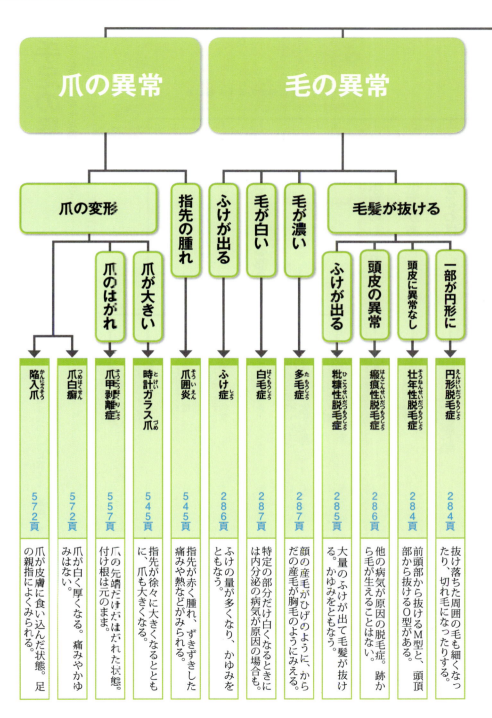

手足の異常

どのような手足の異常ですか?

手足には、感覚に異常を感じるしびれ、無意識のうちに震える（振戦）などが起こることがあります。

手足のしびれ

手足に感覚の異常を感じる

手・腕のしびれ

- 変形性頸椎症《へんけいせいけいついしょう》 370頁
  首や肩のこり、手・腕のしびれ・動きがぎこちないなど。
- 胸郭出口症候群《きょうかくでぐちしょうこうぐん》 536頁
  手・腕のしびれ、肩こり、肩から肩甲骨のこわばりがみられる。
- 脊髄空洞症《せきずいくうどうしょう》 602頁
  手の脱力・筋肉の萎縮、温度の感覚がなくなる、歩行困難のことも。

手のしびれ

- 手根管症候群《しゅこんかんしょうこうぐん》 552頁
  手のひらの親指から薬指にかけてのしびれ、ものをつかめなくなることも。

手袋・靴下をつける部分

- 多発神経炎《たはつしんけいえん》 538頁
  筋力の低下、筋肉の萎縮、しびれ、痛みのほか、感覚が鈍くなる。

脚のしびれ

- 腰椎椎間板《ようついついかんばん》ヘルニア 437頁／腰部脊柱管狭窄症《ようぶせきちゅうかんきょうさくしょう》 438頁
  激しい腰痛、脚のしびれや鈍い腰痛を繰り返すことも。
- バージャー病《びょう》 541頁／閉塞性動脈硬化症《へいそくせいどうみゃくこうかしょう》 563頁
  歩行時の脚の痛み、進行すると潰瘍や壊疽(組織の腐敗)もみられる。

片側の手足のしびれ

- 脳梗塞《のうこうそく》 260頁
  舌の麻痺、ろれつが回らない、片側の手足の麻痺、感覚の低下も。

視力の低下がある

- 多発性硬化症《たはつせいこうかしょう》 277頁
  視力の低下、二重に見える。手足のしびれや麻痺もみられる。

両手足がこわばる

- 副甲状腺機能低下症《ふくこうじょうせんきのうていかしょう》 594頁
  筋肉がつったような痛み、痙攣、両手足のこわばり、顔のひきつれも。

診療は **脳神経内科** **整形外科**

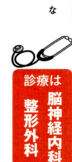

手足が震える

飲酒習慣がある

アルコール使《し》用《よう》障《しょう》害《がい》
724頁

不安感、不眠、指の震え、痙攣などがみられる。

姿勢によって手の震え

肝《かん》不《ふ》全《ぜん》
467頁

黄疸、腹水のほか、羽ばたくような手の震えなどもみられる。

バセドウ病《びょう》
365頁

甲状腺の腫れ、動悸、目が出てくる、手の細かな震え、発汗がみられる。

本《ほん》態《たい》性《せい》振《しん》戦《せん》
604頁

手足や頭頸部の震え。中・高年に多い。飲酒により改善。

安静時の震え

パーキンソン病《びょう》
603頁

手足の震え、こわばり、緩慢な動作のほか、よく転ぶことが特徴。

頸《けい》椎《つい》後《こう》縦《じゅう》靭《じん》帯《たい》骨《こっ》化《か》症《しょう》
540頁

手足のしびれ、細かい作業ができなくなる、足が突っ張る、排尿障害も。

頸《けい》椎《つい》椎《つい》間《かん》板《ばん》ヘルニア
頸《けい》部《ぶ》脊《せき》柱《ちゅう》管《かん》狭《きょう》窄《さく》症《しょう》
369―頁

首の後ろの痛みやこり、首から手・腕に痛みやしびれ、脚のしびれも。

検査しても異常はない

身《しん》体《たい》症《しょう》状《じょう》症《しょう》
715頁

腹痛、吐き気、かゆみ、しびれなど、症状はさまざま。

感覚が鈍くなる

アミロイドーシス
592頁

手足のしびれ、とくに温痛覚の障害が起こる。

脊《せき》髄《ずい》腫《しゅ》瘍《よう》
677頁

背中や首の痛み、手足の感覚鈍麻、筋力低下、麻痺、排泄障害も。

糖《とう》尿《にょう》病《びょう》性《せい》神《しん》経《けい》障《しょう》害《がい》
583頁

両側の足先のしびれ・痛み、こむら返りを起こしやすくなる。

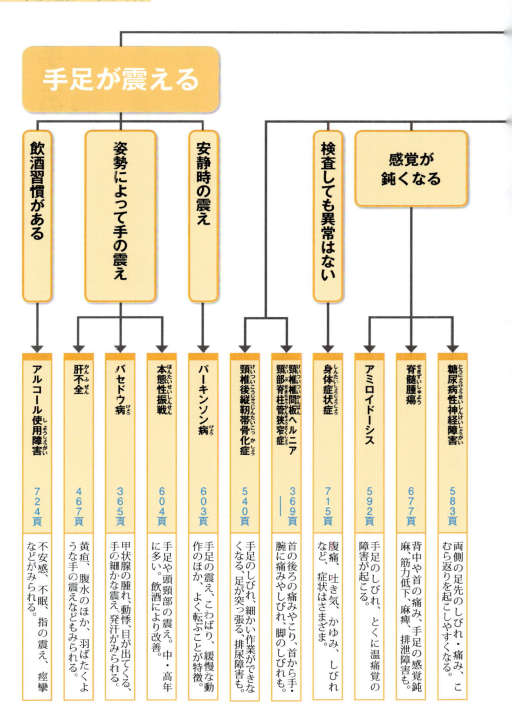

手足の麻痺

どのような状態ですか？

麻痺は、神経の障害や筋力の低下によって起こります。また、重大な病気が原因になることもあり、注意が必要です。

診療は **脳神経内科**

手と足の麻痺《まひ》

手と足を動かせなくなる

片麻痺

からだの片側に起こる麻痺

ろれつが回らない

- **脳梗塞《のうこうそく》** 260頁
  舌の麻痺、ろれつが回らない、片側の手足の麻痺、感覚の低下も。
- **脳出血《のうしゅっけつ》** 261頁
  手足の動きが悪くなり、ろれつが回らない、頭痛、めまい、嘔吐、いびきも。

頭痛がある

- **くも膜下出血《まくかしゅっけつ》** 261頁
  激しい頭痛、嘔吐、痙攣、意識の低下などがみられる。
- **脳腫瘍《のうしゅよう》** 271頁
  頭痛、吐き気、嘔吐、運動や感覚、言語などに障害。
- **慢性硬膜下血腫《まんせいこうまくかけっしゅ》** 275頁
  頭痛、軽い麻痺、尿失禁などの排尿障害、意識障害も。

（その他）

- **筋萎縮性側索硬化症《きんいしゅくせいそくさくこうかしょう》** 539頁
  手足やのど、舌の筋肉がやせ、筋力が低下し、歩行困難も。
- **遺伝性周期性四肢麻痺《いでんせいしゅうきせいししまひ》** 542頁
  急に手足の筋力が低下して、麻痺する。
- **ギラン・バレー症候群《しょうこうぐん》** 538頁
  足が重く、しびれ、数日後に手足の筋力がなくなるなど。

手または足の麻痺

麻痺のタイプはさまざま

対麻痺
両足に起こる麻痺

- **脊髄腫瘍《せきずいしゅよう》** 677頁
  背中や首の痛み、手足の感覚鈍麻、筋力低下、麻痺、排泄障害も。
- **脊髄炎《せきずいえん》** 600頁
  上半身のしびれ、下半身の感覚が鈍り、脚の麻痺がみられる。
- **脊髄梗塞《せきずいこうそく》** 433頁
  背中の痛み、両足の麻痺、温痛覚の異常などがみられる。

単麻痺
1肢のみの麻痺

- **腕神経叢麻痺《わんしんけいそうまひ》** 551頁
  肩から指までの一部、または全部に麻痺がみられる。

（麻痺のタイプはさまざま）

- **脊髄空洞症《せきずいくうどうしょう》** 602頁
  手の脱力・筋肉の萎縮、温度の感覚がなくなる、歩行困難のことも。
- **ベーチェット病《びょう》〔神経症状《しんけいしょうじょう》〕** 630頁
  唇や舌に痛みの強い潰瘍ができ、頭痛、手足の障害なども。
- **多発性硬化症《たはつせいこうかしょう》** 277頁
  視力の低下、二重に見える。手足のしびれや麻痺もみられる。

四肢麻痺
両手足の麻痺

- **多発性筋炎《たはつせいきんえん》／皮膚筋炎《ひふきんえん》** 627頁
  腰、肩、首などの筋肉に炎症、筋力低下、痛みがみられる。
- **重症筋無力症《じゅうしょうきんむりょくしょう》** 608頁
  筋肉が疲れやすく、まぶたの下垂、複視、嚥下困難など。
- **筋《きん》ジストロフィー** 606頁
  筋肉の萎縮、筋力の低下、歩行困難がみられる。

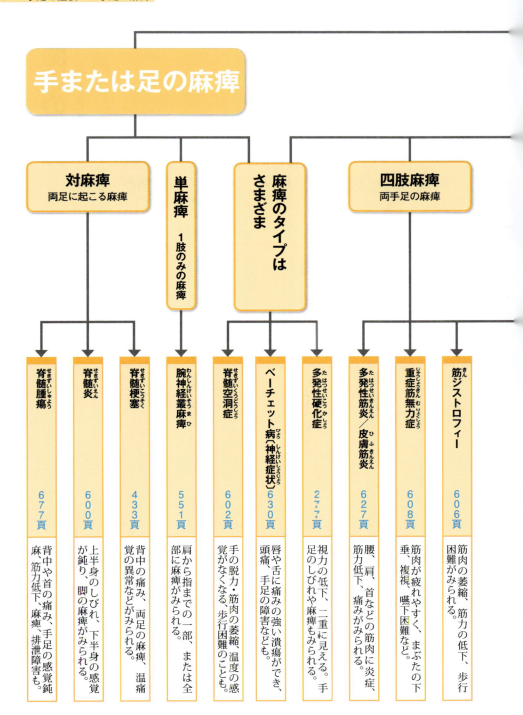

関節の痛み

▼どの関節の痛みですか?

関節痛は関節への負荷で起こるほかに、病気の症状としても起こります。ひとつだけの関節に起こる場合と、複数の関節に起こる場合があります。

手の関節

慢性の痛み

- **手首の関節** → **成人《せいじん》スチル病《びょう》** 632頁
  高熱、関節炎、サーモンピンク色の皮膚の発疹がみられる。
- **複数の関節** → **変形性肘関節症《へんけいせいひじかんせつしょう》** 549頁
  ひじを動かすと痛み、関節が変形すると曲げ伸ばししにくくなる。

足の関節

急性の痛み

- **足の親指の付け根の関節** → **痛風《つうふう》（高尿酸血症《こうにょうさんけつしょう》）** 565頁
  足の親指の付け根が赤く腫れ、激しく痛む。尿酸値は7・0㎎／dℓ以上。

慢性の痛み

- **膝の関節** → **変形性膝関節症《へんけいせいしつかんせつしょう》** 562頁
  立ち上がったり、歩き始めるなどの動作の始めに膝の痛みがみられる。
- **膝の関節** → **神経病性関節症《しんけいびょうせいかんせつしょう》** 561頁
  痛みはほとんどなく、関節がぐらぐらする。膝に多くみられる。
- **足首の関節** → **変形性足関節症《へんけいせいそくかんせつしょう》** 569頁
  動き始めや運動時に痛み、関節の動きが制限されることも。
- **複数の関節** → **鼠径《そけい》リンパ肉芽腫《にくげしゅ》** 527頁
  陰部に水ぶくれや潰瘍、足の付け根のリンパ節の腫れもみられる。
- **複数の関節** → **若年性特発性関節炎《じゃくねんせいとくはつせいかんせつえん》〔こども〕** 808頁
  発熱、発疹、関節炎がみられる。
- **複数の関節** → **強直性脊椎炎《きょうちょくせいせきついえん》** 441頁
  背中や腰が重く、筋肉痛がみられる。しだいにからだが動かせなくなる。
- **ひとつの関節** → **化膿性骨髄炎《かのうせいこつずいえん》** 598頁
  急な関節の痛みがあり、赤く腫れ、熱をもつ。10歳前後に多い。

関節の構造

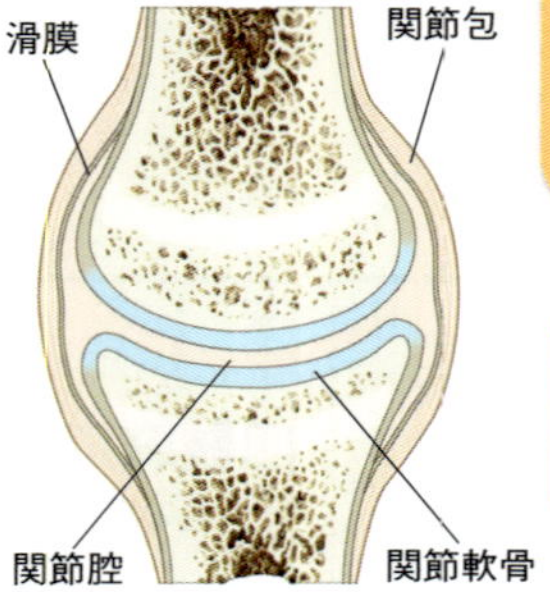

診療は
整形外科

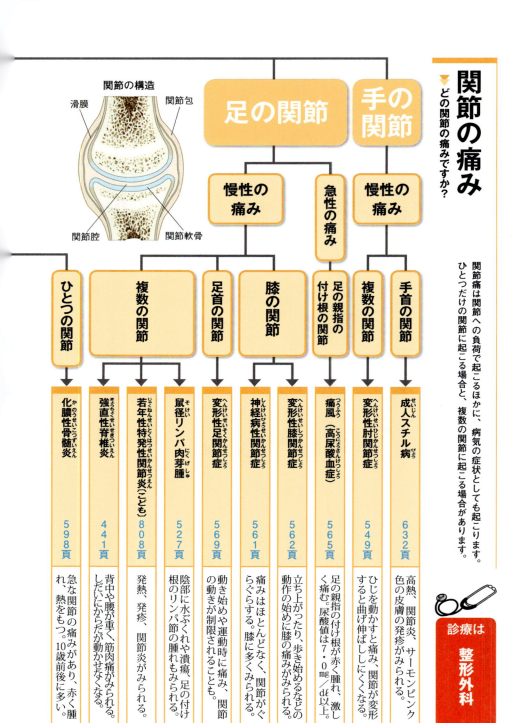

手足の関節

慢性の痛み

複数の関節

- **関節《かんせつ》リウマチ** 546頁
  関節の痛み、腫れ、進行すると変形や破壊もみられる。
- **ヘモクロマトーシス** 474頁
  皮膚が青銅色化し、手指や膝、腰の関節炎、不整脈がみられる。
- **多《た》発《はっ》性《せい》骨《こつ》髄《ずい》腫《しゅ》** 704頁
  腰や背中、骨などの痛み、倦怠感、動悸、息切れ、出血傾向も。

ひとつの関節

- **結《けっ》核《かく》性《せい》関《かん》節《せつ》炎《えん》** 598頁
  関節の腫れや赤みは少なく、痛みも激しくない。

急性の痛み

複数の関節

- **リウマチ性《せい》多《た》発《はっ》筋《きん》痛《つう》症《しょう》** 628頁
  首から肩、腰などに強いこわばりや痛みがみられる。
- **ベーチェット病《びょう》** 630頁
  唇の内側や舌のふちに痛みの強い潰瘍ができ、皮膚が過敏になる。
- **白《はっ》血《けつ》病《びょう》** 702頁
  倦怠感、動悸、息切れ、発熱、出血傾向、関節や骨の痛みも。
- **全《ぜん》身《しん》性《せい》エリテマトーデス** 625頁
  蝶形紅斑、ディスコイド疹、発熱、倦怠感、痙攣発作がみられる。
- **多《た》発《はっ》性《せい》筋《きん》炎《えん》／皮《ひ》膚《ふ》筋《きん》炎《えん》** 627頁
  腰、肩、首などの筋肉に炎症があり、筋力低下、痛みがみられる。
- **強《きょう》皮《ひ》症《しょう》（全《ぜん》身《しん》硬《こう》化《か》症《しょう》）** 627頁
  皮膚がかたくなり、レイノー現象や手指が腫れぼったくなる。
- **アナフィラクトイド紫《し》斑《はん》病《びょう》** 620頁
  紫斑、関節痛、腹痛のほか、蕁麻疹のような発疹がみられる。
- **リウマチ熱《ねつ》** 807頁
  手首、ひじ、膝、足首、肩、股関節などで関節痛と熱をもつ。

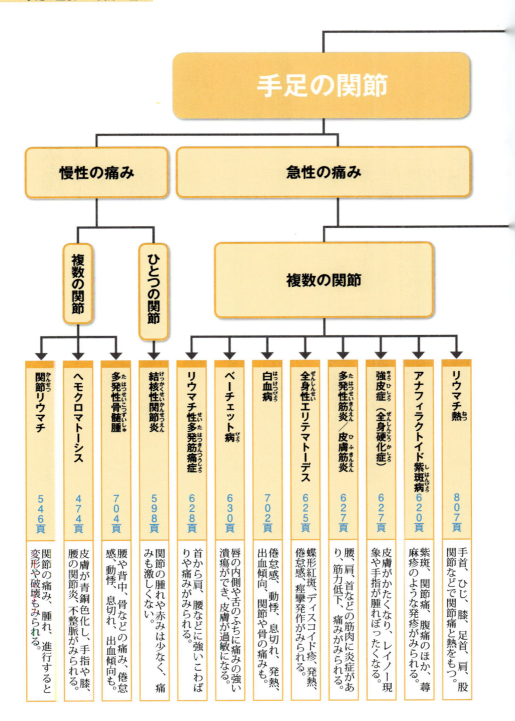

こころの不調

▼気分が沈んだり、不安を感じたりしますか？

気分が沈む、不安を感じることは日常的に起こることですが、それが長続きした場合には、うつ病などのこころの病気を抱えている場合があります。

診療は　精神科

気分が沈む

物事へ関心を示さない

- **ある出来事が契機** → **適応障害《てきおうしょうがい》** 718頁
  入学や結婚など環境の変化に適応できずに心身に異常が現れる。
- **気分の高揚がある** → **双極性障害《そうきょくせいしょうがい》（躁《そう》うつ病《びょう》）** 720頁
  気分が沈む状態と、高揚する状態が交互に現れる。
- → **抑《よく》うつ障害《しょうがい》（うつ病《びょう》）** 720頁
  憂うつな気分、何事にも興味を失うなどの症状が2週間以上続く。

物事へのこだわり

- **他人の目を気にする** → **社交不安症《しゃこうふあんしょう》（社交恐怖《しゃこうきょうふ》）** 712頁
  失敗を恐れて、人との接触を避ける。家から出なくなることも。
- → **強迫症《きょうはくしょう》** 713頁
  意味のない物事にこだわって、不安を感じる。

特定の対象に対する不安

- **いちど体験した事件**
  - → **急性《きゅうせい》ストレス障害《しょうがい》** 718頁
    不安や落ち着きのなさ、動悸や息苦しさを感じる。
  - → **心的外傷後《しんてきがいしょうご》ストレス障害《しょうがい》** 717頁
    大きな事件・災害が原因で再体験、感情麻痺、悪夢などが起こる。
- **家から出ること** → **広場恐怖症《ひろばきょうふしょう》** 712頁
  外出に対する不安があって、家から出られない。
- **からだの不調** → **病気不安症《びょうきふあんしょう》** 716頁
  からだの不調に対する不安で日常生活に支障が出る。

不安を感じる

漠然とした不安

突然不安に襲われる

- **全般《ぜんぱん》不《ふ》安《あん》症《しょう》** 712頁
  心配する対象が特定されず、漠然と不安を感じる。
- **パニック症《しょう》** 712頁
  からだに異常はないのに、突然、動悸やめまいに襲われる。

ストレスに対する反応

- **解《かい》離《り》症《しょう》** 714頁
  ストレスを感じたときに、記憶を失う、人格が変わるなど。
- **離《り》人《じん》感《かん》・現《げん》実《じつ》感《かん》消《しょう》失《しつ》症《しょう》** 714頁
  現実感がない、まるで他人事のような感じがするなど。
- **身《しん》体《たい》症《しょう》状《じょう》症《しょう》** 715頁
  からだに原因はないのに、不調を訴える。
- **変《へん》換《かん》症《しょう》** 715頁
  突然、手足が動かない、視覚や聴覚など五感がきかなくなる。

痛みがある

- **心《しん》身《しん》症《しょう》** 719頁
  からだの不調や強いストレスがある。

幻覚・幻聴

- **統《とう》合《ごう》失《しっ》調《ちょう》症《しょう》** 722頁
  気分や意欲が落ち込み、集中力や記憶力が低下する。

性の違和感

- **性《せい》同《どう》一《いつ》性《せい》障《しょう》害《がい》（性《せい》別《べつ》違《い》和《わ》）** 726頁
  からだは女性（男性）であるが、男性（女性）としての生活を望む。

食欲の異常

- **神《しん》経《けい》性《せい》やせ症《しょう》** 732頁
  体格に関係なく太ることを極端に恐れ、食事を摂れなくなる。
- **神《しん》経《けい》性《せい》過《か》食《しょく》症《しょう》** 732頁
  衝動的に大量の食べ物を過食し、嘔吐や下剤などで排出する。

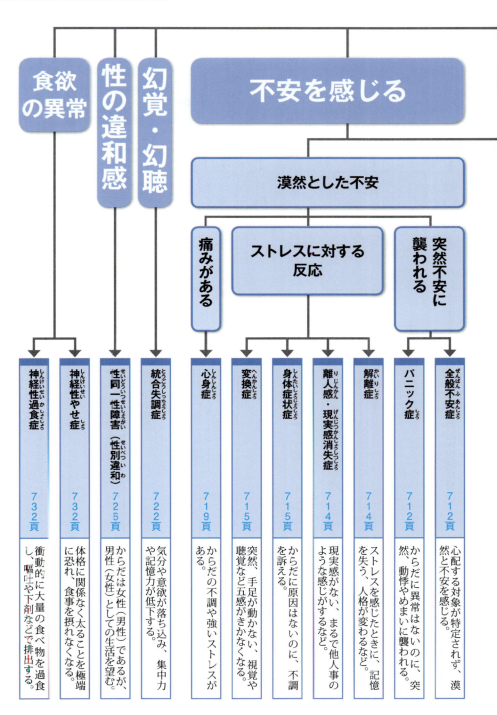

行動がおかしい

▼やめられない癖や睡眠の異常はありますか?

睡眠の異常や、やめようとしてやめられない習慣などは日常的に起こるものですが、これらが日常生活に支障をきたすようなら病気として扱われます。

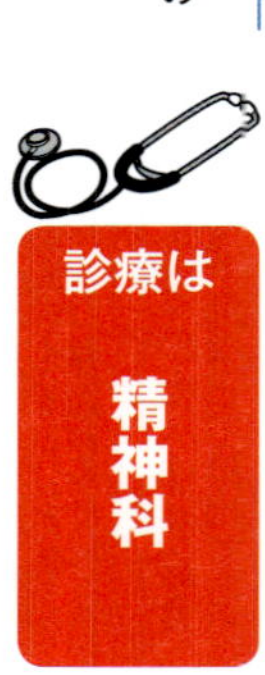

診療は 精神科

癖がやめられない

- **飲酒** → **アルコール使用障害《しようしょうがい》** 724頁
  生活のなかでアルコールの摂取を優先して支障をきたす。
- **薬物** → **物質関連障害《ぶっしつかんれんしょうがい》** 725頁
  薬物を使用せずにはいられない強い欲求がある。
- **放火** → **放火症《ほうかしょう》** 733頁
  特別な目的もなく、衝動的に放火を繰り返す。
- **ギャンブル** → **ギャンブル障害《しょうがい》** 726頁
  自覚しているにもかかわらず、ギャンブルをやめられない状態。
- **万引き** → **窃盗症《せっとうしょう》** 733頁
  物が欲しいわけではないのに衝動的に万引きを繰り返す。

人付き合いができない

- **パーソナリティ障害《しょうがい》** 730頁
  性格が極端なために社会に適応できない。

眠れない

- **呼吸はふつう**
  - **概日《がいじつ》リズム睡眠《すいみん》・覚醒障害《かくせいしょうがい》** 727頁
    朝起きて夜眠るリズムの崩れで、寝る時間が早まる・遅くなる。
  - **不眠障害《ふみんしょうがい》** 727頁
    夜間、眠れずに睡眠が不足し、日中の生活に支障をきたす。
  - **全般不安症《ぜんぱんふあんしょう》** 712頁
    漠然とした不安から、睡眠が十分にとれないこともある。
- **強いいびき** → **閉塞性睡眠時無呼吸低呼吸《へいそくせいすいみんじむこきゅうていこきゅう》** 728頁
  寝ている間に呼吸が止まったり、再開したりを繰り返す。

睡眠時の異常

動き回る

- **レム睡眠《すいみん》行動《こうどう》障害《しょうがい》** 729頁
  レム睡眠の間に起き上がって動き回る。
- **睡眠《すいみん》時《じ》遊行症《ゆうこうしょう》** 729頁
  寝ている間に起き上がって徘徊し、そのまま寝てしまう。

驚いて目が覚める

- **睡眠驚愕症《すいみんきょうがくしょう》** 729頁
  寝ている間に急に興奮して大声を出す。
- **悪夢《あくむ》障害《しょうがい》** 729頁
  寝ている間に怖い夢を見て、目が覚めてしまう状態。

異常に眠い

睡眠は十分にとれている

- **ナルコレプシー** 728頁
  日中の眠気が強く、会議など緊張している場面でも寝てしまう。
- **過眠《かみん》障害《しょうがい》** 728頁
  夜間、十分に寝ているはずなのに、日中も眠い、起床できない。

睡眠がとれない原因がある

- **閉塞性《へいそくせい》睡眠《すいみん》時《じ》無呼吸《むこきゅう》低呼吸《ていこきゅう》** 728頁
  睡眠が十分ではないために眠りすぎることも。
- **抑《よく》うつ障害《しょうがい》（うつ病《びょう》）** 720頁
  憂うつな気分、何事にも興味を失うなどの症状が2週間以上続く。
- **薬剤《やくざい》の使用《しよう》による** ―
  薬剤の副作用により眠気が起こることも。

- **こころの病気《びょうき》全般《ぜんぱん》** 710～735頁
  こころの病気では多くの場合に睡眠の異常がみられる。

手足に異常

- **周期性《しゅうきせい》四肢《しし》運動《うんどう》障害《しょうがい》** ―
  寝ている間に手や足がぴくぴく動くために十分に眠れない状態。
- **レストレスレッグス症候群《しょうこうぐん》** 728頁
  寝ている間に脚がむずむずして十分に眠れない状態。

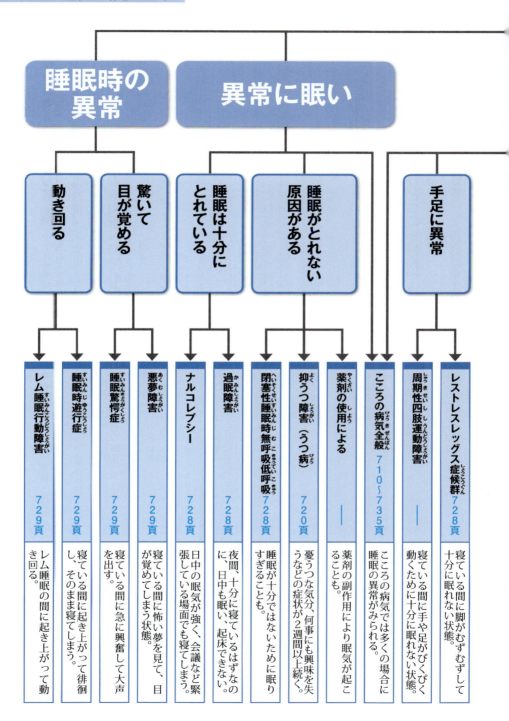

こどものこころの不調

▼どのような問題を抱えていますか?

こどもの場合、本人の自覚がない場合もあります。親や家族、保護者など周囲の人が気になるようなら、いちど、医療機関を受診してみましょう。

診療は 精神科 小児科

人とのコミュニケーションに問題

人や物事への関心を失う
↓
こどもの抑《よく》うつ障害《しょうがい》 826頁

好きなものに興味を示さない、夜眠れない、友人と遊ばないなど。

コミュニケーションがとれない
↓
自閉《じへい》スペクトラム症《しょう》 818頁

乳児期のころから、泣かない、笑わないなど周囲に反応しない。

こだわりが強い
↓
アスペルガー障害《しょうがい》 818頁

知能は低くないが、他人を理解できず、物事にこだわる。

ことばをうまく使えない
↓
コミュニケーション症《しょう》 820頁

ことばがうまく使えず、自分でも表現できない。

親しい人としか話さない
↓
選択性緘黙《せんたくせいかんもく》 822頁

親しい人といるとき以外には、ことばを発しない。

親離れができない
↓
分離不安症《ぶんりふあんしょう》 825頁

保護者から離れるような場面で頭痛や排泄障害などがみられる。

学習での問題

ひとつの分野ができない
↓
限局性学習症《げんきょくせいがくしゅうしょう》 819頁

ある一部の学習だけができない状態。とくに読み書きや算数。

好きなこと以外集中できない
↓
注意欠如《ちゅういけつじょ》・多動症《たどうしょう》 820頁

好きなこと以外は集中できず、じっとしていられない。

反社会行動

身近な大人が対象
反抗挑発症《はんこうちょうはっしょう》 824頁

大人のいうことを聞かない状態が半年以上続く。

家族が対象
家庭内暴力《かていないぼうりょく》 824頁

暴力によって家族を支配しようとする、原因もなく怒りが強い。

本人に自覚がない
素行症《そこうしょう》 824頁

いじめや他人への攻撃、盗みなど。ことの重大さを認識しない。

行動に異常が現れる

同じ動作の繰り返し
チック症《しょう》 820頁

からだのどこかが突然、無意識のうちに同じ動きを繰り返す。

尿失禁やおねしょ
排泄症《はいせつしょう》 822頁

からだに原因がないのに、おねしょや失禁をする。

外傷や発育不良
被虐待児症候群《ひぎゃくたいじしょうこうぐん》 817頁

外傷や栄養不足、おどおどした態度など、心身の症状が現れる。

食べすぎたり、食事を摂らない
神経性過食症《しんけいせいかしょくしょう》 732頁

衝動的に大量の食べ物を過食し、嘔吐や下剤などで排出する。

神経性《しんけいせい》やせ症《しょう》 732頁

体格に関係なく太ることを極端に恐れ、食事を摂れなくなる。

薬物の乱用
こどもの薬物乱用《やくぶつらんよう》・依存症《いぞんしょう》 826頁

薬物の使用がやめられなくなった状態。薬剤や覚醒剤が多い。

学校へ行かない
不登校《ふとうこう》 823頁

からだに異常がないのに頭痛や吐き気を訴えることもある。

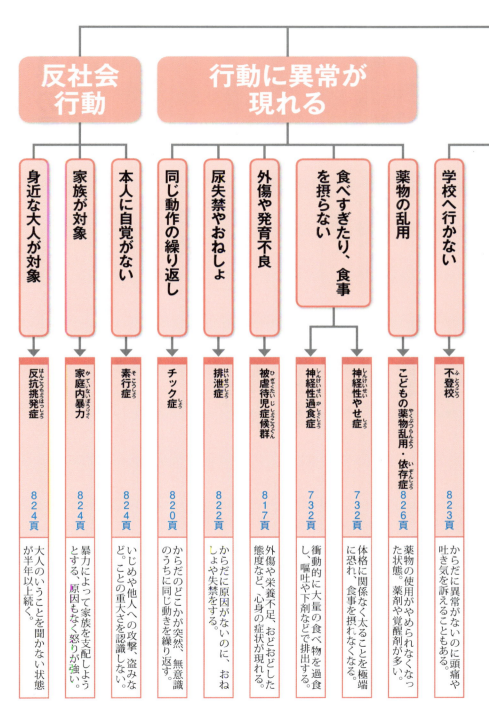

月経の異常

どのような月経の異常ですか?

月経周期はストレスや過度のダイエットなどで乱れることがあります。ストレスの解消や栄養バランスのよい食事を心掛けましょう。

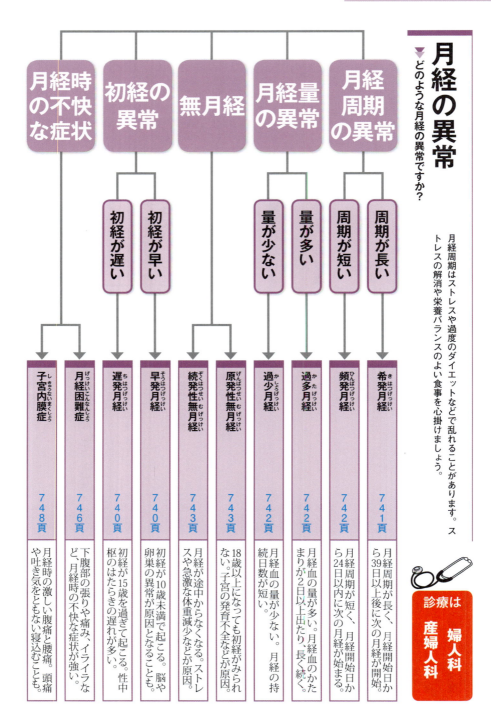

診療は
婦人科
産婦人科

月経周期の異常

- 周期が長い
  - **希《き》発《はっ》月《げっ》経《けい》** 741頁
    月経周期が長く、月経開始日から39日以上後に次の月経が開始。
- 周期が短い
  - **頻《ひん》発《ぱっ》月《げっ》経《けい》** 742頁
    月経周期が短く、月経開始日から24日以内に次の月経が始まる。

月経量の異常

- 量が多い
  - **過《か》多《た》月《げっ》経《けい》** 742頁
    月経血の量が多い。月経血のかたまりが2日以上出たり、長く続く。
- 量が少ない
  - **過《か》少《しょう》月《げっ》経《けい》** 742頁
    月経血の量が少ない。月経の持続日数が短い。

無月経

- **原《げん》発《ぱっ》性《せい》無《む》月《げっ》経《けい》** 743頁
  18歳以上になっても初経がみられない。子宮の発育不全などが原因。
- **続《ぞく》発《はっ》性《せい》無《む》月《げっ》経《けい》** 743頁
  月経が途中からなくなる。ストレスや急激な体重減少などが原因。

初経の異常

- 初経が早い
  - **早《そう》発《はっ》月《げっ》経《けい》** 740頁
    初経が10歳未満で起こる。脳や卵巣の異常が原因となることも。
- 初経が遅い
  - **遅《ち》発《はっ》月《げっ》経《けい》** 740頁
    初経が15歳を過ぎて起こる。性中枢のはたらきの遅れが多い。

月経時の不快な症状

- **月《げっ》経《けい》困《こん》難《なん》症《しょう》** 746頁
  下腹部の張りや痛み、イライラなど、月経時の不快な症状が強い。
- **子《し》宮《きゅう》内《ない》膜《まく》症《しょう》** 748頁
  月経時の激しい腹痛と腰痛。頭痛や吐き気をともない寝込むことも。

不正性器出血

▼妊娠していますか?

月経時以外に起こる性器からの出血を不正性器出血といいます。妊娠中に出血したときは早急に受診しましょう。

妊娠していない

- 機能性子宮出血《きのうせいしきゅうしゅっけつ》 744頁
  過労や過度のダイエットなどによってホルモンのバランスが崩れる。
- 子宮筋腫《しきゅうきんしゅ》 747頁
  月経痛、下腹部のしこり、過多月経、貧血など。40歳代に多い。

おりものが増える

- 子宮内膜炎《しきゅうないまくえん》 749頁
  膿のようなおりものがみられ、下腹部痛、発熱をともなうことも。
- 子宮頸《しきゅうけい》がん 706頁
  性交時の出血、おりものの増加など。20～40歳代に多い。
- 子宮体《しきゅうたい》がん 707頁
  出血、おりものの増加、下腹部痛など。50～60歳代に多い。
- 子宮頸管《しきゅうけいかん》ポリープ 750頁
  性交時に出血する。おりものが増え、血液が混じることも。

妊娠している

下腹部痛

- 異所性妊娠《いしょせいにんしん》 760頁
  少量の出血が続く。下腹部痛が肛門のほうへ広がる。
- 流産《りゅうざん》 760頁
  出血と下腹部痛。少量でも出血がみられる場合はすぐに病院へ。

- 胞状奇胎《ほうじょうきたい》〔初期《しょき》〕 757頁
  つわりがひどく、妊娠2～4か月ごろに出血が断続的に起こる。
- 前置胎盤《ぜんちたいばん》／低置胎盤《ていちたいばん》 762頁
  出産が近づいた妊娠後期に、痛みをともなわない出血が起こる。

診療は
婦人科
産婦人科

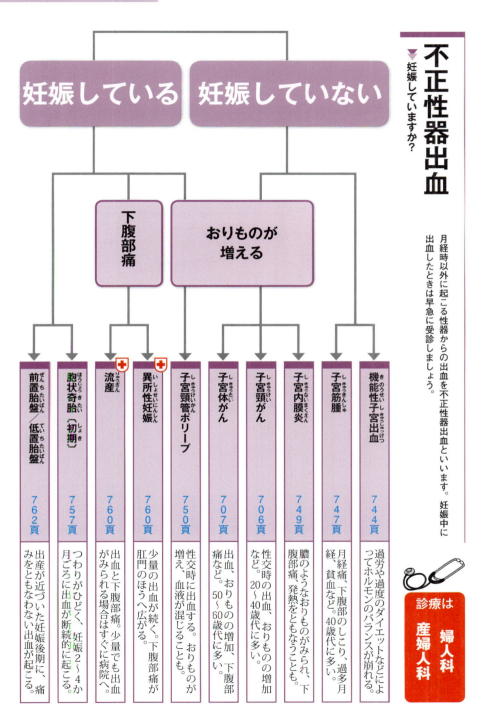

下腹部痛・下腹部のしこり

▼どのような下腹部症状ですか?

女性の下腹部痛・下腹部のしこりは子宮や卵巣の病気が考えられます。気になる症状があるときは早めに受診しておきましょう。

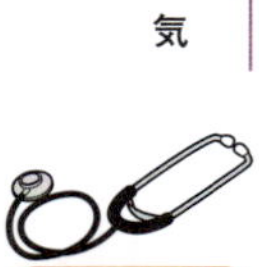

診療は
婦人科
産婦人科

下腹部に痛みがある

妊娠している

不正性器出血

- 🏥 **流産《りゅうざん》** 760頁
  出血と下腹部痛が起こる。少量でも出血の場合はすぐに病院へ。
- 🏥 **異所性妊娠《いしょせいにんしん》** 760頁
  少量の出血が続く。下腹部痛が肛門のほうへ広がる。
- 🏥 **早産《そうざん》** 763頁
  妊娠22週以降37週未満に下腹部痛と少量の出血で、陣痛が始まる。
- **胞状奇胎《ほうじょうきたい》** 757頁
  つわりがひどく、妊娠8~16週ごろに出血が断続的に起こる。

- 🏥 **常位胎盤早期剥離《じょういたいばんそうきはくり》** 763頁
  出産間近に、陣痛のような痛みの後、激しい下腹部痛が。

熱がある

- **子宮内膜炎《しきゅうないまくえん》** 749頁
  膿のようなおりものがみられる。下腹部痛、発熱をともなうことも。
- **卵管炎《らんかんえん》** 753頁
  突然の寒けと39℃前後の発熱、激しい下腹部痛が起こる。
- **骨盤腹膜炎《こつばんふくまくえん》** 757頁
  発熱、吐き気・嘔吐をともなう激しい下腹部痛が起こる。

- **月経前症候群《げっけいぜんしょうこうぐん》（PMS《ピーエムエス》）** 745頁
  月経が始まる3~10日前ごろから頭痛、腹痛、腰痛などが起こる。

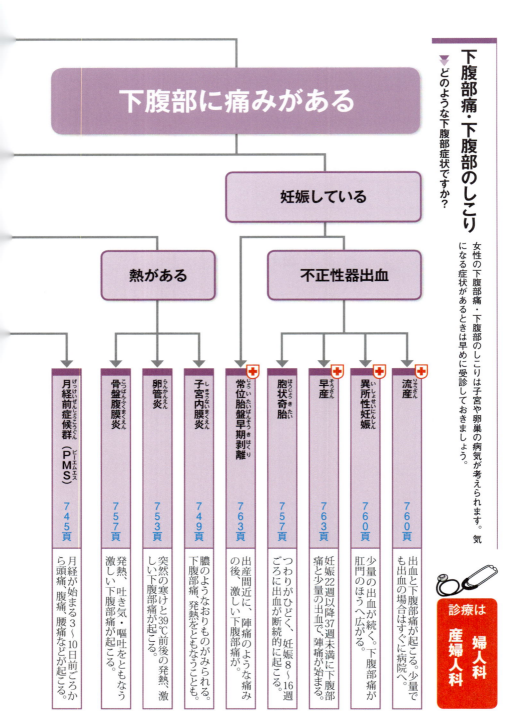

下腹部にしこりがある

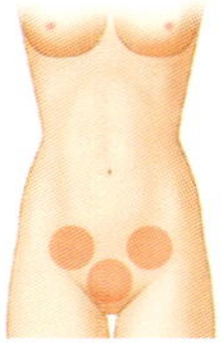

下腹部痛の起こる部位

妊娠していない

熱はない

（下腹部にしこりがある）

- 卵巣《らんそう》がん　708頁　初期は無症状。進行すると腹部膨満感、下腹部痛、圧迫感など。
- 卵巣嚢腫《らんそうのうしゅ》　752頁　下腹部の膨満感やしこり。嚢腫の茎がねじれると激しい痛み。
- 子宮筋腫《しきゅうきんしゅ》　747頁　月経痛、過多月経、貧血などが起こる。40歳代に多い。

（妊娠していない・熱はない）

- 卵巣《らんそう》がん　708頁　初期は無症状。進行すると腹部膨満感、下腹部痛、圧迫感。
- 子宮体《しきゅうたい》がん　707頁　出血、おりものの増加、下腹部痛など。50～60歳代に多い。
- 子宮頸《しきゅうけい》がん　706頁　性交時の出血、おりものの増加など。20～40歳代に多い。
- 卵巣嚢腫《らんそうのうしゅ》　752頁　下腹部に膨満感やしこり。嚢腫の茎がねじれると激痛が。
- 子宮頸管炎《しきゅうけいかんえん》　750頁　白色から黄色のおりものが増え、慢性化すると腰や下腹部に激痛。
- 子宮内膜症《しきゅうないまくしょう》　748頁　月経時の激しい腹痛と腰痛。頭痛や吐き気をともない寝込むことも。
- 子宮筋腫《しきゅうきんしゅ》　747頁　月経痛、下腹部のしこり、過多月経、貧血など。40歳代に多い。
- 月経困難症《げっけいこんなんしょう》　746頁　下腹部の張りや痛み、イライラなど、月経時の不快症状が強い。

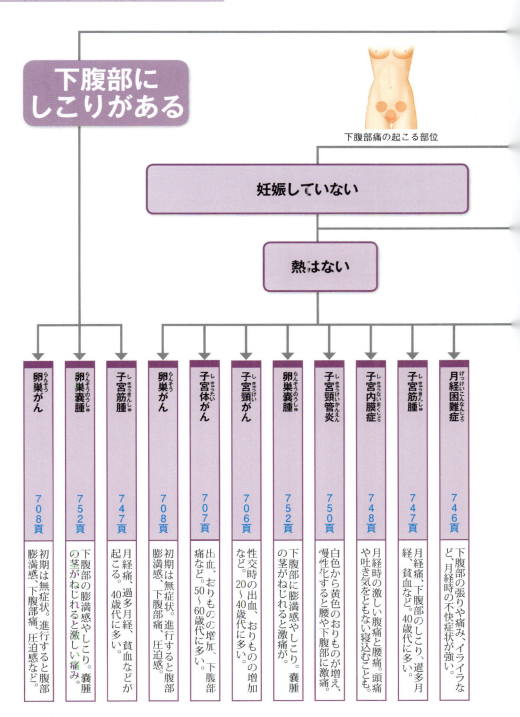

おりものの増加

▼どのような症状がありますか？

おりものの質や量は月経周期や年齢などによって異なります。量が増える、悪臭がするなどいつもと違うときは早めに受診しましょう。

おりものが増える

症状	考えられる病気	参照	特徴
外陰部にかゆみや痛みはあまりない	子宮《しきゅう》がん	706頁	不正性器出血、おりものの増加、下腹部痛などがみられる。
外陰部にかゆみや痛みはあまりない	卵巣炎《らんそうえん》	753頁	突然、寒けと39℃前後の発熱、激しい下腹部痛。おりものが増える。
外陰部にかゆみや痛みはあまりない	子宮頸管《しきゅうけいかん》ポリープ	750頁	性交時に出血する。おりものが増え、血液が混じることも。
外陰部にかゆみや痛みはあまりない	子宮頸管炎《しきゅうけいかんえん》	750頁	白色から黄色のおりものが増える。慢性化すると腰や下腹部に激痛。
外陰部にかゆみや痛みはあまりない	子宮内膜炎《しきゅうないまくえん》	749頁	膿のようなおりものが増える。下腹部痛、発熱も。
外陰部にかゆみや痛み	外陰炎《がいいんえん》	755頁	外陰部の腫れやかゆみ、おりものの増加がみられる。
外陰部にかゆみや痛み	老人性腟炎《ろうじんせいちつえん》（萎縮性腟炎《いしゅくせいちつえん》）	755頁	膿を含んだ淡黄色の粘っこいおりものが増える。
外陰部にかゆみや痛み	細菌性腟炎《さいきんせいちつえん》	754頁	白色または黄色の悪臭をともなうおりものが増える。
外陰部に強いかゆみ	カンジダ腟炎《ちつえん》	754頁	ぼろぼろした白いおりものが多量に出る。腟にも激しいかゆみ。
外陰部に強いかゆみ	トリコモナス腟炎《ちつえん》	754頁	黄色っぽく泡のようなおりものが多量に出る。

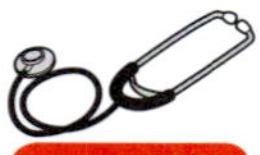

診療は
婦人科
産婦人科

外陰部のかゆみ・痛み

▼どのような外陰部の症状ですか?

外陰部のかゆみで多いのは、腟炎などでおりものが増えたときに生じるものです。そのほか、加齢やストレス、糖尿病なども誘因となります。

強いかゆみ

多量のおりもの

トリコモナス腟炎《ちつえん》 754頁
黄色っぽく泡のようなおりものが多量に出る。

カンジダ腟炎《ちつえん》 754頁
ぼろぼろした白いおりものが多量に出る。腟にも激しいかゆみ。

強いかゆみ（直接）

毛《け》ジラミ症《しょう》 525頁
頭部やわきなどの発毛部分がかゆくなることも。

かゆみと痛み

おりものの増加

細菌性腟炎《さいきんせいちつえん》 754頁
白色または黄色の悪臭をともなうおりものが増え、外陰部にかゆみ。

老人性腟炎《ろうじんせいちつえん》（萎縮性腟炎《いしゅくせいちつえん》） 755頁
膿を含んだ淡黄色の粘っこいおりもの、外陰部にかゆみや痛み。

外陰炎《がいいんえん》 755頁
外陰部の腫れやかゆみ、おりものの増加がみられる。

かゆみと痛み（直接）

外陰皮膚瘙痒症《がいいんひふそうようしょう》 756頁
原因がはっきりしない外陰部のかゆみ。加齢や病気などが誘因に。

痛み

バルトリン腺炎《せんえん》／バルトリン腺嚢胞《せんのうほう》 756頁
腟の入り口が赤く腫れて痛む。小陰唇の後方が腫れあがることも。

性器《せいき》ヘルペス 527頁
外陰部に水ぶくれや潰瘍ができて痛む。

ベーチェット病《びょう》 630頁
口の中や外陰部に痛みをともなう潰瘍ができる。

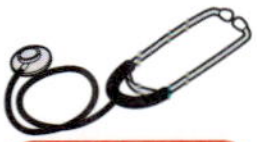

診療は
婦人科
産婦人科

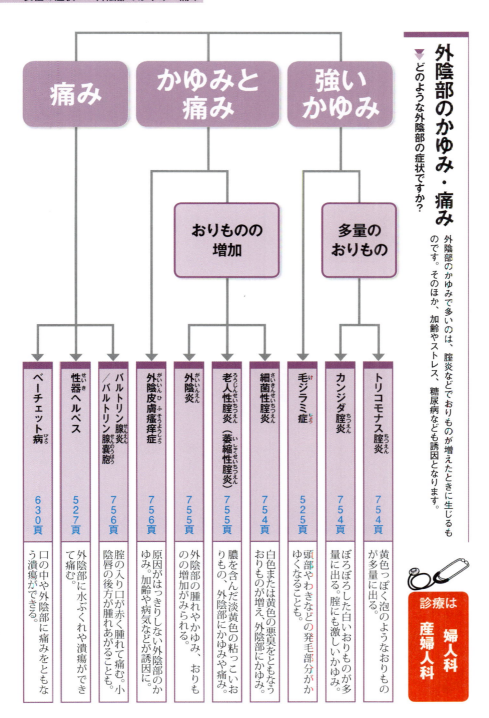

乳房の異常

しこりや腫れはありますか？

一般に、月経が始まる3～10日前ごろには乳房の張りや痛みを感じることがあります。乳房にしこりがある場合は早めに受診しましょう。

診療は　乳腺外科　外科

乳房に腫れ・しこりがある

授乳中に多い

乳汁が漏れる

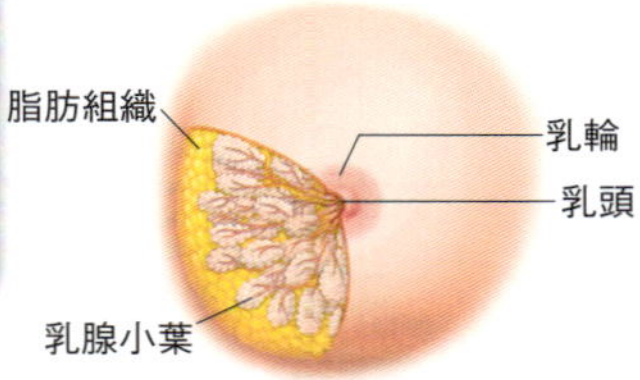

乳房の仕組み

急性《きゅうせい》うっ滞性乳腺炎《たいせいにゅうせんえん》 736頁
分娩後1～2週ごろに乳房全体が熱感をともなって腫れ、押すと痛む。

急性化膿性乳腺炎《きゅうせいかのうせいにゅうせんえん》 736頁
分娩後2～3週以降に悪寒、高熱があり、乳房が腫れて痛む。

乳腺症《にゅうせんしょう》 737頁
乳房の片側または両側に痛みをともなうしこり。

乳輪下膿瘍《にゅうりんかのうよう》 737頁
乳輪の下にできたしこりが大きくなり膿瘍になる。

乳腺線維腺腫《にゅうせんせんいせんしゅ》 738頁
ころころと動く小豆からクルミ大のしこり。若い人に多い。

葉状腫瘍《ようじょうしゅよう》 738頁
小豆からクルミ大のしこりができ、数か月で急速に大きくなる。

乳《にゅう》がん 685頁
乳房にしこり、へこみやひきつれ、乳頭から分泌物も。

乳管拡張症《にゅうかんかくちょうしょう》 737頁
乳輪の下にしこり。乳房の痛み、異常乳頭分泌などがみられる。

異常乳頭分泌《いじょうにゅうとうぶんぴつ》 739頁
妊娠中や授乳中でないのに、片側または両側の乳頭から分泌物が。

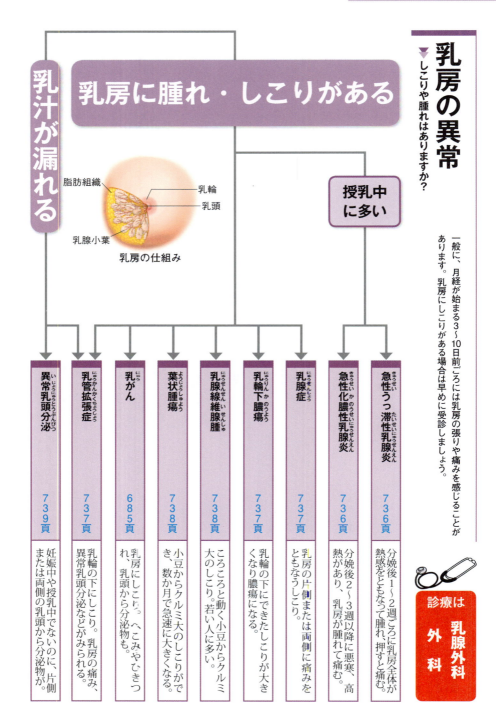

妊娠中の異常

▼妊娠してどれくらい経過しましたか？

妊娠中は規則正しい生活とバランスのよい食事、十分な睡眠を心掛けましょう。かならず定期健診を受け、異常があればすぐに受診しましょう。

初期〜中期

出血

胞状奇胎《ほうじょうきたい》
757頁

つわりがひどく、妊娠2〜4か月ごろに出血が断続的に起こる。

流産《りゅうざん》
760頁

出血と下腹部痛。少量でも出血がみられる場合はすぐに病院へ。

中期〜後期

妊娠高血圧症候群《にんしんこうけつあつしょうこうぐん》
759頁

妊娠20週以降〜分娩後に高血圧、たんぱく尿、むくみなど。

早産《そうざん》
763頁

妊娠22週以降37週未満に下腹部痛と少量の出血で、陣痛が始まる。

子癇《しかん》
759頁

突然、全身に痙攣が起こり意識がなくなる。頭痛などの前兆も。

後期

前置胎盤《ぜんちたいばん》／低置胎盤《ていちたいばん》
762頁

出産が近づいた妊娠後期に、痛みをともなわない出血。

前期破水《ぜんきはすい》
762頁

陣痛が始まる前に突然、生温かい水のようなおりものが流れ出る。

常位胎盤早期剥離《じょういたいばんそうきはくり》
763頁

出産間近に、陣痛のような痛みの後、激しい下腹部痛。

過期妊娠《かきにんしん》
764頁

妊娠42週以上になっても出産に至らない。難産のリスクが高くなる。

■初期：1〜4か月（0〜15週）
■中期：5〜7か月（16〜27週）
■後期：8〜10か月（28〜40週）

診療は
産科
産婦人科

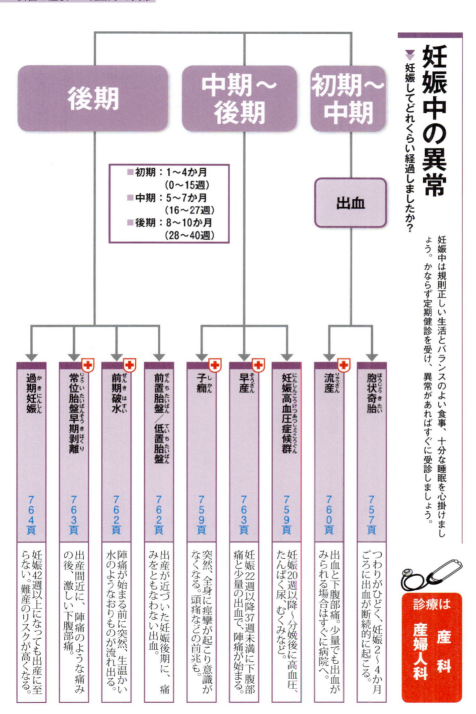

いつもとようすが違う

▶こどものようすはどうですか?

こどものようすがいつもと違うときは、元気のあるなしで判断しましょう。日ごろからこどものようすに注意をはらうことも大切です。

診療は　小児科

元気さはふだんと同じ

- **熱がある**
  - **咳や痰が出る**
    - 喘《ぜん》息《そく》様《よう》気《き》管《かん》支《し》炎《えん》　783頁　ゼーゼーとした呼吸、咳、痰、鼻水など。
    - かぜ症《しょう》候《こう》群《ぐん》　372頁　鼻水、くしゃみ、のどの痛み、咳、痰など。
    - インフルエンザ　374頁　高熱、全身のだるさ、鼻水、のどの痛み、咳など。
    - 肺《はい》炎《えん》　391頁　発熱、激しい咳、痰。
    - 急《きゅう》性《せい》気《き》管《かん》支《し》炎《えん》　378頁　発熱、のどの痛み、鼻水などの後に激しい咳、痰など。
  - おたふくかぜ　811頁　耳の下（耳下腺）の腫れ・痛み、高熱など。
  - 感《かん》染《せん》性《せい》胃《い》腸《ちょう》炎《えん》　788頁　腹痛、水様性下痢、吐き気、嘔吐など。
- **熱はない**
  - 急《きゅう》性《せい》鼻《び》炎《えん》　328頁　くしゃみ、水のような鼻水の後、鼻詰まりに。
  - 急《きゅう》性《せい》喉《こう》頭《とう》気《き》管《かん》気《き》管《かん》支《し》炎《えん》　781頁　声がれ、犬がほえるような咳、のどの痛みなど。
  - 乳《にゅう》糖《とう》不《ふ》耐《たい》症《しょう》　494頁　ミルク・牛乳を飲んだ後に腹痛、下痢など。

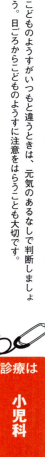

元気がない

熱はない

意識がはっきりしないことも

- **アセトン血性《けっせい》嘔吐症《おうとしょう》** 787頁
  眠気、顔色が白い、嘔吐、吐く息に腐ったりんご臭がする。
- **食中毒《しょくちゅうどく》** 480頁
  下痢、腹痛、ときに吐き気、嘔吐、発熱など。
- **小児喘息《しょうにぜんそく》** 782頁
  ぜーぜーと息苦しさをともなう発作、咳、痰など。

意識はしっかりしている

- **胃腸管《いちょうかん》アレルギー** 787頁
  特定の食物で嘔吐、咳、喘鳴、下痢、蕁麻疹、湿疹など。
- **慢性鼻副鼻腔炎《まんせいびふくびくうえん》** 330頁
  鼻水、鼻詰まり、頭痛、頭重感など。

熱がある

意識がはっきりしない

- **熱中症《ねっちゅうしょう》** 611頁
  高温下にいた後にめまい、嘔吐、痙攣、意識障害など。
- **脳炎《のうえん》** 273頁
  眠気、頭痛、嘔吐、痙攣、意識混濁、異常行動など。
- **髄膜炎《ずいまくえん》** 272頁
  頭痛、嘔吐、うなじの硬直、ときに痙攣など。
- **インフルエンザ脳症《のうしょう》** 776頁
  ぼんやりする、痙攣、異常行動がみられる。

意識はしっかりしている

- **肺炎《はいえん》** 391頁
  悪寒、咳、痰、呼吸数の上昇、呼吸困難など。
- **急性中耳炎《きゅうせいちゅうじえん》** 321頁
  かぜ症状、不機嫌、耳の閉塞感・強い痛み、耳だれなど。
- **急性扁桃炎《きゅうせいへんとうえん》** 353頁
  のどの腫れと強い痛み、高熱、悪寒など。

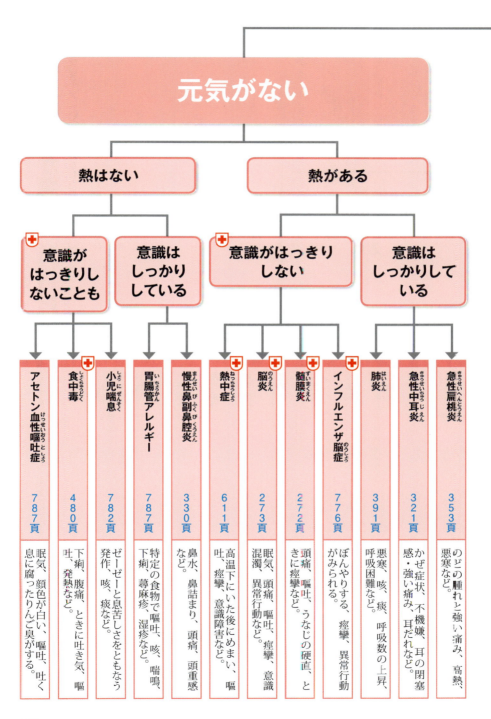

発育・発達が悪い

発育不全にいつ気づきましたか?

こどもの発育の速さには大きな個人差があります。しかし、病気が原因となっていることもありますので、心配なときはいちど受診してみましょう。

診療は 小児科

乳児期までに気がつくことが多い

- **低出生体重児《ていしゅっせいたいじゅうじ》** 769頁
  出生時の体重が少なく、哺乳力が弱い、呼吸障害など。
- **肥厚性幽門狭窄症《ひこうせいゆうもんきょうさくしょう》** 786頁
  ミルクを飲んだ後に噴水のように嘔吐、体重減少など。
- **先天性《せんてんせい》ミオパチー** 796頁
  首が据わらない、表情が乏しい、寝返りが遅いなど。
- **脳性麻痺《のうせいまひ》** 771頁
  極端に反り返る、お座りなどの発達が遅いなど。

幼児期以降に気がつくことが多い

ことばの遅れ

- **幼児難聴《ようじなんちょう》** 778頁
  大きな音にも反応しない、ことばの発現が遅いなど。
- **知的能力障害《ちてきのうりょくしょうがい》** 775頁
  ことばの発達や運動能力の遅れなど。
- **自閉《じへい》スペクトラム症《しょう》** 818頁
  視線が合わない、こだわりが強い、こころが通わないなど。

身長の伸びの遅れ

- **くる病《びょう》** 799頁
  背骨が曲がる、O脚、鳩胸、低身長など。
- **成長《せいちょう》ホルモン分泌不全性《ぶんぴつふぜんせい》低身長症《ていしんちょうしょう》** 800頁
  身長の伸びが遅い、急激に成長速度が低下するなど。

体重減少

- **小児糖尿病《しょうにとうにょうびょう》** 801頁
  尿の回数や量が多い、おねしょがみられる。
- **バセドウ病《びょう》** 365頁
  甲状腺の腫れ、落ちつきがない、発汗、体重減少などがみられる。

咳が出る

どのような咳ですか？

咳の強さや出る時間帯、痰があるかなどをよくみます。激しい咳やゼーゼーいう喘鳴、呼吸困難がみられるときは早急に受診しましょう。

診療は 小児科

湿性咳《しっせいがい》
痰がからむ咳
・ゴホゴホ

- 熱はない → 気道《きどう》の異物《いぶつ》
- 熱がある → 急性気管支炎《きゅうせいきかんしえん》

乾性咳《かんせいがい》（空咳《からせき》）
痰をともなわない咳
・ケンケン　・コンコン

- 熱はない → 百日咳《ひゃくにちぜき》
- 熱がある → 肺炎《はいえん》、急性咽頭炎《きゅうせいいんとうえん》

どちらもみられる
- 熱はない → 小児喘息《しょうにぜんそく》
- 熱がある → 肺結核《はいけっかく》、急性細気管支炎《きゅうせいさいきかんしえん》、インフルエンザ、かぜ症候群《しょうこうぐん》

病名	頁	症状
急性咽頭炎《きゅうせいいんとうえん》	350頁	のどの痛み・発赤・腫れ、だるそう、頭痛など。
肺炎《はいえん》	391頁	悪寒、痰、進行すると呼吸数の上昇、呼吸困難など。
百日咳《ひゃくにちぜき》	814頁	長期間続く発作的な咳、咳の後に「ヒュー」という息つぎ、痰など。
かぜ症候群《しょうこうぐん》	372頁	鼻水、くしゃみ、のどの痛み、痰など。
インフルエンザ	374頁	高熱、全身のだるさ、鼻水、のどの痛みなど。
急性細気管支炎《きゅうせいさいきかんしえん》	782頁	鼻水、くしゃみ、痰、ゼーゼーいう、呼吸困難など。
肺結核《はいけっかく》	388頁	長期間続く咳と痰、だるそう、体重減少など。
小児喘息《しょうにぜんそく》	782頁	ゼーゼーと息苦しさをともなう発作、痰など。
急性気管支炎《きゅうせいきかんしえん》	378頁	のどの痛み、鼻水などの後に、激しい咳、痰など。
気道《きどう》の異物《いぶつ》	—	激しくせき込む、顔色が悪いなど。

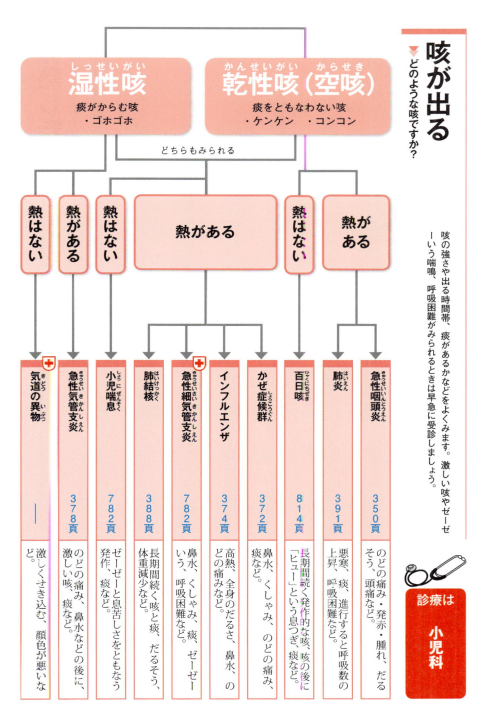

発熱した

こどものようすはどうですか?

こどもはさまざまな感染症によって発熱することがよくあります。38℃を超える高熱や、長期間続く発熱には注意が必要です。

診療は 小児科

元気さはふだんと同じ

- **発疹がある**
  - → 「発疹《ほっしん》が出《で》た」 249頁
- **耳、耳の下の痛みがある**
  - おたふくかぜ 811頁
    耳の下（耳下腺）の腫れ、痛みなど。
  - **高熱**
    - 急性《きゅうせい》中耳炎《ちゅうじえん》 321頁
      かぜ症状、耳の閉塞感・強い痛み、耳だれなど。
- **関節痛がある**
  - 若年性特発性関節炎《じゃくねんせいとくはつせいかんせつえん》 808頁
    関節炎、関節痛、ときに発熱、発疹、高熱も。
  - リウマチ熱《ねつ》 807頁
    関節の腫れ・痛み、赤い輪状の発疹など。
- **咳やのどの痛みがある**
  - 急性気管支炎《きゅうせいきかんしえん》 378頁
    のどの痛み、鼻水などの後に激しい咳。
  - 急性喉頭気管気管支炎《きゅうせいこうとうきかんきかんしえん》 781頁
    声がれ、犬がほえるような咳、のどの痛み、ときに呼吸困難。
  - かぜ症候群《しょうこうぐん》 372頁
    鼻水、くしゃみ、のどの痛み、咳、痰など。
  - **高熱**
    - インフルエンザ 374頁
      全身のだるさ、鼻水、のどの痛み、咳など。

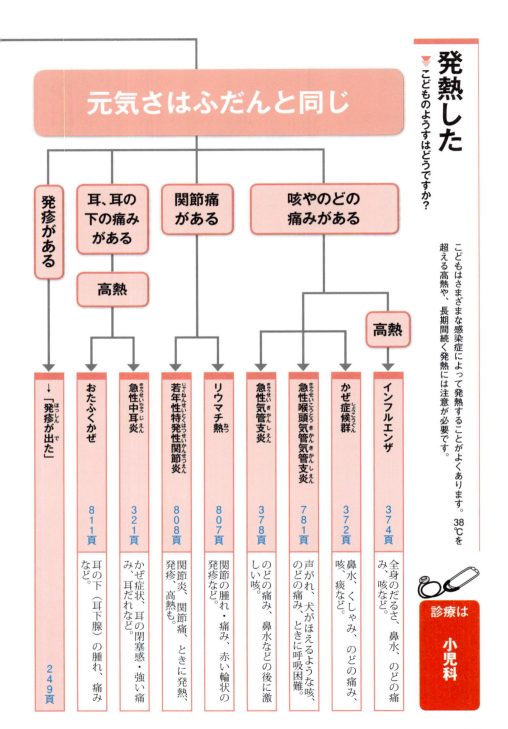

元気がない

意識がはっきりしない
（＋）

高熱

- **脳炎《のうえん》**（＋） 273頁
  頭痛、嘔吐、痙攣、意識混濁、異常行動など。
- **髄膜炎《ずいまくえん》**（＋） 272頁
  頭痛、嘔吐、うなじの部分の硬直、ときに痙攣。
- **熱中症《ねっちゅうしょう》**（＋） 611頁
  高温下にいた後にめまい、嘔吐、痙攣、意識障害など。
- **熱性痙攣《ねっせいけいれん》** 796頁
  高熱時に起こるひきつけ、通常は数分で治まる。

腹痛がある

- **感染性胃腸炎《かんせんせいいちょうえん》** 788頁
  腹痛、水様性下痢、吐き気、嘔吐など。
- **食中毒《しょくちゅうどく》**（＋） 480頁
  腹痛、下痢、血便、嘔吐など。

高熱

- **急性腎盂腎炎《きゅうせいじんうじんえん》** 443頁
  腹痛、ひきつけ、食欲不振、嘔吐、下痢など。

咳が出る

- **肺炎《はいえん》** 391頁
  悪寒、咳、痰、進行すると呼吸数上昇、呼吸困難など。

高熱

- **インフルエンザ** 374頁
  全身のだるさ、鼻水、のどの痛み、咳など。
- **こどもの急性喉頭蓋炎《きゅうせいこうとうがいえん》**（＋） 781頁
  のどの強い痛み、よだれ、呼吸困難。

のどの痛みがある

高熱

- **こどもの急性喉頭蓋炎《きゅうせいこうとうがいえん》**（＋） 781頁
- **咽頭結膜熱《いんとうけつまくねつ》（プール熱《ねつ》）** 809頁
  急な高熱、のどの腫れ・痛み、結膜炎など。
- **急性扁桃炎《きゅうせいへんとうえん》** 353頁
  のどの腫れと強い痛み、悪寒がみられる。

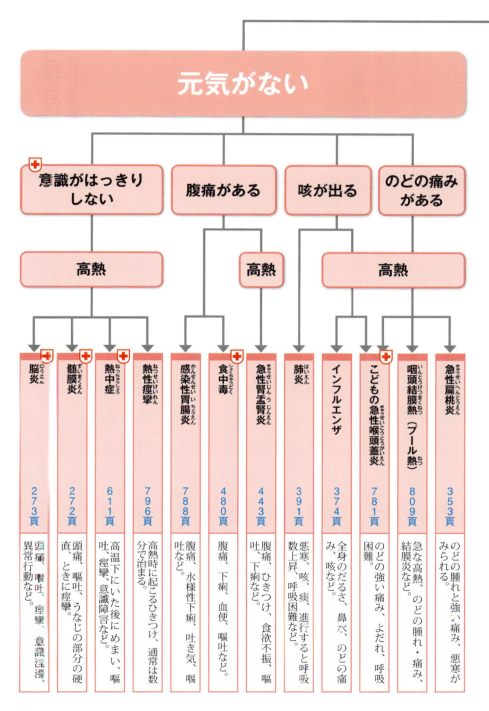

発疹が出た

▼こどものようすはどうですか?

こどもの発疹は、感染症が原因で起こるものと、環境や外部からの刺激によって起こるものがあります。

診療は 小児科 皮膚科

熱はない

かゆみはない発疹

- **紫斑** → 血管性《けっかんせい》紫斑病《しはんびょう》 620頁
  紫斑（皮下出血、押しても消えない、初期にかゆみ）、関節痛。
- **いぼ** → 水《みず》いぼ（伝染性軟属腫《でんせんせいなんぞくしゅ》） 806頁
  直径1～10㎜ほどのいぼが全身に増える。

かゆみがある発疹

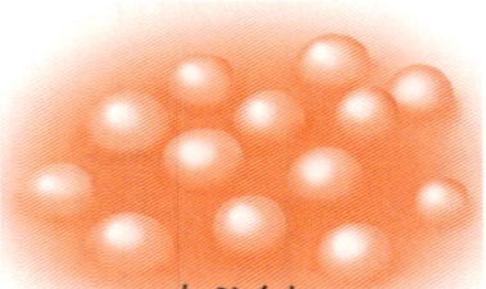

水ぶくれ

膨疹

- 胃腸管《いちょうかん》アレルギー 787頁
  特定の食べ物で蕁麻疹、湿疹、嘔吐、咳、喘鳴、下痢など。
- **水ぶくれ**
  - 小児《しょうに》ストロフルス 805頁
    虫刺され後にできる赤い発疹、ときに水ぶくれも。
  - 伝染性膿痂疹《でんせんせいのうかしん》（とびひ） 806頁
    水ぶくれ、かさぶたが全身に広がる。
- アトピー性皮膚炎《せいひふえん》 653頁
  顔、首、関節などにかさつき、赤いぶつぶつが。
- **膨疹** → 蕁麻疹《じんましん》 656頁
  膨らみのある赤い発疹が徐々に広がる。
- 乳児脂漏性湿疹《にゅうじしろうせいしっしん》 773頁
  乳児の頭や顔に湿疹、黄色っぽいかさぶたが。
- 湿疹《しっしん》（皮膚炎《ひふえん》） 652頁
  紅斑、丘疹、ぶつぶつなどのさまざまな発疹。

熱が出る

解熱後に発疹

- 突発性発疹《とっぱつせいほっしん》　811頁
  急な高熱が下がった後、薄い赤色の小さな発疹。
- 紫斑
  - 白血病《はっけつびょう》　702頁
    出血、貧血、倦怠感、動悸、紫斑など。
  - 敗血症《はいけつしょう》　638頁
    悪寒、発熱、全身のだるさ、紫斑など。

発熱後に発疹

- 川崎病《かわさきびょう》　809頁
  高熱、発疹、口唇が赤い、両目が赤い、手足が赤く腫れる。
- はしか（麻疹《ましん》）　810頁
  鼻水、咳、目やに、口内に針の先ほどの黄白斑の後、また高熱。
- 水ぶくれ
  - 手足口病《てあしくちびょう》　809頁
    口の中や手のひらや足の裏に米粒大の水ぶくれ。

発熱と同時に発疹

かゆみはない

- 紅斑
  - リウマチ熱《ねつ》　807頁
    関節の腫れ・痛み・小さなしこり、赤い輪状の発疹。
- 風疹《ふうしん》（三日《みっか》はしか）　810頁
  全身に小さな赤い発疹、かゆみはほとんどない。

かゆみがある

- 紅斑
  - 伝染性紅斑《でんせんせいこうはん》（りんご病《びょう》）　281頁
    両頬の紅斑、腕や太ももの紅斑がみられる。
- 溶連菌感染症《ようれんきんかんせんしょう》（猩紅熱《しょうこうねつ》）　812頁
  急な発熱、いちご舌、小さな赤い発疹、かゆみ。
- 丘疹
  - 水《みず》ぼうそう（水痘《すいとう》）　812頁
    頭痛、だるさ、全身に赤い丘疹、かゆみ。
- あせものより　804頁
  膿をもつ赤いおでき、痛み、リンパ節の腫れ。

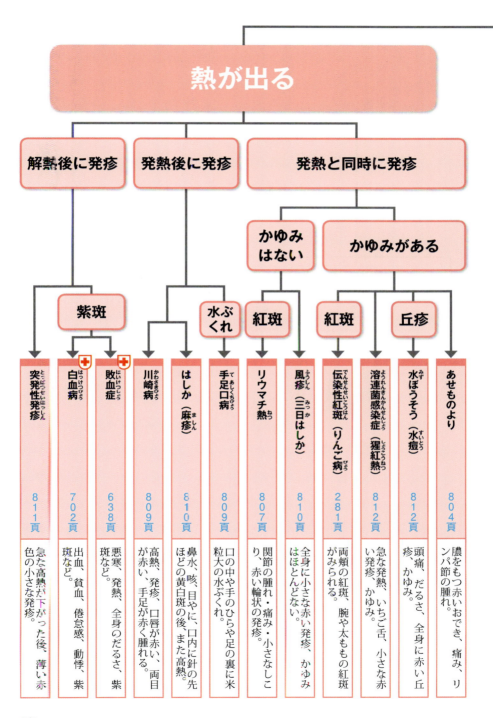

おなかが痛い

▼こどものようすはどうですか？

乳幼児は泣いたりぐずったりすることで腹痛を訴えます。両足を曲げて激しく泣くときは強い腹痛の可能性がありますので、早急に受診しましょう。

診療は 小児科

発熱がある

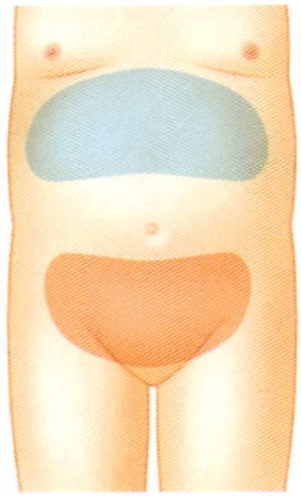

区分	病名	参照	症状
発熱がある・上腹部	急性腎盂腎炎《きゅうせいじんうじんえん》	443頁	発熱、ひきつけ、食欲不振、嘔吐など。
発熱がある・上腹部／下腹部	感染性胃腸炎《かんせんせいいちょうえん》	788頁	胃腸の痛み、下痢、嘔吐、吐き気など。
発熱がある・下腹部 ✚	虫垂炎《ちゅうすいえん》	495頁	吐き気、腹部全体から右下腹部の痛み、発熱など。
発熱がある ✚	急性腹膜炎《きゅうせいふくまくえん》	501頁	発熱、頻脈、腹部全体の腫れ、ショック状態など。

熱はない

区分	病名	参照	症状
熱はない・上腹部	消化性潰瘍《しょうかせいかいよう》	449頁	嘔吐、吐血、下血（黒いタール便）、胸焼け。
熱はない・下腹部 ✚	腸重積症《ちょうじゅうせきしょう》	788頁	周期的な腹痛（数分の間をおいて繰り返し泣く）、嘔吐、血便。
熱はない・下腹部 ✚	食中毒《しょくちゅうどく》	480頁	下痢、吐き気、嘔吐、血便など。
熱はない・下腹部 ✚	腸閉塞《ちょうへいそく》（イレウス）	498頁	差し込むような強い腹痛、吐き気、嘔吐など。
熱はない・下腹部	鼠径《そけい》ヘルニア	503頁	太ももの付け根に腫れ・痛みがみられる。
熱はない	心因性《しんいんせい》の腹痛《ふくつう》	―	登園、通学の前などに起こる腹痛。

便秘する

▼こどものようすはどうですか？

こどもは発汗が多く水分が不足しがちで、便秘になりやすくなります。とくに汗をかきやすい夏季は、水分補給に気をつけましょう。

診療は
小児科

元気さはふだんと同じ

心因性《しんいんせい》の便秘《べんぴ》
―
不安や緊張、ストレスがある。

排便習慣《はいべんしゅうかん》の未修得《みしゅうとく》
―
決まった時間にトイレに行く習慣がついていない。

機能性便秘《きのうせいべんぴ》
485頁
飲料・食物繊維などの不足、トイレを我慢など。

肛門《こうもん》の裂傷《れっしょう》
―
排便時に肛門付近に痛み、出血をともなう。

過敏性腸症候群《かびんせいちょうしょうこうぐん》
489頁
便秘や下痢を繰り返すが、検査では問題がない。

元気がない

発育に障害がある

ヒルシュスプルング病《びょう》
772頁
腹部の異常な膨れ、やせ、発育障害など。

肥厚性幽門狭窄症《ひこうせいゆうもんきょうさくしょう》
786頁
ミルクを飲んだ後に噴水のように嘔吐、体重減少など。

甲状腺機能低下症《こうじょうせんきのうていかしょう》
365頁
不活発で体温が低い、甲状腺の腫れなど。

虫垂炎《ちゅうすいえん》
495頁
腹部全体から右下腹部の痛み、吐き気、発熱など。

腸重積症《ちょうじゅうせきしょう》
788頁
周期的な腹痛、嘔吐、いちごゼリー状の血便など。

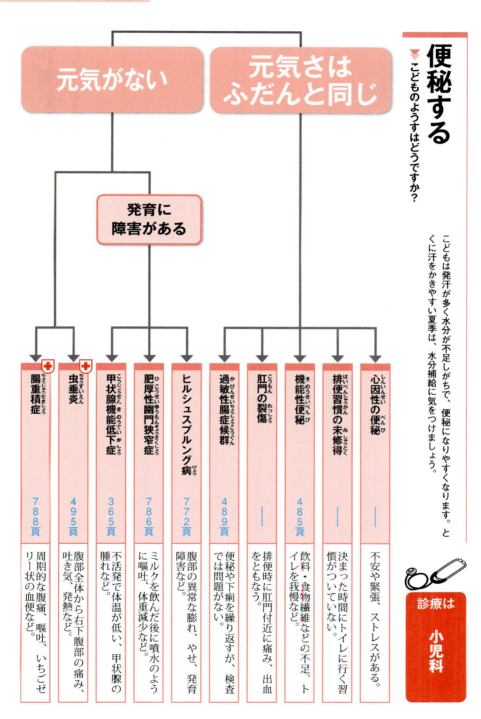

下痢する

こどものようすはどうですか?

下痢以外の症状がなければ、水分を補給してようすをみます。元気がなく、発熱や嘔吐などの全身症状をともなう場合は、早急に受診しましょう。

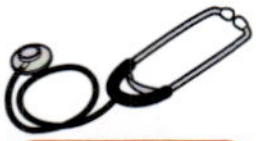

診療は　**小児科**

元気さはふだんと同じ

下痢が続く、繰り返す

熱はない

- **乳糖不耐症《にゅうとうふたいしょう》** 494頁
  ミルク・牛乳を飲んだ後に腹痛、下痢。
- **過敏性腸症候群《かびんせいちょうしょうこうぐん》** 489頁
  下痢や便秘を繰り返すが、検査では問題がない。
- **甲状腺機能亢進症《こうじょうせんきのうこうしんしょう》** 364頁
  甲状腺の腫れ、動悸、目の突出、発汗、体重減少、下痢など。
- **心因性《しんいんせい》の下痢《げり》** ―
  不安や緊張、ストレスがある。

急に起こる下痢

熱はない

- **条虫症《じょうちゅうしょう》** 486頁
  腹部の不快感、食欲不振がみられる。
- **急性下痢《きゅうせいげり》** 484頁
  寝冷えした、冷たいものの摂りすぎなど。

ときに発熱

- **かぜ症候群《しょうこうぐん》** 372頁
  鼻水、くしゃみ、のどの痛み、咳、痰など。
- **感染性胃腸炎《かんせんせいいちょうえん》** 788頁
  腹痛、水様性下痢、吐き気、嘔吐など。

元気がない

下痢が続く、繰り返す

熱はない

- **クリプトスポリジウム症《しょう》** 486頁
  嘔吐、腹痛、下痢が2～3週間続く。
- **胃《い》腸管《ちょうかん》アレルギー** 787頁
  特定の食べ物で嘔吐、下痢、血便、蕁麻疹、湿疹など。
- **食物《しょくもつ》アレルギー** 623頁
  特定の食べ物で嘔吐、咳、喘鳴、血便、蕁麻疹など。

ときに発熱

- **クローン病《びょう》** 490頁
  腹痛、腹部のしこり、全身倦怠感、血便など。
- **潰瘍性大腸炎《かいようせいだいちょうえん》** 492頁
  粘血便、腹痛、重症化すると高熱、貧血など。

急に起こる下痢

熱はない

- **溶血性尿毒症症候群《ようけつせいにょうどくしょうしょうこうぐん》** 518頁
  下痢、腹痛、嘔吐、症状が悪化すると痙攣、昏睡など。
- **アセトン血性嘔吐症《けっせいおうとしょう》** 787頁
  顔色が白くなる、嘔吐、吐く息に腐ったりんご臭がある。

ときに発熱

- **感染性胃腸炎《かんせんせいいちょうえん》** 788頁
  腹痛、吐き気、嘔吐がみられる。
- **食中毒《しょくちゅうどく》** 480頁
  家族にも腹痛、吐き気、嘔吐がみられる。

高熱

- **インフルエンザ** 374頁
  全身のだるさ、鼻水、のどの痛み、咳など。

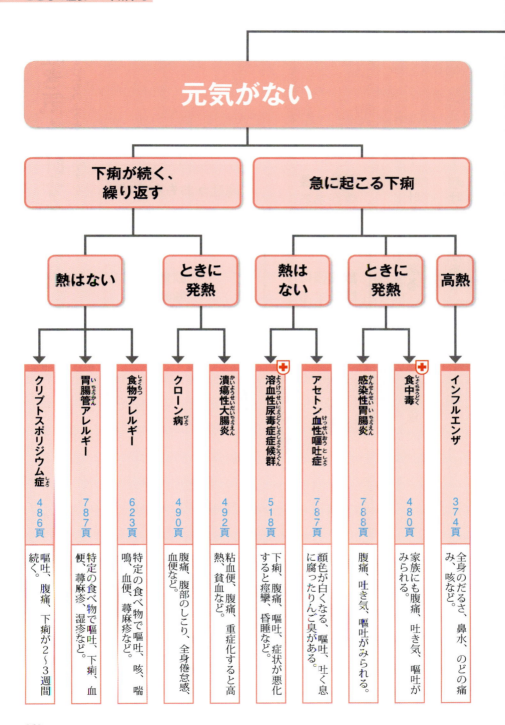

吐き気・嘔吐する

▼こどものようすはどうですか？

乳児期は病気でなくてもミルクが口から出てしまうことがありますが、それ以外は注意が必要です。吐いたものの色、形状を医師に伝えましょう。

診療は　**小児科**

元気さはふだんと同じ

- **嘔吐と頭痛がある**
  - 片頭痛《へんずつう》　258頁　頭の片側にズキズキとする痛み、ときに吐き気も。
- **嘔吐と発熱がある**
  - かぜ症候群《しょうこうぐん》　372頁　鼻水、くしゃみ、のどの痛み、咳、嘔吐など。
- **嘔吐と腹痛がある**
  - 消化性潰瘍《しょうかせいかいよう》　449頁　腹痛、吐血、下血、胸焼け、げっぷなど。
  - **飲食後に嘔吐する**
    - 感染性胃腸炎《かんせんせいいちょうえん》　788頁　腹痛、水様性下痢、吐き気、嘔吐など。
- **嘔吐がおもな症状**
  - 動揺病《どうようびょう》（乗《の》り物《もの》酔《よ》い）　385頁　吐き気、嘔吐、顔面蒼白、冷や汗、生唾、ふらつきなど。
  - 心因性《しんいんせい》の吐《は》き気《け》・嘔吐《おうと》　―　不安や緊張、ストレスがある。
  - **飲食後に嘔吐する**
    - 食《た》べすぎ　―　食べ物をたくさん食べた後に吐く。
    - 吐乳《とにゅう》、溢乳《いつにゅう》　―　授乳後、お乳を吐く。
    - 胃食道逆流症《いしょくどうぎゃくりゅうしょう》　―　嘔吐、胸焼け、ほ乳困難、喘鳴など。

元気がない

- **嘔吐と頭痛がある**
  - 頭部外傷 → 274頁
  - 脳腫瘍 → 271頁
- **嘔吐と発熱がある**
  - 急性ウイルス肝炎 → 462頁
  - **高熱がある**
    - インフルエンザ → 374頁
    - **頭痛がある**
      - 脳炎 → 273頁
      - 髄膜炎 → 272頁
- **嘔吐と腹痛がある**
  - 腸重積症 → 788頁
  - 虫垂炎 → 495頁
  - **飲食後に嘔吐する**
    - 食中毒 → 480頁
    - 食物アレルギー → 623頁
- **嘔吐がおもな症状**
  - アセトン血性嘔吐症 → 787頁
  - **飲食後に嘔吐する**
    - 肥厚性幽門狭窄症 → 786頁

病名	頁	症状
✚ 頭部外傷《とうぶがいしょう》	274頁	頭を打った後に吐く。意識障害も。
脳腫瘍《のうしゅよう》	271頁	運動障害、言語障害、痙攣発作など。
急性《きゅうせい》ウイルス肝炎《かんえん》	462頁	かぜに似た症状、褐色の尿、黄疸、全身のだるさなど。
インフルエンザ	374頁	全身のだるさ、鼻水、のどの痛み、咳など。
✚ 脳炎《のうえん》	273頁	痙攣、意識混濁、異常行動など。
✚ 髄膜炎《ずいまくえん》	272頁	うなじの硬直、ときに痙攣。
✚ 腸重積症《ちょうじゅうせきしょう》	788頁	周期的な腹痛（泣いたり泣きやんだりを繰り返す）、血便など。
✚ 虫垂炎《ちゅうすいえん》	495頁	腹部全体から右下腹部の痛み、便秘、発熱など。
✚ 食中毒《しょくちゅうどく》	480頁	家族などにも腹痛、下痢、嘔吐、発熱がみられる。
食物《しょくもつ》アレルギー	623頁	特定の食べ物で嘔吐、下痢、血便、蕁麻疹、湿疹など。
アセトン血性嘔吐症《けっせいおうとしょう》	787頁	顔色が白くなる、吐く息に腐ったりんご臭がする。
肥厚性幽門狭窄症《ひこうせいゆうもんきょうさくしょう》	786頁	ミルクを飲んだ後に噴水のように嘔吐。

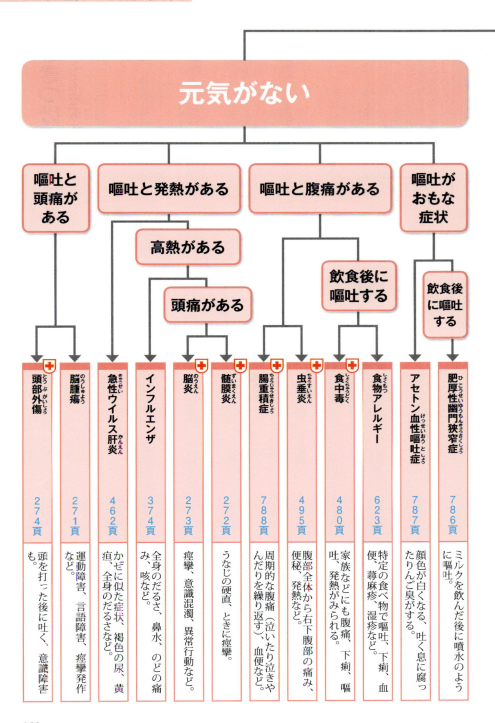

ひきつけ・痙攣する

こどものようすはどうですか？

こどものひきつけ・痙攣は、5分以内に治まるものがほとんどです。長引く場合や、何度も繰り返す場合は、早めに受診しましょう。

診療は　小児科

ひきつけ・痙攣《けいれん》の後は意識がある

熱がある

乳幼児

- **熱性痙攣《ねっせいけいれん》**　796頁
  高熱時のひきつけ、通常は数分で治まる。

熱はない

乳幼児

- **憤怒痙攣《ふんぬけいれん》**　795頁
  激しく泣いたときに起こるひきつけ、チアノーゼなど。

- **てんかん**　266頁
  突然の手足の突っ張り、痙攣、意識混濁など。
- **もやもや病《びょう》**　264頁
  突然の手足の脱力、言語障害、意識障害、痙攣など。
- **脳腫瘍《のうしゅよう》**　271頁
  頭痛、嘔吐、運動障害、言語障害、大泉門膨隆(頭頂部の腫れ)。

ひきつけ・痙攣の後も意識がはっきりしない

熱がある

- **インフルエンザ脳症《のうしょう》**　776頁
  発熱後に現れる痙攣、意識障害、異常行動、大泉門膨隆など。
- **熱中症《ねっちゅうしょう》**　611頁
  高温下にいた後にめまい、嘔吐、発熱、痙攣、頭痛など。
- **髄膜炎《ずいまくえん》**　272頁
  発熱、頭痛、嘔吐、うなじの硬直、ときに痙攣、大泉門膨隆。
- **脳炎《のうえん》**　273頁
  高熱、頭痛、嘔吐、痙攣、意識混濁、大泉門膨隆など。

熱はない

- **頭部外傷《とうぶがいしょう》**　274頁
  頭を打った後にひきつけ、頭痛、嘔吐、大泉門膨隆など。

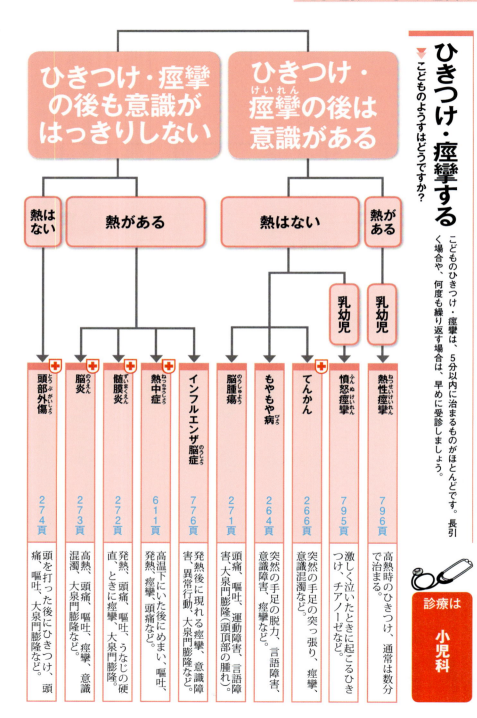

第1章

病気の基礎知識

いろいろな病気をからだの部位別に分けて、症状と特徴、原因、治療を中心に解説しています。

頭部に起こる病気

〈頭部〉

頭痛《ずつう》

● 通院してきちんと治療しましょう

受診する科 脳神経内科／脳神経外科／内科

症状と特徴 頭痛は誰《だれ》もがしばしば経験することです。脳を包んでいる髄膜《ずいまく》には感覚神経があります。脳の血管が拡張したり、頭蓋《ずがい》内圧が変化したり、炎症が起こったり、あるいは目・口・鼻・耳・歯といった感覚器が刺激を受けたり圧迫されたりすると、この感覚神経が敏感に反応します。この反応のひとつが頭痛です。

一般に、頭痛は器質的な頭痛と機能的な頭痛に分けられます。器質的な頭痛は、脳《のう》腫瘍《しゅよう》やくも膜下出血、脳出血、髄膜炎など、脳の病気によって起こる頭痛、機能的な頭痛は、片頭痛、緊張型頭痛、群発頭痛などの**慢性頭痛**や、心因性・神経性の頭痛で、脳に異常がみられないものです。

治療 緊急入院が必要なのは器質的な頭痛で、機能的な頭痛は緊急性はありません。しかし、日常生活に大きな影響を与えるので、通院して治療する必要があります。

いずれにしても、①激しい頭痛が突然生じた、②いつもと違う感じの頭痛、③繰り返し頭痛が起こり、痛みがしだいに強くなる、④手足の症状、言語障害、意識障害をともなっている、というときは、すぐに受診しましょう。目や歯などと関係がありそうな頭痛や女性で月経前後に生じる頭痛は、ようすをみて、専門医を受診しましょう。

片頭痛《へんずつう》

症状と特徴 頭の片側、ときに両側にズキンズキンと強い拍動があり、歩くだけでも頭に響いて痛み、つい寝込むことが多く、生活に差し支える頭痛です。月に1～2度繰り返し起こります。ときに吐き気や嘔吐《おうと》をともなうこともあり、「いつもよりまぶしい」「音がうるさく感じられる」といった、光や音に過敏に反応することもあります。

なかには発作の前兆がみられることもあります。頭痛発作が起こる1時間くらい前から、食欲が増したり、生あくびが出たり、むくみが生じたり、興奮気味になるなど、気分の変調が生じることがあります。

「目の前がちかちかする」「目が見えない」といった訴えをすることもあります。これは、視野にキラキラ光る暗点（**閃《せん》輝《き》暗点《あんてん》**）や視野障害が生じていることによります。

原因 片頭痛は、脳の血管の一部が収縮して血液の流れが悪くなり、その反動で急に血管が拡張すると、血管の周りにある神経（こめかみから顔面に張り巡らされる三《さん》叉《さ》神経《しんけい》）が圧迫され、刺激されて起きます。比較的若い女性に多く、母親譲りの頭痛持ちもいます。頭痛が誘発される原因としては、精神的なストレス、不眠、激しい運動、騒音、経口避妊薬などの薬、そして、チーズ、チョコレート、赤ワイン、ナッツ類、コーヒーなどの食品があげられます。

治療 頭痛が生じたらすぐ薬を服用します。症状が軽い場合には、エルゴタミン製剤や消炎鎮痛薬、症状が強い場合には、三叉神経や血管系の興奮に作用して血管の拡張を抑える特効薬のトリプタン系の薬を使用します。吐き気がある場合には、皮下注射や点鼻薬を用います。

緊張型頭痛《きんちょうがたずつう》

症状と特徴 首筋や肩のこりをともないながら、こめかみから徐々に頭痛が始まり、とくに後頭部が重く、頭が圧迫されるような、締め付けられるようなジーンとした鈍い痛みがあります。帽子で覆われているような圧迫感（被帽感《ひぼうかん》）があります。夕方になると、痛みは強くなります。一般に頭痛が1～2週間にわたって毎日続きます。

原因 睡眠不足などの生活リズムの乱れ、不安・心配事などのストレス、就職・結婚などによる生活環境の変化などが誘因となり、首筋や肩の筋肉が収縮・緊張して起こります。30～50歳代に多くみられます。

治療 アスピリンなどの消炎鎮痛薬や抗うつ薬などを予防的に服用します。精神的要素も強いので、「脳には異常がない」と診断されるや、症状がぐんと軽くなる場合もあります。仕事や家事の合間に気分転換の時間を設け、体操などでからだを動かす、マッサージする、シャワーを浴びるなど、リラックスすることです。

群発頭痛《ぐんぱつずつう》

症状と特徴 春先や秋口など、季節の変わり目などに頭痛が始まり、いちど起こると群発地震のように2週間から2か月近く毎日続き、ある日ぴたっとやみ、しばらく時間をおいてぶり返します。

痛みは、目がえぐられるような感じで、夜間または早朝に、痛みで目が覚める場合もあります。痛みは前頭部から側頭部へと広がり、目の充血、涙、鼻水、鼻詰まり、顔面の紅潮をともなうこともあります。

原因 脳の血管の拡張によって刺激された神経の炎症が原因とされ、ストレス、過労、飲酒が引き金になることがあります。男性の発症が、女性の3～4倍多いといわれ、20～50歳代の男性、とくにヘビースモーカーや飲酒者によくみられます。

治療 鎮痛薬では効果がないので、片頭痛と同じくトリプタン系製剤を注射します。ステロイドが有効なこともあります。頭痛があるときは、禁煙、禁酒を守りましょう。

脳卒中《のうそっちゅう》

● 脳動脈が詰まったり、破れたりする

受診する科 脳神経内科／脳神経外科

症状と特徴 脳には4つの脳動脈があり、脳動脈は頭蓋《ずがい》内で細かく枝分かれして脳のすみずみに行きわたり、脳細胞に酸素と栄養分を供給しています。この動脈の一部が詰まったり、破れたりして、血液が運ばれなくなると、半身がしびれたり、手足が麻《ま》痺《ひ》したり、ことばがしゃべれなくなったり、意識がなくなったり、呼吸が乱れたり、いろいろな症状が現れてきます。これを脳卒

図1　脳卒中の原因

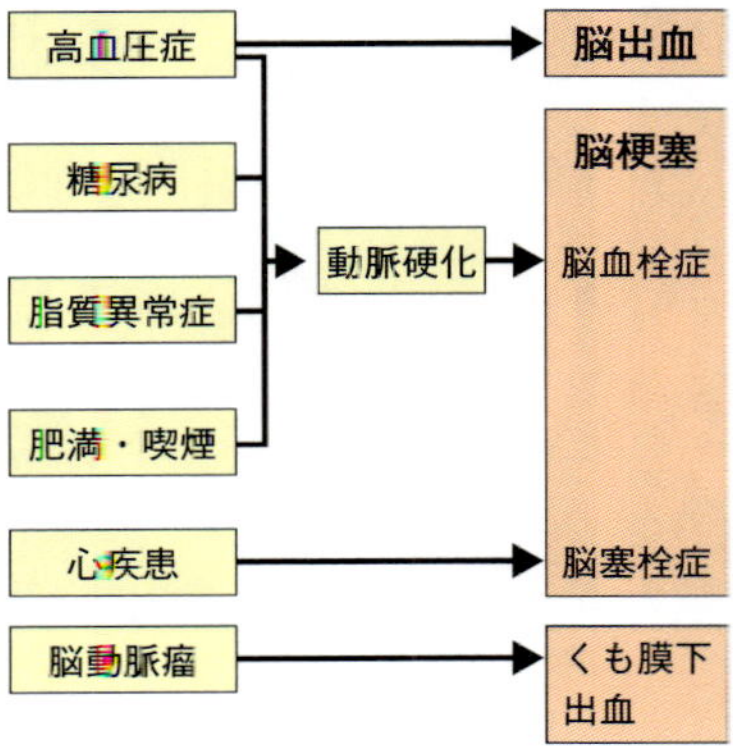

中（脳血管障害）といいます。脳卒中は、脳の血管が詰まる**脳梗塞《のうこうそく》**、脳の中で脳の血管が破れる**脳出血**、脳動脈瘤《のうどうみゃくりゅう》が破裂して出血する**くも膜下出血**に分かれます。このうち、いちばん多いのが脳梗塞で約7割を占め、次いで多いのが脳出血で約2割、くも膜下出血は約1割です。

とくに、高血圧症（573頁）、糖尿病（581頁）、脂質異常症（587頁）の人は動脈硬化が進み、脳卒中を起こしやすいので警戒が必要です。心房細動（412頁）や心臓弁膜症（421頁）などの心疾患がある場合も、心原性脳塞栓症《のうそくせんしょう》を起こしやすいので注意しましょう。

治療 家族が突然倒れ、脳卒中の疑いがあるときは、すぐに119番に連絡して救急車を要請します。意識がもうろうとして嘔吐《おうと》を繰り返しているときは、汚物で窒息しないように横向きにし、口の中の汚物を除き、衣服を緩めて静かに寝かせます。からだを起こしたり、首を曲げたり、飲食物を与えたりしてはいけません。

意識がなくて、あえぐような呼吸をしているときは、顎《あご》が天井に向くように頭を反らせ気道を確保します。危険な場所に倒れたときには、できるだけ首を曲げないように腰と水平になるようにして、安全な場所に運びます。病院でCT《シーティー》やMRI《エムアールアイ》を撮れば、脳卒中かどうかの判定はすぐにつきます。

脳梗塞《のうこうそく》

症状と特徴 脳梗塞は脳の血管が詰まって起こりますが、詰まり方にはふたつのタイプがあります。動脈硬化を起こして血管が詰まる**脳血栓症《のうけっせんしょう》**と、心臓などでできた血栓が運ばれて脳の血管をふさぐ**脳塞栓症**です。脳血栓症は、さらに太い動脈に起こる**アテローム血栓性脳梗塞**と、細い血管に起こる**ラクナ梗塞**に分けられます。

症状はいずれも同じで、舌が麻痺《まひ》して、ろれつが回らなくなったり、からだの片側の手足が麻痺したり、感覚の低下やしびれがあげられます。違いは、アテローム血栓性脳梗塞のほうがより症状が強く、意識障害、言語障害、視野障害など、重要な機能に損傷を与えることです。

心原性脳塞栓症は、脳の太い血管が詰まり、大きな梗塞を起こすので、もっとも重症です。また、脳梗塞には**一過性脳虚血発作**（262頁）という前兆をともなう場合もあります。脳の血行が悪くなり、手足のしびれや舌のもつれ、目が見えにくくなるなどの症状がみられ、多くは1時間以内、長くても24時間以内に症状は消えますが、放置しておくと、数年以内に2〜3割の人

写真1　脳梗塞のCT像

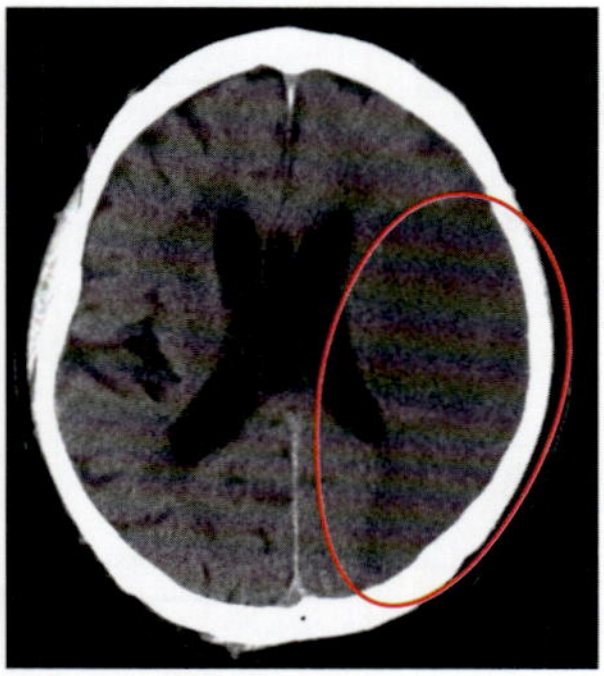

円内が梗塞部位

写真2　脳梗塞のMRI像

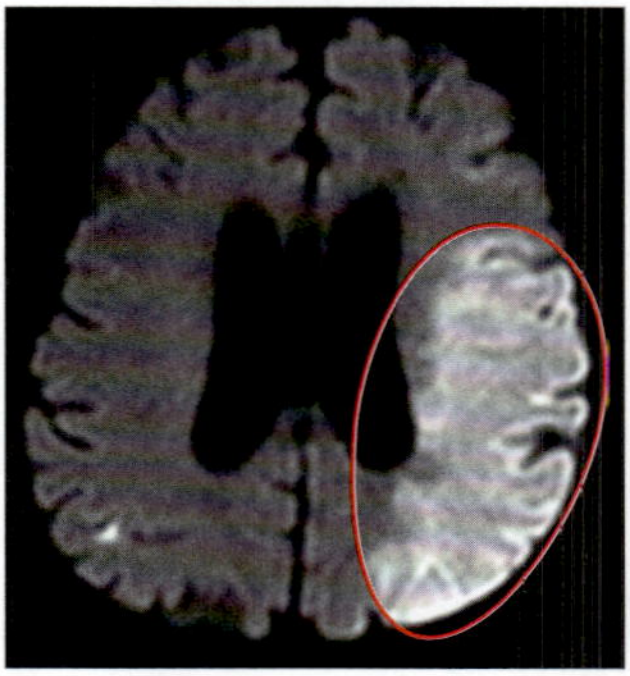

拡散強調画像

が脳梗塞を発症するといわれています。

さらに、軽い脳梗塞を起こし、そのときは詰まった血栓が自然に溶けて流れますが、数日後、この弱った動脈から血液が染み出し、脳梗塞が悪化することがあります（**出血性脳梗塞**）。心原性脳塞栓症でもっとも多くみられます。軽い脳梗塞でも、その後には注意しなければなりません。

治療 早く診断して、早く治療するほど、治療効果は上がります。とくに発症後4・5時間以内であれば、t《ティー》－PA《ピーエー》という薬で血管をふさいでいる血栓を溶かし、血流を再開させれば、脳への障害を軽減することができます（**血栓溶解療法**）。また、t－PAが無効なとき、4・5時間以上経過した場合は、カテーテルを用いた血栓除去、血行再開治療が行われることがあります。ただし、これらの療法を行える病院は、脳卒中専門病院に限られています。

発症から4・5時間以上たった場合には、t－PAを使用しても、脳出血を起こす危険性が高くなるため、血液の凝固を防ぐ抗凝固薬や抗血小板薬、脳のむくみを除く抗《こう》浮腫薬《ふしゅやく》や脳保護薬などを使用します。

後遺症を少なく抑えるために、治療の早い段階からリハビリテーションを行います。

脳出血《のうしゅっけつ》

症状と特徴 ふだんから血圧が高い人で、前触れもなく、突然手足の動きが悪くなる、ろれつが回らない、口角が下がりよだれが出る、頭がガンガン痛む、めまい、嘔《おう》吐《と》を繰り返す、大きないびきをかいて眠るという症状を示します。

原因 高血圧をもつ人に多くみられるのは、動脈硬化でもろくなった血管に高い圧力がかかり、血管が膨れて微小動脈瘤《どうみゃくりゅう》をつくり、それが破裂するためです。脳の動脈や静脈の形態異常、血管の病気、血栓《けっせん》防止薬の常用で起こることもあれば、原因がはっきりしないこともあります。

治療 内科的な治療が主流ですが、効果が期待できる場合は手術をします。

たとえば脳出血のなかでも多いのが、運動や感覚をつかさどる神経が通る部分から出血し、片方の顔と手足が麻痺《まひ》するような出血です。この場合、症状が中等度より軽ければ、内科的治療を行います。手術をするときは、血腫《けっしゅ》まで細い針を入れて、血液を吸引します（**血腫吸引術**）。重度の出血は手術をせず内科的治療を行いますが、助からない場合もあり、助かっても植物状態になることもあります。

くも膜下出血《まくかしゅっけつ》

症状と特徴 突然、強く頭を殴られたような激しい頭痛が生じ、嘔吐《おうと》や痙攣《けいれん》を起こし、意識が低下します。

重症の場合には、呼吸困難に陥るのが典型的な症状です。出血量が少ないと、頭痛や頭重、嘔吐などの軽い症状だけの場合もあります。

原因 脳のくも膜と軟膜の間のくも膜下《まくか》腔《くう》に出血します。脳血管の形態の異常が原因で、脳動脈の一部が瘤《こぶ》のように膨らみ、これが破裂して起こります（**動脈瘤性《どうみゃくりゅうせい》くも膜下出血**）。頭部CT検査でくも膜下腔に出血を認めれば診断できます。

治療 軽症の場合には、発症してすぐに治療を開始できれば、治療後の経過もよいことが多いので、気づいたらすぐ救急車を要請し、搬送することが大事です。脳血管撮影で破裂した動脈瘤が見つかれば、脳の動脈瘤をクリップでつまむ手術、またはコイルで動脈瘤を詰める血管内治療を行います（264頁図2）。重症の場合には、即死することもあり、死亡率も30～40％と、脳卒中のなかでもっとも高い病気です。

脳卒中後遺症《のうそっちゅうこういしょう》

●麻痺、しびれ、言語障害や認知症

受診する科 脳神経内科／精神科

症状と特徴 問題になるのは、身体麻痺《まひ》、しびれなどの**運動機能障害**、ろれつが回らないなどの**言語障害**、脳卒中の後に現れる意欲低下・無感動などの**血管性うつ病**、夜間に大声を出したり暴れたりする**夜間せん妄**、激しい物忘れ、感情の起伏が激しい感情失禁などをともなう**脳血管性認知症**です。

精神面では、脳卒中で倒れても一般常識は保たれ、自分が病気だという意識はありますが、精神的な動揺が強く、不眠なども生じ、社会活動に消極的になりがちになります。

治療 運動機能障害、言語障害などの程度によってリハビリテーション（850頁）が行われます。発病後1か月を過ぎたら、回復期リハビリテーション病院で、運動機能回復、言語機能回復の訓練を3～6か月を目標に受けます。また、脳卒中の誘因となった高血圧症、糖尿病、脂質異常症については、薬物療法で厳重に管理します。

日常生活では、禁煙し、お酒の飲みすぎも避け、入浴は高温を避け、かならず家族が付き添い、トイレは洋式にして、力んで脳の血管を刺激するのを回避します。

なお、血管性うつ病は他の症状に隠れて見逃しやすいのですが、意欲低下などの症状から早期に発見し、抗うつ薬で治療することが大事です（720頁）。うつ状態が改善すると、認知機能も改善されることが多く、日常生活によい影響を与えます。

夜間せん妄は、夜、幻視、幻聴などが現れ、日ごろの不安なども加わって生じるといわれます。この場合は、抗精神病薬を服用します。

脳血管性認知症は、アルツハイマー病ほどの人格の変容はありませんが、症状に応じて抗認知症薬を用います。

一過性脳虚血発作《いっかせいのうきょけつほっさ》（TIA《ティーアイエー》）

●脳の血流が一時的に悪くなる

受診する科 脳神経内科／脳神経外科／内科

症状と特徴 片側の手足や顔の筋肉がしびれたり、感覚がなくなったり、麻痺《まひ》したり、片方の目が見えにくくなったり、片側の視野が見えなくなったり、ろれつが回らなかったり、ことばが出なかったりするなど、脳卒中と似た症状が生じます。しかし、多くは5～20分くらいで、長くても24時間以内に症状はなくなり元の状態に戻ります。

原因 脳の血流障害の原因として、おもに頸部《けいぶ》の動脈や脳の動脈の一部に血栓《けっせん》が生じた場合に現れます。

できた血栓が小さかったりして、自然に溶けて、再び血が流れるようになって症状は消失しますが、何度か繰り返すときは、発症直後ほど脳梗塞《のうこうそく》を起こす可能性が高いので、早急に専門病院を受診してください。心房細動などの心疾患がある場合にも、心臓の中に血栓ができやすくなり、脳の血管に流れていって、詰まる場合があります。

血圧が急激に下がるために起こる**脳貧血**は一過性脳虚血発作とはいいません。急に頭位や体位を変えたとき、寝た状態から起き上がったときなどに、立ちくらみがして倒れることもありますが、横になればすぐに回復します。ただし、血圧が下がる原因に、高血圧や脳卒中の後遺症がかかわっていることもあるので注意しましょう。

治療 MRI《エムアールアイ》や超音波で脳や頸動脈の状態をチェックし、頸動脈や脳動脈に原因があるときは抗血小板薬、心臓に原因があるときは抗凝固薬を内服します。頸動脈の内《ない》腔《くう》の動脈硬化が進んで、詰まりそうな状態（70％以上の狭窄《きょうさく》）のときには外科手術（頸動脈内膜剥離術《はくりじゅつ》）または血管内治療（ステント留置術）によって、血栓ができるプラーク（粥腫《じゅくしゅ》）を取り除きます。

脳静脈洞血栓症《のうじょうみゃくどうけっせんしょう》

●脳の静脈に血栓ができる

受診する科 脳神経内科／脳神経外科

症状と特徴 発熱、頭痛、吐き気、嘔吐《おうと》などの症状があり、ほうっておくと、突然、痙攣《けいれん》を起こしたり、手足が麻痺《まひ》したり、意識障害を生じたりすることもあります。

原因 中耳炎や副鼻腔炎《ふくびくうえん》などの炎症が原因で、脳の静脈に血栓《けっせん》ができ、脳圧が上がるのが原因です。熱中症による脱水症状や大量飲酒による血管内脱水が起きて血栓症を生じ、これが原因になることもあります。先天的または後天的な血液凝固異常症が原因になることもあります。

治療 脳腫瘍《のうしゅよう》やてんかんなどとも似ていますが、CT《シーティー》やMRI《エムアールアイ》などで脳静脈の閉塞《へいそく》を認めれば診断がつきます。

抗凝固薬、抗菌薬、脳のむくみを解消するために抗浮腫薬《ふしゅ》などを使用します。

無症候性脳梗塞《むしょうこうせいのうこうそく》

●脳卒中症状をともなわない脳梗塞

受診する科 脳神経内科

症状と特徴 CT《シーティー》やMRI《エムアールアイ》などによる脳の画像診断では脳梗塞がみられるにもかかわらず、脳卒中の症状がみられないものを無症候性脳梗塞といいます。高齢になるほど増え、高血圧症や糖尿病の患者さんに多くみられ、脳卒中の予備群と考えられます。

原因 多くは脳の深部の血管が詰まってできる小さな梗塞です。高血圧症の場合、高血圧が続くうちに脳の細動脈に硬化が進んで起こると考えられます。同じような病変にラクナ梗塞がありますが、これは、脳卒中症状がみられ、無症候性脳梗塞と区別されます。

治療 脳梗塞や脳出血が起こりやすくなるので、危険因子をチェックし、予防します。喫煙や大量飲酒の習慣がある人は、禁煙・節酒を心掛け、食事のカロリーオーバーを防ぎ、運動をして肥満を回避します。高血圧症や糖尿病はきちんと管理します。

脳動脈瘤《のうどうみゃくりゅう》

●脳の動脈壁が瘤のように膨らむ

受診する科 脳神経外科

症状と特徴 脳に動脈瘤が発生しても、初期は自覚症状がありません。動脈瘤が成長すると、まれに目の動きに関する動眼神経《どうがんしんけい》

頭部
体幹
手足
全身
がん
こころ
女性
こども

図2　脳動脈瘤のコイル塞栓術

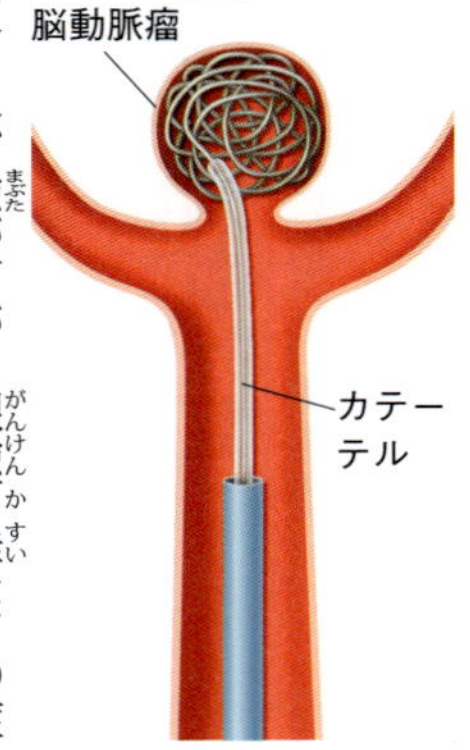

が圧迫され、瞼《まぶた》が下がる眼瞼下垂《がんけんかすい》などの症状がみられることがありますが、多くは、脳動脈瘤破裂で発病します。

破裂した場合に、くも膜下出血（261頁）になります。このときは、強く頭を殴られたような激しい頭痛、吐き気や嘔吐《おうと》、痙攣《けいれん》、意識障害がみられます。至急、救急車を要請してください。

原因　多くは生まれつき動脈壁に弱い部分があり、これが圧の高い血流に押されてこぶのように膨らむと考えられています。脳の動脈硬化、脳動脈壁への細菌感染、頭部外傷が原因になることもあります。

治療　脳に血液を送る脳動脈は4本あり、MRA《エムアールエー》（磁気共鳴血管造影）、3D《ディー》－CTA《シーティーエー》（CT《シーティー》血管造影）、脳血管造影などの検査によって動脈壁を調べ、診断します。

破裂すると、出血は一時的に止まっても、放置するとまた出血し、命にかかわることもあるので、予防のために手術したほうがよいとされます。手術は動脈瘤の根元にクリップをかけて動脈瘤の根元を遮断するクリッピングが一般的です。症状によっては、特殊な材料で覆うこともあります。

血管内手術も行われています。この方法は大腿部《だいたいぶ》の動脈から細いカテーテルを脳動脈瘤内まで入れて、プラチナのコイルを瘤内に詰めて血栓を形成させて、破裂を防ぐのです。

近ごろは**脳ドック**などで症状のない未破裂脳動脈瘤が発見されることが多くなっています。この場合は、70歳以下で、動脈瘤が5㎜以上の場合には手術が勧められています。年齢のほか、動脈瘤の大きさ、形、位置などから放置した場合のリスクなどを考えて判断します。

もやもや病《びょう》*

● 頸動脈が閉塞し脳底部に血管網が生じる

受診する科　脳神経外科

症状と原因　両側頸動脈が細くなったり、詰まったりし、脳血管撮影でもやもやした血管網が生じている病気です。**ウィリス動《どう》脈輪閉塞症《みゃくりんへいそくしょう》**ともいいます。

20歳以前に発病する**若年型**と、20歳以降に発症する**成人型**があります。

若年型は脳虚血発作が多く、突然の手足の脱力で発症し、言語障害や意識障害、痙《けい》攣《れん》がみられます。

成人型は脳虚血発作のほか、脳内出血・脳室内出血も起こしやすく、激しい頭痛、嘔吐《おうと》、意識障害などで発症します。

治療　バイパス手術が有効とされています。これにより脳梗塞《のうこうそく》・脳出血の発症を防止する効果が期待されます。

痙攣などの症状には、抗痙攣薬を用い、言語障害や運動障害などにはリハビリテーションなどの対症療法を行います。

頭蓋内圧亢進《ずがいないあっこうしん》

● 頭蓋内の圧力が高くなる状況

受診する科　脳神経外科

症状と特徴　急性の場合は、意識障害や、片方または両方の瞳孔《どうこう》が開大する瞳孔不同、散瞳、片側麻痺《まひ》、手足が突っ張ったままになる除脳硬直、呼吸困難が起こります。

慢性の場合は、しばしば早朝に頭痛と噴水のように吹き上げる嘔吐《おうと》が現れ、やがてものが二重に見える複視《ふくし》、目が外側に動かない外転神経麻痺などが現れます。

極限状況は**脳ヘルニア**ともいいます。

原因 脳腫瘍《のうしゅよう》、頭蓋内血腫、大きな脳梗《のうこう》塞《そく》などの発生やそれにともなう脳の浮腫による容積の増大、頭蓋内の髄液《ずいえき》の通過障害による水頭症、頭部外傷、その他が考えられます。頭蓋内の圧力が高くなるために起こります。

治療 頭蓋内圧を下げる外減圧手術、むくみを除く抗浮腫《こうふしゅ》療法、血中の二酸化炭素ガス濃度を下げたり、脳の温度を下げたり、脳の機能を改善する対症療法などが行われます。

脳動静脈奇形《のうどうじょうみゃくきけい》

●脳の動脈と静脈が直接つながる血管病変

受診する科 脳神経外科

症状と特徴 破裂すると脳出血やくも膜下出血が生じ、突然の痙攣《けいれん》発作、頭痛、吐き気・嘔吐《おうと》、意識障害、片側麻痺《まひ》、失語症などの症状を起こします。脳虚血により脱力、痙攣発作も生じます。20～40歳代の働き盛りに多くみられます。

原因 先天的に脳の一部で動脈と静脈が直接つながり、動脈の血液が静脈に直接流れ込む状態の病変です。その結果、静脈の血圧が高くなり、血管が破裂・出血します。

治療 破裂して、出血したときは、異常な脳血管病変部や血腫を手術で除きます。血管内手術で、血液が流れ込む動脈を詰めたり、放射線照射（ガンマナイフ）で異常な血管内を閉塞させる治療を併用することがあります。

破裂していない場合は、部位や大きさにより治療方針を決めます。痙攣を繰り返す場合は、手術を行うことがあります。

構音障害《こうおんしょうがい》

●うまくことばを発音できない

受診する科 脳神経内科／耳鼻咽喉科

症状と特徴 構音とは発音という意味で、発音に障害があることを構音障害といいます。

先天的な形態異常である口蓋裂傷《こうがいれっしょう》などの器質的障害と、発音の遅れなどの機能的障害がありますが、大人の場合は、脳卒中（259頁）などの後遺症として**運動障害性構音障害**がみられます。

ここでは運動障害性構音障害を扱います。これは、話の内容は伝わるが、ろれつが回らないという症状が典型的で、発語の機能や運動のコントロール機能が弱まり、発音が遅くなったり、ゆがんだり、抑揚が不自然になったりする障害です。

脳卒中のほか、頭部の外傷や腫瘍《しゅよう》、パーキンソン病や重症筋無力症などでも生じることがあります。

治療 ことばの症状の検査と治療は言語療法士が行い、症状が進行しそうなときには、他の治療と並行してことばの訓練が行われます。

失語症《しつごしょう》

症状と特徴 ことばを学習し、きちんと使いこなした経験があるのに、文法の誤りや復唱の障害（**運動失語**）が生じたり、音の誤りやことばが意味不明であるなど、ことばの理解力の障害（**感覚失語**）が生じたりします。

　このふたつの障害が重なる（**全失語**）こともあります。

　また、思うようにことばが出てこないというような軽い失語の場合は、**健忘失語**といいます。

　いずれも、周囲の状況や人間関係はふつうに正しく把握できているのに、ことばによるコミュニケーションができにくい状態です。

　また、声を出そうとしても声が出せない失声症（361頁）と失語症を見分けることが大切です。

原因 運動失語は大脳の左脳の言語中枢のうち、前頭葉のブローカ野が障害を受けて生じます。
　感覚失語は、側頭葉のウェルニッケ野が障害を受けて生じます。（19頁図）

治療 言語のリハビリテーションを行う必要があり、言語聴覚士による言語訓練を受けます。

水頭症《すいとうしょう》

● **脳脊髄液の流れが障害される**

受診する科 脳神経外科／小児科

症状と特徴 脳脊髄液《のうせきずいえき》の流れが障害されると、脳室やくも膜下腔《まくかくう》などの脳脊髄液腔が拡大して、頭痛、嘔吐《おうと》、意識障害などの症状を引き起こします。
　小児にみられる**先天性水頭症**には、中脳水道の狭窄《きょうさく》による水頭症や先天性形態異常にともなう水頭症があります。**後天性水頭症**には、脳腫瘍《のうしゅよう》、脳内出血、外傷、髄膜炎などによるものがあります。また成人にみられるものに**正常圧水頭症**があります。
①**小児水頭症**（774頁）
②**正常圧水頭症**
　くも膜下出血、髄膜炎や外傷などに合併して起こることもありますが、原因を特定できない**特発性正常圧水頭症**の場合もあります。特発性は高齢者に多くみられます。

　正常圧水頭症では、脳脊髄液がたまっているにもかかわらず髄液圧は基準範囲にあります。歩行障害、尿失禁、認知症が特徴的な症状です。

原因 脳腫瘍、髄膜炎、頭部外傷、脳内出血、脳の形態異常などにより、脳脊髄液の産生が過剰になったり、脳脊髄液の吸収に障害が起こったり、脳脊髄液の循環路の狭窄・閉塞《へいそく》による通過障害が生じたりして、脳室が拡大します。

治療 頭部CT《シーティー》やMRI《エムアールアイ》などで診断しますが、症状によって治療は異なります。

　頭蓋内に腫瘍や血腫が生じ、脊髄液の流れが滞り、脊髄液を排出する必要がある場合は早急にドレナージ術を行います。

　慢性的に脊髄液がたまるような場合、脳室内の脊髄液を腹腔などに排出する短絡術（脳室・腹腔シャント術）を行います。

　その後も定期的な診察を受けて、きちんと管理して行くことが大切です。

てんかん

● **服薬でふつうどおりの生活を営める**

受診する科 脳神経内科／精神科／脳神経外科

症状と特徴 てんかんは繰り返し痙攣《けいれん》発作

を起こす脳疾患で、からだの一部（部分発作）あるいは全身に（全般発作）痙攣発作が起こります。

①部分発作

からだの片側の一部に起こる発作で、意識障害がないものを**単純部分発作**、意識障害があるものを**複雑部分発作**といいます。

単純部分発作では、からだの一部が痙攣し、**ジャクソン痙攣**といって、手から腕、足へと進展していくのが典型です。発作後に一時的な麻痺《まひ》が生じることがあります。これを**トッド麻痺**といいます。そのほか、からだの一部に異常感覚を覚えたり、腹痛や下痢をともなったりすることもあります。

写真3　てんかんの脳血流SPECT

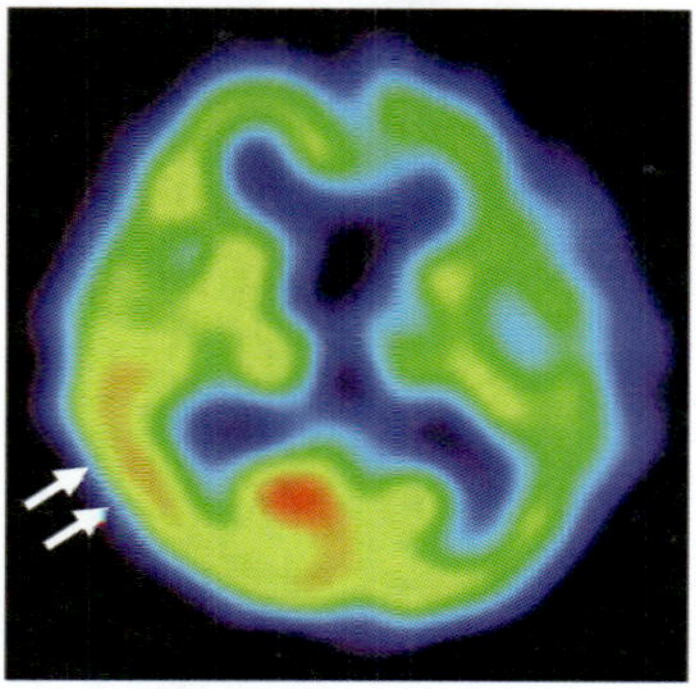

てんかん焦点と考えられる部位に脳血流増加を認める（矢印）。

複雑部分発作では、発作の途中で無反応な状態が1～2分続き、その間、**自動症**といって口をもぐもぐさせたり、唇をなめたり、前ボタンを掛けたり外したりするような動作をすることがあります。

②全般発作

最初から意識はなく、発作も左右同時に生じます。部分発作から全般発作に移行することもあります。

発作のタイプには、突然、5～15秒ほど意識が混濁し、たとえば過呼吸の後、1点を見つめるような**欠伸発作**《けっしんほっさ》、手足や顔面などの筋がぴくっと痙攣する**ミオクロニー発作**、突然、両手足や胴体が突っ張ったり（**強直発作**《きょうちょくほっさ》）、激しく屈伸させたり（**間代発作**《かんだいほっさ》）する**強直間代発作**があります。たいていは数分で終わり、発作が治まった後はもうろう状態になっていることがよくみられます。

原因　てんかんは、大脳の神経細胞の過剰な電気的興奮によって起こります。遺伝性のてんかんはまれで、多くは原因がわからない特発性のてんかんです。

妊娠出産時のトラブル、頭部の腫瘍《しゅよう》や外傷、脳血管障害、炎症、代謝異常などが関係する場合もありますが、多くは原因不明です。

診断には脳波検査を行います。そのほか、発作の誘因、発作前後の状況、発作の持続時間、発作の回数、発作の始まった年齢、既往症（これまでにかかった病気）などから診断をつけます。

大脳に病変をかかえている場合には、**症候性てんかん**（**二次性てんかん**、**続発性てんかん**）、病変がない場合は**真性てんかん**（**一次性てんかん**、**本態性てんかん**）といいます。

治療　てんかんの発作が初めて現れたとき、すぐ薬物を服用するのは問題があります。脳波検査などで明らかなてんかん発作と診断されれば、薬物治療を行います。

抗てんかん薬にはいろいろなものがあり、発作に適したものを医師が選択します。ふつうは単剤ですが、発作のコントロールがうまくいかないときには2剤を併用します。服用中は、脳波検査、薬の血中濃度測定、副作用をチェックする血液検査などを行います。

発作が消え、脳波が正常化した状態が2年続くと、薬の量を減らします。薬物療法によって7～8割は発作が軽減し、症状が改善するといわれています。

認知症《にんちしょう》

●脳の機能が低下し、回復できない状態

受診する科 脳神経内科／精神科

症状と特徴 認知症とは、これまでの学習によって獲得してきた知能のはたらきが、後天的な脳の障害によって低下し、日常生活に支障をきたす病気です。生理的な老化現象によるぼけとは異なります。

症状は、①記憶を保つ時間が短く、さっき言ったこと言われたこと、したことされたことをすぐに忘れ、具体的な内容だけでなく、そのような行為があったこと自体を忘れてしまいます。朝食に食べた物を忘れるのは生理的な物忘れですが、朝食を食べたこと自体を忘れて、食べていないと言うのが認知症です。②生活を営むうえで大事な、時間、場所、人に関する記憶、これを**見当識**《けんとうしき》といいますが、この記憶があいまいになります。日付がはっきりしなくなり、昨日今日の感覚があいまいになり、次いで毎日歩いている場所で迷い子になり、わが家にいながら「自分の家に帰る」というようなことも起こります。さらには、自分のこどもの名前がわからなくなり、わが子や孫を兄弟姉妹に見立てたりすることもでてきます。症状が進むと、③物忘れをしたという自覚もなくなります。④自分の意思を十分に伝えることができず、言い間違えが増え、ことばによるコミュニケーションが難しくなり、ついにはことばを口にしなくなる（**失語**）、⑤洋服を着ることができない、鍵《かぎ》を開けることができない、排泄《はいせつ》の処理ができないなど、求められる行動ができなくなり（**失行**）、⑥今見ているものを認識することができなくなる（**失認**）、このようなことが程度の差こそあれ、生じます。

性格的にも変化し、風呂《ふろ》に入るのを嫌がり、着替えをするのをおっくうがり、物事に無関心になります。もともとの執着心や疑い深さ、嫉妬心《しっとしん》といった性格が強調されるようになることもあります。

これらの症状、とくに物忘れは、つらいこと、嫌なことを忘れ、いい経験をしてきた場所に自分を置いて、老いてもなお前に進んで生きていこうとする自己防衛であり、生物のもつ力強さとも考えられます。

反面、この症状が周囲には問題行動とうつる場合もあります。たとえば、探し物から始まり、「誰《だれ》かに盗《と》られた」というような**物盗られ妄想**、「誰かが悪口を言っている」「私を陥れようとしている」という**被害妄想**、目的もなく周辺をうろつく**徘徊**《はいかい》、家人に何か言われると、あるいは気に入らないことがあると大声で泣きわめいたりする**興奮**、夜間眠れずに、もうろうとした意識で幻覚を覚え大騒ぎをする**夜間せん妄**なども多くみられます。

対処法 問題行動が生じたときに、「だめじゃない」などとマイナスの評価をして叱《しか》りつけ、行動を制止しようとするのはよい方法ではありません。人格やその人の尊厳を傷つけることになり、本人も敏感に察します。これは病気の症状であり、また、本人の老いへの不安や恐れの表れなので、できるだけ本人の気持ちに沿って、ありのままを受け入れる姿勢が大事です。「誰かに盗られた」と言ったら「日を改めて探してみよう」というように、こだわる気持ちを解消してあげ、「私の家に帰る」と言うなら「今日は遅いから泊まっていこう、明日ね」と言い、妄想を軽減する方向に導きます。日常の家事など、本人ができることは、周囲が注意しながら、やってもらいましょう。

なお、認知症の介護は長期にわたります。家族が振り回されることも少なくありません。自分たちだけで抱え込もうとせず、介護サービスなどを利用して、負担を分散させることが大事です。症状が進めば、在宅介護が難しくなります。老人保健施設や特別養護老人ホームなどの施設への入所も検討する必要があります。

アルツハイマー病《びょう》

症状と特徴 多くは65歳以降に発症し、最初は物忘れから始まって記憶障害が生じ、100を逆に数えられないなど、計算力がなくなり、判断力、注意力が低下し、日常生活を支える日付や時間、場所、人物の見《けん》当識《とうしき》も低下してきます。さらに、失語、失認、失行などの症状もみられます。ときに、興奮、妄想、徘徊《はいかい》などの問題行動もみられますが、ただし、人格が極端に崩れるようなことは少なく、対人関係も一見ふつうなこともあり、人間関係は比較的良好に保たれることもあります。

原因 大脳の変性疾患であり、大脳が萎縮《いしゅく》する病気です。大脳皮質の神経細胞が脱落し、変性を起こし、神経原線維がかたまりになったり（**神経原線維変化**）、大脳に斑点《はんてん》状の変化（**老人斑**）が生じたりします。

老人斑に沈着しているアミロイドの主成分であるβ《ベータ》―たんぱくの代謝異常が大脳の変性を進めるのではないか、という説があります。その他多くの仮説がありますが、まだはっきりしたところはわかりません。

表1　認知症を起こすおもな病気

アルツハイマー病
レビー小体型認知症
ピック病（270頁）
脳血管性認知症（270頁）
正常圧水頭症（266頁）
クロイツフェルト・ヤコブ病（276頁）

診断は長谷川式簡易知能評価スケール、ミニメンタルステート検査などを用い、さらに、頭部CT《シーティー》やMRI《エムアールアイ》検査で大脳（とくに側頭葉の海馬《かいば》）の萎縮をチェックし、そのほか、脳波検査、脳血流検査、PET《ペット》による脳酸素・グルコース代謝検査などを行って確定します。

治療 薬物療法が中心になります。神経伝達物質である脳内のアセチルコリンの減少には、アセチルコリンエステラーゼ阻害薬（ドネペジルやガランタミン）、メマンチン（NMDA受容体阻害薬）などが用いられます。早いうちに診断して薬物を使用すれば、それだけ認知症の進行を遅くすることができるとされています。そのほか、無気力・無関心には抗うつ薬、興奮・幻覚・妄想などには抗精神病薬が処方されます。

レビー小体《しょうたい》型《がた》認知《にんち》症《しょう》

症状と特徴 日本では高齢者の認知症の20%を占めるといわれていますが、40歳くらいでも発症することがあります。DLB《ディーエルビー》ともいいます。認知症とパーキンソン症状とが主症状です。意欲や注意力が低下して、1日中ぼーっとしていたり、寝ていたりすることもあれば、とくに夕方になると、実際にはありえないのに、こどもがそこに座っている、大きなクモが壁をはい回っているというような生々しい幻視や妄想を生じます。また、歩きにくい、不器用になる、動きが遅くなるなどのパーキンソン病（603頁）のような症状もともないます。

自律神経が障害され、立ち上がったときに血圧が低下して失神することも起こります。ただし、日によって症状が変動し、まったく問題なくみえる場合もあります。

原因 パーキンソン病で中脳にたまるレビー小体といわれる構造物が大脳皮質にもみられます。

治療 早期発見、早期治療が大事で、認知症が現れる前に、抗精神病薬や抗パーキンソン病薬を使用して、神経症状やパーキンソン病の治療をすると、その後の介護も楽になります。なお、抗精神病薬がパーキンソン病を悪化させ、抗パーキンソン病薬は精神症状を悪化させやすいので、医師の管理のもと、ようすをみながら調整していきます。アルツハイマー病の治療薬であるアセチルコリンエステラーゼ阻害薬を使用します。

ピック病《びょう》（前頭側頭型認知症《ぜんとうそくとうがたにんちしょう》）

症状と特徴 40～60歳と比較的若年に発症します。認知症の約10％を占めます。

それまで性格も円満で律儀だった人が、急に怒りっぽくなったり、粗暴になったりして自制心がなくなり、物事に無関心、非協力的、不真面目になるなど、人格に変化がみられ、過食する、浪費する、収集する、人の話を聞かずに一方的にしゃべる、同じことを同じ時間に反復するなどの異常行動がみられます。万引きなど、反社会的な行動をすることもあります。ただし、アルツハイマー病にみられる見当識《けんとうしき》の欠如や、失認、失行などは少ないようです。

原因 前頭葉や側頭葉に萎縮《いしゅく》がみられますが、原因ははっきりしていません。

治療 治療法は見つかっていません。10年くらいで衰弱死することが多いようです。

脳血管性認知症《のうけっかんせいにんちしょう》

症状と特徴 記憶を保つ時間が短く、さっき言ったこと、したことを忘れたり、今までよく会っていた人の顔を忘れたり、時間や場所の見当識《けんとうしき》がなくなったりします。

生理的な老化以上に物忘れが激しくなり、泣いたり笑ったりの感情の起伏も激しく、感情のコントロールができません（**感情失禁**）。ただし、お金の計算には強くて細かい、一般常識はわきまえている、自分が病気という認識はあり、人格の変容も少ないという点でアルツハイマー病と区別できます。

症状は徐々に進行しますが、当初は認知症と正常なところが交じり合っています（**まだらぼけ**）。進行すると正常な部分は少なくなり、歩行困難、運動麻痺《まひ》、言語障害、嚥下《えんげ》障害、尿失禁などが生じます。

原因 脳卒中の発作後に生じます。

治療 今のところ、確実な方法はなく、脳卒中（259頁）の再発を防ぐための予防を行い、症状に対する対症療法を行いながら、認知症の進行を遅らせます。

脳卒中の再発の原因になる高血圧、糖尿病、脂質異常症、心疾患を予防するために、食事に注意し、運動を行い、それぞれ血圧降下薬、血糖降下薬、スタチンなどの脂質低下薬、抗血栓《けっせん》薬などの薬物療法を行います。

意欲低下・興奮症状といった精神症状に対しては脳循環代謝改善薬、抑うつに対しては抗うつ薬を使用します。

脳腫瘍《のうしゅよう》

●良性と悪性の腫瘍がある

✚受診する科 脳神経外科

症状と特徴 頭蓋《ずがい》内に発生する腫瘍を脳腫瘍といいます。初期にはほとんど自覚はありませんが、腫瘍が大きくなるにしたがい、頭蓋内圧が高まったり、血管の圧迫などにより脳浮腫《ふしゅ》を生じ、頭痛や吐き気・嘔吐《おうと》が起こります。脳組織が圧迫されると、その部位により運動や感覚、認知、言語などいろいろな面が障害されます。痙攣《けいれん》発作などもみられます。呼吸や意識に障害が生じれば生命にかかわります。

良性脳腫瘍は、腫瘍が短時間に急激に増殖したり他の器官に転移したりするようなことはなく、手術で切除できればほぼ治ります。

悪性脳腫瘍（677頁）は、急激に増大して広がったり、周囲の脳組織に浸潤し破壊します。他の器官のがんが転移してくるものもあります。完全に切除するのは困難です。

治療 良性の場合は手術できれば切除し、悪性の場合には手術による摘出と放射線治療、化学療法などを行います。

神経膠腫《しんけいこうしゅ》

症状と特徴 神経細胞を保護する神経膠細胞に発生します。こどもにもみられ、脳腫《しゅ》瘍《よう》の3分の1が神経膠腫です。

多くは悪性で、良性でも発生場所によっては切除が難しく、悪性として取り扱われることもあります。

治療 放射線療法や化学療法を行います。

髄膜腫《ずいまくしゅ》

症状と特徴 脳を包んでいる髄膜から発生します。多くは良性で、比較的女性に多い腫瘍《しゅよう》です。部位によって脱力やしびれ、痙《けい》攣《れん》発作、嗅覚《きゅうかく》障害や視力障害などが生じ、腫瘍が大きくなると認知症のような症状を示すこともあります。

治療 摘出手術が行われます。

下垂体腺腫《かすいたいせんしゅ》

症状と特徴 下垂体に発生し、多くは良性です。成長ホルモンが分泌されれば下垂体性巨人症や先端巨大症に、副腎皮質《ふくじんひしつ》刺激ホルモンが分泌されればクッシング病に、乳汁分泌ホルモンが分泌されれば女性は無月経などを発症します。ホルモンを分泌しない下垂体腺腫もあります。

治療 摘出手術やホルモン療法などを行います。

神経鞘腫《しんけいしょうしゅ》

症状と特徴 脳神経、とくに前庭神経や三叉神経に発生する、良性で比較的女性に多い腫瘍《しゅよう》です。前者では、耳鳴りや聴力低下で発症することが多いです。

治療 摘出手術が行われます。定位放射線治療が選択されることもあります。

頭蓋咽頭腫《ずがいいんとうしゅ》

症状と特徴 胎児期の頭蓋咽頭管の遺残から発生し、良性です。こどものときに発症する場合と、大人になって見つかる場合があります。

治療 摘出手術が行われますが、少なからず再発します。放射線治療も行われています。

胚細胞腫瘍《はいさいぼうしゅよう》

症状と特徴 生殖器原発腫瘍に類似した腫瘍で、間脳・下垂体《かすいたい》や松果体《しょうかたい》に発生することが多く、良性のものと悪性のものとがあります。**松果体腫瘍**はこどもに多くみられ、性的早熟や水頭症を起こしやすい腫瘍です。

治療 摘出術、化学療法、放射線治療が行われています。

髄膜炎《ずいまくえん》

● 早急な治療が必要な感染症

受診する科 脳神経内科／内科／小児科

症状と特徴 感染によって、脳と脊髄《せきずい》を包む髄膜に炎症が起こります。発熱、寒け、激しい頭痛などを訴え、首の後ろがかたくなる（**項部硬直**）ことが特徴です。

治療 髄液検査で原因を確かめ、原因に対する治療を速やかに行う必要があります。

化膿性髄膜炎《かのうせいずいまくえん》（細菌性髄膜炎《さいきんせいずいまくえん》）

症状と特徴 寒けや激しい頭痛を訴えます。小さなこどもでは、不機嫌、食欲不振が続き、発熱があります。このような症状から始まり、やがて吐き気や嘔吐《おうと》をともないます。さらに、首を曲げようとすると曲がらず、首の後ろが張ってかたくなります（**項部硬直**）。症状が悪化すると、意識が低下し、痙攣《けいれん》が生じることもあり、生命にもかかわってきます。

原因 髄膜に細菌が感染して炎症が起こったものを化膿性髄膜炎といいます。原因菌には、肺炎球菌、インフルエンザ菌、ブドウ球菌、大腸菌などがあげられます。これらの菌が髄膜に感染したり、傷口から侵入したりして起こります。主として乳幼児に多くみられる病気ですが、成人にも起こります。乳幼児に対してＨｉｂ《ヒブ》ワクチンの任意接種が行われています。

治療 腰に針を刺して腰椎穿刺《ようついせんし》を行い髄液を採取し、原因となる細菌をチェックし、原因菌に合った抗菌薬を使用します。同時に、髄膜炎の原因となった病気の治療も行います。原因菌を早急に見つけ、早急に治療すれば、水頭症（266頁）などを合併したり、知的障害や運動障害などの後遺症を残したりせずにすみますが、治療開始が遅れると命にかかわります。

流行性髄膜炎《りゅうこうせいずいまくえん》

症状と特徴 不機嫌、食欲不振、発熱、寒けなどの症状から始まり、激しい頭痛が続きます。首の後ろがかたくなり（**項部硬直**）、皮膚に紅斑《こうはん》や丘疹《きゅうしん》などが生じ、腰痛や下痢をともなうこともあります。

原因 髄膜炎菌の感染によって起こります。細菌性髄膜炎のひとつです。

治療 感染性が強く、赤ちゃんや高齢者では生命にかかわることがあります。治っても知的障害などの後遺症をともなうこともあります。腰椎《ようつい》から髄液をとり、早急に原因菌をチェックして、抗菌薬を使用して治療することが大事です。

ウイルス性髄膜炎《せいずいまくえん》（無菌性髄膜炎《むきんせいずいまくえん》）

症状と特徴 発熱、寒け、頭痛、吐き気などから始まり、かぜと思っていると、首の後ろがかたくなる**項部硬直**で髄膜炎とわかります。比較的症状は軽いのが特徴です。

原因 コクサッキーウイルス、ムンプスウイルス、エンテロウイルスなどのウイルスが感染して起こります。多くの髄膜炎はウイルス性（無菌性）です。

治療 症状は軽く、治療しやすい病気です。ウイルス性の場合は、発熱や頭痛などの症状に対して治療する対症療法を行います。ふつう、良好な経過をたどります。

結《けっ》核《かく》性《せい》髄《ずい》膜《まく》炎《えん》

症状と特徴 乳幼児の場合は、不機嫌、元気がない、食欲不振、発熱などのかぜのような症状で始まり、発熱、痙攣《けいれん》、嘔吐《おうと》などが現れてきます。大人では、微熱、頭痛、体重減少や、眼球を動かす神経の麻痺《まひ》、光や音への異常反応や異常行動をとることもあります。いずれも、首の後ろがかたくなる（**項部硬直**）のが特徴です。

原因 肺結核の初期感染に引き続いて多くは起こり、結核菌の感染が原因です。水頭症、知能低下、運動麻痺などの後遺症が残ることがあります。

治療 抗結核薬を用います。早急に治療することが、その後の経過に大切です。

脳《のう》炎《えん》

● ウイルスに脳がおかされる病気

受診する科 内科／脳神経内科／小児科

症状と特徴 おもにウイルスの感染によって、脳に炎症が起こります。

かぜのような症状で始まりますが、やがて、高熱、頭痛、痙攣《けいれん》、意識障害などを起こします。

治療 生命にかかわったり、重い後遺症が残ることもあるため、早急に病院を受診して、抗ウイルス薬や対症療法などの治療を行う必要があります。

日《に》本《ほん》脳《のう》炎《えん》

症状と特徴 4日から2週間の潜伏期間を経て発症します。38～39℃の高熱を発し、頭痛、嘔吐《おうと》、腹痛、下痢が続き、熱に浮かされているうちに、手足が痙攣《けいれん》し、斜視になったり、眼球が勝手に動いたりして、脳炎の症状がはっきりしてきます。数日すると熱は下がり、症状も治まりますが、重症の場合には、手足の硬直、健忘症や表情が失われるなどの精神障害が残り、大人はやがて回復しますが、こどもは回復が難しくなります。

原因 日本脳炎のウイルスをもつコガタアカイエカに刺されて感染します。少なくなりましたが、現在でもまれに発症します。

治療 対症療法を行います。また、予防接種を受けられます。

単《たん》純《じゅん》ヘルペス脳《のう》炎《えん》

症状と特徴 成人に多くみられる脳炎ですが、生後間もない新生児にも起こることがあります。かぜのような症状から始まり、40℃以上の高熱、頭痛、また脳浮腫《のうふしゅ》をともない、痙攣《けいれん》、意識混濁、異常行動などがみられます。回復期には、人格変容、知能低下、健忘、続発性てんかん、運動麻痺《まひ》などが現れることがあります。

重症化すると、嚥下困難《えんげこんなん》や呼吸困難、昏《こん》睡《すい》症状がみられ、生命に危険が及びます。

早期発見と治療が大事です。

頭部
体幹
手足
全身
がん
こころ
女性
こども

原因 単純ヘルペスウイルスが側頭葉や大脳辺縁系などに感染して、急性出血性壊《え》死性《しせい》脳炎を起こしたものです。ウイルスの感染経路としては上気道感染とされますが、なぜ単純ヘルペスウイルスが脳炎を起こすのかも含めて、その仕組みは、まだはっきりしていません。

治療 血液や脳脊髄液《のうせきずいえき》のウイルス検査や、CT《シーティー》、MRI《エムアールアイ》の画像などから判定しますが、検査に時間がかかると治療効果が低下するので、病気が疑われる早い時期に抗ウイルス薬で治療します。それによって、人格変容や知能低下、運動麻痺などの後遺症が軽減できます。脳浮腫には抗浮腫薬、痙攣には抗痙攣薬などの対症療法も行います。

頭部外傷《とうぶがいしょう》（脳震盪《のうしんとう》と脳挫傷《のうざしょう》）

● ただちに医療機関への受診を

✚受診する科 脳神経外科

症状と特徴 転落・転倒事故や交通事故などで、外力が頭部に加わることにより、脳や脊髄《せきずい》が損傷されることにより発生します。

頭部に外力を受けたときは、意識の確認とバイタル（呼吸など）や、頭蓋《ずがい》内の異常をチェックします。頭部に裂傷を認めたときは早急の止血処置なども必要です。

意識のチェックは、耳元で呼び掛けたり、肩を軽くたたいたりして反応をみます。バイタルチェックは、ふだんどおりの呼吸をしているかどうかをみます。これらのチェックのときに、頭部や上半身を強くゆすったり、首を動かしたりしてはいけません。

受け答えがおかしいとき、呼吸が異常なとき、さらにひきつけや痙攣《けいれん》を起こしているとき、意識はあっても裂傷が激しいとき、吐いているようなときもすぐに救急車を要請します。

治療 ただちに医療機関へ搬送してください。周りの人に、「119番をしてください」「止血用のタオルを持ってきてください」と具体的に指示してください。

急性硬膜下血腫《けっしゅ》や硬膜外血腫などを認めた場合、緊急手術となることがあります。

脳震盪《のうしんとう》

症状と特徴 頭を打ったり、ぶつかったりして、一時的に意識障害を起こすものの、短時間で意識が戻る場合をいいます。一過性の健忘、頭重感、軽い頭痛、会話や動作の緩慢さなどがみられることもあります。CT《シーティー》検査を行っても異常がみられないことが多いのですが、24時間は安静にしてようすをみます。

症状がなくても、頭蓋《ずがい》内で脳出血や頭蓋骨骨折などを生じている場合もあります。

治療 裂傷には止血処理を行います。CTスキャンなどの検査を受けて、脳の損傷がないことを確認することが大切です。

脳挫傷《のうざしょう》

症状と特徴 強い頭部打撲《だぼく》により、頭蓋《ずがい》内の脳の組織が壊れた状態をいいます。

出血と脳のむくみにより、頭蓋内圧が高まる状態では頭痛、嘔吐《おうと》、意識障害、全身の痙攣《けいれん》などが生じることがあります。昏睡《こんすい》状態や呼吸障害など重篤な状況になることもあります。

治療 ただちに病院に運んで、CT《シーティー》などで脳のチェックをします。血腫《けっしゅ》、脳損傷で頭蓋内圧が著しく亢進《こうしん》している状態では、脳圧降下薬で頭蓋内圧の調整を図ります。

薬での治療で頭蓋内圧コントロールが不可能な場合、外減圧術（血腫除去や骨の一部除去など）を行います。

頭《とう》部《ぶ》外《がい》傷《しょう》後《こう》遺《い》症《しょう》

●脳挫傷による頭蓋内血腫で起こる症状

受診する科 脳神経外科

症状と特徴 一般には、外傷を受けて3週間以上たっても症状が消えなかったり、新たに症状が出たりした場合を後遺症といいます。

脳挫傷《のうざしょう》では、脳内出血を起こして頭蓋内《ずがいない》血腫《けっしゅ》ができたり、脳の深くまで損傷を受けたりしたようなときには、傷ついた脳細胞は再生しないのです。

図3　慢性硬膜下血腫

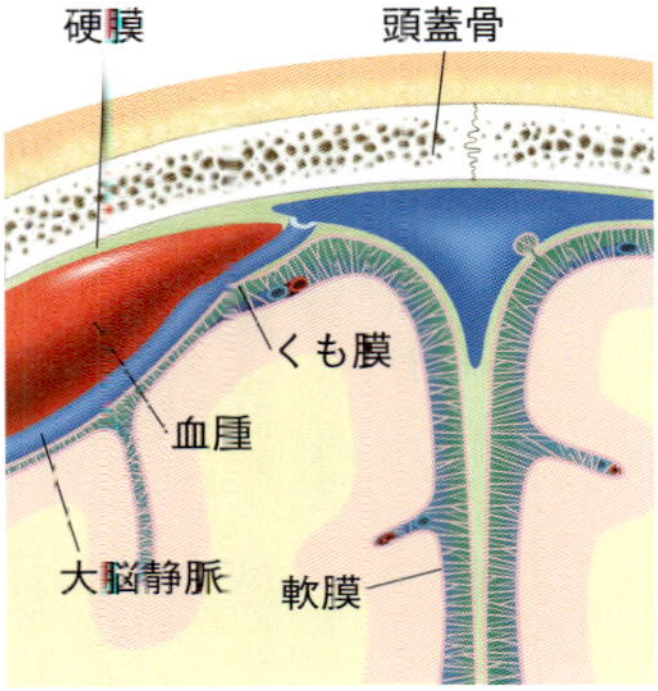

前頭葉の後部を損傷すると、前頭葉と反対側の半身に片側麻痺《へんそくまひ》が起こります。

頭頂葉が傷つくと感覚麻痺がみられます。後頭葉が傷つくと視野障害などが起こり、脳の深いところが傷つくと意識障害が生じます。

また、高次脳機能は脳の広い範囲がかかわっているので、認知や記憶などの知能面や性格などの精神面にも影響を与えます。これらに障害が起こった場合を**高次脳機能障害**といいます。

外傷性てんかんなどは、2年ぐらいしてから発症することがあります（266頁）。外傷性てんかんは、昏睡《こんすい》状態に陥った重症の頭部外傷患者の15～30％にみられ、発症時期は1年以内が50％、2年以内が80％というデータがあります。

治療 対症療法とリハビリを行います。

とくに初期には、注意力や記憶力、判断力の低下を防ぐための訓練が行われ、コミュニケーション障害や情緒障害に対しても、心理療法などを取り入れたリハビリテーションが行われます。

また、運動面や感覚面が改善してきてからは社会生活に適応するために、高次脳機能障害を改善する訓練を行います。

慢《まん》性《せい》硬《こう》膜《まく》下《か》血《けっ》腫《しゅ》

●徐々に硬膜下に血腫ができる病気

受診する科 脳神経外科

症状と特徴 脳を包んでいるのは3層の膜で、表面から、それぞれ硬膜、くも膜、軟膜といいます。このうち、硬膜とくも膜の間で出血し、血腫ができるものです（図3）。血腫が脳を圧迫するので、頭痛や軽い麻痺《まひ》などが起こります。ほうっておくと脳圧迫が進行し、脳ヘルニアをきたすこともあります。

頭部外傷後2か月くらいまでは、これといって問題がないようでも、おかしいと思ったら受診しましょう。CT《シーティー》を撮ればすぐに診断がつきます。

原因 原因は頭部外傷によるものが多いのですが、比較的軽度の傷のために、本人は覚えていないことも多くあり、原因不明の場合もあります。

一般に、60～80歳代の大量飲酒家に多いといわれ、けがをしてから数週間遅れて症状が現れます。

治療 頭に小さな穴を空け、血腫を吸引して洗い流します（**血腫吸引術**）。早く発見して治療すれば、後遺症もほぼなく治ります。最近では漢方薬の有効性も報告されています。

脳膿瘍《のうのうよう》

● 脳内に膿がたまる病気

受診する科 脳神経内科／脳神経外科

症状と特徴 脳内に細菌が感染して炎症を起こし、化膿《かのう》して膿《うみ》がたまります。

発熱、激しい頭痛が続く、嘔吐《おうと》などの症状で始まり、やがて、意識障害や痙攣《けいれん》、からだの片側の麻痺《まひ》や失語症などの症状が現れます。

原因 ブドウ球菌や連鎖球菌などの化膿菌が原因です。

一般には、中耳炎や副鼻腔炎《ふくびくうえん》など、炎症性の病気や頭部の傷口などから菌が脳に侵入して感染して起こります。

治療 初期の段階では、脳腫瘍《のうしゅよう》との区別が難しいのですが、たいていはCT《シーティー》やMR《エムアール》I《アイ》で診断がつきます。

治療には、抗菌薬を使用し、脳浮腫《ふしゅ》には脳圧降下薬、痙攣には抗痙攣薬などを用いることもあります。外科治療として、針を刺して脳内の膿を吸引し、管を留置して排膿を行うこともあります。

プリオン病《びょう》*

● 脳が海綿状になり、急速に認知症が進む

受診する科 脳神経内科

症状と特徴 プリオン病（**伝達性海綿状脳症**）は通常、高齢者に多く、脳が海綿状（スポンジ状）になり、急速に認知症が進行する病気です。不随意運動や痙攣《けいれん》が起き、意識障害が生じ、寝たきりになって1～2年で死に至ることが多いようです。

プリオンというのはたんぱく質のひとつで、体内に取り込まれる過程で異常化し、質的に変化し、脳に蓄積して脳神経機能を障害して発症します。

このプリオン病の8割は遺伝とは関係がないとされ、2人のドイツの神経病理学者が発見したことから、**クロイツフェルト・ヤコブ病**とよばれます。

これとは別に、英国では1987年から人ではなく家畜のプリオン病（狂牛病、牛海綿状脳症）が急激に増え、狂牛病（BS《ビーエス》E《イー》）にかかった牛の臓器や脳を食べた、とくに10歳代を中心とした若者がクロイツフェルト・ヤコブ病を発症しました。異常プリオンが牛から牛だけでなく、種を超えて、人にも経口感染したのです（**新変異型クロイツフェルト・ヤコブ病**）。

プリオン病のなかには、優性遺伝するゲルストマン・ストロイスラー・シャインカー病という病気もあります。

クロイツフェルト・ヤコブ病《びょう》*

症状と特徴 記憶力低下、計算力低下、時間・場所・人に関する記憶があいまいになる**失見当識**《しつけんとうしき》、排泄《はいせつ》・衣類の脱ぎ着など、日常の求められる行動ができなくなる**失行**、今目に映るものが認識できない**失認**、行動異常、性格変化など、高次脳機能の障害と精神症状で発病して、認知症へと進行していきます。また、光や音の刺激に対して痙

攣が誘発されるミオクローヌスてんかんがみられます。

古典型クロイツフェルト・ヤコブ病は、3~7か月で眼球以外からだの動きがなくなり、一切しゃべらなくなる**無動性無言状態**に陥るのに対して、**新型クロイツフェルト・ヤコブ病**は、そうした症状に到達するまで1年と、経過が長いのが特徴です。

治療 おもに対症療法を行います。

脱髄疾患《だつずいしっかん》

●神経の髄鞘が破壊される病気

受診する科 脳神経内科/内科

症状と特徴 脱髄疾患とは、神経線維の軸索の周りを囲む髄鞘《ずいしょう》が破壊される（脱髄）病気で、神経線維を通る信号の伝達が障害されて、運動障害や感覚障害など、さまざまな症状が起こります。多発性硬化症と急性散在性脳脊髄炎《せきずいえん》が代表的なものです。

多発性硬化症《たはっせいこうかしょう》*

症状と特徴 脱髄疾患のうち、原因がはっきりしないものを多発性硬化症といいます。

症状は多岐にわたり、第一にみられるのが、目が見えにくくなる、ものが二重に見える、眼球が震えるなどの眼症状です。そのほか、手足のしびれや動きのぎこちなさ、筋力の衰えなどがみられ、排泄《はいせつ》の困難、ことばが出にくい、飲み込みにくいなどの症状が現れることもあります。

症状は数日から数か月単位で繰り返され、やがて、一部の症状が固定化します。末期には、知能低下に結びつくこともあります。

重い視神経障害（視力の低下など）に続いて、脊髄《せきずい》障害（手足の麻痺《まひ》、下半身のしびれや感覚低下、排泄の困難など）が起こる場合を**視神経脊髄炎**といいます。最近、視神経脊髄炎の多くは、アクアポリン4抗体によって起こる別の病気であることがわかりました。

治療 原因ははっきりしないので、治療は対症療法になります。

症状が重いときには入院して安静にし、ステロイドやインターフェロンなどを使用します。運動機能の改善のためにリハビリテーションを行います。視神経脊髄炎にはγ《ガンマ》-グロブリンや血漿《けっしょう》交換療法を行います。

急性散在性脳脊髄炎《きゅうせいさんざいせいのうせきずいえん》

症状と特徴 予防接種を受けたり、感染症にかかったりした後、1~2週間して、発熱、頭痛、吐き気、嘔吐《おうと》、全身のだるさなどの症状から始まり、さまざまな神経症状を起こします。

症状が重い場合には、大声を上げるなどの不穏行動が起き、痙攣《けいれん》や意識障害が生じます。脳の一部が侵されれば、半身不随や言語障害などが生じ、小脳や脊髄《せきずい》なら手足のしびれや歩行困難、排泄《はいせつ》困難や失禁などの症状が現れることもあります。

数週間で治まることもありますが、まれに再発することもあります。ADEM《アデム》ともいいます。

原因 インフルエンザ、ポリオ、破傷風、狂犬病などの予防接種（815頁）や感染症のアレルギー反応による脱髄が原因と考えられます。また、原因不明の場合もあります。

治療 ステロイドなどの薬剤で集中治療を行い、回復後、運動機能改善のリハビリテーションを行います。

〈顔面〉

そばかす

●紫外線によってできた斑点

受診する科 皮膚科

症状と特徴 おもに顔にできる褐色の斑点《はんてん》です。痛みやかゆみはありません。色が白い人ほど目立ちます。思春期に多くみられ、成人すると目立たなくなる人もいます。

原因 もともとできやすい体質の人がいるといわれます。紫外線によって色素沈着が進み、色が濃くなります。

治療 そばかすを目立たなくする治療として、レーザー光で皮膚を傷つけずに色素細胞だけを消すレーザー治療があります。

そばかすができやすい人は日ごろから色素が濃くなるのを防ぎ、日焼け止めなどで紫外線が当たるのを防ぐことが効果的です。

写真1　頬にできたしみ（肝斑）

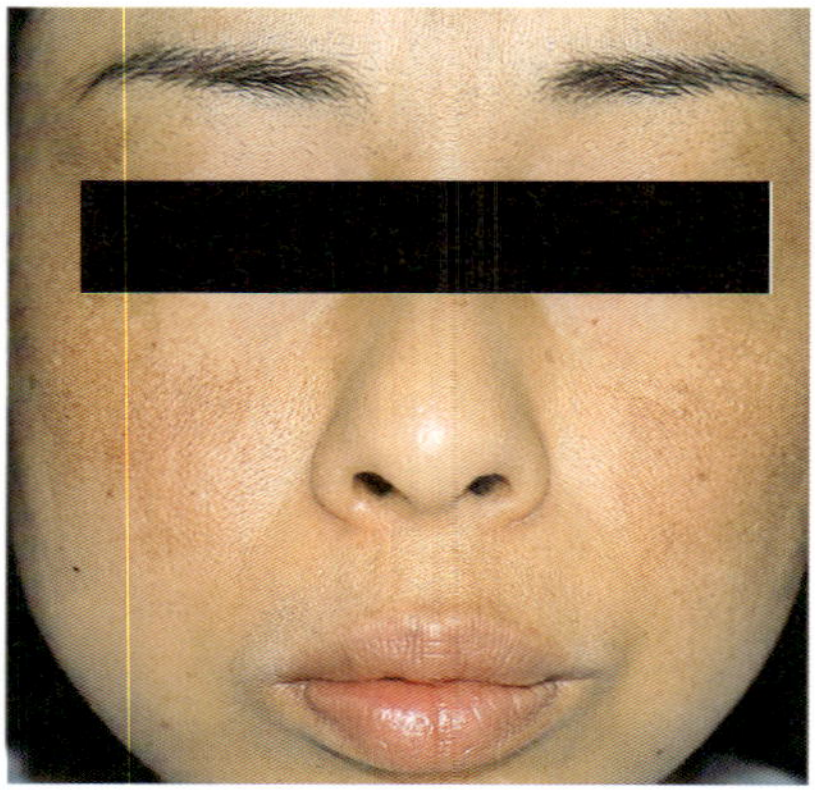

しみ（肝斑《かんぱん》）

●顔に左右対称に現れる褐色の斑点

受診する科 皮膚科／形成外科

症状と特徴 褐色の斑点のことです。おもに女性の顔にみられ、周囲との境目がはっきりとしています。額や頬《ほお》、口の周りに左右対称にできるのが特徴です。痛みやかゆみなどの症状はありません。

原因 紫外線に当たると色が濃くなります。妊娠時や避妊薬を服用しているときにひどくなることから、内分泌系に関係があるといわれますが、解明されていません。

治療 しみを目立たなくする美白剤やビタミンC、トラネキサム酸の内服治療があります。色が濃くなるのを防ぐために日焼け止めなどで紫外線を防ぎます。

はたけ（顔面単純性粃糠疹《がんめんたんじゅんせいひこうしん》）

●こどもに多い円形のかさかさ

受診する科 皮膚科／小児科

症状と特徴 小学生くらいのこどもに多い皮膚病です。口の周りや頬《ほお》などにコインぐらいの円形状に広がるかさかさした病変ができます。ときとして背中や首にもできます。病変部は白く粉を吹き、脱色したようになっているのが特徴です。でき始めにかゆみを感じることもあるようです。感染の心配もないので、とくに不快な症状がなければ、治療の必要はありません。

原因 **アトピー性皮膚炎**（653頁）に関係があるといわれていますが、はっきりわかっていません。

治療 治療をしなくても時間がたてば自然に治ります。かさついているだけで痛みやかゆみなどの症状がないことが多いので、そのままにしておいても大丈夫です。人に感染するということもありません。もともと乾燥肌で、刺激などが心配なときは、白色ワセリンなどを塗って保湿しましょう。

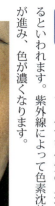

にきび（尋常性《じんじょうせい》ざ瘡《そう》）

●毛穴に皮脂がたまってでき始める

受診する科 皮膚科

症状と特徴 顔や胸、背中など、皮脂《ひし》の分泌が盛んな箇所によくみられます。思春期に多くでき、成人以降でもみられます。

最初は毛穴に皮脂が詰まった**面皰《めんぽう》**とよばれる状態で、そこでニキビ菌が増殖すると赤いぶつぶつができたり、膿《うみ》を含んで、治りにくくなります。さらに進行すると袋状のしこりができたり、跡が残ったりします。

原因 ホルモンのはたらきが関与しているといわれますが、その詳しい仕組みはまだ解明されていません。

治療 毛穴の詰まりにはアダパレンという塗り薬が効果的です。赤いぶつぶつや膿をもった状態には抗菌薬や過酸化ベンゾイル製剤を使用します。

にきびの跡をとるにはケミカルピーリングやレーザー治療がありますが、十分な効果に得られません。早期治療で跡を残さないようにしなければなりません。

酒《しゅ》さ様《よう》皮膚炎《ひふえん》

●ステロイド薬による皮膚炎

受診する科 皮膚科

症状と特徴 ステロイド薬を塗った顔の部分に赤い発疹《ほっしん》が出て、かゆみやほてりをともないます。口の周りの同様の症状は**口囲《こうい》皮膚炎《ひふえん》**とよばれます。

原因 ステロイドの塗り薬を長期間使用したことで、使用部分の毛細血管が広がって赤くなり、さらににきびに似たぶつぶつができてきます。

治療 医師に相談のうえ、ステロイド薬を中止します。症状は一時悪化しますが、しだいに快方に向かいます。

口囲《こうい》皮膚炎《ひふえん》

症状と特徴 口の周りに赤い発疹《ほっしん》や膿《う》んだぶつぶつ、かさかさした発疹が現れます。10歳代後半から40歳代の女性に多くみられます。

原因 塗り薬の副作用、細菌、化粧品、生理・妊娠などいろいろ考えられます。

治療 原因と思われるものの使用を中止し、ミノマイシン、ビブラマイシンなどの抗菌薬を服用します。通常は1か月ほどで治りますが、ステロイド薬が原因の場合は数か月かかる場合もあります。

にきびの予防

にきびにはできやすい体質と時期がありますが、予防策は共通です。

■なりやすい箇所を清潔に

にきびの直接の原因は皮脂《ひし》、つまり「脂《あぶら》」です。まずは、1日に2回洗顔をし、毛穴をつねに清潔にします。ただしゴシゴシこすりすぎたり、皮脂を洗い落としてしまうと、今度は皮膚が別の炎症を起こしますのでほどほどにしましょう。

■生活改善で内側から治す

食生活を見直し、偏った食事を改め、チョコレートやピーナッツなど脂肪分の多い食品やスナック菓子の食べすぎはやめます。また、よく寝る、水分を摂《と》るなどで便秘にならないよう注意します。

癤《せつ》（面疔《めんちょう》）

●膿をもった顔のできもの

受診する科 皮膚科

症状と特徴 顔にできる円錐《えんすい》形の赤いできもので、痛みをともないます。でき始めはかたく、膿《うみ》がたまってくるとやわらかくなり、円錐の頂点から膿が流れ出すと自然と痛みもひき、快方に向かいます。

原因 毛穴から入った黄色ブドウ球菌の感染が原因です。

治療 黄色ブドウ球菌のはたらきを抑えるため、抗菌薬を服用します。やわらかくなったら、小さく切開して膿を出します。

膿には黄色ブドウ球菌が含まれていますので、他の部位や人に付着しないよう、注意が必要です。

脂漏性皮膚炎《しろうせいひふえん》

●皮脂や汗の多いところにできる

受診する科 皮膚科

症状と特徴 頭部や顔など皮脂《ひし》の分泌が多い部位、わきの下や股《また》など汗をかく部位にできる湿疹《しっしん》です。境界線のはっきりした赤みのある発疹《ほっしん》が出て、皮膚が細かくむけてきますが、かゆみは強くはありません。新生児や乳幼児と20～40歳代に多くみられますが、新生児や乳幼児は**乳児脂漏性湿疹**《にゅうじしろうせいしっしん》（773頁）といい、区別して考えます。

写真2　脂漏性皮膚炎

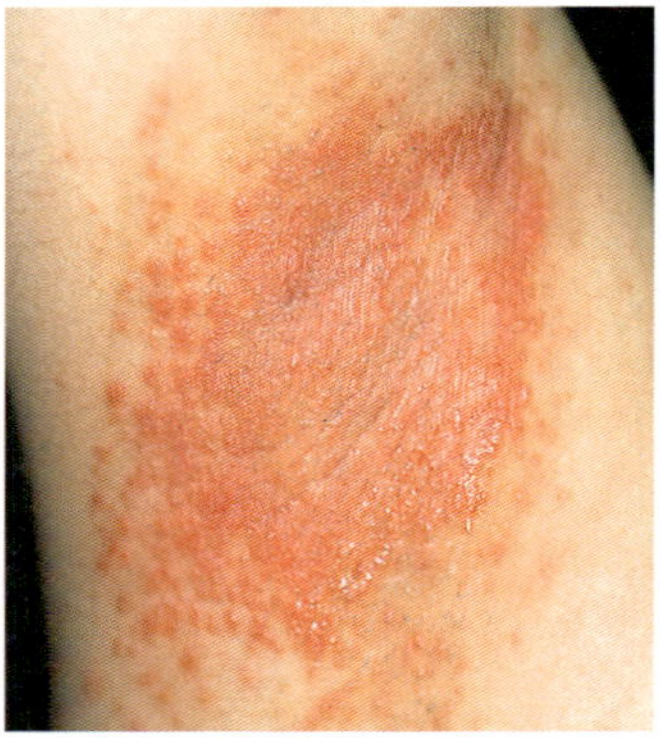

わきの下にできた湿疹

原因 頭、顔、わきの下、股などに常在している酵母のはたらきによってできるといわれています。成人の場合はそれに加えてビタミンB群の不足やストレスによって悪化します。

治療 ステロイド薬を塗るほか、ビタミンBを内服します。頭部に脂漏性皮膚炎ができた場合は、ミコナゾールシャンプー、ケトコナゾールクリームが有効です。

いずれにしても、入浴などでその部位を清潔に保つことが大切です。

化粧品皮膚炎《けしょうひんひふえん》

●すぐに化粧品の使用を中止する

受診する科 皮膚科

症状と特徴 化粧品を使用したことで、その場所が赤くなったり、発疹《ほっしん》ができたり、にきびができるなどの異常が生じることです。使い始めてすぐ症状が現れることもあれば、アレルギーが生じてある日突然、刺激を感じることもあります。また、化粧品をつけた部位が光に反応して炎症を起こすこともあります。そのまま使用を続けていると症状が悪化します。

原因 化粧品の成分が皮膚に合わないために起こります。

治療 まずは原因となった化粧品の使用をやめます。皮膚が敏感になっていますので、症状が治まるまではほかの化粧品も使用しないほうが無難です。

治療は症状に合わせて処方されるステロ

イドの塗り薬が中心です。かゆみがひどいときは抗ヒスタミン薬や抗アレルギー薬も服用します。ひどいにきびができているときは、細菌の増殖を抑える薬や、殺菌作用のある塗り薬を使用します。

仕様書などでどの成分によって炎症が起こったのかがわかれば、今後はその成分を避けることはいうまでもありません。

伝染性紅斑《でんせんせいこうはん》（りんご病《びょう》）

●頬が赤くなるこどもの病気

✚受診する科 皮膚科／小児科

症状と特徴 頬《ほお》がりんごのように赤くなることから、**りんご病**ともよばれます。学齢期前後から小学校低学年までのこどもに多く、まれに大人もかかることがあります。まず頬が赤くなり、その後手足にも赤い発《ほっ》疹《しん》が出てきます。

大人の場合は、倦怠感《けんたいかん》と関節の痛みをともない、頬に発疹が出ないこともあり、**風《ふう》疹《しん》**（310頁）と間違われることもあります。これは血液検査でわかります。

原因 ウイルスの感染によるものです。感染後2週間から3週間で発症します。

治療 症状が現れたときはすでに感染力はなく、自然に治ることが多いことから、経過をみるだけで特別な治療はしません。

ただし、妊婦やほかの病気をもっている人は症状がひどくなることがあるので、注意深く見守ることが必要です。

女子顔面黒皮症《じょしがんめんこくひしょう》（リール黒皮症《こくひしょう》）

●中年女性に多い皮膚炎

✚受診する科 皮膚科

症状と特徴 黒い色素沈着が顔などに起こるものです。中高年の女性に多く、頬《ほお》や額に網目状の黒や紫のしみ状のものがみられます。ときにかゆみをともないます。しかし最近は、ほとんどみられなくなってきました。

原因 化粧品などによるかぶれをきっかけに、通常は表皮にあるメラニン色素が真皮に蓄積することで起こります。

治療 まず原因となった化粧品を特定し、使用をやめます。不明なときにはパッチテストで調べます。かぶれなど炎症がひどいときはステロイドの塗り薬を使用します。

色素沈着は新陳代謝によって薄くなりますが、完全に戻るまで数年かかることもあります。

毛瘡《もうそう》（かみそりまけ）

●男性の鼻の下の毛穴のできもの

✚受診する科 皮膚科

症状と特徴 成人男性のひげ部分のできものです。膿《うみ》のあるものとないもの、その両方ができ、しだいに数が増えて隣あったものが一体となり、大きなできものとなります。かゆみと痛みがともないます。

原因 **黄色ブドウ球菌**や**表皮ブドウ球菌**が毛穴に感染することにより起こります。**白癬菌《はくせんきん》**がかかわっていることもあります。

治療 抗菌薬の塗り薬を使用します。症状がひどい場合は抗菌薬の服用もします。白癬菌の関与には抗真菌薬を服用します。

日常生活では一時的にひげそりをせずにはさみを使用したり、洗顔時にはぬるま湯でそっと洗ったりすることで、症状が快方に向かいます。

頭部
体幹
手足
全身
がん
こころ
女性
こども

三叉神経痛《さんさしんけいつう》

● 顔面の片側が激しく痛む

受診する科 脳神経内科／ペインクリニック／脳神経外科

症状と特徴 冷たい水で顔を洗おうとしたり、あくびやくしゃみをしたり、化粧やひげ剃《そ》り、ときには話をしようとして口を動かしたり、風が頬をなでたりするなど、ふとしたしぐさやかすかな刺激をきっかけに、顔をえぐるような鋭い痛みが、顔の片側に走ります。数十秒程度の短い時間の痛みです。

これは顔面の感覚（痛、触、冷、温覚など）をつかさどる三叉神経の障害によるものです。

原因 三叉神経は、左右の顔面を支配しています（283頁図1）。目の上から前額を支配する第1枝（眼神経）、上顎《じょうがく》から口腔内《こうくうない》と皮膚を支配する第2枝（上顎神経）、下顎から口腔内と皮膚を支配する第3枝（下顎神経）に分かれています。

痛みが生じるのは、主として第2枝と第3枝の領域で、血管によって圧迫された三叉神経が電撃痛を発するためです。圧迫による痛みは、隣り合う神経の支配領域まで広がり、脊髄《せきずい》神経の領域である後頭部や肩まで痛みが広がることがあります。

なお、血管の圧迫の原因を調べてみると、**副鼻腔炎《ふくびくうえん》**や、まれに重大な**動脈瘤《どうみゃくりゅう》**、**多発性硬化症**、**脳腫瘍《のうしゅよう》**などが潜んでいることもあるので、体内の原因をチェックする必要もあります。

治療 痛みの程度や全身症状、年齢、患者さんの希望などにより、治療法を選択することになります。まず、薬物療法を行います。比較的効果があるとされているのが、てんかんの治療に使用する薬で、痛みの伝達を抑えて症状を軽くするカルバマゼピンという薬の内服です。そのほかにも効果のある薬はありますが、ときに、眠気、ふらつきなどの副作用もあるので、医師の指導のもとに服用します。

薬で効果が得られない場合で、脳幹部で三叉神経が小動脈に圧迫されているときは、後頭部を切って、手術用顕微鏡で、圧迫している血管をずらして三叉神経を減圧することもあります。これを**神経血管減圧術**といいます。ただし、手術しても再発することもあります。

あるいは三叉神経に針を刺して高周波電流を流す方法や、針の代わりに神経破壊薬を注射する方法もあります。痛みは軽くなりますが、しびれが残ることがあり、1～2年で再発することもあります。

ほかに、脳の深部の1点に放射線を当てる方法（ガンマナイフ）もあります。痛みが完全になくなる人も多いのですが、痛みの改善はあるものの、薬と併用する必要がある場合もあります。

顔面神経麻痺《がんめんしんけいまひ》（ベル麻痺《まひ》）

● 顔の半分が動かせなくなる

受診する科 脳神経内科／耳鼻咽喉科

症状と特徴 顔を動かす顔面の神経が麻痺して起こる病気で、顔半分の筋肉が動かせなくなります。耳の後ろが痛むという予兆があることもありますが、多くはある日突然、症状が現れます。麻痺した目はまぶたが開かれたまま閉じることができず、むりして閉じようとすると黒目が上がって白目になります。口元は麻痺していない側に引かれて曲がり、唇の端からよだれが出ます。物音がガンガン響いたり、味覚が変調をきたしたりすることもあります。

発症して2〜3日に麻痺はもっともひどくなり、1〜3週間ほどでしだいに改善し、1か月もすれば元に戻ります。ただ、10%程度の例に後遺症が生じることがあります。

原因 末梢《まっしょう》神経の病気のひとつで、顔面神経が一時的に機能を失いますが、ほとんどが回復する良性の麻痺です。なぜ機能が一時的に失われるのかは、はっきりしていません。しばしば、冷水で顔を洗ったり、冷風に顔をさらしたりした後に発症します。

図1　三叉神経の部位

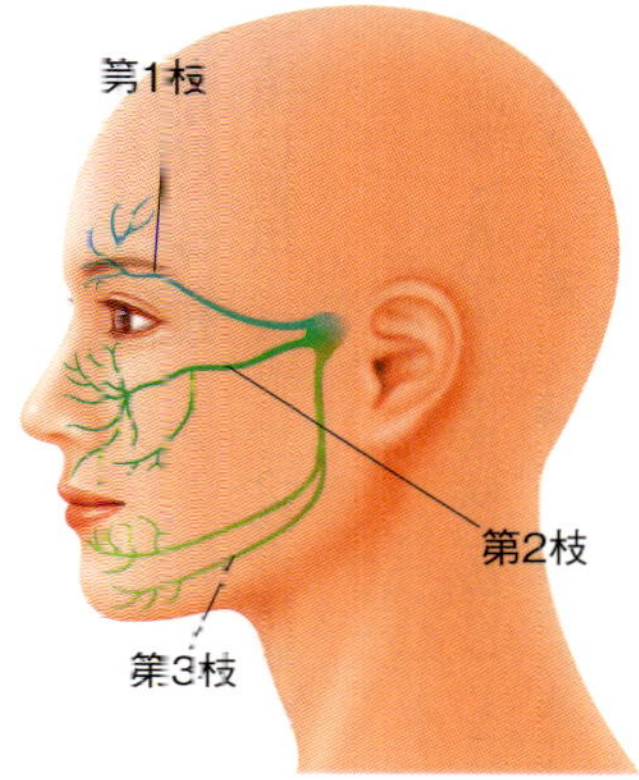

なお、ベル麻痺以外に、ヘルペスウイルスの感染による**耳性帯状疱疹**《じせいたいじょうほうしん》（319頁）、脳腫瘍《しゅよう》や血管障害など、いろいろな原因で起こる顔面神経麻痺もあります。

治療 ステロイドやビタミンEなどによる薬物療法を行い、治り始めたら顔面運動のリハビリテーションによって表情を回復させます。

ただし、目を閉じられないと、角膜が乾燥して炎症を起こすこともあるので、点眼液を使用し、眼帯をして目を保護する必要があります。また、頬《ほお》を膨らませたり、口を開けたり、噛《か》んだりすることができにくく、食物が一方の頬に偏ることもあります。食事の仕方に注意し、口中の衛生に気をつけましょう。

ベル麻痺以外の顔面神経麻痺については、原因となるものを治療します。

顔面痙攣《がんめんけいれん》

● 片側の顔面がぴくぴく動く

受診する科 脳神経内科／脳神経外科

症状と特徴 顔の片側が自分の意思と関係なく、ぴくぴくと痙攣します。最初はまぶたが引きつるような感じがし、やがて目の周りの痙攣から頬《ほお》、額、口元、顎《あご》へと広がっていきます。

痙攣も、初期には緊張したときなどに起こりますが、しだいに時間が長くなり、症状が重い場合には、目元や口元に同時に痙攣が起きて顔がゆがみ、この痙攣が1日中続くこともあります。寝ていても痙攣することがあり、耳鳴りなどをともなうこともあります。

原因 脳の深いところで顔面神経が血管の圧迫を受けることによって生じます。老化による動脈硬化の進行や、過労や心身のストレスが原因になるといわれています。40〜60歳代の女性に多くみられます。

治療 抗痙攣薬、筋弛緩薬、抗不安薬などの薬物療法や、痙攣を抑えるボツリヌス菌毒素の薬を注射するボツリヌス療法、アルコールを顔面神経に注射する神経ブロック療法、顔面神経を圧迫する血管を離す手術療法などを行います。

日常生活ではストレスをためないようにすることも大事です。

〈頭髪〉

円形脱毛症《えんけいだつもうしょう》

●原因は遺伝、ストレスなど諸説ある

受診する科 皮膚科

症状と特徴 髪の毛が円形状に抜けてしまう病気です。年齢、性差なくみられますが、とくにこどもや青年に多いようです。ひどいときはまゆ毛まで抜けたり、髪の毛全体が抜け落ちることもあります。毛が抜け落ちた部分の周囲の髪の毛も、根元が細くなったり、切れ毛があったり、異常がみられます。再び毛が生えてくることもありますが、あまりに広範囲に脱毛すると再生しないこともあります。

原因 遺伝的要因も関係し、免疫力が自分自身の毛根に対して誤ってはたらくために起こる病気とされていますが、明らかにされていません。ストレスが関係あるという説もあります。

治療 血行改善薬や抗アレルギー薬を服用したり、ステロイド薬を注射したり塗ったりします。最近では脱毛を起こした部分に人為的に皮膚炎を起こさせ、発毛を促進させる方法も注目されています。症状が軽い人の場合、経過をみているうちに自然に治る人もいます。

図1　毛周期

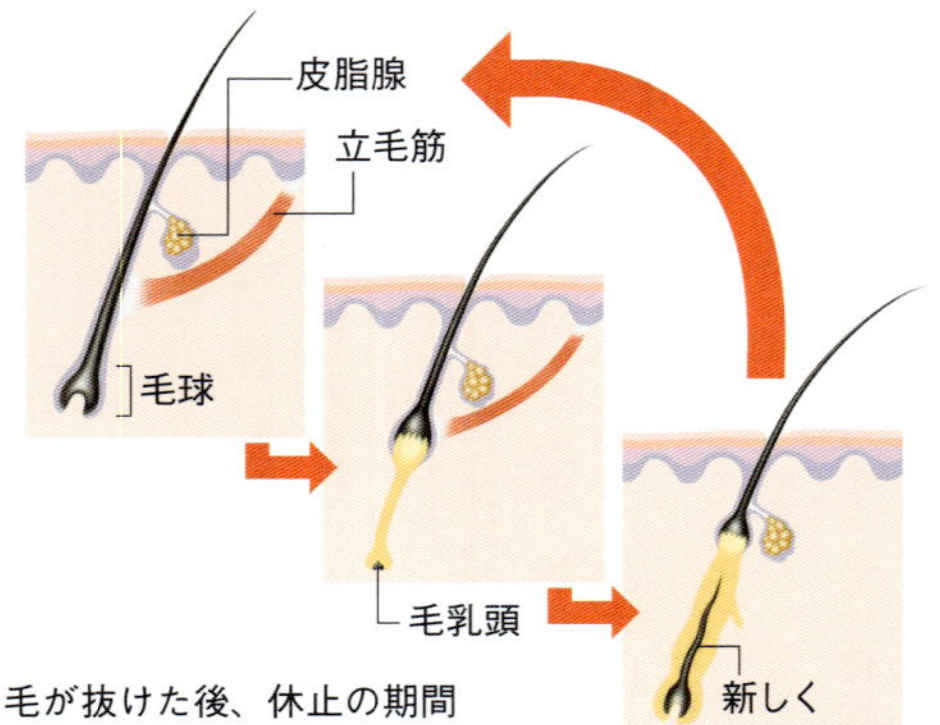

毛が抜けた後、休止の期間をおいて再び毛が成長する。

壮年性脱毛症《そうねんせいだつもうしょう》（男性型脱毛症《だんせいがただつもうしょう》）

●男性に多い加齢による脱毛

受診する科 皮膚科

症状と特徴 壮年性脱毛症は、前頭部の髪の生え際から脱毛していく**M型**と頭頂部から徐々に髪の毛が抜ける**O型**に大別されますが、髪の毛の薄くなるパターンは人それぞれ異なります。

男性の半数以上の人がなるといわれていますが、女性にもみられます。早い人は20歳代からその徴候がみられますが、個人差が大きいようです。

原因 加齢によって男性ホルモンのジヒドロテストステロンが分泌されることに、遺伝的要素もかかわって起こるとされています。日常生活のケアも影響があります。

治療 男性の場合は、ホルモンの活性化を阻害する薬フィナステリドやデュタステリドの内服の効果が認められています。外用薬としては、市販薬のミノキシジルが一般的な治療法です。後頭部の自分の髪の毛を植毛することもできます。

薬による治療だけでなく、日常的に髪の毛を健康にする生活習慣に変えていくことも予防と改善につながります。不規則な生活、アルコールや喫煙は髪の毛に栄養が行き渡らなくなるので、改善しましょう。ストレスは毛細血管を収縮させますので、避けるようにしたいものです。

脂腺母斑《しせんぼはん》

● 生まれたときからある顔や頭のあざ

受診する科 皮膚科／形成外科

症状と特徴 おもに頭部にみられる、生まれつきの薄い黄色のあざで、表面はざらざらしています。髪の毛の生え方や抜け毛によって気づくことが多いようです。

あざはわずかに盛り上がっていますが中心部は平らです。痛みやかゆみのような症状はありません。最初は平らだった中心部がかたく、いぼのようになり、別の腫瘍《しゅよう》ができることがあります。そのときには、悪性かどうかの検査をしましょう。

原因 皮膚の脂《あぶら》をつくる皮脂腺《ひしせん》（287頁図2）が多くできることによりますが、詳しくはわかっていません。

治療 脂腺母斑は基本的に良性のものですが、そこに新たに腫瘍ができることもあります。また成長とともにあざが大きくなることから、皮膚もやわらかく、傷跡も目立たないこどものうちの手術が勧められています。

頭部白癬《とうぶはくせん》

● 髪の毛に白癬菌が感染する病気

受診する科 皮膚科

症状と特徴 頭部にふけがついているような状態でかゆみがあり、かくと細かな皮膚が落ちてきます。頭部はまだらに脱毛し、その部分の皮膚は赤くなっています。放置すると、髪の毛がどんどん抜けていきます。

皮膚接触の多い小学校低学年に多くみられますが、まれな病気です。

原因 真菌（かび）の一種で**足白癬**《あしはくせん》（572頁）の原因菌でもある**白癬菌**《はくせんきん》が髪の毛に感染して起こったものです。

治療 治療は早期発見、早期治療が原則で、**爪白癬**《つめはくせん》（572頁）の治療と同様、抗真菌薬を服用します。治療は本人だけでなく、家族もいっしょに行います。1か月半ほどで症状は治りますが、治療は医師の指示があるまで治療を続けます。

また、日常生活では感染を防ぐために、頭を触った手で他のものを触らない、タオルや枕《まくら》を共用しないなどの注意が必要です。

粃糠性脱毛症《ひこうせいだつもうしょう》

● ふけをともなった脱毛

受診する科 皮膚科

症状と特徴 たんなるふけ症という以上に大量のふけが出て、毛穴をふさぐほどになります。その結果、毛根部の環境が悪化し、髪の毛が抜ける病気です。かゆみもともないます。成人男性に多くみられます。

原因 皮脂《ひし》の分泌異常や代謝異常によって頭皮の角質がはがれてしまうものです。かびの一種が頭皮にすみつくことによって起こる粃糠性脱毛症もあることが最近解明されています。

治療 ステロイドの塗り薬が多く使われています。ビタミンBの内服、抗真菌薬の塗り薬や抗真菌薬ミコナゾールのシャンプーも有効です。

日常生活では頭皮を清潔に保ち、頭皮の刺激を避ける、バランスのとれた食生活をする、十分な休養をとるなどを心掛けて、頭皮外側と内側の両面からはたらきかけて、回復を促しましょう。

ふけ症《しょう》

●かゆみと脱毛がともなうふけ

受診する科 皮膚科

症状と特徴 細かい米ぬかのような皮膚のかけらが頭皮からはがれ落ちる状態をふけといい、ふけが多くみられる状態がふけ症です。通常、だれでも多少のふけはありますが、櫛《くし》でとかしたときにふけがぱらぱらと落ちるときはふけ症と考えられます。20歳代の若い人に多くみられます。ふけにともなって髪の毛が病的に抜けるときは、**粃《ひ》糠性脱毛症《こうせいだつもうしょう》**（285頁）と分けて考えられています。

原　因 直接の原因はまだ明らかになっていませんが、一種のかびの増加や皮脂《ひし》の分泌異常や代謝異常によって頭皮の角質がふけとしてはがれてくるといわれます。

治　療 抗真菌薬ミコナゾールが配合されたシャンプーなどを使用します。ただし洗髪しすぎは逆効果です。また規則正しい生活をし、ビタミンBを摂取するなど、内側からのケアも効果があります。

瘢痕性脱毛症《はんこんせいだつもうしょう》

●ほかの病気からくる脱毛

受診する科 皮膚科

症状と特徴 ほかの病気などによって髪の毛が生えるための毛包組織が破壊された状態を瘢痕性脱毛症といいます。いったんこの状態になった部位は毛包が消えてしまい、その後は髪の毛は生えてきません。

原　因 ほかの皮膚の病気や感染症、やけどや腫瘍《しゅよう》など、原因はさまざまです。

原因となる皮膚の病気には、**限局性強皮症《げんきょくせいきょうひしょう》**や**萎縮性硬化性苔癬《いしゅくせいこうかせいたいせん》**など跡が残る病気と、毛包が炎症を起こしている**毛包炎《もうほうえん》**（668頁）、毛包の感染症などがあります。毛包炎は男性に目立ちます。

ほかの原因の病気には、診断や治療の難しいものもありますが、初期段階で毛包が壊れる前なら、瘢痕性までには至らないこともありますので、早く専門医にみてもらいましょう。

治　療 頭部の皮膚の異常があった段階で受診し、原因を特定し治療を始めます。症状が治まってから、脱毛部位を目立たなくするために部位を縫い合わせることがあります。

抜毛症《ばつもうしょう》

●無意識に髪の毛を抜いてしまう

受診する科 皮膚科／精神科

症状と特徴 髪の毛が自然に抜けたり、あるいは病気による脱毛ではなく、知らず知らずのうちに自分自身で髪の毛を抜いているものです。本人には自覚がないことが多いようです。

こどもや思春期の女性に多くみられますが、大人にもあります。髪の毛の抜けた跡に皮膚の症状がないこと、抜けた髪の毛の根元がちぎれたようになっていることからわかります。周囲が見守り、ほかの脱毛症でないことを確認することが必要です。

原　因 精神的なストレスが関係していると考えられています。

治　療 精神科の他の病気の症状のひとつであることもありますので、注意深い診察と治療が望まれます。

図2　毛根と毛包の構造

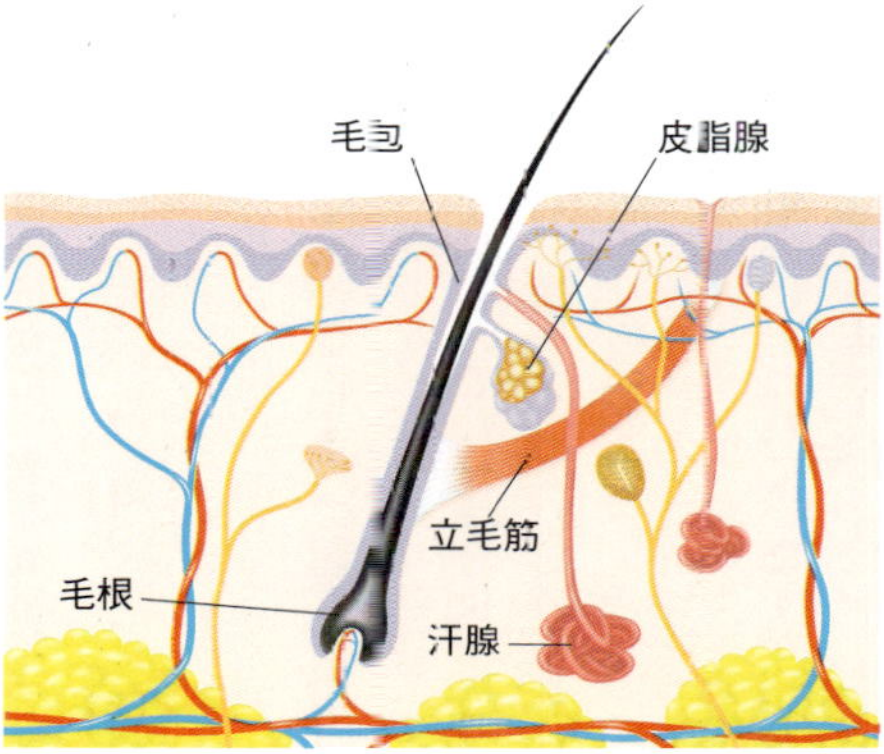

図3　毛髪の構造

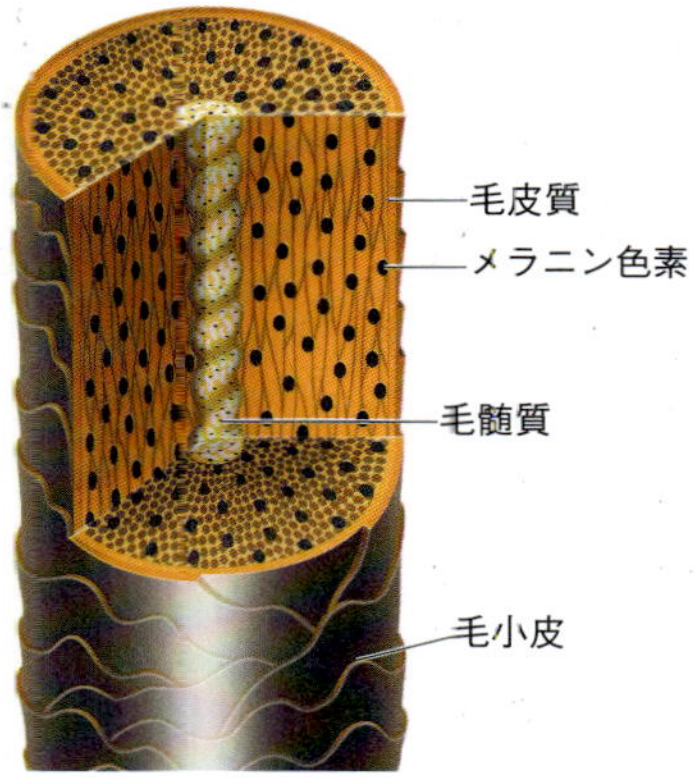

多毛症《たもうしょう》

● 産毛が太くなった状態

✚受診する科　皮膚科

症状と特徴　髪の毛が増えるのではなく、からだに生えている産毛《うぶげ》が、かたく太い毛に変質した状態です。こどもや女性に多くみられ、顔の産毛はひげのようになり、胸毛など体毛が男性のように太くなります。多毛のほかにも、声が低くなるような全身の異常も現れます。

原因　性ホルモンが関与しているといわれています。おもに男性ホルモンのはたらきが盛んになるもので、女性の場合は卵巣や副腎《ふくじん》の異常から起こります。また、ステロイド薬や免疫抑制薬などの副作用が原因のこともあります。

治療　原因となった病気の治療を行います。薬は可能な限り使用を中止します。

　毛を元の産毛に戻すことはできないので、レーザー治療や電気凝固による治療、除毛クリームを用い、毛を分解させたりして目立たないようにすることが行われます。

白毛症《はくもうしょう》

● いわゆる白髪になること

✚受診する科　皮膚科

症状と特徴　ある特定の部分だけが白髪になる**限局性白毛症**《げんきょくせいはくもうしょう》と、全体が白くなる**汎発**《はんぱつ》**性白毛症**《せいはくもうしょう》があります。

原因　加齢によって髪の毛にあるメラノサイト（色素細胞）がメラニン色素を生成しなくなったり、メラノサイトがなくなることで起こります。

　限局性白毛症の場合は、**尋常性白斑**《じんじょうせいはくはん》（667頁）や内分泌系の病気の症状のこともあります。汎発性白毛症はほとんど遺伝によるものです。若白髪の場合はほとんど遺伝性です。

治療　ほかの病気によって限局性白毛症が引き起こされているときは、その病気の治療をして病気が治ると白毛症も治ります。それ以外は白くなった髪の毛を元の色に戻すことはできません。

　気になる人は、白髪染めなどで色をつけることで対応します。

〈目〉

睫毛乱生《しょうもうらんせい》

● 内側に生えたまつげが角膜を傷つける

✚受診する科　眼科

症状と特徴 まつげ（睫毛）が不規則に生える状態をいいます。1本だけの場合も、複数のまつげに症状がみられる場合もあります。まぶたに異常はありません。内側に向いて生えるまつげが眼球の表面を傷つけるため、異物感や痛みを感じます。

　乳幼児ではこのほかに、光を異常にまぶしがる、まばたきが多い、目やにや**涙目**（流涙《りゅうるい》）などの症状がみられます。

原因 理由は明らかではありませんが、まつげの毛根部の炎症によって起こる場合があります。

治療 まつげを抜いても一時的な症状の改善でしかなく、繰り返し抜いていると炎症を起こす可能性もあります。

　毛根を電気破壊して生えてこないようにする方法が一般的に行われていますが、効果は永久的ではありません。

眼瞼内反《がんけんないはん》（さかさまつげ）

● 手術で矯正治療が必要

✚受診する科　眼科

症状と特徴 まぶたが厚かったり、加齢によるたるみなどによってまぶたが内側を向いた状態です。放置すると、まつげが眼球を傷めることもあり、治療が必要です。

　まつげだけが内側を向いた**睫毛内反**《しょうもうないはん》は自然に治ることが多いものです。**眼瞼縁炎**《がんけんえんえん》や**結膜炎**でも同じような症状がみられるので注意が必要です。

原因 生まれたときからみられる先天性のものと、加齢によって生じる加齢性（老人性）のものがあります。

　加齢性の場合は、まぶたの皮下筋肉の筋力低下により起こります。

　まぶたが炎症で変形して起こるもの、まぶたの痙攣《けいれん》によるものもあります。

治療 先天的なものは2歳以下で自然に治ることが多いようです。成長後も治らない場合や、加齢によるものは、まつげが眼球を傷つけないように手術を行います。

眼瞼外反《がんけんがいはん》

● まぶたが閉じられなくなる

✚受診する科　眼科

症状と特徴 まぶたが外側を向いている状態になります。眼瞼内反ほど頻度は高くありませんが、まぶたが外側にめくれるため、角膜や、まぶたの裏側を覆う結膜が露出して乾燥したり、傷ついたりします。涙が出やすくもなります。

　重度の外反の場合、角膜に障害が起こり、視力が低下したり、失明したりすることもあります。

原因 やけどやけがの瘢痕《はんこん》（傷跡）などにより起こる場合があります。

　また、加齢や顔面神経麻痺《まひ》によって、筋肉や靭帯《じんたい》などの眼瞼支持組織が緩み、まぶたのバランスが崩れることによります。

治療 結膜や瞼板《けんばん》など、まぶたの内側の組織が不足している場合は、皮膚移植や筋肉や靭帯を修復する手術を行います。

　点眼薬をこまめに使用して、角膜や結膜の乾燥を防ぐことも大切です。

眼瞼痙攣《がんけんけいれん》

まぶたを開けられなくなることも

受診する科 眼科

症状と特徴 まぶたが痙攣したり、開きにくくなったりする病気です。唇の痙攣や涙目をともなうこともあります。

軽症の場合は、痙攣は自覚しにくく、目が開けにくいという自覚はあります。

中年女性に多くみられるのは、まぶたが過度に緊張して開きにくくなるものです。明るいところではひどくなり、暗いところでは軽くなります。重症になると、まったく目を開けられなくなります。

眼精疲労や睡眠不足の際に、まぶたがぴくぴくと不随意に動く**眼瞼ミオキニア**と混同されがちですが、両者は別のものです。

原因 眼瞼内反や結膜内に異物が入って起こるもの、大脳基底核の異常や顔面神経の圧迫によって起こる場合もあります。

治療 ボツリヌス菌でまぶたの筋肉を麻《ま》痺《ひ》させる治療が有効です。重症の場合は手術で神経の圧迫を除去します。

眼瞼下垂《がんけんかすい》

まぶたが上がりにくい症状

受診する科 眼科

症状と特徴 まぶたが上がりにくかったり、十分に上がらなかったりする病気です。まぶたが重く感じられるので、日常的に疲れを感じます。多くは上まぶただけですが、下まぶたも下垂している場合もあります。

原因 先天性の場合も、後天性の場合もあります。

先天性のものは、眼瞼挙筋《がんけんきょきん》やその筋を動かす動眼神経に障害がある場合にしばしば起こります。

後天性のものでは、眼瞼挙筋の緩み、失明による眼球の縮小、コンタクトレンズの長時間装着によっても起こります。

疲労によって眼瞼下垂が起こるときは、**重症筋無力症**（608頁）が疑われます。

治療 手術による治療を行います。乳児やこどもの場合は、視力が障害される可能性があるとき以外は、成長を待って手術を行います。

眼瞼縁炎《がんけんえんえん》（ただれ目《め》）

慢性化するとまぶたが変形することも

受診する科 眼科

症状と特徴 まぶたの縁（まつげの根元付近）が炎症を起こし、かゆみや赤み、発疹《ほっしん》、潰瘍《かいよう》、かさぶた、痛みなどを起こします。

慢性化しやすく、重症になると、**睫毛乱《しょうもうらん》生《せい》**（288頁）やまつげの欠損、まぶたの肥厚や変形などを起こします。

原因 ブドウ球菌がまつげの毛根や脂《し》腺《せん》、汗腺などに感染して起こるものと、皮脂の分泌過剰によって引き起こされる非感染性のものがあります。

非感染性の場合は、まつげの欠損などは起こりません。

治療 治療を受けずに放置すると悪化したり、慢性化したりするので早めの受診が大切です。

眼科では、ごく薄めの洗浄剤を用いて、まぶたの縁を洗浄します。

感染性の場合は、抗菌薬やステロイド薬の点眼や塗布を行います。

麦粒腫《ばくりゅうしゅ》（ものもらい）

●コンタクトレンズも原因になる

受診する科 眼科

症状と特徴 まぶたの縁や内側が炎症を起こし、かゆみや赤み、痛み、中心に膿《うみ》による白い点をもつ腫《は》れがみられます。

夏や疲労がたまったときなどに発症しやすいといわれます。20～30歳代に多くみられる病気です。

原因 黄色ブドウ球菌などの細菌が感染して起こります。目の周囲を不衛生な状態にすることが原因になりますので、目の縁までアイラインを引いて皮脂腺をふさいでいる人、コンタクトレンズの装着時間が長い人などもかかりやすくなるといわれます。

治療 コンタクトレンズを使っている人は使用を控えます。炎症がひどい場合は、冷たいタオルなどで冷やすとよいでしょう。

治りにくいときは抗菌薬、ステロイド薬などの服用や点眼、塗布を行います。

化膿《かのう》が強い場合は、必要に応じて切開して膿を出す場合もあります。

霰粒腫《さんりゅうしゅ》

●まぶたの中に炎症が起きる

受診する科 眼科

症状と特徴 まぶたに腫《は》れやかゆみ、軽い痛みを感じるようになります。1週間ほどでそれが消えると、まぶたの中にこぶができます。このとき痛みはありませんが、外から触るとしこりがあり、放置しているとしだいに成長していきます。

こぶが破れて中からどろりとした膿《うみ》が出てくることがあります。細菌感染を併発すると、発赤《ほっせき》やかゆみ、痛みが起こります。

再発を繰り返す場合は、がんの疑いもありますので、精密検査が勧められます。

原因 まぶたの深部にあり、まつげの生え際に開口部があるマイボーム腺《せん》、その開口部が化粧品や不衛生などで詰まることで発症します。

治療 こぶが膿をもつ前に予防的に抗菌薬を点眼します。

炎症が長引く場合は切開して、膿を出します。

目《め》やに

結膜や角膜上皮から分泌される粘液に涙やまぶたからの老廃物、ほこりなどが混じったものを目やにといいます。

昼間は、まばたきによって洗い流されますが、睡眠中はまばたきを行わないため固まったものが起床時についていることがあります。放置すると目が開けられなくなったりするので、要介護者の場合は、消毒液や湿らせた布などで拭《ふ》き取ってあげることが必要です。

少量の目やには問題がないのですが、問題があるのは量が多かったり、色が濃い場合です。目やにに膿《うみ》が混じる病気には、さまざまな種類があります。

結膜が赤くなっていて、目やにがたくさん出る病気には、**流行性角結膜炎**や**アレルギー性結膜炎**があります。

膿の混じった目やにが出るのは、**急性涙嚢炎**《るいのうえん》、**細菌性結膜炎**です。

結膜炎、涙嚢炎、**鼻涙管狭窄**《きょうさく》は、いずれも乳児の目やにの大きな原因です。

眼筋麻痺《がんきんまひ》

●ものが二重に見えることもある

受診する科　眼科

症状と特徴　目の周りの筋肉である外眼筋が動かなくなる病気です。もっとも顕著にみられる症状は、両方の目で見たときに二重に見える**複視**です。軽症の場合は、眼球を大きく運動させたときに現れますが、重症になると正面を向いていても現れます。

さらに、目の奥の痛み、まぶたの腫《は》れ、眼瞼下垂《がんけんかすい》（289頁）や、視神経に関連する合併症を引き起こすこともあります。

原因　外眼筋自体の障害によるものと、神経の障害に原因がある場合があります。筋無力症や多発性硬化症《たはつせいこうかしょう》、脳梗塞《のうこうそく》、甲状腺《こうじょうせん》眼症、外眼筋炎などによる場合もあります。

治療　炎症性のものであれば、ステロイド薬を服用します。手術による矯正、コンタクトレンズやめがねによる矯正で治ることもあります。

両目が複視なら根本となる原因を探り、治療を行います。

涙腺炎《るいせんえん》

●涙が出にくくなる病気

受診する科　眼科

症状と特徴　上まぶたの裏の耳側にある涙腺に炎症ができることをいいます。腫瘤《しゅりゅう》ができたり、涙が出にくくなったり、まぶたが赤く腫《は》れたりして、痛みを感じます。

腫瘤が大きくなると、痛みが激しくなったり、ものが二重に見える複視の症状が現れることもあります。

原因　多くは、細菌感染が原因で起こる病気ですが、かぜ症候群やシェーグレン症候群など、全身の病気の一症状として現れる場合もあります。

治療　抗菌薬や消炎薬を内服したり、点眼したりします。涙液の分泌が少ないときは、人工涙液を点眼し、涙液を補います。

涙嚢炎《るいのうえん》

●目やにが止まらない

受診する科　眼科

症状と特徴　鼻の付け根が赤くなり、腫《は》れたり、膿《うみ》状の目やにが出ます。大量の涙が出ることもあれば、出ないこともあります。

急性涙嚢炎は、大量の目やにに加え、痛みや腫れもひどく、発熱もあります。髄膜《ずいまく》炎《えん》に発展することもあります。

原因　細菌感染による鼻涙管閉塞《へいそく》によってしばしば発症します。

治療　慢性のときは、涙嚢を切除することがあります。

急性では、抗菌薬を使用した後で手術を行います。

図1　涙腺の構造

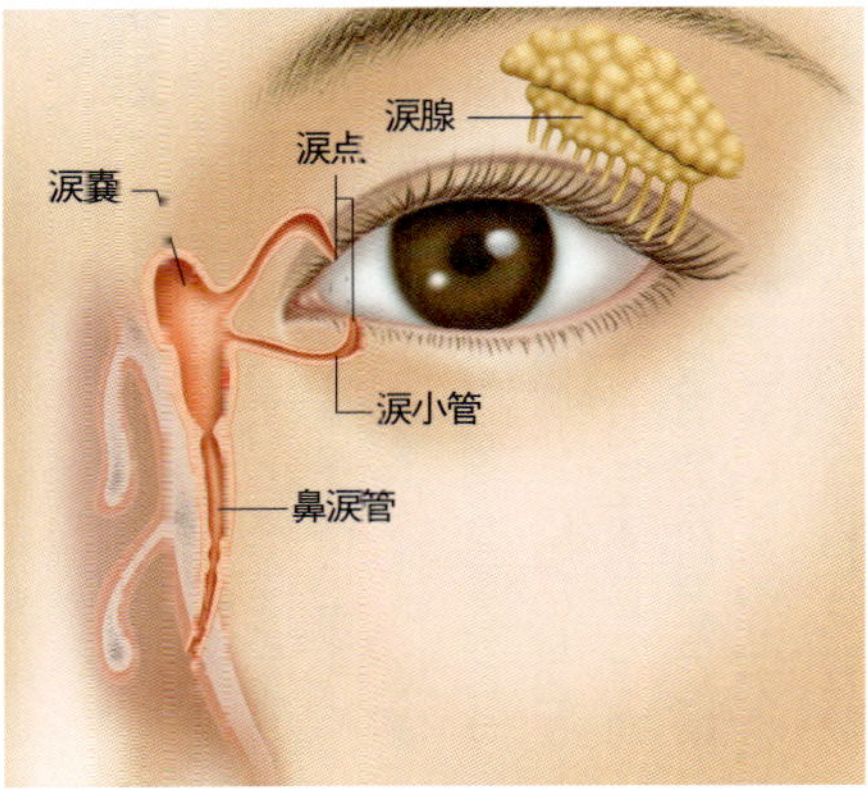

鼻涙管閉塞《びるいかんへいそく》

●涙が止まらない状態

✚**受診する科** 眼科

症状と特徴 目から鼻へ抜ける涙の通り道の鼻涙管（291頁図1）が閉じてしまうことをいい、先天性と後天性があります。

　先天性は鼻涙管の形成異常で、出生直後からつねに流涙《りゅうるい》と目やにの症状が出ます。

原因 鼻炎、蓄膿症《ちくのうしょう》、ポリープなどの鼻の病気が原因で起こるケースが中高年によくみられます。

　結膜炎など、目の炎症の影響で鼻涙管閉塞を起こす場合もあります。

治療 後天性の場合、詰まっている範囲が狭ければ、シリコン製のチューブを1か月ほど入れておき、閉塞が治ればチューブを抜きます。再閉塞する場合は、涙嚢《るいのう》と鼻粘膜をつなぐ手術を行います。

　先天性の場合は、ブジーとよばれる細い針金を差し込み、閉塞部を突き破ります。

　閉塞部をマッサージすることで、閉塞が開放されるケースもあります。

眼精疲労《がんせいひろう》

●原因を追究して対処することが大切

✚**受診する科** 眼科

症状と特徴 症状は、目が痛い、目が重い、まぶたが痙攣《けいれん》する、頭痛、目の周辺の圧迫感、めまい、肩こり、下痢、便秘、吐き気など多岐にわたります。

原因 大きく4つの原因があります。

◎**目の問題** 近視、遠視、乱視、斜視、視力の矯正不良、角膜炎、緑内障、ドライアイ、眼瞼《がんけん》下垂（289頁）など。

◎**全身疾患の影響** かぜ症候群、更年期障害、自律神経失調、むし歯、歯周病、耳や鼻の病気、糖尿病、高血圧、肝機能障害など。

◎**環境の問題** 目の使いすぎ（とくにモニターなどの端末装置を使う仕事に従事する人にみられる眼精疲労を**VDT《ブイディーティー》症候群**といいます）、寝不足、建材の化学物質の影響。

◎**精神的な問題** ストレスや不安、イライラなども眼精疲労の原因になります。

治療 原因を突き止めることが第一です。まず眼科を受診しましょう。

流涙《りゅうるい》

　目が潤み、涙がたまって涙がまぶたからあふれている状態を流涙といいます。

　なんらかの原因で、涙腺《るいせん》から過剰に涙液が排出されて起こることもありますが（**分泌性流涙症**）、逆に涙腺からの涙の排出が少ないと、涙道にほこりがたまったり、角結膜が傷ついたり、眼痛などが起こった結果として、流涙が起こることもあります。

　涙液の排出が少なくなる原因には、結膜のたるみによる**結膜弛緩症**、涙道が閉塞《へいそく》する**涙道閉塞性流涙症**、老化などがあります。白内障や虹彩炎《こうさいえん》の場合は、まぶしさを感じるために通常より多量の涙が出ます。

　涙液の量の多寡を知るには、目に綿糸やろ紙を挟んで計測したり、下まぶたにたまっている涙の深さを計測するなど、いくつかの方法があります。

　治療としては、涙の出る原因となっている病気を治療することです。

　原因となる病気がないのに涙が大量に出る場合は、涙を止める点眼薬を用います。

ドライアイ

●多くの人がかかっている現代病

受診する科 眼科

症状と特徴 目が疲れやすくて不快感があり、目が重く感じるものです。乾燥した場所では悪化し、湿度の高い場所で軽快することも診断のひとつの目安となります。

原因 目が乾燥することにより、角結膜表面が露出し、細かい傷がつくことで、障害が引き起こされます。

目が乾燥する原因は、涙の分泌量不足と、涙液がすぐに蒸発して乾燥するものとがあります。

涙液の分泌量不足は、女性の更年期障害の症状としてしばしばみられます。

涙液が蒸発する原因には、ビタミンAの欠乏、結膜炎を起こした後、薬剤によるもの、コンタクトレンズの装着による角膜の感覚低下、また涙液の量が少ない夜間の目の酷使、加齢などがあります。

近年増えているのは、まばたきの少ない状態でコンピュータなどの端末画面を長時間見続けることによって引き起こされるドライアイです。また、大気汚染や精神的ストレス、紫外線などの環境もドライアイ悪化の原因となります。

治療 コンピュータなどの端末を使った作業はときどき休みながら行い、テレビやコンピュータの画面は、目より下向きに置くようにします。また、直射日光がテレビなどの画面に当たらないようにします。

加湿器を置くなどして、部屋が乾燥しないようにしたり、まばたきを意識的に多くしたりするのも効果的です。

眼科での治療としては、涙液を補うためにヒアルロン酸や人工涙液、血清による点眼を行います。

ドライアイ保護用のめがねをかけたり、涙点プラグ挿入術、眼軟膏《がんなんこう》の塗布を行うこともあります。

通常、点眼薬には防腐剤が含まれていますが、涙液が少なくなっているときに用いると角膜に障害が起こることがあります。ドライアイの人は、防腐剤の含まれていない点眼薬を使用し、早めに使い切ることが大切です。

コンタクトレンズ眼症《がんしょう》

●使用者の1割がかかる

受診する科 眼科

症状と特徴 コンタクトレンズを使用することによって引き起こされる角結膜障害を総称してコンタクトレンズ眼症といいます。多くはレンズによって角結膜に傷がついたり、そこから細菌が感染して炎症を起こしたりするものです。

もっとも一般的なものは、角膜に小さな傷がつく**点状表層角膜炎**です。再発を繰り返すと結膜（白目）に濁りができたり、角膜（黒目）まで血管が走ったりします。ほかに、びまん性表層角膜炎、結膜炎、角膜湿潤などがあり、細菌や真菌などによる角膜炎を起こすと、失明などの視力障害に至ることもあります。

原因 コンタクトレンズを装着したまま眠ること、不適切なレンズのケア、目に合わないレンズの使用などがおもな原因です。

治療 コンタクトレンズの使用を中止し、適応する点眼薬で治療します。

近視《きんし》

●良性のものと悪性のものがある

受診する科 眼科

症状と特徴 遠くがぼんやりと見え、近くにあるものははっきりと見える状態を近視といいます。

近視には、**単純近視**（**良性近視**）と**病的近視**（**悪性近視**）の2種類があります。

単純近視は、多くは10歳代までに始まり、成人すると進行が鈍くなります。視力の程度は、めがねやコンタクトレンズで正常の視力に調整できる範囲です。

病的近視は、視機能障害や視野欠損をともなう近視です。裸眼視力は0・1以下で、めがねやコンタクトレンズでも完全には矯正できません。多くは、3歳くらいで発見されます。

原因 一般に近視は、角膜から網膜までの距離（眼軸）が長いことによって起こります（**軸性近視**）。視力が遺伝するといわれるのは、人によって生まれつき眼軸の長さに長短の差があるためです。西洋人に比べ東洋人に近視が多いのも、視力が遺伝する証であるとみる見方もあります。

学習や仕事などで近いところを見続ける毎日を送ると、毛様体筋《もうようたいきん》がつねに緊張して水晶体が肥厚し（調節痙攣《けいれん》）、この状態が眼軸を伸ばすため、近視になります（**仮性近視**）。

いったん伸びた眼軸が短くなることはありません。また、めがねによる矯正で視力の悪化が進行することはありません。

円錐《えんすい》角膜や調節痙攣などの病気が角膜や水晶体の屈折力を大きくした結果、近視になることもあります（**屈折性近視**）。

病的近視の場合は、眼軸がかなり伸びるために網膜や脈絡膜などが引き伸ばされて薄くなり、黄斑部《おうはんぶ》にも異変が起こって近視になります。

治療 仮性近視であっても、近視を治す方法はありません。しかし、近視になりかけの時期に、寝ている間に毛様体筋をリラックスさせる点眼液を就寝前に用いることで、視力が改善されることがあります。

0・7以下の視力になったらめがねの使用が勧められますが、日常に支障がないのであれば、むりに矯正する必要はありません。めがねをかけて、0・8～0・9程度の視力が保てる状態が理想的です。度の強すぎるめがねは、眼精疲労を引き起こすことがあります。

近年、手術によって視力を回復させる人が増えています。手術には、角膜に小さな傷をたくさんつけることで近視の度を弱くする方法、レーザーで角膜を切除し屈折力を弱くする方法〈**LASIK**《レーシック》（295頁）〉、眼球の後部を補強して眼軸が長くなるのを防ぐ方法などがあります。

図2　屈折異常

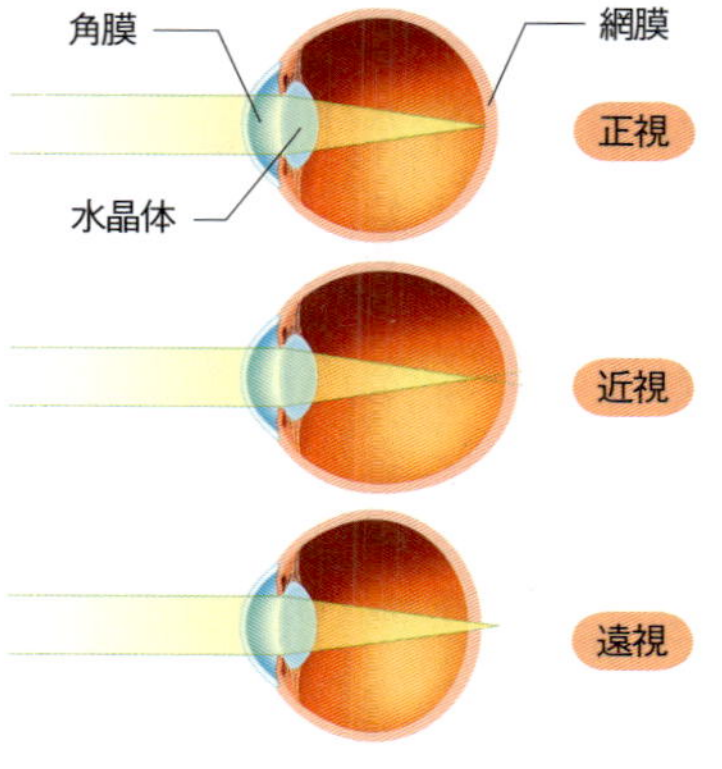

遠視《えんし》

遠くも近くもぼやけて見える

受診する科 眼科

症状と特徴 遠いところも近いところもぼやけて見えてしまう症状をいいます。とくに近くを見るときに、目の疲れを感じます。

こどもの遠視はふつうの視力検査ではわからず、見落とされがちです。度が強くなると調整しきれないうえ、弱視や内斜視になる可能性もあるので、注意が必要です。

原因 目に入ってきた光が網膜面より後ろで像を結ぶために（屈折異常）、遠いところも近いところもピントが合わなくなってしまい、よく見えなくなります。

屈折異常が起こる原因には、眼球が生まれつき小さすぎる、あるいは光の屈折率が通常より低いために焦点距離が通常より長くなる、などがあります。

治療 凸レンズのめがねかコンタクトレンズを用います。成長期のこどもはときどき度を検査して、レンズの厚みを変えていく必要があります。

老視《ろうし》

近くを見るとぼやけて見える

受診する科 眼科

症状と特徴 老眼ともよばれ、40歳以上の男女に起こり、年齢とともに進行します。近く（目から30㎝以内の距離）のものを見ると、ピントが合わず、ぼやけて見えます。若いころに視力のよかった人のほうが早期に老視が悪化する傾向があります。

放置していると、頭痛や目が重い、頭重《ずじゅう》感、肩こり、吐き気などの症状も現れます。

原因 加齢による目の水晶体の調節力の低下で起こります。近くを見ようとするとき、通常は毛様体筋が神経の命令を受けて水晶体を厚くするのですが、その機能低下は、20歳代のころから徐々に始まっていきます。この機能低下が日常生活に不便を感じるまでに進行するのが40歳代だといわれます。

治療 老視は老化現象のひとつであり、治療は行いません。近用めがね（老眼鏡）や遠近両用めがね、遠近両用コンタクトレンズなどで対処します。

LASIK《レーシック》治療

LASIKとは、近視や乱視、遠視を正視に近い状態にするための屈折矯正手術です。

眼球の角膜表面を薄くスライスしてフラップ（組織片）をつくり、フラップをめくって、その下にある角膜実質をレーザーで切除した後、表面を元に戻します。

角膜の中央部が薄くなるため、凹レンズを用いたのと同じ効果で近視を矯正します。

レーザーの照射パターンが変わるだけで、乱視や遠視もこの方法で手術します。

短所としては、めがねやコンタクトレンズほど精度の高い調整が不可能なため、近視や乱視が若干残る、遠視になる、といった不具合が出るケースがあります。

また、手術を受けられる人は、20歳以上で、近視の度数マイナス6D～マイナス10Dが限界です。

自己免疫疾患、重度の糖尿病、緑内障、白内障、円錐《えんすい》角膜、重症のドライアイなどの人は手術を受けられません。

乱視《らんし》

遠くも近くも見えにくい

受診する科 眼科

症状と特徴 軽度の場合は自覚症状がありませんが、進行すると遠くも近くも見えにくい状態になります。

また、片方の目で見てひとつのものがふたつに見える複視や眼精疲労（292頁）を引き起こします。

原因 症状は同じですが、原因によって**正乱視**と**不正乱視**に分けられます。

正乱視は、角膜または水晶体が歪《ゆが》んでいるために屈折異常が起こり、視力に障害が起こったものです。

不正乱視は、目の炎症や外傷などで引き起こされ、角膜の表面が凸凹になったために、屈折異常が起こったものです。

治療 正乱視は球面レンズだけでは矯正ができないため、円柱レンズを用いて矯正します。不正乱視も同じく円柱レンズを用いて矯正しますが、水晶体に原因がある不正乱視は、手術でないと矯正はできません。

斜視《しゃし》

左右の眼球の位置が一致しない

受診する科 眼科

症状と特徴 通常、右を見ると両方の眼球は右を向きますが、片方の眼球が見ているものとは違うほうを向いている状態です。

両目で見ることができないため、立体的に見る能力に障害が起こる場合があります。斜視を放置すると弱視など両目の異常を起こすことが多く、早期の治療が望まれます。

原因 脳や目を動かす神経や筋肉の異常が原因になっている場合があります。

また、遠視があるため、つねに目が自発的に強度の調整を行う結果として眼球が内向きになることがあります（**内斜視**）。

病気やけがなどで片方の目に異常があると、視力の悪いほうの目が外側に向くこともあります（**外斜視**）。

治療 遠視が原因の場合は凸レンズを用いて矯正します。凸レンズで矯正しきれない場合や、それ以外の原因のときは、手術を行います。

弱視《じゃくし》

めがねをかけても矯正できない

受診する科 眼科

症状と特徴 めがねをかけるなどしても矯正できない低視力状態を弱視といいます。定義は眼科医によって異なりますが、通常はめがねをかけても0・3未満にしか矯正できない場合、弱視と診断します。夜盲症《やもうしょう》や視野狭窄《しやきょうさく》も弱視という場合があります。

原因 乳幼児期にものを見る訓練ができなかったときに起こります。

たとえば斜視があると、両目を使うと見え方に不都合があるため自然に片方の目で見る習慣ができ、その結果使わないほうの目が弱視になることがあります。また、遠視がある場合も、遠近両方ともはっきり見えないため、視力の成長が阻害されて弱視を引き起こす場合があります。

治療 3歳くらいまでに治療を開始すると、治る可能性が高まります。遮閉法《しゃへいほう》という視力増強訓練が一般的です。4歳児以上では器械を用いた訓練を行います。

結膜炎《けつまくえん》

年齢や時代を問わず患者数が多い

受診する科 眼科

症状と特徴 結膜はまぶたの裏側と眼球前方の表面をつないでいる薄い膜のことです。結膜は、白目の部分を覆い（眼球結膜《がんきゅうけつまく》）、まぶたの裏側まで続いています（眼瞼結膜《がんけんけつまく》）。

結膜は、外界と直接に接しているためウイルスや細菌、アレルゲンなどの異物と接触しやすく、こうした異物や外傷による炎症を総称して結膜炎といいます。

結膜炎は、原因によって**流行性角結膜炎**、**急性出血性結膜炎**（**アポロ病**）、**細菌性結膜炎**、**クラミジア結膜炎**（**トラコーマ**）、**アレルギー性結膜炎**に分類されます。

いずれの場合も、白目やまぶたの裏の充血を主症状とし、かゆみや異物感、腫《は》れ、リンパの腫れや発熱をともなう場合もあります。重症になると炎症が黒目に及んで、視力障害を引き起こします。またドライアイなどの後遺症が残ることもあります。

抗炎症の点眼薬などを用いて治療します。

流行性角結膜炎《りゅうこうせいかくけつまくえん》

症状と特徴 俗に「**はやり目**」とよばれるもので、感染から1～2週間の潜伏期間を経て発症します。夏にしばしば流行し、感染力の強さが特徴です。

さらさらした目やにや目の充血、涙目、まぶたの腫《は》れ、耳前方のリンパ節の腫れや痛みなどが現れます。

治りかけのころには、角膜（黒目）に小さな濁りが見られることがあります（角膜《かくまく》上皮下混濁《じょうひかこんだく》）。その濁りが瞳《ひとみ》にかかると、視力が低下する場合もあります。

こどもに多くみられ、のどの痛みや発熱、下痢などをともなうものに**咽頭結膜熱《いんとうけつまくねつ》**〈**プール熱**（809頁）〉があります。潜伏期間は5～7日です。

原因 アデノウイルスによる感染が原因です。感染力がひじょうに強いため、プールや温泉などで感染することがあります。

治療 抗菌薬、ステロイド薬、消炎薬の点眼を行います。しかし、治療を行っても治癒を早めることはできず、発病から治癒までに約2週間かかります。

急性出血性結膜炎《きゅうせいしゅっけつせいけつまくえん》（アポロ病《びょう》）

症状と特徴 アポロ11号が月面着陸を果たした1969（昭和44）年に世界的に流行したことから別名**アポロ病**とよばれます。

流行性角結膜炎と同じく、さらさらした目やにや目の充血、涙目、まぶたの腫《は》れ、耳前リンパ節の腫れや痛みが現れますが、この病気に特徴的なのは、白目部分が赤くなる結膜下出血をともなうことです。

発病してまもなくのころに、角膜に**点状《てんじょう》表層角膜炎《ひょうそうかくまくえん》**とよばれる細かい傷ができ、痛みを感じることがあります。

原因 エンテロウイルスやコクサッキーウイルスによる感染から1～2日で発症します。

治療 抗菌薬、ステロイド薬、消炎薬の点眼を行います。しかし、治療を行っても治癒を早めることはできません。

発病から約1週間で自然に治ることが多いようです。

予防には、感染者の使ったタオルなどは使わないようにすること、感染者と接触しないようにすることが大切です。

細菌性結膜炎《さいきんせいけつまくえん》

症状と特徴 病原菌によって若干異なりますが、結膜の充血や膿《うみ》をもった目やに、涙目といった症状が一般的です。

肺炎球菌によるものでは、小点状の出血斑《はん》や眼球浮腫《がんきゅうふしゅ》がみられます。

進行すると、細菌性角膜潰瘍《かいよう》や**敗血症**（638頁）、**髄膜炎**《ずいまくえん》（272頁）などの病気を引き起こすものもあります。

原因 乳児やこどもによくみられるのは、インフルエンザ菌によるものです。

肺炎球菌は成人によくみられ、黄色ブドウ球菌による結膜炎は高齢者に顕著です。淋菌《りんきん》による結膜炎は**性感染症**（STD《エスティーディー》）のひとつです。

治療 病原菌を確定してそれに対応する抗菌薬を用います。治癒が進まない場合は、クラミジアなど特殊な細菌の感染を疑います。

クラミジア結膜炎《けつまくえん》（トラコーマ）

症状と特徴 成人の場合は、目の充血、目やに、眼痛、異物感、大型の濾胞《ろほう》（まぶたの裏側にできるブツブツ）などがみられます。慢性化することもあります。

新生児では、生後1～2週間で発症し、目やに、充血、偽膜（結膜の表面にできる灰白色の膜）などの症状があります。瘢痕《はんこん》を残しやすく、クラミジア肺炎を併発することもあります。

原因 成人の場合は、性行為を通じて感染します。新生児の場合は、産道感染によります。

治療 テトラサイクリン系、フルオロキノロン系などの抗菌薬を用います。

アレルギー性結膜炎《せいけつまくえん》

症状と特徴 かゆみと涙目、目やに、異物感、充血、まぶたの腫《は》れなどの症状があります。しばしば、くしゃみ、鼻水などのアレルギー性鼻炎の症状をともないます。

原因 アレルギー性反応によって引き起こされる結膜炎をいいます。アレルゲンには、花粉症を起こすスギやブタクサ、通年性のアレルギー性結膜炎を起こすダニやハウスダスト、ペットの毛、化学建材などがあります。

巨大乳頭結膜炎は、コンタクトレンズによるアレルギー性結膜炎の一種です。

治療 アレルギーの原因になっているアレルゲンが何かを突き止め、それを避けることが不可欠です。

薬物治療としては、抗アレルギー薬やステロイド薬などの点眼を行います。

翼状片《よくじょうへん》

● 三角形の白い組織が目に現れる

受診する科 眼科

症状と特徴 鼻に近い側の結膜（白目）から角膜（黒目）にかけて、三角形の白色の組織がしだいに伸びていきます。白色組織が充血したり、異物感が生じることもあります。瞳孔《どうこう》にかかるとものが見えにくくなります。

原因 紫外線が関係しているといわれますが、原因は不明です。

治療 充血や異物感への対処療法としては、消炎薬やステロイドを用います。根本治療には手術が必要ですが、再発することもあります。

表層角膜炎《ひょうそうかくまくえん》

●コンタクトレンズで起こりやすい

受診する科 眼科

症状と特徴 角膜の表面に傷がついた状態をいいます。角膜は感覚が発達しているため、ひじょうに痛みが強く、目が充血し、流涙《るい》もみられます。

異物感で目を開けていられないことや、一時的な視力低下を起こすこともあります。

原因 コンタクトレンズや紫外線など外部からの刺激、アレルギー性結膜炎や涙液《るいえき》減少症《げんしょうしょう》、マイボーム腺《せん》の炎症など目の疾患から引き起こされるもの、**糖尿病**（581頁）や**三叉神経痛**《さんさしんけいつう》（282頁）、**シェーグレン症候群**（630頁）など全身性の病気の合併症として起こるものがあります。

治療 点眼麻酔薬で痛みを除き、抗菌薬、角膜保護薬の眼軟膏《がんなんこう》を用います。

原因疾患を取り除けば、多くの場合、数日で治癒します。

原因がわからないときに、ヒアルロン酸などの点眼薬を用います。

電気性眼炎《でんきせいがんえん》／雪眼炎《せつがんえん》

●紫外線による角膜炎

受診する科 眼科

症状と特徴 電気性眼炎も雪眼炎も、紫外線の曝露《ばくろ》を原因とする表層角膜炎です。俗に「**雪目**《ゆきめ》」とよばれます。

通常、強い紫外線に目がさらされてから6～24時間後に、強烈な眼痛で症状が始まります。まぶしさを感じ、流涙《りゅうるい》があり、目を開けていられなくなります。

悪化すると、角膜の上皮の表面が部分的にとれる、角膜びらんを起こすこともあります。

原因 電気性眼炎は、殺菌灯や溶接など紫外線を発する器具を長時間、直接に見ることによって起こります。

雪眼炎は、スキー場、海水浴場、高山などで、長時間、紫外線を直接目に浴びることによって起こります。

治療 点眼麻酔薬で痛みを除きます。抗菌薬、角膜保護薬の眼軟膏《がんなんこう》を用い、眼帯や冷湿布を行います。

乾性角結膜炎《かんせいかくけつまくえん》

●ドライアイと混同しがち

受診する科 眼科

症状と特徴 目がごろごろする、疲れるなど、目に不快感があり、まぶしい、目が開けにくい、目が重いなどの症状を訴えます。

原因 目が乾燥することにより、角結膜表面が露出し、細かい傷がつくことで、障害が引き起こされます。重度の目の乾燥が続く場合、**シェーグレン症候群**（630頁）が疑われます。失明の危険がある病気ではありませんが、通常のドライアイと混同されやすく、発見が遅れがちです。

40歳以上の女性に多くみられ、男女比は1対9です。ドライアイ症状をもつ人の1割がシェーグレン症候群によるものです。

治療 シェーグレン症候群による目の乾燥の治療も、眼科で行います。涙液を補うためにヒアルロン酸や人工涙液、血清による点眼を行います。ドライアイ保護用のめがねをかけたり、涙点プラグ挿入術、眼軟膏《がんなんこう》の塗布を行うこともあります。

頭部
体幹
手足
全身
がん
こころ
女性
こども

角膜《かくまく》フリクテン（目《め》ぼし）

● 眼球に水ぶくれができる病気

受診する科 眼科

症状と特徴 学童期から思春期、青年期にかけてしばしばみられる病気です。

最初、角膜（黒目）に接する結膜（白目）が充血します。まぶしさや痛み、異物感がありますが、目やにはありません。

数日後、角膜の端（白目と黒目の境）に、粟粒《あわつぶ》大の水ぶくれや白色の斑点《はんてん》ができます。それがしだいに、角膜に拡大していくこともあります。

1週間程度で自然に治ることもありますが、再発することがあります。

白目に水ぶくれができる場合もあり、それを**結膜フリクテン**とよびます。

原因 アクネ菌やブドウ球菌に対するアレルギー反応だと考えられています。

治療 ステロイドと抗菌薬で治療します。蕁麻疹《じんましん》のように何度も再発を繰り返す場合がありますが、再発したときだけ薬を使用するようにします。

細菌性角膜潰瘍《さいきんせいかくまくかいよう》

● 角膜についた傷が潰瘍を起こす

受診する科 眼科

症状と特徴 さかさまつげやコンタクトレンズなどで角膜が外傷を受けた数日後、結膜の充血、流涙《りゅうるい》、違和感、痛みや、瞳《ひとみ》にかかる部分に灰白色の濁り（潰瘍《かいよう》）が現れます。まぶたが腫《は》れたり、かなり大量の目やにが出ることもあります。

進行すると潰瘍が大きくなり、痛みがより強くなります。角膜に穴があくと、失明することがあります。

治癒しても、角膜に濁りが残り、そのため視力障害を起こす場合があります。

原因 角膜に傷がつき、そこから細菌や真菌、ウイルスなどに感染する場合と、からだの抵抗力が低下して病原菌に感染する場合があります。おもな病原菌は、ブドウ球菌、連鎖球菌、肺炎球菌などです。緑膿《りょくのう》菌《きん》に感染すると、失明する恐れがあります。

治療 抗菌薬を用います。通常は治癒するまで数週間かかります。

角膜《かくまく》ヘルペス（単純《たんじゅん》ヘルペス角膜炎《かくまくえん》）

● からだに潜伏しているウイルスが原因

受診する科 眼科

症状と特徴 初期にはまぶたの裏がごろごろするような感じや充血、痛み、涙が出て止まらない、まぶしい、ものが見えにくいなどの症状があります。

角膜ヘルペスには、視力の低下が軽度な上皮型と、視力がかなり低下し、角膜に濁りが出る実質型があります。

完全には治りにくく、しばしば再発を繰り返します。再発を繰り返すうちに、視力が低下していきます。

原因 70歳代以上ならほとんどの人の神経に潜伏している単純ヘルペスウイルスが、発熱やストレス、紫外線などによって活性化し、神経をくだって角膜に炎症を起こします。

治療 アシクロビル眼軟膏《がんなんこう》などの抗ウイルス薬やＩＤＵ《アイディーユー》点眼薬が有効です。

再発を繰り返すことによって視力が低下したときは、角膜移植手術を行います。

強膜炎《きょうまくえん》

原因不明の激痛が特徴

受診する科　眼科

症状と特徴　強膜とは、眼球外壁の部分のことです。自覚症状は、充血や異物感で始まります。炎症が強膜全体に至ると、夜眠れなくなるくらいの突き刺すような痛みに襲われます。まぶしさや圧痛を感じることもあり、重症化すると眼球に穴があいて、摘出しなくてはいけない場合もあります。片方の目だけ、あるいは両目に発症します。

　強膜炎には、強膜の表面に起こる**上強膜炎**、広範囲に起こる**びまん性強膜炎**、しこりができる**結節性強膜炎**などがあります。

原因　30～50歳代によくみられ、女性に多く発症します。関節リウマチ、全身性エリテマトーデスなどの自己免疫疾患、梅毒、結核、痛風などの炎症性疾患が原因となることがありますが、半数以上は原因は明らかではありません。

治療　治療には、一般にステロイドの点眼薬や内服薬が用いられます。免疫抑制薬が使われることもあります。

上強膜炎《じょうきょうまくえん》

症状と特徴　上強膜は、強膜の表面にある組織です。ここに炎症が起こり、炎症の部分が赤くなったり、膨れたりします。黄色がかった色になることもあります。

　強い目の痛みがあり、押すと痛い圧痛、かゆみ、涙量の増加があります。

　症状はほとんどの場合、2日から3週間で自然になくなりますが、再発しやすく、まれに強膜炎に移行したり、緑内障を併発したりもします。

治療　上強膜炎は、抗炎症薬を点眼すると炎症が改善されます。

ぶどう膜炎《まくえん》

全身疾患が原因であることが多い

受診する科　眼科

症状と特徴　ぶどう膜（虹彩《こうさい》、毛様体《もうようたい》、脈絡膜の総称）の一部、または全体が炎症を起こす病気です。

　まぶしさや目の痛み、充血、視力低下、飛蚊症《ひぶんしょう》、目のかすみなどの症状があります。再発が多い病気です。

原因　自己免疫疾患や炎症性疾患の症状として現れることがあります。

治療　原因となる自己免疫疾患があるかどうか検査を行ったうえで、ステロイドや散瞳薬《さんどうやく》の点眼を行います。

原田病《はらだびょう》

ぶどう膜炎の一種

受診する科　眼科

症状と特徴　ぶどう膜炎の一種で、発熱、頭痛、倦怠感《けんたいかん》、目のかすみ、めまい、耳鳴り、難聴などがみられます。

　進行すると、まゆ毛が抜けたり白髪化したり、皮膚に白斑《はくはん》が現れたりします。

原因　全身のメラニン細胞（メラニン色素を有する細胞）の免疫反応が高まることによって起こります。

治療　数か月をかけて大量のステロイド薬の点滴や散瞳《さんどう》薬の点眼を行います。治療が遅れると慢性化することもあるので、早期治療が大切です。

眼内炎《がんないえん》

●治療が遅れると失明の恐れも

受診する科 眼科

症状と特徴 目の痛み、充血、流涙《りゅうるい》、光過敏、視力低下などの症状があります。

重症の眼内炎は、数時間の治療の遅れが重度の視力低下または完全な失明につながることがあるので、異常を感じたら速やかな受診が必要です。

原因 目以外のからだの部分で起こった炎症が血流にのって目に入り、感染症を起こす場合がありますが、多いのは目の手術の後に目の切開部などから真菌や細菌が侵入し、感染するケースです。

治療 眼球内を洗浄して病原菌を特定し、その菌に対応する抗菌薬やステロイドを使用します。感染の広がりを防ぐために、外科手術（硝子体《しょうしたい》切除術）で膿《うみ》の除去や、感染組織を取り出す場合もあります。

急速に進行する場合が多く、他の疾患との関連によっては、治療は容易ではないこともあります。

全眼球炎《ぜんがんきゅうえん》

●眼球の傷から細菌が入るなどして発症

受診する科 眼科

症状と特徴 眼内炎が重症化し、眼窩《がんか》や強膜に炎症が及んだ状態を全眼球炎といいます。炎症の範囲が目の周囲や奥にまで及び、全眼球炎のほうが眼内炎より広範です。

目の痛みや充血、まぶたの腫《は》れ、頭痛などの症状も激しくなります。

眼内炎と同じく、失明の危険があるので早めの処置が求められます。また、炎症が目から脳に及ぶと、**髄膜炎**《ずいまくえん》、**脳炎**を起こすこともあります。

原因 眼球に細菌や真菌が感染して起こります。目の傷や切開によるものだけでなく、体内のほかの炎症疾患からの病原体が血液にのって目に及び、発症することもあります。

治療 病原菌を特定し、その菌に対応する抗菌薬やステロイドを使用します。外科手術で膿《うみ》や感染組織の除去、または眼球の摘出を行う場合もあります。

閃輝暗点《せんきあんてん》

●目の前に光が見える

受診する科 眼科／内科／脳神経内科

症状と特徴 目の前に稲妻のようなジグザグな形の光が見え、その内側が真っ暗になったりする症状が20分ほど続きます。多くは両目に起こります。

10〜30歳代の男女には、1週間に1回または数か月に1回などの間隔で定期的に起こり、閃輝暗点に続いて頭の片側がズキズキと痛む**片頭痛**としてよくみられます。

中高年に多くみられるのは、光が見えるだけで、頭痛などが起こらないケースです。

原因 頭痛をともなうものは、片頭痛が原因である可能性が高いです（258頁）。

しかし、動脈硬化、高血圧、糖尿病、脂質異常症、不整脈、脳動静脈奇形、脳腫瘍《のうしゅよう》によって閃輝暗点が現れることもあり、これらにも頭痛をともなう場合があります。

治療 原因が片頭痛の場合は、血管収縮作用のある薬などで治療します。それ以外は脳循環障害を疑い総合病院を受診します。

眼底出血《がんていしゅっけつ》

●緊急手術を要する場合もある

受診する科　眼科

症状と特徴　網膜《もうまく》や硝子体《しょうしたい》など眼底のどこかが出血している状態が眼底出血です。結膜が赤くなるのとは違います。多くは出血の自覚はなく、ものが見えにくくなったり、目のかすみや飛蚊症《ひぶんしょう》、物が歪《ゆが》んで見える（歪視症《わいししょう》）などの症状が現れます。出血量や場所によって、自覚症状は異なります。

写真1　眼底出血

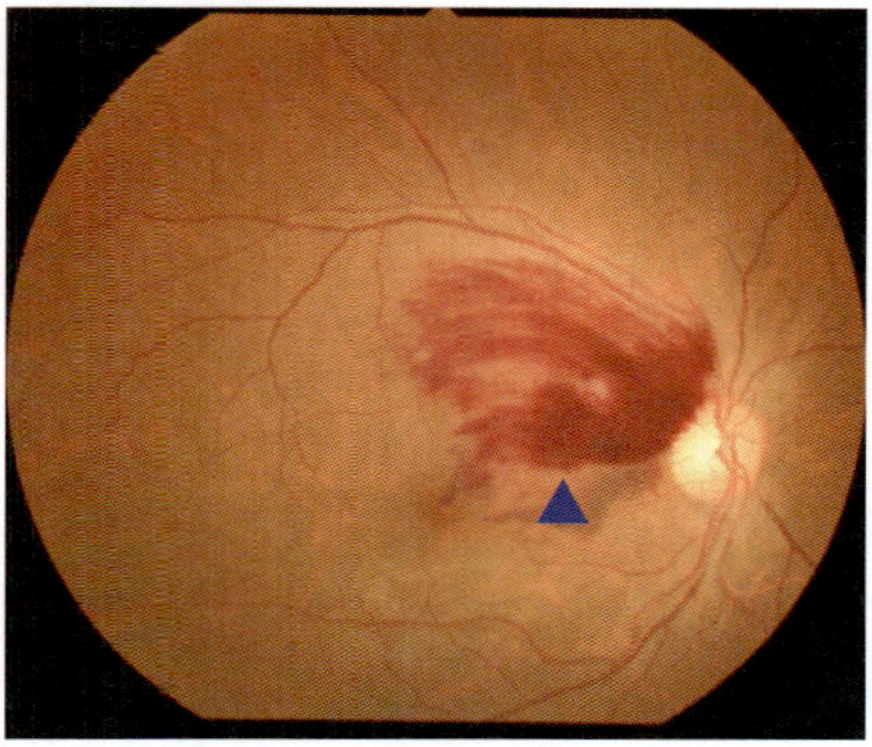

眼底検査で映し出された眼底出血（▲印）

原因　眼底出血を起こす病気は多く、糖尿病網膜症、網膜中心静脈閉塞症《もうまくちゅうしんじょうみゃくへいそくしょう》、円板状《えんばんじょう》黄斑変性症《おうはんへんせいしょう》、腎炎《じんえん》、妊娠高血圧症候群、血液の病気、目の外傷、結核など多様です。

治療　原因となる病気の治療を行うことが第一ですが、対処療法としては、薬物療法、レーザー光線による網膜光凝固術、硝子体切除術などの方法があります。

高血圧性眼底《こうけつあつせいがんてい》（高血圧性網膜症《こうけつあつせいもうまくしょう》）

●自覚症状はないが放置は危険

受診する科　眼科

症状と特徴　自覚症状はありません。高血圧の人は、定期的に眼底検査を受けることが勧められます。検査によって、網膜の細動脈が細くなっている、眼底に出血がある、眼底が濁る、むくみがある、血管の交差部がくびれているなどがわかります。

自覚症状がないからといって放置すると、網膜動脈硬化症《もうまくどうみゃくこうかしょう》や網膜中心動脈閉塞症《もうまくちゅうしんどうみゃくへいそくしょう》、網膜静脈閉塞症《もうまくじょうみゃくへいそくしょう》、虚血性視神経症など、視力を低下させる疾患になりやすくなります。

原因　重症の高血圧によって、目の網膜動脈が傷み、異常が起こります。

治療　目の治療より血圧の正常化に向けた治療が必要です。生活習慣をコントロールし、高血圧や動脈硬化の治療を行うことで、高血圧性眼底を緩和します。

うっ血乳頭《けつにゅうとう》

●腫瘍など脳の異常で起こる

受診する科　眼科／脳神経外科

症状と特徴　初期には自覚症状はありません。最初、一過性で起こる目のかすみや、視界に黒い部分が見える（暗点）などが起こります。進行すると、視野狭窄《きょうさく》や頭痛、吐き気、嘔吐《おうと》などの症状が現れます。

うっ血乳頭を放置すると、視野狭窄が進行し、視神経萎縮《ししんけいいしゅく》を引き起こして、失明に至ることがあるだけでなく、命にもかかわりますので早めの受診が大切です。

原因　脳腫瘍《のうしゅよう》、脳膿瘍《のうのうよう》、脳水腫《のうすいしゅ》など頭蓋《ずがい》内の圧力が亢進《こうしん》する病気によって、視神経乳頭がむくみ、充血することで起こります。

治療　脳神経系の検査で原因を明らかにし、治療を行うことが大切です。

糖尿病網膜症《とうにょうびょうもうまくしょう》

●重症化すると失明する危険も

受診する科 眼科

症状と特徴 糖尿病腎症《とうにょうびょうじんしょう》、糖尿病神経症とともに三大糖尿病合併症のひとつです。

糖尿病（581頁）を発症してから数年あるいは10年以上たってから発症する場合が多く、相当重症化するまで、自覚症状はありません。

　糖尿病網膜症は、病気の進行の度合いによって以下のように分類されます。

◎**単純糖尿病網膜症**　もっとも初期の段階です。自覚症状はありませんが、網膜の状態を調べると毛細血管瘤《りゅう》（血管のこぶ）や点状あるいは斑状《まだらじょう》の出血などがみられます。状態を確認するため少なくとも半年に1度は眼底検査を受けることが必要です。

◎**前増殖糖尿病網膜症**　自覚症状はまだありません。網膜血管が詰まりだし、白い斑点やむくみが現れます。新しい血管（新生血管）が生まれる準備が始まります。目のかすみを感じることもあります。2か月に1度は眼底検査を受ける必要があります。

◎**増殖糖尿病網膜症**　重症の段階です。新生血管の発生だけなら自覚症状はありませんが、この血管が破れて大出血（硝子体《しょうしたい》出血）を起こすと、飛蚊症《ひぶんしょう》や視力低下を起こします。さらに進むと網膜剥離《はくり》を起こします。また出血した血液成分のうち水分が黄《おう》斑部《はんぶ》にたまると、浮腫《ふしゅ》（むくみ）が起こり、ものが歪《ゆが》んで見えたりぼやけて見えたりします。硝子体出血が起こると2週間に1度は眼底検査を受ける必要があります。

　いちど落ちた視力は糖尿病が治っても多くは元に戻りません。糖尿病網膜症で視力を失う人は年々増加傾向にあり、日本で年間3000人にのぼるといわれます。

原因 血糖値が高い状態が長期にわたると、網膜の血管が変性したり詰まったりして、栄養や酸素が網膜に行き渡らなくなります。その結果、網膜内の酸欠状態を何とかしようと新しい血管ができるようになり、それが破れることでさまざまな障害が現れるようになります。

治療 早期発見と早期治療が大事です。糖尿病をもっている人は、定期的に目の検診も受け、眼底検査を行い続ける必要があります。

　初期の治療は、血糖値を下げることを主目的とした内科の治療が主体です。

　増殖前期になると、血糖値の状態は改善されても網膜症は悪化することがあります。

　増殖糖尿病網膜症の段階になると、レーザー光線を使って、新生血管の発生を防ぐ治療をします（汎網膜《はんもうまく》光凝固治療）。これを行っても視力は回復しませんが、網膜症の進行を止めることができます。

　黄斑部にむくみが出て、視力低下もみられる場合は、浮腫を起こしている血管瘤にレーザーを照射したり、ステロイド薬の注射を行ったりします。

　硝子体出血や網膜剥離、あるいは黄斑の浮腫が進行している場合は、硝子体を取り除く硝子体切除術を行います。しかし、手術が成功しても、日常生活を送るために必要なまでには視力が回復しないことがあります。

　若年性の糖尿病はとくに進行が速いので、この状態まで進行させないことがたいへん重要になります。

光視症《こうししょう》

●目の端に光が見える

受診する科 眼科

症状と特徴 光源がないにもかかわらず、光が見える症状をいいます。多くは目の外側で閃光《せんこう》のように一瞬見えます。光が消えた後、頭痛や吐き気が起こる場合は、**閃輝《せんき》暗点《あんてん》**（302頁）や血管性頭痛です。

原因 網膜と接する硝子体《しょうしたい》が加齢のために縮小すると網膜を引っ張ってしまい、その刺激で起こります。まれに、網膜が破れたり、網膜剥離《はくり》が起こる危険もあります。

治療 経過をみて、網膜剥離の恐れがあればレーザー治療を行います。

飛蚊症《ひぶんしょう》

●重い目の病気が原因のことも

受診する科 眼科

症状と特徴 明るい場所を見ているとき、蚊《か》やごみ、糸くず、輪などが飛んで見える症状です。近視の人や高齢者に多く、病気でないことがほとんどですが、網膜剥離《はくり》や眼底出血の一症状である場合もあります。

原因 眼球の硝子体《しょうしたい》に濁りができたために起こります。濁りの原因には、先天的な場合や、加齢にともなうもの、ぶどう膜炎、硝子体出血、網膜硝子体ジストロフィー、糖尿病網膜症などがあります。

治療 原因を突き止め、原因が病気であるときは治療します。そうでない場合は気にしないことです。

腎性網膜症《じんせいもうまくしょう》

●腎臓病にともない起こる

受診する科 眼科／内科

症状と特徴 腎臓《じんぞう》の病気によって網膜に異常が起こる症状をいいます。

急性腎炎症候群（508頁）や**慢性腎炎症候群**（509頁）では、網膜動脈が細くなり、出血、浮腫《ふしゅ》（むくみ）などがみられます。慢性腎炎は、網膜剥離《はくり》や視力低下を起こすこともあります。**ネフローゼ症候群**（511頁）は、長い時間を経て白内障《はくないしょう》や緑内障《りょくないしょう》を起こすことがあります。

原因 腎臓の病気によって引き起こされます。ネフローゼ症候群では、治療に必要なステロイドの長期使用で起こります。

治療 腎臓の治療を行うことで、症状が緩和されます。

滲出性網膜炎《しんしゅつせいもうまくえん》

●早期発見で失明を防ぐ

受診する科 眼科

症状と特徴 **コーツ病**ともいい、乳児を含む、10歳以下の男児に多く、成人にも症例はみられます。

網膜の血管壁の異常により、網膜の動静脈などの拡張や閉塞《へいそく》、出血、黄白色の滲出《しんしゅつ》斑《はん》、網膜のむくみなどがみられます。進行すると視力の低下、網膜剥離《はくり》などを起こし、放置すると失明します。

原因 眼底の血管から血液成分がにじみ出すことによって、網膜機能の異常が起こるものですが、根本的な原因は不明です。

治療 **レーザー光凝固療法**や**冷凍凝固手術**で治療します。早期発見がたいへん重要です。

網膜《もうまく》剥離《はくり》

●放置すると失明の危険が高い

受診する科 眼科

症状と特徴 網膜は、**神経網膜**と**網膜色素上皮細胞層**の2枚の膜からなります。内側の神経網膜がさまざまな理由で網膜色素上皮細胞層からはがれるのが網膜剥離です。

自覚症状としては飛蚊症《ひぶんしょう》や光視症《こうししょう》、見える範囲が狭くなる視野狭窄《しやきょうさく》が起こります。網膜剥離が黄斑部《おうはんぶ》に至ると、ものが歪《ゆが》んで見えたり、視力低下を起こします。

原因 もっとも多いのは加齢によるものです。加齢にともない眼球内を満たす硝子体が縮小すると、網膜が引っ張られて穴があくことがあります。その穴から網膜の裏側に水が入り込むと網膜がはがれます（**裂《れつ》孔原性網膜剥離《こうげんせいもうまくはくり》**）。若い人で近視のある目に小さな穴があいて起こることもあります。

治療 網膜の下にたまった水を抜き、はがれた部分をレーザー光線の照射や凍結などの方法でふさぎます。さらに、はがれている部分を押さえるために眼球内にガスを入れたり、外側から押さえるために眼球をシリコンで縛りつける手術も行われます。

網膜《もうまく》色素《しきそ》変性症《へんせいしょう》*

●難病に指定された遺伝性の病気

受診する科 眼科

症状と特徴 加齢によって網膜が変性し、徐々に視力が失われていく遺伝性の病気です。乳児のころは症状がなく、思春期から夜盲症《やもうしょう》や視野狭窄《しやきょうさく》、色覚異常が現れます。年をとるほど視野狭窄が進み、めがねをかけても字が読めないこともあります。ただし、病気の進行には個人差があり、70歳代でも通常の視力を保っている人もいます。

厚生労働省による指定難病になっており、治療費の一部が助成されます。

治療 確立された治療法はありません。対症療法として、遮光めがねの使用や進行を遅らせる効果があるとされるビタミンAなどの内服、循環改善薬の使用、各種補助器具の使用などが行われています。

現在、遺伝子治療、網膜移植、人工網膜などの研究が進められています。

網膜《もうまく》動脈《どうみゃく》硬化症《こうかしょう》

●高血圧性眼底が進行した状態

受診する科 眼科／内科

症状と特徴 高血圧による網膜のむくみや出血〈高血圧性眼底（303頁）の症状〉がたび重なると、動脈の緊張が元に戻らず、網膜の動脈に詰まり（閉塞《へいそく》）が起こる網膜動脈硬化症に進行します。

この症状が出ても視力低下が起こることはほとんどありませんが、この状態がさらに進行すると、網膜中心動脈閉塞症、網膜中心静脈分枝閉塞症などが起こり、視力が低下することもあります。

網膜の動脈硬化は、全身の動脈硬化の程度の目安にもなります。

原因 高血圧の状態が長く続いたために、血管が弾力を失い、もろくなり、血管の内腔《ないくう》が細くなるために、中を通っている血液や栄養が十分に網膜に送られなくなったことによって起こります。

治療 生活習慣を改め、血圧を正常化するための治療をします。

水晶体偏位《すいしょうたいへんい》

●水晶体の位置の異常

受診する科 眼科

症状と特徴 水晶体は、目の中にある凸レンズの役目を果たすものです。本来は細い糸によって眼球壁に固定されていますが、先天的に、あるいは打撲《だぼく》や手術中のミスにより、また代謝異常により、本来の場所ではないところに水晶体の位置が移動します。

先天性の場合、多くは両眼性で、**マルファン症候群**、**マルケザニー症候群**、**ホモシスチン尿症**などに合併します。

緑内障を合併すると、目の痛みや充血をともないます。

おもに、複視として症状が現れます。偏位が激しい場合や、白内障、緑内障を合併している場合は、手術により水晶体を摘出します。術後の視力は、手術前の状態により異なります。

水晶体脱臼《すいしょうたいだっきゅう》

症状と特徴 水晶体の位置の異常のなかで、後天的に起こったものを水晶体脱臼といいます。

外傷によるものを**外傷性水晶体脱臼**といいます。外力によるもので、裂傷をともなわず、水晶体が前房内や硝子体《しょうしたい》内に落下する場合と、眼球破裂により眼外に出て結膜下や結膜外に脱臼する場合もあります。

前房内に水晶体が脱臼した場合は、瞳孔《どうこう》が閉鎖し、緑内障を起こすことがあり、硝子体内の脱臼は、虹彩毛様体炎《こうさいもうようたいえん》を起こすことがあります。水晶体が完全には脱臼しておらず、一部支えを失って下方に沈んだ場合は亜脱臼とよばれます。

外傷によるもの以外では、**マルファン症候群**、**ホモシスチン尿症**でも起こります。

いずれの場合も、ものが見えにくくなったり、二重に見えたりします。

原因 外部からの強い力を受けることによって起こります。

治療 初期ならば経過をみます。

中等度のものは、散瞳薬などの点眼を行い、完全に脱臼している場合や白内障、緑内障を合併した場合は、手術で水晶体を摘出します。

複視《ふくし》

右目と左目の網膜の対応点に見えているものが像を結ばず、ひとつのものがふたつに見える症状を複視といいます。

■眼筋麻痺《まひ》による複視

眼筋麻痺が原因で起こる複視は、まず斜視が起こり、視機能が混乱した末、複視になります。この場合ほとんどが両目の複視です。眼筋麻痺は目の外傷や腫瘍《しゅよう》、炎症などのほか、脳動脈瘤《りゅう》や脳卒中《のうそっちゅう》、脳腫瘍《しゅよう》など、脳や神経の病気、糖尿病などの全身性の病気が原因で起こります。

治療は、もととなる病気を治療したうえで、眼筋を短縮したり後転させる手術を行います。斜視の手術の後に複視になるケースもあります。

■その他の原因による複視

水晶体脱臼や虹彩《こうさい》離断では、片側の目に複視が起こります。多くの場合は外傷が原因です。手術で治すことができます。乱視や白内障の症状として、複視が引き起こされることもあります。

硝子体混濁《しょうしたいこんだく》

●硝子体が濁ってしまう症状

受診する科 眼科／内科／呼吸器科

症状と特徴 本来、透明であるはずの硝子体にさまざまな原因で濁りが生じることです。光が透過できなくなり、網膜に光が十分に届かなくなるので、飛蚊症《ひぶんしょう》や霧視《むし》、視力低下などが起こります。

原因 混濁しているので目の状態を診察することが難しく、原因を特定するには、内科や呼吸器科を受診する必要がある場合もあります。

先天性のもの、加齢によるもの、目の病気によるものがあります。

目の病気によるもので多いのは炎症性疾患です。感染性の炎症性疾患には、真菌性眼内炎、細菌性眼内炎、桐沢型《きりさわがた》ぶどう膜炎（急性網膜壊死《えし》）があり、非感染性のものでは、ぶどう膜炎（ベーチェット病、サルコイドーシス）があります。この場合、目からの出血や炎症症状が現れます。

中高年に多いのは、ぶどう膜炎によく似た悪性疾患です。

治療 混濁が強くなる前に受診することが大切です。感染性のものには、抗真菌薬、抗ウイルス薬などを用います。

原因疾患が特定できない場合は、ステロイド薬を使います。

最近では、原因を特定するための診断的硝子体手術や、混濁を手術によって除去する方法なども行われています。

硝子体出血《しょうしたいしゅっけつ》

●硝子体の出血で視力が低下

受診する科 眼科

症状と特徴 さまざまな部位からの出血が硝子体腔《しょうしたいくう》の中にたまった状態をいいます。出血そのものは、ほとんどの場合短期間で止まりますが、硝子体の中に血液が入り込んでしまうと、血液が完全になくなるまでは数か月を要します。

硝子体に入り込んだ血液が光を阻害するので、最初は飛蚊症《ひぶんしょう》の症状として自覚症状が現れます。血液の量が多くなるにつれ、霧視《むし》、視力の低下などの症状が引き起こされます。

原因 網膜の血流が悪くなる**糖尿病網膜《とうにょうびょうもうまく》症《しょう》**（304頁）や**網膜中心静脈閉塞症《もうまくちゅうしんじょうみゃくへいそくしょう》**（309頁）などが起こると、網膜の栄養を補おうとさまざまな場所に血管が新たに生まれます。この血管が破れることにより硝子体の出血が起こります。

また、硝子体と網膜が強く癒着しているために、網膜が破れ、網膜裂孔剥離《れっこうはくり》を起こすことによっても出血します。

後部硝子体剥離、加齢黄斑変性（症）、網膜細動脈瘤《りゅう》などによる網膜下の出血や、くも膜下出血が硝子体腔に回ることによる出血などもあります。

治療 安静が第一です。硝子体出血の原因を探り、その原因となる疾患の治療と並行して硝子体出血の治療を行います。

出血が自然に吸収されるのを待つこともありますが、網膜剥離の可能性が高い場合は、硝子体切除術を早期に行い、出血を取り除きます。糖尿病網膜症の場合は、レーザー治療を徹底的に行います。

治療が遅れると失明に至る危険性もあるため、速やかな治療が大切です。

中心性脈絡網膜症《ちゅうしんせいみゃくらくもうまくしょう》

●中年男性に多くみられる病気

受診する科 眼科

症状と特徴 網膜の中心部にあり、ものを見るのにもっとも大切な部位であるとされる黄斑部《おうはんぶ》に、脈絡膜から漏れ出た漿液《しょうえき》がたまり、その結果、網膜が浮き上がって腫《は》れる病気です。**中心性漿液性脈絡網膜症《ちゅうしんせいしょうえきせいみゃくらくもうまくしょう》**ともいいます。

中年男性に多くみられ、中心部が見えなくなるなどの軽い視力障害をともないます。多くは数か月で治りますが、変視症を残すこともあり、しばしば再発します。

原因 原因は明らかではありませんが、過労や精神的ストレスが発症のきっかけになることが多いといわれます。

治療 黄斑部の腫れを引かせる内服薬を使用すると、数か月で治ります。

いちど引いた腫れが再発を繰り返すときや腫れがひどいときは、レーザー光線を照射して漿液が漏れている部分を固め、漏れないようにします。

網膜中心静脈閉塞症《もうまくちゅうしんじょうみゃくへいそくしょう》

●網膜の静脈がふさがる病気

受診する科 眼科

症状と特徴 網膜に酸素や栄養を補給した血液は網膜静脈を通って網膜中心静脈に集められ、眼球の外に出ていきますが、この静脈の内腔《ないくう》がさまざまな原因により閉塞し、網膜の血管から血液があふれ出る症状です。

小さな閉塞のときは自覚症状がありませんが、大きな枝部や幹部が詰まると、黄斑部《おうはんぶ》が障害され、全体に暗く見え、視力も低下します。

原因 動脈硬化を起こしている場合はその近くを通る静脈が詰まりやすくなります。また、糖尿病など血液の固まりやすい病気や、静脈の炎症でも起こります。

治療 早期には血栓《けっせん》を溶かす薬を用いて、血液の流れを回復させます。黄斑が腫《は》れているときは、ステロイドを用います。障害された部分が広範にわたる場合は、レーザー光線を照射したり、硝子体《しょうしたい》の切除手術を行うことがあります。

網膜中心動脈閉塞症《もうまくちゅうしんどうみゃくへいそくしょう》

●一刻も早い治療が必要

受診する科 眼科

症状と特徴 網膜に血液や酸素を送り込む動脈である網膜中心動脈が詰まって（閉塞して）血液が流れなくなると、突然視界が真っ暗になり、何も見えなくなります。目の痛みはあまりなく、多くは片方の目のみに起こります。視界が暗くなってもしばらくすると治り、また暗くなるという症状を経て、本格的に発症する場合もあります。

網膜中心動脈が詰まったら、一刻も早い治療が必要です。詰まっている時間が長いほど、視力の回復が難しくなります。

原因 動脈硬化症、高血圧症、心臓弁膜症、糖尿病、膠原病《こうげんびょう》の人やピルを服用している人は、網膜中心動脈閉塞症を発症する率が高くなります。

治療 血流を回復させるために、血管拡張薬、血栓《けっせん》溶解薬、ステロイドなどを用います。角膜に針を刺して目の中の房水を排出することもあります。

色覚異常《しきかくいじょう》

●検査を行うまで気づかないことも

受診する科 眼科

症状と特徴 光の三原色といわれる赤、青、緑のそれぞれの波長が眼球から入り、網膜の奥にある視細胞である錐体《すいたい》細胞（明るいところで色を感じとる）と杆体《かんたい》細胞（暗いところで明暗を感じとる）が脳に伝え、それが識別されて目に感じる色となります。

この錐体細胞に異常があると、色の判別が通常とは異なるものになります。錐体細胞はL錐体、M錐体、S錐体に分けられ、このうちのどれに異常があるかで、見え方が変わります。

図3 網膜の構造

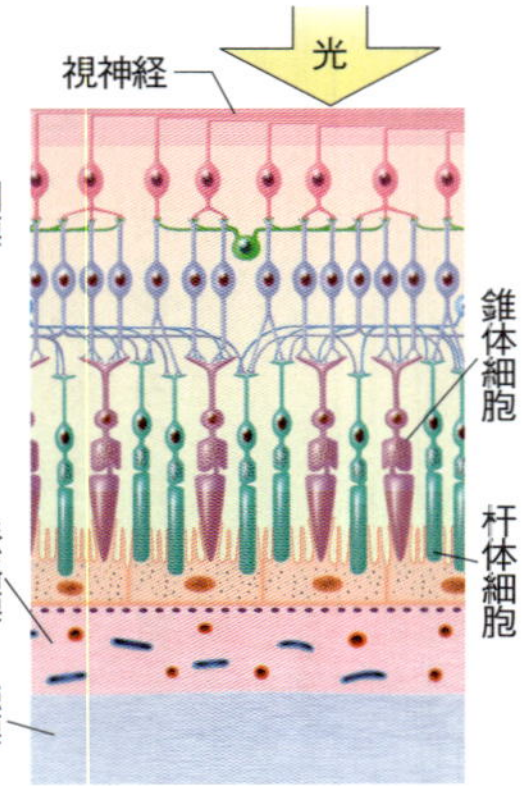

色弱《しきじゃく》などのことばは、２００５（平成17）年以降、色の区別がしにくい程度によって、異常三色型色覚、二色型色覚、一色型色覚の３つに分けられています。

◎**異常三色型色覚** 三色を感じることはできますが、その感じ方が通常とは異なり、区別しにくい色があります。

◎**二色型色覚** 三色のうち一色の区別がほとんどできません。

◎**一色型色覚** 色に対する感覚がまったくなく、白黒の映像のようにすべてが灰色に見えます。この場合は、視力もひじょうに悪くなります。

これとは別に、どの色が区別しにくいかにより次のように分類する方法もあります。

◎**第１色覚異常** 灰色と赤色の区別がしにくい。

◎**第２色覚異常** 灰色と緑色の区別がしにくい。

◎**第３色覚異常** 青色と黄色の区別がしにくい（青黄異常）。

色覚異常は日本では男性の20人に1人の割合で、女性の１０００人に４人の割合で存在するといわれ、数としては３００万人にのぼり、まれな病気ではありません。

先天的な色覚異常があっても、その程度が軽い場合は、生まれたときからその色の世界しか見ていないため、検査を行うまで自分の異常にまったく気づかない場合もあります。

原因 ほとんどが先天的で、遺伝によるものですが、目の病気によって後天的に発症することもあります。

後天的な色覚異常の原因には、緑内障《りょくないしょう》、糖尿病網膜症、網膜剥離《はくり》、中心性漿液《しょうえき》性脈絡網膜症、網膜色素変性などの網膜の病気、また、視神経、大脳の病気や、強度の精神的ストレスなど心因性の原因、視覚中枢の老化などがあげられます。

治療 現在、色覚異常の治療法はありません。また、遠視や近視を矯正するような矯正用のめがねも存在しません。

ただ、色を健常な人のように感じるようにはできませんが、色の識別を補助してくれる特殊なめがねはつくられています。しかし、めがねをかけることで、めがねをかけていないときには識別できたものが識別できなくなる場合もあります。

加齢黄斑変性《かれいおうはんへんせい》（症《しょう》）

●重い視力障害を起こすことがある

受診する科 眼科

症状と特徴 ものが歪《ゆが》んで見える、左右で大きさが違って見えるなどの症状から始まり、徐々に視力が低下し、見ようとする範囲の中心部が見えなくなります。進行すると見にくい範囲が広がり、重症の視力低下となり、失明に至ることもあります。

網膜の中心にあり、ものを見るのにもっとも重要な部位である黄斑に異常（変性）が起こる病気で、多くは50歳以上の男性に発症します。

写真2 加齢黄斑変性（症）

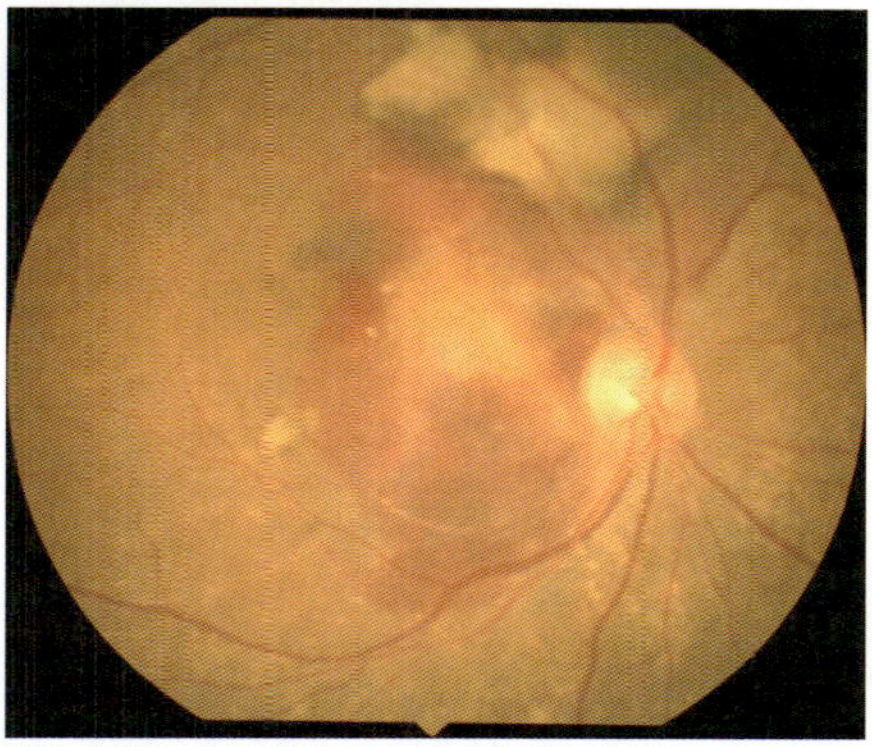

新生血管からの出血により中心部がにじんで見える。

加齢黄斑変性は、加齢によって黄斑の細胞が死んでいく**萎縮型**《いしゅくがた》と、網膜の下の脈絡膜にできた血管によって起こる**滲出型**《しんしゅつがた》に分けられます。世界的には萎縮型が多いのですが、日本では滲出型の割合が多くなっています。

萎縮型は症状の進行が緩やかですが、滲出型は急激な視力低下を起こし、回復することはないとされています。

原因 萎縮型は加齢にともなう黄斑の機能低下で、詳しい原因は不明です。

滲出型は黄斑の周辺に本来は必要のない新生血管とよばれる血管が発生して起こるものです。新生血管は通常の血管に比べてもろく、出血を起こしやすい特徴があります。視野の中心部を占める黄斑部に新生血管から血液が漏れ出すと、視力の低下やものが歪んで見える、視野が欠けるなどの症状を起こします。

治療 萎縮型の場合には進行が遅いため、とくに治療は行いません。ただし、滲出型へ移行する場合があるので、定期的な検査が必要です。

滲出型の場合、黄斑の中心部にある、直径0・2㎜ほどの**中心窩**《ちゅうしんか》とよばれる部分に新生血管が及ぶかどうかで治療法が変わります。

新生血管が中心窩に及んでいない場合は、レーザー光線を当てて破壊します。これによって症状は改善されますが、レーザー光線を当てられた部位に視野の欠損が起こります。

中心窩まで新生血管が伸びているときには、薬物療法と光線力学療法が行われます。

◎**薬物療法** 新生血管の増殖を抑える抗血管新生薬（抗VEGF《ブイイージーエフ》抗体）を眼球内に注射します。ただし、緑内障や心筋梗塞《こうそく》、脳梗塞がある場合には薬物が使えない場合があります。

◎**光線力学療法** 光に対して感受性の高まる薬を点滴し、弱いレーザー光線を新生血管に当てます。新生血管はより多くの薬を取り込むために、黄斑など正常な部位にはダメージを与えずに新生血管のみを破壊することができます。

白内障《はくないしょう》

●手術によって視力低下を止める

受診する科 眼科

症状と特徴 人の目をカメラにたとえると、カメラのレンズに相当するのが**水晶体**です。白内障は、この水晶体が濁ることによって光がよく通らなくなり、結果的に視力が低下する病気です。

初期は目の前にいる人がかすんで見えたり、まぶしくて明るいところで見えにくかったり、二重三重に見えたり、老視なのに一時的に近くがよく見えるようになったりします。薄曇りの日や薄暗い室内のほうがものがよく見えるというのも特徴です。

原因 白内障の種類は、原因から以下のものに分類されます。

◎**加齢白内障（老人性白内障）** 白内障のなかでもっとも多いのがこのタイプです。

早い人では40歳代から現れ始め、60歳以上の男女には程度の差こそあれ白内障の症状がみられます。

長年、紫外線を受け続けることにより、水晶体のたんぱく分子が大きくなり、水に溶ける性質を失ったために水晶体が濁るといわれます。また、たんぱく質のアミノ酸の一部が分解され、水晶体が黄色く着色されることによっても濁ります。

加齢で白髪になったり、皮膚にしみができるのと同じような現象と考えられます。

◎**先天白内障** 生まれつき、または生まれてまもなく発症する白内障です。そのまま水晶体の濁りが進行しない場合と、濁りがひどくなっていく場合があります。

濁りが瞳《ひとみ》の周辺部にある場合や、濁りの程度が軽度の場合は治療の必要がありませんが、濁りがひどい場合は、早期に手術し水晶体を除去する必要があります。

眼球が通常より小さい小眼球や、無意識に眼球が動く**眼球震盪**《しんとう》をともなうこともあります。

遺伝性の病気の影響、ダウン症候群などの染色体異常や、母体が妊娠中に風疹《ふうしん》やヘルペス、サイトメガロウイルス、トキソプラズマなどに感染していた場合や、代謝異常、他の目の病気を併発しているなどの原因が考えられます。しかし、先天性白内障の30～50％は原因を解明できていません。

◎**糖尿病**《とうにょうびょう》**白内障** 糖尿病があると、白内障にかかりやすく、進行しやすくなります。糖尿病の人に特有の高血糖からくる、ブドウ糖をソルビトールへと変化させるポリオール代謝経路の亢進《こうしん》、酸化ストレス、終末糖化産物の蓄積などによって水晶体が濁ると考えられていますが、詳しいことはわかりません。

◎**ステロイド白内障** 病気の治療のために、ステロイド薬を長期に使用していたことが原因で起こることがあるといわれます。

◎**外傷性白内障** 鈍い痛みをともなう外傷、鋭い痛みをともなうような外傷、そして水晶体の位置がずれる水晶体脱臼《だっきゅう》によっても起こります。バドミントンのシャトルや卓球の球などが目に当たったときの外傷が多いようです。

外傷を受けてから10年後ぐらいに発症することもあり、視力の衰えなどの自覚症状がでてきます。

◎**併発白内障** ぶどう膜炎、緑内障、網膜色素変性症、硝子体《しょうしたい》出血、虹彩《こうさい》毛様体炎などに併発して起こる白内障です。

治療　白内障の治療は、まず水晶体の濁りの進行を遅らせる点眼薬や内服薬を使用します。この方法は、進行した白内障を軽減したり、治癒するものではありません。

点眼薬には、水晶体の主成分であるたんぱく質の代謝を改善させる効果がありますが、結膜の充血などの副作用もあります。

進行した白内障では手術を行います。近年は、比較的安全に手術が行われるようになったため、進行の度合いが中程度未満で、からだの状態がよい場合には、日帰りでの手術も可能になっていますが、一般的には3～4日入院して手術を行います。

手術を嫌って完全に見えなくなるまで白内障を放置しておくと、ときに**緑内障**（314頁）を合併することもありますので、眼科医と相談して手術の時期を決めることが大切です。

手術は約3㎜の穴を開け、超音波を用いて水晶体の中身を吸い出してしまう超音波水晶体乳化吸引術が主流です。その後、残した水晶体嚢《のう》という薄いセロファンのようなカプセルの中に、**眼内レンズ**（人工水晶体）を挿入します。

白内障が進行してかたくなった水晶体核は、超音波での粉砕が難しいことが多く、水晶体核をまるごと摘出する嚢外摘出法を用いることもあります。摘出後は眼内レンズを眼球壁に縫い着けます（縫着術）。

手術は局所麻酔で行われ、傷口も小さく比較的安全な方法が確立していますが、手術後は、目が充血したり、目がごろごろする、涙が出る、目がかすむなどの症状が出ることがあります。

色調の違和感やまぶしさを感じることもあり、その際には、色つきのめがねをかけて調整することが勧められます。

白内障の手術をして数か月または数年後に、視界が濁り、まぶしさや目のかすみを感じることがあります。これは白内障の再発に似た現象で**後発白内障**といわれるものです。白内障の手術時に残った水晶体の上皮細胞が手術後に増殖して、水晶体の後嚢が濁ってしまうために起こります。眼内レンズは濁らないので、レーザー光線で濁った部分を切開すると、再びよく見えるようになります。簡単な処置ですので、すぐに病院に行くことが勧められます。

眼内《がんない》レンズの仕組み

■白内障手術に使用する

眼内レンズの開発により、白内障手術を受ければ、白内障が起こる前とほぼ同じように見えるようになりました。眼内レンズは直径6㎜ほどでアクリルやシリコン素材でき、レンズを固定する支持部とよばれる2本の脚がついています。

眼内レンズはいちど手術して移植すると、交換する必要がありません。

■レンズの種類

最近は、遠近両用の多焦点レンズや、自然な色に近い見え方になる着色レンズなどがあります。

多焦点レンズは、手術後のめがねの必要性を減らしますが、人によってはその効果が感じられない場合があります。新しい多焦点レンズと取り替える場合は、保険外診療となります。また、コントラスト感度が低下する欠点があり、小さな文字を読むときは老眼鏡が必要となりますので、レンズ選びは医師と相談して慎重に行いましょう。

緑内障《りょくないしょう》

定期健診が発見の決め手

受診する科 眼科

症状と特徴 40歳前後から発症する頻度が増えます。ごく最近の調査では、失明の原因の1位となっており、日本では40歳以上の5・0％が緑内障にかかっていると推定されます。

かなり進行するまで自覚症状がないのがこの病気の特徴です。急性のものを除いては、視野がゆっくりと狭くなっていきます。早期発見、早期治療が大切です。

図4　房水の経路

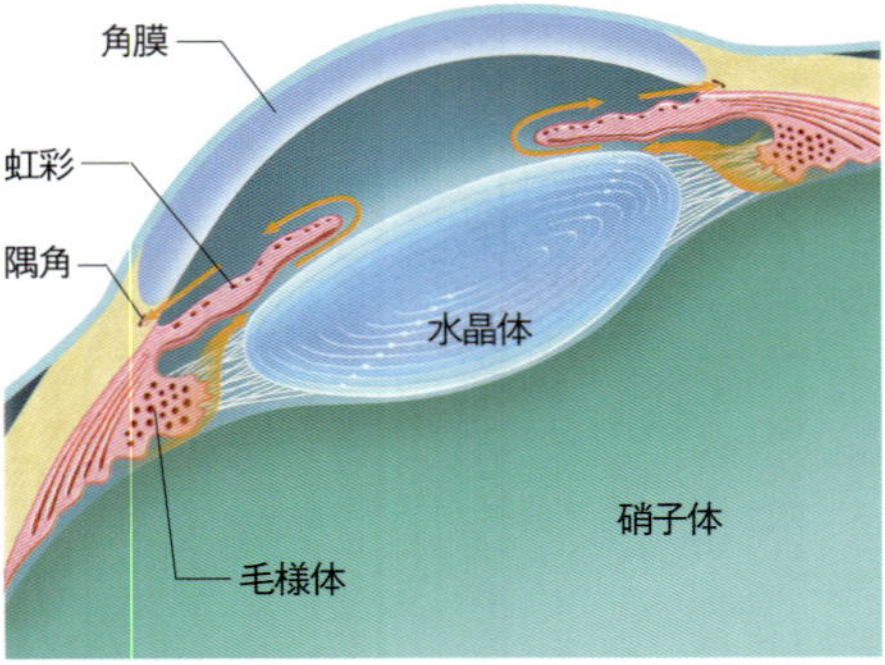

毛様体で産生された房水は虹彩を経て隅角から排出される。

緑内障かどうかをみる自己チェック方法として、片方の目だけで見たとき、正面の上下や鼻側の視野が狭くなっているかどうかがひとつの目安です。

緑内障には以下のものがあります。

閉塞性《へいそくせい》隅角《ぐうかく》緑内障《りょくないしょう》

症状と特徴 初期にはほとんど症状がなく、少しずつ視野が欠けていきます。日本人女性に多い傾向があります。

急性閉塞性隅角緑内障（**急性緑内障発作**《きゅうせいりょくないしょうほっさ》）では、眼圧が急激に上昇し、頭痛、激しい眼痛、吐き気、嘔吐《おうと》が起こります。結膜が赤く充血し、角膜が浮腫《ふしゅ》（むくみ）のために濁り、青っぽく見えることもあります。瞳孔《どうこう》が開き、視力も低下します。内科の病気としばしば間違われますが、処置が遅れると数日で失明することもあります。

原因 房水の出口である隅角が目詰まりし、眼圧が上昇することで起こります。

薬（かぜ薬、抗不安薬、腸管の運動を止める薬など）で瞳孔が開くことや、白内障の進行が誘因となる場合もあります。

治療 急性のものは、高浸透圧薬によって眼圧を下げ、房水の流れが隅角で遮断されているのを解除します。そして、虹彩《こうさい》に穴をあけるか小さく切除するか、水晶体の厚みを減らす手術を行います。

慢性は、開放隅角緑内障と同じ治療です。

開放《かいほう》隅角《ぐうかく》緑内障《りょくないしょう》

症状と特徴 初期には自覚症状がありませんが、進行するにつれて、目が疲れやすい、目がかすむなどの症状が出て、視力が低下していきます。自覚症状が眼精疲労や老視と間違われやすいので、定期的に眼科で診断を受けることが大切です。とくに緑内障の親族がいる人は、かかりやすいので注意が必要です。

原因 線維柱帯《せんいちゅうたい》が目詰まりを起こし、房水が排出されなくなるため、眼圧が上がり、視神経が障害されて発症します。

治療 眼圧を低くするために、眼圧下降薬を点眼します。これによって効果がみられなければ、炭酸脱水酵素阻害薬の内服も併用します。

まだ効果がなければ、レーザー光線で隅角の排出路を修復する治療や、眼球に小さな穴をあけて、眼内の房水を眼外の結膜下に流し、眼圧の調整を図る方法もあります。

高《こう》眼《がん》圧《あつ》症《しょう》

症状と特徴 眼圧が正常な平均値の上限（およそ21㎜Hg）を上回るのに緑内障の症状を起こさない状態を高眼圧症といいます。

40歳以上の日本人の約1・4%がこの症状をもっていると推定されます。

自覚症状はありませんが、高眼圧症の人にも緑内障に移行する人と移行しない人がいます。しかし、予備群であることは確かです。

眼圧は1日のうちでも変動があり、1回計っただけで診断することはできません。日を変えて測定することも必要です。緑内障は気づいたときには遅い、ということもある病気ですから、こまめな検診で、治療が必要になる時期を見逃さないようにすることが大切です。

治療 眼圧や眼底の検査を定期的に行うことが重要です。眼圧が22～25㎜ならそのままようすをみます。眼圧30㎜以上は、開放隅角緑内障と同じ治療を行います。

治療方法はまず、眼圧を低くするために、眼圧下降薬を点眼します。これによって効果がみられなければ、炭酸脱水酵素阻害薬の内服も併用します。

それでもまだ効果がなければ、レーザー光線で隅角の排出路を修復する治療や、眼球に小さな穴をあけて、眼内の房水を眼外の結膜下に流し、眼圧の調整を図る方法もあります。

正《せい》常《じょう》眼《がん》圧《あつ》緑《りょく》内《ない》障《しょう》

症状と特徴 眼圧が正常の範囲（1日のうちで、いつ計測しても21㎜を超えない）にありながら、視神経が障害され、緑内障と同じような視神経と視野の障害を起こすものをいいます。

日本人の全緑内障患者の6割がこのタイプの緑内障に相当し、40歳以上の発病率は3・6%にのぼります。

開放隅角緑内障と同じく、初期には自覚症状がなく、進行するにつれて、目が疲れやすい、目がかすむなどの症状が出てくるとともに視力が低下していきます。

また、眼底の線状に走る視神経周辺の出血が多いこと、**視野欠損**の起こる場所が視野の中心部で、上方に出ることが多いことも正常眼圧緑内障に特徴的です。

原因 眼圧が正常なのに緑内障の症状が起こる理由は、視神経の血液循環が悪いためです。

なぜ眼圧が正常で視神経の血液循環が悪くなるかというと、同じ数値の眼圧でも視神経に栄養を送る毛細血管が正常の眼圧に耐えられるかどうかに個人差があるからです。また、近視、遺伝の関与も示唆されています。

治療 開放隅角緑内障とほぼ同じ治療を行い、眼圧を低くするために、眼圧下降薬を点眼します。これによって効果がみられなければ、炭酸脱水酵素阻害薬の内服も併用します。

それでも効果がないときは、レーザー光線で隅角の排出路を修復する治療や、眼球に小さな穴をあけて、眼内の房水を眼外の結膜下に流し、眼圧のさらなる低下を図る方法をとります。

視《し》神経炎《しんけいえん》

視野の中心が暗くなる

受診する科 眼科

症状と特徴 目から入ってくる視覚情報を大脳に伝える視神経に炎症が起こることを視神経炎といいます。

初期には、目の奥の痛みや、目を動かしたときの痛みがあり、頭痛、目の圧迫痛、視野の中心部が暗かったり（**中心暗点**）、見えにくくなったりします。

原因 視神経乳頭が腫《は》れて起こることがあります（**視神経乳頭炎**）が、なぜそれが起こるのかは不明です。

また、目の障害だけでなく感覚障害や認知症をともなうこともある**球後視神経炎**《きゅうごししんけいえん》は、自己免疫疾患やウイルスが原因といわれます。副鼻腔《ふくびくう》炎や腫瘍《しゅよう》が原因で起こるものの、農薬やメチルアルコール、鉛、たばこなどで起こる視神経炎もあります。

治療 原因を明らかにし、原因疾患を治療するとともに、ステロイド薬、ビタミンB_{12}などを使用します。

虚血性視神経症《きょけつせいししんけいしょう》

低下した視力が回復しなくなる

受診する科 眼科

症状と特徴 片方の目の視力が急速に悪くなり、そのまま視力が回復しなくなります。もう片方の目にも症状が現れることがあります。

55歳以上に多い病気ですが、若い人にも発症します。

原因 視神経に栄養を送る血管が詰まることがきっかけとなって起こります。その原因としては、高血圧、動脈硬化、糖尿病、心疾患、血液疾患などの慢性病が基盤にあって循環障害が起こったと考えられますが、その関連は明らかではありません。**巨細胞性動脈炎**《きょさいぼうせいどうみゃくえん》にともなって起こることもあります。

治療 ステロイド薬、血管拡張薬、ビタミンB_1、B_2剤などの内服がおもな治療ですが、再発することが多く、視力が完全に回復することは難しいとされます。原因疾患の治療も欠かせません。

視《し》神経《しんけい》萎縮《いしゅく》

緑内障が原因となることもある

受診する科 眼科

症状と特徴 視神経が障害され、視神経が萎縮してしまうことをいいます。萎縮の程度によって、視力が低下し、視野が障害されます。末梢《まっしょう》神経は再生することができますが、視神経の場合、いったん障害されると元に戻りません。

原因 視神経炎や虚血性視神経症など視神経の病気の末期や栄養障害、メチルアルコールやエタンブトール、有機溶剤、有機リン農薬などの薬物中毒、緑内障、外傷などが原因で起こります。

外傷や薬物使用をきっかけに発症することの多い**レーバー遺伝性視神経症**（**レーバー病**、**レーベル病**ともいう）が原因となる場合もあります。これは10～30歳代の男性に発症する遺伝性の病気で、指定難病です。

治療 視神経萎縮になってしまったら治療法はありません。前段階のうちに治療することが大切です。

眼窩腫瘍《がんかしゅよう》

●眼球のくぼみにできる腫瘍

受診する科 眼科

症状と特徴 眼球のくぼみ（眼窩）に生じる腫瘍の総称です。悪性のものには、涙腺《るいせん》がん、悪性リンパ腫などがあり、良性腫瘍には、血管腫《けっかんしゅ》、神経腫瘍などがあります。こどもに発症するものには、皮様嚢腫《ひようのうしゅ》、リンパ管腫、黄紋筋肉腫《おうもんきんにくしゅ》などがあります。

自覚症状としては、目が飛び出してきたり、まぶたが腫《は》れたり、ものが二重に見えたり、眼痛があったりします。

原因 明らかではありません。

治療 ステロイド、放射線照射、抗がん剤を用います。眼窩内容とともに、眼球を除去する手術を行うこともあります。

眼窩蜂巣炎《がんかほうそうえん》（蜂窩織炎《ほうかしきえん》）

●副鼻腔炎から発症することもある

受診する科 眼科

症状と特徴 眼球のくぼみに炎症を起こすことをいいます。結膜の腫《は》れ、角膜の充血、まぶたの腫れ、まぶたの下垂、視力低下や、眼球が飛び出したり、眼球を動かすと痛いなどの目の症状のほか、全身の倦怠《けんたい》や発熱、吐き気を感じることもあります。

原因 副鼻腔炎《ふくびくうえん》（330頁）など目に接する部位の炎症が波及して起こすことが多いようです。高齢者では真菌の感染によって発症することもあります。

治療 原因となっている病気を治療するとともに、抗菌薬を点滴したり、皮膚を切開して膿《うみ》を出すこともあります。

図5　視神経の構造

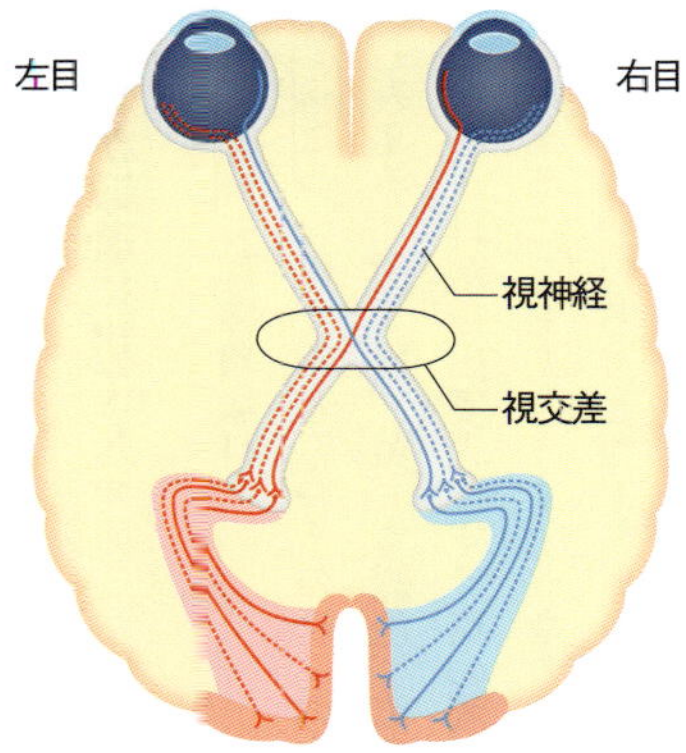

右側の情報は右視覚野へ、左側の情報は左視覚野へ送られ統合される。

眼球突出《がんきゅうとっしゅつ》

眼球が飛び出したような状態になることを眼球突出といいます。

目の病気以外では、甲状腺《こうじょうせん》の病気で眼《がん》窩内の組織が腫《は》れ、眼球突出が起こることが知られています（**甲状腺眼症**《こうじょうせんがんしょう》）。

目の病気で眼球が突出することが多いのは眼窩腫瘍《がんかしゅよう》、炎症性の線維組織が眼窩にたまって眼球を押し出す**眼窩炎性偽腫瘍**《がんかえんせいぎしゅよう》が代表的です。この状態が長く続くと、角膜が乾きやすくなるため、感染症を起こしやすく、視神経が圧迫されて視力障害を起こすこともあり、注意が必要です。

眼窩腫瘍によるものは、片側の目のみに起こることが多く、眼窩炎性偽腫瘍によるものは、片側の目も両目もあります。

両目に発症することが多いのは甲状腺の病気によるものですが、病気を治療しても眼球突出は治らないことがあります。

強度の近視で目が突出してみえることがありますが、これは病的な眼球突出ではありません。

〈耳〉

外耳道炎《がいじどうえん》

●耳掃除がきっかけのことが多い

受診する科 耳鼻咽喉科

症状と特徴 外耳道は、耳の入り口から鼓膜の外側までを指します。外耳道全体に炎症が起こるものを**びまん性外耳道炎**、範囲の限られたものを**限局性外耳道炎**といいます。まれに、糖尿病や白血病などの全身疾患の合併症として、外耳だけでなく頭蓋《ずがい》内まで侵入する悪性外耳道炎もあります。

耳の痛み（とくに耳たぶを引っ張ると痛みます）、かゆみ、灼熱感《しゃくねつかん》、耳だれ、耳閉感、耳鳴り、難聴などの症状がみられます。いずれも炎症が治まれば症状は消えます。

原因 大半は耳掃除の際、耳かきや爪などで引っかき傷をつくり、そこから細菌が感染して炎症を起こしたものです。

治療 多くの場合は放置しておいても自然に治ります。耳鼻咽喉科《じびいんこうか》では、外耳の消毒および抗菌薬とステロイド薬の配合された軟膏《なんこう》を処方します。

耳真菌症《みみしんきんしょう》

●耳垢が顕著に出てくる

受診する科 耳鼻咽喉科

症状と特徴 一見するとふつうの耳垢《じこう》のようにもみえる、白、黒、黄、青緑色、膜状などのものが耳から出てきます。粉の膜のようにみえることもあります。かなり大きなものもあり、いちどとっても、1〜2か月くらいでまた同じものが出てきます。

悪化すると、鼓膜が膜状のものにすっかり覆われてしまうため、耳閉感、難聴などの症状も現れます。

軽く刺激するとかゆみが起こり、強く刺激すると痛みを感じます。

原因 アスペルギルス、カンジダなどの真菌が感染して起こります。

抗菌点耳薬や局所ステロイド点耳薬、軟《なん》膏《こう》などを長期間使用していた場合に起こることがあります。

治療 真菌の種類を確定します。そのうえで、生理食塩水などで外耳道を洗浄し、乾燥させ、抗真菌薬を処方します。

耳垢栓塞《じこうせんそく》

●耳垢によって難聴が起こる

受診する科 耳鼻咽喉科

症状と特徴 耳垢は、軟骨部外耳道（成人では外耳道の外側3分の1、乳児ではほぼ全部）に、耳垢腺《せん》や皮脂腺《ひしせん》からの分泌物や、ふけ、ほこり、はがれた皮膚の表皮などがたまって、固まったものです。

これが外耳道をふさいでしまうと、耳の聞こえが悪くなったり、難聴になったりします。また、放置すると、外耳道炎《がいじどうえん》を合併し、痛みが出てくることがあります。

原因 耳かきで耳垢を奥に押し込んでしまう場合や、水泳や洗髪の際に耳に侵入した水分によって耳垢が膨れ上がり外耳をふさぐ場合もあります。

治療 耳垢水（重曹《じゅうそう》、グリセリン、蒸留水を合わせたもの）を耳に流しこみ、耳垢をやわらかくしてから取り出すか、流し出すかします。耳垢のできやすい人は、定期的に耳鼻咽喉科《じびいんこうか》で耳垢をとってもらうとよいでしょう。

耳性帯状疱疹《じせいたいじょうほうしん》(耳《みみ》ヘルペス)

●顔面神経麻痺をともなう疱疹

受診する科 耳鼻咽喉科

症状と特徴 耳の周辺に違和感や鈍痛が現れ、その数日後に、耳たぶや外耳道の周辺、とくに神経走行に一致する帯状の紅斑《こうはん》をともなう小さな水ぶくれがみられるようになります。

激しい耳の痛みというかたちで起こる神経痛のほか、顔面神経麻痺《まひ》や難聴、めまいなどの内耳障害も特徴です。この際のめまいは、数日から数週間続きます。

さらに症状が進むと、ものを飲み込むときの痛みが生じます。水ぶくれがなくなっても、この痛みは残ることがあります。

また顔面神経は、耳の中を屈曲して通っているため、ウイルスが顔面神経に感染した場合、一時的に、もしくは恒久的に麻痺する場合があります。麻痺には不全麻痺(わずかな麻痺が残る程度)と完全麻痺がありますが、回復後も病的共同運動(目を閉じようとすると、口元がひきつれるなど)を起こすことがあります。

別名を**ラムゼイ・ハント症候群**ともいいます。

原因 過去に**水ぼうそう**(812頁)にかかったとき、顔面神経の膝《しつ》神経節や前庭神経節、頸髄《けいずい》神経節などに潜伏していた**水痘《すいとう》帯状疱疹ウイルス**(VZV《ブイゼットブイ》)が再活性化することが原因で起こります。

VZVは、精神的・肉体的ストレスなどで免疫力や抵抗力が低下すると再活性化すると考えられています。

治療 アシクロビルなどの抗ウイルス薬と、顔面神経麻痺に対する抗炎症や抗浮腫《ふしゅ》のためにステロイドが用いられます。

痛みに対しては、消炎鎮痛薬のほか三叉《さんさ》神経痛治療に準じて、カルバマゼピンの内服や星状《せいじょう》神経節遮断の措置をとります。

鼓膜損傷《こまくそんしょう》

●自然に治ることもある

受診する科 耳鼻咽喉科

症状と特徴 なんらかの外的要因によって鼓膜が破れ、穴があく病気です。

穴が大きいほど耳の聞こえが悪くなり、耳の詰まった感じや痛み、耳出血を起こすこともあります。痛みは通常すぐに治まりますが、軽い難聴が残る場合もあります。

鼓膜の破れ目から細菌が入り中耳炎を起こすと、鼓膜の再生が悪くなるので注意が必要です。

原因 もっとも多いのは、耳かきなどで直接鼓膜が破られるケース(直接損傷)ですが、殴られたときの手のひらや、耳に当たったボールが耳の入り口をふさぎ、外耳道の気圧が急激に高くなると鼓膜が破れます(間接損傷)。耳元で爆音などを聞いたときにも、鼓膜が破れることがあります。

治療 鼓膜は、相当大きな穴でも中耳炎さえ起こさなければ、2~3週間で自然に閉じられることが多いようです。

間接損傷ではめったに感染を起こさないので抗菌薬は必要ありませんが、いずれの原因の場合も、穴が閉じるまでは耳に水を入れないように注意し、入浴時には耳栓《みみせん》を用います。感染を起こしたときは、抗菌薬を服用します。穴が閉じない場合には、鼓膜の再生手術を行います。

鼓膜炎《こまくえん》

● 原因不明の炎症性疾患

受診する科 耳鼻咽喉科

症状と特徴 鼓膜に炎症ができた状態をいいます。20～40歳代の女性に多く発症し、多くは片側だけに起こります。両耳に起こることはまれです。鼓膜に水ぶくれができる**水疱性鼓膜炎**《すいほうせいこまくえん》と肉芽《にくげ》やびらんの生じる**肉芽性鼓膜炎**があります。

水疱性鼓膜炎は、耳の痛みが激しく、耳だれはあまりありません。中耳炎を合併することがあり、その場合は難聴や発熱がみられます。耳鳴りがともなうときは注意が必要です。肉芽性鼓膜炎は、痛みは軽度ですが、耳だれが続きます。耳鳴りや難聴を感じる場合もあります。

原因 ウイルスや細菌の感染が疑われていますが、明らかではありません。

治療 一般的には、抗菌薬、消炎鎮痛薬の内服で治療します。

水疱性の場合は、痛みを緩和するために水ぶくれをつぶすことがあります。

難聴が起こった場合は、ステロイド、ビタミン薬、循環改善薬などを用います。

肉芽性の場合は、抗菌薬を耳に点じたり、顔を横に倒し、点耳薬を浸透させる耳浴などの方法で処方します。

慢性化すると、肉芽を切除したり、トリクロリールなどの薬剤で焼灼《しょうしゃく》したりします。難治性のことが多く、治癒には通常、数週間から数か月かかります。

症状を悪化させないために、かぜ症候群や咽頭炎《いんとうえん》、喉頭炎《こうとうえん》にかからないように十分に注意します。

図1　鼓膜と耳小骨

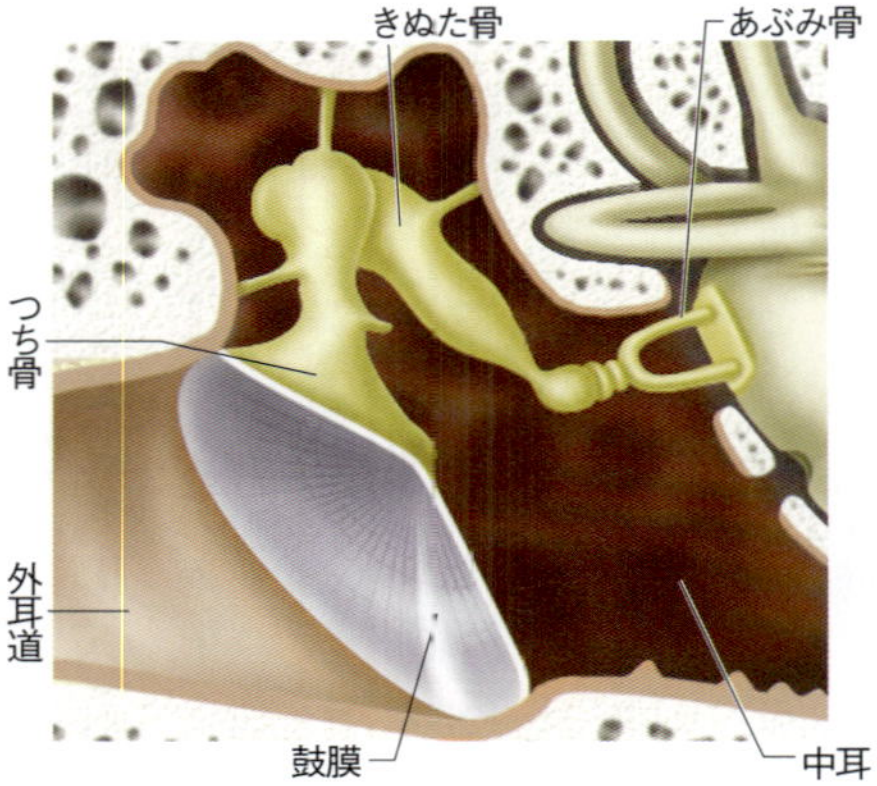

耳だれ（耳漏《じろう》）の原因

■外耳からの耳だれ

外耳では、補聴器、イヤホンなどの刺激で外耳道炎を起こし、そこから分泌液がしみ出ている場合があります。風呂《ふろ》上がりに綿棒で耳掃除をすることを習慣にしている人が、知らないうちに外耳を傷つけ、耳だれが出るようになるケースが多いようです。

■中耳からの耳だれ

乳児から学童期にかけて多くみられ、注意が必要なのは**急性中耳炎**や**慢性中耳炎**による耳だれです。中耳炎が悪化すると、中耳にたまった膿汁《のうじゅう》が鼓膜に穴をあけて、外に出てきて耳だれとなります。

真珠腫性中耳炎《しんじゅしゅせいちゅうじえん》の場合も、耳だれがみられます。骨を破壊し、回復の難しい難聴や、脳に合併症を起こす恐れがあります。

■鼓膜からの耳だれ

慢性鼓膜炎にも耳だれがみられます。

放置するとかゆみや痛みが続き、重篤な病気の引き金にもなりかねないので、早めの耳鼻咽喉科《じびいんこうか》の受診が肝要です。

中耳炎《ちゅうじえん》

● 中耳に炎症を起こす病気

✚受診する科 耳鼻咽喉科

症状と特徴 中耳に炎症を起こすことを総称して中耳炎といいます。

中耳炎でもっとも多く、一般的に中耳炎とよばれている**急性中耳炎**、鼓膜《こまく》に穴があき、閉じなくなった**慢性中耳炎**、中耳腔《ちゅうじくう》に膿《うみ》がたまる**滲出性《しんしゅつせい》中耳炎**、飛行機に乗ったときに耳が詰まったような感じがする**航空性中耳炎**があります。

原因も治療法もそれぞれ異なりますが、細菌やウイルスによることが多いようです。

急性中耳炎《きゅうせいちゅうじえん》

症状と特徴 通常はかぜ症候群や上気道炎の症状に続いて、鼻水、のどの痛み、咳《せき》がみられ、続いて耳の耳閉感や痛みといった症状が現れます。

乳幼児にはしばしば39℃以上の熱がみられます。

症状が悪化すると、鼓膜が炎症で脆弱化《ぜいじゃくか》し、中耳内にたまった膿汁《のうじゅう》の圧力によって鼓膜《こまく》に穴があきます。そこから耳だれが出てくると耳の痛みが軽快します。

しかし、痛みがなくなっても炎症は残っており、治療が不十分だと慢性化することがあります。

原因 インフルエンザ桿菌《かんきん》などの細菌が鼻腔《びくう》やのどから耳管を通って中耳腔内に侵入することによって起こります。

鼓膜に小さな穴があると、洗髪や水泳の際に外耳道から細菌が侵入して中耳炎になることもあります。

治療 通常は3日以内に自然に治癒しますが、治らない場合は抗菌薬を用い、耳だけでなく、鼻やのどの治療も同時に行います。鼻や耳の炎症が治まると、中耳炎も治る場合があります。

中耳内に膿汁がたまっているときは、鼓膜切開を行い、滲出性《しんしゅつせい》中耳炎になるのを予防しますが、一時的に耳の痛みが悪化することもあります。

慢性中耳炎《まんせいちゅうじえん》

症状と特徴 難聴と耳だれ（耳漏《じろう》）がみられます。

難聴は、鼓膜《こまく》の穴が拡大したり、耳小骨《じしょうこつ》が破壊されている場合や、炎症が内耳に及んだ場合、強度の難聴を引き起こします。

原因 急性中耳炎の治療が不完全で治っていなかった場合や、急性中耳炎を繰り返すうちに慢性中耳炎に移行することがあります。また、外傷によって鼓膜に穴があいた後に感染を起こすと、慢性中耳炎になることがあります。

治療 耳だれの除去、粘膜の消炎を目的に、耳の中の清掃や抗菌薬の点耳、顔を横に倒し、点耳薬を浸透させる耳浴などを行います。急に悪化したときは、抗菌薬を内服します。

手術には、鼓膜形成術と鼓室形成術のふたつがあります。

鼓膜形成術は、耳の後ろの皮膚から組織を採取し、生体糊《せいたいのり》（ヒト血液製剤）で穴をふさぎます。

鼓膜の穴が大きい場合や炎症が強い場合に行う鼓室形成術は、伝音連鎖の再建と鼓膜の形成を行います。高齢者の難聴改善にもかなりの率で成功しています。

滲出性中耳炎《しんしゅつせいちゅうじえん》

症状と特徴 おもな症状は難聴と耳が詰まる感じです。

乳幼児では軽度の難聴でも言語取得に影響するため、早めの治療が大切です。ただし自覚症状を訴えないので注意が必要です。

高齢者では、加齢による難聴と思い込み、治療せず放置することで悪化してしまうことが珍しくありません。

原因 乳幼児は耳管がまだ満足に形成されていないため、また高齢者では加齢のために、耳管の機能が十分ではなく、中耳圧が低下し、中耳粘膜から出る滲出液が中耳にたまるようになります。長期にわたると、粘性も出て、耳が聞こえにくくなります。

アレルギー性鼻炎、副鼻腔炎《ふくびくうえん》の後に発症することもありますが、**上咽頭《じょういんとう》がん**（678頁）の初発症状でもあります。

治療 原因となる病気があれば、それを治療します。粘膜の腫《は》れが原因の場合は抗炎症薬や抗ヒスタミン薬などを用います。

鼓膜《こまく》切開で滲出液を排出したり、鼓膜チューブを挿入したりする場合もあります。

航空性中耳炎《こうくうせいちゅうじえん》

症状と特徴 飛行機で上空を飛ぶ、高層ビルのエレベーターに乗る、高山をドライブするなどのときに、急激に中耳と外気圧のバランスが崩れ、激しい耳痛、難聴、耳鳴り、耳の詰まった感じなどを覚えることがあります。

顕微鏡で診断すると、鼓膜《こまく》の発赤《ほっせき》、血管拡張、陥没、中耳貯留液、耳管《じかん》の咽頭《いんとう》開口部に、むくみや発赤などがみられます。

原因 鼻の奥にある上咽頭の側面から中耳に抜ける管が耳管です。耳管は通常、中耳と外気圧の圧力をほぼ同じにしていますが、アデノイド肥大や上気道炎がある状態で気圧の変化に遭遇すると、中耳の圧調整障害が起こり、さまざまな症状が出ます。

治療 飛行機の搭乗前に、点鼻薬や抗ヒスタミン薬を用いたり、事前に耳管周囲の浮腫《ふしゅ》をとるなどの方法で予防できます。

あくびや唾液《だえき》を飲み込むと耳管が開放されるので圧差を解消できます。重症の場合は、耳管通気や鼓膜切開を行うこともあります。

耳痛《じつう》

■**耳以外に原因がある場合**

耳痛は耳に障害があるために起こるとは限りません。歯や歯周、噛《か》み合わせに問題があるときも耳が痛くなることがあります。

顎関節症《がくかんせつしょう》、急性扁桃炎《へんとうえん》や扁桃周囲膿瘍《のうよう》、口蓋扁桃《こうがいへんとう》摘出手術後、急性上咽頭炎《じょういんとうえん》、三叉《さんさ》神経痛、副鼻腔炎《ふくびくうえん》、急性耳下腺炎《じかせんえん》および、首や肩の強度のこりから耳痛を起こす場合もあります。

嫌な話をむりして毎日聞き続けるなど精神的な問題で痛くなることもあります。

■**耳に原因がある場合**

外耳の病気には、水疱性《すいほうせい》鼓膜炎《こまくえん》やびまん性外耳炎、耳性帯状疱疹《たいじょうほうしん》、外耳道真珠腫《がいじどうしんじゅしゅ》、悪性外耳炎、耳真菌症、軟骨膜炎があります。外傷、耳垢《じこう》や異物が詰まることによる痛みもあります。

中耳や乳様突起《にゅうようとっき》の病気には、急性気圧性中耳炎、急性耳管閉塞《じかんへいそく》、急性乳様突起炎、急性中耳炎、慢性中耳炎、手術後の痛み、外傷などがあります。

耳管狭窄症《じかんきょうさくしょう》

耳への通気が悪くなり起こる

受診する科 耳鼻咽喉科

症状と特徴 耳が詰まる感じがしたり自分の声が響いたりします。軽い難聴や**滲出性《しんしゅつせい》中耳炎《ちゅうじえん》**（322頁）になることもあります。

かぜや鼻炎、副鼻腔炎《ふくびくうえん》、上咽頭《じょういんとう》がんなどがあるときに起こりやすくなります。

こどもでは、咽頭扁桃肥大症《いんとうへんとうひだいしょう》や口蓋裂《こうがいれつ》があるとかかりやすい傾向があります。

原因 鼓膜の内側（中耳腔）と外耳側の気圧を同じにするはたらきが悪くなることで、中耳側の気圧が下がり、鼓膜が奥に引き込まれることで起こります。

治療 原因となっている炎症をまず治します。その後、通気療法で中耳腔に空気を送り込みます。

こどもは耳管がやわらかいため、鼻すすりでも耳管がふさがります。鼻すすりをする癖をつけないようにしましょう。

かぜが治らないうちは飛行機に乗らないことなどで予防できます。

図2　耳管の位置

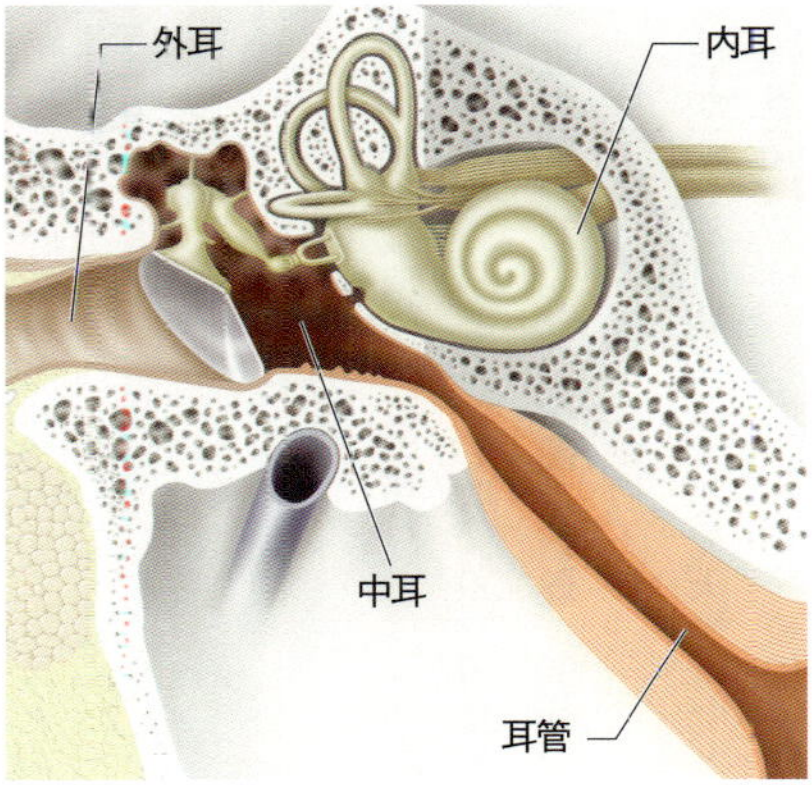

聴神経腫瘍《ちょうしんけいしゅよう》

原因不明だが一部は遺伝も

受診する科 耳鼻咽喉科

症状と特徴 初期症状として、難聴や耳鳴りがあります。電話の声が聞き取りにくい、よく聞こえるほうの耳を突き出して聞くなどがみられます。めまいが強くなってから受診する人がほとんどです。

腫瘍はMRI《エムアールアイ》検査でもっとも発見しやすく、腫瘍が大きくなると三叉《さんさ》神経や顔面神経を障害して、顔面のしびれや麻痺《まひ》を引き起こします。また、ものが二重に見えたり、まっすぐ歩けない、食事や飲み物でむせる、声が低くなるなどの症状もあります。

ほとんどは良性腫瘍ですが、まれに脳脊《のうせき》髄液《ずいえき》の流れを阻害し、**水頭症《すいとうしょう》**（266頁）を併発して頭痛、吐き気を起こすこともあります。

さらに、腫瘍が成長して脳を圧迫するようになると、意識障害や呼吸障害なども現れます。

原因 明らかではありません。両耳に腫瘍ができる神経線維腫症Ⅱ型は、遺伝的要因が関与するといわれます。

治療 MRI検査を繰り返しながらようすをみる場合もありますが、手術による腫瘍の摘出が一般的です。ガンマナイフやサイバーナイフなどの放射線治療や分割照射を行うこともあります。

腫瘍の大きさが3㎝以上の場合は手術による切除が行われます。手術は、腫瘍を完璧に取り除きながら、顔面神経を損なわず、聴覚を悪化させずに行うことがポイントになります。一般的に術後、耳鳴りが残ることは避けられないといわれています。

難聴《なんちょう》

● 聴覚検査が重要

受診する科 耳鼻咽喉科

症状と特徴 難聴は純音聴力検査で測定し、平均聴力20dbまでを正常、50～70dbを**中等度難聴**、71～90dbを**高度難聴**、90db以上の場合を**聾**《ろう》と診断します。

難聴が起こる時期によって**先天性難聴**と**後天性難聴**に分けられますが、後天性難聴には一時的なものと、治らないものがあります。難聴といっても、高音が聞きにくいもの、低音が聞きにくいもの、母音が聞けても子音が聞きにくいものなど、原因によってさまざまです。

また、原因が解明できない難聴も数多く存在します。

突発性難聴《とっぱつせいなんちょう》

症状と特徴 突然聞こえが悪くなります。耳が詰まった感じや耳鳴り、めまい、ふらつき、ときに吐き気を感じることもあります。40～50歳代に多いですが、こどもや高齢者にもみられます。

原因 不明です。ストレス、疲労、内耳の循環不全、ウイルス感染の関与が疑われています。

治療 薬剤治療としては、ステロイド薬、循環改善薬、代謝賦活《ふかつ》薬、ビタミン薬などが用いられます。

星状《せいじょう》神経節の神経ブロックや高気圧酸素療法なども行われます。

早期治療ほど効果が高く、発生から2週間以上経っている場合は、聴覚の改善が難しくなります。心身の疲労を避け、入院治療するのが一般的です。

通常、再発の心配はありません。

薬剤性難聴《やくざいせいなんちょう》

症状と特徴 治療用の薬剤によって内耳に障害が起こり、耳鳴りに続いて耳の聞こえが悪くなります。

前庭と三半規管に障害があるときは、めまいやふらつき、吐き気、頭痛などが起こります。両側が障害された場合は、歩行時に風景がぶれ、歩行障害が起こります。

原因 難聴を起こす薬剤には、抗菌薬（ストレプトマイシン、カナマイシン、ゲンタマイシンなど）、利尿薬（フロセミド）、抗がん剤（シスプラチン）があります。

蝸牛《かぎゅう》に障害を起こすのは、ジヒドロストレプトマイシン、カナマイシン、おもに前庭と三半規管に障害を起こすものは、硫酸ストレプトマイシンです。通常は両側の耳に同時に起こります。

治療 原因となっている薬剤の使用を中止します。薬剤による治療を行っても、多くの場合効果がみられません。

騒音性難聴《そうおんせいなんちょう》

症状と特徴 騒音に長時間、繰り返しさらされることによって耳鳴りを感じるようになり、しだいに会話の音域の声が聞こえにくくなることに気づくことがほとんどです。

初期には多くの場合、４０００Hzの高い音が聞こえにくくなりますが、進行すると広い周波数の範囲で聴力が低下します。1度の大きな音で急激に聴力が落ちることを**音響外傷**または**急性音響性難聴**といいます。

また、高い周波数の音ほど耳はダメージを受けやすくなります。高い音の多い音楽を、大音量で長時間ヘッドホンで聞くことによって起こる**ヘッドホン難聴**が近年増えています。

原因 音の振動によって蝸牛《かぎゅう》の血流が滞ったり、感覚細胞の一部が脱落して起こります。

治療 感覚細胞は再生できません。このタイプの難聴の回復は難しく、騒音のある場所での作業が必要なときは、耳栓《みみせん》や耳あてをして耳を保護すること、耳を休ませる時間をもつことが大切です。

図3　内耳

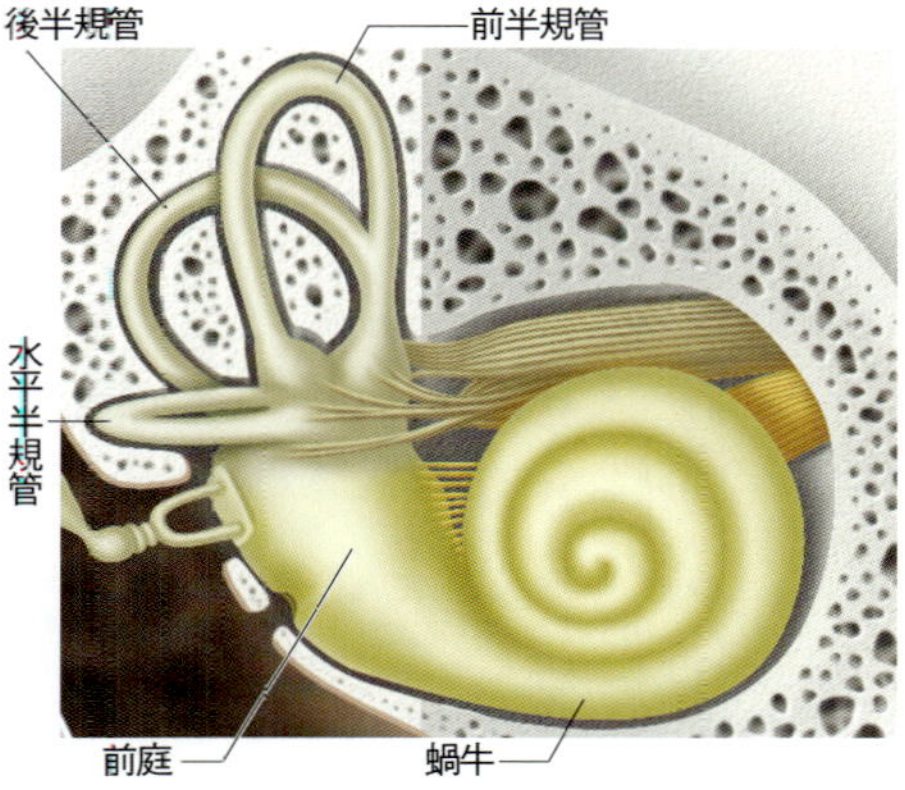

老人性難聴《ろうじんせいなんちょう》

症状と特徴 加齢にともない、耳が聞こえにくくなることをいいます。最初は高音域が聞こえにくくなり、会話音域を経て、低音域が聞こえにくくなります。左右の耳の進行度合いは、同程度です。

50歳以上になると、音は聞こえるが何を言っているかわからないという、聞き取り能力の低下もみられます。

原因 加齢によって、内耳蝸牛《かぎゅう》の感覚細胞や血管、音を内耳から脳へ伝える神経経路や中枢神経系に障害が起こり、音の伝達に支障が生じることによって起こります。

喫煙、動脈硬化、精神的ストレスなどによっても聴力は低下します。

治療 老人性難聴を回復させる治療方法はありません。

日常に支障がある場合は、補聴器の使用を検討します。補聴器には、おもに、耳穴型（挿入型）、箱型、耳かけ型があります。それぞれに長所と短所がありますので、出力の範囲や操作のしやすさ、価格などを比較して決めます。

心因性難聴《しんいんせいなんちょう》

症状と特徴 耳にも脳にも難聴を起こすような障害がなく、コミュニケーションにおける支障もないにもかかわらず、聴力検査を行うと難聴が認められます。**ヒステリー難聴**ともいいます。これは純音聴力検査に限られ、聴性脳幹反応検査などでは異常はみられません。とくに思春期の女子児童に多くみられ、耳鳴り、視力障害などを合併することもあります。

また、最初は器質的に問題がなかったのに、急激に難聴の症状が出ることもあり、注意が必要です。

原因 児童でも成人でも、人間関係のストレスや家庭の問題などなんらかの強いストレスがあるにもかかわらず、それを認めていない場合に起こるとされています。

治療 原因になっているストレスを解決すると、聴力検査での異常も出なくなります。児童への溺愛《できあい》、厳格、過干渉も原因になることがあるのでよく注意します。

治療は行わず、定期的に聴力検査をしながら、ようすをみるのが一般的です。

メニエール病《びょう》

●ストレスが引き金で起こる

受診する科 耳鼻咽喉科

症状と特徴 30〜40歳代の男女によくみられ、やや男性に多い傾向があります。

突然、周囲が回って見えるような回転性の**めまい**に襲われます。同時に、吐き気や嘔吐《おうと》、耳の閉塞感《へいそくかん》や圧迫感といった耳の詰まった感じもあります。

発作を繰り返すうち、発作時に耳鳴りや難聴をともなうようになります。発作が起こっていないときも、軽いふらつきや耳鳴りなどの症状が残ることがあります。

季節の変わりめや気候が変化するとき、また低気圧や前線が接近しているときに起こりやすいともいわれます。

原因 メニエール病は、**内リンパ水腫《すいしゅ》**(内耳を満たしている内リンパが過剰になる)が原因で起こることがわかっています。

内リンパ水腫は、先天的な異常や水分代謝、塩分代謝に関係するホルモンの影響で起こるといわれますが、メニエール病においてどうして内リンパが過剰になるかは、解明されていません。

発症の引き金は、過労や慢性の睡眠不足、精神的ストレスであるとみられます。

治療 めまい発作が起こっているときは、頭をなるべく動かさないようにして安静を保ちます。部屋を暗めにし、テレビなどは見ないようにします。

抗めまい薬、吐き気や不安感を抑える薬などを服用します。内リンパ水腫を軽くするために、ステロイドや利尿薬を使用することもあります。

めまい発作が治まっているときも、めまい発作が今後起こらないようにするため、また、聴力がこれ以上落ちないようにするために治療を続けることが必要です。

薬物療法としては、利尿薬、内耳循環改善薬、鎮静薬などを用います。

生活指導としては、睡眠をとる、リフレッシュする時間をとる、規則正しい生活をする、休日にはスポーツや余暇を楽しむなどを奨励します。

また、うつ傾向の強い人や不安の強い人には、心理療法やリラックス法の指導が効果をあげる場合もあります。

そうしたことを行っても改善がみられないときは、耳に内耳毒性をもつ薬を注入し(鼓室内薬物注入)、内耳の機能を廃絶させたり、内リンパ嚢《のう》減荷術、前庭神経切断、迷路破壊術などの手術を検討します。

また、めまいをともなわない蝸牛型《かぎゅうがた》メニエール病ともいえる低音障害型感音難聴もしばしばみられる疾患です。内リンパ水腫によると考えられ、利尿薬を使って治療にあたります。

良《りょう》性《せい》発《ほっ》作《さ》性《せい》頭《とう》位《い》めまい

●めまいのなかでもっとも多い

受診する科 耳鼻咽喉科

症状と特徴 中年以降の女性に多くみられるめまいの症状です。

寝返りをうったときや車の運転中にミラーを見たとき、ものをとろうとしてしゃがんだとき、上や下を向いたとき、起床して立ち上がろうとしたときなどに、40〜50秒、ときには数分間続くめまいが起こります。

回転性めまいが多いですが、歩いている

ときにふわふわした感じがすることもあります。難聴や耳鳴りはありません。

中耳炎になった人、過去に頭を強く打った人にも多く発症します。

原因 明らかではありませんが、内耳の耳石器〈球形嚢《きゅうけいのう》と卵形嚢《らんけいのう》（図4）〉にある耳石《じせき》がはがれ落ちて三半規管に入ってしまうためともいわれています。

治療 治療をしなくても多くは3週間以内に治ります。また、耳石の位置を元に戻すリハビリも行われます。再発防止には、適度な運動と規則正しい生活が勧められます。

図4　三半規管の構造

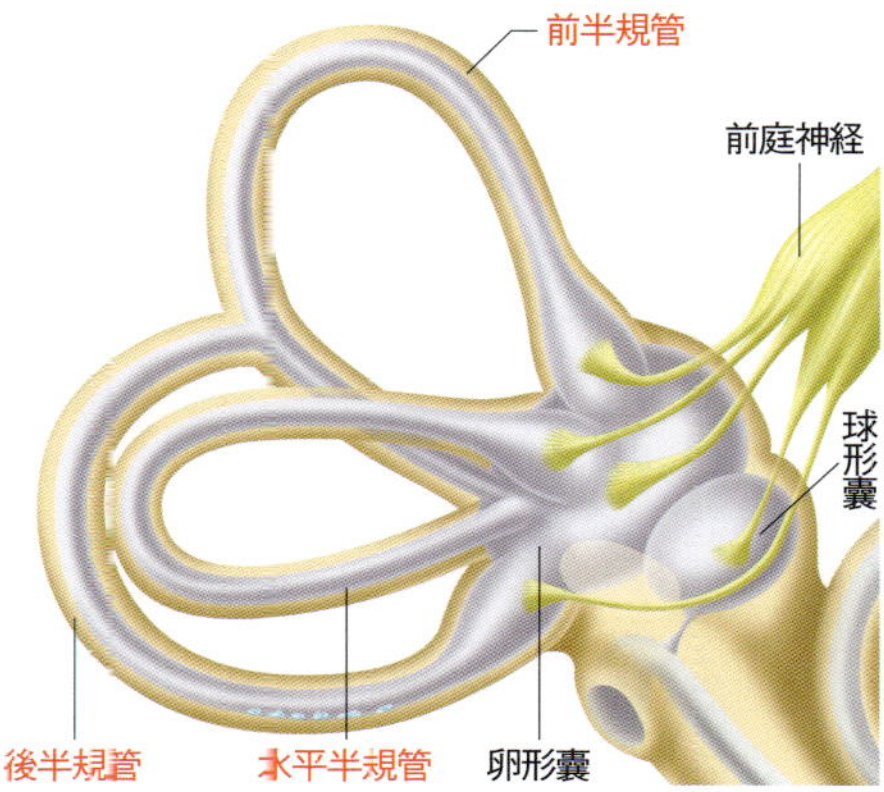

前庭神経炎《ぜんていしんけいえん》

●原因もなく起こる激しいめまい

受診する科 耳鼻咽喉科

症状と特徴 特別な理由もなく、突然吐き気や嘔吐《おうと》、冷や汗などをともなう激しい回転性のめまいが起こります。

通常、数日から1週間症状が続き、安静に寝ていても症状は治まりません。2、3日で伝い歩きができるようになりますが、めまいは3週間から1か月は治まらず、歩行困難がしばらく続きます。

耳鳴りや難聴はみられません。

原因 片側の前庭神経が障害されることで左右の前庭に不均衡が起こり、めまいが引き起こされます。

前庭神経の障害は、ウイルス感染や血液の循環が悪くなったために起こると考えられますが、明確にはわかっていません。

治療 抗めまい薬、血液循環改善薬、ビタミン薬、ステロイドなどを使用します。軽い障害であれば、機能は回復します。再発は通常ありません。

めまいと立ちくらみ

風景がぐるぐる回っているように見えたり、風景が流れているように見えたりする状態をめまいといいます。

めまいによってからだのバランスが保てなくなると立ちくらみの症状が起こります。

■めまいが起こる原因

前庭神経炎、良性発作性頭位めまいのように内耳の障害で、正常とは異なる情報が脳に伝わるために起こるものがあります。

また、小脳出血のように脳の障害によるもの、メニエール病のように精神的ストレスや気分の落ち込みなどが原因で内耳が障害を受けてめまいを起こすもの、こころの問題が自律神経に影響を与えてめまいが引き起こされる場合もあります。

■急激に起こるめまい

激しい頭痛や手足の感覚の異常がともなうめまいは、高血圧や糖尿病、不整脈が原因である場合もあり、早急の受診が必要です。めまいが消えると異常が消えることもあります。定期的な受診が勧められます。

〈鼻〉

急性鼻炎《きゅうせいびえん》

●別名は「鼻かぜ」

受診する科 耳鼻咽喉科

症状と特徴 くしゃみや水のような鼻水が出て、2、3日経つと鼻水が粘りを帯びてきます。やがて鼻水が鼻の中にたまり、炎症を起こすと、鼻の粘膜が腫《は》れてくるため鼻が詰まってきます。

鼻詰まりがひどくなると、口呼吸をするようになり、炎症は咽頭《いんとう》から気道に広がり、発熱、のどの痛み、倦怠感《けんたいかん》、咳《せき》、痰《たん》などが起こります。鼻水が黄色くなることもあります。

原因 ほとんどはウイルス感染です。細菌感染を起こすこともあります。

治療 安静を心掛け、乾燥を避けます。対症療法として消炎薬や粘液溶解薬、解熱鎮痛薬を、細菌感染が疑われるときは抗菌薬を用います。

気管支炎や肺炎、副鼻腔炎などの合併症がなければ、通常1～2週間で治ります。

慢性鼻炎《まんせいびえん》

●鼻水と鼻詰まりが長く続く

受診する科 耳鼻咽喉科

症状と特徴 鼻甲介《びこうかい》の粘膜が腫《は》れ、鼻詰まりが強くなった状態を慢性鼻炎といいます。急性鼻炎やアレルギー性鼻炎など病気による鼻詰まりは含みません。鼻水と鼻詰まりが主症状です。口呼吸になるため、のどの痛みや咳《せき》が出ることもあります。

原因 **急性鼻炎**を繰り返して慢性化することがありますが、鼻中隔が曲がっているため、左右の鼻腔《びくう》の広さに差ができ、広いほうの鼻甲介粘膜が腫れて発症する場合もあります。

治療 鼻詰まりには、多くの場合、血管収縮薬の点鼻薬を使用しますが、これを使う日数や回数が多すぎると薬剤性鼻炎を合併する可能性があり、注意が必要です。

鼻腔内に問題がある場合は、手術を行うことがあります。鼻甲介粘膜の縮小はレーザーなどを用い、鼻中隔の湾曲が重度のときは鼻甲介切除術などの手術を行います。

鼻詰《はなづ》まり（鼻閉《びへい》）

なんらかの原因で鼻腔《びくう》が狭くなり、空気の通りが悪く、鼻呼吸が十分に行えなくなった状態を**鼻詰まり**といいます。

■鼻詰まりの原因

代表的なものは、過剰な鼻水によるもの、鼻の構造的な問題によるもの（斜鼻、鼻中隔弯曲症《わんきょくしょう》、先天性後鼻孔《こうびこう》閉鎖）、鼻粘膜の腫《は》れ（アレルギー性鼻炎、慢性鼻炎）ですが、かさぶたや鼻くそによるもの（鼻前庭湿疹《しっしん》）、吸気時の鼻弁部の緩み、鼻腔内にある異物によるもの、慢性鼻副鼻腔炎《びふくびくう》による炎症性ポリープ（鼻茸《はなたけ》）、鼻や副鼻腔の腫瘍《しゅよう》、上咽頭《じょういんとう》の病気によるもの（アデノイド肥大、上咽頭の腫瘍）などの原因もあります。器官的な原因はなくてもストレスによって鼻詰まりが生じることもあります。

鼻詰まりが長引くと、口呼吸によるのどの乾燥や頭痛、集中力や注意力の低下、いびき、睡眠障害などを招くことがあります。

原因を見極め、適切な治療を行うことが大切です。

アレルギー性《せい》鼻《び》炎《えん》

●通年性と季節性がある

受診する科 耳鼻咽喉科

症状と特徴 **通年性アレルギー性鼻炎**は、くしゃみ、鼻水、鼻詰まりがおもな症状で、比較的おだやかな症状が長く続きます。

季節性アレルギー性鼻炎は、先の症状に加え、目のかゆみ、涙目、のどのかゆみ、倦怠感《けんたいかん》、微熱、腹痛などがみられます。

原因 通年性のものは、ほこりやダニなどが原因です。季節性のものは、スギ花粉など植物の花粉により起こります。

治療 原因を特定し、除去できるアレルゲンは除去します。薬物療法、減感作療法、手術療法などにより治療します。

図1　花粉の種類と時期

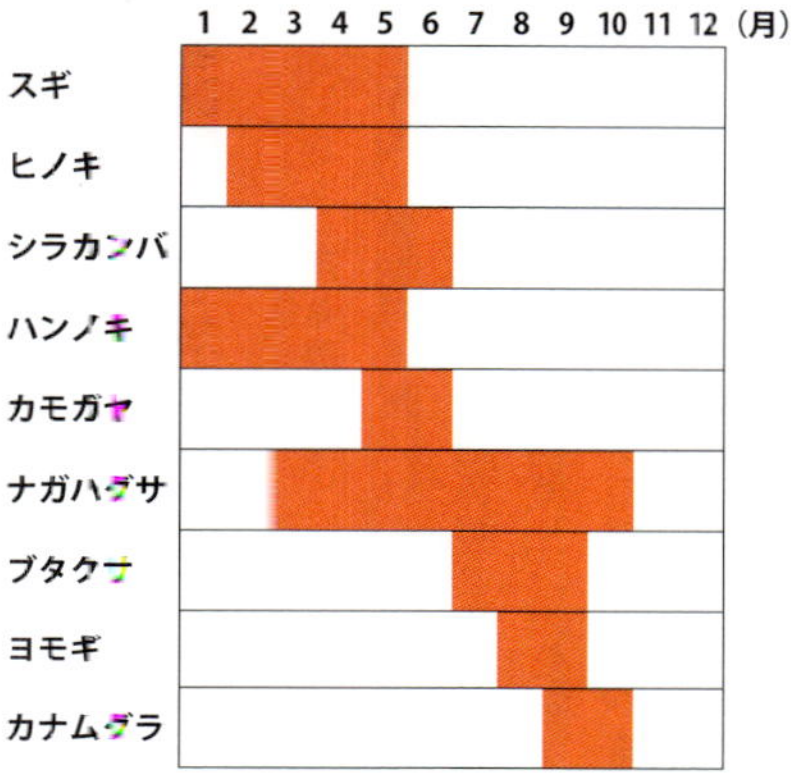

花《か》粉《ふん》症《しょう》

●患者数は全国に2000万人

受診する科 耳鼻咽喉科

症状と特徴 くしゃみ、鼻水、鼻詰まり、目のかゆみ、涙目、のどのかゆみ、倦怠《けんたい》感《かん》、微熱、まれに腹痛などがみられます。

原因 日本の花粉症の原因の8割は、スギ花粉によるといわれます。抗原となる花粉が鼻から吸い込まれると、抗原と結合する物質の一種、IgE《アイジーイー》抗体が産生され、鼻粘膜にある免疫細胞にくっつき、再び抗原が侵入したとき抗原抗体反応として症状が引き起こされます。

治療 花粉が飛散し始めたらできるだけ早く薬物療法を始めます。鼻粘膜切除術、後鼻神経切断術なども効果をあげており、さらに舌下に抗原エキスを含ませる減感作療法も現在研究が進んでいます。

くしゃみ

■異物を排除する

ちりやほこりなどの異物は、鼻腔《びくう》内に入ってくると粘液や線毛《せんもう》によって排除されます。しかし、低温の空気に触れるなどして線毛のはたらきが弱くなると異物が排除されず、鼻腔内の粘膜に張りついたままになってしまいます。

そこで、異物を排除するのがくしゃみです。

■くしゃみの仕組み

侵入した異物が鼻粘膜に付着すると、鼻粘膜に接する三叉《さんさ》神経が刺激されます。その刺激は呼吸筋に伝わり呼吸筋を緊張させ、それは肺を収縮させ、肺の中の空気圧が高まります。高まった圧力が最高値に達すると、耐え切れず呼吸筋が一気に緩んで、気道から空気が爆発的に飛び出し、その空気とともに異物が外に排除されるのです。

くしゃみは多くの場合、鼻水をともないますが、鼻水も異物から保護するためにつねに分泌されているものです。

鼻副鼻腔炎《びふくびくうえん》

●蓄膿症として知られる

✚受診する科 耳鼻咽喉科

症状と特徴 鼻腔の周囲にいくつかある空洞を**副鼻腔**といいます。副鼻腔と鼻腔に炎症が起こることを鼻副鼻腔炎といいます。

副鼻腔は狭い穴で鼻腔とつながっているので、副鼻腔にウイルスや細菌が感染し粘膜に炎症が起こると、分泌物が排出できず、炎症が悪化します。

急性鼻副鼻腔炎と**慢性鼻副鼻腔炎**がありますが、どちらも鼻水、鼻詰まり、頭痛、頭重感などの症状がみられます。

アレルギー反応を起こしやすい人、かぜをひきやすい人は、鼻副鼻腔炎になりやすい傾向があります。鼻中隔《びちゅうかく》の形態に異常がある場合も鼻副鼻腔炎を起こしやすくなります。

急性鼻副鼻腔炎《きゅうせいびふくびくうえん》

症状と特徴 鼻詰まりや黄色くねばねばした膿性《のうせい》の鼻水、頭痛や発熱、悪寒《おかん》、眼痛などがみられます。鼻水は最初は水っぽく、しだいに粘性を帯びます。

顔をうつむきにすると痛みが強くなることがあります。炎症を起こしやすいのは、頬《ほお》の上顎洞《じょうがくどう》です。前頭洞《ぜんとうどう》に炎症が起こると目の周囲や額が痛くなります。

炎症が激しいと、まれに眼窩蜂巣炎《がんかほうそうえん》（317頁）や髄膜炎《ずいまくえん》（272頁）、脳膿瘍《のうのうよう》（276頁）などの合併症を引き起こすこともあります。

原因 鼻腔や副鼻腔の粘膜にウイルスや細菌が感染して起こります。

かぜをひいたときに起こった鼻腔の炎症が副鼻腔に波及して発症したり、咽頭炎《いんとうえん》、扁桃炎《へんとうえん》、むし歯などから細菌感染を起こし発症する場合もあります。鼻やその周囲に受けた外傷から菌が侵入し、副鼻腔粘膜に細菌が感染して発症することもあります。

重症の場合は上顎洞に鼻の中から針を刺して膿《うみ》を洗い流す、上顎洞洗浄が必要な場合もあります。

治療 抗菌薬や消炎薬、膿の排出を促す薬などを用います。ネブライザー療法などで、副鼻腔の換気と排泄《はいせつ》を促す治療も有効です。

慢性鼻副鼻腔炎《まんせいびふくびくうえん》

症状と特徴 **蓄膿症**《ちくのうしょう》ともいい、副鼻腔にできた炎症が慢性化した状態をいいます。長期化すると**鼻茸**《はなたけ》（331頁）ができることもあり、それによってますます鼻の通りが悪くなり、鼻詰まりがひどくなって鼻水の粘性も高くなります。鼻水がのどに回り、のどにも炎症を起こすことがあります。

頭痛、頭重感が続くと、注意力散漫やうつ状態がみられることもあります。

原因 副鼻腔の炎症が治らなかったり、感染を繰り返すことによって慢性化します。

治療 発症してからの経過期間が短い場合は、鼻水の吸引、副鼻腔の洗浄、薬物療法を行います。薬物は、消炎酵素薬、粘液溶解薬、アレルギーがあるときは抗菌薬を用います。

症状が強い場合や治療を行っても半年以上治らない場合は、鼻腔と副鼻腔をつなげる手術を行うことがあります。こどもの場合は通常、15歳以上になってから手術を行います。手術は内視鏡下副鼻腔手術がおもに行われますが、**鼻中隔弯曲症**《わんきょくしょう》など鼻の形

頭部
体幹
手足
全身
がん
こころ
女性
こども

態異常がある場合は矯正手術を行います。

鼻《び》中隔《ちゅうかく》弯曲《わんきょく》症《しょう》

●成人の8割以上にみられる

受診する科 耳鼻咽喉科

症状と特徴 鼻腔《びくう》を左右に分ける鼻中隔がどちらかに曲がっていたり、突出していたりするものを鼻中隔弯曲症といいます。弯曲は外から見てもわかりません。

通気の悪いほうは、鼻腔の粘膜が厚くなりやすく、鼻詰まりなどの症状がみられるようになります。鼻が詰まると、細菌が繁殖しやすくなり、炎症が起こりやすくなります。それが鼻副鼻腔炎《びふくびくうえん》（330頁）の原因になったり、アレルギー性鼻炎（329頁）を悪化させたりします。

成人の8割以上にみられますが、治療の対象になるのは、鼻詰まりや頭痛、いびきなどの症状が現れたものだけです。

原因 鼻中隔の軟骨の発育が、頭蓋を構成する骨の成長より早いために湾曲が起こります。また、鼻中隔の軟骨の発育速度それぞれが違うことも、原因になります。

治療 点鼻薬で鼻詰まりを解消する治療が行われますが、長く続けると鼻炎を悪化させることがあり注意が必要です。

手術としては、粘膜を切り、鼻中隔を構成する軟骨や鼻の曲がっている骨などを抜き取る鼻中隔矯正術を行います。鼻中隔が曲がっていると、鼻腔の外側の壁も厚くなっていることがあるので、調整も必要です。

鼻《はな》のがん

678頁（がん）

鼻茸《はなたけ》（鼻《はな》ポリープ）

●鼻の中にできるポリープ

受診する科 耳鼻咽喉科

症状と特徴 鼻腔《びくう》内に発症する半透明のやわらかい腫瘍《しゅよう》を鼻茸といいます。白いもの、発赤《ほっせき》がみられるもの、房状のもの、単独のもの、線維状のものなど、さまざまな形態があります。

初期のうちは鼻水が出る程度ですが、鼻茸が大きくなると鼻腔をふさぎ、鼻閉塞《へいそく》感や嗅覚《きゅうかく》異常（においがわからないなど）がみられます。

鼻茸が大きく成長すると、外から見てわかるようになったり、鼻の形を変形させたりすることもあります。

鼻茸が大きくなると、頭痛、記憶力減退、耳管狭窄症《じかんきょうさくしょう》（323頁）もみられます。

原因 鼻腔内の慢性的な炎症によって、分泌物による局所的な刺激を長期に受け続けることによって起こります。副鼻腔炎にしばしば合併するほか、アレルギー性鼻炎や喘息《ぜんそく》との合併症も多く、鼻茸の組織に免疫に関係するIgE《アイジーイー》抗体や好酸球が存在することから、感染とアレルギー反応によって起こるという考え方もあります。

治療 アレルギーの関与する鼻茸については、ステロイド薬の内服、点鼻を用います。点鼻薬は1～3か月の使用が必要です。マクロライド系抗菌薬を少量使用することもあります。

手術を行う際は、内視鏡により鼻茸の茎部を含んで摘出したり、デブリッターという機器で吸引除去します。副鼻腔炎を合併しているときは、さらに副鼻腔の手術を行います。

鼻出血《びしゅっけつ》

●全身的な病気が原因で起こることもある

受診する科 耳鼻咽喉科

症状と特徴 外鼻腔《がいびくう》からの出血を鼻出血といいます。**キーゼルバッハ部位**（鼻腔を左右に分ける鼻中隔《びちゅうかく》の前下方）からの出血がもっとも多く、鼻出血の8割はここからの出血といわれます。

原因 鼻出血は鼻粘膜の異常や鼻の腫《しゅ》瘍《よう》、全身的な病気で起こる場合があります。

急性鼻炎（328頁）やアレルギー性鼻炎（329頁）などで鼻粘膜に炎症があるときは、鼻をかみすぎたり、強い力で指を入れるなどすると出血しやすくなります。また、鼻の外傷や**鼻中隔弯曲症《びちゅうかくわんきょくしょう》**（331頁）により鼻出血を起こすこともあります。

鼻にできる血管腫、乳頭腫などの良性腫瘍、上顎洞《じょうがくどう》がんなどの悪性腫瘍によっても鼻出血は起こります。

鼻出血を起こす全身的な病気としては、高血圧、糖尿病、動脈硬化、肝炎、肝硬変、白血病、紫斑病《しはんびょう》などがあります。

治療 小指状に巻いた脱脂綿やティッシユペーパーを鼻の穴に入れ、小鼻を外側から押さえて10分待ちます。途中で脱脂綿などを交換しないことです。あお向けにならず、顔を上向きにしないようにします。

これらによっても止血できないときは耳《じ》鼻咽喉科《びいんこうか》を受診します。キーゼルバッハ部位からの出血の場合は圧迫止血を試みますが、それでも止まらないときは、出血部位を電気凝固あるいはレーザー焼灼《しょうしゃく》したり、後方からの出血では止血バルーンを挿入したりします。

嗅覚障害《きゅうかくしょうがい》

●においを感じる感覚の異常

受診する科 耳鼻咽喉科

症状と特徴 においを感じる器官になんらかの異常が生じることを**嗅覚異常**といいます。嗅覚は、においのもとになる嗅素《きゅうそ》という物質が、鼻中隔と中鼻甲介の間にある嗅《きゅう》裂《れつ》とよばれる部分の鼻粘膜を通じて**嗅細胞**に伝わり、その刺激が脳に伝えられて、においとして感じます。このプロセスのいずれの場所に異常が生じるかによって嗅覚障害の症状は異なります。障害は大きく以下の5つに分けられます。

①**嗅覚脱失《きゅうかくだっしつ》** においがまったくわからない。

②**嗅覚減退《きゅうかくげんたい》** 嗅《か》ぐ力が弱くなる。

③**嗅覚過敏《きゅうかくかびん》** においに敏感になる。

④**嗅覚錯誤《きゅうかくさくご》** においを悪臭として感じる。

⑤**嗅覚幻覚《きゅうかくげんかく》** 実際にはないにおいを感じる。

原因 さまざまな原因があります。

アレルギー性鼻炎や慢性鼻副鼻腔炎《びふくびくうえん》などで鼻粘膜や鼻腔の形態に異常を起こすと、においが鼻粘膜に到達できず、においが感じられないことがあります。

パーキンソン病やアルツハイマー病では、脳の嗅覚伝達路に障害が起こることで、嗅覚障害が起こることがあります。

また、加齢や妊娠、興奮、ストレス、統合失調症、薬物中毒などによっても起こり、原因が明確にできないこともあります。

治療 嗅覚障害の原因を究明し、その原因となる疾病や症状の治療を行います。

薬物療法は、ステロイド薬の点鼻療法を中心に行い、薬物療法で改善しない場合は手術療法を行うこともあります。

斜鼻《しゃび》

● 外傷が原因の場合はすぐに受診を

受診する科 耳鼻咽喉科／形成外科

症状と特徴 鼻が左右のいずれかに曲がり、変形します。

鼻中隔弯曲症《びちゅうかくわんきょくしょう》などで顔面の発育途中で鼻中隔が曲がった場合は、鼻筋が曲がり、鼻閉塞《へいそく》（鼻詰まり）になることもあります。

原因 多くの場合は、外部から強い力が加わったために起こります。

外傷を受けた当初は、腫《は》れのために斜鼻がわからないこともあります。斜鼻がわかった時点で早めに受診することが大切です。

治療 外傷が原因の場合は、早めに手術をして曲がった部分を治します。変形して2週間以上経っていると、手術が難しくなる場合があります。時間が経っている場合は形成外科を受診します。

図2　嗅神経の構造

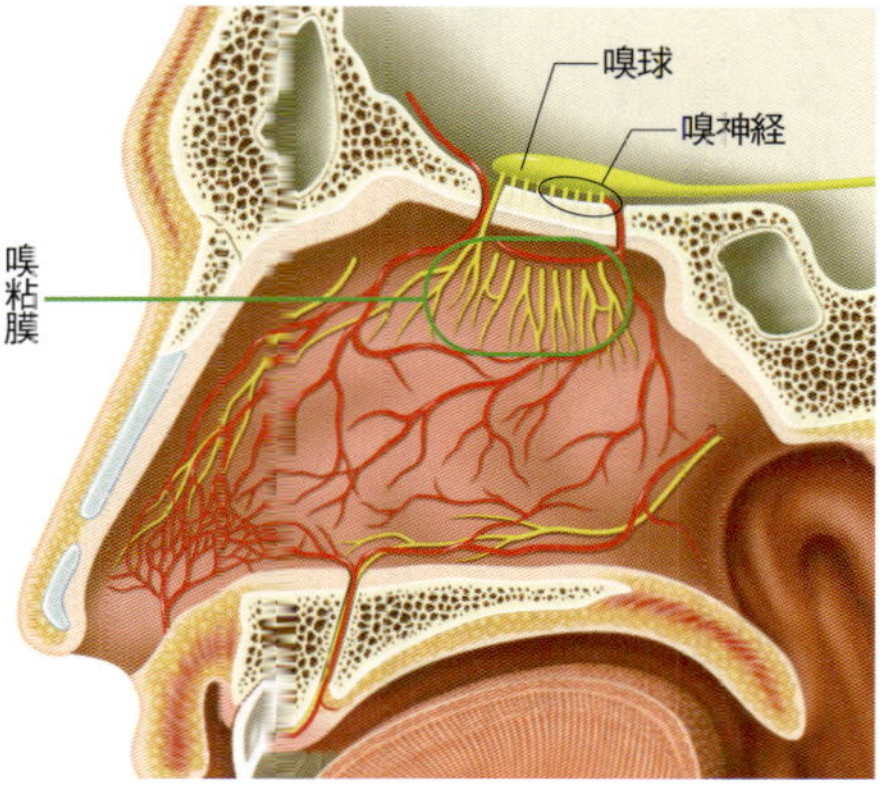

鞍鼻《あんび》

● 手術で陥没を戻す

受診する科 耳鼻咽喉科

症状と特徴 鼻の付け根の部分が落ち込んで低くなっている状態をいいます。ボクサーなどによくみられます。

原因 外傷によるものと、なんらかの病気によるものがあります。

原因となる病気には、梅毒《ばいどく》などの特殊な炎症、結核、腫瘍《しゅよう》、鼻の手術による後遺症、多発血管炎性肉芽腫症（旧ウェゲナー肉芽腫症）があります。

まれに先天的なものもあります。

治療 外傷が原因の場合には、手術により落ち込んでいる部分を戻す処置を行います。陥没が複雑な場合や外傷を受けて2週間以上たっている場合などは、形成外科による隆鼻術が必要な場合があります。病気が原因の場合は、その治療を行います。

鼻癤《びせつ》

● 鼻の入り口付近が赤く腫れる

受診する科 耳鼻咽喉科

症状と特徴 鼻のあたまの皮脂腺《ひしせん》や鼻腔《びくう》の内側の入り口周辺の毛穴が炎症を起こし、赤く腫《は》れて痛くなる状態をいいます。

原因 鼻をいじる癖によって起こります。ブドウ球菌が感染源となっている場合が多くみられます。症状が軽いときに煩雑に患部に触ることで、なお悪化したり、治りにくくなったりします。

糖尿病の人や鼻毛を抜く癖がある人はかかりやすく、治りにくくなります。

治療 軽症の場合は、患部を清潔に保つことと、触らないでいることによって自然に治ります。腫れや痛みが強い場合は、抗菌薬や消炎薬を用いることがあります。

〈口腔・歯・顎〉

口内炎《こうないえん》

●多くの場合、原因がはっきりしない

✚受診する科 **歯科口腔外科／耳鼻咽喉科**

症状と特徴 口腔《こうくう》粘膜の炎症や潰瘍《かいよう》をいいます。ウイルスや細菌の感染、免疫低下、薬の副作用など多様な理由で起こりますが、多くの場合、原因は明らかでありません。

カタル性口内炎《せいこうないえん》

症状と特徴 口腔粘膜が赤くなって腫《は》れ、口臭や灼熱感《しゃくねつかん》、唾液《だえき》の増加がみられます。酸っぱいものや辛いものなどの刺激物を食べると口の中がしみて、痛く感じることもあります。多くは舌の縁にできますが、口腔粘膜全般に発症することもあります。

原　因 口腔の清掃が不十分なことによるプラークの増加、義歯や補填《ほてん》した金属の不適合による刺激、熱湯や化学薬品、放射線、さまざまな細菌による感染が考えられます。

また、かぜ、発熱などの症状として起こることもあります。

治　療 原因となっている刺激を取り除き、ポピドンヨードやアズレンを使ったうがいで口の中を清潔に保ちます。

アフタ性口内炎《せいこうないえん》

症状と特徴 口腔《こうくう》粘膜に縁が周囲より赤い、円形や楕円形《だえんけい》の潰瘍《かいよう》（アフタ）ができます。唇や頰《ほお》の内側の粘膜、舌、歯肉に多く発症します。触れると痛み、灼熱感《しゃくねつかん》があります。

アフタがいちど治っても別の部位に再発し、ときに年に数回繰り返す場合があります。これを**再発性アフタ**といいます。

原　因 アフタができる原因は不明ですが、過労、精神的ストレス、胃腸障害、ビタミン不足、ウイルス感染、月経や妊娠による内分泌異常などで誘引されます。

ベーチェット病（630頁）では、ほとんどの場合再発性のアフタがみられます。

治　療 うがいで口腔内を清潔にし、ステロイド軟膏《なんこう》の塗布などが行われます。

ヘルペス性歯肉口内炎《せいしにくこうないえん》

症状と特徴 急に39℃前後の高熱が出て、数日続きます。歯肉が腫《は》れて出血することがあります。熱が下がると多数の口内炎がみられます。口の周囲に水ぶくれができることもあります（口唇ヘルペス338頁）。口内の痛みのために食事がとれないことがあります。

乳児に多くみられます。

原　因 単純性疱疹《ほうしん》（単純ヘルペスウイルス1型）に初めてかかったときに起こります。

治　療 ウイルスの増殖を抑える抗ウイルス薬を内服または塗布します。

口内の痛みで食事ができない場合は、脱水に注意して十分な水分をとるようにします。感染後、約2週間ほどで症状は軽快しますが、ヘルペスウイルスが残っていることがあり、大人になって再発することがあります。

潰瘍性口内炎《かいようせいこうないえん》

症状と特徴 口腔《こうくう》内が赤くなったり、腫《は》れたりした後、歯肉や舌、口蓋《こうがい》など口腔粘膜のさまざまな箇所に水ぶくれやきずができ粘膜がはがれ、やがて形の一定しない大小の潰瘍ができます。多くの場合、患部には灰白色のかさぶたができ、はがすと出血する場合もあります。痛み、高熱、口臭、灼《しゃく》熱感《ねつかん》、リンパ節の腫《は》れ、全身の倦怠感《けんたいかん》などがみられます。

原因 はっきりとしたことはわかっていませんが、細菌の感染、免疫不全や疲労による全身の抵抗力の低下などが考えられます。天疱瘡《てんぽうそう》などの皮膚疾患の口腔内症状の場合もあり、注意が必要です。

治療 考えられる原因を取り除き、口の中を清潔にします。原因菌に対する抗菌薬を使用します。正しい診断を受けることが重要です。

舌炎《ぜつえん》

● 口腔内を清潔に保つことが大切

受診する科 歯科口腔外科／耳鼻咽喉科

症状と特徴 おもな舌炎は次の4つです。

◎**カタル性舌炎** 広範囲に赤く腫《は》れ、痛みがあり、舌苔《ぜったい》や強い口臭がみられます。

◎**アフタ性舌炎** 舌先に黄白色の小粘膜疹《しょうねんまくしん》ができ、疼痛《とうつう》をともないます。

◎**実質性舌炎** おもに外傷や感染症の合併症状で、舌の内部に強い炎症が現れます。

◎**正中菱形舌炎**《せいちゅうりょうけいぜつえん》 舌表面に、ひし形や楕円《だえん》形《けい》をした、境界の明瞭《めいりょう》な病変が現れます。

原因 正中菱形舌炎以外は局所的な原因によるといわれています。正中菱形舌炎は舌表面の構造異常やカンジダ菌の感染によるといわれています。

治療 正中菱形舌炎以外は、うがいとステロイドを含む軟膏《なんこう》の塗布で治療します。

一見、舌炎のようでも貧血などの血液疾患、皮膚疾患、ウイルス性疾患など全身的な疾患の合併症、または舌がんの初期症状である場合もあり、数週間続く場合は注意が必要です。

地図状舌《ちずじょうぜつ》

● 日によって形や位置が変わる炎症

受診する科 歯科口腔外科／耳鼻咽喉科

症状と特徴 舌の中央部から舌の縁にかけて、境界の明瞭《めいりょう》な円形や楕円形《だえんけい》の赤い斑点《はんてん》がみられます（写真1）。斑点の大きさは数ミリから数センチとさまざまで、縁は白く隆起しています。1個できる場合もあれば、多数できる場合もあり、日によって形や場所が移動します。

自覚症状はほとんどありませんが、刺激に対して痛みを感じることもあります。

原因 原因は不明ですが、ビタミンBの不足、ストレス、遺伝的要因、心理的要因、アトピーとの関連などが指摘されています。

治療 数週間からときに数年、症状が続くことがありますが、特別な治療法はなく、治療する必要はありません。

刺激に対して痛みを感じる場合は、うがい薬を用いたうがいを行い、ステロイド含有口腔用軟膏《こうくうようなんこう》を塗布します。

写真1　地図状舌

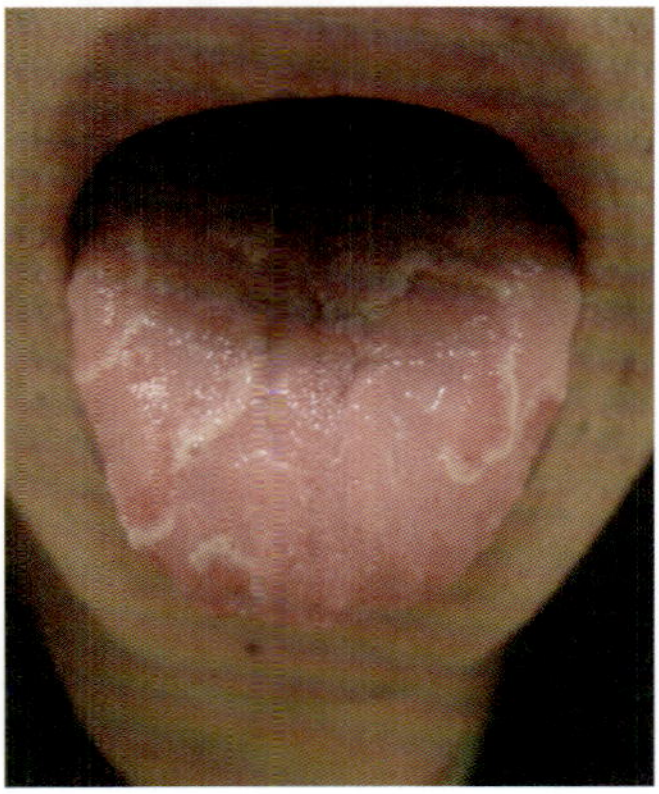

毛舌《もうぜつ》

●舌表面を軽くこするのも有効

受診する科 歯科口腔外科／耳鼻咽喉科

症状と特徴 舌表面の細かい突起（糸状乳《しじょうにゅう》頭《とう》）が伸び、毛が生えたようにみえます。白色の場合もありますが、黒色であることが多く、**黒毛舌《こくもうぜつ》（症）**ともいわれます。

毛が生えたような不快感のほかに、自覚症状はありません。

原因 明らかではありませんが、発熱や胃腸障害、抗菌薬の長期にわたる服用、精神的ストレス、喫煙、真菌の感染をきっかけに発症します。

治療 原因を取り除くと数週間から1か月で治ります。

口腔《こうくう》内の細菌を取り除くためのうがいや、歯みがきの後に舌表面を歯ブラシなどを使って軽くこすり、舌を清潔にすることも有効です。

口腔《こうくう》がん

681頁（がん）

唾液腺《だえきせん》がん

680頁（がん）

耳下腺炎《じかせんえん》

●耳の前方下部が腫れる

受診する科 耳鼻咽喉科／内科

症状と特徴 片側か左右の耳下腺（337頁図1）が腫《は》れて痛みます。

一般に**おたふくかぜ**（811頁）とよばれる**流行性耳下腺炎《りゅうこうせいじかせんえん》**はかぜのような症状をともなって発熱し、唾液《だえき》の出が悪くなります。再発を繰り返す**反復性耳下腺炎**は、耳下腺が腫れるだけですが、女性やこどもに多くみられます。

原因 流行性耳下腺炎の原因はウイルスです。反復性耳下腺炎の場合は、口腔《こうくう》内の細菌が耳下腺の導管から入るためです。

自己免疫疾患とされる**シェーグレン症候群**（630頁）による耳下腺の腫れもあります。

治療 抗菌薬を使用します。口腔内を清潔にし、むし歯や慢性扁桃炎《へんとうえん》は治療します。

唾石症《だせきしょう》

●小さい唾石は手術で摘出

受診する科 耳鼻咽喉科／歯科口腔外科

症状と特徴 食事などで激痛を感じます。唾石の部位によって顎《あご》の下や耳の周囲が腫《は》れます。慢性化すると自覚症状が出ないことがありますが結石は増大し、悪化すると腺管《せんかん》から膿《うみ》が出ることもあります。

原因 唾液の排出管に侵入した異物や細菌が唾液管や唾液腺の中に結石（唾石）をつくるため唾液が減少し、口の中の細菌が患部に侵入し炎症を起こすといわれます。

治療 唾石を手術で摘出します。唾石が顎下腺《がっかせん》の中にある場合などは、唾液腺ごと摘出する場合もあります。近年、唾液腺内視鏡も使われるようになりました。

唾液腺良性腫瘍《だえきせんりょうせいしゅよう》

●唾液腺腫瘍の7～8割は良性腫瘍

受診する科 耳鼻咽喉科

症状と特徴 もっとも頻度が高い**多形腺腫《たけいせんしゅ》**

は痛みがなく、触ると動く腫脹《しゅちょう》が上顎《あご》などにでき、数年かけてがんに変化する場合があります。幼児には血管腫《けっかんしゅ》、リンパ管腫、神経線維腫瘍《しゅよう》などがしばしばみられます。

リンパ管腫は炎症が加わると急激に腫脹が大きくなる場合があります。

一般的に唾液腺良性腫瘍に、痛みや麻痺《まひ》などの自覚症状はありません。

原因 多くの種類がありますが、発生する原因は明らかではありません。

治療 腫瘍を切除します。大きな腫瘍の場合は、一時的に顔面麻痺を起こすことがありますが、ほとんどの場合、数か月後には回復します。多形腺腫は悪性化する危険性があるので、早期の手術が必要です。

幼児の場合は5～10年経過をみて、腫脹が縮小しない場合に手術を行います。

図1　耳下腺の位置

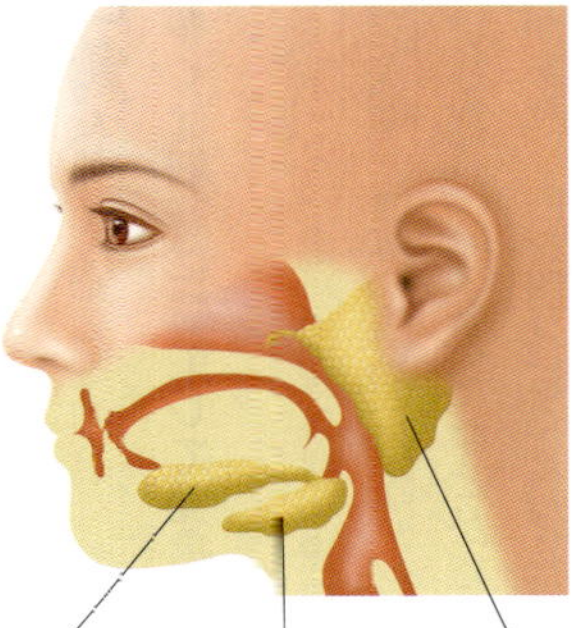

口腔《こうくう》異《い》常感症《じょうかんしょう》

●器質的に異常がない場合が多い

受診する科 歯科口腔外科／歯科

症状と特徴 近年、急速に患者数を増やしている口腔内の症状に、**舌痛症**《ぜっつうしょう》と、口の中が乾く**口腔乾燥症**《こうくうかんそうしょう》があります。

舌痛症と口腔乾燥症は、相互に原因が関与している可能性もあります。

舌痛症《ぜっつうしょう》

症状と特徴 舌がやけどをしたようにヒリヒリして痛みます。舌の発赤《ほっせき》、舌乳頭《ぜつにゅうとう》の萎《い》縮《しゅく》がみられることもありますが、ほとんどの場合、痛み以外の症状はありません。午前より午後に多く発症し、味覚変化があることもあります。貧血の症状である場合もあります。

原因 明らかではありません。カンジダ菌の増加により痛むことがあります。更年期以降の女性に多くみられることから、ホルモンのアンバランスやそれにともなう心理的な要因の関与も推定されています。

治療 入れ歯や歯列矯正具などの物理的な刺激による痛みや、歯の治療に用いた金属によるアレルギーの場合は、原因を取り除きます。味覚変化をともなう場合は、亜鉛を補うと改善される場合があります。

口腔乾燥症《こうくうかんそうしょう》

症状と特徴 唾液《だえき》の分泌量が少なくなり、口が乾き、口の中がネバネバします。進行すると話しづらい、物が噛《か》みにくい、入れ歯を入れていられない、舌がひびわれて痛むなどの症状がみられ、口内粘膜の発赤《ほっせき》、口角炎、歯周病の進行、口臭、**口腔カンジダ症**（338頁）を発症することもあります。

原因 唾液減少の原因としては、薬物（鎮痛薬、利尿薬、降圧薬など）の副作用、精神的ストレス、加齢にともなう唾液腺《だえきせん》の老人性萎縮《いしゅく》、**シェーグレン症候群**（630頁）などが考えられます。

治療 原因となる病気が明らかな場合はその治療を行い、その病気が難治性の場合は、人工唾液、口腔《こうくう》粘膜保湿剤、漢方薬などによる対症療法を行います。

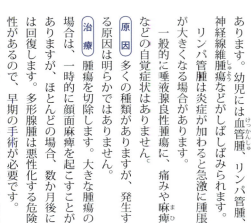

口角炎《こうかくえん》

●多くは細菌に感染して発症

受診する科 歯科口腔外科／皮膚科

症状と特徴 口角（唇の両端）に、ただれ、ひび割れ、かさぶたなどができます。痛みがあり、口を開けにくくなる場合もあります。別名を**口角びらん**といい、ただれや亀裂《きれつ》が皮下組織に及ぶ重症の場合は、**口角潰瘍《かいよう》**とよびます。

原因 こどもは、口角に付着した汚れや唾液《だえき》などから細菌に感染して起こることがほとんどです。

アトピー性皮膚炎の病変として口角炎の症状が出ることもあります。

大人は、ビタミンB_2の欠乏、抗菌薬やステロイドの長期使用、カンジダ菌や化膿菌《かのうきん》の感染などが考えられます。

治療 原因菌の検査を行い、それに見合った抗菌薬や抗真菌薬を塗布します。

ただれの起こっている部位、高齢者の場合は口腔《こうくう》内を清潔にし、唾液が皮膚に触れないようにするだけで治る場合もあります。

口腔《こうくう》カンジダ症《しょう》（鵞口瘡《がこうそう》）

●健康な人にはめったにない

受診する科 歯科口腔外科／耳鼻咽喉科／皮膚科

症状と特徴 発赤《ほっせき》や腫脹《しゅちょう》などの炎症症状がなく、口腔粘膜に淡雪状の灰白色から乳白色の白苔《はくたい》が付着した状態がみられます。頬の内側や唇の粘膜、舌に発症しやすく、口角部に症状が現れることもあります。

白苔は、綿などでこするととれますが、出血しやすくなり、出血によって潰瘍化《かいようか》すると二次炎症を起こしやすくなります。

原因 新生児は、哺乳瓶《ほにゅうびん》や母親の乳首の不潔、母親がかかっている外陰カンジダ症や腟《ちつ》カンジダ症の感染によって発症します。

大人の場合は、膠原病《こうげんびょう》（関節リウマチなど）やHIV《エイチアイブイ》感染、免疫不全や免疫力低下、長期のステロイド治療や抗菌薬の使用、口腔の清掃が不十分なため義歯の下にカンジダ菌が増殖して発症することもあります。

治療 原因を取り除けるときは、取り除き、抗真菌薬が処方されます。

口唇《こうしん》ヘルペス

●再発を繰り返すこともある

受診する科 皮膚科／歯科口腔外科／耳鼻咽喉科

症状と特徴 最初、口の周りにムズムズするような違和感やかゆみを感じます。

その後、発赤《ほっせき》がみられてから3日以内に5㎜以下の水ぶくれが口の周りに現れます。水ぶくれは数時間から数日のうちに自然に破れ、その後はかさぶたができます。

大人はこどもより重症化しやすく、いちどかかると1年に1、2回の頻度の再発が起こりやすくなります。

原因 単純ヘルペスウイルスによって感染します。感染しても発病しないことも多く、かぜや発熱、ストレスなどで免疫力が低下したときに発症することがあります。

治療 抗ウイルス薬を内服または塗布します。単純ヘルペスウイルスは感染力が強いので、感染に気づいたら早めの受診が大切です。患部に直接触らないこと、食器やタオルを人と共用しないことも大切です。

口臭《こうしゅう》

●さまざまな原因が考えられる

受診する科 歯科／耳鼻咽喉科／心療内科

症状と特徴 口から悪臭を発している場合と、悪臭があると思い込む場合があります。

原因 一時的なものを含む**生理的口臭**と、慢性的な**病的口臭**があります。

生理的口臭の原因には、舌苔《ぜったい》の堆積《たいせき》、膿《のう》栓《せん》（口腔内の細菌の死骸《しがい》や食物かすなどがたまったもの）、口腔乾燥症、加齢、女性ホルモンの変調（妊娠時、思春期、生理期間）、喫煙、飲酒、食べ物などがあります。

病的口臭の原因には、むし歯や歯周病（口臭原因の8～9割といわれる）、慢性鼻炎、副鼻腔炎（蓄膿症《ちくのうしょう》）、慢性気管支炎、胃腸の不調、肝機能障害、糖尿病、腎《じん》疾患などがあります。

治療 口臭の原因を解明することが第一です。原因を取り除き、治療できる病気は治療し、そのうえでこまめな口腔の清掃、薬用洗口剤を使ったうがいを行います。

口臭の原因がなく、他人に認められる臭気がない場合は、自臭症が疑われ、カウンセリング、向精神薬が使用されます。

図2 舌の構造

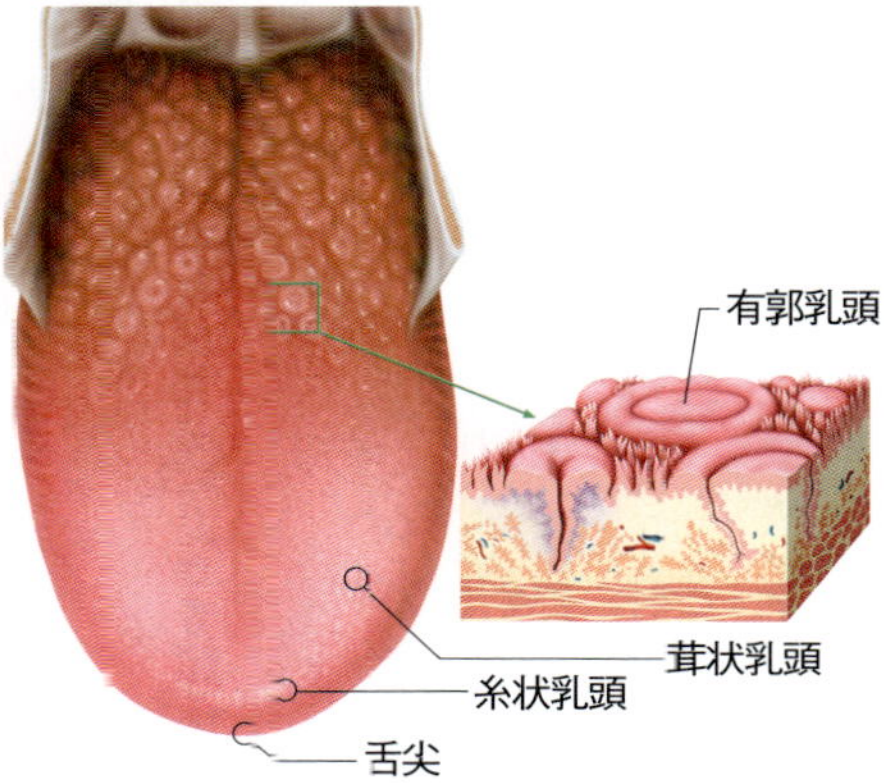

味覚障害《みかくしょうがい》

●加齢によって起こりやすくなる

受診する科 耳鼻咽喉科／内科／心療内科

症状と特徴 食物の味がしなくなったり、味覚が変化したり、何も食べていないのに食物の味がしたり、何を食べてもまずく感じるなどの症状があります。

原因 原因はさまざまですが、原因不明の味覚障害もあります。

嗅覚《きゅうかく》障害でにおいがしない状態になると、味覚に障害が出ます（**風味障害**）。

口腔《こうくう》乾燥症だけでなく、口呼吸や鼻詰まり（鼻閉）などで口腔が乾燥しているとき、唾液《だえき》の分泌量が減っているとき、舌《ぜっ》苔《たい》など口腔の病気のほか、頭部の外傷、うつ病、精神的ストレス、糖尿病、肝臓疾患、腎臓《じんぞう》疾患、内分泌機能低下、かぜなどの病気、妊娠ややけど、亜鉛不足なども味覚障害を起こすといわれます。

また、義歯の成分が口中に解け出て味を変化させたり、義歯の異物感が心理的に作用し味覚を変化させたり、義歯の噛《か》み合わせの悪さが味覚に影響することもあります。

抗不安薬や抗うつ薬、降圧利尿薬、消炎鎮痛薬、ステロイド薬などの長期使用も味覚障害を起こします。

治療 原因がはっきりしているものは、原因となる病気を治療するなど、取り除ける要因を取り除きます。亜鉛の欠乏による場合は亜鉛剤を内服します。

磨耗症《まもうしょう》

●間違った歯みがき法によって起こる

受診する科 歯科

症状と特徴 歯の表面にあるエナメル質は、長年にわたって強い力で歯みがきをしているとすり減ってきます。初期には自覚症状がないため、自分で症状に気がつくことはほとんどありません。

歯ブラシの摩擦によって歯と歯肉の境目のエナメル質が削られると、中の象牙質《ぞうげしつ》が露出した状態になります。象牙質はエナメル質よりもやわらかいので、さらに歯ブラシによって中がえぐられると、くさび状欠損の状態になります。こうなると、歯ブラシや冷水、温水が患部に触れるときに痛みを感じます〈**知覚過敏症**（348頁）〉。

慢性化すると痛みは少なくなります。歯の表面がかたくなり、そのうち象牙質が黄色っぽく変色し（透明象牙質）します。この状態になると、むし歯になる可能性が高まります。

原因 磨耗症の原因のほとんどは歯みがき方法の誤りですが、吹きガラスの職人など職業的に歯に圧力をかける仕事の従事者にもしばしば発症します。

治療 正しい歯みがきの仕方を歯科医から指導を受けることが大切です。歯にかける力は200gまでが目安です（歯ブラシを計量器に押し付けるとわかります）。

なるべく早く歯科医に行くことが勧められます。歯科医では歯がすり減った部分に薬剤を塗布し（その後、イオン導入措置をとることもあります）、接着性のレジンを充填《じゅうてん》します。レーザー照射や人工的に象牙の管を詰めることも可能です。

咬耗症《こうもうしょう》

●強すぎる歯と歯の摩擦が歯を削り取る

受診する科 歯科

症状と特徴 前歯部分では縁に、臼歯《きゅうし》（奥歯）では歯と歯が噛《か》み合う部分に、歯の咬耗がみられます。

ほとんどの人に程度の差こそあれ、咬耗はみられます。初期には自覚症状はありませんが、咬耗がエナメル質の下の象牙質まで及ぶと急速に症状が進行し、中央が黄褐色にくぼんだ臼《うす》のような状態になります。このときには歯ブラシの刺激や熱いもの、冷たいものに触れると痛みを感じることもあります〈**知覚過敏症**（348頁）〉。

進行すると、歯の欠損や歯の傾きを起こしたり、歯髄炎を発症する場合もあります。

女性より男性、若い人より高齢者に多くみられます。

原因 咀嚼《そしゃく》しにくいもの（せんべい、スルメなど）の長期にわたる過度の咀嚼、強い歯ぎしり、歯を食いしばる癖などが咬耗を進行させることがあります。

治療 通常、痛みなどがなければ治療を行わず、ようすをみます。

症状の進行を止めるために、歯ぎしりを緩和するためのマウスピースの処方や、噛み合わせの矯正を行うこともあります。

進行している場合は薬剤の塗布など、磨耗症と同じ処置をします。

すり減りのひどいときは、歯を付け足して高低差をなくしたり、歯の傾きを正したりします。歯が欠損した場合は、差し歯、インプラントなどで歯を補う治療をします。

う蝕症《しょくしょう》（むし歯《ば》）

●口中の菌がつくる酸が歯を溶かす

✚受診する科 歯科

症状と特徴 歯が冷たい水などにしみる、ズキズキ痛むなどの症状があります。歯の中心部にある歯髄《しずい》という組織がさまざまな刺激に反応して痛みなどを感じさせています。

むし歯は進行の度合いによってC0からC4までの5段階に分けられます（表1）。

原因 歯の表面にできる白くネバネバした物質は、プラークといい、細菌のかたまりです。プラーク中の細菌が放出する酸は、歯のエナメル質を溶かします（脱灰）。通常は唾液《だえき》により、溶けたエナメル質が修復されていく（再石灰化）ので問題が起こりませんが、プラークが多い、唾液が少ない、糖分の多い間食をしているなどの理由で脱灰と再石灰化のバランスが崩れて、エナメル質の溶ける能力のほうが大きくなったとき、歯の表面が溶かされ、中からカルシウムやリン酸が溶け出していくむし歯（う蝕症）の状態になります。

治療 むし歯になったら歯科医の治療を受けなければ進行を止められません。進行の度合いにより、適切な処置が必要です。

表1　う蝕症の進行度と治療法

症状	治療法
C0	
自覚症状はありません。歯の表面がわずかに白く濁ったように見えます。	フッ素を含む歯みがき剤やうがい薬の使用、あるいは唾液の分泌を促すことで、脱灰と再石灰化のバランスの回復が期待できます。
C1（第1度）	
自覚症状はありませんが、表面が黒褐色や白濁色に見えます。	従来は白濁した部分を削って充填を行いましたが、近年はC0と同じ処置でようすをみる方向にあります。
C2（第2度）	
むし歯が進行し、歯の表面のエナメル質の内側にある象牙質にまでう蝕が及んでいます。 表面に見える穴も大きくなり、食物が詰まったり、冷たい水やお湯、甘いものなどがしみるようになります。 歯の中心部にある歯髄に炎症が起こり始めると、一過性の痛みを感じることもあります。	水がしみる程度で痛みがない場合は、むし歯の部分を削り、中にレジンや金属などを充填します。 痛みがあるときや、う蝕の範囲が広範囲に広がっているときは、歯髄の保護を行ったうえで、金属やレジンなどで修復します。
C3（第3度）	
歯質の崩壊が進み、象牙質を超えて歯髄にもう蝕が及びます。 ちょっとした刺激にも痛みを感じ、刺激を与えなくても、ズキズキする痛みが続くことがあります。	お湯がしみたり、夜間に激しい痛みがあるときは、歯髄の一部または全部を除去します。 除去後、金属やレジンで歯を補強したうえで、クラウンをかぶせます（補綴）。
C4（第4度）	
歯肉の上に見えるすべての歯（歯冠部）が溶けて、歯の根だけになった状態です。 歯髄が死んでいるので痛みはありませんが、歯根の先に病巣ができていることが多いので注意が必要です。	残った根の治療後、人工的に土台をつくり、クラウンをかぶせることもできますが、多くの場合、抜歯を行います。

歯《は》の補《ほ》綴《てつ》法《ほう》

歯の補綴とは、歯や顎《あご》が欠損したり、失われたりしたときに人工物で補うことです。

歯の欠損をそのままにしておくのは、見た目が悪いだけでなく、噛《か》む力を弱め、噛み合わせを悪くし、歯周病を進行させます。

■クラウン（冠）

1本の歯の全体を金属やセラミック、プラスチックなどの材料でかぶせる方法です。むし歯が歯髄《しずい》（神経）にまで達し、歯冠が破壊されたとき、歯髄を除去したうえで、残っている歯根を人工物で緊密に埋め、人工の歯（クラウン）をかぶせます。

クラウンに使われる材質には、おもに奥歯に用いられる金属冠、歯と同じ色の硬質レジンやセラミックがあります。

歯の位置とクラウンの材質によって保険治療ができない場合があります。

図3　インプラント

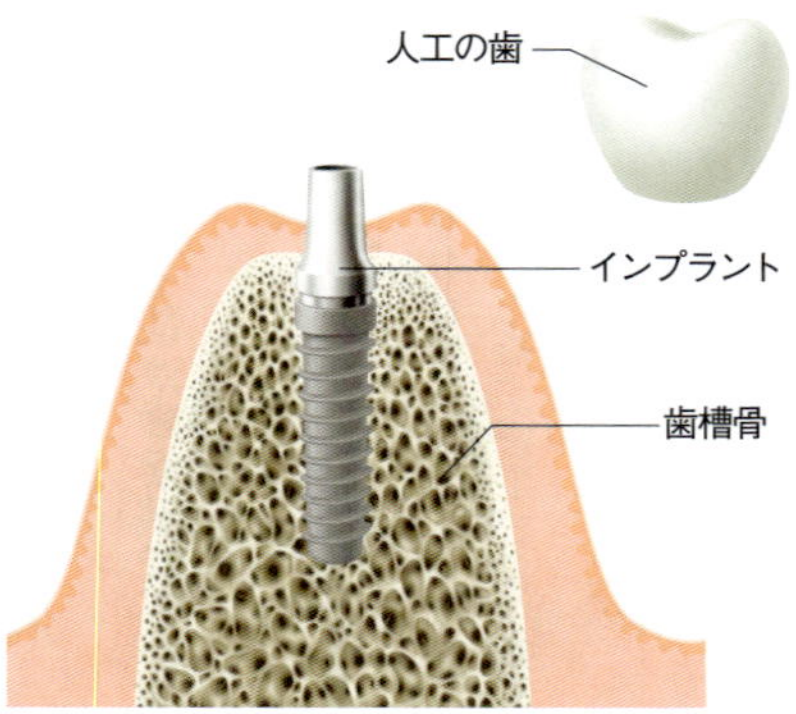

■ブリッジ

歯が1～2本欠損したとき、隣り合う歯が丈夫で、その他の欠損歯が少なく、歯周病がそれほど進行していないときに適応される方法です。一般に機能回復は良好です。

方法は、欠損歯の両隣の歯を削り、クラウンをかぶせられるようにします。歯根が残っている場合は、土台を金属などでつくり、クラウンとクラウンの間に人工歯を連続して固定したブリッジをつくり口の中に装着し、噛み合わせの調整を行った後、固定します。

■入れ歯（義歯）

1～2本の歯の欠損には、ブリッジが通常勧められますが、欠損歯を支える歯が片側しかないとき、歯骨が広い範囲で失われているとき、多数の歯がないときは、部分入れ歯（局部床義歯）が適応されます。

上顎または下顎のすべての歯を失った人は、総入れ歯（全部床義歯）が適応されます。

入れ歯は歯肉部分を、保険適用のレジン（プラスチック樹脂）か装着感のよい金属のどちらかを用います。

■インプラント（人工歯根）

歯が欠損したところに、チタンなどのインプラントを埋め込み、チタンが骨に固定するまで2～6か月待った後、土台の上にセラミックなどで人工の歯をつくります。

顎の骨の量が十分にない人、心臓病や糖尿病、骨粗《こつそ》鬆症《しょうしょう》の人、妊婦や授乳中の人は、手術が受けられない場合があります。

インプラントは、自然な歯並びが得られ、自分の歯に近い感覚で噛め、食物の味が損なわれませんが、人によっては、違和感や痛みが長期間続くことがあります。不具合を調整する方法が再手術しかないのは短所といえるかもしれません。

歯髄炎《しずいえん》

激しい痛みをともなう

受診する科　歯科

症状と特徴　炎症が軽いものでは、冷水や温水、空気を吸い込んだときなどに痛みを感じます。

慢性になると、食べ物が触れても痛く、軽く患部を叩《たた》いただけで痛みます。強い痛みが出ても自然に治まりますが、また痛くなります。それを繰り返していると症状は悪化し、重症化すると、耐えがたい痛みがいつまでも続くようになり、ついには歯髄が壊死《えし》します。

原因　もっとも多い原因はC2のむし歯に引き続いて起こるもので、むし歯の治療をしないで放置していると発症します。

ついで多いのは、打撲《だぼく》などの外傷を受け、歯髄に炎症を起こすケースです。

このほかに、歯髄にくる血液から流入した細菌による炎症や、歯科治療などで使われた薬剤が原因の炎症もあります。

また、数年前に治療した歯の下や金属の周りがむし歯になり（二次う蝕）、発症する場合があります。

治療　歯髄の一部を切断、あるいはすべてを除去し、歯髄のあった場所を人工物で埋めます。

その後、歯の欠損状態に応じて、金属やレジンなどで土台をつくり、金属やセラミックをかぶせます。

治療後も、数日から数週間は炎症が治まらず、痛みや知覚過敏の状態が続くことがあります。

歯根膜炎《しこんまくえん》（根尖性歯周炎《こんせんせいししゅうえん》）

進行すると内臓の病気をもたらすことも

受診する科　歯科

症状と特徴　軽いもの（**急性単純性歯根膜炎**）は、歯肉を押すと痛んだり、歯が浮く感じがしたり、噛《か》んだり、歯を軽く叩《たた》いたりすると痛みます。

しかし歯根膜の感染によるもの（**急性化《か》膿性《のうせい》歯根膜炎**）は、激しい痛みをともなって歯肉が腫《は》れ、歯根に膿《うみ》の袋（膿瘍《のうよう》）ができることもあります。

慢性化すると痛まなくなりますが、膿の袋はなくならないので、中から細菌が血管に流れ出て、ときにリウマチ熱や心臓弁膜症、急性腎炎《じんえん》を起こします。慢性から急性に転じることもあり、注意が必要です。

原因　歯髄炎の炎症が治まらない状態を放置していると、炎症は歯根の先端（根尖《こんせん》）から歯の外に出て、歯周組織や歯根膜に及びます。これが歯根膜炎です。

そのほかの原因として、噛み合わせが高いため、一定の歯だけに強くあたり歯肉に負担をかけて起こるケース、打撲《だぼく》などの外傷から発症するケース、むし歯の治療で人工物を詰める際の刺激で発症するケースもあります。

治療　原因となっている歯の根を消毒し、細菌をなくして歯髄のあった部分の空間を人工物で充填《じゅうてん》します。その上に金属で土台をつくり、人工的な歯をかぶせます。

膿の袋が大きいときは、原因となっている歯の根に相当する歯肉を切り、膿の袋を取り出したり、抜歯することもあります。

痛みがないときも、歯が浮く感じや違和感があったときは早めの受診が第一です。

歯肉炎《しにくえん》

● 数日歯みがきをしなければ発症する

✚受診する科 歯科

症状と特徴 歯肉が赤く腫《は》れ、歯みがきの際の出血、激痛、口臭がみられます。

慢性の場合は歯肉が赤紫色に腫れることもありますが、痛みは少なくなります。

急性《きゅうせい》壊死《えし》性《せい》潰瘍《かいよう》性《せい》歯肉炎は、強い口臭をともなう疼痛《とうつう》があり、歯肉に赤い腫れがみられるようになって1～2日で歯肉の縁が壊死を起こし、潰瘍ができます。潰瘍部は灰褐色の偽膜で覆われ、食べ物や歯ブラシがあたると出血します。重症になると、発熱、頭痛、倦怠感《けんたいかん》、リンパ節の腫れがみられます。

原因 一般的な歯肉炎は、歯みがきを2～4日以上行わないことが原因で発症します。歯肉に付着したプラークの中の菌が歯肉に炎症を起こすためです。

強すぎる歯ブラシの刺激で起こる**外傷性歯肉炎**、ホルモンの変調による口内細菌叢《そう》の変化が原因の**思春期性歯肉炎**があります。また、糖尿病があると、歯肉炎が起こりやすくなるといわれます。

急性壊死性潰瘍性歯肉炎の原因は明らかではありませんが、精神的ストレスや疲労、全身の免疫の低下などによる細菌の増加が原因と推定されています。

治療 軽症は、洗口剤でうがいをし、歯みがきをして口の中を清潔にするようにすれば自然治癒します。正しい歯みがき法を身につけ、再発させない努力も大切です。

炎症が強い場合は、抗菌薬や鎮痛薬を服用します。

図4　歯周ポケット

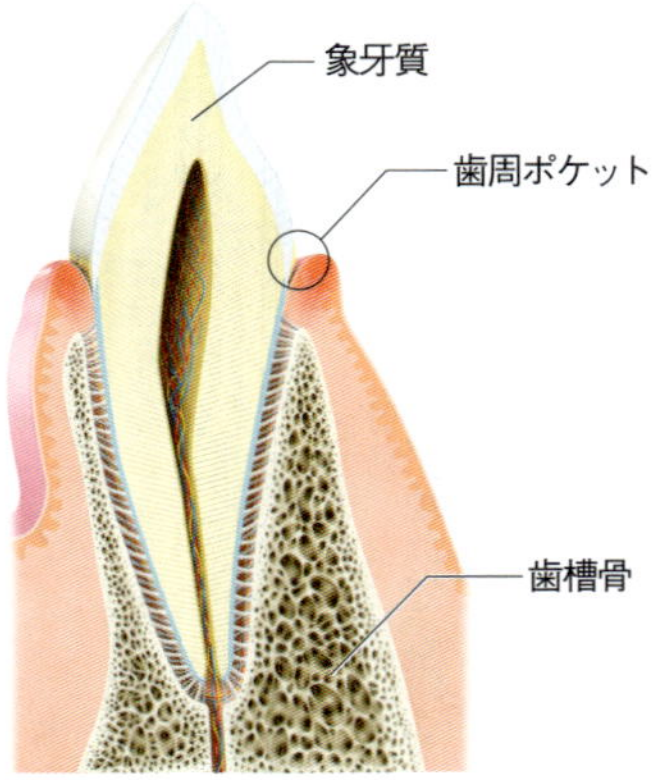

歯石《しせき》とプラークコントロール

デンタルプラーク（**歯垢《しこう》**）とは口中の常在菌のかたまりのことで、**バイオフィルム**といわれます。歯ブラシなどで除去するまで、プラークは毎日増え続けます。

このプラークが除去されず、唾液《だえき》中のカルシウムによって硬化したものを歯石といい、専門家でないと除去はできません。

毎日のプラークコントロールでプラークを除去していくことが歯を守ります。

歯の清掃の基本は、食べたら20分以内に磨くことです。睡眠中は唾液の分泌が少なく、細菌が増殖しやすくなるので、就寝前の歯みがきはとくに丁寧に行います。歯の生え方や状態によってふさわしい歯ブラシや器具の使い方は異なるので、歯科医の指導を受け、みがき方の癖などを矯正していくことも大切です。

炎症がない場合はふつうのかたさ、炎症がある場合はやややわらかいものにし、1日1回はデンタルフロスやデンタルブラシ、水流式口腔《こうくう》洗浄器の使用が勧められます。

頭部
体幹
手足
全身
がん
こころ
女性
こども

歯肉《しにく》がん

681頁（がん）

歯周病《ししゅうびょう》（歯槽膿漏《しそうのうろう》）

●40歳以上の8割以上が罹患

受診する科 歯科／歯科口腔外科

症状と特徴 歯周組織の炎症を指します。進行が進むまで自覚症状がないことがほとんどです。ほとんど症状のない静止期と、激しい炎症や組織の破壊が進む活動期を繰り返して進行します。

歯と歯肉の間にできるすき間を歯周ポケットとよび、その歯周ポケットが3㎜以上になると歯周病と診断されます。

その他の症状は、歯肉が赤くなり、腫《は》れる。口臭がする。歯肉から血が出る。歯肉が盛り上がったり、やせたりする。歯周ポケットから膿《うみ》が出る。歯と歯の間にすき間ができる（歯の移動）。歯がぐらぐらするなどがあり、最後には歯が抜けます。

◎成人性歯周炎（慢性歯周炎） 数年をかけて少しずつ進行します。プラークの量が増えれば炎症が強くなり、それだけ歯周ポケットが深くなります（3〜10㎜）。歯槽骨の吸収（破壊）も歯の根の長さの3分の1から2分の1まで進みます。

◎侵襲性歯周炎（急速歯周炎または破壊性歯周炎） 思春期に発症する若年性歯周炎は、第一大臼歯《きゅうし》と前歯の歯周組織が破壊されます。プラークの量は多くなく、歯肉は正常な形で色もピンク色ですが、急速に歯槽骨が吸収されます。

20歳代前半から30歳代半ばで発症する急速進行性歯周炎も、短期間で歯槽骨が吸収されます。

図5　歯周病の進行

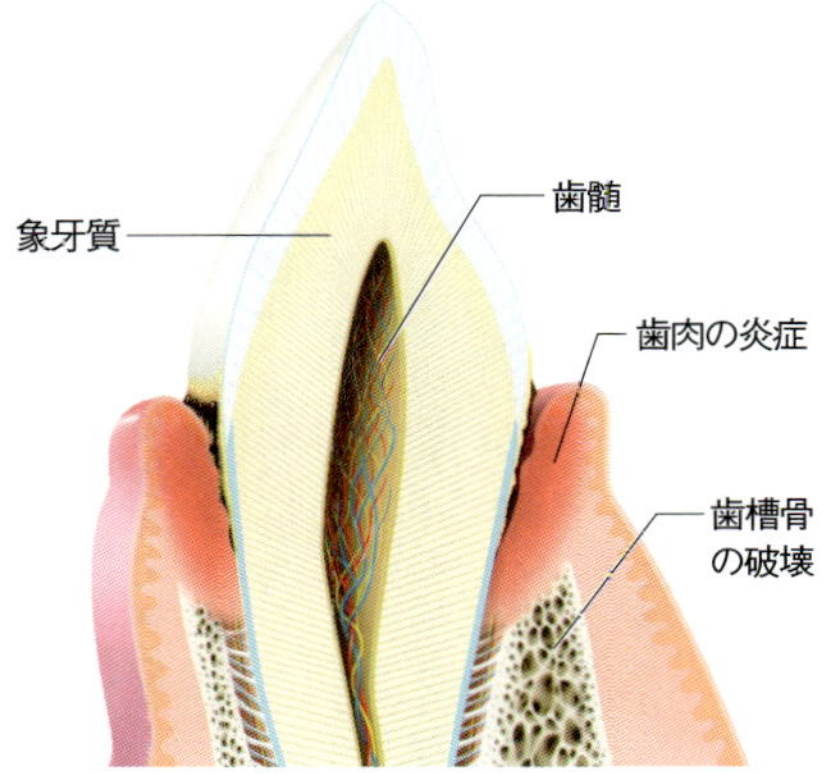

原因 歯周病は細菌の感染で起こります。細菌はプラークの中にすみつき、歯周ポケットの中や、そこに通じる毛細血管から全身に移動する場合があります。プラークは歯みがきをやめて2〜4日後にはできます。プラークがつき始めて約1週間後、歯周炎が発症します。

歯みがきをしていても、強い力で磨いたために歯肉に炎症を起こしたり、プラークが蓄積したりすることで歯肉炎になります。

慢性歯周炎は、歯の欠損、咬合《こうごう》の悪さ、唾液《だえき》の減少、全身の抵抗力の低下、糖尿病、肥満、心臓病、脳梗塞《こうそく》とも原因と結果が相互に関連しているといわれます。これらの状態が治らないと歯周炎は治らず、歯周炎がこれらの状態を悪化させもします。

治療 歯科医ではプラークを取り除くこと（スケーリング、ルートプレーニング）と、プラークトレーニングに重点がおかれます。

歯周ポケットの内側の炎症組織をかき出し、抗菌薬を歯周ポケット内部に入れる方法や、失われた組織を再生させるGTR《ジーティーアール》という方法もあります。

歯肉膿瘍《しにくのうよう》

●歯肉に膿をもった炎症ができる

受診する科 歯科／歯科口腔外科

症状と特徴 歯肉に膿《うみ》をもった急性の炎症ができる病気です。患部を中心に赤くなり、中に膿を含んだ腫《は》れができます。触るとぶよぶよした感触があります（波動）。そのままでも痛みを感じ、何かに触っても痛みを感じます。

　腫れた部分に穴があくと、中から膿が出てくることがあります。そうなると痛みがなくなり、腫れも治まったようにみえます。しかし、炎症が治ったわけではないので、放置するとともに細菌が口腔《こうくう》内に流れ出る状態を継続させることになり、重症化すると顔面が腫れることもあります。

原因 むし歯の治療をしないで放置した場合や、歯周ポケット内の細菌が急激に増殖して起こる場合、歯周炎が歯の根に広がった場合（**根尖性歯周炎**《こんせんせいししゅうえん》）が考えられます。

　また、日常の歯みがきの際のブラッシングの圧力が強すぎて歯肉に受けた傷や、食事の際、カニ殻の破片や魚の小骨などで歯肉に受けた傷から細菌が感染して発症することもあります。

治療 腫れを切開し、膿を出しきって、炎症を鎮めたうえで、抗菌薬や消炎鎮痛薬が処方されます。

　また、原因となったむし歯や歯肉炎の治療も行い、歯を治療しても効果のない場合は抜歯します。

　根尖性歯周炎（343頁）が原因の場合は、膿を掻爬《そうは》する（かき出す）とともに、歯根端切除を行うこともあります。

智歯周囲炎《ちししゅういえん》

●親知らずにできる歯周炎

受診する科 歯科口腔外科／歯科

症状と特徴 智歯（親知らず）の生えている箇所の歯肉が腫《は》れたり、痛んだりします。

　進行すると歯肉から膿《うみ》が出るようになり、激しい痛みと腫れで口が開きにくくなって、最後には口がほとんど開かなくなります。

　また、唾液《だえき》を飲み込むとのどが痛いという状態になり、高熱、食欲不振、全身の倦《けん》怠感《たいかん》、顎《あご》の下や頬《ほお》が腫れてくることもあります。

　炎症は、歯肉からのどの奥、顎の下、首、胸にも広がります。放置すると、より重篤な病気に発展し、呼吸困難などに至ることもあるので、早めの受診が大切です。

原因 智歯はいちばん奥にあるので、清掃が不十分になりがちです。また完全に歯が生えず、一部分だけ萌出《ぼうしゅつ》した場合も、汚れのたまりやすいポケットが形成されがちです。

　このような理由で蓄積されたプラーク内の細菌に感染すると、慢性的な炎症が起こります。

治療 軽症の場合は自然に膿が排出されることもありますが、プラークがたまりやすい状態を放置しているとかならず炎症が再発するので、智歯の抜歯が勧められます。

　歯科医では、歯肉を洗浄し、切開して膿を出し、抗菌薬や消炎鎮痛薬が処方されます。多くの場合は1～2週間で軽快します。

　歯肉だけでなく、のどや顎など周囲にも炎症が広がっている場合は、入院して点滴などの治療をすることもあります。

不正咬合《ふせいこうごう》

歯周病やむし歯になりやすくなる

受診する科 歯科／矯正歯科

症状と特徴 上下の歯が適切に噛《か》み合っていない状態を不正咬合といいます。

この状態が放置されると、効率よく噛むことができないだけでなく、発音に支障をきたすこともあります。また、歯みがきしにくいために、むし歯や歯周病を悪化させやすく、見た目の問題が心理面に与える影響も無視できません。

図6　おもな不正咬合

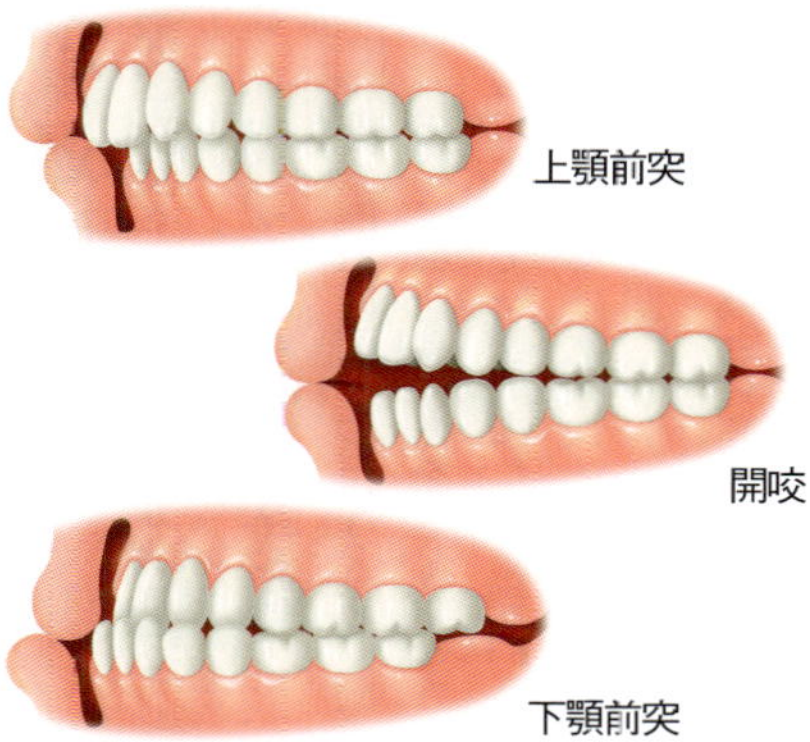

代表的なものに以下のものがあります。

①上の前歯と下の前歯の真ん中が顔の真ん中に一致しない。

②歯並びが雑然としている（**乱杭歯《らんぐいば》**）。代表的なものは**八重歯《やえば》**。

③上顎骨《じょうがくこつ》が下顎骨よりも前に出ている**上顎前突**（**出っ歯**）。

④上下の前歯のかぶさりが逆になっており、下顎のほうが前に出ている噛み合わせ。

前歯全部がこのようになっている状態を**受け口**といいます。骨格的に下顎の骨自体が大きくなった場合を**下顎前突**といいます。

⑤奥歯の1～2本だけが噛み合い、前のほうの歯は噛み合っていない（**開咬《かいこう》**）。

⑥前歯のかぶさりが深すぎるため、下の前歯が上顎の前歯の後ろの歯肉を噛んでしまう（**過蓋《かがい》咬合**）。

⑦歯と歯の間にすき間ができる（**空隙歯《くうげきし》列《れつ》・すき歯**）。

原因 先天的な原因と後天的な原因があります。

先天的な原因には、遺伝、全身疾患に関連するもの、顎《あご》の骨の大きさ、歯の大きさや数、舌の大きさによるものがあります。

後天的な原因には、顎の成長過程で発症した内分泌疾患、栄養障害、外傷によるもの、顎変形症によるものがあります。

また、口をぽかんと開ける、指しゃぶり、唇を噛むなどの癖が長年続いて歯の噛み合わせが影響を受ける場合もあります。むし歯が原因で乳歯を早く失ったり、乳歯がいつまでも抜けず、永久歯への交換が順調でなかったときも、噛み合わせに影響します。

すき歯は、顎の大きさに対して歯が小さすぎるとき、舌が前歯を押す習慣があるとき、中年以降では、歯周病が進み、歯を支える顎の骨が弱くなり、歯をしっかり支えられなくなったときなどに発症します。

治療 原因となる病気や癖があれば治療します。歯列矯正は、顎の骨の発育途上に始めるもの、永久歯が生えそろってから行うもの、中学生ごろに始めるもの、顎の骨の成長が止まった後に始めるものがあります。年齢に関係なく矯正はできますが、歯周病や欠損歯などがあると制約が加わります。

顎の骨と歯のずれが著しい場合は、抜歯や外科手術が必要な場合があります。

知《ち》覚《かく》過《か》敏《びん》症《しょう》

●原因を突き止めることが大切

✚受診する科 歯科／歯科口腔外科

症状と特徴 歯と歯肉の境目などに、温水や冷水、冷たい風、食べ物を噛《か》んだときなどの刺激によって一時的または継続的な痛みやしみを感じる症状を（象牙質《ぞうげしつ》）知覚過敏症といいます。

軽い痛みから激痛といえる痛みまでありますが、とくに刺激を受けなくても、耐えがたい痛みが続く場合は**歯髄炎**《しずいえん》（343頁）など他の病気を疑う必要があります。

原因 歯の表面のエナメル質がなんらかの理由で欠損し、中から象牙質が露出することで起こります。象牙質には象牙細管という歯髄（神経）につながる管が集中しているので、ここに刺激が加わると、しみや痛みを感じるのです。

エナメル質が欠ける原因はさまざまあります。もっとも多いのは、長年の噛み合わせによる圧力でエナメル質が欠けていく場合です。また、歯周病の進行で歯肉が退縮したことによる歯根面の露出、誤った歯ブラシの使い方によるもの、研磨剤（歯みがき剤）によるもの、歯の破折、入れ歯の不適合、精神的ストレスによる夜間の歯ぎしりや噛み締めも知覚過敏症の原因になるといわれます。

歯石除去や強い打撲《だぼく》などが知覚過敏症の引き金になるケースもあります。

治療 軽症の場合は生体の反応により、二次象牙質という層が歯髄内に自然に形成され、しみなくなることがあります。

治療としては、歯髄の炎症を鎮静した後、象牙質から歯髄に通じる細管口をレジンなどで充填《じゅうてん》し、エナメル質の代わりになるものを人工的に補う方法がとられます。

思い当たる原因のうち、改められるものは改めることが再発を防ぎます。

入れ歯を調整し、歯ぎしりなどの習慣をマウスピースの使用で軽減するほか、歯みがきの際に歯ブラシにかかる力を意識して弱めてみる、研磨剤入りの歯みがきは、使用量を減らしたり、フッ素入りの歯みがき剤や知覚過敏用の歯みがき剤を使用するのもよいと思われます。

歯の色と審美歯科《しんびしか》

歯の着色や変色の原因はさまざまあります。もっとも多いのは、喫煙、お茶、赤ワインなどによるものです。老化や遺伝による歯の黄ばみもしばしばみられます。

フッ素の過剰摂取、永久歯が生える時期の抗菌薬の服用やう歯（むし歯）が原因で歯が黒ずんでみえることもあります。

神経が失われた歯、打撲《だぼく》を受けた歯、歯と詰めものとの膨張率の差からすき間ができた歯も変色することがあります。

一般的に歯科医院で行う歯の漂白処置は、研磨する方法、薬物を表面に塗布し、光を照射する方法、漂白剤で歯を直接漂白する方法、薬剤を日に数時間装着し、1か月かけて漂白していく方法がとられます。

また審美補綴《ほてつ》としてはエナメル質の表面を薄く削り、人工的につくった歯を表面に接合する方法、歯の周囲を削り、全体にかぶせる方法、臼歯《きゅうし》ではむし歯治療した部分の上から材質をかぶせる方法などがあります。

顎骨腫瘍《がくこつしゅよう》

● 痛みはないが歯並びが悪くなることも

受診する科 歯科口腔外科

症状と特徴 初期には症状が出ませんが、進行すると、顎《あご》の骨の中の腫瘍が大きくなり、歯肉や顎にかたい腫《に》れが自覚されます。

腫瘍が大きくなると、中で動く感じ（波動）がわかるようになります。歯が動いたり、歯並びが悪くなることもあります。また、唇などがしびれることがあります。

原因 明らかではありませんが、歯が発生するときの組織が変化して腫瘍ができる場合があります（エナメル上皮腫《じょうひしゅ》、歯牙腫《しがしゅ》）。

治療 手術で腫瘍を摘出します。

図7　顎関節の構造

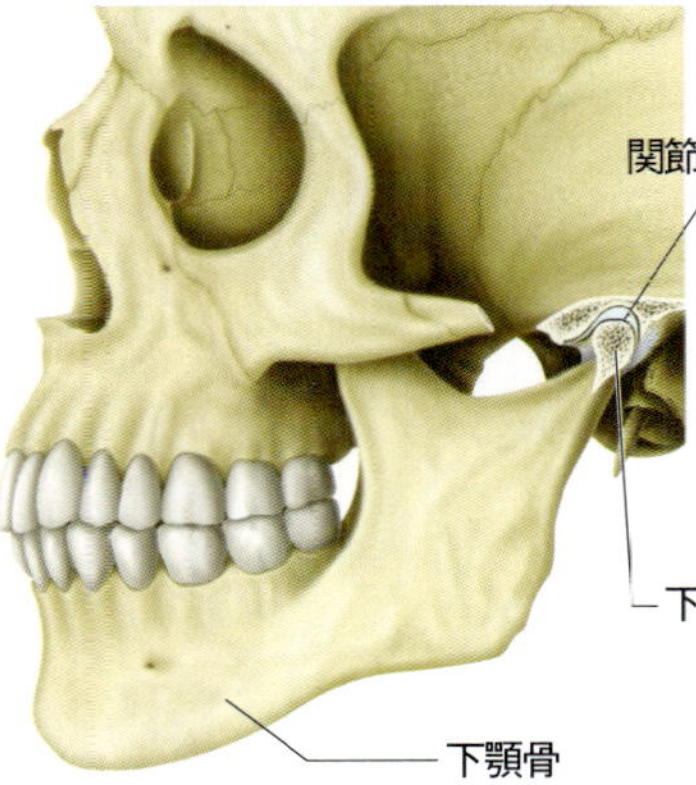

顎関節症《がくかんせつしょう》

● 近年、患者が急増

受診する科 歯科口腔外科

症状と特徴 以下のような症状があります。

◎口を開け閉めするとき、ものを噛《か》むときなどに痛む（顎《あご》の開閉に関係せず痛むときは、他の病気を疑います）。

◎口が大きく開けられなくなる。

◎口を開けると、カクカク、ミシミシなどの雑音がする。

◎噛み合わせの違和感がある。

原因 精神的なストレスによる歯ぎしりや歯の食いしばり、どちらか一方ばかりで噛む癖や、どちらか一方の筋肉を使う癖（うつぶせ寝、頬杖《ほおづえ》、猫背など）、歯の噛み合わせの悪さ、大きく口を開けたことなどが原因といわれます。最近では、上下の歯を接触させている癖も問題となっています。

治療 原因となっている癖を改めるように心掛けます。マウスピースを使ったスプリント療法で噛み合わせを安定させる方法もあります。

顎関節脱臼《がくかんせつだっきゅう》

● 「顎が外れた」状態

受診する科 歯科口腔外科／耳鼻咽喉科／整形外科

症状と特徴 口を開けた状態から閉じることができなくなった状態です。多くの場合は自分で修復することができず、このような状態を俗に「顎《あご》が外れた」といいます。

脱臼を繰り返すようになることを習慣性の顎関節脱臼といいます。

原因 顎関節を構成する側頭骨の形態に異常がある場合と、長時間あるいは突然大きく口を開けることによって、関節の周囲の構造が緩むことで起こる場合があります。

治療 時間があまりたっていなければ、下顎を押し下げるようにして整復します。

習慣性のものは、関節構造に変化が起こっていることも考えられ、手術が必要になる場合があります。

体幹に起こる病気

〈のど・首〉

咽頭炎《いんとうえん》

●おもにかぜと同じウイルスで起こる

受診する科 耳鼻咽喉科／内科

症状と特徴 鼻腔《びくう》や口腔の奥にある管状の部分を咽頭といい、咽頭に起こる炎症が咽頭炎で、慢性と急性に分けられます。

急性咽頭炎《きゅうせいいんとうえん》

症状と特徴 のどの痛みをはじめとする急性の炎症が咽頭全体に出て、咽頭粘膜の発《ほっ》赤《せき》、腫《は》れ、倦怠感《けんたいかん》、頭痛、発熱などの症状が現れます。

かぜ症候群のうち、咽頭症状が強い状態とみることもできます。

また、リンパ濾胞《ろほう》（小リンパ球が集まる部位）の腫《は》れもみられ、咽頭後壁にある咽頭側索の炎症が強いと、ものを飲み込むときに、耳に広がる痛みをともないます。

原因 鼻やのどから侵入したアデノウイルス、コクサッキーウイルス、インフルエンザウイルスなどウイルスによるものと、化《か》膿性《のうせい》連鎖球菌、肺炎球菌などの細菌によって起こるものがあります。

治療 うがいをしてのどを清潔にし、刺激物を控えます。のどの痛みには消炎鎮痛薬を用います。

細菌性の咽頭炎には、ペニシリン系やニューマクロライド系の抗菌薬を用います。これらはウイルス性のものには効果がないので原則用いませんが、二次感染が心配されるときには使用します。

慢性咽頭炎《まんせいいんとうえん》

症状と特徴 のどの不快感、乾燥感、異物感、咳《せき》、喀痰《かくたん》の増加や咽頭粘膜の腫《は》れがみられます。粘膜が萎縮《いしゅく》して乾燥し、粘液やかさぶたが付着することもあります。

原因 さまざまな原因が考えられます。

鼻に問題がある人がかかりやすいといわれており、慢性鼻炎や慢性副鼻腔炎《ふくびくう》などで鼻水がのどに下り、それによって咽頭が刺激され、炎症が起こる場合があります。

耳でも、慢性化膿性《かのうせい》中耳炎などで、耳管を通って膿《うみ》が咽頭に流れ込むことがあり、その膿によって炎症が起こります。

また、急性咽頭炎から弱毒菌による二次感染を起こしたために症状が長びき、慢性化したもの、花粉などのアレルギーによるもの、喫煙やアルコールの過剰摂取、職業的に特殊ガスを吸い続けているために起こることもあります。

ビタミン欠乏や貧血、更年期障害の症状としても起こります。

夜間、口呼吸をするため、のどが乾燥して炎症を起こす場合もあります。

近年増えているのは、遅い時間の夕食や高脂肪食の影響で就眠中に胃酸がのどに逆流し、咽喉頭に慢性炎症が引き起こされる**咽喉頭酸逆流症**《いんこうとうさんぎゃくりゅうしょう》です。

治療 原因となるほかの病気や習慣は取り除きます。そのうえで、うがいなどでのどを清潔にします。

咽頭《いんとう》がん

678頁（がん）

喉頭炎《こうとうえん》

● かぜの症状として現れることも

受診する科 耳鼻咽喉科／内科

症状と特徴 喉頭は気道の一部で、のどぼとけを含みます。声を出す発声器官であり、食べ物を飲み込むときにむせないようにする嚥下《えんげ》機能をもつ器官でもあります。

ここに炎症が起こったものが喉頭炎で、症状によって以下の4つに分けられます。

図1　気管への誤嚥を防ぐ仕組み

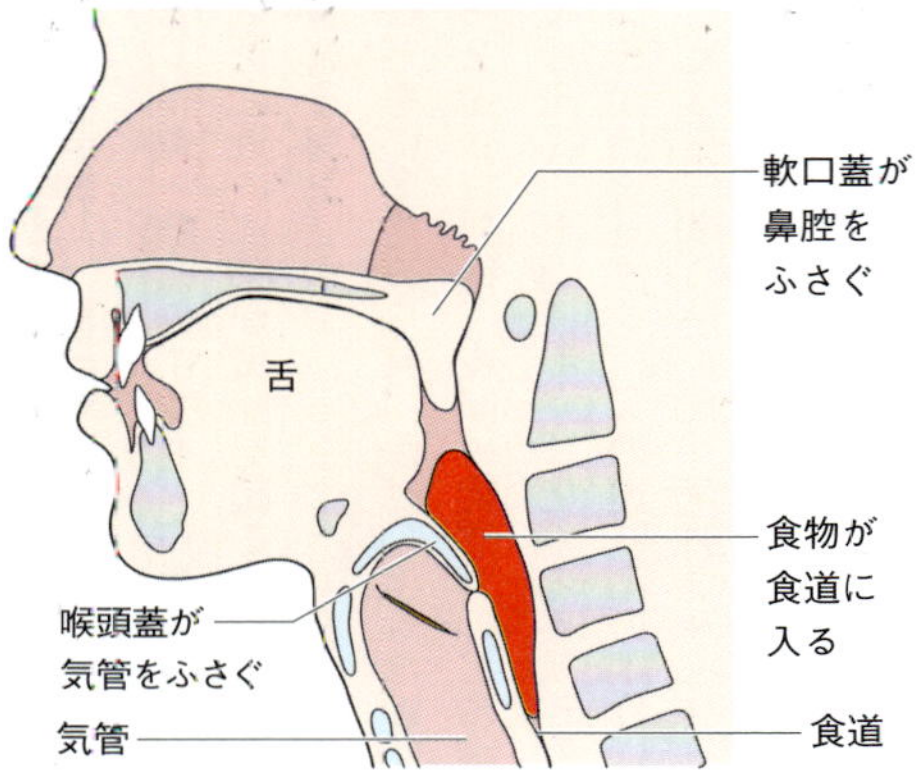

急性喉頭炎《きゅうせいこうとうえん》

症状と特徴 声がれ（嗄声《させい》）、乾いた咳《せき》、のどの乾燥感、異物感などがあり、悪化すると声が出なくなり（失声）、高熱や頸部《けいぶ》の痛みを生じることもあります。

乳幼児の急性喉頭炎は、呼吸困難を起こしたり、まれに窒息したりすることもあるので注意が必要です。

原因 多いのは、パラインフルエンザウイルス、アデノウイルスなどのウイルス感染です。A群溶血性連鎖球菌、肺炎球菌、ブドウ球菌などの細菌感染もみられます。

感染以外には、声の酷使、たばこの煙や刺激性ガスの吸入、寒冷刺激、アレルギー、放射線治療などがあります。

治療 安静にして、なるべく声を出さないようにします。喫煙や飲酒、入浴は炎症をひどくする可能性があるので避け、加湿と十分な睡眠や休息をとります。

病院では抗菌薬やステロイド薬などを**ネブライザー（噴霧器）**でのどに噴霧します。また、消炎酵素薬、去痰《きょたん》薬、解熱鎮痛薬、細菌感染が疑われるときは抗菌薬が処方されます。

急性喉頭蓋炎《きゅうせいこうとうがいえん》

症状と特徴 発熱、のどのいがいが、のどの痛みなどが初期症状として現れます。

この時点ではかぜとの区別がつきませんが、数時間から半日後に、のどが痛くて唾《だ》液《えき》を飲み込めなくなり、発声しにくくなり、息を吸うときにゼーゼーなどの音がなる喘鳴《ぜいめい》、呼吸困難などが現れるようになります。最悪の場合は窒息に至ります。

扁桃《へんとう》や咽頭《いんとう》をみると正常なことも多く、内科ではあまり使わない喉頭内視鏡などを用いなければ、急変する前に病気を診断することは困難です。40～50歳代の男性によく発症し、免疫が低下した人に起こりやすいとみられています。

原因 かぜやインフルエンザのウイルスや細菌によって喉頭蓋《こうとうがい》が急激に腫《は》れ、気道をふさぐことで起こります。

治療 軽症以外は入院し、抗菌薬やステロイド薬などの点滴を行います。

呼吸困難や呼吸困難が起こることが予想される場合は、気管を切開し、気道確保を行います。

急《きゅう》性《せい》声《せい》門《もん》下《か》喉《こう》頭《とう》炎《えん》（クループ）

症状と特徴 咽頭《いんとう》の中でも、声帯より下方の気管に近い部分が炎症を起こし、むくんで腫《は》れる病気です。

こどもに多くみられ、かぜのような症状から2～3日の後、夜間に突然、のどや胸がゼーゼー、ヒューヒューとなる喘鳴《ぜいめい》や呼吸困難が始まります。犬の遠吠えのように聞こえる咳《せき》、声のかすれ、発熱がみられることもあります。

悪化すると、息をするときに胸がへこむ**陥没呼吸**が現れます。

重症になると、強度の呼吸困難でチアノーゼを起こし、まれに窒息することもあるので注意が必要です。

原因 パラインフルエンザウイルス、アデノウイルスなどのウイルスや細菌が声門下粘膜に感染して起こります。

声門下は厚い軟骨で囲まれ、リンパの流れが豊富なうえ、まばらな結合組織からなっているので、炎症を起こすと簡単に腫れます。

とくに幼児は声門下が狭く、急な呼吸困難を起こしやすいので注意が必要です。

治療 痰《たん》の粘り気を下げ、痰を吐き出すのを助けるために、点滴での水分補給や加湿、エピネフリンやステロイドの吸入、ステロイドの筋肉注射や内服、抗菌薬などを服用します。

このような処置でもよくならず、呼吸困難が続く場合は、気管内挿管や気管切開で気道を確保することもあります。

かつては原因がジフテリアにあるものを**真性クループ**、それ以外を**仮性クループ**とよんでいましたが、近年はジフテリアによるものがほとんどみられないので、たんにクループ（症候群）とよばれます。

慢《まん》性《せい》喉《こう》頭《とう》炎《えん》

症状と特徴 声がれ（嗄声《させい》）、声が出しにくい、のどの異物感、咳《せき》などの症状が現れます。

喉頭内視鏡でみると、喉頭粘膜の発赤《ほっせき》や腫《は》れ、乾燥がみられ、ときにポリープがみられることもあります。

また、声帯に上皮のむくみ、肥厚、萎《い》縮《しゅく》、びらん（ただれ）、白色の病変が現れることもあります。

症状が**喉頭がん**（680頁）と似ているので、組織検査が必要な場合もあります。

原因 過度の喫煙や飲酒、声の酷使、大気汚染、乾燥、ほこりの多い環境、鼻副鼻《びふくび》腔炎《くうえん》などの慢性の鼻の病気による後鼻漏《こうびろう》（鼻水がのどへ流れる）、アレルギー、逆流性食道炎などが原因として考えられます。

治療 薬物治療は、症状が強いときや急性の増悪がみられたときに用います。

患部へは、抗菌薬やステロイド薬などをネブライザー（噴霧器）でのどに直接噴霧する方法を行います。

また、消炎酵素薬、去痰《きょたん》薬、解熱鎮痛薬、鎮咳《ちんがい》薬、抗アレルギー薬のほか、細菌感染が疑われるときは抗菌薬を服用します。

喫煙や飲酒を避け、なるべく声を使わないようにする、マスクを着用するなど、取り除ける原因は取り除くように心掛けます。

加湿器の使用、発声訓練が有効な場合もあります。

喉《こう》頭《とう》がん

680頁（がん）

扁桃炎《へんとうえん》

●大人のいびきの原因のひとつ

受診する科 耳鼻咽喉科

症状と特徴 扁桃炎にはさまざまな種類があります。おもな症状はのどの痛みと発熱です。

扁桃には、上咽頭にある**咽頭扁桃**《いんとう》（アデノイド）、**耳管扁桃**、舌の付け根にある**舌扁桃**、中咽頭の**口蓋扁桃**《こうがい》があります。

一般に扁桃とよぶときに意味するのは口蓋扁桃で、ここは口の中に入ってくる細菌やウイルスに対する防衛の最前線に当たり、リンパ組織が集まって大きくなっています。

一般的に扁桃腺《へんとうせん》ともよばれますが、正しくは扁桃とよびます。

図2　扁桃の位置

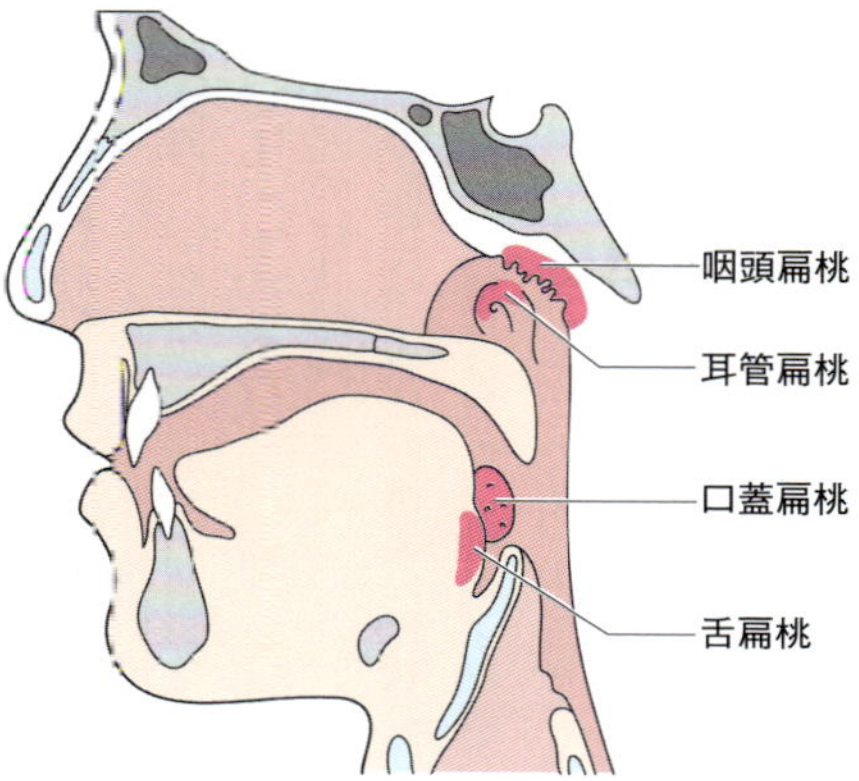

急性扁桃炎《きゅうせいへんとうえん》

症状と特徴 強いのどの痛みと38～40℃の高熱、ひどい悪寒《おかん》がみられ、関節が重く感じられたり、痛みを感じたりします。

また、ものを飲み込むときに痛みがあり、耳の周囲に響くような痛みを感じることもあります。

口の中をみると、左右の口蓋扁桃が赤く腫《は》れており、表面に膿栓《のうせん》とよばれる白いかたまりが付着しています。

ウイルス性の扁桃炎の場合は、扁桃のほかに頸部《けいぶ》のリンパ節が腫れますが、細菌性の場合は、上頸部のリンパ節が腫れます。

熱は通常3～4日で下がりますが、こどもが**プール熱**（809頁）の合併症として発症すると1週間ほど続くこともあります。

急性扁桃炎は、こどもと青年に多くみられる症状で、高齢者は扁桃自体が萎縮《いしゅく》してしまうのでかかることはありません。

ひどい急性扁桃炎にかかると、その後も繰り返すことがあります（**習慣性扁桃炎**）。

原因 化膿性連鎖球菌、インフルエンザ菌、黄色ブドウ球菌、肺炎球菌、溶連菌などの細菌によるものと、ウイルスによるものがあります。

健康なときは感染しても発症しませんが、疲労の蓄積、飲みすぎや食べすぎ、気候の変化、大気中のほこりなどが引き金になって症状を起こすことがあります。

こどものプール熱の症状として発症したり、クラミジア菌や単純ヘルペスウイルスII型感染の症状として起こることもあります。

治療 抗菌薬を使用します。ウイルスか細菌かの原因を見極め、さらにのどから細菌を摂取して原因菌を見極めたうえで、有効な抗菌薬を選びます。

成人は、抗菌薬を内服して1週間ほどで治癒しますが、まれに慢性扁桃炎、扁桃周囲炎、リンパ節化膿、腎炎《じんえん》、リウマチ、敗血症などを引き起こすこともあり、注意が必要です。

慢性扁桃炎《まんせいへんとうえん》

症状と特徴 急性扁桃炎が完全に治らず、いつまでものどの痛みや違和感、乾燥感、微熱感などの症状が続きます。

急性期の症状は、急性扁桃炎の症状とほぼ同じですが、扁桃は急性扁桃炎より大きくなることが多く、そのため、ものを飲み込むときの痛みが強くなることがあります。

また、肩こり、動悸《どうき》、食欲不振、頸部《けいぶ》のリンパ節の腫《は》れなどがみられることもあります。

原因 急性扁桃炎と同じで、細菌やウイルス感染で発症します。飲酒や喫煙、疲労の蓄積、大気汚染などによって症状が悪化したり、慢性化したりすることもあります。

治療 原因になっている疲労や喫煙、飲酒など、取り除ける状態や習慣は取り除き、扁桃表面の洗浄、膿栓《のうせん》(白いかたまり)の吸引、うがいの励行、薬物の塗布を行い、患部を清潔にします。

さらに、抗菌薬や消炎鎮痛薬などを服用し、症状が強い場合は、扁桃を摘出することを検討します。

習慣性扁桃炎《しゅうかんせいへんとうえん》

症状と特徴 1年に何回も急性扁桃炎を繰り返し、**習慣性アンギーナ**ともいいます。

ひどい急性扁桃炎がきっかけになり、その後、疲労が蓄積したときなど免疫力が衰えているときに、高熱や悪寒《おかん》、のどの痛みなどをともなう症状が現れることが多いようです。

こどもから30歳代までの幅広い年齢層にみられます。

原因 扁桃炎を繰り返す原因は明らかではありませんが、全身の免疫力の低下や、口蓋《こうがい》扁桃に常在している病原性をもたない細菌のバランスの乱れも原因と考えられています。

治療 急性期には、急性扁桃炎と同じように抗菌薬や消炎鎮痛薬を用いた治療を行います。

年に7回以上、また、2年以上にわたり年4回以上の扁桃炎を起こす場合は、扁桃を摘出するのが一般的です。

高周波を照射して扁桃を縮小させるという手術方法もあります。

扁桃病巣感染症《へんとうびょうそうかんせんしょう》

症状と特徴 扁桃自体は無症状か軽い痛みや違和感がある程度ですが、扁桃が病原巣となり、扁桃から離れた臓器に二次疾患が起こる病気を扁桃病巣感染症といいます。

かぜなどの上気道炎や扁桃炎などののどの炎症があるときに、発疹《ほっしん》、血尿、関節の腫《は》れや痛みなどの自覚症状をともなって二次疾患が引き起こされます。

扁桃を病巣とする二次疾患には、急性腎《じん》炎《えん》などの腎疾患、乾癬《かんせん》やアトピー性皮膚炎などの皮膚疾患、肝炎、心疾患、リウマチなどの関節疾患などがあります。

原因 自己免疫疾患の一種と考えられています。扁桃に慢性炎症があると、扁桃のリンパ球が扁桃に対する抗体やリンパ球を産生するようになり、その現象が全身に広がるため、自己組織を攻撃するような免疫反応が起こると考えられます。

治療 扁桃の摘出が有効な場合もありますが、摘出しても二次疾患の病気がよくならない場合もあり、有効率は二次疾患の種類によっても変わります。

扁桃周囲炎《へんとうしゅういえん》

●扁桃炎より激しいのどの痛み

受診する科 耳鼻咽喉科

症状と特徴 **急性扁桃炎**（353頁）が発症して3〜4日目に起こることが多く、扁桃炎より激しいのどの痛みが特徴です。

のどの片側だけに炎症が起こるのが特徴で、片側の口蓋《こうがい》扁桃の周囲（口蓋扁桃を覆う被膜と咽頭《いんとう》収縮筋の間にあるすき間）に赤暗色の強い腫《は》れがあり、むくみもみられます。

厚い舌苔《ぜったい》（舌に付着する苔《こけ》状のもの）、悪寒《おかん》、高熱、頭痛、倦怠感《けんたいかん》、脈拍の増加、耳の痛み、リンパ節の腫れなどの症状も現れ、リンパ節の腫れが咽頭に進むと、呼吸困難を起こすことがあります。

同じ場所に膿《うみ》がたまる症状は、**扁桃周囲《へんとうしゅうい》膿瘍《のうよう》**といいます。

のどの視診が困難なほど口を開けにくくなり、ものを飲み込むときの痛みも激烈で、唾液《だえき》を飲み込めず、よだれを垂らします。

原因 急性扁桃炎の原因である化膿性《かのうせい》連鎖球菌、インフルエンザ菌、黄色ブドウ球菌、肺炎球菌、溶連菌などの細菌やウイルスに加えて、嫌気性菌の感染が原因とされています。

治療 静脈内注射により抗菌薬を使用します。また、飲み込むときののどの痛みのために水分や栄養の不足に陥りがちなので、点滴で補充を行います。

膿が出ているときは、注射器を用いて膿を排出します。腫れている部分を切開して膿を排出する場合もあります。

扁桃周囲炎が繰り返される場合は、扁桃の摘出が勧められます。

口蓋扁桃肥大《こうがいへんとうひだい》

●睡眠時無呼吸症候群の原因にも

受診する科 耳鼻咽喉科

症状と特徴 口蓋扁桃が大きくなった状態をいいます。

肥大の程度によって、わずかに大きくなっているⅠ度肥大、左右の扁桃が中央で接しているⅢ度肥大、その中間の大きさのⅡ度肥大に分類されます。

幼児や青年期には、口蓋扁桃の肥大は正常とみなされ、かならずしも病気の原因とはなりません。問題は、口蓋扁桃肥大がさまざまな問題を引き起こすことです。

幼児は扁桃の肥大が、口蓋の形や歯の位置、声の質に影響を及ぼす場合があります。ものを飲み込むときに違和感や痛みを感じるこどももいます。

またすべての年齢層に対して、口蓋扁桃の肥大が耳の慢性感染症、難聴、慢性鼻副《びふく》鼻腔炎《びくうえん》、鼻出血、**睡眠時無呼吸症候群**（363頁）の原因となることがあります。

原因 多くの場合は、生まれつきの体質と考えられます。

急性扁桃炎を繰り返すことで、口蓋扁桃が肥大する傾向もあるようです。

急速な肥大や片側だけの肥大の場合は、梅毒、結核、がん、肉腫《にくしゅ》、白血病などのときにもみられます。

治療 口蓋扁桃肥大の原因が細菌やウイルス感染であれば、抗菌薬が処方されます。

呼吸障害や嚥下《えんげ》障害、全身的な影響が引き起こされている場合は、扁桃の摘出が検討されます。

咽頭《いんとう》扁桃《へんとう》肥大《ひだい》

● 大きさは、6歳で最大に達する

受診する科 耳鼻咽喉科

症状と特徴 **アデノイド増殖症**ともよばれます。

咽頭扁桃は3歳くらいから大きくなるこどもが多く、6～8歳くらいで最大になり、10歳くらいで小さくなります。

こどもの咽頭扁桃は大人より大きいのが一般的です。肥大だけなら問題になりませんが、咽頭扁桃肥大が原因で、乳児から10歳くらいまでのこどもの鼻や耳、全身に二次的な症状が現れることがあります。

症状が多様で全身に及ぶため、以下の症状がみられても、原因が咽頭扁桃の肥大にあると気づかないことが多く、注意が必要です。

◎口の症状 後鼻孔《びこう》がふさがれるため、鼻詰まりが起こります。

それによって口呼吸をするようになり、扁桃が高度に肥大している場合は、食事を摂《と》るのも難しくなります。口を開けっ放しにしがちなので、**アデノイド顔貌《がんぼう》**とよばれる変化の乏しい、ぼんやりとした表情になったり、口蓋《こうがい》や歯、顎《あご》の成長に影響を与えたりすることがあります。

◎鼻の症状 鼻水や鼻出血、強度のいびきもよくみられます。

こどもの**睡眠時無呼吸症候群**（363頁）の原因になっていることも多く、いびきの大きいこどもは耳鼻咽喉科の受診が勧められます。

◎耳の症状 咽頭扁桃が耳管口をふさぐので、耳管狭窄《きょうさく》を起こしがちです。

また、急性中耳炎も起こしやすく、耳だれや耳痛を繰り返すことで、結果的に難聴を引き起こすことがあります。

◎全身の症状 口呼吸を長期にわたり続けていると、扁平胸《へんぺいきょう》、漏斗胸《ろうときょう》、鳩胸《はとむね》になることがあります。

こうしたこどもは、気管支炎を繰り返しやすくなります。連続する咳《せき》のため、夜、熟睡することが難しくなり、昼間、注意力散漫、集中力の欠如、落ち着きのなさなどの問題が起こります。

原因 咽頭扁桃は、鼻孔の突き当たりに位置し、外部からの空気やそこに含まれる細菌やウイルスをつねに受ける組織です。つねに免疫活動を活発に行っている部位でもあり、その刺激で肥大してくることがあります。また、かぜなどの感染症を繰り返すことによってしだいに咽頭扁桃が肥大してくることもあります。

治療 喉頭扁桃肥大は、ある時期を過ぎると小さくなるので、大きいからといって治療が必要なわけではありません。二次的な症状が強い場合に限り、切除手術を行うことがあります。しかし、切除によってすべての症状が治まるかどうか事前の判定は難しく、明確な判断基準はありません。

治療が必要な場合は、全身麻酔を行い、口の中でアデノイド（咽頭扁桃）切除用の特殊なメスや機器を用いることが一般的です。この場合、1週間程度の入院を必要とすることが多いようです。

最近は、鼻から内視鏡を差し入れ、高周波による切除を行うこともあります。この方法だと日帰りの手術が可能です。

切除後、滲出性《しんしゅつせい》中耳炎にかかりにくくなったという報告や、いびきや睡眠時無呼吸症候群が軽くなったという報告は多数あります。

舌扁桃肥大《ぜっへんとうひだい》

●思春期以降にみられる

受診する科　耳鼻咽喉科

症状と特徴　舌扁桃が大きくなる症状です。のどや食道の入り口に感じる異常感や異物感、圧迫感が特徴で、「ものがつかえるような」と表現する人もいます。

そのほかに、咳《せき》、いびきなどの症状もあります。思春期以降に現れ、30歳代、40歳代の女性に顕著にみられます。

原因　細菌やウイルスの感染を繰り返していると舌扁桃が肥大する場合があります。鼻の疾患による後鼻漏や、更年期障害、自律神経失調症の症状としても発症することもあります。

治療　炎症が強いときは、抗菌薬や消炎薬を使用します。コーヒー、酒、たばこなどの刺激物を避けることも必要です。

症状が慢性的で強いときに切除手術を行うこともあります。

伝染性単核球症《でんせんせいたんかくきゅうしょう》

●日本人の9割以上が抗体をもっている

受診する科　耳鼻咽喉科／内科

症状と特徴　咽頭《いんとう》痛、化膿性扁桃炎《かのうせいへんとうえん》、いちご舌、倦怠感《けんたいかん》、38℃以上の発熱、全身のリンパ節の腫《は》れ、湿疹《しっしん》、嘔吐《おうと》、肝機能異常などの症状が現れます。

脾臓《ひぞう》や肝臓が肥大したり、高熱が2週間以上続くこともあります。

原因　唾液《だえき》に含まれる**EB《イービー》ウイルス**や**サイトメガロウイルス**（小児のときのみ）によって感染します。EBウイルスは、キスや飲み物のまわし飲みなどでも感染します。

こどものときに感染すると抗体ができ、症状が出ません。日本では3歳までに70％が感染し、20歳代の90％以上に抗体ができているといわれます。再感染はしませんが、免疫力低下により発症することがあります。

治療　サイトメガロウイルスが原因で重症のときは抗菌薬を処方しますが、通常は咽頭痛や発熱などに対症的に治療するのみで、自然に治癒するのにまかせます。

のどの腫《は》れ

咽頭《いんとう》や喉頭《こうとう》に炎症が起こり、赤く腫れた状態を、のどが腫れているといいます。多くの場合、痛みをともない、発熱することもしばしばです。違和感、声がれ、咳《せき》、嚥下《えんげ》困難など、進行の度合いと発症の原因によってさまざまな症状が現れます。

のどの腫れは、のどの炎症症状のひとつです。上気道に侵入したウイルスが感染すると、炎症物質のブラジキニンや痛みを促進するプロスタグランジンなどの物質も産生されて、同時に血管が拡張し、血流が増加するので、のどは熱感をともなって赤く腫れます。

のどが腫れる疾患には、かぜ症候群、急性咽頭炎、慢性咽頭炎、急性扁桃炎《へんとうえん》、慢性扁桃炎などたくさんあります。

甲状腺《こうじょうせん》の異常によってのどが腫れる場合もあります。のどの酷使やたばこの吸いすぎも、のどの腫れの原因になります。

治療は通常、抗菌薬や消炎薬を使用する薬物療法によって行われます。

声帯《せいたい》ポリープ

● 声を使う職業の人に多い

受診する科 耳鼻咽喉科

症状と特徴 喉頭《こうとう》にある声帯にこぶ状のポリープ（腫瘤《しゅりゅう》）が生じることにより、嗄声《させい》（声がれ）やのどの違和感、声の質の低音化、声が途中で止まる、声を出すと疲れる、などの症状が起こります。

原因 声の酷使やかぜなどで喉頭の粘膜に充血が起こっているときにむりな発声を行ったりすると、粘膜下の血管が破れ、血腫《けっしゅ》ができます。この状態でむりな発声をし続けるとポリープができます。

治療 できて間もないポリープの場合は、声を極力使わないようにし、消炎薬の内服や吸入で治療します。

それでも治らないポリープや古いものは、顕微鏡下手術などで、切除手術を行います。

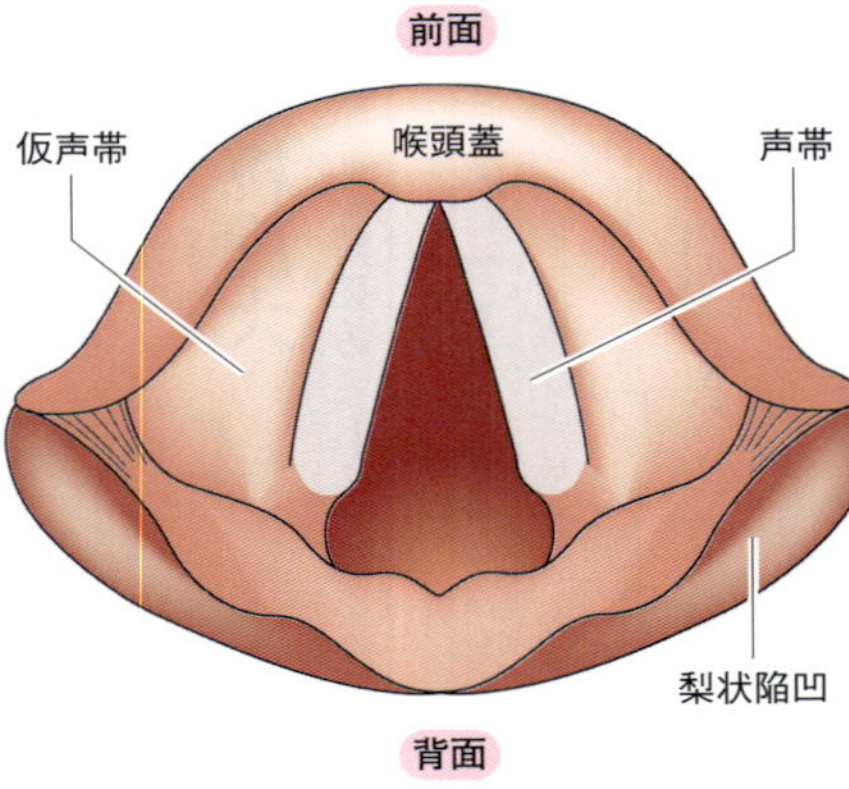

図3　声帯の構造

声帯結節《せいたいけっせつ》

● 声帯にできるたこ

受診する科 耳鼻咽喉科

症状と特徴 声帯のほぼ中央部にたこのような腫瘤《しゅりゅう》ができます。多くの場合、声帯の両側に左右対称の位置にできます。

声帯がきちんと閉じないので嗄声《させい》（声がれ）の症状が起こり、声域の幅も減少します。

声を酷使する職業の人や学童期の男児、若い女性によくみられます。

原因 声の酷使が長期間続くことによって起こります。

治療 声の出し方の指導である程度の回復が見込めます。消炎薬はあまり効果が期待できず、結節を切除することもあります。

幼児にできた小児結節は、声変わりのときに自然に消失することが多いようです。

ポリープ様声帯《ようせいたい》

● 再発防止のためにも禁煙は必須

受診する科 耳鼻咽喉科

症状と特徴 声帯が全長にわたってむくんだように膨らむ状態になります。別名をラインケ浮腫《ふしゅ》ともいいます。

声帯が不均一に太くなるので、嗄声《させい》（声がれ）や声の低音化、のどの違和感、乾燥感などの症状があります。

原因 ほとんどの患者が喫煙者であることから喫煙が原因とされています。声の乱用、加齢による変化という見方もあります。

治療 軽症であれば、禁煙するだけで症状が落ち着くことがあります。

消炎薬の使用やステロイドの吸入が効くこともありますが、中程度以上のものは、喉頭《こうとう》顕微鏡下手術で声帯粘膜下の浮腫《ふしゅ》状組織を取り除かなくてはなりません。

喉頭《こうとう》異《い》常感症《じょうかんしょう》(咽喉頭《いんこうとう》異《い》常感症《じょうかんしょう》)

●喉頭がん恐怖に関与する場合もある

✚受診する科 耳鼻咽喉科

症状と特徴 耳鼻科の診察では異常が見つからないのに、のどに何かがひっかかっているような感じ、何かが刺さっている、ムズムズするような感じなど、のどの周辺に違和感を覚える症状をいいます。唾液《だえき》を飲み込むときに多く発症し、飲食物を飲み込むときには症状が出ません。

原因 自律神経失調症、内分泌異常、更年期障害などの全身的な疾患が原因の場合があります。

若い女性では鉄欠乏性貧血が引き起こしていることもあります。

耳鼻咽喉科で精密検査を行い、経過観察後も原因不明の場合は心因的なものとされます。患者数は増加傾向にあります。顕著なのは、知人の喉頭がんが引き金になって陥るがん不安から起こるものです。

治療 全身的な疾患が疑われる場合は原因を追究し、その治療を行います。女性は、鉄分を補うだけで治ることもあります。

喉頭肉芽腫《こうとうにくげしゅ》

●慢性的な咳から発症することも

✚受診する科 耳鼻咽喉科

症状と特徴 炎症によって生じる半球か球状の腫瘤《しゅりゅう》(できもの)を肉芽腫といいます。のどの肉芽腫は声帯後部にでき、慢性的な咳《せき》、のどの違和感、発声困難などをもたらします。

胃食道逆流症によるものは、胃液の逆流や胸焼けなどもみられます。

原因 気管内挿管の際の刺激で、肉芽腫ができることがあります(**挿管性肉芽腫《そうかんせいにくげしゅ》**)。

咳払いや慢性的な咳、気道アレルギー、胃食道逆流症など、さまざまな原因が複合して発症すると思われます。

治療 PPIテストといって、胃食道逆流症によるものかを鑑別する意味も含め、プロトンポンプ阻害薬を使用するのが一般的です。手術の場合は、炭酸ガスレーザーを用いた喉頭微細手術が用いられます。

再発しやすいため、抗ウイルス薬、インターフェロン、漢方療法なども治療に取り入れられています。

喉頭乳頭腫《こうとうにゅうとうしゅ》

●良性腫瘍だが再発しやすい

✚受診する科 耳鼻咽喉科

症状と特徴 腫瘍《しゅよう》によって声帯の運動が妨げられて、声がれが起こり、やがて声が出なくなることもあります。

こどもの場合はそのまま放置すると、気道狭窄《きょうさく》が起こり、呼吸困難や喘鳴《ぜんめい》、チアノーゼを起こすこともあって、注意が必要です。若年型は再発しやすく、なかなか完治に至りません。成人型は単発性が多くみられます。

原因 尖圭《せんけい》コンジローマと同型のHPV《エイチピーブイ》(ヒト乳頭腫ウイルス、ヒトパピローマウイルス)が腫瘍から検出されます。

尖圭コンジローマに感染した母親から生まれたこどもによくみられることから HPVの産道感染が原因のひとつであるとみられています。

治療 レーザーで蒸散させるのが主流で

すが、インターフェロンの局所注入に効果がみられることもあります。

仮《か》声《せい》帯《たい》肥《ひ》大《だい》

● 仮声帯が炎症で腫れる

✚受診する科 耳鼻咽喉科

症状と特徴 かぜなどで声が出ないときに高い声が出るのは、声帯ではなく別の器官である仮声帯が使われているためです。

仮声帯肥大になると、この仮声帯が炎症を起こして腫《は》れます。**扁桃炎**《へんとうえん》（353頁）の合併症として起こった場合は、その炎症が進行します。

咽頭《いんとう》の激しい痛み、発熱、嚥下《えんげ》困難、声のかすれや異物感、二重声もみられます。

原 因 急性扁桃炎が進行して波及したものであることが多く、細菌の感染によって起こります。

治 療 抗菌薬や消炎薬で炎症を緩和する薬物療法で症状は緩和されます。

良性の喉頭疾患であり、悪性腫瘍《しゅよう》化することはありません。

のどを安静にすることが大切です。

楽に発声できるよう発生指導を受ける場合もあります。

嗄《さ》声《せい》

● 総合的な音声障害

✚受診する科 耳鼻咽喉科

症状と特徴 嗄声とはかれたガラガラ声やかすれた声のことです。一時的に発症することも慢性化することもあります。

原 因 急性喉頭《こうとう》炎や慢性喉頭炎、声帯ポリープ、声帯結節、喉頭乳頭腫《にゅうとうしゅ》、急性声門下喉頭炎、喉頭白板症、喉頭がん、声帯麻《ま》痺《ひ》、痙攣性《けいれんせい》発声障害など、のどの病気によって引き起こされることが一般的ですが、頸部《けいぶ》や胸部の疾患、のどの酷使や喫煙で起こることもあります。

治 療 原因がなんであれ、禁煙と声の安静は必須です。

急性喉頭炎や慢性喉頭炎による嗄声の場合は、消炎薬や抗菌薬などの薬物治療を行います。

音声訓練による発声法の指導、リラクゼーション法で改善する場合もあります。

萎縮《いしゅく》した声帯の正常化、病変の除去を目的に手術を行うこともあります。

吃《きつ》音《おん》

● 治療を受ければ8割が治癒

✚受診する科 耳鼻咽喉科／心療内科

症状と特徴 5歳までのこどもの5%、成人の1%にみられ、最初の語を発語するときに不随意に、一語が連続して発生されたり、一時的に発語できなくなったりします。アメリカ精神医学会の分類（DSM-5）では小児期発症流暢症《りゅうちょうしょう》とよびます。

原 因 緊張や不安などが原因となるケースは少数です。むしろ吃音を恐怖する気持ちがかえって吃音を条件づけてしまうケースがしばしばみられます。

近年では、吃音は脳機能障害であるという見方が有力です。右脳の過剰な活動、右脳の機能不全、脳内の神経回路の機能不全などを原因とする説があります。

幼児の吃音は、脳の機能分化が未発達なころに受けるストレスが原因であることが多く、治療を受けると8割が治癒します。

治療 言語聴覚士（ST《エスティー》）のいる耳鼻咽《じびいん》喉科《こうか》または心療内科で治療を行います。言語聴覚療法のほかに、薬物療法、心理療法などを行います。

音声障害《おんせいしょうがい》

● 声がかすれる、声が出せない

受診する科 **耳鼻咽喉科／心療内科**

症状と特徴 声の質や声の高さ、声の大きさなど、声の調子が今までと異なり、声がおかしいという状態です。

なかでも声を出そうとしても声が出ない場合を**失声症**といい、声の響きがまったくなくなります。

声は、吐く息が声帯のすき間を通り抜けるときに出ます。急性喉頭炎《きゅうせいこうとうえん》のように、のどに炎症が起きたり、喉頭ポリープや喉頭がんのように、声帯に異常が起きたり、肺や気管支の病気で吐く息が弱く十分でなくなったり、難聴で自分が発した声を聞く耳に異常が生じたりすると、声の調整ができずに、音声に障害が現れてきます。

また、二次性徴を迎えて声変わりするときに、声の調子がおかしくなることがあります（**変声障害**）。

治療 声がおかしいというときに注意したいのは、のどの悪性腫瘍《あくせいしゅよう》です。そのほかの場合はあまり緊急性がないので、しばらくようすをみます。

ただし、こどもの場合で変声期が長引いている、男性なのに声が低くならない、逆に女性なのに声が男性化してくるときは、性ホルモンとの関係が疑われるので、耳鼻《じび》咽喉科《いんこうか》に相談してみましょう。

舌咽神経痛《ぜついんしんけいつう》

● のどの奥に耐えがたい痛みが起こる

受診する科 **耳鼻咽喉科**

症状と特徴 40歳以上の男性に多くみられます。

食べ物、飲み物を噛《か》むときや飲み込むとき、くしゃみ、咳《せき》などをするときに、扁桃《へんとう》に近いのどの奥、舌の付け根などに耐えがたい激しい痛みを感じる症状を指します。

痛みが数分間持続することもありますが、一時的で発作的な痛みを繰り返すこと

舌《した》のもつれ

舌が滑らかに動かず話しにくい、ろれつが回らないなどの状態を意識したら、すぐに病院に行きましょう。舌のもつれは、**失語症**《しつごしょう》（265頁）や**運動障害性構**《うんどうしょうがいせいこう》**音障害**《おんしょうがい》（265頁）によって起こります。

■失語症による舌のもつれ

失語症では、話す、聴く、読む、書くなどの言語側面になんらかの異常がみられますが、発話自体は流暢《りゅうちょう》な場合とそうでない場合があります。

高齢者の場合、原因としてまず疑われるのは、**脳梗塞**《のうこうそく》や**脳出血**です。**パーキンソン病**（539頁）や**筋萎縮性側索硬化症**《きんいしゅくせいそくさくこうかしょう》（603頁）などの神経疾患によることもあります。脳梗塞や脳出血は、頭部CT《シーティー》やMRI《エムアールアイ》検査による診断が必要です。

■構音障害による舌のもつれ

構音障害は、舌やのどなどの器官の運動障害により発語が不明瞭《ふめいりょう》になった状態です。

舌そのものに異常が感じられるときには、舌の腫瘍《しゅよう》などを疑います。

もあります。慢性的に違和感を覚えることもあります。

通常はのどの片側だけに起こり、痛みの発生部位が耳に近いほど、痛みが耳に散りやすくなります。

強いしびれをともなったり、**三叉神経痛《さんさしんけいつう》**（282頁）と合併することもあります。

1～2％の患者さんに不整脈が起こります。心拍がひじょうに遅くなるため、めまいやふらつきを起こしたり、失神、心停止を起こすこともあります。

理解力や記憶力が一時的に低下し、認知症に似た症状がみられる場合もあります。

副交感神経による耳下腺《じかせん》のコントロールも悪くなるので、唾液《だえき》の分泌量に影響を受けます。

原因 根本的な原因は明らかではありませんが、なんらかの理由で動脈が舌咽神経や三叉神経などの脳神経を圧迫して激痛が起こるといわれます。

噛み合わせや外傷によって頭蓋骨《ずがいこつ》の関節にずれが起こり、脳神経を圧迫する場合もあります

動脈が脳神経を圧迫する理由は、動脈血管が老化などによりもろくなったり、腫《は》れたりすることが考えられます。

脳梗塞《のうこうそく》や脳腫瘍《のうしゅよう》など、脳血管疾患に関連して起こることもあります。

治療 原因が脳腫瘍であるとわかれば、腫瘍に対する処置を行います。

脈が脳神経を圧迫して痛みを引き起こしていることが明確な場合は、血管減圧術という手術により痛みを軽減します。

頭蓋の関節のずれが原因であるときは、頭蓋骨を調節すると痛みが消えることがあります。

喉頭麻痺《こうとうまひ》（反回神経麻痺《はんかいしんけいまひ》）

● **声帯を動かす神経の麻痺**

受診する科 耳鼻咽喉科

症状と特徴 息が漏れるような声がれがしたり、小さな声しか出なくなったり、裏返ったような声が出たりします。

このような声の発声には大量の空気が必要となるため、息切れをしたり疲労したりし、強い精神的ストレスを感じることもあります。

咳《せき》、くしゃみ、痰《たん》のはたらき

咳や痰が出たり、くしゃみをするのは、体内にある異物を外に出そうとして起こる反射運動です。

咳は、気道粘膜などが受けた刺激が咳中枢に伝わって横隔膜を下げさせ、ピークに達した肺の空気圧が一気に緩むとき、その勢いで気道から空気が飛び出したものです。

痰は、細菌やウイルスに感染した際、白血球などの免疫細胞によって攻撃された後、細菌やウイルス、免疫細胞自身の残骸《ざんがい》がかたまりとなったものです。この痰を外に排出しようとして、咳が起こることもあります。

くしゃみは、異物による刺激が三叉《さんさ》神経に伝わり、肺を収縮させ、肺の中の空気圧がピークに達すると呼吸筋が一気に緩み、気道から異物とともに空気が排出されます。

かぜをひいたときにくしゃみとともに粘度のある鼻水が出るのは、痰と同様、ウイルスやウイルスと戦った細胞の残骸が含まれるためです。

むりをして声を出そうとすることによって喉頭《こうとう》に炎症が起こると、のどの痛みといった症状も現れます。

誤嚥《ごえん》も顕著な症状のひとつで、飲み込んだものが鼻に逆流したり、むせたり、細菌や胃液が肺に入り、**嚥下性肺炎**《えんげせいはいえん》（392頁）を起こすこともあります。

さらに、炎症によって気道が狭くなると、呼吸困難や喘鳴《ぜいめい》もみられます。

副交感神経の阻害により、肩が痛くなったり、肩が上がりにくくなったりすることもあります。

図4　反回神経の分布

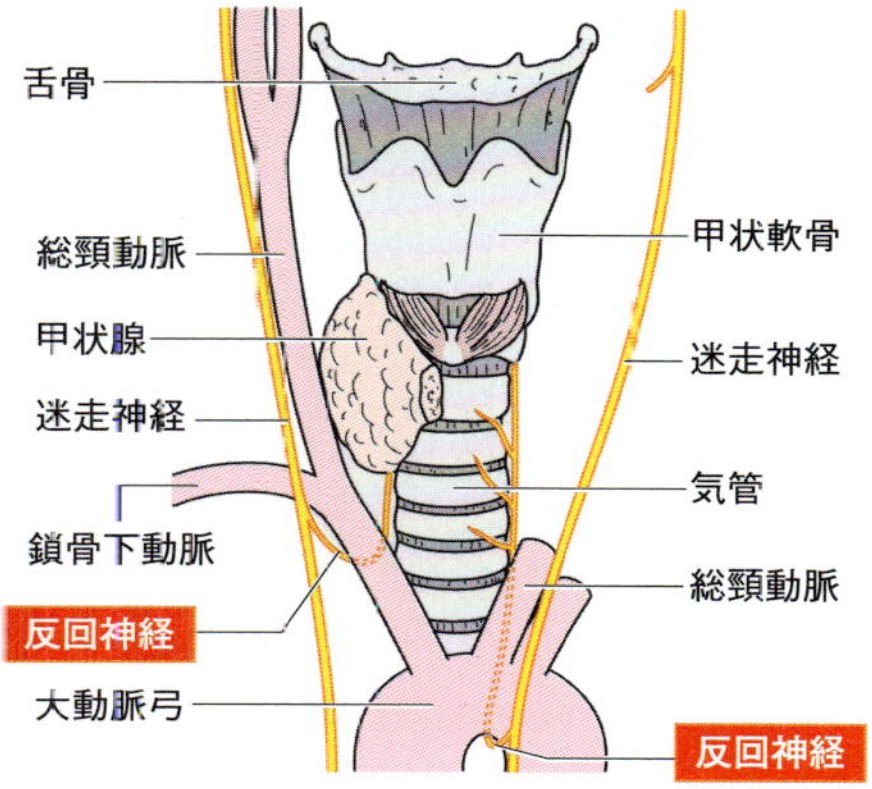

原因 声帯を動かす神経である反回神経の障害によって起こるとされています。

直接の原因究明は、その障害が反回神経のどこで起こっているかを見極めることが必要です。

反回神経は、脳幹、頸部《けいぶ》（のど、甲状《こうじょう》腺《せん》、食道）、胸部（鎖骨下動脈、胸郭内、大動脈弓）など、幅広い部位を経由しています。

そのため、頸静脈孔腫瘍《けいじょうみゃくこうしゅよう》、甲状腺腫瘍、肺がん、食道がん、縦隔腫瘍、乳がん、弓部大動脈瘤《だいどうみゃくりゅう》などが、反回神経麻痺を引き起こす場合もあります。

また、気管内挿管による局所の循環障害が原因となることもあります。

治療 声を出したときの左右の声帯の間の間隔によって治療法が異なります。

声帯の間が狭い場合は、のどの外側から声帯にコラーゲン、脂肪、筋膜などを注入して、薄くなった声帯を厚くします。

声帯の間がかなり狭い場合は、言語聴覚士について発声訓練を行うことで、声帯を矯正します。

声帯の間が広い場合は、声帯の薄さのほか、さまざまな条件をかんがみて以下の方法から治療が選択されます。

甲状軟骨形成術I型は、のどぼとけの軟骨である甲状軟骨に穴をあけ、シリコンブロックなどを注入、麻痺した声帯を正しく真ん中に押し出す方法です。

披裂軟骨内転術《ひれつなんこつないてんじゅつ》は、披裂軟骨（声帯の後ろの軟骨）を糸で引いて角度を変えることで、麻痺した声帯を正しい位置に戻す方法です。両者の併用が必要な場合もあります。

また、両側反回神経麻痺による気道狭窄《きょうさく》には、気管切開が行われます。

睡眠時無呼吸症候群《すいみんじむこきゅうしょうこうぐん》

● **全身へ影響するので軽視は禁物**

受診する科 耳鼻咽喉科／呼吸器内科

症状と特徴 睡眠中に呼吸が停止することでさまざまな問題が引き起こされる病気で、とくに中年以降で肥満傾向のある、高血圧や心疾患を合併している男性に多くみられます。

7時間程度の睡眠で10秒間の無呼吸が30回以上ある場合、もしくは1時間当たり10

秒以上の無呼吸が5回以上起こる場合を診断の対象とみなします。

　この病気はまれな病気ではなく、近年とても多くの人がかかっています。放置していると、昼間、ひじょうに強い眠けに襲われたり、恒常的によく眠れない状態が続くために心臓血管系、内分泌系に負担がかかり、高血圧、心不全、糖尿病、脳血管障害を誘発あるいは悪化させるともいわれます。

　疲れやすさ、集中力の低下なども顕著に指摘されます。

原因　睡眠中に呼吸運動が起こらなくなる中枢性睡眠時無呼吸と、咽頭《いんとう》が閉塞《へいそく》して空気が通らなくなる閉塞性睡眠時無呼吸低呼吸があります。

　閉塞しやすい原因をつくるのはおもに肥満です。肥満によってのどの内側に脂肪が蓄積して空気が通りにくくなります。

　また、下顎《あご》が小さく、舌が大きいために閉塞しやすい人もいます。

　さらに、**慢性鼻副鼻腔炎《びふくびくうえん》**やアレルギー性鼻炎、扁桃《へんとう》の肥大、飲酒や向精神薬などによる筋緊張の低下も原因になります。

治療　軽症の場合は、夜眠るときに、枕《まくら》を低くしたり、横向きで寝ることで気道が開き、症状が軽快することがあります。

　肥満傾向の人は、減量を心掛けることも大切です。

　慢性鼻副鼻腔炎や扁桃肥大など、鼻やのどの慢性病が原因になっている場合は、その治療を行います。

　下顎が小さい人は、マウスピースの処方で軽快することがあります。

　重症の場合は睡眠中、鼻につけたマスクから空気を流して呼吸を補助するn-CPAP《エヌシーパップ》という器械による療法や、鼻やのどの中を広くする手術を行うことがあります。

甲状腺機能亢進症《こうじょうせんきのうこうしんしょう》

●甲状腺ホルモンの過剰分泌状態

受診する科　内分泌内科

症状と特徴　甲状腺ホルモンが過剰に分泌され、血液中に増加した状態です。

　甲状腺（365頁図5）から分泌される甲状腺ホルモンは、臓器や器官のはたらきの調節、たんぱく質・脂質などのエネルギー代謝の調節、神経伝達などに重要な役割

気になるいびきは耳鼻咽喉科《じびいんこうか》で検査を

　疲労時や飲酒の後は、のどの筋肉が緩んで上気道が狭くなるので、ふだんいびきをかかない人もかきやすくなります。

　いびきは、規則正しいリズムで起こっている場合は問題ありません。しかし、なんらかの理由で狭くなった気道にむりやり空気を通そうとするときに起こる、呼吸の乱れをともなういびきは注意が必要です。代表的なものは、一時的に呼吸が止まる睡眠時無呼吸症候群です。

　いびきの原因として大きな割合を占めるのは肥満ですが、鼻やのどの慢性の疾患、下顎《あご》が小さい、舌の根元が大きいなどの耳鼻咽喉科の領域に原因があることも多いようです。

　いびきは自分ではわかりませんが、人に指摘されるようでしたら、耳鼻咽喉科を受診し原因を突き止めたほうがよいでしょう。

　原因がとくにないのにいびきが大きい人は、いびき外来を受診しましょう。

をはたしているため、この甲状腺ホルモンの量が変動すると、からだの機能のバランスが崩れ、全身にさまざまな症状が現れてきます。

甲状腺機能亢進症を引き起こす病気でもっとも有名なのは、バセドウ病です。

バセドウ病《びょう》

症状と特徴 おもな症状は、甲状腺の腫《は》れ、動悸《どうき》、目が出てくるなどの顔つきの変化です。ほかには、手の震え、汗をかきやすくなる、体重減少、下痢、倦怠感《けんたいかん》などがあります。

20〜30歳代の女性に多く、男女比は1対5〜10です。

甲状腺ホルモンの増加によって新陳代謝が活発になりすぎるために、静かにしていても動悸が起こり、少し運動しただけで激しく息切れします。

また、自律神経の緊張が高まるので、安静にしていても手の指などが震えます。少し動いただけでも疲れやすく、寝つきや寝起きが悪くなったり、集中力の低下もみられます。

甲状腺は、首の前方の中央下部に位置する器官で、蝶《ちょう》が羽根を広げたような形（365頁図5）をしています。これがそのままの形で腫れてきます。

原因 血液中に甲状腺を刺激する異常な物質（甲状腺刺激抗体）ができ、それによって甲状腺ホルモンが過剰分泌することで発病すると考えられています。

からだは「抗体」という物質をつくり、体外から進入してくるウイルスなどの異物に対抗しています。このような防御機能を「免疫」とよびます。

正常な状態であれば、自分自身の正常な細胞や組織に対して抗体をつくることはないのですが、バセドウ病になると、甲状腺刺激ホルモンの受容体に結合する抗体がつくられ、甲状腺を刺激するようになってしまいます。

このような、免疫機能に異常が起こる病気を**自己免疫疾患**とよびます。

治療 薬で甲状腺ホルモンの合成を抑える薬物療法、放射性ヨードを服用して甲状腺を破壊するアイソトープ療法、甲状腺を切除し、ホルモン分泌を抑える手術療法がおもな治療法です。

図5　甲状腺の構造

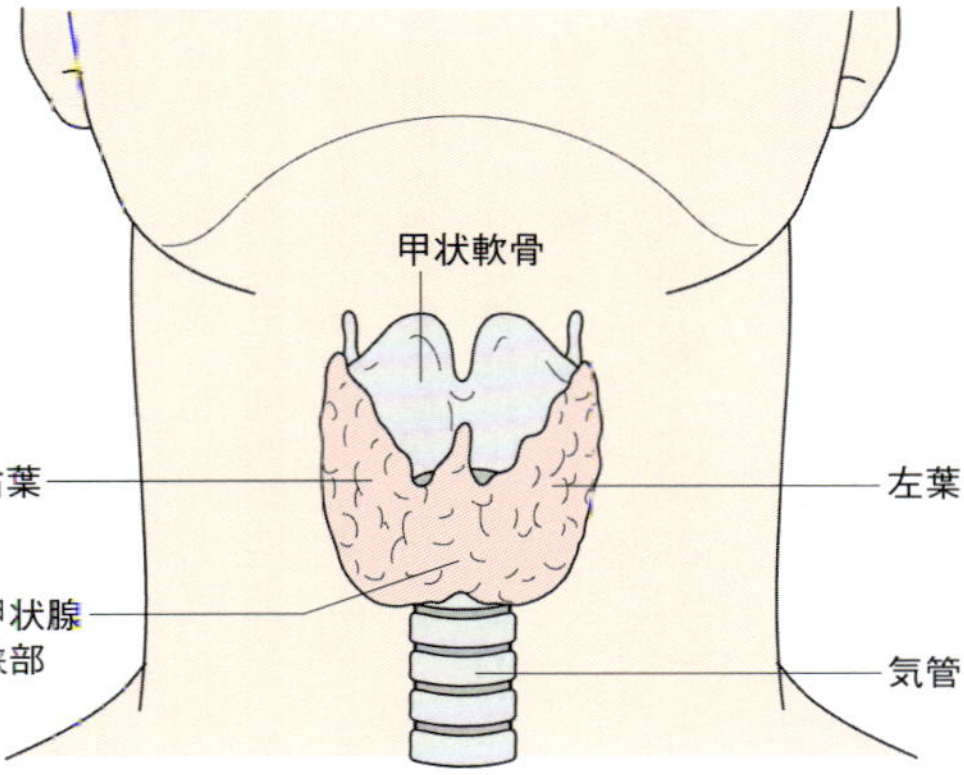

甲状腺《こうじょうせん》機能《きのう》低下《ていか》症《しょう》

● 全身のだるさや気力の低下を招く

受診する科 内分泌内科

症状と特徴 甲状腺のはたらきが低下し、血液中のホルモン量が減少した状態を甲状腺機能低下症といいます。

ホルモン量が減ると全身の臓器や器官の

頭部
体幹
手足
全身
がん
こころ
女性
こども

はたらきが低下するため、からだがだるい、気力が出ない、動作が鈍くなるなどの症状が出てきます。

甲状腺機能低下症には、甲状腺自体の問題で起こる**原発性甲状腺機能低下症**と、脳の下垂体《かすいたい》や視床下部《ししょうかぶ》の異常によって起こる**二次性甲状腺機能低下症**があり、もっとも多い原発性甲状腺機能低下症の代表的な疾病が**慢性甲状腺炎（橋本病）**です。

慢性甲状腺炎《まんせいこうじょうせんえん》（橋本病《はしもとびょう》）

症状と特徴 免疫反応によって、甲状腺に慢性的な炎症が起こる病気です。この炎症が、甲状腺の腫《は》れ（甲状腺腫《しゅ》）やホルモン量の低下を引き起こします。

慢性甲状腺炎は甲状腺機能低下症の代表的な疾病ですが、実際に機能の低下がみられる人は少なく、約8割の人の甲状腺機能が正常です。

この病気はこどもから高齢者まで幅広い世代で起こりますが、とくに30～50歳代に多いのが特徴です。また、とりわけ女性に多くみられる病気で、発症率は男性の10倍ともいわれています。

ほとんどの人にみられる症状は甲状腺の腫れで、手で触れると表面がかたくごつごつとした感触です。

血液中の甲状腺ホルモンが低下してくると、倦怠感《けんたいかん》、気力低下、冷え、便秘、皮膚の乾燥などの症状が出てきます。また、むくみや脱毛、体重増加、女性の場合は、月経過多が起こり、ぼーっとしやすく活動的でなくなります。

しかし、このような症状がまったく現れずに、ただ甲状腺が腫れるだけという人もいます。

原因 自己免疫疾患（ウイルスや腫瘍《しゅよう》などの異物を排除する役割をもつ免疫系に異常が起こり、自分のからだの成分に対して攻撃を加えてしまう病気）のひとつと考えられており、甲状腺に対する自己抗体が甲状腺機能を障害します。

自己抗体がつくられる仕組みはまだ解明されておらず、体質や遺伝的要素が関係していると考えられています。

治療 甲状腺機能が正常であれば治療は必要ありませんが、将来、機能が低下してくる危険性もあるため、定期的に血液検査を受けて経過をみましょう。

甲状腺機能が低下している場合は、甲状腺ホルモン薬を服用します。

甲状腺機能低下が自然治癒する可能性はほとんどありませんが、薬を服用していれば健康な人と同じように生活することができます。

ただし女性は、出産後一時的に甲状腺の機能低下が悪化することがあるので、注意が必要です。妊娠が判明した時点で、かならず専門医に相談してください。

日常生活では、ヨードを多く含む海藻類を多く摂《と》らないように気をつけましょう。これは、慢性甲状腺炎の人がヨードを摂りすぎると甲状腺の機能がさらに低下してしまう危険性があるからです。

甲状腺炎《こうじょうせんえん》

● **細菌やウイルスによって炎症が起こる**

受診する科 内分泌内科

症状と特徴 甲状腺に起こる炎症で、代表的なものは、急性化膿性《かのうせい》甲状腺炎と亜急性甲状腺炎です。

急性化膿性甲状腺炎《きゅうせいかのうせいこうじょうせんえん》

症状と特徴 甲状腺部の痛みや皮膚の発赤《ほっせき》、発熱（多くの場合は38℃以上の高熱）が起こります。

12歳以下のこどもに多い病気ですが、高齢での発症もあります。

原因 甲状腺に細菌感染が起こるのが急性化膿性甲状腺炎です。おもに、下咽頭梨《かいんとうり》状窩瘻《じょうかろう》という、本来閉じているはずの食道から甲状腺までの道が開いてしまっている先天的な異常を経路として感染が起こります。この異常は左側に起こりやすいため、炎症も左側に多く生じます。

治療 抗菌薬による薬物療法や切開をして膿《うみ》を出す外科的療法があります。炎症がよくなってから原因となる下咽頭梨状窩瘻の瘻孔《ろうこう》を摘出しますが、瘻孔が閉鎖できない場合は再発する危険性があります。

亜急性甲状腺炎《あきゅうせいこうじょうせんえん》

症状と特徴 甲状腺部に痛みのあるしこりとして触れます。唾液《だえき》を飲み込むときに痛みが強くなることがありますが、痛みの程度には個人差があります。また、痛みの場所が右から左、左から右へと移動することがあります。

かぜの症状の後に続いて起こることが多く、のどの痛みや腫《は》れ、さらに甲状腺ホルモンの増加にともなって、動悸《どうき》、手の震え、倦怠感《けんたいかん》などの甲状腺機能亢進症《こうしんしょう》の症状が出てきます。

甲状腺に急性の炎症が起こり甲状腺が破壊されるために、甲状腺組織に蓄えられていたホルモンが血液中に大量放出されます。ホルモンがすべて放出されると、血液中の甲状腺ホルモンが低下し始め、基準値に戻ります。

その過程でいったん基準値以下に下がることがあり、その減少が著しい場合は、気力の低下や手足のむくみ、冷えなどの甲状腺機能低下症の症状が現れることがあります。

慢性甲状腺炎は自己免疫疾患のひとつですが、亜急性甲状腺炎はウイルス感染が疑われる疾患で、両者はまったく異なる疾患です。

ウイルス感染といっても、他人に感染することはありません。

女性に起こりやすい病気で、30歳以上の患者さんが9割を占めます。

原因 ウイルス感染によるものといわれ、遺伝的な素因も関係していると考えられていますが、明らかな原因は不明です。

治療 症状が軽ければ治療の必要はありません。症状は2～3週間ほどで治まり、長くても約4か月で自然治癒します。

ただし、発熱やのどの痛みなどの症状が強い場合は、消炎鎮痛薬やステロイド薬を服用します。動悸が激しい場合は、β《ベータ》遮断薬を服用して症状を鎮めます。

ステロイド薬は症状改善に有効ですが、自己判断で服用をやめると悪化する危険性があるため、かならず医師の指示に従ってください。また、炎症が強いときは入浴を控え、安静にしましょう。

甲状腺良性腫瘍《こうじょうせんりょうせいしゅよう》

● 大きくなったら切除することも

受診する科 内分泌外科

症状と特徴 甲状腺の良性腫瘍は、**濾胞腺《ろほうせん》**

頭部
体幹
手足
全身
がん
こころ
女性
こども

腫《しゅ》、**腺腫様甲状腺腫**《せんしゅようこうじょうせんしゅ》、**囊胞**《のうほう》の３つに大別されます。男性よりも女性に多く起こる傾向があり、男女比は1対３～5です。

濾胞腺腫は、甲状腺の濾胞上皮細胞によってできる腫瘍で、もっとも多くみられる良性腫瘍です。

腺腫様甲状腺腫は、腫瘍が複数できることが多いため、甲状腺全体が腫《は》れたようにみえることがあります。

囊胞は、血液や滲出液《しんしゅつえき》などの液体成分がたまった袋状の腫瘍です。

甲状腺の腫大以外に目立った症状がないため、腫れに気づいたら早めに専門医を受診し、良性か悪性かを調べてもらうようにしましょう。

原因 ヨード不足が関与すると考えられていますが、海藻などのヨード摂取が多い日本で発症する理由は不明です。

治療 腫瘍が大きい場合は、手術で摘出することもあります。

甲状腺腫《こうじょうせんしゅ》

症状と特徴 甲状腺が全体的に肥大するびまん性腫大と、部分的に肥大する結節性腫大（結節性甲状腺腫）に分かれます。

原因 びまん性腫大のおもな原因は、**慢性甲状腺炎**〈**橋本病**《はしもとびょう》（366頁）〉と**バセドウ病**（365頁）です。

結節性腫大の原因は、良性腫瘍《しゅよう》または悪性腫瘍です。良性か悪性かの判断には超音波検査や細胞診検査を用います。

治療 びまん性腫大は、バセドウ病が原因の場合は抗甲状腺薬を、橋本病が原因の場合は甲状腺ホルモン薬を内服します。

結節性腫大では、悪性の場合、良性であっても腫瘍が大きい場合は、手術による摘出が勧められます。

腺腫様甲状腺腫《せんしゅようこうじょうせんしゅ》

症状と特徴 しこりが複数できることが多く、そのために一見、甲状腺全体が腫《は》れているようにみえることもあります。

原因 ヨード不足が関与していると考えられていますが、ヨード摂取が多い日本で発症する理由はわかっていません。

治療 たいていの場合、治療は必要ありません。

ただし、甲状腺ホルモン薬を服用して、しこりを小さくする方法もあります。

単純性《たんじゅんせい》びまん性甲状腺腫《せいこうじょうせんしゅ》

● **炎症や腫瘍をともなわない甲状腺肥大**

受診する科 内分泌外科

症状と特徴 単純性とは、甲状腺のはたらきに異常がなく、また腫瘍《しゅよう》も認められないことを指します。

甲状腺が全体的に（びまん性に）腫大します。腫《は》れは軽度で、触れるとやわらかいのが特徴ですが、病気ではありません。

10～30歳代の女性に多くみられ、男女比は1対4～9です。腫れが小さいため気づかないことも多く、加齢とともに消失することもあります。

治療 病気ではないので治療の必要はありません。

甲状腺悪性腫瘍《こうじょうせんあくせいしゅよう》

682頁（がん）

副甲状腺《ふくこうじょうせん》がん

682頁（がん）

頸《けい》椎《つい》椎《つい》間《かん》板《ばん》ヘルニア

● 20～40歳代の男性に多い

受診する科 整形外科

症状と特徴 頸椎に椎間板ヘルニアが起こった場合の代表的な症状は、首の後ろから肩甲背部にかけての痛みやこり、しびれです。ひどくなると、首が動かせなくなります。このほかに、後頭部の痛みや肩こりも起こることがあります。

椎間板の変性（質や形の変化）が始まり、線維輪の弾力性が低下すると、亀裂《きれつ》が入り、髄核《ずいかく》が押し出される（髄核の脱出）ことがあります。これが**椎間板ヘルニア**です。髄核にはまだ弾力があり、線維輪に亀裂ができた30～50歳代に多く、とくに男性によくみられます。

脱出した髄核が神経を圧迫しているような場合、首から肩、腕に痛みやしびれを感じるようになります。

脊髄《せきずい》が圧迫されているような場合は、症状が多岐にわたるようになります。手のしびれは、最初は片側に、やがて両手に感じられるようになります。また、手指が思うように動かせなくなることもあります。さらには、脚《あし》にもしびれが走ったり、歩行障害が現れたりすることもあります。圧迫がひどいと、排尿や排便の異常もみられます。

首、肩、腕、手指《てゆび》にかけて、痛みやしびれ、だるさ、脱力感、冷えなどを感じる場合、原因疾患がなにであるかはさておき、便宜上、**頸肩腕症候群**《けいけんわんしょうこうぐん》とよばれることがあります。最近は、原因となる病気が明らかになることが多いので、この名称はあまり使われませんが、原因がはっきりしない場合にこの病名がつけられます。

原因 椎間板の変性により内部の圧が一時的に上昇したために、亀裂の生じた線維輪から髄核の脱出が起こります。飛び出した髄核が神経や脊髄を圧迫し、痛みやしびれなどの症状を引き起こします。

変性の始まった椎間板に、激しい運動や力仕事をしたり、急にひねったりすることで強い力が加わり、発症するといわれます。

治療 首の痛みやこりなどの症状が現れたら、早めに治療を始めると、多くの場合、よくなります。痛みの激しい急性期には、消炎鎮痛薬を使った薬物療法、患部を温める温熱療法を行いながら、安静にしていれば、1週間ほどで痛みが和らぎます。頸椎《けいつい》カラーを一定期間装用して、首の動きを制限することもあります。

痛みがひどい場合には、神経に麻酔薬やステロイドを注射する**神経ブロック治療**を行うこともあります。

神経が圧迫されて起こる神経根症状がみられる場合は、保存療法を行いながら、椎間板にかかる圧力を軽減するために**牽引《けんいん》療法**を行うことがあります。ひどい痛みやしびれが続く場合は、手術も検討します。

手指のしびれ、歩行障害、排尿障害などの脊髄症状がある場合は、早めに手術を受けたほうが、回復が速くなります。

図6　椎間板の構造

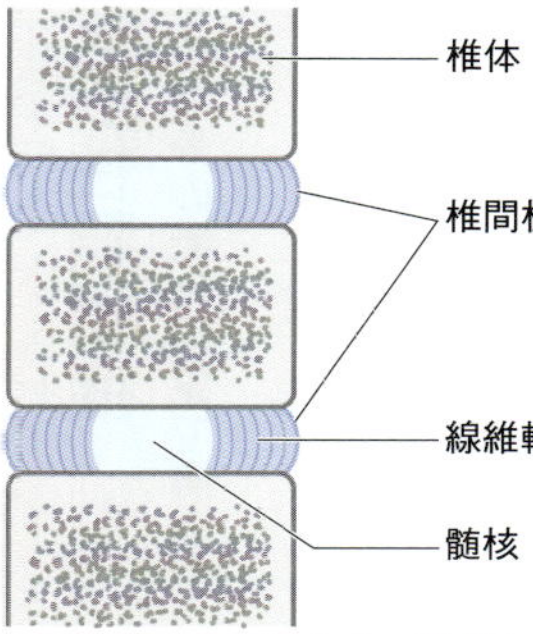

椎体と椎体の間にあり、背骨に加わる衝撃や体重を緩和するクッションの役割を担っている。

頭部
体幹
手足
全身
がん
こころ
女性
こども

変形性頸椎症《へんけいせいけいついしょう》

●首の骨の老化現象で痛みやこり

受診する科 整形外科

症状と特徴 最初に現れるのは、首や肩の症状です。痛みやこり、違和感などを感じるようになります。とくに、上を向いたときに痛みを感じるようになります。

頸椎症性神経根症は、頸椎から出ている神経が骨棘《こつきょく》で圧迫されると起こります。腕から指先までの電気が走るような痛み、しびれなどが初期症状として現れます。おもに片側の腕に症状が現れ、時間とともに、指先の感覚が鈍くなったり（感覚障害）、腕の力が弱くなったりします（運動障害）。

頸椎の脊髄《せきずい》に障害が及ぶと**頸椎症性脊髄症**になります。全身に症状が現れます。腕であれば、しびれのほかに、動きがぎこちなくなったり、箸《はし》を持てない、ボタンが掛けられない、などがみられます。脚《あし》にも症状が現れ、階段の昇降が困難に感じる（とくに降り）歩行障害が現れます。進行すると、膀胱《ぼうこう》や直腸にも影響が及び、頻尿《ひんにょう》、尿意切迫、失禁、排尿困難、便秘などの症状が現れます。

頸椎では、第5～6、第6～7、ついで第4～5頸椎間の動き方が大きいため、これらの脊椎《せきつい》の骨や椎間板、椎間関節、靭帯《じんたい》付着部などを中心に、加齢にともなう変性（質や形の変化）が起こります。多くの場合、椎間板の変性から始まり、薄くなってクッションとしての役目を果たせなくなります。さらに骨棘という新しい骨が椎骨の縁にできたり、頸椎が不安定になったりします。

原因 頸椎の老化は誰《だれ》にでも起こりますが、症状が現れるかどうかは、生まれつきの脊柱管の広さが関連し、脊柱管が狭い人は症状が現れやすくなります。また、頸椎の捻挫《ねんざ》などを経験した人も、症状が現れやすくなります。

年とともに起こる変性は避けることができませんが、頸椎に負担をかけないような生活を心掛けることで、痛みなどの症状を起こりにくくすることが可能です。首を後ろに反らすような姿勢には注意が必要です。

治療 まず、頸椎の安静を保つ保存療法を行います。頸椎の負担を軽くするために、頸椎カラーを一時的に装着する場合がありますが、長期間の装着は、筋力が低下するため勧められません。

痛みを和らげるには、消炎鎮痛薬や筋弛緩薬などの薬物療法、患部を温める温熱療法も効果的です。

牽引《けんいん》療法は、頑固な**神経根症状**がある場合に行うことがあります。牽引を行っても効果がなかったり、痛みが強まったりすることもあるので、医師の指導のもと行い、効果がなければ中止します。

脊髄症では、病状の進行がみられれば、早めに手術を行います。これは、症状が長引くと、脊髄の回復能力が悪くなり、手術後も症状が残ることが多いためです。代表的な手術としては、前方法（首の前から手術し、神経に圧迫を加えている骨棘や椎間板を除去する手術）と、後方法（首の後ろから手術し、脊柱管を広げる手術）があります。圧迫の状態や年齢などを検討し、どちらの手術法にするか決めます。

手術によってほとんどのケースで症状の改善がみられますが、神経が受けた障害によって改善の程度も異なります。

頸椎捻挫《けいついねんざ》（むち打《う》ち損傷《そんしょう》）

●頸椎の関節が損傷する

受診する科 整形外科

症状と特徴 いわゆるむち打ち損傷（**外傷《がいしょう》性《せい》頸部《けいぶ》症候群《しょうこうぐん》**）は、首がむちのようにしなり、それにつれて頭部が振られるために起こる頸椎の関節の損傷です。自動車の追突事故で起こることが多いものです。追突された場合でも、正面衝突の場合でも、重い頭を支える首がむりな形になって、首の痛みを引き起こします。

首の骨に衝撃を受けたために起こる頸椎捻挫のおもな症状は、首の痛みや熱感、肩こりですが、このほかに、首の痛みやこわばり、動かしにくさ、背中の痛み、腕の痛みやしびれ、頭痛、めまい、かすみ目、耳鳴り、難聴などがあります。頸椎捻挫を起こすような事故にあっても症状を感じない人もいますが、症状を感じる場合は、受傷後数時間から翌日ごろに症状が現れてきます。

この頸椎捻挫は、骨や椎間板《ついかんばん》、靭帯《じんたい》への損傷をともなわず、検査によっても神経障害が見つからないものを指します。

原因 追突事故、転倒、スポーツ、暴力行為などによって、首に強い衝撃を受けて起こります。

治療 まず、首の保護と安静を保つようにします。一時的に頸椎カラーを装用することもありますが、効果は不明です。首にかかる負担を軽くするには、横向きに寝て、負担を枕《まくら》に逃すのがいちばんです。

数日間安静にし、症状がとれてきたら、できるだけ早期に日常生活に復帰するようにします。

さらに、首を支える筋力を鍛えるためのリハビリテーションなども行います。

2～3週間たっても痛みがとれない、痛み以外にしびれや麻痺《まひ》などがある場合は、受診し、検査を受けてください。

図7 損傷時の首の動き

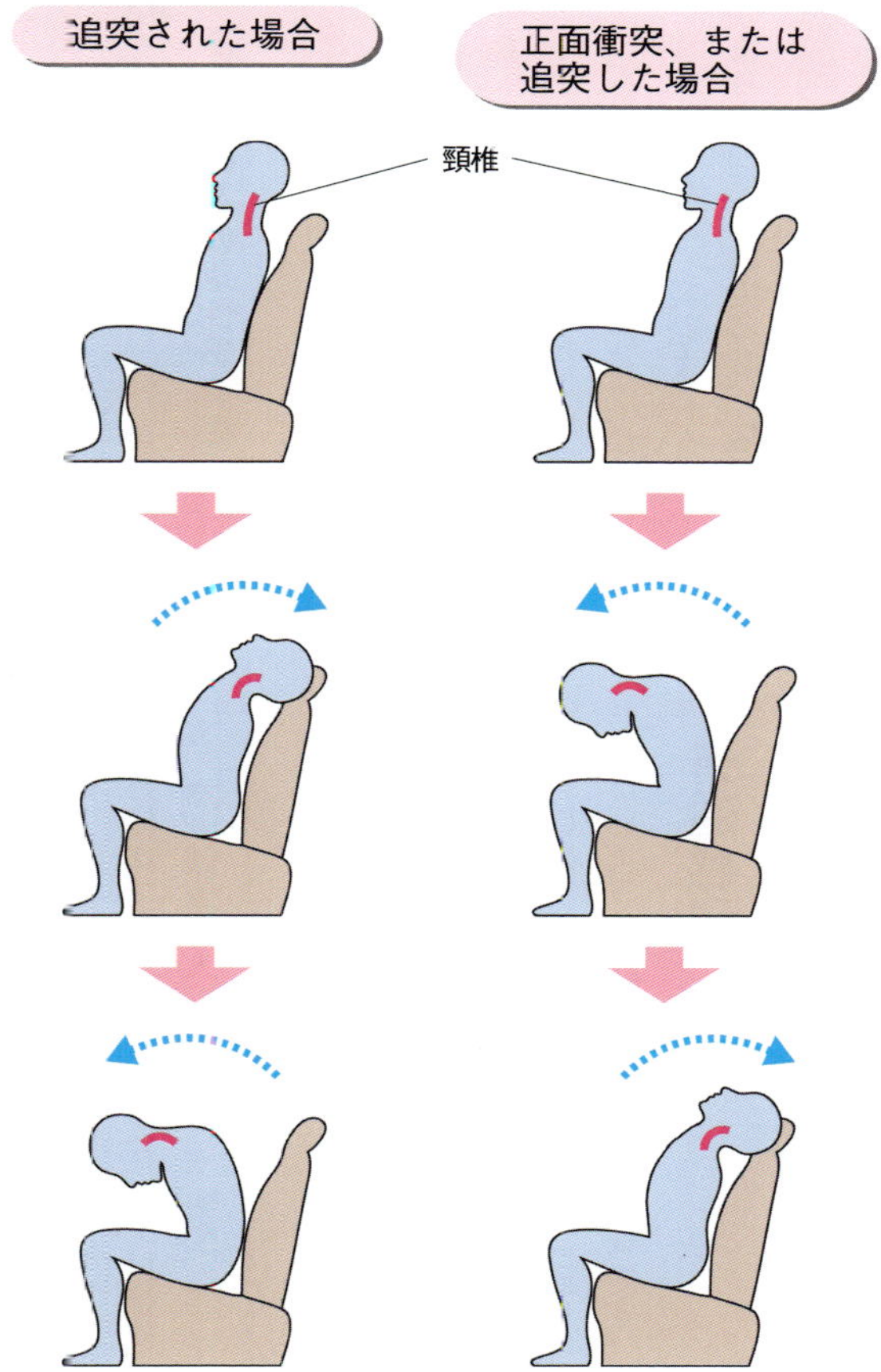

脳脊髄液減少症《のうせきずいえきげんしょうしょう》

●頭蓋内圧低下による頭痛や吐き気

受診する科 脳神経外科／脳神経内科／整形外科

症状と特徴 むち打ち損傷（371頁）や首・腰などに受けた外傷の後に、頭痛、吐き気、めまい、だるさ、頸部痛、耳鳴りなどの不快な症状が現れます。症状は立っていると現れ、横になると軽減する特徴があります。

原因 外傷によって脊髄液が硬膜外へ漏れ出し、頭蓋内圧が低下するために起こると考えられています。脊髄液の漏出は、軽い外傷でも起こることが報告されています。

脳脊髄の手術後や腰椎麻酔の後に現れることもあります。

治療 受傷後、水分補給を行いながら、しばらく安静に過ごす保存療法のほか、血液を硬膜外に注入し、かさぶたをつくって損傷した硬膜の穴をふさぐ**ブラッドパッチ**（**硬膜外自家血注入法**）が保険診療として行われています。

〈胸〉

かぜ症候群《しょうこうぐん》

●鼻からのどの急性感染症

受診する科 内科／呼吸器科／耳鼻咽喉科／小児科

症状と特徴 かぜ症候群とは、おもに上気道（鼻、のど、喉頭《こうとう》）の急性炎症による病気です。また、上気道の炎症は、下気道（気管や気管支）まで炎症が広がることが多く、症状も、鼻水、鼻詰まり、くしゃみから始まり、のどの痛み、咳《せき》、痰《たん》などもみられるようになります。さらに、発熱、頭痛をともなう場合や、こどもでは腹痛や下痢、嘔吐《おうと》などの症状も現れることがあります。

かぜ症候群は、大別すると**普通感冒**と**インフルエンザ**に分けることができます。

原因の約9割はウイルス感染です。細菌、マイコプラズマ、クラミジアが原因の場合もあります。感染経路としては、ウイルスを含んだ分泌物が、くしゃみや咳などによって飛び散る飛沫感染《ひまつかんせん》、分泌物がものを介して感染する接触感染があります。

気温が低いときよりも、気温が激しく変動したり、湿度が低く、乾燥しているようなときにかかりやすいと考えられています。

治療 健康な人であれば、一般的に、1～2週間で自然に治ります。こどもや高齢者、体力が低下している人などでは、重症化して命にかかわることもあるので、注意が必要です。かぜ症候群は、年齢を問わず、もっとも頻繁にかかる病気のひとつです。流行時には、うがいをすることや、疲れをためないように注意することも大切です。

普通感冒《ふつうかんぼう》

症状と特徴 くしゃみ、鼻水、鼻詰まり、のどの痛み、微熱などです。咳《せき》、痰《たん》のほか、嘔吐《おうと》や下痢をともなうこともあります。発熱しても38℃以上となることはまれです。頭痛、倦怠感《けんたいかん》、寒け、食欲不振などの全身症状も弱いものです。かぜ症候群のなかでは、もっとも軽症なものです。

5歳以下の小さなこどもは、1～2歳をピークに、頻繁にかぜのウイルスや細菌感染を起こします。これは、免疫機能が未熟なため、病気に対する抵抗力が低く、ウイルスに感染しやすいためです。さらには、肺炎や脳症などを併発する危険もありますので、こどものかぜには注意が必要です。

健康な成人の場合、ほとんどが2～3日で快方に向かいますが、ときに副鼻腔炎《ふくびくうえん》や中耳炎《ちゅうじえん》を合併することがあります。

原因 おもな原因ウイルスは、ライノウイルス、コロナウイルス、パラインフルエンザウイルス、RS《アールエス》ウイルスなどです。

原因ウイルスの種類によって感染部位、炎症部位が異なり、症状もさまざまです。

治療 症状が長引く場合や日常生活に支障がでてきた場合には、病院を受診しましょう。気管支に慢性の病気がある人は、細菌による二次感染や混合感染を起こしやすく、こどもや高齢者は免疫機能が弱いため、肺炎などの合併症を起こしやすいので、軽視せず、早めに病院を受診しましょう。

原因ウイルスに直接効果のある薬がないため、速やかにかぜを治すには自然治癒力を高めることが大切なことになります。安静、保温、保湿、スポーツドリンクなどによる水分補給、消化のよい食事による栄養補給を心掛けてください。部屋は暖かく保

かぜ症候群の予防法

普通感冒やインフルエンザにかからないためには、まず、原因ウイルスの侵入を防ぐことです。ウイルスは、飛沫感染《ひまつかんせん》や接触感染により伝わるため、かぜをひいている人には近づかないのが一番です。かぜにかかっている人がくしゃみをすると数万個のウイルスが3m四方へ飛散するといわれています。すなわち、人ごみの中や、満員電車などは、かぜのウイルスをうつされやすい場所です。外出から帰ったら、手洗いとうがいをして、ウイルスを洗い流しましょう。

また、ウイルスに感染しても発病しないよう、全身の免疫機能を高めておくことも大切です。運動、食事、睡眠には十分に気を配るようにしてください。

かぜにかかったら、人にうつさないように、咳《せき》エチケットを守りましょう。

■咳エチケット

咳、くしゃみをする際は、ティッシュなどで口と鼻を押さえ、他の人から顔をそむけて1m以上離れましょう。鼻水、痰《たん》などを含んだティッシュは、すぐに蓋《ふた》付きのゴミ箱に捨てます。

咳をしている人には、マスクの着用をお願いするようにしましょう。

マスクは、かぜにかからないための予防策としてもたいへん有効です。鼻と口を覆い、つけたときにすき間ができないものを選ぶとよいでしょう。

■インフルエンザの予防接種

毎年、流行が予測されるインフルエンザワクチンを選び、予防接種が行われます。予防接種でインフルエンザを完全に防ぐことは難しいのですが、症状を軽くする効果もあるので、こどもや高齢者、呼吸器系の疾患がある人は、流行前に接種しておきましょう。

かぜ症候群を完全に予防することは不可能に近いのですが、前兆があったときには、過労を避け、安静に努めるのが良策です。こどもや高齢者がいる家庭では、重症化を防ぐためにも、家庭内にウイルスを持ち込まないようにしましょう。

ちながら、空気が乾燥しないようにします。また、汗をかいたら、こまめに着替えて、からだを冷やさないよう注意しましょう。

症状緩和のために薬による対症療法を行います。ただし、それぞれの症状は、ウイルスに対する自然な免疫反応でもあるため、安易な使用は控えたほうがよいでしょう。

発熱や頭痛に対しては解熱鎮痛薬を使ったり、氷枕《こおりまくら》などで頭を冷やしたりします。

こどもではライ症候群（775頁）を起こす恐れがあるため、アスピリンは使わず、アセトアミノフェンが含まれるこども用解熱薬を使用します。解熱鎮痛薬で喘息《ぜんそく》を起こしたことがある人は、**アスピリン喘息**の疑いがあります。解熱鎮痛薬の使用は、かならず医師に相談してください。

鼻水、鼻詰まりには抗ヒスタミン薬が効果的です。氷囊《ひょうのう》によるクーリングでは、わき、首すじ、鼠径部《そけいぶ》に氷囊をあてて行います。咳を抑える鎮咳薬《ちんがいやく》、痰が出る場合は去痰薬を使用することもあります。

細菌感染が疑われる急性咽頭炎《きゅうせいいんとうえん》、扁桃《へんとう》炎《えん》、喉頭炎、気管支炎には、抗菌薬の使用も考慮されます。

インフルエンザ

●世界各地で毎年発生する「流行性感冒」

受診する科 呼吸器科／内科／小児科

症状と特徴 インフルエンザは**かぜ症候群**（372頁）のひとつで、全身症状が強いのが特徴です。1～3日の潜伏期を経て、寒けや悪寒《おかん》をともなう38～40℃の高熱、全身のだるさなどが急激に現れます。

その後、関節痛や筋肉痛に加え、鼻水やのどの痛み、くしゃみや咳《せき》などの呼吸器症状、吐き気や下痢などの消化器症状も現れ、体力が急激に低下し、多くの場合は寝込むようになります。目の充血やリンパの腫《は》れ、気管支炎などが現れることもあります。

合併症がない場合はほとんどの症状が2～3日で治まりますが、熱は5日程度、咳は10日以上続くこともあります。登校や就業が制限されることもあります。

また、気道の炎症が治まり、体力が回復するまでにはさらに1～3週間程度かかる場合があります。発症後の症状や経過は感染した人の状態に左右される部分が大きく、乳幼児や高齢者、呼吸器や心臓の慢性的な疾患がある人では重症化しやすく、熱性の痙攣《けいれん》が起こるなど入院が必要となることもあります。肺炎や脳炎などをともなうと重篤化し、死に至ることもあります。

原因 インフルエンザは、**インフルエンザウイルス**によって起こるウイルス性の呼吸器感染症です。呼吸器以外に感染すると重い症状を引き起こします。人から人への感染力が強く、流行《りゅうこう》を起こすことから**流行性感冒《せいかんぼう》**ともよばれます。

感染した人のくしゃみや咳で飛び散った飛沫《ひまつ》を吸い込んだり触れたりすることで感染します。いちどに多くの人へと感染して北半球では晩秋から初冬にはじまり、冬にかけて流行します。流行の規模によっては、学校の休校や学校閉鎖、職場での欠勤指導などが必要となります。

インフルエンザウイルスにはA、B、C型があり、それぞれに多くの亜型と異なる株が存在しますが、C型が問題になることはほとんどありません（375頁表1）。

とくにA型インフルエンザは流行ごとに変異を繰り返し、数十年に1度、世界的な

頭部
体幹
手足
全身
がん
こころ
女性
こども

大流行を起こします。変異を繰り返すため、再感染が多いのもA型インフルエンザウイルスの特徴です。症状のみからインフルエンザの型を診断することはできません。診断キットなどを用いても検査の精度は不十分で、インフルエンザを否定することや、治癒したことを検査では証明することはできません。

表1　インフルエンザの種類

	性質	流行の傾向	その他の特徴
A型	ひじょうに変異しやすく、表面の構造によって144種類の亜型が存在する可能性がある。	人から人への感染を起こしやすく、毎年流行するほか、亜型の発生によって数十年に1度の爆発的な大流行がある。	インフルエンザ全体の約6割を占める。細菌性の肺炎を併発する可能性が高いため、高齢者は死亡する場合も。
B型	変異しにくく、山形型、ビクトリア型の2種類の型がある。	2年に1度程度の小流行を繰り返す。	A型に類似し、脳症など重篤な合併症を起こすこともある。

【治療】感染前の予防には予防接種が行われますが（815頁）、発症後は安静を保ちながら対症療法を行います。具体的には、熱や痛みに対するアセトアミノフェンなどの解熱薬、咳やのどの痛みに対する鎮咳去《ちんがいきょ》痰《たん》薬や気管支拡張薬、下痢や吐き気に対する整腸薬や止痢《しり》薬、二次的な細菌感染症がある場合は抗菌薬を使うことなどがあります。また、脱水症状に対する補液を行う場合もあります。なお、非ステロイド系抗炎症薬は**インフルエンザ脳症**（776頁）との関連が疑われているため、小児の使用は避けるべきとされています。

　インフルエンザウイルスは感染後2～3日かけて人の体内で爆発的に増殖した後に増加時と同様のスピードで減少し、感染後6日程度で体内からはほとんどいなくなります。そのため基礎疾患に応じて、感染初期（発症2日以内）には、抗ウイルス薬（A型に効果があるアマンタジン、A、B型共通のオセルタミビルやザナミビル、ラニナビルなど）による治療が行われる場合もあります。手洗いやワクチンといった予防がもっとも重要です。

新型《しんがた》インフルエンザ

●発生が危惧される新感染症

受診する科　発熱患者を診療する医療機関

【症状と特徴】全国的かつ急速に蔓延《まんえん》して健康に重大な影響を与えるおそれがある新感染症です。突然の高熱、咳《せき》、鼻水、鼻づまり、のどの痛み、頭痛、関節痛、筋肉痛など、インフルエンザと同様の症状ですが、乳幼児や高齢者、妊娠中の女性、持病のある人などでは重症化する危険があります。

【原因】**鳥インフルエンザ**の高病原性鳥インフルエンザウイルスが人への強い感染力をもつように変異することが心配されます。ブタなどを経由して感染する変異型インフルエンザウイルスにも注意が必要です。

【治療】有効な治療薬がないため、症状を抑える治療を行います。手洗い、うがいなどの予防に努めることが大事です。症状が現れた場合には、マスクをしましょう。

気《き》管《かん》支《し》喘《ぜん》息《そく》

●気道が狭くなり発作を繰り返す

受診する科 内科／呼吸器科／アレルギー科／小児科

症状と特徴 呼吸時の空気の通り道である気道（気管支）が、急に収縮して狭くなり、呼吸が苦しくなる病気です。「ゼーゼー、ヒューヒュー」という**喘鳴**《ぜんめい》が起こり、ひどくなると呼吸困難が生じます。喘鳴は、狭くなった気道を空気が通る音で、「ゼーゼー」は低い音、「ヒューヒュー」は高い音を表します。この状態を**喘息発作**《ぜんそくほっさ》といい、自然に、または治療により治まりますが、何度も繰り返し起こるのが特徴です。

そのほか、咳《せき》が続いたり、痰《たん》などの分泌物が増えたりしますが、軽い場合には発作と気がつかないこともあります。重くなると、苦しくて横になれず、座って呼吸をするほうが楽になります（**起坐呼吸**《きざこきゅう》）。発作は、夜間や早朝に出やすい傾向があります。

原因 喘息は、大きく分けてふたつのタイプに分けられます。アレルギーが原因で発症する**アトピー型**と、アレルギー以外が原因の**非アトピー型**です。小児の約9割、成人の約7割がアトピー型といわれ、ダニやハウスダスト、かび、ペットのフケなどがおもなアレルゲンとなります。成人に多い非アトピー型では、かぜやインフルエンザなどの気道感染ウイルス、たばこの煙、薬、ストレスなどが原因となります。

これらが要因となり、気道の粘膜に慢性的な炎症が起こります。気道に炎症が起こると、気道の粘膜を覆っている上皮細胞がはがれ落ちて刺激に敏感な状態になります。気道の粘膜に集まった好酸球、マスト細胞などの炎症を起こす細胞から放出されるヒスタミンやロイコトリエンなどの化学物質にも、気道を取り囲む筋肉を収縮させたり、痰などの粘液の分泌を多くする作用があります。このため、少しの刺激でも敏感に反応し、気道が一時的に収縮して喘息発作を引き起こします（377頁図1）。

この炎症状態が治らずに続くと、損傷を受けた組織は元どおりには治らず、気道が不完全な状態で再生されていきます。これを**気道のリモデリング**といいます。リモデリングが起こると、刺激に対する気道の過敏性がさらに高まり、治療が効きにくくなり、重症化を招きます。

治療 薬できちんと治療・管理をすれば、健康な人とほぼ変わらない生活を送ることが可能となっています。薬物療法は、目的に合わせ、大きくふたつに分けられます。

①**長期管理薬（コントローラー）** 慢性の気道炎症を抑えて発作を予防し、気道の状態を改善していくための薬です。発作がないときでも毎日定期的に使用することで、少しずつ気道の炎症状態が改善され、発作が起こりにくくなります。代表的な薬が抗炎症効果の高い吸入ステロイド薬で、現在の喘息治療の中心となっています。そのほか、喘息を悪化させるロイコトリエンのはたらきを阻害する抗ロイコトリエン薬、各種の抗アレルギー薬、テオフィリン薬、長時間作用性β_2刺激薬などがあります。

②**発作治療薬（リリーバー）** 発作が起きたときに、気道の腫《は》れや収縮した状態を速やかに和らげ、狭くなった気道を広げて呼吸を楽にしてくれる薬です。代表的な薬が、β_2刺激薬とよばれる気管支拡張薬で

す。吸入薬・内服薬のほかに、テープで貼《は》る貼付薬《ちょうふやく》があります。

喘息治療では、吸入ステロイド薬、吸入β_2刺激薬など、気道に直接作用する吸入薬がよく使用されます。内服薬より少ない量で効果が得られ、副作用もほとんど心配はありません。

発作を起こす原因がわかっている場合、その原因物質を生活環境の中から取り除くことも重要です。なかでもいちばんのアレルゲンといわれるダニの除去のため、掃除、寝具の手入れなど、家の中の環境整備をしっかりと行いましょう。また、発作の引き金となるかぜやインフルエンザなどの感染症、喫煙、ストレスなどにも、十分な配慮が必要です。アスピリンを代表とする解熱鎮痛薬を服用することで発作を起こすこともあります（**アスピリン喘息**）。過去にかぜ薬、解熱鎮痛薬を服用して具合が悪くなった人は注意しましょう。

また、**ピークフローメーター**という機器で息を吐く力を測り、日常的に記録しながら自己管理をしていくことで、気道の状態と発作の前兆を知ることができます。

図1　喘息発作の粘膜での反応

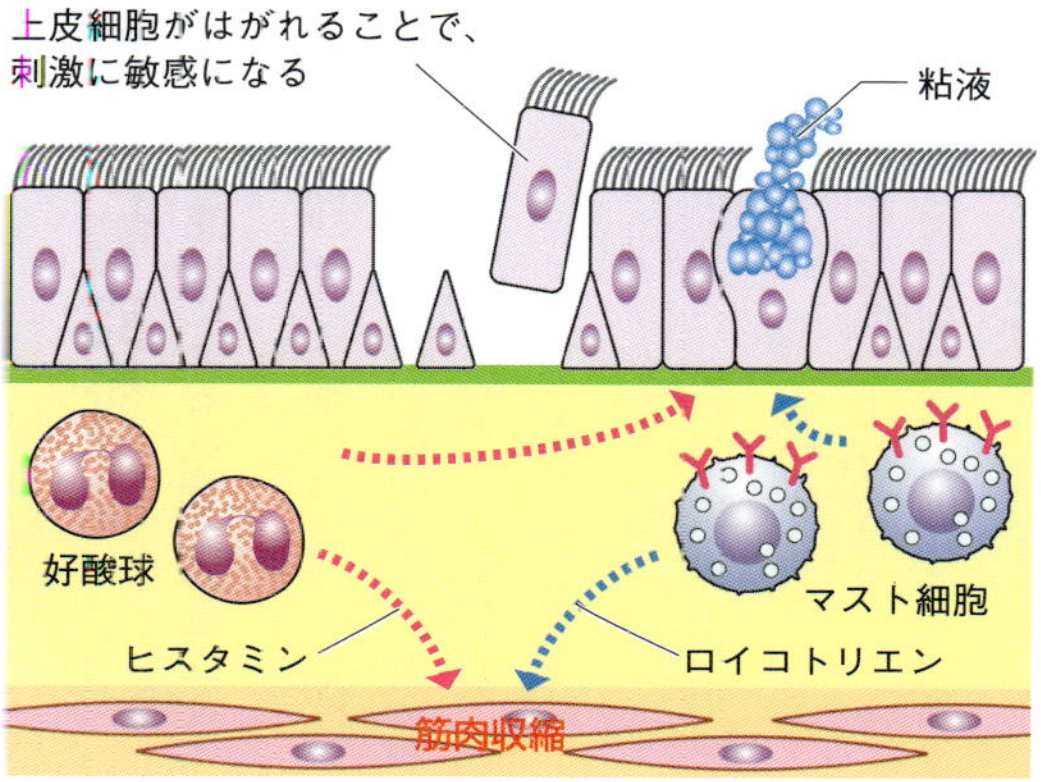

咳喘息《せきぜんそく》

8週間以上続く慢性の咳を慢性咳嗽《まんせいがいそう》といいます。そのおもな原因疾患のひとつが咳喘息です。喘息の大きな特徴である「ゼーゼー、ヒューヒュー」という喘鳴《ぜいめい》や呼吸困難感がみられず、痰《たん》をともなわない空咳《からせき》だけが続く状態をいいます。就寝時から深夜、明け方にかけて強く症状が現れることが多く、かぜなどの感染症や冷気、運動、飲酒、喫煙、ストレスなどがきっかけとなり咳が長期間続きます。

この咳は、喘息と同様、気管支が刺激に敏感になり、気管支の筋肉（気管支平《へい》滑筋《かつきん》）が痙攣《けいれん》して軽く収縮するために起こります。通常の咳止めの薬はあまり効果がなく、気管支拡張薬によって症状が改善するため、気管支拡張薬が有効かどうかが診断の決め手となります。

■長期管理で喘息への移行を防ぐ

咳喘息の治療は、吸入ステロイド薬を中心に、気道の炎症を抑えるための薬物療法が行われます。喘息のような呼吸困難感がないため、受診しなかったり、症状が軽くなると治療をやめてしまう人が少なくありませんが、放置すると約3割が喘息に移行するといわれています。治療を根気強く続けることで喘息の発症を抑えられるので、医師の指示のもと、長期管理を続けることが大切です。

急性《きゅうせい》気《き》管《かん》支《し》炎《えん》

●ウイルス感染による気管支の急性炎症

受診する科 内科／呼吸器科／小児科

症状と特徴 気管支の粘膜に急性の炎症が起こり、激しい咳《せき》や粘液質の痰《たん》が現れます。かぜ症候群によって弱った気管支にウイルスや細菌などの病原微生物が感染して起こることが多く、発熱、頭痛、咽頭痛《いんとうつう》、鼻炎などの後に、強い咳や痰が現れます。かぜと診断される場合もあります。

また、下気道の細気管支に起こる急性炎症を**急性細気管支炎**（782頁）といい、成人より小児に起こりやすく、「ゼーゼー、ヒューヒュー」という喘鳴《ぜいめい》や呼吸困難がみられる場合もあります。気管支炎には慢性気管支炎もありますが、それはCOPD《シーオーピーディー》（386頁）の病態のひとつです。急性気管支炎が慢性化することはありません。

原因 ウイルスによる感染が、原因の多くを占めていると考えられています。インフルエンザ菌や肺炎球菌などの細菌による二次感染の場合もあります。これらが気管支に感染すると、気管支粘膜が充血して腫《は》れたり、気管支が炎症状態となったりします。炎症により気道が狭くなって、強い咳を引き起こしたり、痰の増加がみられるようになります。

刺激性・化学性ガスや粉塵《ふんじん》などの有害物などが原因となることもあります。

治療 安静にし、保温に努めましょう。水分が不足しないように、こまめに水分補給することも大切です。熱が高い場合は解熱薬を服用するなど、症状緩和のための薬物治療も必要となります。細菌感染が疑われる場合には、肺炎を予防するために抗菌薬が処方されることもあります。

急性気管支炎は、多くの場合、自然に快方に向かいますが、気管支喘息《きかんしぜんそく》やCOPDの人では、急に病状が悪くなることもあります。激しい咳や痰など、急性気管支炎の症状がみられたら、できるだけ早く医師の診察を受けましょう。

インフルエンザでも同じような症状が現れることがありますので、急性気管支炎の症状がみられたら、検査を受けて、正確に診断してもらうようにしましょう。

びまん性《せい》汎《はん》細《さい》気《き》管《かん》支《し》炎《えん》

●呼吸細気管支の慢性炎症

受診する科 内科／呼吸器科

症状と特徴 肺の先端部分の肺胞と細気管支をつなぐ呼吸細気管支に慢性の炎症が起こり、咳《せき》と膿性《のうせい》の痰《たん》が続き、動作時に息切れがします。ひどくなると呼吸困難、呼吸不全を起こします。喘息《ぜんそく》のような喘鳴《ぜいめい》がみられることもあります。また、慢性鼻副鼻《びふくび》腔炎《くうえん》にかかったことがあるか、現在合併している割合がひじょうに高く、鼻水や鼻詰まり、鼻水がのどの後ろにたれる後鼻漏《こうびろう》などをともなうこともあります。同じような症状をともなうCOPD《シーオーピーディー》（386頁）や気管支拡張症との鑑別が必要です。

原因 家族内に発症者がいたり、慢性副鼻腔炎をもつ人が多くいること、また東アジア、とくに日本人に多く、欧米人にはほとんどみられないことなどから、遺伝的な要素が強く影響していると考えられていますが、はっきりわかっていません。

治療 マクロライド系の抗菌薬エリスロ

マイシンを少量長期使用する**マクロライド療法**が基本治療となります。早く治療を始めるほど効果があります。エリスロマイシンが使用できない場合、同系統の抗菌薬クラリスロマイシンやロキシスロマイシンが選択されます。一般的にこれらの抗菌薬は、細菌の増殖を抑えるために使用されますが、びまん性汎細気管支炎では、気道の炎症を改善し、痰などの分泌物を抑える目的で用いられます。そのため抗菌のための場合より、少量で長期間治療が行われます。

また、呼吸困難がみられるときの気管支拡張薬や多量に出る痰の切れをよくするための去痰薬などが補助的に使用されることもあります。痰は排出したほうがよいため、鎮咳薬《ちんがいやく》は使用しないほうがよいでしょう。

日常生活上では、かぜをひかないように注意し、インフルエンザ予防のためにワクチン接種を受けるようにしましょう。

図2　痰排出を促す体位ドレナージ

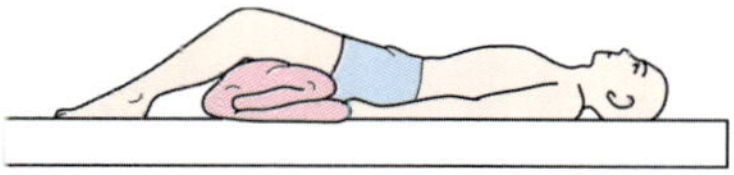

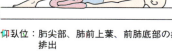

仰臥位：肺尖部、肺前上葉、前肺底部の痰排出

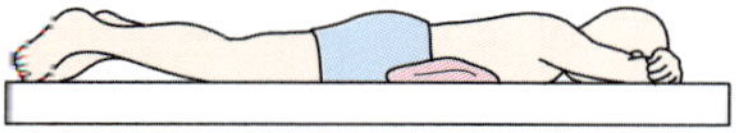

腹臥位：肺上下葉、後肺底部の痰排出

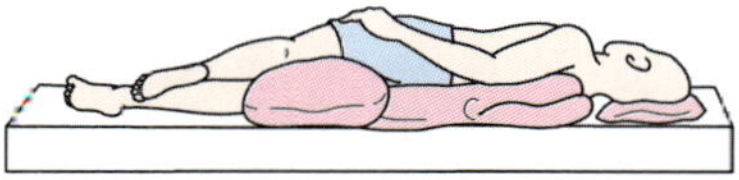

後傾側臥位：肺中葉、舌区の痰排出

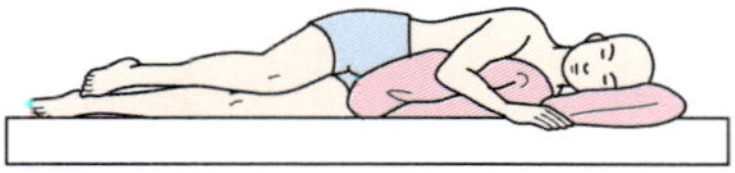

側臥位：外側肺底部、患側上の肺野の痰排出

気《き》管《かん》支《し》拡《かく》張《ちょう》症《しょう》

気管支が拡張したまま戻らない

受診する科　内科／呼吸器科

症状と特徴　咳《せき》や痰《たん》が増え、気管支の拡張した部分に痰がたまりやすくなるため、膿《のう》性《せい》の痰をともなう咳が出るようになります。血痰《けったん》や喀血《かっけつ》がみられることもあります。

気道感染を繰り返し、進行すると、発熱、呼吸困難、全身倦怠感《ぜんしんけんたいかん》なども現れます。

原因　こどものころにかかったはしかや百日咳、ウイルス性肺炎などの後遺症が原因のひとつと考えられています。びまん性汎《はん》細気管支炎でもみられます。慢性副鼻腔《ふくびくう》炎《えん》と合併したものは**副鼻腔気管支症候群**といい、このほか、先天的、遺伝的要因によるまれな病気に気管支拡張症がみられます。

治療　拡張した気管支は、元には戻りません。治療は痰や喀血に対する処置や、気道感染の予防・管理が中心となります。

痰の排出を促すために、体位ドレナージなどの排痰法を行ったり（図2）、去痰薬や気管支拡張薬などを用います。薬物療法として、マクロライド療法も行われます。発熱など、感染症で症状が悪化した場合には、他の抗菌薬で対応します。血痰や喀血がある場合は、患部を下側にして寝て、止血剤を使用します。

局所的なものであれば、拡張した肺の一部を外科的手術で切除することもあります。また、副鼻腔炎を合併している場合には、耳鼻科的な処置も併行して行われます。

食道炎《しょくどうえん》

● **生活習慣病の一面もある**

受診する科 消化器内科／内科／消化器科／気管食道科

症状と特徴 食道の粘膜に起こる炎症を総称して食道炎といいます。原因や症状によって、胃酸などの逆流によって起こる**逆流性食道炎**、細菌感染によって起こる**感染性食道炎**、放射線治療を受けた後に起こる**放射線性食道炎**、このほかに**薬剤性食道炎**、**腐食性食道炎**などに分けられます。

いずれの場合も、胸焼けやしみる感じ、つかえ感などがあります。

内視鏡で検査をすると、食道粘膜に発赤や白濁、ただれ（びらん）がみられます。悪化すると、潰瘍《かいよう》や狭窄《きょうさく》がみられることもあります。

逆流性食道炎《ぎゃくりゅうせいしょくどうえん》（胃食道逆流症《いしょくどうぎゃくりゅうしょう》）

症状と特徴 ひどい胸焼けを感じます。胃の内容物の逆流によって、内視鏡検査で下部食道粘膜《ねんまく》にただれや潰瘍《かいよう》が認められるものを**逆流性食道炎**といいます。

胸焼けの症状が強いのに内視鏡検査をしても炎症がみられないものを**非びらん性胃食道逆流症**といいます。

40～60歳の肥満傾向のある男性、60歳以上で腰が曲がり背中が円くなった女性に多くみられます。

悪化すると、食道が狭くなり（食道狭《きょう》窄《さく》）、食べ物が通りにくくなったり、炎症を起こしている部分が出血して吐血や貧血を起こしたりすることもあります。

さらに食道炎が長期化すると、食道壁と胃壁の接合部で、胃の粘膜細胞である円柱上皮がせりあがって食道の粘膜細胞である扁平上皮《へんぺいじょうひ》と置き換わってしまう**バレット食道**になることがあります。バレット食道は、**食道腺《しょくどうせん》がん**の主要原因です。

また、逆流性食道炎が、声がれ（嗄声《させい》）、喘息《ぜんそく》、慢性の咳《せき》の原因になることもわかっています。

原　因 胃の内容物が逆流する理由でもっとも多いのは、肥満や妊娠、便秘です。これらは、腹圧（腹筋と横隔膜の収縮によって生じる腹腔内の圧力）を上昇させ、胃の内容物の逆流を引き起こします。

加齢も大きな原因です。背骨が曲がると下部食道括約筋《かつやくきん》が緩むので、胃の中の圧力が高くなり、逆流を起こしやすくなります。また、加齢によって食道の蠕動《ぜんどう》運動や唾液《だえき》の分泌が低下すると、逆流した胃液を胃に戻すことができなくなります。

脂肪分の摂《と》りすぎも下部食道括約筋を緩めるので、胃液を食道に逆流させることがあります。たんぱく質も胃に長時間とどまるため、摂りすぎると胃液を食道に逆流させます。

カルシウム拮抗薬《きっこうやく》（狭心症や高血圧の薬）の服用、食道裂孔《れっこう》ヘルニアをもつ人、ピロリ菌を除菌した人、胃を手術した人も逆流性食道炎を起こしやすいといえます。

治　療 胃酸分泌抑制薬などの服用と同時に生活習慣の改善が必要です。食後2～3時間は横にならないこと、前屈姿勢をとらないことに気をつけ、コーヒーなどの刺激物、喫煙、過度の飲酒は避けてください。

何度も再発する場合や食道狭窄が強い場合は、内視鏡下や腹腔鏡下、開腹などによる手術を行うことがあります。

薬剤性食道炎《やくざいせいしょくどうえん》

症状と特徴 薬を飲んで12時間以内に胸焼けや胸痛、嚥下痛《えんげつう》（ものを飲み込むときの痛み）などの自覚症状が現れます。

原因 内服した薬が食道にとどまったり、ひっかかったりすることで、薬剤が停滞した場所に炎症が起こります。

加齢によって、唾液《だえき》の量が少なくなったり、食道の蠕動《ぜんどう》運動が弱くなったりするために、薬剤が胃に届かず食道にとどまり、食道で溶けて食道炎を引き起こしてしまう場合もあります。

原因となる薬の多くは、テトラサイクリン系の抗菌薬、抗凝固薬、カリウム製剤、非ステロイド系消炎鎮痛薬、ビスホスホネート製剤などの錠剤かカプセルです。

薬のなかには胃で溶けても刺激が強く、胸焼けなどの症状を起こすものがあることが知られていますが、のどや食道の粘膜で薬が溶けると、胃に与えるよりもなおいっそう強い刺激を与えてしまいます。

水なしで服用したり、横になったまま薬を飲んだり、内服した直後に就寝したりすることによっても起こります。

発生率は、ある調査によれば、10万人あたり4人程度といわれ、あまり多くはありません。

治療 食道炎を起こしている原因薬剤を突き止め、服用を中止したうえで、粘膜保護薬を服用します。

胃酸分泌抑制薬、水酸化アルミニウム、水酸化マグネシウム液剤を使用することもあります。

症状がひどいときは、食事を流動食にし、安静を心掛けます。

腐食性食道炎《ふしょくせいしょくどうえん》

症状と特徴 粘膜《ねんまく》を腐食する液体である酸やアルカリの溶液を飲むことによって、食道が化学的熱傷を起こし、ただれることを腐食性食道炎といいます。

自覚症状としては、口の中や上腹部の激しい痛み、唾液《だえき》の分泌量の増加、血液や粘液を吐くなどの症状が現れます。引き続いて、食道狭窄《きょうさく》を起こすこともあり、呼吸困難を引き起こして、死に至る危険性もあります。

食道の炎症が激しくても、口の中では熱感が感じられない場合があります。

原因 酸やアルカリの液剤（塩酸を含む住居用洗浄剤やパイプ配管洗浄剤、農薬、アンモニアなど）を飲むことにより、のどや食道の粘膜が腐食することで起こります。アルカリの溶剤は、胃より食道に障害を起こす場合が多くなります。

成人に起こる腐食性食道炎の半数は、自殺の目的で薬剤を飲むことによって起こります。

乳児やこどもにみられるのは、**ボタン電池**などを誤飲し、それが食道内で分解あるいは溶解し、粘膜を腐食させるものです。

治療 短時間で重篤になることがあるので、速やかな受診が必要です。

腐食させた物質が酸であるときにアルカリを飲ませたり、アルカリが原因であるときに酸を飲ませるなどの中和は厳禁です。消化管に穴があく危険性がないことを内視鏡で確認して胃洗浄を行います。

軽症の場合には、アルギン酸ナトリウムやスクラルファート水和物などの薬を服用します。食道に穴があいた場合は手術します。

食道潰瘍《しょくどうかいよう》

● **食道粘膜がえぐれる**

受診する科 消化器内科／消化器科／内科／気管食道科

症状と特徴 食道炎の炎症が進み、食道粘《ねん》膜《まく》がえぐれたようになったものを食道潰瘍といいます。

食後の胸のつかえ、胸焼け、胸痛などがおもな自覚症状です。症状がさらに進むと、食道狭窄《きょうさく》を起こし、食べたものが通りにくくなることがあります。

原因 もっとも多い原因は、**逆流性食道炎**によるものです。薬剤性食道炎や腐食性食道炎、真菌やウイルスの感染症、膠原《こうげん》病《びょう》、異物による粘膜の圧迫などが原因になることもあります。

治療 潰瘍ができた原因を突き止め、それに対応する治療をします。

図3　食道の蠕動運動

胃に食べ物を送るためつぎつぎに食道が収縮する。

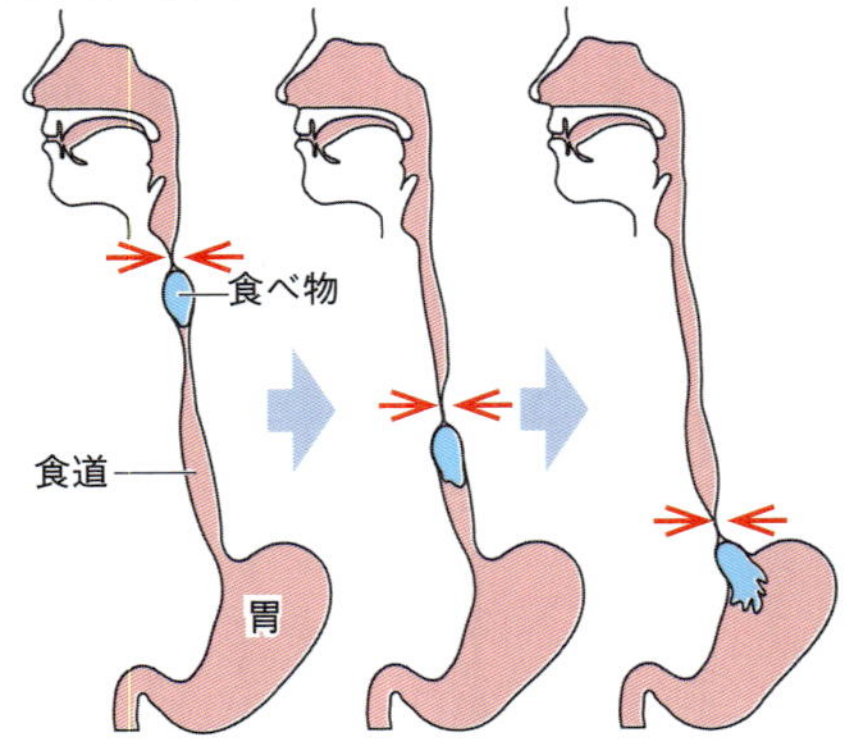

食道狭窄《しょくどうきょうさく》

● **食道の内腔が狭くなる**

受診する科 消化器内科／消化器科／内科／気管食道科

症状と特徴 食べ物が通りにくくなるため、胸のつかえや胸痛が起こります。

原因 先天性のものと後天性のものがあります。

後天性の原因のなかでもっとも多いのは、食道炎や食道潰瘍《かいよう》が進行し、食道の内《ない》腔《くう》がひきつれて狭くなるものです。

食道腫瘍《しゅよう》、食道アカラシアによっても、食道狭窄が起こります。

治療 原因を探り、原因疾患の治療をしたうえで、ブジーというバルーン（風船）による拡張術を行います。

効果がみられないときは、食道と胃をつなぐバイパス手術やステントとよばれる金属製の管を挿入する手術を行います。

食道《しょくどう》の良性腫瘍《りょうせいしゅよう》

● **小さいものは内視鏡で切除**

受診する科 消化器内科／消化器科／内科／気管食道科

症状と特徴 食道にできる良性腫瘍は、食道がんに比べるとまれです。

食道の粘膜にできる上皮性、それ以外の非上皮性に大きく分けられ、食道良性腫瘍の半数以上は平滑筋腫《へいかつきんしゅ》です。ほかに、扁平《へんぺい》上皮乳頭腫《じょうひにゅうとうしゅ》、嚢腫《のうしゅ》、炎症性ポリープ、線維腫、血管腫、脂肪腫などがあります。

ほとんどの場合、自覚症状がありませんが、腫瘍が成長すると、ものが飲み込みにくくなり、吐き気や胸痛があります。

治療 上皮性のものは内視鏡を用いた粘膜切除術、非上皮性のものは胸腔鏡《きょうくうきょう》などを使って切除します。

食道神経症《しょくどうしんけいしょう》

● 異常がないのに違和感がある

受診する科 消化器内科／消化器科

症状と特徴 検査しても異常が見つからないにもかかわらず、食道の違和感や胸のつかえ、ものを飲み込みにくい（嚥下《えんげ》困難）、胸の圧迫感、胸が焼けるような感じ、食道の痙攣《けいれん》（**食道痙攣症**）、胸痛などを感じ、「食道になにか異常があるのではないか」と不安になる症状をいいます。

原因 症状があっても炎症や潰瘍《かいよう》がみられない**非びらん性胃食道逆流症**（380頁）である場合が考えられます。

不安障害や知覚過敏による可能性もあります。また、髄膜炎《ずいまくえん》、てんかん、破傷風《はしょうふう》、扁桃《へんとう》肥《ひ》大《だい》、甲状腺腫《こうじょうせんしゅ》、慢性喉頭《こうとう》炎などでも、よく似た自覚症状があります。

治療 疑われる病気の検査を行います。原因が見つかったら、その病気の治療を行います。

抗不安薬を用いたり、精神療法などで治療することもあります。

食道《しょくどう》アカラシア

● 液体も飲み込めない

受診する科 消化器内科／消化器科

症状と特徴 1万人に1人に発症するまれな病気です。飲食物を飲み込むと、通常、食道は蠕動《ぜんどう》運動（382頁図3）をしながら胃に飲食物を送り込みますが、この病気では下部食道括約筋《かつやくきん》が緩まないため、食道に飲食物が滞留します。

胸焼けや吐き気、嘔吐《おうと》を起こし、夜寝ているときなどは食道にたまった飲食物が気管に入って激しい咳《せき》を起こしたり、肺炎を発症したりします。

原因 下部食道括約筋を運動させるため発せられる脳からの信号に、なんらかの障害が起こっていると推測されますが、原因は明らかではありません。

治療 軽症の場合は、カルシウム拮抗薬《きっこうやく》で下部食道括約筋圧を下げます。

食道内にカテーテルを入れてバルーンを膨らませるバルーン拡張術、食道の壁を切開する手術を行うこともあります。

最近では内視鏡的に筋層を切開する治療（POEM）も行われています。

食道憩室《しょくどうけいしつ》

● 食道にポケットができる

受診する科 消化器内科／消化器科

症状と特徴 食道の一部が袋状（ポケット）に外側に張り出したものをいいます。先天性と後天性がありますが、ほとんどの場合、自覚症状はありません。

下咽頭《かいんとう》にできたものは、のどの違和感、胸焼け、咳《せき》、飲食物が飲み込みにくいなどの症状を訴えることがあります。

原因 結核性リンパ節炎により食道壁が癒着し、引っ張られることによって発症する場合があります。

また、食道内圧が高いために部分的に外に張り出す場合と、食道に炎症があるため食道の一部がテント状に張り出す場合があります。

治療 多くの場合は治療を行わず、経過をみます。症状が重い場合は、憩室を切除します。

食道《しょくどう》がん

687頁（がん）

食道静脈瘤《しょくどうじょうみゃくりゅう》

●粘膜下の静脈がこぶ状に拡張する

受診する科 消化器内科／消化器科

症状と特徴 食道粘膜の下にある静脈がこぶのように膨れ、ときに破裂する病気です。破裂すると、吐血や下血を起こし、手当てが遅れると出血性ショックを起こして、死に至ることもあります。

写真1　食道静脈瘤の内視鏡写真

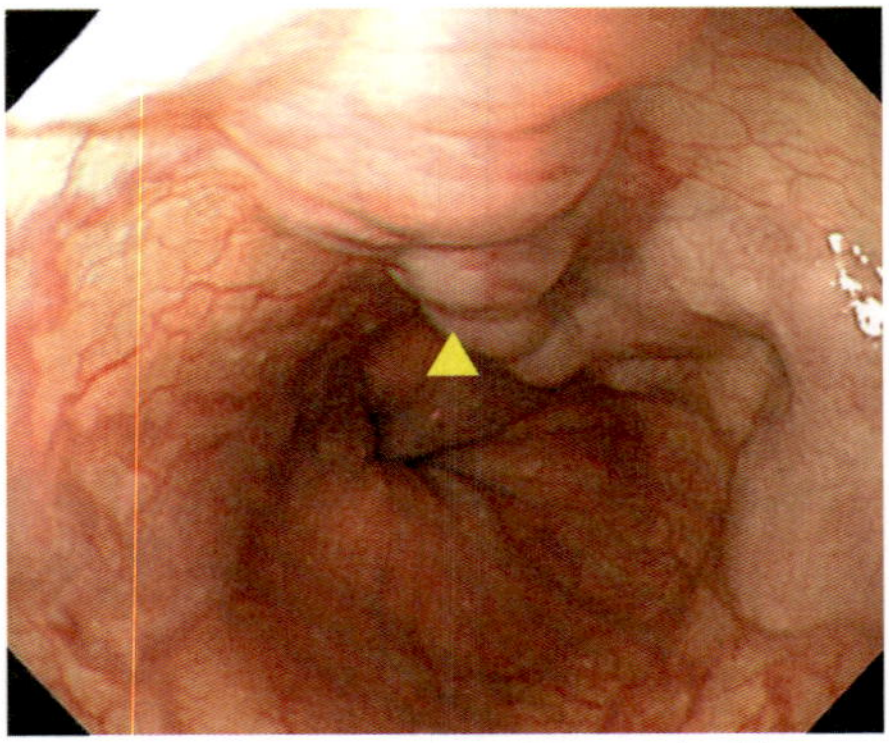

前方から奥へと腫れているのが見える（▲印）。

原因 肝硬変《かんこうへん》、特発性門脈圧亢進症《とくはつせいもんみゃくあつこうしんしょう》、肝《かん》外門脈閉塞症《がいもんみゃくへいそくしょう》などによって血流が滞り、うっ血した門脈血が食道の静脈に大量に流れ込んで起こる場合があります。

治療 内視鏡で硬化剤を食道静脈瘤に注入し、固めてしまう方法や食道静脈瘤を縛る方法があります。急性出血例ではカテーテルを使って食道の内側から止血するバルーン圧迫法も行われます。

出血には早急な治療が必要です。

マロリー・ワイス症候群《しょうこうぐん》

●飲酒後の嘔吐の後に起こる

受診する科 消化器内科／消化器科

症状と特徴 嘔吐《おうと》を繰り返すうちに、吐血《とけつ》し、みぞおちの痛みや立ちくらみなどが起こります。

多くの場合、過度の飲酒や妊娠時のつわり、食中毒や乗り物酔いによる連続的な嘔吐によって引き起こされます。

原因 嘔吐を繰り返すことで、食道や胃の圧力が上がり、食道下部や胃噴門部の粘膜が裂けることによって起こります。

治療 通常は粘膜保護薬などの内服で速やかに治癒します。

出血の著しい場合、内視鏡を用いて止血をします。裂傷部にクリップをかけたり、出血部位を焼灼《しょうしゃく》するなどの処置が必要な場合があります。

食道異物《しょくどういぶつ》

●異物が食道に詰まる

受診する科 消化器内科／消化器科

症状と特徴 食物でないものを誤って飲み込んだり、飲み込んだものが食道にとどまってしまう状態をいいます。

大人では、魚の骨や義歯、錠剤やカプセル、餅《もち》などが、こどもでは、電池、ボタン、硬貨、豆類などがしばしば停滞します。

原因 食道内腔《ないくう》が狭くなっている部位が3か所あるため、大きいものやかたいものは通過できないことがあります。

治療 内視鏡を用いて異物を摘出できることが多いですが、手術を要する場合もあります。

動揺病《どうようびょう》（乗《の》り物酔《ものよ》い）

● 脳の混乱が引き起こす

受診する科 耳鼻咽喉科

症状と特徴 乗り物に乗ったり、大画面で移動する映像を見たりすると起こります。顔面蒼白《そうはく》、吐き気、冷や汗、生唾《なまつば》、嘔吐《おうと》、ふらつきなどが起こりますが、原因がなくなれば、通常は短時間で症状が消えます。

原因 内耳（三半規管と耳石《じせき》）からの情報と、筋肉から受け取る情報がつくる平衡感覚が視覚と一致していないとき、脳に混乱が生まれ、吐き気などの症状につながると考えられています。

睡眠不足や胃腸障害、空腹、不安感などの精神的ストレスも原因にあげられます。

治療 10歳までのこどもに多くみられますが、乗り物に慣れることによってしだいに発症頻度が減っていきます。

予防的措置としては、酔い止め薬（抗ヒスタミン薬）の服用、頭を極力動かさないこと、脂肪分の多い食事を避けること、遠くの景色を眺めることなどが有効です。

非結核性《ひけっかくせい》（非定型《ひていけい》）抗酸菌症《こうさんきんしょう》

● 長期間の治療が必要な感染症

受診する科 内科／呼吸器科

症状と特徴 慢性的な咳《せき》と痰《たん》が現れますが、比較的症状が少ないため、健診のX線検査で異常に気づくケースもあります。

原因 抗酸菌属のうち、結核菌とらい菌以外のものを総称して、非結核性抗酸菌といい、この非結核性抗酸菌による感染症が非結核性抗酸菌症です。**非定型抗酸菌症**ともよばれています。人から人へ感染することはありません。

抗酸菌は多種にわたりますが、非結核性抗酸菌症の約8割が**肺MAC症**《はいマックしょう》、約2割が**肺カンサシ症**といわれています。

非結核性抗酸菌症の大部分を占める肺MAC症は、アビウム菌による感染、肺カンサシ症は、カンサシ菌による感染が原因です。肺MAC症は、気管支拡張症（379頁）や肺結核（388頁）、COPD《シーオーピーディー》（386頁）などの呼吸器疾患を患っていて、感染症にかかりやすくなっている人が、二次感染として発症する例が多く、肺カンサシ症は喫煙者に多くみられます。

治療 禁煙と服薬が重要となります。肺MAC症では、抗結核薬やクラリスロマイシンなどが用いられます。治療は長期に及びますが、抗結核薬が効きにくいために菌を消滅させることが難しく、難治化しやすくなっています。一部の肺MAC症では、進行が速いため、外科手術で病変を切除するケースもあります。

一方、肺カンサシ症は抗結核薬やクラリスロマイシンによる治療が有効で、治癒も可能です。ただし、治療を中断すると再発することが多いため、しっかり最後まで治療を続けることが大切です。

写真2　非結核性抗酸菌症のX線像

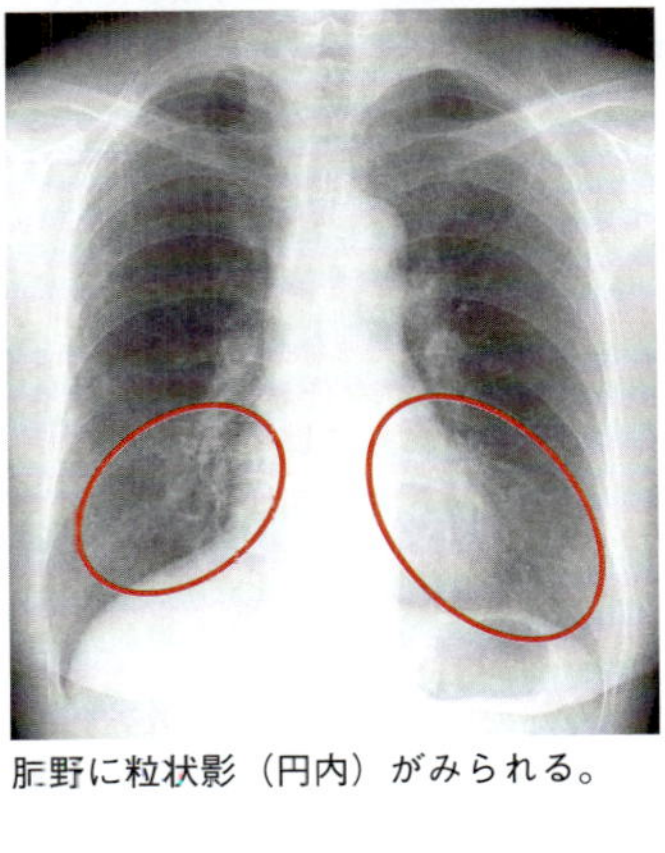

肺野に粒状影（円内）がみられる。

COPD《シーオーピーディー》（慢性閉塞性肺疾患《まんせいへいそくせいはいしっかん》）

喫煙により肺機能が低下する病気

受診する科 内科／呼吸器科

症状と特徴 COPD《シーオーピーディー》は慢性閉塞性肺疾患ともいい、肺に慢性の炎症が起こることで気道が狭まり、呼吸困難を招く病気です。

代表的な症状は、階段の上り下りなどのちょっとした動作での息切れ、頻繁に続く咳《せき》や痰《たん》などです。長年かけてゆっくりと悪化するため、初期にはこれらの症状からは病気であると自覚しにくく、加齢のせいと見過ごしてしまうことが大半です。しかし、治療をせずにいると、どんどん症状が進んで全身に悪影響が及び、命にもかかわるため注意が必要です。

気管支の先端にあり、酸素と二酸化炭素の交換を行う役割をする肺胞が壊れる**気腫《きしゅ》型《がた》**（**肺気腫**）と、炎症により気管支が狭くなる**非気腫型**（**慢性気管支炎**）がありま す。以前は肺気腫と慢性気管支炎とを別の病気として分けていましたが、病態や原因などが同じため、現在ではこのふたつを合わせてCOPDとよんでいます。

原因 空気中の有害な粒子やガスを吸い込むことで、気管支に炎症が起こり、肺胞が破壊されていきます。有害物質のなかでも、最大の原因は喫煙です。COPDの発症原因の8～9割を占め、喫煙者の約2割に発症することから、**たばこ病**ともいわれています。

長年にわたる喫煙習慣により、時間をかけてゆっくりと進行するため、50～60歳の中高年になってから発症するケースが大半です。10年以上の喫煙歴がある人、1日何十本も吸うヘビースモーカーは、発症リスクが高くなることがわかっています。

「息切れ」「咳」「痰」などが続く人は、専門医の診断を受けてみましょう。

治療 いちど壊れた肺は元には戻らないため、COPDになると治療薬などで完全に治すことはできません。しかし、重症度に合った的確な治療・管理を行えば、呼吸機能の低下速度を抑え、QOL《キューオーエル》（生活の質）を保つことはできます。

治療の前に、まず最大の原因であるたばこをやめることが、もっとも重要となりま

表2 ニコチン依存度テスト（TDS）

1	自分が吸うつもりよりも、ずっと多くたばこを吸ってしまうことがありましたか。
2	禁煙や本数を減らそうと試みて、できなかったことがありましたか。
3	禁煙したり本数を減らそうとしたときに、たばこが欲しくてたまらなくなることがありましたか。
4	禁煙したり本数を減らそうとしたときに、次のどれかがありましたか。 いらいら、眠気、 神経質、胃のむかつき、 落ち着かない、脈が遅い、 集中しにくい、手の震え、 憂うつ、食欲または体重増加、頭痛
5	上記4の症状を消すために、またたばこを吸い始めることがありましたか。
6	重い病気にかかったときに、たばこはよくないとわかっているのに吸うことがありましたか。
7	たばこのために自分に健康問題がおきているとわかっていても、吸うことがありましたか。
8	たばこのために自分に精神的問題*がおきているとわかっていても、吸うことがありましたか。
9	自分はたばこに依存していると感じることがありましたか。
10	たばこが吸えないような仕事やつきあいを避けることが何度かありましたか。

質問に対して「はい」の場合は1点、「いいえ」の場合は0点として、合計点が5点以上でニコチン依存症の可能性が高いと判定されます。

*禁煙や本数を減らしたときに現れる離脱症状（いわゆる禁断症状）ではなく、喫煙することによって神経質になったり、不安や抑うつなどの症状が現れている状態。

す。そのうえで、薬物療法によって息切れや呼吸困難感などの苦しい症状を軽くし、運動療法を中心とした包括的呼吸リハビリテーションを行いながら、運動能力の低下をくい止め、現在の呼吸機能を維持・増進することが大切です。

◎**薬物療法**　ＣＯＰＤの薬物療法では、息苦しさなどの症状を和らげることが目的となります。治療薬の中心は、気道を広げて呼吸を楽にする気管支拡張薬で、抗コリン薬、β_2刺激薬、テオフィリン薬があります。そのなかでも抗コリン薬は、気管支を収縮させるアセチルコリンのはたらきを止めることで、症状を緩和する作用がありま

写真3　肺気腫のX線像

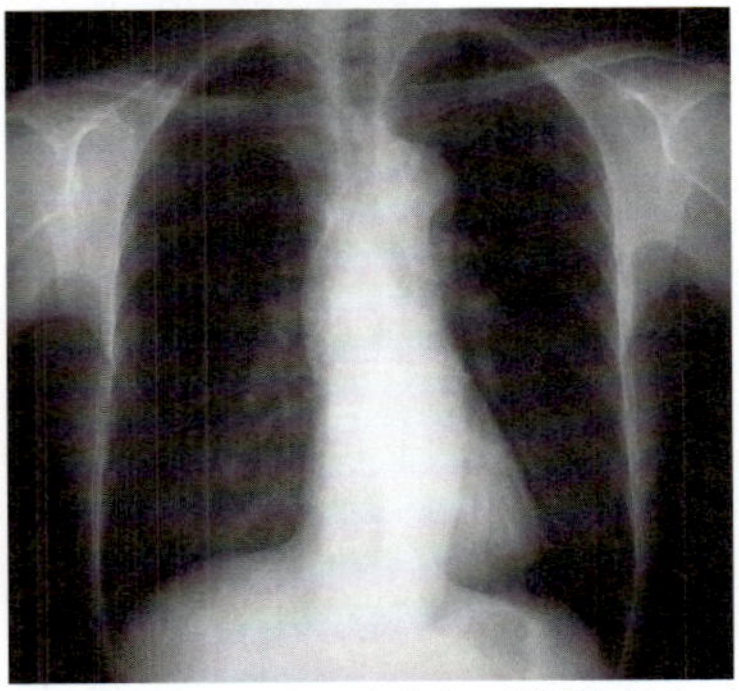

肺野の透過性亢進、滴状心、横隔膜低位がみられる。

医療機関による禁煙治療―禁煙外来

たばこの煙には、4000種類以上の化学物質が含まれ、そのうち200種類以上は有害な物質であるといわれています。この有害物質は、肺がん（683頁）やCOPD《シーオーピーディー》をはじめとする呼吸器疾患だけでなく、心臓病、脳卒中《のうそっちゅう》といった循環器疾患など、全身に悪影響を及ぼします。これらの病気の予防や悪化を防ぐために、禁煙が大きなポイントとなっています。

しかし、喫煙の害を理解し、いざ禁煙しようとしても、実際には続かないケースが多いものです。これは意志が弱いからではなく、たばこに含まれるニコチンに強い依存性があるため、心身がニコチンを欲する**ニコチン依存症**になっているからです。このような背景から、喫煙はたんなる習慣や嗜好《しこう》ではなく、ニコチン依存症＋喫煙関連疾患の**喫煙病**と考えられるようになりました。喫煙者を医療機関による禁煙治療が必要な全身疾患の患者さんととらえるようになったわけです。

禁煙外来では、ニコチンパッチを使用するニコチン代替療法などの薬物療法によって、比較的楽に禁煙できるように指導を受けることができます。最近では、ニコチンを使用しない飲み薬タイプの禁煙補助薬も登場し、さらなる効果が発揮されています。禁煙方法をいろいろ試しても禁煙できなかったという人は、いちど禁煙外来を受診してみることも良策です。

■条件しだいで健康保険が適用

以前は全額自己負担でしたが、現在、認可を受けた医療機関に限り、次の条件を満たしている人は、健康保険によって禁煙治療を受けることができます。

①ニコチン依存症スクリーニングテスト（TDS《ティーディーエス》）で、ニコチン依存症と診断されていること。

②ブリンクマン指数（1日の喫煙本数×喫煙年数）が200以上であること。

③直ちに禁煙を希望していること。

④「禁煙治療のための標準手順書」に則した禁煙治療の説明を受け、その治療を受けることを文書により同意すること。

す。β_2刺激薬には短時間作用性と長時間作用性があり、軽症の場合は必要時に短時間作用性が使われますが、中等症以上では長時間作用性が併用され、現在のCOPD薬物療法で大きな効果をあげています。

このほか、痰を出しやすくしたり、粘り気を調整したりするために、去痰薬や喀痰《かくたん》調整薬なども使用されます。

重症の場合は、気道の炎症を抑える吸入ステロイド薬などが使用されますが、さらに重症化が進んだときは在宅酸素療法が行われます。

◎包括的呼吸リハビリテーション　もうひとつCOPDで大切なことが、身体能力の低下や低栄養状態などをともなうため、全身の病気として治療するという考え方です。薬物療法や酸素療法だけでは不十分な場合、運動能力を上げる運動療法、栄養状態をよくする栄養療法、呼吸困難感を解消する呼吸訓練、心理面でのサポートなど、包括的呼吸リハビリテーションとよばれる非薬物療法が、効果を発揮します。

なかでも中心は運動療法で、息苦しくて動けなかった人が動くことができるように、息切れを改善し、現在もっている能力を維持・回復することを目的に行われます。体力が向上することで病状も改善します。

また、かぜやインフルエンザなどの感染症にかかると、急激な悪化につながります。感染を繰り返すことで、どんどん重症化していきますので、シーズン前のインフルエンザワクチン予防接種や、二次感染予防のための肺炎球菌ワクチンの接種（816頁）も勧められます。

肺結核《はいけっかく》

●結核菌による呼吸器感染症

受診する科　内科／呼吸器科

症状と特徴　代表的な症状は長期間続く咳《せき》と痰《たん》です。発熱や倦怠感《けんたいかん》、体重減少などをともなう場合もあります。かぜ症候群など他の疾患でもよくみられる症状ですが、2週間以上続く場合は注意が必要です。症状が軽い場合は気づかないことも多く、健康診断の胸部X線検査で異常が発見されることも少なくありません。

原因　抗酸菌の一種である結核菌に感染することで起こります。

通常、結核菌は人間を中心とする哺乳類《ほにゅうるい》の体内でしか生存できません。自然界では、わずかな時間しか生存できないため、人から人への感染がほとんどを占めます。

◎感染と発病　ほとんどの場合、空気感染します。感染者が咳やくしゃみをすると、結核菌を含むしぶき（飛沫《ひまつ》）が飛びますが、このとき結核菌は水分に包まれ、床に落ちていきます。飛沫の一部は水分が蒸発して結核菌のみの状態となり、長時間空気中に浮遊します。この結核菌のみの状態を飛沫核といい、飛沫核を吸い込むことで生じる感染を、空気感染といいます。

肺結核は他の感染症と大きく異なり、感染イコール発病とはならず、結核菌に感染しても、約9割の人は発病しません。免疫機能がはたらき、肉芽腫《にくげしゅ》とよばれる細胞に結核菌が閉じ込められ、増殖が抑制されて眠った状態になるからです。発病しなければ咳や痰などの症状も出ないため、人に感染させる心配もありません。

実際に発病するのは感染者全体の1割程

度で、免疫の獲得が不十分な場合、または糖尿病や腎障害《じんしょうがい》など、他の病気にかかったり、老化などが原因で免疫力が低下した場合に発病します。

結核菌に感染後、すぐに発病する**初感染結核症（一次結核）**と、感染してから時間をおいて発病する**既感染発病（二次結核）**に分けられます。若年層では、新たに感染し、感染後すぐに発病することが多く、成人、とくに高齢層では、感染後長期間経過してから、免疫力の低下によって発病するケースが多くみられます。

写真4　肺結核の胸部X線像

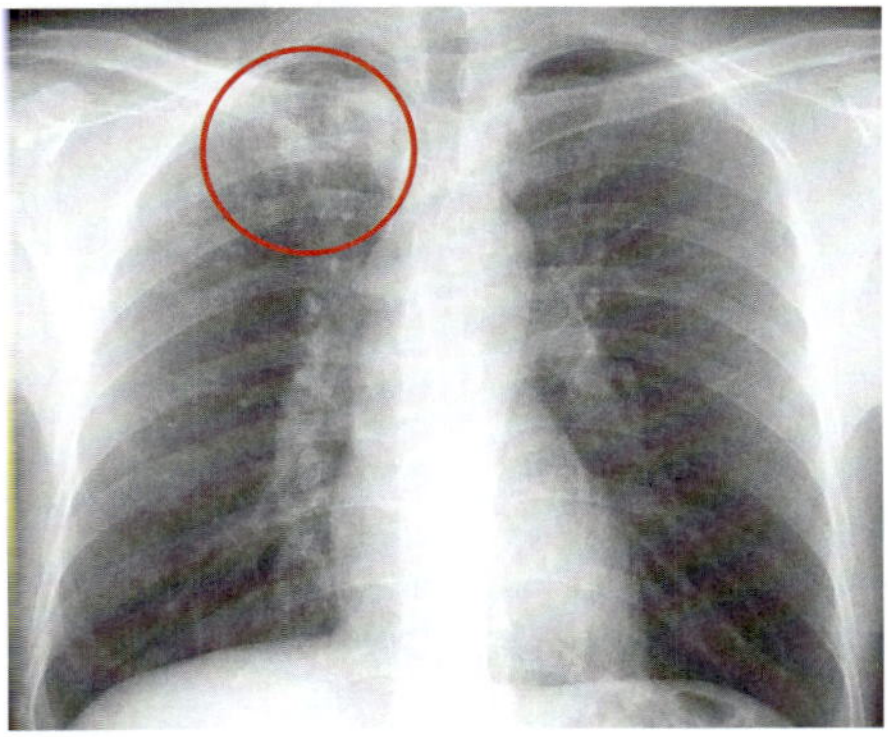

円内に肺胞が破壊されてできた空洞病変がみられる。

治療 数種類の抗結核菌薬による薬物治療が基本となります。

結核菌はどの薬に対しても耐性をもつという特徴があり、耐性菌ができるとその薬は効かなくなります。そこで、自分に有効な薬を見つける薬剤感受性試験を行い、効果のある薬を3剤から4剤併用する多剤併用療法を6～9か月間続けます。

治療が順調にいけば、数週間から1か月程度でほぼ症状はなくなりますが、完全に結核菌が体内からなくなるわけではありません。ここで治療を止めてしまうと、再発する危険があります。

薬の不規則な服用も耐性菌になる危険性を高めますので、症状がなくなっても、一定期間、確実に薬を服用し続けていくことがとても重要です。

そこで、服薬の徹底を図るために、医療従事者が薬を処方するだけでなく、目の前で確実に薬を服用することを確認し、完治するまで支援する**DOTS**《ディーオーティーエス》（**直接服薬確認療法**）が結核治療ではたいへん有効であり、大きな成果を上げています。

長期的な薬の服用で、吐き気、嘔吐《おうと》、だ

結核の予防法

ウシ型結核菌を弱毒化させた細菌を利用した、結核の発病を抑えるワクチンをBCG《ビーシージー》といいます。BCG接種により、軽い結核のような反応を起こして免疫をつくることで、感染や発病の危険性を下げ、発病したとしても重症化を防ぐことができます。

とくに乳幼児は、免疫力が弱いため、結核性髄膜炎など、重症化することがありますので、生後6か月までにBCG接種をするようにしましょう。ワクチンの効果は一生続くわけではなく、期限は接種後10～15年といわれています。

■予防接種法によるBCG接種

以前は、4歳未満のこどもにツベルクリン反応検査を実施し、陰性の場合にBCG接種をしていました。

現在では、生後6か月までなら、無料で1回BCG接種することができます。ただし、ツベルクリン反応検査は行われません。

るさなど、肝障害による副作用が出ることもあります。副作用だと思い、薬の服用を勝手に中止すると耐性菌をつくる原因にもなりますので、副作用と思われる症状がある場合は、速やかに医師に相談しましょう。

肺外結核《はいがいけっかく》

症状と特徴 肺以外の組織に感染する結核を肺外結核といいます。

胸膜（肋膜《ろくまく》）に起こる結核性胸膜炎では胸の痛み、リンパ節結核ならリンパ節の腫《は》れ、骨関節結核なら関節の痛み、脳結核なら脳腫瘍《のうしゅよう》、髄膜なら頭痛、吐き気など、それぞれの臓器の症状が現れます。このほか感染は、口腔《こうくう》、皮膚、腸、腹膜、心臓、尿路、性器など、全身の臓器に及びます。

血液の流れによって大量の結核菌が全身に広がり、複数の臓器・組織で起こる結核を**粟粒結核**《ぞくりゅうけっかく》といいます。小児や高齢者、免疫不全状態の人に多くみられ、悪寒《おかん》をともなう発熱、頭痛、全身倦怠感《ぜんしんけんたいかん》が続きます。

結核菌は、肺に感染した後、リンパ管や血管、気管支、腸管など、さまざまな経路によって全身に運ばれ、各臓器に広がることがあります。

治療 肺結核と同様、抗結核菌薬の多剤併用療法が治療の基本となります。ただし、肺より薬の到達率がよくないことなどから再発率も高い傾向にあるため、病巣内の結核菌を完全に排除するためには、肺結核よりも長い期間治療を続ける必要があります。

部位によっては、外科療法が必要となる場合もあります。

コクシジオイデス症《しょう》

● 真菌の吸入による呼吸器感染症

受診する科 内科／呼吸器科

症状と特徴 ほとんど症状はなく、あっても咳《せき》、痰《たん》、発熱、悪寒《おかん》、胸の痛み、息切れなど、かぜと同じような症状がみられる程度です。結膜炎や関節炎などもみられます。まれに、菌が肺から全身に広がり、命にかかわることもあります。

原因 コクシジオイデス・イミティスという真菌が原因です。アメリカ南西部、中央・南アメリカの限られた半乾燥地帯の土壌中に生息しています。生息地域で砂ぼこりを吸い込んで感染することがほとんどで、人から人へは感染しません。

治療 種々の抗真菌薬による薬物療法が行われます。症状が軽い場合は、そのまま自然に回復します。全身に広がって髄膜炎を起こすなど、重症化した場合は薬物治療が不可欠です。

ハンタウイルス肺症候群《はいしょうこうぐん》

● げっ歯類がもつウイルスが原因

受診する科 内科／呼吸器科

症状と特徴 10～14日の潜伏期の後、突然の発熱、頭痛、悪寒《おかん》などにおそわれます。腹痛、嘔吐《おうと》、下痢があることもあります。その後、呼吸数、心拍数が増加し、呼吸困難を起こします。発症後の進行が速く、重症の場合は死に至ることもあります。

原因 ネズミの仲間（げっ歯類）がもっているハンタウイルスが原因です。げっ歯類の糞尿《ふんにょう》に含まれるウイルスを触ったり、ウイルスの飛沫《ひまつ》を吸い込むことで感染します。咬《か》まれて感染することもあるようですが、人から人へは感染しません。

治療 対症療法が中心となります。とくに呼吸困難と低血圧、ショックに対する治療が重要です。

肺炎《はいえん》

●おもに感染による肺の炎症

受診する科 内科／呼吸器科

症状と特徴 おもに病原微生物が、肺の先端にある肺胞内に感染して起こる炎症のことをいいます。発熱、頭痛、悪寒《おかん》、関節痛、全身の倦怠感《けんたいかん》、食欲不振などのほか、咳《せき》や痰《たん》、呼吸困難などの症状がみられます。

悪化すると、脈拍数や呼吸数の上昇、発熱による脱水症状なども現れます。肺の周りの胸膜まで炎症が進むと胸膜炎を起こし、強い胸の痛みをともなう場合もあります。

肺炎にはいろいろな分類がありますが、発症した場所によって、市中肺炎と院内肺炎、医療・介護関連肺炎に分けられます。

市中肺炎は、病院の外で日常生活中に感染して発症する肺炎で、病原微生物の種類によって、細菌感染による細菌性肺炎と、ウイルスやマイコプラズマ、クラミジアなどの細菌以外の微生物感染による非細菌性肺炎に分けられます。

一方、**院内肺炎**は、ほかの病気で入院中に、病院内でかかる肺炎のことをいいます。院内肺炎では、薬剤耐性菌も多く、感染者の抵抗力が落ちている場合も多いため、重症化することも少なくありません。

医療・介護関連肺炎は介護施設などでかかる肺炎で、重症化しやすく、耐性菌による肺炎の可能性があり、治療が難しい場合があります。

細菌性肺炎《さいきんせいはいえん》

症状と特徴 咳《せき》、膿性痰《のうせいたん》、発熱、悪寒《おかん》、全身倦怠感《ぜんしんけんたいかん》、食欲不振などが典型的な症状です。呼吸困難がみられたり、胸の痛みが現れる場合もあります。

原因 原因となる細菌は、肺炎球菌がもっとも多く、次にインフルエンザ菌、そのほかにも、黄色ブドウ球菌、クレブシエラ、レジオネラ菌など多種にわたります。

治療 病原菌の種類によって治療薬が異なるため、まず原因菌を特定する検査を行い、有効な抗菌薬による治療を行います。

市中肺炎では、ウイルス感染などによる上気道炎から、二次感染というかたちで発症することがほとんどのため、かぜをひいた場合などはむりをせず安静にし、保温と水分補給などに努めましょう。また、肺炎球菌による肺炎を予防する目的で、肺炎球菌ワクチンの接種も行われます。

ウイルス性肺炎《せいはいえん》

症状と特徴 のどの痛み、鼻水、乾いた咳《せき》、呼吸困難、チアノーゼ（皮膚や粘膜が紫色になる）などの症状のほか、インフルエンザウイルスによる肺炎では、高熱、頭痛、全身の筋肉痛、関節痛、倦怠感《けんたいかん》といった全身症状がみられます。

原因 インフルエンザウイルスやかぜの原因ウイルスであるRS《アールエス》ウイルス、アデノウイルス、また麻疹《ましん》ウイルスなども肺炎を引き起こします。とくにインフルエンザウイルスは、小児、高齢者、慢性の呼吸器疾患をもっている人では重症化しやすいので注意が必要です。

治療 インフルエンザウイルスの場合は、ウイルスに直接作用する抗ウイルス薬が有効です。また細菌性肺炎を合併することも多いため、抗菌薬を併用しながら安静にし、保温・保湿に努めましょう。重症の場合は、酸素吸入が行われることもあります。

高齢者や慢性の呼吸器疾患をもつ人などは、インフルエンザの流行期前にインフルエンザワクチンの予防接種をしましょう。

マイコプラズマ肺炎《はいえん》

症状と特徴 乾いた激しい咳《せき》が、頑固に続くのが大きな特徴で、発熱や胸の痛みなどもみられます。学童期や青年期にかけての健康な若者に多く発症し、乳幼児や高齢者に少ないことも特徴のひとつです。

原因 **マイコプラズマ・ニューモニエ**という病原微生物による肺炎です。非細菌性肺炎のなかでも、マイコプラズマやクラミジアなど細菌以外の病原微生物による肺炎を**非定型肺炎**といいます。

治療 多くの細菌に効果のあるマクロライド系の抗菌薬による薬物治療が行われます。テトラサイクリン系やニューキノロン系の抗菌薬も有効です。細菌性肺炎に有効なペニシリン系、セフェム系の抗菌薬は、すべて効果がないため、検査を受けてしっかり診断してもらうことが重要です。

クラミジア肺炎《はいえん》

症状と特徴 クラミジアにはいくつかの種類があり、いわゆる**オウム病**とよばれる肺炎では、乾いた激しい咳《せき》が出て、高熱、頭痛などをともないます。呼吸困難を引き起こすこともあります。そのほかの種類では、乾いた激しい咳は同様ですが、高熱になることはあまりありません。

原因 クラミジア属の感染により発症する肺炎です。**クラミジア・シッタシー**という種類がオウム病の原因となり、インコやオウム、ハトなどの鳥に寄生し、感染鳥の乾燥した排泄物《はいせつぶつ》や羽毛などを吸入することで人に感染します。

このほかの種としては、人から人へ飛沫《ひまつ》感染するクラミジア・ニューモニエや、性感染症の原因で分娩《ぶんべん》時の産道感染も起こすクラミジア・トラコマチスがあります。

治療 テトラサイクリン系、マクロライド系、ニューキノロン系の抗菌薬による薬物療法が有効です。オウム病は、4類感染症に分類されているため、家族に感染者が出た場合は、家族全員で診察を受けるようにしましょう。

嚥下性肺炎《えんげせいはいえん》（誤嚥性肺炎《ごえんせいはいえん》）

症状と特徴 発熱や咳《せき》、痰《たん》、呼吸困難、食欲不振、全身倦怠感《ぜんしんけんたいかん》などがみられます。症状がはっきりわからない場合も多く、かなり悪化してから気づくこともあります。

原因 飲食物や唾液《だえき》が、間違って気管に入ってしまうことを誤嚥といい、誤嚥により口腔《こうくう》内の細菌が肺に入って起こる肺炎を、嚥下性肺炎または誤嚥性肺炎といいます。飲み込む力が老化や病気などにより低下することで、口腔内で繁殖した細菌が、知らないうちに気管に入ってしまうことが原因で起こります。

治療 抗菌薬による薬物療法や、点滴による栄養補給などを行いますが、いったん発症すると高齢者には死亡率の高い疾患のため、予防が重要となります。口の中の細菌を増やさないよう口腔ケアに努め、飲み込みやすいように食事を工夫して、誤嚥しないように注意しましょう。

院内肺炎《いんないはいえん》

● **入院後約3日目以降に発症する肺炎**

受診する科 治療中の診療科

症状と特徴 入院中に発症する**肺炎**（391頁）の総称です。人工呼吸のために挿管したり、意識障害などで誤嚥《ごえん》することによって、院内に多く存在する細菌が呼吸器で増殖します。入院後、約3日目以降に発症しますが、原因となる細菌が異なるため、通常の肺炎とは治療方法が異なります。

ペニシリン耐性《たいせい》肺炎《はいえん》球菌《きゅうきん》感染症《かんせんしょう》

症状と特徴 ペニシリン耐性肺炎球菌は**肺炎球菌**の一種で、抗菌薬が効きにくいタイプの細菌です。健康な乳幼児でも約7割が保菌する細菌ですが、不用意に抗菌薬を内服すると耐性菌が増えることがあります。抗菌薬治療が効きにくく、ペニシリン感受性肺炎球菌に比べ、**髄膜炎**《ずいまくえん》（272頁）を起こすと予後が悪いことがわかっています。

原因 肺炎球菌に有効な抗菌薬ペニシリンに耐性を獲得したペニシリン耐性肺炎球菌に感染することで起こる病気です。

治療 中耳炎や肺炎、副鼻腔《ふくびくう》の炎症では対症療法に加え、ペニシリン系抗菌薬で治療が可能です。しかし、髄膜炎、敗血症など重症感染症ではバンコマイシンや第三世代セフェム系抗菌薬を併用します。日本のガイドラインではカルバペネム系抗菌薬を使用する場合もあります。

欧米では肺炎球菌ワクチンの定期接種による髄膜炎などの重症感染症の予防が行われています。欧米から大幅に遅れ、2010（平成22）年より日本では任意接種として始まったばかりです。

MRSA《エムアールエスエー》（メチシリン耐性黄色《たいせいおうしょく》ブドウ球菌《きゅうきん》）感染症《かんせんしょう》

症状と特徴 皮膚や鼻腔《びくう》に常在する黄色ブドウ球菌の一種で、抗菌薬が効きにくいタイプの細菌です。

保菌しているだけであれば治療は不要ですが、皮膚の感染症（とびひ、蜂巣炎《ほうそうえん》）を起こしたときは治療が必要になります。蜂巣炎では赤みや腫《は》れが強く、膿《うみ》をつくりやすい特徴があります。皮膚から血液に侵入して敗血症を起こすことがあります。

原因 抗菌薬への耐性を獲得した黄色ブドウ球菌に感染することで起こる病気です。

治療 抗菌薬バンコマイシンによる治療に加え、切開と排膿《はいのう》を行います。

VRSA《ブイアールエスエー》（バンコマイシン耐性黄色《たいせいおうしょく》ブドウ球菌《きゅうきん》）感染症《かんせんしょう》

症状と特徴 日本ではまだみられません。

原因 **バンコマイシン耐性腸球菌**から耐性の特徴を受け継いだメチシリン耐性ブドウ球菌に感染することで起こる病気です。

治療 治療法は確立されていません。

薬剤《やくざい》耐性《たいせい》緑膿菌《りょくのうきん》感染症《かんせんしょう》

症状と特徴 水回りなど日常的な環境に常在する**緑膿菌**と同様の細菌による感染症です。白血病などで感染防御機能が低下している場合には、肺炎や尿路感染症などを起こします。敗血症（638頁）など全身の炎症を起こすと死に至ることもあります。

原因 ほとんどの抗菌薬への耐性を獲得した緑膿菌に感染することで起こります。

治療 国内での治療法は確立されておらず、検査結果にもとづいて抗菌薬を選択しながら治療を行います。

過敏性肺炎《かびんせいはいえん》

● かびなどの吸引による肺炎

受診する科 内科／呼吸器科／アレルギー科

症状と特徴 咳《せき》、発熱、呼吸困難がおもな症状ですが、抗原を吸入してから数時間で現れる急性型や、ゆっくりと進行し、慢性的に続く慢性型があります。

原因 小さなちりやほこりなど有機物質や無機物質を繰り返し吸入することで、それがアレルゲンとなって肺炎が起こります。**外因性アレルギー性胞隔炎《ほうかくえん》**ともいいます。

①**夏型過敏性肺炎** トリコスポロンというかびの一種（真菌）が原因で起こります。過敏性肺炎のなかの約7割を占めています。この真菌は、高温多湿の環境で、古くて風通しの悪い木造家屋、畳、寝具などに繁殖します。そのため、季節的には5～10月、とくに夏期に多く発症し、冬期にはほとんどみられません。自宅で生活する時間が長い中年女性に多くみられます。

②**空調肺・加湿器肺** 空調設備や加湿器の水やフィルターに好熱性放線菌という真菌が繁殖し、これらの機器を使用したときに、真菌を吸入して発症します。原因となる機器から離れると、症状はよくなります。

③**農夫肺** 干し草や飼料に生えたかび（好熱性放線菌）の胞子を吸い込むことが原因で、農業従事者に発症します。

④**鳥飼病《とりかいびょう》** ハトやインコなどの鳥の羽毛や排泄物《はいせつぶつ》が抗原となって発症します。鳥を飼育している人だけでなく、羽毛布団や鶏糞《けいふん》飼料などで発症する場合もあります。

治療 アレルゲンを取り除くことが重要です。

急性型では、アレルゲンから離れることだけで、状態はかなり改善されます。

夏型過敏性肺炎では、自宅の湿気が多い場所を中心に、畳替え、除湿、消毒などを含む大掃除をします。場合によっては改築・転居が必要になることもあります。

空調肺・加湿器肺では、貯水タンクやフィルターのこまめな掃除や交換が大切です。

農夫肺では、干し草や貯蔵場所の換気に努め、防塵《ぼうじん》マスクの着用も効果的です。

鳥飼病では、鳥に関連するものを取り除くようにしましょう。

症状が改善するのが遅かったり、状態がよくない場合には、薬物治療が行われます。プレドニゾロンなど、炎症を抑える作用のあるステロイド薬がたいへん効果的です。

間質性肺炎《かんしつせいはいえん》

● 肺胞の間質の炎症で呼吸機能が低下

受診する科 内科／呼吸器科

症状と特徴 肺胞間質とよばれる肺胞と肺胞の間の壁部分に起こる炎症を、間質性肺炎といいます。肺胞間質に炎症が起こることで、組織がつぶれたり、弾力がなくなったりしてかたくなる線維化が起こり、呼吸機能が低下します。そのため、乾いた咳《せき》と息切れが起こり、からだを動かしたときの息切れは、呼吸器疾患のなかでもとくに強く現れます。

原因 膠原病《こうげんびょう》や感染症、薬剤、放射線、粉塵《ふんじん》の吸入などさまざまですが、原因が不明なものも多く、原因不明なものをまとめて**特発性間質性肺炎**といい、特発性間質性肺炎は、厚生労働省指定の難病のひとつになっています。これらの識別は治療方針にもかかわるため、専門医を受診しましょう。

特《とく》発《はつ》性《せい》肺《はい》線《せん》維《い》症《しょう》

症状と特徴 乾いた咳《せき》と動いたときに起こる息切れ、呼吸困難が代表的な症状で、指先が太鼓のばちのように膨らむ**ばち指**がみられることもあります。

また、肺が小さくなり、肺活量が減少するほか、血液中に酸素を取り込む能力も低下します。肺の線維化が進むと、蜂巣肺《ほうそうはい》とよばれる蜂の巣のような陰影がCT《シーティー》検査で認められるのも大きな特徴です。いちど線維化してしまった肺は、元には戻りません。

特発性間質性肺炎は、急性型の急性間質性肺炎、慢性型の特発性肺線維症、非特異性間質性肺炎、特発性器質化肺炎、呼吸細気管支炎関連間質性肺疾患、剥離性《はくりせい》間質性肺炎、リンパ球性間質性肺炎の7つに分類されます。このうちもっとも多いのが特発性肺線維症で、全体の約6割を占めます。中高年の男性に多くみられ、喫煙が関係しているといわれています。

治療 根本的な治療法はなく、ステロイド薬により肺の炎症を抑えたり、咳を抑えるなどの対症療法が中心となります。最近では、抗線維化作用がある薬剤や、ステロイド薬と免疫抑制薬などの併用療法が有効なこともわかってきました。

急激に状態が悪化した場合（急性増悪《ぞうあく》）には、ステロイド薬を大量に使用するステロイドパルス療法が行われます。病状が進行した場合には、日常生活上で酸素を吸入する在宅酸素療法が行われ、60歳未満で悪化がみられるような場合は、肺移植も適応となります。

このほか、日常生活管理もひじょうに重要です。喫煙している人は、まず禁煙することが治療の大前提となります。また、かぜやインフルエンザなど、急性増悪の大きな原因となる感染症の予防に努めることも大切です。外出時はマスクをする、人ごみを避ける、手洗い・うがいをしっかり行うなどのほか、インフルエンザや肺炎球菌ワクチンの予防接種も大切です。

表3　おもな過敏性肺炎の抗原と病名

推定抗原	原因	病名
真菌類	かびた腐木、畳、寝具など	夏型過敏性肺炎
	かびた楓皮	楓皮病
	かびたアメリカ杉	セコイア症
	かびた麦芽	麦芽肺
	かびたコルク	コルク肺
	パプリカ	パプリカ肺
	チーズカビ	チーズ洗い人肺
	かびた木屑	木工肺
好熱性放線菌	汚染された空調、加湿器	空調肺、加湿器肺
	かびた混合飼料	農夫肺
		きのこ採り肺
	サトウキビ茎	サトウキビ肺
動物性たんぱく	鳥の糞・羽毛	鳥飼病、羽毛ふとん病
	異種たんぱく	下垂体粉末病
	げっ歯動物尿	実験動物飼育者肺
節足動物	小麦の寄生昆虫	麦ひき肺
化学物質	エポキシ樹脂	エポキシ樹脂製造者肺
	塗料触媒	磁器再生業者肺
	無水トリメリット酸	プラスチック製造業者肺

図4　ばち指

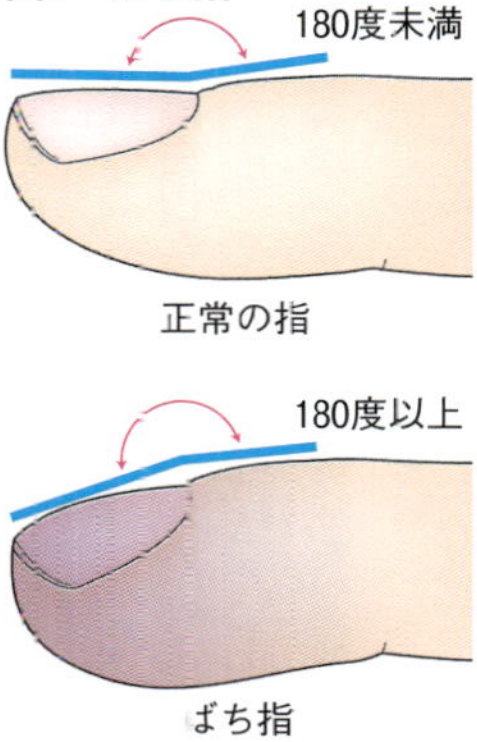

チアノーゼをともなうことがある。

薬剤性肺炎《やくざいせいはいえん》

●薬剤や健康食品がアレルゲンとなる

受診する科 内科／呼吸器科／アレルギー科

症状と特徴 乾いた咳《せき》や呼吸困難、発熱などの症状がみられます。

原因 別の病気の治療のために使用した薬によって起こる肺炎です。ほとんどすべての薬剤が原因となる可能性がありますが、そのなかでも、抗がん剤、抗菌薬、抗リウマチ薬、インターフェロンなどの発症頻度が高くなっています。最近では、健康食品が原因となった例も報告されています。

なぜ薬剤を使用することで肺炎になるのか、はっきりしたことはわかっていませんが、薬がからだの中で毒性に変化し、細胞を傷害して起こる場合と、薬がアレルゲンとなり、アレルギー反応によって起こる場合があると考えられています。

治療 原因と考えられるすべての薬の使用をただちに中止します。症状が軽い場合は、薬の使用中止だけで改善することがあります。症状に応じてステロイド薬を使用します。重症の場合には、酸素療法が行われることもあります。

膠原病性間質性肺炎《こうげんびょうせいかんしつせいはいえん》

●膠原病の合併症による肺炎

受診する科 内科／呼吸器科／アレルギー科

症状と特徴 痰《たん》をともなわない乾いた咳《せき》や、歩行時や階段を上るときなど、ちょっとした動作で起こる息切れ、呼吸困難がおもな症状です。胸の痛み、発熱、倦怠感《けんたいかん》などもあり、状態がひどくなると、体重減少や心拍数の上昇がみられる場合もあります。

血管や皮膚、関節、筋肉などの結合組織に炎症が起こり、全身に障害が出る自己免疫性の病気の総称を**膠原病**といいますが、膠原病が原因となって発症する疾患のため、これらの症状のほかに、膠原病独特の症状も加わります。

20～50歳くらいの成人女性に、比較的多くみられます。

原因 膠原病の原因はまだわかっていませんが、免疫システムに異常が生じ、遺伝的要因やホルモンバランス、ウイルス感染、環境要因など、いくつかの因子が加わることで発症すると考えられています。

膠原病はいろいろな合併症を発症しますが、関節リウマチ（546頁）、全身性硬化症、多発性筋炎と皮膚筋炎（627頁）など組織の線維化が起こる疾患では、間質性肺炎を合併することが少なくありません。

膠原病性間質性肺炎が起こる原因は、はっきりわかっていませんが、免疫複合体という物質が肺に沈着するからではないかと考えられています。

治療 原因が不明なため、根本的な治療法はありませんが、ステロイド薬と免疫抑制薬を併用して進行を遅らせたり、病状の改善が可能です。鎮咳薬《ちんがいやく》などで症状を緩和する対症療法もとられます。喫煙をしている人は、禁煙をすることも重要です。

また、薬物療法で効果がない場合などは、在宅酸素療法が導入されることもあります。急激に状態が悪くなった場合には、ステロイド薬を大量に併用するステロイドパルス療法が行われます。

好酸球性肺炎《こうさんきゅうせいはいえん》（PIE症候群《ピーアイイーしょうこうぐん》）

● 若年層に多いアレルギー性肺炎

受診する科 内科／呼吸器科／アレルギー科

症状と特徴 急性の場合と慢性の場合があり、繰り返し起こることが多いのが特徴です。急性の場合は、急な発熱、乾いた咳《せき》、呼吸困難が現れます。慢性の場合は、咳や痰《たん》、息切れ、発熱、呼吸困難が数週間から数か月続き、喘鳴《ぜいめい》や体重の減少がみられることもあります。

原因 白血球の一種である好酸球が、肺胞に入り込むことで起こるアレルギー性の肺炎です。なんらかのアレルギー反応により起こることはわかっていますが、くわしい原因は解明されていません。

急性好酸球性肺炎は、若年層に多く、喫煙を開始して間もない時期や、いちどに大量喫煙をしたことなどが原因と考えられています。

慢性好酸球性肺炎の原因は不明ですが、約半数にアレルギー性疾患の経歴があることがわかっています。

治療 ステロイド薬の使用が有効です。急性の場合は禁煙により改善することもあります。慢性の場合は急性よりもステロイド薬が効き、中等量のステロイド薬を長期間使用します。薬の減量や中止によって再発することも多いため、注意が必要です。

塵肺症《じんぱいしょう》

● 粉塵の吸入による肺の障害

受診する科 内科／呼吸器科

症状と特徴 粉塵（鉱物のほこり）を長期にわたって吸入することで、肺に炎症が生じ、肺胞組織が線維化するなどの障害が起こります。粉塵の種類によって、石綿《いしわた》（アスベスト）による**石綿肺**《せきめんはい》、ケイ素による**珪**《けい》**肺**《はい》、ベリリウムによる**ベリリウム肺**に分かれます。職業から、さらされた粉塵の種類を特定することができます。

乾いた咳《せき》、呼吸困難がおもな症状で、いちど発症すると元には戻らないため、定期的な健康診断や防塵マスクの着用など、予防に努めることがなによりも大切です。

石綿肺《せきめんはい》

症状と特徴 石綿《いしわた》の粉塵《ふんじん》を吸い込むことで、肺組織が線維化を起こす塵肺症の一種です。肺胞組織の弾力性がなくなり、呼吸機能が低下することで、咳《せき》や痰《たん》、そして階段の上り下りなど、ちょっとした動作時に軽い息切れが起こるようになります。症状は病気の進行にともない、ひどくなっていきます。肺がんや胸膜中皮腫《きょうまくちゅうひしゅ》（684頁）を合併しやすいことも特徴のひとつです。

原因 石綿の粉塵を長期に吸い込むことが原因で発症します。いちど体内に吸い込んだ石綿は、取り除くことができず、蓄積されていきます。石綿肺は、10年以上吸入することで発症するといわれ、発症までの潜伏期間は15～20年ともいわれています。

治療 根本的な治療方法はなく、症状を和らげる対症療法が中心となります。咳や痰を止めるために気管支拡張薬、去痰薬が使用され、息切れ、呼吸困難を軽くするために、在宅酸素療法が行われたりします。また、禁煙や感染症の予防対策もひじょうに重要です。

肺寄生虫症《はいきせいちゅうしょう》

● 咳・血痰などを引き起こす寄生虫

受診する科 呼吸器科／内科／小児科

症状と特徴 肺寄生虫症は、人の体内に侵入して肺にすみつく寄生虫による病気の総称です。種類は多くありますが、なかでも**肺吸虫症**《はいきゅうちゅうしょう》は結核や肺がんとも間違われる症状を起こします。

肺吸虫症《はいきゅうちゅうしょう》

症状と特徴 世界で30種類ほどある肺吸虫症のなかで、もっとも感染例が多いのが**ウエステルマン肺吸虫**です。日本ではほかに**宮崎肺吸虫**もみられます。症状が現れないまま発症し、比較的元気で気づかないまま進行します。徐々に咳《せき》や血痰《けったん》、肺の痛みや少量の喀血《かっけつ》などが現れます。どちらも肺以外の臓器に寄生することもあり、脳に寄生すると重症化します。

原因 ウェステルマン肺吸虫はモクズガニ、宮崎肺吸虫はサワガニを生で食べることで感染します。淡水産のカニを酒や醤油《しょうゆ》に短時間漬けるだけで加熱せずに食べる地方や東南アジアの習慣から、輸入品や国内のカニを外国人が調理して日本で発症する例も増えています。また、幼虫に感染したイノシシの肉を食べることでも感染します。体内に入った幼虫は肺で成虫へと成長します。経過は長く20年に及ぶこともあります。

治療 駆虫薬プラジカンテルの服用による治療を行います。予防が重要なので、カニや豚は十分な加熱調理をしましょう。

イヌネコ回虫症《かいちゅうしょう》

● ペットや生肉から感染する動物の寄生虫

受診する科 眼科／内科／小児科

症状と特徴 回虫は幼虫のまま体内を移動して、臓器のダメージや、アレルギー反応を引き起こします。目立った症状がないことも多いのですが、発熱や咳《せき》、栄養障害、赤い発疹《ほっしん》や肝臓の異常などが現れることもあります。幼虫が目に入ると、**眼球幼虫移行症**《がんきゅうようちゅういこうしょう》といって視力の低下などが現れます。

原因 イヌやネコに寄生する回虫の卵を食べることで起こる病気です。ペットなどの排泄物《はいせつぶつ》を介して、また感染した動物の生肉（牛や鶏のレバーなど）を食べることで感染します。

治療 駆虫薬アルベンダゾールやメベンダゾールによる治療を行います。目の症状がある場合には眼科による治療も行います。

イヌ糸状虫症《しじょうちゅうしょう》

● 人には症状がほとんど出ない「フィラリア」

受診する科 内科／小児科

症状と特徴 目立った症状がないことがほとんどですが、肺に侵入して咳《せき》や痰《たん》、発熱が現れることもあります。

原因 **フィラリア**とよばれるイヌの病気で、イヌ糸状虫の幼虫をもった蚊《か》に刺されると人にも感染します。日本のイヌでは50%程度の感染と蔓延《まんえん》しており、イヌの駆虫が必要です。イヌにとっては死に至る病気ですが、人はほとんど症状が出ません。また、人からイヌへはうつりません。

治療 イヌ糸状虫の幼虫は人の体内では成熟できないため、特別な治療をせず、対症療法のみで対応することがあります。

肺塞栓症《はいそくせんしょう》

● 血栓が肺動脈で詰まり呼吸困難に

受診する科 内科／呼吸器科

症状と特徴 突然の呼吸困難、胸の痛み、過呼吸が起こり、不安感やショックなどをともなうことがあります。ほかに動作時の息切れや咳《せき》、血痰《けったん》などもみられますが、まったく症状がないまま進行するケースもあります。心臓病などでも同じような症状がみられるため、鑑別診断が必要です。

原因 静脈でできた血栓《けっせん》（血液のかたまり）が、静脈を通って肺にたどり着き、肺動脈で詰まって血流が途絶えるなどの循環器障害を引き起こします。脂肪や腫瘍《しゅよう》、空気などが原因となることもあります。また、血流が完全に途絶えて気道からの空気も届かなくなることで、肺の先端部分の組織が壊死《えし》した状態を、**肺梗塞**《はいこうそく》といいます。

骨盤部や脚《あし》にできる血栓が原因の多くを占めます。寝たきりや手術後などで長期間ベッドに寝ていなければならない人や、肥満、妊産婦、経口避妊薬を使用している人などは、血流が停滞し、血栓ができやすくなります。手術の場合、骨折など整形外科の手術や、帝王切開などの産婦人科の手術などでは、骨盤内での操作が多くなるため、とくに血栓ができやすくなります。血栓ができた後、安静状態が解除され、歩いたり、からだを動かすことで血栓が血流にのって肺に運ばれるために起こることが多く、このような場合に症状がみられたら、肺塞栓症を疑う必要があります。

治療 ヘパリン、ワルファリンカリウムなどの血液の抗凝固薬や、最近ではリバーロキサバン、エドキサバンにより、血栓をできにくくする**抗凝固療法**が行われますが、ほかの薬との飲み合わせや食事に注意する必要がありますので、医師の指示に従いましょう。閉塞している範囲が広い場合などは、必要に応じて、できた血栓を溶かす**血栓溶解療法**が行われることもあります。また、低酸素血症を起こしていることが多いため、十分な酸素吸入が行われたり、利尿薬が使用されたりすることもあります。

血栓や塞栓が大きい場合や、これらの内科的な治療で効果がみられない場合などは、肺動脈血栓摘除術が行われます。

寝たきりや手術などで、長期間床に伏せている場合は、体位をこまめに変えたり、できる範囲で脚を動かすことで、血栓を予防することができます。

エコノミークラス症候群《しょうこうぐん》

飛行機による長時間の飛行の後、歩き出した直後に肺塞栓症《はいそくせんしょう》を起こし、胸の痛みや呼吸困難を訴えることがあります。ロングフライト血栓症ともいいます。狭いところに長い時間同じ姿勢で座り続けることで、膝《ひざ》の裏を中心とした下半身に血栓《けっせん》ができやすくなることで起こります。ファーストクラスでも起こる可能性はあり、自動車や電車の長旅での発症報告も実際にあります。

■**予防方法** シートに座ってから1度も席を離れない場合は、危険が高まります。こまめに水分をとったり、衣服を緩めたり、足を動かすなどの軽い運動をするとよいでしょう。

肺高血圧症《はいこうけつあつしょう》

● 肺動脈の血圧が上昇し、右心不全に

受診する科 内科／呼吸器科

症状と特徴 動作時の息切れや呼吸困難が起こり、胸の痛み、疲労感、動悸《どうき》やめまい、失神をともなうことがあります。進行すると、右心不全を起こします。

原因 血管壁が厚くなって血管の内腔《ないくう》が狭くなったり、血栓《けっせん》により血流に抵抗が生まれることで、肺動脈圧が上昇します。

慢性血栓塞栓性肺高血圧症と**肺動脈性肺高血圧症**は、厚生労働省による指定難病で、治療費の一部が助成されます。

治療 治療法は確立されていませんが、血管拡張薬のプロスタグランジンI_2を、ポンプで持続的に静脈内に送り込む治療や、エンドセリン阻害薬が使用されます。

また、心臓の右心不全を起こしている場合には、利尿薬や強心薬が使用されます。治療効果が期待できない場合、肺移植もしくは心臓と肺の同時移植が最終手段となっています。

過換気症候群《かかんきしょうこうぐん》

● ストレスなどにより過呼吸を誘発

受診する科 内科／呼吸器科／心療内科

症状と特徴 原因となる病気もなく発作的に呼吸数が増加し、過呼吸、呼吸困難を起こします。

また、めまい、手足のしびれ、痙攣《けいれん》などが起こり、ときにパニック状態に陥ります。これらの症状が不安を増大させ、状態をさらに悪化させるという悪循環が生まれます。若い女性に多くみられます。

原因 精神的ストレスが大きく関係し、強い不安や恐怖などの心理的な因子が呼吸中枢を刺激することで、過呼吸が生じます。過呼吸により、血液中の二酸化炭素が必要以上に排出された状態を過換気といい、血液がアルカリ性になることで、さまざまな症状を引き起こします。

治療 まずは不安感を取り除き、パニック状態を落ち着かせることが大切です。

症状が治まらなければ、紙袋の中に向かって呼吸し、自分の吐いた二酸化炭素を再び吸い込むペーパーバッグ法を医師の管理の下で行うことがあります。

発作を繰り返す場合は、ストレスや心理的要因を取り除くカウンセリングが効果的です。

低換気症候群《ていかんきしょうこうぐん》

● 血液中の二酸化炭素が過剰に増加

受診する科 内科／呼吸器科

症状と特徴 血液中の二酸化炭素が過剰になると同時に血液中の酸素が減少し、息苦しさや呼吸困難、不眠、昼間の眠気などの症状が現れます。

原因 肺に異常はなく原因は不明ですが、呼吸量や呼吸数などを調整する呼吸中枢の障害と、肥満の人に多くみられる睡眠時無呼吸症候群の関与が考えられています。

治療 呼吸作用を促すプロゲステロン製剤やアセタゾラミドなどの薬物療法のほか、十分な酸素供給のために睡眠中に人工呼吸を行う場合もあります。改善されない場合や緊急の場合には、気管内挿管を行うこともあります。

肺水腫《はいすいしゅ》／肺《はい》うっ血《けつ》

●血流が滞り、肺内に水分が異常にたまる

受診する科 内科／呼吸器科

症状と特徴 発作的な呼吸困難が起こり、横になると苦しく、起き上がったほうが呼吸が楽になる状態（**起坐呼吸**《きざこきゅう》）や、「ゼーゼー、ヒューヒュー」という**喘鳴**《ぜいめい》など、喘息に似た症状もみられます。また、咳《せき》、ピンク色の泡状の痰《たん》、呼吸回数の増加、脚《あし》のむくみなどの症状も現れます。

原因 肺の毛細血管から血液中の水分が血管外に漏れ出し、肺胞内に異常にたまった状態を**肺水腫**といいます。血流が滞り、肺の血管内の血液が増加した状態は**肺うっ血**といい、進行すると肺水腫になります。

原因はいろいろありますが、もっとも多くみられるのが、心臓病によるものです。心臓病により心機能が低下すると左心不全を起こし、全身に血液を送り出す力が弱まります。そのため、肺の血流が滞って肺うっ血を起こし、肺の毛細血管の圧力が高まって肺胞内に水分が漏れ出します。これを**心原性肺水腫**《しんげんせいはいすいしゅ》といいます。

このほか、非心原性の原因では、急性呼吸促迫症候群（ARDS《エーアールディーエス》）によるものが多く、腎臓病《じんぞうびょう》（ネフローゼ症候群）や肝臓病、高山病なども原因となります。

治療 基本的には入院による適切な治療が必要となります。半分からだを起こした体勢で安静を保ち、痰《たん》を除去したり、呼吸困難時には酸素吸入が行われ、人工呼吸器が必要となる場合もあります。

これらの対策のほか、肺水腫の原因となる病気の治療をすることも大切です。心不全など心臓に原因がある場合には、心臓のはたらきを助ける強心薬や、尿の量を増やす利尿薬などが使用されます。

写真5　肺水腫の胸部X線像

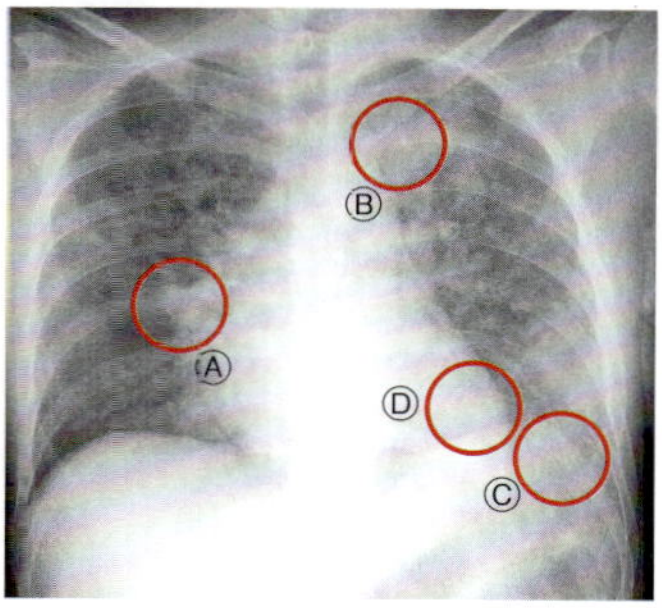

肺水腫による蝶形の陰影Ⓐや上肺野血管の陰影Ⓑ、胸水の貯留Ⓒ、心陰影の拡大Ⓓなどがみられる。

肺嚢胞症《はいのうほうしょう》

●肺の中に異常な空間ができる病気

受診する科 内科／呼吸器科

症状と特徴 肺胞の一部が拡大し、肺内に異常な空間（嚢胞）ができる状態を肺嚢胞症といいます。ほとんど症状はありませんが、感染症にかかりやすくなり、呼吸困難や咳《せき》、喘鳴《ぜいめい》がみられることがあります。

原因 **気管支性嚢胞**では、生まれつき肺嚢胞がある先天性の場合がほとんどを占めます。**気腫性嚢胞**《きしゅせい》は、胸膜の下に形成されるブラとブレブとよばれる嚢胞が代表的です。**ブラ**は肺胞が破壊されてくっつき、肺弾性板の内側にできた嚢胞で、**ブレブ**は肺弾性板を壊し、外側の胸膜弾性板まで到達してできた嚢胞です（402頁図5）。なぜ嚢胞ができるのか解明されていませんが、肺胞内に入った空気が排出できなくなることが原因と考えられています。

治療 嚢胞が小さい場合は経過をみていきますが、呼吸機能に障害が現れた場合などに、外科的手術によって取り除きます。

無気肺《むきはい》

● 肺の空気量が減少してしぼんだ状態に

受診する科 内科／呼吸器科

症状と特徴 慢性の状態では、ほとんど症状はありませんが、急性の場合は、咳《せき》、痰《たん》、胸痛、呼吸困難がみられます。

原　因 肺の中の空気量が減少、消失して、肺の容量が小さくなり、肺がしぼんだ状態になります。肺がんなどが原因で気道が詰まり、肺の先端部に無気肺が生じる**閉《へい》塞性《そくせい》無気肺**がもっとも多くみられます。

非閉塞性では、気胸や胸水などで肺胞が圧迫されてつぶれる、急性呼吸促迫症候群などで肺胞を膨らませるはたらきのあるサーファクタントという物質が減少する、肺線維症などで肺の間質が線維化してかたくなる、などが原因で、肺胞は膨らむことができなくなり、無気肺となります。

治　療 無気肺を引き起こす原因疾患の治療が基本となります。感染症にかかると急激に悪化するため、予防に努めましょう。もし感染した場合は、抗菌薬を使用します。

気胸《ききょう》

● 胸膜が破れて胸膜腔に空気が入る

受診する科 内科／呼吸器科／呼吸器外科

症状と特徴 肺を覆う胸膜は、肺を縮ませる内側の胸膜（臓側胸膜）と、肺を引っ張る外側の胸膜（壁側胸膜）の二重構造になっています。この弾性を保つ力と引っ張る力の均衡により、肺は膨らんでいます。内側と外側の胸膜の間を胸膜腔《きょうまくくう》といいます。二重の胸膜のどちらかが破れ、胸腔内に空気が入った状態を気胸といいます。縮ませる力と引っ張る力のバランスが崩れることで、肺はしぼんでしまい、突然の胸痛、息切れ、呼吸困難が生じます。

原　因 気胸のなかでももっとも多くみられるのが、肺嚢胞《はいのうほう》（ブラやブレブ）が破裂して胸膜が破れ、肺の中の空気が胸膜内に漏れ出すことで起こる**自然気胸**で、やせ形の若い男性に多くみられます。COPD《シーオーピーディー》や肺結核などの病気が原因で胸膜がダメージを受け、そこから胸膜腔内に空気が入ることもあります。

これとは別に、交通事故などによる外傷で骨折した肋骨《ろっこつ》が、肺に突き刺さったりすることなどで起こる**外傷性気胸**もあります。

治　療 軽度の場合は症状も少なく、安静にすることが大切です。自然に破れた胸膜がふさがり、肺はまた膨らんでいきます。

状態が悪い場合は、胸膜腔内にドレーンチューブを挿入し、中にたまった空気を吸引して外に出す**胸腔ドレナージ**が行われます。何度も再発を繰り返す場合や、肺が元のように膨らまない場合などは、胸腔鏡下手術が行われます。

図5　気胸の病態

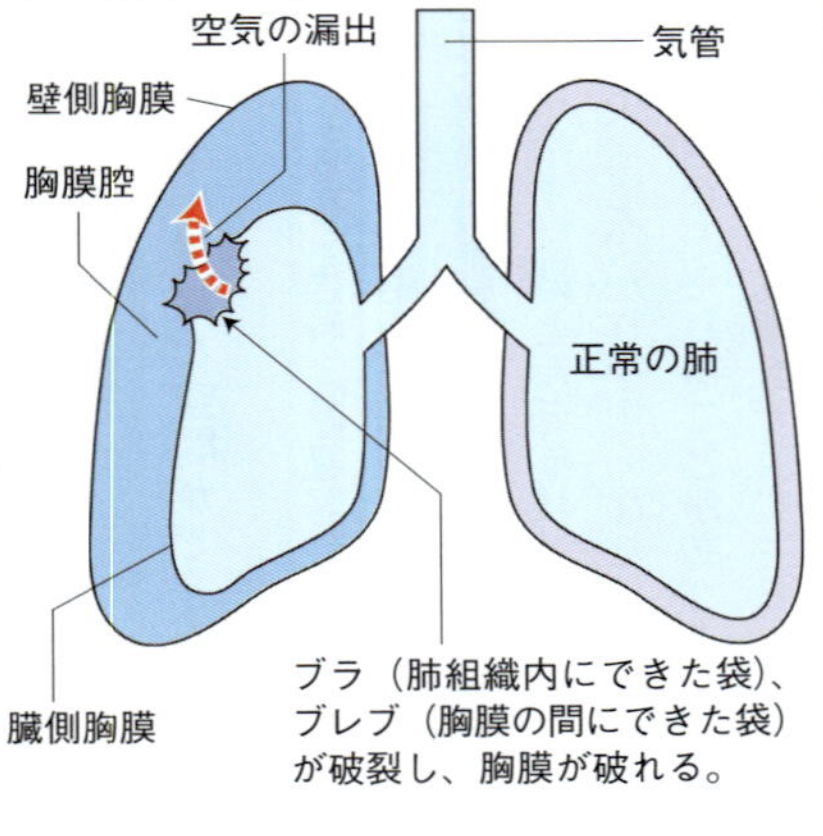

呼吸不全《こきゅうふぜん》

● ガス交換ができず酸素不足に

受診する科 内科／呼吸器科

症状と特徴 動作時に息切れがするようになり、呼吸困難が生じます。頭痛、チアノーゼ（皮膚や粘膜が紫色になる）、精神不安、不眠、食欲低下などもみられます。

原因 肺は、呼吸により酸素を取り込み、二酸化炭素を排出するというガス交換のはたらきをしています。この呼吸機能に障害が起こり、酸素を十分に取り込めなくなったり、二酸化炭素を排出できなくなったりすると、血液中の酸素が不足した状態になります。これを呼吸不全といいます。

急性呼吸不全は、事故による外傷やショック、気胸、肺炎（391頁）、肺塞栓症《はいそくせんしょう》（399頁）などにより発症します。

一方、**慢性呼吸不全**は、COPD《シーオーピーディー》（386頁）、気管支喘息《きかんしぜんそく》（376頁）、特発性肺線維症（395頁）、気管支拡張症（379頁）、肺嚢胞症《はいのうほう》（401頁）、肺結核（388頁）、肺がん（683頁）などの慢性の呼吸器疾患が原因となります。これらの病気がゆっくりと進行することで徐々に呼吸機能が低下していきます。また、呼吸機能は年をとることで自然に低下していくので、多くは中高年になってから発症します。

治療 急性の場合は、救急の酸素吸入などの処置と、原因となる基礎疾患の治療が行われます。

慢性の場合は、いちど低下した呼吸機能は完全には元に戻らず、進行すると全身の機能が低下するため、進行を食い止めることが重要です。そのため、足りない酸素を補う**在宅酸素療法**が、呼吸不全の重要な治療法となっています。酸素療法を行うことで、より長生きできるということがわかっています。体力の低下を防ぐための運動療法や、栄養不良状態を解消するための栄養療法も重要です。

また、かぜやインフルエンザなどの感染症は、急激に状態を悪化させる大きな原因となります。手洗いとうがいをしっかり行い、シーズン前には予防接種を行うなど、感染症にかからないように、日常生活には十分気をつけましょう。

在宅酸素療法《ざいたくさんそりょうほう》

慢性呼吸不全では、呼吸が正常に保てなくなるため、酸素吸入が必要になります。以前は、入院して酸素吸入を行うしかありませんでしたが、現在は、症状が安定している場合、自宅や外出時でも酸素吸入による治療を行えるようになっています。

在宅で酸素吸入を行うことで、延命効果が認められるほか、長期入院の必要性がなくなり、QOL《キューオーエル》（生活の質）の向上にも役立ちます。

■ **医師の指示に従いましょう**

主治医の指示のもと、適正な吸入量を守ることが大切です。決して自己判断で酸素供給量を増減しないようにしましょう。高濃度の酸素を吸入して、血液中に二酸化炭素がたまってしまい、危険な状態に陥ることもあるからです。これを防ぐために、血液中の酸素度を測るパルスオキシメーターを使用して、酸素吸入量を調節することも大切です。

急性《きゅうせい》呼《こ》吸窮《きゅうきゅう》（促《そく》）迫症候群《はくしょうこうぐん》

●急激に重度の呼吸不全を起こす

✚受診する科 内科／呼吸器科

症状と特徴 代表的な症状は、急激に進行する呼吸困難で、過呼吸、チアノーゼ（皮膚や粘膜が紫色になる）、喘息《ぜんそく》のような喘鳴《ぜんめい》をともないます。また、肺水腫《はいすいしゅ》を合併するため、肺水腫による症状もみられます。

肺以外の臓器にも影響が及び、多臓器不全に陥りやすく、現在のところ根本的な治療法がなく、40〜60％とかなり高い死亡率を示します。ARDS《エーアールディーエス》ともいいます。

表4　急性呼吸促迫症候群の原因

肺に直接悪影響を及ぼす場合
肺炎（391頁）
胃内容物の誤嚥（間違って飲み込む）
間接的に悪影響を受ける場合
敗血症（638頁）
重症外傷
やけど（658頁）
ショック

原因 からだになんらかの悪影響が及ぶことがきっかけで発症します。肺炎など肺が直接障害を受ける場合や、敗血症《はいけつしょう》、外傷、ショック状態など、間接的に障害を受ける場合など原因はさまざまですが、もっとも多い原因が敗血症によるものです。

敗血症の場合、細菌感染などにより、からだに炎症反応を起こすサイトカインという物質が全身で過剰に産生、放出されます（**高サイトカイン血症**）。そのサイトカインは、全身から心臓に戻る静脈によって肺に集まります。

サイトカインには、白血球の一種である好中球を刺激するはたらきがあり、好中球が刺激されることで過剰な炎症反応が起こり、毛細血管がダメージを受け、肺水腫を引き起こします。高サイトカイン血症は、全身で起こっていることから、肺以外も障害を受けやすく、多臓器不全を起こしやすくなります。

治療 敗血症の場合は、抗菌薬の使用など、まずは原因である基礎疾患の治療をしっかり進め、そのうえで呼吸管理や薬物療法などの治療が行われます。

呼吸管理では、低下した血液中の酸素濃度（**低酸素血症**）を改善するために酸素吸入が行われますが、急性呼吸促迫症候群では、ふつうに使用しても低酸素血症はなかなか改善されません。そこで、人工的な呼吸管理が不可欠となります。口や鼻から気管にチューブを挿入したり、気管切開により気管に直接チューブを入れたりして、人工呼吸器で高濃度の酸素を送り込みます。また、PEEP《ピーブ》とよばれる方法により、呼吸機能の負担を減らします。息を吐くときにも一定の圧力をかけることで、息を吐くときに肺胞が完全につぶれるのを防ぎ、息を吸うときに肺胞が膨らみやすくなります。

薬物療法では、必要に応じてステロイド薬を大量に使用したり、好中球エラスターゼ阻害薬、利尿薬、血管拡張薬などを使用します。

肺《はい》がん

683頁（がん）

胸膜中皮腫《きょうまくちゅうひしゅ》

684頁（がん）

胸膜炎《きょうまくえん》

●胸膜の炎症により胸膜腔に水がたまる

受診する科 内科／呼吸器科

症状と特徴 胸痛、呼吸困難、原因によって、発熱、咳《せき》、痰《たん》などもみられます。

原因 胸膜は、内側と外側の二重構造になっていますが、そのすき間に胸膜腔《きょうまくくう》という空間があります。胸膜炎は、胸膜に炎症が起こることで、胸膜腔内に水（胸水）がたまります。その原因はさまざまで、結核やがん、肺炎、膠原病《こうげんびょう》などが引き金となって発症します。若い世代では結核性、高齢者ではがん性の場合が多くみられます。

治療 原因となる病気に対しての治療が行われます。結核や細菌感染にともなう肺炎が原因の場合は、それぞれに応じた抗菌薬が使われます。膠原病が原因の場合は、ステロイド薬が使用されます。がんが原因の場合は、化学療法のほか、胸膜を癒着させて胸膜腔をふさぐ方法がとられることもあります。また、必要に応じて胸腔ドレナージにより胸水を排出します。

膿胸《のうきょう》

●慢性化すると外科手術も

受診する科 内科／呼吸器科

症状と特徴 悪寒《おかん》、高熱、胸痛、咳《せき》、膿性《のうせい》の痰《たん》など、ひどくなると息切れ、呼吸困難なども起こります。発症から3か月以内を**急性膿胸**、治癒せずにそれ以上の期間続くものを**慢性膿胸**といいます。

原因 胸膜腔《きょうまくくう》内に水がたまった状態で、胸膜腔に感染が起こり、胸水が膿《うみ》のようになった状態です。肺炎球菌、黄色ブドウ球菌、嫌気性菌などを原因菌とした、細菌性肺炎による胸膜炎が進行した場合が多くみられます。肺化膿症や縦隔炎、胸壁の外傷などに引き続き発症することもあります。結核が原因で起こる結核性膿胸は、最近ではあまりみられなくなっています。

治療 原因菌に応じた有効な抗菌薬を使用しながら、胸腔ドレナージにより膿性胸水を排出します。これらの治療が効かず、慢性化した場合などには、外科手術による治療も検討されます。

縦隔炎《じゅうかくえん》

●縦隔に起こる炎症で生命の危険も

受診する科 内科／呼吸器科

症状と特徴 発熱、胸痛、嚥下困難《えんげこんなん》などの症状がみられます。治療が遅れると、命にもかかわる敗血症《はいけつしょう》（638頁）を引き起こすため、適切な対応が必要です。

原因 縦隔は左右の胸膜の間の部分をいい、周囲には心臓、大動脈、大静脈、気管、食道などの重要な臓器があります。これらの臓器以外の部分に起こった炎症です。**急性縦隔炎**の多くは、食物や異物誤飲、内視鏡検査などによって食道に小さな穴があき、そこから細菌が入り込むことが原因で起こります。気管・気管支に穴があいたり、肺や胸膜の炎症が原因となることもあります。また、**慢性縦隔炎**は、結核や真菌感染などが原因で起こります。

治療 抗菌薬による治療が行われ、食道に穴があいている場合は、絶食が必要となります。また、膿《うみ》がたまった場合には、外科手術により排出します。

縦隔気腫《じゅうかくきしゅ》

●縦隔内に空気や血液が漏れ出す

受診する科 内科／呼吸器科

症状と特徴 激しい咳《せき》や嘔吐感《おうとかん》、胸部の不快感や圧迫感、息苦しさといった自覚症状に続き、胸痛、呼吸困難などがみられます。縦隔気腫では、縦隔内の空気が前頸部《ぜんけいぶ》から前胸部にかけての皮下に広がることがあり（**皮下気腫《ひかきしゅ》**）、触ると雪を握ったような感じがする（握雪感《あくせつかん》）のが特徴です。

原因 縦隔の内部に空気が漏れ出してたまった状態を縦隔気腫、血液がたまった状態を**縦隔血腫**といいます。事故などで胸部に外傷を受け、縦隔内の気管や血管、食道などが損傷し、空気や血液が縦隔内に漏れ出ることで起こります。

縦隔気腫では、気管支喘息《きかんしぜんそく》などの呼吸器の病気で激しい咳をしたり、排便時などに下腹部に力を入れたりすることで、急に肺の内圧が上がり、肺胞が破裂することで縦隔に空気が漏れ出る場合もあります。

治療 外傷の場合は、外科的な手術によって損傷部位の修復が行われます。外傷によるものではなく、漏れ出た空気や血液が少量で軽症の場合は、とくに治療は必要なく、大半が安静にすることで自然に治癒します。胸痛や呼吸困難などがひどい場合には、薬や酸素吸入などによる対症療法がとられます。重症の場合には、手術が必要となる場合もあります。

縦隔腫瘍《じゅうかくしゅよう》

●もっとも多いのが胸腺腫

受診する科 内科／呼吸器科／呼吸器外科

症状と特徴 早期には症状がないことが多く、健診などで偶然発見されるケースのなかに、悪性のものが含まれています。また、胸痛、咳《せき》、息苦しさ、呼吸困難など、なんらかの症状があって発見されるときは、悪性腫瘍《あくせいしゅよう》の場合が多くみられます。

原因 縦隔の内部にできる腫瘍で、良性のものと悪性のものに分けられます。発症の明らかな原因は不明です。胸腺腫《きょうせんしゅ》、肺細胞性腫瘍、神経原性腫瘍、悪性リンパ腫など、縦隔内で発生する場所が異なります。気管支嚢胞《きかんしのうほう》や心膜嚢胞など、先天性の腫瘍もあります。もっとも多いのが胸腺腫で、約3割は重症筋無力症（608頁）を合併し、ひどくなると呼吸不全を起こします。

治療 縦隔には重要な臓器があるため、良性であっても外科的手術により摘出することが多く、良性腫瘍の場合は切除することで治ります。悪性腫瘍の場合は、早期なら手術による切除で治ることもありますが、腫瘍が広がって、手術による切除が難しい場合は、抗がん剤による化学療法や放射線療法を組み合わせた治療が行われます。

図6 縦隔の部位

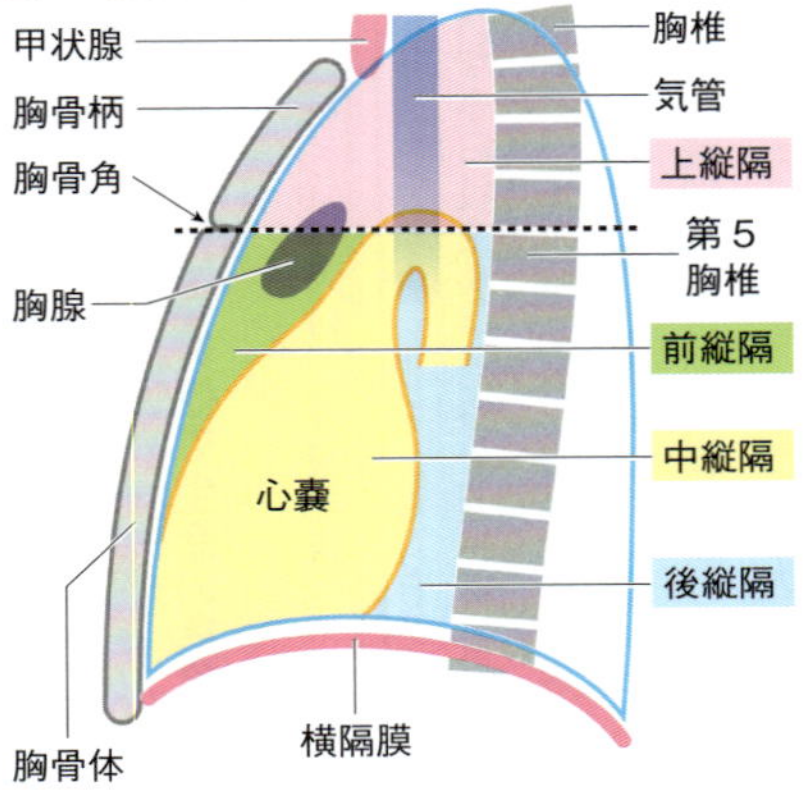

虚血性心疾患《きょけつせいしんしっかん》

●心筋への血流が阻害され、心臓に障害が起こる

受診する科 循環器内科

症状と特徴 冠動脈がふさがる閉塞《へいそく》や、狭まる狭窄《きょうさく》が起こることによって心筋に血液が流れにくくなり、心臓に障害が起こる病気の総称です。日本人の死因のうち大きな割合を占める**狭心症**、**心筋梗塞**《しんきんこうそく》という、代表的な心臓疾患が含まれます。

図7 虚血性心疾患

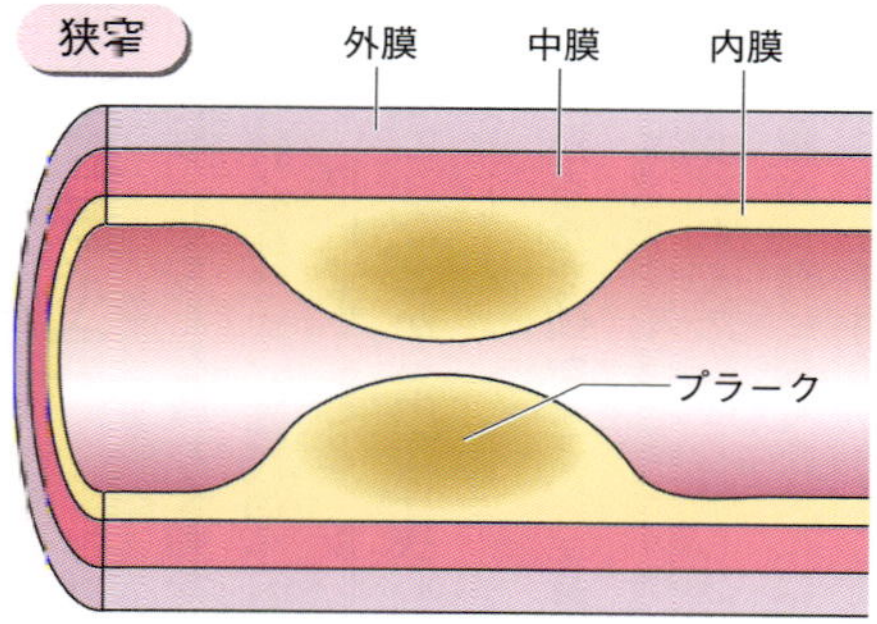

動脈硬化が進むと、内膜にプラーク（硬化巣）ができて、狭窄を起こす。

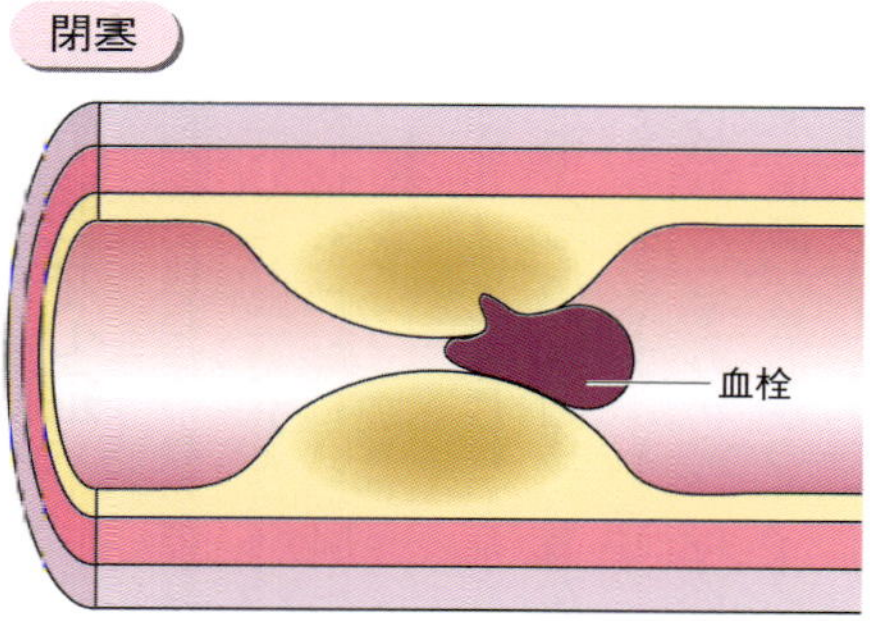

プラークが破裂し、血栓ができると、閉塞を起こす。

原因 狭心症、心筋梗塞ともに心臓の酸素不足によって起こる病気です。冠動脈の動脈硬化が進み、血管が狭くなることによって十分な血流が確保できず、心臓に必要な量の酸素を送れなくなるのです。

治療 動脈硬化や動脈の狭窄を抑える薬剤を使った薬物療法か、経皮的冠動脈形成術〈PCI《ピーシーアイ》（409頁図8）〉や冠動脈バイパス術などの外科手術を行います。症状の悪化を防ぐためにも、脂質異常症や高血圧、糖尿病を改善するために、生活習慣の見直しも必須となります。

狭心症《きょうしんしょう》

●心筋への血流が阻害された状態

受診する科 循環器内科

症状と特徴 前触れのない、強い胸の痛みを感じます。痛みは数十秒から数分にわたって続き、胸の奥に圧迫感や締め付けられる感じを覚えます（**狭心痛**）。

前触れとして、左肩に強い肩こりを覚えることもあります。

心筋に酸素と栄養素を運ぶ冠動脈がスムーズに流れなくなることで、心筋に血液が十分に供給されなくなった状態です。

症状や発生頻度が一定の**安定狭心症**と症状が強くなっていく**不安定狭心症**、発生状況によって**労作性狭心症**と**安静時狭心症**に分かれます。

原因 高血圧、糖尿病、脂質異常症、喫煙、肥満、ストレスなどが原因とされます。

治療 症状が起こったら、なるべく安静にし、ニトログリセリンなどの錠剤を持っている場合に速やかに服用します。水分を十分摂《と》ることも大切です。

労作性狭心症《ろうさせいきょうしんしょう》

症状と特徴 からだを激しく動かしたときに起こる狭心症です。階段の上り下りや、走ったり、早足で歩くこと、重い荷物を持ち上げることなどから労作性狭心症の発作が起こります。

原因 からだを動かすと、全身の筋肉は酸素を多く必要とします。そのため、全身の血流をよくするために心臓も活発に動きます。心臓が活発に動くためには、冠動脈から大量の血液が供給される必要があります。しかし、冠動脈が動脈硬化などによって狭まっていると、心筋に十分な血液が流れず狭心症の発作が起こってしまうのです。

治療 まずは安静にして動かないことです。水分補給とニトログリセリンの服用を行い、症状が改善されない場合は病院へ搬送してもらいます。

　発症から6時間以内に適切な治療が行われれば、回復の可能性は高まります。血栓《けっせん》溶解薬を使用するか、もしくは経皮的冠動脈形成術（PCI《ピーシーアイ》）などの手術で血行を回復させます。

安静時狭心症《あんせいじきょうしんしょう》

症状と特徴 狭心症のなかでも、からだを動かしていないときに起こるものです。早朝によく発生し、寝ている間に起こることもあります。

　自覚症状は、労作性狭心症と同様に、数分間で消える胸の圧迫感、首が締め付けられるような感覚や背部痛などです。

　症状が出たときの状況、持続時間、回数などは、医師が狭心症のタイプを判別する際の重要な材料になります。可能な限り記録して、診察の際に医師に伝えましょう。

原因 安静時狭心症は、冠動脈が部分的に痙攣《けいれん》して、血管の内径が狭くなり、血流が悪くなることによって起こります。動脈が痙攣する現象のことを、**スパスム**（**攣縮**《れんしゅく》）とよびます。

治療 狭心症の原因となる冠危険因子を是正し、薬物療法を行います。冠動脈のスパスムが原因となる狭心症の場合には、とくにカルシウム拮抗薬《きっこうやく》が有効です。経皮的冠動脈形成術（PCI《ピーシーアイ》）や冠動脈バイパス術などの手術も行われます。

急性冠症候群《きゅうせいかんしょうこうぐん》

症状と特徴 急性冠症候群は独立した病気の名前ではなく、症状が強くなっていく不安定狭心症、急性心筋梗塞《きゅうせいしんきんこうそく》（410頁）、心臓突然死（418頁）などを含む概念です。不安定狭心症の場合はニトログリセリンが効きにくい胸痛、急性心筋梗塞の場合は急激に発生する強い胸痛が起こります。

原因 冠動脈にできた動脈硬化の影響で血栓《けっせん》ができ、その結果、冠動脈の血流が減少するか、もしくはまったく止まってしまうことによって起こります。コレステロールを多く含んだ脂質でできたプラークというかたまりが破裂することで、血栓ができるのです。

治療 急性冠症候群を発症した人は、ほとんどの場合、高血圧、脂質異常症、糖尿病のいずれかをもっています。これらの危険因子を抑えることが、急性冠症候群の予防、治療につながります。

　狭心症、心筋梗塞は、それぞれの疾病と進行度合いに合わせた薬物療法、手術を行って対処します。

心筋梗塞《しんきんこうそく》

●冠動脈が閉塞し、心筋細胞が壊死する

受診する科 循環器内科

症状と特徴 ひじょうに強い胸の痛みがあります。胸痛は30分以上続き、締め付けられるような感覚があります。痛みが起こる場所は前胸部中央、胸全体、頸部《けいぶ》、背部、左腕、上腹部です。胸痛以外に、冷や汗、吐き気、嘔吐《おうと》、呼吸困難があります。また、強い恐怖や不安感を覚え、恐慌状態に陥ることもあります。

冠動脈に動脈硬化が起こると、血管の内腔《ないくう》が狭くなって血流が悪くなります。こうなると、心筋が虚血状態（血液不足）になります。心筋虚血が一時的で、元の状態に戻ることができる場合は、数分程度続く胸痛が起こり、これを狭心症（407頁）とよびます。冠動脈が完全にふさがり（閉塞《へいそく》）、心筋が死んでしまうと（壊死《えし》）、心筋梗塞となります。

心筋梗塞の診断には、心電図、血液検査、心エコー、冠動脈造影検査などが行われます。心電図には、心筋梗塞の急性期に特徴的な変化が現れます。そのため、心電図は心筋梗塞を判定するためのひじょうに重要な検査となります。血液検査では、心筋が破壊されたときに出る酵素（CPK《シーピーケー》、MB《エムビー》－CPK《シーピーケー》）を調べます。

原因 動脈硬化を起こした冠動脈には、動脈硬化性のプラーク（かたまり）ができ、進行するとプラークが破裂して血栓《けっせん》ができます。また、この破裂部分を修復するために、血小板などの血液を凝固させる成分が集まってきますが、これが血栓をより大きくするのです。大きくなった血栓で冠動脈が完全に閉塞すると、閉塞部から先の心筋に血液が流れずに壊死が始まります。

冠動脈硬化の危険因子（冠危険因子）には、以下のものがあります。

①高血圧
②高コレステロール血症
③喫煙
④糖尿病
⑤高尿酸血症
⑥高齢
⑦家族歴

図8 経皮的冠動脈形成術（PCI）

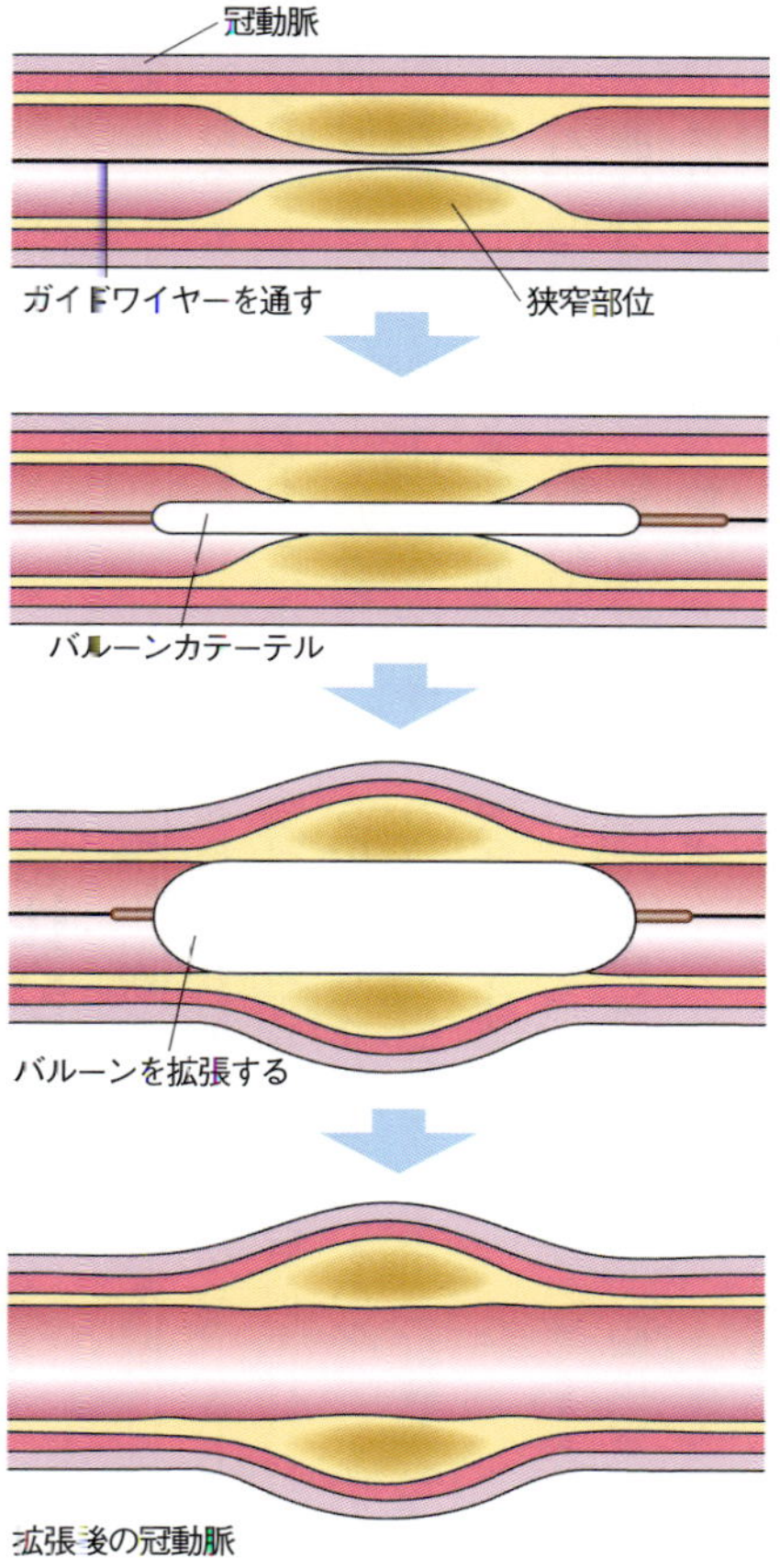

⑧肥満
⑨ストレス、几帳面《きちょうめん》な性格
⑩運動不足
⑪男性であること

　これらの因子を重複してもっている場合は、定期的な検診を受けることが必要です。

治療 胸痛を感じた場合は、すぐ医療機関に相談することが必要です。人間と心臓の構造が近いとされるブタを使用した実験では、心筋への血行が30分止まると11%、2時間止まると96%の心筋が壊死してしまうという結果が出ています。

　ひじょうに強い胸痛の影響で、血圧や脈拍が上昇することがあるので、鎮痛薬（塩酸モルヒネ）を用います。抗不整脈薬を導入するために点滴を行い、酸素吸入をしながら心電図モニターで監視を行います。

　心筋梗塞を起こした部分を縮小させるために、冠動脈内血栓溶解療法などの再灌流《さいかんりゅう》療法を行います。また、狭心症と同様に**経皮的冠動脈形成術（PCI《ピーシーアイ》）**も行われます。

　再灌流療法についで、血栓を防ぐためにアスピリン、ヘパリンなどの抗血栓薬を用います。合併症にも注意が必要です。

急性心筋梗塞《きゅうせいしんきんこうそく》

症状と特徴 心筋梗塞の急性期を、急性心筋梗塞といいます。3本に枝分かれしている冠動脈のうち、左冠動脈前下行枝が詰まる場合がもっとも多く、この場合は左心室の前壁にあたる心筋が壊死《えし》（組織の死滅）を起こします。

　また、ショック、心不全（417頁）、肺《はい》水腫《すいしゅ》、不整脈（412頁）、心臓破裂、**心タンポナーデ**（心膜液がたまって心臓を圧迫）などさまざまな合併症を引き起こします。これらは、生命にかかわる重篤な症状です。

原因 心筋梗塞と同じです。日本人の虚血性心疾患（407頁）は欧米各国よりもかなり少ないとされていましたが、高齢化にともなって、虚血性心疾患の患者数は増加の一途をたどっています。1年間の心筋梗塞発症数は、約15万人といわれています。

治療 死亡率はおよそ20%ですが、亡くなった人の半数以上は、発症後数時間以内に集中しています。ほとんどは心室細動（413頁）によるものです。また、壊死を起こした部分が左心室心筋の40%を超えると心原性のショックを起こし、死亡率は70%を超えます。

　治療目的は不整脈を防ぎ、心筋の壊死による心機能の喪失を防ぐことにあります。急性心筋梗塞は、安静にしたり、ニトログリセリンを使用しても緩和されません。

　心室細動が起こった場合、2～3分以内に救急蘇生法《そせいほう》を始めなければ命は助かりません。心肺停止から1分以内に蘇生を始めれば蘇生率は97%ですが、5分経過すると25%に低下します。救急車をよんでも、到着までには5分以上かかることがふつうです。そのため、心肺停止を起こした人の周囲の人が、AED《エーイーディー》（自動体外式除細動器）を使用したり、心肺蘇生法を実施したりすることがひじょうに大切になってきます。

　通常、心臓発作を起こした人は、発作3～4日後から、いすに腰をかける、浴室への歩行、軽い作業などのリハビリテーションを行います。禁煙、肥満解消、血圧のコントロール、食事や薬物による血中コレステロール値の低下、毎日の有酸素運動など、冠動脈の動脈硬化の危険性を下げるための生活改善が必要となります。

無症候性心筋虚血《むしょうこうせいしんきんきょけつ》

自覚症状がないが、突然死につながることも

受診する科　循環器内科

症状と特徴　自覚症状がないため、無症候性、または**無痛性**とよばれます。心筋に血流が不足して虚血状態になると、狭心痛とよばれる胸の痛みを感じます。このようにはっきりした自覚症状がある場合は、心筋虚血が疑われるため検査が行われます。ところが、自覚症状がないまま、偶然に心筋虚血が発見される場合もあるのです。

高齢者、糖尿病、脂質異常症の人のなかに多くみられます。健康診断などで心電図を調べたときや、他の病気で検査を受けた場合に発見されることがあります。

たとえ自覚症状がなくとも、狭心症（407頁）や心筋梗塞《しんきんこうそく》（409頁）による突然死につながる可能性のある病気です。

原因　狭心症、心筋梗塞と同様に、心筋に送られる血液不足が原因となります。冠動脈に動脈硬化が起こって内腔《ないくう》が狭くなり、血液の流れる量が低下してしまいます。

動脈硬化以外の原因としては、冠動脈のスパスム（痙攣《けいれん》）、心筋の肥大、重い貧血などがあります。

治療　無症候性心筋虚血は、狭心症や心筋梗塞と同様の治療を行います。

薬物療法ではニトログリセリン、β《ベータ》遮断薬、カルシウム拮抗薬《きっこうやく》、抗血小板薬などを用います。外科手術では、バルーンカテーテルを使用した経皮的冠動脈形成術（409頁図8）や、人工心肺を用いてバイパスをつくるバイパス手術が行われます。

上大静脈症候群《じょうだいじょうみゃくしょうこうぐん》

上大静脈が狭くなり、上半身に腫れ

受診する科　循環器内科

症状と特徴　上大静脈が狭くなる部位ができる（狭窄《きょうさく》）と、上半身から戻ってくる静脈血の還流が阻害されます。その結果、上半身にうっ血や腫《は》れが起こります。とくに、頸部《けいぶ》から顔面にかけて顕著に症状が起こります。

静脈は上半身から静脈血を集めて心臓に戻ってくる、胸骨の後ろにある縦隔で上大静脈という太い静脈に合流し、心臓に流れ込みます。この上大静脈が狭窄を起こした状態を上大静脈症候群とよびます。

腕の静脈圧が上昇するので、この病気の判定のためには腕の静脈圧を計測します。また、静脈造影も行います。

原因　肺がん（683頁）など、胸部の悪性腫瘍《あくせいしゅよう》によるものがほとんどです。患者数の約80％が肺がんを患っています。ほかには、胸部大動脈瘤《きょうぶだいどうみゃくりゅう》（426頁）の圧迫による場合もあります。また、カテーテルを静脈内に長期間置いていたために、血栓《けっせん》を誘発してしまう場合もあります。

治療　肺がんなど悪性腫瘍が原因の場合は、上大静脈症候群を治療するための手術ができない場合がほとんどです。できるだけからだを起こしてベッドに座り、静脈血の還流を助けるようにします。

良性腫瘍が原因の場合は、まず良性腫瘍を手術で摘出するなど、原因疾患を取り除く治療を行います。また、あわせて血栓を取り除く手術や、バイパスを形成して狭窄部分の迂回路《うかいろ》をつくる手術が行われる場合もあります。

不整脈《ふせいみゃく》

●脈拍が不規則になる状態

受診する科 循環器内科

症状と特徴 心臓の脈拍は、安静にしているときはゆっくりになり、動いたり、興奮しているとき、発熱しているときは速くなります。何の原因もないのに、脈がゆっくりになったり、速くなったり、または不規則になる状態を不整脈といいます。

脈拍が1分間に50回以下になると**徐脈**《じょみゃく》、100回以上を**頻脈**《ひんみゃく》といいます。一般に1分間に40回を下回ると、めまいや息切れなどの症状が出やすくなります。また、120回を超える頻脈は、動悸《どうき》や息切れ、胸痛、めまい、失神を起こすことがあります。

原因 先天性のものと後天性のものがあります。もっとも多いのは年齢によるもので、30歳を越えるとどんな人にも軽い不整脈がみられる場合があります。

治療 治療が必要でないものもありますが、心停止につながる危険なものもあります。症状に応じて対処します。

心房細動《しんぼうさいどう》

症状と特徴 心房の中に異常な信号の回路ができるために起こる不整脈です。心房細動が起こると、心房の中に血栓《けっせん》ができることがあり、この血栓が脳梗塞《のうこうそく》（260頁）や全身の塞栓症《そくせんしょう》を起こすことがあります。

心房は1分間に300～500回程度細かく動きます。一時的に起こる**発作性心房細動**と、この状態がずっと続く**持続性心房細動**や**慢性心房細動**があります。

原因 心房の拡大や、老化による心房の電気的な異常によるものがほとんどです。高血圧、心臓弁膜症（421頁）のある人にみられますが、特定の病気のない人にも起こります。

治療 原因疾患がある場合は、その病気を治療します。血栓を予防するために、抗凝固薬を使用する場合もあります。

心房粗動《しんぼうそどう》

症状と特徴 心房細動とよく似ていますが、比較的規則的な頻脈《ひんみゃく》を起こします。突然始まって、長時間続くことが多いようです。動悸《どうき》、胸部の違和感、胸痛があります。

原因 器質的心疾患の合併症とされていますが、特別な基礎疾患がなくとも起こることがあります。

治療 心房粗動は、薬物療法や電気ショックによって止めます。およそ90％の確率で止めることができます。薬物療法が無効な場合は、カテーテル治療も行います。

期外収縮《きがいしゅうしゅく》

症状と特徴 自覚症状がない場合がほとんどですが、のどや胸の違和感や短い胸痛を感じる場合もあります。心筋は洞結節《どうけっせつ》から送られる電気によって動きますが、洞結節以外から送られる電気によって拍動を起こすことを期外収縮とよびます。

原因 心筋梗塞《しんきんこうそく》（409頁）の影響で起こることもありますが、ほとんどは年齢や体質的な理由で起こります。

治療 一般的には治療の必要はありませんが、自覚症状がある場合は、抗不整脈薬を使用します。原因疾患がある場合は、抗不整脈薬を使用しながら原因疾患の治療を行います。

心室細動《しんしつさいどう》

症状と特徴　心室内部で、高速で不規則な電気が発生することによって起こる不整脈です。心室細動が起こると、心臓は細かく震えるだけで正常な拍動ができなくなり、心停止と同じ状態になります。意識はなくなり、全身に痙攣《けいれん》が起こります。

原　因　心筋梗塞《しんきんこうそく》（409頁）や狭心症（407頁）、心筋症（419〜420頁）などによって起こる場合がほとんどです。WPW《ダブルピーダブル》症候群によって起こることもあります。

基礎疾患がない場合に、突然、心室細動が起こり、急死することもあります。これは**特発性心室細動**とよばれます。

治　療　周囲の人は心室細動が確認できたら、すぐに心臓マッサージを行い、除細動器を用いた電気ショックをかけて蘇生《そせい》を試みます。

発症後どれだけ早く除細動を行えるかが救命確率に大きくかかわってきますから、一般の人もAED《エーイーディー》の使い方、心臓マッサージと人工呼吸による救急救命措置についての講習を受けてほしいものです。

発作性上室性頻拍《ほっさせいじょうしつせいひんぱく》

症状と特徴　生まれつき、心臓の中に不要な信号の回路ができていて、その回路に電気が流れることで起こる頻脈です。脈拍数は150以上になり、規則的に続きます。

発作性上室性頻拍などの病的な頻脈は、徐々に拍動が速まるのではなく、突然脈拍が速くなり、終わるときも一瞬で止まります。急に心臓が速く動き始めるため、血流に十分に圧力がかけられず、一時的に低血圧によるめまい、息切れを起こし、場合によっては失神してしまいます。

原　因　期外収縮をきっかけに余分な信号回路に電気が流れ始めます。期外収縮が増える中高年以降に起こりやすくなります。

治　療　内服薬では、発作を止めることができないことがほとんどです。発作が長期化する場合は、カルシウム拮抗薬《きっこうやく》やジギタリスなどの強心薬を静脈注射で導入します。

また、薬物療法が無効な場合は、カテーテルによる通電法も行います。

予防のために、抗不整脈薬が処方されることもあります。

房室《ぼうしつ》ブロック

症状と特徴　心房と心室の境界にある房室結節やヒス束、プルキンエ線維の機能が悪く、心室に電気が伝わらなくなるために、徐脈《じょみゃく》（ゆっくりな脈）が起こる病気です。

極端に脈が遅くなる場合は、ふらつきやめまい、失神を起こしたり、心不全になったりして、心臓が停止する場合もあります。

電気の伝導の度合いによって、Ⅰ度、Ⅱ度、Ⅲ度に分類されます。Ⅱ度とⅢ度では、極度に脈が遅くなるために予備の刺激中枢から刺激が送られ、**補充収縮**とよばれる拍動が起こります。

原　因　心筋梗塞《しんきんこうそく》（409頁）や心筋症（419〜420頁）、異型狭心症など、心臓の病気にともなって起こることがあります。また、高カリウム血症の人や、β《ベータ》遮断薬を服用している人にも起こります。

治　療　基礎疾患や原因薬物がある場合は、それを取り除きます。極度の徐脈で失神や心不全が起こる場合は、ペースメーカーを埋め込んで拍動をコントロールする必要があります。

洞不全症候群《どうふぜんしょうこうぐん》

症状と特徴 心筋を動かす電気信号は洞結《どうけつ》節《せつ》とよばれる場所でつくられますが、この洞結節の異常や、洞結節から心房に電気が伝わらない結果、脈がつくられなくなる状態を**洞不全**とよびます。通常は徐脈《じょみゃく》となり、脈拍は遅くなります。しかし、心房の異常を合併して頻脈《ひんみゃく》と徐脈を繰り返す場合は、頻脈が終わると一時的に心臓が止まった状態になり、ふらつきや失神を起こします。

原因 電気信号を生み出す洞結節自体の能力低下か、洞結節から心房に電気が伝わりにくくなっていることが原因です。心筋症、心筋炎、膠原病《こうげんびょう》などに合併することが知られていますが、原因を特定できないものがほとんどです。

治療 抗コリン薬、β《ベータ》刺激薬など、洞結節からの電気刺激を増やす薬を使います。効果が乏しい場合は、ペースメーカーを使用します。

WPW《ダブルピーダブル》症候群《しょうこうぐん》

症状と特徴 生まれつき心房と心室の間に電気的なバイパスがあり、心筋を動かす電気信号が、そこからも回ってきてしまうために頻脈《ひんみゃく》を起こします。

バイパスを通る電気は、本来のルートよりも早く心室に伝わるため、発作性上室性頻拍（413頁）や心房細動（412頁）を起こします。心房細動は極度の頻脈を引き起こし、突然死に至ることもありますが、WPW《ダブルピーダブル》症候群でも症状が出ることはほとんどなく、健康診断などで発見されるまで、気づかない場合がほとんどです。

治療 動悸《どうき》などの症状がない場合には、治療は必要ありません。

脈拍が150以上で、強い頻脈がある場合は、カテーテルを用いて心臓に電気を流すカテーテルアブレーション法を用いて治療を行います。

アダムス・ストークス症候群《しょうこうぐん》

● 徐脈、頻脈が脳の酸素低下を招く

受診する科 循環器内科

症状と特徴 めまい、失神、痙攣《けいれん》などの脳の虚血症状が現れます。全身の痙攣や、急に意識を失うために転倒して外傷を負うこともあります。さまざまな原因で発生した徐脈《じょみゃく》や頻脈《ひんみゃく》、一時的な心停止のために、心臓から脳への血液の供給が低下し、脳が酸素低下状態になっています。

原因 50～60％が房室ブロック（413頁）、30～40％が洞不全症候群とされています。残りは心室頻拍、心室細動によるものです。まれに、心房粗動や心房細動（412頁）が原因になることもあります。

治療 徐脈が原因の場合は、ペースメーカーの埋め込みが必要になります。心室細動、心室頻拍が原因になっている場合は、手術で体内植込み型除細動器（ICD《アイシーディー》）を埋め込む必要があります。

図9　ペースメーカー

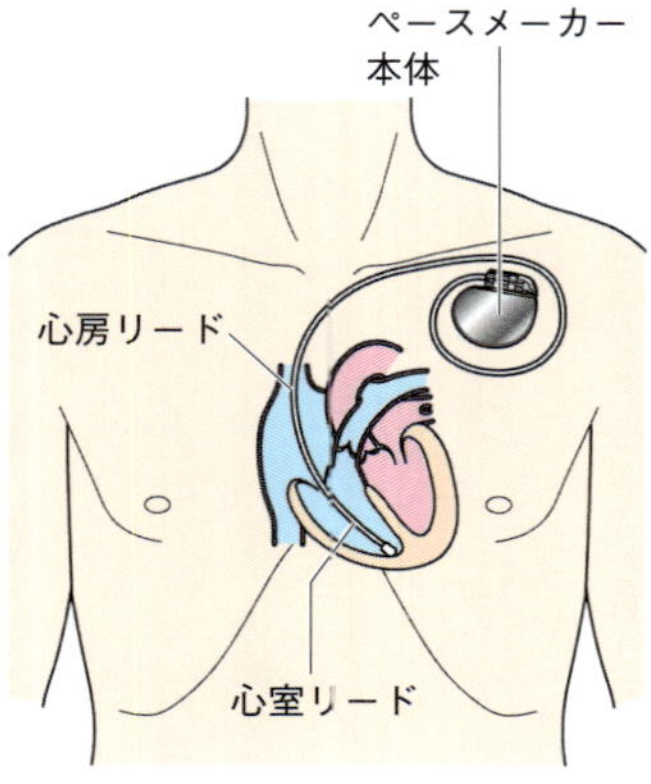

心膜炎《しんまくえん》

● 心臓を覆う心膜に炎症が起こる

受診する科　循環器内科

症状と特徴　胸痛があり、痛みは鋭い場合も鈍い場合もあります。咳《せき》や深呼吸、からだを横にすると痛みが強くなり、からだを起こしていると軽くなります。

　急激な炎症で、心膜腔《しんまくくう》に滲出液《しんしゅつえき》がたまると、心臓の拍動をさまたげる**心タンポナーデ**という状態になり、命にかかわります。

原因　原因別に細菌性心膜炎、ウイルス性心膜炎などがあります。**細菌性心膜炎**は、ブドウ球菌、肺炎双球菌、連鎖球菌などの感染によって起こります。**ウイルス性心膜炎**は、コクサッキーA・B、インフルエンザウイルスなどによって起こります。

治療　細菌が原因の場合は、抗菌薬を用います。しかし、原因が不明の場合はステロイド薬や非ステロイド系抗炎症薬などの治療を行います。心タンポナーデが起こっている場合は、心臓を圧迫している液を排出します。

急性心膜炎《きゅうせいしんまくえん》

症状と特徴　胸痛があり、診断を下すには、聴診、胸部X線、心電図、胸部エコー、胸部CT《シーティー》などの検査が有効です。がん性が疑われる場合は、針を刺して細胞を採取する心膜試験穿刺《せんし》を行って、より詳しい検査を行います。

原因　さまざまな全身性疾患の一部、もしくは合併症として発症します。

　細菌性、ウイルス性のほかに、原因のわからない特発性、リウマチ性、結核性、尿毒症性、がん性、膠原病性《こうげんびょうせい》、外傷、放射線治療の副作用、降圧薬のヒドララジンや不整脈治療薬のプロカインアミドなどの薬物に対する過敏反応、さらに心筋梗塞《しんきんこうそく》後や心膜を切開する手術の後に起こることなどがあります。

治療　特発性心膜炎に対しては、胸痛を抑えるために鎮痛薬を用います。痛みが激しい場合は、ステロイド（副腎皮質《ふくじんひしつ》ホルモン）薬が処方されます。

　そのほかに基礎疾患がある場合は、胸痛を抑えながら、その病気を治療します。

収縮性心膜炎《しゅうしゅくせいしんまくえん》

症状と特徴　全身の倦怠感《けんたいかん》、息切れ、肝臓の腫《は》れ、腹水、下半身のむくみなどが起こります。また、頸静脈《けいじょうみゃく》が大きく膨れるのも特徴です。

　心膜が厚くかたくなって癒着を起こし、心臓が十分に拍動できなくなります。心膜は石灰化する場合もあります。とくに右心室が十分に拡張できないために、静脈血のうっ血が起こります。むくみや肝臓の腫れ、腹水などの症状は、右心不全と似ていますが、心拡大が起こらない点が異なります。

原因　急性心膜炎の治癒する過程で発症します。

治療　むくみがあるので、塩分制限を行いながら利尿薬を使用します。

　症状をコントロールできない場合は、手術を行います。肥厚、または石灰化した心膜を切除します。場合によっては、心臓を止めて人工心肺を使用します。

　手術は早期のほうが予後がよいとされ、手術をした場合の5年生存率は80％程度となっています。

感染性心内膜炎《かんせんせいしんないまくえん》

● 心筋の内側に起こる感染

受診する科 循環器内科

症状と特徴 発熱、息切れ、不整脈などの心臓系の症状と、心臓、脳、腎臓《じんぞう》に血栓《けっせん》ができ、血管が閉塞《へいそく》する場合があります。

心筋のいちばん内側を覆っている心内膜や弁が、炎症を起こす病気です。

原因 連鎖球菌、ブドウ球菌、真菌（かび）などが心内膜に感染して起こります。

歯科治療や、のど・鼻などの治療、化膿《かのう》した傷の切開、泌尿器科や婦人科の手術を受けた後などに、傷跡から細菌やかびが血液に混入し、心臓に到達して感染することによって起こります。心臓弁膜症（421頁）や、先天的な心臓疾患がある場合はより発症しやすいとされています。

治療 まず、原因となっている細菌やかびを特定する必要があります。入院して血液培養検査を行って、原因菌を見つけ、その病原菌に応じた抗菌薬を4～8週間使用します。

心肥大《しんひだい》

● 心筋が厚くなり、心機能が低下

受診する科 循環器内科

症状と特徴 心臓の筋肉を構成する細胞が大きくなり、心臓自体のサイズが大きくなっている状態をいいます。心臓の伸縮する力が弱まり、血液を送り出す能力が低下します。また、不整脈（412頁）を起こしやすくなります。全身倦怠感《ぜんしんけんたいかん》、息切れ、むくみなど心不全の症状が起こります。

原因 心肥大は、さまざまな心臓病の影響で起こります。心臓に高い負荷がかかる高血圧症、ポンプ機能が低下する肥大型心筋症（419頁）、大動脈弁狭窄症《だいどうみゃくべんきょうさくしょう》（423頁）などは、左心室に負担がかかって著しい心肥大が起こります。

治療 原因疾患の治療を行います。心肥大そのものに対する治療はありません。大動脈弁狭窄症などでは、弁形成術などを行うと心肥大は改善します。急激にからだを動かすことによって起こる不整脈は命にかかわるので、安静を心掛けましょう。

心臓神経症《しんぞうしんけいしょう》

● 病変がないのに胸痛・動悸など

受診する科 循環器内科／精神科

症状と特徴 胸痛、動悸《どうき》、息切れなどは心血管系の病気に多くみられる症状です。しかし、実際に心臓に異常があるわけではないのに、このような症状が現れることがあります。これを心臓神経症とよびます。

手足のしびれ、耳鳴り、頭痛など、不安のために呼吸が速く浅くなって息苦しさが増す過換気症候群（400頁）の症状が併発する場合もあります。

原因 精神的な不安がある場合に起こることがほとんどで、不安症（711頁）の一種だとされています。胸痛を訴えて受診し、心臓病と診断されなかった人の3分の1程度は、精神科医に不安障害と診断されるという報告もあります。

治療 症状が強い場合は、気分安定薬、抗不安薬が処方されます。夜眠れないような場合は、睡眠導入薬が処方されることもあります。

肺性心《はいせいしん》

● 肺の病気が原因で、肺の血流が悪くなり、心臓に負担がかかる

受診する科 循環器内科／呼吸器科

症状と特徴 肺の病気が原因となり、肺での血液の流れが悪くなり、肺に血液を供給する右心室に負担がかかって起こります。右心室が大きくなる**右心拡大**、右心室のはたらきが悪くなる**右心不全**を起こします。

急性の場合は、突然、呼吸困難が起こります。急に血圧が低下し、失神、突然死を起こすこともあります。慢性の場合は、動いたときの息切れ、疲れやすさ、食欲不振、むくみなどが現れます。

原因 急性の場合、ほとんどは急性肺塞栓症《きゅうせいはいそくせんしょう》で、早期の診断・治療が必要です。

慢性の場合は、原発性肺高血圧症、慢性肺血栓塞栓症、胸郭の変形、呼吸筋を動かす神経の異常がある場合などに起こります。結核の後遺症や、肺線維症、肺気腫《はいきしゅ》など慢性の肺の病気も原因になります。

治療 原因疾患の治療が必要です。

心不全《しんふぜん》

● 心臓のはたらきの低下

受診する科 循環器内科

症状と特徴 心不全とは、病気の名前ではありません。「心臓のはたらきが十分でない状態」を指すことばなので、原因や経過などによってさまざまな状態があります。

部位別には左心室のはたらきが低下する**左心不全**と右心室のはたらきが低下する**右心不全**、起こり方によって**急性心不全**と**慢性心不全**があります。

急性心不全《きゅうせいしんふぜん》

症状と特徴 急性の心臓病が原因となって、突然、呼吸困難、起坐呼吸《きざこきゅう》（横になるよりも座ったほうが呼吸が楽な状態）、血圧低下などの症状が現れます。

原因 急性心筋梗塞《きゅうせいしんきんこうそく》などの虚血性心疾患、拡張型心筋症、各種の心臓弁膜症、甲状腺機能亢進症《こうじょうせんきのうこうしんしょう》などが原因となります。

治療 生命にかかわるため、緊急の入院治療が必要です。酸素吸入を行い、利尿薬、血管拡張薬、強心薬を使用します。同時に、原因となる心臓病の治療を行います。

慢性心不全《まんせいしんふぜん》

症状と特徴 心機能が長期的に低下します。右心不全では、全身に血液が滞留して、脚《あし》にむくみが現れます。左心不全は、呼吸困難、動悸《どうき》、咳《せき》が出ます。全身倦怠感《ぜんしんけんたいかん》、食欲不振、疲れやすさなどもよくみられます。

原因 心筋梗塞《しんきんこうそく》（409頁）、高血圧（573頁）がおもな原因です。拡張型心筋症や心臓弁膜症の人も多くみられます。

そのほか、頻脈《ひんみゃく》、徐脈《じょみゃく》などの不整脈が原因になります。糖尿病などの全身性の病気によって引き起こされることがあります。

治療 安静にして水分を十分摂《と》り、酸素吸入を行います。利尿薬や強心薬、ACE《エーシーイー》阻害薬などを使用します。

β《ベータ》遮断薬は心機能を回復させますが、低血圧や徐脈を招き、心不全を一時的に悪化させることもあるので注意が必要です。

対症療法とあわせて、原因疾患の治療も行います。

心臓突然死《しんぞうとつぜんし》

●何の症状もなかったのに突然亡くなる

✚受診する科　循環器内科

症状と特徴　それまで何の症状もなかった人が、突然、具合が悪くなり、死に至る状態です。一般には**心臓麻痺《まひ》**といいますが、医学用語にはそのことばはありません。

突然死の定義は、「症状が出現して1時間以内に死に至ること」とされています。生後6か月以内と45歳以上のふたつのピークがあります。乳児の場合は、先天性疾患の影響が多くありますが、成人男性の突然死の死因は、その多くが心臓死、なかでも虚血性心疾患によるものがほとんどです。

突然死の原因になる虚血性心疾患のなかで、もっとも多いのが**心筋梗塞《しんきんこうそく》**（409頁）です。心筋梗塞による死亡者の25％は、1回目の発症で突然死するといわれています。1回目の発作を生き残った場合でも、心筋梗塞が広範にわたってしまって心機能が低下してしまいます。

心筋梗塞によって突然死が起こる仕組みとしては、急性心筋梗塞で壊死《えし》した心筋部分に心破裂が起こる場合、急性心筋梗塞が広範囲で起こったために重症の心不全や不整脈が起こる場合などがあります。

また、はっきりした心疾患がない人に突然、心室細動発作が起こるケースも増えています。これを**特発性心室細動**とよびます。

青年、壮年に多いタイプのものは、以前**ぽっくり病**、**青壮年突然死症候群**とよばれていました。**トルサード・ド・ポアンツ**とよばれる特徴的な心室頻拍《ひんぱく》が発生し、失神や突然死を引き起こします。

日本や東南アジアでは、中年男性に多く認められる**ブルガダ症候群**とよばれる突然死も報告されています。特異な心電図の波形が認められ、夜間、睡眠中に発症することがほとんどです。

原因　もとにある疾患の原因と同じです。心筋梗塞については、高血圧や動脈硬化が大きな原因となります。

治療　手術によって原因疾患を治療できる場合を除き、明確な治療法はありません。強力な効果をもつ抗不整脈薬、塩酸アミオダロンが登場しましたが、強い副作用があります。

突然死を防ぐためには、予防に努めること、発症したときにいかに迅速に対処できるかが重要になってきます。

すでに心疾患をもっている人の場合は、突然死の危険性が高まりますので、運動は制限するべきです。心疾患に気づいていない場合はひじょうに危険ですから、運動を始める前にはメディカルチェックを受けることが大切です。検尿、血液検査、胸部X線、安静時心電図、さらにエルゴメーター上を歩いたときの血圧と心電図を調べます。これらを医師が判断し、運動処方とアドバイスをします。

突然の心臓発作を起こした人に遭遇したら、AED《エーイーディー》（自動体外式除細動器）を使って救急救命措置を行ってください（894頁）。AEDは、全国に約63万台販売され、医療機関、消防機関を除いた、一般市民が使用できるものはおよそ51万台になります（2014年までの累積）。救急車の到着を待つ間にも、救命率はどんどん下がります。その場に居合わせた人が救急救命措置を行うことが、命を救うことになるのです。

特発性心筋症《とくはつせいしんきんしょう》

●心筋に原因不明の障害が起こる

受診する科 循環器内科

症状と特徴 心筋は、冠動脈から血液の供給を受けて拍動を起こし、全身に血液を送り出す特殊な筋肉です。

この心筋に原因不明の異常が起こり、心臓の形態や機能に障害を起こした状態を特発性心筋症といいます。

症状の現れ方から、肥大型、拡張型、拘《こう》束型《そくがた》、不整脈原性右室心筋症の4つに分かれます。肥大型と拡張型がほとんどを占めます。

原因 原因はわかりませんが、遺伝子異常にもとづくという学説が出ています。

治療 それぞれの症状に応じて治療を行います。

肥大型心筋症《ひだいがたしんきんしょう》*

症状と特徴 ほとんどは症状が現れず、健康診断の際に聴診、胸部X線、心電図の異常から発見されることがあります。

心筋が肥大することによって心臓がかたくなり、肺から左心室に流入する血液が減少します。また、肥大した箇所によっては、左心不全を引き起こし、動悸《どうき》、胸痛、めまいを起こすことがあります。

また**不整脈**が現れることがあり、場合によっては突然死の原因となります。運動中や運動をやめた直後に、多く不整脈が現れるとされています。

心電図や心エコーなどの検査で、診断を確定することが可能です。

場合によっては、心臓カテーテル検査を併用します。

治療 かたくなった心臓をやわらかくして、血液がきちんと流れるようにし、不整脈を予防する目的で、**β《ベータ》遮断薬**、**カルシウム拮抗薬《きっこうやく》**、**抗不整脈薬**を用います。

薬物療法だけでは効果が見込めない場合は、心筋の肥大部分を外科的に切除したり、ペースメーカーや植込み型除細動器を植え込んだりすることもあります。

日常生活にはほとんど支障はありませんが、急に走り出す、重いものを持ち上げるなどの運動は避けたほうがよいでしょう。

拡張型心筋症《かくちょうがたしんきんしょう》*

症状と特徴 心機能は低下しますが、すべての人に自覚症状が現れるわけではありません。健康診断で心臓の拡大や心電図の異常が発見されたり、動悸《どうき》、息切れ、足のむくみといった比較的軽い症状から発症したりすることもあります。

重症の場合は、安静時や寝ているときにも息苦しさがあり、重い不整脈が現れます。

原因 左心室の拡張が特徴で、この結果、血液を送り出す心臓のはたらきが低下します。近年、ウイルス性心筋炎の後遺症ではないかという研究もあります。

治療 **ジギタリス**などの強心薬や利尿薬を使用した治療が行われますが、近年ではACE《エーシーイー》阻害薬やβ《ベータ》遮断薬が効果を示すことが知られています。

重い不整脈に対しては、ペースメーカーや植込み型除細動器の植え込みが必要になることがあります。

拘束型心筋症《こうそくがたしんきんしょう》*

症状と特徴 左心室がかたくなり、左心不

頭部 体幹 手足 全身 がん こころ 女性 こども

全が起こります。軽症の場合は無症状ですが、重症化すると息切れや動悸《どうき》、むくみ、黄疸《おうだん》、胸水や腹水がみられます。不整脈や頻脈《ひんみゃく》などが現れ、心臓内腔《ないくう》に血栓《けっせん》ができ、脳梗塞《のうこうそく》（260頁）、腎梗塞《じんこうそく》（442頁）、肺梗塞を起こします。

心臓の拡張するはたらきを障害する心筋症です。数が少ない病気なので、男女比、発症しやすい年齢などは不明です。

治療 心不全、不整脈の治療、血栓と塞栓症の予防など、対症療法が行われます。

不整脈原性右室心筋症《ふせいみゃくげんせいうしつしんきんしょう》

症状と特徴 心室性頻拍《ひんぱく》や期外収縮などの不整脈が現れます。右心室全体、または部分的に機能障害や形態異常が起こります。右室壁には線維化と脂肪化が起こります。これを確かめるためには、心筋の組織を採取して検査する必要があります。

原因 心筋炎との因果関係があるとされていますが、詳細はまだわかっていません。

治療 抗不整脈薬を服用する場合がほとんどですが、場合によってはカテーテルによる通電法を用いた手術を行います。

特定心筋症《とくていしんきんしょう》

●他の病気の影響で発症する

受診する科 循環器内科

症状と特徴 他の病気や、薬剤の影響などで発生する心筋症です。原因となる疾患や薬剤などによって、症状の現れ方はさまざまです。

原因 原因によって、感染による炎症性、代謝性、薬剤による中毒性、浸潤性《しんじゅんせい》、線維組織形成性、薬剤に対する過敏性、遺伝性、その他となっています。原因はわかっていても、発症に至るメカニズムは解明されていないものも多くあります。

治療 原因疾患の治療を行ったり、可能であれば原因となる薬剤の使用を中止したりします。

たこつぼ型心筋症《がたしんきんしょう》

●心理的ダメージが引き金

受診する科 循環器内科

症状と特徴 胸の不安感と圧迫感、息苦しさ、全身の疲労感などが症状として現れます。

左心室の形状が変形し、上部だけが収縮し、たこつぼのような形態になることからこの病名がつけられています。1990（平成2）年に日本の医師が報告し、2004年の新潟県中越地震の際に、被災地の女性に多発していたことがわかっています。

心電図にも変化がみられますが、心エコーで左心室の形状変化を確認することが診断の確定のために必要です。

原因 原因は不明ですが、肉親の死や災害など、大きな心理的ダメージが引き金になるとされています。

治療 心不全を防ぐために、ACE《エーシーイー》阻害薬や β《ベータ》遮断薬、利尿薬などを使用します。

図10　たこつぼ型心筋症

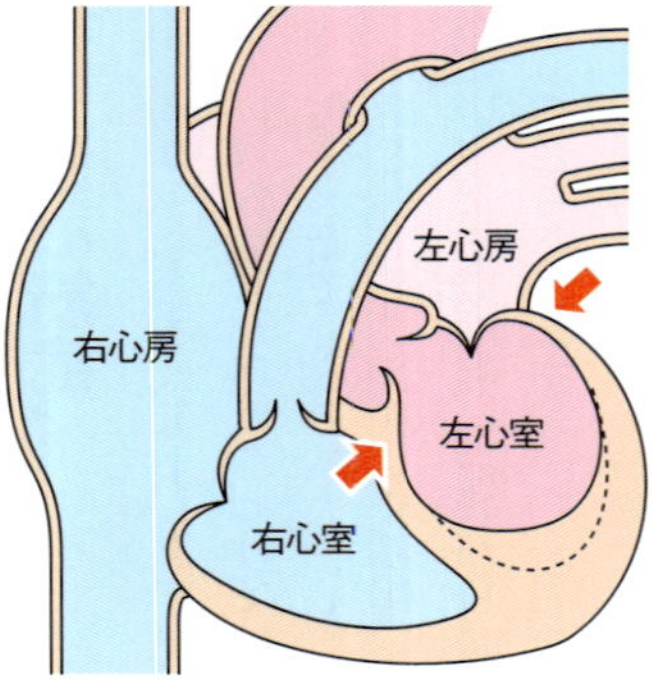

左心室上部は収縮するが、下部の収縮が弱いためたこつぼ型になる。

心臓弁膜症《しんぞうべんまくしょう》

● **心臓の血流を制御する弁に起こる障害**

受診する科 循環器科／内科

症状と特徴 障害のある弁によって、動悸《どうき》や呼吸困難などが起こります。

心臓は、絶えず拍動して伸縮することで全身に血液を送り出しています。このとき、血液が逆流しないようにするために、4つの弁が備わっています。それぞれ**僧帽《そうぼう》弁《べん》**、**大動脈弁**、**三尖弁《さんせんべん》**、**肺動脈弁**とよびます。心臓弁膜とは、この4つの弁によって形成されているのです。この弁膜に障害が起き、心臓病となったものを総称して心臓弁膜症とよびます。

心臓弁膜症には、機能障害による分類と原因による分類があります。

機能障害による分類では、狭窄《きょうさく》と閉鎖不全に大別されます。狭窄は弁が十分に開かず、血液がきちんと流れない場合を指します。閉鎖不全は、弁が完全に閉じず、血液の逆流が起こる場合です。これらは同時に起こることもあります。その場合は、たとえば僧帽弁狭窄兼閉鎖不全症のようによばれます。また、複数の弁に同時に起こることも多く、これは**連合弁膜症**とよびます。

原因による分類には、先天的異常と後天的異常があります。後天的異常には、結合織疾患、リウマチ熱（807頁）、感染性心内膜炎（416頁）によるもの、心筋症（419～420頁）や動脈硬化症（614頁）にともなうものなどがあります。

治療 呼吸困難などの症状に対する治療や、生命を守るための治療が行われます。

図11　心臓弁膜と血液の流れ

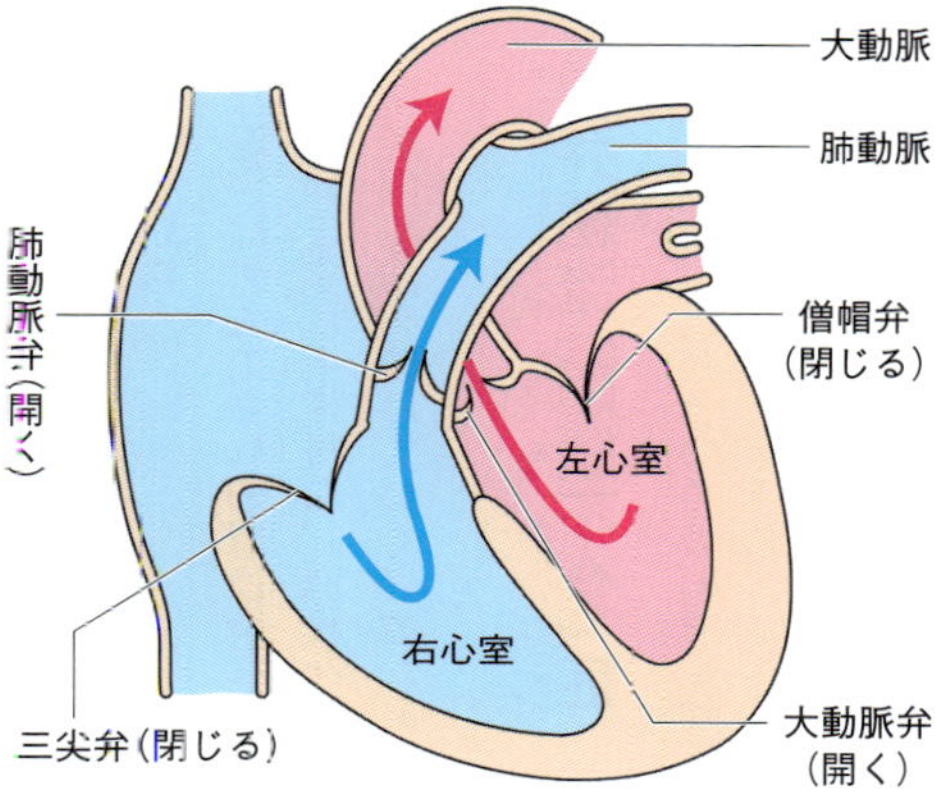

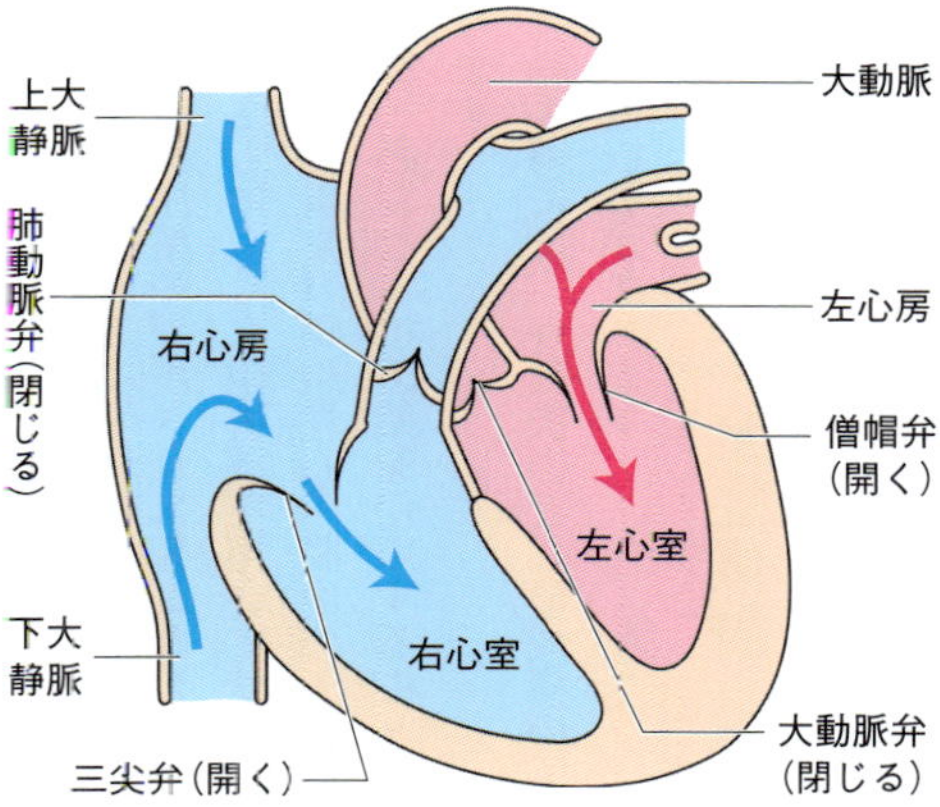

僧帽弁狭窄症《そうぼうべんきょうさくしょう》

症状と特徴 僧帽弁が十分開かなくなる病気です。心房細動を合併し、動悸《どうき》や心不全を誘発します。放置すると停滞した血液が血栓《けっせん》を形成し、脳梗塞《のうこうそく》を起こすことがあります。

原因 リウマチ熱の後遺症として起こる場合がほとんどです。僧帽弁逆流症を併発することもあります。

治療 症状の度合いがひどくない場合

は、強心薬、利尿薬、心室細動に対抗するための抗不整脈薬、抗凝固薬を用いて、薬物療法を行います。

　重篤な場合は、人工弁への置換術など外科手術を行います。手術後も、血栓を防ぐための抗凝固療法を続けていく必要があります。

僧帽弁逆流《そうぼうべんぎゃくりゅう》（閉鎖不全《へいさふぜん》）症《しょう》

症状と特徴 動いたときの呼吸困難や動悸《どうき》が主ですが、安静時の呼吸困難や胸痛、漠然とした自覚症状（不定愁訴《ふていしゅうそ》）の場合もあります（**受診する科**　421頁）。

　僧帽弁がきちんと閉まらず、左心室から左心房へ血液が逆流する状態です。治療が不十分だったり、心臓に強い負担がかかったりすると心不全に至ります。僧帽弁狭窄《きょうさく》症《しょう》に比べて血栓《けっせん》が起こる可能性は低いのですが、心房細動（412頁）を合併している場合は血栓症の予防に気を配る必要があります。

原因 リウマチ熱（807頁）の後遺症として起こる場合は最近では減少し、僧帽弁逸脱症、虚血性心疾患による乳頭筋機能不全症候群、感染性心内膜炎や拡張型心筋症などによるものが増えています。

治療 利尿薬やジギタリス製剤などの強心薬、さらにACE《エーシーイー》阻害薬を用いて状態の改善を図ります。感染性心内膜炎の予防のために、必要なら抗菌薬を使用することもあります。

　外科手術には、弁置換術と弁形成術のふたつの選択肢があります。

乳頭筋機能不全症候群《にゅうとうきんきのうふぜんしょうこうぐん》

症状と特徴 胸痛、胸を締め付けられるような痛みなど、狭心症や心筋梗塞《しんきんこうそく》と近い症状がみられます。逆流にともなう心雑音が確認できる場合は、ほとんどの例で心不全があるとされています（**受診する科**　421頁）。

　僧帽弁を支えている乳頭筋などの筋肉が機能不全を起こし、結果として僧帽弁が正しく閉鎖されない状態を乳頭筋機能不全症候群とよんでいます。

原因 乳頭筋と、乳頭筋が付着している左心室に虚血性の変化が起こることによって発症します。心筋梗塞の合併症として起こることも多い病気です。

治療 心不全がある場合は、強心薬と利尿薬を使用します。また、心筋の酸素供給のバランスを保つために亜硝酸薬を使用することもあります。

僧帽弁逸脱症候群《そうぼうべんいつだつしょうこうぐん》

症状と特徴 重い僧帽弁逆流症がなければ、症状はほとんどありません。

　僧帽弁は、前尖《ぜんせん》と後尖という2枚の弁で構成されています。僧帽弁逸脱症候群は、この前尖と後尖のどちらか、まれに両方が左心房側に膨らみ、弁のドーム部分が左心房に飛び出している状態です。逸脱の程度がひどい場合は、前尖と後尖がうまく合わさらず、僧帽弁逆流症を起こす場合もあります（**受診する科**　421頁）。

原因 僧帽弁の組織が変性し、厚ぼったくやわらかくなることが原因だとされています。このため前尖や後尖がスポンジのように延びるのです。

　僧帽弁逸脱症は、漏斗胸《ろうときょう》（781頁）、脊《せき》柱側弯症《ちゅうそくわんしょう》（432頁）、直線状胸椎症候群などの胸郭異常、マルファン症候群（425

頁）や骨形成不全症（597頁）などの結合織疾患、筋ジストロフィー（606頁）などの筋肉疾患に合併することがあります。また、心房中隔欠損症（784頁）やエプスタイン病（424頁）などの先天性の疾患、虚血性心疾患や心筋炎などの後天性の心疾患にともなって起こることもあります。

治療 感染性心内膜炎の予防のために、歯科治療を受ける際には抗菌薬を服用します。重度の僧帽弁逆流を起こしている場合には弁形成術（あるいは人工弁置換術）の適応となります。

図12　心臓の弁

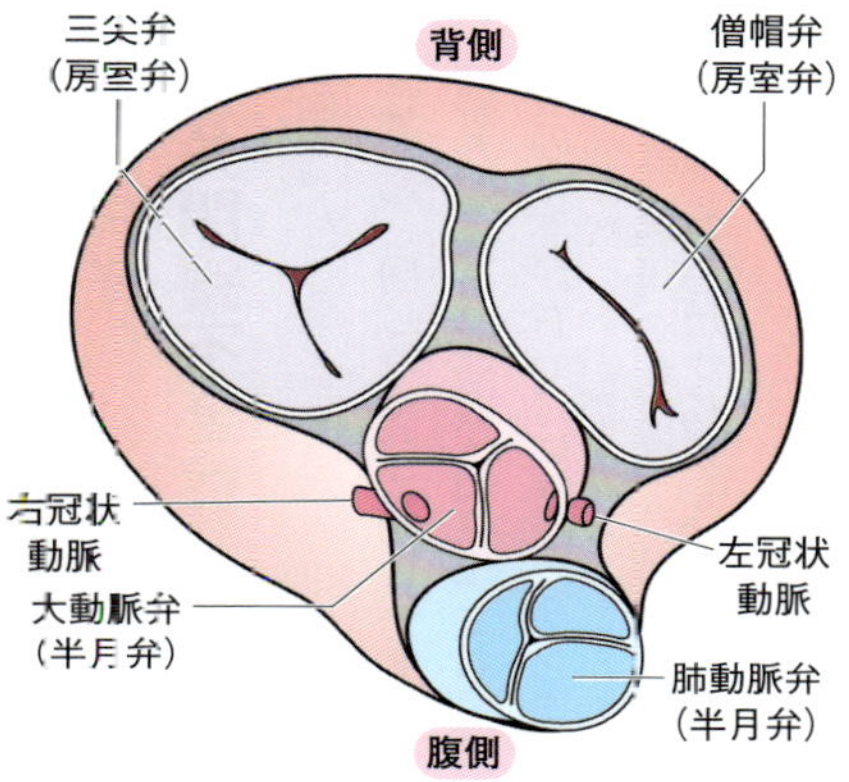

大動脈弁狭窄症《だいどうみゃくべんきょうさくしょう》

症状と特徴 大動脈弁が完全に開かず、血流が十分確保されません。ほとんどは無症状ですが、心雑音によって発見されることも多いです（**受診する科** 421頁）。

動いたとき（労作時）に息切れや呼吸困難、狭心症、心不全を起こすことがあります。これらの症状を起こすと、数年以内に突然死する場合もありますので、早期に手術を行う必要があります。また、合併症として高血圧を起こします。

原因 弁が炎症を起こすことで、癒着が起こったり、弁が硬化したり、石灰化して血流障害が発生します。先天的障害やリウマチ熱が原因になりますが、中高年齢層では動脈硬化の影響で起こることもあります。

治療 人工弁を用いた弁置換術を行います。症状がない場合は、合併して起こる高血圧の治療を行います。また、歯科治療を受ける際には感染性心内膜炎予防のために抗菌薬を使用します。

心不全がある場合は、利尿薬やACE《エーシーイー》阻害薬を使用します。

大動脈弁閉鎖不全症《だいどうみゃくべんへいさふぜんしょう》

症状と特徴 大動脈弁がうまく閉じない病気です。心臓から送り出されるはずの血液の一部が、逆流して心臓に戻ってきてしまいます。かなりの重症に至るまで、症状が現れない場合がほとんどです（**受診する科** 421頁）。

心臓は逆流する血液の分まで余計に血液を送り出そうとして、心筋障害を起こします。こうなると弁の手術だけでは心機能の低下を防止できなくなり、心臓移植が必要になります。

収縮期高血圧（最高血圧が高い）があるので、健康診断で高血圧として発見されることがあります。また、心肥大や心拡大があるので、胸部X線撮影や心電図で発見されることもあります。

原因 先天的異常や動脈硬化、心内膜炎、大動脈の拡大などがあります。

治療 通常は人工弁への置換術を行いますが、こどもでは肺動脈弁を大動脈弁に自己移植し、肺動脈弁を人工弁に置き換える**ロス手術**を行うことがあります。症状が軽微な場合は、運動制限をして経過をみていくことも可能です。

三尖弁閉鎖不全症《さんせんべんへいさふぜんしょう》

症状と特徴 右心房と右心室の間にある三尖弁がきちんと閉じなくなる病気です。

右心室から肺へ血液が送り出される際に、血液の一部が右心房に逆流してしまいます。

その結果、右心房が拡張して負担がかかります。右心房の拡張は心房細動の原因になり、心不全を引き起こします。

閉鎖不全が激しい場合は、手足がむくみ、肝臓が腫《は》れて黄疸《おうだん》が現れ、最終的に肝硬変（465頁）になってしまう場合もあります（**受診する科** 421頁）。

原因 肺気腫《はいきしゅ》や肺高血圧症をもたらす病気の合併症として起こる場合がほとんどです。他の原因としては、感染性心内膜炎、三尖弁の先天的異常、外傷によるものなどがあります。

治療 軽度の三尖弁閉鎖不全症は治療の対象になりませんが、中～重度の三尖弁閉鎖不全症は弁形成術や人工弁置換術の適応となります。

エプスタイン病《びょう》*

症状と特徴 三尖弁《さんせんべん》のうち、後尖と中隔尖が右心室に落ち込むような形でずれています。落ち込み方の程度によって、症状の程度が決まります（**受診する科** 421頁）。

三尖弁が右心室の半分程度まで落ち込んでいると、中程度の狭窄《きょうさく》と逆流が生じます。この場合、心電図や胸部X線撮影で異常が確認できます。

自覚症状は少なく、動いたときに息切れが発生する程度です。

三尖弁の落ち込みがひどいと、右心房が拡張します。心房中隔欠損がある場合は、右心房から左心房へ血液が流れ、チアノーゼ（541頁）を起こします。

重症の場合は、新生児期にチアノーゼ、心不全、肺低形成、肺高血圧症を合併します。

原因 先天性の形態異常ですが、成人になってから発見されることもあります。

治療 三尖弁をつくり直す弁形成術、もしくは人工弁に交換する弁置換術を行います。重症の場合は、手術を行った後も心臓への負担がかかりやすく、心不全や不整脈などの合併症を起こしやすくなります。

肺動脈狭窄症《はいどうみゃくきょうさくしょう》

症状と特徴 肺動脈が狭くなり（狭窄）、血液が流れにくくなる病気です。右心室に負担がかかり、狭窄が強い場合は右心不全が進行します（**受診する科** 421頁）。

肺動脈が狭窄しやすい部分には、肺動脈弁の上部、肺動脈弁（**肺動脈弁狭窄症**）、肺動脈弁の下部、末梢《まっしょう》の肺動脈、この4つの組み合わせがあります。

原因 先天性の形態異常がほとんどです。先天性の心臓疾患のうち、約10％がこの病気だとされています。

治療 狭窄が軽度の場合は、定期的に検査をしながら経過をみていきます。

狭窄が中程度から重度の場合は、狭窄を広げる治療を行います。バルーンカテーテルを挿入し、狭窄部分を広げる治療を行う場合が多くなります（409頁図8）。バルーンカテーテルを使用できない部位の場合は、癒合している肺動脈弁を切開する肺動脈弁交連切開術、肺動脈形成術などの外科手術を行う必要があります。治療後の経過は良好で、生活には支障がないことがほとんどです。

肺動脈閉鎖症《はいどうみゃくへいさしょう》

症状と特徴 肺動脈が完全に閉塞《へいそく》し、血液が流れなくなってしまう状態です。心室中隔欠損があり、そこから血流が確保される場合もありますが、心室中隔欠損をともなわない場合は**純型肺動脈閉鎖**とよび、右心室が小さくなって、チアノーゼ（541頁）を起こします（**受診する科** 421頁）。

原因 先天性の形態異常です。

治療 右心室の容積がある程度あれば、バルーンカテーテル（409頁図8）を用いて閉鎖部を開くか、右心室流出路再建手術を行います。右心室の容積が小さくなっていた場合は、体動脈と肺動脈を人工血管でつなぐ体肺動脈短絡術を行います。肺血流量が増加すれば、チアノーゼは軽くなりますが、呼吸が荒くなる、体重が増えにくくなるなどの肺血流量増加の副作用が起こる場合があります。

最終的には、チアノーゼをなくすための**フォンタン型手術**を行います。乳児期、幼児期のうちに、これらの治療を完了させておきます。

肺動脈弁閉鎖不全症《はいどうみゃくべんへいさふぜんしょう》

症状と特徴 肺動脈弁が完全に閉まらず、肺動脈血が逆流を起こします。あまり患者数は多くない病気です。他の病気の影響で起こることがほとんどです（**受診する科** 421頁）。肺動脈血の逆流によって右心室が拡張しますが、この病気単体で自覚症状があるようなことは少ないとされています。

胸部X線撮影、心電図、心エコー、心臓カテーテル検査などの検査をして、診断されます。聴診によって心雑音を聴くことでもわかります。

原因 肺性心、僧帽弁膜症《そうぼうべんまくしょう》、左心不全などによって肺高血圧症が引き起こされ、その結果、肺動脈弁輪が拡大して起こる場合がほとんどです。感染性心内膜炎によっても起こる場合があります。

治療 原因となる基礎疾患を治療します。感染性心内膜炎による場合は、人工弁へ置き換える弁置換術を行うこともあります。

マルファン症候群《しょうこうぐん》*

●結合組織に異常が起こる遺伝性疾患

受診する科 循環器内科／心臓血管外科

症状と特徴 細胞と細胞を結びつける結合組織が弱くなり、水晶体や骨格の異常など、さまざまな部位に障害が起こる病気です。

とくに心臓や大動脈に起こると、血管壁の結合組織が弱くなり、大動脈瘤《だいどうみゃくりゅう》や解離性大動脈瘤、大動脈や僧帽弁《そうぼうべん》の閉鎖不全症を発症することがあり、これらは突然死につながる心不全や不整脈の原因となります。

原因 患者の70％は親からの遺伝によって、残り30％は遺伝子の突然変位によって発症します。指定難病になっています。

治療 降圧薬で大動脈瘤を防ぎますが、こぶが拡大すると手術が必要になります。大動脈の破裂や解離が起こった場合、命にかかわるために緊急手術が必要です。大動脈瘤がある女性は、妊娠出産にも注意が必要です。大動脈や、目や骨などにダメージを与えないために、激しい運動は避けます。

胸部大動脈瘤《きょうぶだいどうみゃくりゅう》

大動脈瘤の破裂を防ぐことが大切

受診する科 循環器内科／心臓血管外科

症状と特徴 横隔膜よりも上、胸部の大動脈にできる動脈瘤です。動脈瘤は、いったん形成されると徐々に膨らみ、壁が薄くなります。ついには壁が破れて、破裂を起こし、大出血を起こします。こうなると多くの場合命にかかわります。

できる部位によって、上行、弓部、下行、胸腹部に分かれます。初めは自覚症状もなく、健康診断などのX線検査で発見されることがよくあります。

進行すると大きくなった動脈瘤で気道や食道が圧迫され、咳《せき》や呼吸困難、嚥下障害《えんげしょうがい》（飲み込みにくい）が起こります。首の静脈が浮き上がったり、声がかれたりします。

上行大動脈瘤では、大動脈弁がうまく機能しないことで血流が逆流を起こし、呼吸困難や息切れなどの左心不全症状や、胸痛（狭心痛）が起こることもあります。

胸背部の痛みが続く場合は、動脈瘤の破裂の前兆だと考えられます。破裂すると激しい痛みが起こり、心臓や胸腔内《きょうくうない》に血がたまり、喀血《かっけつ》を起こすこともあります。重度のショック状態となり、多くの場合命にかかわります。

もっとも重要な検査は、CT《シーティー》、MRI《エムアールアイ》検査です。これによって、大動脈瘤の部位、大きさ、範囲、形態、主要な分枝との関係などの状態を確認できます。

また、こぶの大きさ、部位、壁の状態についての詳しい情報を得ることができます。造影剤を併用すると、こぶの中の血流や壁の厚さ、壁にできた血栓《けっせん》、分枝との関係などについても知ることができます。

胸部X線写真を撮ると、動脈瘤の影に加えて、気管や気管支が圧迫されてずれているようすがわかります。

原因 動脈硬化によるものがほとんどです。動脈硬化が進むと、血管壁の弱い部分が膨らむことによって動脈瘤となります。

それ以外の原因では、梅毒、炎症によるもの、先天的に血管壁の中膜が変性している場合、外傷によるものがあります。

治療 なによりも、破裂することは避けなければいけません。胸部大動脈瘤が破裂すると、その後の経過はきわめて不良です。

大動脈瘤の破裂を、あらかじめ予見することはひじょうに困難です。そのため、5cm以上の大きさになれば、破裂の可能性が高いと判断して手術を行います。症状が現れない小さなこぶ以外は、動脈瘤を切除して人工血管に置き換える手術を行います。

最新の治療法として、バネ付きの人工血管をカテーテルによって大動脈瘤内およびその前後の大動脈内で拡張させ、こぶ自体に血液が流入しないようにする方法があります。大動脈弁閉鎖不全症（423頁）を合併した上行大動脈瘤の手術には、人工弁を内蔵した人工血管を用います。若い人には、自己弁を温存する手術もあります。弓部大動脈瘤には、側枝付き弓部人工血管を使用します。

手術中は、大動脈瘤への血行を止めなければなりません。そこで、脳障害、脊髄麻《せきずいま》痺《ひ》や、心臓、肺、腎臓《じんぞう》、肝臓などへのダメージを防ぐために、人工心肺を用います。

こぶの大きさが5cm以下の場合は、降圧薬を使う内科的治療を行う場合もあります。

解離《かいり》性《せい》大動脈瘤《だいどうみゃくりゅう》

動脈の内壁が裂け、命にかかわる

受診する科 循環器内科／心臓血管外科

症状と特徴 動脈硬化などによって大動脈の中膜が弱くなっている状態で、血圧上昇時などに内膜に亀裂《きれつ》が入って血流が入り込み、中膜に沿って大動脈が裂けていく状態を解離性大動脈瘤とよびます。解離性大動脈瘤は、**急性大動脈解離**ともよばれているとおり、大動脈の内膜に突然、亀裂が入り、そこに血液が流入して、大動脈瘤が形成されるものです。発症後2週間以内のものを**急性解離**といいます。とくに心臓に近い上行大動脈に起こる場合を**スタンフォードA型解離**といい、緊急手術の対象になります。

解離は、前触れなく突然起こる場合がほとんどです。ショック症状によって失神する場合もあります。多くの場合、高血圧を併発します。解離が起きた部位によって、前胸部から肩、背部まで広い範囲で痛みが起こる可能性があります。痛みの原因は、血管の裂ける痛みと、解離によってできた動脈瘤が破裂したことによるもの、血管の機能障害によるものがあり、ひじょうに強い胸背部痛がほとんどです。解離の部位によっては、失神や手足の麻痺《まひ》、腹痛や下血、麻痺性イレウスなどの腸管虚血症状、腎不全《じんふぜん》などが起こることがあります。

解離性動脈瘤が破裂すると心臓内や肺腔《はいくう》内《ない》に血液がたまり、ショック状態となります。大動脈弁閉鎖不全症（423頁）を起こしている場合は急性左心不全となります。

さらに主要分枝の血流障害により、各臓器が虚血壊死《きょけつえし》に陥り、死亡します。

胸背部の痛みは急性心筋梗塞《きゅうせいしんきんこうそく》と同じ症状なので、心電図で判別することが必要です。

胸部X線検査では心拡大、縦隔陰影の拡大を認め、超音波断層法で解離腔の状況を確認できます。造影CT《シーティー》検査は、内膜の亀裂部や解離の範囲など、多くの情報を得ることができ、治療方針を決定するうえで、不可欠となる重要な検査です。

原因 高血圧、動脈硬化、先天性の結合織疾患や心大血管の形態異常、大動脈炎、自己免疫疾患、妊娠によるものがあります。

治療 命にかかわる割合がひじょうに高く、治療を行わない場合、発症から24時間で20％、1週間で60％、3か月で90％が亡くなります。病状によっては、一刻も早い手術が望まれます。

まず血圧を低く保つことを目的に降圧薬を使用します。その後、解離を起こしている血管を切除して人工血管へ置き換えるか、解離腔を閉鎖します。大動脈弁閉鎖不全症を合併している場合は弁形成術を行ったり、人工弁付きの人工血管を使用したりします。

手術は破裂防止と急性左心不全の治療のために行われますが、手術後も解離腔は残存します。このことに気をつけながら、血圧に注意し、禁煙、食事の減塩、降圧療法を続ける必要があります。激しい運動も避けましょう。

図13　解離性大動脈瘤

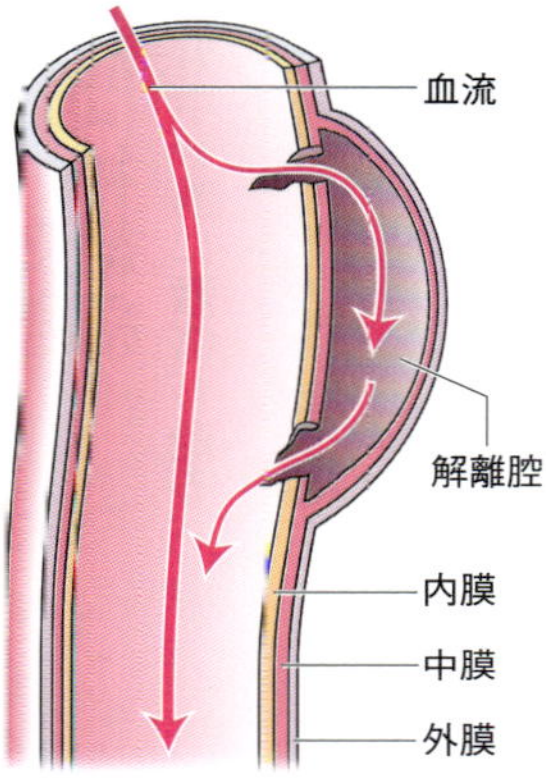

肋間神経痛《ろっかんしんけいつう》

●背中や胸に激痛が走る

受診する科 内科／呼吸器科／整形外科

症状と特徴 片方の側の背中や胸が激しく痛み、突然針が突き刺さるような激痛が走ることもあります。

呼吸をするときに、肋間神経の運動神経が関係しているため、呼吸にともなって痛みが現れることがあります。

原因 肋骨に沿って走っている神経を肋間神経といいます。胸部の筋肉を動かす運動神経や、皮膚感覚などの知覚をつかさどっていますが、この肋間神経が痛む症状のことを肋間神経痛といいます。

肋間神経痛は、あくまで症状のことで、病名ではありません。原因が不明の**原発性肋間神経痛**と、原因がはっきりしている続発性肋間神経痛に分かれます。

続発性肋間神経痛は、不自然な姿勢や疲労などから、神経が骨や筋肉の間に挟まれることで起こったり、変形性脊椎症《へんけいせいせきついしょう》などの脊椎の病気や、帯状疱疹《たいじょうほうしん》ウイルスの感染が原因で神経に障害が起き、痛みが生じます。また、胸膜炎、肺炎、肺がんなどの胸部の内臓疾患が関係していることもあるので、注意が必要です。このほか、肋骨の骨折やひびが入った場合や、がんの転移によって肋間神経痛が起こる場合もあります。

治療 医師の診断を受けて原因を特定し、外傷による場合はベルトで胸郭を固定する、内臓疾患が関係している場合はその基礎疾患の治療をするなど、原因に応じた治療を行います。

また、痛みへの対処として、消炎鎮痛薬や湿布が用いられます。痛みが激しい場合などは、神経ブロックとよばれる局所麻酔薬を神経に注射することもあります。神経に炎症がみられる場合は、ステロイド薬が併用されます。それでも治らない場合は、マッサージや漢方薬、鍼灸《しんきゅう》などの東洋医学、カイロプラクティックによる治療法を考えてもよいでしょう。

衣服によっては、動作の際に肋間神経を圧迫することもあるので、薄くてやわらかい、からだを締め付けないような衣服を着るようにしましょう。

図14　肋間神経の位置

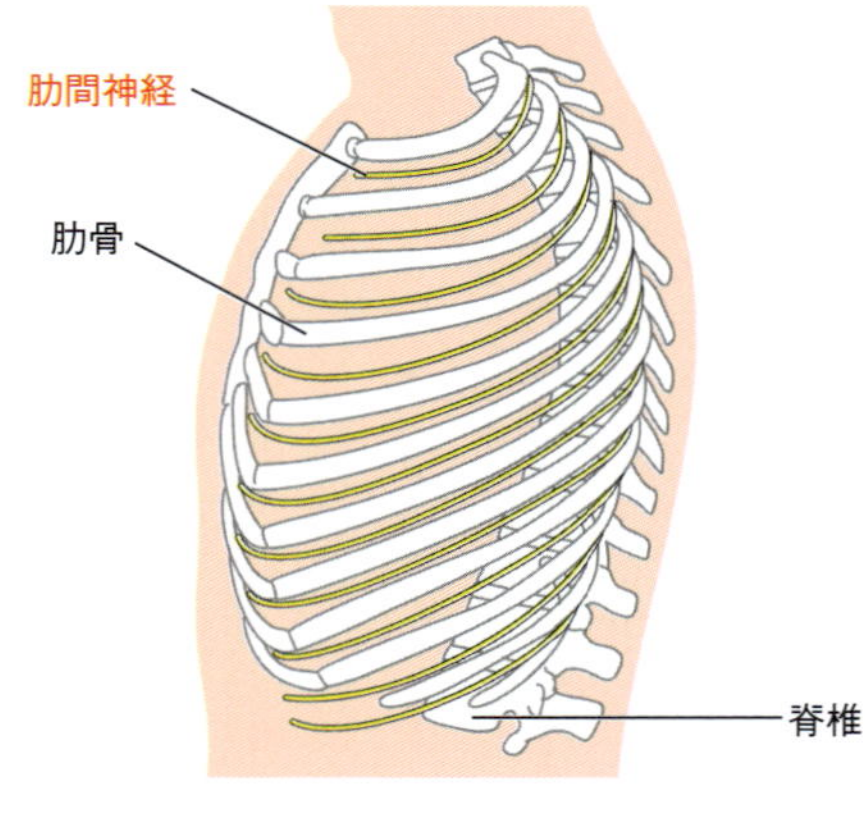

胸部外傷《きょうぶがいしょう》

●速やかな緊急処置が必要

受診する科 外科／胸部外科／整形外科

症状と特徴 胸部には、肺、心臓、大動脈、大静脈など、生命を維持するために重要な呼吸器や循環器などの臓器があり、肋《ろっ》骨《こつ》に囲まれています。胸部外傷は、重要な胸部が外部からの力で損傷を受けるもので、直接の死因ともなる重大な損傷です。打撲傷《だぼくしょう》、肋骨骨折、胸骨骨折、気胸、血胸、肺損傷、気管・気管支損傷、心臓・大血管の損傷による心タンポナーデ、食道の損傷などの種類に分かれますが、肋骨骨折によるものが大部分を占めています。

治療 交通事故が原因で起こる場合がもっとも多く、転倒・転落事故などで胸部を強打したり、刃物や銃などで傷害を受ける場合もあります。呼吸機能障害、循環機能障害がすぐに現れ、呼吸困難やチアノーゼ（皮膚や粘膜が紫色になる）、意識障害、血圧低下によるショック状態を起こすため、速やかな緊急処置が必要です。

肋骨骨折《ろっこつこっせつ》

症状と特徴 ひびが入った状態（亀裂《きれつ》骨折）でも、咳《せき》や深呼吸などの呼吸運動で、骨折した部位に痛みが出ます。大きく骨折した場合や数本骨折している場合などには、呼吸困難に陥ることもあります。折れた骨で肺が損傷し、気胸（402頁）、血胸を引き起こしたり、心臓、大血管に損傷を加えることもあります。

命にかかわるため、肋骨骨折が疑われる場合は、大至急、救急車をよんで治療を受けることが大切です。

原因 胸部外傷のなかでもっとも多くみられるのが肋骨骨折です。肋骨は平たく細い骨で左右12対ありますが、胸部を歪《ゆが》ませるような力が加わると、比較的小さな力でも簡単に骨折します。

外部からの力が直接肋骨に加わることで骨折しますが、交通事故や高所からの落下事故など、外部からの大きな力によるものだけでなく、たんなる転倒や机の角に衝突するような軽度の力でも骨折することがあります。また、力が加わった部分から離れた部位が骨折するケースもまれにみられ、ゴルフのスイングなどでからだをひねったり、咳をしただけで骨折してしまうこともあります。

治療 肋骨骨折だけなら、消炎鎮痛薬の内服、湿布により痛みを和らげ、バストバンドやトラコバンドとよばれる固定帯で圧迫固定をします。通常はこれらの処置により数週間で快方に向かいます。しかし、ひどい骨折や、呼吸困難感が強く、肺、心臓、血管などに損傷がある場合は、手術などの外科治療が必要になります。

フレイルチェスト

症状と特徴 肋骨骨折《ろっこつこっせつ》を複数箇所起こし、そのうち隣接する3本以上の肋骨がそれぞれ2か所以上で骨折した状態をフレイルチェストといいます。激しい胸の痛み、強い呼吸困難、チアノーゼがみられ、息を吸うときに胸が凹んで、吐くときに膨らむという、通常とは逆の動きをする換気障害を引き起こします。胸部外傷のなかでももっとも重症のひとつで、急性呼吸不全から死に至ることもめずらしくありません。

原因 交通事故や高所からの墜落、強い力で挟まれた場合など、ひじょうに大きな力が胸部に加わることで起こります。

治療 軽度の場合は、酸素吸入が行われます。重度の場合は、胸壁の不安定が原因のため、胸壁を固定する必要があります。気管内挿管または気管切開して圧をかけた人工呼吸で胸郭を安定化させる、保存的固定法（内固定法）が広く行われています。大きく複雑な骨折の場合は、全身麻酔して肋骨ピンやプレートによる外科的固定法（外固定）を行うこともあります。

〈肩・背部・腰〉

肩《かた》こり

● 多くは肩の筋肉の疲れが原因

✚受診する科　整形外科

症状と特徴　首から肩の筋肉のこわばり、痛み、首の後ろ側から後頭部にかけてのつっぱりなどを感じます。症状が強いがとくに原因となる病気がはっきりしない場合は、**頸肩腕症候群**《けいけんわんしょうこうぐん》とよばれることもあります。

原　因　筋肉がつねに緊張した状態にあると、筋肉が収縮し、かたくなり、血管が圧迫されて血行が悪くなります。すると、筋肉に痛みやこりを感じます。痛みを感じると、筋肉を動かさなくなるので、なおさら筋肉が収縮して痛みが増すという悪循環に陥り、慢性化します。

精神的なストレスが加わると肩の筋肉が緊張するため、ストレスが原因の肩こりも多くみられます。

長時間同じ姿勢でいたり、不自然な姿勢を続けていたりすることも、肩周辺の筋肉がこわばる原因となります。

また、なで肩の人や、首が細く長い人などは、頭を支える筋肉が弱いことが多いために、筋肉へ大きな負担がかかり、肩こりを起こしやすいといわれています。男性より女性に肩こりが多いのもこのためだと考えられます。

治　療　筋肉の疲れが原因の場合は、心配する必要はありません。肩を温めたり、ストレッチ体操やマッサージなどで痛みを和らげると同時に、正しい姿勢をとったり、長時間の作業を避けたりするなどの日常生活の改善を心掛けるようにします。

肩こりにしびれや麻痺《まひ》を感じる場合は、背後に別の病気が潜んでいることが多いので、症状がいつまでも続く場合は、受診しましょう。とくに痛みやしびれが指のほうまである、痛みが走る感じ（放散痛）がある、麻痺をともなう、どんな姿勢でも痛い、いつまでも同じ場所が痛い、などの場合は、原因疾患があることが疑われます。

原因に心当たりがない肩こりには、頸椎《けいつい》(首の骨)に原因があることが案外多いので、いちど受診しましょう。原因となる病気があった場合は、その治療を受けましょう。

五《ご》十肩《じゅうがた》

● むりのない範囲で肩を動かすように

✚受診する科　整形外科

症状と特徴　正式な病名は、**肩関節周囲炎**といいます。腕を上げたり、手を背中に回したりして肩を動かすと、痛みが現れます。症状が現れ始めた直後は痛みが強く、夜間や明け方は痛みがとくに強くなり、しだいに肩を動かすのが不自由になります。

原　因　加齢、外傷、自律神経障害、ホルモンバランスの変化などが考えられます。腱板《けんばん》の断裂が原因となることもあるので、長く続く場合は整形外科を受診しましょう。

治　療　ほとんどが自然に治りますが、自己判断による間違った療法で悪化させることもあります。まずは、重い物は持たないようにし、むりな動作を控え、痛みが強くならない程度に肩関節を動かすようにします。入浴、ホットパック、超音波を使った温熱療法も行うとさらに効果的です。

痛みが強い場合は、湿布、内服薬、座薬として消炎鎮痛薬を使います。また、痛みを早く抑えるために、ステロイドやヒアルロン酸ナトリウムを注射するという方法もあります。さらに、末梢《まっしょう》神経に麻酔薬を注射する神経ブロックを行うこともあります。

動揺肩《どうようがた》

●肩関節の脱臼や不安感がある

受診する科 整形外科

症状と特徴 明らかな外傷がないのに肩関節の**脱臼**《だっきゅう》や脱臼しそうな不安感を起こします。肩関節の痛みや不安定感、腕のしびれ感や肩こりがありますが、関節周辺には腫《は》れや熱感といった炎症症状はみられません。

意図的に肩を脱臼させたり、腕の位置によって肩が習慣的に脱臼してしまう場合も動揺肩に含まれます。肩関節以外にも、指、足、ひじや膝《ひざ》の関節がやわらかい人に同様の症状が多くみられます。

原因 臼蓋《きゅうがい》（肩甲骨《けんこうこつ》の肩関節面）の形の異常が原因のひとつと考えられます。また、スポーツで腕を振り抜く投球動作などを繰り返すことで、肩関節が緩い状態になって起こるスポーツ障害のこともあります。

治療 男女とも13、14歳で発症することが多いのですが、数年で症状が軽減し、治療を必要としなくなる例も多くあります。

症状が続く場合は、肩周辺の筋力を鍛えるほかに、肩甲骨の安定のために姿勢をよくするバンドを装用することも効果的です。

また、腕の振り抜き動作の繰り返しによって起こる場合は、2～3週間程度は、三《さん》角巾《かくきん》などを使って肩関節を固定します。

脱臼を繰り返し、日常生活に支障が出る場合は、手術を行うこともあります。

図1　肩周辺の筋肉

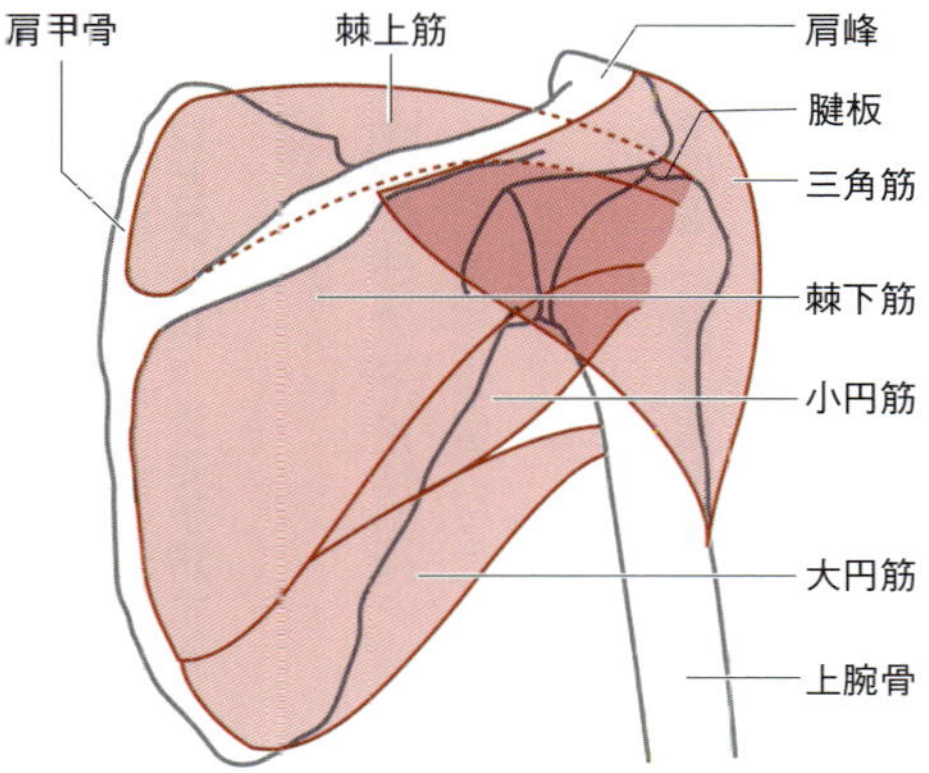

反復性肩関節脱臼《はんぷくせいかたかんせつだっきゅう》

●肩関節の脱臼を何度も繰り返す

受診する科 整形外科

症状と特徴 肩を**脱臼**した後に、ふだんの生活でも脱臼を繰り返す状態です。痛みを感じることはあまりありませんが、つまずいたり、腕を特定の方向に伸ばしただけで脱臼したり、投球動作などをするだけで、脱臼しそうな不安感にかられたりします。

10～20歳代で最初の脱臼を経験すると、この病気に移行することがあります。

原因 最初の脱臼を整復（元の位置に戻す）した後の固定が十分でなかったために、脱臼を繰り返すようになることが多く、整復後、最低3週間は固定をすると起こりにくくなるといわれています。

治療 外科手術が効果的です。内視鏡の一種の関節鏡で剥離《はくり》している軟骨を固定したり、肩関節の前面に骨を移植したり、関節包を縫い縮めたりします。予防には、肩周辺の筋力を鍛える必要があります。姿勢矯正などの理学療法を行うこともあります。

野《や》球《きゅう》肩《がた》

● 筋トレとストレッチで予防する

受診する科 整形外科

症状と特徴 野球などで投球動作を繰り返したために生じる肩の痛みのことですが、投球動作を主とするスポーツをしている人だけがなるわけではありません。

　肩関節や周辺の組織の損傷が痛みを引き起こします。損傷部位により、肩の前方、または後方が痛みます。

　こどもに起こる場合は、**リトルリーグショルダー**ともよばれ、上腕骨の骨頭《こっとう》にある成長軟骨が骨頭から分離することもあります。また、筋肉、腱《けん》、腱付着部の炎症である**使いすぎ症候群**のこともたいへん多く、発育途上のこどもの過度な運動には注意が必要です。

原因 肩の関節包や肩関節に付着する腱や筋の損傷が原因です。

　損傷部位は、上腕骨頭を覆う組織に起こった炎症、腱板の損傷、関節内の軟骨（関《かん》節唇《せつしん》）の損傷などがあります。

治療 4～5日間は投球動作を禁止するなど、まずは肩の安静を保ちます。痛みが続くような場合は、安静期間を増やします。痛みを和らげるために、消炎鎮痛薬の内服や、湿布などを使用することもあります。また、アイスマッサージやアイシング（冷却）も、痛みの軽減には効果的です。腱板に完全断裂がある場合は、手術が必要です。

　野球肩は予防がもっとも大切です。腱板の機能を高め、肩をつくるために筋力トレーニングとストレッチに努めましょう。また、投球前のウォームアップや、投球直後のアイシングやストレッチは、炎症や損傷を慢性化させないためにも重要です。

脊《せき》柱《ちゅう》側《そく》弯《わん》症《しょう》

● こどもの体型に気をつけておく

受診する科 整形外科

症状と特徴 痛みなどの自覚症状がないため、本人は気づかず、家族などから両肩の高さの違いなどを指摘されたり、学校健診で発見されることが多いようです。脊柱（背骨）が、ねじれなどをともなって左右どちらかに曲がってきます。

原因 **機能性側弯症**は、姿勢が悪いために起こるものや、椎間板ヘルニアなどにともなう一時的な側弯で、脊柱のねじれはみられません。

　椎体の変形による**構築性側弯症**でもっとも多いのは、原因が解明されていない**特発性側弯症**です。特発性側弯症は、成長とともに徐々に進行し、思春期の女子に多くみられます。重症になると心臓や肺が圧迫され、さまざまな障害が起こることがあります。こどもの体型に気をつけて、早めに異常を発見することが大切です。このほか、**神経原性・筋原性側弯症**、**先天性側弯症**（指定難病）などがあります。

治療 背骨の変形を矯正する治療は、脊柱の成長が完成する17、18歳まで続けられます。本人、家族、整形外科医、理学療法士が協力しあって、根気よく治療に取り組むことが大切です。

　矯正治療は、矯正装具をつけることで、曲がった脊柱を矯正します。

　側弯が強い場合や、側弯の進行が早い場合は、手術によって治療します。

脊柱後弯症《せきちゅうこうわんしょう》（円背《えんぱい》、亀背《きはい》）

● 背中が円くなる病気の総称

受診する科 整形外科

症状と特徴 脊柱（背骨）が、後方に凸形に変形し、背中が円くなる病気の総称です。

原因 姿勢が悪いために起こる**機能性後弯症**は、日常的に注意すればよくなるものですが、**構築性後弯症**には、椎体の生まれつきの変形によるもので、成長にともない進行することがある**先天性脊柱後弯症**、複数の椎体がくさび状に変形し、脊柱、とくに胸椎《きょうつい》部が円く変形し、成長が終了すると進行も止まる**青年期後弯症**（**ショイエルマン病**）、加齢が原因で、椎体間の椎間板の変性や骨粗鬆症《こつそしょうしょう》により椎体が押しつぶされると起こる**老人性後弯症**（**老人性円背**）、脊椎カリエスによる後弯、脊椎損傷後の後弯などがあります。

治療 原因によって治療法が異なります。軽い場合は、体操療法や装具療法が行われます。後弯がひどい場合には、手術が必要になることもあります。

脊髄損傷《せきずいそんしょう》

● 多いのは頸髄と腰髄の損傷

受診する科 整形外科

症状と特徴 背中の痛みのほか、しびれ、脱力、感覚の消失、膀胱《ぼうこう》と腸の機能損失、麻痺《まひ》などが起こります。

さらに、損傷部位より下位の神経機能が失われると、床ずれ、尿路感染症、肺炎を起こす危険が高くなるため、全身管理を行うことが大切です。

原因 外傷、血流の遮断、椎間板《ついかんばん》ヘルニアなどによる圧迫が原因です。多いのは、55歳以上の人で転倒が原因となったものです。若年者に多いのは、交通事故や転落事故などによるものです。

治療 脊椎をわずかに動かしただけでも麻痺の範囲が広がり、永久的になることがあるため、けが人を動かさないでただちに救急車をよびましょう。とくに頸髄損傷《けいずいそんしょう》後は、呼吸管理やその他合併症が起こらないように全身の管理が必要です。

治療後、早期にリハビリテーションを開始することで、麻痺による関節の拘縮《こうしゅく》などを予防することが可能となります。

脊髄梗塞《せきずいこうそく》

● 手足の麻痺には早期のリハビリを

受診する科 脳神経内科

症状と特徴 脊髄血管障害のひとつで、**前脊髄動脈症候群**が代表的な疾患です。脊髄でいちばん太い動脈の前脊髄動脈が支配している脊髄の前3分の2の血流が途絶えて梗塞が起こる病気です。

症状は、背中の痛みとともに、両足や手足の麻痺《まひ》、障害を受けた脊髄より下の部分の痛みや温度を感じる感覚の異常、排尿・排便の障害などが突然生じます。触った感覚は障害されません。

原因 脊髄の動脈に起こった動脈硬化や下行大動脈の解離性大動脈瘤《かいりせいだいどうみゃくりゅう》（427頁）が原因となります。

治療 脊髄MRI《エムアールアイ》などによって診断されます。治療法はこれといって有効なものはありませんが、脳梗塞（260頁）に準じた治療を行います。尿路感染症を起こしやすいので、水分を十分に摂《と》り、排尿を促し、清潔を保つなど、予防が大事です。

両足や手足の麻痺を少しでも軽減するには、できるだけ早くからリハビリテーションを行う必要があります。

脊椎骨折《せきついこっせつ》

●早期リハビリと機能低下を防ぐことが大切

受診する科　整形外科

症状と特徴　骨折部分に痛みをともない、立ったり歩いたり、長時間座ったりすると痛みが悪化します。脊椎内にある脊髄や神経根の損傷により、感覚を失ったり、麻痺《まひ》が生じたりする可能性があります。

原因　高所からの落下、交通事故やスポーツ事故などで発生します。

骨粗鬆症《こつそしょうしょう》のある高齢者では日常動作で、**脊椎圧迫骨折**が生じることがあります。

治療　胸腰椎の骨折には、装具療法が有効で、装着すると痛みが和らぎ、日常生活への復帰が早くなります。

最初の数日間はベッドで安静にしますが、できるだけ早く、座る、歩くなどの動作を始めると機能低下や骨密度減少を抑えることができます。

脊椎圧迫骨折《せきついあっぱくこっせつ》

症状と特徴　脊椎の椎体が骨折を起こしてつぶれます。胸椎および胸椎と腰椎の移行部にかけて起こることが多く、骨折部分に痛みが起こる場合には、寝返りや前かがみもできないほどの強い痛みがあります。しかし、痛みを感じず、知らない間に骨折が起こり、変形が進むこともあります。

原因　骨粗鬆症《こつそしょうしょう》がある高齢者では、比較的軽い力だけでも起こります。日常生活の動作や、尻もち、転倒などによって起こりますが、くしゃみなどでも起こります。

老人性後弯症《ろうじんせいこうわんしょう》（433頁）は、胸椎の**多発性圧迫骨折**が原因のことがあります。

治療　骨粗鬆症による脊椎圧迫骨折は、2～3週間安静にしていると痛みは軽くなります。その後、コルセットを使って歩く練習を始めます。

高齢者の場合は、長期間ベッドで安静にしていると、呼吸器や尿路系の感染症や認知症を発症することがあります。少しずつでも動くことを心掛けましょう。

骨髄線維症《こつずいせんいしょう》

●原因となる病気の治療が先決

受診する科　内科／血液内科

症状と特徴　息切れ、めまい、動悸《どうき》などの貧血症状と、脾臓《ひぞう》の腫《は》れによる左上腹部の痛みなどが起こります。

造血作用のある骨髄組織にコラーゲンでできた線維が増殖して、血液をつくるはたらきが低下し、脾臓や肝臓で血液がつくられるようになります。がんの骨髄への転移や悪性《あくせい》リンパ腫《しゅ》などにともなって起こることがあります。

治療　骨髄組織内の線維の増殖を起こす原因となる病気の治療を行います。

貧血が進んだ場合には、輸血を行います。脾臓の腫れに対しては、脾臓の摘出手術が行われることがあります。造血幹細胞の移植を行うこともあります。

脊髄腫瘍《せきずいしゅよう》

677頁（がん）

頭部
体幹
手足
全身
がん
こころ
女性
こども

腰痛症《ようつうしょう》

●原因のほとんどが背骨の変化

✚受診する科 整形外科

症状と特徴 腰の痛みは、ほとんどの人が一生のうちに1度は経験するといわれるほど、よくみられますが、その原因はさまざまです。

内臓の病気が原因となることもありますが、ほとんどは背骨になんらかの変化が生じて起こると考えられています。

背骨は、首の骨（頸椎《けいつい》）から尾骨《びこつ》までの脊椎《せきつい》（椎骨）が積み重なって形成され、その間に椎間板があります。このうち腰の部分にあるのが腰椎で、第1から第5腰椎まであります。腰椎やその周辺の筋肉や神経に異変が生じると、多くの場合、腰痛として現れます。

腰は、体重を支えるのにもっとも大きな役割を果たしており、からだを曲げたり伸ばしたり、物を持つときなどに、いちばん負担がかかります。それを支える背骨の大きさは、特別に鍛えていないかぎり、性別

図2　腰痛体操

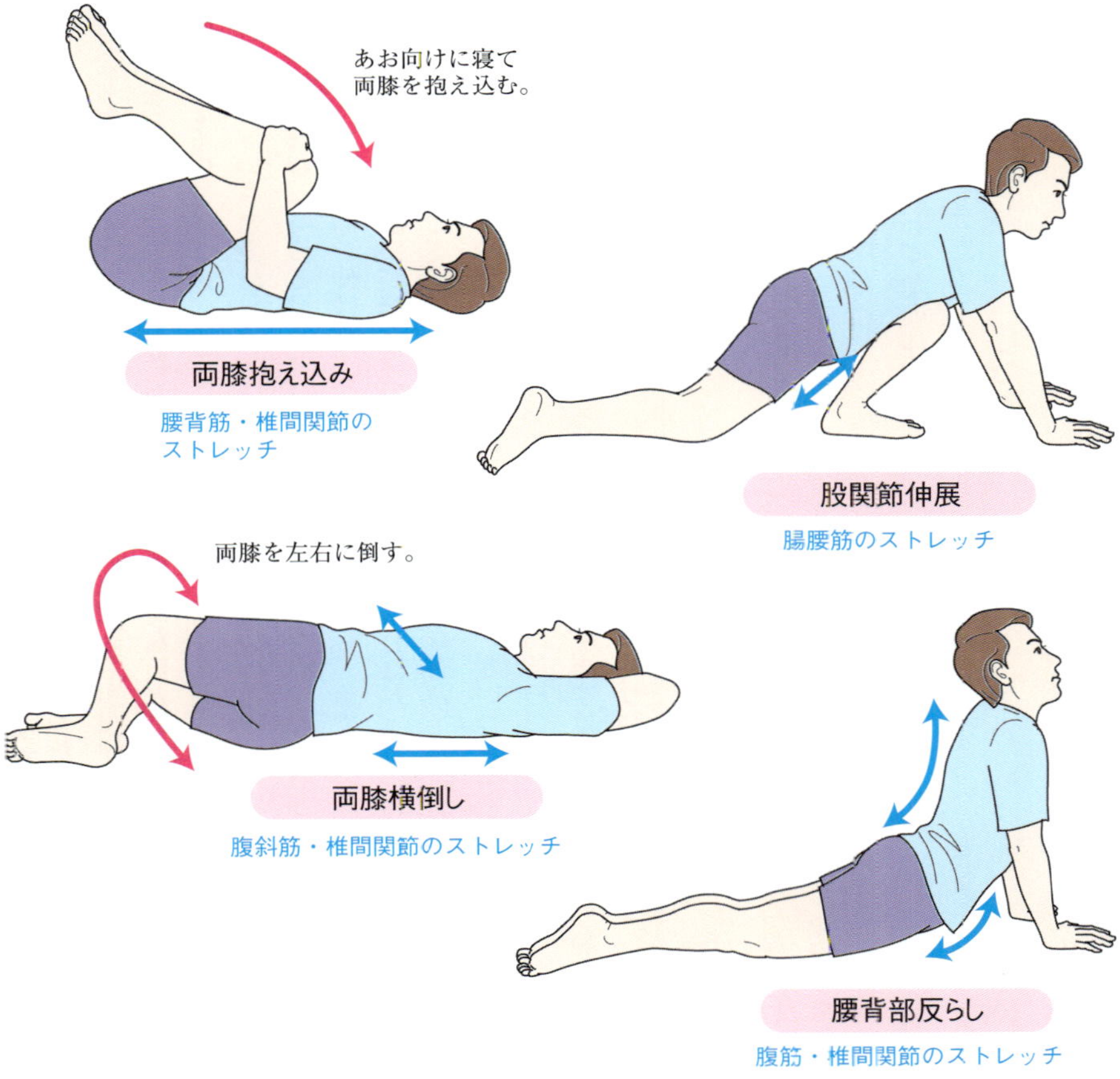

が同じで、身長も同じくらいの人たちでは、ほとんど差がなく、肥満体の人でも、背骨が大きいということはありません。

腰椎のいちばん下の部分には、全体重の約60％がかかり、腰を前に曲げると、その4倍の荷重がかかります。したがって、肥満体の人には、大きな負担増となります。

若い世代での腰痛は、外傷やスポーツ障害によるものが多く、加齢とともに椎間板《ついかんばん》の変性による病気が増えます。

治療 腰痛の多くはそれほど心配するものではありませんが、なかにはほかの病気が原因となることがあります。まずは、原因を調べることから治療が始まります。

慢性腰痛症《まんせいようつうしょう》

症状と特徴 一般に腰痛症とは、腰の骨や腰周辺の筋肉などに痛みがあることで、経過から、急性（発症から4週未満）、亜急性（4週から3か月未満）と慢性（3か月以上）に分けることができます。鈍い痛みが慢性的に続く場合を慢性腰痛症とよんでいます。

原因 姿勢の悪さや、腰に負担のかかる姿勢を長く続けている、肥満、加齢による骨・軟骨・筋肉の衰え、精神的ストレスなども考えられます。じっとしていても痛い、どんな姿勢をとっても痛みがある場合は、原因となる病気が背後にあることが考えられるので、いちど受診しましょう。

治療 腰痛体操（435頁図2）やストレッチによって、関節を伸ばし、腹筋、背筋を強化するほか、よい姿勢を保つように気をつけます。生活に支障が出るような場合は、腰を温めたり冷やしたりする物理療法、コルセットなどの使用、鎮痛薬の使用、末梢《まっしょう》神経に麻酔薬などを注射する神経ブロック療法などを行います。

ぎっくり腰《ごし》

●安静を続けすぎると回復の遅れに

✚受診する科 整形外科

症状と特徴 ほんのわずかの体位の変化、たとえば、ちょっと前かがみになったとか、重い物を持ち上げようとしたなどで、突然、腰に激痛が起こった場合をいいます。**急性腰痛症**ともいいます。

からだを動かすことで痛みを感じたり、痛みが強くなったりしますが、安静にしていれば和らぎます。90％以上が6週間以内によくなるとされています。

原因 椎間板の断裂・ヘルニア、腰椎《ようつい》の椎間関節の捻挫《ねんざ》や、靭帯《じんたい》の軽い損傷、関節包のめくれやねじれが原因です。

ただし、急で強い腰の痛みすべてがぎっくり腰とはかぎりません。「どんな姿勢をとっても痛い」「発熱をともなう」「冷や汗が出る」といった場合は、ほかの病気の可能性もあるので早めに受診してください。

治療 まずは、楽な姿勢で安静を保ちます。ぎっくり腰であれば、しばらく安静にしていれば、痛みは徐々に軽くなります。膝《ひざ》を曲げて横向きに寝たり、膝の下に毛布などを入れ、腰に負担がかからない姿勢をとりましょう。冷たいタオルを当てたり、湿布を貼《は》ったりするのもよいでしょう。

最近では、何日も安静にして寝ているのは日常生活に復帰するのが遅れる原因となることがわかってきました。痛みが治まってきたら、むりのない範囲で動くようにします。とくに高齢者の場合、過度の安静は禁物です。

腰《よう》椎《つい》椎《つい》間《かん》板《ばん》ヘルニア

●腰痛が長引く場合は、手術も

受診する科 整形外科

症状と特徴 発症直後は、激しい腰痛で動けないことがあります。また、鈍い痛みや脚《あし》のしびれを感じたり、治まったりを繰り返す慢性型もあります。多くは、坐骨神経痛《ざこつしんけいつう》（殿部から太ももの外・後側、膝《ひざ》から足首までの外側、さらにつま先にまで激しい痛みが起こる）がともないます。

椎体と椎体の間にあり、背骨に加わる衝撃や体重を緩和するクッションの役割を担っているのが椎間板です（369頁図6）。椎間板の中心部にはゼリー状の髄核があり、その周囲は、線維輪という丈夫な線維状の組織によって取り囲まれています。

線維輪の弾力が低下し、亀裂《きれつ》が入ると、髄核が押し出される（突出や脱出）ことがあります。飛び出した髄核が神経を圧迫し、痛みを引き起こします。これが**椎間板ヘルニア**で、腰椎に起こるものを腰椎椎間板ヘルニアといいます。椎間板の変性が始まる20～40歳代、とくに男性によくみられます。

原因 椎間板内部の圧が一時的に上昇したために、亀裂の生じた線維輪から髄核の脱出が起こります。変性の始まった椎間板に、強い力が加わり、発症します。

治療 痛みの激しい急性期には、消炎鎮痛薬を内服しながら、安静にしていれば、1週間ほどで痛みが和らぎます。

痛みが軽くなっても完治した訳ではありません。慢性化した場合は、牽引《けんいん》療法、コルセットで局所を安静にし、脱出した髄核が自然に吸収されることを期待する治療や、患部を温め、かたくなった筋肉をやわらかくし、同時に血行を促進することで炎症を治める温熱療法も効果的です。腰痛体操（435頁図2）などの運動も行うようにします。症状が長引く、痛みがひどいといった場合は、入院が必要です。ベッド上での牽引や、神経に麻酔薬を注射する硬膜外・神経根ブロックなどを行います。それでも効果がない場合は、脱出した髄核を切除する後方手術や、ヘルニア部分を椎間板ごと摘出する前方手術を行います。現在では、内視鏡手術も行われています。

図3　腰椎椎間板ヘルニアの形態

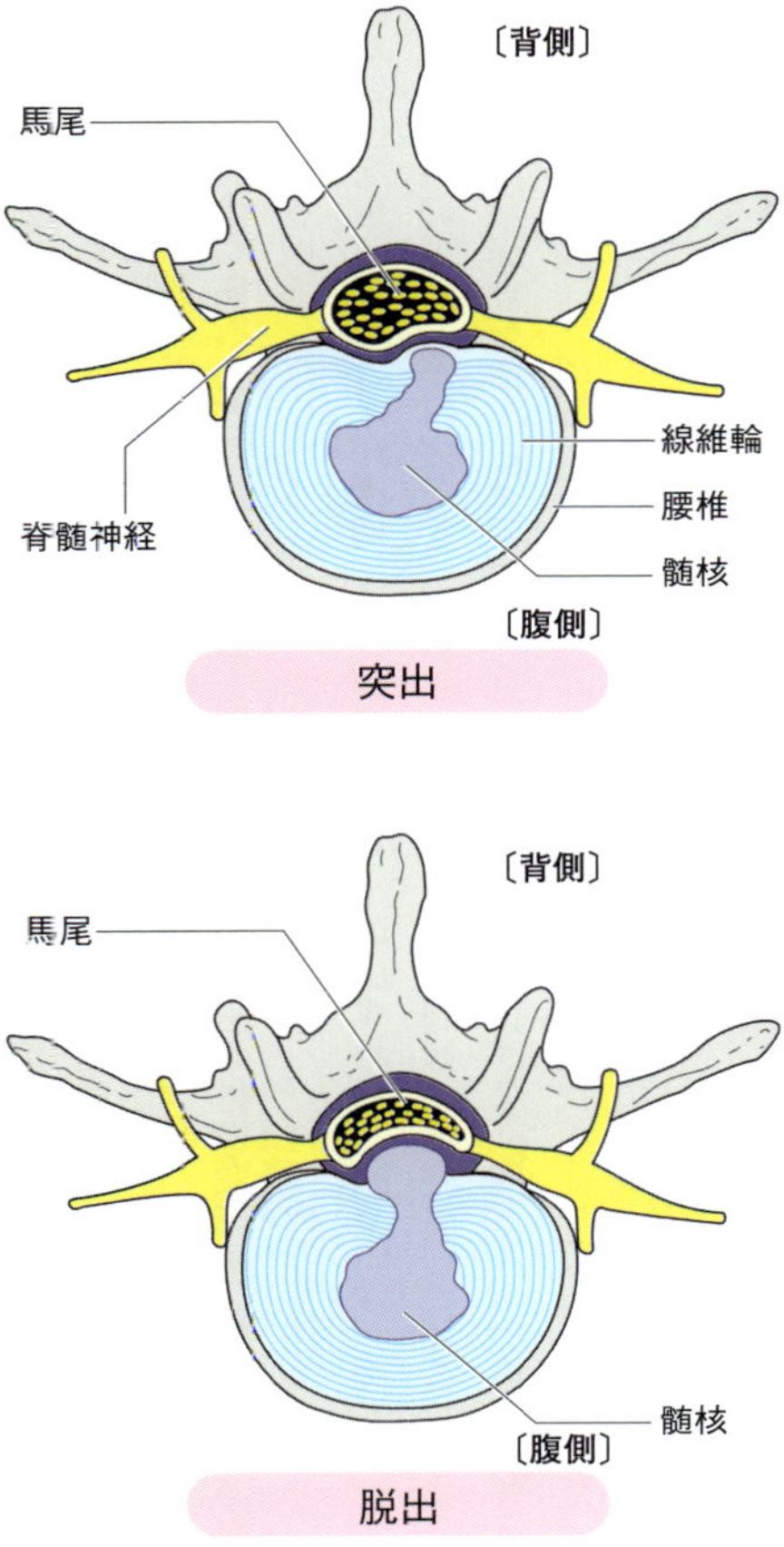

頭部
体幹
手足
全身
がん
こころ
女性
こども

心因性腰痛《しんいんせいようつう》

精神的ストレスが原因の腰痛

受診する科 整形外科／心療内科

症状と特徴 いろいろな整形外科的検査を行っても異常が見つけられない慢性的な腰痛のうち、ストレスやこころの問題が大きく影響しているケースです。

慢性腰痛を訴える患者さんの多くに**抑うつ状態**がみられるといわれます。人間関係のストレス、自分の仕事に対する不平・不満、家庭内不和など、さまざまな問題が腰痛を悪化させていると考えられます。

原因 背骨やその周囲の筋肉などに異常がなく、内臓にも病気がない、といった原因不明の痛みの場合、心因性腰痛であると考えられています。こころのストレスがその原因となっていることが多いのです。

治療 まずは、痛みをとる薬物療法を行います。おもに非ステロイド系の抗炎症薬が使用されます。さらに、精神的、心理的な要因を改善するために、抗うつ薬が有効であるケースが多数あります。

薬物療法と並行して、心理療法やカウンセリングなど、心療内科や精神科での治療も行うと、さらに効果的なことがあります。

心因性腰痛は、痛みをとるだけの治療よりも、話したり相談したりすることで、心理的な要因を取り除くことが大切です。家族や周囲の人の理解も不可欠です。孤独感や不安、不満が痛みを増大させていることがあるので、家族は、理解していることを本人に伝えることを心掛けてください。

変形性腰椎症《へんけいせいようついしょう》

高齢者に多くみられる腰痛

受診する科 整形外科

症状と特徴 高齢者の腰痛のおもな原因となっているのが、変形性腰椎症です。体重を支えるために大きな負担がかかる腰椎部分は、加齢や長年にわたる労働などの影響を受けやすく、腰痛を引き起こします。

腰がだるい、重い、鈍く痛むといった症状のほかに、脚《あし》にしびれや冷えを感じることもあります。腰から殿部にかけての広い範囲で痛みを感じることもあります。

変形性腰椎症があっても症状がない場合もあり、X線写真を撮った際に偶然見つかることもあります。

原因 腰椎の骨の変化すなわち椎骨の変形だけではなく、椎間板《ついかんばん》の変性（質や形の変化）のいずれか、あるいは、両者が合わさって、腰周辺に痛みを引き起こします。

治療 症状がない場合は、治療の必要はありません。症状があっても、できるだけからだを動かし、ふだんの生活を続けることが大切です。過度な安静は、筋肉を衰えさせ、症状を悪化させることがあります。

温《ぬる》めのお風呂《ふろ》につかったり、ホットパックや超音波を使ったりする**温熱療法**が効果的です。炎症と痛みを和らげる消炎鎮痛薬や、筋肉のこわばりをとる筋弛緩薬、血液の流れをよくする末梢《まっしょう》循環改善薬、神経のはたらきを改善する向神経ビタミン剤（ビタミンB_{12}など）が使われます。

痛みが強い場合、コルセットをつけると楽になることがあります。

腰部脊柱管狭窄症《ようぶせきちゅうかんきょうさくしょう》

症状と特徴 腰痛のほかに、間欠性跛行《はこう》が起こります。脚《あし》がしびれる、脚がもつれる、力が抜ける、脚全体が痛むなどが起こり、歩けなくなります。しかし、前かがみや座って休むと症状が消えたりします（**馬尾性《ばびせい》間欠性跛行**）。ときに片側の下腿《かたい》の痛みで歩けなくなる場合（**神経根性（外側型）間欠性跛行**）があります。また、ときに排尿困難など膀胱《ぼうこう》機能障害を起こすこともあります。同様な間欠性跛行を示す閉塞性《へいそくせい》動脈硬化症との鑑別がたいへん重要です。

治療 背骨を後ろに反らすと症状が悪化するため、コルセットをつけます。また、腰椎《ようつい》の湾曲を矯正するための運動療法を行うこともあります。歩行時に、杖《つえ》や手押し車を使用することで、負担を軽くすることが可能です。症状が軽くならない、麻痺《まひ》が現れた場合などは、狭くなった脊柱管を広げる手術を行うことも多くあります。

図4 脊椎分離症とすべり症

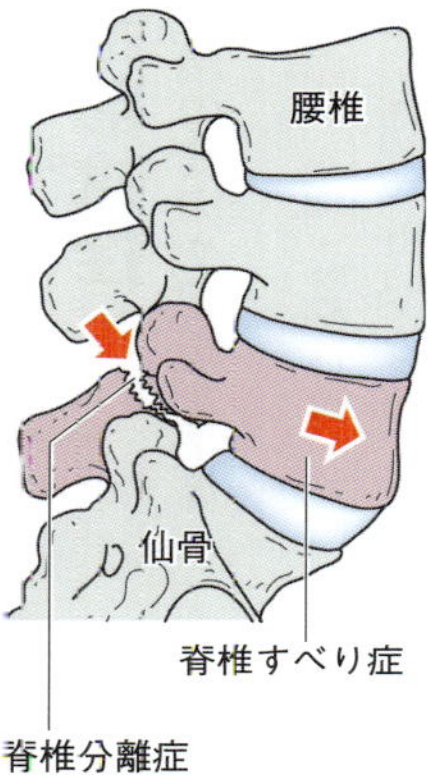

脊椎分離症《せきついぶんりしょう》

● **慢性的な腰痛が起こる**

受診する科 整形外科

症状と特徴 長時間立ち続けたり、重労働をしたりした後に、腰の痛みが強くなります。鈍く重い痛みが続き、後ろに反るような姿勢をとると、とくに強く痛みます。

脊椎分離症は、腰の上関節突起と下関節突起の間が分離してしまいます。脊椎すべり症を合併することもあります。

治療 小児期の骨折初期に見つかれば、体幹ギプス装具で骨を癒合させます。大人で見つかれば、腰に負担がかかる動作や運動を避けます。痛みを抑えるため、非ステロイド系抗炎症薬や筋弛緩薬、神経賦活《ふかつ》薬、末梢《まっしょう》循環改善薬などを使います。症状が改善されず、生活に支障をきたすような場合に、手術療法が検討されます。

脊椎《せきつい》すべり症《しょう》

症状と特徴 おもな症状は腰痛です。ひどくなると、脚《あし》の痛みやしびれなどの症状が現れます。積み重なった上下の椎骨がずれている状態で、脊柱の前方への湾曲が強くなり、姿勢が悪くなったり、背中に階段状のくぼみがみられたりすることがあります。

原因 脊椎すべり症には、脊椎の分離が原因で起こる**分離すべり症**と老化が原因でおこる**変性すべり症**があります。

治療 腰痛の一般的な治療を行います。痛みが強く、日常生活に支障がある場合は手術を行うこともあります。

変性《へんせい》すべり症《しょう》

症状と特徴 脊椎《せきつい》分離がないのに起こるすべり症をいい、中年以上の女性に圧倒的に多くみられます。

もっとも一般的な症状は腰痛ですが、少し歩くと脚《あし》のしびれ感や痛みで歩けなくなり、休むとまた歩けるようになる**間欠性跛《かんけつせいは》行《こう》**が現れることがあります。

治療 腰痛の一般的な治療を行います。症状が軽くならない場合、神経を緩める除圧術や、すべりを治す脊椎固定術もありますが、腰を守るために筋肉を鍛えたり、肥満しないように注意することも大切です。

腰《よう》部《ぶ》捻《ねん》挫《ざ》

● **腰の筋肉や靭帯が損傷**

受診する科 整形外科

症状と特徴 重い物を持ち上げるとき、いすやベッドから立ち上がるときなどに、腰をひねったり、伸ばしたりすると、激しい痛みが起こります。

原因 腰を強くねじる動作を繰り返すスポーツ、交通事故で起こりやすくなります。

治療 慢性化したり、習慣になったりするので、受診して処置するようにしましょう。一定期間の安静（通常3日から1週間）を保ちます。痛みを抑える薬物療法、温熱療法など、腰痛症の治療が行われます。

骨《こつ》盤《ばん》骨《こっ》折《せつ》

● **内臓や動脈の損傷、出血に注意**

受診する科 整形外科

症状と特徴 骨盤に外力が加わり、骨折を起こすと、痛みはもちろん、出血性ショックなど重篤な症状が起こります。また、生殖器や泌尿器などの内臓も損傷し、その損傷による大量の出血があることもあります。**内腸骨動脈**を損傷すると出血性ショックを起こすこともあります。

原因 交通事故や転落事故によって起こるケースがほとんどです。その他、スポーツ外傷で起こることもあります。

治療 一刻も早く医師の治療を受けることが重要です。出血性ショックや内臓損傷がある場合は、救命処置を行います。骨盤のずれには、一時的に創外固定し、全身状態がよくなってから手術することもあります。単純な骨折では、安静を保ちます。

坐《ざ》骨《こつ》神経《しんけい》痛《つう》

● **太ももから足にかけての痛み**

受診する科 整形外科／脳神経内科

症状と特徴 坐骨神経（図5）が刺激されるとお尻の片側や太ももの後ろ、ふくらはぎが痛み、踵《かかと》やくるぶしまで痛みが響くことがあります。痛みは、安静にしていても続くことが多く、からだを曲げると痛みが強くなります。そのほかに、脚《あし》のしびれや感覚鈍麻（鈍り）、腱《けん》反射の異常、歩行障害がみられることがあります。痛みを軽くするために、痛まないほうの脚に体重をかけていると、からだが横に曲がった姿勢（**坐《ざ》骨《こつ》神経《しんけい》痛《つう》性《せい》側弯《そくわん》**）になることもあります。

図5　坐骨神経の分布

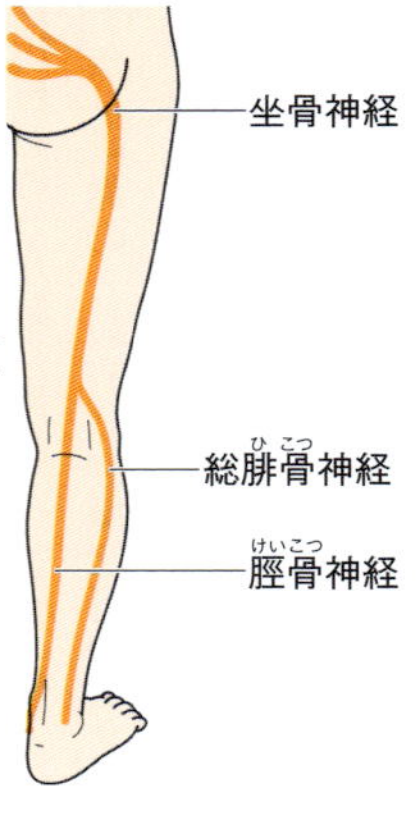

原因 椎間板《ついかんばん》ヘルニア、脊髄腫瘍《せきずいしゅよう》、変形性腰椎症などのために、坐骨神経が刺激、圧迫されることによります。帯状疱疹《たいじょうほうしん》、糖尿病、アルコール依存症などが原因となることもあります。

治療 脊椎に異常がある場合は整形外科、神経自体の原因と思われる場合は脳神経内科の担当になります。整形外科では、薬や牽引《けんいん》療法、装具療法、温熱療法ときに手術も行われます。脳神経内科では、保存療法、鎮痛薬や消炎薬などの処方が行われます。鍼灸《しんきゅう》療法や神経ブロックなど、痛みを抑える治療も効果があります。

化《か》膿《のう》性《せい》脊《せき》椎《つい》炎《えん》

●骨髄の細菌感染による化膿性炎症

受診する科 整形外科

症状と特徴 急激な腰や背中の痛みと、ときに発熱が起こります。背中や腰をたたくとひじょうに痛みます。

骨の中（骨髄）に細菌が侵入して、化膿性の炎症を起こすものを**化膿性骨髄炎**といいます。脊椎の椎体や椎間板《ついかんばん》にも同様の骨髄炎が起こります。中高年がかかりやすい病気で、がんや糖尿病、肝硬変などの病気により免疫力が低下している場合に起こりやすくなります。

まぎらわしい病気としては、結核の感染による脊椎カリエスや、脊椎に転移したがんなどがあります。

原因 感染する経路としては、扁桃炎《へんとうえん》などの化膿した病巣から細菌が血液の流れにのって脊椎に侵入する血行性感染と、膀胱《ぼうこう》炎《えん》などの泌尿器や生殖器系の炎症が静脈系を介して脊椎に広がる場合があります。

また、脊椎手術や椎間板造影などで直接感染することもあります。

治療 患部を安静に保ち、抗菌薬を点滴したりします。

また**高気圧酸素療法**も有効です。高気圧酸素療法は、高気圧治療装置の中で、大気圧より2～3倍の圧力をかけて純酸素を呼吸させる治療で、酸素によって殺菌効果と、白血球のはたらきを高めることができます。さらに体外から針を刺し、できるだけ病巣をかき出す方法も行われています。

こうした治療で効果が上がらない場合、手術して病巣の膿《うみ》を取り除いたり、骨移植を行ったりします。

強《きょう》直《ちょく》性《せい》脊《せき》椎《つい》炎《えん》*

●骨どうしが癒着する病気

受診する科 整形外科

症状と特徴 脊椎や骨盤の関節部が、しだいに線維化から骨化し、骨と骨が癒合してしまう病気です。ひどくなると肩、股《また》、膝《ひざ》などの胴体に近い関節にも癒合が起こり、からだがほとんど動かせなくなります。

発症の初期では、背中や腰が重たく感じる程度で、起床時や同じ姿勢を続けていると筋肉痛のような痛みが起こります。痛みや筋肉のこわばりが腰の中央部に集中するようになると、片方あるいは両方の脚《あし》に痛みが走るようになります。

進行すると腰がかたまり、放置しておくと背骨も動かせなくなるほどかたくなってしまいます。重症になると、ほとんどすべての脊椎が癒合し、からだが1本の棒のようになってしまいます。

初期の段階では、腰痛症や坐骨神経痛《ざこつしんけいつう》などと診断されていることが多く、正確な診断が難しい病気です。

関節リウマチに合併することがあります。

治療 進行を止めるのは難しく、おもに対症療法が行われます。

痛みに対しては、消炎鎮痛薬で抑えることが可能です。抗リウマチ薬のほか、最近は生物活性剤も使われます。

手足の関節が動かなくなるのを防ぐために、水泳などの全身運動や、機能訓練を積極的に行うことも大切です。

完全な硬直がみられる場合、股関節《こかんせつ》に人工関節を入れることもあります。

腎静脈血栓症《じんじょうみゃくけっせんしょう》

●静脈の閉塞で腎臓機能が低下する

受診する科 腎臓内科／泌尿器科／血管外科

症状と特徴 発症すると腰痛、発熱、血尿、たんぱく尿、乏尿、無尿などの症状があり、重い場合は**腎不全《じんふぜん》**（513頁）に至ります。

原因 片方、または両方の腎静脈に血栓ができて、閉塞《へいそく》してしまうものです。小児の場合は、先天的にこの状態になっていることがあります。成人の場合は、**ネフローゼ症候群**（511頁）や血液疾患などが原因となります。

治療 おもに薬物療法を行います。抗凝血薬を使用して、血栓を溶かします。場合によっては手術で血栓を除去することもあります。

腎下垂《じんかすい》（遊走腎《ゆうそうじん》）

●腎臓があるべき場所から動いてしまう

受診する科 腎臓内科／泌尿器科／小児科

症状と特徴 腎臓は、体内でしっかりとは固定されていません（443頁図6）。健康な人でも呼吸に合わせて上下に移動します。座っている状態から立ち上がっただけで5㎝も下へ移動してしまうくらいです。

こうした生理的に自然な動きを超えて腎臓が下がってしまう場合を、**腎下垂**、または**遊走腎**といいます。骨盤の中まで腎臓が移動してしまうような場合もあります。

腎臓の機能が悪くなることはほとんどありませんが、腎臓から下に伸びている尿管が曲がって尿が流れなくなってしまうために、わき腹痛や腰痛が起こることがあります。腎血管がねじれてしまうと、むかつき、嘔吐《おうと》、食欲不振などの自律神経系の消化器症状や、血尿、たんぱく尿、高血圧を起こすこともあります。

原因 腎臓の周りで、腎臓を支えている脂肪組織の発育が悪かったり、腎臓につながっている血管が異常に長かったりすると起こります。やせた女性に多くみられ、とくに右の腎臓だけにみられることがあります。胃や腸など、ほかの内臓下垂をともなうことも少なくありません。

治療 やせている人は、体重が増えるような食事療法や、筋力をつけるための運動をする必要があります。症状が重い場合は、腎臓が下がらないように腹帯を巻きます。横になって、腎臓が正常な位置にあるときに、下腹部から上腹部にかけて腹帯を巻き上げます。

血尿やたんぱく尿などの症状が強い場合は、手術で腎臓を固定する場合もありましたが、自覚症状が改善するとは限らず、また再発することも多いので、近年は手術による固定はあまり行われません。

腎梗塞《じんこうそく》

●腎動脈が詰まり、血液が流れなくなる

受診する科 腎臓内科／泌尿器科

症状と特徴 血管の塞栓《そくせん》や血栓、外傷などによって腎動脈がふさがってしまい、腎臓の一部またはすべてが壊死《えし》してしまう病気です。心筋細胞に血が届かなくなってしまう心筋梗塞《しんきんこうそく》、脳動脈が閉塞する脳梗塞《のうこうそく》の腎臓版といえるでしょう。尿路結石による**水腎症《すいじんしょう》**（446頁）と症状が似ているので、注意が必要です。

おもな自覚症状は、血尿や腰背部の痛みです。吐き気や嘔吐《おうと》などの症状が出る場合もあります。

原因 心臓の弁膜疾患や不整脈のためにできた血栓が、血管中を移動して腎動脈に詰まって起こるケースが大半です。

治療 発見が早い場合は、血栓を溶かす薬を注入します。静脈から入れる場合もありますが、緊急の場合は腎動脈に直接、薬剤を注入します。

発症後長時間が経過している場合は、血栓溶解療法は効果がない場合が多いので、鎮痛処置をして経過をみます。

図6　腎臓の位置と構造

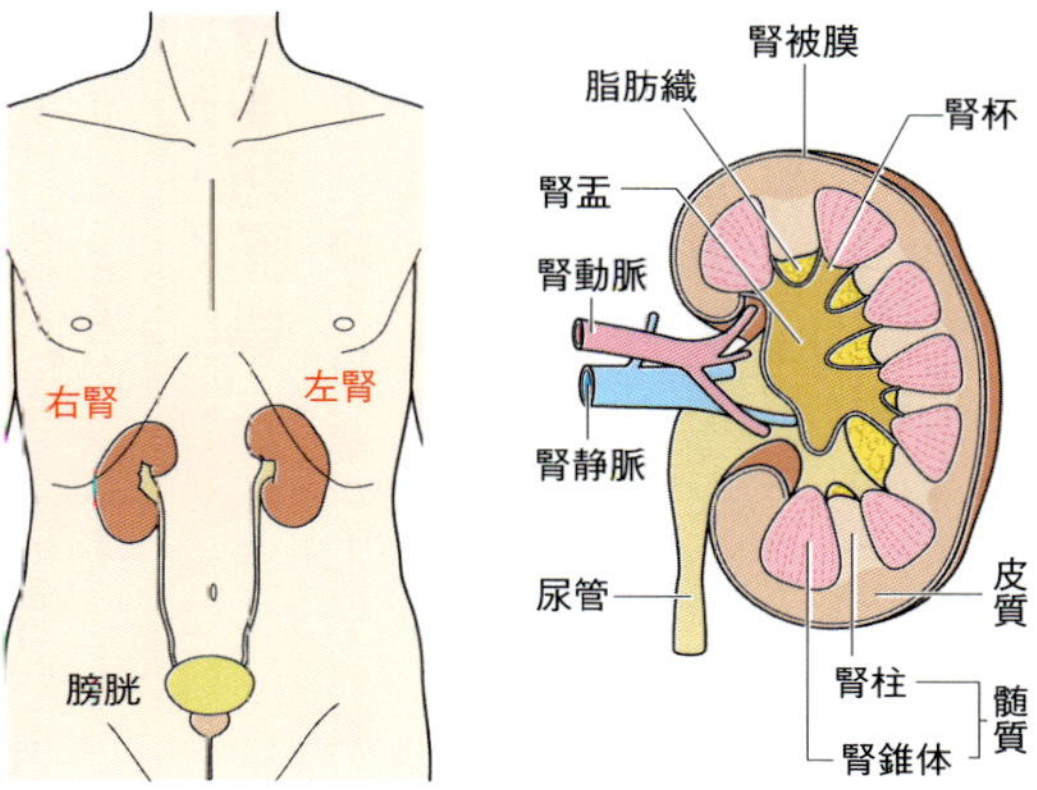

腎盂腎炎《じんうじんえん》

● 感染症によって起こる腎臓の炎症

受診する科 腎臓内科／泌尿器科

症状と特徴 細菌の感染によって起こる、腎盂《じんう》や腎杯《じんぱい》など腎臓の組織（腎実質）の炎症のことです。**腎盂炎**《じんうえん》ともよばれますが、腎盂以外の腎実質全体の炎症もともなうので、腎盂腎炎という名称が適当でしょう。

急性腎盂腎炎《きゅうせいじんうじんえん》

症状と特徴 38℃を超える高熱を発し、むかつきや嘔吐《おうと》、全身の倦怠感《けんたいかん》が強く出ます。腎臓付近や腰に痛みを感じることが多く、残尿感や排尿痛もともないます。

こどもの場合は、発熱、ひきつけ、食欲不振、嘔吐などの全身症状が出ます。

原因 尿道からさかのぼるようにして膀《ぼう》胱《こう》に入った細菌が、さらに尿管に逆流した尿によって腎臓に到達し、感染を起こすことが多くなります（**尿路上行性感染**）。

また、細菌が血液中に入って感染する場合を**血行性感染**、リンパ管に入る場合を**リンパ行性感染**といいます。

治療 安静を保つことと、抗菌薬の使用による化学療法が基本です。

慢性腎盂腎炎《まんせいじんうじんえん》

症状と特徴 あまりはっきりした症状は多くないのですが、急激に悪化すると発熱や腰背部の痛みが起こります。病気が進行すると、血圧の上昇や腎臓の機能低下によって**尿毒症**《にょうどくしょう》（515頁）の症状が現れます。

原因 急性腎盂腎炎の治療が不十分だった場合や再発を繰り返した場合、無症状で長期間が経過した場合に、腎盂腎炎は慢性化します。腎臓の機能が徐々に失われ、腎不全になることがあります。人工透析を受けている患者さんの1％ほどが、慢性腎盂腎炎が原因となっています。

尿の検査をし、膿《うみ》や細菌が尿にみられないかどうかを調べます。

治療 抗菌薬を使用して化学療法を行い

頭部
体幹
手足
全身
がん
こころ
女性
こども

ます。感染を制御し、腎臓の機能が冒されないようにすることが目的です。

腎周囲膿瘍《じんしゅういのうよう》

●たまった膿を抗菌薬か手術で処置

受診する科 腎臓内科

症状と特徴 腎臓の表面を覆っている膜と、腎臓の周囲にある筋肉の膜との間にある脂肪層の中に、膿《うみ》ができます。

発熱があり、腎臓がある場所が痛みます。全身にむくみが出ることもあります。

膿のかたまりが大きくなると、手で触ってもわかるようになります。病状がここまで進行すると、体重の減少が起こり、全身の衰弱が始まります。

腹部のX線写真を撮ると、腎周囲膿瘍が発症している場合は、腎臓の輪郭がぼやけてみえます。血液検査では、白血球の増加が顕著に観察されます。腹部超音波診断やMRI《エムアールアイ》、CT《シーティー》などの画像検査で、膿瘍の位置や大きさを知ることができます。

膿瘍の疑いのある部位に針を刺し、膿があれば診断が確定します。

原因 **腎盂腎炎**《じんうじんえん》や**腎周囲炎**《じんしゅういえん》によって腎実質が細菌に感染して起こる場合がほとんどです。しかし、からだの抵抗力が弱っている場合は、ほかの部位の感染巣から細菌が血液を通じて運ばれて、腎臓が細菌に感染し、腎周囲膿瘍を起こすこともあります。これを**血行性感染**とよび、糖尿病の患者さんに起こりやすいとされています。

治療 抗菌薬を用いた化学療法が中心です。不要な運動を避け、安静を保つことも大切になります。

膿瘍の部位が明らかな場合は、針を刺して膿を抜くか、切開して膿を切除すれば、急速に回復に向かいます。

腎膿瘍《じんのうよう》

●腎実質が化膿した状態

受診する科 腎臓内科

症状と特徴 腎実質の外側近くに、膿《うみ》のかたまり（膿瘍）ができる病気です。

寒けや震えをともなうような高熱を発し、腎臓に近い部分が痛みます。とくに、痛む部分をたたくと痛みが強くなります。

腎臓は腫《は》れて大きくなり、触るとわかるほどになります。小さな膿のかたまりが多数でき、症状が進行するとそれがすべて融合して、腎実質のほとんどが膿でいっぱいになってしまいます。腎臓を覆っている膜を破って外にまで感染が拡大すると、**腎周囲膿瘍**《じんしゅういのうよう》になります。

血液検査では、白血球の増加など、体内に炎症があることを示す結果がみられます。

腹部超音波検査、CT《シーティー》スキャン、静脈性腎盂撮影などの画像診断で、膿瘍のある部位や大きさを調べます。

原因 からだのほかの場所にある感染巣から、膿が血液に混じって運ばれてきます。原因となる菌の多くはグラム陽性球菌です。扁桃《へんとう》や、皮膚《ひふ》の化膿性《かのうせい》疾患からくることが多いです。

治療 膿瘍が小さいうちは、抗菌薬を使った化学療法で対処できます。症状が進行して、膿瘍が大きくなってしまっている場合は外科的手術が必要です。腹部を切開し、膿を取り去ります。

敗血症（638頁）の恐れがある場合は、腎臓を摘出することもあります。

単純性腎嚢胞《たんじゅんせいじんのうほう》

●腎臓に水ぶくれができる

受診する科 腎臓内科／泌尿器科

症状と特徴 片側、あるいは両側の腎臓に、ひとつから数個の嚢胞（嚢胞液という液体が入った袋）ができます。多くの場合、とくに症状はなく、特別な処置を必要としません。

しかし、嚢胞が大きくなって腎臓を圧迫すると、腰痛、高血圧、血尿を引き起こします。腎盂《じんう》の近くにできると、**水腎症**《すいじんしょう》を引き起こすこともあります。

原因 嚢胞ができる原因は、よくわかっていません。CT《シーティー》スキャンや超音波検査など、画像診断法が発達したために、よく発見されるようになりました。50歳以上で約半数の人に認められます。

ひじょうにまれですが、嚢胞に悪性腫瘍《あくせいしゅよう》が合併することもあります。

治療 圧迫症状が出る場合は、開腹して切除したり、経皮的穿刺《けいひてきせんし》による嚢胞液の吸引と薬物注入による固定を行います。

多発性嚢胞腎《たはっせいのうほうじん》*

●多くの嚢胞ができる遺伝病

受診する科 腎臓内科／泌尿器科

症状と特徴 両方の腎臓に、大小さまざまな嚢胞（液体が入った袋）がたくさんできる病気です。**小児型**と**成人型**があり、小児型の場合は出生時にすでに腎不全《じんふぜん》（513頁）の状態になっていることが多くみられます。成人型の場合は、40歳ごろになってさまざまな症状が出ることによって気づくことが多いとされています。

症状は、血尿、たんぱく尿、高血圧、尿路感染症、結石、痛風、腹部腫瘤《しゅりゅう》などがおもなものです。痛みは圧迫感程度ですが、内部で出血したり感染症を起こしていると激しい痛みを感じます。

処置をしなかった場合、腎機能は徐々に低下し、重症になると腎不全を引き起こします。

その他の臓器に合併症が出ることもあります。30～50％で肝嚢胞、50～80％で**大腸**《だいちょう》**憩室症**《けいしつしょう》（497頁）、10～40％で**脳動脈瘤**《のうどうみゃくりゅう》（263頁）などがみられます。

腎臓が肥大するので、触診で病気が発覚することもあります。また、超音波検査やMRI《エムアールアイ》でも見つけることができます。

遺伝子連鎖解析によって診断することも可能です。本人に自覚症状がなくても、家族にこの病気の人がいることで診断を受ける場合もあります。

原因 幼児型、成人型ともに、遺伝性の病気と考えられています。

治療 高血圧の治療や、低たんぱく食を中心とした食事療法など、腎機能を保つための治療を行うことになります。

嚢胞から出血したり、感染を起こして発熱や腰・背部痛が出た場合は、安静にして止血薬と抗菌薬を使用します。

腎不全となった場合は、人工透析療法を行わなければなりません。

尿路感染が起こると腎機能の低下が進むので、その治療を速やかに行う必要も出てきます。

大きな嚢胞は、開腹して嚢胞を切除したり、体外から針を刺して嚢胞液の吸引と薬物注入による固定を行う場合もあります。

水腎症《すいじんしょう》

● 腎臓に尿がたまる

受診する科 腎臓内科／泌尿器科

症状と特徴 尿路に流れの悪い部分ができると、腎臓でできた尿が腎臓の内部にたまり、腎盂《じんう》、腎杯《じんぱい》が尿でいっぱいになります。腎実質は、たまった尿に内側から圧迫され、萎縮《いしゅく》してしまいます。すると、腎機能は低下していきます。これを水腎症といいます。これが両方の腎臓に起こると、**慢性腎不全**《まんせいじんふぜん》（513頁）となってしまいます。

　尿路の閉塞《へいそく》が起こっている場所、原因、期間によって症状は異なります。閉塞が短時間のうちに生じる急性の水腎症の場合は、障害が起きた側のわき腹から腰、下腹部にかけて激しい断続的な痛みが生じます。ゆっくりと進行する慢性の水腎症では、自覚症状がまったくない場合もあれば、障害が起こっている側のわき腹に鈍くうずくような違和感、不快感を覚えることもあります。

　尿の流れが滞っている場所が膀胱《ぼうこう》から腎臓の間なら片方の腎臓が、膀胱から尿道の間なら両方の腎臓が水腎症になります。実際には、どちらか片方の腎臓で発症するケースがほとんどです。

原因 尿路をふさぐ病気は、すべて水腎症の原因になります。

　水腎症は、先天性と後天性の大きくふたつに分かれます。こどもでは先天性がほとんどで、中年以降では後天性が多くなります。

　先天性の場合は、生まれつきの尿管の狭窄《きょうさく》や異常が原因になります。尿管と腎盂が接合する位置が高すぎたり、腎臓の位置が生まれつき低いために、尿管と腎盂の接合部がよじれたりしている場合があります。

　後天性の場合は、腎結石や尿管結石などの尿路結石、腎盂がん、尿管がんなど尿路のがんなどが原因になります。直腸がんの広がり（浸潤《しんじゅん》）や、外科手術の合併症を原因として起こることもあります。

　女性の場合は、妊娠中に子宮が大きくなって尿管を圧迫し、水腎症になることもあります。この場合は、出産すると水腎症もなくなります。

治療 原因や程度によって治療法は異なります。腎実質の厚さがある程度残っている場合は、原因となった病気を治療し、尿を流れるようにして腎機能を回復させます。

　腎機能の回復が望めない場合は、反対側の腎臓が十分機能していることを確認してから腎臓を摘出することもあります。

腎周囲炎《じんしゅういえん》

● 細菌の感染が腎臓に及ぶ

受診する科 腎臓内科／泌尿器科

症状と特徴 腎臓とその周りが炎症を起こし、腫《は》れあがります。発熱や腰痛があり、腎臓付近に強い痛みが起こります。

原因 **腎盂腎炎**《じんうじんえん》（443頁）など、細菌感染の炎症が腎臓の周囲や腎実質に影響を及ぼすものです。また、からだの化膿《かのう》した部分から、膿《うみ》が血液に混じって運ばれてきて腎臓に炎症を起こす場合もあります。これは**腎周囲膿瘍**《じんしゅういのうよう》（444頁）という病気で、腎臓の表面の膜と周囲の組織との間で膿がたまって炎症が起こります。

治療 安静な状態を保ち、抗菌薬を使用します。

腎症候性出血熱《じんしょうこうせいしゅっけつねつ》

● **ネズミの一種が媒介する感染症**

受診する科 腎臓内科

症状と特徴 4、5日間続く高熱が出て、頭痛、嘔吐《おうと》といった症状が出たり、目の結膜や口の中の軟口蓋《なんこうがい》が赤くなったりします。また、顔や胸の皮膚が赤くなることもあります。

発病から数日すると熱は下がりますが、その直前に血圧が低下して強いショック状態になります。次いで尿の量が少なくなり、幻覚や痙攣《けいれん》、肺水腫《はいすいしゅ》を起こして死亡する場合もあります。死亡率は約5％です。

原因 セスジネズミが保有するウイルスが、ダニの媒介によって人間に感染して起こる病気です。

ロシアでは出血性糸球体腎炎、韓国では韓国型出血熱とよばれ、旧日本軍が**流行性出血熱**と命名した病気はすべてこの腎症候性出血熱です。

人から人への感染は報告例がありませんが、感染者の血液や体液の取り扱いには注意が必要です。

朝鮮半島、中国東北部、シベリア、スカンジナビア半島、東ヨーロッパで感染の危険性があります。

治療 特効薬はありません。対症療法として、症状が重くなったときに起こる**播種《はしゅ》性《せい》血管内凝固症候群**（621頁）に対するステロイド薬、細菌への感染予防のための抗菌薬、急性腎障害に対応するための人工透析などが用いられます。

脾腫《ひしゅ》

● **脾臓が腫れて大きくなる**

受診する科 血液内科

症状と特徴 脾臓《ひぞう》が腫《は》れて大きくなった状態を指します。

脾臓のある左上腹部や背部に痛みが生じたり、腫大した脾臓が胃を圧迫するために、食事の量が少なくても、あるいは何も食べていなくても膨満感を感じるようになります。

また、呼吸困難や吐き気、嘔吐《おうと》、便秘をともなうこともあります。

さらに脾腫が大きくなって脾臓への血流が障害されると、細胞が壊死《えし》し、痛みが激しくなります。

原因 細菌やウイルスなどの感染、**肝硬《かんこう》変《へん》**（465頁）などによる脾臓のうっ血、**白血病**（702頁）などの血液の病気、**溶血性貧血**（618頁）などによって起こります。

治療 原因となっている病気の治療が基本です。

図7　脾臓の位置

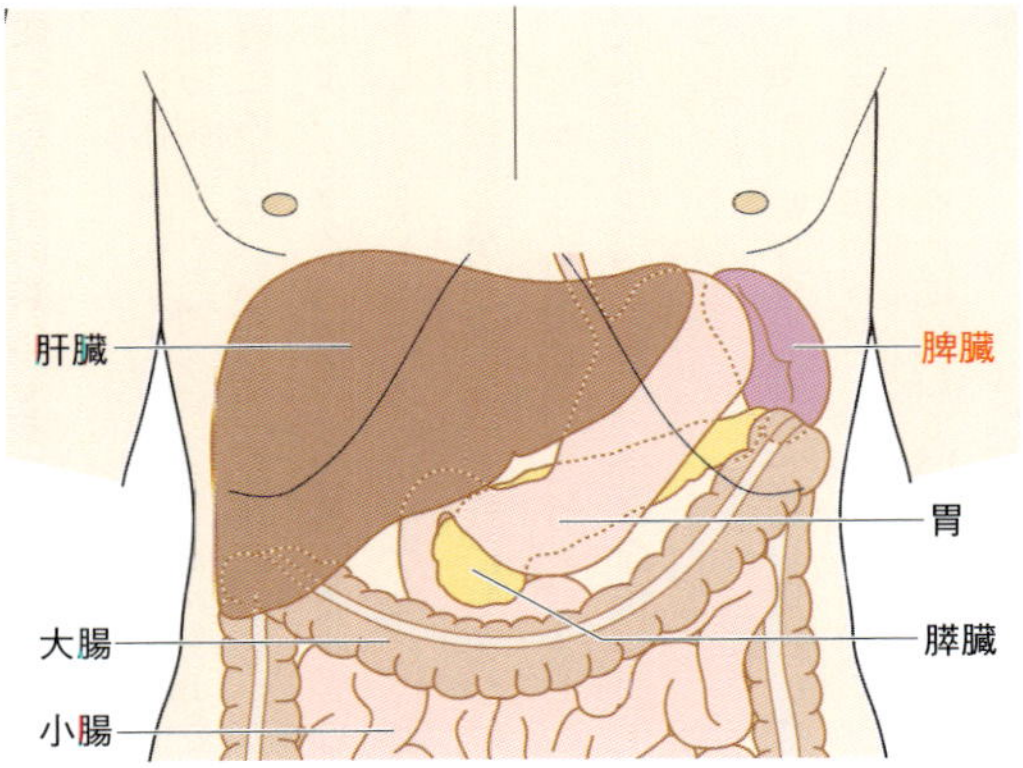

〈上腹部〉

急性胃炎《きゅうせいいえん》

●急激に症状が現れる

受診する科 消化器内科／内科／消化器科／胃腸科

症状と特徴 胃の粘膜に炎症ができたことによる、急激な胃や上腹部（みぞおち）の痛み、不快感、吐き気、嘔吐《おうと》、食欲低下などの自覚症状があります。発熱や吐血《とけつ》、下血（便といっしょに黒色の血液を排出、あるいはタール状の便が出ること）がみられることもあります。

症状が軽い場合は、食事に気をつけて安静にしていれば2、3日たつと通常は治ります。

急性胃炎で内視鏡検査をすると、食道、胃、十二指腸にわたってびらん（粘膜表面の細胞がはがれ落ちた状態）や出血、潰瘍《かいよう》（粘膜下組織に欠損がある状態）がみられるときがあり、これを**急性胃粘膜病変**《きゅうせいいねんまくびょうへん》（AGML《エージーエムエル》）といいます。

原因 急性胃炎の原因は次のように多岐にわたります。

①精神的ストレス
②身体的ストレス（手術、外傷、熱傷、睡眠不足、疲労など）
③暴飲暴食、刺激物（香辛料、アルコール、コーヒー、お茶など）の摂取、喫煙
④薬剤（解熱鎮痛薬、ステロイド薬、抗菌薬、農薬、洗剤など）
⑤感染症（インフルエンザウイルス、食中毒、寄生虫の感染）
⑥特定の食物に対するアレルギー反応
⑦検査や治療によるもの（放射線治療、抗がん剤治療、肝動脈塞栓術《そくせんじゅつ》など）

これらの原因がひとつの場合もあれば、複合的な場合もあります。

精神的ストレスが急性胃炎を起こさせるのは、脳にストレスの刺激が伝わると、胃酸の分泌が増えるのに胃粘膜の血流は低下するため、胃粘膜の保護作用が衰え、胃が荒れてしまうからです。

治療 原因を明らかにし、その原因を取り除きます。

激しい嘔吐や腹痛があるとき、症状が長く続く場合は、速やかに受診してください。まったく別の病気である可能性もあります。

軽症の場合は、水分や流動物の摂取とし、胃を休ませ、からだを安静にしていることによって多くの場合は改善します。このときも、スポーツドリンクや水などによって水分補給を欠かさないように気をつけます。むりに水分を摂《と》ってはいけませんが、脱水症状を起こすと、全身症状が悪化することがあります。

吐き気や腹痛が落ち着いたら、果肉のないゼリー状飲料やうどん、おかゆなどを食べ、徐々に普通食に戻していきます。

出血があるとき、食事が摂れないときは入院治療を行うこともあります。

薬物による治療としては、胃酸の影響を抑えるためにH_2受容体拮抗薬《きっこうやく》やプロトンポンプ阻害薬などの酸分泌抑制薬、胃粘膜防御因子増強薬などを単独で、あるいは組み合わせて使用します。

不安感が強いときには、抗不安薬を用いることがあります。

出血がある場合は、内視鏡的止血を行うこともあります。

慢性胃炎《まんせいいえん》

● 9割はピロリ菌が原因

受診する科 消化器内科／内科／消化器科／胃腸科

症状と特徴 急性胃炎と異なり、ほとんどの場合に自覚症状はなく、検診などで発見されることが多い病気です。胃の不快感や食欲不振を感じる場合もありますが、慢性胃炎に特有というわけではなく、胃潰瘍《かいよう》にも胃がんにもみられるものです。

写真1 ピロリ菌

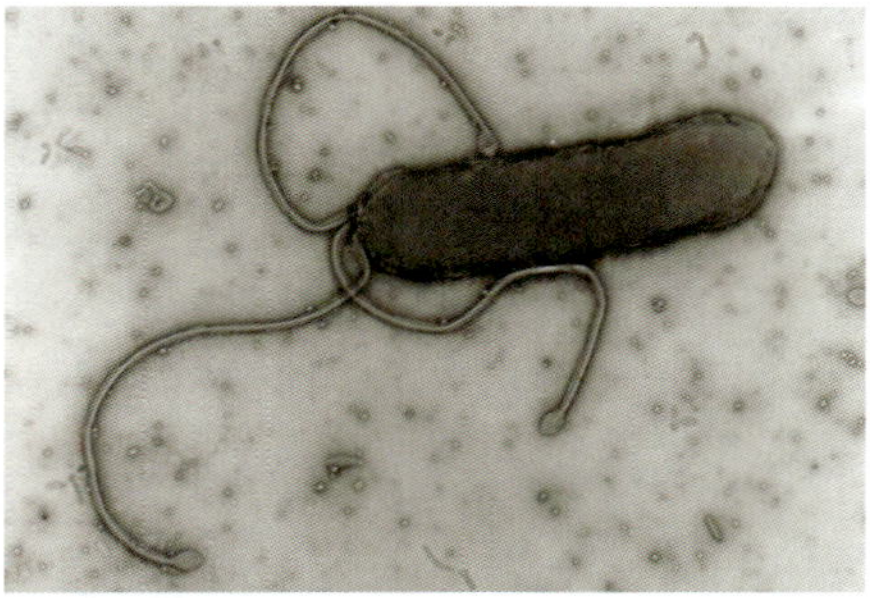

胃酸を中和させるアンモニアを産生することで、胃の中での生存を可能にしている。

提供：SPL/PPS通信社

慢性胃炎は4種類に分類されます。もっとも多い**萎縮性胃炎**《いしゅくせいいえん》は、胃粘膜が薄くなる胃炎です。胃粘膜が厚くなるのは**肥厚性**《ひこうせい》**胃炎**、胃粘膜が赤くなるのは**表層性胃炎**、ただれができるのは**びらん性慢性胃炎**です。

原因 慢性胃炎の9割は、**ヘリコバクター・ピロリ菌**の感染によるものです。この場合、たいていは自覚症状がありません。

そのほか、ピロリ菌以外の細菌、ウイルス、真菌の感染によるもの、**クローン病**（490頁）、**メネトリエ病**、自己免疫異常などが原因としてあげられます。

治療 刺激物、熱いもの、高脂肪の食べ物を控えます。

ピロリ菌による慢性胃炎を改善させるには、ピロリ菌の除去しかありません。

症状が強いときはH_2受容体拮抗薬《きっこうやく》、胃粘膜保護薬などの薬を用います。

消化性潰瘍《しょうかせいかいよう》

● 胃・十二指腸に穴があく

受診する科 消化器内科／消化器外科／内科／消化器科／胃腸科

症状と特徴 胃液に含まれる胃酸や消化酵素によって、胃・十二指腸の粘膜が溶け、胃粘膜から筋層にかけて穴があく状態です。

消化性潰瘍には**胃潰瘍**と**十二指腸潰瘍**があります。

潰瘍の深さによって、粘膜のみが欠損したUl－Ⅰ、粘膜下層まで欠損したUl－Ⅱ、筋層まで欠損したUl－Ⅲ、筋層の下の漿膜《しょうまく》に達するUl－Ⅳに分類されます（図1）。Ul－Ⅱより悪化すると、多量に出血（吐血《とけつ》、下血）することがあります。吐血の場合、下血の血液は胃液と混ざり黒褐色になり、下血の

図1 潰瘍の深さの分類

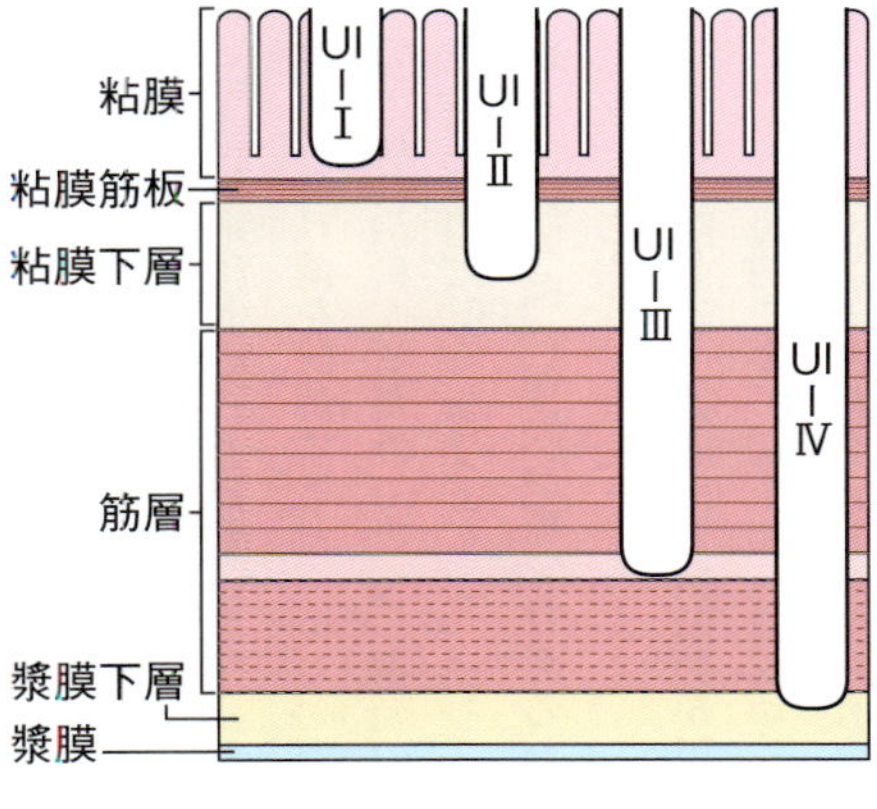

場合は、タール状の黒色便がみられます。

大量に出血すると、貧血、冷や汗、血圧低下がみられ、脈が速くなり、意識を失うこともあります。とくに、粘膜下の動脈が破壊されると、重篤な状態になります。

潰瘍が重症化すると、背中や胸が痛くなることがあります。

潰瘍がひどくなり穿孔《せんこう》する（穴があく）と内容物や胃液が潰瘍から腹腔《ふくくう》内に流れ、腹膜炎を起こすことがあります。再発を繰り返すうちに潰瘍の傷跡が変形して、胃の内容物を腸に送れず、嘔吐を繰り返すことがあります。再発しないよう食生活などのコントロールが重要になります。

胃潰瘍《いかいよう》

症状と特徴 胃潰瘍は、40～50歳代に多くみられる病気です。胃角部とよばれる胃の中央部近く、胃体上部の湾曲した箇所にしばしば潰瘍が発症します。

空腹時だけでなく、食後に腹痛や胃痛を覚えるのは、胃潰瘍に特徴的な症状です。そのほかに胸焼け、げっぷ、食欲不振、吐き気、嘔吐《おうと》、貧血などがみられます。下血は黒いタール状の便として出ますが、気づかないことが多く、吐血して初めて症状に気づく人もいます。

酸分泌の差とピロリ菌の種より日本人では十二指腸潰瘍より胃潰瘍の発症率が高く、欧米では十二指腸潰瘍のほうが高い傾向があります。

胃潰瘍ががん化するというデータはありません。胃がんの人の多くはピロリ菌に感染しているというデータはあります。

原因 **ヘリコバクター・ピロリ菌**の発見以来、胃潰瘍の原因は胃酸とともに、ピロリ菌感染であるという説が有力です。

胃全体にピロリ菌が感染し、その結果、粘膜が萎縮《いしゅく》し、潰瘍が発生しやすくなります。このとき胃酸の分泌は通常より抑えられています。

胃潰瘍の原因としてもうひとつ大きな要因は薬物です。非ステロイド系抗炎症薬やステロイド薬、抗がん剤などが原因になりえます。

胃潰瘍の重症化で多いのは、抗血小板薬としてアスピリンを服用したケース、腰痛や肩こりに悩みジクロフェナク、ロキソプロフェン、イブプロフェンなどの鎮痛薬を長期にわたり服用したケースです。こうした薬を服用するときは、酸分泌抑制薬、胃粘膜保護薬の併用は欠かせません。

治療 ピロリ菌を除菌すると、多くの場合、胃潰瘍が治癒するだけでなく、再発の可能性も圧倒的に低くなります。

ピロリ菌の除菌は保険治療で行えるため、近年、ひじょうに普及しています。

ピロリ菌の除菌は1週間ほど抗菌薬を用いることが一般的です。70～80％は成功しますが、除菌ができずに2回目の除菌が必要な場合があります。

さらに、症状を抑えるために、胃酸やペプシンの消化力を抑えるための制酸薬や抗ペプシン薬の服用、胃酸やペプシンの分泌を抑えるためのH_2型受容体拮抗薬《きっこうやく》、プロトンポンプ阻害薬の服用、あるいは胃酸やペプシンから粘膜を守り、潰瘍のできた組織を修復する胃粘膜防御因子増強薬、場合によってはストレスを軽減させるための抗不安薬などを使用します。

ピロリ菌が除菌されない場合や、抗潰瘍薬なしで非ステロイド系抗炎症薬を飲み続けると、潰瘍が再発することがあるといわれます。

また、症状を改善するには正しい食生活も不可欠です。1日3回決まった時間に食べ、胃が長時間、空の状態になるのを避けます。ナッツ類などのかたいものや、タケノコ、ゴボウ、イモ類などの食物繊維の多いものは避けます。タコ、イカなどの消化の悪いもの、コーヒー、アルコール、たばこ、炭酸飲料などの刺激がある物、熱すぎたり、冷たすぎる食事も避けるようにしましょう。

十二《じゅうに》指《し》腸潰瘍《ちょうかいよう》

症状と特徴 十二指腸は胃と小腸をつなぐ消化器官で、指を12本並べたのと同じ長さであることからこの名がついています。

十二指腸潰瘍は、**十二指腸球部**とよばれる十二指腸の壁に潰瘍ができる病気です。

空腹時に痛みや重苦しさを感じることが多く、食事を摂《と》ると痛みが軽くなるのが十二指腸潰瘍の特徴です。食事をすると一時的に症状が軽くなります。しかし食事から2、3時間するとまた痛くなります。

また、しばしば夜間に上腹部や背中が痛くなります。

十二指腸潰瘍が出血すると、吐血《とけつ》や下血（黒いタール便）がみられます。大量の出血をすると、ショック状態を起こし、死に至ることもあります。

また潰瘍のために十二指腸球部が狭くなると（狭窄《きょうさく》）、食物が通りにくくなります。潰瘍がさらに進んで穴があくと（穿孔《せんこう》）、ひじょうに強い腹痛が起こります。

十二指腸の周りには肝臓や胆嚢《たんのう》がありますが、十二指腸潰瘍による穿孔が進むと、肝臓や胆嚢にも穴をあけ、**肝膿瘍**《かんのうよう》（471頁）や**急性胆嚢炎**（476頁）、**急性胆管炎**（476頁）を起こすことがあります。

穿孔の症状が現れると、緊急に手術が必要な場合があります。

胃潰瘍に比べると、十二指腸潰瘍は30歳代以下の若い世代に発症しやすく、男性が女性の2倍かかりやすいとされます。

身体的ストレスによって乳幼児に発症することもあります。精神的ストレスによる小学生の十二指腸潰瘍も増えています。

ピロリ菌に感染している割合は胃潰瘍の場合よりも高く、100%近くの十二指腸潰瘍患者に認められます。

原因 十二指腸潰瘍では、おもに胃幽門部にも炎症がみられます。その結果、ピロリ菌が産生するアンモニアなどが幽門部粘膜のガストリン産生細胞（G細胞）を刺激し、ガストリンが産生された結果、胃酸の分泌が亢進《こうしん》し、粘膜の傷害を進めます。

また、ピロリ菌は胃酸分泌を抑制する物質の分泌を抑制するため、結果として胃酸をさらに分泌させ、潰瘍を発症させると考えられます。

治療 十二指腸潰瘍は胃潰瘍より治りやすいといわれますが、胃潰瘍より再発しやすい側面もあります。

治療方法は胃潰瘍と同様です。出血がある場合は内視鏡を用いて止血を行ったあと、ピロリ菌の除菌を第一選択として行います。

通常、十二指腸潰瘍では、胃切除は行いません。穿孔があるときに、穿孔部分をふさぐ手術を行います。最近では腹腔鏡《ふくくうきょう》手術も試みられ始めています。

そして胃潰瘍と同様の薬物治療を行い、規則正しい食生活を送り、再発を防ぎます。

胃痙攣《いけいれん》

● みぞおちに刺すような痛み

受診する科 消化器内科／内科／消化器科／胃腸科

症状と特徴 一般的には、上腹部（みぞおち）に刺すような痛みがあります。実際には胃は痙攣しません。

鋭い痛みは数分からときに数時間続くことがあります。

まれに、胃輪状筋の突発的な収縮による部分的な痙攣を指すこともあります。

原因 多くは、消化性潰瘍《しょうかせいかいよう》（胃潰瘍、十二指腸潰瘍）、胆石発作《たんせきほっさ》、急性・慢性膵炎《すいえん》、急性虫垂炎《ちゅうすいえん》などによる痛みです。

機能性ディスペプシアの心窩部《しんかぶ》痛症候群にみられる心窩部痛や灼熱感《しゃくねつかん》、食後上腹部愁訴《しゅうそ》症候群にみられる食後膨満感も、胃痙攣の原因であることがあります。

治療 抗アセチルコリン作用をもつ鎮痙薬を使用し、効かないときはペンタゾシン製剤などの非麻薬性鎮痛薬を用いて痛みを抑えたうえで原因疾患を治療します。

胃下垂《いかすい》

● 臍のあたりが膨らむ

受診する科 消化器内科／内科／消化器科／胃腸科

症状と特徴 胃が下がり、上腹部はへこんでいるのに、臍《へそ》の周囲が膨らんでいる状態になります。ひどいときには、胃が骨盤の位置まで下がることもあります。

胃の蠕動《ぜんどう》運動が弱まり、胃の内容物を十二指腸に送る力が弱くなるので、食後の胃もたれ、げっぷ、腰痛、吐き気、食欲不振、肌荒れなどがみられます。また、弱った消化力を助けようと、胃酸が過剰に分泌されるため、胃炎などを起こすこともあります。

原因 やせているため、腹壁の筋肉や脂肪が少なく、腹部の圧力が低下するために起こるといわれます。

精神的なストレスとの関連も疑われています。

治療 治療の必要はありません。1回の食事量を減らして胃の負担を軽くすることや腹筋や背筋を鍛えることが大切です。

胃拡張《いかくちょう》（胃《い》アトニー）

● 食欲の低下と嘔吐を招く

受診する科 消化器内科／内科／消化器科／胃腸科

症状と特徴 胃壁《いへき》の筋力低下を胃拡張といいます。**胃アトニー**は、胃下垂にともない胃壁の筋力が緩み、無力化することです。

胃の筋肉が緩むと、胃液や飲み込んだ空気が胃にたまるので、胃が巨大化し、食欲低下や嘔吐《おうと》などがみられます。

原因 やせた人によくみられますが、太っていた人が急にやせることでも起こります。食べすぎ傾向が長期にわたった人は胃アトニーになりやすいといわれます。

消化性潰瘍《かいよう》などで消化管が狭くなり胃内容が停滞して胃拡張になることもあります。

治療 原因となる疾患を調べ、その治療を行います。消化力が低下するので、症状が改善するまで、口から食事を摂《と》ることを禁止します。軽症の場合は、1回の食事量を減らし、食事回数を増やすこと、腹筋や背筋を鍛えることが大切です。

胃酸過多症《いさんかたしょう》

胸焼けやげっぷを起こす

受診する科 消化器内科／内科／消化器科／胃腸科

症状と特徴 胃粘膜の細胞である壁《へき》細胞からは、胃酸とよばれる塩酸が分泌されています。この胃酸が過剰に分泌される状態を胃酸過多症といいます。

この状態になると、胸焼けやげっぷの症状が起こり、胃液が食道を逆流するので食道粘膜に炎症や潰瘍《かいよう》を引き起こしたり、悪化させたりします。

原因 胃酸分泌を促すホルモンであるガストリンの増加と胃酸分泌抑制ホルモンの減少が直接の原因です。このような状態の引き金になるのは一般的に、睡眠不足や過食、過労などのストレスや急性胃炎、十二指腸潰瘍、逆流性食道炎などです。

治療 プロトンポンプ阻害薬やH_2受容体拮抗薬《きっこうやく》などの胃酸分泌抑制薬を用います。刺激のある食べ物は胃酸の分泌を促すので避けます。

ガストリノーマ

膵臓や十二指腸にできる腫瘍

受診する科 消化器内科／内科／消化器科／胃腸科

症状と特徴 ガストリノーマというガストリンを産生する悪性の腫瘍《しゅよう》が膵臓《すいぞう》や十二指腸にできることがあります。消化酵素と胃酸分泌を促すホルモンである**ガストリン**が過剰に分泌されます。

ガストリノーマは、胃や十二指腸に難治性の腫瘍をつくることがあります。こうした病型を**ゾリンジャー・エリソン症候群**といいます。

この病気の25％は病気が見つかったときには潰瘍《かいよう》がありません。しばしば下痢が初発症状としてみられます。

原因 ガストリンの過剰な分泌が胃壁を刺激することで起こります。

治療 プロトンポンプ阻害薬を用います。多発性でなければ腫瘍を切除すると完治します。

しかし腫瘍がたいへん小さいため、手術を行っても病変を見つけるのは容易ではありません。

低酸症《ていさんしょう》／無酸症《むさんしょう》

消化不良と腸炎の原因に

受診する科 消化器内科／内科／消化器科／胃腸科

症状と特徴 胃液のなかの胃酸の割合が少ないことを低酸症、胃酸がまったくない状態を無酸症といいます。

胃酸には抗菌作用があるため、胃酸が少なくなると、腸で炎症を起こしやすくなります。

また、たんぱく分解酵素であるペプシンはペプシノゲンが胃酸に触れることで変化するものなので、消化吸収力も衰えます。

食後の胃もたれ、食欲不振、下痢、貧血、むくみがみられることもあります。

原因 胃の手術をした後や、胃がん、悪性貧血、慢性胃炎の症状としても胃酸の減少がみられます。

治療 塩酸リモナーデなど消化を助ける薬も有効です。

空《くう》気《き》嚥《えん》下《げ》症《しょう》

● 動悸や息切れを起こすことも

受診する科 消化器内科／内科／消化器科／胃腸科／心療内科

症状と特徴 食事以外のときも空気を飲み込むことを習慣にしていると、飲み込んだ空気が胃や腸にたまり、上腹部の膨満感、圧迫感、左上腹部や左側腹部の痛み、しゃっくり、放屁《ほうひ》などを起こすことがあります。

胃や大腸にたまった空気が左横隔膜を圧迫すると、動悸《どうき》や息切れなど心臓病に似た症状を訴える場合もあります。

原因 原因は明らかではありません。消化管が閉塞《へいそく》しているとき、心不全や呼吸不全などがあると起こりやすくなります。早食い、がぶ飲み、口呼吸の人にも起こりやすいといわれます。

さらに、抑うつ、神経症など、精神的に不安定な状態になっているときにも起こりやすくなります。

治療 消化器官に異常がないか検査し、異常がある場合は原因となる病気の治療を行います。

緊張や不安による場合は、ストレスを取り除くために、心療内科などを受診します。

かみしめ呑《どん》気《き》症《しょう》候《こう》群《ぐん》

症状と特徴 東京医科歯科大学の小野繁教授が命名したものです。奥歯を噛《か》み締めたり、口を結ぶと、無意識のうちに舌が上顎《うわあご》につき、反射で唾液《だえき》とともに空気を飲み込んでしまうものです。

通常は多くても1日50cc くらいといわれますが、かみしめ呑気症候群では２００cc以上の空気を飲み込む場合もあります。

げっぷや胃の膨満感、放屁《ほうひ》、左上腹部の痛み、食道の異物感、食欲不振、胸部の痛みなどがみられます。噛み締めることで、肩こり、側頭部などの頭痛、顎や目の痛みを感じる場合もあります。

原因 習慣的な噛み締め、うつむきがちな姿勢、緊張状態などが症状を引き起こしやすいとされています。

治療 意識して下顎をリラックスさせます。マウスピースを使うと、噛み締めを予防できます。

胃《い》憩《けい》室《しつ》

● 胃の一部が外に張り出す

受診する科 消化器内科／内科／消化器科／胃腸科

症状と特徴 胃の一部が袋状に外側に張り出してできたものをいいます。憩室は小腸や大腸にみられますが、胃にできることは比較的まれです。X線検査や内視鏡検査で偶然発見されることがあります。

通常、自覚症状はありません。胃憩室に炎症や潰瘍《かいよう》ができたときのみ、胃の不快感や痛み、吐き気、嘔吐《おうと》などがごくまれに起こります。重症の場合は出血や穿孔《せんこう》もあります。

原因 先天的なものと後天的なものがあります。後天的なもののなかには、胆嚢《たんのう》や膵臓《すいぞう》など胃の周辺部の臓器の炎症によって癒着し、外側に引っ張られることによって起こる場合があります。

治療 自覚症状がないときは治療の必要はありません。症状があるときは、消化薬や粘膜保護薬を用います。

胃《い》がん

688頁（がん）

胃《い》切除《せつじょ》後《ご》症候群《しょうこうぐん》

●胃の切除の後遺症だが重症化はまれ

受診する科 消化器内科／消化器外科／消化器科／胃腸科

症状と特徴 胃がん（688頁）や消化性潰瘍《かいよう》（449頁）の治療として胃の切除を行うと、術後ある程度の時間が経過してから後遺症が現れることがあります。こうした症状群を総称して胃切除後症候群とよびます。

近年、胃の切除手術は切除範囲が縮小の傾向にあり、代用胃によって胃を再建することも増えています。

胃切除後症候群は、このような切除の範囲や神経の切断方法、再建方法の違いによってさまざまに現れます。おもなものに、ダンピング症候群、吻合部《ふんごうぶ》潰瘍《かいよう》、輸入脚症候群、胃切除後逆流性食道炎、胃切除後貧血、胃切除後骨障害があります。

再手術を必要とするほど重症化することはめったにありません。

予防策としては、食事に気をつけることがいちばんです。1回の食事量を少なめにし、よく噛《か》み、時間をかけてゆっくり食べるようにします。食事内容は、高たんぱく、高脂肪、低炭水化物を心掛け、血糖値の大きな変化が起こらないように気をつけます。

また、食べてすぐに横になるのを避け、寝る直前にはものを食べないようにします。

ダンピング症候群《しょうこうぐん》

症状と特徴 胃が切除されて、胃に入った食物が短時間で小腸に送られるため、食後に不快な症状が起こります。

食後30分以内に発汗、動悸《どうき》、腹痛、下痢などの症状が現れる**早期ダンピング症候群**、食後2～3時間たった空腹時に脱力感、冷や汗、めまい、手指の震え、ときに失神が起こる**晩期ダンピング症候群**があります。

原因 食物が胃から小腸に急速に流れ落ちるため、小腸で放出されるセロトニン、ヒスタミン、プラジキニンなどの物質の分泌も性急になり、それが自律神経のはたらきに障害を与えるためといわれます。

炭水化物が急速に消化されると高血糖状態が起こり、その後インスリンの過剰分泌となるため、低血糖状態になります。また、腹水の循環不全、蠕動《ぜんどう》運動の乱れ、「食べると苦しい」という思いによる精神的要因も見逃せない原因です。

治療 1回の食事量を減らし、ゆっくり食べ、食後30分は休息するようにします。

吻合部潰瘍《ふんごうぶかいよう》

症状と特徴 胃の切除手術から1～2年後に、胃と十二指腸または小腸とのつなぎ目の部分に潰瘍ができることをいいます。

空腹時の上腹部痛、胸焼け、吐き気、嘔《おう》吐《と》、また、出血や下血をともなうこともあります。

原因 潰瘍ができる原因は、ピロリ菌の感染、残存する胃酸分泌腺《いさんぶんぴつせん》が過剰にはたらいている、胃の再建部の周囲に血流障害が起こっているなどが考えられます。

治療 ピロリ菌感染が原因のときは、抗菌薬で除菌します。

胃粘膜保護薬、消化管運動機能改善薬、H_2受容体拮抗薬《きっこうやく》などを服用します。

輸入脚症候群《ゆにゅうきゃくしょうこうぐん》

症状と特徴 **ビルロートⅡ**という方法で胃と空腸をつないだ際、つないだ部分（吻合部《ふんごうぶ》）の余った空腸や十二指腸（輸入脚）に食物や分泌液がたまり、食後15分から1時間たって、上腹部痛や膨満を感じることを輸入脚症候群といいます。

輸入脚が圧迫され、胆汁《たんじゅう》や膵液《すいえき》が胃に逆流すると、胆汁や膵液を嘔吐《おうと》します。

輸入脚に細菌が増殖すると吸収障害を起こし、貧血、下痢などを起こす**盲係蹄症候群《もうけいていしょうこうぐん》**（**盲管症候群**）になることもあります。

治　療 低脂肪、高たんぱくの食事を心掛けます。

図2　輸入脚

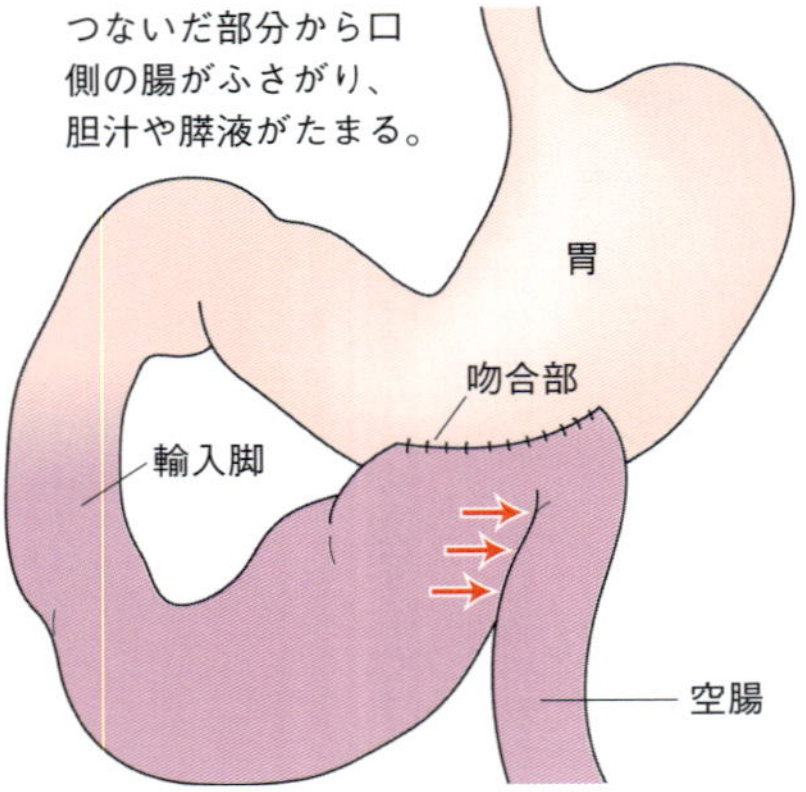

つないだ部分から口側の腸がふさがり、胆汁や膵液がたまる。

胃切除後逆流性食道炎《いせつじょごぎゃくりゅうせいしょくどうえん》

症状と特徴 胃を全摘出した人や食道から胃への入り口（噴門部）周辺を切除した人に起こる胃液や十二指腸液、十二指腸に混在する膵液《すいえき》や胆汁《たんじゅう》の逆流が起こることをいいます。

胸焼けや吐き気、嘔吐《おうと》、胸痛などの自覚症状があり、逆流を繰り返すと、食道潰瘍《かいよう》や食道狭窄《きょうさく》による嚥下《えんげ》障害（つかえ）を起こすこともあります。

治　療 胃粘膜保護薬、消化管運動機能改善薬、たんぱく分解酵素阻害薬、H_2受容体拮抗薬《きっこうやく》などを服用するとともに、食後はすぐに横にならない、就寝前に食べない、上半身を少し高くして寝ることも有効です。

胃切除後貧血《いせつじょごひんけつ》

症状と特徴 胃を切除した影響で胃酸の分泌量が減ると、鉄分の吸収が悪くなり、**鉄《てつ》欠乏性貧血《けつぼうせいひんけつ》**（616頁）を起こすことがあります。

また、鉄とともに赤血球の合成に欠かせないビタミンB_{12}の吸収も悪くなるため、術後3～5年たって**巨赤芽球性貧血《きょせきがきゅうせいひんけつ》**（617頁）を起こすこともあります。

貧血は、全摘出した人の70％、部分切除した人の35％にみられるといわれます。

治　療 鉄欠乏性貧血は、鉄剤を服用したり、静脈注射したりします。

巨赤芽球性貧血では、ビタミンB_{12}や葉酸を服用したり、注射したりします。

胃切除後骨障害《いせつじょごこつしょうがい》

症状と特徴 胃を切除後、胃酸の減少や小腸の細菌の異常により、カルシウムやビタミンDの吸収が悪くなります。そのため、続発性副甲状腺《ふくこうじょうせん》機能亢進《こうしん》症が起こり、骨の代謝異常を起こした結果、骨粗鬆症《こつそしょうしょう》や骨軟化症になりやすくなります。

治　療 カルシウムを豊富に含む牛乳、小魚、チーズ、ヨーグルトなどを食べるようにします。

薬物治療としてはクエン酸カルシウム、カルシトニン製剤などを服用します。

胃《い》ポリープ

● 内視鏡の普及で発見率が向上

受診する科 消化器内科／消化器外科／内科／消化器科／胃腸科

症状と特徴 胃の内腔に向かって隆起したもので、おもに良性のものを胃ポリープといいます。内視鏡検査の普及によって近年発見率が高まり、5％に達しています。X線検査でもポリープを発見できますが、内視鏡検査では組織の一部をとり、検査を行うことが可能です。

ポリープそのものに自覚症状はありません。慢性の出血、がんの発生に注意します。

写真2　胃ポリープの内視鏡写真

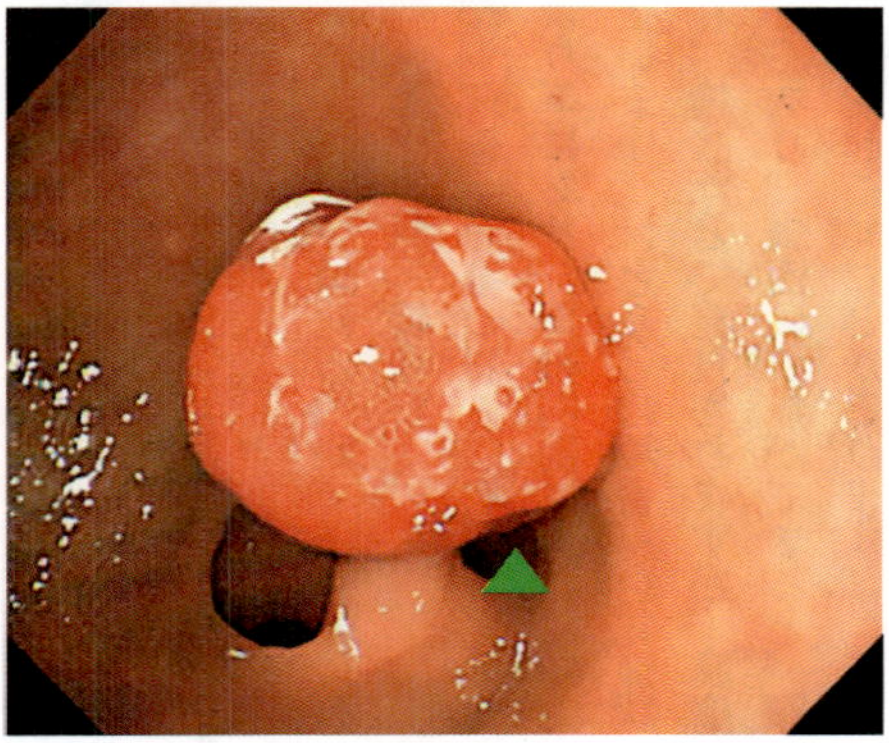

表面に凹凸がみられる過形成性ポリープ（▲印）

胃《い》底《てい》腺《せん》ポリープ

症状と特徴 胃ポリープのなかでもがん化の心配がないので治療の必要はありません。胃底腺の過形成が原因で、胃底部から胃体部に数ミリのポリープが多発します。

男性より女性に発症しやすく、ピロリ菌に感染していない人やピロリ菌の除菌に成功した人に多くみられます。

過《か》形《けい》成《せい》性《せい》ポリープ

症状と特徴 胃《い》腺《せん》窩《か》上《じょう》皮《ひ》の過形成で、がんになることはごくまれです。

ヘリコバクター・ピロリ菌感染による**萎《い》縮性《しゅくせい》胃炎**（449頁）にともなって発症することが多く、赤く、しばしば表面にいちごのような顆粒《かりゅう》状の凹凸がみられます。

出血やびらんを引き起こす場合もあります。

原因 ヘリコバクター・ピロリ菌の感染が誘因になります。

治療 ピロリ菌を除菌すると、ポリープもなくなることがあります。

小さいポリープに治療の必要はありませんが、萎縮性胃炎によって発達する場合もあるので、定期的な内視鏡検査が必要です。

2㎝以上の増大傾向や出血がある場合、またがん化が心配される場合は、ポリープの内視鏡的切除術を行います。

腺《せん》腫《しゅ》性《せい》ポリープ

症状と特徴 高齢者によくみられるもので、**胃《い》腺腫《せんしゅ》、ATP《エーティーピー》（異《い》型上《けいじょう》皮《ひ》）**とよばれます。

腸上《ちょうじょう》皮《ひ》化《か》生《せい》をもつ、萎《い》縮《しゅく》した胃粘膜に発症すると考えられていますが、明らかではありません。2㎝以上のポリープでは、5割の人にがん化がみられます。がん化しても、粘膜内がんであることが多いので、命にかかわるようなことはほとんどの場合ありません。

治療 2㎝以上になるとがんを合併する可能性が高くなるため、経過観察中、大きくなっていることが認められると、内視鏡的切除術が奨励されています。

胃《い》粘膜下《ねんまくか》腫瘍《しゅよう》

●自覚症状がほとんどなく検診で見つかる

受診する科 消化器内科／消化器外科／内科／消化器科／胃腸科

症状と特徴 腫瘍のおもな病変が胃粘膜下層より下にあり、胃の内側に半球状に突出しています。ほとんどの場合、自覚症状がなく、検診などで発見されますが、腫瘍が大きくなり、表面に潰瘍《かいよう》ができると、腹痛や出血を起こすことがあります。

良性のものには、**平滑筋腫《へいかつきんしゅ》**、**迷入膵《めいにゅうすい》**、**神経性腫瘍**、**脂肪腫《しぼうしゅ》**、**血管腫**、**線維腫**などがあります。

悪性のものは、**間葉系腫瘍**、悪性リンパ腫、カルチノイド、平滑筋肉腫、胃がんの特殊型、胃にがんが転移した場合などです。

原因 原因がわからないものもありますが、炎症にともなってできることも、寄生虫によって発症することもあります。

治療 良性の場合は経過をみます。4㎝以上になると悪性の可能性が高いので、腫瘍を切除します。

機能性《きのうせい》ディスペプシア

●検査では異常のでない胃の不調

受診する科 消化器内科／内科／消化器科／胃腸科

症状と特徴 検査しても病変がみられないのに胃の不調の訴えがあることを機能性ディスペプシア（FD《エフディー》）とよびます。

上部消化管内視鏡検査で病変がなく、つらいと感じる食後の膨満感、早期満腹感、心窩部《しんかぶ》（みぞおち）痛、心窩部灼熱感《しゃくねつかん》のうちひとつ以上が相当し、6か月以上前に認められ、3か月以上続いているときに診断されます。

原因 うつ病（720頁）が原因の場合があります。

治療 薬物療法としては、アコチアミドやプロトンポンプ阻害薬が有効とされます。また、食後のもたれ感を解消するには、消化管運動機能改善薬を用います。また、消化管運動機能改善薬を用いても効果が出ない場合は、うつ反応やうつ病の可能性を考え、抗うつ薬や抗不安薬を用います。

胃《い》神経症《しんけいしょう》

●心理的問題で胃に不調が出る

受診する科 消化器内科／内科／消化器科／胃腸科／心療内科／精神科

症状と特徴 上腹部のもたれ、不快感、膨満感、げっぷ、吐き気、嘔吐《おうと》、下痢、体重減少などの症状がありますが、精密検査をしてもその原因が見出せない状態をいいます。精神状態がよいときは症状が現れず、精神状態が悪いときは何を食べても吐いてしまうということもあります。症状が長期的に続いても栄養状態が不良にはならないことも特徴です。

機能性ディスペプシアの一部は、胃神経症ととらえられます。

原因 **全般不安症**（712頁）、**神経性嘔吐**、**空気嚥下症《えんげしょう》**（454頁）などとともに心身症が原因と考えられます。

治療 医師の説明に納得し、病気ではないと感じられると治る場合が多いようです。

抗うつ薬、抗不安薬が有効な場合もあります。生活習慣を正すことも大切です。

アニサキス症《しょう》

●胃壁に寄生虫が食いつく

受診する科 消化器内科／内科／消化器科／胃腸科

症状と特徴 寄生虫の**アニサキス**の幼虫に感染した魚を刺身や寿司などで食べると、アニサキスが胃壁に食いついたり、もぐりこんだりして、食べて3～4時間後くらいに、突然激しい胃痛を起こします。蕁麻疹《じんましん》やかゆみ、嘔吐《おうと》をともなうこともあります。

小腸に感染すると、半日以上たってから腹痛、吐き気、嘔吐《おうと》などが現れます。腸閉《ちょうへい》塞《そく》や穿孔《せんこう》、腹水などの症状がみられることもあります。

原因 アニサキスは、サバ、アジ、イワシ、タラ、サケ、イカ、ニシンなどに生息しています。大きいもので直径0・5㎜、長さ2㎝の細長い寄生虫です。

アニサキス幼虫を食べたすべての人が腹痛を起こすわけではありません。アニサキスの体液に対するアレルギー反応として消化管に炎症が起こり、そのために腹痛などの症状が起こります。

治療 アニサキスを内視鏡を使って取り出します。小腸まで送り込まれたアニサキスを取り出すことは不可能です。幼虫は人間のからだの中では長く生きられません。1週間程度で虫は死にます。

アニサキスが見つからなくても、胃粘膜に限局的な赤い腫《は》れやびらんがみられる場合は、アニサキス症を疑います。

小腸アニサキス症で腸閉塞や急性腹膜炎になると、まれに手術が必要になることがあります。

エキノコックス症《しょう》

●自然に触れて感染し、10年後に発症

受診する科 消化器内科／内科／消化器科

症状と特徴 **エキノコックス**の成虫はキツネやイヌに、幼虫はヒトや野ネズミ、ブタなどに感染します。

感染すると、肝機能の障害にともない、疲れやすさ、右のわき腹や上腹部の痛み、黄疸《おうだん》などの症状が現れます。

潜伏期間は数年から10年間ほどあり、その間は無症状です。この時期に健康診断で感染が見つかると、早期治療できます。

感染から5～10年の時期が進行期です。徐々に上腹部の膨満感や不快感が現れ、発熱、黄疸などの症状も現れます。

さらに肝機能障害が進行すると、腹水や浮腫《ふしゅ》（むくみ）がみられるようになります。

原因 野山でエキノコックスに感染したキツネや野ネズミに接触したり、糞《ふん》のついたものを食べたりすることで起こります。

野生の植物を食べるときは、よく洗い、生で食べないことです。エキノコックスは100℃の湯で煮沸すれば死にます。

川の水もエキノコックスが含まれている可能性があるので煮沸してから飲むようにします。イヌを自然の中に放すことを避けるのも予防になります。外から帰ったらよく手を洗います。

治療 完全に治すには、病巣を切除手術するしかありません。

早期にみつかれば、アルベンダゾールを服用します。エキノコックスの成長を阻害し、増殖を抑制する作用があります。

食道裂孔《しょくどうれっこう》ヘルニア

● **逆流性食道炎を引き起こす**

受診する科 消化器内科／内科／消化器科／消化器外科／胃腸科

症状と特徴 胃の一部あるいはすべてが、食道を通すために横隔膜にあいている穴（裂孔）の上に滑り出た状態をいいます。

横隔膜による締め付けが緩むため、**逆流性食道炎**（380頁）が起こりやすく、胸焼け、上腹部の膨満感、胸のつかえ感、嚥《えん》下《げ》障害、胸骨後部の圧迫感、胸痛などがあります。

原因 先天的なものと、肥満、喘息《ぜんそく》、妊娠などが原因で腹腔内圧力が高まり起こるものがあります。高齢者では、加齢により食道裂孔が緩くなった場合や背骨が曲がっている場合に起こりやすくなります。

治療 軽症の場合は治療を行う必要はありません。逆流性食道炎などの症状が起こっているときは、薬物を使った治療や手術を行います。

図3　食道裂孔（胸部の断面図）

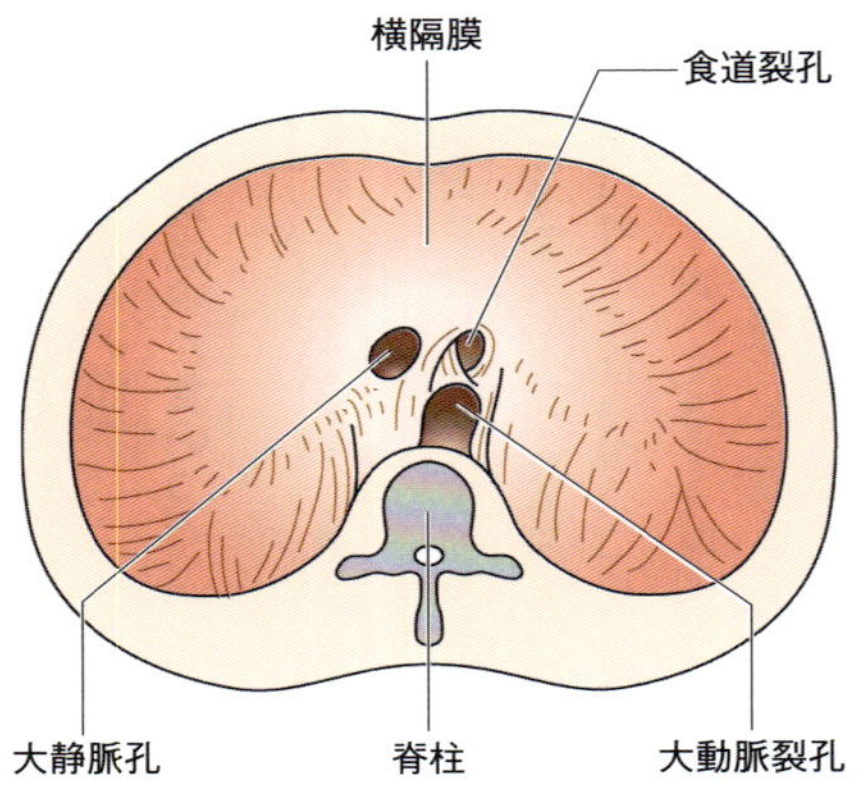

横隔膜《おうかくまく》ヘルニア*

● **ほとんどは先天的**

受診する科 消化器科／胃腸科

症状と特徴 横隔膜にあいている食道や血管を通す穴や、欠損してできた穴を通して、横隔膜下の臓器が上に出た状態です。

多くは先天的で、出生前診断で発見されることが増えています。

原因 事故などによる後天的な発症もあります。先天性の原因は不明です。

治療 開腹手術で横隔膜の修復をします。

しゃっくり

しゃっくりは**横隔膜痙攣《けいれん》**ともよばれる症状です。空気が声門を通るときに声門が痙攣して閉じるため、特有の音声が発せられます。

通常は数分で止まりますが、止まらないときは、横隔膜を意識しながら腹式呼吸で深呼吸をする、呼吸を止める、コップ1杯の水を飲む、ごはんを丸のみする、などの方法が奨励されています。

あまりに長く続くしゃっくりは、器質的問題が原因になっていることが考えられます。脳腫瘍《のうしゅよう》、脳血管障害、脳圧亢進《こうしん》、尿毒症、糖尿病、アルコール中毒などがあると、横隔膜の中枢神経が刺激されるのでしゃっくりが起こります。

肺炎や気管支喘息《ぜんそく》などの場合も、横隔神経や迷走神経の刺激によってしゃっくりが起こります。

とくに腹膜炎や開腹手術の後のしゃっくりは危険な場合があり、早急な受診が必要です。

腹部大動脈瘤《ふくぶだいどうみゃくりゅう》

●腹部の大動脈が局部的に拡大した状態

受診する科 循環器内科／心臓血管外科

症状と特徴 動脈にこぶができ、やがて大きくなる動脈瘤が、腹部の大動脈にできた状態です。多くの場合、自覚症状がないので、健康診断で偶然発見されることが少なくありません。また、自分で腹部を触ってみて気づいたり、痛みを感じて診察に訪れたりすることもあります。

こぶの直径が大きくなると、からだの内部に圧力がかかって腰痛や腹痛が起こることもあります。

こぶが破裂すると、突然の腹痛や腰痛、背中痛とともに、出血性ショックをともないます。腹部大動脈瘤による死因の約半数が、こぶの破裂によるものです。４cm以下のこぶが破裂する危険性は２％以下ですが、５cm以上のこぶでは2年以内に破裂する危険性が22％になります。

破裂以外の死因としては、動脈硬化を基盤とした虚血性心疾患、脳血管障害、腎機《じんき》能《のう》障害、胸部大動脈瘤など、ほかの臓器障害によるものです。

超音波検査でも発見できますが、肥満している場合や腸にガスが多くたまっている場合には、はっきりわからないこともあります。

腹部造影CT《シーティー》を使えば、腹部大動脈瘤の診断は容易です。

腹部大動脈瘤は、大動脈瘤全体の約３分の2を占め、男性に多い病気です。発症頻度は、日本人の65歳以上の男性では2～3％とされています。ほとんどは、腎動脈分岐部より下流にできます。

動脈硬化によってもろくなった動脈にこぶができると、加速度的に大きくなります。

治療 手術による外科的療法と、降圧薬を使った内科的療法があります。

手術の場合は、動脈瘤を切開して、人工血管に置き換えます。破裂していない状態での術後30日までの死亡率は数％ですが、破裂時の緊急手術では40～50％となりますので、自覚症状がなくても直径５cm以上のこぶは手術するべきだとされています。

また最近は、合併症がなく手術によるリスクが低い場合は、直径４cmでも手術したほうがよいとされています。また、こぶの拡大速度も判断基準のひとつです。６か月間に５mm以上拡大する場合は、手術するべきだと考えられています。

手術を行った場合のその後の経過は、比較的良好で、５年生存率は70％前後に向上しています。

最近は、カテーテルを使ってバネ付きの人工血管に置換する**ステントグラフト治療**も行われ、良好な成績を残していますが、長期（５年以上）の成績はよくありません。

こぶの直径が小さい場合や、合併症で手術ができない場合は、降圧薬を使って血圧を下げる治療を行います。

後腹膜腫瘍《こうふくまくしゅよう》

６９０頁（がん）

がん性腹膜炎《せいふくまくえん》

６９０頁（がん）

消化管間葉系腫瘍《しょうかかんかんようけいしゅよう》

６９０頁（がん）

急性《きゅうせい》ウイルス肝炎《かんえん》

● A～E型の5種のウイルスが原因に

受診する科 消化器内科／消化器科／内科

症状と特徴 肝炎ウイルスの感染によって肝臓に炎症が起こるものを**ウイルス肝炎**といいます。

肝炎ウイルスに感染すると、1～6か月の潜伏期間を経て発症します。最初は頭痛やのどの痛み、発熱などのかぜに似た症状が現れ、続いて褐色の尿が出るようになり、食欲不振、吐き気、嘔吐《おうと》、全身のだるさ、黄疸《おうだん》などの症状が現れます。

症状が1～2か月で治るものを急性ウイルス肝炎といいます（慢性ウイルス肝炎は半年以上治りません）。

急性ウイルス肝炎には、感染したウイルスの種類によって**A型急性肝炎**（40％）、**B型急性肝炎**（25％）、**C型急性肝炎**（10％）、**D型急性肝炎**、**E型急性肝炎**に分けられます。

D型は日本ではきわめてまれにしか発生しません。E型も日本には存在しないと考えられていましたが２０００（平成12）年以降、集団発生や流行が起こっています。A型とE型は慢性化することはありませんが、B型はまれに慢性化し、C型は高い確率で慢性化します。

A《エー》型《がた》急性《きゅうせい》肝炎《かんえん》

症状と特徴 それまで健康だった人が急に全身の倦怠感《けんたいかん》や食欲不振、吐き気などを訴えるようになります。発熱、頭痛、関節痛、のどの痛み、下痢もあり、かぜの症状とよく似ています。皮膚に発疹《ほっしん》が現れることもあります。肝臓が腫《は》れるので、押すと痛みを感じます。

尿の色が褐色になると、黄疸《おうだん》の症状が現れたり、強くなったりします。

発病後2週間ほどで自覚症状は治まってきますが、肝臓の状態は障害を受けているままなので、引き続き安静が必要です。

急性期には、肝臓の血流が減少するので、動いたりすると、その減少がさらに著しくなり、肝臓の修復が遅れます。

食欲が衰えるので、吸収のよい糖質を中心にした食事を心掛け、必要があればブドウ糖の点滴を受けます。

原因 A型肝炎ウイルスは、感染者の糞《ふん》便《べん》から出たウイルスが汚染された水や食べ物を介し、口から入って感染することで発症します。

生水、生の貝類（カキなど）が感染源であることが多いようです。

A型肝炎ワクチンを用いると免疫がつくられ、3か月の予防効果が得られます。衛生状態の悪い国に行くときは接種が勧められます。潜伏期間は2～6週間です。

治療 1～2か月で自然に治るので、安静にするようにします。

B《ビー》型《がた》急性《きゅうせい》肝炎《かんえん》

症状と特徴 自覚症状はA型と同様で、倦《けん》怠感《たいかん》や食欲不振、吐き気、発熱、頭痛、関節痛、のどの痛み、下痢、発疹《ほっしん》、肝臓の圧痛、黄疸《おうだん》などです。

乳幼児期に感染すると数十年にわたってからだの中に存在し続ける**持続感染**となります。

成人の感染では慢性化することはほとん

どありませんが、免疫の衰えたときに感染すると持続感染することがあります。

　B型肝炎ウイルスのなかに慢性化しやすい亜型があることがわかってきています。

原因 おもに血液、体液を通じて感染します。潜伏期間は1～6か月です。

　不特定多数との性行為、歯ブラシやひげそりの共用、鍼《はり》治療、素人の麻薬注射、輸血、血液製剤の使用、医療事故などが感染経路です。

治療 1～2か月で自然に治るので、安静にするようにします。

表1　肝炎ウイルスの種類

感染経路	種類	潜伏期間	劇症化
経口感染	A型肝炎ウイルス	2～6週間	あり
	E型肝炎ウイルス	2～9週間	まれ
血液感染	B型肝炎ウイルス	1～6か月	あり
	C型肝炎ウイルス	2週間～6か月	まれ
	D型肝炎ウイルス	1～6か月	あり

C型急性肝炎《シーがたきゅうせいかんえん》

症状と特徴 自覚症状はA型やB型に比べると軽いため、発症に気づかないこともあります。

　典型的な症状は、倦怠感《けんたいかん》、食欲不振、吐き気、発熱、頭痛、関節痛、のどの痛み、下痢、発疹《ほっしん》、肝臓の圧痛、黄疸《おうだん》などです。

　成人の感染では70％が慢性化します。

原因 おもに血液を介して感染します。潜伏期間は2週間～6か月です。

　C型肝炎に感染した母親から胎児への感染（母子感染）やB型と同様の感染経路があります。

　C型では性行為による感染はほとんどありません。

治療 C型肝炎ウイルスにはワクチンがありませんが、肝機能を改善する肝庇護《かんひご》療法とインターフェロン治療を用いる抗ウイルス療法でかなり治癒できるようになりました。

　母子感染の予防には、ワクチンがないため、妊娠前のインターフェロン治療が勧められます。

E型急性肝炎《イーがたきゅうせいかんえん》

症状と特徴 潜伏期間は2～9週間です。全身の倦《けん》怠感《たいかん》や食欲不振、吐き気、発熱、頭痛、関節痛、のどの痛み、下痢、発疹《ほっしん》、肝臓の圧痛、黄疸《おうだん》などです。

　慢性化することはほとんどなく、多くは1～2か月ほどで治ります。E型は日本ではほとんどみられませんでしたが近年散見されており、妊婦では劇症肝炎になることもあります。E型の致死率はA型の10倍というデータがあります。

原因 感染者の糞便《ふんべん》から出たウイルスが汚染された水や食べ物を介し、口から入って感染することで発症します。生水、生肉、貝類が感染源であることが多いようです。

　インドやネパールでの流行が報告されていますが、近年、海外渡航歴のない人の感染が増えています。多くは加熱の十分でない肉を食べたことによる発症です。

治療 1～2か月で自然に治るので、原則として治療の必要はありません。また、予防のためのワクチンはありません。

慢性《まんせい》ウイルス肝炎《かんえん》

●肝硬変やがんになることも

受診する科 消化器内科／消化器科／内科

症状と特徴 肝炎ウイルスの感染による肝臓の炎症で、6か月以上症状が続くものを慢性ウイルス肝炎といいます。

慢性ウイルス肝炎は、急性ウイルス肝炎に比べ、治癒に数年からときに数十年かかることがあります。

沈黙の臓器とよばれる肝臓は、悪化しないと症状が現れません。その典型例が慢性ウイルス肝炎です。倦怠感《けんたいかん》や食欲不振、微熱、上腹部の不快感、黄疸《おうだん》が出る人もいますが、ほとんどの人はまったく症状がありません。

そのため、診断は血液検査で行います。一般的にAST《エーエスティー》（GOT《ジーオーティー》）、ALT《エーエルティー》（GPT《ジーピーティー》）が基準より高い状態が6か月以上続くと慢性肝炎であると考えられます。慢性肝炎では、ALTがASTより高くなります。

感染原因は、B型肝炎ウイルスのHBs《エイチビーエス》抗原やC型肝炎ウイルスに対するHCV《エイチシーブイ》抗体の存在を調べます。

病状が進行すると、脾臓《ひぞう》の肥大、皮膚《ひふ》のクモ状血管腫、体液のうっ滞などが徐々に現れます。

慢性の状態が長く続くと、肝細胞が破壊されて肝細胞の数が減少し、最後には**肝硬《かんこう》変《へん》**（465頁）、**肝不全**（467頁）、**肝がん**（691頁）になることがあります。

自覚症状が現れなくてもC型肝炎の20～40％はそのまま肝硬変に移行します。

原因 急性ウイルス肝炎のうちにウイルスを駆除できないと、慢性ウイルス肝炎になります。

急性ウイルス肝炎のなかで慢性化しやすいのは、C型（慢性ウイルス肝炎全体の70～80％）とB型（15～20％）です。C型急性肝炎の70％は慢性化します。

ウイルスに感染しても発症しないこともありますが、その理由は解明されていません。

治療 慢性ウイルス肝炎の治療は、ときに数十年に及びますので、とくに数値が高いとき以外は外来治療が中心です。

薬物療法は、インターフェロン、抗ウイルス薬や肝臓の庇護《ひご》のために肝臓疾患用剤の使用が中心となります。

肝硬変に進行して腹水や脳の機能障害がみられるときは治療が必要になります。

重症の場合は、肝臓移植を行うこともあります。B型ウイルス肝炎の場合は、移植された肝臓にも再発しやすいので、抗ウイルス薬を使用して予防します。

C型ウイルス肝炎も、移植された肝臓に再発がみられますが、症状が軽いことが多いです。

B型《ビーがた》慢性《まんせい》肝炎《かんえん》

症状と特徴 倦怠感《けんたいかん》や食欲不振、微熱、上腹部の不快感があり、黄疸《おうだん》が出る人もいますが、多くの場合、まったく症状は出ません。しかし、急激に悪化したときには入院が必要になることもあります。

B型慢性肝炎の経過は2通りあり、ひとつはウイルスの増殖が続き、肝臓の状態も悪化する恐れがあるものです。

もうひとつは、ウイルスの増殖はほとんどみられず、しだいに炎症が鎮静化し、治っていくものです。

B型慢性肝炎は多くの場合、症状が軽いのですが、放置しておくと肝硬変や肝がんになることがあるので注意が必要です。

原因 母子感染で乳幼児期に感染した場合は免疫が未熟でウイルスが宿主を攻撃しないため、肝炎を起こさないままウイルスが体内にすみつく持続感染とよばれる状態になります。このような人をキャリアとよびます。

こうした人が大人になると肝炎を起こしますが、免疫力が強ければウイルスは排除され、免疫が強くない場合は、慢性肝炎になります。

成人はB型急性肝炎に感染しても多くは治癒します（一過性感染）。また成人の70％は、無症状のまま治癒する不顕性《ふけんせい》感染で終わるといわれます。しかし急性感染し、ウイルスが排除されない状態が半年以上続くと慢性肝炎になります。

治療 抗ウイルス作用のあるインターフェロンの注射と、ウイルスの増殖を阻害する薬剤の服用がおもな治療になります。日常生活では脂肪の摂《と》りすぎを避け、禁酒します。

C《シー》型《がた》慢性《まんせい》肝炎《かんえん》

症状と特徴 C型急性肝炎の30％は自然に治癒しますが、70％はウイルスを排除しきれず、慢性肝炎になります。

慢性肝炎になっても多くの人には自覚症状がなく、肝機能も基準範囲内であることがほとんどです。それでも、多くの場合は肝臓に軽い炎症が起こっており、肝臓の病変の悪化は進んでいます。

現在日本には150万人から200万人のC型慢性肝炎の患者がいるといわれ、第2の国民病ともよばれています。

しかし、治療を受けている人は50万人に過ぎず、多くの人は自分がC型肝炎であることも知らないでいると思われます。

C型肝炎に感染してから肝がんができるまで30～40年かかるといわれていますが、肝がんになる人の原因の8割はC型肝炎といわれており、注意が必要です。

原因 C型急性肝炎は血液や体液を介して感染します。この状態が半年以上続くと慢性肝炎になります。

治療 遺伝子を調べ1タイプの人には、抗ウイルス薬のソホスブビルとレジパスビルの併用または両剤の配合剤、ダクラタスビルとアスナプレビルの併用療法、そのほかにペグインターフェロンとリバビリン、プロテアーゼ阻害薬の3剤併用療法のいずれかが行われます。このなかで、インターフェロンを用いない抗ウイルス療法が高い治療成績をあげています。2タイプの人には、ソホスブビルとリバビリンの併用療法が行われています。

ウイルスの量が少ない場合は、ペグインターフェロンかインターフェロンの単独療法を行います。

また、肝炎を鎮静化させ、肝機能ALT《エーエルティー》（GPT《ジーピーティー》）を改善する薬剤を内服します。

肝硬変《かんこうへん》

● 高い頻度でがんが発生する

受診する科 消化器内科／消化器外科／消化器科／内科

症状と特徴 なんらかの理由で肝臓が障害され、肝細胞が壊れると、肝臓に線維が増えてかたくなります。この際、肝細胞の構

頭部
体幹
手足
全身
がん
こころ
女性
こども

図4 生体肝移植

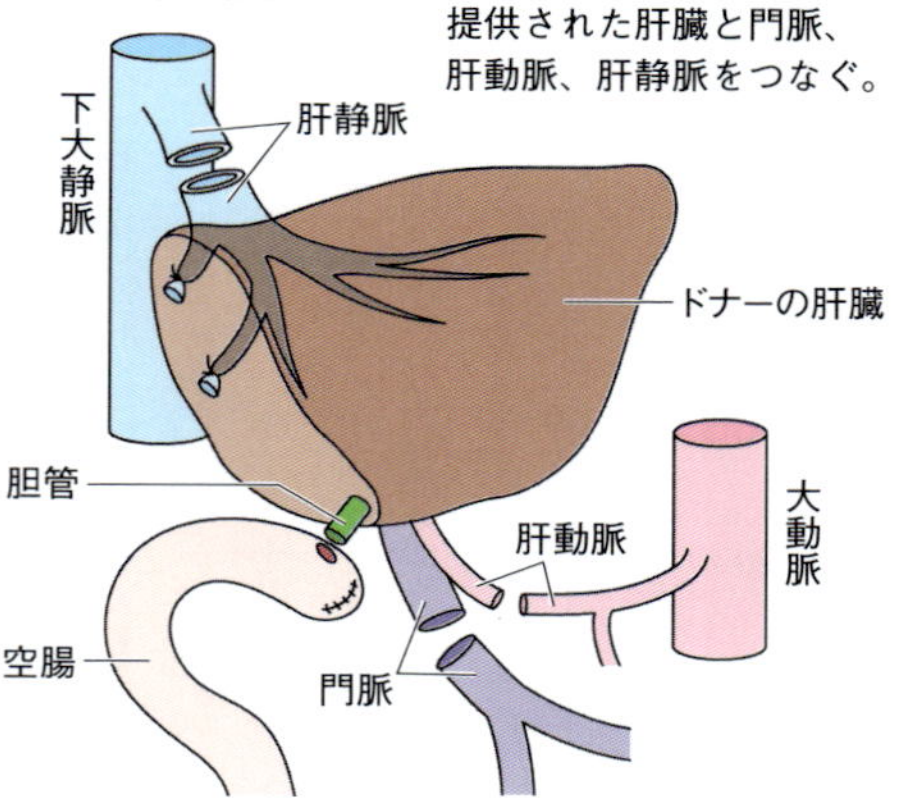

提供された肝臓と門脈、
肝動脈、肝静脈をつなぐ。

成が変化し、再生結節とよばれるごつごつしたしこりができるようになります。

この状態が進むと、肝臓に血液が流れにくくなるため、酸素や栄養素が不足し、血液の循環障害も起こり、肝臓の機能自体が果たせなくなっていきます。

早期からだるさを感じる人はいますが、ほとんどは自覚症状がありません。肝細胞が壊れていっても、残った細胞がカバーする代償能の機能があるためです。検診で初めて肝硬変が見つかる場合も多くあります。

そして代償しきれない時期（非代償期）に入ると、さまざまな症状が現れてきます。

◎**黄疸**《おうだん》　皮膚や白目が黄色くなり、肌がくすみ、尿が褐色を帯びてきます。

◎**クモ状血管腫**《しゅ》　胸や肩、二の腕などにクモ状の赤い斑紋《はんもん》が現れます。

◎**女性化乳房**　男性に特有の症状で、乳房や乳首が大きくなります。

このほかにも、手のひらが赤くなったり、皮下出血、鼻血、歯肉の出血などが起こったり、腹水、むくみ、脾臓《ひぞう》の腫《は》れ、肝性脳症（うわごと、意識障害、興奮、錯乱、傾眠、異常行動など）が現れることがあります。

肝硬変になると、高い頻度で**肝がん**（691頁）が発生します。肝臓の機能が著しく低下し、消化管出血（食道胃静脈瘤《しょくどういじょうみゃくりゅう》など）、出血傾向、腎不全《じんふぜん》などを引き起こして、**肝不全**（467頁）になる場合もあります。

原因　C型肝炎から起こる肝硬変がもっとも多く75％を占めます。10％はB型肝炎から、10～15％がアルコール性肝障害から起こっています。最近では脂肪肝から肝硬変に至るケースも増えています。

そのほか、自己免疫疾患や代謝異常による疾患、寄生虫症、薬剤性肝障害、うっ血肝などから肝硬変になることもあります。

治療　肝硬変は、いちど発症すると元に戻すことはできません。現在では、日常生活をコントロールしながら、腹水、食道静脈瘤、肝性脳症などの合併症状に対する対症療法を行い、代償期の状態に戻すことを目的に行うのが主流です。

C型肝炎による肝硬変は、インターフェロン療法で肝機能の値を下げ、肝がんへの進展を止められることがわかってきました。また、自己免疫性疾患による肝硬変は、ステロイド薬で線維化した組織が改善されます。

日常的な注意としては、バランスのとれた食事を心がけましょう。ウイルス性肝炎による肝硬変の人、腹水のある人は、塩分を1日に5～6gに制限すること、肝性脳症が起こっているときは、たんぱく質を40～50gに制限することなどが必要です。

飲酒は禁止です。また、糖代謝やアミノ酸代謝を円滑にするため、適度な運動も欠かせません。

肝不全《かんふぜん》

● 肝臓の機能が破綻した状態

受診する科　消化器内科／消化器科／内科

症状と特徴　肝臓は体内で最大の代謝器官として、栄養素の代謝、アンモニアの代謝、薬物、異物の代謝、解毒、排泄《はいせつ》など、さまざまな役割を担っています。

この肝臓が破綻《はたん》した状態が肝不全です。

肝機能がはたらかなくなると、意識障害、黄疸《おうだん》、腹水、出血傾向、消化管出血などがみられるだけでなく、腎不全《じんふぜん》や呼吸不全などを合併する多臓器不全へ進行していく可能性もあります。

肝不全は、発症から8週間以内に脳症や黄疸、腹水などが現れる**急性肝不全**《きゅうせいかんふぜん》と、肝硬変（465頁）や肝がんの末期症状として、数か月から数年かけて徐々に進行する**慢性肝不全**《まんせいかんふぜん》に分けられます。

原因　急性肝不全は、それまで肝臓に何も問題がなかった人に、劇症肝炎や薬剤性肝炎などにより急激に肝細胞の壊死《えし》が起こり、肝不全が引き起こされるものです。

慢性肝不全は、慢性肝炎や肝硬変、肝がんなどから徐々に肝臓の機能低下が進み、現れるものです。

治療　急性肝不全に対しては、肝移植が実施されています。

図5　胆汁の生産

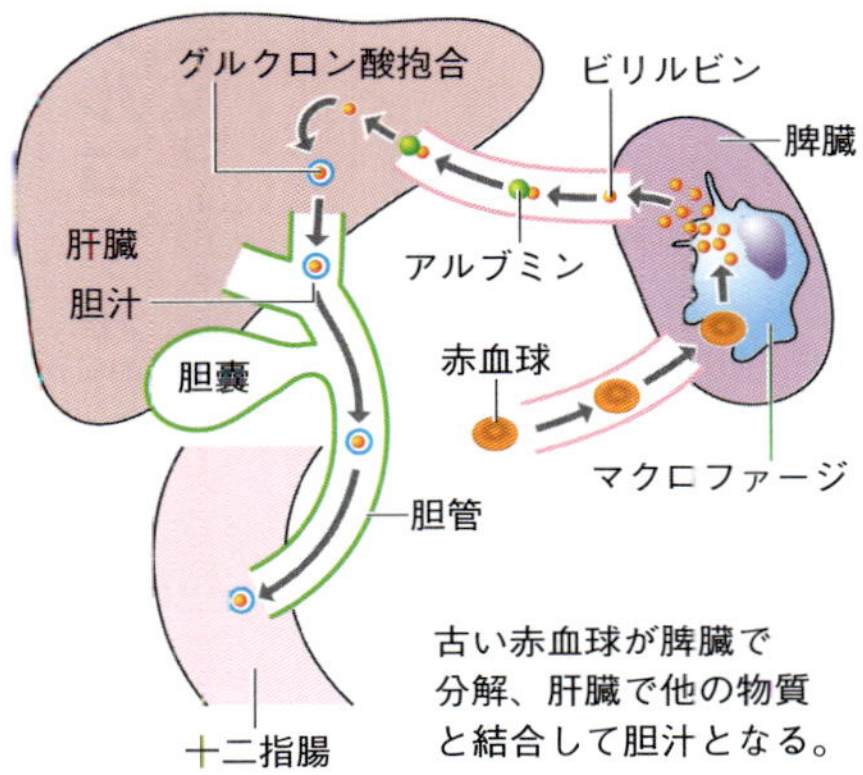

古い赤血球が脾臓で分解、肝臓で他の物質と結合して胆汁となる。

原発性胆汁性肝硬変《げんぱつせいたんじゅうせいかんこうへん》*

● 35歳以上の女性に多い病気

受診する科　消化器内科／消化器科／内科

症状と特徴　この病気にかかる90％が女性です。肝臓内の胆管《たんかん》が自己免疫によって破壊されるため胆汁《たんじゅう》が滞り、最後には肝硬変《かんこうへん》（465頁）になり、肝不全に至ります。

ただし70～80％の人は、症状が出てこない無症候性です。無症候性のうちに診断されるため、2016年より**原発性胆汁性胆管炎**とよばれるようになりました。

症状はまず、皮膚のかゆみや疲労感として現れます。続いて、指先の腫《は》れ、黄色腫《おうしょくしゅ》、黄疸《おうだん》、骨粗鬆症《こつそしょうしょう》などの骨の異常、腹水、肝性脳症、食道静脈瘤《しょくどうじょうみゃくりゅう》などがみられることも少なくありません。

どのような人が無症状のままか、症候性に進むのかはわかっていません。ほかの自己免疫疾患を合併することもあります。

原因　原因は不明です。家族間で発生することが多く、遺伝の要素が関連していると疑われます。

治療　根治治療は確立されていません。ウルソデオキシコール酸の内服が肝不全への進行を遅らせると報告されています。脂肪を控え、カルシウムを摂取する食生活が勧められます。

アルコール性肝障害《せいかんしょうがい》

●アルコールの摂りすぎで起こる

受診する科 消化器内科／消化器科／内科

症状と特徴 飲酒によってアルコールを摂取すると、そのアルコールは胃や腸で吸収され、肝臓に到着します。肝臓はアルコールを代謝し、水と二酸化炭素に分解して排出します。この過程で生成されるアセトアルデヒドによって肝臓の細胞は傷害されますが、すぐに戻ります。しかし、アルコールを飲み続けていると、その変化が残り、細胞内の酵素のはたらきが活発化します。こうした変化が続くと、やがて肝細胞の形が変わり、細胞間の線維化が起こります。

　こうして起こる肝臓の障害には、アルコール性脂肪肝《しぼうかん》、アルコール性肝炎、アルコール性肝硬変《かんこうへん》などがあり、肝がんが発生することもあります。

アルコール性《せい》脂肪肝《しぼうかん》

症状と特徴 大量飲酒者のほとんどにみられるもので、肝臓に中性脂肪（トリグリセリド）が蓄積したものです。健康診断でγ《ガンマ》―GTP《ジーティーピー》やALT《エーエルティー》の異常がみつかるまで多くは自覚症状がありませんが、右腹部の鈍痛や吐き気がみられることもあります。

原因 アルコールで脂肪の代謝が障害され、脂肪が肝臓にたまることで起こります。

治療 1か月ほど禁酒すると、肝臓の脂肪の代謝が改善し、肝臓の脂肪は消失します。

アルコール性肝炎《せいかんえん》

症状と特徴 アルコール性脂肪肝をもっている人の20％に発症します。

　症状は、全身の倦怠感《けんたいかん》、食欲不振、黄《おう》疸《だん》、肝臓の腫《は》れ、発熱、嘔吐《おうと》、下痢などです。重症化すると、意識障害や出血傾向、腹水なども現れ、死に至ることもあります。

原因 アルコールの摂《と》りすぎによって、肝細胞の風船化、壊死《えし》、炎症性変化（白血球の浸潤）が起こることで発症します。

治療 禁酒と安静は不可欠です。重症ならステロイド薬や血漿《けっしょう》交換、持続的血液濾《ろ》過透析《かとうせき》、白血球除去療法などを行い、必要に応じてアルコール依存症の治療も行います。

アルコール性《せい》肝硬変《かんこうへん》

症状と特徴 過度の飲酒によって肝臓が障害を受け、肝臓の線維化が進み、肝臓がかたくなった状態です。アルコール性肝硬変では最終的に肝臓が小さくなります。

　症状はウイルス性肝硬変と同じで、黄《おう》疸《だん》、腹水、肝性脳症、むくみ、クモ状血管腫《しゅ》（クモが手足を広げたような赤い斑紋《はんもん》）、女性化乳房、手のひらの赤み、食道《しょくどう》胃《い》静脈《じょうみゃく》瘤《りゅう》などがみられます。

　患者数の20％は、肝炎ウイルスの合併がみられ、また、肝がんの合併率も高くなります。

　飲酒を継続すると死亡率が高くなります。

原因 日本酒換算で5合以上の飲酒を毎日20年続けると多発します。女性は12年ほどで起こることもあります。

　肥満や糖尿病がある人は飲酒量が3合ほどでもアルコール性肝硬変になることがあります。また、そうなると死亡率も高くなります。

治療 肝硬変と同じ薬物療法と生活習慣の改善を行います。

劇症肝炎《げきしょうかんえん》

● 致死率の高い難病指定の病気

受診する科 消化器内科／消化器科／内科

症状と特徴 急性肝炎のなかでも肝性脳症《かんせいのうしょう》（意識障害）が急激に現れる病気です。新生児から高齢者まで年齢を問わず発症し、肝炎を発症してから10日以内に肝性脳症が起こる急性型と、それ以降に起こる亜急性型に分けられます。

初期には、黄疸《おうだん》（皮膚や白目が黄色くなる）や尿が茶褐色になるなどの症状がみられます。

肝性脳症の初期症状は、手の震え、性格の変化、異常行動などで、進行すると昏睡《こんすい》となり、皮膚や粘膜、肺、腎臓《じんぞう》、消化管、心臓、脳などに出血が起こりやすくなります。血液中のAST《エーエスティー》（GOT《ジーオーティー》）やALT《エーエルティー》（GPT《ジーピーティー》）などの値は通常40以下程度のものが数千以上に達します。

原因 もっとも多いのは肝炎ウイルスによるもので、薬物性肝障害、自己免疫性肝炎によるものもあります。

原因がわからないものが近年増加しています。

治療 抗ウイルス薬、免疫抑制薬、血漿《けっしょう》交換療法、肝移植など集学的治療が行われます。

表2　肝障害を起こすおもな薬剤の種類

解熱鎮痛薬	アセトアミノフェン
抗真菌薬	フルコナゾール
抗生物質	テトラサイクリン アモキシシリン エリスロマイシン
抗てんかん薬	バルプロ酸ナトリウム フェニトイン
女性ホルモン	エストロゲン
抗精神病薬	クロルプロマジン
高尿酸血症治療薬	アロプリノール
抗不整脈薬	キニジン
抗結核薬	イソニアジド
中枢性交感神経抑制薬	メチルドパ
抗リウマチ薬、抗がん剤	メトトレキサート
経口避妊薬	——

薬剤性肝障害《やくざいせいかんしょうがい》（薬物性肝障害《やくぶつせいかんしょうがい》）

● 予測できない薬の障害

受診する科 消化器内科／消化器科／内科

症状と特徴 薬物治療を受けている間に、倦怠感《けんたいかん》、食欲不振、吐き気、発熱、発疹《ほっしん》、黄疸《おうだん》、皮膚のかゆみなどが現れることがあります。

自覚症状がまったくないのに、血液検査で発見される場合もあります。

まれに黄疸が長期にわたり消えないことや、肝細胞壊死《えし》を起こすこともあります。

薬剤は、肝臓で代謝されるとき肝臓に障害を与えることがあります。誰《だれ》にでも障害を起こすものなら予測は可能ですが、個人差があり、体質によって障害が起こるものは予測ができません。

障害はアレルギー反応による**中毒性肝障害**《ちゅうどくせいかんしょうがい》と、毒性の高い代謝産物が肝臓を障害する**過敏性肝障害**《かびんせいかんしょうがい》とに分けられます。

原因 薬剤は開発の段階で肝毒性のないことが確認されていますが、薬に対する反応には個人差があり、長期間使用による影響にも個人差があるため、医薬品による肝臓障害をゼロにはできないのです。

治療 薬による異常を感じたらただちに主治医に相談します。薬を止めれば、症状は速やかに改善することがほとんどです。

脂肪肝《しぼうかん》

●肝硬変に進展することもある

✚受診する科　消化器内科／消化器科／内科

症状と特徴 肝臓に中性脂肪が過剰に蓄積した状態です。肝細胞の30％以上が脂肪となり、肝臓が白っぽく膨れた状態になります。肝臓が脂肪によって障害を受けると、血液中のALT《エーエルティー》（GPT《ジーピーティー》）値が上昇します。自覚症状はなく、検査などで発見されます。

脂肪肝には、**アルコール性脂肪肝**、**薬剤性脂肪肝**、**急性妊娠性脂肪肝**があります。

アルコール性脂肪肝は、アルコールによる肝臓障害のもっとも初期のもので、右上腹部から背中にかけての張った感じや違和感、倦怠感《けんたいかん》があります。

急性妊娠性脂肪肝は妊娠後期に起こり、倦怠感、頭痛、黄疸《おうだん》、吐き気、出血傾向、意識障害などがみられるものです。きわめてまれですが、致死率が高い病気です。

原因 アルコール性脂肪肝はお酒の飲みすぎが原因です。アルコールは肝細胞の中で脂肪の代謝能を低下させ、結果的に脂肪酸の合成が増え、肝臓に蓄積させてしまいます。

薬剤性脂肪肝は、ステロイド薬の長期使用によって発生します。

急性妊娠性脂肪肝の原因は不明です。

治療 アルコール性脂肪肝はアルコールを数週間やめることで一般的に症状は改善されます。

薬剤性脂肪肝は、原因となっている薬物摂取を、担当医の指導のもとで中止することが勧められます。

急性妊娠性脂肪肝に特別な治療法はありません。

非《ひ》アルコール性《せい》脂肪肝《しぼうかん》

症状と特徴 肝臓に脂肪が蓄積するだけではなく、お酒を飲みすぎなくても、アルコール性肝障害と同じように、肝臓の線維化が進み、**肝硬変**（465頁）も引き起こす病気です。**肝がん**（691頁）や**過栄養性脂肪肝**《かえいようせいしぼうかん》ともいいます。欧米では、非アルコール性脂肪肝患者の10％が、肝臓の線維化を発症した**非アルコール性脂肪性肝炎**（NASH《ナッシュ》）の状態になるといわれます。

非アルコール性脂肪性肝炎は、メタボリックシンドロームの症状のひとつであるとともに、メタボリックシンドロームを発症させる原因であるという考え方もあります。

原因 肥満、糖尿病、脂質異常症、栄養過多が原因です。

食事から摂取された脂肪は、小腸で吸収され、肝臓に到着し、必要に応じてエネルギーに代謝されていきます。しかし、肝臓に入ってくる脂肪の量が、代謝するエネルギー量を上回ると、脂肪はそのまま肝臓に蓄積されていきます。

治療 食事制限と運動による減量が勧められます。摂取する脂肪量を減らし、バランスよく食べ、1日40分以上歩くなどの運動習慣をつけることで少しずつ減量することが大切です。極端なダイエットは、非アルコール性脂肪肝を悪化させるといわれています。

薬物療法としては、インスリン抵抗性改善薬やビタミンC、Eなどの酸化防止薬、ウルソデオキシコールなどの使用で肝臓の状態が改善されたという報告があります。

肝《かん》がん

691頁（がん）

肝膿瘍《かんのうよう》

●高熱と肝臓の腫れを起こす

✚受診する科　消化器内科／消化器外科／消化器科／内科

症状と特徴　肝臓の中に膿《うみ》がたまる病気です。

細菌が原因の**化膿性肝膿瘍**《かのうせいかんのうよう》と、赤痢《せきり》アメーバ原虫が原因の**アメーバ性肝膿瘍**があります。日本では90％が化膿性肝膿瘍です。

化膿性肝膿瘍は、40℃に近い発熱、悪《お》寒《かん》、右上腹部痛、黄疸《おうだん》、肝臓の腫《は》れ、倦怠《けんたい》感《かん》、食欲不振、体重減少、貧血などがみられます。横隔膜近くにできる肝膿瘍は、胸痛や呼吸困難を引き起こします。

進行すると、ショックや敗血症、多臓器不全を起こし、命の危険にかかわることもあります。

アメーバ性肝膿瘍の症状はおおむね化膿性肝膿瘍と同じですが、横隔膜を介して膿瘍が広がっている場合は、胸痛や咳《せき》がみられることもあります。下痢、血便がみられることや、症状が軽いときには感染後、数年たってから発見されることもあります。

原因　細菌、真菌、寄生虫による感染で引き起こされます。

化膿性肝膿瘍は、**胆石症**《たんせきしょう》（475頁）や**膵**《すい》**・胆道**《たんどう》**（胆管、胆嚢**《たんのう》**）のがん**（693頁）、**虫垂炎**《ちゅうすいえん》（495頁）や**大腸憩室症**《だいちょうけいしつしょう》（497頁）にともなうもの、**敗血症**《はいけつしょう》（638頁）に続いて起こるものなどがあります。

近年、高齢者の間で増加しています。

アメーバ性肝膿瘍は、大腸内の赤痢アメーバ原虫が肝臓に運ばれて起こります。熱帯の感染地域での飲食による感染や性行為を通じての感染が多いようです。

治療　抗菌薬、抗原虫薬を服用します。

うっ血肝《けっかん》

●血液が心臓から肝臓へ逆流する

✚受診する科　消化器内科／消化器科／内科

症状と特徴　心臓への血液の戻りが悪くなるため、肝臓に血液がたまってしまう症状です。軽い黄疸《おうだん》や肝臓の腫れ、全身のむくみ、腹水、心臓肥大、呼吸困難、チアノーゼなどの症状を起こします。

急性心不全によるうっ血では、肝臓が急速に肥大し、肝臓の被膜が急速に伸びて、右上腹部に痛みが生じます。

心筋梗塞《しんきんこうそく》や肺梗塞《はいこうそく》による急性のうっ血肝では、急性肝障害を起こすことがあります。

肝臓のうっ血が長期にわたって続くと、うっ血性肝硬変や重篤な肝障害を引き起こすので注意が必要です。

原因　**心不全**（417頁）、**胸膜炎**《きょうまくえん》（405頁）、**心筋梗塞**《しんきんこうそく》（409頁）、**肺梗塞**、**バッド・キアリ症候群**（472頁）、弁膜症や心筋症などによって心臓のはたらきが低下したときに、静脈血が心臓へ送られずに肝臓に血液がたまります。

うっ血による圧迫と酸素不足で、肝臓の正常な組織構造が崩れて、肝障害が起こります。

治療　原因となっている心臓疾患の治療を行います。それとともに、肝細胞を保護するための治療が行われます。

門脈圧亢進症《もんみゃくあっこうしんしょう》

●肝臓周辺の血液の循環障害

受診する科 消化器内科／消化器科／内科

症状と特徴 **門脈**（473頁図6）は、小腸や大腸、脾臓《ひぞう》などの腹腔《ふくくう》内臓器の静脈血が合流して形成された静脈幹です。消化管で吸収された栄養素を肝臓に運んだり、運ばれた毒素の解毒にかかわっています。

この門脈の血圧が血流の増加や血管抵抗の上昇によって高まると、肝臓に血液が流れにくくなり、圧力の低いほうに向かって血液が流れ、意識障害、肝機能障害や腹水、足のむくみなどが起こります。

また、門脈と大静脈系との間に側副血行路（シャント）が形成されると、静脈瘤《じょうみゃくりゅう》ができ、消化管出血、門脈圧亢進症性胃症とよばれる胃粘膜のうっ血が起こります。脾腫によって汎《はん》血球減少症などが起こることがあります。

原因 門脈圧は腹圧や食事、咳《せき》などの影響でも変わりますが、門脈圧亢進症を起こす一般的な理由は、ウイルスやアルコールによる肝硬変《かんこうへん》が多く、バッド・キアリ症候群も原因となります。原因不明な特発性門脈圧亢進症は指定難病になっています。

治療 腹水や静脈瘤に対する対症療法が主体で、門脈圧を下げる治療としては、降圧薬や静脈を収縮させる薬などを用います。

バッド・キアリ症候群《しょうこうぐん》*

●門脈圧亢進症状を起こす

受診する科 消化器内科／消化器科／内科

症状と特徴 肝臓に流れてきた血液は肝静脈から肝部下大静脈を通って心臓に戻ります。しかしこの部位に閉塞《へいそく》や狭窄《きょうさく》があると血液は心臓に戻らず、門脈圧が高まります。

急性の場合は、腹痛や吐血、肝臓の腫《は》れ、腹水などが起こり、ときに肝不全を起こして死に至ることもあります。

慢性の場合は、食道胃静脈瘤《しょくどういじょうみゃくりゅう》、腹水、脾《ひ》腫《しゅ》、貧血、出血傾向、肝機能障害などの症状があり、肝障害や食道静脈瘤、肝がんなどを起こすと、生存率は低くなります。

原因 先天性血管形成異常によって起こることが多いとされてきましたが、近年は止血にかかわる血液凝固因子の活性異常が関与している可能性が示唆されています。女性に多く、平均発症年齢は43歳です。

原因が明らかなものに血栓《けっせん》、**肝がん**（691頁）、転移性肝がん（692頁）、腹部外傷、うっ血性心不全、経口避妊薬の使用などがあります。

治療 降圧薬や静脈を収縮させる薬などを用います。血管（狭窄部位）をカテーテルによって拡張する手術、門脈と肝静脈の間にバイパスをつくる手術も行われます。

肝良性腫瘍《かんりょうせいしゅよう》

●悪性との識別が難しいことがある

受診する科 消化器内科／消化器外科／消化器科／内科

症状と特徴 肝臓にできた腫瘍《しゅよう》のうち良性のものの総称です。多くは無症状で、検査などで見つかるものがほとんどです。

腫瘍が大きいと、かたまりに触れることができたり、腹痛や腹部の張り、発熱があ

頭部
体幹
手足
全身
がん
こころ
女性
こども

ったり、胃や十二指腸を肝臓が圧迫して食欲がなくなったりします。

肝細胞や胆管細胞など肝臓特有の細胞から発生する**肝細胞腺腫**《かんさいぼうせんしゅ》、**胆管嚢胞腺腫**《たんかんのうほうせんしゅ》、**胆管細胞腺腫**《たんかんさいぼうせんしゅ》や、血管、脂肪組織などから発生する血管腫《けっかんしゅ》、血管筋脂肪腫《けっかんきんしぼうしゅ》、類上血管内皮腫《るいじょうけっかんないひしゅ》などがあります。

肝細胞腺腫などはがんへと進展する可能性がある肝腫瘍類似病変とよばれ、非腫瘍性病変としては**限局性結節性過形成**《げんきょくせいけっせつせいかけいせい》、結節性再生性過形成、大再生結節があります。

その他、炎症性偽腫瘍《えんしょうせいぎしゅよう》などがあります。

◎**肝血管腫**　多くは**海綿状血管腫**《かいめんじょうけっかんしゅ》というスポンジ状の組織に血液がたまったものです。肝臓の良性腫瘍のなかでもっともよくみられるもので、とくに女性に多く発症します。通常は無症状です。年に1回の経過観察でようすをみます。

◎**肝細胞腺腫**　日本ではまれですが、20～40歳代の女性、糖尿病や、経口避妊薬を常用している人に多いという報告があります。自然破裂により、腹部で出血したり、腫瘍内で出血することがあります。経過観察で問題がないときと、手術を要するときがあります。

◎**限局性結節性過形成**　欧米では女性に多いとされていますが、日本ではまれなものです。多くは切除の必要はありません。

◎**肝嚢胞**《かんのうほう》　肝臓内に液体のたまった袋ができるものです。先天性と後天性がありま す。特殊なものとして汚染された生水を飲むことでまれに起こるのは**寄生虫性肝嚢胞**《きせいちゅうせいかんのうほう》です。感染後十数年たってから肝障害を起こし、**肝不全**《かんふぜん》（467頁）や**門脈圧亢進症**《もんみゃくあつこうしんしょう》（472頁）を起こし、死に至ることもあります。寄生虫以外の肝嚢胞の多くは先天性です。50歳前後の女性に発症し、ごくまれに出血や嚢胞の破裂を起こしたりします。

原因　先天的なものは、母体でのなんらかの異常によるものが多いとされています。性ホルモン、経口避妊薬によるといわれるものもあります。

治療　通常は経過観察をしますが、肝血管腫が破裂した場合や出血傾向のあるときは、切除手術、肝動脈塞栓療法《かんどうみゃくそくせんりょうほう》、放射線照射、エタノール注入療法などを行います。

肝細胞腺腫も、がん化する可能性があるので切除することがあります。

腺腫様過形成は肝切除や焼灼術《しょうしゃくじゅつ》、エタノール注入療法などを行います。

肝嚢胞は、巨大なものに対して、針を刺して排液したり（穿刺《せんし》）、組織凝固の目的でエタノール注入法を行ったりします。

結節性再生性過形成の場合は、治療の必要がありません。大再生結節は、肝細胞がんとの識別が難しく、切除しなければわからないことがあります。

また炎症性偽腫瘍は、発熱、白血球の増加、CRP《シーアールピー》（炎症の程度のマーカー）の上昇をともない、悪性との区別が難しくなります。ステロイド薬を用いる場合もありますが、症状が軽快しない場合は、手術を行うことがあります。

図6　門脈の位置

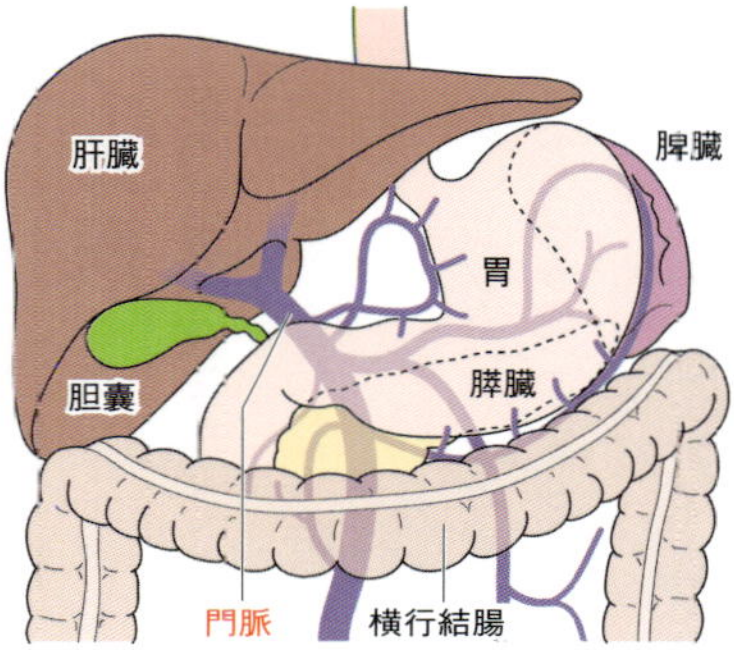

ワイル病《びょう》

●重症の肝臓の感染症

受診する科 消化器内科／消化器科／内科

症状と特徴 レプトスピラという細菌が起こす**レプトスピラ症**（645頁）のうち重症のものがワイル病です。

約10日間の潜伏期間ののち、悪寒《おかん》、震えとともに、突然、高熱、筋肉痛、白目の充血が起こります。発症から2週目には皮下出血、黄疸《おうだん》、腎不全《じんふぜん》、心不全、意識障害を生じることがあります。黄疸を発症すると、10％が命を落とします。

原因 レプトスピラは、感染動物（ネズミ、イヌ、ネコ、家畜動物など）などの尿に触れるか、尿に汚染された川や土壌に触れて感染します。感染地は、中南米や東南アジアに多く分布しています。

治療 抗菌薬、肝庇護薬《かんひごやく》などが用いられます。**腎不全**《じんふぜん》（513頁）を起こしている場合は、血液透析を行うことがあります。早く治療を開始するほど、効果が高いようです。

ヘモクロマトーシス

●臓器に鉄が沈着する

受診する科 消化器内科／消化器科／糖尿病内科／内科

症状と特徴 50歳前後の男性に多く発症する病気です。肝臓、心臓、膵臓《すいぞう》などの臓器に鉄が付着し、臓器によって**肝硬変**《かんこうへん》（465頁）、**特発性心筋症**《しんきんしょう》（419頁）、**糖尿病**《とうにょうびょう》（581頁）などが起こります。皮膚の青銅色化、うっ血性心不全、不整脈、手指や膝《ひざ》、腰の関節炎、性欲減退もみられます。肝不全、糖尿病性昏睡《とうにょうびょうせいこんすい》、心不全などで死に至ることもあります。

原因 遺伝性（原発性）のものと後天性（続発性）のものがあります。

遺伝性のものは、6番染色体にある遺伝子の異常が知られています。

後天性のものは、鉄分の過剰摂取（鉄剤の服用や過剰使用、飲酒、とくに赤ワインの大量飲酒が原因になることがあります）や大量の輸血、透析時の溶血によって起こります。

治療 瀉血《しゃけつ》や鉄キレート薬の使用によって鉄を体内から除去します。

アミロイド肝《かん》

●原因不明のたんぱく質付着

受診する科 消化器内科／消化器科／腎臓内科／内科

症状と特徴 肝臓に、アミロイドとよばれる線維たんぱくが沈着する病気です。

アミロイドは心臓や腎臓《じんぞう》、脳、消化管などにも沈着し、さまざまな障害をもたらしますが、肝臓はとくに沈着しやすい臓器です。アミロイド肝になると、肝臓の腫《は》れがみられますが、押しても痛みがありません。

肝臓だけでなく、全身に沈着する**アミロイドーシス**（592頁）になると、倦怠《けんたい》感《かん》、むくみ、たんぱく尿、貧血、巨舌、腎不全、心不全などが現れることがあります。

原因 遺伝性のものと、多発性骨髄腫《たはつせいこつずいしゅ》や膠原病《こうげんびょう》、がん、腎不全《じんふぜん》による長期透析にともなって起こるものがあります。原因は明らかでありません。

治療 いったん沈着したアミロイドを除

去することはひじょうに難しく、それぞれの症状に対する対症療法が行われます。

胆石症《たんせきしょう》

●ほとんどの人は症状が出ない

受診する科 消化器内科／消化器科／内科

症状と特徴 胆汁《たんじゅう》の成分が胆道の中で固まると胆石になります。発生の割合は男女比で1対2とされますが、近年、男性に増えています。胆石の生じた部位によって、**胆《たん》嚢胆石《のうたんせき》**、**胆管胆石《たんかんたんせき》**とよびます。

胆石ができた人の3分の2は無症状ですが、残り3分の1には胆石発作とよばれる激しい腹痛が起こります。無症状胆石の人が有症状に変わるのは年1～2%とひじょうに低率です。

代表的な胆石の症状は、数十分から数時間におよぶ腹部（右肩、背部、胸部に及ぶこともある）の疼痛《とうつう》です。そのほか、腹部膨満、吐き気、倦怠感《けんたいかん》などの症状もみられます。

胆石発作が起こっているときに胆嚢中に細菌が増えて炎症を起こすと、**急性胆嚢炎《たんのうえん》**（476頁）になることもあります。

胆管結石が胆管の中で胆汁の流れを阻害すると、胆汁が肝臓の中に閉塞《へいそく》されて血中の胆汁成分が増え、黄疸《おうだん》が現れたり、胆管炎になったりします。

胆管炎が重症化すると、敗血症やショック状態になることもあります。

結石が十二指腸への出口であるファーター乳頭にはまりこむと、膵液《すいえき》の排出を邪魔するため、膵炎になることもあります。

原因 胆石の成分別にみると、**コレステロール胆石**、**黒色胆石**、**ビリルビンカルシウム胆石**などが多くみられます。

戦前はビリルビンカルシウム胆石が多くみられましたが、近年は70%がコレステロール胆石となっています。コレステロール胆石は、胆汁中に溶けたコレステロールの濃度が高くなりすぎて生じます。

ビリルビンカルシウム胆石は、胆道に細菌の感染が起こり、胆汁中のビリルビンがビリルビンカルシウムに変化して固まったものです。

黒色胆石は、大きな手術を受けた数年後にできることが多いといわれます。体内で自分の血液が溶けた結果起こるのではないかと考えられています。

治療 症状のない胆石症には原則として治療を行わず、経過を観察します。

胆石発作の治療には、鎮痛鎮痙薬《ちんつうちんけいやく》が用いられます。直径1cm以下のコレステロール結石は、胆石溶解薬を6か月間内服することもあります。

胆嚢炎になったときは、軽症では抗菌薬を中心とした療法を行います。腹膜炎をともなう場合は胆嚢の摘出手術（開腹手術、腹腔鏡《ふくくうきょう》下手術）を行います。胆管に結石がある場合は、内視鏡的乳頭切開術や胆管切開術を行います。

図7　胆石の痛みが現れやすい部位

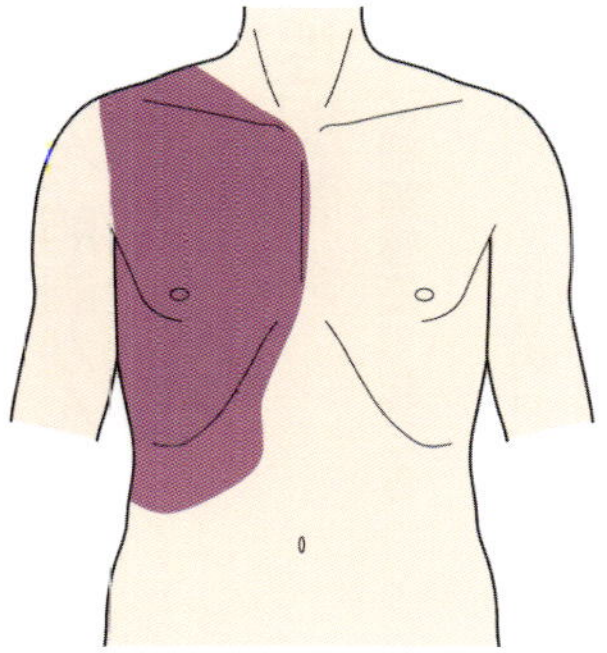

右上腹部に激烈な痛みが走る。

胆管《たんかん》がん、胆嚢《たんのう》がん　693頁（がん）

急性胆管炎《きゅうせいたんかんえん》

●多くは細菌感染で起こる

受診する科　消化器内科／消化器科／内科

症状と特徴　肝臓内の胆管《たんかん》も含め、胆管に炎症が起きたもので、悪寒《おかん》、発熱、右上腹部の痛み、黄疸《おうだん》などが代表的な症状です。

重症化すると、**急性閉塞性化膿性胆管炎《きゅうせいへいそくせいかのうせいたんかんえん》**となり、敗血症やショック症状、意識障害を起こし、死に至ることもあります。

原因　胆管が胆石やがんによって閉塞したために胆汁のうっ滞が起こり、そこに腸内細菌である大腸菌や嫌気性菌などが感染して炎症が起こります。多くは大腸菌による感染で起こります。

治療　炎症が軽ければ、安静にして食事をせず点滴で補液します。抗菌薬や鎮痛薬を用います。

高熱や黄疸をともなう場合は、補液や抗菌薬の使用と同時に、胆管内にたまった膿《うみ》を排出します。急性閉塞性化膿性胆管炎では内視鏡的ドレナージ、経皮的ドレナージを行います。

急性胆嚢炎《きゅうせいたんのうえん》

●食事の3～4時間後の腹痛

受診する科　消化器外科／消化器内科／消化器科／内科

症状と特徴　食事をして3～4時間後に吐き気や上腹部痛、悪寒《おかん》、高熱が起こります。黄色い液を吐いたり、尿の色が茶褐色になったり、黄疸《おうだん》や右上腹部に強い圧痛があることもあります。腹部全体がかたくなっている場合は、胆嚢が破れて腹膜炎を起こしている可能性があります。

原因　急性胆嚢炎の90％は、胆嚢から胆汁を導く胆嚢管が胆石でふさがれて起こります。胆汁は胆嚢の中で濃縮され、そこに腸内細菌である大腸菌や嫌気性菌が感染して炎症が起こります。穿孔《せんこう》を起こすこともあります。残りの10％は、無石胆嚢炎《むせきたんのうえん》とよばれます。

治療　初期には絶食し、点滴や抗菌薬で治療します。強い炎症をともなう場合は、胆嚢摘出手術を行ったり、胆嚢に管を通して膿《うみ》を出したりします（ドレナージ）。

慢性胆嚢炎《まんせいたんのうえん》

●急性胆嚢炎より症状が軽い

受診する科　消化器内科／消化器外科／消化器科／内科

症状と特徴　慢性的な消化不良や場所のはっきりしない腹痛、吐き気などがありますが、無症状の場合もあります。

長期にわたって繰り返し胆嚢炎を起こしていると、胆嚢が厚くなり、線維化して縮んでいきます。この状態を放置しておくと、**膵炎《すいえん》**（478頁）や、まれに**胆嚢がん**（693頁）を引き起こすことがあります。

原因　胆嚢に結石をともなう急性胆嚢炎を繰り返し起こすことで慢性化します。

治療　開腹して、あるいは腹腔鏡《ふくくうきょう》を使って胆嚢の摘出手術を行います。

また、脂質の多い食事や暴飲暴食を控え、体重を減らすことで、慢性消化不良の状態を改善します。慢性消化不良は、胆嚢を摘出しただけでは改善されません。

胆嚢《たんのう》摘出《てきしゅつ》後《ご》症候群《しょうこうぐん》

●取り残した結石によるものも

受診する科 消化器内科／消化器科／内科

症状と特徴 **胆石症《たんせきしょう》**（475頁）や**胆嚢炎《たんのうえん》**（476頁）などの手術で胆嚢を切除した後に、腹痛、黄疸《おうだん》、発熱、吐き気、嘔吐《おうと》、腹部の膨満感、便秘、下痢などの症状がみられるものです。

原因 多くは、手術の際に取り残した胆管結石があったり、手術後に胆管が細くなったり、十二指腸の乳頭炎や慢性膵炎《まんせいすいえん》を発症したことが原因で起こります。

胆嚢がなくなり、肝臓から直接十二指腸に胆汁が流れるようになったため、胆汁がうまく流れず、胆道の内圧が高まることによるさまざまな障害が考えられますが、原因を明らかにできない場合もあります。

治療 原因を明らかにし、その病変を取り除くことを第一に行います。

明らかな病変がみつからないときは、精神療法的アプローチでストレスを取り除くことが有効な場合もあります。

胆道《たんどう》ジスキネジー

●異常は見つからないが症状はある

受診する科 消化器内科／消化器科／内科

症状と特徴 別名を**胆道運動異常症《たんどううんどういじょうしょう》**といいます。食後の右上腹部の痛み、右背部の痛み、吐き気、腹部膨満感、下痢、便秘などの症状がみられますが、胆道系（肝細胞から十二指腸に胆汁が排出されるまでの経路）には異常がみられません。糖尿病、妊娠、肝炎に付随して起こる場合もあります。

食後、数時間で腹痛が生じるのは**緊張亢《きんちょうこう》進型《しんがた》**、食事直後に腹痛を起こすのは**運動亢《うんどうこう》進型《しんがた》**、持続性の鈍痛は**緊張低下型**です。

治療 緊張亢進型と運動亢進型は、脂肪の多い食事を控え、胆嚢《たんのう》収縮を抑える抗コリン薬や向精神薬を用います。緊張低下型は、脂肪の多い食事を摂《と》り、利胆薬や平滑筋収縮薬を用います。いずれの場合も、症状が改善しない場合は、胆嚢摘出手術やファーター乳頭の切開を行います。

総胆管拡張症《そうたんかんかくちょうしょう》

●東洋人の女性に多く発症

受診する科 消化器内科／消化器科／内科

症状と特徴 総胆管（胆道）が拡張し腹痛や黄疸《おうだん》がみられ、上腹部に触れるとしこり（腫瘤《しゅりゅう》）が感じられます。

乳児では灰白色の便、嘔吐《おうと》、発熱がみられます。幼児期以降では、80％に腹痛があり、嘔吐を繰り返すことがあります。

東洋人の女性に多い傾向があります。小児期に発症、成人後に病気が発見されることも珍しくありませんが、治療が15歳以降になると、**胆嚢《たんのう》がん**（693頁）や**胆管《たんかん》がん**（693頁）の発症率が高くなります。

治療 拡張した胆管を切除し、胆管と空腸をつなぎます。

胆管に狭窄《きょうさく》がある場合は、胆管を切除するか狭窄を拡張する手術を行い、ときに肝臓の切除を行います。

ジアルジア症《しょう》

● ランブル鞭毛虫による感染症

受診する科 消化器内科／消化器科／感染症科／内科

症状と特徴 **ランブル鞭毛虫**《べんもうちゅう》（ジアルジア・ランブリア）による感染症です。日本では海外旅行からの帰国者の間でしばしば発見されます。下痢、腹痛がおもな症状です。一過性の下痢で治ることもありますが、寄生が胆道から胆嚢《たんのう》に及ぶこともあり、胆管炎や胆嚢炎を起こすことがあります。

原因 ランブル鞭毛虫の嚢子《のうし》が飲食を通じて体内に入ると、十二指腸と小腸の入り口付近の間で定着し、炎症を起こします。

治療 抗トリコモナス薬、メトロニダゾール、チニダゾールが用いられます。

膵炎《すいえん》

● 膵臓自体が消化される病気

受診する科 消化器内科／消化器科／内科

症状と特徴 膵臓《すいぞう》から分泌される消化酵素によって、膵臓自体が消化される病気です。経過によって**急性膵炎**《きゅうせいすいえん》と**慢性膵炎**《まんせいすいえん》に分けられます。また遺伝性膵炎は指定難病になっています。

急性膵炎《きゅうせいすいえん》

症状と特徴 上腹部から背中、ときに肩にかけて激しい痛みがあります。この痛みは前屈すると軽くなるため、エビのような姿勢になるのが特徴です。嘔吐《おうと》や発熱、下痢、腹部の張った感じもあります。

症状が重くなると脱水症状になり、血圧が下がり、ショック、意識の低下、頻脈（脈が速くなる）、チアノーゼなどが現れます。

最初は軽症でも急激に重症に転じることがあるので一刻も早い受診が必要です。とくに**重症急性膵炎**は敗血症《はいけつしょう》、腎不全《じんふぜん》、心不全などの多臓器不全を起こして死に至ることもあります。

原因 40％はアルコールが原因で起こります。体調が悪いときにアルコールを多飲し、脂肪分の多い食事を摂《と》ることがきっかけで起こることもあります。**胆石症**《たんせきしょう》（475頁）や腹部の外傷で膵液《すいえき》の出口がふさがったり、内視鏡的逆行性胆管膵管造影の後に起こることや、原因がはっきりしないこともあります。

治療 鎮痛薬、たんぱく分解酵素阻害薬、輸液、抗菌薬などを用います。結石があるときは、摘出手術を行うこともあります。

慢性膵炎《まんせいすいえん》

症状と特徴 急性膵炎を繰り返すうちに膵臓で線維化や石灰化が起こり、膵臓の機能低下が起こることをいいます。

腹痛、背部痛、肩痛、倦怠感《けんたいかん》、下痢、口の渇き、多尿、黄疸《おうだん》がみられます。急性発作を起こすと激しい腹痛を訴えます。膵臓の破壊が進行すると逆に腹痛はなくなります。

原因 アルコールによるものが70％、原因不明の特発性が20％、胆石性は3％です。

治療 アルコールが原因の場合は、禁酒を行います。脂肪分の多いものは控えます。

鎮痛薬、たんぱく分解酵素阻害薬、消化酵素薬などを用います。

膵臓に結石があるときは、内視鏡あるいは体外衝撃波結石破砕療法で除去します。

膵臓《すいぞう》がん　693頁（がん）

膵嚢胞《すいのうほう》

●膵臓に液体がたまる

受診する科 消化器内科／消化器科／内科

症状と特徴 膵臓に液体（膵液《すいえき》、粘液、血液、壊死《えし》物質など）がたまった袋（嚢胞《のうほう》や腫瘤《しゅりゅう》）ができたものを膵嚢胞といいます。40歳代の男性に多くみられ、通常は無症状です。

内腔《ないくう》が上皮細胞で覆われているものを**真性嚢胞**《しんせいのうほう》といい、おもに腫瘍性《しゅようせい》と貯留性《ちょりゅうせい》のふたつがあります。腫瘍性嚢胞は膵管の閉塞《へいそく》や拡張を起こす場合があります。

内腔に上皮細胞がないものは、**仮性嚢胞**《かせいのうほう》といい、全体の80～90％を占めます。

仮性嚢胞では、嚢胞が小さい場合は無症状のことが多いですが、ある程度の大きさになると腹痛を起こします。ときに嚢胞に細菌が感染して、出血や破裂を起こすことがあります。

先天的な膵嚢胞は、腹痛などの症状はみられず無症状です。

原因 真性嚢胞は、膵管の発生異常にともなう先天的なものと、肝臓や腎臓《じんぞう》の嚢胞症に合併して起こるものがあります。

貯留性嚢胞は、膵臓がんや膵臓結石による膵管閉塞により膵管が袋状に拡張します。

仮性嚢胞は膵炎や外傷性膵管損傷でできることが多いといわれます。

治療 先天的なものは治療を行いません。膵炎にともなう仮性嚢胞は絶食と、鎮痛薬、たんぱく分解酵素阻害薬、消化酵素薬などを用いた薬物治療で20～50％は消失しますが、6週間を過ぎても小さくならないときは、手術を行います。

貯留性嚢胞は、1cm以下の小さなものは経過をみて、膵炎でできた大きな嚢胞はドレナージや手術を行います。原因となる病気の治療を行います。

腫瘍性嚢胞は、腺腫《せんしゅ》やがんを含むことがあり、専門医の診断が重要です。膵部分切除術や幽門《ゆうもん》輪温存膵切除術などを行うことがあります。

膵臓《すいぞう》とインスリン

膵臓は、消化酵素を含んだ膵液を十二指腸に送る役割と、インスリンなどのホルモンを分泌する役割を担っています。

インスリンは、膵臓のランゲルハンス島にあるベータ細胞から分泌されるホルモンのひとつです。

インスリンによって体内に取り込まれたブドウ糖はエネルギーに変えられ、脳や筋肉のエネルギー源として使われています。

いっぽう、インスリンはブドウ糖を肝臓でグリコーゲンに変えて貯蔵する役目も果たしています。グリコーゲンはブドウ糖に変えられ、エネルギー源として必要に応じて使われます。

膵臓がインスリンを分泌できなくなる病気が**1型糖尿病**（801頁）です。この病気になると、インスリンの注射を打たなければ、血中のブドウ糖がエネルギーに変わらないので、全身にエネルギーが行き渡らず、だるさや倦怠感《けんたいかん》を感じるだけでなく、血糖値のコントロールができなくなります。

〈下腹部〉

食中毒《しょくちゅうどく》

●飲食物を介した細菌や毒素による下痢や腹痛

受診する科 内科／小児科

症状と特徴 飲食物を介して体内に入った有毒な細菌やウイルスが、集団感染し、下《げ》痢《り》や腹痛を引き起こします。

サルモネラ腸炎《ちょうえん》

症状と特徴 6～48時間の潜伏期を経て吐き気や腹痛の後、水性の下痢や発熱が現れます。通常は1～4日で治まります。

原因 **サルモネラ菌**に汚染された鶏肉や鶏卵などによる中毒です。

治療 症状を抑える治療を行いますが、菌血症の場合には第3世代セフェム系抗菌薬による治療を行います。

腸炎《ちょうえん》ビブリオ腸炎《ちょうえん》

症状と特徴 10～30時間の潜伏期を経て下痢や腹痛が現れ、通常は数日で治まります。

原因 病原菌をもつ**腸炎ビブリオ**に汚染された海産魚介類による中毒です。

治療 症状を抑える治療を行います。

カンピロバクター腸炎《ちょうえん》

症状と特徴 2～8日の潜伏期を経て軟便から水性、血便などさまざまな下痢や腹痛が現れますが、通常は数日で治まります。

原因 **カンピロバクター・ジェジュニ菌**か**カンピロバクター・コリ菌**に汚染された鶏肉などによる中毒です。

治療 症状を抑える治療を行います。重篤な場合には、マクロライド系抗菌薬による治療を行います。

腸管出血性大腸菌感染症《ちょうかんしゅっけつせいだいちょうきんかんせんしょう》

症状と特徴 ほとんど症状がない場合から死に至る場合まであり、多くは3～9日の潜伏期を経て水性の下痢と激しい腹痛、血便が現れます。**溶血性尿毒症症候群**《ようけつせいにょうどくしょうしょうこうぐん》（518頁）などの合併症をともなうと重篤化します。

原因 **O-157**などの**腸管出血性大腸菌**に汚染された牛肉などによる中毒です。

治療 症状を抑える治療を行います。入院による治療を行う場合もあります。

病原大腸菌性腸炎《びょうげんだいちょうきんせいちょうえん》

症状と特徴 8～20時間の潜伏期を経て、下痢や腹痛、発熱や吐き気などが現れます。

原因 病原性をもつ大腸菌に感染することで起こる中毒です。

治療 病原となる大腸菌の種類によって、症状を抑える治療を行います。

黄色《おうしょく》ブドウ球菌性腸炎《きゅうきんせいちょうえん》

症状と特徴 1～5時間の潜伏期を経て吐き気や嘔吐《おうと》が現れますが、通常は1日程度で回復します。重症の場合は、水性の下痢を繰り返します。

原因 **黄色ブドウ球菌**に汚染された食べ物による中毒です。

治療 特別な治療は必要ありません。

ボツリヌス症《しょう》(ボツリヌス菌食中毒《きんしょくちゅうどく》)

症状と特徴 8～36時間の潜伏期を経て、下痢や腹痛の後にめまいや頭痛、視力低下、飲み込みにくさ、全身の麻痺《まひ》が現れます。重症化すると死に至ることもありますが、通常は数日から数週間で治まります。

原因 神経毒素を発生させる**ボツリヌス菌**に感染することで起こる中毒です。乳児に蜂蜜を与えないという予防法が周知されてから、乳児の発生は減っています。

治療 治療用ボツリヌスウマ抗毒素による治療を行います。

ウェルシュ菌性食中毒《きんせいしょくちゅうどく》

症状と特徴 6～18時間の潜伏期を経て下痢や腹痛が現れますが、2日以内に治まります。

原因 ウェルシュ菌に汚染された食べ物による食中毒です。

治療 特別な治療は必要ありません。

セレウス菌性食中毒《きんせいしょくちゅうどく》

症状と特徴 1～5時間の潜伏期を経て吐き気や嘔吐《おうと》、または8～16時間の潜伏期を経て下痢や腹痛が現れますが、いずれも1～2日で治まります。

原因 セレウス菌に汚染された食べ物による食中毒です。

治療 特別な治療は必要ありません。

ノロウイルス胃腸炎《いちょうえん》

症状と特徴 24～48時間の潜伏期を経て吐き気や嘔吐《おうと》、下痢や腹痛が現れますが、通常は1～2日で治まります。

原因 ノロウイルスに汚染された食べ物や飲み物による中毒です。また、急激に人から人へと感染が広がります。

治療 有効な治療薬はなく、症状を抑える治療を行います。

毒《どく》キノコ中毒《ちゅうどく》

症状と特徴 **胃腸炎型**、**コレラ型**、**脳炎型**の3つがあり、胃腸炎型の場合は、約1時間の潜伏期を経て嘔吐《おうと》や腹痛、下痢が起こります。コレラ型の場合は、10時間の潜伏期を経て激しい嘔吐や下痢が起き、死に至ることもあります。脳炎型の場合は、2時間以内に発汗や痙攣《けいれん》などの神経症状が起き、死に至ることもあります。

原因 テングタケやツキヨタケなど毒素をもつキノコによる中毒です。

治療 症状に合わせて、胃の洗浄や人工呼吸などの治療が行われます。

ジャガイモ中毒《ちゅうどく》

症状と特徴 数分から数時間の潜伏期を経て嘔吐《おうと》、腹痛が現れます。

原因 ジャガイモの発芽部分にある毒素ソラニンによる中毒です。

治療 有効な治療薬はなく、重症例では胃の洗浄による治療を行います。

フグによる中毒《ちゅうどく》

症状と特徴 約20分の潜伏期を経て口や指先のしびれが現れます。全身に麻痺《まひ》が広がり、死に至ることもあります。

原因 フグの臓器に含まれる猛毒テトロドトキシンによる中毒です。

治療 有効な治療薬はなく、胃の洗浄や人工呼吸などによる治療を行います。

他《た》の自然毒《しぜんどく》による中毒《ちゅうどく》

症状と特徴 毒素をもつ動植物は多数あり、呼吸困難や麻痺《まひ》、心臓障害や腎《じん》・肝機能障害などを起こします。トリカブトやヒガンバナによる中毒、魚類によるシガテラ中毒や二枚貝中毒などが知られています。

頭部
体幹
手足
全身
がん
こころ
女性
こども

食中毒《しょくちゅうどく》の原因と予防

■**食中毒の原因**

食中毒を起こす原因には、大きく分けて細菌、ウイルス、自然毒、化学物質などがあります。

このうち個別にみると**ノロウイルス**（481頁）が原因となって起こる食中毒がいちばん多く、ついで**カンピロバクター**（480頁）、**サルモネラ菌**（480頁）、**ウェルシュ菌**（481頁）が原因のものが多くなっています。

気温の高い夏季に発生が集中しやすいと思われがちですが、食中毒は一年を通じて発生しています。2014(平成26)年の厚生労働省の食中毒発生状況によれば、秋冬の発生が多くなっています。

図1　原因別食中毒発生状況

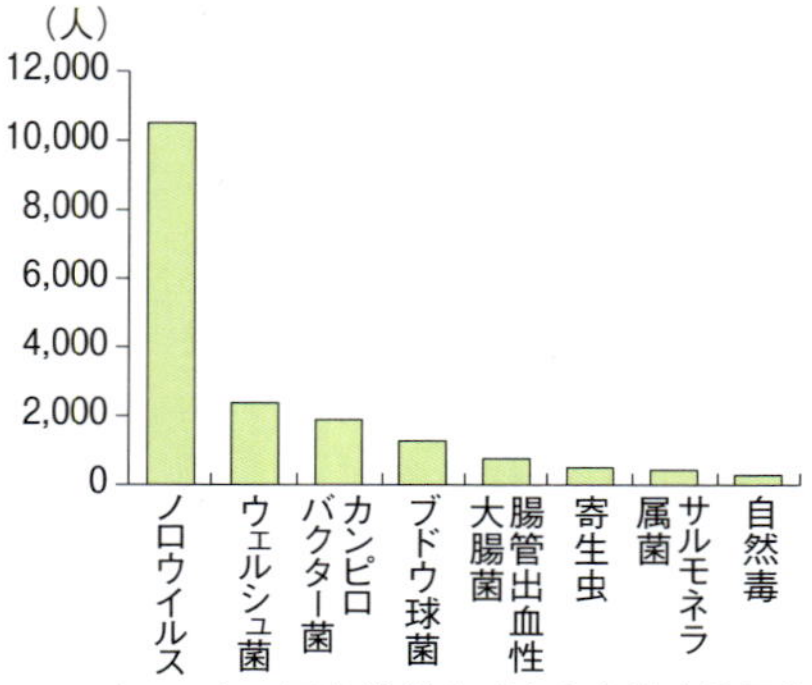

（2014年　厚生労働省「食中毒発生状況」）

■**食中毒を防ぐポイント**

食中毒の多くは病原体に汚染された食品が原因となることから、食中毒を防ぐためには細菌やウイルスなどを「つけない」、「増やさない」、「殺す」ことが重要です。

そのためには調理や食事の際に気をつけるべき次のようなポイントがあります。

●**食品購入時の注意点**

肉や魚、野菜などの生鮮食品は変色していないか、パック詰めなら肉汁や水分などが出ていないか確認します。

消費期限など食品表示があるものについては、内容を確認します。

生鮮食品は買い物の最後に購入して、なるべく早く持ち帰るようにしましょう。

●**家庭での保存方法**

冷凍・冷蔵の必要な食品は帰宅後、すぐに冷凍庫、冷蔵庫へ入れます。

肉や魚などはほかの食品に肉汁や汁などがつかないように、ビニール袋や密閉容器に入れてから冷蔵庫に入れます。

●**調理の注意点**

調理の前には手をしっかり洗います。生の肉や魚、卵などを触った後にも手を洗うようにします。また、台所や床、ふきんやタオル、包丁やまな板などの調理器具も清潔にするよう気をつけます。

加熱が必要な食品は十分な加熱をします。サルモネラ菌や腸管出血性大腸菌、腸炎ビブリオなどの予防には75℃で1分以上、ノロウイルスによる中毒の予防には85℃で1分以上の加熱をしましょう。

●**食事の注意点**

食事の前にもかならず手を洗うようにし、調理した食品を長時間放置しないようにします。

●**食品が残った場合**

残った食品は清潔な器に入れてなるべく早く保存し、温めなおすときには十分な加熱をします。

表1　食中毒の原因菌と症状

種別		特徴	原因菌	症状
細菌性	感染型	細菌が消化管の中で増殖することで起こる	サルモネラ菌	6～48時間の潜伏期後に急性胃腸炎
			腸チフス菌 パラチフス菌	10～14日の潜伏期後に発熱、徐脈、赤い斑点
			腸炎ビブリオ	10～30時間の潜伏期後に急性胃腸炎
			カンピロバクター	2～8日の潜伏期後に急性胃腸炎
	毒素型	細菌が発生させる毒素によって起こる	ボツリヌス菌 (7種の神経毒素)	8～36時間の潜伏期後に視覚系障害や急性腸炎、呼吸器系障害など
			黄色ブドウ球菌 (耐熱性の毒素エンテロトキシン)	1～5時間の潜伏期後に嘔吐
			ベロ毒素産生型大腸菌(O-157など)	症状にばらつきはあるが、3～9日の潜伏期後に急性胃腸炎が現れる場合がほとんど
	その他	細菌が消化管から進入し全身へ広がる	リステリア菌	免疫抑制状態にある人の発熱や髄膜炎など
ウイルス性		ウイルスが消化管の中で増殖することで起こる	ノロウイルス	1～2日の潜伏期後に嘔吐や微熱、急性胃炎や急性腸炎
			ロタウイルス	1～2日の潜伏期後に乳白色の下痢をともなう急性胃腸炎

下痢症《げりしょう》

● **水状または泥状の便が出る**

受診する科 消化器内科／消化器科／胃腸科／内科

症状と特徴 胃には1日に平均9ℓの水分や食物、消化液などが流れ込みます。

水分のほとんどは小腸と大腸で吸収され、便として排出される量は200cc以下です。それがなんらかの理由で、腸で吸収されなかったり、水分が過剰に分泌されたりして、1日の便に200cc以上の水分が含まれたとき、下痢と定義されます。

下痢以外に症状のないこともありますが、強い腹痛や高熱がある場合は感染症が疑われますので、早めの受診が勧められます。O-157などに感染すると、急性下痢に続いて脳炎や腎不全《じんふぜん》を起こして死に至ることもあります。

急性下痢《きゅうせいげり》

症状と特徴 急に起こる下痢を急性下痢といいます。

原因 感染症による下痢では発熱や鋭い痛みをともないます。感染症以外で起こる下痢では、寝冷え、抗菌薬の服用、**食物アレルギー**（623頁）、**乳糖不耐症**（494頁）、暴飲暴食、精神的ストレスなどが原因として考えられます。

治療 感染症に対しては抗菌薬を用い、腸の動きを抑える臭化《しゅうか》メペンゾラート、トリメブチン、チキジウム、腸の環境を改善する乳酸菌製剤などで腸を整えます。

慢性下痢《まんせいげり》

症状と特徴 2～3週間以上持続する下痢をいいます。

原因 慢性下痢の半数以上は、腸には問題がないのに下痢を起こす**機能性下痢**〈過敏性腸症候群（489頁）や神経性下痢〉といわれます。

そのほか、炎症性腸疾患、大腸がん、虫垂炎の手術、膵臓《すいぞう》の病気、肝臓の病気などがあるときに起こる慢性下痢もあります。

治療 原因となっている病気の治療を行うとともに、消化吸収されやすい食事を心掛けます。

旅行者下痢症《りょこうしゃげりしょう》

海外旅行に行くと、半数近い人が5日以内に下痢症状を訴えるといいます。

原因は、旅行先でウイルスや細菌に感染することと思われがちですが、これは旅行者下痢症の2割にすぎません。

海外の水は硬質の水が多く、軟質の水に慣れている日本人はそれだけで急性の下痢を起こしやすくなります。

また、未精製の油や保存状態の悪い油を使った料理も下痢を引き起こします。

さらに腸は、ストレスと密接なつながりをもっています。旅行前の準備やそれにともなう疲労、肉体的ストレス、そして慣れない土地や習慣の違いに対する精神的ストレスなども、旅行者下痢症の大きな原因になっていることは見逃せません。

軽い下痢は、消化のよいものを食べ、冷たい飲食物や疲労を避ければ、2～3日で治りますが、血便がみられたり、差し込むような痛みがあるときは、一刻も早く医師にかかることが必要です。

便秘《べんぴ》

● 便が大腸内に滞り排便が困難になる

受診する科 消化器内科／消化器科／胃腸科／内科

症状と特徴 便が正常に排出されるためには、腸の蠕動《ぜんどう》運動と水分吸収のバランスがとれ、直腸と肛門《こうもん》の動きがうまく協調していることが不可欠です。これらのいずれかに不調をきたすと便秘になります。

機能性便秘《きのうせいべんぴ》

原因 **弛緩性《しかんせい》便秘**、**痙攣《けいれん》性便秘**、**直腸性便秘**があります。

弛緩性便秘は腸の運動が弱いために起こり、食事量の少ない人、胃潰瘍《いかいよう》や高血圧の治療薬、下剤を常用している人、とくに高齢者に多くみられます。**過敏性腸症候群**（489頁）に代表される痙攣性便秘は腸の緊張が原因です。直腸性便秘は排便を我慢する習慣や薬の副作用で起こります。

治療 弛緩性、痙攣性便秘は、食物繊維や果物、水分を意識して摂《と》ることと、適度な運動、朝食後にトイレに行く習慣をつけることで改善されます。直腸性便秘は、浣《かん》腸《ちょう》や下剤で、排便をコントロールします。

器質性便秘《きしつせいべんぴ》

原因 腸の病気が原因で便秘になるものです。

腸の腫瘍《しゅよう》や炎症、閉塞《へいそく》などのために便秘が起こります。**大腸がん**（694頁）、**潰瘍《かいよう》性《せい》大腸炎**（492頁）、**大腸ポリープ**（500頁）、**子宮筋腫**（747頁）、腹部の手術、先天的な腸の病気も原因になります。

治療 原因となっている病気の治療を行うとともに便秘薬や漢方薬を使用します。

表2　便秘の分類

- **機能性便秘**
  - 腸の機能低下
    - 弛緩性便秘
    - 痙攣性便秘
    - 直腸性便秘
- **器質性便秘**
  - 腸の障害
    - 腸の病気
    - 腹部の手術

腹部膨満感《ふくぶぼうまんかん》

腹部の膨満感は、一般的には「おなかが張ったような感じ」「おなかが重い感じ」などと表現されます。

腹水がたまっていたり、腹腔《ふくくう》内に炎症や腫瘍《しゅよう》があるとき、妊娠しているときも膨満感を感じますが、多くは、消化管にガスがたまっていたり、胃の運動機能が低下することで起こります。

消化管にガスがたまる原因は、ガスの過産生あるいは、ガスの排出が十分でないことです。ガスの過産生は、緊張によって空気を飲み込んでしまう呑気症《どんきしょう》や自律神経の異常、腸内に悪玉菌が増えたことによる腸内の異常発酵によって起こります。

消化管の運動が不足しているときや腸粘膜に炎症を起こしているとき、循環障害を起こしているときも、ガスが体内に吸収され、排出されないので膨満感を感じます。

ストレスや不安、イライラを解消し、ゆったりした気持ちで暮らすことで膨満感が消えることはよくあります。

条虫症《じょうちゅうしょう》

●食べ物から感染する、通称「サナダムシ」

受診する科　内科／小児科

症状と特徴　平たいヒモ状の虫で、人間の腸内で2～9m程度に成長します。寿命は数年から10年以上です。いくつかの種類があり、日本での感染例は**日本海裂頭条虫**《にほんかいれっとうじょうちゅう》や**広節裂頭条虫**《こうせつれっとうじょうちゅう》が多いです。

日本海裂頭条虫症《にほんかいれっとうじょうちゅうしょう》／広節裂《こうせつれつ》頭条虫症《とうじょうちゅうしょう》／無鉤条虫症《むこうじょうちゅうしょう》

症状と特徴　感染しても目立った症状が現れないことがほとんどですが、たまに腹部の不快感や食欲不振、下痢《げり》などが現れることがあります。

便の中に明らかな虫体を確認することで診断します。

原因　日本海裂頭条虫や広節裂頭条虫は、幼虫が寄生しているサケやマスを生のまま食べることで感染します。無鉤条虫は、幼虫が寄生している牛肉を生で食べることで感染します。日本での感染例では、輸入した肉を食べて感染した報告などがあります。

治療　駆虫薬プラジカンテルの服用による治療などを行います。

有鉤条虫症《ゆうこうじょうちゅうしょう》

症状と特徴　感染しても目立った症状が現れないことがほとんどですが、腹部の不快感や腹痛、下痢《げり》が現れることもあります。

原因　幼虫が寄生している豚肉を生のまま食べることで感染します。腸管内の幼虫が血液に乗って、体内の各部位で**有鉤嚢虫**《ゆうこうのうちゅう》を形成することもあります。

治療　注腸造影剤ガストログラフィンなどによる治療を行います。

鉤虫症《こうちゅうしょう》

●小腸で血を吸って貧血を起こさせる

受診する科　内科／小児科

症状と特徴　発展途上国などでの報告は多いのですが、現地滞在歴のない感染はほとんどありません。感染してもほとんどの場合は症状が現れませんが、寄生虫の数が多いと皮膚上に赤くかゆみのある発疹《ほっしん》や貧血などが現れます。

原因　**ズビニ鉤虫**や**アメリカ鉤虫**に感染することで起こります。土にいる幼虫が皮膚から体内に入ることで感染し、1～2か月後に成虫が小腸壁から血を吸い始めます。

治療　駆虫薬メベンダゾールやパモ酸ピランテルの服用による治療を行います。

クリプトスポリジウム症《しょう》

●免疫不全でなければ自然に治まる下痢症状

受診する科　内科／小児科

症状と特徴　約1週間の潜伏期を経て嘔吐《おうと》や腹痛などが現れ、水様の下痢《げり》が2～3週間続きます。通常、数週間で治りますが、免疫不全の場合は長期化や重症化します。

原因　食べ物を介してクリプトスポリジウムの原虫の嚢包体《のうほうたい》（オーシスト）を口から摂取して感染します。排泄物《はいせつぶつ》を介してヒトからヒトへと感染します。水道水やプールで集団感染が起こることもあります。

治療　通常は自然治癒します。免疫不全がある場合は、治療薬のパロモマイシンやニタゾキサニドを使用します。

蟯虫症《ぎょうちゅうしょう》

● 害は少ないが再発率や集団感染率も高い

受診する科 内科／小児科

症状と特徴 感染しても目立った症状が現れないことがほとんどですが、体内に入った蟯虫が夜中に肛門《こうもん》付近まで移動して卵を産みつけるため、朝方に肛門付近にかゆみが起こる場合があります。

まれに、成虫が**虫垂炎《ちゅうすいえん》**（495頁）の原因になることもあります。

写真1　蟯虫

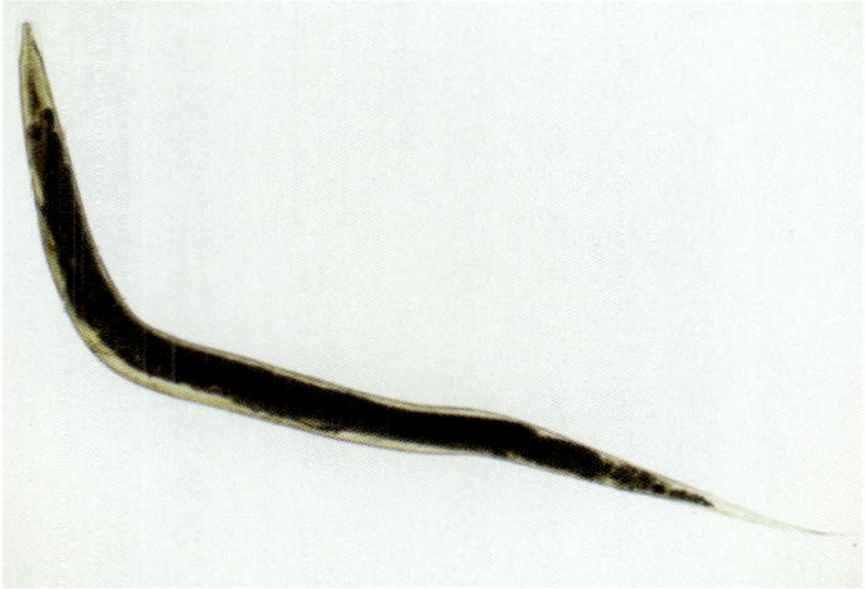

メスの蟯虫の体長は8～13㎜ほど。肛門周囲にいれば、肉眼で見つけることができる。

提供：Science Source/PPS通信社

原因 食べ物についた蟯虫の卵を口に入れるか、卵のついた手を口に入れることで感染します。卵は十二指腸でふ化し、その後、移動した成虫は回盲部《かいもう》に寄生します。

寿命は2か月程度です。卵は室温でも3週間ほどは生存するため、人が密着する家庭内や保育所、幼稚園や学校などで集団感染が起こる可能性もあります。

治療 駆虫薬メベンダゾール、パモ酸ピランテルのいずれかの服用による治療を行います。

回虫症《かいちゅうしょう》

● 不衛生な環境で生ものを食べて感染

受診する科 内科／小児科

症状と特徴 感染しても目立った症状が現れないことがほとんどですが、幼虫が肺に移動する際に発熱や咳《せき》などが現れることがあります。また、小腸内の成虫の数が増えると腹痛が起きたり、**腸閉塞《ちょうへいそく》**（498頁）が起こることもあります。

原因 食べ物についた**回虫**の卵を口に入れることで感染します。口から入った卵は腸にとどまってふ化し、ふ化した幼虫は血液に乗って肺へ移動した後に再度、小腸へ移動して成虫になり、そこにとどまります。寿命は1～2年程度です。

治療 駆虫薬パモ酸ピランテルやメベンダゾールの服用による治療を行います。

横川吸虫症《よこかわきゅうちゅうしょう》

● 淡水魚を生で食することで感染する

受診する科 内科／小児科

症状と特徴 感染しても目立った症状が現れないことがほとんどですが、小腸内の成虫の数が増えると下痢《げり》や腹痛が起こることもあります。

原因 **横川吸虫**に感染することで起こる病気です。アユやシラウオなどといった淡水魚をよく熱を加えずに食べてしまい、うろこに寄生する横川吸虫の幼虫を口に入れることで感染します。

幼虫は感染後1週間程度で成虫となり、成虫は小腸に寄生します。

治療 駆虫薬プラジカンテルの服用による治療を行います。

急性腸炎《きゅうせいちょうえん》

● **感染性と非感染性がある**

✚受診する科 消化器内科／消化器科／胃腸科／内科

症状と特徴 小腸や大腸が炎症を起こし、腹痛や下痢、嘔吐《おうと》などが起こります。

細菌やウイルスが感染して起こる感染性腸炎と、感染によらず薬物などによって起こる非感染性腸炎があります。

感染性腸炎《かんせんせいちょうえん》

症状と特徴 小腸や大腸がウイルスや細菌に感染し、下痢、腹痛、吐き気、嘔吐《おうと》、発熱、ときに血便などがみられます。

原因 夏季には細菌性の腸炎が、冬季にはウイルス性の腸炎が多くなります。

原因となる細菌には、サルモネラ菌、腸炎ビブリオ、黄色ブドウ球菌、カンピロバクター、腸管出血性大腸菌などがあります。

サルモネラ菌は、食肉、生卵、乳製品、ペットなどを介して感染することが多く、6～48時間の潜伏期間を経て発症します。

腸炎ビブリオは、生の魚介類を介して、10～30時間の潜伏期間を経て発症します。ブドウ球菌はさまざまな食品を経て、カンピロバクターはおもに鶏肉を介して、それぞれ1～5時間、2～8日を経て発症します。

大腸菌の一種であるO-157は、3～9日を経て、下痢を繰り返したり、かぜのような症状が現れたりします。

ウイルス性の原因ウイルスはエンテロウイルス、ノロウイルス、ロタウイルスなど多数あります。もっとも多いのは2歳以下のこどもによくみられるロタウイルスです。

治療 軽症の場合は、スポーツドリンクを飲み、安静にしているだけで治ります。

腹痛が激しいときは鎮痙薬《ちんけいやく》を、嘔吐《おうと》には制吐薬が用いられますが、下痢を止めることは体内の毒素の排出を妨げることにもなるため、最低限に抑えられます。

症状が強い場合は絶食し、軽症の場合は消化のよいものを食べます。

非感染性腸炎《ひかんせんせいちょうえん》

症状と特徴 **アレルギー性腸炎**、**薬剤性腸炎**、**虚血性腸炎**があります。

アレルギー性腸炎は、特定の食品がアレルゲンとなり、下痢や嘔吐《おうと》、腹痛、蕁麻《じんま》疹《しん》、喘息《ぜんそく》、血圧低下などを起こします。食事の直後に症状が現れるものと、2～3日たって発症するものがあります。

薬剤性腸炎は、抗菌薬などの薬剤によって腸に潰瘍《かいよう》ができたり、アレルギー反応を起こして、下痢や下血を起こします。

虚血性腸炎は、突然の腹痛、左側の下腹部痛や血の混じった下痢がみられます。

原因 アレルギー性腸炎の原因として多いのは、卵、牛乳、小麦粉、そばなどです。

薬剤性腸炎を引き起こすのは、非ステロイド系抗炎症薬や抗菌薬です。

虚血性腸炎は、動脈硬化症、高血圧、脳血管障害、糖尿病、心疾患、便秘などをもつ人に多く発症しますが、原因が明らかでないこともあります。

治療 アレルギー性腸炎が起こったときは、ステロイド薬などで救急治療が必要なことがあります。

薬剤性腸炎は、鎮痙薬《ちんけいやく》や輸液を用います。

虚血性腸炎は、安静、絶食、輸液を行います。

腸結核《ちょうけっかく》

● 軽症の場合は無症状のことも

受診する科 消化器内科／消化器科／胃腸科／内科

症状と特徴 30～40歳代の女性に発症します。

結核菌が小腸や大腸の粘膜に侵入し、感染して起こるもので、全身の倦怠感《けんたいかん》、食欲不振、腹痛、腸管の狭窄《きょうさく》による腹部の膨満感や便秘などの症状がみられます。初期には自覚症状のないことが多く、進行すると、小腸や大腸に潰瘍《かいよう》をつくり、結核性腹膜炎を起こしたり、腸閉塞《ちょうへいそく》を起こしたりします。

原因 口から入った結核菌が直接、腸に感染する**原発性腸結核**と、肺など他臓器の結核から二次的に感染する**二次性腸結核**があります。

二次性腸結核は、喀痰《かくたん》を飲み込み感染する場合と、血流にのって肺などの臓器から腸に感染する場合があります。

肺結核（388頁）のある人が腹痛や下痢を訴えるときには、腸結核が疑われます。

治療 通常は半年間ほど抗結核薬を用います。同時にイソニアジドとリファンピシンの併用や、ストレプトマイシンやエタンブトールを組み合わせることもあります。肝障害や腎障害《じんしょうがい》、聴力障害、めまいなどの副作用が起こることもありますが、このとき完治すれば再発することはありません。

表3 感染性腸炎の原因

細菌によるもの
腸炎ビブリオ、黄色ブドウ球菌、腸管出血性大腸菌、サルモネラ菌、カンピロバクター
ウイルスによるもの
エンテロウイルス、ノロウイルス、ロタウイルス
寄生虫によるもの
クリプトスポリジウム、腸管アメーバ、ランブル鞭毛虫

過敏性腸症候群《かびんせいちょうしょうこうぐん》

● ストレスによる下痢や便秘

受診する科 消化器内科／消化器科／胃腸科／内科

症状と特徴 下痢や便秘を繰り返し、検査をしても器質的な問題がないものを過敏性腸症候群といいます。通勤通学途中の電車のなかや、会議や仕事中に、急に腹痛を起こしたり、便意を催したりします。

腸の不調で受診する人のなかでもっとも多い病気のひとつです。日本人の15～20％がこの病気だといわれます。

下痢を繰り返すタイプは男性に多く、腹痛や腹部不快感をともなって、1日に何度もトイレに駆け込みます。便秘を繰り返すのは女性に多いといわれ、腹痛と腹部不快感をともないます。

もっとも多いのは、下痢と便秘を交互に繰り返す**交替性便通異常**《こうたいせいべんつういじょう》です。

6か月以上前から症状があり、最近の3か月では腹痛または腹部不快感を繰り返し、排便で症状が解消したり、排便頻度の変化で症状が始まったり、便の形状などが変化している場合に診断されます（ローマⅢ基準）。

かつては**過敏性大腸**《かびんせいだいちょう》（症候群）とよばれていましたが、大腸だけでなく、消化管全体に機能障害があるため、過敏性腸症候群とよばれるようになりました。

原因　人間関係や仕事、友人、家族間の問題など、心理的なストレスが原因であることが多いようです。ストレスは腸管の運動や胃および結腸の反射を高め、腸管が過剰反応することで便通異常が起こります。

　緊張やストレスが背景にあるといわれる理由は、この病気が休暇中や睡眠中、また、会社や学校から帰宅するときには発症しないからです。飲酒、暴飲暴食、不規則な排便も誘発要因になります。

治療　症状がとくに強いときは受診しますが、一般的には放置していても問題ありません。生活習慣の改善、食事療法、薬物療法の三本柱で治療を行います。

◎**生活習慣の改善**　心理的なストレスを緩和するために規則正しい生活を送ります。十分な睡眠と休養をとり、適度な運動を行います。趣味などで気分転換し、リラックスすることも症状を改善します。

◎**食事療法**　下痢型の人は脂肪分や冷たいものを控えます。便秘型の人は食物繊維を意識して摂取すると、食物が腸を通過する時間が正常化します。アルコール、炭酸飲料、香辛料など刺激の強いものは避けます。

◎**薬物療法**　消化管の運動を調節し、腸の過敏を和らげる消化管機能調節薬、ポリカルボフィルカルシウムなどの便性状改善薬を使用します。下痢型は整腸薬、便秘型は下剤を用いることもあります。精神的ストレスには抗不安薬や抗うつ薬を用います。

クローン病《びょう》*

● 原因不明で根治もむずかしい

受診する科　消化器内科／消化器科／胃腸科／内科

症状と特徴　口、のど、食道、胃、十二指腸、小腸、大腸、肛門《こうもん》と続く消化管のいずれの場所にも炎症が発生し、それにより潰《かい》瘍《よう》ができたり、出血したりする慢性の病気です（491頁図2）。

　炎症は腸の壁の内側から外側までのすべてに生じ、深い潰瘍を形成し、癒着《ゆちゃく》し、腸の内容物が外に流出したり（瘻孔《ろうこう》）、腹腔《ふくくう》内や肛門の周囲に膿《うみ》をもったりします。

　どこに炎症ができるかによって症状が異なり、下痢、腹痛、腹部の腫瘤《しゅりゅう》、発熱、全身倦怠感《けんたいかん》、血便、下血、体重減少、貧血などがみられます。関節痛、皮膚症状、ぶどう膜炎、胆石、尿路結石などを合併することもあります。

　10～20歳代で発症することが多く、指定難病のひとつです。

原因　遺伝的因子、腸内細菌の影響、免疫の異常などが関与しているといわれますが、明らかではありません。

治療　治療法は確立していません。

　薬物療法としては、シプロフロキサシンなどの抗菌薬、5-アミノサリチル酸製剤、ステロイドや6-MP《エムピー》やアザチオプリンなどの免疫抑制薬、抗TNF《ティーエヌエフ》-α《アルファ》抗体製剤が使用されることもあります。

　栄養療法としては、経腸栄養を用い、重症例では完全静脈栄養を用います。

　食事は、低脂肪、低残渣《ざんさ》（繊維を細かく切った調理）の食事が勧められます。喫煙はとても有害です。狭窄《きょうさく》や穿孔《せんこう》、膿瘍《のうよう》が著しいときや、内科的治療で症状が軽快しないときは、小範囲の切除や狭窄形成術を行います。クローン病では、炎症のある腸を全切除しても根治しません。

薬剤性大腸炎《やくざいせいだいちょうえん》

●薬で下痢を起こし炎症ができる

受診する科 消化器内科／消化器科／胃腸科／内科

症状と特徴 使用した薬物によって腸内細菌に異常が起こり、下痢や下血などを引き起こす病気です。腸管には、びらんや潰瘍《かいよう》がみられます。

出血性大腸炎（非偽膜型《ひぎまくがた》）と偽膜性《ぎまくせい》大腸炎に分けられます。

図2　クローン病のおもな症状

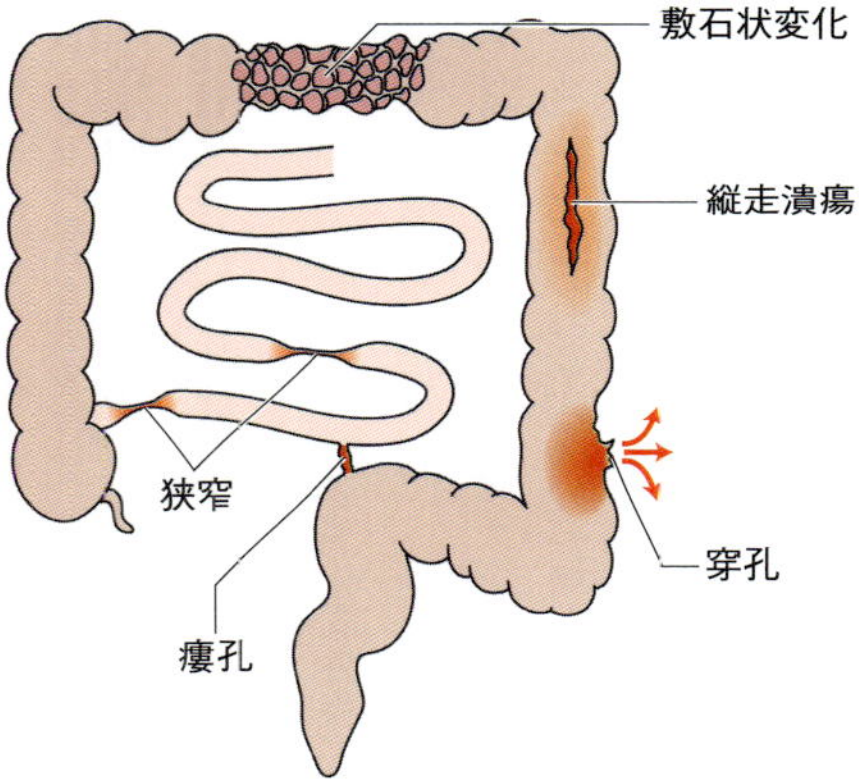

原因 おもに抗菌薬の服用によって起こりますが、非ステロイド系抗炎症薬、抗悪性腫瘍《しゅよう》薬、重金属製剤、免疫抑制薬、ホルモン剤などによっても起こります。

急性出血性大腸炎《きゅうせいしゅっけつせいだいちょうえん》

症状と特徴 健康な若年から中年層に多くみられます。

原因となる薬剤を服用した3～4日後に、刺すような腹痛や下痢、下血などの症状が起こります。血性下痢（トマトジュースのような便）が特徴です。

腸管の粘膜が赤く腫《は》れ（充血）、びらんや浅い潰瘍《かいよう》がみられます。出血や好酸性滲出《しんしゅつ》物《ぶつ》、腸管を構成する杯《さかずき》細胞の減少や表層上皮の脱落などがみられる場合もあります。

原因 合成ペニシリンとセフェム系の抗菌薬、非ステロイド系抗炎症薬（NSAIDs《エヌセイズ》）などの服用をきっかけにして起こります。

治療 原因となった薬を中止し、絶食、輸液を行います。通常は2～3週間で治ります。非ステロイド系抗炎症薬による腸炎の場合は、数か月かかることもあります。

偽膜性大腸炎《ぎまくせいだいちょうえん》

症状と特徴 1～10㎜の卵円形に隆起した偽膜が、大腸（まれに回腸）粘膜にでき、水様性の下痢や腹痛、腹部膨満感、発熱、粘液便、ときに下血がみられます。脱水症状を起こすこともあります。

重症の場合は、低たんぱく血症、電解質異常、低血圧、中毒性巨大結腸症、腸穿孔《ちょうせんこう》などを起こすこともあります。

抗菌薬を服用してから8時間～6か月で発症します。手術後の免疫が低下しているときや高齢者、重篤な病気のある人に発症しやすい傾向があります。

原因 多くは抗菌薬の使用が原因ですが、自然発生的に起こる場合もあります。

抗菌薬を使用すると腸内細菌叢《ちょうないさいきんそう》のバランスが壊れ、クロストリジウム・ディフィシル菌が異常繁殖し、その毒素が大腸粘膜の循環障害を起こし、生じるといわれます。

治療 ただちに、原因となった抗菌薬の使用を中止します。バンコマイシン、あるいはメトロニダゾールを服用します。急性期には絶食し、輸液を行うことが必要です。

潰瘍性大腸炎《かいようせいだいちょうえん》＊

●腸管全体にわたる粘膜の潰瘍

受診する科 消化器内科／消化器外科／消化器科／胃腸科／内科

症状と特徴 乳児から高齢者まで幅広い年齢層にみられ、おもに大腸の表層粘膜にびらんや潰瘍《かいよう》を形成する腸炎です。

繰り返したり、継続したりする粘血便、下痢《げり》、腹痛、発熱などがみられます。通常、発症は穏やかな症状で始まり、徐々に慢性化していきます。症状が強い時期が終わり無症状の時期に入っても、腸の状態の悪化は続いていることが多いようです。

びらんや潰瘍は腸管全体にわたり、その部位によって、全大腸炎型、左側大腸炎型、直腸炎型に分けられます。

重症度は、排便回数が1日4回以下を軽症、排便回数が6回以上で、38℃以上の高熱、頻脈、30㎜／時以上の赤沈《せきちん》や貧血がみられ、腹痛や血便の度合いが強いときを重症とします。その間が中等症です。

とくに症状の激しいものは劇症型です。高齢者は重症化することが多く、入院や手術が必要です。

合併症としては、大腸狭窄《きょうさく》、大出血、穿《せん》孔《こう》、中毒性巨大結腸症、がん化、関節炎（痛）、口内炎、結節性紅斑《こうはん》、虹彩毛様体《こうさいもうようたい》炎《えん》、膵炎《すいえん》、硬化性胆管炎などがあります。

発症から7年以上たった人に、がんの発症率が高いといわれます。年に1度の全腸内視鏡検査と大腸10㎝ごとの生検組織検査が勧められます。

原因 感染、アレルギー、自律神経失調、血管炎、食生活などに原因があると疑われていますが、明らかではありません。

この病気がイギリス、アメリカ、スウェーデン、デンマーク、オランダなど、乳製品や肉を多く食べる国で高い発症率をみせており、日本での発症率も食生活の欧米化にともなって年々増加していることから、食習慣が原因の大きな部分を占めているとみられています。

また、親子や兄弟姉妹など、近親者で発症頻度が高いことから、遺伝の関与も示唆されています。

治療 精神的、肉体的ストレスが病状を悪化させます。心身の安定した状態をつくることがひじょうにたいせつです。

そのうえで、高たんぱく、高カロリー、高ビタミンで消化のよいものを食べるようにし、アルコールや香辛料などの刺激物を避けます。急性期以外は、ふつうの食事をとっても問題はありません。

薬物治療としては、軽症の場合はメサラジンまたはサラゾスルファピリジン、リンデロン座薬などを用います。

中等症の場合は、メサラジンまたはサラゾスルファピリジン、ベタメタゾン、リンデロン座薬などを用います。

重症の場合は以上に加えて、プレドニゾロンを経口または点滴で用い、経静脈的栄養補給などを行います。

効果がみられないときは、免疫抑制薬や白血球除去療法（白血球のみをからだから取り除く）を用いることもあります。

手術適応としては、穿孔や大出血が起こったときや、悪化を何度も繰り返すとき、がんを合併したときなどに、大腸の切除を行います。近年は人工肛門《こうもん》をつくらず切除ができるようになっています。

虚血性大腸炎《きょけつせいだいちょうえん》

● 大腸の血流が低下し、強い腹痛

受診する科 消化器内科／消化器外科／消化器科／胃腸科／内科

症状と特徴 重度の便秘の女性や50歳以上の高齢者によくみられます。大腸に血液を送る腸間膜動脈に閉塞《へいそく》がないのに、大腸が虚血（血液が少なくなる）症状を起こす病気です。突然の強い腹痛や下痢、下血が起こり、結腸に粘膜の発赤、むくみ、びらん、潰瘍《かいよう》、壊死《えし》などを生じます。

ほとんどは、2週間以内に症状が消える一過性です。狭窄《きょうさく》型は1か月ほど腹痛や下痢が続き、急性期がすぎた後、腹部膨満感や腸閉塞が現れることがあります。

壊死型は腹痛、腸穿孔《ちょうせんこう》、ショック、敗血症を起こし、死に至ることがあります。

原因 もともと高血圧や糖尿病、虚血性心疾患などの動脈硬化性疾患や、心不全、非閉塞性循環障害があるところに、便秘などの腸管内圧の亢進《こうしん》、腸管の蠕動《ぜんどう》運動の異常、粘膜血流量の減少などがきっかけになって起こることが多いといわれます。

治療 一過性や狭窄型の場合は絶食し、輸液、抗菌薬の使用などを行います。腹痛には、鎮痛薬、鎮痙薬《ちんけいやく》を用います。

狭窄型では、狭窄が強いときは手術を行うこともあります。壊死型の場合は、壊死した大腸の切除手術を行います。

図3　腸間膜動脈の位置

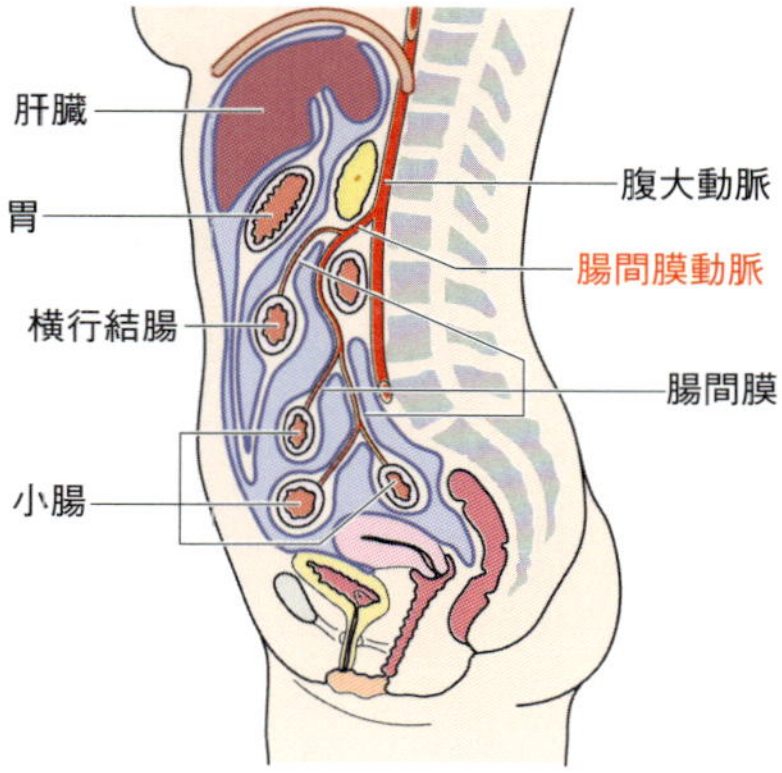

腸間膜動脈閉塞症《ちょうかんまくどうみゃくへいそくしょう》

● 小腸の血流が低下し、腹膜炎を併発

受診する科 消化器外科／消化器内科／消化器科／胃腸科／内科

症状と特徴 小腸の大部分と大腸の一部に栄養や酸素を送る腸間膜動脈が詰まってしまう病気です。発症すると、激しい腹痛にみまわれます。

数時間で腸の血流が著しく低下するため腹膜炎を併発します。腸が麻痺《まひ》してくると、腸管内部の内容物が停滞し、腸閉塞の症状を示します。嘔吐《おうと》や血便、冷や汗が見られ、腸の内容物が水分を吸収するため、脱水症状もみられます。頻脈や呼吸困難をともなうショック症状が現れるようになると命を落とすこともあり、早急の受診が必要です。

原因 ひとつには心臓の不整脈により心房に血のかたまりができ、それがはがれて血管を流れ、腸間膜動脈に詰まって塞栓を起こす場合があります。ほかに腸間膜動脈にコレステロールなどが付着し、動脈が狭くなったために血管壁が崩れ、詰まってしまう場合もあります。

治療 腸が壊死《えし》を起こすと小腸の切除が必要になります。

6時間以内に手術ができれば、血管の機能が回復する可能性があります。

放射線性腸炎《ほうしゃせんせいちょうえん》

● がんの治療で発症することもある

受診する科 消化器内科／消化器科／胃腸科／内科

症状と特徴 子宮、卵巣、膀胱《ぼうこう》、前立腺《ぜんりつせん》のがんなど、骨盤内にできる悪性腫瘍《しゅよう》に対して行う放射線治療の副作用や、事故による放射線の被曝《ひばく》で腸管に発生する炎症性疾患です。

放射線照射開始から数週間以内に生じる早期障害と、放射線治療終了後6か月以上たって発症する晩期障害に分けられます。

早期障害は、発赤《ほっせき》、浮腫《ふしゅ》、びらん、潰瘍《かいよう》が、晩期障害では加えて出血傾向、毛細血管拡張、狭窄《きょうさく》、瘻孔《ろうこう》がみられます。

原因 早期障害は、粘膜上皮に放射線が障害を与えたために発症し、晩期障害は放射線によって小血管の血流が低下し、粘膜組織の病変を起こします。

治療 放射線照射を中止し、鎮痛薬、鎮《ちん》痙薬《けいやく》、ステロイド薬、サラゾスルファピリジンの使用、高圧酸素療法などを行います。

吸収《きゅうしゅう》不《ふ》良症候群《りょうしょうこうぐん》

● 腸の異常で栄養を吸収できなくなる

受診する科 消化器内科／消化器科／胃腸科／内科

症状と特徴 栄養素が吸収されず、低栄養状態になり、下痢、全身倦怠感《けんたいかん》、腹部膨満感、浮腫《ふしゅ》、貧血、出血傾向、骨折、手足の硬直性痙攣《けいれん》、発疹《ほっしん》などがみられます。

原因 栄養素の吸収不足を招くものに、小腸での脂肪吸収障害が起こる**スプルー**、栄養素を分解するための酵素が欠乏する**腸酵素欠乏症**などがあります。

しかし、多くは**クローン病**（490頁）、**アミロイドーシス**（592頁）、腸の切除、放射線照射後などさまざまな原因によって二次的に起こる続発性吸収不良症候群です。

治療 原因となっている病気の治療をし、軽症の場合は低脂肪、高たんぱく、低食物繊維の食事と消化酵素の服用を行います。低栄養状態をともなうほど悪化している場合は、経腸栄養法あるいは、完全静脈栄養法などの栄養療法を行います。

乳糖《にゅうとう》不《ふ》耐症《たいしょう》

● 酵素が不足して牛乳が消化できない

受診する科 消化器内科／消化器科／胃腸科／内科

症状と特徴 牛乳に含まれる乳糖（ラクトース）を分解できないため、牛乳を飲んだ後に腹部膨満感や腹痛、下痢などを起こします。乳幼児では体重減少を起こします。

乳糖を分解する酵素であるラクターゼは、大人になると乳児のときの6分の1に減少するといわれます。このラクターゼ欠損者は、日本人に比較的多くみられます。

原因 牛乳に含まれる乳糖を分解するラクターゼが欠損しているため、乳糖が腸内に残り、それが腸内の浸透圧を高め、症状を起こします。先天的に酵素が欠損している場合もあります。感染性の腸炎になると、一時的に乳糖を分解できなくなります。十二指腸や腸の手術の経験者にも起こります。

治療 症状の改善と予防のために牛乳を飲まないようにします。

虫垂炎《ちゅうすいえん》

● 大腸の一部にできる炎症

受診する科 消化器外科／消化器内科／消化器科／胃腸科／内科／外科

症状と特徴 急性腹症のなかでもっとも頻度が高いのが虫垂炎です。

右下腹部にある盲腸（大腸のはじまりの部分）に付着している6～10㎝くらいの突起が虫垂です（図4）。

図4　虫垂と盲腸の位置

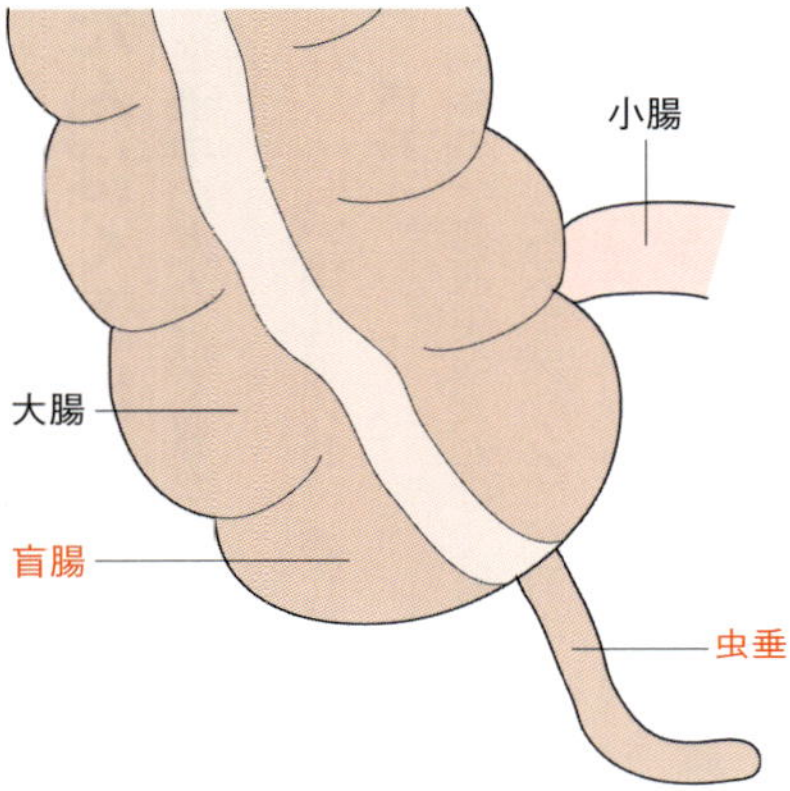

虫垂に炎症が起こると、上腹部痛、臍《へそ》の周囲の痛み、吐き気、便秘（下痢《げり》の場合もある）、37～38℃の発熱などがみられます。虫垂炎の痛みの部位は、最終的に右下腹部に落ち着くまで動きます。

虫垂炎は、以下の3つに分類されます。

◎**カタル性虫垂炎**　炎症が粘膜に限定され、虫垂は充血し、腫大する。

◎**蜂窩織炎性《ほうかしきえんせい》虫垂炎**　虫垂内腔《ないくう》に血性膿性《のうせい》滲出液《しんしゅつえき》がたまる。

◎**壊疽性《えそせい》虫垂炎**　腫脹《しゅちょう》がみられ、黒色の壊《え》死《し》性変化、穿孔《せんこう》が起こっている。

治療が遅れると、虫垂が破裂し、腹膜と癒着するなどして、腹膜炎を引き起こします。高熱があるときは、膿瘍《のうよう》の合併を疑います。

乳幼児や高齢者には少なく、10～30歳の青年期によくみられます。

こどもが虫垂炎を発症すると、進行がひじょうに速いので、早めの受診がたいせつです。

高齢者には腹痛や発熱がみられないこともあり、見逃して悪化させることがあるので注意が必要です。

妊娠中でも虫垂炎の手術を受けることができます。ただし、婦人科系の病気には虫垂炎に似た症状を起こすものもあるので、次のような兆候を目安に、虫垂炎を見分けるようにします。

◎回盲部（回腸と盲腸の境界付近）を徐々に圧迫し、急に手を離すと痛みが強くなる。

◎あお向けに寝かせ、左下腹部を手のひらで頭部方向に圧迫すると、回盲部に鋭い痛みを感じる。

◎左向きに寝かせ、マックバーネー圧痛点（臍と右上前腸骨棘《こつきょく》を結ぶ線上の外側3分の1の位置）を押すと、痛みが強くなる。

原因　食事や糞石《ふんせき》などによる虫垂内腔の閉塞《へいそく》、虫垂への細菌感染が原因として疑われていますが、明らかではありません。

暴飲暴食、かぜ、便秘などがきっかけとなって起こることが多いといわれます。

治療　症状が軽いカタル性虫垂炎の場合は、抗菌薬を服用して経過を観察する場合がありますが、虫垂炎が発見されたら、原則、虫垂の切除を行います。

かつては、右下腹部の切開で切除手術を行いましたが、近年は腹腔鏡手術を行うことも増えています。傷が小さくてすみ、場合によって日帰り手術も可能です。

たんぱく漏出性胃腸症《ろうしゅつせいいちょうしょう》

●血液中のたんぱく質が漏れ出す

受診する科 消化器内科／消化器科／胃腸科／内科

症状と特徴 血液中のたんぱく質（血漿《けっしょう》たんぱく、とくにアルブミン）が消化管のなかに漏れ出すために、下痢、手足や顔のむくみが起こります。吐き気、嘔吐《おうと》、腹部膨満感をともなうこともあります。

重症化すると、胸水や腹水がみられます。

原因 明らかではありません。消化管にたんぱく漏出を起こす病気には、腸壁から静脈にいたるリンパ管の形成不全や閉塞《へいそく》によるもの（腸結核、クローン病など）、毛細血管の透過性が亢進《こうしん》してたんぱくが漏れ出すもの（アレルギー性胃腸炎、アミロイドーシスなど）、消化管粘膜上皮の異常によるもの（潰瘍性大腸炎《かいようせいだいちょうえん》、クローン病など）などがあります。

治療 高たんぱく、低脂肪、消化吸収のよい食事をとり、アルブミン製剤の静脈注射やステロイド薬を使用します。

腸憩室《ちょうけいしつ》

●腸壁が袋状に外に飛び出す

受診する科 消化器内科／消化器外科／消化器科／胃腸科／内科

症状と特徴 小腸、大腸などにできる、腸壁の一部が袋状に飛び出したものを腸憩室といいます。

もっとも多いのは大腸憩室で、なかでも大腸の最後の部分で、直腸のすぐ上にあるS状結腸にもっとも多く、次いで右側の上行結腸にみられます。

虫垂炎と同様に糞便《ふんべん》や食物が憩室に詰まって細菌が増殖し、炎症を起こすことがあります。

どの年齢層でも重症化することはありますが、とくに高齢者は重症化しやすくなります。

急性のものは憩室炎とよばれ、憩室のある人の5％に起こります。症状としては、腹痛や発熱、出血、膿瘍《のうよう》形成、穿孔《せんこう》などがみられます。

原因 先天的な憩室であるメッケル憩室以外は、食事の欧米化が関係していると考えられています。近年患者数が増加しています。

小腸憩室《しょうちょうけいしつ》

症状と特徴 小腸は十二指腸、空腸、回腸からなりますが、憩室はいずれの部位にもできます。

小腸憩室のなかでもっとも多い十二指腸の憩室は、ほとんどの場合、自覚症状がなく、治療の必要もありません。

小腸の憩室のほとんどが十二指腸にできるもので、それ以外にできるものが病気の原因になることはひじょうにまれです。

唯一問題になるのは、**レンメル症候群**です。憩室が胆管を圧迫し、胆石症（475頁）と似た状態になり、閉塞性黄疸《おうだん》を引き起こします。

治療 憩室炎を起こさないかぎり、治療の必要はありません。

憩室炎を起こした場合は、鎮痛薬、抗菌薬、止血薬などを用いて治療します。

レンメル症候群を合併した場合は、憩室の切除手術を行います。

メッケル憩室《けいしつ》（出血《しゅっけつ》）

症状と特徴 小腸の一部である回腸にできる大型の先天的な憩室です。発生頻度は1%以下です。

メッケル憩室は、臍腸管《さいちょうかん》（妊娠中に母親から胎児に栄養を送る管）の名残で、女性より男性に多くみられます。

通常は無症状ですが、消化管出血を起こすことがあります。

憩室のなかに胃の組織が混じると、胃酸のために憩室のなかに潰瘍《かいよう》ができ、出血します。潰瘍が深くなると、憩室の壁に穴があき、腹膜炎を起こします。

小腸造影検査やCT、カプセル内視鏡やバルーン小腸内視鏡などで診断されます。

治療 出血がみられた場合は、出血している憩室を切除します。最近では、腹腔鏡手術も行われています。

図5　大腸憩室

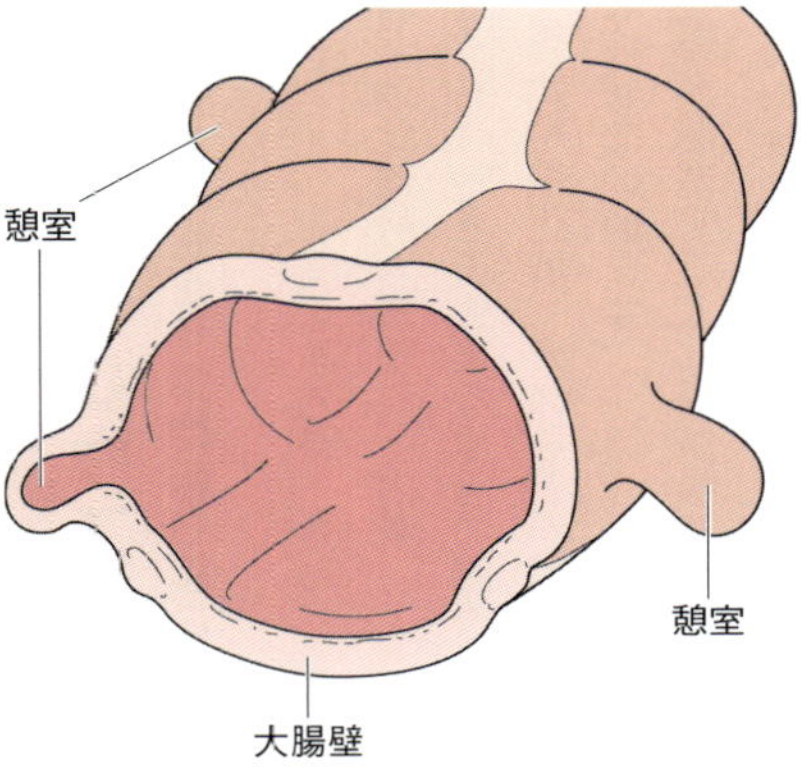

大腸憩室症《だいちょうけいしつしょう》

症状と特徴 大腸の内壁の一部が袋状に外側に飛び出したものを大腸憩室といいます。通常は無症状ですが、憩室炎を起こすと腹痛や発熱、強い下痢《げり》がみられることがあります。憩室出血を起こすと、突然の血便となり、出血性ショックを起こすこともあります。

進行すると大腸憩室で穴があき、穿孔《せんこう》性腹膜炎を起こしたり、腸閉塞や瘻孔《ろうこう》を起こしたりすることがあります。

高齢者に多くみられ、最近では欧米のようにS状結腸での発生が増えています。大腸内視鏡や注腸X線検査で診断されます。

原因 食物繊維の摂取量が少ないことによって大腸の運動が活性化し、大腸内圧が高くなることによって、大腸壁の筋肉層の弱い部分から粘膜が脱出し、大腸憩室ができます。

治療 憩室出血や憩室炎を起こしていなければ、治療は必要ありません。出血を起こしているときは、大腸内視鏡で止血します。憩室炎には鎮痛薬や抗菌薬を用います。

憩室炎を何度も繰り返すと、大腸が細くなり、切除が必要になります。

腸管癒着症《ちょうかんゆちゃくしょう》

● 開腹手術の後によく起こる

受診する科 消化器外科／消化器内科／消化器科／胃腸科／内科

症状と特徴 腸管と腸管、腹膜、大網《たいもう》が癒着したために通過障害が起こり、腹痛などがみられる症状をいいます。

原因 腸管の外側を覆っている漿膜《しょうまく》が外傷や炎症などで傷つけられ、その傷が治癒する過程で癒《ゆ》着《ちゃく》が起こります。

治療 絶食と補液で腸の通過障害を改善します。その後、癒着の剥離《はくり》手術を行います。術後は、早くからだを動かし再癒着を防ぎます。

腸閉塞《ちょうへいそく》（イレウス）

●腸管がふさがり腸捻転も起こる

受診する科 消化器外科／外科／消化器内科／消化器科／胃腸科／内科

症状と特徴 さまざまな原因で腸管が閉塞し、食物や消化液、ガスなどが通過しなくなる症状をいいます。

　腸管が閉塞すると、腸がねじれたり、拡張したりするので、差込むような強い腹痛、吐き気、嘔吐《おうと》が起こり、排便や排ガスができなくなり、腹鳴がみられます。

　腸の内容物の通過障害のみが起こるものを閉塞性（単純性）腸閉塞、血行障害をともなうものを絞扼性《こうやくせい》（複雑性）腸閉塞といいます。絞扼性腸閉塞では、頻脈、発熱、尿量の減少などもみられます。

　腸閉塞は、急激な腹痛をともなう病気のなかで、虫垂炎についで多いものです。

原因 がんや異物で腸管がふさがったり、腸管の癒着でヘルニアなどが起こることを**機械的閉塞**《きかいてきへいそく》といい、腸閉塞の原因の90%を占めます。開腹手術や大腸がんによって引き起こされます。最近では、麻痺《まひ》や痙攣《けいれん》などが原因で腸閉塞が起こるものは**機能《きのう》性《せい》イレウス**といいます。

治療 飲食を絶ち、イレウス管（吸引チューブ）を挿入、腸管の内容物を吸入します。改善されないときは、手術を行います。絞扼性腸閉塞の場合は、すぐに手術が必要です。

腸重積症《ちょうじゅうせきしょう》

●憩室や腫瘍が原因で起こる

受診する科 消化器外科／外科／消化器内科／消化器科／胃腸科／内科

症状と特徴 口に近いほうの腸が肛門《こうもん》に近いほうの腸の中に入り込んでしまう病気です（499頁図6）。乳幼児ではよくみられますが、成人に起こるのは比較的まれです〈こどもの腸重積症（788頁）〉。

　初期には嘔吐《おうと》や腹痛が起こります。腹痛が起こる場所は限定されていて、ときどき治まることがあり、痛みは間欠的です。腹部に触れるとしこりが感じられることもあります。炎症が進むと腸から出血を起こし、血便が出ることもあります。

　そのまま放置しておくと腸閉塞《ちょうへいそく》の原因になります。

原因 ほかの病気が原因で起こることが多く、小腸ポリープや大腸がん（694頁）などの腫瘍《しゅよう》のほか、メッケル憩室（497頁）などがあると、腸の蠕動《ぜんどう》運動に引き込まれる形で腸重積を起こします。まれに原因が不明なものもあります。

治療 腹部CT《シーティー》検査や内視鏡検査により腸重積が起こっている部位を確認し、手術を行い病変部を切除します。

カルチノイド症候群《しょうこうぐん》

●がんに似た小腸の腫瘍

受診する科 消化器内科／消化器外科／消化器科／胃腸科／内科

症状と特徴 カルチノイドはがんに似た腫瘍《しゅよう》です。通常、小腸などの消化管に発生しますが、膵臓《すいぞう》や精巣、卵巣、肺にもできることがあります。発生部位としてもっとも多いのは虫垂で、次に回腸、大腸、胃の順になります。

カルチノイドは、セロトニン、ブラジキニン、ヒスタミン、プロスタグランジンなどのホルモン様物質を産生します。これらの産生量が過剰になると、カルチノイド症候群とよばれる症状を引き起こします。

ただし、消化管や膵臓にできたカルチノイドの産生物は、すぐに肝臓で破壊されるため症状は起こりません。

症状はおもに強い痛みと、腸の収縮が過剰になるために起こる腹部痙攣《けいれん》や下痢《げり》です。脂肪性の悪臭を放つ脂肪便も出ます。

アルコールや熱い飲み物を飲んだり、食事をしたり、感情が高ぶったりすると、血管が拡張し、顔や頸部《けいぶ》に紅斑《こうはん》ができるのも、初期の典型的な症状です。その後、チアノーゼの症状を示すこともあります。

心臓が障害を受けると、脚がむくみ、呼吸が妨げられて、息切れや喘鳴《ぜいめい》も起こります。勃起《ぼっき》障害になることもあります。

原因 カルチノイド腫瘍が肝臓や肺、精巣、卵巣にできると、ホルモン様物質は血流にのって全身に広く循環するため症状が起こります。

治療 カルチノイドには良性と悪性があります。転移していなければ、手術でカルチノイドを切除することで治癒します。

肝臓に転移すると、手術で治すことは難しくなります。

薬物療法としては、ストレプトゾトシンにフルオロウラシルまたはドキソルビシンを併用することで症状が緩和されることがあります。

腫瘍の増殖を抑制するには、タモキシフェン、インターフェロンアルファ、エフロルニチンを、紅斑にはフェノチアジン、シメチジンなどを、下痢にはコデイン、アヘンチンキなどを用います。

図6　腸重積

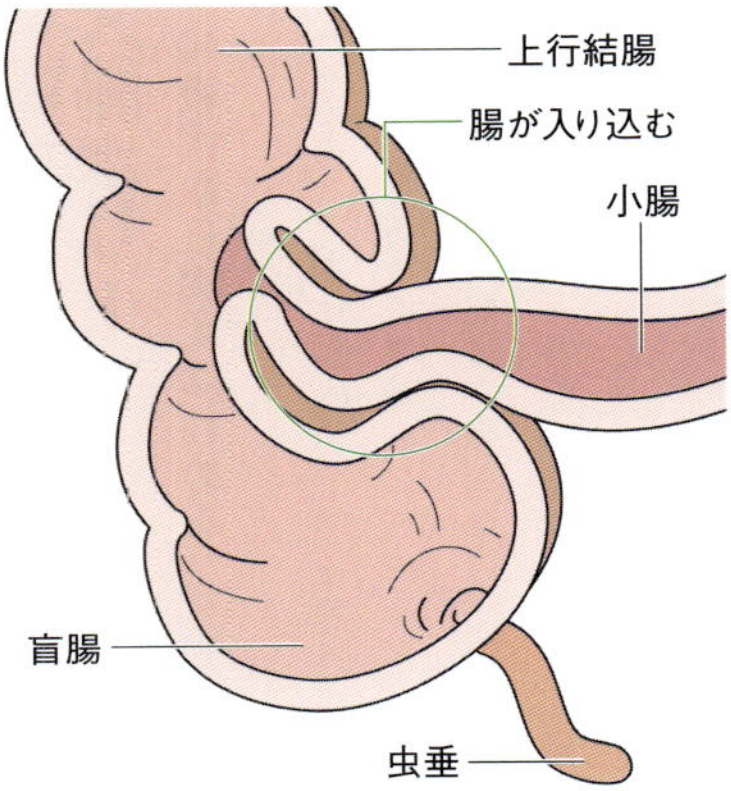

腹部《ふくぶ》のしこり

腹部のしこりがあるときに考えられる病気としては、**腹部大動脈瘤《ふくぶだいどうみゃくりゅう》**（461頁）、**ウイルムス腫《しゅ》瘍《よう》**（697頁）、**神経芽細胞腫**（677頁）、**肝良性腫瘍《かんりょうせいしゅよう》**（472頁）などがあります。

神経芽細胞腫は5歳以下のこどもにみられるがんで、腹部に触れるとごつごつしたしこりがあります。

ウイルムス腫瘍は腹部に触ると、平らで、かたいしこりが感じられます。

肝良性腫瘍は、表面がでこぼこした、かたいしこりとして感じられます。

高齢者に多いのは、腹部大動脈瘤です。この病気は初期には無症状ですが、どきどきと拍動するこぶが特徴です。痛みはそれほどありません。

上腹部に感じられるしこりには、消化管にガスや食物がたまって一時的にできるしこりがあります。発熱をともなうときは炎症によるもの、しこりがかたくいつまでも消えないときは腫瘍を疑います。

大腸《だいちょう》ポリープ

● 40歳代から増えはじめる

受診する科 消化器内科／消化器外科／消化器科／胃腸科／内科

症状と特徴 大腸粘膜の表面から突出した隆起を大腸ポリープといいます（501頁写真2）。全体の80％を占める腺腫《せんしゅ》は、将来がんになる可能性があります。過形成ポリープや炎症性ポリープは、がん化しません。

ポリープは通常、自覚症状はありません。

原因 食物繊維の不足やかたい便を排出するときの刺激が原因ともいわれますが、明らかなことはわかっていません。

治療 がん化する可能性の高いもの、5㎜以上の腺腫は、内視鏡手術や腹腔鏡《ふくくうきょう》手術、開腹手術で切除します。

家族性《かぞくせい》ポリポーシス

● かならずがん化する遺伝性ポリープ

受診する科 消化器内科／消化器外科／消化器科／胃腸科／内科

症状と特徴 別名を**家族性大腸腺腫症**《かぞくせいだいちょうせんしゅしょう》といい、大腸に100～数万個のポリープができます。放置したときの大腸がん発症率は100％です。初期には無症状ですが、のちに60％の人に下血（血便）がみられるようになります。

原因 優性遺伝形式の遺伝病で、発症遺伝子をもつ人は男女に関係なく、10歳までに発症する人も珍しくなく、40歳代で50％が発症します。

治療 かならずがん化するという理由から、10歳代から大腸の全摘手術が勧められます。ステロイド系抗炎症薬によってポリープが軽減するという報告もあります。

大腸《だいちょう》がん

694頁（がん）

（後天性《こうてんせい》）巨大結腸症《きょだいけっちょうしょう》

● 重症の便秘になる

受診する科 消化器内科／消化器科／胃腸科／内科

症状と特徴 腸の壁にある神経が機能しないために、大腸がしぼんだ状態になり、腸《ちょう》閉塞《へいそく》状態になります。先天性もありますが、後天性は乳児期以降に発症し、症状は高度の便秘や腹部の張りなどです。

原因 代謝異常、平滑筋障害、中毒性大腸炎、精神的ストレス、下剤の濫用といわれています。

治療 原因となる病気があるときはその治療を行います。

精神的ストレスが原因で起こる場合は、抗不安薬などの向精神薬を用いることもあります。副交感神経刺激薬や浣腸《かんちょう》も効果があります。

腹膜炎《ふくまくえん》

● 急性の場合は入院が必要

受診する科 消化器外科／消化器内科／消化器科／胃腸科／内科

症状と特徴 腹膜は、腹壁の内側と腹腔《ふくくう》内にある臓器の表面を覆っています。ここに炎症が起こることを腹膜炎といいます。

炎症が腹膜の一部にできるものを限局性腹膜炎、腹膜全体にできるものを汎発性《はんぱつせい》

（びまん性）腹膜炎といいます。
　また、短期間で急速に起こるものを急性腹膜炎、長期間に続くものを慢性腹膜炎といいます。

図7　腹膜の位置

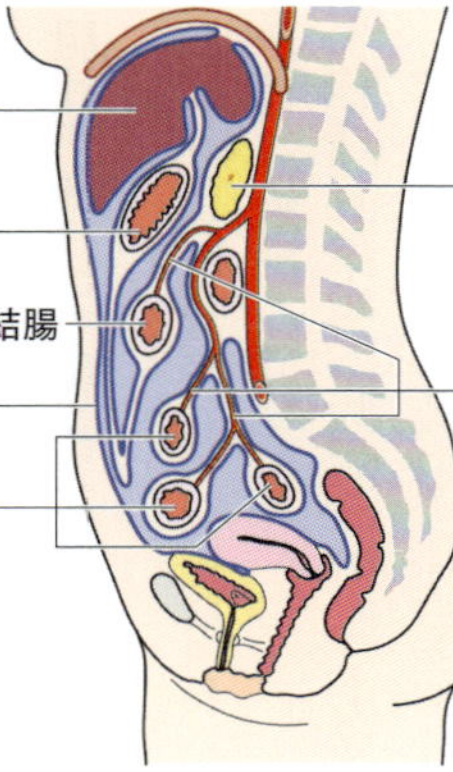

写真2　大腸ポリープ

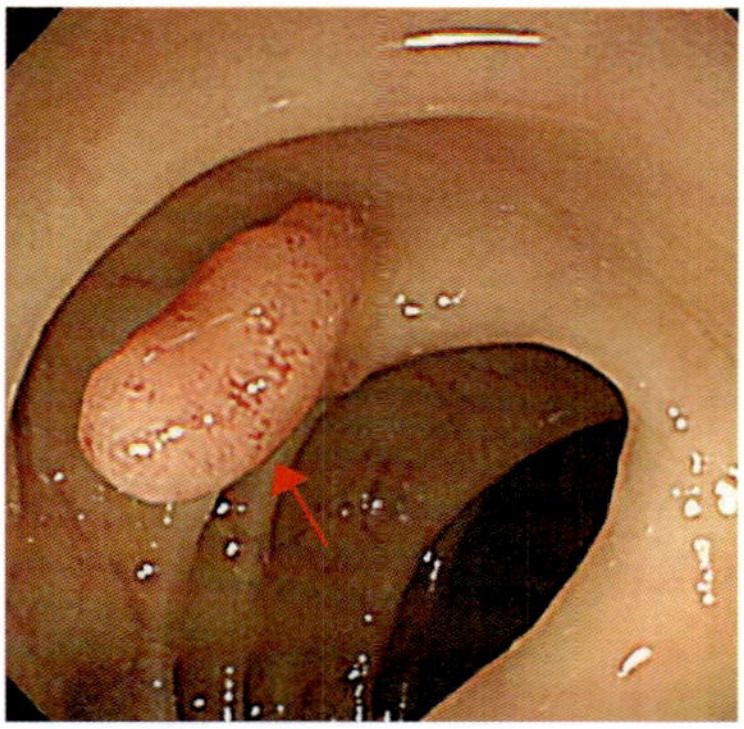

大腸粘膜から突き出たポリープ

急性《きゅうせい》腹膜炎《ふくまくえん》

症状と特徴　短期間で発症する腹膜炎です。腹痛、発熱、頻脈、腹部全体の腫《は》れ、ショック状態がみられます。

原因　続発性腹膜炎は、胃、腸、胆嚢《たんのう》、膵臓《すいぞう》などの腹腔内部の臓器に病気があるために発症した腹膜炎です。

　膵炎、胆嚢炎、虫垂炎、憩室炎、卵巣炎、子宮内膜炎の炎症が腹膜に波及したり、腸閉塞《ちょうへいそく》や腸間膜動脈閉塞症《ちょうかんまくどうみゃくへいそくしょう》、流産、妊娠中絶をきっかけに起こることもあります。

　また、潰瘍《かいよう》やがん、臓器の破れ、手術後に吻合部《ふんごうぶ》がくっつかなかったためなどの理由で、臓器から内容物が漏れ出し、それが腹膜を刺激して、炎症を起こすこともあります。

治療　3～4週間の入院が必要です。点滴で栄養を補い、抗菌薬を用いて炎症を鎮めます。そのうえで、原因となっている病気の治療、穿孔《せんこう》を起こしている場合は縫合手術や切除手術を行います。腹腔洗浄を行い、腹腔内にたまっている液や膿《うみ》は、ドレーンを腹腔内に留置して洗浄します。

慢性《まんせい》腹膜炎《ふくまくえん》

症状と特徴　長期にわたって炎症が続くことをいいます。もっとも多いのは結核性腹膜炎で、そのほかに腹水を抜く治療の後に発症する術後性肉芽腫様《じゅつごせいにくげしゅよう》腹膜炎や、心膜炎やリウマチ熱にともなう滲出性《しんしゅつせい》腹膜炎、腹膜透析による硬化性腹膜炎もあります。

　腹痛、微熱、食欲不振、全身倦怠感《けんたいかん》、腹水などの症状が現れます。

原因　急性腹膜炎が治りきらずに慢性化することもありますが、病気や手術が原因となって慢性腹膜炎を発症することがほとんどです。

　結核性腹膜炎は、肺結核の結核菌が腹膜に感染することで起こります。

　滲出性腹膜炎は、滲出液が腹膜にたまることで感染し起こります。

　腹膜炎の原因菌は、大腸菌、ブドウ球菌、連鎖球菌、真菌、グラム陰性桿菌《かんきん》、嫌気性菌など多岐にわたります。

治療　原因となっている病気の治療を行い、抗菌薬を用いたり、ドレーンで腹腔《ふくくう》内の膿《うみ》や液を取り除いたりします。

胆汁性腹膜炎《たんじゅうせいふくまくえん》

● 胆汁が漏れ出て腹膜炎を起こす

受診する科 消化器外科／消化器内科／消化器科／胃腸科／内科

症状と特徴 胆汁は、肝臓の肝細胞で生成され、総胆管から胆嚢《たんのう》を通り、十二指腸に排出されるものです。

この胆汁が、胆嚢や胆管が破れた際、中から漏れ出たことで起こる腹膜炎を胆汁性腹膜炎といいます。

激しい腹痛、腹部の腫《は》れ、嘔吐《おうと》、発熱などを引き起こします。

原因 胆石症、胆管症、胆嚢炎などが悪化して、炎症のため胆嚢や胆管に穴があき、胆汁が漏れ出たために細菌が腹膜に感染して起こります。

胆嚢や肝臓など内臓の病気の手術、チューブ挿入などの不具合や、肝生検後に発症することもあります。

治療 抗菌薬を使用し、緊急に胆汁の漏れている場所をふさぐ手術をします。胆嚢の摘出手術を行うこともあります。

ダグラス窩《か》膿瘍《のうよう》

● 腹腔の最下部にあるくぼみの病気

受診する科 消化器内科／消化器科／胃腸科／内科／婦人科／泌尿器科

症状と特徴 ダグラス窩は、男性では直腸と膀胱《ぼうこう》の間、女性では直腸と子宮の間にあるくぼみです（503頁図8）。

このダグラス窩に腹腔《ふくくう》の膿汁《のうじゅう》などがたまるのがダグラス窩膿瘍です。

腹痛や発熱、下痢《げり》、白血球の増加のほか、便意があるのに排便ができないしぶり腹、尿意があるのに尿が出ない膀胱しぶり、排尿痛などがみられます。女性では、おりものの増加、不正性器出血がみられることもあります。

原因 急性腹膜炎の一症状として起こることがありますが、原因は明らかではありません。

治療 おもに抗菌薬を使用し治療します。抗菌薬が効果を示さないときは、膿《うみ》を排出するために膿瘍を穿刺《せんし》します。開腹手術を行い、直腸を切開することもあります。

腹膜《ふくまく》の良性腫瘍《りょうせいしゅよう》

● 腹膜にできる良性腫瘍

受診する科 消化器外科／外科／消化器内科／消化器科／胃腸科／内科

症状と特徴 腹膜は横隔膜から下、肝臓や胃などの臓器を包む腹腔《ふくくう》の内壁の内側の膜です。腹膜に腫瘍が発症することはひじょうにまれですが、なかでも代表的なものは腹膜中皮腫《ふくまくちゅうひしゅ》とよばれるものです。良性もありますが、多くは悪性です。

慢性の腰痛、腹部膨満、腹痛、吐き気、食欲不振などがあり、進行すると腹水もみられます。外から触ってわかる腫瘤《しゅりゅう》を発見することはほとんどありません。

原因 胸膜中皮腫《きょうまくちゅうひしゅ》（684頁）と同じく、アスベスト暴露が原因とされていますが、詳しいことは明らかではありません。胸膜中皮腫からの転移も多いようです。

治療 可能な場合は、腫瘍を切除します。抗がん剤、化学療法、放射線療法を中心に治療が行われることが多いようです。予後はよくありません。

腹部外傷《ふくぶがいしょう》

●腹部にけがをしたとき

受診する科 消化器外科／消化器内科／消化器科／胃腸科／内科

症状と特徴 出血または腹膜炎の発症、あるいはその両方がみられます。腹腔《ふくくう》内に出血があると腹部が大きく膨らみます。腹膜炎が起こった場合には通常、出血したときよりも強い腹痛があります。

痛みや損傷の度合いがそれほどでもない場合でも、時間の経過にともない炎症が強くなる場合があり、注意が必要です。

原因 刃物で刺されたときなどの鋭的外傷と、殴打などによる鈍的外傷があります。

治療 重症の場合は、輸液と輸血を行い、ショック症状などで呼吸困難がみられるときは、酸素吸入を行います。

腹腔内の出血や、消化管、臓器の破裂や穿《せん》孔《こう》があるときは、開腹手術によって止血、切除、吻合《ふんごう》、腹腔内の洗浄や排液を行います。

図8　ダグラス窩の位置（女性）

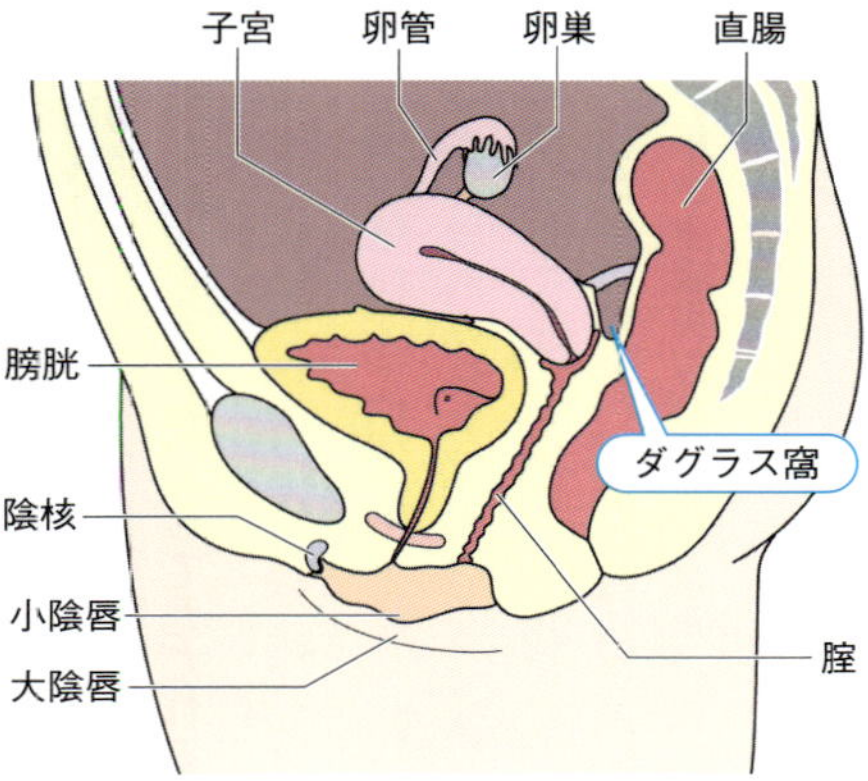

鼠径《そけい》ヘルニア

●俗にいう「脱腸」

受診する科 消化器外科／小児外科／消化器科／胃腸科／内科

症状と特徴 腸管などの内臓が腹膜をかぶったまま下降するため、ももの付け根（男性では陰茎《いんけい》の外側、女性では大陰唇《だいいんしん》）が腫《は》れます。横になったり、軽く押さえたりすると元に戻りますが、ヘルニアが出ているときは局所の不快感や鈍痛があります。女性は腫れより痛みが強くなります。

原因 胎内の男児では、5か月ごろから腹腔《ふくくう》内にあった精巣《せいそう》が下降しはじめ、陰嚢《いんのう》の中に入り、腹膜をかぶったまま自然に閉じます。これがなんらかの原因で閉じないときに鼠径ヘルニアが起こります。

治療 ヘルニア嚢《のう》を切除し、鼠径管を補強する手術を行います。

腹壁瘢痕《ふくへきはんこん》ヘルニア

●外傷や手術後に起こる

受診する科 消化器外科／消化器科／胃腸科／内科

症状と特徴 外傷、とくに開腹手術の傷跡が膨らんだ状態のことをいい、傷跡が膨らむほかに、痛み、便秘、消化不良などの症状がみられます。

原因 手術で腹壁を吻合《ふんごう》する際、うまくくっつかなかったとき、または化膿《かのう》したときに、傷のすき間から腹膜に包まれたまま内臓が出て、膨らんだ状態になります。

治療 腹壁のすき間が狭い場合は縫い合わせて治療できますが、人工膜やからだのほかの部分から採取した膜を張りつける場合もあります。

直腸炎《ちょくちょうえん》

直腸粘膜が炎症を起こしてただれる

受診する科 肛門科

症状と特徴 粘血便や軟便が出ます。

原因 多くは潰瘍性《かいようせい》大腸炎（492頁）が原因です。ほかに、抗菌薬の使用によって起こる**薬剤性直腸炎**、放射線療法後に起こる**放射線性直腸炎**などがあります。

治療 薬物治療が中心で、手術は行いません。潰瘍性大腸炎による直腸炎の場合には、メサラジンなどの内服薬や注腸剤、ステロイドを使用します。薬剤性直腸炎の場合は、原因となる薬剤の使用を中止します。放射性直腸炎の治療は難しく、ステロイドなどが一般的です。

図9　直腸脱

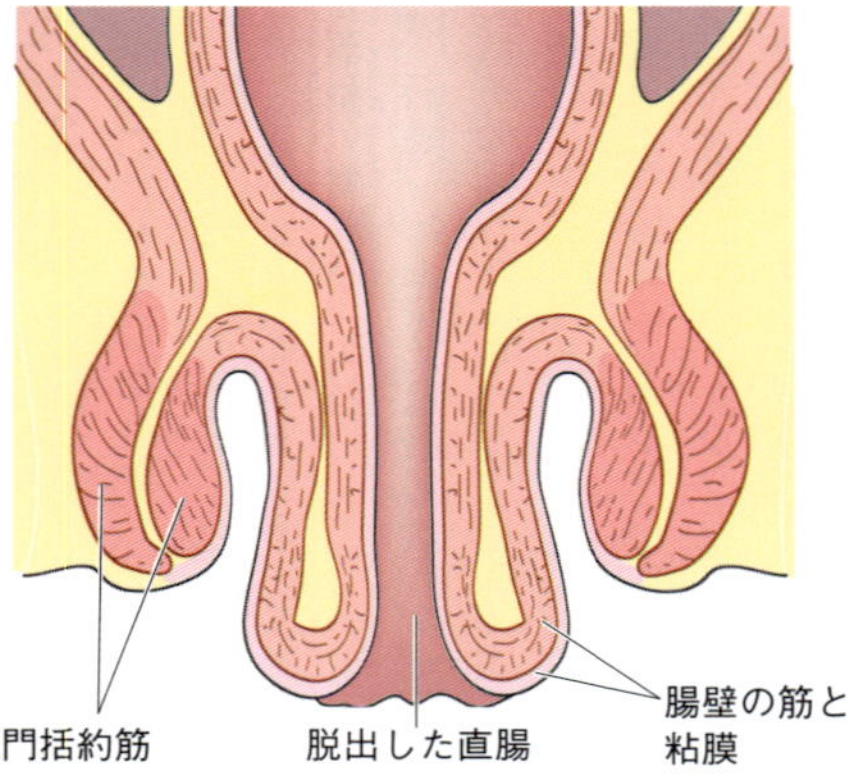

直腸脱《ちょくちょうだつ》

直腸が肛門外に脱出する

受診する科 肛門科／外科

症状と特徴 肛門から直腸壁のすべての層が脱出する**完全直腸脱**と、直腸の表面だけが脱出する**不完全直腸脱**に分けられます。排便時のみ脱出し、自然と元に戻るもの、押し込まないと戻らないもの、立位、歩行時に脱出するものなど程度はさまざまです。日本では男性に多い傾向があります。

原因 原因は諸説あり、骨盤を支える組織や、肛門《こうもん》の緩みなどが考えられます。

治療 肛門から、脱出した直腸壁をしぼり染めをするように縫い縮める手術、おなかを切って、直腸をつり上げて仙骨《せんこつ》の前面に固定する手術が一般的です。

直腸《ちょくちょう》ポリープ

直腸粘膜にできる隆起

受診する科 肛門科

症状と特徴 無症状ですが、ポリープが大きくなると、残便感や異物感を感じることがあります。がん化の危険性の有無で、腫《しゅ》瘍性《ようせい》と非腫瘍性に分かれます。もっとも多いのは腫瘍性の腺腫《せんしゅ》で、1㎝以上になるとがん化の危険性が高くなります。

治療 小さいものは、内視鏡下で、金属製のワイヤーでポリープの根元を締め、電流を流して焼き切ります。大きいものは肛《こう》門《もん》から引き出したり、開腹して切除します。

肛門《こうもん》ポリープ

肛門粘膜にできる隆起

受診する科 肛門科

症状と特徴 直腸と肛門の境にある歯状線《しじょうせん》にあるくぼみにできます。直腸ポリープとは異なり、がん化の危険性はありません。

原因 排便などの刺激が原因です。

治療 裂肛《れっこう》や痔核《じかく》などを併発していなければ、外来で切除することができます。

痔核《じかく》

●静脈がうっ血して腫れあがる

受診する科 肛門科／外科

症状と特徴 直腸下部や肛門《こうもん》にある網目状の静脈にうっ血が起こり、腫《は》れあがった状態です。重症になると、血栓性静脈炎《けっせんせいじょうみゃくえん》（621頁）を合併することもあります。いぼ状に腫れるので、**いぼ痔**《じ》ともよばれます。

30〜40歳代に多く、女性より男性に多い傾向にあります。

肛門内部には、粘膜と肛門上皮の境界線となる歯状線《しじょうせん》があり、この内方にできるのが**内痔核**《ないじかく》、外方にできるのが**外痔核**《がいじかく》です。

原因 便秘や妊娠、重いものの運搬、長時間同じ姿勢でいることや、殿部を冷やす、飲酒などが、肛門内の静脈のうっ血を招きます。また、頻繁な下痢も、痔核の発生や症状の悪化を引き起こします。

治療 薬物療法や生活習慣改善指導による保存的治療と、外科的治療があります。

内痔核《ないじかく》

症状と特徴 歯状線《しじょうせん》より内方の直腸にできる痔核を内痔核とよびます。

おもな症状は出血と脱出です。排便時に、鮮血がポタポタとたれることがありますが、内痔核のできる場所には感覚神経がないため、多くの場合痛みはありません。

しかし、痔核の腫《は》れがひどくなり、内痔核と外痔核が連続した状態（**混合痔核**）になると痛みを感じるようになります。

また、痔核が大きくなると肛門《こうもん》外に脱出し、さらに悪化すると、指で押し込まないと戻らないばかりか、脱出したままになってしまいます。この状態を**脱肛**《だっこう》とよびます。

脱出の程度によって4段階に分かれます。

Ⅰ度　脱出はない。出血のみ。
Ⅱ度　排便時に脱出し、自然に戻る。
Ⅲ度　排便時に脱出するが、指で戻せる。
Ⅳ度　排便に関係なく脱出した状態で、指で戻してもすぐ脱出する。

治療 痔核が小さいうちは、座薬や軟膏《なんこう》で痛みや腫れを抑えます。

Ⅱ、Ⅲ度に用いられる輪ゴム結紮法《けっさつほう》は、

図10　痔の種類

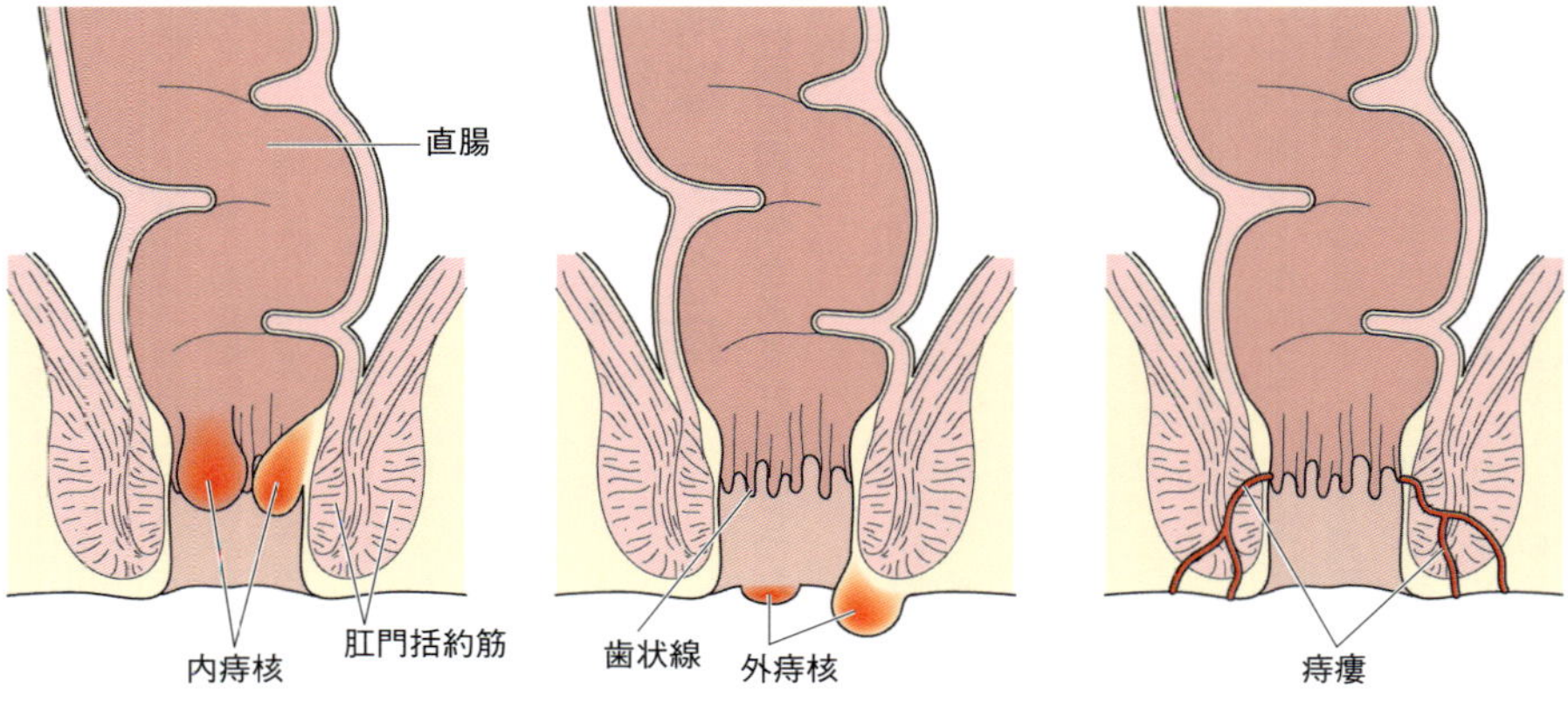

頭部
体幹
手足
全身
がん
こころ
女性
こども

腫れあがった痔核の根元を輪ゴムでしばり、血流を止めて腐らせる方法です。歯状線より内側でしばるので痛みは感じません。

おもにⅠ、Ⅱ度に用いられる硬化療法は、内痔核内に硬化薬を注入する方法で、1〜3週間ほどで痔核の脱出が改善されます。

Ⅲ、Ⅳ度では結紮切除法が行われます。

外痔核《がいじかく》

症状と特徴 歯状線《しじょうせん》よりも外側の肛門《こうもん》側にできる外痔核は、通常、内痔核と連続した**混合痔核**としてみられます。また、内痔核の脱出にともなって大きくなるので、**内外痔核**、**脱肛《だっこう》**ともよばれます。

外痔核は強い痛みが特徴ですが、とくに**血栓性《けっせんせい》外痔核**の場合は歩けないほどの激痛をともないます。これは、下痢や便秘、飲酒や冷えによって静脈のうっ血が悪化し、血栓ができ、血豆のようになる病気です。

治療 おもに軟膏《なんこう》、座薬、内服薬で薬物療法が行われますが、症状が長引いたり、悪化した場合は、手術療法で痔核を切除するのが効果的です。

一般によく行われるのは、痔核に血液を送っている動脈をしばって、痔核を舟型に切開し、血栓《けっせん》を摘出する結紮《けっさつ》切除法です。

肛門周囲膿瘍《こうもんしゅういのうよう》

●細菌感染によって膿がたまる

受診する科 肛門科

症状と特徴 肛門や肛門周囲に、痛み、腫《は》れ、発赤《ほっせき》が起こり、発熱をともないます。

しばしば、座ることができない、夜眠れないほどの強い痛みや、40℃近い高熱をともない、さらには、腫れが殿部や性器周辺にまで及ぶ場合もあります。膿瘍が自然に破れ、膿《うみ》が排出されると、痛みや腫れがひき、熱も下がってきます。

肛門周囲膿瘍は、痔瘻《じろう》の前段階と考えられており、痛みなどの症状が落ち着き、膿が出たりやんだりを繰り返したり、治ったように思われた後で再び膿が出るようであれば、痔瘻への移行が推測されます。

原因 直腸と肛門出口の間にあるくぼみ(肛門陰窩《こうもんいんか》)から細菌が侵入し、奥にある肛門腺《こうもんせん》に感染すると、膿瘍ができます。

治療 膿瘍を切開し、膿を外に出します（排膿）。抗菌薬だけで治ることはほぼありません。細菌感染が原因なので、排膿後は、抗菌薬と鎮痛薬を使用します。

炎症が落ち着く前に切開した傷が閉じてしまうと、再び膿がたまってしまうため、完治するまで通院しなくてはいけません。

切開と排膿で治ることもありますが、再び膿が出るようになった場合は、痔瘻に移行したと考えられます。

痔瘻《じろう》（あな痔《じ》）

●肛門周囲に穴があき、肛門内とつながる

受診する科 肛門科

症状と特徴 痔瘻は、肛門周囲膿瘍《こうもんしゅういのうよう》の進んだ段階と考えられています。

肛門周囲膿瘍が自然と破れたり、または、膿《うみ》を出すために切開することによって、肛門周囲の皮膚や直腸の中と、感染を起こした肛門内とがトンネル状につながった状態(瘻管《ろうかん》)が痔瘻です（505頁図10）。

トンネルがふさがり、膿が排出できなくなると腫《は》れや痛みが現れますが、膿が出て通りがよくなると症状はなくなります。

治療 入院して手術療法を行うのが一般的で、瘻管にそって皮膚や粘膜を切開し、瘻管を切除する方法や、瘻管だけをくりぬく方法が用いられます。
　手術をせずに治す、シートン法という治療もありますが、治癒までに時間がかかる、殿部に糸や管がついたままの状態が続く、適応できる痔瘻のタイプが限られるなどの欠点もあります。

裂肛《れっこう》（切《き》れ痔《じ》）

● 肛門出口に裂創および潰瘍ができる

受診する科 肛門科

症状と特徴 歯状線《しじょうせん》より下の、肛門出口に近い部分にできる裂創《れっそう》および潰瘍《かいよう》で、女性や若い人に多い傾向があります。
　排便時、排便後に激しい痛みが生じ、しばしば出血をともないます。痛みのために肛門括約筋がしまって肛門が狭くなり、そこをかたい便が通るとさらに痛みが増す、という悪循環が起こります。出血は少量ですが、併発している痔核《じかく》が切れると大量出血することもあります。

原因 かたい便によって肛門が切れる**急性裂肛**のほかに、クローン病やベーチェット病、潰瘍性大腸炎、白血病が原因で起こる裂肛もあります。同じ場所に何度も急性裂肛や感染が起きて、周囲がかたく盛り上がった状態は**慢性裂肛**とよびます。

治療 保存的治療では、整腸薬などで便のかたさを調整します。ただし、下痢になると症状が悪化するので注意が必要です。
　慢性裂肛の場合は、手術を行います。軽度であれば肛門括約筋を一部切除するだけで治りますが、重度の場合は裂肛切除術が必要です。また、肛門の狭窄《きょうさく》が著しい場合は、切除部分に皮膚を移植します。

肛門瘙痒症《こうもんそうようしょう》

● 肛門部に起こるかゆみの総称

受診する科 肛門科／皮膚科

症状と特徴 肛門周囲の皮膚炎と湿疹《しっしん》です。かゆみは夜に起こりやすく、寝て温まるとひどくなります。

原因 肛門周囲の不潔さがおもな原因です。ほかに、痔核《じかく》、裂肛、痔瘻《じろう》、直腸脱、肛門ポリープなどの疾患や、糖尿病、肝臓の障害、カンジダや白癬菌による真菌性皮膚炎、疥癬《かいせん》、ヘルペス、尖形《せんけい》コンジローマなどの性感染症、腟炎《ちつえん》などの婦人科系疾患、寄生虫、抗菌薬などの薬剤、石けん、香辛料の使いすぎなども原因になります。

治療 肛門を清潔にし、乾燥させた状態に保つよう心掛けましょう。ただれがある場合は、ステロイド系の外用薬を使うこともあります。原因疾患がはっきりしている場合は、その疾患と局所の治療を行います。
　再発しやすいので、完治するまで医師の指示に従うことが大切です。

表4　痔の再発・悪化を防ぐポイント

- **便秘を防ぐ**…食物繊維を摂り、便意を感じたらトイレに行く習慣を身につける。
- **下痢を防ぐ**…暴飲暴食をしない、冷たいものを飲みすぎない、刺激物を控える。
- **排便の仕方に気をつける**…便意がないときに力まない、排便は短時間ですます。
- **肛門への負担を減らす**…長時間の同一姿勢を防ぐ、力まないようにする。
- **肛門を清潔に保つ**…毎日入浴する、温水の出る肛門洗浄器を利用する。

急性腎炎症候群《きゅうせいじんえんしょうこうぐん》（急性糸球体腎炎《きゅうせいしきゅうたいじんえん》）

●細菌感染で起こる腎臓の炎症

✚受診する科 内科／腎臓内科

症状と特徴 **溶連菌**《ようれんきん》をはじめとした細菌が上気道や皮膚に感染し、それが原因となって起こる**溶連菌感染後糸球体腎炎**を中心とした腎炎に、その他の全身性の症状がみられる病気です。

2～8歳までのこどもに多くみられ、男女の割合は2対1で男児が多くなっています。1970年代までは小児腎炎の6割、成人腎炎の1割を占めていましたが、現在では小児で2～5％、成人で1％以下と数は減少しています。

自然に治ることも多い病気で7割程度は完全に治ります。残りの3割は慢性化します。こどもの場合は9割程度が完全に治るとされています。

発症すると、むくみ、高血圧、血尿が現れます。また、腎臓のはたらきが低下し、尿の量が減ってたんぱく質の老廃物が蓄積されます。症状がひどい場合は、肺に水が入って呼吸困難になったり、**尿毒症**《にょうどくしょう》（515頁）につながることもあります。

尿検査ではたんぱく尿や血尿がみられます。糸球体から漏れている赤血球の量が少ないと、顕微鏡でみなければわからない程度の血尿（顕微鏡的血尿）という場合もあります。

血液検査では、クレアチニン、尿素窒素などの数値が上昇しているのがわかります。

原因菌が溶連菌の場合は、血液検査で溶連菌に結合しようとする抗体である抗ストレプトリジンO（ＡＳＯ《エーエスオー》）または抗ストレプトキナーゼ（ＡＳＫ《エーエスケー》）が上昇しているのがわかります。

ほかにも、血液中の補体（免疫にかかわるたんぱく質）が減少していることも検査からみることができます。

扁桃炎《へんとうえん》を繰り返し、血尿やたんぱく尿がみられる場合は、予防として扁桃を摘出することもあります。

原因 原因菌は、溶連菌のほかにブドウ球菌、肺炎連鎖球菌などの細菌、流行性耳《じ》下腺炎《かせんえん》ウイルスや水痘《すいとう》ウイルスなどがあります。感染が起こると血中に抗体ができ、抗体は菌を攻撃するために菌と結合します。この結合物（免疫複合体）が腎臓に入り、糸球体に沈着して機能を損なうのです。原因菌に感染してから1～2週間の潜伏期間があります。

ループス腎炎（516頁）、**腎盂腎炎**《じんうじんえん》（443頁）などの腎臓の病気が原因となる場合もあります。

治療 治療のために大切なのは、安静と食事療法です。入院して、絶対安静の状態でいることが大切です。

食事療法は、腎臓の衰弱度合いにもよりますが、たんぱく制限が重要です。たんぱく質の老廃物が腎臓にたまるのを抑えるためです。また、むくみによって体液の量が増えていますから、ナトリウムを制限する必要もあります。

エネルギーが足りなくなると代謝がうまくいかなくなるので、カロリー制限はしません。

細菌感染による扁桃炎があれば抗菌薬を、高血圧、むくみがひどい場合にはそれぞれ降圧薬と利尿薬を使う場合もあります。

急速進行性腎炎症候群《きゅうそくしんこうせいじんえんしょうこうぐん》*

● 急速に腎不全を起こす

受診する科 腎臓内科

症状と特徴 数週間から数か月の経過で急速に腎不全が進行する病気です。治療しなければ、末期の腎不全となって命にかかわります。腎炎のなかではもっとも重い病気です。

原因 腎臓そのものに原因がある原発性と、ほかの基礎的疾患が原因の続発性があります。原発性の場合は、**突発性半月体形成性腎炎**《とっぱつせいはんげつたいけいせいせいじんえん》や**膜性増殖性糸球体腎炎**《まくせいぞうしょくせいしきゅうたいじんえん》などが原因です。続発性の原因には、全身性エリテマトーデスによる**ループス腎炎**（516頁）、肺出血をともなう**グッドパスチャー症候群**などがあります。

治療 原発性、続発性のどちらも、もととなる病気の治療が重要です。

腎不全が進行して尿毒症の症状がでている場合は、人工透析療法を行う必要があります。また、免疫機能が自分のからだを攻撃する反応がでている場合は、抗体を取り除くために血漿《けっしょう》交換療法を行う場合もあります。

慢性腎炎症候群《まんせいじんえんしょうこうぐん》

● たんぱく尿、血尿が継続する

受診する科 腎臓内科

症状と特徴 むくみや高血圧とともにたんぱく尿や血尿が長期間続き、腎機能が低下していく病気です。

慢性腎炎症候群の発症、発見にはふたつの経過があります。ひとつは、**急性腎炎症候群**（508頁）や**急速進行性腎炎症候群**（509頁）が完治せずにこの病気になった場合です。もうひとつは、健康診断などで尿に異常が見つかる場合です。

病気の進行の度合いは、腎生検を行って確認します。原因となる病気によって進行速度はさまざまですが、10～20年後には人工透析が必要となる場合が多いとされています。

原因 急速進行性腎炎症候群と同じく、腎臓そのものに原因がある原発性と、ほかに基礎的疾患がある続発性に分かれます。

原発性は微小変化型糸球体疾患やIgA《アイジーエー》腎症（510頁）、巣状分節性糸球体硬化症（511頁）など、続発性は**ループス腎炎**（516頁）や**糖尿病性腎症**《とうにょうびょうせいじんしょう》（584頁）などが原因疾患として知られています。

治療 現在のところ、慢性腎炎症候群を完全に治療する方法はありません。

日常生活において安静を保ち、食事療法を行うなど適切な生活指導を受けることが大切です。

図11　尿をつくる仕組み

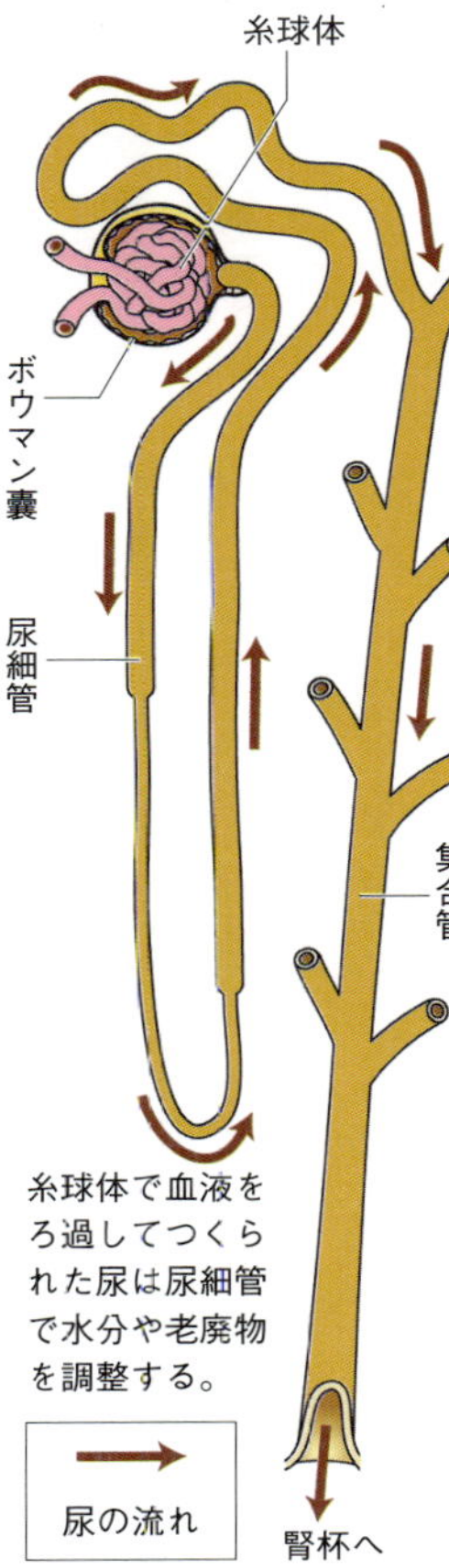

無《む》症候性《しょうこうせい》たんぱく尿《にょう》・血尿症候群《けつにょうしょうこうぐん》

●慢性腎炎症候群への移行の予防が重要

受診する科 内科／腎臓内科

症状と特徴 たんぱく尿や血尿が1年以上続いているが、はっきりした症状が出ず、腎機能も低下しない状態のことです。以前は**潜在型慢性腎炎**《せんざいがたまんせいじんえん》という病名でよばれていました。慢性腎炎症候群との区別は難しく、発病してから5～10年は判別できないとされています。

基礎疾患がある続発性の無症候性たんぱく尿・血尿症候群の場合は、その病気の症状が現れます。原発性で基礎疾患がない場合は、ほとんど自覚症状はありません。かぜをひいたときなどに、肉眼的血尿がみられることもあります。

原因 慢性腎炎症候群と同様に、基礎疾患がある続発性のもの、基礎疾患がない原発性のものがあります。**IgA**《アイジーエー》**腎症**、**ループス腎炎**（516頁）など、基礎疾患は慢性腎炎症候群と同じ病気です。

治療 基礎疾患がある場合は対処するための治療を行います。基礎疾患がない原発性の場合は、根本的な治療法はありません。

食事制限や運動制限など、生活改善をする必要もとくにありません。肉眼的血尿が現れた場合は、数日間安静にして、血尿が治まるのを待つ必要があります。

自覚症状がないために通院をやめてしまうケースが多くなりますが、定期的に専門医を受診して検査を受ける必要があります。高血圧や腎機能低下を早く発見し、慢性腎炎症候群に移行する時期を見極めて、治療を開始する必要があるからです。早く手を打てば、それだけ腎機能を保全できる期間が長くなります。

IgA《アイジーエー》腎症《じんしょう》＊

●抗体により起こる糸球体腎炎

受診する科 内科／腎臓内科

症状と特徴 血液をろ過する糸球体自体が障害を受ける、腎臓病としては、日本ではもっとも多いものです。

大部分は、自覚症状はほとんどない状態で、健康診断の尿検査でたんぱく尿か血尿が発見されることによってIgA腎症と診断されます。

無症候性たんぱく尿・血尿症候群、**急速進行性腎炎症候群**（509頁）、**急性腎炎症候群**（508頁）、**慢性腎炎症候群**（509頁）、**ネフローゼ症候群**（511頁）のいずれかとして症状が現れます。

長期的には、約50％の人が無症候性たんぱく尿・血尿症候群のままですが、残りの50％の人は症状が悪化します。たんぱく尿の状態が悪化しながら、およそ25％の人は10～20年後には末期の腎不全になります。残りの25％の人は、腎機能の低下はありますが腎不全にまでは至りません。

原因 IgA腎症の発症メカニズムは、まだよくわかっていません。しかし、免疫に関係のあるたんぱく質（抗体）の一種であるIgAが糸球体に付着していること、血液中のIgAの値が高くなっている場合が多いことから、からだの中で生み出されたIgAが糸球体に沈着して、その結果として糸球体腎炎を起こすと考えられています。

治療 たんぱく尿の量や血圧の測定、腎機能の検査を行い、病状が安定している場合は特別な治療をする必要はありません。症状が出ている場合は、その病気ごとに対処する必要があります。

ネフローゼ症候群《しょうこうぐん》

●大量のたんぱくが尿に出る

受診する科 腎臓内科

症状と特徴 ネフローゼ症候群は、大量のたんぱく尿が出て、血中のたんぱく質が減少する病気です。

血中のたんぱくが低下するために、からだ中に強いむくみが起こり、さらに血中のコレステロールと中性脂肪が増えて**脂質異《ししつい》常症《じょうしょう》**（587頁）になります。たんぱく尿、低たんぱく血症、むくみ、脂質異常症の4つがおもな症状です。

たんぱく尿は、血液をろ過する糸球体に障害が起こるために現れます。通常、水やブドウ糖などは糸球体の毛細血管を通過して原尿の成分になりますが、粒子の大きいアルブミンなどのたんぱく質は毛細血管の壁を通過することができません。糸球体が障害を受けると、たんぱく質やアルブミンが毛細血管を通過して尿の中に出てしまうのです。

低たんぱく血症は、尿内にたんぱくが漏れるために血中のたんぱく質が少なくなってしまう状態です。

むくみは、ネフローゼ症候群の人のうち約80％にみられる症状です。血中のたんぱく質が少なくなることで、水分が血液中から体内に漏れ出ることが原因です。

脂質異常症は、肝臓でアルブミンを合成する際の副産物として、リポたんぱく（たんぱく質で包まれた脂肪。血液で脂肪を運ぶ）が合成されるために起こります。

ネフローゼ症候群には、腎臓《じんぞう》自体に原因があって起こる一次性と、ほかの病気が原因で起こる二次性のふたつがあります。

一次性《いちじせい》ネフローゼ症候群《しょうこうぐん》＊

症状と特徴 一次性ネフローゼ症候群を起こすものには、微小変化型《びしょうへんかがた》ネフローゼ症候群、膜性腎症《まくせいじんしょう》、膜性増殖性糸球体腎炎《まくせいぞうしょくせいしきゅうたいじんえん》、巣《そう》状分節性糸球体硬化症《じょうぶんせつせいしきゅうたいこうかしょう》などがあります。

微小変化型ネフローゼ症候群（789頁）はこどもに多くみられます。ここでは、成人に多い一次性ネフローゼ症候群について説明します。

膜性腎症は、一次性ネフローゼ症候群のなかでも頻度の高い病気です。女性よりも男性に多く、高齢者に多いのが特徴です。膜性腎症の人の3分の2がネフローゼ症候群になります。膜性腎症は、糸球体の基底膜に抗体と抗原が結合した免疫複合体が沈着し、厚くなる病気です。大部分は直接的な原因はわからないのですが、場合によってはB型肝炎ウイルスによる感染症、全身性エリテマトーデスなどの膠原病《こうげんびょう》によるものなど、原因がわかる場合もあります。

膜性増殖性糸球体腎炎は、膜性腎症と同様に基底膜が厚くなり、さらにメサンギウム細胞が増殖する病気です。若い人に多い病気で、こどもから20歳前後までの人に多く起こります。たんぱく尿、低たんぱく血症、むくみ、脂質異常症に加えて、高血圧や血尿が起こることもあります。

巣状分節性糸球体硬化症は、ひとつの腎臓に約100万個ある糸球体の一部がかたくなる病気です。微小変化型ネフローゼ症候群と間違われやすいのが特徴です。

検査には、腎生検が必要です。どの年齢の人にも発症しますが、症例数はそれほど多くありません。この病気でネフローゼ症候群になると、急速に進行するので注意が必要です。1日に10g以上の大量のたんぱく尿が検出され、しかも分子量にかかわらずすべて尿に出てしまいます。

治療 膜性腎症では、特別な治療をしなくても、約半数の人が治癒します。ですが、10～20％の人は徐々に腎機能が低下し、腎不全（513頁）になってしまいます。

膜性増殖性糸球体腎炎は治療が難しく、ステロイド薬の短期間集中使用と休薬期間を繰り返すパルス療法などの強力な治療法が用いられます。

巣状分節性糸球体硬化症には大量のステロイド薬を使用する必要があります。それでも約10年後には人工透析が必要な状態になることが多いとされています。

二次性《にじせい》ネフローゼ症候群《しょうこうぐん》

症状と特徴 二次性ネフローゼ症候群の原因になるおもな病気は、**糖尿病性腎症《とうにょうびょうせいじんしょう》**（584頁）、全身性エリテマトーデスに併発する**ループス腎炎**（516頁）です。ほかに、血管炎によるヘノッホ・シェーンライン紫斑《しはん》病、アミロイドーシス（592頁）、クリオグロブリン血症などによっても起こります。また、B型・C型肝炎、溶連菌やHIV《エイチアイブイ》への感染、梅毒、寄生虫、薬剤の副作用による場合もあります。

糖尿病性腎症は、高血糖によって動脈硬化が起こり、糸球体が血液をろ過する能力が落ちる病気です。**糖尿病網膜症**（304頁）、**糖尿病性神経障害**（583頁）と並んで、**糖尿病**（581頁）の三大合併症のひとつです。患者数は増え続け、2013（平成25）年には、人工透析を受ける人の38％が糖尿病性腎症の患者さんとなっています。

早期腎症の時期までに発見して、進行を止めるのがベストです。食事療法、運動療法などで血糖値のコントロールを行います。顕性腎症になると、これらに加えて低たんぱく食にする必要があります。腎不全になった場合は、人工透析もありえます。

治療 入院し、以下の3つの治療を行います。二次性ネフローゼ症候群の場合は、原因となる病気の治療とあわせて行います。

◎**安静にする** 腎臓のはたらきを安定させるために、運動を制限し、安静にします。それだけでたんぱく尿とむくみが軽減することもあります。

◎**食事療法** 塩分は1日3gまでに制限します。また、体重1kgあたり35kcalほどの高カロリー食を摂《と》ります。以前は高たんぱく食が推奨されていましたが、現在は否定的となり、一般的な体重1kgあたり0・8～1g程度となっています。脂質異常症が起こる場合もあるので、低脂肪の食事を心掛けます。

◎**薬物療法** ネフローゼ症候群に対する根本的な治療薬はステロイド薬です。むくみに対しては利尿薬を用います。おもに腎臓に負担の少ないループ利尿薬が使用されます。糸球体を保護するはたらきがある抗血小板薬、血栓《けっせん》ができにくいようにする抗凝固薬も用いられます。

ステロイド抵抗性ネフローゼ症候群や、再発を繰り返すネフローゼ症候群には免疫抑制薬を使用することもあります。

腎不全《じんふぜん》

● 腎臓のはたらきが30％以下に低下

✚受診する科　腎臓内科

症状と特徴　腎臓には、血液をろ過し、老廃物を尿として排出するはたらきがあります。腎臓のはたらきが正常な状態の30％以下まで低下すると、腎不全となります。

急激に腎機能が低下する状態を**急性腎障害**、長年にわたって徐々に腎機能が低下する状態を**慢性腎不全**といいます。

図12　腎不全で現れるおもな全身の症状

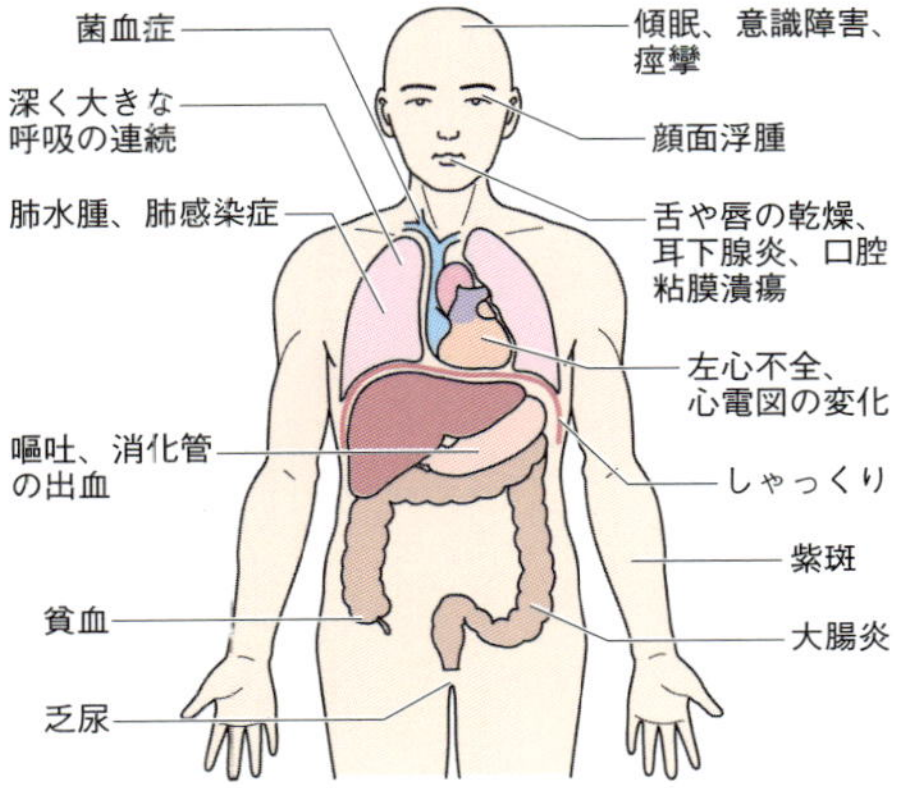

急性腎障害《きゅうせいじんしょうがい》

症状と特徴　急性腎障害では、腎機能が数日から数週間の間に急激に低下します。起こる症状は、腎障害の重症度、進行速度、原因によってさまざまです。

多くの場合に乏尿や無尿が起こります。むくみが起こることも多くなります。急性腎障害によって老廃物が体内に蓄積すると、疲労感や倦怠感《けんたいかん》、集中力の低下、食欲減退、吐き気などが起こります。

原因　急性腎障害は、原因がある場所によって**腎前性**《じんぜんせい》、**腎性**《じんせい》、**腎後性**《じんごせい》に分類されます。腎前性は出血性ショック、脱水症状などによって腎臓への血流が少なくなることが原因です。腎性は、急性腎炎など腎臓そのものが障害されて起こるものです。腎後性は、腎臓から尿を運び出す尿管が閉塞《へいそく》し、尿が滞ることによって発生します。

治療　原因となった病気を治療することが第一で、高カリウム血症や胸水はすぐ対処する必要があります。腎後性の場合は、閉塞を取り除かなければいけません。

腎前性、腎性の場合は、人工透析を行いながら腎臓の回復を待ちます。

慢性腎不全《まんせいじんふぜん》

症状と特徴　慢性腎不全は、腎臓の機能が障害されている度合いによって**腎機能障害**《じんきのうしょうがい》、**腎不全**《じんふぜん》、**尿毒症**《にょうどくしょう》（515頁）と進行していきます。尿毒症の症状が出ると、人工透析を受けなければいけません。腎機能が通常の80％を下回るあたりから、夜間の尿量が増える、むくみ、疲れやすさ、食欲不振などの自覚症状が現れます。

血液検査、尿検査を行って糸球体ろ過値（GFR《ジーエフアール》）を算出します。腎機能が低下していると値は低くなります。健康な人では100㎖／分／1・73㎡前後ですが、60を下回ると**慢性腎臓病**とされ、15以下では人工透析、または腎移植の必要があります。

原因　原因は、慢性腎炎、糖尿病性腎症、腎硬化症などです。糖尿病患者が増加しているため、糖尿病性腎症が増えています。

治療　いったん慢性腎不全になると、回復することはひじょうに困難です。そのため、治療は進行を遅らせることに重点をおきます。降圧薬を使用した化学療法と、食事療法が中心となります。

食事療法は、水分、塩分、たんぱく質を制限し、カロリーは高めのものにします。低たんぱくかつ高カロリーというメニューは通常の食品だけでは難しいので、食事療法用の特殊食品や、たんぱく質を低く抑えた特殊な米飯を使います。ビタミン、ミネラルも不足しがちなので注意が必要です。

慢性腎臓病《まんせいじんぞうびょう》（CKD《シーケーディー》）

●腎機能の慢性的な低下

受診する科　腎臓内科

症状と特徴　慢性腎臓病は、単独の病気の名称ではありません。腎機能が軽度に低下した状態から治療を始めるために、2002（平成14）年にアメリカ腎臓財団が提唱した概念です。目的は、人工透析に至る人の数を減らすことです。

診断基準は以下のとおりです。

◎**腎障害**　たんぱく尿（微量アルブミン尿《にょう》を含む）などの尿異常、画像診断や血液検査、病理所見で腎障害が明らかである状態。

◎**腎機能の低下**　血清クレアチニン値をもとに推算した糸球体ろ過量（eGFR《イージーエフアール》）が60㎖／分／1・73㎡未満の状態。

右のいずれか、または両方が3か月以上続いている状態を、慢性腎臓病とよんでいます。日本のCKD患者数は、およそ1300万人にのぼるとされています。

腎障害、腎機能低下の原因は問いません。つまり慢性《まんせい》糸球体腎炎《しきゅうたいじんえん》でも、糖尿病性腎症《とうにょうびょうせいじんしょう》でも、腎硬化症《じんこうかしょう》でも、すべて慢性腎臓病ということになります。

慢性腎臓病は、腎機能の低下以外にも心血管障害の原因にもなると考えられています。腎臓と心臓、貧血は相互に影響しあって慢性腎臓病の進行、心筋梗塞《しんきんこうそく》や脳梗塞《のうこうそく》などの心血管障害のリスク上昇を招きます。この状態を**CRA《シーアールエー》症候群**といいます。とくに心血管障害を起こす危険は約3倍高まるとされています。

CRA症候群には、**メタボリックシンドローム**や**生活習慣病**も強い関係があることが知られています。

原因　腎機能に影響を与える病気すべてが原因といえます。

高齢者、高血圧・糖尿病・肥満など生活習慣病やメタボリックシンドロームがある人、心臓病や腎臓病になったことがある人、家族に腎臓病の人がいる、健診でたんぱく尿が見つかった、喫煙者などは慢性腎臓病と診断される率が高くなります。

治療　腎機能が落ちた場合、劇的に回復することはありません。そのため、悪化を抑えることが治療の目的になります。

もっとも大切なのは、生活習慣の改善です。肥満を解消するため適度に運動すること、禁煙することなどが求められます。過労やストレスを避け、むりのない生活をすることが必要です。

体内にできる老廃物の量を抑え、腎臓の負担を軽くするために食事療法も行われます。たんぱく質と塩分（1日6g未満）を制限しながら、栄養不足にならないようにエネルギーをしっかり確保します。

また、血糖と血圧のコントロールを目的とした化学療法も重要です。血糖を抑えるためにスルホニル尿素薬やα《アルファ》－グルコシダーゼ阻害薬、血圧を下げるためには腎臓を保護する作用のあるACE《エーシーイー》阻害薬やAⅡ受容体拮抗薬《きっこうやく》などの降圧薬を使用します。

尿毒症《にょうどくしょう》

● 老廃物が体内にたまる

受診する科　腎臓内科

症状と特徴　腎臓《じんぞう》のはたらきが正常の状態の1割以下になると、尿毒症の症状が全身に現れます（表5）。高齢の女性は**骨粗鬆症《こつそしょうしょう》**を起こしやすいので注意が必要です。

血液検査では尿素窒素《にょうそちっそ》やクレアチニンの値が基準値の10倍近くになっています。この状態を**高窒素血症《こうちっそけつしょう》**といいます。また、動脈血中の炭酸ガスが増加し、酸性血症《さんせいけつしょう》の状態になります。血中カルシウム値は低い傾向、リンは高い傾向にあります。

多くの臓器に障害が起こるので、X線、心電図、眼底検査など、さまざまな検査を行い、状況を把握する必要があります。

原因　**慢性腎不全《まんせいじんふぜん》**の末期や**急性腎障害**で腎臓のはたらきが極端に落ち、尿に排泄《はいせつ》される老廃物が体内にたまり発症します。

治療　腎不全の進行を遅らせるために、急性腎障害（513頁）、慢性腎不全（513頁）の治療を行います。

表5　尿毒症によるおもな全身の症状

消化器系	下痢、便秘、下血、食欲低下、味覚不良
循環器系	高血圧、心拡大、心不全、心膜炎
呼吸器系	肺水腫、呼吸困難
皮膚	黄褐色の変色、強いかゆみ、紫斑
骨の病変	骨粗鬆症、発育障害、異所性石灰化
精神神経症状	頭痛、知覚異常、末梢神経痛、不眠
目の症状	眼底出血、視力低下、複視、結膜の白濁
血液障害	高カリウム血症、不整脈、心停止

腎移植《じんいしょく》とは

腎臓《じんぞう》のはたらきが悪くなった人（レシピエント）へ、腎臓提供者（**ドナー**）から腎臓のひとつを移植することを腎移植といいます。透析《とうせき》を受けている人の多くが対象です。また、最近では血液型が合わない組み合わせでも移植が可能となってきています。

■ **腎移植の種類**

腎移植には、生きている人から腎臓を移植する**生体腎移植**と、亡くなった人から腎臓を移植する**献腎移植**があります。

生体腎移植では親や兄弟姉妹からの提供が大半となります。摘出後すぐに移植を行うため、移植後すぐに腎臓がはたらきます。献腎移植では、移植した腎臓がはたらくまで時間がかかるので、移植後しばらくは透析を続けます。

■ **腎移植の手順**

腎移植を成功させるためには、レシピエントとドナーの相性が大切です。生体腎移植の場合、血液型はかならずしも一致する必要はありませんが、白血球抗原（HL《エイチエル》A《エー》）ができるだけ多く一致することが重要です。献腎移植では日本臓器移植ネットワークに登録しドナー候補者が出ると血液型やHLAの一致度が高い順にレシピエントに連絡されます。

手術では右下腹の後腹膜にある動脈と静脈に腎臓の血管をつなぎます。

手術後は免疫抑制薬を使用して拒絶反応を防ぎます。数か月以内に急性拒絶反応が出たら早期にステロイド薬で治療を行い、移植した腎臓のはたらきを守ります。

ループス腎炎《じんえん》

● **全身性エリテマトーデスが原因**

受診する科 腎臓内科

症状と特徴 自己免疫疾患の一種の**全身性エリテマトーデス**（625頁）によって起こる病気です。全身性エリテマトーデス患者の9割に発生するとされています。

病名についているループスとは、ラテン語でオオカミという意味です。全身にオオカミに咬《か》まれたような発疹《ほっしん》ができるため、この名がついています。

20歳代の女性が患者の9割を占めます。全身性エリテマトーデスでみられる微熱や倦怠感《けんたいかん》などの症状に加え、たんぱく尿、血尿、むくみなどの症状が現れます。

進行すると、ネフローゼ症候群、慢性腎《まんせいじん》不全《ふぜん》に至ることもあります。

原因 全身性エリテマトーデスによってできる抗原抗体の複合物が、腎臓の糸球体に付着して機能を損なうことによって起こります。

治療 この病気の原因となった全身性エリテマトーデスの治療として、ステロイド薬や免疫抑制薬を使用した化学療法が行われます。

ループス腎炎が進行し、腎不全になった場合は、人工透析を行います。

腎硬化症《じんこうかしょう》

● **高血圧で腎臓が硬変する**

受診する科 腎臓内科

症状と特徴 腎臓《じんぞう》に集まる細小動脈の動脈硬化のために血流に障害が起こり、腎臓が萎縮《いしゅく》してかたくなり、腎機能が低下する病気です。

腎硬化症には悪性と良性があります。

悪性腎硬化症は、悪性高血圧を引き金として起こり、急激に腎機能を障害して1、2年の間に死亡することが多いとされています。しかし、現在では、高血圧治療の進歩により、この病気にかかる人はほとんどいません。

良性腎硬化症は、細小動脈の病変が数年にわたって進行し、徐々に腎機能が低下するものです。高血圧の既往がある中年以上の人に多く、尿検査でたんぱく尿や血尿が出ることによって発見されます。

原因 腎臓内部の細小動脈の血管壁に線維組織が増えて厚くなり、動脈硬化を起こします。さらにガラス状の物質がついて動脈の内腔《ないくう》が狭くなります。結果として、腎臓に送り込まれる血液の量が減少し、腎機能を損なうのです。

治療 高血圧を治療することが大切です。食事療法として、塩分を1日6g未満に制限し、肥満している場合は摂取エネルギーも控えて運動するようにします。必要な場合は、あわせて降圧薬も用いて血圧をコントロールします。

対処が遅れて腎不全から**尿毒症**（515頁）に至った場合は、**人工透析**（517頁）を行います。

腎細胞《じんさいぼう》がん

696頁（がん）

尿管《にょうかん》がん

698頁（がん）

透析療法《とうせきりょうほう》とは

■**血液中の老廃物を人工的に除去する**

腎不全《じんふぜん》（513頁）や**肝不全**（467頁）などで臓器の機能が失われた場合は、血液中に老廃物などが過剰にたまるようになります。この場合、人工的な手段で老廃物を除去しなければなりません。

そのために行う治療を**血液浄化療法**、**血液透析療法**といいます。

血液浄化療法のなかでも、もっとも普及しているのが、腎不全に対する**人工透析**です。

■**血液透析と腹膜透析**

人工透析には、大きく分けてふたつの方法があります。

図13　血液透析

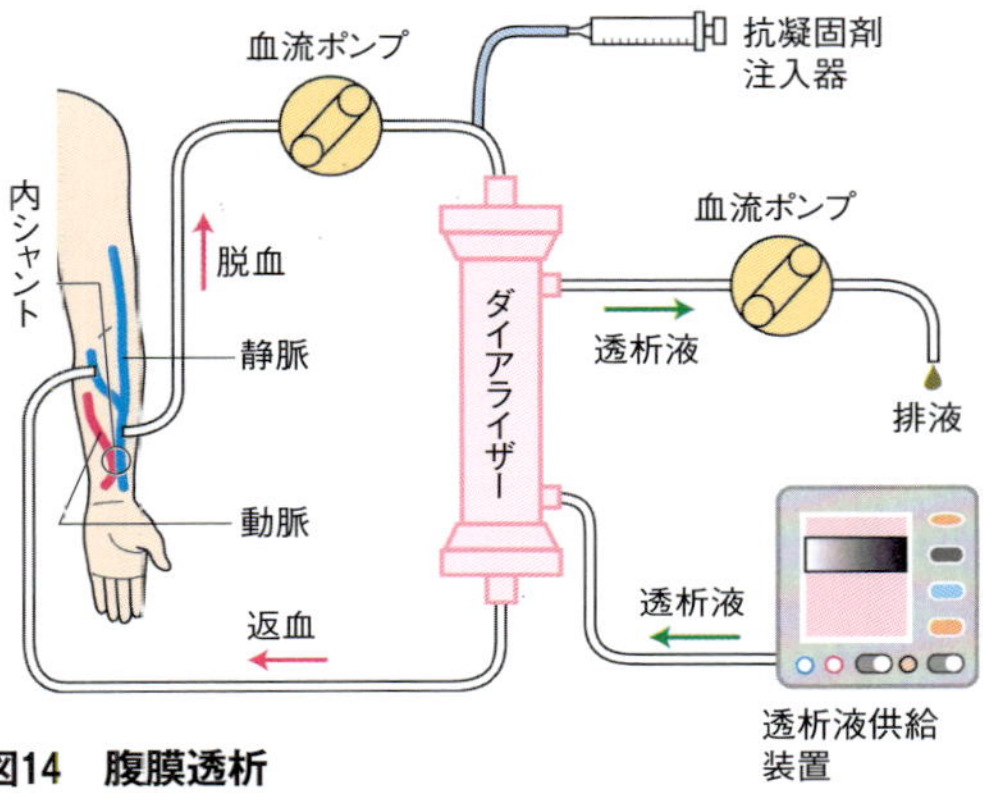

図14　腹膜透析

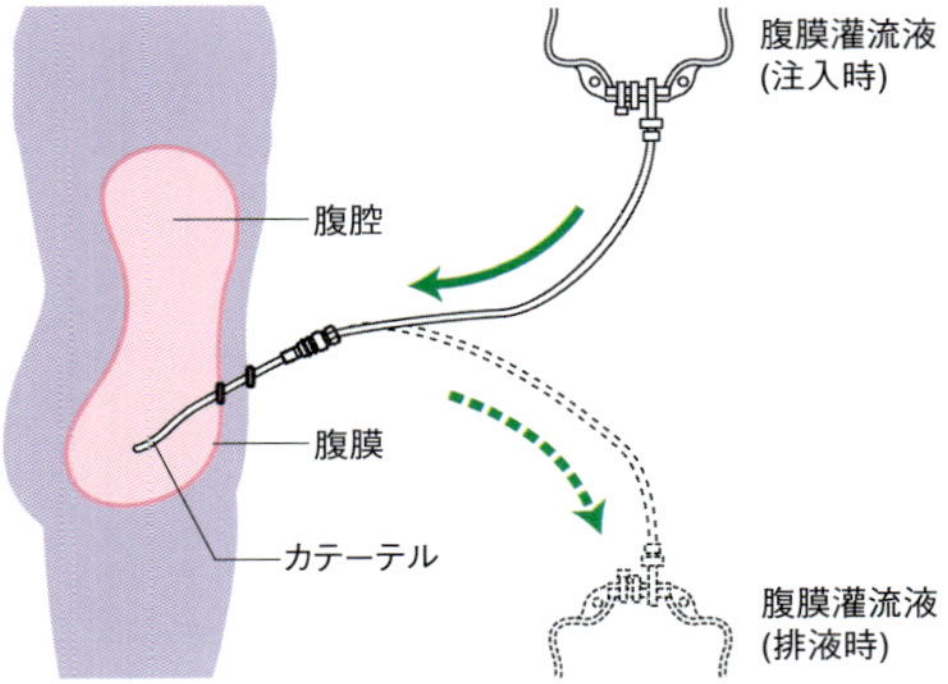

ひとつが血液を体外に取り出して、合成膜（ダイアライザー）を通すことによって老廃物を除去する**血液透析**（図13）です。もっとも普及している血液浄化療法です。

もうひとつが、透析を受ける人自身の腹膜を透析膜として利用し、老廃物を除去する**腹膜透析**（図14）です。

血液透析は、利き手ではないほうの手首の皮膚近くの静脈を、動脈とつないで動脈化させます（内シャント）。太くなった静脈に針を刺し、血液をダイアライザーに通して浄化し、きれいになった血液を体内に戻します。

腹膜透析は、透析を受ける人の腹膜をダイアライザー代わりにして血液を浄化する療法です。

透析装置を使用する必要がなく、自宅や職場で本人でも作業を行うことができるため、透析を受ける人への負担が少ないという利点があります。ただし、血液透析に比べると効率が悪く、腹膜炎を起こしやすい、長期の使用ができないなどの問題点もあります。

溶血性尿毒症症候群《ようけつせいにょうどくしょうしょうこうぐん》

●O-157によって起こる微小血管障害

受診する科 内科

症状と特徴 下痢《げり》、腹痛、嘔吐《おうと》などの胃腸炎が起こります。その後、症状が悪化すると、脳の症状のため、刺激に過敏になったり、痙攣《けいれん》や昏睡《こんすい》などの中枢神経症状を起こすこともあります。

胃腸炎の段階で、便の細菌検査をします。O-157に感染しているこどもの5〜10％はこの病気を発症する可能性があります。強い貧血、腎《じん》機能障害を起こします。急性腎障害になる場合もあります。

原因 O-157などの細菌が生む志賀（ベロ）毒素が引き起こす病気です。ほかに先天的な原因によるものもありますが、こどもの場合、ほとんどがO-157感染によるものです。

治療 胃腸炎の状態では、十分な水分を摂《と》って脱水状態にならないようにします。菌がなるべく体内にとどまらないように、下痢止めは使いません。血圧のコントロール、血液中の水分や電解質、酸塩基の補正を行います。

薬の使用によってコントロールできないような重度の高血圧、水・電解質異常、痙《けい》攣《れん》、さらに無尿がある場合は、人工透析を行う必要があります。貧血が強い場合は、輸血を行う場合もあります。

回復して退院した後も、10年以上の長期にわたって腎機能の低下が起こる場合があります。定期的に通院し、医師の診察を受ける必要があります。

尿崩症《にょうほうしょう》

●多尿が続いて体内の水分が失われる

受診する科 内分泌内科

症状と特徴 水分補給の有無にかかわらず、体内の水分が尿としてどんどん排泄《はいせつ》され、脱水症状になります。多尿によって体内がつねに水分不足の状態になるため、のどが激しく渇きます。健康な成人の1日の尿量は約1・5ℓですが、尿崩症になると10ℓ以上に増えることもあります。

原因 もっとも多いのは、脳腫瘍《しゅよう》や頭の外傷によって下垂体《かすいたい》後葉に障害が生じ、**抗利尿ホルモン**（ADH《エーディーエイチ》）の分泌が低下する、**中枢性尿崩症**《ちゅうすうせいにょうほうしょう》です。ADHは、からだの浸透圧を調節するホルモンで、脱水症状が起こると分泌量が増え、尿の排泄を抑制するようにはたらきます。また、ADHの分泌に関与する遺伝子に異常が起きて分泌量が減少する遺伝性の中枢性尿崩症もあります。

ほかには、ADHの分泌は正常であっても、受容体である腎臓《じんぞう》に異常があるためにホルモンが作用しない、**腎性尿崩症**《じんせいにょうほうしょう》があります（指定難病）。

治療 尿崩症には有効な治療法がありません。そのため、中枢性尿崩症の場合は、不足している抗利尿ホルモンを補う目的でデスモプレシンの点鼻薬を使用したり口腔内崩壊錠を使用したりします。この薬を使っていれば、健常な人と同じように生活することができます。

腎性尿崩症の場合は、尿量を減らす目的でヒドロクロロチアジドやインドメタシンを服用しますが、完全なコントロールは難しく、水分補給や原因疾患の治療を並行して行います。

膀胱炎《ぼうこうえん》

● とくに女性に多い

受診する科 泌尿器科

症状と特徴 **急性膀胱炎**《きゅうせいぼうこうえん》と**慢性膀胱炎**《まんせいぼうこうえん》があり、急性膀胱炎の場合には排尿時の痛み、残尿感、頻尿や、尿の濁りなどの症状がみられます。また、血尿がみられる場合もあります。

慢性膀胱炎の場合には、腹部の不快感がある程度で、はっきりとした症状がみられないことも多くあります。

尿道が短く（図15）、尿道括約筋《かつやくきん》の弱い女性のほうが膀胱炎になりやすいという特徴があり、男性の場合には膀胱炎だけになるということは起こりにくく、**前立腺炎**《ぜんりつせんえん》**症候群**（531頁）や**前立腺肥大症**（529頁）、**膀胱結石**（524頁）などの別の病気が併発していることが多くあります。

原因 急性膀胱炎の場合、大腸菌やブドウ球菌などの細菌感染が原因になっているものが大半です。

多少の細菌が膀胱に侵入しても、排尿にともなって自浄作用がはたらき、膀胱炎を起こすことはありませんが、排尿を我慢したり、ストレスや冷え、性交などによって細菌が増殖すると膀胱炎になります。

細菌以外の原因としては抗アレルギー薬の使用や、こどもの場合にはかぜ症候群の原因にもなる**アデノウイルス**の感染によっても急性膀胱炎になります。

慢性膀胱炎は、尿路の病気が引き金になることが多くあります。また、結核菌が腎《じん》臓《ぞう》に感染して膀胱炎になる場合や、なんらかの病気で放射線治療を受けたことによって、放射線を原因とする膀胱炎になることもあります。

治療 細菌感染が原因の急性膀胱炎の場合、症状が軽ければ水分を摂《と》って尿量を増やすことによって自然に治る場合もあります。症状が重いときには、抗菌薬を服用します。

こどもにみられるアデノウイルスを原因とする膀胱炎は、治療しなくても10日程度で自然治癒します。

抗アレルギー薬を原因とする膀胱炎は、薬の服用を止めることによって症状も消えます。万一、再発を繰り返す場合には、ほかに何か原因となる病気がないか調べる必要があります。

慢性膀胱炎の場合には、引き金になっている病気の治療や、原因菌に対抗する抗菌薬の服用などが基本となります。

図15　女性の膀胱の位置

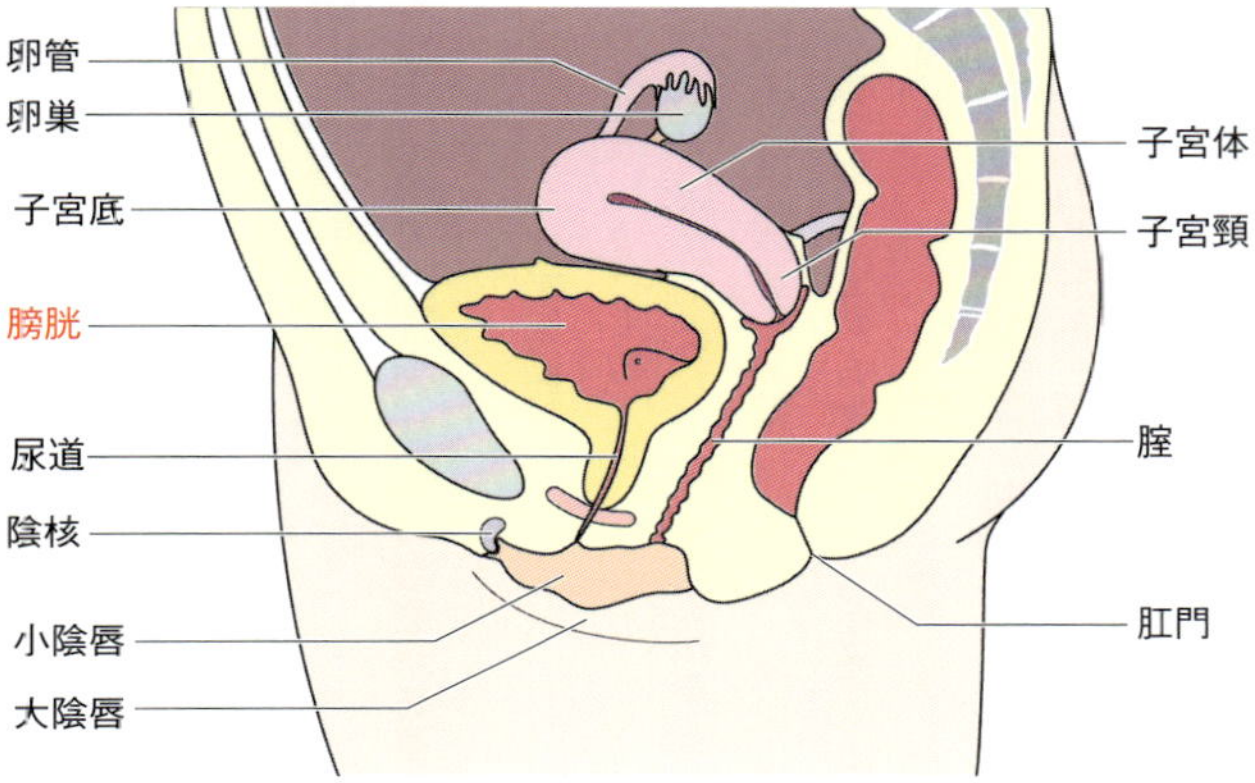

膀胱《ぼうこう》がん　698頁（がん）

間質性膀胱炎《かんしつせいぼうこうえん》*

●原因不明の膀胱炎、長期の治療が必要

受診する科　泌尿器科

症状と特徴　トイレが近い、尿をしてもすっきりせず尿がたまっている感じがする、我慢できない尿意を頻繁に感じる、膀胱に痛みを感じるなどの症状を起こす膀胱の病気です。

　ほかの膀胱炎と違って、細菌やウイルスの感染、結石や腫瘍《しゅよう》、放射線や薬物などの影響を受けていない慢性の膀胱炎で、大半は中高年の女性にみられますが、男性にもみられる病気です。

原因　はっきりした原因は不明です。膀胱の粘膜になんらかの問題が生じ、尿が膀胱の中に浸透してしまうのだろうといわれていますが、膀胱の粘膜になぜそのような問題が生じるかは不明です。体質やストレス、ホルモンとの関連性も疑われています。

治療　膀胱水圧拡張検査で膀胱を伸ばすと症状が改善することがあるため、まずは診断と治療を兼ねて同検査を行うことが一般的です。さらに抗炎症薬のDMSO《ディーエムエスオー》（ジメチルスルホキシド）などの薬剤を膀胱内に注入する治療法や、抗アレルギー薬、抗ヒスタミン薬、鎮痛薬、抗うつ薬などを内服する方法などがあります。寛解と悪化を繰り返すことが多いため、気長に治療していくことが必要です。

過活動膀胱《かかつどうぼうこう》

●激しい尿意と頻尿が特徴

受診する科　泌尿器科

症状と特徴　急に抑えられない強い尿意を感じ、排尿《はいにょう》を我慢できずに失禁したり、トイレに何度も駆け込んだりする症状を引き起こす病気です。夜間に尿意で頻繁に目が覚めることもあります（521頁表6）。

　ひじょうにポピュラーな病気で、年齢が進むにつれてかかる人が増えます。日本では約830万人いるといわれています。

原因　**脳梗塞**《のうこうそく》（260頁）や**パーキンソン病**（603頁）などによって、脳や脊髄《せきずい》に障害が生じたことにより排尿筋のコントロールが効かなくなる神経因性のもののほかに、**前立腺肥大症**《ぜんりつせんひだいしょう》（529頁）などの病気や加齢、骨盤底の緩みなどを原因とする非神経因性のもの、さらに関連づけられるような疾病が見当たらない突発性のものがあります。

治療　抗コリン薬による薬物療法が中心になります。有効な薬剤で、80％くらいの人に効果が出ますが、副作用として口の乾きや便秘などが起こる場合があります。また**緑内障**（314頁）の人もその種類によっては抗コリン薬で症状が悪化する場合がありますので、注意が必要です。さらに、前立腺肥大症にともなう過活動膀胱の場合には、抗コリン薬は尿閉を引き起こすため、閉塞に対する治療を優先させます。

　また、過剰な水分やカフェインの摂取をやめる、排尿間隔を訓練によって少しずつあけていき膀胱容量を増加させる、骨盤底筋を意図的に動かす体操などの行動療法や電気（磁気）刺激療法と併用することもあります。

尿道狭窄《にょうどうきょうさく》

●尿が出にくくなる

受診する科 泌尿器科

症状と特徴 尿の出が悪くなり、排尿に時間がかかる、尿が膀胱《ぼうこう》内に残りやすく排尿間隔が短くなるなどの症状がみられます。膀胱内に尿が残ると、尿路感染症や尿路結石、腫瘍《しゅよう》なども引き起こしやすくなります。

原因 生まれつき尿道が狭い場合と、前《ぜん》立腺《りつせん》肥大症や尿道炎、事故などによる尿道の外傷が原因となる場合があります。

治療 尿道狭窄《きょうさく》の程度や部位、原因によって治療法は異なりますが、尿道ブジーやバルーン拡張術、内尿道切開術、留置型ステント、開放手術などの方法があります。

表6　過活動膀胱症状質問票（合計3点以上で疑われる）

朝起きたときから寝るときまでに、何回くらい尿をしましたか。		
7回以上（0点）	8〜14回以上（1点）	15回以上（2点）
夜寝てから朝起きるまでに、何回くらい尿をするために起きましたか。		
0回（0点）	1回（1点）　2回（2点）	3回以上（3点）
急に尿がしたくなり、我慢が難しいことがありましたか。		
なし（0点）	週に1回より少ない（1点）	
週に1回以上（2点）	1日1回くらい（3点）	
1日2〜4回（4点）	1日5回以上（5点）	
急に尿がしたくなり、我慢できずに尿を漏らすことがありましたか。		
なし（0点）	週に1回より少ない（1点）	
週に1回以上（2点）	1日1回くらい（3点）	
1日2〜4回（4点）	1日5回以上（5点）	

神経因性膀胱《しんけいいんせいぼうこう》

●神経の障害で起こる

受診する科 泌尿器科

症状と特徴 ふだん人は意識的に排尿でき、尿意を我慢することができますが、この病気は膀胱をコントロールする神経系に障害が生じ、このコントロールができなくなります。残尿が多くなるため、**尿路結石**（524頁）などもできやすくなります。

原因 外傷による脊髄損傷《せきずいそんしょう》、脳血管障害、**パーキンソン病**（603頁）、**多発性硬化症**（277頁）、重度の**糖尿病**（581頁）などが原因となります。

治療 原因や症状の程度にあわせ、下腹部を圧迫するクレーデ法、間欠的自己導尿法、薬物療法などを行います。

神経性頻尿《しんけいせいひんにょう》

●ストレスや不安で起こる頻尿

受診する科 泌尿器科

症状と特徴 器官に原因がないにもかかわらず、日中の排尿回数が8回以上ある頻尿の状態がみられます。失禁や睡眠中の頻尿はありません。厳密には、心身症の症状として現れる**心因性頻尿**《しんいんせいひんにょう》と、まったく原因がわからない**本態性頻尿**《ほんたいせいひんにょう》に分けられます。

原因 からだの器官に、はっきりした病気がみられないため、明確な原因は不明です。心因性頻尿の場合には、ストレスや不安が誘因として考えられています。

治療 器官に病気がないことを確認したうえで、精神的なものが影響していると考えられる場合には、心療内科や精神科での治療を受ける場合もあります。抗不安薬の薬物療法などが行われます。

尿失禁《にょうしっきん》

タイプによって治療法が異なる

受診する科 泌尿器科

症状と特徴 尿を膀胱《ぼうこう》内にためておく括約筋の障害などによって、自分の意思とは関係なく尿が漏れてしまう状態を指します。

①**腹圧性尿失禁《ふくあつせいにょうしっきん》**
②**切迫性尿失禁《せっぱくせいにょうしっきん》**
③**溢流性尿失禁《いつりゅうせいにょうしっきん》**
④**真性尿失禁《しんせいにょうしっきん》**
⑤**反射性尿失禁《はんしゃせいにょうしっきん》**

このほかにも尿道以外からの尿失禁など、さまざまなタイプがあり、その原因も病気や老化など、多岐にわたります。タイプや原因によって治療法も異なるため、まずはどのタイプの尿失禁なのかを判断することが大切です。

そのためにも重要なのが問診です。既往症（分娩《ぶんべん》回数なども含む）や手術経験、持病（とくに脊髄《せきずい》や骨盤や脳に関連するもの、糖尿病など）、服用している薬の有無のほか、尿失禁が始まった時期や1日の排尿回数、尿意や痛みの有無などが重要なポイントとなります。

検査としては、尿検査のほかに、尿流動態検査、超音波やX線、内視鏡を使って器質的な問題を調べる検査、尿漏れの量を測定するためのパッドテストなどが行われ、総合的に判断されます。

腹圧性尿失禁《ふくあつせいにょうしっきん》

症状と特徴 咳《せき》、くしゃみをしたときや重い物を持ち上げたときなど、おなかに力がかかったときに尿漏れがみられます。中年女性に多いのが特徴です。

原因 出産や老化、骨盤内手術などによって、**尿道括約筋《にょうどうかつやくきん》**や**骨盤底筋群《こつばんていきんぐん》**の力が弱くなったことが原因です。尿道括約筋や骨盤底筋群の機能不全が起こると、腹圧がかかって膀胱《ぼうこう》が押されただけで尿が漏れるようになります。

治療 骨盤底筋を鍛える体操を続けることによって、かなりの改善がみられます。改善しないときには、テープで尿道を支えるスリング手術で骨盤底筋を増強する方法や薬物療法を行う場合もあります。

切迫性尿失禁《せっぱくせいにょうしっきん》

症状と特徴 突然の激しい尿意を感じて、トイレに行くまで我慢できずに尿漏れを起こしてしまう状態です。高齢者に多いのが特徴です。

原因 大脳の排尿中枢の障害が起こる脳血管障害や脳の**動脈硬化症《どうみゃくこうかしょう》**（614頁）、尿路に通過障害が起こる**前立腺肥大症《ぜんりつせんひだいしょう》**（529頁）のほか、膀胱炎、前立腺炎などがおもな原因となります。

治療 薬物療法が効果的です。抗コリン薬、三環系抗うつ薬、カルシウム拮抗薬《きっこうやく》などが用いられます。ほかにも、排尿訓練を行う行動療法、手術、電気刺激療法、神経遮断法などを行う場合もあります。

溢流性尿失禁《いつりゅうせいにょうしっきん》

症状と特徴 排尿に障害があり、尿が膀胱《ぼうこう》に充満し、この充満した尿があふれ出ることにより、少しずつ尿が漏れます。

原因 **神経因性膀胱《しんけいいんせいぼうこう》**（521頁）などによる排尿筋の収縮不全や、**前立腺肥大症《ぜんりつせんひだいしょう》**（529頁）や**尿道狭窄《にょうどうきょうさく》**（521頁）による尿道の通過障害などが原因となります。

治療 原因となる疾患の治療を行います。ほかに、薬物療法や自己導尿法などを行う場合もあります。

膀胱《ぼうこう》尿管《にょうかん》逆流《ぎゃくりゅう》

●腎盂腎炎などの原因になる

受診する科 泌尿器科

症状と特徴 尿が、膀胱《ぼうこう》から尿管や腎盂《じんう》に逆流してしまう病気です。発熱がみられ、食欲不振や嘔吐《おうと》、下痢《げり》などをともなうこともあります。腎萎縮《じんいしゅく》などを起こし、腎不全に進展する可能性もあります。

原因 尿管の形態や位置の異常による原発性のものと、**神経因性膀胱**《しんけいいんせいぼうこう》（521頁）や尿路通過障害を原因とする続発性のものとがあります。

治療 こどもの場合、軽症だと6割程度は自然治癒することがあるため、手術を選ばずに抗菌薬を中心とした保存的治療が多く行われます。症状が重い場合には手術が行われます。

神経因性膀胱などが原因の場合は、抗コリン薬と抗菌薬を併用した薬物療法のほか、自己導尿法などを行います。薬物治療をしても腎盂腎炎や尿路感染を繰り返すときや腎機能の悪化がみられる場合には、手術が行われます。

図16　女性の会陰の構造

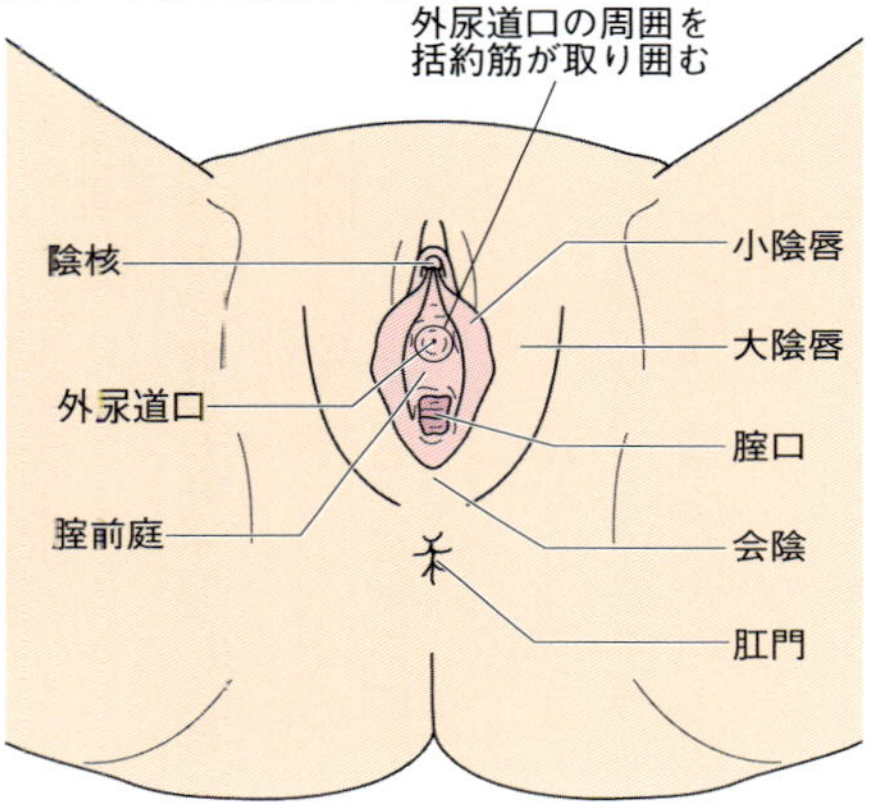

特発性《とくはつせい》腎出血《じんしゅっけつ》

●原因不明の腎臓からの出血

受診する科 腎臓内科

症状と特徴 原因がわからない腎臓《じんぞう》からの出血が起こり、それに対して確かな病名をつけることができないものを特発性腎出血とよびます。

尿に血が混じっているのが見た目でもわかる**肉眼的血尿**がみられます。この症状はおもに20～30歳代の若い人にみられるものです。

左右の腎臓のうち、どちらかひとつから出血していることが多く、膀胱鏡《ぼうこうきょう》（尿道から挿入して使用する内視鏡）で見ると、片方の尿管口から出血していることがわかります。

治療 止血薬で血尿を止めます。血尿が止まらない場合は、尿管カテーテルを挿入して硝酸銀やミョウバン液を腎盂《じんう》に注入することもあります。

発作性夜間《ほっさせいやかん》ヘモグロビン尿症《にょうしょう》

618頁（溶血性貧血）

発作性寒冷血色素尿症《ほっさせいかんれいけっしきそにょうしょう》

618頁（溶血性貧血）

尿路結石《にょうろけっせき》

● 激しい痛みや血尿がサイン

✚受診する科 泌尿器科

症状と特徴 尿が腎臓《じんぞう》でつくられ排出される道筋でできた結石を総称して尿路結石とよびます。尿中のシュウ酸やリン酸などの成分にカルシウムが結合して結石となります。場所によって腎《じん》結石、尿管結石、膀胱《ぼうこう》結石、尿道結石といい、女性よりも男性のほうが2～3倍発病率が高く、とくに30～50歳代に多い病気です。

腎結石《じんけっせき》

症状と特徴 小さなものから、腎盂《じんう》や腎杯《じんぱい》いっぱいに広がった**サンゴ状結石《じょうけっせき》**とよばれる大きなものまで、さまざまです。血尿がみられる場合もありますが、健康診断で気づくことも多いようです。結石が腎臓《じんぞう》にあるうちは痛みがなくても、尿管まで流れて落ちた際には激痛をともないます。

原　因 尿路の通過障害や感染症、**副甲状《ふくこうじょう》腺機能亢進症《せんきのうこうしんしょう》**（593頁）や**クッシング症候群**（595頁）などのホルモンの異常のほか、ステロイドなどの薬の服用が原因になることもあります。

治　療 小さな結石でとくに症状がないときは、尿管を広げる薬を飲む、水分を多めに摂《と》るなどしてようすをみます。大きな結石で尿の排出に支障が出る場合、衝撃波を結石に集中させる体外衝撃波結石破砕術で石を排出しやすくします。

尿管結石《にょうかんけっせき》

症状と特徴 背中からわき腹にかけての突然の激しい痛みが間をおいて起こります。冷や汗、吐き気をともない、背中に鈍い痛みが走る場合もあります。ときに頻尿や残尿感、血尿などがみられます。結石で尿管が傷つき、細菌感染が起こると発熱します。結石が小さいと無症状の場合もあります。

原　因 結石が尿管まで流れると尿管結石になります。尿路に詰まると、尿管が傷つき激痛をともないます。

治　療 体外衝撃波結石破砕術や、尿道から内視鏡を挿入して結石を砕く経尿道的尿管砕石術を行います。

膀胱結石《ぼうこうけっせき》

症状と特徴 頻尿や排尿痛、血尿などの症状や、排尿時に突然排尿が途切れる二段排尿の症状などがみられます。

原　因 腎臓《じんぞう》や尿管の結石が下りたものと、膀胱内でできたものがあります。膀胱内に結石が留まっている場合には、尿道狭《きょう》窄《さく》や前立腺《ぜんりつせん》肥大症、膀胱憩室、神経因性膀胱などが背景にあることが多くあります。

治　療 内視鏡による結石の破砕、大きい場合や数が多い場合は開腹手術を行います。

尿道結石《にょうどうけっせき》

症状と特徴 強い排尿痛や排尿障害があり、肉眼的血尿や、先端に異物感があります。尿道が長い男性に多くみられます。

原　因 腎《じん》結石や尿管結石、膀胱《ぼうこう》結石が尿道に詰まったものが大半です。

治　療 結石の位置が先端に近い場合、尿道口から鉗子《かんし》を入れて結石を取り出すか、尿道に潤滑油を入れて排尿とともに排出させます。尿道の奥に結石があるときは、膀胱まで押し戻し、内視鏡を使って破砕します。

毛《け》ジラミ症《しょう》

● とにかく外陰部がかゆい

受診する科　皮膚科

症状と特徴　ケジラミは体長1～2㎜ほどの吸血性の虫で、陰毛などの毛のあるところにすみつき、おもに性交によって感染します。症状は外陰部などの猛烈なかゆみです。寝具を通しても感染するので、わき毛や髪の毛に寄生することもあります。

原因　ケジラミが毛に寄生することで起こります。

治療　フェノトリンのパウダーかシャンプーで駆除します。パウダーは散布後1時間ほどおいて洗い流します。シャンプーの場合は陰毛を濡《ぬ》らした後にシャンプーをつけ5分ほどおいてから洗い流します。シャンプーは卵の中への効果が弱いため、ふ化のタイミングに合わせ3日間隔で3、4回使用します。また、陰毛を剃《そ》るということもひとつの方法です。パートナーなど、感染の可能性のある人もいっしょに治療することが大事です。

股《こ》部《ぶ》白癬《はくせん》（いんきんたむし）

● 太ももから股間にかけての強いかゆみ

受診する科　皮膚科

症状と特徴　太ももの内側から股間にかけてのひじょうに強いかゆみが特徴です。皮膚の病変部分は弓なりに広がり、境目が盛り上がった形状を示します。病変の内側は一見異常がないようにみえます。

圧倒的に成人男性に多い病気です。以前は若い人に多かったのですが、最近は高齢者に増えています。ほかの皮膚の病気で似ているものもあるので、かならず皮膚科で検査をしましょう。

原因　真菌（かび）の一種である**白癬菌**《はくせん》が、太ももの内側から股間の部分に付着し、繁殖することで起こります。

治療　抗真菌薬の塗り薬による治療が中心です。治療は数週間に及ぶことがありますが、白癬菌が完全になくなるまで治療することが必要です。医師の指示があるまで治療を継続してください。日常生活では、患部を清潔に乾燥した状態に保ちます。

梅毒《ばいどく》

● トレポネーマ・パリダム菌が原因

受診する科　泌尿器科

症状と特徴　おもに性行為によって感染します。皮膚や粘膜から侵入した細菌が全身に広がり、感染から3か月くらいの第1期は、細菌が感染した箇所に痛みのない、かたいしこりができて2～3週間で消えます。第2期は全身症状として微熱や倦怠《けんたい》感、皮膚や粘膜の発疹《ほっしん》、頭髪に虫食い状の脱毛がみられます。第3期には、顔面や筋肉にしこりができ、第4期には細菌が脳や脊髄《せきずい》を攻撃して認知症、起立障害、歩行障害などが起こります。現在は第3～4期までの進行例はまれですが、HIV《エイチアイブイ》感染症と合併すると早く進行するため注意が必要です。

原因　トレポネーマ・パリダムという細菌の感染が原因です。

治療　ペニシリンやミノサイクリンを用いた薬物療法を行います。治療時には原因菌を破壊する際に発熱、頭痛、倦怠感、発疹が現れますが、すぐに改善されます。

頭部
体幹
手足
全身
がん
こころ
女性
こども

淋病《りんびょう》

●女性では不妊症の原因にも

受診する科 泌尿器科

症状と特徴 男性の場合、感染して数日の潜伏期間を経て、尿道口に大量の白い膿《うみ》が出て排尿痛を感じます。女性の場合は痛みがなく、膿もおりものと紛らわしいため気づかないことが多いのですが、感染が卵管にまで達すると発熱や激痛が起こり、卵管閉塞《へいそく》性の不妊になることがあります。また、感染した妊婦が出産すると、産道で新生児の目に感染を起こします。

原因 **淋菌《りんきん》**に感染することによって起こります。

治療 抗菌薬を用います。ただし淋菌は薬剤耐性菌になりやすいため、体内で十分に菌が死滅するまで服用することが大切です。現在では、セフトリアキソンやスペクチノマイシンが有効な治療薬です。またセフトリアキソンの注射は、1度の注射で体内の淋菌が死滅するため有効な治療法として注目されています。

尿道炎《にょうどうえん》（非淋菌性尿道炎《ひりんきんせいにょうどうえん》）

●女性は膀胱炎、男性は前立腺炎を併発

受診する科 泌尿器科

症状と特徴 尿道や会陰《えいん》部の不快感、排尿痛、尿道から分泌物が出るなどの症状がみられます。慢性化すると、外尿道口に小さなしこりができる場合もあります。また、女性は膀胱炎《ぼうこうえん》を併発しやすく、男性は前立《ぜんりつ》腺炎《せんえん》を合併しやすいという特徴もあります。

原因 細菌が尿道口から奥まで侵入して炎症を起こします。からだの抵抗力が弱っていたり、細菌の数が多かったりするときにこのような状態が起こります。

治療 抗菌薬を使用します。また、水をたくさん飲んで尿量を多くして細菌を洗い流すようにします。外陰部を清潔にすることも大切です。

クラミジア感染症《かんせんしょう》

●クラミジア・トラコマティスが原因

受診する科 泌尿器科／婦人科

症状と特徴 症状が軽く気づかれにくいという特徴があります。男性の場合、感染して1～2週間で軽い排尿痛や違和感があり、薄い白色の分泌液が出ることがあります。精巣上体《せいそう》に感染が進むと、軽い痛みや腫《は》れを感じ、さらに精管まで広がると慢性の**精管炎《せいかんえん》**（532頁）になって無精子症になることがあります。さらに**慢性前立腺炎《まんせいぜんりつせんえん》**（531頁）になる場合もあります。

女性の場合もほとんど自覚症状がありませんが、進行すると不妊症の原因にもなります。子宮付属器炎や骨盤腹膜炎を起こして激痛が起こる場合もあります。

原因 性行為によって、**クラミジア・トラコマティス**という微生物が感染して起こります。尿道分泌物や子宮頸管《しきゅうけいかん》分泌物の中に潜んでいることが多いのですが、咽頭《いんとう》や肛門《こうもん》から感染する場合もあります。

治療 抗菌薬を用います。おもに、マクロライド系やテトラサイクリン系、ニューキノロン系の抗菌薬を2週間服用するのが一般的です。また、マクロライド系のアジスロマイシンを1回のみ服用する方法もあります。

鼠径《そけい》リンパ肉芽腫《にくげしゅ》

●熱帯地方に多い性感染症

受診する科 皮膚科／泌尿器科

症状と特徴 感染後約2週間で陰部に水ぶくれや潰瘍《かいよう》ができます。この時期は痛みはありません。

それから1週間後、水ぶくれは治まりますが、足の付け根（鼠径部《そけいぶ》）のリンパ節が腫《は》れて化膿《かのう》してきます。ひどい痛みもともないます。

その後、1年をかけて肛門《こうもん》や直腸まで病変部は広がり、**直腸閉塞**《ちょくちょうへいそく》などの症状が起こります。

熱帯地方で多い病気で、日本ではそれほど発生しません。どちらかというと海外、とくに発展途上国を旅行した人が国内に持ち込む病気といえます。

原因 性行為によってクラミジアの1種である微生物が感染し起こります。

治療 まずはコンドームの使用で感染を避けることです。

感染したら、パートナーとともにクラミジアに効くテトラサイクリン系の抗菌薬を服用または注射で治療します。1か月ほどで快方に向かいますが、完全に治るまでは治療をやめないでください。性行為も完治するまでは控えましょう。

軟性下疳《なんせいげかん》

●痛みと壊疽が特徴の性感染症

受診する科 皮膚科／泌尿器科

症状と特徴 感染後、数日で性器など感染した部位に強い痛みのあるこぶができ、1日ほどでつぶれて潰瘍《かいよう》になります。男性の場合、潰瘍は1か所のことが多く、女性は複数できます。その後、足の付け根のリンパ節が膿《う》むという症状がみられます。

日本ではそれほど発生しません。どちらかというと海外、とくに発展途上国を旅行した人が国内に持ち込む病気です。

原因 性行為によって、ヘモフィルス・デュクレイという微生物が感染することで起こります。

治療 まずは、コンドームの使用で感染を避けることです。

感染が疑われるようなら、潰瘍の組織を採取して検査します。

治療はおもにシプロフロキサシンをはじめとする抗菌薬の服用です。潰瘍には抗菌薬の軟膏《なんこう》を塗ります。セフトリアキソンを注射することもあります。

治療期間の目安は2週間。その間は性交だけでなく、飲酒も控えましょう。潰瘍部位が触れるシーツや下着はふだんよりまめに洗濯をします。

性器《せいき》ヘルペス

●ヘルペスウイルスによる性感染症

受診する科 皮膚科

症状と特徴 **性感染症**で、感染後1週間以内に外陰部に痛みをともなう水ぶくれや潰《かい》瘍《よう》ができます。

潰瘍ができる前にかゆみや痛みなどの前触れがある人もいます。その後、だるさや発熱などがみられたり、太ももの付け根のリンパ節の腫《は》れなどが出てきます。

やっかいなのは1度感染すると、治療によって治っても、からだの中にウイルスが

頭部
体幹
手足
全身
がん
こころ
女性
こども

潜伏することです。そして、疲れたり抵抗力が落ちたときに、再発を繰り返します。

再発時には、最初のときよりも症状は軽く、小さな潰瘍や水ぶくれができるだけです。だるさや発熱、リンパ節の腫れなどの症状はともなわないことが多く、治療を開始すると1週間ほどで治ります。

原因 **単純ヘルペスウイルス**が性行為などで感染することで起こります。1型と2型の2種類ある単純ヘルペスウイルスのうち、再発を繰り返す性器ヘルペスは2型によるものが多くを占めます。

治療 アシクロビル、バラシクロビル、ファムシクロビルなどの抗ウイルス薬の服用が治療の中心になります。5日間ほどの服用で快方に向かいます。痛みがあるときは、鎮痛薬も使用します。

再発のときは、最初のときよりも症状が軽いので、抗ウイルス薬の塗り薬だけの治療ですむ場合もあります。

再発時の内服は再発後すぐでないと効果がありません。少量の抗ウイルス薬を継続して服用し、再発を予防する治療も行われています。

どちらの場合も自然に治ることもありますが、きちんと治ったことを確認するためにも専門医に診《み》てもらいましょう。

パートナーもいっしょに検査を受け、治るまでは性交を控えるのは、いうまでもありません。

尖圭《せんけい》コンジローマ

●先の尖ったいぼ

受診する科 **皮膚科／婦人科**

症状と特徴 ウイルスの感染によってできるいぼです。感染後3週間から3か月ほどで先が尖《とが》った直径1㎜ほどの小さいいぼが肛門《こうもん》付近や外陰部にたくさんでき、集まって大きないぼになっていきます。男性は陰《いん》茎《けい》の上にできやすく、女性は腟壁《ちつへき》にできる人もいます。

発症までの期間が長いので、感染源が特定できず感染が広がりやすいといわれます。

できかたはカリフラワーのような形や乳頭状、色は白やピンク、黒や茶色とさまざまです。

かゆみや痛みを感じる人もいますが、無症状のことも多いようです。

治療しないまま出産して赤ちゃんに感染することもありますので、早期治療が望まれます。

日本では約4万人の患者さんがいるといわれる、比較的多い病気です。

原因 性交によって**ヒトパピローマウイルス**が感染する**性感染症**です。

なお、ヒトパピローマウイルスには90以上のタイプがあり、尖圭コンジローマの原因となるのは6、11型で、子宮頸がんの原因となるのは16、18型とウイルスのタイプが異なります。

治療 病変の範囲や重症度によって選択されますが、いずれにしてもいぼを取り除くことが治療の中心です。

電気メスやレーザーによる切除、凍結療法などもあります。

また、塗り薬ではイミキモドという尖圭コンジローマ治療薬もありますが、副作用もあるので専門医の指導のもとでの使用が望まれます。

治っても再発することが多いのも特徴です。治るまでは性交は控えましょう。

〈男性生殖器〉

前立腺肥大症《ぜんりつせんひだいしょう》

●前立腺にしこりができて排尿を障害する

受診する科 泌尿器科

症状と特徴 前立腺に弾性のしこりができて肥大し、尿道を圧迫する病気です。60歳以上の多くの男性にこのしこりはできますが、若い男性にはほとんどみられません。

肥大した前立腺の大きさや位置によって排尿障害が起こり、治療の対象となります。

程度に個人差があり、軽度の場合には症状が出ない場合もあります。最初の症状としてよくみられるのが、尿が出にくく勢いがなくなる、尿線が細くなる、トイレに行きたくなると我慢できないほどの尿意切迫感がある、排尿にとても時間がかかる、夜間に何度もトイレに起きるなどです。

さらに前立腺が肥大すると、今度はおなかに力を入れないと尿が出ない、排尿しても残尿感があってトイレの回数が増えるなどの症状がみられます。

膀胱《ぼうこう》に負担がかかり細菌に感染しやすくなるため、**過《か》活動《かつどう》膀胱《ぼうこう》**（５２０頁）や**膀胱《ぼうこう》炎《えん》**（５１９頁）、**膀胱《ぼうこう》結石《けっせき》**（５２４頁）などが合併して起こる場合もあります。血尿がみられることもあります。

肥大が進むと、ほとんど尿が出なくなる**尿閉《にょうへい》**というもっとも危険な状態になります。急激に起こると入院が必要になるほどの激しい症状をともないますが、少しずつ尿閉が起こる場合でも、自覚症状のないまま進行して**水腎症《すいじんしょう》**（４４６頁）や**腎不全《じんふぜん》**（５１３頁）、**尿毒症《にょうどくしょう》**（５１５頁）など、命にかかわります。

原因 はっきりとした原因はわかりませんが、高齢になるにつれて増加します。

男性ホルモンと女性ホルモンとのバランスが中高年になって変化することが影響しているともいわれています。また、前立腺の炎症や遺伝的な体質も関係しています。

図1 前立腺の位置

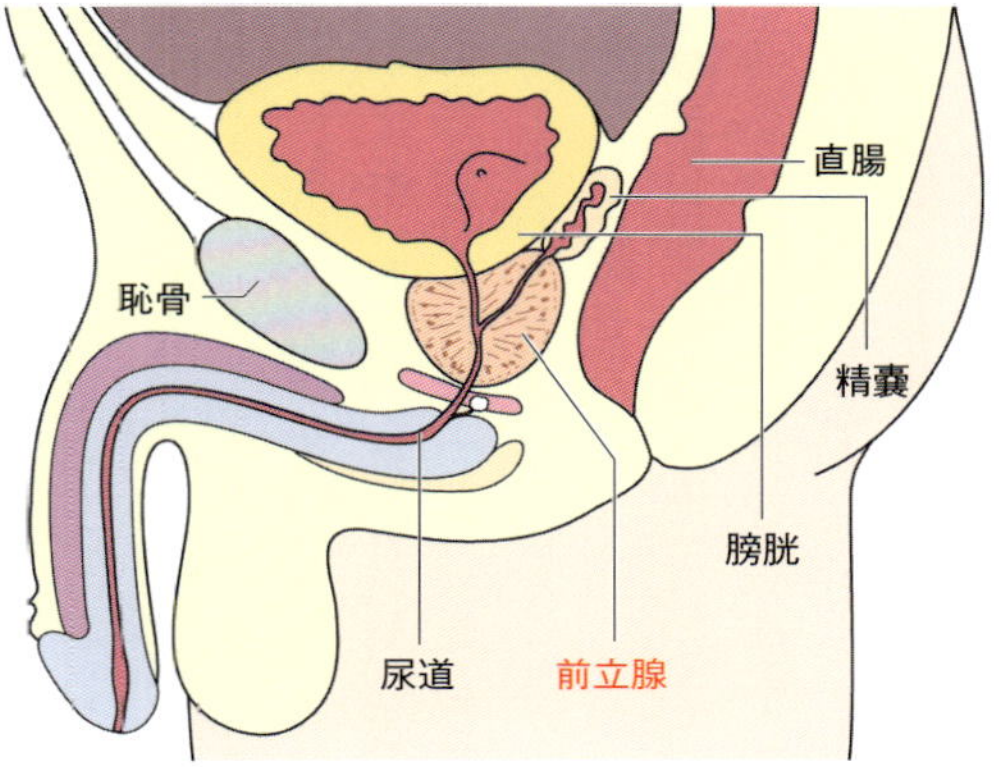

図2 前立腺の肥大

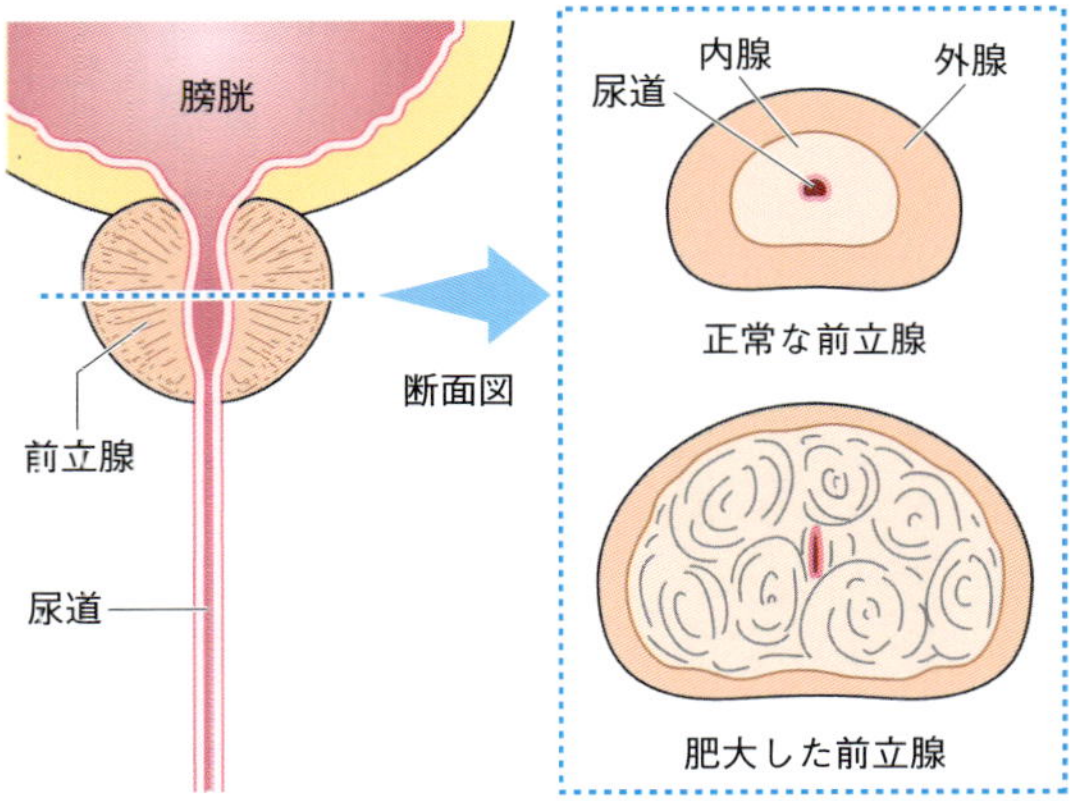

飲酒や刺激物の摂取、寒さやかぜなどが引き金になって、前立腺肥大症の症状が急に進行して尿閉になることもあるので注意が必要です。

ほかにも市販のかぜ薬や抗ヒスタミン薬、抗うつ薬、睡眠薬、抗不整脈薬、気管支拡張薬などの薬の服用によっても、その副作用で肥大が進み尿閉が起こることがあるので注意が必要です。

治療 症状によって治療法は変わります。

生活に支障が出ない程度の前立腺肥大症の場合、経過を観察するだけでとくに治療を行わないこともあります。ただし、前立腺肥大症と似た症状を起こす**前立腺がん**（699頁）など、ほかの病気ではないか、しっかり検査して診断する必要はあります。

治療を行う場合にもいくつかの選択肢があります。

◎**薬物療法**

薬物療法では、男性ホルモンのはたらきを弱めて前立腺を小さくするアンチアンドロゲン薬、前立腺を緩めて尿道が圧迫されないようにするα_1ブロッカー薬、膀胱に作用して症状をとる薬などを組み合わせて用いることが多くあります。

なお、アンチアンドロゲン薬は**勃起障害**《ぼっきしょうがい》（534頁）などの副作用が、α_1ブロッカー薬は血圧を下げるため立ちくらみなどの副作用が出ることがあります。

副作用が気になる場合には、効果は穏やかですが漢方薬などの薬に切り替えることもあります。

◎**加熱療法**

前立腺を温める**高温度治療**という治療法もあります。これは手術より手軽で、通院か、数日の入院で受けることができます。前立腺を45℃以上の高温にすることで壊死《えし》させ、縮小させる方法ですが、大きな前立腺には使えず、人によってはかえって症状が悪化する場合もあります。

また、この療法によって得られる効果は、半年から1年程度です。

◎**手術療法**

手術を受ける場合には、尿道から内視鏡を入れて、レーザーや電気メスで肥大化した前立腺を取り除く経尿道的前立腺切除術が一般的です。

この治療法では1週間程度の入院が必要です。

大きな前立腺の場合には、開腹手術が必要な場合もあります。

また手術を受けた場合には後遺症として精液が出なくなる場合もあり、一部の症例では勃起障害が起こることがあります。手術後の性生活への影響が大きい場合には、慎重に治療法を決める必要があります。

手術に準ずる治療法として、内視鏡を利用してレーザー照射によって前立腺を壊死《えし》させる方法もあります。手術よりも入院期間が短くてすみますが、この方法は大きな前立腺には不向きです。また、治療してからその効果が確認できるまでに時間がかかることや再発率が高いことも難点です。

もうひとつ別の治療法としては、尿道に筒状のステントを入れて尿の通り道を確保する尿道ステント療法もあります。これは、体力的な理由で手術ができない場合に選択されますが、結石や感染症などのリスクもあります。

それぞれの治療法には一長一短がありますので、どれも主治医と十分に相談したうえで選択することが大切です。

前立腺《ぜんりつせん》がん　699頁（がん）

前立腺炎症候群《ぜんりつせんえんしょうこうぐん》

●急性の場合は細菌が原因に

受診する科 泌尿器科

症状と特徴 前立腺に起こる炎症です。**急性前立腺炎**《きゅうせいぜんりつせんえん》と**慢性前立腺炎**《まんせいぜんりつせんえん》があり、原因も細菌性のものと非細菌性のものとがあります。排尿時の痛みや頻尿、残尿感、排尿しにくいなどのほかに、会陰部《えいんぶ》や骨盤の違和感や痛みを感じるなどの症状があります。

急性前立腺炎《きゅうせいぜんりつせんえん》

症状と特徴 寒けや震えをともなう発熱が起こり、急激に全身症状が出ます。下腹部や尿道、会陰部《えいんぶ》に痛みを感じ、排尿症状が激しく出ます。濁った尿や血尿が出たり、膿《うみ》が出ることもあります。

前立腺肥大症《ぜんりつせんひだいしょう》（529頁）がある場合には、尿がまったく出なくなってしまうこともあります。

検査の際に肛門《こうもん》から指を入れる前立腺の触診では、激しい痛みを感じますが、急性期にはこの検査は行いません。

原因 尿道から侵入した細菌が前立腺に感染して発生します。おもに大腸菌などのグラム陰性桿菌《いんせいかんきん》とよばれる細菌が原因となります。前立腺肥大症や結石などが基礎疾患としてある場合もあります。

治療 全身症状が強い場合には入院が必要です。

抗菌薬の点滴を行う治療法が一般的です。残尿が多い場合には、カテーテルを挿入して排尿します。

また水をたくさん飲んで尿量を増やし、細菌を排出するようにします。

完全に尿が出なくなってしまった場合には、尿道留置カテーテルを使うか、下腹部に穿刺《せんし》して（針を刺して）排尿できるように排尿路をつくります。

抗菌薬の点滴治療が行われた後でも、体内で増殖した細菌を完全に取り除くために抗菌薬の内服を2～4週間続けることも必要です。完全に治療できないと、慢性前立腺炎に移行する場合もあります。

慢性前立腺炎《まんせいぜんりつせんえん》

症状と特徴 全身症状が出ることは少なく、排尿痛や頻尿などがおもな症状です。会陰部《えいんぶ》や下腹部、陰嚢《いんのう》に違和感があることも多くあります。症状は穏やかで発熱もありません。

原因 前立腺に細菌が感染して慢性化したものと、細菌の感染がない非細菌性のものがあります。

非細菌性の慢性前立腺炎にはクラミジアやマイコプラズマなど細菌ではない病原体が関与している可能性もありますが、はっきりした原因がわからない場合もあります。ストレスや免疫、骨盤底筋の緊張や骨盤内静脈のうっ血なども影響しているのではないかと考えられています。

治療 薬物療法として、ニューキノロン系の抗菌薬の内服が4週間程度行われます。また、排尿改善薬のα_1ブロッカーや植物製剤が用いられる場合もあります。水をたくさん飲む、からだを動かして骨盤内のうっ血を防ぐ、射精によって前立腺分泌物を排出するなどの方法も効果があります。

頭部
体幹
手足
全身
がん
こころ
女性
こども

違和感が心因性の場合には、心療内科や神経科、精神科への受診が勧められることもあります。

精巣炎《せいそうえん》（睾丸炎《こうがんえん》）

● おたふくかぜに併発しやすい

受診する科 泌尿器科

症状と特徴 急性と慢性があり、**急性精巣炎《きゅうせいせいそうえん》**は精巣（533頁図3）が激しい痛みをともなって急に赤く腫《は》れるのが特徴で、おもに**おたふくかぜ**（811頁）にともなって起こります。**慢性精巣炎《まんせいせいそうえん》**は、精巣が少しずつ腫れますが痛みや赤みはほとんどありません。

多くは片側の精巣のみの炎症ですが、思春期以降に両側に精巣炎が起こると精巣の萎縮《いしゅく》が起こり、**無精子症**になります。

おたふくかぜワクチンを接種して感染予防に努めることが重要です。

原因 おたふくかぜや扁桃炎《へんとうえん》、蓄膿症《ちくのうしょう》など、からだの他の部位になんらかの感染巣があると、そこから血液を介して精巣に感染し精巣炎が起こります。細菌やウイルス、寄生虫が原因となることが多いのですが、外傷によって起こる場合もあります。

治療 おたふくかぜにともなう急性精巣炎は、鎮痛薬と冷湿布で経過を観察します。多くの場合には1週間程度で回復します。慢性精巣炎は、その原因となった病気の治療が基本になります。

陰嚢水瘤《いんのうすいりゅう》

● 陰嚢が腫れる良性の病気

受診する科 泌尿器科

症状と特徴 精巣鞘膜《せいそうしょうまく》内にリンパ液がたまって陰嚢が鶏卵大に腫《は》れる良性の病気です。腫れの程度も、こどもではうずら卵大から、高齢者になるとこぶし大にまで腫れてしまうこともあります。押しても痛みはなく、懐中電灯で透かしてみると精巣が透けて見えるのが特徴です。

原因 リンパ液の過剰分泌がおもな原因ですが、新生児の場合には精巣鞘膜が腹腔《ふくくう》内と通じていて起こる場合があります。フィラリア原虫によってリンパ管が閉塞《へいそく》したことから陰嚢水瘤になることもあります。

治療 注射針でたまったリンパ液を吸引します。大人の場合で、何度吸引しても治らない場合には精巣鞘膜を切除する手術をします。なお、1歳未満の乳児の場合は自然治癒することもあり、しばらく経過を観察し、治らなければ治療を行います。

精管炎《せいかんえん》

● 精巣上体炎と併発しやすい

受診する科 泌尿器科

症状と特徴 鼠径部《そけいぶ》から精巣《せいそう》まで伸びる精管（533頁図3）が太くかたくなります。急性の場合は下腹部にかけて痛みが走ることがあります。精管だけ炎症を起こすことはまれで、多くの場合は精巣上体炎や前立腺炎《ぜんりつせんえん》、精嚢炎《せいのうえん》などといっしょに起こり、発熱をともないます。

原因 細菌が尿道から入って精管に達して感染することが多くみられます。原因となる菌は、大腸菌やブドウ球菌、緑膿菌《りょくのうきん》のほか、淋菌《りんきん》やクラミジアなどの**性感染症**が関係している場合があります。

治療 抗菌薬を用います。患部を冷やすことも痛みを和らげる効果があります。

精巣《せいそう》（睾丸《こうがん》）がん

700頁（がん）

陰茎《いんけい》がん

701頁（がん）

包茎《ほうけい》

● 亀頭包皮炎を起こしやすい

受診する科 泌尿器科

症状と特徴 生まれたとき、陰茎《いんけい》先端にある亀頭《きとう》は包皮《ほうひ》に覆われていて露出していませんが、思春期を過ぎるとつねに露出するようになります。

成長しても亀頭の露出がみられない場合を病気として扱います。包皮口の輪状になった包皮（包皮輪）が狭く、包皮を反転できない状態を**真性包茎**《しんせいほうけい》といい、包皮を根元に寄せていけば反転できる状態を**仮性包茎**《かせいほうけい》といいます。また、包皮が反転した状態で仮性包茎の陰茎を勃起《ぼっき》させた際に、狭い包皮輪によって締め付けられて亀頭が腫《は》れて激しく痛むこともあります。このような場合を**嵌頓包茎**《かんとんほうけい》といいます。

包茎を放置すると**亀頭包皮炎**（792頁）や**陰茎がん**（701頁）を起こしやすくなります。また、尿が出にくいなどの症状もみられる真性包茎の場合には、膀胱《ぼうこう》拡張などがみられて、ほかの病気にまで発展してしまうので注意が必要です。

原因 おもに先天的な要因が考えられます。真性包茎は、包皮輪が線維化して狭くなっている状態が原因となります。

治療 真性包茎は、3歳くらいまでは成長するにしたがい、自然に治る場合があるため、経過観察するのが一般的ですが、それ以降は手術を行います。包皮の背面切開手術か環状切除術が一般的です。局所麻酔でも可能な手術ですが、こどもの場合には全身麻酔で手術をします。

なお、薬物療法としてステロイド外用薬が有効な場合もあります。

仮性包茎は、嵌頓包茎や亀頭包皮炎になる場合には手術を行います。手術が必要ない場合も入浴時に包皮を反転してよく洗うなど、清潔にしておくことが亀頭包皮炎や陰茎がんの予防となります。

図3　精巣の位置

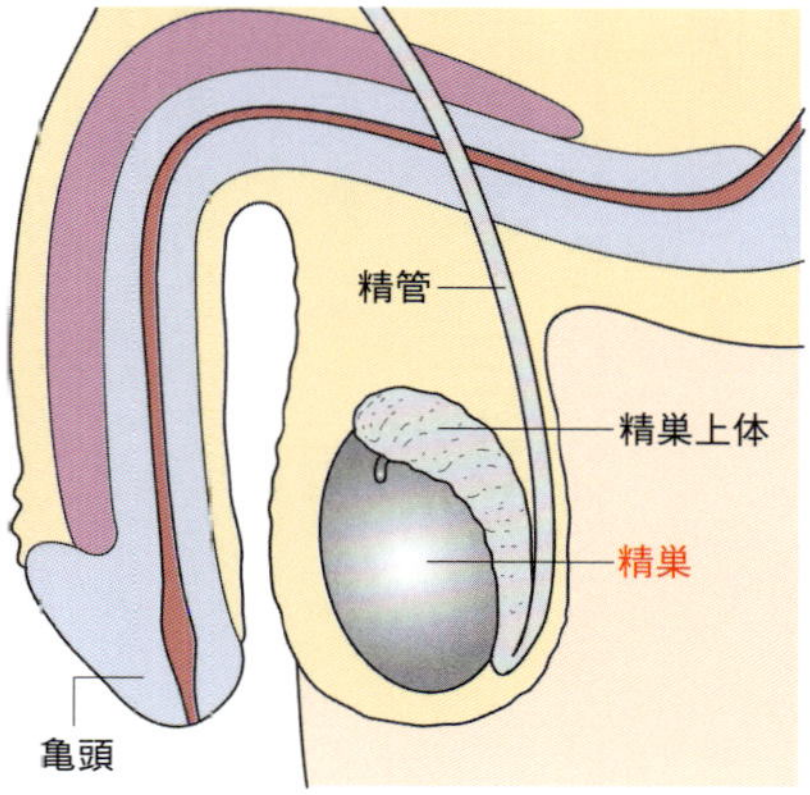

血精液症《けっせいえきしょう》

● 精液に血が混じる

受診する科 泌尿器科

症状と特徴 射精した精液中に血液が混じる症状です。痛みはなく、成人男性にはよくある症状です。一過性のものであることが多いのですが、続く場合にはなんらかの病気が隠れていることも考えられます。

原因 **精嚢炎**《せいのうえん》や前立腺炎《ぜんりつせんえん》や前立腺結石になっていることもありますが、原因不明の場合も多くあります。

治療 一過性のものの場合には経過をみるだけでとくに治療は必要ありませんが、症状が続く場合には他の病気がないかどうかを確認し、原因となった病気がある場合には、その病気の治療を行います。

勃起障害《ぼっきしょうがい》（ED《イーディー》）

● 勃起が起こらないため性交ができない

受診する科 泌尿器科

症状と特徴 性交できるだけの勃起が得られないために満足な性交が行えないという症状が特徴です。勃起障害と定義されているのは、性交のチャンスがあっても75％以上で性交が行えない状態を指します。ごくたまに症状がみられる程度の軽度のものは勃起障害として治療することは少ないようです。勃起障害が重度になると、まったく勃起がみられなくなります。

原因 原因は、大きく分けて器質性のものと機能性のものとがあります。**器質性勃起障害《きしつせいぼっきしょうがい》**は、陰茎《いんけい》の異常や、脳や脊髄《せきずい》、末梢《まっしょう》神経などの原因、さらに血管の障害や内分泌性の障害などが原因となります。

機能性勃起障害《きのうせいぼっきしょうがい》は、からだには異常がないものでおもに心因性だと考えられています。一般に早朝勃起があり、マスターベーションが可能な場合や睡眠中には勃起が起こっている場合には、**心因性勃起障害《しんいんせいぼっきしょうがい》**だと考えられます。

なお、器質性勃起障害と機能性勃起障害の両方が関連する**混合性勃起障害《こんごうせいぼっきしょうがい》**もあり、糖尿病や腎不全《じんふぜん》、慢性前立腺炎《まんせいぜんりつせんえん》や精巣静脈《せいそうじょうみゃく》瘤《りゅう》、加齢、外傷や手術などが原因となっています。さらに、血圧降下薬や胃潰瘍《いかいよう》治療薬、鎮静薬、向精神薬、ホルモン薬などの長期服用が原因になる場合もあります。

また、生まれてからいちども勃起したことがない場合には、男性ホルモンの分泌異常が考えられます。

治療 原因により治療法も変わります。

器質性勃起障害など、原因となる病気があれば、その病気の治療が優先されます。男性ホルモンの分泌異常による勃起障害の場合には、**男性ホルモン補充療法**を行います。また、服用している薬が勃起障害を引き起こしている場合には、可能ならば薬の服用を中止することが勧められます。

機能性勃起障害の場合には、カウンセリングや行動療法などの心理療法が行われます。

なお、機能性および軽度の器質性勃起障害の場合には、薬物療法として漢方薬が使用されることもあります。また、**シルデナフィル**などの勃起増強薬も有効ですが、高齢者や心臓病の人では急性心不全などの副作用が報告されているため、あらかじめ心臓疾患の有無を確認する必要があります。

このため、事前に血液検査や心電図などで異常がないかどうか検査してから処方されます。またニトログリセリンを服用している場合にも勃起増強薬は服用できません。

その他の療法として陰圧式勃起補助具を用いる方法や、手術によって陰茎海綿体内にシリコンなどでつくられた棒状のものを埋め込む陰茎プロステーシスの挿入術、自分で陰茎にプロスタグランジンや塩酸パパベリンなどの平滑筋弛緩薬を注射する陰茎海綿体自己注射法などもあります。

それぞれの治療法には一長一短があり、自分に合った治療法を選ぶことが大切です。どの治療法を選択するか、医師とよく相談しましょう。

男性不妊症《だんせいふにんしょう》

● 男性側に原因のある不妊症

受診する科 泌尿器科

症状と特徴 夫婦生活を営んでいても、男性側に原因があってこどもに恵まれない場合を男性不妊症といいます。

男性不妊症には、精液中にまったく精子がみられない**無精子症《むせいししょう》**、精子の数が少ない**乏精子症《ぼうせいししょう》**、精子の数はあっても正常な活動能力がみられない**精子無力症《せいしむりょくしょう》**があります。

原因 脳下垂体《かすいたい》前葉や視床下部《ししょうかぶ》などに障害があり精巣が正常に機能しないもの、精巣そのものに**精索静脈瘤《せいさくじょうみゃくりゅう》**や**停留精巣《ていりゅうせいそう》**（792頁）などの障害が起きているもの、両側の精巣上体に**精巣上体炎**などの異常が起きているもの、精子の形態や運動能力に異常があるもの、射精管閉塞《へいそく》や鼠径《そけい》ヘルニア手術などにより精路に異常があるもの、勃起《ぼっき》や射精に障害があるものなど、その原因は多岐にわたります。

しかし、その原因が特定できない突発性の精子発生不全なども多くみられます。

治療 原因がわかっているものに対してはそれに応じた治療を行います。原因となる病気がある場合には、まずその病気の治療が優先されます。精子の通過障害がある場合には、手術によって精子の通り道をつくるという方法があります。

精索静脈瘤による精巣障害は、逆流する静脈を切断する内視鏡手術を選択するのが一般的です。

さらに薬物療法としては、性腺《せいせん》刺激ホルモンが不足している人を対象としてホルモン薬を注射するという方法もあります。

なお、自然に妊娠がみられない場合には、**人工授精**（765頁）などの方法が選択されることもあります。

男性《だんせい》の更年期障害《こうねんきしょうがい》

● 加齢により男性ホルモンが低下

受診する科 泌尿器科

症状と特徴 倦怠感《けんたいかん》や無気力、情緒不安定、睡眠障害、記憶力や知的能力の低下、うつ状態などの心理的な症状のほか、身体症状としては発汗やめまい、ほてり、耳鳴り、関節痛などがみられることがあります。

また、性欲の減退や消失、勃起障害《ぼっきしょうがい》、射精感の消失などもみられます。

高血圧やメタボリックシンドロームとも関連性が高いといわれていますが、その症状は個人差が大きいのも特徴です。

原因 男性ホルモンのひとつであるテストステロンが低下することがおもな原因といわれていますが、場合によってはテストステロンの低下がなくても同様の症状が現れることもあります。

治療 テストステロンの低下が著しい場合には、テストステロン補充療法を選択できますが、この場合には副作用に注意する必要があります。

とくに**前立腺《ぜんりつせん》がん**（699頁）や**前立腺《ぜんりつせん》肥大症《ひだいしょう》**（529頁）、**心筋梗塞《しんきんこうそく》**（409頁）や**狭心症《きょうしんしょう》**（407頁）、**多血症《たけつしょう》**（619頁）などに悪影響を及ぼす可能性があるため、定期的な検診が不可欠です。

そのほかには、八味地黄丸《はちみじおうがん》や牛車腎気丸《ごしゃじんきがん》などを用いた漢方療法、勃起障害に対しては勃起治療薬、精神科や心療内科でのカウンセリングなどが行われます。

頭部
体幹
手足
全身
がん
こころ
女性
こども

〈手足（四肢）〉

胸郭出口症候群《きょうかくでぐちしょうこうぐん》

●肩や腕の痛みやしびれ、脱力感

受診する科 脳神経内科／整形外科

症状と特徴 腕や肩、首筋の症状が強く、腕がしびれ、肩がこり、首が重く感じられます。肩から肩甲骨《けんこうこつ》にかけてこわばって痛み、さらに、肩から指先に向けて痛みが走り、指に腫《は》れぼったさやだるさ、冷えが感じられます。

朝起きたときに両手がしびれる、つり革につかまったときに手がしびれることもあります。

この病気は、なで肩の女性に多く、初期のうちは姿勢を変えると症状が軽くなったり、消えたりしますが、しだいに姿勢に関係なく症状が現れるようになります。

原因 胸郭出口とは、胸の第1肋骨《ろっこつ》と鎖骨の間にある筋肉のすき間部分のことをいいます。

この出口には、心臓から出た血管と、首の脊髄《せきずい》から枝分かれした腕神経叢《わんしんけいそう》が通っています。この血管が圧迫されると腕の脱力感や冷感などの血管症状、神経が圧迫されると腕や肩の痛みやしびれなどの神経症状が生じます。

胸郭出口症候群というのは、生まれつき頸椎《けいつい》に頸肋《けいろく》という肋骨がついているために胸郭出口の血管神経が圧迫されて生じる**頸肋症候群**、頸椎を取り囲む斜角筋が緊張して胸郭出口の神経血管を圧迫して生じる**斜角筋症候群**、第1肋骨と鎖骨の間が狭くなって起こる**肋鎖症候群**、わきの下にある小胸筋が、腕を横に伸ばしたまま持ち上げるときの肩の外転により緊張して起こる**過外転症候群**などをまとめたものです。

治療 症状が軽い場合は、自然に治ります。しかし、なかには徐々に進行する人もいます。

治療方法としては、肩や首を動かす軽い体操程度の運動と温熱療法を行い、痛みが耐えがたいときには、消炎薬や鎮痛薬を服

図1　胸郭出口症候群

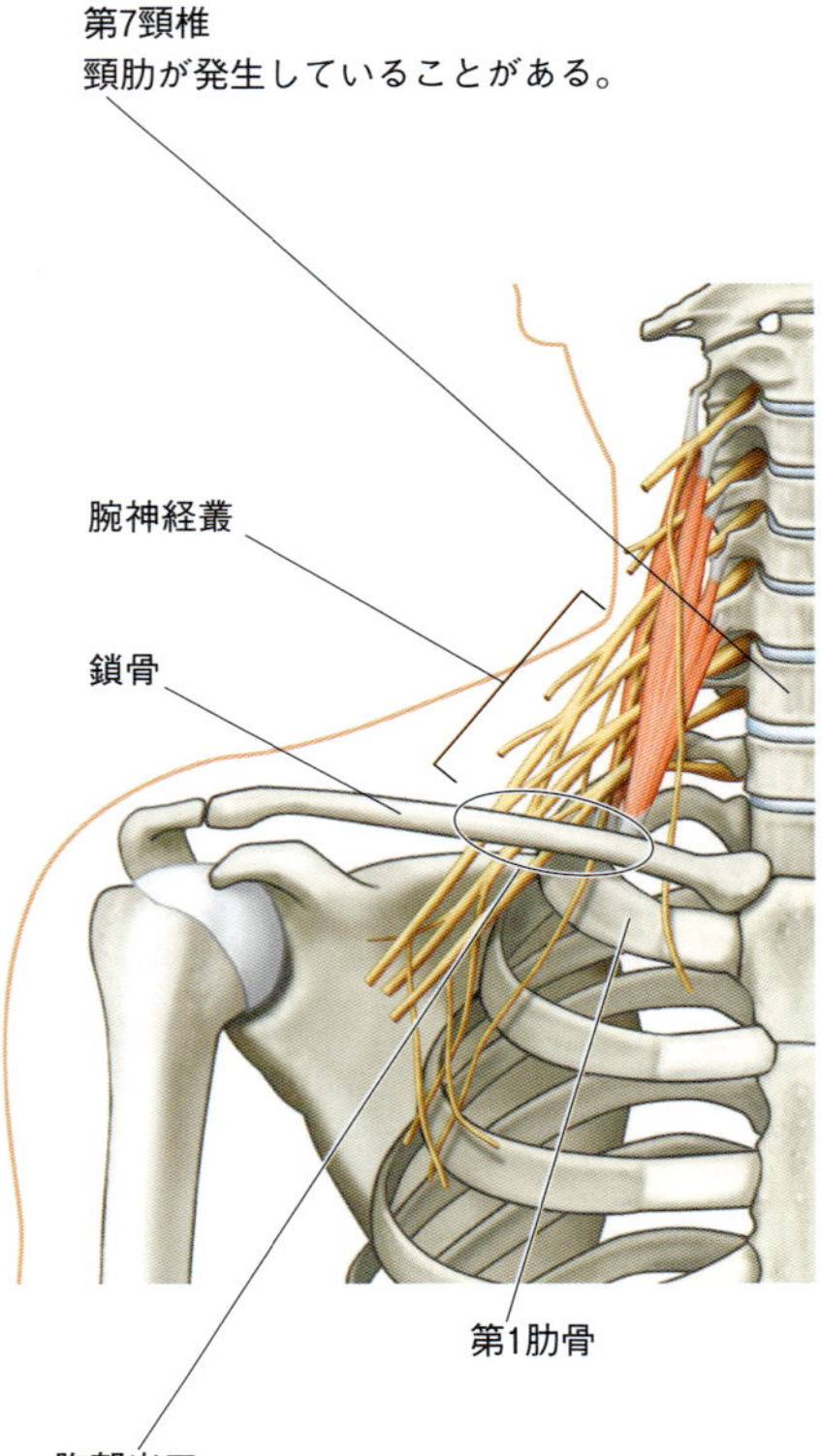

用したり、局所麻酔で痛みを散らしたりします。

　日常生活では、重い荷物を肩に下げないようにし、猫背の姿勢をとらないように注意します。症状が改善しないときは、原因に合わせて手術を行うこともあります。

末梢神経障害《まっしょうしんけいしょうがい》

●両手足にしびれや痛み、筋萎縮が生じる

受診する科　脳神経内科

症状と特徴　神経系は中枢神経と末梢神経に分けられ、末梢神経は、中枢神経より先の部分をいいます（表1）。これには脳から出る脳神経と脊椎《せきつい》の穴から出る脊髄神経があり、脳や脊髄から出る信号を末端に伝えるはたらきをしています。脳から出る12対の脳神経は、頭や顔に分布します。脊椎の椎間孔《ついかんこう》から出る31対の脊髄神経はからだのすみずみにまで分布します。

　いずれの神経も、運動神経、感覚神経、自律神経が混在し、この3つの神経が、交通網のようにすみずみまで走っています。

　末梢神経障害は、これらの神経に障害が生じる病気ですが、どの神経に障害が起こったかによって症状も異なります。

　運動神経に障害が生じると、筋肉が萎縮《いしゅく》し、筋力が落ちます。とくに足の筋肉が萎縮しやすく、しゃがんだら立ち上がれないこともあります。

　感覚神経が障害を受けると、とくに両手足にしびれや痛みを感じたり、手足の位置関係がわからなくなって、からだのバランスがとりにくくなったりします。また、温覚や触覚、痛覚が鈍くなって、やけどやけがの事故が増えてくることもあります。

　自律神経が障害されると、急に立ち上がったときに血圧が急激に下がる起立性低血圧になって、脳貧血（立ちくらみや失神）を起こしやすくなったり、便秘や下痢を繰り返したり、排尿の感覚が鈍くなったり、勃起《ぼっき》不全になったりします。

　症状は、侵される神経の範囲によって異なります。

　ひとつの末梢神経が障害される場合を**単神経障害**、全身の末梢神経が障害を受ける場合を**多発神経障害**、あちこちに単神経障害が現れるものを**多発性単神経障害**といいます。


原因　末梢神経の障害には、さまざまな原因があげられます。

　単神経障害の形をとるものに、末梢神経が周りの組織に圧迫されて、手や腕、足、顔面などの麻痺《まひ》として現れる**絞扼性神経障《こうやくせいしんけいしょう》害《がい》**があります。

　多発神経障害の形をとるものには、糖尿病や尿毒症（515頁）などの代謝性疾患、細菌やウイルスなどの感染症、ギラ

表1　神経の分類

中枢神経	
	脳…大脳、間脳、脳幹、小脳
	脊髄
末梢神経	
	脳神経…嗅神経、視神経、動眼神経、滑車神経、三叉神経、外転神経、顔面神経、聴神経、舌咽神経、迷走神経、副神経、舌下神経
	脊髄神経…頸神経、胸神経、腰神経、仙骨神経、馬尾神経

ン・バレー症候群（538頁）のようにかぜ症候群が治った後に起こるアレルギー反応、錫《すず》や有機水銀などの重金属による中毒、悪性腫瘍《あくせいしゅよう》、遺伝などが原因となります。

多発性単神経障害の形をとるものは、全身性エリテマトーデス（625頁）などの自己免疫疾患にともなって起こる血管炎が原因となります。

治療　原因を突き止め、原因となる病気を治療します。

痛みやしびれ、神経障害には対症療法を行います。低下した機能を回復させるには、筋萎縮や筋力低下を防ぐ補助具を使用し、リハビリテーションを行います。

神経のはたらきをよくするビタミンB群を薬として服用します。

多発神経炎《たはつしんけいえん》

● 末梢神経の障害で、足にしびれや痛み

受診する科　脳神経内科

症状と特徴　末梢《まっしょう》神経に障害が起こる病気です。運動神経に障害が生じると、筋力が低下したり、筋肉が萎縮《いしゅく》したりし、感覚神経に障害が生じると、しびれたり痛んだり、暑さ、寒さ、痛みなどの感覚神経が鈍くなります。自律神経が障害されると、立ちくらみや排尿障害、発汗低下などが生じます。

多発神経炎は、左右対称の複数の神経が障害され、とくに両側の手足の末端に近いところ（手袋・靴下型）に神経炎が起き、膝《ひざ》から下が細くなる、脚力がなくなり足の関節を動かす力が弱まる、足の裏がしびれるなどの症状が特徴とされます。

原因　感染症や代謝の病気などいろいろありますが、もっとも多いのが、糖尿病性末梢神経障害です。

治療　原因となる病気を治療します。この病気にかかると、足が高く上がらずにつま先を引っ掛けて転ぶことがあるので、転倒やけがに注意しましょう。ビタミンB群を服用します。

ギラン・バレー症候群《しょうこうぐん》

● 感染症後に起こる歩行困難

受診する科　脳神経内科

症状と特徴　かぜと下痢の症状から、1～2週間ぐらいして足が重く、しびれるという症状が現れます。その後、数日して手足の筋力がなくなり、動かなくなります。

症状が進行すると、歩行困難や呼吸困難が起こったり、顔面神経麻痺《まひ》が生じたり、ものが飲み込めなくなったりすることもあります。

1～3週間で症状が山を越えると、徐々に回復します。治りやすい病気ですが、一時的に歩けずに車いすを使わざるをえないこともあるので周囲は驚きます。

まれに後遺症が残ることもあります。

原因　自己免疫異常が原因です。かぜなどの感染を引き起こした病原体と似た成分が末梢《まっしょう》神経内にあり、からだの免疫機構が誤って神経を攻撃するために抗体をつくり、神経が一時的に麻痺して起こります。

治療　治療法としては、血液中の抗体を除くために、注射によるγ《ガンマ》－グロブリンの大量使用、血漿《けっしょう》交換などを行います。症状が重く、呼吸困難などを起こせば人工呼吸などの救命処置も必要になります。

一般に、肺炎などの合併症を起こさなければ回復も早く、症状が軽くなったら運動訓練によって、麻痺した部位の機能回復や関節の拘縮《こうしゅく》（固まる）の予防に努めます。

慢性炎症性脱髄性多発神経炎《まんせいえんしょうせいだつずいせいたはつしんけいえん》＊

●ゆっくり進行する手足の麻痺

受診する科 脳神経内科

症状と特徴 ギラン・バレー症候群と同じような症状が慢性化し、何度も繰り返すような疾患です。手足の麻痺《まひ》、筋肉の萎縮《いしゅく》や筋力低下が多発し、しびれなどの感覚障害が起こります。

症状は2か月以上にわたって起こり、ゆっくり進行したり、よくなったり再発したりを繰り返します。

治療 ステロイド薬の使用、大量のγ《ガンマ》－グロブリン薬の静脈注射、血漿交換療法が行われます。場合によっては、免疫抑制薬を用いることもあります。

筋萎縮性側索硬化症《きんいしゅくせいそくさくこうかしょう》＊

●寝たきりになることもある難病

受診する科 脳神経内科

症状と特徴 50～60歳代の男性に多くみられる病気で、手足やのど、舌の筋肉がやせ、筋力が低下していく病気です。

ひじから手指に向けての筋肉は衰えて細くなり、力もなく、指先の動きも鈍くなります。のどの筋力も低下するので、話しにくく、嚥下《えんげ》障害（飲み込みにくい）、さらに全身の筋肉が衰えると、歩行困難から、寝たきりになって、呼吸も十分にできなくなります。

しかし症状が進行しても、知能や感覚、視力、聴力、内臓機能などは損なわれることがありません。

原因 筋肉を動かすように命令を伝える神経（運動神経細胞）が障害を受けて起こる病気です。原因は明らかでなく、治療費の一部は公費からの助成が受けられる指定難病のひとつになっています。多くは遺伝しません。

治療 症状が改善することはないので、進行を遅らせるリルゾールという薬を使用します。こころの安定を保つためには睡眠薬や精神安定薬を使用します。

生活面では、食物の飲み込みやすい調理や食べ方の工夫、呼吸しやすいように鼻マスクの使用や気管切開、人工呼吸器装着、コミュニケーション手段にはコンピュータやマルチメディアの使用など、きめ細かい介護が必要です。ことばがしゃべれず、嚥下障害が強い場合には胃瘻《いろう》をつくります（経皮内視鏡的胃瘻造設術、PEG《ペグ》）。

脊髄性進行性筋萎縮症《せきずいせいしんこうせいきんいしゅくしょう》＊

症状と特徴 全身の筋肉の萎縮と筋力低下が徐々に進行していく病気で、発症する範囲は乳児から成人までと広いのですが、とくに20～30歳代に多くみられます。この点で、似た病気の筋萎縮性側索硬化症と異なります。

遺伝するものと遺伝しないものがあり、遺伝子の多くの異常が見つかっており、細かい病型分類がなされています。

遺伝とは関係なく発症するケースは、ほぼ筋萎縮性側索硬化症と同じような原因だろうとされていますが、その詳細はわかっていません。

治療 進行を遅らせる薬剤はありません。対症療法を行います。

進《しん》行《こう》性《せい》球《きゅう》麻《ま》痺《ひ》

症状と特徴 延髄の運動神経が障害されて起こる麻痺です。

延髄には、呼吸、循環、嚥下《えんげ》（ものを飲み込むこと）、消化などの中枢があり、異常をきたすと、舌が小刻みに震えて萎縮《いしゅく》します。ことばがスムーズに出ず、ろれつが回らず、ものを飲み下すことも難しくなります。嚥下困難から誤嚥を起こし、窒息することもあります。

進行すると、手足の萎縮と筋力の低下をともなう筋萎縮性側索硬化症（539頁）に移行したり、両腕の萎縮と筋力の低下から脚《あし》の萎縮へと進む脊髄性進行性筋萎縮症（539頁）に移行したりして、3年前後の闘病生活で人生を終える場合があります。

原因 延髄の運動神経が、早い時期から障害されますが、原因は不明です。

治療 確実な治療法はなく、感染症や誤嚥などに注意します。

嚥下障害に対しては胃瘻《いろう》（PEG《ペグ》）をつくり、呼吸障害に対しては人工呼吸器を装着します。

頸《けい》椎《つい》後《こう》縦《じゅう》靭《じん》帯《たい》骨《こっ》化《か》症《しょう》*

● 重いと手足や排尿に障害

✚受診する科 整形外科

症状と特徴 手指のしびれ、字を書いたり箸《はし》を使ったりする細かい作業ができなくなる、階段を降りにくい、足が突っ張って歩きにくい、頻尿、失禁などの排尿障害などが現れます。また、首を前後に動かすことが困難になります。

一方で、この病気があっても、症状の現れない人もいます。

脊柱《せきちゅう》の背側を縦に走る後縦靭帯は、頸椎、胸椎、腰椎のすべての脊椎を連結しています。この靭帯が骨に変化し、骨化した靭帯が厚みを増してくると、脊柱管が狭くなり、脊髄を圧迫するようになります。

東洋人、とくに日本人に多くみられ、糖尿病や肥満体型の人に起こりやすい傾向があります。発症年齢は、50歳前後が多く、男性では頸椎の後縦靭帯に、女性では胸椎の後縦靭帯に多くみられます。

厚生労働省の指定難病のひとつで、助成が受けられます。

図2　後縦靭帯の位置

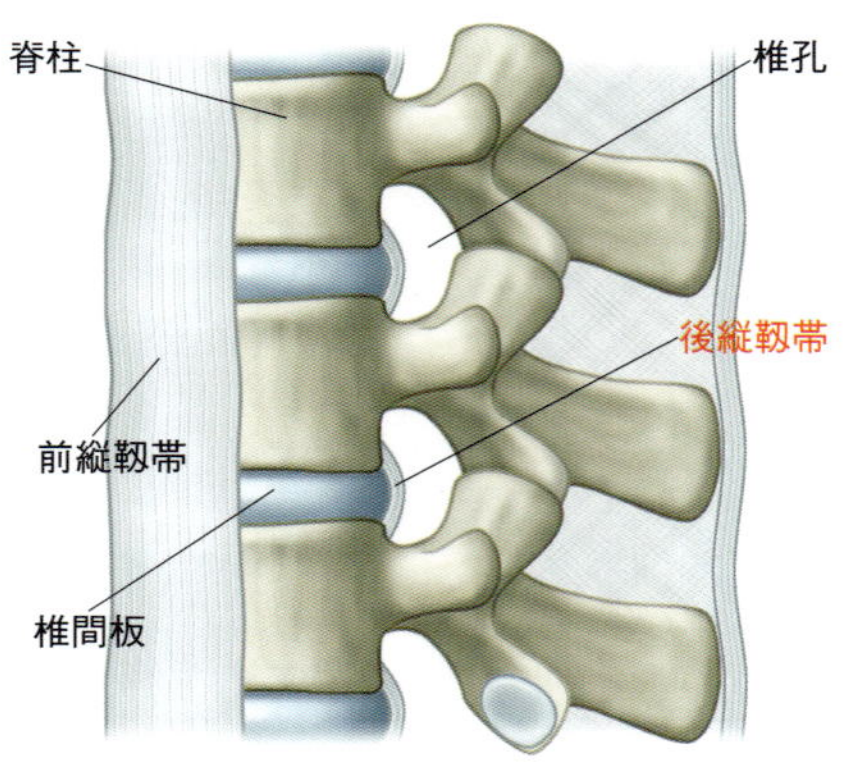

治療 首の動きを制限する頸椎カラーを用いた治療が試みられますが、効果が少ないことが多く、温熱療法など、保存療法を行っても進行することが多い病気です。

仕事や日常生活に支障が出てきた場合は、骨化した靭帯を切除する前方除圧固定術か、靭帯はそのままで脊柱管を広くする椎弓形成術などの手術を行います。

手術を行っても骨化が進行し、再悪化することもあるので、手術後の経過を長期にわたって観察していきます。

バージャー病《びょう》*

● 進行すると手足の壊死が起こる

受診する科 循環器科

症状と特徴 進行すると、手足に血液不足（虚血）の症状が起こり、最終的には潰瘍《かいよう》（ただれ）や壊死《えし》（組織の死滅）ができることもあります。慢性の動脈閉塞症《どうみゃくへいそくしょう》の一種です。**閉塞性血栓血管炎**とよばれることもあります。閉塞性動脈硬化症が太い動脈で起こるのに対し、バージャー病は末梢《まっしょう》血管がふさがる（閉塞）のが特徴です。

原因 たばこが原因といわれています。この病気にかかる人に、喫煙者、肉体を使う労働者が多いことから、たばこによる血管内皮の傷害や血液凝固能亢進《こうしん》、肉体労働で血管が傷つくことによって血栓《けっせん》ができると考えられています。ほとんどが男性で、男女の割合は9・7対1程度です。

治療 まずは禁煙することが大切です。血栓を抑える薬を使用したり、閉塞部分をカテーテルで拡張したり、バイパス手術を行うなどします。

レイノー病《びょう》

● 寒冷などで指先が蒼白に

受診する科 内科／血管外科

症状と特徴 寒さや冷水に触れたことや、精神的ショックなどがきっかけとなって、手足の指先などが蒼白《そうはく》から紫色に変色して冷たくなる症状（**レイノー現象**）がみられます。

末梢《まっしょう》血管の循環不全によるもので、原因となる基礎疾患がない場合は、レイノー病と診断します。

若い女性に多く、症状が左右対称に現れるのが特徴です。しばしば再発し慢性化しますが、まれに悪化すると指先の変形や潰瘍《かいよう》を起こすこともあります。

なお、膠原病《こうげんびょう》のひとつの症状としてレイノー現象をきたすこともあり、経過に注意が必要です。

治療 防寒を心掛け、喫煙者は禁煙が必須です。治療は血管拡張薬などを使う薬物療法が基本です。重症の場合は交感神経切除術を行うことになります。

写真1　レイノー病

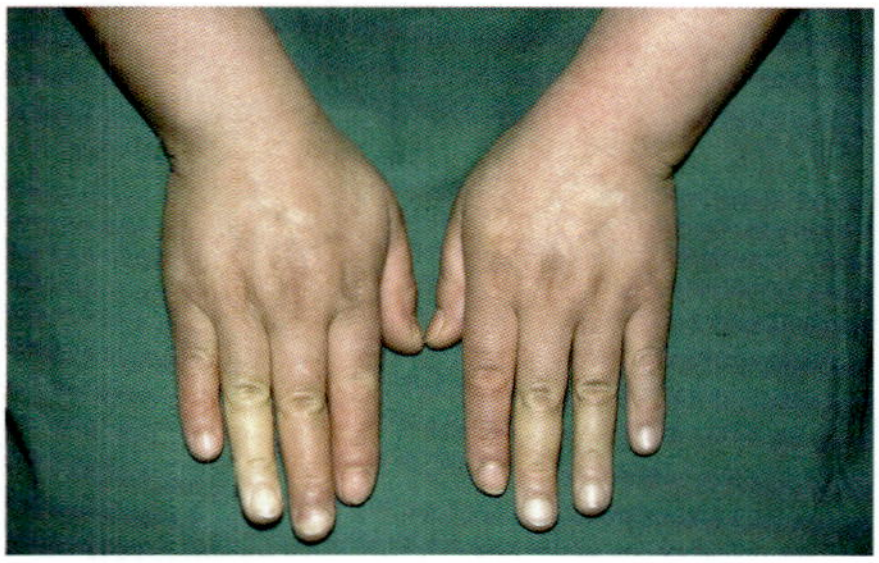

両手の指に現れたレイノー現象。
提供：alamy/PPS通信社

チアノーゼ

寒さによって血管が収縮したり、血液中の酸素の量が減少したりすると、唇、手足の先端や爪が紫色になることをチアノーゼといいます。

チアノーゼは、呼吸器や心臓の病気の症状として現れることがあるので、寒冷以外の原因が考えられる場合は、内科や循環器科を受診してみましょう。

リンパ浮腫《ふしゅ》

●リンパ管が圧迫されることによるむくみ

受診する科 皮膚科／内科

症状と特徴 リンパ管の流れが悪くなり、リンパ（足や踵《かかと》、手など）がむくむことです。痛みもなく、皮膚の色にも異常ありません。

むくみは朝には軽くなり、夕方に悪化します。放置していると皮膚がかたくなっていきます。

原因 手術でリンパ管が圧迫されたり、詰まることで起こります。不明のこともあります。

治療 まずは、むくんだ部位を高くし、マッサージ、温浴などでむくみをとります。ストッキングがむくみに効果的なこともあります。

症状が進んでリンパ管や組織の炎症を起こすようなときは手術を行います。

むくみがみられたら、ほかの病気の症状である可能性もあるので、まずは検査を受けましょう。

遺《い》伝《でん》性《せい》周《しゅう》期《き》性《せい》四《し》肢《し》麻《ま》痺《ひ》*

●手足の筋力が低下し動けなくなる

受診する科 内分泌内科

症状と特徴 常染色体優性遺伝疾患のひとつで、急に四肢（手足）の力が抜けて、麻痺が起こります。この発作は短時間で治りますが、数日に及ぶこともあります。

発症には血液中のカリウム濃度が関係しており、発作時の濃度によって**低カリウム血性周期性四肢麻痺**、**高カリウム血性周期性四肢麻痺**、**正カリウム血性周期性四肢麻痺**の3つに分類されます。そのほかに多いのは、甲状腺機能亢進症《こうじょうせんきのうこうしんしょう》（364頁）にともなう低カリウム血性周期性四肢麻痺です。

原因 低カリウム血性周期性四肢麻痺は、過労や飲酒、炭水化物の食べすぎが誘因となります。

高カリウム血性周期性四肢麻痺は、空腹時や激しい運動をしたときに起こります。

正カリウム血性周期性四肢麻痺は、ひじょうにまれな疾患ですが、寒さや運動直後の急速な休息がきっかけで起こるといわれています。

治療 甲状腺機能亢進症にともなう低カリウム血性周期性四肢麻痺の場合は、まず甲状腺機能亢進症の治療が必要です。

原因疾患がない場合は、アセタゾラミドを使用します。日常生活では、炭水化物の多い食事や激しい運動を控えましょう。

高カリウム血性周期性四肢麻痺では、インスリンの皮下注射やカルシウム剤を使用します。

正カリウム血性周期性四肢麻痺の場合は、生理食塩水を注射します。

筋肉《きんにく》の部分断裂《ぶぶんだんれつ》（肉離《にくばな》れ）

●運動中に起こる筋肉の一部の断裂

受診する科 整形外科

症状と特徴 肉離れをもっとも多く起こすのは、太ももとふくらはぎです。筋肉を縮めたり、伸ばしたりしたときに痛みを感じます。程度によっては、皮下出血や切れた部分にくぼみを触れることがあり、その部分を押すと痛みがあります。

原因 とくに多いのが、運動時の疾走中や跳躍時に、筋肉の収縮がその筋肉の強さを超えたときに、強く引っ張られすぎて断裂を起こす場合です。完全な断裂は**筋断裂**とよばれ、肉離れには含みません。

治療 筋肉の断裂が疑われたら、すぐに患部を動かさないよう安静、冷却、圧迫、挙上（4つの頭文字をとり**RICE**《ライス》**療法**という）します。

病院で断裂の程度を検査で確認した後は、安静を保ち、固定します。大きな断裂の場合は、手術で断裂箇所を縫合し、固定します。リハビリテーションも必要となります。

表2　使いすぎ症候群の起こりやすい部位と障害

部位	おもな障害
肩	リトルリーグショルダー、テニスや水泳・バスケットボールなどによる肩痛（インピンジメント症候群）、腱板腱炎
ひじ	ゴルフ肘、テニス肘、投手のひじ痛（野球肘）
手・腕	腱鞘炎、投手やゴルファーの屈筋腱炎
腰	筋・筋膜性腰痛、椎間板ヘルニア、脊椎すべり症
股関節	ランニングやサッカーなどによる恥骨骨炎
膝	膝半月板損傷、膝靭帯損傷、オスグッド・シュラッター病、大腿骨と脛骨の衝突による離断性骨軟骨炎、跳躍による膝蓋靭帯炎、滑液包炎
脚・足	疲労骨折、長距離ランナーのアキレス腱炎、ふくらはぎなどで筋肉の１区画内に起こる腫れと血流障害（コンパートメント症候群）

使《つか》いすぎ症候群《しょうこうぐん》

●こどものスポーツではとくに注意

受診する科 整形外科

症状と特徴 筋肉の使いすぎなどによって炎症を起こし、痛みを感じるようになります。運動を続けることで起こります。筋・筋膜性腰痛、腱炎《けんえん》、軟骨の摩耗・剥離《はくり》、離断性骨軟骨炎、コンパートメント症候群、疲労骨折などが起こります。こどもには、野球肘《ひじ》、リトルリーグショルダー（432頁）、オスグッド・シュラッター病（564頁）などが起こりやすいです。

こどもの過度な運動には注意が必要です。練習量が急激に増える、体型が変わる、けがが完治していないのに練習を再開したような場合でも起こることがあります。成人後も後遺症として残ることがあるため、適切な治療が大切です。

治療 痛みが出たら、すぐに休ませます。痛みを我慢して使い続けることが、悪化させることとなります。

患部を冷やしたり、消炎鎮痛薬を用いたりすることで、痛みや炎症を抑えます。

痛みが和らいだからといって、すぐに練習などを再開することは避け、痛みがない範囲での運動やストレッチなどのリハビリテーションを続けながら行いましょう。

疲労骨折《ひろうこっせつ》

症状と特徴 一般的に、外傷などはないのに、運動時に同じ場所に痛みを感じたり、狭い範囲で圧痛（押すと痛む）があります。

骨に小さなひびが生じた状態で、骨に対して曲げる、ひねるなどの衝撃が長期にわたり、過剰に加わることで起こります。

脚《あし》に多く、とくにすねにあたる脛骨《けいこつ》や腓《ひ》骨《こつ》、足の甲の部分にあたる中足骨などで起こることが多くなっています。

治療 運動を中止し、骨折部位への負担を減らし、自然治癒させます。患部を動かさないためにテーピングやギプスなどで固定することもあります。

疲労骨折の状態で運動を続けると、慢性化したり、完全に骨折してしまうことがあります。治療期間が長期化し、手術が必要となることもあります。

多形滲出性紅斑《たけいしんしゅつせいこうはん》

● 左右対称にできる赤いあざ

受診する科　**皮膚科**

症状と特徴　ほぼ左右対称に赤い円形の斑《はん》点《てん》ができます。斑点は全身に出ますが、とくに手足に多く現れます。

病変部と健常な部分の境目はむくんで盛り上がっていて、斑点の中心は紫がかっています。かゆみや発熱がともなうこともあります。女性に多く、春に発症することが多いようです。

重症の場合は、難病に指定されています。

原因　**単純ヘルペスウイルス**（671頁）、薬、**マイコプラズマ肺炎**（392頁）によることが多いようです。これらのウイルスや細菌、かびなどの感染症、薬物に対するアレルギー反応として症状が現れます。そのほか内臓の悪性腫瘍《しゅよう》に対する反応のこともあります。

治療　まず、斑点のできる原因を調べます。約半数では原因がわかるので、その病気の治療を行います。

症状が軽い場合はそのままにしておいても約2週間で治ります。かゆみがひどいときはステロイドの塗り薬や内服薬、注射を併用して治療をします。

魚鱗癬《ぎょりんせん》*

● いわゆるサメ肌が広がる

受診する科　**皮膚科**

症状と特徴　生まれたときから、あるいは乳幼児のころから皮膚が広範囲でざらついた状態になる皮膚の病気です。

乳幼児期から症状がみられる**尋常性魚鱗癬**《じんじょうせいぎょりんせん》のほか、**伴性劣性魚鱗癬**《ばんせいれっせいぎょりんせん》、**水疱型魚鱗癬様紅皮症**《すいほうがたぎょりんせんようこうひしょう》などがあります。タイプによっては水ぶくれの症状もあります。

人から人へは感染しない病気です。

◎**尋常性魚鱗癬**　腕、すね、太ももが乾燥し、ざらつきひびわれた状態になります。赤くなったり水ぶくれができたりすることはありません。

魚鱗癬のなかでは軽症ですが、出現率は0.5～1％と、もっとも多いタイプです。

◎**伴性劣性魚鱗癬**　症状は尋常性魚鱗癬とほぼ同じですが、より重症で男子にだけみられるタイプです。

◎**水疱型魚鱗癬様紅皮症**　出生時より全身が赤く、角質化した皮膚が付着し、水ぶくれもみられる重症の魚鱗癬です。

成長すると新たな水ぶくれはできにくくなりますが、角質化した皮膚のすき間から細菌が感染したり、皮膚のごわつきによって関節の動きが悪くなったりします。

10万人に1人いるかいないかのまれな病気です。

原因　表皮細胞が異常に角化する先天性の皮膚の病気です。遺伝かどうかはっきりせずに症状が現れることもあります。

治療　根本的な治療法はなく、尿素やビタミンAを含む軟膏《なんこう》の使用によるスキンケアが中心です。症状がひどい場合はビタミンA誘導体の内服も行います。

現在、根治を目ざして遺伝子治療の研究が進められています。

爪囲炎《そういえん》

爪の周りの炎症

受診する科 皮膚科

症状と特徴 爪《つめ》の周りの傷から菌が入り、炎症を起こすものです。

指先の赤み、腫《は》れ、ずきずきとした痛み、熱などの症状がみられます。痛い部分を押すと膿《うみ》が出てくることもあります。

カンジダによる爪囲炎は、腫れも少なくかさぶたがあるほかは症状がありませんが、放置すると数か月後に爪が変色していきます。

爪囲炎をこじらせると、爪の下の組織が壊死《えし》する、**瘭疽《ひょうそ》**になることもあります。

原因 菌類の感染により起こります。膿の色によって、黄色は黄色ブドウ球菌、緑は緑膿菌《りょくのうきん》と、膿の色も菌の特定のヒントになります。カンジダというかびによる**カンジダ性爪囲炎**もあります。

治療 原因菌やかびに合わせて抗菌薬を服用します。病変部を切開し、膿を出すこともあります。炎症が爪全体にわたり、症状がひどいときには爪を抜きます。

図3　爪の構造

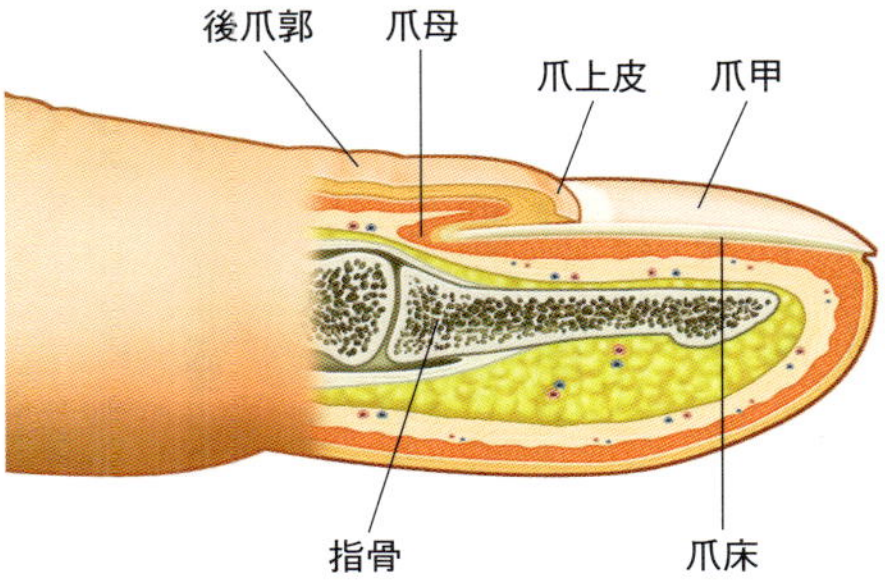

時計《とけい》ガラス爪《づめ》

爪が異様に大きくなる

受診する科 皮膚科

症状と特徴 徐々に指先が肥大し、爪も大きくなっていきます。

原因 肝硬変《かんこうへん》、心臓病、気管支拡張症、肺がんなど、ほかの病気の影響です。まれに原因不明の場合もあります。

治療 その原因となった病気の治療をすることで症状は改善されます。

手《て》・足《あし》の切断《せつだん》

状態によっては復元の可能性も

受診する科 皮膚科／整形外科／形成外科

症状と特徴 手足が胴体から切り離された状態です。一刻も早い処置が必要です。

切断部の傷が治っても、すでにない手足があるような錯覚が起こったり、痛むことがあります。精神的なショックや生活上の支障などもあり、QOL《キューオーエル》（生活の質）に深くかかわっています。

原因 不慮の事故による切断だけでなく、糖尿病や動脈硬化による壊疽《えそ》によって切断を余儀なくされることもあります。

治療 事故による切断箇所は、状態によっては手術でつなぐことができます。とはいえ、かならずしも機能が戻るわけではありません。手術後に組織がうまく機能しないときは再切断になります。リハビリテーションも必要です。最近は義手や義足も進化し、社会復帰の可能性も高くなりました。

関節《かんせつ》リウマチ

●関節炎から始まる全身性の病気

受診する科 リウマチ・膠原病科／内科／整形外科

症状と特徴 関節が痛んだり腫《は》れたりします。進行するにつれ、関節の変形や破壊をきたし、関節以外にも全身にさまざまな症状を引き起こします。

膠原病《こうげんびょう》のひとつで、30～50歳代の女性に多く、発症率は男性の3～4倍にのぼります。閉経期に発症リスクが高まることが知られていますが、高齢者の場合は男女差は小さくなります。

◎関節の症状 「朝のこわばり」という、朝起きたときに手足の指の関節がこわばって動かしにくくなる症状から始まることが多く、やがて痛みや腫れが、手首やひじ、膝《ひざ》や足など、全身の関節に左右対称に広がっていきます。進行すると関節の骨や軟骨が破壊され、関節に変形や強直が現れます。

関節の変形は、関節の炎症が長く続いた結果として生じますが、手指の関節が屈曲する**スワンネック変形**や**ボタン穴変形**、指全体が脱臼《だっきゅう》によって外側に湾曲する**尺側偏《しゃくそくへん》位《い》**、ひじや膝が伸びなくなる**関節拘縮《かんせつこうしゅく》**などのほか、股関節脱臼《こかんせつだっきゅう》、頸椎《けいつい》の亜脱臼による脊髄《せきずい》の圧迫、腱《けん》の炎症から起こり指を伸ばそうとするとはじけるようなバネ指、外反《がいはん》母趾《ぼし》などが現れることもあります。

◎関節以外の症状 関節リウマチは、しばしば**全身倦怠感《けんたいかん》**（632頁）や微熱、食欲不振や体重減少などの全身症状をともないます。また、**リウマトイド結節**という小さなしこりが、皮下にできることもあります。

さらに、**シェーグレン症候群**（630頁）や**間質性肺炎**（394頁）などの病変を引き起こすことも少なくありません。

とりわけ、血管炎を合併した**悪性関節リウマチ**は難治性で、厚生労働省は指定難病のひとつに指定しています。

原因 根本的な原因はよくわかっていませんが、一定の遺伝子配列をもつ人に、なんらかの要因が作用して免疫異常をきたし発症すると考えられており、喫煙やウイルス感染、心身のストレスなどが関与すると考えられています。

からだの免疫システムに異常が生じて自己抗体が出現すると、自分自身の細胞や組織を攻撃するようになります。

関節リウマチはこうした自己免疫疾患のひとつで、免疫グロブリンに対する自己抗体（リウマトイド因子）や抗CCP抗体は、患者さんの8～9割で陽性を示します。

免疫反応の異常によって関節の滑膜細胞《かつまくさいぼう》が増殖し、腫瘍壊死因子《しゅようえしいんし》（TNF《ティーエヌエフ》）などの炎症性サイトカインが産生されると周囲の軟骨や骨に炎症を引き起こします。これが、関節の痛みや腫れの原因です。

治療 自己免疫疾患の根本的な治療は、いまだ研究途上にありますが、関節リウマチの治療は過去10年間で飛躍的に進歩しました。関節リウマチの治療は、症状を和らげるだけでなく、骨関節の破壊の進行を抑える治療が不可欠です。早期発見・早期治療が大切で、薬物療法が中心になります。

症状に応じてリハビリテーションや手術療法を行います。

◎診断 関節リウマチの症状は個人差が大きく、しかもほかの病気にも同じような症状が現れます。早期診断にあたってはアメリカ・リウマチ学会の分類基準が使われています（547頁表3）。

あわせて、血液検査や血清の抗体検査、X線検査のほか、合併症や内臓疾患の有無を検査し、総合的に診断を行います。

◎薬物療法　大きく分けて、薬物療法には、痛みや腫れなどの炎症を抑える治療と、免疫反応を抑制し、進行をくい止める治療の2種類があります。

関節の腫れや痛みなどを和らげるには、非ステロイド系抗炎症薬を使います。飲み薬から貼《は》り薬まで形はさまざまで、効果は比較的早く現れます。薬によっては胃腸障害などの副作用をともないます。

非ステロイド薬では炎症が治まらないときや、抗リウマチ薬が効かない場合は、少量のステロイド薬が使われます。ただし、血糖値の上昇や高血圧、胃《い》潰瘍《かいよう》や骨《こつ》粗《そ》鬆《しょう》症《しょう》、感染症にかかりやすくなるなどの副作用には注意が必要です。なお、自己判断でステロイド薬を減量したり中止したりすると、症状が悪化することがあります。副作用のコントロールも含めて、専門医による適切な治療を受けることが大切です。

関節リウマチの薬物治療の中心は、メトトレキサートなどの抗リウマチ薬です。抗リウマチ薬は、免疫異常にはたらきかけて炎症を抑え、関節の変形や破壊の進行をくい止めることを目的とする薬剤の総称で、いずれも3週間から3か月ほどかけて徐々に効果を発揮します。

薬によっては、湿疹《しっしん》や胃部不快感、たんぱく尿や白血球減少のほか、肝障害や骨髄障害、間質性肺炎、リンパ節腫大などを併発することがあります。

さらに、炎症性サイトカインを標的とする抗体などの生物学的製剤が2003（平成15）年以降に臨床応用され、注射薬が重症、中等症の関節リウマチに投与されています。症状を改善し、骨破壊の進行を防ぐ優れた効果がありますが、副作用として、細菌性肺炎や結核などの重い感染症を併発するおそれもあり、使用にあたっては、専門医の適切な指導が必要です。

◎リハビリテーション　運動機能を保持するためのリハビリテーションは、関節リウマチの治療に大きな役割を果たします。

リウマチ体操などの運動療法のほか、物理療法や作業療法を症状に応じて行います。また、関節機能をサポートするさまざまな装具も開発されています。

◎手術療法　薬物療法では進行をくい止められず、関節が変形して、関節が動かない、あるいはぐらぐらするようになると、外科的な手術が必要になってきます。

それぞれの関節によって方法は異なりますが、人工関節に置き換える手術や、関節固定術、残った関節の一部から関節を再建する関節形成術などがあります。

表3　アメリカ・リウマチ学会による分類基準

腫脹または圧痛関節数（0～5点）	
1個の中～大関節	0
2～10個の中～大関節	1
1～3個の小関節	2
4～10個の小関節	3
11関節以上（少なくとも1つは小関節）	5
血清学的検査（0～5点）	
RFも抗CCP抗体も陰性	0
RFか抗CCP抗体のいずれかが低値の陽性	2
RFか抗CCP抗体のいずれかが高値の陽性	3
滑膜炎の期間（0～1点）	
6週間未満	0
6週間以上	1
急性期反応（0～1点）	
CRPも赤沈も基準値	0
CRPか赤沈が異常値	1

6点以上で関節リウマチに分類。

ペインクリニックとは?

■**局所麻酔によって痛みをとる**

ペインクリニックとは、痛み（疼痛《とうつう》、ペイン）に対する診断、治療を行う診療施設（クリニック）のことをいいます。麻酔科の専門分野となっており、大きな病院では**麻酔科外来**や**疼痛外来**というところもあります。

麻酔は通常、手術中の痛みをとる手段として用いられますが、ふだんの生活上で痛みがともなう疾患にも麻酔を役立てようと、ここ数年よく見掛けられるようになりました。慢性の痛みがあり、原因がはっきりしなかったり、わからなかったりする場合にも、ペインクリニックへの受診は有効となっています。

■**神経ブロックが治療の中心**

ペインクリニックでの治療は、局所麻酔を使用した**神経ブロック**とよばれる治療法が中心に行われています。

神経ブロックとは、痛みを伝える神経に局所麻酔を施して神経を麻痺《まひ》させ、痛みの伝達を遮断（ブロック）する治療法です。

痛みのある部分では、血管が収縮して血流が悪くなり、筋肉が緊張することで、さまざまな痛みを引き起こす「発痛物質」が産生されます。痛みがさらなる強い痛みを生む悪循環に陥ることで、慢性的な痛みにつながります。

神経ブロックは、この痛みが伝わる部分を一時的に抑えることで、筋肉の緊張を緩めて、血流を改善し、痛みの連鎖を断ち切ることができます。その結果、痛みはしだいに軽く和らいでいくため、片頭痛《へんずつう》（**258頁**）や三叉《さんさ》神経痛（**282頁**）、肋《ろっ》間《かん》神経痛（**428頁**）、椎間板《ついかんばん》ヘルニア（**369**、**437頁**）、関節リウマチ（**546頁**）など、慢性的な痛みのある病気には、とくに有効な治療法となっています。

また、顔面痙攣《けいれん》（**283頁**）、顔面神経麻痺（**282頁**）、アレルギー性鼻炎（**329頁**）、突発性難聴（**324頁**）など、痛みをともなわない病気でも、神経ブロックの効果が期待できる場合があります。

ペインクリニックでは、この神経ブロックのほか、電気刺激療法、薬物療法などを併用しながら治療が行われています。

表4　ペインクリニックの治療対象となるおもな病気

頭部・顔	頭痛（片頭痛など）、三叉神経痛、顔面神経麻痺、顔面痙攣など
首・肩・腕	椎間板ヘルニア、五十肩、頸椎捻挫（むち打ち症）、肩こりなど
胸・腹・背中	肋間神経痛、心臓の痛み、膵炎、尿路結石症など
腰	椎間板ヘルニア、脊柱管狭窄症、ぎっくり腰など
手足	関節炎、坐骨神経痛、変形性膝関節症など
全身	悪性腫瘍（がん）による痛み、けがや手術後の痛み、帯状疱疹、帯状疱疹後神経痛、変形性脊椎症、関節リウマチなど
その他	メニエール病、多汗症、アレルギー性鼻炎、めまい、突発性難聴、耳鳴り、自律神経失調症など

〈手・腕〉

内反肘《ないはんちゅう》

● ひじが手のひらよりも内側にくる

受診する科 整形外科

症状と特徴 手のひらを前に向けてひじを自然に伸ばしたとき、一般的には、ひじの位置は手のひらよりやや内側にありますが、逆に、ひじよりも手のひらが内側にくるものです。日常生活をするうえで機能が問題となることはほとんどありません。

原因 多くの場合、こどものころのひじ周囲の骨折がうまく整復(元の位置に戻す)されなかったものと考えられます。

治療 外見が問題となるだけで、治療が必要となることはほとんどありません。

図1　内反と外反

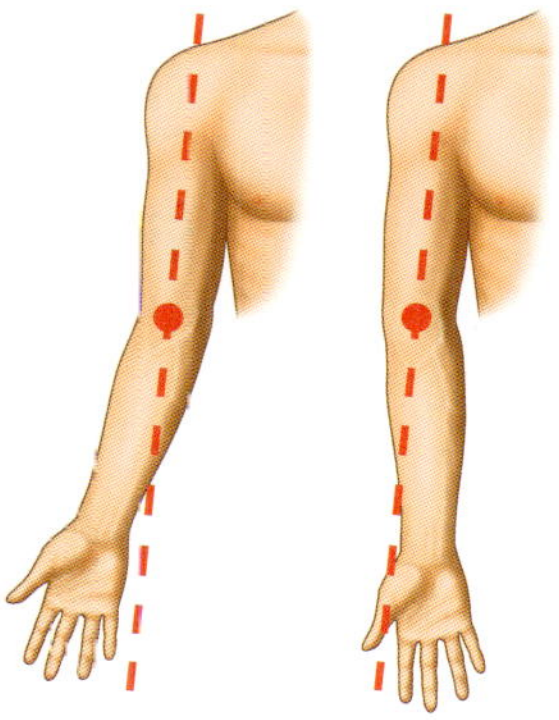

外反肘《がいはんちゅう》

● しびれが起こることがまれにある

受診する科 整形外科

症状と特徴 手のひらを前に向けて、ひじを自然に伸ばしたとき、一般的なひじの位置は手のひらよりやや内側にありますが、ひじよりも手のひらがさらに大きく外側にくるものです。

日常生活をするうえで問題となることはほとんどありませんが、ひじの変形が原因で、ひじを通る尺骨《しゃっこつ》神経などが圧迫され、小指などのしびれを感じることがあります(**遅発性尺骨神経麻痺《まひ》**)。

原因 多くの場合、こどものころの骨折がうまく整復（元の位置に戻す）されなかったことが原因と考えられます。

治療 多くの場合、外見が問題となるだけで、治療が必要となることはありません。小指側にしびれを感じるような場合、尺骨《しゃっこつ》神経への圧迫を取り除くために神経の周囲を整えたり、骨の一部を削ったりする手術が必要になることがあります。

変形性肘関節症《へんけいせいひじかんせつしょう》

● ひじの痛みや運動制限が起こる

受診する科 整形外科

症状と特徴 ひじの関節の軟骨がすり減り、骨棘《こつきょく》（骨の出っ張り）ができます。そのため、ひじの関節を動かすと痛みが生じます。激しい痛みは起こりにくいのですが、曲げ伸ばしが十分にできなくなり、肘関節の変形がひどくなると、ひじの内側にある尺骨《しゃっこつ》神経が刺激され、小指や薬指がしびれたり、触った感じが鈍くなったり、握力が低下したりすることもあります。

原因 加齢によるほか、骨折や力仕事などによって起こることがあります。

治療 ひじに負担をかけないように注意します。痛みには消炎鎮痛薬を用い、強い痛みには関節内に注射することもあります。

しびれが強い場合は、神経の圧迫の原因を手術で除きます。肘関節の動きが制限され、生活に支障がある場合は、手術で骨棘を取り除いたりします。人工関節に置き換える手術を行うこともあります。

ゴルフ肘《ひじ》

●手首や腕の使いすぎが原因

✚受診する科　整形外科

症状と特徴　ひじの内側を押さえると痛みを感じ、また、手首を手のひら側へ曲げると痛みます。痛みは、前腕と手首まで広がることがあります。**上腕骨《じょうわんこつ》内側《ないそく》上顆《じょうか》炎《えん》**ともいいます。

原　因　肩とひじの間にある骨（上腕骨）の内側上顆（図2）という部分には、手首を手のひらのほうへ曲げる筋肉がついており、手首や腕を使いすぎると、この部分に炎症が起こります。ゴルフなどのスポーツでの使いすぎのほか、原因はさまざまです。

図2　上腕骨内側上顆の位置

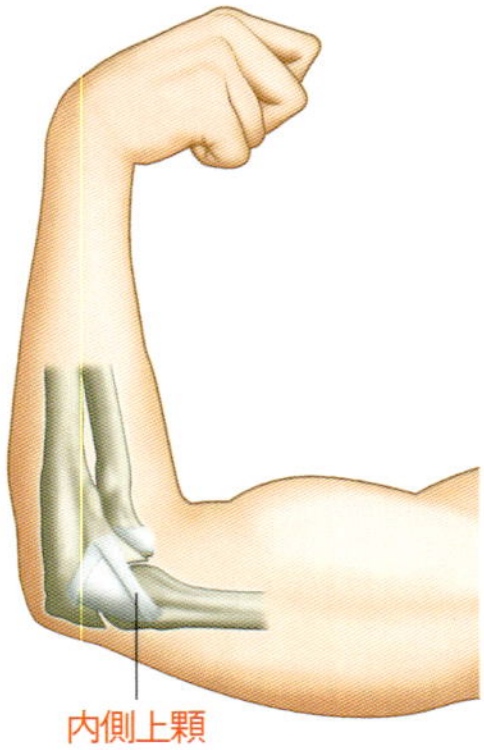

治　療　基本は保存療法です。非ステロイド系抗炎症薬の使用や、ステロイドや局所麻酔薬の注射によって、炎症や痛みを抑えます。安静、内服、注射を組み合わせて治療します。

装具療法では、ひじではなく手首を固定し、筋肉の緊張の減少を図ります。

手術はあまり行いません。

テニス肘《ひじ》

●手首や指の使いすぎによるひじの痛み

✚受診する科　整形外科

症状と特徴　ひじの外側を押さえると痛み、手首を反らした際に同じ場所に痛みを感じます。痛みにより、ドアノブを回したり、ぞうきんをしぼったりする動作に支障が出ます。**上腕骨《じょうわんこつ》外側《がいそく》上顆《じょうか》炎《えん》**ともいいます。

図3　上腕骨外側上顆の位置

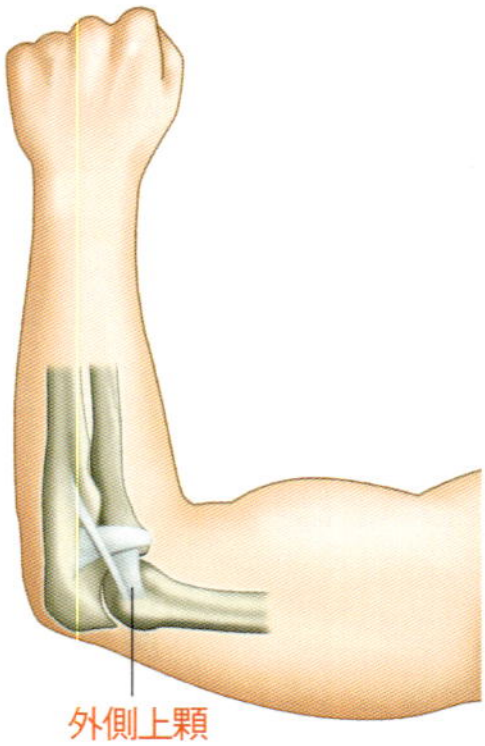

原　因　肩とひじの間にある骨（上腕骨）の外側上顆（図3）という部分には手首を上に反らす（手の甲のほうへ引っ張る）筋肉がついており、手首や指の使いすぎが原因で、この部分に炎症が起こります。

テニスプレーヤー、とくに中高年でテニスを始めた人の発生頻度が多くなっています。テニスに限らず、手首、腕を多く使う職業の人にもみられます。手首を反らす際の伸筋群への負担が大きいと起こります。

治　療　安静にすることが基本となります。薬物療法としては、非ステロイド系抗炎症薬の使用や、ステロイドや局所麻酔薬の注射で炎症や痛みを抑えます。これらを組み合わせて治療します。

装具療法では、ひじの周囲を固定し、ひじにかかる負担の軽減を図ります。

これらの治療を6か月以上続けても効果が現れない場合には、炎症を起こしている筋肉の一部を切除する手術を行うことがありますが、このようなケースはたいへんまれです。

腕《わん》神《しん》経《けい》叢《そう》麻《ま》痺《ひ》

●手・腕の麻痺で動かせない

受診する科 整形外科

症状と特徴 肩、腕、指へと向かう神経は、脊椎《せきつい》の前側方（首の前の鎖骨《さこつ》の上のほう）で集まり、束のようになっています。これを腕神経叢といい、これがちぎれたり、脊髄の出口で引き抜かれたりすると、肩から指までの全部、あるいは一部に感覚の消失、動かないなどの麻痺が起こります。

損傷を受ける腕神経叢の広がりによって、

①**全型** 肩、ひじ、指までの全部が麻痺している
②**上位型** 肩とひじが動かない
③**下位型** 手の指が動かない

の3つに分類されます。

神経根が脊髄から出るところで引きちぎられている**神経根引き抜き損傷**の場合、麻痺が自然に回復することはまずありません。

原因 交通事故、とくにオートバイの転倒事故などで、首が横のほうに強く曲げられたり、肩が引っ張られたりして、腕神経叢が損傷を受けると起こります。また、鎖骨や第1肋骨《ろっこつ》（536頁図1）の骨折をともなうことがよくあります。

ほかには、分娩《ぶんべん》時に不自然な体勢で引っ張られたり（**分娩麻痺**）、機械に腕を巻き込まれたり、スポーツでの事故でも起こります。

治療 神経根引き抜き損傷ではない場合、損傷の場所や程度によって、自然回復の可能性があります。その場合、3か月程度の間、リハビリテーションを行いながら、ようすをみます。

分娩麻痺では、多くの場合、自然に回復していきます。

麻痺の程度や範囲、回復具合によって、神経の周囲の組織を整えたり、神経の移植やつないだりする手術を行ったり、機能再建手術を行ったりします。上位型では、肩やひじの再建術を行うことで、腕の機能の改善が期待できます。

回復が困難とされていた下位型や全型も、最近のマイクロサージャリー（顕微鏡下での外科手術）の発展により、機能回復が望めるようになっています。

神《しん》経《けい》絞《こう》扼《やく》症《しょう》候《こう》群《ぐん》

●末梢神経が圧迫されて起こる病気

受診する科 整形外科

症状と特徴 脊髄《せきずい》から出た末梢《まっしょう》神経が、手足に向かう途中で圧迫（絞扼）されると、手足の末端のほうの神経が傷み、筋力低下、感覚障害などが起こります。これを**絞扼性神経障害**といい、これらの神経障害を起こす病気の総称が神経絞扼症候群です。

絞扼性神経障害は腕に起こることが多く、全体の約8割を占めます。

原因 末梢神経は、神経の走行が急に曲がる関節付近や、筋肉、腱《けん》、靭帯《じんたい》などの間を通るときに圧迫されやすく、さらに、手足などの使いすぎなどにより、神経が圧迫される原因が生じることがあります。

治療 まずは、安静にして、障害が起きている部分を使わないようにします。消炎鎮痛薬やビタミン剤を使います。

神経の圧迫を取り除く手術を行うこともあります。また、神経を移行する（つなげる）手術を行うこともあります。

フォルクマン拘縮《こうしゅく》

●手指が曲がり固まってしまう

受診する科 整形外科

症状と特徴 ひじ周辺の骨折や脱臼《だっきゅう》の後、ひじから手首にかけての前腕部が腫《は》れて傷み、血行不良によって手が白くなり、やがて筋肉の壊死《えし》(組織の死滅)、末梢《まっしょう》神経麻痺《まひ》によって拘縮(手指が曲がること)が起こります。

原因 筋肉は、薄い膜（筋膜）によって包まれ、コンパートメントとよばれるいくつかの区画に分けられています。ひじ周辺の脱臼や骨折などのけがで、内出血や筋肉の腫れが起こり、前腕部のコンパートメントの内圧が上昇し、血行が悪くなり（**コンパートメント症候群**）、組織の壊死や末梢神経に障害が起こります。

治療 急性期では、骨折や脱臼の牽引《けんいん》や整復（元の位置に戻す）を行います。それでも症状が改善しない場合は、早めに手術を行い、筋肉内の圧力を下げます。

慢性期になり、手指の変形が完成してしまうと、変形に応じた矯正手術を行います。

手根管症候群《しゅこんかんしょうこうぐん》

●中年女性に多い手のひらの痛み

受診する科 整形外科

症状と特徴 手のひらの親指から薬指にかけてのしびれ感、ピリピリした痛みがあり、進行すると手のひらの親指側の筋肉が萎縮《いしゅく》して、親指と小指を使って物をつかむことができなくなります。

原因 腕から手先へ伸びる正中《せいちゅう》神経が、手首の手のひら側で手の骨（手根骨）と横《おう》手根靭帯《しゅこんじんたい》からなるトンネル（手根管）の中で圧迫（絞扼《こうやく》）されるために起こります。

手をよく使う仕事で発症しやすいといわれています。また、閉経期前後の中年女性に多いことから、ホルモンの影響も考えられていますが、原因ははっきりしていません。そのほか、長期間人工透析を受けているためにアミロイドたんぱく質の沈着、妊娠などによる全身のむくみ、屈筋腱腱鞘《くっきんけんけんしょう》炎《えん》、骨折による変形、ガングリオン（554頁）なども考えられています。

治療 手の安静を保ちます。手をできるだけ使わないように装具を用いて手首を固定することもあります。薬物療法として、消炎鎮痛薬やビタミン剤の内服や、正中神経周囲へステロイドを注射します。

正中神経を圧迫している横手根靭帯を切り離す手術が行われることもあります。

重症化した場合は、腱移行手術が必要となることがあります。手術後、痛みは比較的早期に軽減されますが、筋力の回復に時間がかかります。

図4　手根管

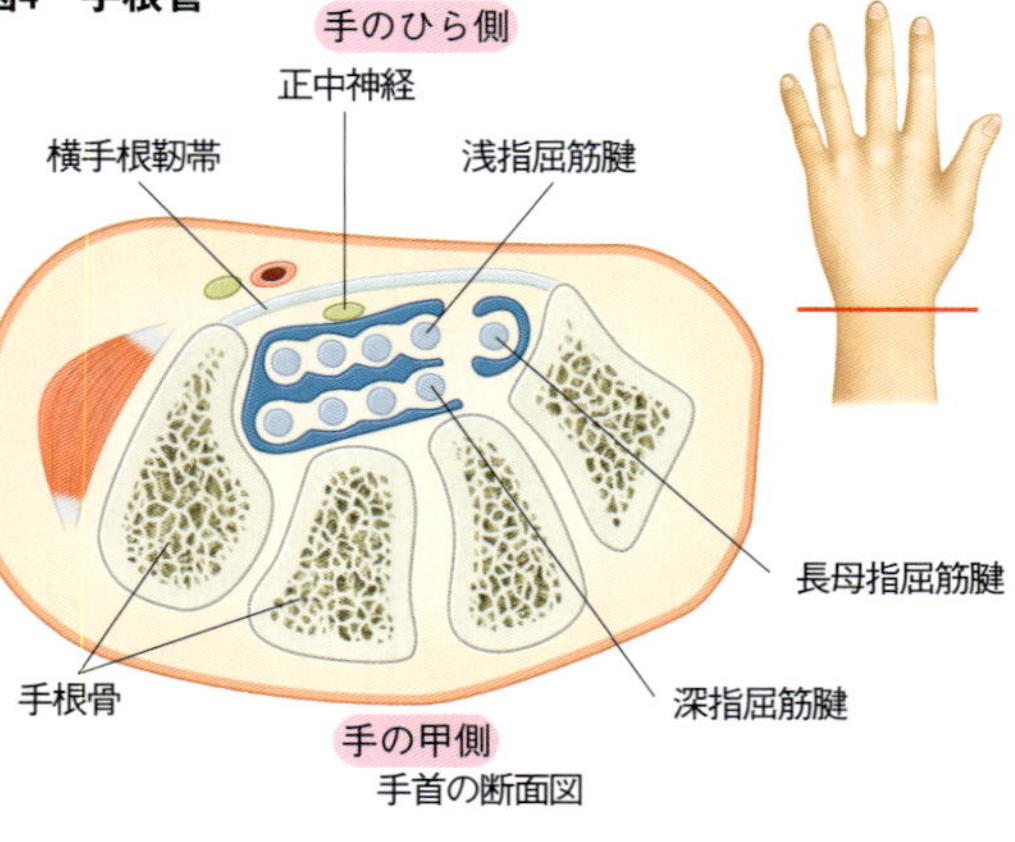

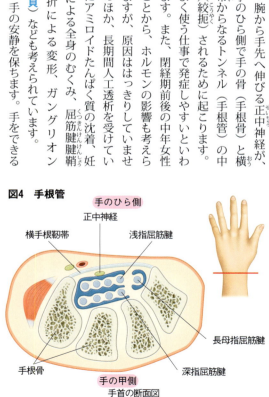

腱鞘炎《けんしょうえん》

●手の使いすぎによる痛み

受診する科　整形外科

症状と特徴　手首の親指側や、親指や中指などの根元の関節を動かしたり、触ったりするだけで強い痛みを感じます。腫《は》れがみられることもあります。

原因　筋肉と骨をつなぐ腱は、腱鞘に包まれています。手指の腱鞘では、繰り返し手を使うと、腱の動きによる摩擦で炎症を起こし（**狭窄性腱鞘炎**《きょうさくせいけんしょうえん》）、痛みの原因となります。関節リウマチなどの関節の病気が引き金になることもあります。

治療　痛みの原因となった作業を控え、副木《ふくぼく》やギプスによって固定したり、安静に保つようにします。痛みには、患部を温めたり冷やしたりすると効果的です。薬物療法としては、消炎鎮痛薬やビタミン剤を内服します。とくにステロイドと局所麻酔薬の注射が効くことがあります。

慢性化した場合は、手術を行うことがあります。

上腕骨骨折《じょうわんこっこっせつ》

●転倒した際に起こることが多い

受診する科　整形外科

症状と特徴　転倒したり、上腕を直接強打したりした場合に起こりやすく、ときには投球動作で起こることもあります。骨折部を動かすと強い痛みや腫《は》れがあります。

上腕骨近位端骨折は、上腕骨の肩関節周辺部分での骨折で、高齢者の転倒で多くみられるのに対し、肘《ひじ》関節の骨折は、**上腕骨遠位端骨折**といい、こどもの転倒で多くみられます。投球動作での骨折は、らせん状の骨折になります。

治療　骨折の程度にもよりますが、骨折した部位を元の形に戻す整復と、骨が修復されるまでの固定が原則です。

骨折した骨のずれが軽度であれば、整復後、ギプスなどで固定します。このような治療が困難な場合は、手術を行います。

最近では、機能障害をできるだけ残さないためと、治療期間を短縮化するために、積極的に手術を行うことが増えています。

前腕骨骨折《ぜんわんこっこっせつ》

●手首の骨折がもっとも多い

受診する科　整形外科

症状と特徴　前腕部の骨折でもっとも頻度が高いのが前腕骨遠位端（手首）骨折です。

治療　骨折した部分を元の形に戻す整復と、骨が修復されるまでの固定が原則です。積極的に手術を行うことが増えています。

コーレス骨折《こっせつ》

症状と特徴　コーレス骨折は、手首近くの橈骨《とうこつ》の骨折で、この部分の骨折では頻度がもっとも高くみられます。おもに、痛み、腫《は》れ、押すと痛む圧痛があり、手首の変形（フォーク状変形）もみられます。

原因　高齢者ではちょっと転んだだけで折れることがあります。

治療　折れた骨のずれが大きい場合は、整復後、ギプスなどで固定します。できるだけ、手指・ひじ・肩を日常的に動かすようにして、それぞれの関節の拘縮《こうしゅく》（こわばり）を予防します。

高安動脈炎《たかやすどうみゃくえん》＊

● **手の脈が触れなくなって脳・心臓・肺の障害も**

受診する科 循環器科

症状と特徴 大動脈などの太い動脈に炎症ができ、その結果、血管が狭くなったり（狭《きょう》窄《さく》）、ふさがったり（閉塞《へいそく》）することで、脳や心臓、肺などに重い障害を起こします。

まず、動脈炎による発熱、貧血などが起こります。その後6か月以上経過すると、動脈の血行障害による症状が起こり始めます。狭窄や閉塞が起こる部位によって、症状はさまざまです。心臓に近い部位で起こると弁膜症、狭心症、心筋梗塞《しんきんこうそく》を起こします。肺動脈が障害された場合は、片方の肺が機能を失うこともあります。これらの症状と同時に、高血圧も起こります。下行大動脈が狭くなると歩行障害が現れます。

別名、**大動脈炎症候群**、**脈なし病**ともよばれ、厚生労働省の指定難病です。

原因 なんらかの感染によって起こるのではないか、という説がありますが、原因はよくわかっていません。患者さんの98％は、家族中に同じ病気の人はいないので、遺伝病である可能性は低いとされています。

治療 炎症を抑えるために、ステロイド薬が使用されます。また、高血圧に対処するために降圧薬も使用されます。

弁膜症、狭心症などの合併症がある場合は、それぞれの疾患に対する治療が行われます。大動脈の狭窄にはバイパス手術が行われます。腎動脈《じんどうみゃく》が障害されると、経過が悪くなることが多いので、カテーテル治療やバイパス手術を行って血行を確保します。

ガングリオン（結節腫《けっせつしゅ》）

● **若い女性に多い良性嚢腫**

受診する科 整形外科／皮膚科

症状と特徴 手関節、足関節、手足の指の付け根に発生する良性の腫瘤《しゅりゅう》で、関節や腱《けん》の組織から発生し、手関節の背側に多くみられ、表面は滑らかで、あまり動きません。皮膚の下にある腫瘤です。10～20歳代の女性に多くみられ、男性よりも女性に約3倍多く発症します。

ゼリー状の袋のような形で、徐々に大きくなります。大きさは数ミリから数センチに及び、大きくなると皮膚が盛り上がってみえます。自然に消えたり、小さくなることもありますが、手関節の動きによって大きくなることもあります。できる場所によって、神経麻痺《まひ》を起こすことがあります。

治療 ほとんどの場合、治療を必要としません。外見上の問題があったり、圧痛（押すと痛む）や不快感があったり、大きくなり続けるような場合は、内容物を注射器や針を用いて取り除きます。

神経麻痺がある、痛みや機能障害がある、再発を繰り返す、というような場合には、手術で切除します。がん化することはありませんが、適切な治療を受けるようにしましょう。

図5　ガングリオン

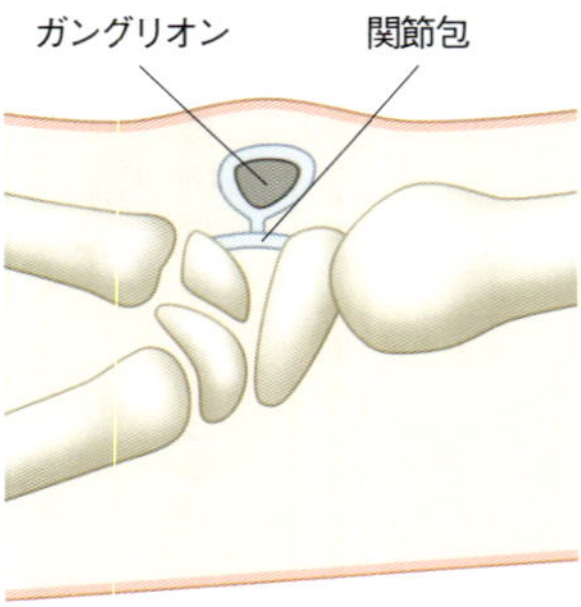

手首の背側にできたガングリオン

手湿疹《てしっしん》（主婦湿疹《しゅふしっしん》）

● **水仕事をする人に多い皮膚病**

受診する科 皮膚科

症状と特徴 主婦など日常的に水を使う機会の多い人にみられる皮膚炎です。

洗剤などによる刺激性のものと、アレルギー性の**接触皮膚炎《せっしょくひふえん》**（652頁）とがあります。

清潔志向の強い人がシャンプーや手洗いをしすぎた結果、なることもあります。また、職業として美容師などに多くみられます。

指や手全体が乾燥して、皮がぽろぽろはがれてきて指紋などがわからない状態になります。さらにひどくなると大きく割れたような亀裂《きれつ》や水ぶくれができます。炎症を起こすこともあります。

さらに悪化すると、傷んだ部位から細菌が侵入し、ほかの皮膚の病気になる可能性もありますので、こじらせないことが肝心です。

原因 水仕事や薬品などで、皮膚にもともと備わっている皮脂《ひし》が減少することで起こります。空気が乾燥する時期はさらに悪化します。

治療 通常は皮膚の保湿に重点をおき、尿素やビタミンAを含んだクリームなどの保湿剤を日に数回塗ります。

症状に改善がみられないときは、サリチル酸ワセリンや尿素入り軟膏《なんこう》を使用します。

ひび割れの状態になった箇所には寝ている間にステロイドを含んだテープを貼《は》ると改善します。症状がひどいときは、ステロイドの塗り薬を使用します。

進行性指掌角皮症《しんこうせいししょうかくひしょう》

症状と特徴 手湿疹《てしっしん》になる前段階の手荒れの状態です。まず、指先の皮膚がかさかさになってきてはがれ始め、次に手全体に症状が広がります。

さらに進行すると赤みを帯び、角質が厚くなり、ひび割れが生じます。

空気が乾燥する時期はさらに悪化し、夏場には軽くなります。アレルギー体質などの皮膚が刺激に弱い体質の人はひどくなる傾向があります。こじれると手湿疹になります。

原因 水仕事や薬品などで、皮膚にもともと備わっている皮脂《ひし》が減少することで起こります。からだの末端で起こることから血液の循環の悪さも関連していると考えられます。

治療 日常生活では、ふだんから尿素やビタミンA入りの軟膏《なんこう》などを使用し、保湿を心掛けます。

皿洗いにはゴム手袋をして、手を大事にします。指先などの血の巡りがよくなるように工夫しましょう。

炎症が起こってきたら、軽いうちにステロイドの塗り薬を使用し、悪化しないようにします。

表1　おもな湿疹・皮膚炎の分類

接触皮膚炎（652頁）	
手湿疹（主婦湿疹）（555頁）	
進行性指掌角皮症（555頁）	
おむつ皮膚炎（804頁）	
アトピー性皮膚炎（653頁）	
脂漏性皮膚炎（280頁）	
貨幣状湿疹（655頁）	
ビダール苔癬（663頁）	
自家感作性皮膚炎（655頁）	
皮脂欠乏症（662頁）	
その他	顔面単純性粃糠疹（278頁）
	口囲皮膚炎（279頁）

ひび／あかぎれ

●皮膚の乾燥からくる症状

受診する科 皮膚科

症状と特徴 手の指や手のひらなどの角質部分に裂け目ができたものを**ひび**、深い裂け目ができて出血したり、赤くなっているものを**あかぎれ**とよびます。どちらも症状であって、それ自体が病気を指す名称ではありません。

原因 洗剤などの影響で乾燥が進み、ひびやあかぎれができる人も増えています。足の裏にできる場合は、白癬菌《はくせん》による水虫や老化によるものですので、皮膚科を受診し治療をします。

治療 症状のひどい部分はビタミンEを含むクリームなどでケアします。ひびがひどいときは絆創膏《ばんそうこう》による保護も有効です。

日常生活では、ふだんから白色ワセリンなどの保湿剤を使用したり、皿洗いにはゴム手袋をしたり、手を保護するようにします。指先のマッサージなど、指先の血行がよくなるような工夫も効果があります。

掌蹠膿疱症《しょうせきのうほうしょう》

●膿をもったしつこい発疹

受診する科 皮膚科

症状と特徴 手のひらや足の裏などのかたい部分にできる膿《うみ》をもった発疹《ほっしん》です。まれに他の部位にもできます。

でき始めは小さな水ぶくれができ、しだいに膿《う》んできます。その後、かさぶたになって表面の皮がはげて落ちます。よくなったり悪化したりを何度も繰り返し、完治しにくい病気です。胸肋鎖骨《きょうろくさこつ》関節炎などを併発することもあります。

原因 原因は明らかではありません。扁《へん》桃炎《とうえん》や歯の根元の感染、歯科治療で使用する金属によるものなど、さまざまな説があります。

治療 ステロイドやビタミンDの塗り薬を使います。光線療法やレクチゾール、コルヒチン、ビタミンA誘導体の内服を並行して行うこともあります。ほかの病気からくるときは、もとの病気を治療します。金属からくるときはそれを取り除きます。

キーンベック病《びょう》

●手首を酷使する職業に多い

受診する科 整形外科

症状と特徴 慢性的な手首や手の甲の痛みや腫《は》れのほか、手首の動きが制限されたり、握力が低下するなどの症状があります。

手首の中央に近いところにある月状骨《げつじょうこつ》が、少しずつ変形してくる病気で、**月状骨軟化症**ともよばれます。

原因 はっきりとした原因は不明ですが、月状骨への血流障害によって起こる壊《え》死《し》（組織の死滅）によると考えられています。大工などの手首をよく使う仕事をしている男性の利き手に多い病気です。

治療 手首に負担をかけないように、ギプスや装具をつけ、安静を保つようにします。これらの治療でも症状がよくならず、痛みのために日常の生活にも支障が出る場合は、手術を検討します。月状骨の血行を回復するために血管を移植したり、月状骨の負担を減らすように周囲の骨を短くしたりします。

デュピュイトラン拘縮《こうしゅく》

● 小指や薬指が曲がり生活に支障

受診する科 整形外科

症状と特徴 薬指や小指の手のひら側に結節（しこり）ができます。結節の多くは痛みをともないませんが、放置していると、結節の数と大きさが増してきて、やがて薬指や小指の関節が曲がっていきます。

原因 不明ですが、手をよく使う職業の人、高齢の男性、糖尿病や変形性頸椎症《けいついしょう》に合併することが多いといわれています。

治療 厚くなった腱膜《けんまく》を切除します。しかし、進行性の病気なので、指の曲がりがひどくなるにつれて、手術が困難になります。早期に治療を開始することが大事です。

つき指《ゆび》

● 腱の切断や関節骨折の可能性も

受診する科 整形外科

症状と特徴 ボールを扱うスポーツでよく起こる手指の関節の損傷です。指先と付近の関節の腫《は》れ、痛み、運動障害があります。脱臼《だっきゅう》や骨折をともなうこともあります。

また、指の第一関節を自分で伸ばすことができない**槌指《つちゆび》**変形では、腱《けん》の断裂か、腱が骨から離れていることがあり、後遺症が残ることがあるので、整形外科の診察を受けるようにしましょう。

治療 応急処置としては、安静・冷却・圧迫・挙上の**ＲＩＣＥ《ライス》療法**を行います。

テーピングで固定すれば、軽症の場合、2～3週間で治ります。槌指の場合は、5～6週間ほど固定します。

瘭疽《ひょうそ》

● 手足の指の炎症

受診する科 皮膚科

症状と特徴 指の周囲の傷口から菌が入り炎症を起こす病気です。病変部が皮膚の表面に近いと膿《うみ》をもち、奥深い場所のときは関節の周囲の炎症で曲げにくくなります。ずきずきするひどい痛みが特徴で、放置しておくと炎症がリンパ管にそって広がり、リンパ節炎となり、腫《に》れてさらに痛みます。

原因 指の傷口から黄色ブドウ球菌や化《か》膿性連鎖球菌《のうせいれんさきゅうきん》が侵入し感染することで起こります。

治療 抗菌薬の軟膏《なんこう》を塗ります。内服することもあります。痛みがひどいときは、痛み止めを使用します。切開して膿を出すと、治りが早くなります。

爪甲剥離症《そうこうはくりしょう》

● 爪の先がはがれた状態

受診する科 皮膚科

症状と特徴 爪《つめ》の先端だけがはがれた状態です。付け根はそのままで剥離した部分の皮膚は白っぽくなっています。

原因 けがや化学物質の刺激などさまざまなきっかけで起こります。カンジダ菌の感染や尋常性乾癬《じんじょうせいかんせん》や全身の病気の症状のこともあります。

治療 効果的な治療法はありません。カンジダ菌によるときは抗真菌薬を塗ります。ほかの病気によるときはその治療を行います。治療の効果を上げるためにも、なるべく爪に刺激を加えない工夫が必要です。

〈足・脚〉

変形性《へんけいせい》股《こ》関節《かんせつ》症《しょう》

● 股関節への負担を軽減することが大事

受診する科　整形外科

症状と特徴　運動時に股関節前方や殿部、大腿部《だいたいぶ》に痛みを感じます。太ももから膝《ひざ》の内側へ広がる痛みもあり、膝の障害と考える人もいます。徐々に関節の動く範囲が小さくなっていく例も多くみられます。初期では、歩くときに股関節の動きが悪かったり、痛みを感じたりしますが、休むと症状が消えます。しかし変形は徐々に進みます。

変形が進むと、長時間立っていたり、歩いたりした後の痛みが、休憩しても続くようになり、左右で脚《あし》の長さの違いがはっきりとわかるようになることもあります。

図1　股関節の構造

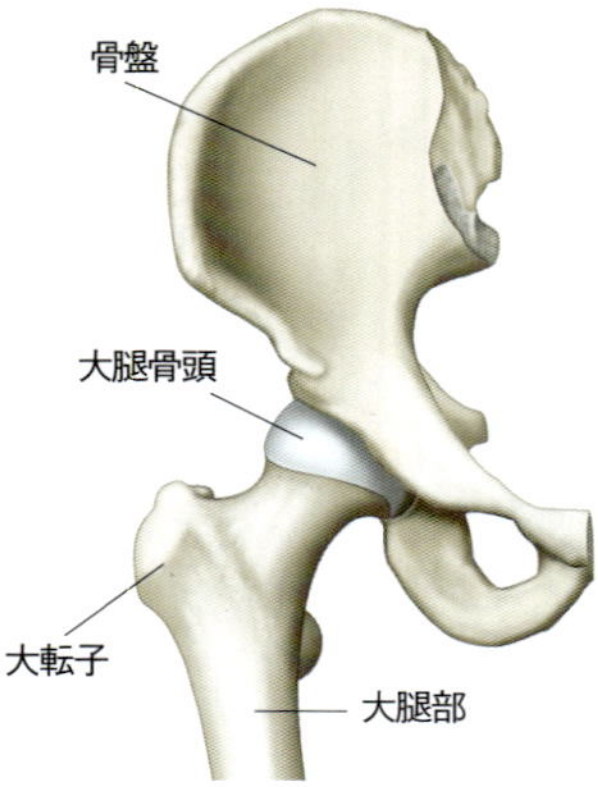

原因　先天性股関節脱臼《だっきゅう》の治療後あるいは、治療していない臼蓋形成不全《きゅうがいけいせいふぜん》（臼蓋とのかみあいかたが浅い状態）がある場合に多くみられます。このような状態で関節に負担がかかり、年月とともに軟骨がすり減って起こります。

治療　まずは、股関節にかかる負担を軽くすることが肝要です。そのためには、体重を減らしたり、運動制限をしたりするとともに、歩行時に杖《つえ》を使うことも有用です。関節周囲の筋力をつけることも大切です。

痛みに応じて、消炎鎮痛薬を用います。また、冷やさないように注意しましょう。

痛みが強い場合、骨切除などや人工関節への置き換えが必要となりますが、年齢、性別、職業などが考慮されて行われます。

大腿神経痛《だいたいしんけいつう》

● 太ももの前面や側面が痛くなる

受診する科　整形外科／内科／脳神経内科

症状と特徴　太もも周辺の痛みですが、太ももの裏側が痛い坐骨神経痛《ざこつしんけいつう》（440頁）とは痛みを感じる場所が異なり、大腿神経が原因となります。大腿神経痛のなかには、**感覚異常性大腿痛**とよばれるものがあり、これは外側大腿皮神経が圧迫されて起こります。感覚障害だけで、筋肉の麻痺《まひ》などの運動系の異常はみられません。

原因　大腿神経は、腰椎の2と3番目の脊髄《せきずい》神経が集まり、太ももの前と内側面を支配しています。この神経が腰椎部で圧迫されて起こります。おもに椎間板ヘルニアが原因です。肥満により骨盤周囲の筋肉が圧迫されて起こることもあります。

感覚異常性大腿痛は、肥満やベルト、ガードルの締め付けが原因のこともあります。

治療　原因に応じた治療を行いますが、通常は、まず安静を保ち、痛みが和らぐようにします。また、痛みを抑えるために、消炎鎮痛薬、非ステロイド系抗炎症薬、筋弛緩薬なども用いられます。痛みを起こす末梢《まっしょう》神経に麻酔薬を注入する神経ブロックも有効です。ヘルニアや腫瘍《しゅよう》が原因である場合は、手術を行うこともあります。

大腿骨頭壊死症《だいたいこっとうえししょう》

●股関節が痛み、歩行困難になることも

受診する科 整形外科

症状と特徴 大腿骨頭（558頁図1）に壊死（組織の死滅）が起こると、急に股関《こかん》節《せつ》の痛みを感じ、1～2週間のうちに症状が重くなり、歩行が困難になることがあります。20～40歳代にかけて多くみられる病気です。MRIが早期発見に有用です。

原因 大腿骨頸部《けいぶ》骨折などの治療の後に起こる場合（治療後1年以内に起こることが多い）と、原因がわからない場合があり（特発性）、特発性は厚生労働省の指定難病になっています。特発性ではアルコールの多飲や、ステロイドの使用が、発症の背景となることもありますが、発生のしくみは明らかではありません。

治療 壊死が起こる範囲や程度によって、手術が必要となることが多い病気です。

関節の機能を失わないよう、さまざまな骨頭温存術が行われます。壊死が進んでいる場合には、人工関節置換術が必要です。

大腿骨近位部骨折《だいたいこつきんいぶこっせつ》

●骨粗鬆症の人に多く、寝たきりの原因に

受診する科 整形外科

症状と特徴 太ももの付け根部分の骨折です。関節内の頸部骨折と関節外の転子部《てんしぶ》骨折を合わせた名称です。

股関節《こかんせつ》に激しい痛みがあり、歩くことができなくなります。ただし、頸部骨折では歩行可能な症例もあり、注意が必要です。

原因 骨粗鬆症《こつそしょうしょう》のある女性での発生頻度が高く、わずかな外力で骨折が起こるため、転倒が原因のことが多いです。若い人では、交通事故や転落などの大きな力が加わった場合に起こります。

治療 骨折部が不安定で、さらに頸部骨折はもっとも骨がくっつきにくい場所のため、手術が第一選択となります。骨接合術がほとんどですが、高齢者では人工骨頭置換術がよく行われます。

高齢者の場合は、廃用症候群（852頁）を防ぐために、手術後は早めにリハビリテーションを開始するようにします。

大腿骨骨幹部骨折《だいたいこつこつかんぶこっせつ》

●大腿骨の中央部分の骨折

受診する科 整形外科

症状と特徴 大腿骨の中央部分の骨折です。大腿部の痛みと腫《は》れが現れ、大腿が変形したり、骨折部がグラグラしたりします。

原因 交通事故や転落など、強い外力が加わって起こります。

治療 こどもには、通常、牽引《けんいん》療法とギプス固定を行います（保存療法）。

大人の場合は、骨にずれがない場合は保存療法が中心となり、ギプスでの固定や装具療法を行い、経過を観察していきます。しかしながら、大半の例で、筋肉（殿筋群・屈筋群・外転筋群・内転筋群）や骨間膜などによって、骨片が異常な方向へ引っ張られ、元に戻す整復や整復の保持が困難となるため、手術を行います。

治療期間を短くし、早期に起き上がり、リハビリテーションを開始するには、髄内《ずいない》釘《てい》やプレート、開放骨折では創外固定を用いた手術が検討されます。

膝内障《しつないしょう》

●膝関節の損傷・障害の総称

受診する科 整形外科

症状と特徴 膝《ひざ》の動きはとても複雑で、この動きを滑らかにするために靭帯《じんたい》、半月板、筋肉などの軟部組織があります。

従来は、膝関節での屈伸ができない症状を膝内障とよんでいましたが、現在は、半月板損傷、靭帯損傷、その他の損傷・障害の3つに分類され、骨の病変以外の膝関節の機能障害の総称を膝内障といいます。

原因 スポーツや事故などで、膝にむりな力が加わると靭帯や半月板に損傷が起こり、これが原因で膝の痛みや屈伸などの機能障害が引き起こされます。

治療 痛みを抑え、安静を保ちます。損傷の程度や場所・種類によって、手術することもあります。

膝半月板損傷《ひざはんげつばんそんしょう》

●スポーツ外傷として頻度が高い

受診する科 整形外科

症状と特徴 膝関節《しつかんせつ》の痛み、引っ掛かり感、曲げ伸ばしが十分にできない、関節に血がたまる血腫、水がたまる関節水症などが起こります。損傷した半月板によるカクンカクンといった弾発音がすることもあります。

小児期は、先天性の円板状半月損傷がみられ、膝を伸ばせない伸展障害を示します。

半月板は、膝関節の内側と外側にあり、脛骨《けいこつ》関節面の辺縁部を覆い、クッションの役目をしている線維性軟骨です。膝をひねったりすると、大腿骨《だいたいこつ》と脛骨の間に挟まれて損傷します。

原因 膝のスポーツ外傷としてもっとも頻度が高い損傷です。そのほか、階段からの転落などによって膝をひねって起こることもあります。

治療 症状がひどくなければ、安静にし、鎮痛薬の服用で痛みを軽減します。

いつまでも症状が続く、再発を繰り返すような場合は、関節鏡手術を行います。手術は、若い人で損傷部位が血管の通っている外側端であれば、半月板を縫う修復術あるいは損傷している部分を切除する半月板部分切除がおもです。切除後は、軟骨に負担がかかるので医師による経過観察を受けるようにしましょう。

図2　膝の構造

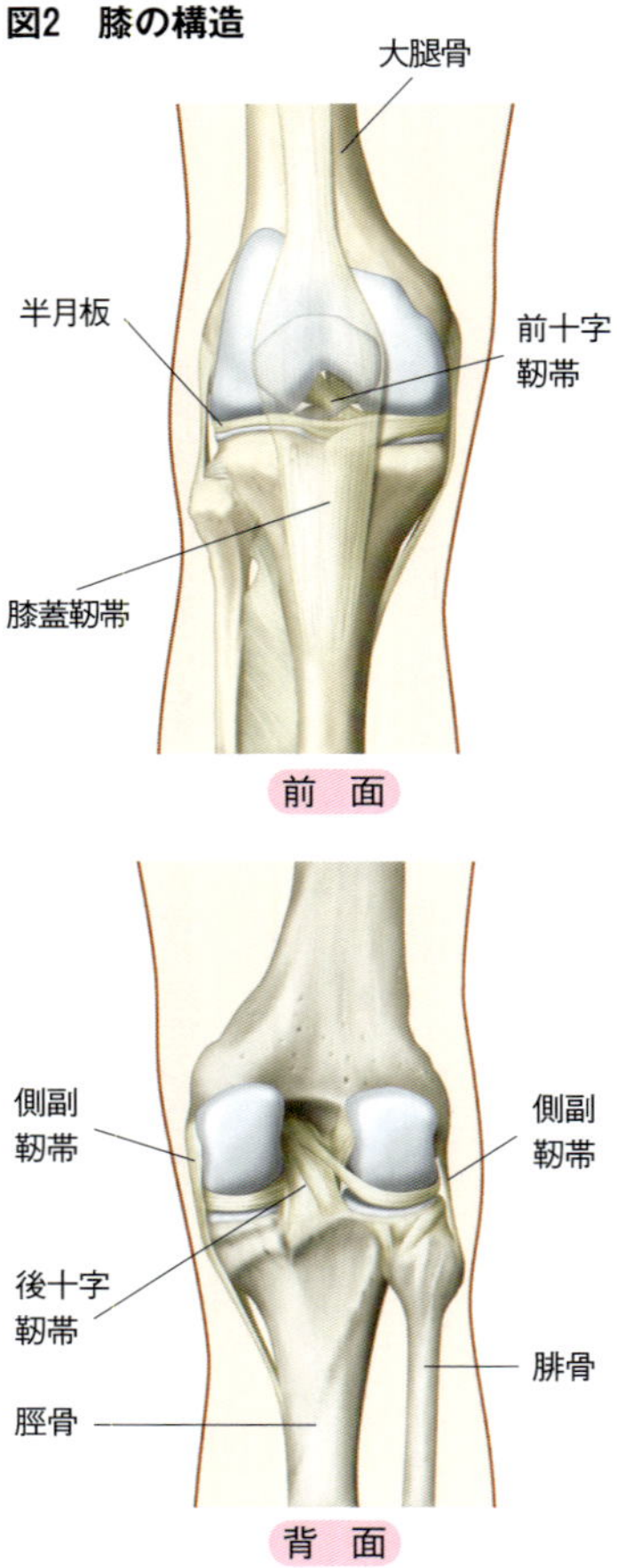

膝靭帯損傷《ひざじんたいそんしょう》

スポーツ人口の増加で増えている

受診する科 整形外科

症状と特徴 受傷直後には、関節の腫《は》れや激しい痛み（関節血症）がありますが、安静にしていると痛みがひいてきます。

　膝関節《しつかんせつ》の両側を支えるのが側副靭帯《そくふくじんたい》で、前後方向を支えるのが関節内の中央にある十字靭帯《じゅうじじんたい》です（560頁図2）。

側副靭帯損傷では、膝の内側を傷めることが多く、**十字靭帯損傷**では、膝の前側が多くなっています。前十字靭帯損傷では、半月板や側副靭帯の損傷を合併することが多くあり、さらに痛みがとれた後でも、膝が前後にぐらつくなどの不安定感が残ることがあります。

原因 バスケットボールなどのスポーツで、膝関節が逆に曲がったり、ぶつかって折れ曲がったり、ジャンプの着地などで損傷します。

治療 どの靭帯の損傷かで治療法が変わります。ふたつ以上の靭帯が損傷した**複合靭帯損傷**では治りにくく、合併症が現れたり、後遺症が残ったりすることもあります。

　側副靭帯損傷の場合、おもに安静とサポーターによる固定を数週間続ける保存療法を行います。前十字靭帯の損傷で軽症の場合は、装具やサポーターによる保存療法を行いますが、不安定感が残り、日常生活やスポーツを続けることに支障がある場合は、靭帯再建手術を行います。

　十分な治療をせずに膝が不安定なまま放置して、スポーツ活動を続けると、亜脱臼《あだっきゅう》を繰り返し、半月板や軟骨の損傷を招くことがありますので、診察を受けましょう。

神経病性関節症《しんけいびょうせいかんせつしょう》

痛みがなく関節が破壊されていく

受診する科 整形外科

症状と特徴 神経が損傷しているため、痛みはほとんど感じません。無秩序な関節の破壊と変形が起こり、ぐらぐらしてきます。長い間放置しておくと、破壊が進み、関節は回復不能となります。

　関節には、外力が加わった際にはたらく自己防衛機能があり、中枢および末梢《まっしょう》神経によってコントロールされています。この神経に障害があると、防衛機能がなくなり、容易に関節が壊れてしまいます。**シャルコー関節**ともよばれます。

　膝関節《しつかんせつ》にもっとも起こりやすく、この場合は脊髄癆《せきずいろう》（梅毒《ばいどく》による脊髄の障害）、糖尿病が原因とされています。糖尿病が原因となるものの多くは足部の病変です。

原因 神経障害の原因となる疾患は、糖尿病、脊髄空洞症（602頁）、脊髄癆の3つが代表的です。

治療 変形が進むと治療がたいへん難しくなります。早期に発見し、杖《つえ》の利用や装具によって関節をできるだけ保護する治療が重要となります。

　脚《あし》の関節で変形が進行し、歩行が困難な場合は、手術を行うことがあります。膝関節では固定術（関節を固め動かなくする）や人工関節置換術が、足関節では固定術が行われます。固定した骨がつながらなかったり、人工関節が緩んだりすることがあります。そのため、厳重な経過観察と慎重な術後のリハビリテーションも重要です。

特発性骨壊死《とくはつせいこつえし》（膝《ひざ》）

●中高年女性に多い膝の骨壊死

受診する科 整形外科

症状と特徴 急に膝に強い痛みが現れます。変形性膝関節《しつかんせつ》症と症状が似ていますが、変形性膝関節症の痛みが少しずつ強くなるのに対して、特発性骨壊死の痛みは1〜2日で急激に強くなり、夜間痛も特徴です。痛みは2〜6か月かけて徐々によくなることが多いのですが、たまに痛みが軽減しないこともあります。ほとんどが、片側の膝だけに起こります。

膝の骨に原因不明（特発性）の壊死（組織の死滅）が生じ、骨が荷重によって陥没します。これは、大腿骨《だいたいこつ》の膝のほうの内側に多くみられます。中高年女性に多く発症します。

原因 はっきりとはわかっていませんが、骨の脆弱性《ぜいじゃくせい》による骨折から発症する説が有力です。また、腎《じん》移植後や全身性エリテマトーデス（625頁）でステロイドを大量に使用したときにもときどき発症します。

治療 初期の治療としては、T形杖《ティーがたつえ》や松《まつ》葉杖《ばづえ》、足底板という靴の中に入れる装具などを使い、膝への負担を軽減させます。

壊死の範囲が狭い場合は、自然に治癒することもありますが、最終的に痛みが強く残るような場合には、手術が必要となります。手術は、脛骨《けいこつ》の骨切り術や人工膝関節全置換術が一般的です。

手術後は、筋肉を強くするリハビリテーションがとても重要になります。

変形性膝関節症《へんけいせいしつかんせつしょう》

●膝の痛みの原因としてもっとも多い

受診する科 整形外科

症状と特徴 膝関節の軟骨がすり減っていきます。正座やいすから立ち上がる、歩き出す、階段を上り下りするといった動作の始めに痛みを感じるようになります。しだいに平地での歩行でも痛みが現れるようになります。膝《ひざ》に水がたまり（**関節水症**）、腫《は》れることもあります。

進行すると、膝の曲げ伸ばしができなくなり、O脚（793頁）の程度が強くなることがあります。

中高年の女性に多くみられます。

原因 O脚のため、膝の内側に体重がかかり、軟骨がすり減ってしまったり、半月板や靭帯《じんたい》を傷害した後、二次的に起こったりすることがあります。

治療 膝関節になるべく負担をかけないようにします。そのためには、正座やむりな階段の上り下り、長時間のウォーキングは避けるようにします。一方で、肥満の解消や、膝周囲の筋肉をつけることを心掛けましょう。

痛みが強い場合は、消炎鎮痛薬の使用や、膝関節へのヒアルロン酸の注射などを行います。

治療を続けても痛みがとれないような場合は、内視鏡の一種の関節鏡で半月板の傷んだ箇所を切除して痛みを軽減したり、人工関節に置き換える**人工膝関節置換術**などの手術を行います。

また、膝にかかる負担を減らすために、O脚をX脚よりに矯正したり、膝周囲の筋肉をつけるための筋力訓練やストレッチ運動を行ったりします。

下肢静脈瘤《かしじょうみゃくりゅう》

●静脈がこぶのように膨らむ

受診する科 血管外科／外科／形成外科

症状と特徴 下肢（脚《あし》）、とくにふくらはぎの静脈に血液がたまり、血管がうねったり、こぶのように膨れあがります。長時間立ち続けると脚にむくみやだるさ、重苦しさ、鈍い痛みが出て、歩くと症状が和らぎます。症状が進むと、皮下出血や静脈炎を引き起こしたり、うっ滞した静脈血が皮膚にしみだして色素沈着が起こったり、皮膚炎や潰瘍《かいよう》ができることもあります。

原因 静脈内の弁が生まれつき弱い人や、静脈の壁がもろくなる高齢者に多くみられる病気です。症状の発生や悪化を引き起こす要因には、肥満や妊娠、外傷、暖かい室内などでの立位作業、長距離旅行での長時間の座位などがあげられます。

治療 症状が軽いときには、就寝時に足を少し高くしたり、弾力包帯や弾力ストッキングを着用すると効果的です。

痛みやかゆみなどの症状が強く出るようになった場合は、血管を固める硬化薬を静脈瘤に注入する硬化療法や、静脈を縛る、もしくは抜去、または異常な弁を修復する外科的療法、静脈を内側から焼いてしまう血管内治療などが行われます。一般的に、こぶになった静脈は、取り去るか固めてしまうのがよいとされています。

近年では、からだに負担の少ないことから、血管内にカテーテルを入れ、レーザーや高周波を使って血管をふさいでしまう血管内治療が主流になっています。

閉塞性動脈硬化症《へいそくせいどうみゃくこうかしょう》

●壊疽が強いと脚の切断もある

受診する科 循環器内科／心臓血管外科

症状と特徴 自覚症状は、歩行時の足のしびれや痛みです。数十から数百m歩くと、足が痛み立ち止まるが、しばらく休むと歩けるようになる間欠性跛行《はこう》が現れます。症状が進行するにつれて、血行障害によって起こる筋肉の痛み、歩行困難、外傷の治癒が遅くなって起こる潰瘍《かいよう》（ただれ）などが起こり、最終的には**壊疽**《えそ》（組織の腐敗）に至ります。

動脈硬化によって血管が細くなり、その先へ流れる血液の量が少なくなる病気です。50～70歳代の男性に多く、女性は患者全体の10％ほどに過ぎません。喫煙歴のある人、糖尿病の人がよく発症しています。動脈硬化によるほかの病気と併発することがよくあります。心筋梗塞《しんきんこうそく》、脳梗塞《のうこうそく》など重大な病気が多く、これらの合併症で亡くなる人がほとんどです。60歳以下で発病した場合での5年生存率は73％といわれています。

検査としては、上腕部／足関節血圧比（Ａ《エー》ＢＰＩ《ビーピーアイ》）を測定します。健康な状態ではＡＢＰＩは1以上ですが、血流が悪くなると低下します。0・6以下は治療が必要です。

治療 薬で血行を改善する薬物療法、人工血管を使ったバイパスをつくって、ふさがった（閉塞《へいそく》）部分を迂回《うかい》するバイパス手術、さらに壊疽が強い場合は、脚《あし》を切断する外科手術を行う場合もあります。

最近は、脚の切断をせずに、動脈硬化した部分を削り取ったり、血管内でバルーンを膨らませて血管を拡張したりする手術も行われるようになっています。

こむら返《がえ》り

ふくらはぎの痙攣

受診する科 整形外科

症状と特徴 「こむら」とはふくらはぎのことで、筋肉が痙攣《けいれん》し、かたく収縮して強く痛む症状です。特定の筋肉に集中して起こるのが特徴です。ふくらはぎのほか、足の裏やももの裏などにも起こります。

原因 興奮しやすい状態にある筋肉の異常収縮が原因で起こります。多量の汗をかいたときや下痢などで脱水が起こっているとき、妊娠中などは電解質のバランスが崩れ、こむら返りを起こしやすくなります。筋肉の疲れが原因で起こることもあります。

　糖尿病や肝機能障害、低カルシウム血症、低マグネシウム血症、不安定狭心症などの病気が原因となることもあります。

治療 筋肉を伸ばして対処します。薬物療法として抗痙攣薬、筋弛緩薬、向精神薬、漢方薬、マグネシウム剤が用いられます。また、運動の前後はしっかりとストレッチを行うことで予防できます。

オスグッド・シュラッター病《びょう》

成長期に多い膝の障害

受診する科 整形外科

症状と特徴 膝《ひざ》の下の骨の出っ張り（脛骨《けいこつ》粗面部）がさらに突出し、痛みや腫《は》れを起こします。走る、跳ぶ、蹴《け》る、しゃがんで立つ、階段昇降などの動作中や動作後に脛骨結節に限られた痛みや違和感があります。少ないのですが、同時に両膝に起こることもあります。成長期の10～15歳くらいのスポーツをするこどもに多くみられます。

原因 大腿四頭筋《だいたいしとうきん》などの収縮による力が、脛骨粗面部に繰り返し加わって、剥離《はくり》や骨折を起こすと考えられます。たいていは成長期が終われば治ります。

治療 症状の程度により、原因となったスポーツ活動を休止または制限します。膝を曲げる運動を2～3週間中止し、専用バンドの装着、消炎鎮痛薬の使用、理学療法などを組み合わせます。

　運動後の膝のアイシングには予防効果があります。

下腿骨骨折《かたいこつこっせつ》

開放骨折の場合は細菌感染にも注意

受診する科 整形外科

症状と特徴 下腿の痛みや腫《は》れで、脚《あし》が変形したり、ぐらついたりして、歩行困難がみられます。

　下腿には脛骨《けいこつ》および腓骨《ひこつ》という2本の骨があり、どちらか単独または、両方に外力が加わり起こります。開放骨折（900頁）も多くみられ、化膿性骨髄炎《かのうせいこつずいえん》を引き起こすこともあります。脛骨骨折は、癒合するのに時間がかかったり、癒合せず偽関節（関節のように可動する部位ができる）になったりすることがあります。

原因 交通事故や転倒などで直接外力がはたらいて起こる場合と、強くひねって起こる場合とがあります。

治療 こどもにはギプス固定や装具を用いた保存療法を行いますが、大人や、骨のずれがみられる場合は、髄内釘《ずいないてい》、プレート固定、創外固定などの骨をつなぐ骨接合術が行われます。

痛風《つうふう》（高尿酸血症《こうにょうさんけつしょう》）

● 高尿酸血症から起こる急性関節炎

受診する科 リウマチ科／内科

症状と特徴 足の親指の付け根が赤く腫《は》れて、突然激しい痛みが起こります。

急性の関節炎で、**痛風発作**とよばれます。放置すると、腎臓《じんぞう》障害などを引き起こすことがあります。

患者の98％は男性で、とくに30～40歳代以降に多く発症します。ただし、発症年齢の若年化が進んでおり、20歳代で痛風にかかる人も増えてきました。

◎**痛風発作**　個人差もありますが、数日の間歩くことも、足をつくこともできないほど猛烈に痛みます。

なお、発作の少し前から、違和感や軽い疼痛《とうつう》などの前兆を感じることもあります。

通常、痛みは、発作が起きてから24時間以内にピークに達します。症状は1～2週間のうちに、何事もなかったかのように治まりますが、しばらくすると、また同じような発作が起こります。

これを繰り返しているうちに、発作の間隔はしだいに短くなり、足首や膝《ひざ》の関節などに炎症が広がっていきます。

◎**合併症**　放置すると、動脈硬化が進行したり、腎不全や尿路結石症を引き起こすことがあります。

また、痛風結節が耳やひじ、足などにできることがあります。

痛風の人は肥満や高血圧、脂質異常症をともなうことも少なくありません。**メタボリックシンドローム**には注意が必要です。

原　因　痛風は、尿酸という**プリン体**の最終代謝産物が、関節の中に蓄積して起こる病気です。

肉や魚卵などに多く含まれるプリン体は、体内で変化して尿酸となり、通常は腎臓から尿へ排泄《はいせつ》されます。

しかし、プリン体の代謝異常が起こると、血液中の尿酸が飽和濃度を超え、尿酸塩結晶が関節の中などに蓄積します。これを白血球が集まって貪食《どんしょく》（細菌などの異物を取り囲んで破壊する作用）し、激しい炎症反応を引き起こします。痛風の猛烈な痛みや炎症は、このために起こります。

尿酸の結晶は関節だけでなく、腎臓や尿路にも蓄積するため、さまざまな障害を引き起こすことになります。

血液中の尿酸の濃度を、**尿酸値**（**血清尿酸値**）といいます。尿酸値が異常に高くなり7・0mg／dℓを超えると、高尿酸血症とよばれます。この状態が数年以上続くと、痛風発作を起こす確率が高くなります。

痛風が圧倒的に男性に多いのは、女性は女性ホルモンのはたらきで尿酸の尿中排泄が活発なためです。ただし、女性でも閉経後になると、痛風発作を起こす可能性があります。

治　療　薬物療法と生活習慣の改善が基本です。

薬物療法には、大きく分けて、痛風発作の痛みや炎症を抑える対症療法と、高尿酸血症の治療の2種類があります。

◎**痛風発作の薬物治療**　発作の前兆の時期や、発作のごく初期であれば、コルヒチンが効果を発揮します。

ただし、ひとたび発作が始まってしまうとコルヒチンは効かず、非ステロイド系抗炎症薬を使います。

非ステロイド薬が効かないときや、胃や十二指腸に疾患がある場合は、非ステロイド薬ではなく、ステロイド薬を使うことになります。

薬によって副作用は異なりますが、使用にあたっては、医師の指示のもとに適切な治療を行うことが大切です。

◎高尿酸血症の薬物治療　年に何回も痛風発作を繰り返すようなら、体内には相当量の尿酸が蓄積しています。また痛風発作を起こしたことがなくても、尿酸値が9・0mg／dℓ以上になると、高尿酸血症の薬物治療が必要になってきます。

尿酸をコントロールする薬は、尿酸降下薬とよばれ、アロプリノール、フェブキソスタットという尿酸合成阻害薬や、ベンズブロマロンなどの尿酸排泄促進薬などがあります。

これらの薬は、尿酸をコントロールすることはできても、痛風発作そのものを抑える作用はありません。また、発作中に尿酸値を低下させると、かえって症状の悪化を招くことになるため、発作が落ち着いてから服用を開始します。

なお、尿酸降下薬を飲み始めてしばらくの間は、発作や発作の前兆のような症状が起こることがあります。血液中の尿酸濃度の変動による一時的な現象で、数か月のうちには治まってきます。

尿酸のコントロールには長い時間がかかります。また、薬の副作用にも注意が必要です。医師の適切な指導のもとに、根気よく治療を続けることが大切です。

◎生活習慣の改善　痛風は、かつて帝王病とよばれたように、美食と大酒が原因と考えられてきました。

たしかにプリン体の過剰摂取は、尿酸の産生量を増やしますが、じつは、美食よりも過食のほうが問題です。食事やお酒の量的なコントロールが、痛風治療のポイントです。

さらに、尿酸の排出を促進するために水分を十分に補給し、激しい筋肉運動を控え、軽い運動を行うよう心掛けましょう。

図3　痛風の症状がでやすい場所

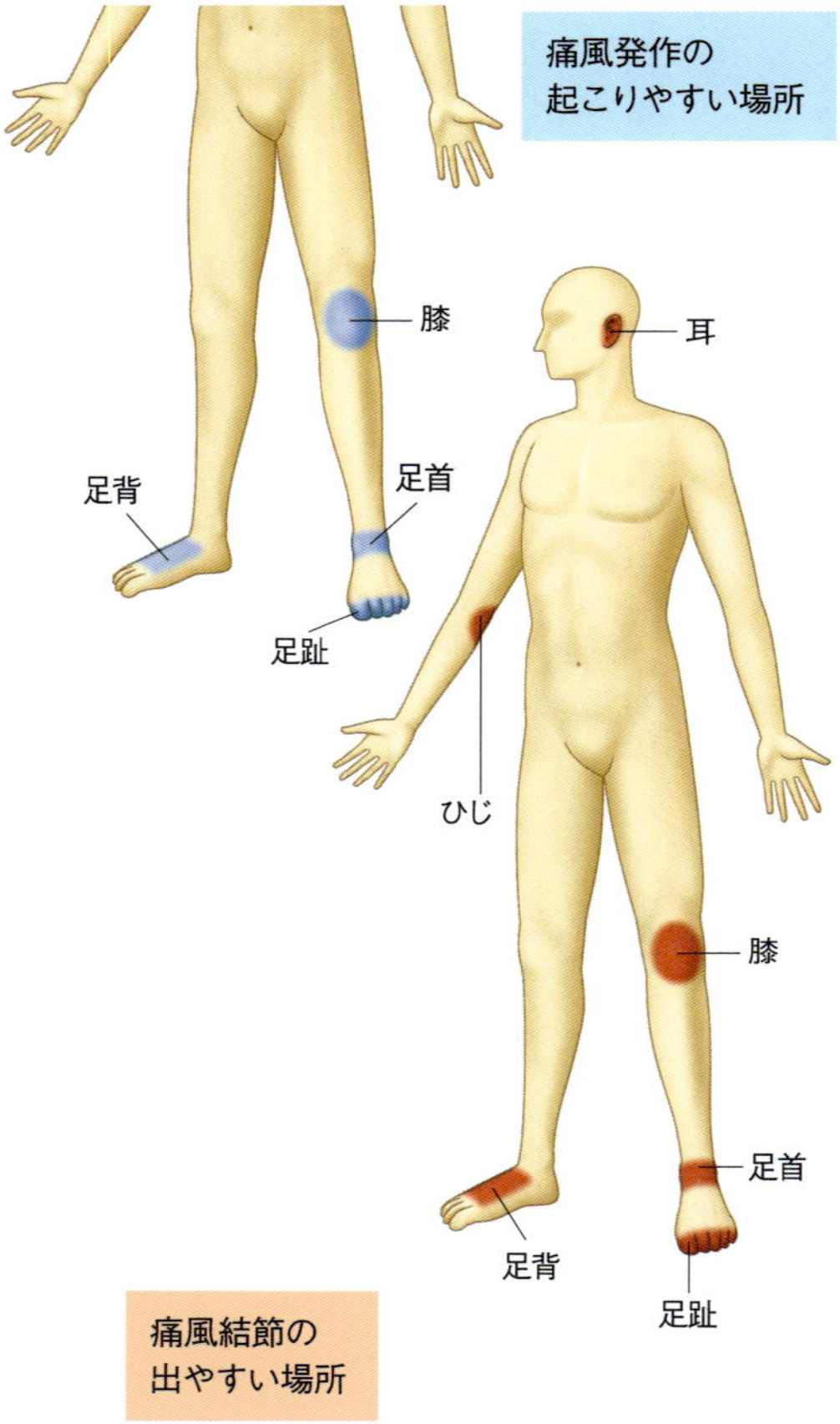

足根管症候群《そくこんかんしょうこうぐん》

●足底部に痛みやしびれが起こる

受診する科　整形外科

症状と特徴　痛み、ぴりぴりするような感覚、しびれが足首周囲から足底部、踵《かかと》で感じられ、悪化すると足の指先のほうまで広がります。立ったり、歩いたりすると痛みが生じ、安静にすると軽減します。甲状腺《こうじょうせん》機能低下症《きのうていかしょう》（365頁）の人が足根管症候群のような症状を現すこともあります。

原因　ふくらはぎの後ろに沿って、足首の内側、踵近くを通り、足の裏へと走っている後脛骨《こうけいこつ》神経が、踵近くにある足根管（神経や筋、血管の通り道）で圧迫され、痛みやしびれを起こします。

足首の捻挫《ねんざ》や骨折、ガングリオン（554頁）、下肢静脈瘤《かしじょうみゃくりゅう》（563頁）などが原因で起こりますが、原因が特定できない例も多くみられます。

治療　原則的に、保存療法を行います。痛みを和らげるには、ステロイドと局所麻酔薬の混合液を患部に注射すると効果的です。また、神経の圧迫を軽減するために、テーピングによる足の固定を行ったり、靴の中に特殊な矯正用具を挿入したりします。

痛みが改善されない場合は、手術によって神経の圧迫を取り除きます。

果部骨折《かぶこっせつ》

●足首を強くひねることで発生

受診する科　整形外科

症状と特徴　くるぶしの内外部分の骨折を果部骨折といい、足首を強くひねったりすると起こります。足首の痛みや腫《は》れ、皮下出血、ぐらつく動きと歩行障害がみられます。足関節《そくかんせつ》には体重がかかるので、正確に整復されないと、将来、変形性足関節症を招くことになり、注意を要します。

原因　歩行中につまずいたり、スポーツ中に捻挫《ねんざ》、転倒したりして起こります。

治療　骨にずれがなく、安定しているような場合は、ギプス固定による保存療法が行われます。

骨にずれがある場合は、手術を行います。手術方法は、年齢や骨折の部位、スポーツ活動などに応じて、さまざまな骨接合術が検討されます。手術によって、体重をかけられる歩行が早くできるようになります。

距骨骨折《きょこつこっせつ》

●骨壊死を起こすことがあるので注意

受診する科　整形外科

症状と特徴　距骨は、足首の中央にある骨で、足関節《そくかんせつ》の背屈（つま先を上げる）を強制されて骨折を起こすことがあります。

血行障害を起こすと、骨壊死《こつえし》（組織の死滅）となることがあります。

原因　車の運転中ブレーキを踏んだ状態で正面衝突したり、高い所から飛び降りたりして、大きな外力で足首が過度に曲げられた状態で起こります。

治療　骨折部に骨のずれがまったくない場合は、ギプス固定による保存療法が行われます。骨にずれのある場合は、手術によってねじを用いたスクリュー固定をし、下腿《かたい》に装具をつけて、骨がつながるのを待ちます。骨壊死が起これば装具を長期間つける必要があります。

図4　足の関節の構造

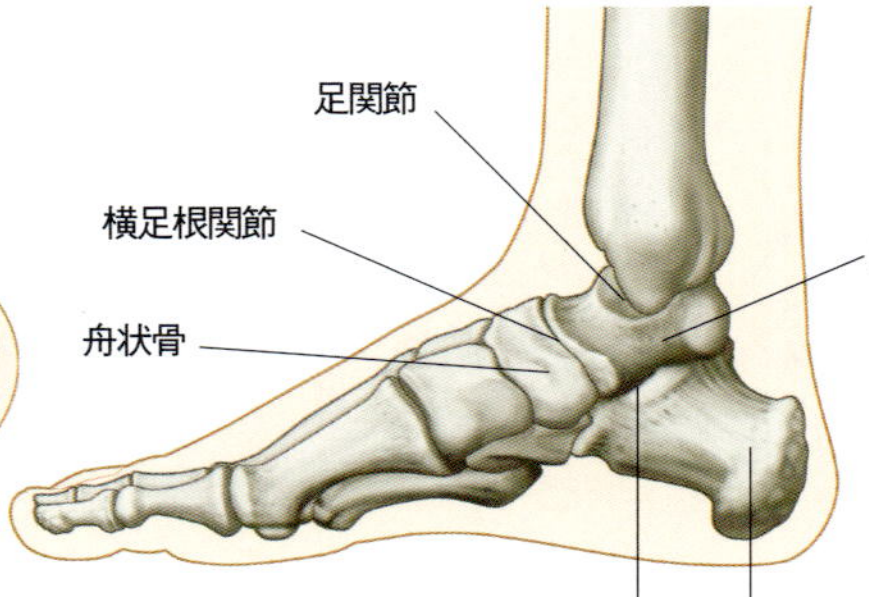

図5　足の構造

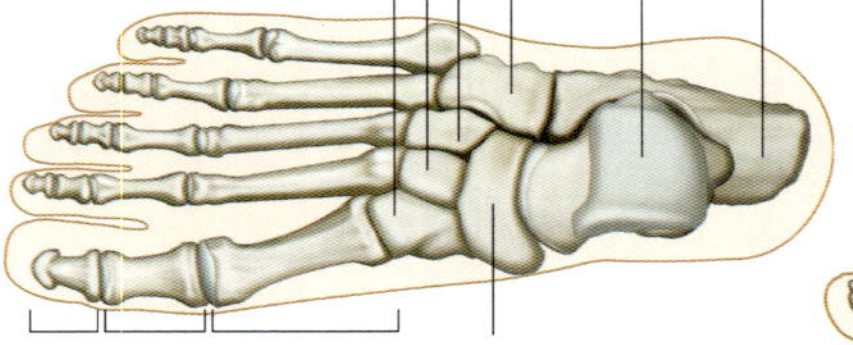

踵骨骨折《しょうこつこっせつ》

●早めのリハビリ開始が重要

受診する科　整形外科

症状と特徴　踵《かかと》の骨折で、比較的多い骨折です。踵の激痛や腫《は》れ、皮下出血、変形が起こります。踵の骨と連結している関節（距踵関節《きょしょうかんせつ》）にも骨折が及ぶことが多く、骨を元に戻す整復時には、この関節を整えることが重要となります。圧迫骨折や粉砕骨折になりやすく、治療が難しい骨折です。

原因　高所から転落した、または飛び降りた際に踵へ外力が加わって起こります。若年者の疲労骨折や、高齢者の骨粗鬆症《こつそしょうしょう》が原因となることもあります。

治療　骨のずれが少ない場合は、ギプス固定による保存療法が行われます。関節面のずれが大きい場合や、粉砕骨折を起こしている場合は、麻酔をかけ徒手整復した後、手術でプレート固定などを行います。

踵骨は、短期間で骨がもろくなりやすいため、早期にリハビリテーションを開始することが重要となります。

足関節捻挫《そくかんせつねんざ》

●足関節の靭帯、関節包の損傷

受診する科　整形外科

症状と特徴　足関節がむりやり内返しになることで、外くるぶしについている靭帯《じんたい》や関節包（関節を覆う袋）が損傷を受けます。患部を押したり、受傷した方向へ足を動かしたりすると痛みがあり、腫《は》れや皮下出血をともなうこともあります。

原因　スポーツ中に足をひねったり、階段を踏み外したりすることで起こります。

治療　1度（靭帯の微小損傷、関節が安定しているもの）、2度（靭帯の部分断裂）、3度（靭帯の完全断裂、不安定なもの）に分類され、治療法も変わります。受傷直後は、安静、冷却、圧迫、挙上（RICE《ライス》療法）を行います。1～2度の場合はギプスなどで約3週間固定し、その後はサポーターなどを使います。3度で不安定性が強い場合は、靭帯を縫合する修復術が行われ、再発を繰り返す場合は、靭帯の補強や、腱《けん》を使って再建手術を行うこともあります。

アキレス腱断裂《けんだんれつ》

● 準備運動不足が主原因

受診する科 整形外科

症状と特徴 断裂するとバシッと音がし、たたかれた感じがします。その後、痛みで足が着けない、足を着いても踏み返しができなくなります。患部にくぼみができたり、皮下出血を起こしたり、ふくらはぎを握っても足関節《そくかんせつ》が底屈（つま先立ちするような格好）しなくなります。

アキレス腱は下腿《かたい》三頭筋（ふくらはぎにある腓腹筋《ひふくきん》とヒラメ筋からなる）の腱《けん》が合わさって、踵《かかと》の後ろ側についています。

原因 多くは、準備運動が不十分にもかかわらず、急に走ったり、ジャンプしたりした際によく起こります。

治療 ギプスや装具で固定する保存療法と、切れたアキレス腱を縫合する手術による治療があります。

断裂したアキレス腱が癒合するには2か月以上必要で、手術のほうが、治療期間が短くなる傾向にあります。

変形性足関節症《へんけいせいそくかんせつしょう》

● 軟骨がすり減っていく病気

受診する科 整形外科

症状と特徴 足の関節の軟骨がすり減っていきます。動き始めや運動時に足関節の痛みを感じたり、動きが制限されたりします。ひどくなると、軟骨は完全になくなってしまいます。

原因 明らかな原因がないこともありますが、激しいスポーツによるもの、靭帯《じんたい》の損傷や、足関節の骨折や感染後に起こることもあります。

治療 初期のうちは、サポーターを使用したり、関節を温めたりします。痛みには、消炎鎮痛薬の内服や外用も有用です。

軟骨が残っていて靭帯損傷によって関節が緩んでいる場合は、靭帯をつくり直す手術を行います。関節内に骨片がある場合は、内視鏡の一種の関節鏡で摘出します。

進行すると、人工関節に置き換えたり、軟骨が関節内になくなっている場合は、関節を固定してしまう手術を行います。

扁平足《へんぺいそく》

● 足のアーチ構造の崩れが原因

受診する科 整形外科

症状と特徴 長時間歩くと、土踏まずやふくらはぎに痛みや疲労感が出てきます。足の裏の変形だけで、症状が現れないこともあります。

原因 人の足の裏には、歩行時・走行時の衝撃を和らげる**アーチ構造**（570頁図6）があります。この縦アーチ構造が崩れると、土踏まずがなくなり、衝撃を十分に吸収できず、痛みが起こります。先天性や外傷性などによるものがありますが、90％以上が体重を受けとめるための靭帯《じんたい》や筋肉が弱くなって起こります（**静力学的扁平足**）。

治療 小児期の扁平足は、成長にともない自然に治ることがほとんどです。思春期では、縦アーチをつけた足底板の使用や、アーチを支える筋肉の強化を行います。成人期でも同様ですが、変形性足関節症《そくかんせつしょう》や後脛骨《こうけいこつ》筋《きん》の機能不全が進むと、手術が必要となることもあります。

図6　足のアーチ構造

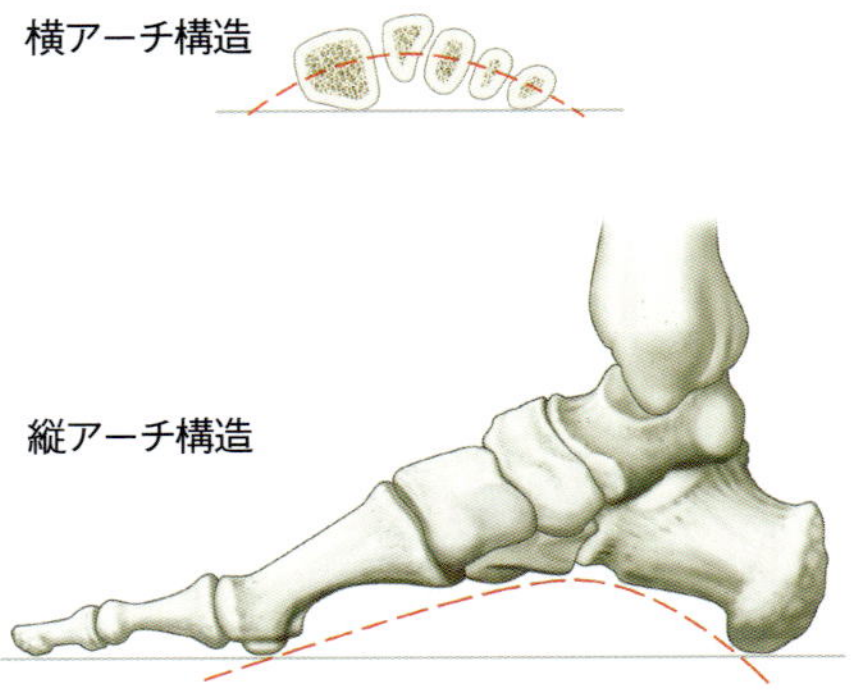

図7　外反母趾

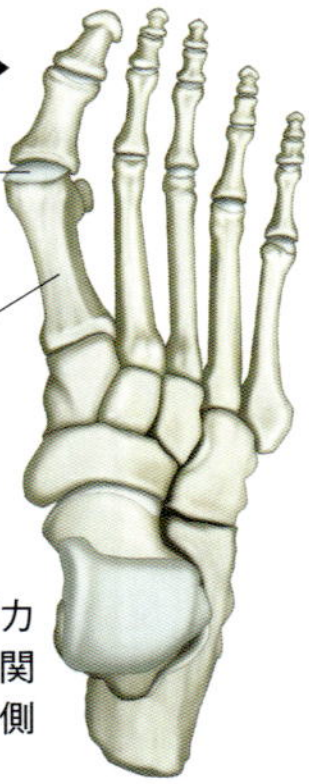
圧迫
MTP(中足趾節)関節
中足骨
母趾にかかる圧力によってMTP関節より先端が外側に変形する。

外反母趾《がいはんぼし》

足の親指の変形

受診する科　整形外科

症状と特徴　足の親指（母趾）が、外側（小指側）へ曲がり、変形しています。母趾の付け根の腫《は》れや痛みのために靴を履いて歩くのが困難になります。

母趾の付け根の痛みとともに、赤く腫れたり、足の裏にたこができたりして、歩くと痛みが強くなります。また、扁平足《へんぺいそく》を合併していたり、足の横アーチ構造が低下していたりします。

原因　ハイヒールなど、先の細い靴を履くことで母趾への圧迫によるストレスが集中して起こるのがもっとも多い原因と考えられます。自分の足の形に合わない靴を履き続けることで変形が進みます。

10歳代での発症は、遺伝的要素が強く、中年期にかけての発症は、体重増加、筋力の低下などが関係しています。また、9対1で女性に多くみられます。

遺伝的要素としては、足の形や足趾間にある靱帯《じんたい》や筋肉の緩みや弱さなどが考えられます。

治療　足の変形がひどくても、痛みがない場合は、治療しないこともあります。

痛みがある場合は、靴の変更、鎮痛薬の服用を行います。

程度が軽い人や痛みが少ない人には、装具を用いたり、運動療法などを行ったりします。装具には、母趾と第2趾の間に入れる**ベルクマン装具**、母趾を内側へ引っ張る矯正装具、土踏まずを再現するような足底挿板（**アーチサポート**）があります。

痛みが強い場合や、変形のためにほかの足趾への影響が懸念される場合は、手術を行います。外反母趾の変形の程度で術式は変わりますが、よく行われるのは中足骨での矯正骨切り術です。

手術のおもな目的は、痛みの軽減であるため、変形を元に戻すことではありません。

変形を進行させないためには、靴の選択が重要となります。ハイヒールや先の細い靴は避けて、土踏まずがしっかりとしていて、足の指が動かせる広い靴を選ぶようにしましょう。

たこ／うおのめ

● 皮膚の表面がかちかちにかたくなる

受診する科　皮膚科

症状と特徴　皮膚の表面がかたくなるのが**たこ**、**うおのめ**です。たこは筆記具をもつ癖でできるペンだこ、赤ちゃんが指をしゃぶる部位にできるしゃぶりだこなどがあります。うおのめはおもに足の裏や足の指の間などにでき、歩くときに痛みます。

原因　繰り返し使うからだの部位を守るために、皮膚の角質部分がかたくなったものと考えられ、ウイルスによるいぼ〈尋常《じんじょう》性疣贅《せいゆうぜい》（673頁）〉とは別のものです。

治療　悪性ではないのですが、気になるときや、うおのめの痛みがひどいときは取り除きます。たこは、患部をふやかしてから、軽石やかみそりで削ることができますが、けがをしないよう注意が必要です。市販のサリチル酸軟膏《なんこう》を塗ることで患部をやわらかくして取り除くことも可能です。うおのめは角質の深い部分まで取り除く必要があるので医療機関でとってもらいます。

結節性紅斑《けっせつせいこうはん》

● 痛みのある足の赤いしこり

受診する科　皮膚科

症状と特徴　太ももなど足に赤くて盛り上がったしこりが出ます。女性に多くみられます。しこりの大きさはさまざまですが、熱をもったしこりができ、押すと痛みます。

　重症になると、発熱や関節の腫《は》れも生じます。治りにくい病気なので、根気強い治療が必要です。

原因　多くは、溶血性連鎖球菌や結核菌などの菌、薬品に対するアレルギー反応です。**サルコイドーシス**（629頁）や**潰瘍《かいよう》性大腸炎《せいだいちょうえん》**（492頁）、**ベーチェット病**（630頁）など、慢性炎症性疾患の病気の症状として出ていることもあります。

治療　まずは安静にし、抗炎症薬で炎症を抑えます。アレルギーを起こしている物質や菌などが判明したら、それをからだから取り除いたり、対応した薬を使用します。また他の病気からきているときは、その治療を始めます。

慢性色素性紫斑《まんせいしきそせいしはん》

● 下半身の血行をよくするように

受診する科　皮膚科

症状と特徴　赤紫色の小さな斑点が現れます。下半身、とくに足の表側に斑点が現れることが多く、時間がたつと褐色に変わります。斑点と正常な皮膚の境目ははっきりしていて、かゆみのある人もいます。ほかに異常がないのに出血がみられるのも特徴です。中年以降に多くみられます。

　慢性色素性紫斑は症状によって、斑点が不規則な**シャンバーグ病**、斑点が環状に現れる**血管拡張性環状紫斑《けっかんかくちょうせいかんじょうしはん》**、斑点が盛り上がる**紫斑性色素性苔癬状皮膚炎《しはんせいしきそせいたいせんじょうひふえん》**などに分類されます。

治療　症状を抑えるための対症療法が主体です。基本的には血管強化薬、抗炎症薬、止血薬が使用され、ステロイドの塗り薬も使用されます。

　日常生活では、下半身の血液の循環が悪くならないよう注意をし、長時間の立ち仕事や歩行は避けましょう。

陥入爪《かんにゅうそう》

●いわゆる巻き爪

受診する科 皮膚科

症状と特徴 爪《つめ》の甲の縁が皮膚《ひふ》に食い込んで腫《は》れた状態です。足の親指によくみられ、悪化すると痛さで歩くのが困難になります。

原因 深爪《ふかづめ》や小さい靴を履いた後で力の加わる足の指に起こります。

治療 深爪のときは人工爪を一時的に使用したり、爪の付け根を切るなどの処置をします。軽い場合は、抗菌薬を服用したり、ステロイドの塗り薬を使用したうえで、足を圧迫しない靴を履くと軽快します。

写真1　爪白癬

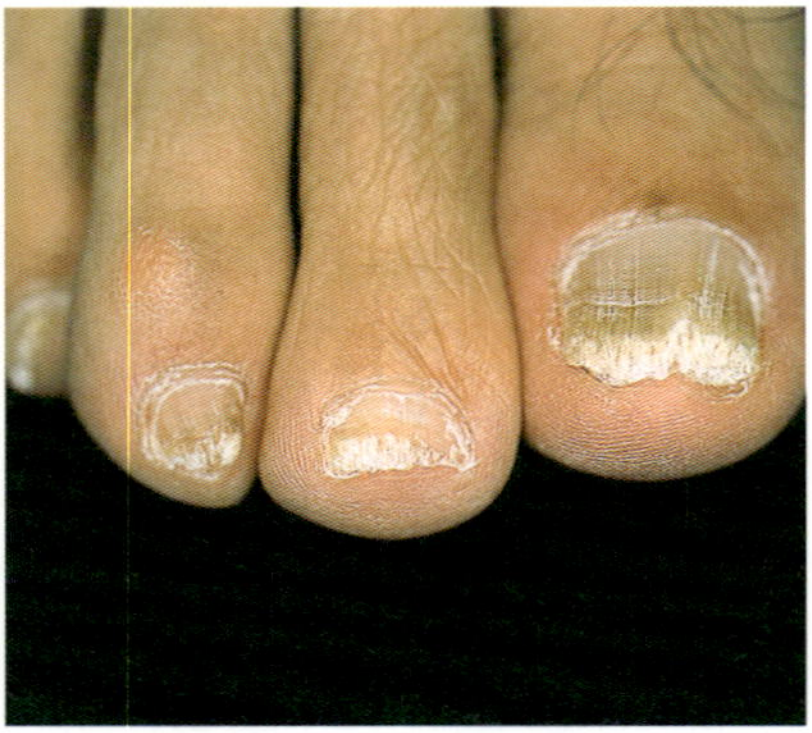

爪白癬のために爪の先が著しく変形している

爪白癬《つめはくせん》

●爪にできる水虫

受診する科 皮膚科

症状と特徴 爪《つめ》が白く厚く変質します。爪白癬だけの発症はまれで、足白癬《あしはくせん》や手白癬《てはくせん》も併発していることが多いようです。

通常はかゆみや痛みはありませんが、爪の変質がひどいと、爪の周囲が痛みます。

原因 真菌（かび）の一種である白癬菌が爪に感染して起こります。

治療 抗真菌薬を内服します。軽症のときは塗り薬を使用します。かさつきがひどいと尿素軟膏《なんこう》も併用します。治療は、検査で菌が検出されなくなったことを確認するまで続けることが必要です。

足白癬《あしはくせん》（水虫《みずむし》）

●治りにくい皮膚病の代名詞

受診する科 皮膚科

症状と特徴 足の裏や足の指の間などにできる、いわゆる「水虫」です。足の指の皮がむける**趾間型足白癬**《しかんがたあしはくせん》、足の裏を中心に水ぶくれができる**小水疱型足白癬**《しょうすいほうがたあしはくせん》、足の裏全体がかたくなる**角質増殖型足白癬**《かくしつぞうしょくがたあしはくせん》の3つに分けられます。

このなかで強いかゆみがあるのは小水疱型足白癬で、ほかのふたつはそれほどかゆくありません。

原因 真菌（かび）の一種である白癬菌が足に感染して起こります。

プールや不特定多数の人が履くスリッパなどから感染し、湿度の高い状態で増殖して発症します。真菌は湿度や高温を好むため、夏季は悪化し、乾燥する冬季には治まります。

治療 抗真菌薬の塗り薬が中心です。角質増殖型では内服薬も併用します。薬は菌の種類によって違います。治療は検査で菌が検出されなくなったことを確認するまで続けます。

日常生活では、菌の繁殖を防ぐために、足を洗って乾いた状態を保つことが、治療と予防に有効です。

全身に起こる病気

〈全身〉

高血圧症《こうけつあつしょう》

● さまざまな合併症を引き起こす

受診する科 内科

症状と特徴 血液は、酸素や栄養素を全身の細胞に送り、また二酸化炭素や老廃物を回収する役目を担っています。血液は心臓から動脈を通って全身に送られ、静脈を通じてまた心臓に戻ってきます。

ポンプの役目をする心臓は、からだのすみずみまで血液を送り届けるために血液に高い圧力をかけています。正常な人の安静時の血圧は130㎜Hg未満とされていますが、これは1㎠あたりの水を約1・7m押し上げるだけの圧力ということになります。

血管にはそれだけの圧力がかかり続けているのです。高血圧の状態になれば、この圧力はさらに増します。長期間、高血圧が続くと、血管が柔軟性を失って動脈硬化《どうみゃくこうか》を起こしたり、傷んだ血管が動脈瘤《どうみゃくりゅう》になる可能性もあるのです。動脈硬化が進行すると、脳梗塞《のうこうそく》、脳出血などの脳血管障害や、心筋梗塞などの虚血性心疾患を引き起こします。

また、血液をろ過するはたらきをもつ腎《じん》臓《ぞう》にも、高血圧は大きなダメージを与えます。腎硬化症から慢性腎不全、尿毒症になると、人工透析が必要な状態になります。

高血圧は、ほかにもさまざまな病気の原因になります。生活習慣病に立ち向かうには、高血圧への対策は不可欠となります。

本態性高血圧症《ほんたいせいこうけつあつしょう》

症状と特徴 高血圧には、原因となる病気がある**続発性高血圧（二次性高血圧）**と、特別に原因が見当たらない**本態性高血圧（一次性高血圧）**があります。頻度としては、圧倒的に本態性高血圧が多くなります。

血圧がゆっくりと上昇しているときには、自覚症状はありません。しかし、急に血圧が上がると、頭痛、肩こり、耳鳴り、めまい、動悸《どうき》、顔のほてり、吐き気、手足のしびれなどを感じることがあります。

ただし、高血圧に特有の症状はありませんから、症状から高血圧かどうかを知ることはできません。

健康診断を定期的に受け、血圧を測る習慣をつけましょう。家庭用の血圧計で、自分で測ってみてもよいでしょう。

原因 高血圧には、以下のようにさまざまな誘因があるとされています。

◎体質

遺伝的に高血圧になりやすい人がいるといわれています。両親が高血圧の場合は60％、一方の親だけが高血圧でも30％の確率で、高血圧のこどもが生まれるとされます。両親どちらも高血圧でない場合は、こどもが高血圧になる可能性は5％です。

また、高血圧を発症する年齢も、親と近い場合が多いとされています。

一方、遺伝によると思われていた高血圧も、両親ともに高血圧になりやすい食生活をしていたためということもあります。この場合は、一人暮らしをするなど両親と別に生活をすれば、改善されることがあります。

◎塩分過多

高血圧の分布には、明らかな地域差があり、食塩の摂取量が多い東北、北陸、北関東では、高血圧になる人が多いのです。

食塩に含まれるナトリウムに血圧を上げるはたらきがあることはわかっていますが、細かなメカニズムはわかっていません。塩分を摂《と》りすぎると、のどが渇いて水をたくさん飲みますが、その結果、血液の量が増え、動脈にかかる圧力が上がるという側面もあります。

表1　成人における血圧値の分類（㎜Hg）（日本高血圧学会）

分類	収縮期血圧		拡張期血圧
至適血圧	＜120	かつ	＜80
正常血圧	＜130	かつ	＜85
正常高値血圧	130～139	または	85～89
Ⅰ度高血圧	140～159	または	90～99
Ⅱ度高血圧	160～179	または	100～109
Ⅲ度高血圧	≧180	または	≧110
収縮期高血圧	≧140	かつ	＜90

◎肥満

とくに、**内臓脂肪型肥満**（829頁）の場合は、動脈硬化を誘発して、高血圧の原因となります。

また、肥満によってからだの体積が増えると、心臓はより広い範囲に血液を送り出さなければならないため、心臓は高い圧力をかけて血液を送り出すようになるのです。

◎老化

年齢が高くなると、末梢《まっしょう》にある細い動脈がかたくなって血液が流れにくくなるために、心臓はより強い圧力をかけて末梢部分まで血液を届けようとします。そのため高血圧を起こす確率が高くなります。50歳代では2人に1人、70歳代になると4人に3人が高血圧になる、という統計もあります。

このように加齢によって起こる高血圧を、**老年性高血圧**といいます。

◎寒さ

皮膚が冷たい外気に触れると、体温を保持するために体表近くの血管が収縮します。したがって、冬場や寒冷地では、血圧が上昇しやすくなります。また、高血圧の人ほど血圧が高くなりやすいのです。正常な血圧の人では、血圧上昇は20㎜Hg程度ですが、高血圧の人は倍以上の血圧上昇がある場合もあります。

治療 もっとも大切なのは、生活習慣の改善です。その根幹は、食生活の改善、適度な運動の習慣、禁酒と禁煙です。

高血圧の人は、食塩の摂取量を1日6g未満に制限することが必要です。健康な人でも、高血圧予防のために1日10g未満に抑えることが望ましいとされています。

運動をすると、筋肉細胞に血液を送るために細動脈が拡張し、血液が流れやすくなり、血圧は下がります。有酸素運動が効果的で、20～30分程度、うっすらと汗ばむような運動を継続することが必要です。なるべく、毎日続ける必要があります。

飲酒すると一時的に血圧は下がりますが、翌日その反動で血圧は上昇します。

たばこの煙に含まれる一酸化炭素は、酸素に比べ赤血球と結びつきやすいため、血液を酸欠状態にしてしまいます。酸欠状態の解消のために赤血球が増産されますが、これによって血液は粘り気を増し、血圧が上がります。また、喫煙はLDL《エルディーエル》コレステロールを増加させて動脈硬化を誘引し、血圧を上昇させます。

二次性高血圧症《にじせいこうけつあつしょう》

症状と特徴　病気の症状のひとつとして高血圧が起こる場合、二次性高血圧（**続発性高血圧**）とよばれます。高血圧全体のおよそ5％で、頻度は少なくなります。

バセドウ病（365頁）などの甲状腺機《こうじょうせんき》能亢進症《のうこうしんしょう》や原発性アルドステロン症などの副腎《ふくじん》の病気によって引き起こされる**内分泌性高血圧**、大動脈縮窄症《だいどうみゃくしゅくさくしょう》や大動脈炎症候群などによって起こる**心血管性高血圧**、髄膜《ずいまく》炎《えん》や脳腫瘍《のうしゅよう》など脳や神経の病気で起こる**神経性高血圧**、さらには妊娠中に起こる**妊娠高血圧症候群**（759頁）があります。

二次性高血圧のなかでもっとも頻度が高く危険なのが、腎臓《じんぞう》の病気によって起こる**腎性高血圧**（腎血管性、腎実質性）です。

腎血管性高血圧症《じんけっかんせいこうけつあつしょう》

症状と特徴　腎臓に血液を送り込む腎動脈が狭くなったことによって、腎臓に流れ込む血液が少なくなります。すると、レニンという酵素が分泌されます。レニンは血管を収縮させる作用をもつアンジオテンシンⅡという物質をつくり出します。この仕組みを**レニン－アンジオテンシン系**といい、血圧を上げることによって腎臓に大量の血液を送り込もうとするのです。

症状としては本態性高血圧とほとんど変わりませんが、腎動脈が狭窄《きょうさく》しているために、聴診を行うと腹部血管雑音が聞こえることがあります。

原因　腎動脈の狭窄を引き起こすのは、**粥状動脈硬化**《じゅくじょうどうみゃくこうか》（615頁）、線維筋性異形《せんいきんせいいけい》成《せい》、動脈炎などの病気です。日本では、粥状動脈硬化、線維筋性異形成が同程度、動脈炎が比較的多いとされています。

治療　ACE《エーシーイー》阻害薬やアンジオテンシンⅡ受容体拮抗薬《きっこうやく》などの降圧薬を使い、血圧をコントロールする化学療法を行います。また、外科的療法としては、経皮的腎動脈拡張術（PTRA《ピーティーアールエー》）という手術を行い、血管内でバルーンを膨ませて狭窄した腎動脈を広げる場合もあります。

腎実質性高血圧症《じんじっしつせいこうけつあつしょう》

症状と特徴　腎臓そのものに障害があるために、高血圧が起こっている状態のことです。二次性高血圧全体の大半は、この腎実質性高血圧です。尿検査や血液検査を行って本態性高血圧との判別をし、早めに対処することが大切です。

原因　原因となる病気は、**糸球体腎炎**（443頁）、嚢《のう》胞腎《ほうじん》、**慢性腎盂腎炎**《まんせいじんうじんえん》（508頁）、**糖尿病性腎症**《とうにょうびょうせいじんしょう》（584頁）、**ループス腎炎**（516頁）、腎結核、腎腫瘍《しゅよう》、腎梗《こう》塞《そく》、水腎症、外傷による腎臓への圧迫など多岐にわたります。病気によって、両方の腎臓が障害される場合と、片方だけの場合があります。

治療　原因となる病気の治療を行うことが第一です。さらに、並行してACE《エーシーイー》阻害薬やアンジオテンシンⅡ受容体拮抗薬《きっこうやく》などの降圧薬を使った高血圧の治療も必要です。

高血圧は腎臓の機能に障害を与えるので、高血圧の手当てを怠ると**腎不全**（513頁）から**尿毒症**（515頁）になり、人工透析が必要となります。

低血圧症《ていけつあつしょう》

● めまいや立ちくらみが起こる

受診する科 内科

症状と特徴 1日のうち、どの時間帯に計測しても、基準よりも低い血圧である状態を指します。明確な基準はありませんが、日本高血圧学会による至適血圧が120／80㎜Hgですから、これよりも低い血圧を指します（574頁表1）。多くの場合、100／60㎜Hg以下の場合に、低血圧だと判断する医師が多いようです。

低血圧には、いくつかのタイプがあります。ここでは、本態性、起立性、食後の3つに分けて説明します。

本態性低血圧症《ほんたいせいていけつあつしょう》

症状と特徴 特別な原因がないのに低血圧を起こしている状態です。たんに低血圧という場合、この本態性低血圧を指します。

頭痛、めまい、立ちくらみ、肩こり、不眠などの脳神経系の症状、動悸《どうき》、息切れ、不整脈などの心臓系の症状、食欲不振、胃のもたれなどの消化器系の症状など、さまざまな自覚症状があります。

治療 生活に不便のある自覚症状がない場合は、治療をする必要はありません。自覚症状がある場合は、生活習慣を改善して対応する必要があります。

起床時間、就寝時間を一定にするなど規則正しい生活を心掛ける、バランスのよい食事をする、適度な運動をするなどといったことに気をつければ、症状の改善がみられるはずです。どうしても改善しない場合は、抗不安薬や血圧上昇薬で症状が改善することもあります。

起立性低血圧症《きりつせいていけつあつしょう》

症状と特徴 座った状態から急に立ち上がったり、長時間立ち続けていた場合に、血圧の低下が最高血圧で20㎜Hg以上、最低血圧で10㎜Hg以上の場合を起立性低血圧症といいます。

立っている状態では、重力による血液の下垂を防ぐために下半身の血管を収縮させて上半身に十分な血液を確保するしくみがあります。これがうまくはたらかない場合、起立性低血圧症となります。

自覚症状としては、めまいや立ちくらみが起こります。動脈硬化《どうみゃくこうか》が進行している高齢者の場合、これをきっかけとして脳梗塞《のうこうそく》や狭心症、心筋梗塞などが起こることもあります。

原因 **糖尿病**（581頁）による自律神経障害や、**シャイ・ドレーガー症候群**（609頁）がおもな原因ですが、原因がわからない**特発性起立性低血圧**もあります。

治療 原因になる病気がある場合は、その病気を治療します。特発性の場合は、急に立ち上がったりしないようにします。

食後低血圧症《しょくごていけつあつしょう》

症状と特徴 食事の後に、血圧が下がる病気です。めまい、ふらつき、失神などの症状が起こります。

原因 高齢者や、体内の代謝調整がうまくいかない病気をもっている人によく起こります。

治療 食事の前に、降圧薬を飲まないようにします。食後に歩くことでも、血圧が改善する場合もあります。

心筋炎《しんきんえん》

● ウイルス感染などにより心筋に炎症を起こす

受診する科 循環器内科

症状と特徴 発熱や筋肉痛などの症状が出てから、1週間程度の間に動悸《どうき》がみられます。これ以上の症状が出ないこともありますが、場合によっては、突然死、不整脈、失神、ショック状態に陥ることがあります。不整脈や失神がみられる場合は、なるべく早く病院を受診することが必要です。

原因 心臓を構成する筋肉である心筋に炎症が起こります。以前はリウマチやジフテリアに関連して起こることが多かったのですが、現在はウイルス感染によるものがほとんどになっています。

心筋炎を引き起こすウイルスは、コクサッキーウイルスやインフルエンザウイルスなど日常的なウイルスが主です。ウイルス以外では、細菌、真菌、原虫、寄生虫などの感染で起こることがあります。薬物の副作用や、放射線照射でも起こります。

治療 ウイルス性心筋炎に対する原因療法は確立されていません。安静にして酸素吸入を行い、栄養を十分にとって、からだに抵抗力をつけます。

不整脈、ショック状態、心不全などの合併症がある場合は、それぞれの症状に対応した治療を行います。

急性《きゅうせい》動脈《どうみゃく》閉塞症《へいそくしょう》

● 動脈がふさがり、脚に血が通わなくなる

受診する科 循環器内科／心臓血管外科

症状と特徴 脚《あし》が急に痛んだり、しびれを感じたりします。血行が止まってしまうので、皮膚が白くなったり、触っても脈拍を感じなくなったりします。6時間以内に血行を再開できないと、大きな障害が残ることがあります。

動脈が急に閉じてしまって、血行障害を起こす病気で、腹部大動脈から脚の動脈へと分岐する箇所で閉塞が起こる場合がほとんどです。

原因 心臓や、血管の上流にあたる大動脈の中から血栓《けっせん》が流れてきて、動脈をふさぐ**動脈塞栓症《どうみゃくそくせんしょう》**と、脚の動脈の血流が悪くなり、そこでできた血栓が動脈をふさぐ**動脈血栓症**のふたつの原因があります。

治療 まず、血液の凝固を抑えるヘパリンを注射し、さらに血液の塊を溶かすウロキナーゼを使用します。また、バルーンカテーテルを使い、動脈の中の血液の塊をかき出します。

以上のような手段を用いても動脈の閉塞が残る場合は、バイパス手術を行って血行を回復させます。

再発防止のため、原因疾患の治療が重要になります。

図1　閉塞を起こしやすい動脈

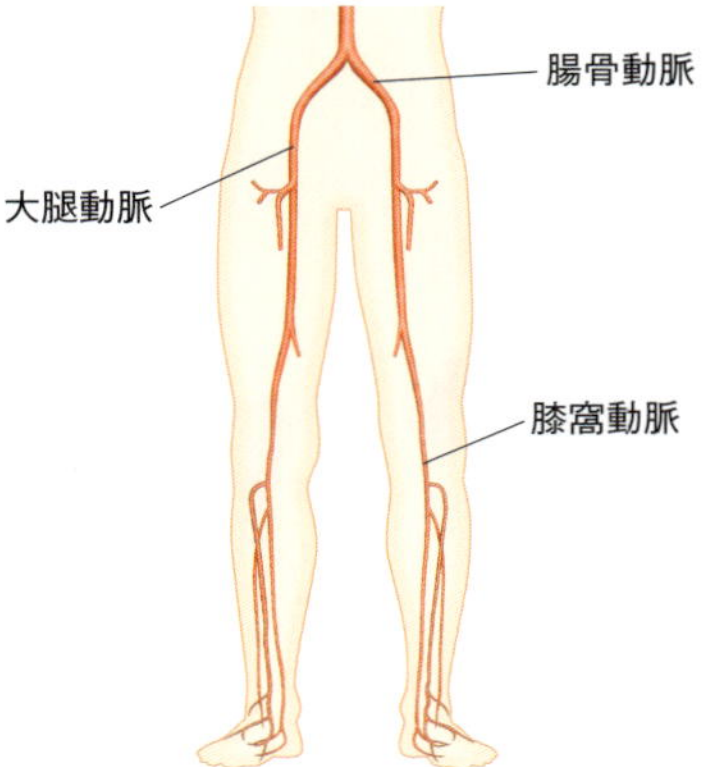

肥満症《ひまんしょう》

●中性脂肪が必要以上に蓄積

✚受診する科　内科（内分泌代謝内科）／肥満外来

症状と特徴　肥満とは、からだに必要以上の脂肪を蓄え、体重が適正体重を超えている状態をいいます。この状態に、糖尿病、高血圧、脂質異常症、高尿酸血症、脂肪肝といった生活習慣病や、睡眠時無呼吸症候群、月経異常などの健康障害が加わると、肥満症と診断されます。また、CT《シーティー》検査などで一定以上の**内臓脂肪面積**が認められる場合も、肥満症となります。

肥満度を調べる方法として、身長あたりの体格指数を示す**BMI**《ビーエムアイ》という指標が用いられます。BMIは**ボディ・マス・インデックス**の略で、体重と身長による計算式から算出します。BMI値が18・5以上25未満なら標準域ですが、25以上の場合は肥満と判定されます。BMI値22が、もっとも健康で、病気になりにくい状態といわれています。

原因　食べすぎと運動不足が、肥満の2大原因です。通常、中性脂肪は、活動するためのエネルギー源として、肝臓や脂肪細胞などに蓄えられます。ところが、食べすぎによって摂取エネルギー過多になったり、運動不足によって消費エネルギーが少なくなると、消費されずに余った分のエネルギーは皮下脂肪や内臓脂肪としてからだに蓄えられ、肥満になるのです。

同じ肥満でも、おなか周りに脂肪がたまる上半身肥満タイプと、おなかより下のお尻から太ももにかけて脂肪がたまる下半身肥満タイプに分かれます。体型の特徴から、上半身肥満は「りんご型」、下半身肥満は「洋なし型」とよばれ、りんご型は男性に多く、洋なし型は女性に多くみられます。上半身肥満は、皮下脂肪よりも内臓周りに脂肪がつきやすい**内臓脂肪型肥満**の割合が多く、生活習慣病を発症しやすい危険なタイプ〈メタボリックシンドローム（829頁）〉のため、注意が必要です。

このほか、症候性肥満といって、代謝異常や内分泌疾患の別の病気が原因となり、肥満を招くこともあります。

図2　肥満のタイプ

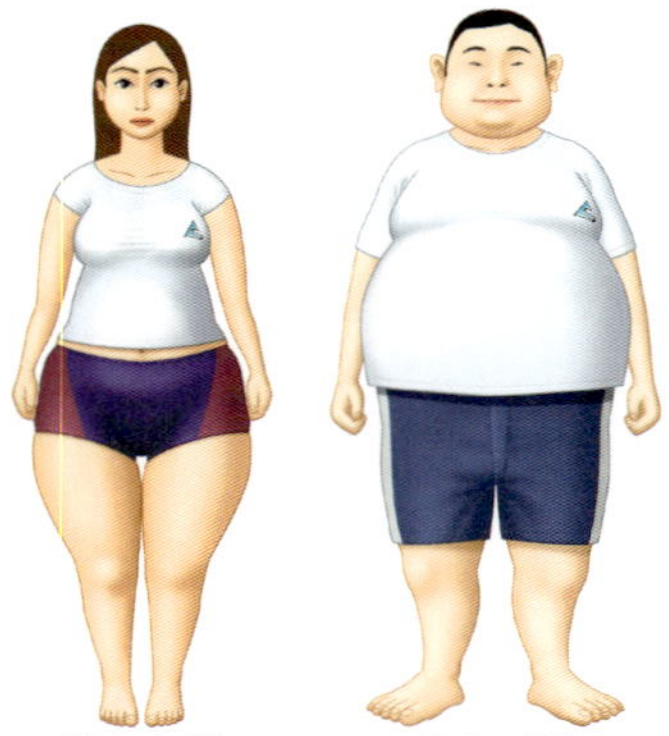

洋なし型　　りんご型

BMI計算法

BMI=体重(kg)÷身長(m)÷身長(m)

適正体重(kg)=身長(m)×身長(m)×22

BMI判定表

BMI	判定
18.5未満	やせ
18.5以上25未満	正常域
25以上30未満	肥満（1度）
30以上35未満	肥満（2度）
35以上40未満	肥満（3度）
40以上	肥満（4度）

（日本肥満学会による肥満判定基準）

治療 合併症がある場合は、その病気の治療をする必要がありますが、肥満はあらゆる生活習慣病の温床となっているため、そのままほうっておくと、動脈硬化を進行させ、心臓病、脳卒中など、命を左右する疾患へとつながりかねません。それを防ぐために、合併症の治療と同時に、肥満を解消する必要があります。

　肥満解消は、食事療法と運動療法の2本立てで進められます。急に標準体重に戻すというわけではなく、3か月で現在の体重の5%減量を目標とします。

　肥満症治療の食事療法では、1日に1000〜1800kcal摂取にとどめるよう減食します。状態によっては、1日1000〜1400kcalの摂取と、より厳しく減食します。睡眠時無呼吸症候群（363頁）などの健康障害をともない、すぐに大幅な減量が必要な場合などは、たんぱく質、ビタミン、ミネラルなどの栄養不足に注意しながら、600kcal以下の超低エネルギー食による治療が行われます。

　もちろん食事制限だけでなく、肉類、油脂、お菓子などの間食を減らし、魚類、野菜、海藻などを積極的に摂《と》る、1日3食規則正しく食べる、夜間遅くに食べないなど、日ごろの食習慣を改善することも大切です。ストレスなどが原因で過食に走るような場合は、精神的サポートも必要となります。

　運動療法では、脂肪燃焼効果が高いウォーキングなどの有酸素運動を継続して行います。肥満度が高い場合、運動をすることで膝《ひざ》などの関節や骨を傷害したり、肺や心臓などの内臓に負担がかかり、からだに害が及ぶケースもあるので、水中運動など、からだに負担の少ない運動から始めるとよいでしょう。また、脂肪が燃焼しやすい体質にするために、可能な範囲で筋力トレーニングを行い、少しずつでも筋肉量を増やしていくことも有効です。

　このほか、肥満度が高く、合併症の状態もよくない場合などは、薬物療法や、外科的治療が行われることもあります。

やせ

●病気や精神的な原因がある

✚受診する科 内科（内分泌代謝内科）／心療内科／精神科

症状と特徴 BMI《ビーエムアイ》値が18・5未満の場合、やせと判定されます。やせの人は、めまい、疲れやすい、低血圧などの症状がみられる場合があります。やせていても体重が維持されていれば問題ありませんが、減量をしていないのに急激に体重が減少した場合などは、なんらかの病気が隠れている危険があります。

原因 中年以降で短期間の大幅体重減少は、がんの初期症状の可能性があります。COPD《シーオーピーディー》（386頁）などの呼吸器疾患や、脳の視床下部《ししょうかぶ》の病変、下垂体《かすいたい》機能不全、副腎皮質《ふくじんひしつ》ホルモン不足などが、食欲低下を招くケースもあります。

　しっかり食べているのにやせる場合は、糖尿病（581頁）やバセドウ病（365頁）が疑われます。

　また、思春期前後の若い女性では、精神的な原因で、極端にやせてしまうことも少なくありません。

治療 原因となる病気や、精神的な悩みを特定し、その治療を行います。補助的に薬物療法が行われることもあります。

ホルモンの仕組《しく》みとはたらき

■ホルモンのはたらき

ホルモンは、細胞から血液内に直接分泌されることから、**内分泌**とよばれます。

一方、汗や唾液《だえき》などは、導管という管に分泌され、（血液内に運ばれることなく）体外に出てしまうため、**外分泌**とよばれます。

ホルモンは、からだの臓器や器官にはたらきかけて、さまざまな作用をもたらす物質のひとつで、**内分泌腺**《ないぶんぴつせん》とよばれる細胞のかたまりから血液中に分泌されます。ホルモンの分泌量やはたらきに過不足が起こると、からだにいろいろな障害が出てきます。

たとえば、**インスリン**というホルモンは血糖値をある一定の範囲に保つように分泌されています。

食後は糖が腸管から血液中に吸収されるため血糖値が上昇します。すると、膵臓《すいぞう》のβ《ベータ》細胞からインスリンが分泌され、肝臓や筋肉、脂肪組織の細胞にはたらきかけて、血液中から細胞へ糖を取り込ませ、血糖値を下げるよう作用します。

図3　おもな内分泌器官とホルモン

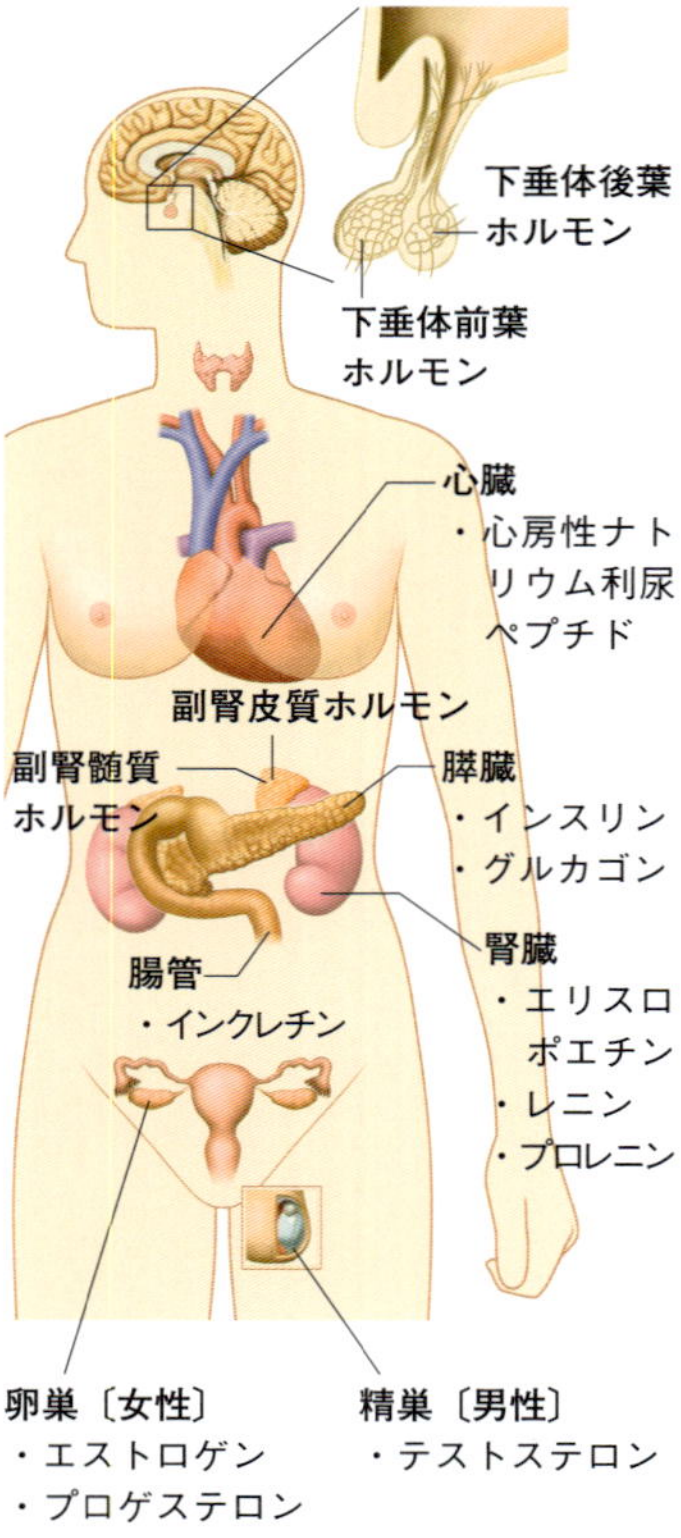

■ホルモン分泌の仕組み

ホルモンには分泌を調整する因子が存在しており、これらはいくつかの種類に分けられます。

たとえば、甲状腺《こうじょうせん》刺激ホルモンによる甲状腺ホルモンの分泌調整のようにほかのホルモンが因子になっている場合、カルシウムによる副甲状腺ホルモンの分泌調整のようにホルモン以外の物質が因子になっている場合、そのほかにストレスや睡眠がホルモン分泌に影響を与える場合もあります。

これらのホルモン分泌の調節で重要なのが、**ネガティブフィードバック機構**というしくみです。

これは、ホルモンがある一定の分泌量を超えると、細胞にホルモンの分泌をストップさせる指令が伝えられ、過剰なホルモン分泌が抑えられるというものです。この機構があるおかげで、ホルモンはつねに適切な量に保たれているのです。

ちなみに、女性の排卵時にはネガティブフィードバックの逆、**ポジティブフィードバック機構**が作用します。女性ホルモンであるエストロゲンがある一定量を超えると、黄体形成ホルモンが増え、さらにエストロゲン分泌が促進されることにより排卵が起こります。

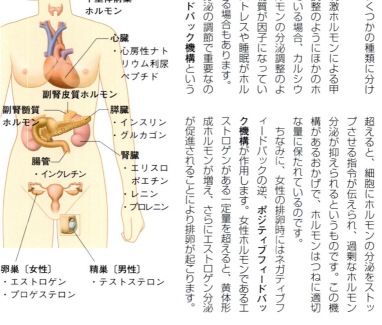

糖尿病《とうにょうびょう》

●インスリンの作用が低下する

糖代謝異常

受診する科 内科（内分泌代謝内科）／糖尿病外来

症状と特徴 糖尿病は、病状がかなり進行するまで目立った症状はみられませんが、病状が進むと次のような症状が現れます。

異常な食欲とのどの渇きがあり、水分を多量に摂《と》るため、トイレに行く回数が増えるようになります。また、からだがだるく、疲れやすくなる、急にやせて体重が減少する、皮膚がかゆくなったり、できものができやすくなる、傷が治りにくくなるなどの症状が現れます。さらに悪化すると、性欲減退、視力低下、手足のしびれ、こむら返り、歯周炎の悪化、足のむくみなどもみられるようになります。

糖尿病の怖さは、糖尿病自体よりもその合併症にあります。病原体に対する抵抗力が落ちて感染症にかかりやすくなる、神経障害や血管障害を起こすなど、合併症は全身に現れます。

とくに注意しなければならないのが、失明する危険の高い**糖尿病網膜症**（304頁）、尿毒症や腎不全《じんふぜん》に陥る危険の高い**糖尿病性腎症**（584頁）、しびれや痛みを引き起こしたり、壊疽《えそ》を引き起こす原因のひとつでもある**糖尿病性神経障害**（583頁）の3大合併症です。糖尿病特有の合併症ではありませんが、動脈硬化も促進されます。早期発見、治療が大切といわれる理由は、命にかかわる合併症が進むのを防ぐ必要があるためです。

糖尿病は遺伝も関係しているといわれていますので、家族内に糖尿病歴がある人は、とくに注意し、健診を受けましょう。

原因 糖尿病は、体内に摂取した糖分をエネルギーに変える糖代謝システムが正常にはたらかなくなり、糖分を使わないため血液中の糖分がたまってきて高血糖になる状態をいいます。

糖分をエネルギーに変える際、膵臓《すいぞう》から分泌されるインスリンというホルモンが重要な役割を果たしています。インスリンは、食事から摂取したブドウ糖を細胞に取り込み、エネルギー源に変える作用を促進します。このインスリンの分泌が不足したり、はたらきが低下したりすると、細胞はブドウ糖を取り込みにくくなり、そのため血液中にブドウ糖があふれた状態になります。

血液中のブドウ糖を血糖といいますが、つねに血糖値が高い状態で、あふれたブドウ糖の一部は尿糖となって排泄《はいせつ》されます。

糖尿病は、大きくふたつに分類されます。ひとつは、インスリンを産生する膵臓のβ《ベータ》細胞が破壊されてインスリンが分泌されなくなる**1型糖尿病**で、若年層に多くみられます〈小児糖尿病（801頁）〉。もうひとつは、食べすぎや運動不足、肥満、ストレスなどのよくない生活習慣が引き金となり、インスリンのはたらきが低下して、高血糖の状態が続く**2型糖尿病**です。患者全体の約9割、成人発症のほとんどがこのタイプですが、最近では若年層でも増加傾向にあり、問題となっています。

このほか、遺伝子異常や特殊な病気が原因で起こるタイプや、妊娠中に発症する妊娠糖尿病もあります。

治療 合併症を防ぎ、通常の社会生活を送ることができるように血糖値をコントロールすることが、糖尿病治療の目標です。

おもな治療法は、食事療法、運動療法、薬物療法の3つです。糖尿病の種類や病状によって、この3つの治療を組み合わせて治療が進められていきます。

◎食事療法

治療の柱となるのが食事療法です。各自の理想体重をもとに1日の摂取エネルギーを計算し、それを超えないような食事を摂ることが原則です。

ただ食事を制限するのでなく、1日3食、栄養バランスよく食べることが大切です。食事療法をむりなく継続していくために役立つのが、「糖尿病食事療法のための食品交換表」（日本糖尿病協会）です。食品を栄養素別に6つのグループに分け、80kcalを1単位として、食品の1単位あたりの量を表示しています。食事療法の指針ともいえ、主治医の指導のもと、自分でエネルギー計算をして、栄養バランスのとれた食事をしやすいように作成されています。

◎運動療法

運動療法は、インスリンの作用を高め、血糖値を下げる効果があります。肥満や生活の悪習慣が原因で起こる2型糖尿病の場合は、運動療法が重要となります。

散歩やウォーキング、水泳などの有酸素運動が有効ですが、少しずつでも長期間続けていく必要があるため、ゆっくりしたペースで、むりなく続けていくことができる運動を選ぶとよいでしょう。安全のため、運動を始める前は、医師のメディカルチェックを受けましょう。

◎薬物療法

これらで改善しない場合は、医師の判断のもと、血糖降下薬、インスリン注射などの薬物療法が行われます。インスリン注射は、自分で皮下注射をしますので、病院できちんと指導を受けましょう。

表2　糖尿病の分類（日本糖尿病学会）

型	特徴
1型糖尿病	膵臓のβ細胞が破壊されてインスリンがまったく、あるいはほとんど分泌されなくなるために起こるタイプ。若年層に多い。
2型糖尿病	肥満や運動不足、遺伝などが重なり合い、インスリンが不足してつねに高血糖の状態が続くタイプ。中高年になって発症。若年にもみられる。
特定の原因によるその他の型	遺伝子異常による（遺伝子素因）もののほか、特殊な病気が原因で起こる二次性糖尿病。
妊娠糖尿病	妊娠中に起こる軽い糖代謝異常。

表3　糖尿病の診断基準（日本糖尿病学会2010年）

	糖尿病	境界型（糖尿病予備群）
随時血糖値	200mg/dℓ以上	—
空腹時血糖値	126mg/dℓ以上	110mg/dℓ以上126mg/dℓ未満
ぶどう糖負荷試験2時間値	200mg/dℓ以上	140mg/dℓ以上200mg/dℓ未満
HbA_1c	6.5%（NGSP値）以上	—

頭部
体幹
手足
全身
がん
こころ
女性
こども

妊娠糖尿病《にんしんとうにょうびょう》

受診する科 内科／産科／産婦人科

症状と特徴 妊娠中に初めて発見または発症した、糖尿病に至っていない糖代謝異常を妊娠糖尿病といい、高血糖の状態が続くと、**早産**（763頁）、**妊娠高血圧症候群**（759頁）などが起きやすくなります。

出産後、血糖値が元に戻ることがほとんどですが、将来、本格的な糖尿病になる危険もあります。また、母体だけでなく、過体重児が生まれたり、新生児の低血糖が起こりやすいなど、胎児にも影響が出るため注意が必要です。

原因 妊娠時は、インスリンのはたらきを弱めるホルモンが胎盤から多量に分泌されるようになるため、妊娠中期以後は血糖値が上がりやすい状態になります。

通常は、膵臓《すいぞう》からインスリンが多く分泌され、血糖値を正常に保つように調節しますが、その必要量のインスリンを分泌できない場合、高血糖状態となります。

治療 食事療法が基本となりますが、病状によっては、インスリン注射を行います。出産後も定期的に血糖値を測り、糖尿病の早期発見、治療を心掛けましょう。

糖尿病網膜症《とうにょうびょうもうまくしょう》

304頁（目）

糖尿病性神経障害《とうにょうびょうせいしんけいしょうがい》

●足の壊疽など、重大な障害に

受診する科 内科（内分泌代謝内科／脳神経内科）／糖尿病外来

症状と特徴 糖尿病の3大合併症のなかでもっとも早期に現れる合併症で、全身に広がっている末梢《まっしょう》神経に障害が起こります。

まず、足先の神経がおかされ、**しびれ**や痛みを感じ、**こむら返り**を起こしやすくなり、徐々に感覚が鈍くなっていきます。とくに脚《あし》に現れやすく、左右両側の同じ部分に症状が出やすいという特徴があります。

悪化すると痛みを感じなくなり、やけどをしたり、靴ずれを起こしても気づかないようになります。放置すると、細菌感染から**壊疽**《えそ》を起こし、最悪の場合、足を切断しなければならないケースもあります。

このほか、自律神経が障害されると、便秘、下痢、排尿障害、発汗異常、立ちくらみ、勃起《ぼっき》障害などの症状を起こします。全身の筋肉の萎縮《いしゅく》、顔面神経麻痺《まひ》なども起こしてきます。

原因 過剰に摂取したブドウ糖の一部が変化したソルビトールが神経細胞内に蓄積したり、糖化最終産物が蓄積するために、神経障害を引き起こすと考えられています。

治療 食事療法、運動療法、薬物療法により、血糖をしっかりコントロールし、血糖値を基準値に戻すことで、早期であれば神経障害を回復することが可能です。

神経障害の治療薬として、アルドース還元酵素阻害薬があります。ブドウ糖をソルビトールに変える酵素のはたらきを阻害することにより、ソルビトールが産生されるのを防ぎます。ほかにも薬物が使われます。自己判断で治療を止めず、医師の指示どおりに治療を続けるようにしましょう。

血糖コントロールをしっかり続けることで、早期なら改善可能な合併症です。気になる症状があったら専門医に相談し、軽度のうちから治療を始めることが大切です。

糖尿病性腎症《とうにょうびょうせいじんしょう》

● 人工透析が必要になる疾患

✚受診する科　内科（内分泌代謝内科／腎臓内科）／糖尿病外来

症状と特徴　たんぱく質が尿中に排出され、**たんぱく尿**がみられるようになります。

病気の進行とともに尿中のたんぱく量が増え、たんぱく尿がつねに出ているようになります。

また、血液中のたんぱくの量が減るため、むくみやすくなり、血圧が上昇するなど、腎炎に似た症状が現れます。

さらに悪化すると、**腎不全**（513頁）になり、**尿毒症**（515頁）を引き起こす危険な合併症です。この状態まで悪化すると**人工透析**が必要になります。糖尿病性腎症は、人工透析を受ける原因の第1位となっています。

原因　血糖をコントロールできないまま10年以上高血糖の状態が続くと、腎臓の血管が障害を受けて腎機能が低下します。

腎臓の糸球体《しきゅうたい》とよばれる組織に集まっている毛細血管で、血液中のたんぱく質や老廃物はいったんろ過され、大事なたんぱく質は再吸収され、不要なものは尿中に排泄《はいせつ》されています。高血糖状態が続くと、この糸球体の毛細血管に異常が現れ、腎臓のろ過機能がじょうずにはたらかなくなります。

その結果、本来は腎臓でろ過された後、再吸収されるはずのたんぱく質が、再吸収が障害されたために尿中に出てくるようになります。

病状が進行すると、腎機能はさらに低下し、尿をつくることができなくなります。その結果、老廃物は排泄されず、体内にたまり、尿毒症を引き起こします。

治療　糖尿病性腎症発症の初期なら、食事療法と運動療法を基本とした血糖コントロールをしっかり行えば、悪化を食い止めることができます。

病状が進行した場合には、重症度に応じて血圧を下げる降圧治療や、たんぱく質制限食といった治療を加えていきます。

腎不全を起こした場合には、透析療法を行います。状態によっては、腎移植も検討されます。

糖尿病性昏睡《とうにょうびょうせいこんすい》

● 著しい高血糖で意識を失う

✚受診する科　内科（内分泌代謝内科／脳神経内科）／糖尿病外来

症状と特徴　著しいのどの渇きやだるさ、嘔吐《おうと》を訴え、意識を失ってしまうことがあります。

ひじょうに危険な状態のため、すぐに治療を受ける必要があります。多くの1型糖尿病の発症時はこの状態です。

原因　インスリン不足によって糖代謝に異常が起き、**ケトン体**という酸性物質がつくられます。ケトン体によって血液が酸性化（**アシドーシス**）すると、脳のはたらきに障害が起こり、昏睡状態に陥ります。

インスリンの量を急に減らしたり、中断した場合、さらに感染症や過剰な糖分摂取、ストレスなどで、インスリンの分泌や作用が低下することでも起こります。

治療　輸液とインスリンを用い、大抵、入院して治療します。昏睡に陥ると命にかかわることにもなります。

低血糖症《ていけっとうしょう》（糖尿病《とうにょうびょう》治療中《ちりょうちゅう》の）

● インスリン過剰による低血糖

受診する科 内科（内分泌代謝内科／脳神経内科）／糖尿病外来

症状と特徴 あくび、眠気、不安感、イライラ感、疲労感、集中力の低下など、さまざまな症状が現れます。さらに進むと急に体調が悪くなり、震え、動悸《どうき》、めまい、意識の混乱、おかしな行動などがみられるようになります。さらにひどくなると意識障害を起こし、昏睡《こんすい》状態となります。

原因 多くは糖尿病治療中に起こします。過度のインスリン注射や治療薬の服用などで、血中のインスリンが過剰な状態となり、低血糖を引き起こします。また、食事量の不足や食事時間の遅れ、空腹時の運動や飲酒、お酒の飲みすぎなどでも起こります。

治療 バランスを考えた食事療法によって、血糖をコントロールすることが基本となります。低血糖の症状が出た場合は、素早い対処が必要ですので、飴《あめ》やジュースなどを持ち歩くとよいでしょう。

血糖自己測定《けっとうじこそくてい》とインスリン自己注射《じこちゅうしゃ》

血糖自己測定

糖尿病治療では、自己管理がたいへん重要となってきますが、インスリン療法を行っていく場合、血糖値の自己測定がとても役立ちます。

定期的に測定することで、治療への意識が高まるだけでなく、血糖をじょうずにコントロールできているかが客観的にわかるため、食事量や食事内容などを見直す判断材料となります。的確な治療を行っていくための指針になり、重症化予防にも有効です。

小型のカードサイズや採血しないパッチ式の測定器が登場しています。使用については主治医に相談してみましょう。

インスリン自己注射方法と注意

インスリン療法では、インスリンを自分で注射する必要があります。

①注射の前に、注射部位を消毒する。注射部位は、腹、上腕、太ももなどが適当で、前回注射した部位から3㎝ほど離して注射すること。

②片方の手で注射部位の皮膚をつまみ、注射器を直角に立てて注射する。

③インスリン注射は、基本的に1日1～4回（病状や重症度によって変わります）、食事の前や就寝前など、毎日決まった時間に行います。

インスリン注射は、従来のシリンジ型のほか、ペン型（カートリッジ式、使い捨てタイプ）などの種類がありますが、ペン型が主流となっています。痛みも少なく、使用法も簡単で、使いやすくなっています。

インスリン療法を始める際は、しっかり指導を受けましょう。

写真1　血値自己測定器

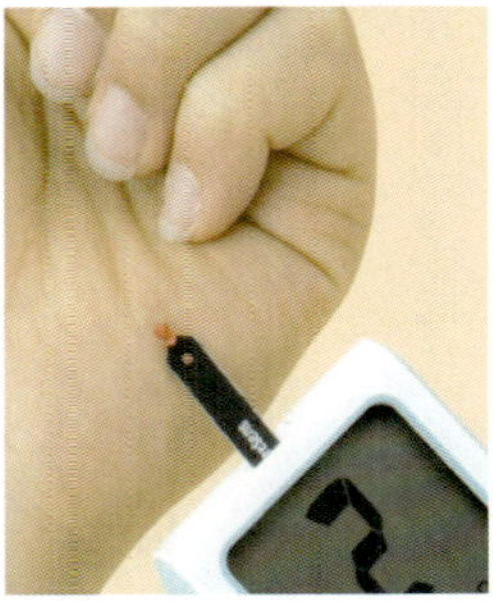

指先や手のひらから血液を採取する。　提供：ニプロ㈱

糖原病《とうげんびょう》*

グリコーゲンが体内に蓄積

受診する科 内科（内分泌代謝内科）／小児科

症状と特徴 糖原病の種類によって、さまざまな症状が現れます。肝臓に問題がある場合は、肝臓が腫《は》れて大きくなり、腹部が膨らんだり、発育の遅れから低身長などが起こったりします。低血糖を起こすため、疲労感や意識の混乱、昏睡《こんすい》など、低血糖による各種症状もみられます。高乳酸血症、脂質異常症、高尿酸血症、肝硬変《かんこうへん》などが合併することもあります。

　筋肉部では、激しい運動による運動筋の疲労や、筋力の低下、筋萎縮《いしゅく》、筋崩壊による褐色の尿（ミオグロビン尿）などがみられます。心筋部の場合は、心臓が肥大し、心不全を起こすこともあります。

原因 糖原はグリコーゲンともいわれ、脂肪と同じように貯蔵エネルギー源として体内に蓄積されています。とくに肝臓や筋肉に多く蓄えられています。

　肝臓のグリコーゲンは、空腹や運動などによって血液中の糖分が不足すると、酵素のはたらきによってブドウ糖に分解され、血糖の低下を補います。筋肉のグリコーゲンは、多くのエネルギーを必要とする運動時に分解され、筋収縮のエネルギー源として使われます。糖原病は、このグリコーゲンの分解にかかわる酵素遺伝子に異常が生じ、グリコーゲンがブドウ糖に分解されずに肝臓や筋肉に蓄積されていく病気です。

　原因のほとんどは、常染色体劣性遺伝の遺伝病です。まれにX連鎖劣性遺伝の場合もみられます。

治療 肝機能に問題がある場合は、血糖をコントロールすることが目標となります。乳糖、しょ糖、果糖などを制限したり、特殊ミルク、コーンスターチを摂《と》ったりします。とくに夜間低血糖が起こる場合は、就寝前や夜間、数回に分けて与えます。重症時は、肝移植が必要となる場合もあります。

　筋肉に問題がある場合は、激しい運動は控えます。心筋に問題があって、重症の場合には、心臓移植が有効です。

インスリノーマ

膵臓にできる腫瘍が原因

受診する科 内科（内分泌代謝内科）／外科

症状と特徴 空腹時に、疲労感、頻脈、発汗、異常行動などの低血糖症状が現れます。重い場合は、痙攣《けいれん》や昏睡《こんすい》がみられ、てんかんと間違われることもあります。低血糖が起こるため、甘いものを摂《と》りすぎる傾向にあり、肥満が多くみられます。症状がほとんどないケースもあります。

原因 インスリノーマは膵臓《すいぞう》でインスリンを産生し分泌するランゲルハンス島β《ベータ》細胞の腫瘍《しゅよう》です。血糖値に関係なくインスリンを過剰に分泌し続けるため、血糖値が異常に低下し、低血糖状態を引き起こします。

治療 多くが良性の腫瘍ですが、悪性の場合もあります。

　腫瘍部位が特定でき、転移がなければ、外科手術で腫瘍を切除します。手術できない場合は、抗腫瘍剤やホルモン抑制薬などの治療が行われます。

脂《し》質《しつ》異《い》常《じょう》症《しょう》

動脈硬化を進ませる沈黙の病気

受診する科 内科（内分泌代謝内科）

症状と特徴 まったくといってよいほど自覚症状がなく、脂質異常症かどうかは血液検査で調べるほかありません。もし検査によって異常が見つかっても、自覚症状がないために、治療をせずにそのまま放置する人もいます。しかし、その間に動脈硬化が進行し、ある日突然、心臓病や脳卒中などを発症するため、「沈黙の病気（サイレント・ディジーズ）」ともよばれています。

遺伝性の場合は、皮膚や手足の関節、アキレス腱《けん》などに、黄色腫《おうしょくしゅ》とよばれるこぶ状の脂肪のかたまりができることもあります。

原因 脂質は、からだを動かすエネルギー源や、からだの組織をつくる構成材料になるなど、大切な役割があります。血液中には数種類の脂質が含まれますが、通常はからだに必要な分だけの一定量にコントロールされています。この血液中の脂質量に異常が生じると、脂質異常症を招きます。

脂質には、増えすぎると動脈硬化を促進させるLDL《エルディーエル》コレステロールや中性脂肪、余分なコレステロールを回収するHDL《エイチディーエル》コレステロールなどの種類があります。血中のLDLコレステロール量が多い場合は**高LDLコレステロール血症**、中性脂肪が多い場合は**高トリグリセリド血症**、HDLコレステロールが少ない場合は**低HDLコレステロール血症**に分かれ、これらをまとめて脂質異常症といいます。

脂質量に異常が生じる最大の原因は、食べすぎによるエネルギーの過剰摂取です。肉の脂身、バター、ラードなどの動物性脂肪の摂《と》りすぎも、コレステロールや中性脂肪を増やします。これらの食習慣は、同時に肥満の原因でもあるため、肥満も脂質異常症の原因のひとつに数えられます。

糖尿病や高血圧、甲状腺《こうじょうせん》機能低下症、閉塞性黄疸《へいそくせいおうだん》、腎臓病《じんぞうびょう》など、別の病気が原因で脂質異常症を併発することもあります。

このほか、親やきょうだいなど血縁者に多くみられる指定難病の**家族性高コレステロール血症**など、遺伝的要素が強いケースもあります。遺伝性の場合は、若年者でも動脈硬化を起こしやすいため、注意が必要です。

表4　脂質異常症の診断基準（空腹時採血）

高LDLコレステロール血症	LDLコレステロール値 140mg/dℓ以上
低HDLコレステロール血症	HDLコレステロール値 40mg/dℓ未満
高トリグリセリド血症	中性脂肪150mg/dℓ以上
高nonHDLコレステロール血症	nonHDLコレステロール値 170mg/dℓ以上

（動脈硬化性疾患予防ガイドライン2017）

治療 食事療法と運動療法による治療が基本となります。ただし、なにか別の病気が原因となっている場合は、その原因疾患の治療を優先します。

食事療法では、1日のエネルギー総摂取量、脂肪摂取量を抑え、脂肪の種類にも注意します。肉の脂身やバター、生クリームなどには、血中コレステロールを増やす飽和脂肪酸が多く含まれているため、摂取を控えます。反対に、イワシやサンマなどの青背の魚や植物油などには、HDLコレステロールを増やす不飽和脂肪酸が多く含まれているため、積極的に摂りましょう。アルコールの摂取量にも気をつけましょう。

また、適度な運動はＨＤＬコレステロールを増やし、中性脂肪やＬＤＬコレステロールを減らす効果があります。むりのない運動を毎日継続的に行いましょう。

それでも効果がない場合は、中性脂肪やコレステロールを低下させる薬物療法が行われます。

高《こう》ＬＤＬ《エルディーエル》コレステロール血症《けっしょう》

症状と特徴 コレステロールは、消化に必要な胆汁酸やホルモンの原料となるほか、細胞の骨格ともいえる細胞膜をつくる役割をもっています。脂質成分のため、そのままでは血液中に入って、体内を移動することはできません。そこで、コレステロールはたんぱく質に包まれ、「リポたんぱく」という粒子になって血液中に溶け込みます。

リポたんぱくにはいくつかの種類があり、脂質異常症で問題になるのは、ＬＤＬ（低比重リポたんぱく）とＨＤＬ《エイチディーエル》（高比重リポたんぱく）です。

ＬＤＬコレステロールは、肝臓でつくられたコレステロールを全身の細胞に運ぶはたらきをしていますが、増えすぎると、酸化、変性して血管の動脈壁にたまっていき、動脈硬化の大きな原因となります。そのため、別名「**悪玉コレステロール**」ともよばれ、血液中に量が増えすぎると、高ＬＤＬコレステロール血症となります。

治療 脂肪の種類やエネルギー量に注意する食事療法と、適度な運動が重要となります。場合によっては、薬物療法が行われることもあります。

低《てい》ＨＤＬ《エイチディーエル》コレステロール血症《けっしょう》

症状と特徴 ＨＤＬコレステロールは、余分なコレステロールを全身の細胞から回収し、肝臓に戻す役割があり、「**善玉コレステロール**」ともよばれています。

ＨＤＬコレステロールが減ると、使用されずに余ったＬＤＬ《エルディーエル》コレステロールなどが回収されずに血中に残り、動脈硬化を促進させます。そのため、ＨＤＬコレステロールが一定量以下になると、低ＨＤＬコレステロール血症となります。

治療 肥満の場合は、食事療法、運動療法による体重管理を行い、喫煙者は禁煙をしましょう。それでも改善しない場合は、薬物治療が選択される場合もあります。

高《こう》トリグリセリド血症《けっしょう》

症状と特徴 血液中の中性脂肪（トリグリセリド）が増えすぎた状態を、高トリグリセリド血症といいます。

食事から摂《と》った脂肪や糖質は肝臓で合成されて中性脂肪となり、からだを動かすエネルギー源として使用されます。使用されなかった分は、皮下や内臓の脂肪として蓄えられていきますが、必要以上に増えすぎると、善玉コレステロールであるＨＤＬ《エイチディーエル》コレステロールを減らすなど、動脈硬化を進行させます。また、血栓《けっせん》（血のかたまり）ができやすくなるため、血管を詰まりやすくしてしまいます。ＬＤＬ《エルディーエル》コレステロールの変性にかかわるともいわれています。

治療 食事療法、運動療法を中心に、肥満の場合は適正体重を目標に減量に取り組みましょう。状態によっては、薬物療法が行われます。

ビタミン欠乏症《けつぼうしょう》

●栄養バランスのよい食生活を心掛ける

受診する科 内科（内分泌代謝内科）

症状と特徴 不足するビタミンの種類によって症状が違います。

ビタミンA不足の場合、暗くなると目が見えにくくなるのが代表的な症状で、**網膜色素変性症**（**夜盲《やもう》症**）を起こします。皮膚や粘膜が荒れたり、乳幼児では発育不足につながることもあります。

ビタミンB_1不足では、**脚気《かっけ》**が起こり、全身の倦怠感《けんたいかん》、手足のしびれやむくみ、動悸《どうき》、息切れなどの症状がみられます。ひどくなると、膝《ひざ》の下をたたくと足が跳ね上がる膝蓋腱《しつがいけん》反射がなくなります。

ビタミンCが不足すると、皮膚や歯肉などの粘膜から出血しやすくなり、**壊血《かいけつ》病**を起こします。

ビタミンDには、骨や歯ができやすくなるように助ける作用があるため、不足すると発育に障害が出ます。乳幼児では**くる病**（799頁）、成人では**骨軟化症**（599頁）や**骨粗鬆症《こつそしょうしょう》**（599頁）が起こります。

原因 ビタミンは、からだの組織づくりや代謝機能を助けたりするなど、からだの機能が円滑にはたらくように補助する大切な栄養素です。ビタミンにはさまざまな種類がありますが、ほとんどのビタミンは体内でつくることができません。そのため、食事によって必要量のビタミンを摂取する必要があります。

1日に必要なビタミン量は、それぞれほんの少しなのですが、栄養バランスの悪い食生活、アルコールの過剰摂取などにより、このわずかなビタミンが不足すると、ビタミン欠乏症になってしまいます。

また、糖尿病や肝臓病など、ほかの病気が原因でビタミンの摂取が妨げられ、発症することもあります。

治療 不足しているビタミンを症状などから特定し、そのビタミン剤を服用します。同時に、不足ビタミンを豊富に含む食品を、積極的に摂《と》るようにすることも大切です。また、ビタミンDだけは、紫外線により皮下で産生できますので、軽い日光浴も有効です。

ビタミン過剰症《かじょうしょう》

●ビタミンA、Dの過剰摂取

受診する科 内科（内分泌代謝内科）

症状と特徴 ビタミンAとDは、必要以上に摂取すると、障害が起こります。

ビタミンAを過剰に摂《と》ると、頭痛、めまい、吐き気、食欲不振、脱毛などの症状が現れます。

ビタミンDの過剰摂取では、食欲不振、嘔吐《おうと》、体重減少、頻尿《ひんにょう》などが起こり、腎臓《じんぞう》にカルシウムがたまって腎機能が低下し、尿毒症を起こすこともあります。

原因 多くの場合、ビタミン剤の過剰摂取が原因となります。ビタミンB、Cのような水溶性ビタミンは、摂りすぎても尿とともに排泄《はいせつ》されるため問題ありません。ところが、ビタミンA、Dのような脂溶性のビタミンは、摂りすぎると体内に蓄積されていくため、障害を起こす危険があります。

治療 まずは過剰摂取を中止します。状態がよくない場合は、輸液やステロイドを服用します。

低《てい》カルシウム血症《けっしょう》

●手足のしびれを招く

受診する科 内分泌内科

症状と特徴 カルシウムは骨に蓄えられ、必要に応じて血液中に供給されますが、尿に排泄《はいせつ》される量が多すぎたり、骨から血液へ移動しなくなると濃度が下がり、血液中のカルシウム濃度は8・5mg／dℓ以下に低下します。

カルシウム濃度が6・0〜6・5mg／dℓにまで下がると、手指や足にしびれや**テタニー発作**（筋がつるような痛みをともなう痙攣《けいれん》）が起こります。症状が強いときは痙攣が全身に及ぶこともありますが、命にかかわる危険性はありません。

血液中に存在するカルシウムには、たんぱく質に結合しているものとしていないものとがあります。結合していないものを**イオン化カルシウム**といい、この量が減少すると症状が現れます。

ネフローゼ症候群や肝硬変《かんこうへん》を患っている人、高齢者など、血液中のたんぱく質濃度の低い人は、低カルシウム血症を併発していることがあります。これは、血液中のたんぱく質が減ることによって、たんぱく質に結合するカルシウム量が減少し、結果、血液中の総カルシウム量が減ってしまうからです。ですが、イオン化カルシウム濃度は変化しないので、症状は現れません。

原因 副甲状腺《ふくこうじょうせん》機能低下症《きのうていかしょう》やビタミンD欠乏症、腎不全《じんふぜん》、急性膵炎《すいえん》などの疾病のほか、抗痙攣薬の使用、カルシウムの摂取不足などでも濃度が低下します。

治療 しびれやテタニー発作が現れたときは、早急にカルシウム剤を静脈注射する必要があります。

症状が軽い場合は、カルシウム剤やビタミンD剤の服用で対処します。

高《こう》カルシウム血症《けっしょう》

●口の渇きや尿量を増加させる

受診する科 内分泌内科

症状と特徴 初期症状は尿量増加や口の渇きで、悪化すると吐き気、腹痛、食欲低下、筋力低下、倦怠感《けんたいかん》、意識障害などが起こります。重度の場合は、不整脈や心停止による突然死の危険性もあるので注意が必要です。また、病状の進行具合によっても症状が異なり、進行が急速な場合は脱水による腎《じん》機能障害、ゆっくり進行する場合は尿路結石や骨粗鬆症《こつそしょうしょう》が起こります。

血液中のカルシウム濃度が10・2mg／dℓ以上に上昇した状態です。

血液中に存在するイオン化カルシウムが増加すると、症状が現れます。

原因 もっとも多いのが悪性腫瘍《しゅよう》で、4〜5割を占めます。次に多いのが副甲状腺《ふくこうじょうせん》機能亢進症《きのうこうしんしょう》で、1〜2割ほどです。そのほかには、ビタミンD過剰症、急性腎不全、甲状腺機能亢進症、サルコイドーシスなどによってもカルシウム濃度が上昇します。

治療 原因となっている疾病の治療を第一に行います。緊急の処置が必要なのは、カルシウム濃度が12〜13mg／dℓ以上に急上昇した場合です。その場合はまず脱水症状を改善し、利尿薬を服用して尿中へのカルシウム排泄《はいせつ》をうながします。それでも症状がよくならない場合は、骨吸収抑制薬やステロイドを服用します。

低《てい》カリウム血症《けっしょう》

● からだに力が入らない

受診する科 内分泌内科

症状と特徴 倦怠感《けんたいかん》、筋力低下、イライラ、抑うつ症状、睡眠障害、便秘、皮膚の乾燥、尿量増加、口の渇きなどが起こり、症状が強いと全身に麻痺《まひ》が起こることもあります。血液中のカリウム濃度が3・5mEq／ℓ以下に低下した状態です。

原因 ひとつは、からだからカリウムが失われる場合で、下痢や嘔吐《おうと》、下剤の大量服用、副腎皮質《ふくじんひしつ》ホルモンの過剰分泌、腎臓《じんぞう》病、利尿薬の服用などが原因で起こります。もうひとつは、細胞内のカリウムと血液内のカリウムのバランスが細胞側へ傾いた場合で、これは、血液がアルカリ性に傾いたとき、インスリン使用時などに起こります。

治療 カリウム製剤を服用したり、生野菜や果物のようなカリウムを多く含む食品を食べたりします。

濃度が2・5mEq／ℓ以下の場合は、点滴でカリウムをゆっくり補給します。

高《こう》カリウム血症《けっしょう》

● 手足の麻痺や心停止を起こす

受診する科 内分泌内科

症状と特徴 おもな症状は、手足の麻痺《まひ》や脱力感です。症状が強いときは、心室細動や心停止などを起こす危険性があります。血液中のカリウム濃度が5・0mEq／ℓ以上に上昇した状態です。

原因 ひとつは、細胞内から血液中へカリウムが移動した場合です。筋肉が押しつぶされたり、血液が酸性に傾いたり、カリウムを含む薬を使用したときに起こります。

さらには腎臓《じんぞう》からのカリウム排泄《はいせつ》障害で、腎不全《じんふぜん》や副腎皮質ホルモンの分泌低下、カリウム保持性利尿薬の服用で起こります。

治療 まずは原因の疾病を治療しつつ、食事でカリウム制限を行います。それでも濃度が下がらないときは、陽イオン交換樹脂を内服します。値が6・0mEq／ℓ以上の場合は、緊急処置が必要です。カルシウムやアルカリ性の注射液、もしくはブドウ糖とインスリンの静脈注射で対処します。

微《び》量《りょう》金《きん》属《ぞく》欠《けつ》乏《ぼう》症《しょう》

● ミネラルの不足による障害

受診する科 内科（内分泌代謝内科）

症状と特徴 体内で不足する金属によって、症状はさまざまです。

鉄分不足では、貧血を起こし、集中力の低下や疲労、食欲不振などが現れます。

銅不足は、脳障害、毛髪の異常、貧血、骨や動脈の異常などの症状が出ます。

亜鉛不足の場合は、味覚や嗅覚《きゅうかく》、生殖能力の低下、低身長などが現れます。

ヨウ素不足は、甲状腺《こうじょうせん》機能低下症や甲状《こうじょう》腺腫《せんしゅ》を起こします。

クロム不足では、動脈硬化の促進が起こります。

セレン不足では、狭心症、がんなどが引き起こされます。

原因 鉄、銅、亜鉛など、からだの機能を正常に保つために欠かせない金属を、必須微量金属（ミネラル）といいます。からだに必要な量は微量ですが、偏った食生活などによって、これらの成分が不足すると、からだに異常が起こります。

治療 不足している成分を補充するなど、不足金属に合わせて行われます。

亜鉛欠乏症《あえんけつぼうしょう》

症状と特徴 味覚や嗅覚《きゅうかく》の障害が現れたり、口内炎、皮膚炎、脱毛などが起こりやすくなる、免疫機能が低下して感染症にかかりやすくなる、傷がなかなか治らない、成長が遅れたりするなどの症状がみられます。妊娠している場合は、合併症の発症や低体重児の出生のリスクが高くなります。また、動脈硬化やがんなどを発症しやすくなるといわれています。

原因 亜鉛は、体内でたんぱく質を合成したり、細胞を健康に保つなど、成長や免疫機能を正常にするはたらきがあります。偏った食生活やダイエットによる亜鉛の摂取不足のほか、肝臓病、腎臓病《じんぞうびょう》、糖尿病などの別の疾患が原因となって、体内の亜鉛が不足して亜鉛欠乏症になります。

治療 亜鉛を薬によって補うほか、肉類、カキ（牡蠣）、ナッツ、チーズなど、亜鉛を多く含む食品を積極的に摂《と》るようにします。

ポルフィリン症《しょう》＊

●ポルフィリンの過剰蓄積によって起こる

受診する科 内科／血液内科／小児科

症状と特徴 ヘモグロビンを合成するヘムという物質の合成経路に異常が生じ、ポルフィリンという物質が体内に過剰に蓄積されてしまう、先天性または後天性疾患の総称です。ヘムの合成異常が起こる場所によって、**肝型**と**骨髄型**に大別されます。

症状は、日光過敏による皮膚の紅斑《こうはん》や腫《は》れ、貧血、腹痛や肝障害などです。日焼けと区別がつかず、重症にいたる危険性もあります。

なかでも頻度の高い**急性間欠性ポルフィリン症**は、20～30歳代の女性に多く、腹痛、嘔吐《おうと》、便秘、運動麻痺《まひ》、精神不安定など、さまざまな症状が起こります。

原因 多くは遺伝によって発症しますが、薬物や飲酒、肝炎が誘因となる場合もあります。

治療 対症療法が中心のため、日光や誘因を避けることが大事です。

アミロイドーシス＊

●アミロイドの沈着による障害

受診する科 内科（内分泌代謝内科）

症状と特徴 アミロイドが沈着する臓器・組織や、障害の程度によって、症状はさまざまです。心臓や肝臓では臓器が肥大したり、腎臓《じんぞう》ではネフローゼ症候群（511頁）を起こしたりします。また、末梢《まっしょう》神経に沈着すると、感覚障害や運動障害を引き起こします。

原因 アミロイドは、体内の線維たんぱく質の一種で、からだの器官、組織に沈着すると障害を起こします。沈着の仕組みなどについて、詳細は解明されていません。

発症原因が不明なものと、遺伝や老化、結核、関節リウマチ、多発性骨髄腫《こつずいしゅ》、がんなどが原因で発症するタイプに分かれます。

治療 アミロイドの沈着を防ぐ薬物療法や、細胞移植を併用した化学療法などが行われますが、現在、根本的な治療法は見つかっておらず、厚生労働省による指定難病になっています。

副甲状腺機能亢進症《ふくこうじょうせんきのうこうしんしょう》

●血中のカルシウムのバランスが崩れる

受診する科 内分泌内科

症状と特徴 副甲状腺ホルモンが過剰分泌され続けている状態で、原因の違いで、原発性と続発性のふたつに分けられます。

原発性副甲状腺機能亢進症《げんぱつせいふくこうじょうせんきのうこうしんしょう》は、副甲状腺に生じた腫瘍《しゅよう》や過形成（細胞の肥大）が原因となっているもので、血液中のカルシウム量が増え、大量のカルシウムが尿中に排《はい》泄《せつ》されるために、腎結石《じんけっせき》ができたり、腎糸球体や尿細管に沈着して腎石灰沈着症《じんせっかいちんちゃくしょう》を引き起こします。

さらに、骨や歯からのカルシウムの流出が原因で、骨粗鬆症《こつそしょうしょう》になることもあります。

症状の主体は、**高カルシウム血症**（590頁）にもとづく、尿量増加、口の渇き、飲水量の増加などです。

また、便秘や皮膚のかゆみ、筋力低下、食欲低下、吐き気、さらに病状が悪化すると、集中力の低下や抑うつ症状、意識障害などが起こることもあります。

女性に多い病気で、男女比は1対2です。ほとんどが30歳以上で、加齢とともに数が増加し40～60歳代にピークを迎えます。とくに、閉経後の女性の発症率が高い傾向にあります。

続発性副甲状腺機能亢進症《ぞくはつせいふくこうじょうせんきのうこうしんしょう》は、副甲状腺機能低下症以外の要因で**低カルシウム血症**（590頁）になったときに起こり、低下したカルシウム濃度を上げようとして、二次的に副甲状腺ホルモンが過剰分泌されるものです。

原因 原発性副甲状腺機能亢進症でもっとも多いのは、腺腫《せんしゅ》とよばれる良性腫瘍の発生です。4つある副甲状腺のうち、ひとつに起こる単発性がほとんどですが、まれにすべての副甲状腺が肥大する多発性もあります。

また、副甲状腺がんや、ごくまれにですが、遺伝性による多発性内分泌腺腫症《たはつせいないぶんぴつせんしゅしょう》が原因となっている場合もあります。

続発性副甲状腺機能亢進症は慢性腎不全に起因するもの（腎性骨異栄養症《じんせいこついえいようしょう》）がもっとも多く、ほかに、ビタミンD作用の低下、腎臓からのカルシウム喪失、抗痙攣《けいれん》薬や骨吸収抑制薬の使用による低カルシウム血症などがあります。

治療 原発性副甲状腺機能亢進症では、単発性の場合はその腫瘍を摘出します。多発性の場合は4つとも腫れていることがほとんどなので、腫れの少ないものをひとつだけ残し、残りの3つを摘出します。

たいていは2週間ほどで退院できますが、治療が遅れると腎臓の機能が低下したり、たびたび骨折したりと、日常生活に支障が出てくるので早期治療が重要です。

手術ができない場合は、脱水や高カルシウム血症クリーゼ（高カルシウム血症が悪化し、意識障害などをともなう）、結石症、腎機能悪化などの防止や、骨粗鬆症の予防に努めます。

続発性副甲状腺機能亢進症は、原因となっている病気の治療を行いつつ、低カルシウム血症の改善を図ります。

慢性腎不全やビタミンD作用の低下に対しては、活性型ビタミンDの使用を行います。また、腎臓からのカルシウム喪失に対しては、結石症を予防するため利尿薬を使用します。

副甲状腺機能低下症《ふくこうじょうせんきのうていかしょう》*

●カルシウム濃度を低下させる

✚受診する科　内分泌内科

症状と特徴　副甲状腺ホルモンの作用がなんらかの理由で低下した状態で、血中のカルシウム濃度の低下とリン濃度の上昇が起こります。

カルシウム濃度の低下が招く症状が主体で、なかでも特徴的なのは**テタニー発作**です。これは、手指や足のこわばり、しびれ、顔のひきつれなど、痛みをともなう筋肉の痙攣《けいれん》となって起こる発作です。

ほかには、情緒不安定やイライラなどの精神症状が出ることもあります。

原因　副甲状腺ホルモンの分泌そのものが低下している場合と、分泌は正常でも、ホルモンが作用する腎臓《じんぞう》などの受容体に異常があってホルモンが作用しない場合があります。

ホルモン分泌の低下は、手術などで甲状腺を摘出した場合に起こる**術後副甲状腺機能低下症**《じゅつごふくこうじょうせんきのうていかしょう》や、特定の原因が見つからない**特発性副甲状腺機能低下症**、ホルモンの作用の低下は、受容体の異常で起こる**偽性副甲状腺機能低下症**などが原因として考えられます。

治療　血中カルシウム濃度を正常に戻し、その値を維持するために、活性型ビタミンD剤やカルシウムを服用します。

原因となるホルモンの作用低下は根治できないため、これらの薬を生涯飲み続けることになります。

副甲状腺腺腫《ふくこうじょうせんせんしゅ》

●副甲状腺にできる良性の腫瘍

✚受診する科　内分泌内科

症状と特徴　副甲状腺にできる良性の腫瘍《しゅよう》で、副甲状腺ホルモンの過剰な分泌を招きます。

8割が無症状であるといわれています。副甲状腺の腫《は》れや副甲状腺機能亢進《こうしん》症に似た症状を引き起こすこともありますが、腫瘍の程度が軽いうちは特徴的な症状は出ません。

4つある副甲状腺のうちひとつだけに腺腫ができる単発性がほとんどですが、まれに多発性の場合もあります。

女性に多い病気で、年代別にみると、50～60歳代に多い傾向があります。

治療　腺腫の切除、またはＰＥＩＴ《ペイト》（経皮的エタノール注入療法）で治します。

副甲状腺《ふくこうじょうせん》がん

682頁（がん）

下垂体機能低下症《かすいたいきのうていかしょう》*

●ホルモン分泌低下でさまざまな症状が現れる

✚受診する科　内分泌内科

症状と特徴　分泌が低下している下垂体前葉ホルモン（内分泌腺《ないぶんぴつせん》を刺激するホルモン）の種類によって、症状が異なります。

甲状腺刺激ホルモンが欠乏すると甲状腺機能低下症となり、寒けや眠気、動作の緩慢化、皮膚の乾燥、便秘、まゆ毛の減少などが起こります。

副腎《ふくじん》皮質刺激ホルモンが欠乏すると副腎皮質機能低下症となり、疲労感、脱力感、食欲不振、吐き気、体重減少、低血圧、低血糖などが起こります。

性腺刺激ホルモンが欠乏すると性腺機能低下症となり、男性の場合は性欲減退、女性の場合は月経不順や無月経などが起こります。

原因 脳の下垂体から分泌される下垂体前葉ホルモンの分泌が低下することによって起こります。

原因は、下垂体やその周辺にできた腫瘍《しゅよう》、脳の手術、放射線治療、外傷などが考えられます。

治療 欠乏しているホルモンを内服などで補充します。

図4 ホルモン分泌のフィードバックの例

ホルモン濃度により、促進と抑制が行われる。

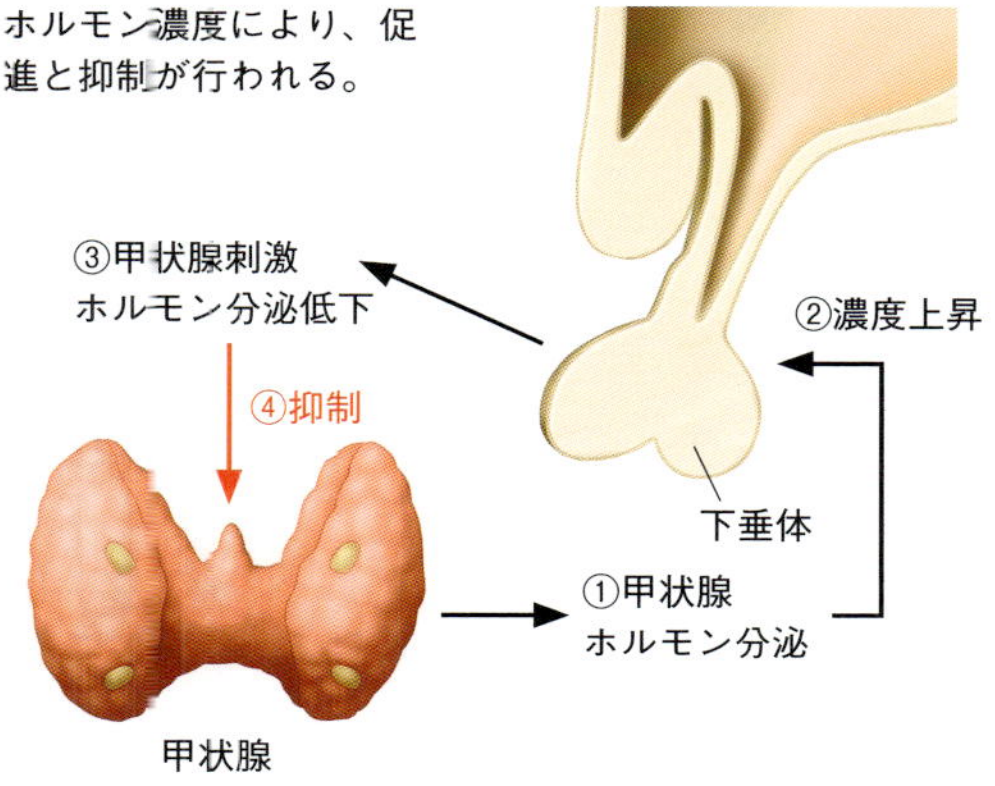

クッシング症候群《しょうこうぐん》*

● コルチゾールの慢性的な分泌過剰

受診する科 内分泌内科

症状と特徴 顔が丸く膨らんでくる**満月様《まんげつよう》顔貌《がんぼう》**や赤ら顔、脂肪が腹や肩、首の後ろに増えて逆に手足がやせ細ってくる中心性肥満がみられます。

また、皮膚が薄くなって赤色の妊娠線に似たあとが生じたり、皮下出血が起こります。ほかに、高血糖、高血圧、性欲減退、筋力低下、多毛、にきび、骨折、女性では無月経などが起こります。

原因 副腎《ふくじん》皮質から分泌されるコルチゾールの分泌過剰は、副腎や脳の下垂体にできた腫瘍《しゅよう》が原因です。また、ステロイド系薬剤を大量に使用した場合に現れることもあります。

ほかには、肺がんなどから副腎皮質刺激ホルモンが分泌され、発症することもあります。

治療 良性の副腎腫瘍や下垂体の腫瘍は手術で摘出します。

悪性だった場合や手術ができない場合は、放射線療法や薬剤療法で治療することもあります。

アジソン病《びょう》*

● 副腎組織破壊によるホルモン分泌低下

受診する科 内分泌内科

症状と特徴 両側の副腎《ふくじん》の組織が破壊され、副腎皮質ホルモンの分泌が慢性的に低下する病気で、おもに、**糖質コルチコイド**と、**鉱質コルチコイド**の欠乏による症状が現れます。

具体的には、倦怠感《けんたいかん》、体重減少、食欲低下、低血圧、吐き気、嘔吐《おうと》が起こり、また、皮膚の色が黒くなります。

原因 副腎を破壊する原因の多くが、結核や自己免疫疾患ですが、まれにがんの転移による場合もあります。

治療 副腎皮質ホルモンを補充するためステロイド薬を毎日服用します。

副腎《ふくじん》クリーゼ（急性《きゅうせい》副腎《ふくじん》不全《ふぜん》）

● 前兆が現れたらすぐに受診を

受診する科 内分泌内科

症状と特徴 副腎皮質の機能が急激に低下し、ショック状態に陥ります。治療が遅れると命にかかわる病気です。

ショック状態の前兆には、倦怠感《けんたいかん》、吐き気、嘔吐《おうと》、発熱、腹痛、低血圧、意識障害などがあります。

原因 ストレスや感染、手術などがきっかけで起こります。とくに、**アジソン病**（595頁）や**膠原病**《こうげんびょう》で糖質コルチコイドを長期間使用している場合に急に使用が途切れたり、ストレスがきっかけで糖質コルチコイドが相対的に不足した場合に起こりやすい病気です。

ほかには、クッシング症候群を患っていて副腎を摘出した場合や、健康な人であっても、外傷による副腎損傷が原因で起こることもあります。

治療 ステロイド薬を使用し、並行して生理食塩水、ブドウ糖の輸液を行います。

表5 副腎ホルモンのはたらき

糖質コルチコイド	
・コルチゾル	炭水化物や脂肪、たんぱく質の代謝を抑制する
・コルチコステロン	抗炎症作用や新陳代謝の調整をする
・コルチゾン	抗炎症作用をもち、血糖量を高める
鉱質コルチコイド	
・アルドステロン	腎臓でのナトリウム再吸収を促進する
副腎性アンドロゲン	
・デヒドロエピアンドロステロン	男性ホルモンのテストステロンに似た作用をもつ

褐色細胞腫《かっしょくさいぼうしゅ》

● 副腎髄質にできる腫瘍

受診する科 内分泌内科

症状と特徴 脈を打つような頭痛をともなって血圧が上昇し、ひどいときは意識を失うこともあります。

おもな症状は、頭痛、動悸《どうき》、発汗、体重の減少、高血圧、高血糖、手足の冷え、不整脈、便秘などで、これらが持続的に起こる場合と、発作的に起こる場合があります。

片側の副腎《ふくじん》の髄質《ずいしつ》に腫瘍《しゅよう》が発生します。ほとんどが良性ですが、悪性の場合もあります。また、約1割の確率で左右両方の副腎に発生することもあります。

腫瘍が副腎髄質以外の場所にできる場合や、家族性の場合もそれぞれ1割ほどあります。男女差や年代差はありません。

原因 おもに副腎髄質にできた腫瘍から自律神経に作用するホルモンであるカテコールアミン（アドレナリンやノルアドレナリン）が過剰に分泌されることで発症します。

治療 まずは降圧薬（交感神経α遮断薬）を使用して血圧を正常に整え、その後手術で腫瘍を摘出します。良性であれば摘出で治癒しますが、悪性の場合は化学療法や放射線療法を行います。初めの診断が良性であっても、後に転移することもあるので長期的に経過を観察する必要があります。

副腎腫瘍《ふくじんしゅよう》

698頁（がん）

異所性骨化《いしょせいこっか》

関節周囲に骨ができる

受診する科　整形外科

症状と特徴　関節周囲などのやわらかい組織内に骨ができることをいいます。

痛みや関節が動かしにくいといった症状がみられますが、多くの場合、骨化する箇所は小さいため重症化するのはまれです。

捻挫《ねんざ》、打撲《だぼく》、脱臼《だっきゅう》などの外傷の後や、麻痺《まひ》のある患者さん、関節手術後によくみられます。

股関節《こかんせつ》で発生する例がもっとも多く、膝《しつ》関節《かんせつ》や肘関節《ひじかんせつ》などにもみられます。

原因　外傷、血流障害、代謝障害など、諸説ありますが、原因はよくわかっていません。

治療　ほとんどが骨に吸収されていきます。関節の動きが制限され、日常生活に支障が出るようなケースでは、切除しますが、関節の手術後や麻痺のある患者さんには、異所性骨化を防ぐ薬を利用することがあります。

骨形成不全症《こっけいせいふぜんしょう》＊

多彩な臨床像を示す遺伝疾患

受診する科　整形外科

症状と特徴　骨の形成に異常が発生して、骨が異常にもろくなる先天性の病気です。骨が弱いために、骨折しやすくなります。骨形成不全症では、生まれたときに多くの骨が折れてすぐに死亡してしまう重症例から、ほとんど無症状の症例まで多様です。

聴力障害がみられることが多く、心臓や肺の病気を併発することもあります。

原因　コラーゲン（結合組織の成分）の質的、ないしは量的異常が原因です。

治療　個々の症例に合わせて治療します。骨折の予防と骨の変形の矯正を基本方針に、薬物療法や髄内釘《ずいないてい》固定を行います。骨髄移植が有効な例もあります。

骨軟骨腫《こつなんこつしゅ》

発生数の多い骨の良性腫瘍

受診する科　整形外科

症状と特徴　骨の一部が膨らんで盛り上がり、かたい腫瘤《しゅりゅう》をつくる良性の骨腫瘍《こつしゅよう》です。腫瘤が大きくなると、体外から触れるようになります。

10歳代にできることが多く、できやすい部位は、腕や脚《あし》の長い骨の関節に近いところです。腫瘤の発育はゆっくりで、骨の成長が止まると、腫瘤の発育も止まります。

痛みはほとんどありませんが、腫瘤が大きくなると、周囲の組織や骨を圧迫して痛み、関節の動きを制限して動作がうまくできないこともあります。

以前からあった腫瘤が、40～50歳代になって急に大きくなったり、痛みをともなうようになった場合には、悪性変化が考えられます。

原因　軟骨組織が、誤った方向へ骨をつくってしまいます。また、ふたつ以上の骨に起こる**多発性骨軟骨腫**は、家族性、遺伝性であることがあります。

治療　腫瘤があっても痛みがない場合は、治療の必要はありません。腫瘤が大きく、外からはっきりわかる場合や、関節の動きが制限される場合は、腫瘤を切除します。

骨肉腫《こつにくしゅ》

701頁（がん）

化膿性関節炎《かのうせいかんせつえん》

●細菌感染が原因の関節炎

受診する科　整形外科

症状と特徴　一般的に細菌の感染によって、関節の中が化膿《かのう》します。関節の急激な痛みとともに、赤く腫《は》れ、熱をもちます。化膿した関節は、痛みで動かすことができなくなります。感染が進むと、関節の軟骨が破壊されてしまいます。

原因　関節の中まで達する深い傷を負ったり、ほかの感染巣からの細菌が血流にのって関節に流れ込んだために起こります。

治療　原因菌を徹底して取り除くために、関節鏡を用いて関節内を洗浄します。さらに炎症性肉芽《にくげ》（炎症による新生組織）を切除します。そして、炎症が治まるまで、抗菌薬を使用します。

　関節の動きが悪くなるため、できるだけ早期にリハビリテーションを開始します。

結核性関節炎《けっかくせいかんせつえん》

●早急に関節内の結核菌を洗浄する

受診する科　整形外科

症状と特徴　結核菌が原因で起こる化膿性《かのうせい》関節炎《かんせつえん》のひとつです。他の化膿性関節炎と違い、関節の腫《は》れや赤みは少なく、痛みも激しくありません。安静にしていると痛みが軽くなります。

　関節に水がたまる水腫《すいしゅ》型、関節がかたく腫れて筋肉がやせる肉芽《にくげ》型、関節に膿《うみ》がたまる化膿型があります。

原因　肺結核など、ほかの結核病巣からの結核菌が血流に入り、関節に流れてきて起こります。

治療　早急に関節鏡を使って関節内の洗浄と肉芽の切除を行い、洗浄を続けます。抗結核薬も服用します。

　発見が遅れ、関節が破壊されてしまった場合は、手術で関節を固めてしまいます（関節固定術）。結核の感染は関節であっても担当医による保健所への届け出が、感染症法によって義務づけられています。

化膿性骨髄炎《かのうせいこつずいえん》

●耐性菌の感染による例も増加

受診する科　整形外科

症状と特徴　**急性化膿性骨髄炎**では、寒け、発熱、局所の痛みがあり、10歳前後のこどもに多くみられます。**慢性化膿性骨髄炎**では、発熱などは緩やかで、患部の腫《は》れや痛みだけのこともあります。急激な炎症症状がない亜急性型も増えています。

　抗菌薬の発達によって、死亡例は減りましたが、再発を繰り返すことがあります。

原因　骨髄の中に細菌が侵入して起こります。黄色ブドウ球菌がもっとも多く、連鎖球菌、表皮ブドウ球菌がそれに続きます。耐性菌の感染も増えています。

治療　急性型では、安静にし、患部をギプス固定したり冷却して、抗菌薬を点滴します。膿《うみ》がたまっているときは、切開し、膿を排出する処置を行います。炎症が治まらない場合、抗菌薬入りの洗浄液で、洗浄を続けます。また、高圧酸素療法で殺菌することもあります。

骨粗鬆症《こつそしょうしょう》

●高齢女性に多く、骨折しやすい

受診する科 整形外科

症状と特徴 年齢とともに骨量（骨の質量）が減少し、最終的には、骨がスカスカになり、もろくなって、骨折しやすくなります。

骨量が減っただけでは自覚症状はなく、もろくなった骨が骨折することで、初めて症状が現れます。骨折箇所は背骨がもっとも多く、腰や背中の痛み、円背《えんぱい》（433頁）という症状が出ます。

次いで骨折しやすい場所は手首で、60歳代に多くみられます。

70歳以降に急増するのが、太ももの付け根の骨折（大腿骨頸部骨折《だいたいこつけいぶこっせつ》）で、多くは転倒によります。寝たきりの原因となることがあります。

原因 骨を形成する力が弱くなったり、カルシウムの吸収力が低下したりするなどで、骨のカルシウム量が減少して起こります。骨粗鬆症は、原因のはっきりしない**原発性骨粗鬆症**と、原因のはっきりしている**続発性骨粗鬆症**に分類されます。原発性骨粗鬆症は、**閉経後骨粗鬆症**と**老人性骨粗鬆症**に分かれ、続発性骨粗鬆症は、ステロイドの服用や関節リウマチなどが原因となることが多くみられます。

原発性骨粗鬆症では、加齢と閉経による女性ホルモンの欠乏が原因で、一種の自然現象といえます。その他の原因は、カルシウムやビタミンDの摂取不足、運動不足などがあります。

ステロイド薬の長期にわたる服用では、カルシウムの吸収力が低下したり、尿中へのカルシウム排泄量《はいせつりょう》が増えたりして、骨量が減少し、続発性骨粗鬆症を引き起こします。

治療 薬物療法としては、骨の代謝を助ける活性型ビタミンD_3製剤、女性ホルモンであるエストロゲン製剤、骨からカルシウムが溶けるのを抑えるビスフォスフォネート製剤やカルシトニン製剤などを服用します。短い期間の服用では効果がないため、医師と相談しながら、治療を進めるようにしてください。

骨粗鬆症の予防には、適度な運動、日光浴、カルシウムを多く含んだ食事を摂《と》ることが重要です。また、骨量減少を見つけるために、骨塩定量検査を受けるようにしましょう。

骨折の原因となる転倒を防ぐことも大切です。運動や住環境の改善などの対策が重要となります。

骨軟化症《こつなんかしょう》

●石灰化しない類骨が増加

受診する科 整形外科

症状と特徴 骨は、コラーゲンというたんぱく質にカルシウムやリンなどのミネラルが沈着（石灰化）して、かたい組織をつくり上げます。この石灰化が行われず、やわらかい骨（**類骨**）が増えた状態です。こどもでは**くる病**（799頁）といいます。

原因 類骨が石灰化し、かたい骨になるには、カルシウムやリンのほかにビタミンDが必要ですが、これらの栄養分が欠乏すると骨軟化症が起こります。とくに胃切除したことで起こることが増えています。

体内でビタミンDのはたらきを活性化させるには、腎臓《じんぞう》や肝臓が正常に機能していることと、日光に当たることが重要で、これらに障害があると骨軟化症が起こることがあります。

治療 活性型ビタミンD_3製剤を内服します。高カルシウム血症などにならないよう使用量を決定します。

圧挫症候群《あつざしょうこうぐん》

筋組織の損傷から起こる全身症状

受診する科 整形外科／内科

症状と特徴 事故などで物の下敷きになり、救出後、圧迫されていた部分が解除された後に、尿量が減ったり、尿の色が茶褐色に変化します。重篤な合併症としては、不整脈や心肺停止、腎不全などが考えられます。

原因 長時間圧迫されていた筋肉が解放されたときに、壊死《えし》（組織が死滅）した筋肉から流出したカリウムやミオグロビンが全身に回ることで起こります。

治療 薬剤の点滴や血液透析で治療しますが、状況によっては圧迫されていた患部の切除や切断を行うこともあります。

挫創《ざそう》（けが）

896頁（応急手当）

挫傷《ざしょう》（打撲《だぼく》）

899頁（応急手当）

脊髄炎《せきずいえん》

上半身のしびれ感や脚の麻痺など

受診する科 脳神経内科

症状と特徴 脊髄のどこに炎症が起こるかによって、症状は異なります。典型的な場合が、背中や腹部など、上半身に帯状にしびれを感じ、下半身は感覚が鈍くなって排《はい》泄《せつ》ができにくくなり、脚《あし》が麻痺《まひ》するという症状です。炎症を起こしている部位から下の感覚障害と運動麻痺が症状なので、頸髄《けいずい》に炎症が起これば、両手も麻痺し、呼吸困難に陥ることもあります。ただし、症状は初期に悪化してピークに達し、以降は徐々に快方に向かうこともあります。ときに後

トリアージとは

トリアージとは、フランス語で「えり分ける」を意味し、災害時に、限られた医療スタッフで、ひとりでも多くの人を救うために、傷病者を重症度によって区分し、治療や搬送の優先度を決めるものです。

■トリアージの区分

多く採用されているトリアージ・タッグという札を傷病者のからだに直接つけます。START《スタート》法で、トリアージは状況の変化に応じて何度か行われます。

黒色 死亡、もしくは救命不可能。
赤色 重篤な状態で緊急治療が必要。
黄色 治療は必要だが緊急性は低い。
緑色 すぐに治療する必要はない。

写真2 トリアージ・タッグ

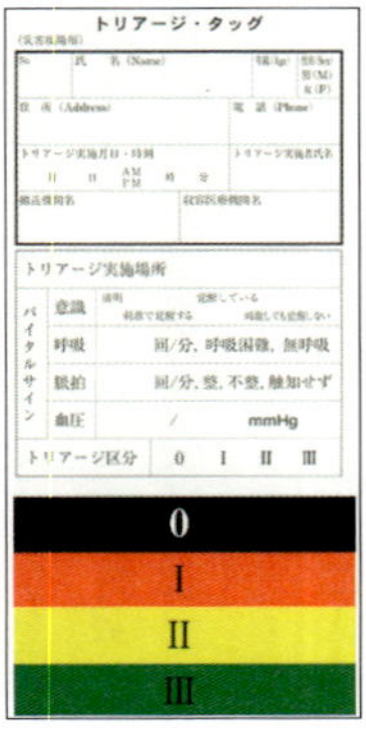

提供：日本救急医療財団

遺症が残ることもあります。

原因 細菌、**ポリオ**（814頁）や**水痘**《すいとう》**帯状疱疹**《たいじょうほうしん》**ウイルス**（672頁）などのウイルスが、直接脊髄に感染することもありますが、予防接種後や感染症にかかった後、7〜10日くらいして発症する場合があります。これは異常反応による脊髄の障害で、アレルギー性疾患とされています。

原因がはっきりしない場合も少なくありません。また、梅毒《ばいどく》や脊髄癆《せきずいろう》、ヒトT細胞白血病ウイルスによるHTLV-I《エイチティーエルブイ》関連ミエロパチー（HAM《ハム》）では、慢性の脊髄炎を起こします。

治療 発病の初期には、入院して安静を保ち、ステロイド薬を使用して、炎症を抑えます。

原因がはっきりしている場合には、原因を治療する薬を用います。

下半身の感覚が鈍く、尿が出ないときにはカテーテルを用いて膀胱《ぼうこう》から直接導尿を行います。脚などに麻痺があるときには、リハビリテーションをして、筋肉が落ちないように、関節などが固まらないようにします。

図5　脊髄の仕組み

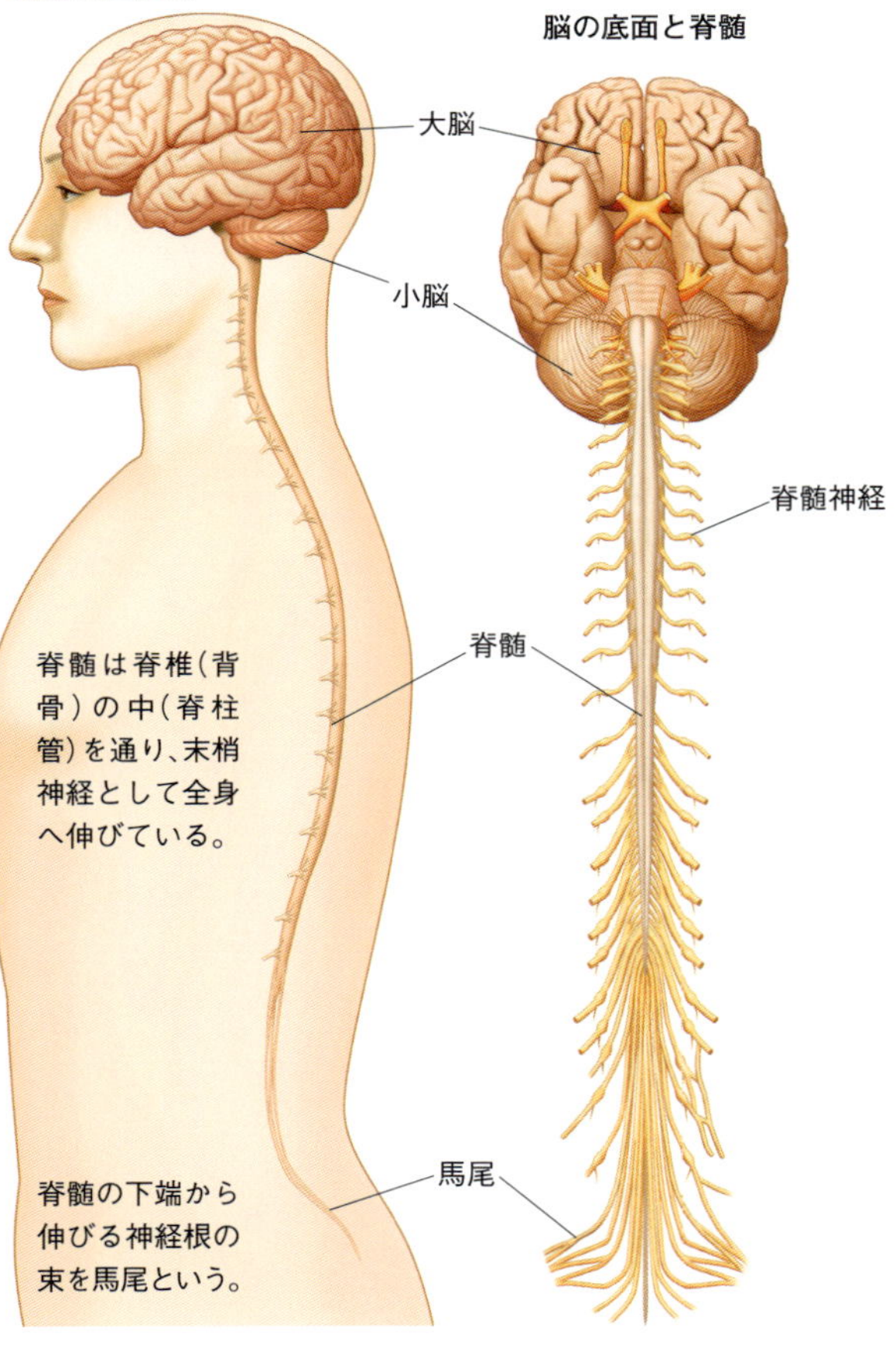
脳の底面と脊髄
大脳
小脳
脊髄神経
脊髄
馬尾
脊髄は脊椎（背骨）の中（脊柱管）を通り、末梢神経として全身へ伸びている。
脊髄の下端から伸びる神経根の束を馬尾という。

脊髄癆《せきずいろう》

● 梅毒が原因の歩行障害

受診する科 脳神経内科

症状と特徴 梅毒《ばいどく》（525頁）の4期にみられる起立障害や歩行障害で、感染して10年ぐらいたったころ、手足に激しい痛みとしびれが生じます。

原因 梅毒スピロヘータが原因ですが、現在では、ここまで進行する梅毒の例はまれです。

治療 梅毒感染がわかったら、大量のペニシリンを用います。早期治療が大事です。

頭部
体幹
手足
全身
がん
こころ
女性
こども

脊髄空洞症《せきずいくうどうしょう》＊

●感覚神経が傷害されやすい

受診する科 脳神経内科

症状と特徴 脊髄の中心管の周りに、神経細胞を支えるグリア細胞が増殖して、空洞ができ、空洞が拡大して脊髄神経が圧迫されるために起こる病気です。空洞の大きさによって、いろいろな神経症状が現れます。脊髄の中央部が冒されるので、温度や痛みなどの感覚や排尿の感覚が失われますが、脊髄の後方を通る触覚やからだの深部の状態を伝える感覚の深部覚は障害を受けることが少ないのが特徴です。

図6 脊髄空洞症の温痛覚障害

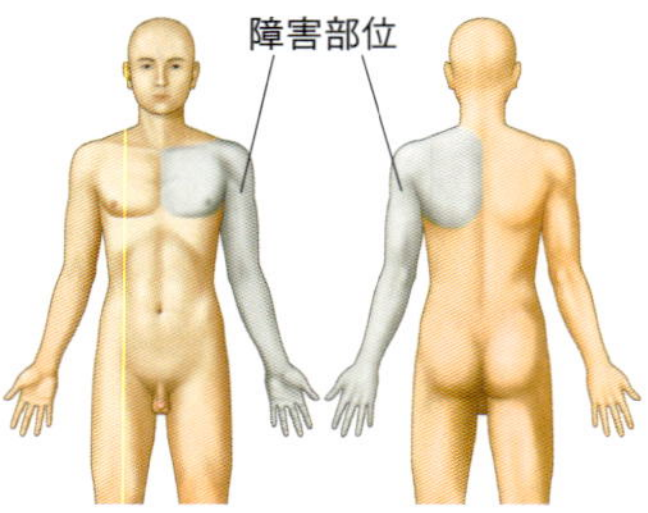

初期は片側に温痛覚障害がみられるが、進行すると両手に及ぶ。

手の脱力と筋肉の萎縮《いしゅく》がみられ、熱さや冷たさなど、温度の感覚が失われるので、しばしばやけどやけがを繰り返します。爪はもろくなり、片側の手や顔に発汗低下をみることもあります。進行すると、腕や肩に筋肉の萎縮がみられ、歩行困難になることもあり、からだも変形しますが、日常の生活動作は保たれます。

原因 多くは先天性の異常とされ、胎児期に、脊髄中心管が閉鎖されたために起こるとされます。20～40歳代で発症し、ゆっくりと進行するのが特徴です。しかし、なかには腫瘍《しゅよう》や脊髄損傷、髄膜炎の後遺症として生じる後天的なものもあります。

治療 脊髄のX線照射、外科的な空洞の切除などが行われ、症状の進行を食い止めることもありますが、根本的な治療法は今のところありません。日常生活でのやけどや凍傷、けがに注意することが大事です。

亜急性連合性脊髄変性症《あきゅうせいれんごうせいせきずいへんせいしょう》

●両足末端のしびれ感と全身脱力感

受診する科 脳神経内科

症状と特徴 全身に力が入らない脱力感が初期症状で、やがて両足の末端にチクチクしたしびれ感が生じ、しだいに脚《あし》が突っ張ったり、ふらついたりすることが増え、動きはぎこちなく、歩行困難になります。視力が衰えてくることもあり、性格的にも怒りっぽくなったり、疑い深くなったり、無感動になったり、眠気が強かったりするなどの変容がみられることもあります。40歳代以降に多くみられます。

原因 ビタミンB_{12}の欠乏が原因です。食物からの摂取不足というよりは、腸からの吸収ができなくなるのです。

胃がんや胃潰瘍《いかいよう》で胃を切除した患者さんでは、発症しやすくなります。

脊髄の側方を通る運動を伝える経路や、後方を通る深部感覚を伝える経路が形態的に変化し、脳神経、視神経や末梢《まっしょう》神経が損傷されます。同時に貧血（巨赤芽球性貧血）をともないます。

治療 ビタミンB_{12}を大量に注射するか、内服します。早期に発見して、治療すればほぼ完全に回復します。発見が遅れ、病状が進行すると、失った機能は回復できません。

パーキンソン病《びょう》*

● 震え、運動障害、歩行困難が徐々に進行

受診する科 脳神経内科

症状と特徴 50～60歳代に発症する場合が多く、患者数は日本全国で14万～15万人といわれ、人口の長寿化にともない増加傾向にあります。

手足の震え（**振戦**《しんせん》）、手足のこわばり（**筋固縮**）、緩慢な動作（**寡動**《かどう》**・無動**）が代表的で、進行するとよく転ぶ（**姿勢反射障害**）がみられます。これを**パーキンソン病の四徴**といいます（604頁表6）。

振戦では、最初は片側の手や腕がリズミカルに震え、手指は丸薬を丸めるように震え、この震えが足にもみられるようになり、次いで反対側の手足に及びます。

また、頭を前後に振ることもあります。**本態性振戦**（604頁）が横に頭を振るのに対して、パーキンソン病の場合は縦に振るのが特徴です。じっとしているような安静時に振戦は現れます。これを**安静時振戦**といい、パーキンソン病の振戦の特徴です。

筋固縮に振戦をともなうと、動作はまるで歯車が動いているような筋肉のかたさ（**歯車様筋固縮**）、ぎこちなさがあります。

寡動・無動で、歩くときは前のめりで、腕の振りは少なく小刻みです。これを**パーキンソン歩行**といいます。

また、足を踏み出そうとしても、足が前に一歩出ない**すくみ足**や、歩き始めると加速度がついて止まらず、どんどんつんのめるように歩く**加速歩行**が特徴です。

顔の表情も乏しくなって、まばたきも減り（**仮面様顔貌**《がんぼう》）、声も小さく低く抑揚がなく、ことばが不明瞭《ふめいりょう》になります。**小字症**といって、字が小さくなってしまうというようなことも生じます。

姿勢反射障害のため姿勢を保つことが難しく、姿勢が傾くこともあります。

そのほか、自律神経の失調で便秘がちになり、よだれが止まらず、立ちくらみがするなどの症状が出たり、うつ症状や認知症、睡眠中に殴る・蹴《け》るなどの動作をする異常行動、脚《あし》を虫がはうようにむずむずする異常感覚（**レストレスレッグス症候群**）などの症状が現れることもあります。

原因 中脳の黒質というところの神経細胞は、ドーパミンという神経伝達物質をつくっています。このドーパミンは、姿勢を保つようからだのバランスをとり、運動を調整するはたらきのある大脳基底核に刺激を伝達しています。

ところがパーキンソン病では、中脳黒質が変性（形態的に変化）してドーパミンの産生が少ないために情報の伝達がうまくいかなくなり、動作や運動に支障をきたすとされています。

しかし、なぜ中脳黒質が変性して、パーキンソン病が発症するのかははっきりしていません。中脳黒質の変性は遺伝的要素と環境的要素が関係していると考えられます。多くは遺伝しませんが、5％程度に**遺伝性パーキンソン病**がみられます。

治療 ゆっくり進行するので、症状に気づきにくく、発見は遅れがちになります。現在のところ、決定的な治療法はありません。症状があっても日常生活に差し支えなければ、しばらく経過を観察していきます。

日常生活に支障をきたす場合には、薬物療法を行います。不足するドーパミンを補

うために、脳の中でドーパミンに変わるLドーパという前駆物質を用います。ただ、この薬は長期に使用するうちに効果がなくなり、症状の変動が激しくなったり、意思によらない不随意運動を生じさせることがあります。そのような場合には、ドーパミン受容体刺激薬などを併用します。

薬剤治療と併用するのがリハビリテーションです。運動機能の保持や痛みの解消を行い、日常生活を安定させます。

さらに、薬物療法が難しかったり、不随意運動などの副作用が生じたりした場合には、大脳基底核の中の部分を温熱凝固（破壊術）したり、電極を埋め込んだり（脳深部刺激療法）する外科手術を行うこともできます。ただし、これは症状をとるための手術なので根治的なものではありません。

パーキンソン病そのものは命への影響はなく、天寿をまっとうできる病気です。症状が軽い場合には、日常生活にも支障なく、社会生活を送ることができます。

症状が進行して思うような動きができず、不随意運動などが生じると、うつ傾向になりますが、こういうときこそ、家族の温かい励ましが必要です。出不精になりがちなのでいっしょに散歩したり、買い物などに出掛けたり、リハビリテーションのためのストレッチ運動をしたりして、患者さんのからだの機能が保持できるように、むりのない範囲でからだを動かす機会をつくるようにしましょう。

食事はこれまでどおりでよいのですが、食物は飲み込みやすいように、とろみをつけたり、小さく刻んだりするとよいでしょう。また、食事中の姿勢にも気をつけ、誤《ご》嚥《えん》に注意してください。

表6　パーキンソン病の四徴

振戦	自分の意思とは関係なく、手足が規則正しく震える。
筋固縮	動作を受けるような受動的な筋肉の動きに対して、手足がこわばり、突っ張らせる。
寡動・無動	動作が緩慢で、運動量も減る状態。
姿勢反射障害	からだを前後に押されると、姿勢を立て直せず、すぐに転倒する。

パーキンソン症候群《しょうこうぐん》

症状と特徴　パーキンソン病ではないけれど、パーキンソン病と同じような症状が現れるものをパーキンソン症候群といいます。

おもな症状は、パーキンソン病の四徴といわれる、手足や頭の震え（**振戦《しんせん》**）、筋肉のこわばり（**筋固縮**）、緩慢な動作（**寡《か》動《どう》・無動**）、姿勢の立て直しができずによく転ぶ**姿勢反射障害**です。

パーキンソン病との違いは、安静時に震えがみられることが少ないことです。

原因　脳梗塞《のうこうそく》などの脳の血管障害、薬物の副作用、脳炎後の後遺症、レビー小体型認知症（**269頁**）、難病で、脚《あし》の筋肉のこわばりや無動をおもな症状とする線条体黒質変性症、眼球運動に障害の起こる進行《しんこう》性核上性《せいかくじょうせい》麻痺《まひ》などでもパーキンソン病と似た症状が現れます。

治療　原因となる病気を治療すると同時に、抗パーキンソン病薬を使用します。リハビリテーションも行われます。

本態性振戦《ほんたいせいしんせん》

● 手足や頭頸部の震え

受診する科　脳神経内科

症状と特徴　これといって原因がないの

に、手足や頭頸部《とうけいぶ》が震えます（振戦）。とくに、手を伸ばそうとしたり、ペンを握って書こうとしたりすると手が震え、緊張すると頭頸部が横に震えます。高齢者に発症した場合は、**老人性振戦**といいます。

遺伝性ではありませんが、近親者に罹患《りかん》者《しゃ》が多いと発症する率も高いとされ、これを**家族性振戦**といいます。パーキンソン病の場合の震えは、何もしないときに起こるので、区別できます。

治療 精神的緊張を除き、飲酒をすると振戦は弱まる傾向にあります。日常生活では心身をリラックスさせることが第一です。

症状が強い場合には、治療法として、アロチノロールなどのβ《ベータ》遮断薬や抗不安薬、抗てんかん薬などを服用します。ただし、β遮断薬は喘息《ぜんそく》や不整脈などのある人には使用できませんので、病歴を話し、医師の指示に従いましょう。

ハンチントン病《びょう》*

●手足胴体の踊るような不随意運動

受診する科 脳神経内科

症状と特徴 40歳代以降の中高年に発症することが多く、顔や手足、胴体などがまるで踊りを踊っているような不規則で非対称な振幅の大きな不随意運動をみせます。これは、長時間の動作ではありません。目をつぶる、手を上げる、顔をしかめる、首を曲げる、肩をすくめる、腰をゆするなどの短い動作です。やがて日常生活のなかで、この舞踏運動がだんだん多くなり、ふつうの動作ができにくくなります。不随意運動の代表が、このハンチントン病です。

ゆっくり進行し、20年ぐらい後には認知症を患って、知能が低下し、怒りっぽい、無為・無感動といった性格の変容がみられ、怒ったり、泣いたり、笑ったりの感情がコントロールできない状態が現れます。自殺を企てたりすることもあり、介護が必要になってきます。

一般には発症してから20年くらいで、嚥《えん》下《げ》障害や呼吸困難が生じるようになり、死に至る場合があります。

原因 遺伝子の異常が原因で、遺伝子診断が可能です。大脳基底核の一部、尾状核《びじょうかく》が変容・萎縮《いしゅく》し、進行すると大脳全体が萎縮します。CT《シーティー》やMRI《エムアールアイ》検査で尾状核の変容、萎縮および大脳の萎縮を確かめることができます。

治療 これといった治療法はありません。ハロペリドール、ペルフェナジンといった薬で不随意運動を抑えます。テトラベナジンが新しい治療薬として承認されました。

ジストニー（ジストニア）

●手足や首、体躯が不自然にねじれる

受診する科 脳神経内科／小児科

症状と特徴 自分の意思とは関係なく、手足や首、からだが勝手に動き、ねじれてゆがんだ異常な姿勢になる病気です。たとえば、首が傾いたり、足がねじれたり、口元がゆがんだり、唇が飛び出したり、まぶたが自然に閉じたりします。勝手に筋肉が収縮し、かたくなるので、不随意運動のたびに苦痛を味わいます。それにともない、声が出にくい、鉛筆が握りにくい、字が書けない、ピアノやギターなどの楽器を弾けないなど、日常生活に支障が生じます。

ジストニーとは、筋肉が勝手に収縮した

りかたくなったりすることをいい、からだがねじれゆがんだ姿勢をとる全身性のものと、局所的なもの（痙性斜頸《けいせいしゃけい》、書痙《しょけい》）とがあります。全身性は、こどものときに発症することが多く、局所的なジストニーは、成人してから発症します。

原因 こどもにみられる全身性のジストニーは、常染色体優性遺伝によるものですが、成人してからの局所的なものは、原因がはっきりしない場合も多く、脳卒中や脳炎、外傷などの後遺症、向精神薬などの副作用による場合もあります。

治療 いろいろな薬物療法が行われていますが、今のところ明らかな効果は期待できないようです。ボツリヌス毒素の注射療法も行われています。

筋《きん》ジストロフィー*

● 徐々に筋力が低下していく病気

受診する科 脳神経内科／小児科

症状と特徴 筋ジストロフィーは、筋肉の細胞が壊れ、徐々に筋肉が萎縮《いしゅく》し、筋力が低下してくる病気です。

これは、遺伝形式によって主として3タイプに分かれます。もっとも多いのが、男性がこどものころに発病して20歳代で死に至ることが多い性染色体劣性遺伝（男子に発症し、女子は保因者）の**デュシェンヌ型**、同じ性染色体劣性遺伝の形式ではあるけれど発症年齢が少し遅れ、障害の程度も軽いのが**ベッカー型**です。

　そして、これらとは違うものに、遺伝子の異常が19番染色体にみられる**筋緊張型（筋強直性ジストロフィー）**があります。

　ここでは、同じ遺伝型のデュシェンヌ型とベッカー型を取り上げます。

　デュシェンヌ型の症状としては、幼児期に発症し、転びやすい、走るのが遅い、階段の上り下りがうまくできないといったことから発見されます。やがて、ふくらはぎは太くなり肥大化する（仮性肥大）のに、筋肉が萎縮して筋力が弱くなり、ついには歩行不能になります。ふくらはぎの肥大は、筋組織が脂肪組織に置き換わることにより生じます。

　さらには、背筋、腹筋、心筋なども侵され、ろれつが回らなくなる構音障害、ものが飲み込めない嚥下《えんげ》障害、呼吸障害なども生じます。

　ベッカー型の場合は、発症がデュシェンヌ型より遅く緩やかで、軽症であり、加齢とともに、腕や太ももの筋肉の肥大化と筋萎縮が現れることが特徴です。

原因 遺伝子の異常が原因で引き起こされる難病です。筋肉の構造やはたらきを維持するには、ジストロフィンというたんぱくが必要で、これをつくっているのが、X染色体上の遺伝子です。筋ジストロフィーの場合、この遺伝子が欠けたり、異常化したりして、ジストロフィンがつくられず、筋肉が萎縮していくとされます。また、ジストロフィンと関係のある膜たんぱくがたくさん見つかっており、この膜たんぱくの遺伝子の異常や欠損が、筋ジストロフィーのいろいろな違ったタイプをつくるとみられています。

治療 遺伝子治療が実用段階にないので、確定的な治療法は今のところありません。リハビリテーションによって、筋肉の萎縮を遅らせ、筋力を保持し、膝や股関節《こかんせつ》の伸展を促し、できるだけ長く歩行ができるように訓練します。

歩行が難しくなったときは、補助具や装具を使用し、症状が進行して心不全や呼吸不全を起こしやすくなるときは、人工呼吸器を装着します。感染症を患うと悪化しやすいので、かぜなどには注意しましょう。

筋強直性《きんきょうちょくせい》ジストロフィー

● 筋肉の弛緩が難しい

受診する科 脳神経内科／小児科

症状と特徴 筋緊張性ジストロフィーともいい、緊張した筋肉を緩められない筋強直（ミオトニー）をともないます。

症状の進行はゆっくりしており、20～30歳くらいで症状が目立ってきます。

発症当初は、手や顔、舌などの筋肉に現れます。表情がなくなり、まぶたが自然に下垂し、枕《まくら》から頭を上げることができなくなります。手足の筋肉は萎縮《いしゅく》して脱力感があり、ものを握り、離そうとすると、力が入って手を開くことができず、歩くときでも、足の筋肉が緊張し、とくに最初の一歩が突っ張って前に出ません。しかし、いったん一歩を踏み出せば、繰り返すうちに緊張がとれ、動きはスムーズになります。とくに精神的にあせったり、緊張したりしているとき、寒くて筋肉が目覚めていないときなどに症状が強く現れます。このような筋肉症状のほか、白内障《はくないしょう》や糖尿病、便秘、心伝導障害、肺換気障害、性腺《せいせん》の萎縮、甲状腺機能の低下などを合併することもあります。進行はゆっくりですが、言語障害や嚥下《えんげ》障害を起こし、呼吸不全から人工呼吸器が必要になります。

原因 常染色体優性遺伝型で、遺伝子の異常が19番染色体にみられます。この染色体の中の遺伝子には、CAG《シーエージー》という3つの核酸（塩基配列）が反復されている部分がありますが、この反復が正常な場合よりかなり多いことによって引き起こされるといわれています。この反復は、親よりもこどものほうが多くなり、したがって世代交代するたびに若年で筋強直性ジストロフィーを発症し、症状も重症化するとされます。なかには、生まれたときから発症している先天性筋強直性ジストロフィーのこどももおり、この場合は、症状が重く、乳幼児期に死亡することが少なくありません。

治療 今のところ確実な治療法はありません。筋肉の強直に対しては、抗てんかん薬、抗不整脈薬が用いられ、合併症に対しては、たとえば白内障は手術、糖尿病は食事療法と薬物療法、心伝導障害にはペースメーカーの植込みなどを行います。

ミトコンドリア脳筋症《のうきんしょう》＊

● 遺伝性の脳障害とてんかん

受診する科 脳神経内科／小児科

症状と原因 細胞内で筋肉運動に使用するエネルギーをつくりだすミトコンドリア遺伝子の異常によって起こるエネルギー代謝の異常疾患です。この病気は、代謝が関係する器官に認められます。多くが母系遺伝という特殊な発現形態をとっており、母親を通して遺伝します。

おもに次のような病型があります。

①**MELAS**《メラス》 多くは、こどものうちに脳卒中のような症状で発症します。遺伝性で、低身長や疲れやすさ、筋力の低下などもみられます。痙攣《けいれん》発作が頻発し、脳波や

MRI《エムアールアイ》で異常がみられます。

②**MERRF《マーフ》（福原病）** 遺伝性で、運動障害、筋力低下、てんかん発作などがみられます。また、心筋症を合併することがあります。

③**慢性進行性外眼筋麻痺《まひ》症候群（CPEO《シーピーイーオー》）** 10～20歳で見つかることが多く、眼《がん》瞼《けん》下《か》垂《すい》（289頁）、疲れやすい、手足の筋力低下などがみられます。

原因 母親から伝えられるミトコンドリア遺伝子の一部が欠けたり、別の核酸に置き換わったりした異常な遺伝子が原因です。

治療 脳代謝改善薬や強心薬などを大量に使用する方法が、ある程度有効とされています。痙攣や糖尿病には対症療法を行います。

重症筋無力症《じゅうしょうきんむりょくしょう》*

● 筋肉が疲れやすくなる自己免疫疾患

受診する科 脳神経内科

症状と特徴 疲労感が強く、ちょっとした動作をするだけで疲れ、筋肉が動かなくなります。少し休むと、また動作を続けることはできますが、すぐに疲れを覚えます。

発症したてのころは、まぶたの下垂が明らかです。午前中はふつうに目を開けていられますが、しだいにまぶたが下がり、夕方になると目を開けていられなくなります。同じように、目を動かす筋肉が障害を受けてものが二重に見えたり、鼻声になったり、顎《あご》がだるくて噛《か》むことができなくなったり、ものが飲み込みにくい、話をするのもおっくうになったりします。やがて手を上げるのも、歩くのもつらくなります。

この病気の初期は、午前中は症状が軽く、夕方になると重いというように、1日の内でも変動がみられます。しかし、進行すると、休んでも疲労が回復せず、元には戻らなくなります。呼吸筋が障害を受けると呼吸困難を起こすこともあります。

若い女性に多く、中年では男性に多くみられます。また、こどもの場合は、眼筋が障害を受ける場合が多いようです。

原因 筋肉が収縮してからだが動くのは、神経接合部から放出されるアセチルコリンという物質が筋肉を刺激することによります。重症筋無力症では、このアセチルコリンの受容体（物質を取り入れる受け皿）に対して、敵とみなす抗体をからだ自身がつくり、受容体を攻撃して破壊してしまいます。その結果、神経の命令がうまく筋肉に伝わらず、筋肉を動かしにくく、疲れやすくしてしまいます。

この自己免疫による抗体がなぜできるのかははっきりしていません。胸骨の後ろ、心臓の前にあり、各種のホルモンを分泌する胸腺《きょうせん》の異常が関係するとみられています。

治療 検査は、採血してアセチルコリン受容体に対する抗体値を調べ、同時に、アセチルコリンを分解する酵素、コリンエステラーゼのはたらきを一時的に抑えて、症状をみるテスト（テンシロンテスト）を行い、CT《シーティー》検査で胸腺をチェックし、誘発筋電図を行って筋肉の疲労現象を調べて診断します。

治療は、筋肉を刺激するアセチルコリンを増強するために、アセチルコリンを分解する酵素（コリンエステラーゼ）の作用を抑える抗コリンエステラーゼ薬を服用します。また、アセチルコリン受容体抗体ができるのを抑えるためにステロイド薬や免疫抑制薬を使用します。病気を治す決定的な治療法ではありませんが、症状は軽くなります。

胸腺を摘出する手術を行うこともあります。摘出すると、一時的に症状が悪化する場合もありますが、長期的にはよい結果をもたらすことが多い治療法です。

この病気は症状が変動しやすく、急に悪化することもあるので、医師と緊密に連絡をとり、過労やストレス、季節の変わり目の感染症などに注意しましょう。また、呼吸筋が障害を受け、呼吸困難を起こすような場合には、人工呼吸器を装着することになります。

脊髄小脳変性症《せきずいしょうのうへんせいしょう》*

● 運動や動作が思うようにできない

受診する科 脳神経内科

症状と特徴 小脳は、動作や運動がスムーズにできるように調整しているところです。脊髄小脳変性症はこの小脳と脳幹が変性し、萎縮《いしゅく》する病気で、どの部分が障害を受けるかによって症状の現れ方も違います。

小脳が障害を受けると、歩くときにふらついたり、一歩を踏み出そうとすると足が突っ張って震えたり、歩行が不安定になります。頭がふらつくので安定させようと、足を突っ張って広げるような姿勢をとることもあります。とくに暗い場所や見知らぬ場所、ほかのことに気をとられているときなどにふらつきは生じます。手指も、ものをとろうと目的をもって動かそうとすると、指先が震え、字もうまく書けません。しかし、手足の筋力は正常です。

言語面では、ことばがなめらかに出てこなくなったり、ろれつが回らなくなったりします。目がちらつき、二重にものが見え、声帯麻痺《まひ》や嚥下《えんげ》障害が起こり、表情は消えて、知能が低下することもあります。脳幹が障害を受けると、運動麻痺、パーキンソン症状、自律神経症状もともないます。ゆっくりと進行し、数年から20年を経て寝たきりになることもあります。

原因 遺伝性のものと非遺伝性のものとがあります。

遺伝性のほうが、比較的若年で発症します。遺伝性の場合、多くは遺伝子診断が可能になりました。

非遺伝性のものは進行すると、小脳、脳幹、脊髄《せきずい》、自律神経系などの多くの系統に同じような変性を起こすことから、オリーブ・橋《きょう》・小脳萎縮症、シャイ・ドレーガー症候群、線条体黒質変性症は、**多系統萎縮症**としてまとめて考えられるようになっています。

治療 確実な治療法はありませんが、甲《こう》状腺《じょうせん》刺激ホルモン放出ホルモン（TRH《ティーアールエイチ》）のタルチレリン水和物が治療薬として用いられています。症状を和らげる薬剤を使用しながら、リハビリテーションを行い、運動機能の低下を防ぎます。

シャイ・ドレーガー症候群《しょうこうぐん》*

症状と特徴 中年以降に発症することが多く、初期には、起立性低血圧による立ちくらみや失神、まぶたの下垂、発汗の減少などがみられ、男性では勃起《ぼっき》不全を訴える場合もあります。

進行すると、パーキンソン病に似た手足の震えやこわばり、筋力の低下なども起こります。

原因 脊髄《せきずい》の自律神経中枢の一部や、小脳、脳幹のオリーブ核・橋《きょう》、大脳基底核、中脳の黒質などの神経細胞の変性が原因ですが、遺伝性はなく、原因は不明です。

多系統萎縮症として考えられています。

治療 根本的な治療法は、今のところありません。対症療法を行います。起立性低血圧症に対しては、ノルアドレナリンの前駆物質や昇圧薬を用います。

足の筋力の低下を防ぐために、リハビリテーションを行い、起立性低血圧を防ぐために弾性ストッキングをはいたり、弾性包帯で足を巻いたりします。

図7　小脳と脳幹の構造

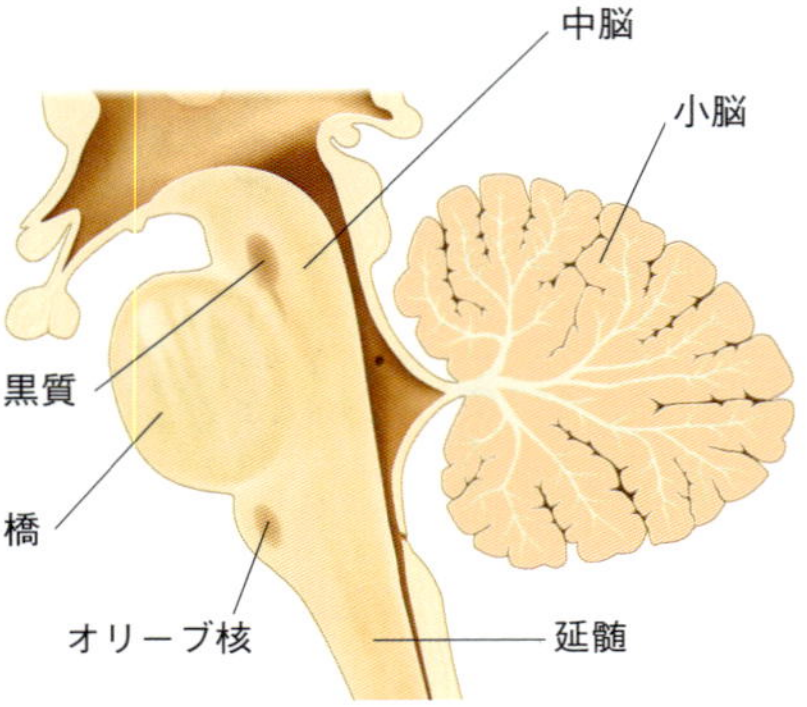

中脳、橋、延髄を脳幹という。

自《じ》律《りつ》神《しん》経《けい》失《しっ》調《ちょう》症《しょう》

●症状はあるが、病気が特定できない

受診する科 精神科／心療内科／内科

症状と特徴 あれこれ症状を訴えるものの、検査をしても異常を発見できず、病気が特定できない場合を、自律神経失調症という病名でひとくくりにしています。

症状としては、①疲れる、だるい、のぼせる、冷える、不眠・惰眠《だみん》などの全身症状、②めまい、頭痛・頭重、しびれなどの脳神経系の症状、③立ちくらみ、顔の紅潮、不整脈、動悸《どうき》など循環器系の症状、④息切れ、あくび、咳《せき》、のどの不快感などの呼吸器の症状、⑤吐き気・嘔吐《おうと》、胃の不快感、胸焼け、下痢、便秘、腹部膨満、食欲不振などの消化器系の症状、⑥肩こり、腰痛、背部痛、足の痛み、後頭部の筋肉痛などの運動器の症状、⑦発汗、青白い顔、指先の冷え、顔面紅潮など皮膚の症状、⑧頻尿《ひんにょう》、勃起《ぼっき》不全などの泌尿器・生殖器の症状、⑨あせる、イライラする、不穏、無感動、無表情、集中力の低下などの精神面の症状があげられます。これらの症状は午前中に強く現れ、夜間には消えて、元気になるという傾向があります。

原因 人間関係の悩みや仕事の不満、家庭内での葛藤《かっとう》などからくる心身のストレスや、不規則な生活、環境の変化などが原因になります。

とくに、女性の場合、妊娠中や更年期には自律神経失調を起こしやすく、内向的で社会へ適応できにくいタイプは自律神経を乱しやすいようです。

一般に自律神経失調症は、精神面にも自律神経にも異常がない場合、ストレスなど心理的な問題が、からだの不調となって現れる場合、自律神経そのもののアンバランスが原因で症状を引き起こしている場合に分けられます。

治療 症状に応じて、自律神経調整薬や抗不安薬、抗うつ薬などの薬物療法に、温熱療法・寒冷療法、温泉療法、マッサージなどの理学療法を取り入れて症状を和らげ、カウンセリングによる心理療法や認知療法でストレスを回避し、自律訓練法などでセルフコントロールします。

熱中症《ねっちゅうしょう》

●高温下で起こる病態の総称

受診する科 内科

症状と特徴 めまいや疲労感、吐き気、嘔《おう》吐《と》が起こり、重症の場合は痙攣《けいれん》や意識障害、ショック状態に陥ることもあります。

これまで**熱失神**、**熱痙攣**、**熱疲労**、**熱射病**などと表現されていましたが、日本救急医学会では、重症度に応じてⅠ度、Ⅱ度、Ⅲ度の3つに分類しています。

■重症度Ⅰ度

症状と特徴 気分の悪さ、めまい、立ちくらみ、生あくび、手足のしびれなどが現れます。

治療 まずは涼しい場所に移動させ、衣服を緩め、やや足を高くして横にします。室温に置いたスポーツドリンクや経口補水液をと摂らせます。症状が改善すれば、そのままの応急処置でよく、症状が改善しなければ、医療機関を受診させます。

■重症度Ⅱ度

症状と特徴 頭痛、吐き気、嘔吐、からだに力が入らない、からだがだるいなどの症状が現れます。

治療 涼しい場所に移動させたり、スポーツドリンクを摂らせたりするのは、重症度1度の場合と同じですが、早めに医療機関を受診させます。

■重症度Ⅲ度

症状と特徴 からだが痙攣する、意識がおかしい、からだがとても熱いなどの症状が現れます。

治療 ただちに冷やした布や冷水、冷風

表7　暑さ指数と生活活動の注意

気温（℃）	暑さ指数（WBGT）	注意すべき生活活動の目安
35〜	危険 31℃以上	高齢者においては安静状態でも発生する危険性が大きい。外出はなるべく避け、涼しい室内に移動する。
31〜35	厳重警戒 28〜31℃	外出時は炎天下を避け、室内では室温の上昇に注意する。
28〜31	警戒 25〜28℃	運動や激しい作業をする際は定期的に十分に休息を取り入れる。
24〜28	注意 25℃未満	一般に危険性は少ないが、激しい運動や重労働時には発生する危険性がある。

暑さ指数は、気温と同じ℃で示される。
日本生気象学会「日常生活における熱中症予防指針Ver.3」（2013年）を一部改変。

表8　運動に関する指針

気温（℃）	暑さ指数（WBGT）	熱中症予防運動指針
35〜	31℃以上	**運動は原則中止**　特別の場合以外は運動を中止する。とくにこどもの場合は中止すべき。
31〜35	28〜31℃	**厳重警戒**（激しい運動は中止）　熱中症の危険性が高いので、激しい運動や持久走など体温が上昇しやすい運動は避ける。運動する場合には、頻繁に休息をとり、水分・塩分の補給を行う。体力の低い人、暑さに慣れていない人は運動中止。
28〜31	25〜28℃	**警戒**（積極的に休息）　熱中症の危険が増すので、積極的に休息をとり、適宜、水分・塩分を補給する。激しい運動では、30分おきぐらいに休息をとる。
24〜28	21〜25℃	**注意**（積極的に水分補給）　熱中症による死亡事故が発生する可能性がある。熱中症の徴候に注意するとともに、運動の合間に積極的に水分・塩分を補給する。
〜24	21℃未満	**ほぼ安全**（適宜水分補給）　通常は熱中症の危険は小さいが、適宜、水分・塩分の補給は必要。市民マラソンなどでは、この条件でも熱中症が発生するので注意。

日本体育協会「スポーツ活動中の熱中症予防ガイドブック」（2013年）を一部改変。

などでからだを冷やします。命にかかわる危険性があるため、一刻も早く医療機関で治療を受けてください。

低《てい》体《たい》温《おん》症《しょう》

●体温が異常に低下した状態

受診する科 内科

症状と特徴 低下した体温を上げようとして、寒けや震えが起こったり、筋肉の硬直が起こります。しかし、生成する熱より奪われる熱のほうが多くなると、震えは治まります。しだいに思考がぼんやりして、正常な判断ができなくなり、倒れたり、錯乱状態になることもあります。体温が30℃近くまで下がると、意識が薄れ、心拍数や呼吸数が減少し、最後には死に至ります。

原因 からだから奪われる熱が、体内でつくり出す熱を上回ると、体温が徐々に低下していきます。冬の登山や寒冷環境下で作業をしたり、冷たい水につかったりすると、熱が著しく奪われます。

治療 からだを温めることが第一です。温かい飲み物を飲ませたり、乾いた服に着替えさせたりします。意識がない場合は、毛布などでくるんで、できるだけ早く医療機関へ運び、治療を受けさせてください。

減《げん》圧《あつ》症《しょう》（潜《せん》水《すい》病《びょう》）

●気泡化したガスが血管を詰まらせる

受診する科 内科

症状と特徴 軽度（Ⅰ型）の場合は、手足の筋肉や関節が痛んだり、皮膚にかゆみや発疹《ほっしん》が起こります。

重度（Ⅱ型）になると、しびれや麻痺《まひ》、頭痛、めまい、咳《せき》、胸の痛みが起こったり、呼吸困難になることもあります。

海中から急に浮上するときに起こるため、潜水病ともよばれ、重症の場合は死に至る危険な病気です。

原因 高い気圧からふつうの気圧に戻ると、通常は体液中に溶けているガス（窒素）が気泡になり、これが血管を詰まらせたり、周囲の組織を傷つけて、さまざまな障害を起こします。

治療 一般的には高気圧酸素治療を行います。特殊な施設を使い、いちど高い気圧の状態にして、ガスを体液中に溶かし、それから徐々に気圧を下げて通常の気圧に戻します。

冷《れい》房《ぼう》病《びょう》

●体温調節ができない自律神経失調症のひとつ

受診する科 内科／心療内科

症状と特徴 冷房によるからだの冷えが、体温を調節する機能を乱してしまうことによって、倦怠感《けんたいかん》、食欲不振、肩こり、手足の冷え、頭痛などを引き起こします。

原因 自律神経のはたらきにより、血管の収縮や拡張、発汗が調節され、体温を調節しています。冷房による冷気や、冷たい飲み物の飲みすぎによって、自律神経失調症と冷え症を起こします。ストレス、生活の乱れなども自律神経の失調を促進します。

治療 症状を緩和するための対症療法を行います。ストレスによって症状が強く現れている場合は、心療内科でのカウンセリングや、向精神薬の服用も効果的です。冷房を常用している人は注意が必要です。

予防法として、冷房する場合は外気と室内の温度差を5℃以内にする、冷気が直接肌に当たらないようにするとよいでしょう。

高山病《こうざんびょう》

●高所に行くときには注意を

受診する科 内科

症状と特徴 2000m以上の高所に到達したときに起こる症候群です。3000m以下では、重症の高山病はまれにしかありません。高所に到達しておよそ24時間以内に発症します。**急性高山病**は、頭痛に加え食欲不振、吐き気、倦怠感《けんたいかん》や疲労感、めまいやふらつき、睡眠障害がみられます。適切な治療をすれば、軽快、治癒しますが、一部重症化し、肺や脳に水がたまる**高所肺《こうしょはい》水腫《すいしゅ》**や**高所脳浮腫《こうしょのうふしゅ》**を起こすことがあります。

高所肺水腫は、倦怠感が強く、呼吸困難、咳《せき》、血液を含む痰《たん》、さらに精神状態の変化がみられることがあります。重症化すると、チアノーゼ（541頁）、意識障害がみられるようになり、死亡することもあります。

高所脳浮腫は、急性高山病の症状に加え、精神錯乱や奇異な行動などの精神状態の変化を起こし、平衡感覚を失ってまっすぐ歩けなくなります。悪化すると意識を失って昏睡《こんすい》状態となり、死に至ることがあります。

原因 低圧低酸素環境への急激な変化に適応できなくなり起こります。症状が現れる標高や高さに慣れるまでの時間には個人差があり、また体調によっても異なります。

治療 急性高山病の場合は、高度を上げずに滞在し、からだを慣らします。

重症化した場合は下山が第一です。とくに高所肺水腫、高所脳浮腫の場合は、酸素吸入し、できるだけ早く低所へ移送します。

予防には、登山前から体調を整え、余裕のあるスケジュールを組んで、高地環境へからだを慣らします。登山中はたっぷり水分をとって、ゆっくり歩くことが重要です。

振動病《しんどうびょう》

●長時間の振動が原因

受診する科 内科

症状と特徴 振動により手指の血管の収縮が過度に生じ、血行が悪くなり、レイノー様症状が現れる局所的振動障害と、振動が全身にかかり、自律神経の失調がみられる全身的振動障害に分けることができます。

局所的振動障害の特徴的症状であるレイノー現象は血管障害であり、手指や前腕のしびれ感、冷感、痛みが起こり、皮膚が蝋《ろう》のように白くなります。関節のこわばりや変形、骨の硬化が起こることもあります。

全身的振動障害では、血圧の上昇、胃腸機能の低下、めまい、頭痛、不眠などの異常がみられます。

原因 振動具の使用時間が1000時間を超えると発症するようです。削岩機《さくがんき》、チェーンソーなどの振動工具を使う人に起こります。

治療 治るまで振動具の使用を禁止します。体操や運動浴などの運動療法、パラフィン浴やホットパックなどで手を温める温熱療法を行います。薬物療法としては、血管拡張薬や鎮痙薬《ちんけいやく》を使用します。

予防には、振動工具の使用時間の制限、防振手袋の使用、耳栓《みみせん》の使用、全身の保温などに留意します。また、防寒、血行改善、禁煙に努めるようにしましょう。

動脈《どうみゃく》硬《こう》化《か》症《しょう》

●動脈の血管壁がかたく、もろくなる

✚受診する科 内科

症状と特徴 全身に酸素と栄養を運搬する重要な役目をもっている動脈が変質して、弾力性を失ったり、内腔《ないくう》が狭くなったりした状態を動脈硬化といいます。この状態になると、動脈の中を血液が流れにくくなってしまいます。

動脈が弾力性を失うと、動脈血の流れによって一部に強い圧力がかかるようになります。すると、動脈の血管壁の弱い部分に負荷がかかり、膨らんできます。これを、動脈瘤《どうみゃくりゅう》といいます。動脈瘤は、破裂して大出血を起こすことがあります。

動脈瘤の破裂が、脳で起こるとくも膜下出血（261頁）や脳出血（261頁）になり、命にかかわる場合があります。胸部大動脈や腹部大動脈で起こっても、それぞれひじょうに危険です。

内腔が狭くなると、健康な血管にとっては問題にならないような血栓《けっせん》が詰まり、閉《へい》塞《そく》を起こしてしまうこともあります。閉塞が10分以上続くと、詰まった動脈の先にある組織は血液が届かずに壊《え》死《し》状態に陥ります（梗塞《こうそく》）。

脳で起これば脳梗塞（260頁）、心臓の冠動脈で起きれば心筋梗塞（409頁）となり、これも適切な治療ができなければ命にかかわります。また、腎動脈《じんどうみゃく》で起これば腎梗塞から腎不全を引き起こし、脚《あし》の大動脈で起これば壊疽《えそ》（563頁）を起こす場合もあります。

動脈硬化になっているかどうかを確認するのは、なかなか難しいことです。

以下のような診察や検査を行い、リスク要因がどれだけあるか、合併症の兆候があるかどうかで診断を下します。

①**問診** 現在の症状や、喫煙状況、食生活、運動習慣、日常生活でかかるストレスなどを聞き取ります。家族の病歴も重要なリスク要因です。

②**血圧測定** 高血圧は、動脈硬化の重要なリスク要因です。

③**血液検査** 血液中のコレステロール、中性脂肪、尿酸、糖などの量を測定します。

④**心電図検査** 心筋梗塞や不整脈など、動脈硬化から派生する病気がある場合は、波形に異常がみられることがあります。狭心症は心電図には異常が出ないことが多いので、運動して心臓に負荷をかけながら心電図をとります。

⑤**X線撮影** 胸部や腹部のX線撮影で心臓や腹部の大動脈を撮影し、動脈硬化の影響があるかどうか調べます。

⑥**尿検査** 尿から糖が出ていれば、糖尿病になっている可能性があります。たんぱくが検出されれば、腎臓に障害が起こっていることが考えられます。

⑦**超音波検査** 心臓や大動脈の形状や、心臓から出ている血流の速さ、血管の動き、血栓や粥腫《じゅくしゅ》がある場合はその状態をみることができます。

原因 動脈硬化にはいくつか原因がありますが、最大のものは高血圧です。血圧が高くなると、血管の内壁が傷つきやすくなります。内壁についた傷にコレステロールなどの血液中の成分がしみこむことで、粥状動脈硬化が起こります。こうなると血液が流れにくくなるために血管壁にはより高

い圧がかかり、動脈硬化は加速度的に進行していきます。

脂質異常症も動脈硬化を進行させます。高コレステロール血症の場合は、粥状動脈硬化を引き起こす直接的な原因になります。

ほかにも、糖尿病、高尿酸血症、喫煙などの危険因子があるとされています。

治療 まず大切なのは、生活習慣を改善することです。食事療法として、脂肪は植物性脂肪を中心に摂《と》ること、糖分の摂取は控えること、アルコールは適量を心掛けること、たんぱく質は十分摂ること、肥満を解消すること、食物繊維を摂ることなどに注意をする必要があります。

図8 動脈硬化症の仕組み

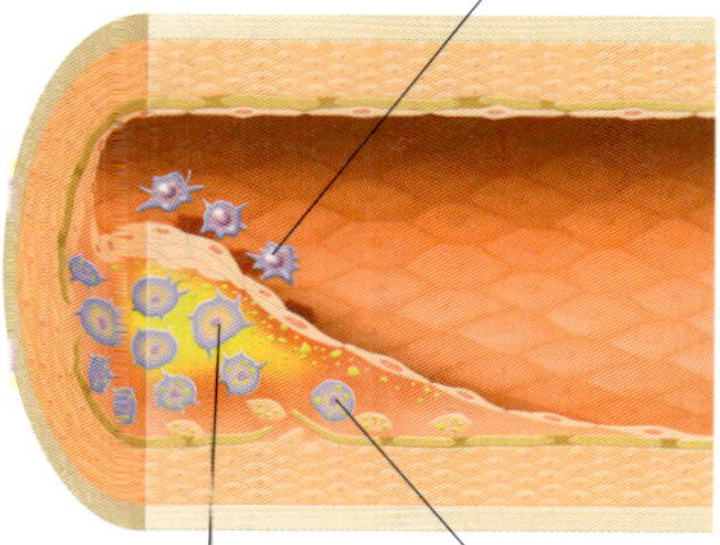

傷ついた内壁を修復するために集まったマクロファージなどが脂質をとり込み、粥腫をつくる。

また、適切な運動を心掛け、喫煙している場合は禁煙する必要があります。そのうえで、必要ならば薬物療法を行います。

薬物療法で処方される薬は、脂質異常症を改善させる脂質代謝改善薬です。あわせて血栓を防ぐ抗血小板薬、動脈の内腔を広げる血管拡張薬などを使用します。

粥状《じゅくじょう》動脈《どうみゃく》硬化《こうか》

症状と特徴 動脈硬化には粥状動脈硬化、細動脈硬化、中膜硬化の3つの種類があります。このなかでもっとも患者数が多く、動脈瘤《どうみゃくりゅう》など、重篤な合併症を引き起こすものが粥状動脈硬化です。

動脈の内側に、脂肪やコレステロールなどが沈着して粥《かゆ》のようなかたまり（粥腫）ができ、動脈内腔《ないくう》が狭くなって血流が悪くなった状態です。血液が流れにくくなることで血栓《けっせん》ができやすくなり、梗塞《こうそく》を起こすことも多くなります。粥腫は、血管の内膜が何度も傷ついては修復する、という過程を経るなかで生成されます。

治療 高血圧や脂質異常症などの治療とともに生活習慣を改善します。

動静脈瘻《どうじょうみゃくろう》

●静脈瘤や心不全を起こすことも

受診する科 循環器外科

症状と特徴 動脈と静脈が、短絡路で直接つながってしまって起こります。

短絡箇所がからだの末端に近く、血流が少ない場合、ほとんど症状はありません。血流が多い場合は、静脈が太くなって静脈《じょうみゃく》瘤《りゅう》となったり、腫《は》れたりすることがあります。また、全身の血流量が増えるので、心臓に負担がかかって心不全（417頁）を起こすこともあります。

短絡箇所よりも末端側では、循環障害が起こり、手足の冷え、痛み、チアノーゼ（皮膚や粘膜が暗紫色になる状態）などが起こります。

原因 先天性の場合と、後天性の場合があります。後天性の場合は、ほとんどが外傷によるものです。

治療 カテーテルを入れて、短絡した血管を閉じるか、外科手術で短絡部分を切除します。

〈血液・リンパ〉

鉄欠乏性貧血《てつけつぼうせいひんけつ》

●爪の異常や口内炎が現れる

受診する科 血液内科／内科

症状と特徴 貧血の9割を占めるのがこの鉄欠乏性貧血で、圧倒的に女性に多くみられる病気です。

倦怠感《けんたいかん》、動悸《どうき》、息切れ、立ちくらみ、頭痛、集中力の低下などの一般的な症状のほか、爪《つめ》がもろくなったり、爪がスプーンのように反り返ったり（**スプーン爪**）、口内炎や舌炎、嚥下《えんげ》障害（ものが飲み込みにくくなる）が起こることもあります。

これらの症状は急に起こるのではなく、徐々に現れてきます。

図1　ヘモグロビンの構造

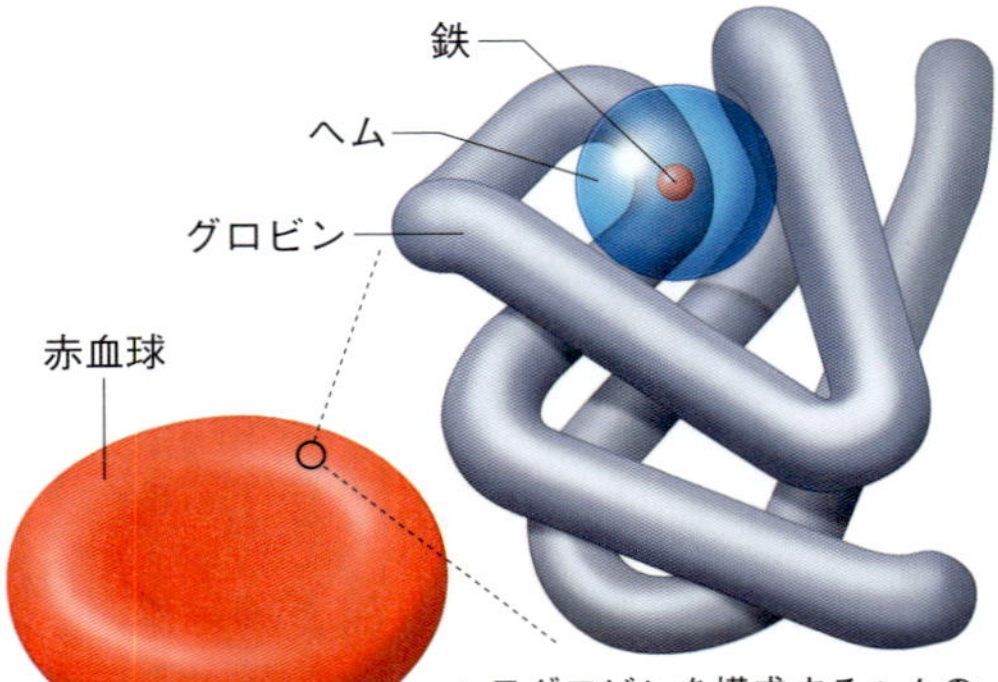

ヘモグロビンを構成するヘムの中の鉄が酸素と結合する。

原因 原因はさまざまで、次のようなことがあげられます。

◎**鉄の摂取量不足**　肉やレバーなどの鉄分を多く含む食品を食べないでいると、体内の鉄分量が不足します。

とくに若い女性では、野菜中心の食事による過度なダイエットや偏食を続けたために発症するケースもあります。

◎**出血**　外傷、痔《じ》、胃や十二指腸の潰瘍《かいよう》（449頁）、がん、女性の**子宮筋腫**《きんしゅ》（747頁）などが原因で、長期にわたって出血が起こると鉄欠乏性貧血を起こします。

◎**月経、妊娠、出産、授乳**　月経や出産では、出血により体外に鉄が排出されるため鉄不足が起こります。

また、妊娠中は胎児に栄養を与えるために鉄の消費量が増加します。母乳にも鉄分が含まれているため、授乳期も鉄が不足しやすくなります。

◎**胃腸での鉄吸収障害**　鉄分は十二指腸で吸収されます。そのため、**萎縮性胃炎**《いしゅく》（449頁）などの異常があると、鉄分の吸収が阻害されて鉄不足を招きます。

◎**成長**　成長期は鉄の需要が増大するため、鉄欠乏性貧血を起こすことがあります。

治療 鉄欠乏性貧血そのものは、鉄剤を服用することで改善します。ただし、貧血症状がなくなった後、服用は少なくとも2～3か月は続ける必要があります。鉄剤の服用中は、鉄分の作用で便が黒く変色することがありますが、問題はありません。

胃のむかつきや不快感などが起こりやすい人は、食事の直後に飲むか、胃腸薬といっしょに飲むようにするとよいでしょう。また、ビタミンCをともに摂《と》ると、植物に含まれる鉄分の吸収が促進されます。

なお、鉄剤を服用しても効果が出ない場合や飲むことが不可能な場合には、注射や点滴による鉄分補給を試みます。

痔や潰瘍などの原因疾患がある場合は、鉄剤の服用と並行してその治療を行います。

鉄芽球性貧血《てつがきゅうせいひんけつ》

●鉄を赤血球産生に利用できずに起こる貧血

受診する科 血液内科

症状と特徴 鉄を使ってヘモグロビンをつくる過程に異常が生じ、鉄が利用されずに沈着してしまう疾患です。

倦怠感《けんたいかん》、動悸《どうき》、息切れなどの一般的な貧血症状のほかに、余った鉄が沈着すること（**ヘモジデローシス**）によってさまざまな症状が現れます。たとえば、皮膚に沈着すると色素沈着を、膵臓《すいぞう》に沈着すると**糖尿病**（581頁）を引き起こしたりします。

さらに症状が進行すると不整脈や黄疸《おうだん》が現れることもあります。

遺伝性鉄芽球性貧血は指定難病です。

原因 先天性のものと後天性のものとに分けられます。

後天性の場合は、関節リウマチや白血病などの疾患に起因するものと、クロラムフェニコールなどの薬物、鉛やアルコールの中毒によって起こる薬物性・中毒性のものとに大別されます。

治療 薬物性・中毒性の場合は、原因である薬剤の使用を中止したり、毒素の除去を行います。

また、ピリドキシンを使用して赤血球産生を促進したり、デフェラシロクスを使用して体内から余分な鉄を排出します（ヘモジデローシスの場合）。

巨赤芽球性貧血《きょせきがきゅうせいひんけつ》

●ビタミンB_{12}、葉酸の欠乏による貧血

受診する科 血液内科

症状と特徴 体内のビタミンB_{12}や葉酸《ようさん》が不足すると、赤血球がつくられずに、**巨赤芽球**とよばれる通常よりも大きい赤血球が出現します。その結果、赤血球が不足して貧血症状を引き起こします。

倦怠感《けんたいかん》、動悸《どうき》、息切れなどの一般的な貧血症状のほか、舌の表面がツルツルになる**舌乳頭萎縮**《ぜつにゅうとういしゅく》や、炎症が起こり舌がしみる**ハンター舌炎**、味覚低下、食欲不振、吐き気などが起こります。ただし、これらの症状は徐々に現れていきます。

症状がひどい場合は、手足のしびれなどの感覚障害や、歩行困難などの運動失調をきたすこともあります。日本での発症率は比較的低く、高齢者や胃切除を行った人でみられる程度です。

原因 おもに体内のビタミンB_{12}および葉酸の不足が原因です。

萎縮《いしゅく》**性胃炎**（449頁）の場合や、胃や腸の切除をした後は、ビタミンB_{12}を吸収するために必要な胃液に含まれる内因子という物質が不足するため、ビタミンB_{12}の吸収が阻害されます。

とくに、自己免疫によって胃が萎縮し、その結果、内因子が不足して起こる貧血を**悪性貧血**とよびます。

胃の大部分を切除した人では数年以上経って起こることが多い貧血です。

一方、葉酸の欠乏は、妊娠、**溶血性貧血**（618頁）、**白血病**（702頁）、悪性腫《しゅ》瘍《よう》、アルコールの飲みすぎなどが、おもな原因です。

治療 ビタミンB_{12}が不足している場合は、ビタミンB_{12}剤を注射します。

葉酸が不足している場合は、葉酸を内服で補給します。

再生不良性貧血《さいせいふりょうせいひんけつ》*

●爪の異常や口内炎が現れる

受診する科 血液内科

症状と特徴 倦怠感《けんたいかん》、動悸《どうき》、息切れなどの貧血症状（赤血球減少による）や、感染によるのどの痛みや発熱（白血球減少による）、皮膚、歯肉、鼻からの出血（血小板減少による）が起こります。打撲《だぼく》したときにあざができやすくなったり、注射後に血が止まりにくくなったりもします。貧血が軽い場合は、これらの症状がはっきりと現れないこともあります。

先天性（**ファンコニー貧血**）と後天性に分けられ、後者が大半を占めています。

指定難病のひとつです。

原因 骨髄《こつずい》中の血液をつくる細胞になんらかの異常が起こり、赤血球、白血球、血小板が減少します。

後天性の再生不良性貧血の多くは、造血のおもとの多能性幹細胞の異常で免疫学的な仕組みが考えられます。残りは薬剤や放射線、肝炎ウイルスが原因とされています。

治療 おもな治療法は、中等症または重症では抗胸腺《きょうせん》グロブリンやシクロスポリンなどの免疫抑制療法と造血幹細胞移植、軽症ではたんぱく同化ホルモンの服用です。

溶血性貧血《ようけつせいひんけつ》

●赤血球の寿命短縮によって起こる貧血

受診する科 血液内科

症状と特徴 赤血球が溶け、破壊されるために、その寿命が短くなり起こる貧血です。

一般的な貧血症状（616頁）に加えて、皮膚が黄色くなる黄疸《おうだん》がみられることが特徴です。また、尿の色が濃くなったり、コーラ色の尿が出ることもあります。これらの症状は急に現れることもあれば、徐々に現れてくることもあります。

原因 先天性の場合は、赤血球の異常が原因です（**遺伝性球状赤血球症**など）。

後天性の原因でもっとも多いのは、自分の赤血球を攻撃する自己抗体ができてしまうもので、代表的な疾患は**自己免疫性溶血性貧血**です。早朝のコーラ色の尿（ヘモグロビン尿）が特徴の**発作性夜間ヘモグロビン尿症**（**発作性寒冷血色素尿症**）が原因の場合もあります。

治療 先天性の場合は脾臓《ひぞう》を摘出します。後天性のうち、自己免疫性溶血性貧血の場合は、ステロイド薬や免疫抑制薬を使用します。

自己免疫性溶血性貧血《じこめんえきせいようけつせいひんけつ》*

●赤血球を攻撃する抗体ができて起こる

受診する科 血液内科

症状と特徴 赤血球を抗原（異物）とみなす抗体（自己抗体）ができてしまい、赤血球の寿命が異常に短くなって（溶血）起こる貧血です。

倦怠感《けんたいかん》、動悸《どうき》、息切れなどの通常の貧血症状のほか、軽い黄疸《おうだん》や、脾臓腫大《ひぞうしゅだい》が起こることもあります。

原因 貧血の原因は赤血球を攻撃する自己抗体が、産生されるようになるためです。

治療 ステロイド薬による薬物治療が有効ですが、症状が改善しなければ脾臓摘出を試みます。また、貧血が強いときは輸血を行うこともあります。

遺伝性球状赤血球症《いでんせいきゅうじょうせっけっきゅうしょう》

● 赤血球が変形する遺伝性の病気

受診する科 血液内科

症状と特徴 通常、楕円《だえん》に近い形をしている赤血球の膜に異常があり、球状になる病気です。その結果、赤血球の破壊が進みやすくなり、溶血が起こります。

遺伝性溶血性疾患のなかでは、もっとも起こりやすい病気です。およそ5万～10万人に1人の割合で起こります。遺伝性の病気ですが、家族歴のない場合にも起こるケースがあります。

倦怠感《けんたいかん》、めまいなどの貧血にもとづく症状や、脾臓《ひぞう》の腫《は》れがみられ、進行すると黄疸《おうだん》などが現れます。患者の約半数は、乳幼児期に軽度の貧血を起こしますが、成長とともに消失することが多いようです。

原因 赤血球膜の骨格を形成する、スペクトリンという物質の欠損が原因です。この欠損により球状を呈している赤血球の割合によって病気の重症度が異なります。

治療 治療の基本は、赤血球を壊すはたらきをしている脾臓の摘出です。貧血が重度の場合は輸血を行うこともあります。

続発性貧血《ぞくはっせいひんけつ》

● ほかの病気の症状として起こる貧血

受診する科 血液内科

症状と特徴 **二次性貧血**や**症候性貧血**ともよばれ、さまざまな病気の症状として起こる貧血で、原因の特定が難しいのが特徴です。

おもな症状は、倦怠感《けんたいかん》、動悸《どうき》、息切れなどの一般的な貧血症状です。

原因 がんなどの悪性腫瘍《しゅよう》、結核などの慢性感染症、膠原病《こうげんびょう》や関節リウマチなどの慢性炎症、慢性腎不全《じんふぜん》などの腎臓病《じんぞうびょう》、内分《ないぶん》泌疾患《ぴっしっかん》などがおもな原因です。

治療 原因となっている病気によって異なります。たとえば腎臓病の場合は、エリスロポエチンを使用したり、内分泌系の病気の場合は、不足しているホルモンを補充します。原因となっている病気に対し治療を行うことで貧血も改善します。

鉄欠乏性貧血を合併している場合は、鉄剤の使用も行います。

赤血球増多症《せっけっきゅうぞうたしょう》（多血症《たけつしょう》）

● 赤血球の量が異常に増加する病気

受診する科 血液内科

症状と特徴 赤血球数やヘモグロビンの量が基準値よりも多くなる病気です。

頭痛、皮膚のかゆみ、赤ら顔、結膜の充血、脾臓腫大《ひぞうしゅだい》、視力障害、高血圧などが起こります。また、血管内に血栓《けっせん》ができやすくなるため、脳梗塞《のうこうそく》や心筋梗塞の危険性が高まります。

原因 骨髄《こつずい》の造血細胞の腫瘍《しゅよう》性増殖によって生じる**真性多血症**と、造血量を調整するホルモン（エリスロポエチン）分泌の増加によって起こる**二次性多血症**のふたつに分かれます。

治療 真性多血症の場合は、瀉血《しゃけつ》（血液を抜く）や化学療法によって赤血球量を基準値まで減らします。

二次性多血症の場合は、エリスロポエチンの分泌を促進している原因（腫瘍や心臓病など）を取り除きます。喫煙も原因になるので、禁煙も重要です。

顆粒球減少症《かりゅうきゅうげんしょうしょう》

● 感染症を起こしやすくなる

受診する科 血液内科

症状と特徴 白血球の一種である、顆粒球（好中球《こうちゅうきゅう》、好酸球《こうさんきゅう》、好塩基球《こうえんききゅう》）が減少し、細菌などに感染しやすくなります。

原因 抗菌薬などさまざまな薬剤の使用がきっかけで起こります。

無顆粒球症《むかりゅうきゅうしょう》

症状と特徴 倦怠感《けんたいかん》、震えをともなう発熱や強いのどの痛みが起こり、重症化すると敗血病や肺炎を招きます。

治療 原因となった薬剤の使用を中止し、感染が起こっている場合は並行してその治療を行います。

血小板減少性紫斑病《けっしょうばんげんしょうせいしはんびょう》*

● 血小板が著しく減少する

受診する科 血液内科

症状と特徴 止血のはたらきをする血小板が減少し、皮下や粘膜、内臓から出血する病気で、皮膚に点状出血斑や紫斑とよばれるあざが現れます。原因となる病気がない**特発性血小板減少性紫斑病**、血管内に血小板がかたまりとなって血栓《けっせん》ができる**血栓性血小板減少性紫斑病**などがあります。

原因 特発性血小板減少性紫斑病は、抗体によって血小板が破壊される、自己免疫疾患のひとつで指定難病です。

治療 特発性血小板減少性紫斑病の場合は、ピロリ菌の除菌、ステロイド薬や脾臓《ひぞう》摘出が有効で、緊急時には血小板の成分輸血を行います。最近、血小板増殖刺激因子製剤が開発されました。血栓性血小板減少性紫斑病の場合は血漿《けっしょう》交換療法が有効です。

血管性紫斑病《けっかんせいしはんびょう》

● 血管の炎症で紫斑ができる

受診する科 腎臓内科

症状と特徴 血管から血がにじみ出し、内出血を起こして紫斑ができます。また、関節痛や腹痛、下血が出ることもあります。約半数に合併症として腎炎《じんえん》があります。こどもに多い病気です。

原因 血管がもろくなって出血を起こす病気で、血管が炎症を起こしたり、血管の内圧が高まって起こることもあります。

治療 自然に治まりますが、できれば入院して、安静を保ちましょう。腹痛、関節痛には痛みを和らげる対症療法を行います。

溶連菌感染がある場合は、抗菌薬を使用します。

アナフィラクトイド紫斑病《しはんびょう》

受診する科 腎臓内科

症状と特徴 血管性の紫斑病のうち、アレルギーによって血管に炎症が起こるものです。**アレルギー性紫斑病、ヘノッホ・シェーンライン紫斑病**ともよびます。

紫斑、関節痛、腹痛に加え、蕁麻疹《じんましん》のような発疹が出るのが特徴です。合併症としては腎炎《じんえん》、腸重積《ちょうじゅうせき》が起こることがあります。

治療 特別な治療をしなくても、およそ1か月で軽快します。その間、安静にして回復を待つ必要があります。

重症化を防ぐために、免疫抑制薬を使う場合もあります。

血栓性静脈炎《けっせんせいじょうみゃくえん》

●血栓をともなう静脈の炎症

受診する科 内科／血管外科

症状と特徴 皮膚の表面近くを走る表在静脈の壁に炎症や損傷が生じ、その部分に血のかたまり（血栓）ができて血管の内腔《ないくう》をふさいでしまいます。脚《あし》の静脈に起こりやすい病気です。

炎症が起きた静脈に沿ってしこりができ、発赤《ほっせき》や痛み、場合によっては発熱や悪寒をともないます。重症になると脚全体が腫《は》れ上がったり、動脈が圧迫されるために色が白くなっていきます。

血栓ができるときに炎症が関与していれば血栓性静脈炎、一方、炎症が関与していない場合は**静脈血栓症**《じょうみゃくけっせんしょう》とよびます。これは、深部静脈の血流が凝固して血栓ができ、うっ滞が生じる病気で、脚の腫れや痛みがおもな症状です。血栓が肺動脈に詰まり、死に至ることもある危険な病気です。

原因 多くは、静脈注射や、カテーテル（細長い管のこと）を静脈内に長期間留置することで起こります。また、ベーチェット病、バージャー病、悪性腫瘍《しゅよう》（がん）、膠原病《こうげんびょう》、静脈瘤《りゅう》が原因となっていることもあります。とくに、手足に細長いしこりのようなものが次々に現れては消えていく場合は、**遊走性静脈炎**《ゆうそうせいじょうみゃくえん》とよばれ、**バージャー病**（541頁）を疑います。

また、下腹部の術後、下肢《かし》骨折などの外傷後、分娩《ぶんべん》後、長期間就床後、肥満などが原因で血栓ができ、それにともなって炎症を起こすこともあります。

治療 血栓性静脈炎は、患部に湿布を貼《は》り安静を保てば、短期間で治癒します。

播種性血管内凝固症候群《はしゅせいけっかんないぎょうこしょうこうぐん》（DIC《ディーアイシー》）

●血栓によって臓器不全と出血が起こる

受診する科 血液内科

症状と特徴 さまざまな基礎疾患が原因で血液の凝固反応が活性化し、全身の細小血管や毛細血管内に血のかたまり（血栓《けっせん》）が多発します（汎発性《はんぱつせい》血管内凝固）。

その血栓によって血流に障害が生じるため、腎臓《じんぞう》や肺、脳、消化管など多くの臓器に障害が起き、組織が壊死《えし》し、進行すると多臓器不全で死に至る危険性もあります。

また、血栓ができることで血小板や凝固因子が大量に消費され、出血が止まりにくくなります。この出血傾向（**消費性凝固障害**）は、皮膚のあざ（紫斑《しはん》）、注射痕《こん》からの出血、血尿などとして全身にみられます。

原因 がんなどの悪性腫瘍《しゅよう》、敗血症などの重い感染症、急性白血病、胎盤剥離《はくり》などの妊娠早期の病気、重い肝臓病、膵臓《すいぞう》炎、ひどい熱傷や外傷など、さまざまな基礎疾患の悪化にともなって発症すると考えられています。

治療 基礎疾患の治療が、きわめて重要です。基礎疾患の治療と、抗凝固薬や血栓溶解薬を使った抗凝固療法とを並行しながら進めます。これらの薬には出血傾向を促すおそれもあるため、治療には十分な注意が必要です。

また、血小板だけを取り出した血液製剤や、新鮮凍結血漿《けっしょう》（新鮮な血から分離させた血漿成分を急速に凍結したもの）、凝固因子だけを取り出した血液製剤などを使用します。

白血病《はっけつびょう》
702頁（がん）

成人《せいじん》T《ティー》細胞《さいぼう》白血病《はっけつびょう》
703頁（がん）

多発性骨髄腫《たはつせいこつずいしゅ》
704頁（がん）

悪性《あくせい》リンパ腫《しゅ》
704頁（がん）

リンパ節炎《せつえん》

●リンパ節が炎症を起こして腫れる

受診する科　血液内科

症状と特徴　リンパ節が炎症を起こして腫《は》れるもので、急性と慢性に分けられます。リンパ節炎が悪化すると化膿《かのう》したり、炎症が周囲組織にまで及ぶこともあります。

急性《きゅうせい》リンパ節炎《せつえん》

症状と特徴　首やわき、鼠径《そけい》部にあるリンパ節で起こりやすく、炎症が起こるとリンパ節が腫《は》れ、指で押すと痛みます。

原因　おもな原因は細菌の感染です。

治療　炎症を起こしている患部を冷やして安静に保ちます。軽いリンパ節炎の場合は自然治癒することもありますが、感染による腫れや痛み、化膿《かのう》に対しては抗菌薬の使用が一般的です。また、膿瘍《のうよう》ができている場合は、切開による排膿《はいのう》が必要です。

慢性《まんせい》リンパ節炎《せつえん》

症状と特徴　おもな症状はリンパ節の腫《は》れと痛みです。

ただし、**肺結核**（388頁）にともなって起こる**結核性リンパ節炎**の場合は腫れのみで痛みはありません。とくに首のリンパ節に起きやすく、腫れたリンパ節どうしがくっついてかたまりを形成するのが特徴です。がんの一種である、**悪性リンパ腫**（704頁）との判別がとても重要な病気です。

原因　リンパ節の炎症が長期化したもので、急性リンパ節炎が治癒せずに慢性化した場合や、ほかの疾患がリンパ節に刺激を与えている場合などがあります。

なかでも、結核性リンパ節炎と、**トキソプラズマ症**（650頁）にともなって起こる慢性リンパ節炎が多くみられます。

治療　まずは基礎疾患の治療を行います。また、炎症を抑える目的で抗菌薬を使用します。ただし、基礎疾患が治癒しても腫れが治まらないこともあります。

結核性リンパ節炎の場合は、抗結核薬による治療が中心となります。

リンパ節腫大《せつしゅだい》

●細菌やウイルスの感染が原因で起こる

受診する科　血液内科

症状と特徴　首やわき、太ももの付け根のリンパ節が腫《は》れて痛みます。腫れが一部分だけに起こる場合と全身に起こる場合があります。リンパ節にできた腫瘍《しゅよう》は悪性リンパ腫とよばれ、がんの一種です。

原因　感染、炎症、腫瘍、がんの転移などさまざまですが、もっとも多い原因は細菌などの感染です。

治療　原因によって異なり、薬物療法、抗がん剤、放射線療法などさまざまです。

〈免疫・感染症〉

食物《しょくもつ》アレルギー

● こどもに多いアレルギー

受診する科 皮膚科

症状と特徴 アレルゲンである食品の摂取後、短ければ数分、長いと数時間後に蕁麻《じんま》疹《しん》や腹痛などの症状が起こります。

アレルギー体質の人では、湿疹《しっしん》などの症状が悪化し、ときに**アナフィラキシーショック**（624頁）を起こすこともあります。

原因 アレルゲンである食品の摂取で起こります。アレルゲンとして多いのは卵、牛乳、大豆、ピーナツ、米、小麦粉、そばなど多数あり、人によって異なります。

今まで大丈夫でも、アレルゲンとして急にからだが反応することもあります。

治療 原因となった食品を摂《と》るのをやめます。蕁麻疹など皮膚の症状にはステロイドの塗り薬、かゆみには抗ヒスタミン薬や抗アレルギー薬の飲み薬で対処します。

日常生活では、食前に抗アレルギー薬を服用することで症状を防ぐ方法もあります。

こどもの場合、何年か摂取をやめると、成長によって食べられることも多いようです。食べるのを再開するかどうかは、負荷試験を行ってから決めます。

薬物《やくぶつ》アレルギー

● 薬の使用で発疹が出る

受診する科 皮膚科

症状と特徴 からだじゅうに赤くて細かい発疹《ほっしん》が出たり、蕁麻疹《じんましん》や湿疹《しっしん》が現れます。日光に当たった箇所のみ病変が現れたり、薬を使用するたびに同じ箇所に発疹が出ることもあります。摂取後すぐ症状が出る場合と、しばらく使用してから出ることがあります。どちらも重症になると高熱や、腎《じん》臓《ぞう》や肝臓に障害が起こることがあります。

原因 薬剤がアレルゲンとして反応することで起こります。抗菌薬、解熱鎮痛薬、抗痙攣《けいれん》薬は症状を起こしやすいといわれていますが、薬はどれもアレルギーを起こす可能性があります。

治療 重症でなければ、その薬剤の使用をやめると症状が治まります。症状が重い

免疫《めんえき》の仕組《しく》み

人のからだはウイルスや菌が侵入しても、それ以前につくられた抗体が「免疫」作用し、からだを病気から守ります。予防接種はこの仕組みを利用し、人為的に免疫を備えるものです。じつは、アレルギーも免疫のひとつです。アレルギー反応でその物質が体内に入ることを防いでいるといえます。とはいえ、人にとって不利にはたらくものにかわりありません。

アレルギーの種類と起こり方は4つに分けられますが（624頁表1）、アレルギー性の蕁麻疹《じんましん》、アナフィラキシーショックなどの病気は比較的反応の速いⅠ型の反応です。アレルギーを起こす原因物質である抗原を**アレルゲン**といい、アレルゲンが体内に侵入すると、IgE《アイジーイー》抗体がつくられ結合し化学反応が起こります。やがてかゆみを引き起こすヒスタミンなどの化学伝達物質が放出され、毛細血管の壁の通りがよくなり、血漿《けっしょう》成分が外に染み出すなどの障害が起こります。

表1　アレルギーの種類

種類	Ⅰ型アレルギー	Ⅱ型アレルギー	Ⅲ型アレルギー	Ⅳ型アレルギー
同義語	即時型、アナフィラキシー型	細胞傷害型	免疫複合体系	遅発型
原因となる抗体	IgE	IgG、IgM	IgG、IgM	抗体ではなくT細胞
おもな病気	アナフィラキシーショック（624頁） アレルギー性鼻炎（329頁） アレルギー性結膜炎（298頁） 気管支喘息（376頁） 蕁麻疹（656頁）	自己免疫性溶血性貧血（618頁） 特発性血小板減少性紫斑病（620頁）	血清病（625頁） 糸球体腎炎（508頁） 全身性エリテマトーデス（625頁） 関節リウマチ（546頁）	接触皮膚炎（652頁） 移植片対宿主病（631頁）

ときはステロイドや抗ヒスタミン薬、抗アレルギー薬を使用します。重症になると、入院してステロイドの点滴治療になります。発疹にはステロイドの塗り薬も使います。

1度薬物アレルギーを起こした薬品は、お薬手帳に記し、2度と使わないことです。

アナフィラキシーショック

● アレルギーの急激な症状、すぐに受診を

受診する科　皮膚科

症状と特徴　アレルギーの一種で、死に至ることもある危険な状態です。症状は、血管が拡張し、血漿《けっしょう》成分が漏れることから始まります。呼吸困難、むくみや蕁麻疹《じんましん》などの症状もいっきに現れます。原因物質と接触すると早い場合には1分以内、通常でも10分以内で症状が起こります。

進行が速く、発症後2時間以内に亡くなることもありますので、前触れである①口の中が乾く、②しびれる、③のどが詰まる、④めまいなどの症状が急激に起こったら、すぐ受診しましょう。症状が早く現れる人は、より重症のことが多いようです。

原因　食品や薬などへのアレルギー反応で全身がショック状態になります。ハチに刺されたときのショック症状もこれです。

治療　症状が起こったら、一刻も早く医療機関で治療を受けます。治療は、酸素吸入や気道確保など呼吸の手助けが中心です。その後は症状に合わせた治療を行います。

日常生活では原因物質と接触しないようにします。薬が原因の場合は、お薬手帳に記入しておきましょう。

自己免疫反応《じこめんえきはんのう》の仕組《しく》み

免疫は外から入ってくる有害なものからからだを守るためのシステムですが、ときとして自分のなかにあるものまでも有害なものと判断してしまう「自己免疫反応」が起こることがあります。つまり、自分の組織細胞を異物として攻撃してしまうのです。自己免疫反応が引き起こす病気には、**関節リウマチ**（546頁）や**全身性エリテマトーデス**（625頁）、**天《てん》疱瘡《ぼうそう》**（664頁）などがあります。

血清病《けっせいびょう》

● 人間以外の血清、薬剤がおもな原因

受診する科 血清や薬剤を投与された病院（内科や小児科など）

症状と特徴 血清病は血清や薬剤によって起こる全身のアレルギー疾患です。使用後数時間から数日程度で、発疹《ほっしん》や発熱、関節痛、全身のだるさ、むくみ、リンパ節の腫《は》れ、重度になると腎炎《じんえん》などの症状が現れることもあります。

原因 ウマなど動物を利用してつくられた血清や抗菌薬、造影剤などが血液中で異物を排除する抗体などと結びついて免疫複合体となり、体内の組織に傷害を与えます。症状は全身性であり、からだの一部に症状を認める場合は血清病ではなく**アルサス型反応**とよばれます。

治療 症状に応じて消炎鎮痛薬、抗ヒスタミン薬、ステロイドなどで症状を抑えます。治療に際しては投与された薬剤の情報が極めて重要です。投与を受けた病院をかならず受診しましょう。

全身性《ぜんしんせい》エリテマトーデス*

● 原因不明の全身性疾患

受診する科 リウマチ・膠原病科／内科

症状と特徴 皮膚や関節、内臓など、全身にさまざまな症状を引き起こします。

関節リウマチとともに代表的な膠原病《こうげんびょう》のひとつで、英語名の頭文字から、SLE《エスエルイー》とよばれることもあります。男女比は1対10で、とくに妊娠可能な年代の女性に多く発症します。

特徴的な皮膚症状として、蝶形紅斑《ちょうけいこうはん》や**ディスコイド疹《しん》**などが現れることがあります。しばしば、原因不明の発熱や倦怠感《けんたいかん》、食欲不振や体重減少などの全身症状をともない、光線過敏症や**レイノー現象**（541頁）が起こることもあります。

さらに関節炎やリンパ節の腫《は》れ、白血球や血小板の減少を引き起こしたり、**ループス腎炎《じんえん》**（516頁）や**心外膜炎**、**胸膜炎**（405頁）や**間質性肺炎**（394頁）、**溶血性貧血**（618頁）などの重い臓器障害や精神神経症状を併発することがあります。

なお、医療費の一部を公費で負担する指定難病になっています。

原因 発症には、免疫異常や遺伝的な体質、ウイルス感染などが複合的に関与していると考えられていますが、根本的な原因はわかっていません。

全身性エリテマトーデスは自己免疫疾患のひとつで、血液中に抗核抗体などの自己抗体が出現し、免疫複合体を形成して、自分自身の細胞や組織を攻撃してさまざまな

表2　全身性エリテマトーデスの症状

全身症状
発熱、全身のだるさ、疲れやすい
関節症状
手や指の関節炎、ひじや膝に痛む場所が変わる関節炎
皮膚症状
頬にできる赤い発疹（蝶形紅斑）、顔や耳、四肢にできるコイン状の発疹（ディスコイド疹）、レイノー現象
光線過敏症
強い紫外線を浴びた後に発疹や水ぶくれが現れる。熱が出ることも。
痛みのない口内炎
脱毛・髪の傷み
その他の臓器障害
痙攣発作、網膜の障害、心外膜炎、心筋炎、腎障害、白血球減少、血小板減少など

症状を引き起こします。なお、症状を悪化させる誘因として、紫外線、妊娠や出産、手術、過重な労働や心身のストレスなどが指摘されています。

治療 初期治療が予後を左右するため、早期に専門医を受診することが大切です。

症状が軽い場合は、非ステロイド系抗炎症薬を使いますが、全身性エリテマトーデスは炎症反応が強いため、ステロイド薬による症状のコントロールが必要です。

臓器疾患を併発するなど、症状が重い場合は、大量のステロイド薬を使用するか、もしくはタクロリムスやシクロホスファミド、ヒドロキシクロロキンなどの免疫抑制薬と併用します。

ただし、ステロイド薬や免疫抑制薬には副作用があります。治療中は感染に対する抵抗力も弱くなっているので、かぜなどの感染症には要注意です。

また、急にステロイド薬や免疫抑制薬を減量したり中止したりすると、再発を招きます。服用時は定期的な副作用のチェックとともに、医師の指示を守ることが大切です。なお、妊娠・出産のほか手術を受ける

表3　膠原病一覧

膠原病とはひとつの病気を指す概念ではなく、血管や内臓、関節に炎症が起こる自己免疫疾患の総称である。

1.	ベーチェット病（630頁）
2.	全身性エリテマトーデス（625頁）
3.	全身性強皮症（627頁）
4.	多発筋炎／皮膚筋炎（627頁）
5.	結節性多発動脈炎（顕微鏡的多発血管炎）（628頁）
6.	高安動脈炎（大動脈炎症候群）（554頁）
7.	悪性関節リウマチ（546頁）
8.	多発血管炎性肉芽腫症（628頁）
9.	混合性結合組織病（631頁）
10.	シェーグレン症候群（630頁）
11.	成人スチル病（632頁）
12.	好酸球性多発血管炎性肉芽腫症（チャーグ・ストラウス症候群）
13.	巨細胞性動脈炎（628頁）
14.	抗リン脂質抗体症候群
15.	好酸球性筋膜炎

ストレスと免疫疾患《めんえきしっかん》の関係《かんけい》

「なるべくストレスのない生活を送りましょう」などとよくいわれますが、そもそもストレスとはなんでしょうか?

■**ストレス反応** 医学上は、ストレスは「さまざまな外的刺激によって生じる生体内のゆがみの状態」とされています。

からだは外的刺激にさらされると、いったん体温や血圧、血糖値が低下するなどのショック状態を起こします。これに対して生体防御システムがはたらくと、多量の副腎皮質ホルモンが分泌されます。

副腎皮質ホルモンは、T細胞やマクロファージといった免疫に関係する細胞のはたらきを抑える性質をもっています。つまり、外的刺激に対してからだがストレス反応を起こすと、免疫機能の低下を招くという仕組みになっているわけです。

■**免疫疾患との関係** 免疫疾患がなぜ起こるかは、いまだ研究途上にあり、さまざまな要因が指摘されていますが、ストレスが関与していることは確かだといえそうです。

ときも前もって専門医に相談しましょう。

多《た》発《はつ》筋《きん》炎《えん》／皮《ひ》膚《ふ》筋《きん》炎《えん》*

●筋力低下と、特徴的な皮膚症状

受診する科　リウマチ・膠原病科／内科

症状と特徴　腰や肩、首などの筋肉に、左右対称に炎症が起きて筋力低下をきたし、しばしば筋肉の痛みをともないます。

この多発筋炎に、手指の**ゴットロン徴候**とよばれる皮膚の発疹《ほっしん》や、上まぶたの**ヘリオトロープ疹**などの特徴的な皮膚症状をともなう場合を、皮膚筋炎といいます。

自己免疫疾患である膠原病《こうげんびょう》のひとつで、発熱や関節炎、**レイノー現象**（541頁）のほか、嚥《えん》下《げ》障害や呼吸筋障害、**間質性肺炎**（394頁）などを引き起こしたり、ほかの膠原病を合併する場合もあります。とくに皮膚筋炎は悪性腫瘍《しゅよう》を併発しやすいので注意が必要です。発症のピークは10歳前後と50歳代で、女性に多いとされています。

なお、医療費の一部を公費負担の対象とする指定難病になっています。

原因　原因は不明ですが、免疫異常やウイルス感染、遺伝的体質などの要因が関与していると考えられています。

治療　急性期には安静が大切です。治療はステロイド薬が基本です。ステロイド薬が効かなかったり副作用がある場合は、免疫抑制薬を使います。

全《ぜん》身《しん》性《せい》強《きょう》皮《ひ》症《しょう》（全《ぜん》身《しん》硬《こう》化《か》症《しょう》）*

●皮膚や内臓がかたくなる膠原病

受診する科　リウマチ・膠原病科／内科

症状と特徴　皮膚や内臓がかたくなる全身性の病気で、膠原病《こうげんびょう》のひとつです。

はじめは**レイノー現象**（541頁）が現れることが多く、やがて手指が腫《は》れぼったくなり、皮膚の硬化が、しだいに手や腕、顔、体幹へ広がっていきます。ただし、進行の度合いには個人差があります。慢性化することもある一方、数年のうちに進行して、**肺線維症**（395頁）や**間質性肺炎**（394頁）、**肺高血圧症**（400頁）、**強皮症腎クリーゼ**、**逆流性食道炎**（380頁）などを併発することもあります。

男女比は1対10で、30～50歳の女性に多く発症します。なお、医療費の一部を公費負担する指定難病になっています。

原因　膠原線維の増殖や血管の障害、免疫異常などの要因が複合的に関与していると考えられていますが、原因は不明です。

治療　皮膚の硬化に対しては、ステロイド薬を使うことがあります。症状が重い場合や進行が急激な場合は免疫抑制薬を併用することもあります。

レイノー現象や末梢《まっしょう》神経障害には、血管拡張薬やプロスタグランジン製剤を服用します。

図1　強皮症の症状

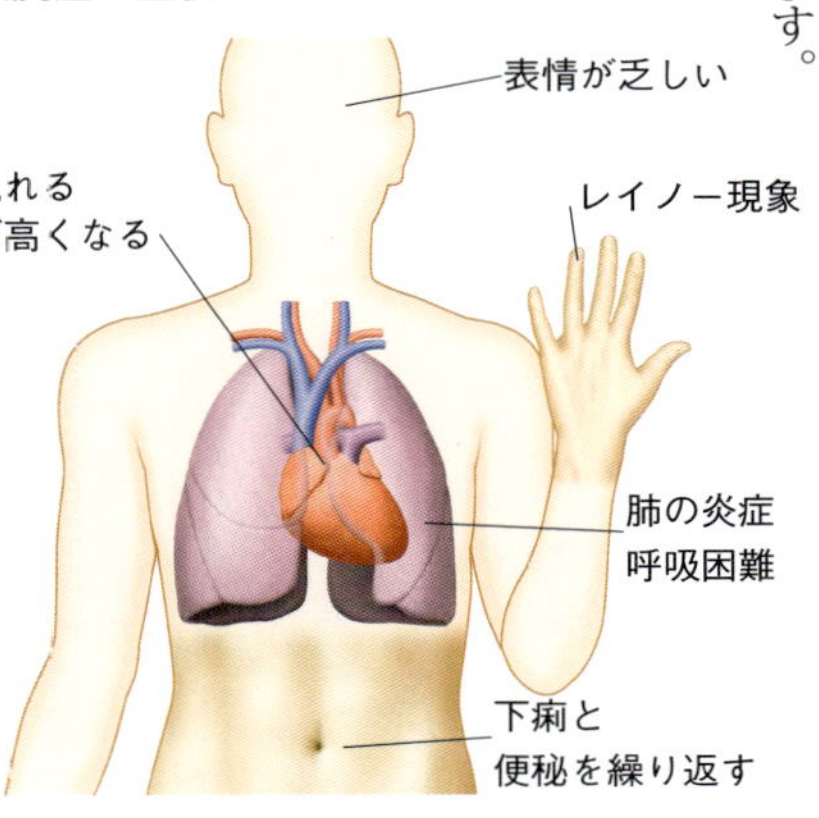

リウマチ性《せい》多発《たはつ》筋痛症《きんつうしょう》

●高齢者に多いリウマチ性疾患

受診する科　リウマチ・膠原病科／内科

症状と特徴　高齢者に発症しやすく、首から肩、あるいは腰などに強いこわばりと痛みが起こります。

膠原病《こうげんびょう》のひとつで、しばしば全身倦怠感《けんたいかん》や体重減少、食欲低下、微熱をともないます。明け方にかけて症状が強くなり、起き上がれなくなることもあります。

関節リウマチ（546頁）とはまったく異なる疾患で、関節症状も大きな関節が中心で、手指にはほとんど現れません。

なお、こめかみの動脈が炎症を起こす**巨細胞性動脈炎**を併発すると、頭痛や視力障害を起こし、まれに失明に至る場合がありますが、日本人ではまれです。

治療　症状が軽い場合は非ステロイド系抗炎症薬を使うこともありますが、通常は比較的少量のステロイド薬が効果を発揮します。1～2年かけて減量、中止します。ただし、骨粗鬆症《こつそしょうしょう》や動脈硬化などの副作用には注意が必要です。

結節性《けっせつせい》多発動脈炎《たはつどうみゃくえん》＊

●命にかかわる動脈の炎症

受診する科　リウマチ・膠原病科／内科

症状と特徴　おもに中程度の太さの動脈の血管壁に炎症が生じて、動脈瘤《どうみゃくりゅう》や血栓《けっせん》をつくり、血管の壊死《えし》を引き起こします。

血管炎症候群のひとつで膠原病《こうげんびょう》の一種です。40～60歳の男性に多く発症します。

38℃以上の高熱、関節や筋肉の痛み、末梢《まっしょう》神経障害、体重減少や貧血、高血圧などの全身症状が現れ、脳出血や脳梗塞《のうこうそく》、腎《じん》不全や腸出血などの重い臓器障害を起こすこともあります。医療費の一部を公費負担する指定難病になっています。

原因　免疫異常やウイルス感染の関与が指摘されていますが、原因は不明です。

治療　命にかかわる可能性があり、専門医の治療が必要です。早期発見、早期治療が大切です。治療の基本は、ステロイド薬と免疫抑制薬です。とくにシクロホスファミドが効果を発揮します。

多発血管炎性肉芽腫症《たはつけっかんえんせいにくげしゅしょう》＊

●上気道や肺、腎臓の肉芽腫性血管炎

受診する科　リウマチ・膠原病科／内科／耳鼻咽頭科

症状と特徴　上気道（鼻）と下気道（肺）や、腎臓《じんぞう》に壊死《えし》性の肉芽腫性血管炎を起こす病気で、膠原病《こうげんびょう》のひとつです。**ウェゲナー肉芽腫症**とよばれていました。

しばしば発熱や体重減少などの全身症状をともない、鼻詰まりや鼻出血、のどの潰瘍《かいよう》や気道狭窄《きどうきょうさく》、肺への広がりのほか、中耳炎や視力障害を起こすこともあります。

進行すると、血尿やたんぱく尿が出て、**糸球体腎炎**（508頁）や腎不全を併発します。指定難病です。

原因　抗好中球細胞質抗体が、かぜなどの上気道感染をきっかけに炎症を引き起こすと考えられますが、原因は不明です。

治療　放置すると急速に進行するため、早期発見・早期治療が大切です。ステロイド薬やシクロホスファミドなどの免疫抑制薬が効果を発揮します。

サルコイドーシス＊

●全身に肉芽腫が増殖

受診する科 内科／呼吸器科／眼科

症状と特徴 「サルコイド」とは「肉腫《にくしゅ》のようなもの」のことで、サルコイドーシスは、肉芽腫《にくげしゅ》が増殖して、全身の臓器に炎症を引き起こす原因不明の病気です。

なお、肉芽は、傷が治る過程で表面に顆《か》粒《りゅう》状に盛り上がってくる増殖力の盛んな結合組織のことです。サルコイドーシスはがんとはまったく異なる病気です。

はじめは自覚症状がないことが多く、健康診断で肺のリンパ節の腫《は》れから発見されるケースが半数近くを占めています。男女とも発症のピークは20歳代ですが、女性の場合は、50～60歳代に第二のピークがあります。

症状はおもに肺や目に現れ、皮膚や関節、リンパ節、心臓や腎臓《じんぞう》、神経系などにも障害が起こることがあります。

乾性の咳《せき》や呼吸困難、胸痛などが起きたり、肺門リンパ節が腫れることもあります。目には**ぶどう膜炎**（301頁）が起きやすく、目がかすんだり、視野を黒い点が飛んでいるように見えたりします。

肺や目の症状以外にも、結節《けっせつ》性《せい》紅斑《こうはん》や関節炎、不整脈や腎炎のほか、中枢神経障害を引き起こすこともあります。

また、**高カルシウム血症**（590頁）や**腎結石**（524頁）を併発することがあります。食欲不振や吐き気がある場合は、高カルシウム血症の可能性があるので注意が必要です。

なお、厚生労働省はサルコイドーシスを医療費の一部を公費負担する指定難病のひとつです。

原因 免疫機能の低下やウイルス感染などが関与していると考えられていますが、現在のところ原因は不明です。

治療 自覚症状がないまま治ってしまうこともありますが、重い病変を引き起こす場合もないとはいえません。

とくにサルコイドーシスの不整脈については、専門医による緊急の治療が必要です。

◎診断 肉芽腫の病理組織学的検査に加えて、胸部X線検査などの肺の病変検査、眼

図2　サルコイドーシスの症状

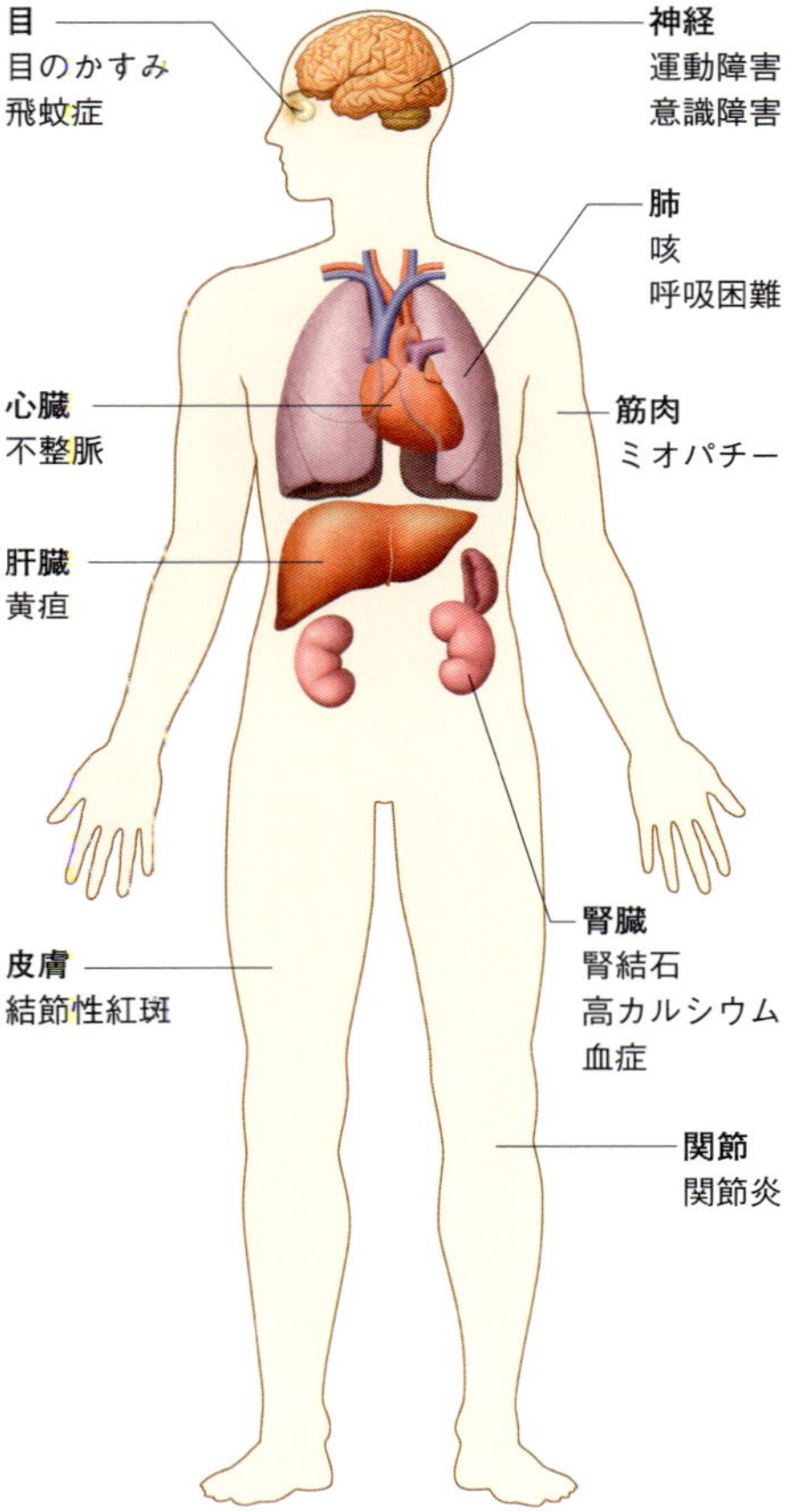

頭部
体幹
手足
全身
がん
こころ
女性
こども

底造影検査を含む目の病変検査、皮膚やリンパ節、心臓の病変検査を行います。

さらにツベルクリン反応陰性やγ《ガンマ》グロブリン上昇、血清ACE《エーシーイー》上昇などの検査所見などから総合的に診断します。

◎**薬物療法**　QOL《キューオーエル》（生活の質）の著しい低下や、重い病変を引き起こした場合は、ステロイド薬を中心とする薬物療法が行われます。

肺の病変が進行して症状が悪化したり、目薬では治らない目の症状がある場合、不整脈を合併した心病変のほか、腎障害や中枢神経障害などを起こした場合は、ステロイド薬治療の対象となります。

なお、目のぶどう膜炎に対しては、ステロイド薬のほか、虹彩《こうさい》の癒着を防ぐ散瞳薬《さんどうやく》を使います。

ステロイド薬の使用にあたっては、さまざまな副作用に注意し、医師の適切な指示のもとに治療を行うことが大切です。

また、高カルシウム血症を併発した場合は、骨粗鬆症《こつそしょうしょう》の予防薬のカルシウム製剤や活性化ビタミンDを使用しないよう、注意が必要です。

ベーチェット病《びょう》*

● **潰瘍や目の炎症と多様な特殊病変**

受診する科　リウマチ・膠原病科／内科／眼科／皮膚科

症状と特徴　口腔《こうくう》内や外陰部の潰瘍《かいよう》と、目や皮膚の炎症を特徴とする全身性の病気です。発症のピークは20～30歳で、男性のほうが重症化しやすい傾向にあります。

初めは唇の内側や舌のふちなどに、痛みの強い**アフタ性口内炎**（334頁）ができます。皮膚は過敏になり、かみそりまけを起こしたり、注射針の跡が腫《は》れたりします。

そのほか結節性紅斑《こうはん》や、**ぶどう膜炎**（301頁）や**虹彩炎**《こうさいえん》などの目の炎症、外陰部の潰瘍や関節炎などが現れます。再発を繰り返すうちに慢性化し、静脈の血栓《けっせん》や動脈瘤《どうみゃくりゅう》ができる**血管ベーチェット**、腸管潰瘍を起こす**腸管ベーチェット**、中枢神経に病変が起きる**神経ベーチェット**などの特殊病変を引き起こします。医療費の一部を公費負担の対象とする、指定難病のひとつです。

原因　白血球抗原のHLA《エイチエルエー》-B《ビー》51の関与が指摘されていますが、原因は不明です。

治療　痛風発作にも使われるコルヒチンや、ステロイド薬、免疫抑制薬を症状に応じて使います。さまざまな特殊病変の治療の成否が予後を大きく左右するので、専門医による早期治療が大切です。

シェーグレン症候群《しょうこうぐん》*

● **原因不明のドライアイやドライマウス**

受診する科　リウマチ・膠原病科／内科／耳鼻咽喉科／眼科

症状と特徴　涙腺《るいせん》や唾液腺《だえきせん》に乾燥症状が現れ、全身の外分泌腺にさまざまな症状を引き起こします。男女比は1対14で女性に多く、発症年齢のピークは40～60歳代です。

涙が出なくなったり、目が充血したり、乾性角結膜炎を引き起こしたりします。しばしば微熱や関節の痛み、**レイノー現象**（541頁）や**環状紅斑**《こうはん》をともなうことがあります。

また、のどが渇き、食べ物が飲み込みにくくなり、口内炎やむし歯ができたりします。乾燥症状のみの場合と**関節リウマチ**

（546頁）などの膠原病《こうげんびょう》に付随する場合もあります。また、血管炎や**悪性リンパ腫**（704頁）を併発することもあります。

原因 自己免疫疾患のひとつと考えられていますが、原因は不明です。

治療 涙腺や唾液腺の乾燥には、症状に応じて点眼液や人工涙液、人工唾液、唾液分泌を促進する薬などを使います。重症例や合併症に対しては、非ステロイド系抗炎症薬のほか、ステロイド薬や免疫抑制薬が有効です。

スイート病《びょう》

● **血液の異常からくる皮膚疾患**

受診する科 皮膚科

症状と特徴 39℃くらいの発熱とともに、顔、首をはじめとする上半身に、痛みをともなう盛り上がった赤い発疹《ほっしん》ができます。発疹に水ぶくれができたり、膿《うみ》をもつこともあり、やがて色が黒ずんできます。

原因 はっきりとは解明されていませんが、細菌などの侵入により血液中の白血球のひとつである好中球の機能が高まることが原因だといわれています。**関節リウマチ**（546頁）や**白血病**（702頁）などにともなって現れることもあります。

治療 血液検査と皮膚を切り取った病理組織検査でスイート病と診断できます。治療は、ステロイドの点滴や服用が行われます。重症のときは入院しますが、完全に治るまで時間がかかります。また、治った後に血液の病気になったり、悪性腫瘍《しゅよう》が潜んでいることもありますので、きちんと経過を見守り、検査をすることが必要です。

混合性結合組織病《こんごうせいけつごうそしきびょう》*

● **膠原病の症状が重複して現れる病気**

受診する科 リウマチ科／膠原病内科

症状と特徴 全身性エリテマトーデス（SLE《エスエルイー》）、強皮症《きょうひしょう》、多発筋炎の3つの膠原病《こうげんびょう》の症状が部分的に混在して現れます。自分のからだの成分を攻撃するたんぱく質（自己抗体）のひとつである抗RNP《アールエヌピー》抗体が血清中に検出されます。

とくに20〜50歳代の女性に多い病気で、男女比は1対15とされています。

初期は、多くの人にレイノー現象が起こります。寒い日などに手指が蒼白《そうはく》から紫色、赤色へと変色し、また通常の色に戻ります。手指がソーセージのように腫《は》れるのも特徴です。

SLEの症状として、関節痛、顔面紅斑《こうはん》、胸膜炎、心膜炎、リンパ節腫脹《しゅちょう》などがありますが、腎《じん》障害はまれです。強皮症の症状としては、手指の皮膚硬化、肺線維《はいせんい》症《しょう》、食道の運動機能低下などが、多発筋炎の症状としては、上腕や大腿《だいたい》の筋力低下や筋肉痛などが起こります。

高率に肺高血圧症を合併することがあり、予後を悪化させることに注意を要します。

原因 自己免疫が関係していると考えられていますが、原因は不明です。

治療 ステロイドが有効ですが、強皮症や肺高血圧症に対しては効果を期待できません。重症例には免疫抑制薬を使います。

移植片対宿主病《いしょくへんたいしゅくしゅびょう》

● **造血幹細胞移植後に起こる合併症**

受診する科 血液内科

症状と特徴 提供者（ドナー）の血液や骨《こつ》髄《ずい》細胞（移植片）が、移植された人（宿主）のからだを異物とみなして攻撃することによって起こる症状の総称です。造血幹細胞移植後に皮膚の発赤《ほっせき》が起こり、高熱が出ます。その後、肝臓障害や貧血、出血、感染症などを引き起こします。

原因 ドナーの移植片に含まれるリンパ球が宿主を異物とみなし、免疫反応を起こすことによって生じます。

治療 一般的には、免疫抑制薬やステロイドの使用を行います。しかし、まだ治療が難しい病気です。

フェルティ症候群《しょうこうぐん》

●好中球が減少する関節リウマチ

受診する科 リウマチ・膠原病科／内科

症状と特徴 脾腫《ひしゅ》（447頁）や白血球の減少、貧血などをともなう**関節リウマチ**（546頁）の特殊なタイプです。

リウマトイド因子陽性の関節リウマチが長期にわたると、まれに発症するケースがあり、好中球が減少することで免疫力が低下し、難治性の感染症を繰り返します。

原因 免疫異常やT細胞の関与などが指摘されていますが、原因は不明です。

治療 関節リウマチに対する適切な治療が大切です。ただし、ステロイド薬の効果には限界があり、免疫抑制薬を併用します。脾臓《ひぞう》の摘出が行われることもあります。

成人《せいじん》スチル病《びょう》*

●若年性特発性関節炎の成人型

受診する科 リウマチ・膠原病科／内科

症状と特徴 原因不明の高熱と関節炎、皮膚の発疹《ほっしん》を三大特徴とする、膠原病《こうげんびょう》の類縁疾患です。20～50歳代の女性に多く、**若年性特発性関節炎**（808頁）のスチル型と同様の症状が現れます。

39℃以上の高熱が出て、関節炎のほか、のどやリンパ節の腫《は》れ、特有のサーモンピンク色の皮疹《ひしん》が現れます。

発熱と解熱を繰り返すうちに、**肝腫《かんしゅ》**や**脾《ひ》腫《しゅ》**（447頁）、**髄膜炎《ずいまくえん》**（272頁）や**播《は》種性血管内凝固症候群《しゅせいけっかんないぎょうこしょうこうぐん》**（621頁）などを起こす場合があるので、注意が必要です。

原因 原因は不明です。通常、リウマトイド因子や抗核抗体は陰性です。

治療 症状に応じてステロイド薬や抗リウマチ薬、免疫抑制薬を使います。

全身倦怠感《ぜんしんけんたいかん》

だるい、疲れやすいと感じることを全身倦怠感といいます。誰《だれ》しも経験することですが、病気が原因であることが少なくありません。

■全身倦怠感をともなう病気

心理的要因からうつ病などで全身倦怠感が起こることがあります。

さまざまな感染症や膠原病《こうげんびょう》、悪性疾患などでは原因不明の全身倦怠感が起こります。ほかにも糖尿病や甲状腺《こうじょうせん》機能低下症などの代謝異常、うっ血性心不全など心血管系の疾患、貧血などの血液疾患など多種多様の病気に現れます。

また、薬のなかには、副作用として全身倦怠感をきたすものもあります。いずれにしても「おかしい」と思ったら、医師に相談してみることをお勧めします。

慢性《まんせい》疲労《ひろう》症候群《しょうこうぐん》

● 原因不明の慢性的な疲れ

受診する科 精神科／内科

症状と特徴 原因不明のひどいだるさや筋肉痛のような痛みが全身や特定の部位に現れます。症状が半年以上続いているにもかかわらず、血液検査やX線検査などで異常がみられないときは、慢性疲労症候群と診断されます。放置していると、**大うつ病性障害**〈うつ病（720頁）〉や**線維筋痛症**《せんいきんつうしょう》の引き金になることもあります。

治療 ビタミン剤、漢方薬を服用します。治りにくいため、焦らず治療を続けましょう。

線維《せんい》筋痛症《きんつうしょう》

症状と特徴 骨や関節に異常がないのに、全身の痛みが3か月以上続きます。だるさを感じたり、抑うつ症状、頭痛をともなうこともあります。

治療 鎮痛薬を使用しますが、精神科の治療が効果のあることもあります。安静にしすぎずに適度にからだを動かしましょう。

免疫《めんえき》不全《ふぜん》症候群《しょうこうぐん》

● 感染症にかかりやすく重症化しやすい

症状と特徴 体内に侵入したウイルスや細菌などを排除する免疫系に障害が起こり、抵抗力が低下した状態です。先天的に障害がある**原発性免疫不全症**《げんぱつせいめんえきふぜんしょう》と、ＨＩＶ《エイチアイブイ》や免疫抑制薬（臓器移植後や腎臓《じんぞう》病、膠原病《こうげんびょう》の治療で使用）などの影響で後天的に障害が起こる**続発性免疫不全症**《ぞくはつせいめんえきふぜんしょう》のふたつに大きく分けられます。

原発性《げんぱつせい》免疫《めんえき》不全症《ふぜんしょう》*

受診する科 内科／小児科

症状と特徴 こどもは元来、感染症にかかりやすく、2歳までに平均6回のかぜをひきますが、通常は数日で回復します。

免疫不全があると毎回肺炎になり、入院を繰り返したり、下痢が数か月持続して、こどもでは体重増加不良になったり、成人では体重減少になるといった経過が典型的です。ときに重症化して死に至ることがあります。

原因 免疫系に関連する遺伝子の異常が原因で、原因遺伝子の多くが解明されています。

治療 併発した感染症の治療と並行して治療を行います。重症複合免疫不全症など重症の場合は、骨髄《こつずい》や臍帯血《さいたいけつ》による**造血幹細胞移植**（703頁）を行うことがあります。遺伝子治療ができるタイプもあります。

続発性《ぞくはつせい》免疫《めんえき》不全症《ふぜんしょう》

受診する科 内科／小児科

症状と特徴 ＡＩＤＳ《エイズ》（636頁）や治療に使用される免疫抑制薬、糖尿病、悪性腫《しゅ》瘍《よう》などのため免疫機能に障害を起こします。通常の免疫状態では発症しない病原体で感染症を発症することがあります。

原因 治療のために投与された免疫抑制系の薬剤や好中球減少症などの病気、ヒト免疫不全ウイルス（ＨＩＶ《エイチアイブイ》）への感染などにより発症します。

治療 免疫不全症を引き起こした基礎疾患の治療が優先されます。感染症を併発した場合は、症状や病原体、免疫状態によって治療を行います。

多種化学物質過敏症《たしゅかがくぶっしつかびんしょう》／特発性環境不耐症《とくはつせいかんきょうふたいしょう》

症状が多様で、診断が難しい

受診する科 内科

症状と特徴 特有な症状がなく、頭痛、筋肉痛、嗅覚《きゅうかく》過敏、のどの痛み、関節痛、微熱、だるさ、疲労感、便秘、腹痛、頻尿、集中力の低下、かゆみなど、症状は多様です。双極性障害や抑うつ障害（720頁）、パニック症（712頁）、身体症状症（715頁）などの精神疾患を合併することが多くみられます。

特定の化学物質との接触によって過敏症状が現れる状態です。いろいろな化学物質に対して敏感になり、どの物質に接触しても過敏症状を起こすこともあります。

原因 建材、塗料、洗浄剤、食品添加物、排気ガス、殺虫剤など、身の回りにある化学物質、環境因子すべてが原因となる可能性があります。

治療 原因物質との接触を極力避けます。適切な食事、適度な休息、睡眠、運動、精神的ストレスの低減などが必要です。

精神疾患が疑われるときは精神科の受診が勧められます。

表4 シックハウス症候群のおもな症状

脳・神経の症状
頭痛・頭重
イライラする
不安感
記憶力・集中力・思考力が低下する
目の症状
目がちかちかする
目が痛い、目がかゆい
視力が低下する
視野が狭くなる
鼻の症状
くしゃみ・鼻水・鼻詰まり
嗅覚が敏感になる
のどの症状
咳が出る
のどが詰まる
のどがひりひりする
消化器の症状
吐き気・嘔吐する
皮膚の症状
湿疹、皮膚がかゆい
あざができる
その他の症状
肩がこる
疲れやすい、倦怠感がある
眠れない

シックハウス症候群《しょうこうぐん》／シックビル症候群《しょうこうぐん》

十分に換気を行うことが大事

受診する科 内科

症状と特徴 シックハウス症候群は新築の住居で、シックビル症候群はビル内のオフィスに出勤すると現れます。

住宅やビルの中にいると、目・鼻・のどの乾燥感や痛み、頭重・頭痛、吐《と》き気・嘔《おう》吐、めまい、胸苦しさ、血圧上昇、集中力低下、イライラなどの症状がみられます。その場所から離れると症状が軽くなります。

原因 建材やカーテン、家具などから放散される揮発性化学物質のホルムアルデヒドや、消毒剤、殺虫剤、香水などに含まれる有機溶剤が空中に浮遊し、目や鼻、のどを刺激することで起こると考えられます。

治療 原因物質との接触を避けるようにします。すなわち、揮発性化学物質の放散が低い建材や家具に替えたり、朝晩は窓を開け放ち、日中は換気を十分に行います。

農薬《のうやく》による中毒《ちゅうどく》

● 食品や皮膚から体内に入ることもある

受診する科 内科

症状と特徴 殺虫剤では、よだれ、流涙、嘔吐《おうと》、除草剤では、激しい嘔吐や粘膜のただれが起こります。また、除草剤が皮膚に付くと、皮膚炎を起こすことがあります。

原因 殺虫剤や除草剤を吸い込んだり、誤って飲んだり、薬剤の付着した作物を食べることで起こります。

治療 時間が経つほど治療が困難になるので、中毒110番や119番に連絡を入れ、迅速に対応しましょう（902頁）。

殺虫剤《さっちゅうざい》による中毒《ちゅうどく》

● 呼吸が止まる危険性もある

受診する科 内科

症状と特徴 よだれ、嘔吐《おうと》、頻脈《ひんみゃく》のほか、昏睡《こんすい》、痙攣《けいれん》、呼吸停止などの重篤な状態に至る危険性もあります。

原因 誤って飲んでしまったり、噴射したガスを吸い込むことで起こります。

治療 中毒110番や119番に連絡を入れて、指示を仰ぎましょう（902頁）。

工業薬品《こうぎょうやくひん》による中毒《ちゅうどく》

● 薬品を使った作業中に起こりやすい

受診する科 内科

症状と特徴 嘔吐《おうと》や頭痛、昏睡《こんすい》、不整脈などが起こります。

原因 塗料に含まれるシンナーや、洗浄剤に含まれる酸やアルカリを誤って飲んだり、ガスを吸入すると起こります。

治療 中毒110番や119番に電話をして指示を仰ぎます（902頁）。酸やアルカリ、ガソリンなどの吐かせてはいけないものに注意します。ガスを吸入したときは、急いで空気の新鮮な場所へ移しましょう。

医薬品《いやくひん》による中毒《ちゅうどく》

● 過剰服用によって激しい症状が起こる

受診する科 内科

症状と特徴 大量の薬が体内に入ると、いわゆる副作用とは異なる症状を起こします。催眠薬では、強い眠気、血圧低下、頭痛など、解熱鎮痛薬では、嘔吐《おうと》、昏睡《こんすい》、めまいなど、抗うつ薬では、痙攣《けいれん》、頻脈《ひんみゃく》などが起こります。

原因 催眠薬や解熱鎮痛薬、抗うつ薬などの大量服用が原因です。

治療 中毒110番や119番に連絡を入れ、指示を仰ぎましょう（902頁）。

家庭用品《かていようひん》による中毒《ちゅうどく》

● こどもの誤飲、誤食が多い

受診する科 小児科／内科

症状と特徴 誤って飲んだり、食べたりすると、嘔吐《おうと》や痙攣《けいれん》、頭痛、意識不明などを引き起こします。

原因 たばこや化粧品、漂白剤、トイレ洗剤、シンナーなど、多岐にわたります。

治療 中毒110番や119番に電話をして、指示を仰ぎます（902頁）。少量であればようすをみますが、吐かせてはいけないものを飲んだときや中毒症状があるときは、すぐに診察を受けましょう。

後天性免疫不全症候群《こうてんせいめんえきふぜんしょうこうぐん》

●放置すれば死亡率も高いウイルス性疾患

受診する科 内科／小児科（ＨＩＶ検査は地域の保健所や検査所などで検査可能）

症状と特徴 後天性免疫不全症は、英語表記Acquired Immunodeficiency Syndromeの頭文字を取って**ＡＩＤＳ（エイズ）**とよばれ、**ＨＩＶ**《エイチアイブイ》ウイルスに感染した後、期間を経て免疫不全が進行して起こる疾患です。ＨＩＶ感染後は、自覚症状のない潜伏期間が長く続き、放置すれば発症率と死亡率がともに高いのが特徴です。数年から数十年にわたる潜伏期間を経て免疫力が低下した後、さまざまな**日和見感染症**《ひよりみかんせんしょう》（637頁表5）が現れてきた段階で初めて発症したと認められ、何もせずに放置し続ければ死に至ることもあります。

◎**急性期**（ウインドウピリオド）

感染直後の数か月間は大量のウイルスが血液中を循環し、他人への感染の危険性が高い時期です。感染後1～2週間程度で全身のだるさや発熱、関節の痛みやリンパ節の腫《は》れなど、一般的なかぜやウイルス感染症に似た症状が現れることがありますが、通常は数日から数か月で血液中のウイルス量が低下し、症状が治まることがほとんどです。

この、ウイルス量が低下するまでの時期を**急性期**とよびます。急性期に症状が出ない場合もありますが、他人への感染力の高さは変わりありません。

なお、体内でウイルスに対する抗体ができるまで時間がかかるため、急性期には検査で陽性反応が出ないことも多いので注意が必要です。

◎**無症候期**（**潜伏期**）

急性期の症状が治まった後、数か月から十数年は血液中のウイルス量も低下し、無症状のまま免疫力が低下していきます。この時期を**無症候期**ないし**潜伏期**とよびます。

無症候期のウイルス値は感染力の強さと病気の進行の速さを示す指標として治療の目安に活用されます。また無症候期に、自己免疫性の疾患に似た症状や**帯状疱疹**《たいじょうほうしん》（672頁）などを繰り返し発症する場合もあります。

◎**発症期**

病気の進行とともに、何か月も続くかぜによく似た症状などがみられるようになることがあります。放置すれば最終的には免疫不全に陥り、健康体であれば感染しないような病原体による感染から**ニューモシスチス肺炎**（かつてカリニ肺炎とよばれていたもの）や**カポジ肉腫**《にくしゅ》、悪性リンパ腫、悪性腫瘍《しゅよう》、がんなどの合併症を引き起こし、放置すれば死に至ることになります。また、女性は子宮頸《しきゅうけい》がん、男性同性愛者は直腸がんにかかりやすくなります。

免疫の目安となるＣＤ《シーディー》４陽性リンパ球数の減少や急激な体重減、合併症の症状などが現れると、エイズ発症と診断されます。

原因 後天性免疫不全症では、ヒト免疫不全ウイルス（ＨＩＶ）が白血球内の免疫細胞（ＣＤ４Ｔ細胞やマクロファージ）に感染し、自らを複製していくことで免疫細胞を破壊していきます。免疫力が低下していくため、放置すれば発症率・死亡率ともに高い病気ですが、ＨＩＶ自体は感染力が弱く、感染経路も限られています。リンパ液や精液、血液や母乳などの体液を介して感染するため、おもな感染経路は性感染、血液感染、母子感染の３つです。

◎性感染

異性間、同性間での性交渉で、ＨＩＶを含んだ性分泌液（精液、腟《ちつ》分泌液）が腟や口腔《こうくう》粘膜、直腸粘膜など、からだの粘膜から吸収されることで感染します。

ＨＩＶの感染経路としてもっとも多いのが性交渉であるため、ＨＩＶ感染症は**性感染症**のひとつでもあります。コンドームを正しく使うなどで、性交渉を通じた感染の可能性は限りなく低下しますが、絶対に安全な方法はありません。

表5　おもな日和見感染症

真菌性感染症
口腔内カンジダ、クリプトコッカス、ニューモシスチス肺炎
細菌性感染症
非結核性抗酸菌症
ウイルス性感染症
サイトメガロウイルス感染症、帯状疱疹
原虫性感染症
赤痢アメーバ、トキソプラズマ症

通常は感染しても発症せずにすむが、免疫力が低下するとさまざまな症状を起こす。

◎血液感染

ＨＩＶを含んだ血液が傷口や粘膜に直接触れたり、注射針を使い回ししたりした場合に血液を介して感染します。

輸血による感染が一時期問題視されましたが、日本国内では輸血用の血液や血液製剤については安全体制がとられています。注射針の使用についても日本国内では医療現場で使い回しすることはありません。

ただし、国によっては、医療現場で注射針の使い回しをしているところもあるので、海外で輸血や注射を受ける場合には注意が必要です。

◎母子感染

ＨＩＶに感染している母体を通じて妊娠中や出産時の周産期、授乳時などにこどもへ感染することがあります。母体の感染が事前に判明していれば、事前の母体の定期的なフォローと抗ウイルス薬使用に加えて帝王切開や出産児への抗ウイルス薬使用など適切な医療措置によってこどもへの感染の危険性をかなり下げることができます。

治療　ＨＩＶは体内で何十年も寿命をもつリンパ球にも感染するため、からだの中から１００％消し去る治療法は発見されていません。

しかし、逆転写酵素阻害薬やプロテアーゼ阻害薬を組み合わせた抗ウイルス薬の多剤併用療法を用いることで、ＨＩＶの増殖を抑制し、免疫細胞の破壊も止まるため、免疫力の維持・改善も多くの症例で見込めます。かつては死に至る病と恐れられていたエイズも、現在ではきちんと治療を続けることで長期の社会生活が可能な「慢性の感染症」と位置づけられています。

ただし、治療を施さないと、確実に免疫力を低下させ、死に至る病でもあるため、早期の発見・治療がとても大切です。

現在では、ＨＩＶ検査の感度はとてもよくなっているため、ＨＩＶ感染直後の初期（ウインドウピリオド）でなければ、基本的に採血で陰性と出ればＨＩＶ感染症の可能性はまずありえません。検査は、地域の保健所や検査所などでは無料・匿名で受けることができます。

敗血症《はいけつしょう》

●体内に侵入した微生物による全身性炎症

受診する科 治療を受けている診療科／内科／小児科

症状と特徴 敗血症を疑う症状として悪寒や発熱、全身のだるさなどがありますが、敗血症の症状は発熱だけでなく多様で複合的な症状を認めることもあります。

血液疾患や肝・腎《じん》疾患、糖尿病や膠原病《こうげんびょう》、抗がん剤や免疫抑制薬の使用などの原因によって免疫力が低下している人、乳幼児や高齢者など体力がない人は敗血症を起こした際に重症化する可能性が高いといえます。

短期間で重症化し、体温の低下、低血圧や意識障害が現れ、ショック状態に陥ることがあります（**敗血症性ショック**）。また、呼吸障害や肝機能障害、腎機能障害により**多臓器不全**《たぞうきふぜん》（**MOF**《エムオーエフ》）へ進展することもあります。その結果として血液の凝固能が低下し、**播種性血管内凝固症候群**《はしゅせいけっかんないぎょうこしょうこうぐん》（621頁）を併発する場合があります。

原因 敗血症は、感染を引き金とした**全身性炎症反応症候群**（SIRS《エスアイアールエス》）です。血流に入った病原体（おもに細菌）が免疫によって排除しきれずに、全身に炎症が広がります。

敗血症を起こす要因は、肺炎や尿路感染症、カテーテル関連感染症、手術後感染症などさまざまです。

◎菌血症と敗血症

細菌が血流に入ること自体は珍しくなく、この状態は**菌血症**《きんけつしょう》とよばれます。菌血症は無症状の場合もあり、ある程度は自己の免疫により病原体が取り除かれます。

ところが免疫力が著しく低下している状態では、体内を循環している血液中の細菌が臓器へ障害を起こし、それが全身の臓器にまで及ぶような状況であれば敗血症へと進行していることが疑われます。

具体的には肺炎など重度の細菌感染症や、抗がん剤や免疫抑制薬などで免疫力が低下している場合に発症することがあります。

治療 敗血症は、敗血症性ショックや多臓器障害など重度な症状を引き起こし、死亡リスクも高い病気です。治療の開始が遅れると重症化するリスクが高まるため、血液培養などの検査の結果を待たずに早期に十分な治療を始める必要のあることがあります。

抗菌薬による治療のほか、合併症に対する支持療法が重要です。また、疾患によっては、外科的手術が必要な場合もあります。

◎細菌感染に対する抗菌化学療法

かならず血液などの培養検査を抗菌薬使用の前に行い、十分な用量の抗菌薬で治療が開始されます。

原発感染巣の部位などによって細菌の種類を推定し、抗菌薬が選択されます。原発感染巣の特定が困難な場合には、複数の抗菌薬を組み合わせて使うことがあります。培養検査結果などを参照し、より適切な抗菌薬に変更しながら、疾患に応じた十分な期間をかけた治療を行います。

◎合併症に対する支持療法

急速に合併症を引き起こす可能性も高いため、昇圧薬や補液などの全身管理を行います。

呼吸不全や肝・腎不全などを併発した場合には人工呼吸管理や血液透析などが必要になる場合もあります。

ペスト

● 高熱とリンパ節炎などを起こす感染症

受診する科 内科／小児科（1類感染症指定医療機関のみ）

症状と特徴 アフリカの一部、アメリカ西南部、南米、ロシア、アジア中・南東部などでみられる感染症です。

ペスト菌に触れて2～5日でだるさや寒けが現れ、高熱が出ます。その後はペスト菌の感染先によって症状が違いますが、ほとんどは腺《せん》ペストで、肺ペストはまれです。現在、国内で発症の報告はありません。

◎腺ペスト

ノミに刺された付近のリンパ節が腫《は》れ、その後、全身のリンパ節へと腫れが広がり、悪寒と高熱が出ます。治療を受けないと、意識障害や心臓の衰弱が起こり、数日から1週間のうちに死に至ります。

◎肺ペスト

ペスト感染者の体内にあるペスト菌が血流を通じて肺に到達するか、肺ペスト患者さんの咳《せき》の飛沫《ひまつ》を吸いこんで感染します。気管支炎や肺炎を起こし、血痰《けったん》が出て、呼吸困難に陥ります。治療を受けないと、症状が出て2～3日で死に至ります。

◎敗血症ペスト

ペスト菌が血液にのって全身を巡り、ショックや昏睡《こんすい》を引き起こし死に至ります。

原因 グラム陰性菌のペスト菌の感染によって起こる病気です。ペスト菌はネズミやリスなど野生のげっ歯類が保有する病気ですが、ノミを介して人に感染します。

さらに、咳やくしゃみによる飛沫感染で人間から人間へ広がります。ただし、基本的に日本国内には保菌動物はいません。

治療 ストレプトマイシンやテトラサイクリン系の抗菌薬を使います。

ラッサ熱《ねつ》

● 西アフリカでみられるノネズミを介した感染症

受診する科 内科／小児科（1類感染症指定医療機関のみ）

症状と特徴 7～18日の潜伏期を経て、発熱やだるさ、皮下の出血などが現れます。症状が重いと消化管より出血が起こります。輸入例のほかには、国内で発症の報告はありません。

原因 ラッサウイルスがノネズミの排泄《はいせつ》物《ぶつ》や唾液《だえき》を介して感染します。

治療 有効な治療薬やワクチンはありません。

マールブルグ病《びょう》

● アフリカで起こる、発症例の少ない感染症

受診する科 内科／小児科（1類感染症指定医療機関のみ）

症状と特徴 3～10日の潜伏期を経て、高熱と頭痛、筋肉痛などが現れます。重症例では全身からの出血がみられます。国内で発症の報告はありません。

原因 マールブルグウイルスによる感染症ですが、感染源や感染経路はまだ明らかになっていません。

人間から人間へは、血液や便、精液などを介して広まります。

治療 有効な治療薬やワクチンはなく、症状を抑える治療を行います。

頭部
体幹
手足
全身
がん
こころ
女性
こども

エボラ出血熱《しゅっけつねつ》

● **アフリカ中央部でみられる感染症**

受診する科 内科／小児科（1類感染症指定医療機関のみ）

症状と特徴 2〜21日の潜伏期を経て、高熱や頭痛、吐き気や下痢などが現れます。病気が進むにつれて、さまざまな出血症状が現れるようになります。死亡率が50〜90%と高いのが特徴です。国内で発症の報告はありません。

原因 **エボラウイルス**の感染で起こりますが、ウイルスの自然宿主は不明です。人間から人間へは、血液や体液の接触によって感染します。

治療 有効な治療薬やワクチンはなく、症状を抑える治療を行います。

南米《なんべい》出血熱《しゅっけつねつ》

● **特定の中南米でネズミなどが介する感染症**

受診する科 内科／小児科（1類感染症指定医療機関のみ）

症状と特徴 南米出血熱は、**アルゼンチン出血熱**、**ブラジル出血熱**、**ベネズエラ出血熱**、**ボリビア出血熱**の総称です。

7〜14日間の潜伏期の後、発熱や頭痛、悪寒や吐き気、筋肉痛などが現れます。重症の場合、出血しやすくなったり、ショックを起こしたりすることもあり、死亡率は30%程度です。国内では発症の報告はありません。

原因 アレナウイルス科に属するウイルスによって感染します。ウイルスを保有するげっ歯類の排泄物《はいせつぶつ》や唾液《だえき》を介して感染します。

治療 有効な治療薬やワクチンはありません。

クリミア・コンゴ出血熱《しゅっけつねつ》

● **アフリカ大陸から中国西部にみられる感染症**

受診する科 内科／小児科（1類感染症指定医療機関のみ）

症状と特徴 2〜10日の潜伏期を経て、発熱や頭痛、関節痛や筋肉痛が現れ、重症化すると点状の出血から大きな紫斑《しはん》まで多彩な出血が現れます。国内では発症の報告はありません。

原因 マダニを介してクリミア・コンゴウイルスに感染して起こる病気です。人間から人間へは、血液や体液を介して広まります。

治療 有効な治療薬やワクチンはありません。

コレラ

● **多量の水様下痢（白色）が特徴**

受診する科 内科／小児科

症状と特徴 発症例のほとんどがインド、東南アジア、アフリカなど海外渡航後で、国内で発症することはひじょうにまれです。

食物を介して**コレラ菌**に感染すると、数時間から数日内に激しい水様の下痢や吐き気が起こります。発熱や腹痛をともなわないのが特徴です。

軽症の場合は、1日数回程度の下痢で数日で治まります。

全体の5%以下の確率で重症になります。重症の場合、1日20〜30回程度の激しい下痢と吐き気によって体内の水分とミネラルが急速に失われ、脱水症状を起こします。重度の脱水症が生じると筋肉の痙攣《けいれん》や血圧低下が起こり、早期に治療を行わないと腎《じん》不全やショックで死に至ります。

原因 コレラ菌に汚染された食べ物や飲み物を介して感染します。また、感染した便を介しても感染が広まります。

治療 下痢で失われた水分とミネラルに対する補液を行います。また、テトラサイクリンなどの抗菌薬による早期治療によって下痢は徐々に治まります。

写真1　赤痢アメーバ

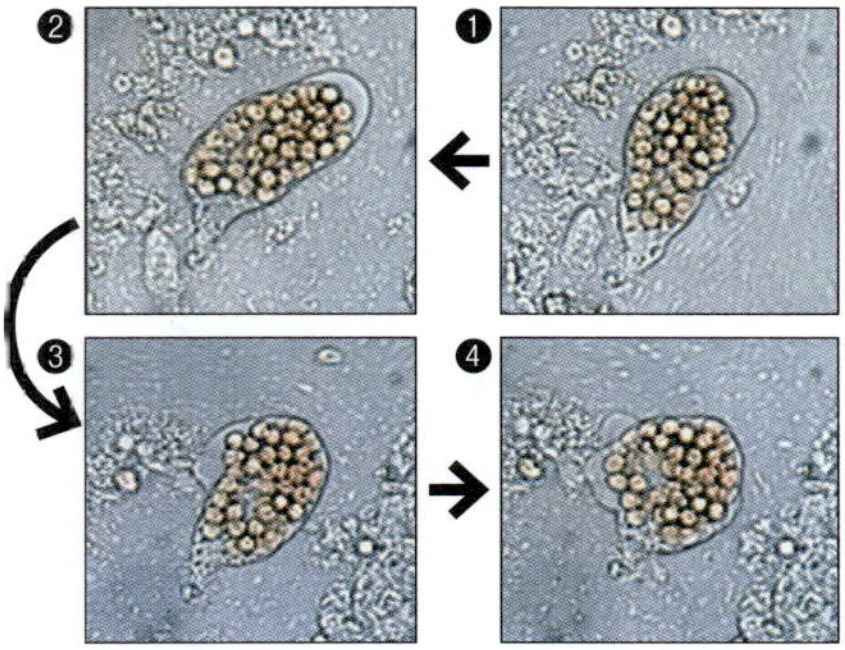

細胞内の顆粒の流れによって運動を繰り返す。
（写真：国立感染症研究所感染症情報センター感染症発生動向調査週報より引用）

赤痢《せきり》

●世界中でみられる、下痢をともなう感染症

受診する科 内科／小児科

症状と特徴 赤痢には、赤痢菌によって起こる**細菌性赤痢**《さいきんせいせきり》と、原虫である赤痢アメーバによって起こる**アメーバ赤痢**の2種類があります。それぞれ別の病気です。

細菌性赤痢《さいきんせいせきり》

症状と特徴 日本では多くが海外渡航後の発症ですが、輸入冷凍食品での発症もあります。

感染の1～4日後に腹痛と水様の下痢《げり》が現れますが、48～72時間で自然に治ります。赤痢菌はA群からD群の4種があり、菌種によっては血便や発熱が現れることがあります。

免疫不全や栄養状態が悪いと、血液中に赤痢菌が侵入して重症化することもあります。ひじょうに少ない菌でも感染するため、感染拡大予防のために抗菌薬を使って除菌する必要があります。

原因 赤痢菌に汚染された食べ物や飲み物を介して感染します。少ない菌でも感染するため、箸《はし》などの食器を介して感染することもあります。人間から人間へは便に排出された菌を介して広まります。

治療 重症の場合は、下痢で失われた水分に対する補液を行います。4～8日で回復することが多いですが、重度の場合は3～6週間かかることもあります。

アメーバ赤痢《せきり》

症状と特徴 2～4週間（長いと数年）の潜伏期を経て、下痢や粘血便、排便時の下腹部痛などが現れます。数日から数週の間隔で、症状が悪化したり、回復したりします。

原因 赤痢アメーバ原虫のシスト（嚢《のう》子《し》）に汚染された食べ物や飲み物（おもに発展途上国）を介して感染します。また性交渉でも感染します。シストは小腸の中で原虫に変化し、分裂を繰り返して大腸に到達します。原虫が肝臓など、ほかの臓器に侵入して膿瘍《のうよう》をつくることがあります。

治療 メトロニダゾールを使用します。

マラリア

●マラリア原虫によって引き起こされる熱病

受診する科 内科／小児科

症状と特徴 4種類のマラリア原虫によって引き起こされる感染症です。いずれも、感染後、数週から数か月以内に症状が現れることがほとんどですが、1年以上たってから症状が現れる場合もあります。

4種類ともに共通して、突然震えや悪寒が生じ、高熱が出ます。**三日熱《みっかねつ》マラリア原虫**と**卵形《らんけい》マラリア原虫**に感染した場合は48時間ごとに、**四日熱《よっかねつ》マラリア原虫**に感染した場合は72時間ごとに発熱するようになります。**熱帯熱《ねったいねつ》マラリア原虫**に感染した場合は発熱が持続します。

また4種類とも、感染すると頭痛や関節痛、吐き気などの症状をともないます。

三日熱マラリア原虫、卵形マラリア原虫、四日熱マラリア原虫によるマラリアの症状は長期にわたって発熱や悪寒、食欲不振やだるさなどが続きますが、熱帯熱マラリア原虫によるマラリアは他と比べて症状が重く、脳や肺などさまざまな臓器に障害を引き起こし、重度になると死に至ります。

国内での報告はすべて海外で感染したものです。

原因 単細胞の寄生虫であるマラリア原虫が、人間の体内で赤血球に感染して起こる病気です。マラリア原虫の種類によって、熱帯熱マラリア、三日熱マラリア、卵形マラリア、四日熱マラリアの4種類があります。雌の蚊《か》がマラリア感染者の血を吸った後に別の人を刺すと、マラリア原虫がその人の体内に送り込まれ、赤血球が感染することになります。

治療 クロロキンやプリマキンによる治療を行います。耐性や症状によっては、メフロキンやキニーネなどによる治療を行います。ただし、一部の薬剤を除いては、特定の医療機関にしか置いていないものもあります。

デング熱《ねつ》

●亜熱帯・熱帯地域に多い感染症

受診する科 内科／小児科

症状と特徴 平均5～6日の潜伏期を経て、寒けや震え、高熱や頭痛が現れます。ほとんどの場合は症状が自然に治まっていきますが、2回目以降に発病すると重症化しやすくなり、デング出血熱へと発展して、死に至ることもあります。

２０１４年には国内での感染が大きな話題となりました。

原因 蚊《か》を介して**デングウイルス**に感染して起こる病気です。

治療 有効な治療薬がないため、症状を抑える治療を行います。

ウエストナイル熱《ねつ》

●世界中にみられるが、発症しない確率も高い感染症

受診する科 内科／小児科

症状と特徴 感染しても、80％の割合で症状が出ません。症状が出る場合は、2～14日の潜伏期を経て3～6日程度の高熱や頭痛、筋肉痛や食欲不振が現れ、ほとんどの場合は1週間で自然に症状が治まっていきます。1％の割合で脳炎を合併します。

原因 鳥が保有するウイルスを蚊《か》が吸血により取り込み、その蚊が人間を刺すことで**ウエストナイルウイルス**に感染することで起こる病気です。

治療 有効な治療薬がないため、症状を抑える治療を行います。

黄熱病《おうねつびょう》

● おもに南米やアフリカで流行のある感染症

受診する科 海外では滞在先の医療機関へご相談ください。

症状と特徴 3～6日の潜伏期を経て頭痛や軽い発熱が現れ、数日後に治まります。

そのまま治ることもありますが、再び発熱し、黄疸《おうだん》や皮下出血などが起こることも少なくありません。重症化すると、心不全や肝性昏睡《こんすい》などを起こして1週間程度で死に至ることもあります。国内で発症の報告はありません。

原因 流行地域である熱帯アフリカと中南米において、**ネッタイシマカ**などの蚊《か》を介して黄熱ウイルスに感染することで起こる病気です。

治療 有効な治療薬がないため、症状を抑える治療を行います。

流行地域への渡航には最寄りの検疫所で事前に申し込みのうえ、ワクチン接種とその国際証明書（イエローカード）が必要になります。

オムスク出血熱《しゅっけつねつ》

● ロシアでみられるダニやげっ歯類を介した感染症

受診する科 海外では滞在先の医療機関へご相談ください。

症状と特徴 3～9日の潜伏期を経て、突然の発熱や頭痛、筋肉痛や咳《せき》、出血などが現れ、5～12日程度続きます。重症化すると、脱水症状や低血圧、肝機能障害などが起き、死に至ることもあります。国内で発症の報告はありません。

原因 おもにマダニを介してオムスク出血熱ウイルスに感染することで起こる病気です。げっ歯類もこのウイルスを保有しているため、その排泄物《はいせつぶつ》や血液に触れることで感染することもあります。

治療 有効な治療薬がないため、症状を抑える治療を行います。

キャサヌル森林病《しんりんびょう》

● インドが流行地のマダニを介した感染症

受診する科 海外では滞在先の医療機関へご相談ください。

症状と特徴 3～12日の潜伏期を経て、突然の発熱や頭痛、筋肉痛や咳《せき》などが現れます。

その後、脱水や低血圧、消化器症状や出血などが起こり、腎不全《じんふぜん》が生じるときもあります。

現在、国内で発症の報告はありません。

症状が治まって1～2週間後にまた発熱が現れ、髄膜炎《ずいまくえん》や脳炎、精神障害など重症化することもあります。

原因 流行地のインドにおいてマダニを介して**キャサヌル森林病ウイルス**に感染することで起こる病気です。

治療 有効な治療薬がないため、症状を抑える治療を行います。

回帰熱《かいきねつ》

● 高熱を繰り返す症状が名前の由来

受診する科 内科／小児科

症状と特徴 ４〜８日の潜伏期を経て突然の悪寒と発熱の後、１〜２週間の間隔で高熱が現れます。熱は３〜６日後に突然治まりますが、激しい頭痛や吐き気、筋肉痛や関節痛のほか、赤みを帯びた湿疹《しっしん》が現れます。黄疸《おうだん》や肝機能障害、心不全などを引き起こし、死に至ることもあります。

原因 キモノジラミや軟ダニを介して**ボレリア菌**に感染することで起こる病気です。シラミに触れて感染した場合のほうが重症化しやすく死亡率が高くなります。

治療 テトラサイクリン系およびマクロライド系抗菌薬による治療を行います。

狂犬病《きょうけんびょう》

● 野犬などに咬まれて発病し、死に至る

受診する科 海外滞在時は滞在国の医療機関を至急受診

症状と特徴 １〜３か月の潜伏期を経て、短期間のうつ状態、だるさ、発熱などが現れます。下半身のしびれが現れることも少なくありません。

その後、水や風を極端に恐れたり、錯《さく》乱《らん》、興奮、麻痺《まひ》などが現れます。やがてのどや声帯の筋肉が激しい痛みをともなう痙《けい》攣《れん》を起こし、意識不明に陥り、ほぼ１００％が死に至ります。診断も困難かつ治療法もありません。国内で発症の報告は近年ありません。

原因 リッサウイルス属の**狂犬病ウイルス**に感染することで起こります。イヌやネコ、コウモリなど狂犬病に感染している動物の唾液《だえき》から狂犬病ウイルスが体内に入り、神経に沿って脳や脊髄《せきずい》に進み、炎症を起こしてさまざまな症状を引き起こします。

治療 抗狂犬病免疫グロブリンと狂犬病ワクチンによる継続的な治療が行われます。発病すると治療する方法はなく、症状を抑える治療が行われますが、ほぼ１００％の確率で死に至ります。流行地域で動物に咬《か》まれた後はすぐに傷口をきれいに洗い、滞在先の医療機関を至急に受診してください。国内では近年発症の報告はありませんが、破傷風などの予防や創部の洗浄などの必要性から医療機関への受診が勧められます。狂犬病流行地域への渡航の数か月前にはワクチン接種の準備を行いましょう。

リッサウイルス感染症《かんせんしょう》

● 狂犬病の同属ウイルスによる致死的な感染症

受診する科 診療が可能な高度専門医療機関を保健所に相談しましょう。

症状と特徴 国内での発症はおろか、国内でウイルス自体が発見された報告もありません。世界的にもとてもまれで、これまで数例が報告されるのみです。狂犬病と同属のウイルス（狂犬病ウイルスを除くリッサウイルス属ウイルス）による病気のため、症状から狂犬病と区別することは困難です。

潜伏期間は、狂犬病と同様に１〜３か月です。

原因 リッサウイルス流行地域でコウモリを介して感染することで起こる病気です。

治療 特定の治療法はありません。これまでに報告された全例が死亡しています。

リフトバレー熱《ねつ》

東アフリカやエジプトで流行がみられた感染症

受診する科 最寄りの保健所に受診先の専門医療機関を相談しましょう。

症状と特徴 ヒツジの流産に関与するウイルスで、2～6日の潜伏期を経て、突然の発熱、筋肉痛、吐き気や不明なまぶしさなどが現れます。重症化するのは1％以下ですが、出血熱を併発すると死亡することもあります。

原因 流産したヒツジ、ウシへの接触や蚊《か》を介してリフトバレー熱ウイルスに感染することで起こる病気です。

治療 ほとんどは症状が軽く期間も短いため、特別な治療は行いません。重症化した場合には、症状を抑える治療を行います。

レジオネラ症《しょう》

肺炎が起きなければ一過性で治まる

受診する科 内科／小児科

症状と特徴 発熱や頭痛、筋肉痛などの**ポンティアック熱**とよばれる症状が現れることがほとんどで、自然に症状が治まります。

なかには**レジオネラ肺炎**とよばれる肺炎を起こす場合があり、その場合は菌が体内に入ってから2～10日で肺炎の症状が現れ、短期間で重症化することもあります。

原因 **レジオネラ・ニューモフィラ**を代表とするレジオネラ属の細菌に汚染された水を介して感染します。集団感染はありますが、人間から人間への感染はありません。

治療 レジオネラ肺炎の場合には、ニューキノロン系抗菌薬などによる治療を行います。

レプトスピラ症《しょう》

通常は軽症だが、重症化すると死も

受診する科 内科／小児科

症状と特徴 5～7日の潜伏期を経て悪寒や発熱、だるさや結膜の充血などが現れ、数日で治まります。

重症の場合は**ワイル病**とよばれ、4～6日後に黄疸《おうだん》や腎臓《じんぞう》の障害、出血が現れ、死に至ることもあります。

原因 ネズミなどの動物の尿やそれらを含んだ水から**レプトスピラ菌**に感染することで起こる病気です。

治療 テトラサイクリン系抗菌薬による治療を行います。

Q《キュー》熱《ねつ》

慢性化すると難治性で致死的に

受診する科 内科／小児科

症状と特徴 急性型と慢性型のふたつがあります。急性型は2～3週間の潜伏期を経て、高熱や頭痛、だるさや肺炎などさまざまな症状が現れますが、ほとんどは2週間で自然に治ります。一部の人は数か月から数年かけて難治性の高い慢性型へと移行し、心臓の弁に異常をもつ人などは重症化することもあります。

原因 感染動物の排泄物《はいせつぶつ》や乳汁、羊水や胎盤などを介して、**コクシエラ菌**に感染することで起きる病気です。多くは職業上で菌に触れることが原因となって感染します。

治療 テトラサイクリン系の抗菌薬による治療を行います。急性型の期間に治療を受け、慢性型に移行しないことが重要です。

オウム病《びょう》

●人間にも感染する鳥や小動物に共通した感染症

受診する科 内科／小児科

症状と特徴 1～3週間の潜伏期を経て発熱や悪寒《おかん》、疲労や食欲不振が現れます。突然発症し、劇的な経過をたどることもあります。

原因 オウムなどの鳥類の排泄物《はいせつぶつ》などに濃厚に接触することで**オウム病クラミジア**に感染することで起こる病気です。

治療 テトラサイクリン系などの抗菌薬による治療を行います。

ツツガムシ病《びょう》

●ダニの刺し口が特徴の感染症

受診する科 内科／皮膚科／小児科

症状と特徴 10日前後の潜伏期を経て高熱やだるさが現れ、ダニに刺された周辺のリンパ節の腫《は》れが全身に広がります。刺し口はかさぶたになり、数日後に全身の発疹《ほっしん》が現れます。重症化すると死に至ることもあります。

原因 北海道と沖縄を除く地域の野山や畑などでダニに刺され、**ツツガムシ病リケッチア**という細菌に感染することで起こる病気です。

治療 テトラサイクリン系などの抗菌薬による治療を行います。

野《や》兎《と》病《びょう》

●野生のウサギやリスから人間にうつる病気

受診する科 内科／皮膚科／小児科

症状と特徴 北海道、東北、関東の一部で、秋から冬に多い感染症です。

動物やダニなどと接触後、1～10日で突然の高熱や吐き気、関節痛などが現れます。感染部位の炎症性の水ぶくれがすぐに破れて潰瘍《かいよう》になります。わきの下などのリンパ節が腫《は》れることもあります。

原因 ウサギなどの野生動物、ダニやノミを介して野兎病菌に感染することで起こる病気です。

治療 ストレプトマイシンやテトラサイクリン系抗菌薬による治療を行います。

炭《たん》疽《そ》

●肺や腸の感染が重症化する家畜発の感染症

受診する科 内科

症状と特徴 細菌が感染する部位によって、**皮膚炭疽《ひふたんそ》**、**肺炭疽《はいたんそ》**、**腸炭疽《ちょうたんそ》**の3つに分かれます。

皮膚から感染した場合は、感染後1～5日で皮膚に潰瘍《かいよう》ができ、高熱が出ます。炭疽菌を吸引して感染した場合は、高熱や咳《せき》、呼吸困難などが現れます。

汚染された食べ物とともに菌が体内に入ると、のどの痛みや首の腫《は》れ、腹痛、吐き気、血の混じった下痢などが現れます。

肺炭疽や腸炭疽はまれですが、発症すると死に至ることがあります。

原因 炭疽菌に感染したウシやヒツジ、ブタなどに接触することで感染しますが、先進国での発症はひじょうにまれです。1例でも発症した場合は、バイオテロの可能性が考えられます。

治療 ペニシリンやテトラサイクリン系

抗菌薬による治療を行います。

鼻疽《びそ》

● ウマからイヌやネコ、人間にも感染する病気

受診する科 内科／皮膚科／皮膚泌尿器科／小児科

症状と特徴 皮膚の傷などから感染した場合は、1～5日の潜伏期を経て皮膚に潰瘍《かいよう》ができ、高熱の後、皮膚の潰瘍が全身へと広がります。

鼻疽菌を吸引して感染した場合は、1日～2週間の潜伏期を経て高熱や筋肉痛が現れ、肺炎や肺膿瘍《はいのうよう》など重篤な症状へと進行します。敗血症を起こすこともあります。

慢性化すると皮下や筋肉、腹部の臓器などに膿瘍ができ、しだいにやせていきます。

アフリカ、アジア、中東、中南米で報告がある程度で、国内での発症はありません。

原因 **鼻疽菌**に感染することで起こるウマやロバなど奇蹄《きてい》類の病気です。感染馬の分泌物の吸入や接触によって、ウマから人間、人間から人間へと感染します。

治療 ST《エスティー》合剤やセフタジジムやイミペネムなどの抗菌薬による治療を行います。

類鼻疽《るいびそ》

● 熱帯の水や土にいる菌が引き起こす感染症

受診する科 内科／皮膚科／皮膚泌尿器科／小児科

症状と特徴 菌に接触した場合は、皮膚の潰瘍《かいよう》、リンパ節の腫《は》れが現れます。

菌を吸引した場合は、潜伏期を経て、気管支炎から肺炎までさまざまな症状へ進みます。

いずれも潜伏期間は3～21日程度で、HIV《エイチアイブイ》感染症や糖尿病、腎不全《じんふぜん》などの基礎疾患があると**敗血症**（638頁）を起こすことがあります。

原因 熱帯地域の水や土にいる**類鼻疽菌**に感染することにより起こる病気です。皮膚の傷や鼻、口から菌が体内に入ることで感染します。近年、国内での報告はありません。

治療 セフタジジムやイミペネムなどの抗菌薬による治療を行います。

ニパウイルス感染症《かんせんしょう》

● 1998年に見つかった新興の感染症

受診する科 内科／小児科

症状と特徴 4～18日の潜伏期を経て発熱などが現れた後に重症化し、発症した場合は約40％が死に至ります。南アジアで確認されていますが、国内での発症はありません。

原因 コウモリが保有するニパウイルスに感染することで起こる病気ですが、1998年にマレーシアで感染が確認された新種のウイルスであり、感染経路や人間から人間への二次感染の有無などは不明です。

治療 有効な治療薬やワクチンはなく、症状を抑える治療を行います。

B《ビー》ウイルス感染症《かんせんしょう》

● サルからうつる致死的な感染症

受診する科 内科／小児科

症状と特徴 接触部の激痛やかゆみの後発熱が現れ、2日～5週間の潜伏期を経て脳炎へと進み、約50％の確率で死亡します。

原因 アカゲザルなどを介してBウイルスに感染して起こる病気です。世界で数十例と少なく、国内の発症はありません。

治療 抗ヘルペスウイルス薬を使います。

ブルセラ症《しょう》

●人間にもうつる、ヒツジなどの感染症

受診する科 内科／小児科

症状と特徴 1～3週間（まれに数か月）の潜伏期を経て、発熱や発汗、腹痛や背痛、だるさや食欲不振が現れます。全身の筋肉痛や体重減少、うつ状態が現れることもあります。急性で合併症もないと2週間から数か月で自然に治まることも多いのですが、再発も少なくありません。慢性化すると発熱が繰り返し現れるようになります。

原因 ヤギやヒツジ、ブタなどが**ブルセラ菌**に感染することで起こる動物の感染症ですが、感染動物の乳汁や胎盤などを介して人間にもうつります。感染動物の非殺菌乳や乳製品の摂取、感染動物やその死体との接触で感染します。国内での発症は海外からの帰国者で年に数例あるかないかです。

治療 テトラサイクリン系抗菌薬とキノロン系抗菌薬を併用した継続的な治療を行います。ストレプトマイシンを併用する場合もあります。

発疹《ほっしん》チフス

●コロモジラミによる集団感染の危険も

受診する科 内科／皮膚科／皮膚泌尿器科／小児科

症状と特徴 1～2週間の潜伏期を経て突然発熱し、腕や足の筋肉痛、だるさや背痛をともなう高熱が続きます。重症化すると意識障害が生じ、昏睡《こんすい》状態に陥ることもあります。発熱から2～6日目に発疹《ほっしん》が現れ、顔や手のひらを除く全身に広がります。

　2週間程度で症状は治まりますが、免疫が低下している人などは数年後に再発することがあります。再発時は、初感染よりも症状が軽く治まります。

原因 **コロモジラミ**を介して**発疹チフスリケッチア**に感染することで起こります。

　刺し口や傷などからシラミの排泄物《はいせつぶつ》やつぶしたシラミが体内に入ることで感染します。シラミの排泄物で汚染されたちりを吸引して感染する場合もあります。世界中に分布していますが、メキシコや南米、アフリカの高地などに多くみられます。日本ではコロモジラミは根絶したとされます。

治療 からだと衣服の消毒の後、テトラサイクリン系抗菌薬を使用します。

ヘンドラウイルス感染症《かんせんしょう》

●ウイルスがウマを介して人間に感染

受診する科 内科／小児科

症状と特徴 2週間程度の潜伏期を経て発症すると考えられていますが、はっきりとわかっていません。発熱や筋肉痛などが現れ、出血性肺炎や脳炎を引き起こし、死に至る可能性もあります。世界で数例と極めて少なく、国内で発症はありません。

原因 **ヘンドラウイルス**を保有するオオコウモリからウマなどに感染し、ウマの体液を介してヘンドラウイルスに感染することで起こる病気です。オオコウモリからウマへの感染経路は不明ですが、感染したウマの排泄物《はいせつぶつ》や体液に人間が接することで感染します。人間から人間への感染はありませんが、詳細は明らかになっていません。

治療 有効な治療薬やワクチンはなく、症状を抑える治療を行います。

破傷風《はしょうふう》

● 汚染した傷を放置すると重篤な症状に

受診する科 外科／内科／小児科

症状と特徴 2日〜3週間程度の潜伏期を経て、口の開けにくさや首筋の張りが現れ、顔の筋肉が緊張して笑顔が引きつったようになります。その後は筋肉の硬直感が首や背中にも広がり、胴体を前に出して全身を弓なりに反らせる**反弓緊張**《はんきゅうきんちょう》という姿勢をとるようになります。痙攣《けいれん》や呼吸困難など致死的な症状が現れますが、この時期を越えれば、からだの緊張が和らぎます。

原因 土にいる**破傷風菌**が傷口から体内に入り、その毒素によって全身の筋肉が痙攣を起こします。致死率が高く半数が死亡します。発展途上国では、不潔な臍帯《さいたい》の処置で新生児破傷風が多く発生しています。

治療 有効な治療がほとんどなく、予防が重要です。日本国内では定期接種の**四種混合ワクチン**に破傷風ワクチンが含まれています。最後の接種から10年以上経過すると効果は落ちるため、土や便などで汚染した傷がある場合には速やかに洗浄し、追加ワクチンをします。また、破傷風免疫ヒトグロブリンによる血清療法を行います。

VRE《ブイアールイー》感染症《かんせんしょう》（バンコマイシン耐性腸球菌《たいせいちょうきゅうきん》）

● 免疫機能低下時に感染症を起こしやすい

受診する科 入院治療中の診療科

症状と特徴 本来は腸管内の常在菌である**腸球菌**は毒性がひじょうに低く、整腸薬として利用されることもあります。症状がなければ治療の必要はありません。免疫が著しく低下している場合に、まれに感染症を引き起こします。ペニシリン、バンコマイシンなどの抗菌薬を使用しますが、薬剤に耐性を獲得しているため治療が困難です。

原因 感染防御機能が低下している場合に、腹膜炎や敗血症などの感染症を引き起こすことがあります。

治療 抗菌薬バンコマイシンへの耐性が

感染症《かんせんしょう》の注意《ちゅうい》が必要《ひつよう》な事項《じこう》

治療の必要がある感染症に関しては、初期の治療によって重症化を免れることができます。

感染症による発熱は、高熱が出ることも逆に低体温に陥ることもあります。

感染症による下痢や腹痛といった消化器系の症状は、おもに国外の衛生状態の不良な地域への滞在歴がない限り、抗菌薬を用いなくともほとんどは自然に治癒されます。しかし乳幼児や老人の場合は、下痢や嘔吐《おうと》にともなう脱水が重篤な状況を招くこともありますので、治療薬の必要、不要にかかわらず十分な水分補給が必要です。

感染症の代表的な症状としては、ほかに咳《せき》や呼吸困難などの呼吸器系の症状、紅斑《こうはん》や水ぶくれなどの皮膚系の症状などがあります。

重要なのは、病気がある人との接触や海外渡航歴、生ものなどの食事歴を病院受診時に医師へ伝えることです。

頭部 体幹 手足 全身 がん こころ 女性 こども

あり、抗菌薬では治療が難しいことがあります。基礎疾患の悪化の防止に加え、感染源の手術・除去が必要になります。

トキソプラズマ症《しょう》

● 発病しなければ無自覚なことも多い感染症

受診する科 内科／産婦人科／小児科

症状と特徴 健康な場合は無症状か、痛みのないリンパ節の腫《は》れや微熱など、軽症で自然治癒します。

後天性免疫不全症候群（636頁）や悪《あく》性腫瘍《せいしゅよう》などで免疫機能が低下している場合は死に至ることもあります。

妊婦が初感染した場合には、胎盤を通して胎児にトキソプラズマ原虫が入り込み、流産や死産を引き起こしたり、生まれたこどもが**先天性トキソプラズマ症**になったりすることがあります。

原因 トキソプラズマ原虫による感染症です。多くの場合は感染しても無症状です。調理が不十分な食肉を食べることで感染します。

治療 無症状の場合は、治療は不要です。発症した場合は、抗原虫薬のスルファジアジンとピリメタミンの併用による治療を行います。

鼠《そ》咬症《こうしょう》

● げっ歯類にかまれて起こる感染症

受診する科 外科／内科／小児科

症状と特徴 1～3週間の潜伏期を経て、突然の寒けや吐き気、発熱、頭痛や筋肉痛などが現れます。数日後に関節や手足に発疹《ほっしん》が現れますが、数日で消えます。

原因 **モニリホルム連鎖桿菌《れんさかんきん》**か**鼠咬症スピリルム**に感染して起こります。これらの細菌がネズミやリスなどのげっ歯類の咽頭《いんとう》に存在し、咬《か》まれることで感染します。

衛生環境がよくなった日本での発生の報告はほとんどありません。しかし、海外の渡航先での接触や輸入したペットからも感染することがあります。

治療 ペニシリンによる治療を行います。テトラサイクリン系抗菌薬による治療を行うこともあります。

猫《ねこ》ひっかき病《びょう》

● 世界中でみられるネコからうつる病気

受診する科 外科／内科／小児科

症状と特徴 3～10日の潜伏期を経て、傷跡の赤みやリンパ節の腫《は》れが現れます。腫れにたまった膿《うみ》は皮膚を破って排出されます。発熱などをともなうこともあります。

原因 ネコにひっかかれたり、咬《か》まれたりして**バルトネラ・ヘンセレ菌**に感染して起こります。ネコに寄生するノミからの感染もあります。飼いネコの多くが感染していますが、大半は無症状です。ペットと接する機会が多いこどもに多く発症します。

治療 治療をしなくとも自然に治りますが、免疫異常や免疫低下の場合には抗菌薬による治療を行うこともあります。

リーシュマニア症《しょう》

● 皮膚と内臓に発症し、内臓は重篤化しやすい

受診する科 内科／小児科

症状と特徴 日本での発生はなく、海外での長期滞在後に発症することがあります。

数週間から数か月の潜伏期を経て、手足や顔に傷が現れる**皮膚リーシュマニア症**と**粘膜皮膚《ねんまくひふ》リーシュマニア症**、数か月から数年の潜伏期を経て発熱や体重減少、肝臓や脾臓《ひぞう》の腫大《しゅだい》などが現れ、治療しないと死ぬことがある**内臓リーシュマニア症**の3種類があります。

原因 リーシュマニア原虫に感染したサシチョウバエに刺されることで感染します。

治療 ワクチンはなく、5価アンチモン化合物による治療を行います。

糞線虫症《ふんせんちゅうしょう》

● 世代を重ねて繁殖する寄生虫

受診する科 内科／小児科

症状と特徴 皮疹《ひしん》の後、喘息《ぜんそく》症状や腹痛、下痢《げり》や膨満感が現れます。

原因 皮膚から糞線虫に感染することで起こる病気です。

治療 駆虫薬イベルメクチンによる治療を行います。

日本住血吸虫症《にほんじゅうけつきゅうちゅうしょう》

● 東南アジアでみられる寄生虫

受診する科 内科／消化器科

症状と特徴 日本での発生はなく、2〜3週間の潜伏期を経て頻尿や腹部の違和感などが現れます。

原因 流行地での河川、水田で、日本住血吸虫に感染することで起こる病気です。

治療 吸虫駆除薬プラジカンテルによる治療を行います。

広東住血線虫症《カントンじゅうけつせんちゅうしょう》

● 髄膜脳炎など重篤な症状を起こす

受診する科 内科／小児科

症状と特徴 渡航先での感染例がほとんどで、2〜35日の潜伏期を経て発熱や頭痛、嘔吐《おうと》などが現れます。通常は数週間で治まりますが、死に至ることもあります。

原因 カタツムリやカエルを介して広東住血線虫に感染することで起こる病気です。

治療 症状を抑える治療を行います。

感染防御機能《かんせんぼうぎょきのう》とは

ウイルスや細菌、寄生虫など自然界や人間の体内に住む微生物には、人間のからだに悪影響を及ぼすものと、腸内の乳酸菌のように共存することで人間が恩恵を受けるものとがあります。

悪影響を及ぼす微生物は人間の体内で病原体となり、感染症を引き起こします。ただし、人間には病原菌などの異物が体内に入り込んだときに排出しようとする機能があります。それが感染防御機能です。血液中の白血球などは、感染防御機能を計るひとつの目安となります。

たとえば、かぜのウイルスが体内に入ったときに、人間のからだは熱に弱いウイルスを排除するために熱を出します。つまり、この発熱は感染防御機能によるものなのです。ほかにも、咳《せき》やくしゃみもかぜのウイルスに対する感染防御機能のはたらきです。

感染防御機能とは、人間が生まれもっている免疫力だと言い換えられます。

〈皮膚〉

湿疹《しっしん》／皮膚炎《ひふえん》

●かゆみをともなう皮膚炎

✚受診する科 皮膚科

症状と特徴 かゆみのあるさまざまな症状からなる発疹《ほっしん》の総称が**湿疹**です。病変部は赤くなったり、腫《は》れたり、ぶつぶつしたり、水ぶくれやかさぶたなど、形状はさまざまですが、それらが混在してみられます。

原因 肌に直接触れるものや紫外線、温度などの外的刺激によるもの、アレルギーによるものなどがあります。

治療 かゆみのある発疹が自然に治らないときは医師にみてもらいましょう。大きな発疹や分泌物があるときは、とくに注意します。

湿疹といっても原因も症状もさまざまで、適する薬も異なります。自己判断で薬を選んだり、切り替えたりするのは危険です。湿疹が出たら、石けんの使用は控えめにし、お湯でやさしく洗い流してからだを清潔に保ちましょう。入浴などでからだを温めるとかゆみがひどくなりがちなので、温めすぎないようにしましょう。

図1 皮膚の断面

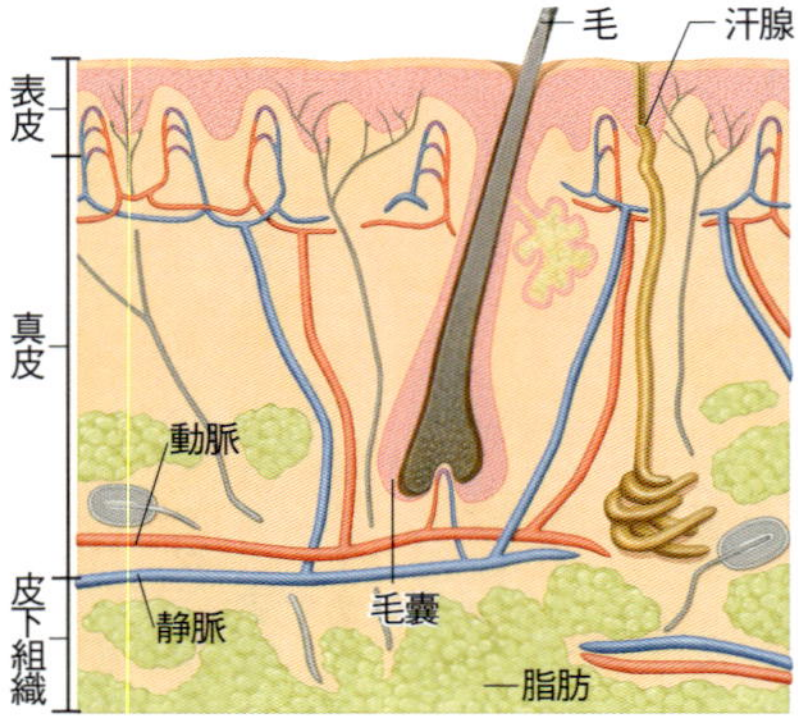

写真1 皮脂欠乏性湿疹

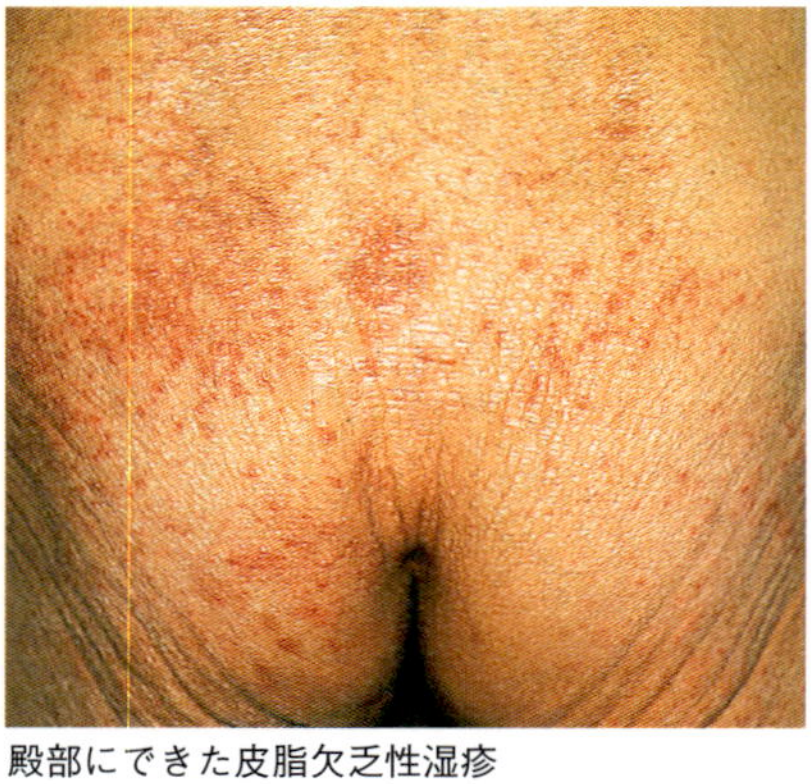

殿部にできた皮脂欠乏性湿疹

接触《せっしょく》皮膚炎《ひふえん》（かぶれ）

●刺激、アレルギー物質によって起こる湿疹

✚受診する科 皮膚科

症状と特徴 刺激やアレルギーを起こす物質に接触することで、その部分が赤く腫《は》れたり、ぶつぶつや水ぶくれになることをいいます。痛みやかゆみをともなうことが多いようです。

接触皮膚炎は原因となる物質によって、塩酸や強アルカリ物質などの刺激があるものによる**刺激性《しげきせい》接触《せっしょく》皮膚炎《ひふえん》**、金属や化学物質による**アレルギー性接触皮膚炎**、太陽光も関連して起こる**光《ひかり》接触《せっしょく》皮膚炎《ひふえん》**などに分類されます。

治療 まずは症状を抑えるためにステロイドの軟膏《なんこう》を使用します。かゆみが強いときは抗ヒスタミン薬や抗アレルギー薬を内服します。症状が重症のときはステロイドの内服や、医師による観察と管理が必要になります。

原因物質を調べて、その後は原因物質と接触しないようにします。

アトピー性《せい》皮《ひ》膚《ふ》炎《えん》

●とにかく猛烈なかゆみのある皮膚の病気

受診する科 皮膚科

症状と特徴 早い人は生後2か月ごろからひどいかゆみと湿疹《しっしん》が全身に出始めます。

アトピー性皮膚炎の最初の病変は粉を吹いたようなかさついた状態が特徴です。とくに顔や耳たぶの下、首、関節の周囲など、やわらかい皮膚に目立ちます。

また、乾燥した頭皮に湿疹やかさぶたができ、厚いふけが頭髪に付着することもあります。手足の皮膚が荒れたり、肩や背中がかさついて湿疹ができたり、あらゆるところに起こることがあります。アトピー性皮膚炎は、症状や程度の差こそありますが、症状は全身に及ぶものなのです。

さらに、患者さんの大部分を占めるこどもは、どうしてもかさつきやかゆみが気になってしまいます。つい手で触れたり、かいたりするので、ますます病変部が治りにくくなる悪循環が生じがちです。

夏季は細菌感染が生じて、じゅくじゅくしてくることが多く、冬季は乾燥してがさがさしてきます。1年中、症状が繰り返し起こります。

◎おとなのアトピー性皮膚炎

以前は成長によってしだいに治っていく人も多かったのですが、最近ではおとなになっても快方に向かわず、悪化したり、慢性化してしまっている人も増えています。

おとなのアトピー性皮膚炎は、長い間、湿疹がこじれて治りにくくなったうえに、ステロイドの塗り薬の不十分な使用などが重なって起こっています。

原因 もともとアトピー性皮膚炎になりやすい体質であるということがあげられます。親族あるいは本人に、アトピー性皮膚炎をはじめ、**アレルギー性鼻炎**（329頁）や**アレルギー性結膜炎**（298頁）、**気管支喘息《ぜんそく》**（376頁）、**蕁麻疹《じんましん》**（656頁）などのアレルギー性の病気がみられる人が7、8割にのぼります。

このような体質の人は、もともと皮膚の角質層にセラミドという皮脂《ひし》が少ない傾向もあります。また、フィラグリン遺伝子の異常もあり、皮膚バリアが弱くなっています。そこへ、アレルギーの原因となりやすい食品やダニ、ハウスダスト（アレルゲン）が体内に入ると、それに対抗するＩｇ《アイジー》Ｅ《イー》抗体がつくられ、体内に過敏な状態ができあがります。また、刺激のある繊維を身につけたり、発汗によって皮膚炎を起こし、それが引き金になってアトピー性皮膚炎が悪化することもあります。

治療 アトピー性皮膚炎の治療は、直接外用薬を塗ることです。乾燥症状だけなら尿素入り軟膏《なんこう》などの保湿剤を使用するだけで症状は軽くなります。しかし、ひどいかゆみをともなうために、こどもの場合、皮膚をかき壊して炎症を起こしがちです。

通常は、炎症部分にはステロイドを含む塗り薬や、タクロリムスという免疫抑制薬の塗り薬を使用し、かゆみに対しては抗ヒスタミン薬や抗アレルギー薬を服用します。

ステロイドとひと口にいってもその強さはさまざまなので、皮膚科医の指示に従って使用します。

◎日常生活の注意

アトピー性皮膚炎には、基本的に皮膚のトラブルが起こりやすいという体質があります。今ある病変部分が快方に向かっても、また新たな病変ができていきますので、つねに悪化しないように皮膚の状態をコントロールすることが必要です。

日常生活では皮膚を清潔にし、乾燥させないように保湿を心掛けてください。シャンプーや石けんも刺激の少ないものを選びましょう。保湿剤は主治医の指示のもと選びましょう。

写真2　アトピー性皮膚炎

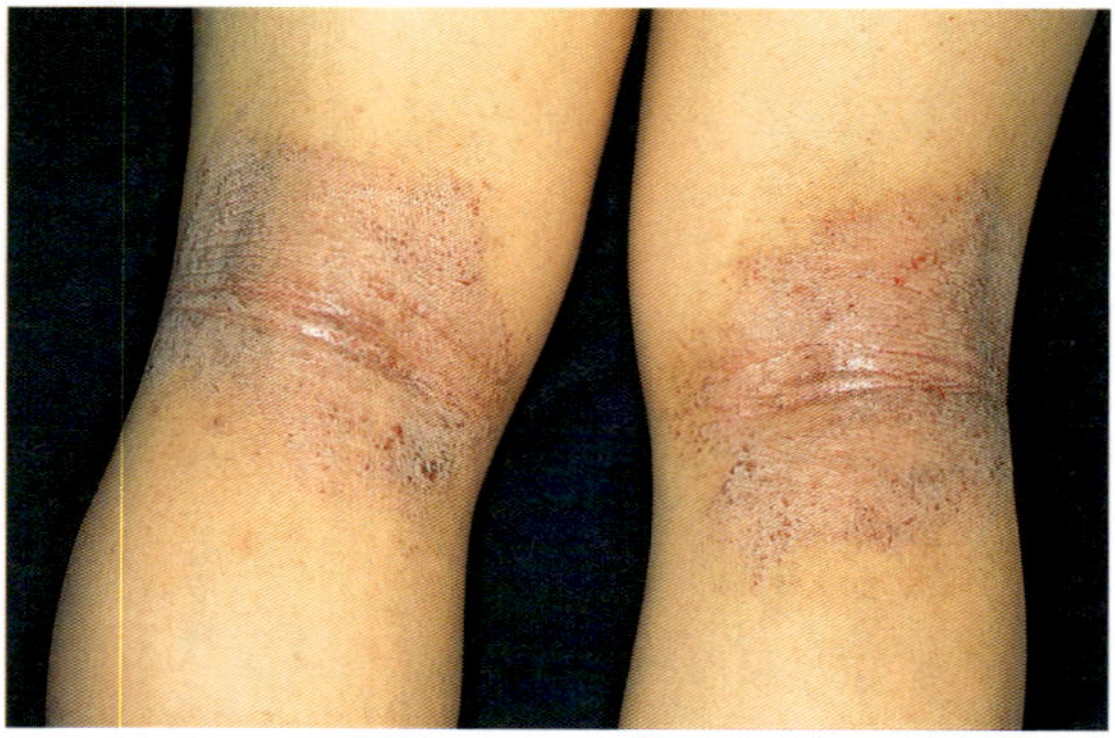

膝裏にできた皮膚炎

アトピーとストレス

アトピー性皮膚炎を引き起こす要因のひとつに「ストレス」があります。

アトピー性皮膚炎の患者さんには病気そのものも大きなストレスです。まず、外見から見てすぐわかる症状、いつ治るかわからない不安、そしてかゆさなどの不快感、どれもストレスとなります。アトピー性皮膚炎のストレスからくるうつ病もあるほどです。

ストレスはかゆみを引き起こし、症状を悪化させる要因でもあります。ストレスは脳を通じて自律神経に伝わり、かゆみを増幅させることがわかっています。そしてかけばかくほどかゆみは増します。

最近、大人になってもアトピー性皮膚炎が軽くならないのは、不適切な治療などのほかに、ストレスも隠れた要因ではないかといわれています。

まずは休養をとる、日常のストレスをためない、リラックスするなど、ひとつひとつのストレスを取り除いたり、スポーツなど気分を切り替える習慣をつくるのもよいでしょう。こどもがアトピー性皮膚炎の場合、日々の環境を見直しましょう。

逆に積極的なこころのケアによってアトピー性皮膚炎が快方に向かうこともあります。皮膚の病気とはいえ、精神科の治療を取り入れることも行われています。

表1　アトピー性皮膚炎を引き起こすもの

2歳未満／2〜12歳	2〜12歳／13歳以上
食物	環境因子
発汗	発汗
物理刺激	物理刺激
環境因子	細菌・真菌（かび）
細菌・真菌（かび）	接触抗原
など	ストレス
	食物
	など

貨幣状湿疹《かへいじょうしっしん》

強いかゆみの円形の湿疹

受診する科 皮膚科

症状と特徴 コインのような円形の湿疹で赤いぶつぶつ状のもの、じくじくしたものもあります。すねにできることが多いのですが、膝《ひざ》の周りや手の甲、胴などにもみられます。強いかゆみのために、治りかけてもまたかいてしまい悪化してしまうなど、治りにくい皮膚の病気です。

原因 乾燥から起こる湿疹や虫刺されがきっかけとなって出ます。

写真3　貨幣状湿疹

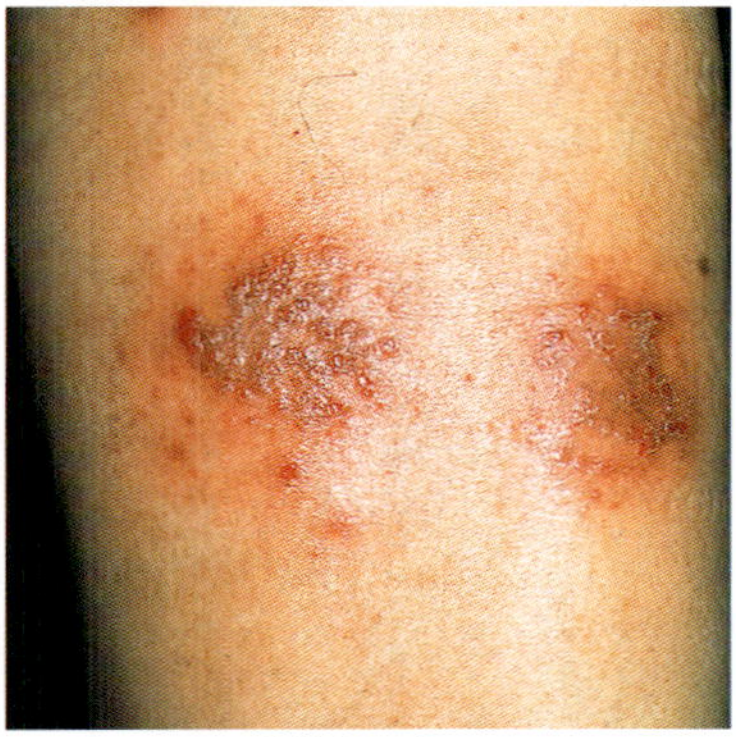

2か所にできた貨幣状湿疹

治療 ステロイド外用薬を塗り、かゆみには抗ヒスタミン薬や抗アレルギー薬を内服します。

茶色い色が残るだけの状態まで完全に治療することが大切です。

自家感作性皮膚炎《じかかんさせいひふえん》

湿疹やかぶれがこじれた皮膚炎

受診する科 皮膚科

症状と特徴 突然、全身に小さなぶつぶつ状の発疹《ほっしん》ができ、ひどいかゆみをともないます。

原因 **貨幣状湿疹**《かへいじょうしっしん》や**接触皮膚炎**（652頁）などがこじれると、皮膚のたんぱく質が変性します。これが抗原となって、全身にアレルギー反応が起こることで症状が現れます。

治療 専門医を受診し、ステロイドの塗り薬、抗ヒスタミン薬や抗アレルギー薬の内服薬で治療します。

症状がひどいときはステロイドの内服も行います。並行して、元になった湿疹の治療も行います。

カポジ水痘様発疹症《すいとうようほっしんしょう》

ヘルペスウイルスが皮膚から感染

受診する科 皮膚科

症状と特徴 ヘルペスの感染による病気のひとつです。皮膚からウイルスが感染し、1週間以内にかゆみや鈍い痛みを感じます。その後、感染部に水ぶくれができます。やがてただれ、かさぶたになります。

いったん感染するとウイルスは神経節にすみつき、発熱やストレス、疲労などをきっかけに症状が何度も再発します。水ぶくれの部分が大きく広がるのが特徴です。

アトピー性皮膚炎（653頁）などの治療を受けているのに、症状が悪化する場合はカポジ水痘様発疹症が疑われます。

原因 アトピー性皮膚炎などで皮膚のバリア機能が落ちているときに、単純ヘルペスウイルスの1型が皮膚から感染することによって起こります。

治療 アトピー性皮膚炎などのある人は、いったんステロイドの塗り薬を中止して、抗ウイルス薬を内服します。

蕁麻疹《じんましん》

膨らみのある赤い発疹とかゆみが特徴

受診する科 皮膚科

症状と特徴 形はさまざまで一定せず、もっこりと盛り上がった赤い発疹《ほっしん》ができ、徐々に広がったり、いったんは数時間のうちに消えますが、場所が変わって繰り返し出てきます。虫刺されのように刺された跡はなく、かゆみをともなう発疹があれば蕁麻疹が疑われます。蕁麻疹は経過によって、1か月以内に消える**急性蕁麻疹**、1か月以上にわたって発疹が出たり消えたりを繰り返す**慢性蕁麻疹**に大別されます。

また原因によって、皮膚をかくことで起こる**機械性蕁麻疹**、冷たいところにいたり寒い時期に起こる**寒冷蕁麻疹**、運動などで汗をかくとぶつぶつが現れる**コリン性蕁麻疹**、光に当たると起こる**日光蕁麻疹**、物質と接触することによって起こる**接触蕁麻疹**などに分類されます。珍しい病気ではなく、生涯1～2割の人がかかるといわれています。

原因 薬物、食物、ウイルスやかびの感染、虫刺されなどのほか、いろいろな刺激がきっかけで、皮膚のマスト細胞（肥満細胞）からヒスタミンが分泌されることで起こります。精神的なストレスによることもあります。また、膠原病《こうげんびょう》や感染症、免疫異常などの全身症状の最初の症状として、蕁麻疹が出ることもあります。

治療 まずは、抗ヒスタミン薬を服用してかゆみを抑えながら、原因となった物質を探します。急性蕁麻疹は比較的、原因物質を探すことができやすいのですが、慢性蕁麻疹では特定が困難です。

慢性蕁麻疹の場合は、症状が治まっても長期間の服用となるため、副作用の少ない薬を使用します。いずれにしても、経過を観察しながら治療することが必要です。

原因物質を探すためには、蕁麻疹が出るまでの状況や経過、細かな症状を詳しく医師に話すことが重要な手がかりとなります。

蕁麻疹が出たら、飲酒、からだを温めること、ストレスなど、症状を悪化させることを避けるよう心掛けましょう。非ステロイド系抗炎症薬も使用は中止します。

薬疹《やくしん》

薬の副作用による発疹

受診する科 皮膚科

症状と特徴 摂取した薬によってからだが反応を起こし、発疹《ほっしん》や水ぶくれ、ただれ、蕁麻疹《じんましん》、しこり、脱毛、かゆみなどの症状のどれか、または複数の症状を起こした状態です。症状は原因となった薬によって異なります。また、以前は大丈夫だった薬でも、体調によって出ることもあります。

薬疹は症状によって**固定薬疹**、重症型の**スティーブンス・ジョンソン症候群**、**薬剤性過敏症症候群**などに分けられます。

原因 薬の副作用が皮膚に現れたものです。内服薬だけでなく注射や塗り薬でも起こります。

治療 まずは原因となる薬を特定し、使用を中止します。その一方で、症状を見守りながら、必要に応じてステロイドの使用などの治療が行われます。かゆみには抗ヒスタミン薬や抗アレルギー薬の内服を併用します。また、重症の場合は、入院による点滴治療が行われることもあります。

薬疹が起こるということは、目に見える皮膚の症状だけでなく、肉眼では見えない内臓や血液も薬によって影響を受けていることも考えられ、注意が必要です。

いちど薬疹を起こしたら、お薬手帳（930頁）にその旨を記入し、再発を防ぐようにします。

固定薬疹《こていやくしん》

症状と特徴 ある特定の薬を摂取すると、比較的すぐに皮膚の異常が現れるものです。治ると色素沈着となりますが、同じ薬を再び摂取すると、同じ部位に同じ症状が現れます。皮膚が赤紫になったり、水ぶくれができたりします。

原因 薬の摂取に対する反応です。消炎鎮痛薬が原因となることが多いようです。

治療 原因となる薬を繰り返し使用するとより症状が悪化するので、早めに薬を特定し、使用をやめることです。薬を多数服用している場合はなかなか特定できないこともあります。症状を見守りながら、必要に応じてステロイド薬を使用します。

スティーブンス・ジョンソン症候群《しょうこうぐん》

症状と特徴 薬を摂取すると、まもなくからだに赤い発疹《ほっしん》が現れ、どんどん全身に広がります。放置するとただれていきます。同時に、目や外陰部などの粘膜にも症状が出ます。発熱、倦怠感《けんたいかん》、関節痛をともないます。

原因 薬を摂取したことによる反応です。

治療 薬疹としては重症な症状で、一刻も早い治療が必要です。対処が遅れると失明することがあります。

薬剤性過敏症症候群《やくざいせいかびんしょうしょうこうぐん》

症状と特徴 薬剤の摂取後、1か月くらいで発症します。皮膚に赤い発疹《ほっしん》が現れ、高熱の後にリンパ節が腫《は》れます。

原因 薬がきっかけで体内のウイルスが活性化されて起こります。フェノバルビタール、カルマゼピン、アロプリノール、ミノサイクリンなどの薬が原因となります。

治療 薬疹としては重症です。一刻も早い治療が必要です。薬剤を中止しても長期間症状が持続する特徴があります。

血管神経性浮腫《けっかんしんけいせいふしゅ》（クインケ浮腫《ふしゅ》）

● まぶたや唇の突然の腫れ

受診する科 皮膚科

症状と特徴 まぶたや唇が突然むくみます。むくみの部分が熱をもったり、かゆみがあることもあります。たいていは数時間か数日で症状は治まります。

原因 病気の原因やしくみはわかっていませんが、アレルギーという説があります。

治療 ほかの病気でないことがわかれば、そのままにしておけば自然に回復します。

写真4　薬疹

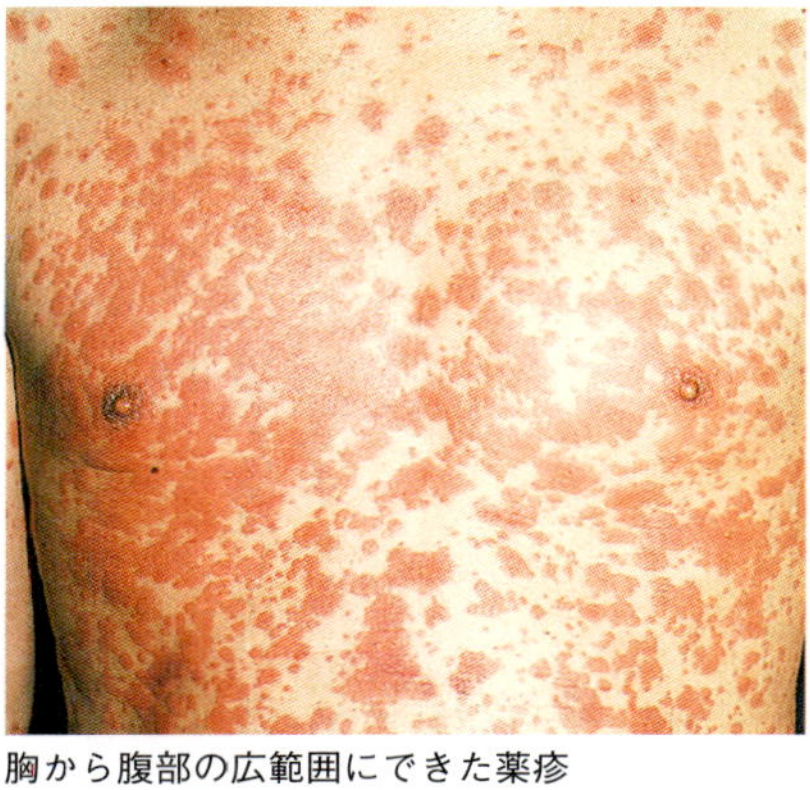

胸から腹部の広範囲にできた薬疹

やけど（熱傷《ねっしょう》）

● 熱による皮膚や粘膜の損傷

受診する科 形成外科／皮膚科

症状と特徴 やけどの深さによって異なります。Ⅰ度は表皮のみのやけどで、赤みとむくみが起こります。Ⅱ度は真皮《しんぴ》に及ぶやけどで、赤み、むくみに、水ぶくれ、びらんなどが加わります。Ⅲ度は皮下組織にまで及びますが、細胞が壊死《えし》しているため痛みはあまり感じません。

図2　やけどの面積と深度

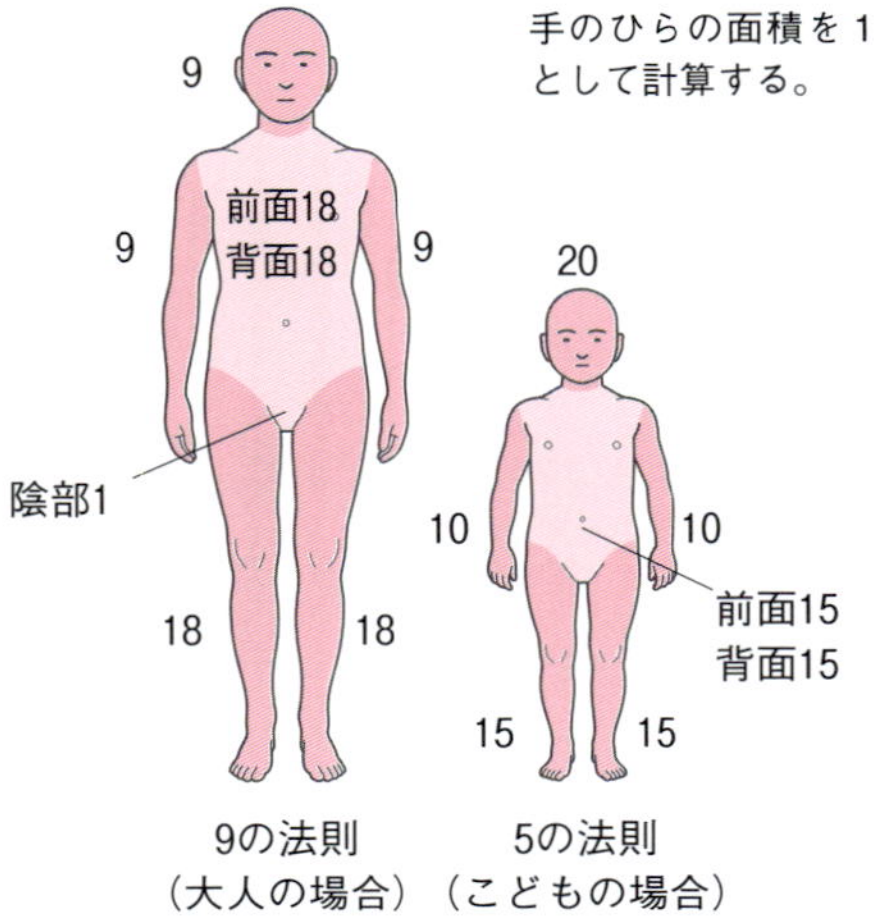

原因 高熱物体への接触（熱湯やストーブなど）や、火災によって起こります。

治療 患部を冷やすことが第一です。Ⅱ度以上では抗菌薬を使用します。

小範囲のやけどでも感染を起こすと重症化することがありますので、早急に医療機関を受診し、適切な処置を受けてください。

表2　やけどの深度

深度	症状		冷やした後の処置
Ⅰ度	ヒリヒリ痛む、赤くなる。		清潔なガーゼで傷を保護する。
Ⅱ度	浅達性	強い痛みや水ぶくれ。	清潔なガーゼで覆い、病院へ。
	深達性	痛みは軽く、水ぶくれ。	
Ⅲ度	痛みはない、白っぽくなる、焦げたようになる。		ただちに病院へ。

凍傷《とうしょう》（しもやけ）

● 寒冷による血行障害

受診する科 形成外科／皮膚科

症状と特徴 手足の指や鼻、耳、頬《ほお》などに、うっ血、むくみ、水ぶくれ、ただれが起こり、かゆみをともないます。寒冷による血行障害のほか、体質も関係しています。

治療 ビタミンEの服用、また、保温やマッサージも有効です。

電撃傷《でんげきしょう》

● 電気が通ることによる損傷

受診する科 形成外科／救命救急科

症状と特徴 体内を電気が通ることによる直接損傷や、やけどが起こります。損傷が見た目よりも深部にまで至っている場合や、ときに心臓停止などの深刻な状態を引き起こすこともあるので注意が必要です。

原因 感電や落雷によって起こります。

治療 やけどや損傷の程度に準じて行われます。

ケロイド

● 皮膚が赤く盛り上がる

受診する科 形成外科／皮膚科

症状と特徴 皮膚の線維部分が増殖し、赤く盛り上がった状態を指し、赤みのあるうちは痛みやかゆみをともないます。

原因 炎症や外傷によって起こります。また、傷がなくても起こる場合もあります。

治療 ステロイド薬の局所注入や塗布、また、大きいケロイドの場合は手術で切除することもあります。

放射線《ほうしゃせん》皮膚炎《ひふえん》

● 放射線を浴びることで起こる

受診する科 形成外科

症状と特徴 急性の場合は、放射線量が8グレイ以下ならば紅斑《こうはん》とむくみの後、色素沈着して治りますが、それ以上の放射線量の場合は、さらに水疱《すいほう》やびらんができます。

慢性の場合は、徐々に皮膚の表皮がはがれ落ちたり、脱毛や色素沈着、外傷が治りにくいなどの症状が現れます。

原因 放射線が原因です。

治療 消炎作用のある軟膏《なんこう》を塗ります。慢性の場合は、消炎薬とあわせて手術療法を行います。

床《とこ》ずれ（褥瘡《じょくそう》）

● 寝たきりの人に多い皮膚の疾患

受診する科 皮膚科

症状と特徴 寝たきりやからだの不自由な人に起こりやすい皮膚の病気です。

ふだん、布団や車いすなどと皮膚が接触している部分が赤くなります。

部位としては、後頭部、肩甲骨《けんこうこつ》の部分、尾骶骨《びていこつ》の周辺部、踵《かかと》など、骨の出っ張っている箇所に多くできます。そのまま放置していると水ぶくれになったり、ただれた状態になります。やがてその状態が皮膚の内部に及んで組織が壊れて変色したり、皮膚の奥にある筋肉や骨にまで及ぶこともあります。

栄養状態の悪さや全身の状態がよくないこと、汗や失禁などでからだが汚れやすいことなども、症状を悪化させる要因になります。

原因 からだの動きが不自由な場合に、からだの同じ部位が布団や車いすなどに長時間接触していると、その部位の血流が悪くなり酸素や栄養が行き渡らなくなることで起こります。

治療 周囲にいる人は、床ずれを発見したら、特定の箇所を圧迫する環境を変えてあげましょう。

床ずれの進行度は、深さ、大きさ、滲出《しんしゅつ》液《えき》（体液）の量、感染（炎症）の有無、肉《にく》芽《げ》組織の割合、壊《え》死《し》した組織の有無、加えて皮膚の下に壊死によりできた空間（ポケット）の有無により分類されます。

治療内容は床ずれの段階によって変わりますが、いずれにしても患部の保護を第一にしたものです。患部から体液が出る場合は、他の部位につかないように吸水性のあるドレッシング材（創傷被覆材）などで保護します。

床ずれは治りにくい病気ですので、なってからの治療よりもふだんからならない工夫が大事です。寝たきりの人はからだの向きを定期的に変えてもらったり、圧迫しないようにエアマットなどを使用するなど、気をつけましょう。また、患部付近の汚れが症状を悪化させるので、皮膚はなるべく清潔で乾燥した状態を保つようにしたいものです。

デルマドローム

●体内の病気が皮膚に現れる

受診する科 皮膚科／内科

症状と特徴 皮膚は肉眼で見え、かつ簡単に手で触れられる数少ない器官で、からだの異常をいちはやく示してくれるバロメーターでもあります。からだの調子が悪いときに顔色が青白くなり、疲れると肌が荒れたりすることもその一例です。

　皮膚に現れるのは日常のからだの変化だけではありません。内臓の異常である病気のサインが現れることもあります。内臓の病気からくる皮膚の病気はデルマドロームとよばれ、病気の早期発見、早期治療に役立ちます。

　デルマドロームを引き起こす代表的な病気として、悪性腫瘍《しゅよう》、糖尿病、腎臓《じんぞう》の病気があります。また、妊娠によっても皮膚の状態は劇的に変わります。

治療 いずれの場合も、皮膚の症状に対する治療を行いながら、原因となる病気の治療を行うことは共通です。

黒色表皮腫《こくしょくひょうひしゅ》

症状と特徴 わきの下やうなじ、陰部、股《こ》部《ぶ》の皮膚が黒くなったり、表面がかたくなったり、しわが深くなります。

原因 胃がん（688頁）など悪性腫瘍《しゅよう》の症状のひとつの場合もあります。肥満や内分泌系の異常が原因のときもあります。

治療 検査を行い、原因となる病気の治療を行います。

レーザー・トレーラ徴候《ちょうこう》

症状と特徴 **老人性疣贅《ろうじんせいゆうぜい》**（673頁）とよばれるいぼが急にたくさんでき、ひどいかゆみをともなう症状をレーザー・トレーラ徴候とよびます。

原因 胃がん（688頁）、大腸がん（694頁）、悪性リンパ腫（704頁）が原因で起こっていることがあります。

治療 検査で原因となる病気を特定し、治療をします。他の病気がある場合にこのように呼称します。かゆみには抗ヒスタミン薬や抗アレルギー薬の服用を行い、いぼを凍結療法などで除去します。

紅皮症《こうひしょう》

症状と特徴 全身の皮膚が赤くなってむけます。ふけのような皮膚のかけらが皮膚の表面についてむけることもあります。

　このほかにむくみやほてり、かゆみ、全身の倦怠感《けんたいかん》があります。そのままにしておくと頭髪などの脱毛、爪の剥離《はくり》などが起こることもあります。進行が速いので注意が必要です。

　きっかけとなる病気によって**湿疹性紅皮症《しっしんせいこうひしょう》**、**乾癬性紅皮症《かんせんせいこうひしょう》**、薬疹《やくしん》などによる**中毒性紅皮症《ちゅうどくせいこうひしょう》**、悪性リンパ腫《しゅ》によるものなどに分類されます。40歳以上の男性に多く、アトピー性皮膚炎（653頁）が原因の場合はこどもでも大人でも起こります。

原因 湿疹《しっしん》や乾癬、角化症、薬疹などの皮膚炎または、皮膚の悪性リンパ腫がきっかけで起こります。

治療 入院して治療を行います。必要があれば病変の皮膚を切り取って原因を調べます。病変部にステロイドの軟膏《なんこう》を使用し、かゆみ止めの抗ヒスタミン薬を内服します。治りにくい場合は、ステロイド薬の注射や内服をします。薬疹の場合は薬を特定し、使用を中止します。

リポイド類《るい》壊《え》死《し》症《しょう》

症状と特徴 膝《ひざ》から下のすねの部分に大小さまざまな赤みのある斑点《はんてん》ができます。

原因 糖尿病（581頁）によって血管に障害が起こることで発症します。

治療 糖尿病の治療をします。

黄疸《おうだん》

症状と特徴 目の結膜部分をはじめ、からだの皮膚が黄色くなります。

原因 肝臓の状態がよくないと血液中の色素であるビリルビンの濃度が高くなり、皮膚や粘膜が黄色になります。

治療 肝臓の治療をします。

クモ状血管腫《じょうけっかんしゅ》

症状と特徴 小さな赤い発疹《ほっしん》ができ、その周辺の血管がクモの巣のように広がって傘を開いたような形になります。おもに上半身にできます。

原因 肝臓の状態が悪くなったことで、血液中のエストロゲンが増加するために起こります。

妊娠やホルモンの状態の変化によって起こることもあります。

治療 ホルモンの変化による場合は、時間がたつと消えることが多いため、とくに治療はしませんが、気になる人はレーザーなどの方法があります。肝臓が原因の場合は、肝臓の状態を回復するための治療を開始します。

手掌紅斑《しゅしょうこうはん》

症状と特徴 手のひらが赤くなった状態です。親指と小指の付け根の部分に赤みを帯びた斑点が出ることがあります。

原因 肝臓の状態が悪くなると、血液中のエストロゲンが増加して起こります。

治療 肝臓の治療をします。

黄色腫《おうしょくしゅ》

症状と特徴 **脂質異常症**《ししついじょうしょう》（587頁）の人にみられる黄色のしこりです。高LDL《エルディーエル》コレステロール血症（588頁）の人は手足の関節に黄色のこぶやアキレス腱《けん》が太くなるような症状、高トリグリセリド血症（588頁）の人は小さな黄色の発疹《ほっしん》など、大きさや形状もさまざまです。

コレステロールの値が高くなくても、まぶたのうえに黄色く平らなしこりができることがあります。

原因 血液中の脂質が増えることによって、皮膚の細胞に血中の脂質が取り込まれ変質することで起こります。

治療 内服薬のほか、運動療法、食事療法などを併用し脂質異常症の治療をします。

グロムス腫瘍《しゅよう》

症状と特徴 手や足などからだの末端に青みがかった腫瘍ができ、ひどく痛みます。爪の下にできることが多いようです。まれに皮膚の色が変わらないものもあります。珍しい病気で良性です。こどもにはみられません。

原因 なんらかのきっかけで、グロムス細胞が増殖することで起こります。

治療 自然に治ることはないので、痛みをとるためにも、手術で病変部を取り除きます。

皮脂欠乏症《ひしけつぼうしょう》／老人性乾皮症《ろうじんせいかんぴしょう》

● 老化による皮膚の乾燥

受診する科 皮膚科

症状と特徴 からだ全体の皮脂や水分が減少することによって、もともと皮脂腺《ひしせん》の少ない箇所がとくに乾燥するようになります。部位としては、皮脂腺が少ないすねや肩、腰（652頁写真1）などがとくにかさかさしてきます。かゆみもともないます。

症状の始まりは、空気が乾燥する冬季が多く、悪化するのも冬季です。

とくに夜になるとひどくなる傾向があり、布団で温まるとさらにかゆみが増します。就寝中に無意識のうちにかきむしるために湿疹《しっしん》が出てしまうなど、ほかの皮膚の病気が起こることもありますので、注意が必要です。

原因 加齢によってホルモンの分泌量が減り、皮脂の分泌も減ることで皮膚の保湿力の低下が起こります。

また、入浴時に強く皮膚を擦《こす》りすぎるなど、皮膚の機能を低下させる生活習慣がある場合には、若い人でも同様の症状が現れることがあります。

治療 乾燥のひどい冬が近づけば保湿クリームなどを使用し、予防ケアすることが大切です。

湿疹になるなど、症状のひどい人は専門医の処方による油脂性軟膏《なんこう》や保湿クリームを使用します。湿疹になったらステロイド外用薬を塗ります。

加齢にともなう自然な症状なので、症状が軽くなっても冬季の予防ケアは続け、からだの変化とうまく付き合うようにしましょう。

皮膚瘙痒症《ひふそうようしょう》

● 見た目は何ともないのにかゆい

受診する科 皮膚科／内科

症状と特徴 見た目には皮膚に異常がないのに、かゆみの症状はあるというときの総称です。

この症状がきっかけで皮膚をかき壊して湿疹《しっしん》になったり、化膿《かのう》して、ほかの皮膚の病気になることもあります。

原因 全身がかゆいときは甲状腺《こうじょうせん》の病気、腎臓《じんぞう》、肝臓の病気や、糖尿病、血液の病気などがあるといわれます。

局所のみのかゆみのときは、真菌（かび）などの感染によるものと区別する必要があります。

どちらの場合も、精神的なストレスや緊張、季節の変動などが関連していることもあります。

治療 かゆみのきっかけとなる病気がないか調べて、治療します。

原因が見つからないときは、抗ヒスタミン薬などでかゆみを抑えたり、皮膚の状態が悪化しないように、皮膚を清潔にするなど生活改善によって症状をコントロールします。

扁平苔癬《へんぺいたいせん》

● ざらついたぶつぶつの集合体

受診する科 皮膚科

症状と特徴 触ると表面がざらざらする小

さなぶつぶつが複数現れます。これらの皮《ひ》疹《しん》がくっついて大きく、厚くなると表面は平らになります。

おもに手足にできますが、陰部や口の中にもできることがあります。色は紫がかった赤でつやがあり、かゆみがともなうこともあります。

原因 免疫反応が関係するといわれていますが、明らかになっていません。薬疹《やくしん》（656頁）や造血幹細胞移植を受けた人、C型肝炎の患者さんにもみられます。

治療 ステロイドの塗り薬を使用して治療しますが、治りにくいので、あせらずに治療しましょう。

写真5　ビダール苔癬

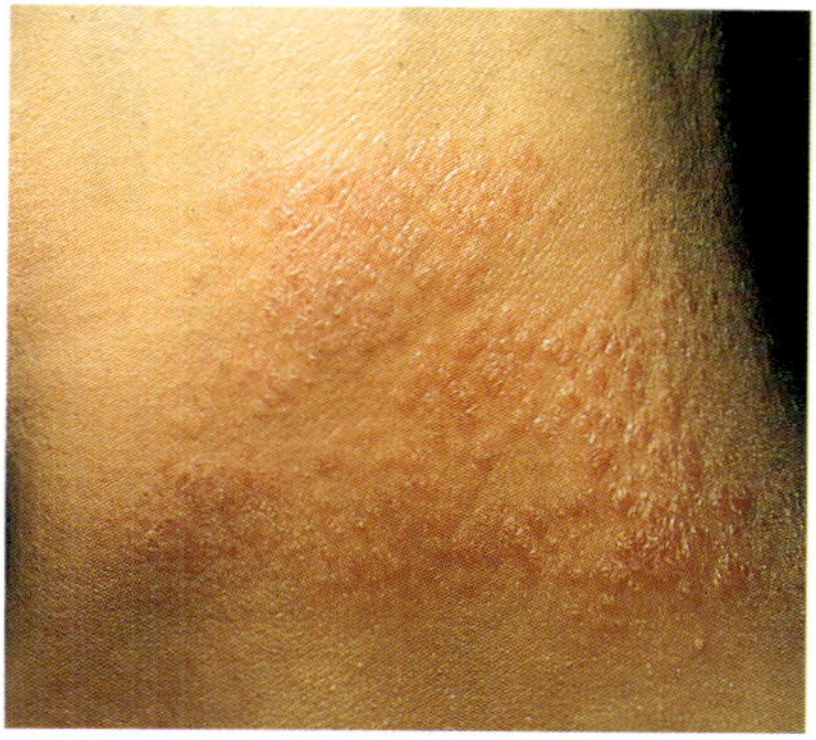

首からうなじに現れた小さな発疹の集まり

ビダール苔癬《たいせん》

首に多い盛り上がった発疹

受診する科 皮膚科

症状と特徴 盛り上がったかゆい発疹《ほっしん》が出ます。かくことでいくつもの発疹がひとかたまりになって赤くなります。赤くなると発疹がかさかさしてきます。

発疹の出る部位は首が多いのですが、腕、太ももなどにも出ます。女性に多いとされます。

原因 衣服や髪の毛などが皮膚に触れる刺激で発疹が出ます。ストレスや、糖尿病のある人に多くみられます。

治療 蕁麻疹《じんましん》や接触皮膚炎、アトピー性皮膚炎（653頁）などのほかの病気でないかどうかを確認したうえで治療をします。治療は、ステロイドの塗り薬がメインです。かゆみには抗ヒスタミン薬や抗アレルギー薬も内服します。

治療中は、皮膚に刺激を与えないよう、衣服の素材を選ぶ、お酒は控えるなど、生活にも気を配ります。

治りかけたり悪化したりを繰り返すことが多いので、病変部が完全に消えるまで治療を続けましょう。

毛孔性苔癬《もうこうせいたいせん》

毛穴に沿ってできるできもの

受診する科 皮膚科

症状と特徴 毛穴に沿ってできる表面がかたく細かい発疹《ほっしん》です。腕や太ももをはじめ、耳の周り、肩、背中、殿部など、いろいろな部位にみられます。色は赤みがかったり、茶色を帯びたり、変化がないこともあります。かゆみや痛みはありません。

こどものときに発症し、思春期になるとひどくなりますが、成長にともない治っていきます。

原因 遺伝的要素が強いといわれていますが、はっきりしていません。

治療 サルチル酸ワセリン、ビタミンA、尿素を含んだ軟膏《なんこう》を専門医に処方してもらい、患部に塗ります。根気強いケアが必要です。

日《ひ》焼《や》け

● 紫外線によるやけど

✚受診する科 皮膚科

症状と特徴 紫外線で赤くなったり、時間をおいて黒くなることを日焼けといいます。一種のやけどであり、雪山でできる水ぶくれは、明らかに健康を害する日焼けです。

原　因 太陽光線が原因です。

治　療 治療もやけどに準じます。ふだんから日焼けをしすぎないよう、帽子や日焼け止めを使うなどの工夫が必要です。

皮《ひ》膚《ふ》がん

● 紫外線や放射線が引き起こすがん

✚受診する科 皮膚科

症状と特徴 表皮にできる有棘《ゆうきょく》細胞がん、表皮の最下層の基底部にできる基底細胞がん、ほくろががん化する**悪性黒色腫《こくしょくしゅ》**などに分類されます（705頁）。日焼けと関連のないパジェット病もあります。

原　因 紫外線や放射線の被曝《ひばく》だけでなく、ほくろや傷跡、できたり治ったりを繰り返したおできなどががん化することもあります。

治　療 病変部を手術で取り除きます。

虫《む》刺《さ》され（虫《ちゅう》刺《し》症《しょう》）

● 昆虫に刺されて起こる皮膚の炎症

✚受診する科 皮膚科

症状と特徴 虫に刺された箇所にできるピンクや赤色の盛り上がった発疹《ほっしん》です。虫によって、かゆみ、痛み、腫《は》れなど症状が異なります。

乳幼児がこじらせると**小児ストロフルス**（805頁）になることもあります。

原　因 蚊《か》やダニ、ノミやアブなどです。

治　療 刺された患部を清潔にし、炎症にあわせて抗菌薬やステロイドの塗り薬を使い分けます。かくと悪化するので、抗ヒスタミン薬を内服することもあります。腫れているときは冷やします。

高熱が出たり、潰瘍《かいよう》になったりしたときは、蚊アレルギーの可能性があるので検査をします。

天《てん》疱《ぽう》瘡《そう》*

● 自分の抗体で水ぶくれができる病気

✚受診する科 皮膚科

症状と特徴 症状の出る状態によって、尋《じん》常性《じょうせい》天疱瘡と落葉状《らくようじょう》天疱瘡に大別されます。

◎**尋常性天疱瘡** 口の周辺と口の中の粘膜および全身の皮膚に水ぶくれができます。口の中の粘膜にだけ水ぶくれができるものと、皮膚にも病変ができるものがあります。全身、とくにわきの下などで、擦《こす》れやすい箇所にただれの症状も現れます。

◎**落葉状天疱瘡** 胸と背中に小さな水ぶくれができます。尋常性天疱瘡よりも軽くすむことが多いようです。

原　因 外敵から自分を守るはずの抗体が、自己の成分に反応して皮膚を傷つけます。

この場合は表皮細胞間にあるたんぱく質に対する反応です。

治　療 入院し、症状の変化などを観察しながらステロイドの内服治療を行います。尋常性天疱瘡のときは血漿《けっしょう》交換法やステロイドパルス療法なども並行して行います。

類天疱瘡《るいてんぼうそう》*

症状と特徴 全身にかゆみをともなう赤い斑点《はんてん》や水ぶくれがみられます。

原因 ふだんは細菌から身を守るための抗体が、自己の成分に反応して皮膚が傷害されます。この場合は表皮と真皮の間にあるたんぱく質に対する反応です。

治療 テトラサイクリンとビタミンB剤を内服します。効果がみられないときは、ステロイドを内服します。軽いときはステロイドの塗り薬のみのこともあります。

写真6　類天疱瘡

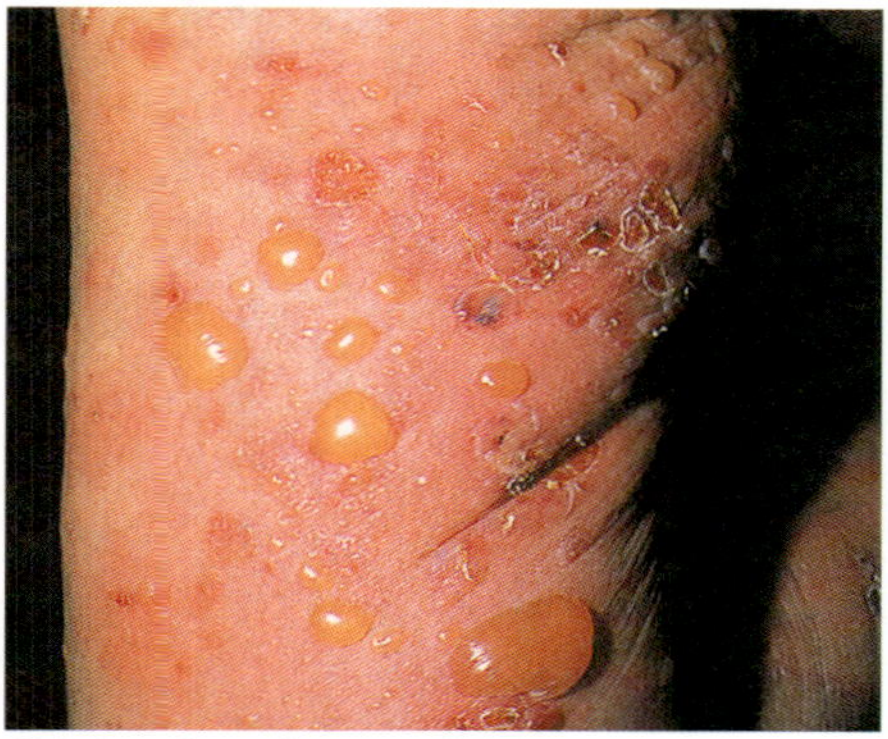

大小さまざまの水ぶくれが現れる

乾癬《かんせん》

●急激に増えるうろこ状の斑点

受診する科 皮膚科

症状と特徴 ひじ、膝《ひざ》、腰、頭などに、赤いうろこ状の斑点《はんてん》ができます。斑点が平らに盛り上がった形のこともあります。かゆみや爪の変形が起こる人もいます。

関節リウマチのような症状が現れる**乾癬《かんせん》性関節炎《せいかんせつえん》**や、膿《うみ》をもったぶつぶつが混じる**膿疱性乾癬《のうほうせいかんせん》**（指定難病）、皮膚の症状が重い**乾癬性紅皮症《こうひしょう》**（660頁）があります。

原因 遺伝的なものに環境要因が加わって発症するといわれていますが、原因は解明されていません。感染はしません。

治療 症状に合わせて薬や理学療法を組み合わせた治療が行われます。ステロイドやビタミンD_3剤の外用が主ですが、日光浴や紫外線療法が効果的なこともあります。重傷例では分子標的薬による治療も行われます。発疹《ほっしん》によるストレスが症状を悪化させますので、気分転換も重要です。まれに自然に治る人もいます。

紫斑《しはん》

●出血によってできる赤紫色の斑

受診する科 皮膚科

症状と特徴 皮膚や粘膜が出血してできる赤紫色の斑です。出血の部位が浅いと赤っぽく、深いと青っぽくなります。出血の程度によって斑の形や大きさも異なります。時間とともに薄くなり、やがて消えます。

原因 先天的に紫斑が起こる体質の人もいますが、多くは血液の異常、血管の障害やそのほかの病気によるものです。加齢にともない手・足にできることもあります。

治療 元になった病気の治療をします。

母斑《ぼはん》（あざ）

●胎生期に由来する「あざ」

受診する科 皮膚科／形成外科

症状と特徴 誰《だれ》もがあざを先天的にもっていたり、後天的にできたり増えたりすることがあるものです。そのなかで胎児のときの細胞が原因でできるあざを母斑といいます。母斑には、黒いあざである**色素性母斑**《しきそせいぼはん》、茶色の**扁平母斑**《へんぺいぼはん》、青黒い**太田母斑**《おおたぼはん》、白いあざなどがあります。

母斑によっては内臓や脳、目などの病気と深くかかわっているものもありますので、注意が必要です。

色素性母斑《しきそせいぼはん》（ほくろ、黒《くろ》あざ）

症状と特徴 いわゆるほくろやあざとよばれる黒いあざです。形や大きさはさまざまですが、通常、誰《だれ》にでも数個は色素性母斑があり、ほとんどの場合は良性です。

写真7　色素性母斑

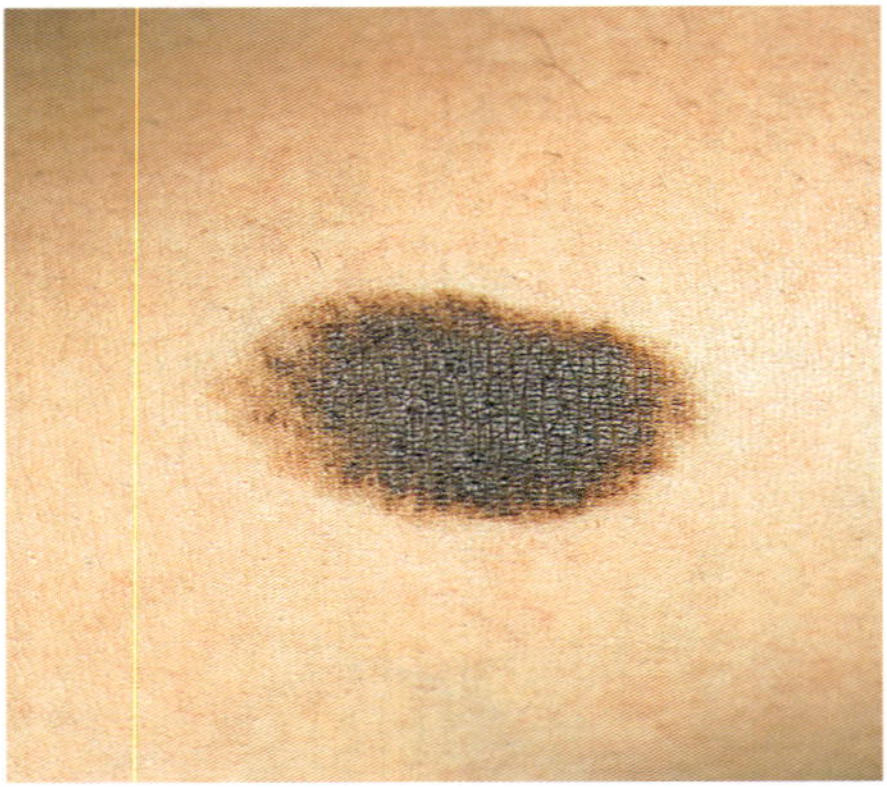

原因 メラニン色素を産生する母斑細胞が増殖して現れます。

治療 小さいときはそのままにしておきますが、足の裏で7㎜以上の大きさのときは**悪性黒色腫**《こくしょくしゅ》（705頁）が発症することがあるので、注意が必要です。あざが精神的に負担になる場合は手術であざの部分をとります。

扁平母斑《へんぺいぼはん》（茶《ちゃ》あざ）

症状と特徴 褐色で盛り上がりのないあざです。楕円形《だえんけい》が多いものの、形は一定ではありません。生まれつきあることもありますが、思春期に出ることも多々あります。

原因 メラニン色素をつくる細胞の異常と考えられますが、よくわかっていません。

治療 レーザーによる治療が試みられますが、保険は利用できません（自己負担）。根気強く治療することが必要ですが、なかなかすっかり消えるまでにはなりません。

太田母斑《おおたぼはん》

症状と特徴 目の周りを中心に広がる青黒いあざです。出生時からある場合や生後できた場合、顔の片側にある場合や両側にある場合など、症状はさまざまですが、いずれもメラニン顆粒《かりゅう》とよばれる色素細胞が皮膚の奥にあるため、青くみえます。

原因 メラニン色素をつくる細胞と三叉《さんさ》神経がかかわっているといわれますが、はっきりわかっていません。

治療 皮膚の表面には損傷を与えず、メラニン色素に作用するレーザーで治療が行われます。3か月おきに数回治療することであざはかなり薄くなります。幼児の場合は3歳くらいから全身麻酔を用いて治療することもあります。

白《しろ》いあざ

症状と特徴 不定形の白いあざが、手足や胴体にみられます。生まれたとき、あるいは生まれた直後に現れます。発生する原因は明らかではありません。

治療 紫外線照射で、日焼け状態にさせる治療が行われますが、効果がみられない場合もあります。

成長にしたがって目立たなくなることもあります。

写真8　いちご状血管腫

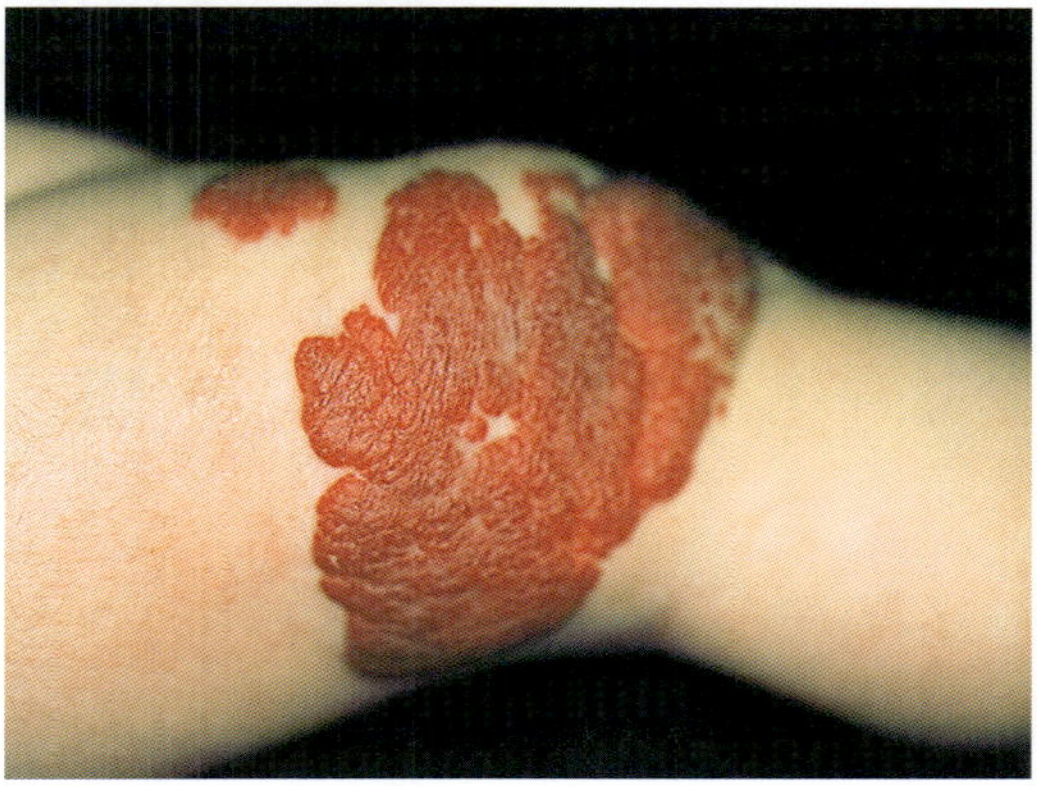

血管腫《けっかんしゅ》（赤《あか》いあざ）

皮膚の血管の増殖によるあざ

受診する科　皮膚科／形成外科

症状と特徴　血管腫は、**単純性血管腫**（805頁）と**いちご状血管腫**（806頁）のふたつが多数を占めます。そのほか、皮膚の表面がかたくなる**被角《ひかく》血管腫**、血管内皮をつくる細胞の増殖による**血管芽細胞《けっかんがさいぼう》腫《しゅ》**、**動静脈《どうじょうみゃく》奇形《きけい》**などもあります。

原因　先天的に皮膚の血管が多いことによるあざです。

治療　被角血管腫ではレーザー照射や手術、血管芽細胞腫では放射線療法、動静脈奇形では手術による治療です。

赤いあざとひと口にいっても治療法が異なるため、専門医による診断が重要になります。

尋常性《じんじょうせい》白斑《はくはん》（しろなまず）

皮膚の色が抜けた感じの白い斑点

受診する科　皮膚科

症状と特徴　白い斑点がからだじゅうにできるもので、斑点は白というより、肌の色が抜けたような感じです。そのできかたと症状によって、症状が全身に及ぶ**非分節型《ひぶんせつがた》白斑**と一定の範囲だけが白くなる**分節型白斑**のふたつに分けられます。非分節型白斑はどの年齢層にもみられますが、分節型白斑は30歳代以降にはほとんどみられません。

非分節型白斑は、前触れもなく直径1㎝ほどの円形の白斑が数個でき、広がります。部位はさまざまですが、服などで締め付けられる場所やすれる場所など刺激のある部位に多くみられます。症状が進むにしたがって白斑は左右対称に分布するようになります。

分節型白斑は、特定の神経の範囲内に症状が出ます。おもにからだの片側に集中して現れ、数か月から2年ほどかけて、その一帯に白斑が広がります。

原因　どちらの型も原因が解明されていませんが、非分節型白斑は免疫異常によって色素細胞が壊れるために、分節型白斑は神経伝達物質によって色素細胞が壊れるために起こると考えられています。

治療　非分節型白斑は、ステロイド薬を塗ったり、紫外線照射などの治療を行います。早期発見、早期治療によってかなりの効果が出ますが、ほとんどの場合は再発しますので、いったん治まっても注意が必要です。

分節型白斑の治療法は現在ありませんが、白斑の出る範囲は限られているため、その部位だけに行う表皮移植手術が試みられることがあります。

老人性色素斑《ろうじんせいしきそはん》

● **加齢による「しみ」**

受診する科 皮膚科

症状と特徴 顔や手など、日光が当たる場所にできるしみです。そばかすのような小さなしみがたくさんあるタイプと、大きなしみが点在するものがあります。

　老人性色素斑はがんになるものではありませんが、似たようなしみがほかの病気の前触れのときもあります。また、色素斑の一部が盛り上がりいぼ状になることもあります。

原因 加齢によるものです。

治療 見た目が気になる場合は、レーザー治療が行われます。

脂肪腫《しぼうしゅ》

● **良性の脂肪のこぶ**

受診する科 皮膚科／形成外科

症状と特徴 脂肪組織が増殖したものです。できる部位はさまざまですが、どれも盛り上がった形状で、やわらかいのは共通です。脂肪腫そのものに痛みはありませんが、場所によっては神経を圧迫し、不快感をともなうこともあります。

治療 良性のものが多いのですが、脂肪腫が神経やほかの臓器などを圧迫して支障をきたしているときや、直径10㎝を超える場合は、手術で取り出して悪性かどうか調べることになります。手術は脂肪腫のある部位や大きさによっては全身麻酔による手術になることもあります。

粉瘤《ふんりゅう》

● **からだにできる良性のしこり**

受診する科 皮膚科／形成外科

症状と特徴 最初は豆粒大のしこりが、時間をかけて大きくなります。しこりの中は袋状で、角質が詰まっています。

　しこり自体は良性ですが、炎症を起こし、腫《は》れて痛むことがあり、破れて膿《うみ》が出てくることがあります。

原因 毛穴の基部の細胞が増殖してできます。詳しい仕組みは不明です。

治療 手術で袋を剥離《はくり》してしこりを取り除きます。細菌が感染し、すでに袋が破けてしまっていると、完治まで時間がかかります。感染が治まった後で切除することが望まれます。

丹毒《たんどく》

● **倦怠感をともなう感染症**

受診する科 皮膚科

症状と特徴 皮膚と皮下脂肪の境目あたりに広がる感染症です。病変部とその周囲の境界線ははっきりしていて、痛み、発熱、頭痛などの症状もあります。

原因 化膿性連《かのうせいれん》鎖《さ》球菌《きゅうきん》に感染して起こります。

治療 安静にして、抗菌薬を内服します。

毛包炎《もうほうえん》

● **毛穴の多い部位にできる赤いぶつぶつ**

受診する科 皮膚科

症状と特徴 皮膚上の毛包部に細菌が感染して起こる皮膚炎です。毛包部に膿《うみ》をもった小さな赤いぶつぶつができ、初めはかゆみも痛みもありません。これが広がると**癤**《せつ》になります。

原因 黄色ブドウ球菌や連鎖球菌などの細菌が感染して起こります。

治療 ぶつぶつが少なければ自然に治ります。痛みがあったり、癤になりそうなときは早めに抗菌薬を服用します。

癤《せつ》／癰《よう》

● 黄色ブドウ球菌による感染症

受診する科 皮膚科

症状と特徴 赤い円錐形《えんすいけい》の盛り上がった病変ができ、先端に膿《うみ》をもちます。最初はかたく、膿がたまるとだんだんやわらかくなります。最後に先端から膿が出てきて、腫《は》れも痛みもひきます。

膿をもったぶつぶつが数個ばらばらにみられるときは癤、ぶつぶつがたくさん集まってみられると癰といいます。

癰になると、うなじや、肩、殿部、太ももなどにでき、痛みも強くなります。

原因 毛穴から黄色ブドウ球菌などの細菌が感染することで、膿をもちます。

治療 抗菌薬を内服します。癰や癤がやわらかくなったら切開し、膿を出します。倦怠感《けんたいかん》など全身症状がひどい場合は安静にし、抗菌薬の注射をします。

疥癬《かいせん》

● ダニによるかゆい皮膚炎

受診する科 皮膚科

症状と特徴 胸、腹、もも、わきの下に小発疹《ほっしん》ができたり、手や指に水ぶくれや数ミリのひも状の発疹ができ、かゆみをともないます。

原因 ダニの一種である疥癬虫が皮膚にすみつき起こる皮膚炎です。人から人へ、布団などの寝具などを介し感染します。

治療 かゆみを鎮めるクロタミトンなどの薬を全身に塗ります。乳幼児、妊婦、授乳中の人、肝臓の悪い人以外は駆虫薬のイベルメクチン（商品名ストロメクトール）の内服もできます。

患者さんと生活をともにする人は治療を受けます。

ステロイドの正しい使い方

■ステロイドとは

ステロイドは**副腎**《ふくじん》**皮質ホルモン剤**ともよばれ、その塗り薬は炎症を鎮める効果が高く、アトピー性皮膚炎などをはじめとする皮膚科の治療になくてはならないものです。全身的な副作用をほとんど考えずに使用できるので重宝されています。

■医師の指導で不安なく使える

患者さんのなかには、効果よりも副作用についての評判を聞いて怖がる人がいますが、塗り薬のステロイドは医師の指導のもと使用していれば、怖いことはありません。

むしろ自己判断で薬をやめたり、以前処方された薬を勝手に使用することのほうが危険です。外用ステロイド薬の基本は、「むやみに恐れず、必要なときにきちんと使う」ことです。

また、ステロイドを使用している箇所に、自己判断でほかの薬を重ね塗りするのはやめましょう。

皮《ひ》膚《ふ》結《けっ》核《かく》

● 結核菌による感染症

受診する科 皮膚科

症状と特徴 結核菌が皮膚に入ったことによる**真性皮膚結核**と、結核菌に対するアレルギーで発疹《ほっしん》が出る**結核疹**《けっかくしん》があります。

◎**真性皮膚結核**　顔や首などに米粒大の赤黄色みを帯びた褐色の発疹ができ、隣り合ったものから融合していくもののほかに、いぼのような赤茶色の病変が手足にできるものなどがあります。リンパ節から皮膚に病変が移動する型もあります。病巣から結核菌が検出されます。

◎**結核疹**　手足に赤い発疹ができ、かさぶたがとれて潰瘍《かいよう》化するもの、すねにできた発疹が徐々に大きくなり、しこりになるものなどがあります。痛みはありません。病変から結核菌は出ません。

原因 結核菌によるものです。

治療 抗結核薬を1年ほど内服します。発疹が出るのはとまりますが、皮膚に跡が残ります。

ハンセン病《びょう》

● らい菌による感染症

受診する科 皮膚科

症状と特徴 感染した部位によって症状が異なりますが、感覚麻《ま》痺《ひ》、神経痛、指が曲がる、顔面の運動麻痺などがみられます。感染部位で**らい菌**が増殖し、黄色や赤みのある発疹《ほっしん》が全身の左右対称に現れるらい腫《しゅ》型、末梢《まっしょう》神経に菌が増殖して赤褐色のあざができる類結核型などに分類されます。

　かつては、らい予防法によって患者さんが不当に差別されていた時期がありました。現在は薬によってすぐに治ること、感染力がそれほどないことがわかり、らい予防法は廃止されています。

原因 らい菌が皮膚接触や粘膜を通して感染します。らい菌は感染力が弱く、感染しても発症することはまれです。

治療 抗菌薬のジアフェニルスルホン、リファンピシン、クロファジミンなどを併用して治療します。入院する必要はありません。

体《たい》部《ぶ》白《はく》癬《せん》（ぜにたむし）

● 皮膚の「みずむし」

受診する科 皮膚科

症状と特徴 **白癬**《はくせん》**菌**が皮膚に付着し繁殖してできた皮膚の病変を体部白癬といいます。まず、小さな膨らみのある発疹《ほっしん》ができ、それが輪の形に周囲に広がっていきます。原因となる菌の種類によって患部の形状が多少異なります。輪の部分は赤みをもち、腫《は》れていることもありますが、内側は異常がないようにみえます。

爪白癬《つめはくせん》、**足白癬**《あしはくせん》、**股部白癬**《こぶはくせん》など、白癬菌で起こるほかの部位の病気とは、治療法が異なります。手の場合、手のひらは**手白癬**《てはくせん》、手の甲は体部白癬です。

　真菌の種類によって中心となる患者さんの年齢層がやや異なりますが、これは老若男女を問わない病気です。

原因 かびの一種である真菌が皮膚に付着し、繁殖することで起こります。

治療 抗真菌薬の塗り薬による治療が行われます。

単純性《たんじゅんせい》疱疹《ほうしん》（ヘルペス）

● ヘルペスウイルスによる感染症

受診する科 皮膚科

症状と特徴 感染する部位やパターンによって**口唇《こうしん》ヘルペス**、**性器ヘルペス**、**単純ヘルペス脳炎**、**カポジ水痘様発疹症《すいとうようほっしんしょう》**（655頁）、**新生児ヘルペスウイルス感染症**などがあります。感染後1週間以内にかゆみや鈍い痛みを感じ、感染部に水ぶくれができます。やがてただれ、かさぶたになります。いったん感染するとウイルスは神経節にすみつき、発熱やストレス、疲労などがきっかけで症状が何度も再発します。

原因 単純ヘルペスウイルス1型、2型の感染によって起こります。

治療 抗ウイルス薬を服用します。症状が重い人は点滴も行います。早期治療が大事です。性器ヘルペスで再発を繰り返す場合はバラシクロビルを継続して内服する性器ヘルペス再発抑制療法を行います。

写真9 口唇ヘルペス

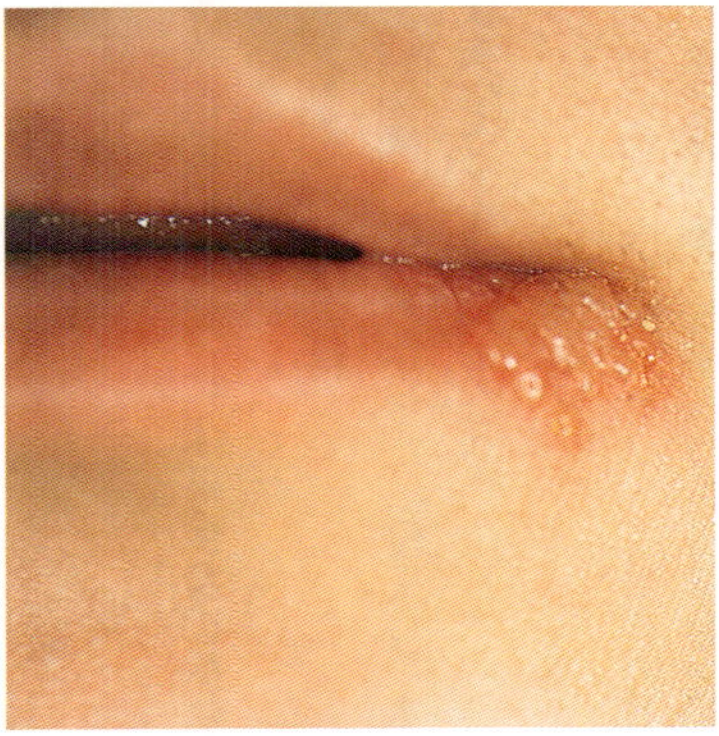

口角に現れた水ぶくれとただれ

皮膚《ひふ》カンジダ症《しょう》

● 常在菌による皮膚病

受診する科 皮膚科

症状と特徴 発症する部位や症状によって、わきの下や股部《こぶ》などのこすれやすい部位が赤くなり、ふやけたり皮膚がはがれかかった状態になる**カンジダ性間擦疹《かんさつしん》**、指と指の間が赤くなりふやけてかゆい**指間カンジダ症**、爪の周りが赤く腫《は》れて痛い**カンジダ性爪炎《そうえん》・爪囲炎《そういえん》**などがあります。

病気で抵抗力のない人や、免疫抑制薬を使用している人では、感染が内臓に及ぶことがありますので、注意が必要です。

原因 もともと口の中や呼吸器にいるカンジダ菌が皮膚上で増殖して起こります。

治療 抗真菌薬の塗り薬を使用します。爪カンジダ症は内服薬も使用します。患部を清潔に乾燥させることが有効で、症状が軽ければそれだけで治ることもあります。

癜風《でんぷう》

● かびによる薄赤い斑点

受診する科 皮膚科

症状と特徴 胴体部分に指の頭大から500円玉大の淡い赤色の斑点《はんてん》がたくさんでき、擦《こす》ると皮膚がぽろぽろはがれます。放置すると斑点が白く変化します。自覚症状はほとんどなく、軽いかゆみを感じる程度です。どちらかというと元気に動き、汗をかく人がかかるといわれます。

原因 真菌の**マラセチア**の増殖によります。本来からだにいる菌ですが、湿気が上がると活動が盛んになります。

治療 抗真菌薬の塗り薬を使用します。1か月以上の長期間の治療が必要です。症状が治まっても、清潔と乾燥を心掛けましょう。

帯状疱疹《たいじょうほうしん》

● 水痘のウイルスによる全身の病気

受診する科 皮膚科

症状と特徴 かつてからだに侵入した**水痘《すいとう》帯状疱疹ウイルス**が再び活性化して起こります。

前触れとして神経痛のような痛みが出ます。数日後、痛んだ場所の神経に沿って帯状に虫刺されに似た発疹《ほっしん》ができます。発疹が頬《ほお》や耳に出たときは顔面の神経麻痺《まひ》が起こることがあり、外陰部に出ると尿が出にくくなることがあります。さらに発疹にともなって頭痛や発熱も現れます。

その後、水ぶくれができ膿《う》んできますが、2、3週間でかさぶたになり、いったん症状は治まったようにみえます。

高齢者や糖尿病をもっている人は、その後も痛みが続くこともありますが、1度かかれば通常2度かかることはまれです。

原因 水痘（812頁）にかかったときのウイルスが感覚神経節に潜んでいて、長い時間をおいて、過労や免疫が低下したときに再び活性化することで起こります。

治療 抗ウイルス薬の内服、点滴などとともに症状に合わせた治療を行います。痛みに対しては消炎鎮痛薬やステロイド薬の内服、痛みがひどいときは神経に麻酔を注入する神経ブロックを行います。皮膚の病変にはワセリンや抗菌薬が使われます。

最初は軽い症状もだんだん悪化してきますので、早めの治療開始が望まれます。通常、皮膚の症状は3週間ほどで治まりますが、痛みだけが長期間持続することがあります。日常生活では、安静にして体力をつけましょう。

写真10 帯状疱疹

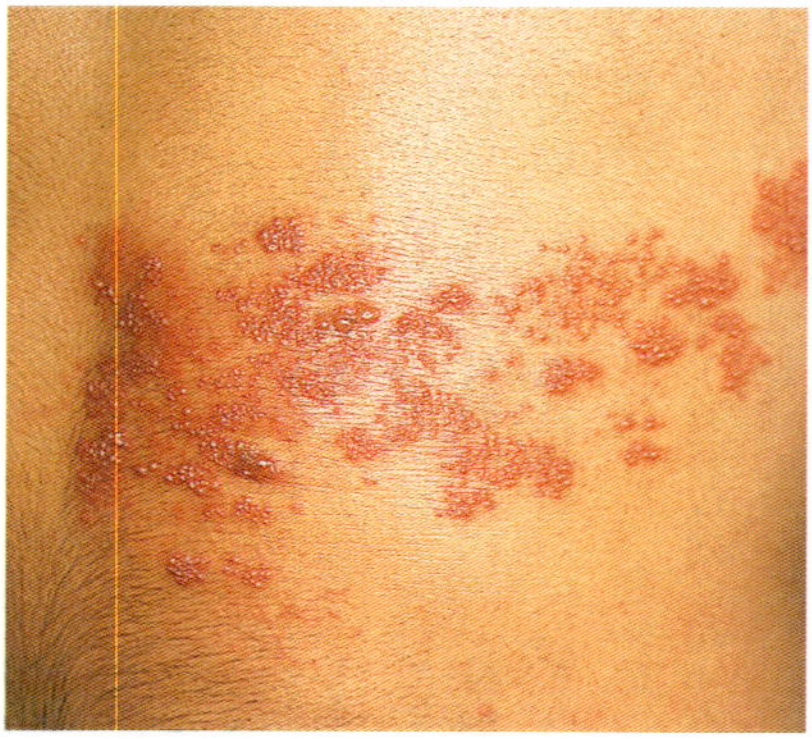

腰の神経に沿って現れた発疹

帯状疱疹《たいじょうほうしん》後《ご》神経痛《しんけいつう》とその治療

■ **帯状疱疹の後も続く症状**

帯状疱疹の発疹が治まっても、神経痛のような痛みが3か月以上も引かないときは**帯状疱疹後神経痛**とよばれ、高齢者に多くみられます。

痛みを和らげるための治療には抗うつ薬の服用、鎮痛内服薬、神経ブロック、レーザー治療などがありますが、長期間継続することが多く、決め手となる治療法がなく、患者さんにはなかなかつらいものです。

■ **日常生活での注意**

高齢者に多いということから、痛みによって行動範囲が狭まり、精神的に落ち込んでしまったり、筋力が衰えるというように、ほかの面で問題が出てくることがあります。

いずれにしても、じっとしていると、痛みに神経を集中させてしまうので、気分転換をしながら、リラックスして過ごすと、症状が和らぐようです。

尋常性疣贅《じんじょうせいゆうぜい》

手足に多く、感染して増えるいぼ

受診する科 皮膚科

症状と特徴 表面がかさかさした直径1cm以内の小さな薄茶色のいぼのことです。いくつかのいぼが集まってひとつの大きないぼになることがあります。

手足の甲や指、爪の周囲や膝《ひざ》によくできます。足の裏にできると歩くときに痛みますが、皮膚からそれほど盛り上がらないため、**うおのめやたこ**と間違われがちです。顔や首にできるときは、高さ2㎜ほどの丸くとがった形になります。

患者さん本人の皮膚の別の場所に感染して増えます。他人にはうつりにくいのですが、可能性はあり、十分に治療すべきです。こどもに多い皮膚病です。

原因 **ヒトパピローマウイルス**によります。

治療 民間療法や自分で削るのではなく、専門医にとってもらうことです。液体窒素で繰り返しいぼを凍らせる凍結療法をはじめ、サリチル酸を貼《は》ってふやかして除いたり、炭酸ガスレーザーなどを使用してとることもあります。

青年性扁平疣贅《せいねんせいへんぺいゆうぜい》

若者に多く増えることもあるいぼ

受診する科 皮膚科

症状と特徴 直径5㎜以下の茶色か肌色のいぼです。上部は平らで、細かいいぼがたくさんできます。時間がたつと患部が赤みを帯び、かゆくなり、自然にとれることが多いようです。しかし、自分でとろうと刺激を与えると、かえっていぼが増えて悪化します。

青年の顔や手に多くみられ、にきびと間違われますが、まったく別のものです。こどもや老人などほかの年代にもみられます。

原因 **ヒトパピローマウイルス**によるいぼです。尋常性疣贅《じんじょうせいゆうぜい》とはウイルスの型が違うので、症状が異なります。

治療 自然にとれるまで待てない場合は、液体窒素で繰り返しいぼを凍らせてとります。そのほか免疫力を強める治療をしたり、炭酸ガスレーザーなどを使用してとることもあります。

老人性疣贅《ろうじんせいゆうぜい》（老人性《ろうじんせい》のいぼ）

中年以降にみられる褐色のいぼ

受診する科 皮膚科

症状と特徴 顔や胴の部分にできる直径1cmほどの、褐色のいぼです。いぼの部分とふつうの皮膚の境目ははっきりしています。表面がかたいものとやわらかいものがあります。すべて良性です。

原因 皮膚の老化や紫外線が原因で、皮膚の細胞が増殖していぼ状に隆起しますが、詳しい仕組みはまだわかっていません。

治療 液体窒素を使う凍結療法でいぼをとります。いぼが小さければ1回の治療後10日くらいでとれます。大きいものだと何度か治療を繰り返す必要があります。直接手術でとることもあります。基本的には良性の腫瘍ですが、このいぼがかゆみをともなって急にたくさんできる場合は、内臓のがんが合併していることがありますので注意が必要です。

汗疹《かんしん》（あせも）

● 蒸れと熱が原因の赤い発疹

受診する科 皮膚科

症状と特徴 首や腹、背中、わきの下など汗の出る部位にできる発疹《ほっしん》で、赤い小さな水ぶくれを含み、かゆみもあります。汗腺《かんせん》の活動が活発な乳幼児に多くみられます。

原因 暑さと湿度で、体温調節にはたらくエクリン腺の出口が詰まって起こります。

治療 病変部を清潔にし、必要ならステロイド薬を塗ります。ふだんから肌をさらさらの状態に保つことが予防にも治療にも効果的です。

化膿性汗腺炎《かのうせいかんせんえん》

● 汗腺にできるおでき

受診する科 皮膚科

症状と特徴 わきの下や外陰部、肛門《こうもん》の周囲、乳房などに、膿《うみ》を含む、痛みのある赤いおできができます。おできが1個だけのときと、いくつか集まるときがあります。腫《は》れはそれほどひどくありません。急性の症状は皮膚が破れ、膿が出ると治ります。慢性になると膿瘍《のうよう》どうしがつながってしまい、治りにくくなります。

原因 汗腺が化膿《かのう》することで起こります。

治療 抗菌薬を内服します。治りにくい場合は病変部を切除します。

わきが（腋臭症《えきしゅうしょう》）

● わきの下の不快なにおいの汗

受診する科 皮膚科

症状と特徴 わきの下のくさい汗をわきがといいます。くさくないのに必要以上ににおいを気にする心因性の場合もあります。

原因 皮膚表面にある細菌が汗と混じることで特有のにおいを発します。

治療 制汗剤などで抑えられない場合は、汗腺《かんせん》を切り取る手術をすることもあります。

多汗症《たかんしょう》

● 汗をよくかく症状

受診する科 皮膚科

症状と特徴 部位によって**全身性多汗症**と**局所性多汗症**があります。局所性は手のひら、足の裏、額から大量の汗が出ます。

原因 暑さや緊張によるほか、高熱やバセドウ病、糖尿病の患者さんにみられます。

治療 まずはその原因を探ります。抗不安薬の服用、制汗剤などである程度抑えることができます。あまり気になる場合は、わきの下の交感神経を切ることもあります。

無汗症《むかんしょう》

● 汗腺の異常で汗が出ない

受診する科 皮膚科

症状と特徴 からだの一部から汗が出ない場合と全身の場合があります。後者は炎天下やスポーツ時に体温が上昇し、頭痛や倦《けん》怠感《たいかん》が起こり、熱中症の危険があります。

原因 体温調節にはたらくエクリン腺《せん》かエクリン腺につながる神経の異常で汗が出なくなります。先天性の場合と、神経の病気による後天性があります。

治療 先天性の場合治療法はありません。後天性の場合は原因を探して治療します。

日本紅斑熱《にほんこうはんねつ》

● 日本特有のリケッチア感染症

受診する科 内科／小児科

症状と特徴 発熱、発疹《ほっしん》、マダニの刺し口の3つが特徴です。約10日後に頭痛や発熱、だるさや筋肉痛などが現れます。

原因 **日本紅斑熱リケッチア**に感染したマダニに刺されることで感染します。

治療 テトラサイクリン系の抗菌薬による治療を行います。

ロッキー山紅斑熱《さんこうはんねつ》

● 北米・中米・南米のリケッチア感染症

受診する科 内科／小児科

症状と特徴 感染後数日から2週間で頭痛や関節痛などが突然現れ、後に全身の発疹《ほっしん》や高熱が起こり、熱は2～3週間続きます。治療しないと1～2割が死に至ります。

原因 **ロッキー山紅斑熱リケッチア**に感染したマダニに刺されて感染します。

治療 抗菌薬による治療を行いますが、早期の治療が重要です。

サル痘《とう》

● アフリカ由来のげっ歯類から感染

受診する科 内科／小児科

症状と特徴 発熱や発痘《はっとう》が現れます。

原因 サル痘ウイルスを保持するアフリカ由来のげっ歯類に接触することで感染します。人間から人間へも感染します。

治療 治療法がないので対症療法を行い、自然治癒を待ちます。

ライム病《びょう》

● 欧米高緯度地域で発生する感染症

受診する科 内科／小児科

症状と特徴 感染後1か月以内に大きな赤い斑点《はんてん》、発熱や関節痛などが現れ、治療しないと数か月から数年後に不整脈、神経症状、関節炎などが現れることもあります。

原因 ライム病ボレリアに感染したマダニに刺され続けることで感染します。

治療 抗菌薬による治療を行います。

天然痘《てんねんとう》

天然痘は**天然痘ウイルス**が引き起こす、人間のみが感染、発症する病気です。天然痘ワクチンが開発されてから患者数が着実に減少し続け、世界保健機関（WH《ダブルエイチ》O《オー》）が1980（昭和55）年に天然痘の根絶を宣言、ワクチンの廃止を勧奨するに至りました。日本国内での独自発生例は、1955年以降ありません。

■天然痘で起こる症状

天然痘は、飛沫《ひまつ》感染や接触感染によって感染します。感染後2週間程度たってから40℃前後の高熱、頭痛や激しい腹痛などの症状が現れ始めます。その数日後には熱はやや治まりますが、顔や腕などに赤い斑点《はんてん》が現れ、全身に広がっていきます。その後再び高熱が出て、多くの場合が2週間程度で死に至ります。空気感染による感染性、感染後の致死性ともにひじょうに高いため、国をも滅ぼす死の病として世界中の人々から恐れられていました。

がん

がんとは

●長寿化で2人に1人がかかる一般的な病気

がんとは、からだの一部の細胞が無制限に増殖して組織の秩序を乱し、周囲の正常な細胞に悪影響を与え、他の部位にも転移するものです。**悪性腫瘍**、または**悪性新生物**ともいいます。からだを構成している細胞の多くは、生涯の間に再生を繰り返していますが、再生しそこなったミスコピーががん細胞になります。歳《とし》を重ねると細胞の再生能力が衰えてミスコピーをつくりやすくなるので、高齢になるとがんは多くなります。

◎がんの原因

細胞のミスコピーを引き起こす外的刺激としては、たばこがよく知られています。実際、がんの原因の30％がたばこで、食事と肥満も30％のがんの原因になっています。そのほか、運動不足、ウイルス（肝炎ウイルスによる肝がん、ヒトパピローマウイルスによる子宮頸《けい》がんなど）や細菌感染（ピロリ菌による胃がんなど）が原因として知られています。つまり、禁煙、食生活の改善、適度な運動、感染を防ぐことなどで「なりにくくする」ことができるのです。

◎がんの分類

がん（広い意味での）にはいくつかの分類の方法がありますが、どこから発生したかによって大きく2つに分けられます。臓器の表面を構成する上皮細胞からできるがんを癌《がん》（狭い意味での）、筋肉・骨・血液などの非上皮細胞からできるがんを肉腫《にくしゅ》とよびます。肺、胃、大腸などの上皮細胞は空気や食事などのからだの外からの刺激を直接受けるのでがんになりやすいのですが、筋肉・骨・血液は外からの刺激を直接受けませんので肉腫は癌より少ないのです。

癌でいちばん多い組織型は、胃、大腸、肝臓、乳房、肺、前立腺《ぜんりつせん》などの分泌液を出す腺上皮にできる**腺癌**で、次に多いのが口やのど、食道、肺などに多い**扁平上皮《へんぺいじょうひ》癌**です。そのほか、膀胱《ぼうこう》などに多い**移行上皮癌**、肺などにみられる**大細胞癌**、**小細胞癌**、悪性度が高いことが多い**未分化癌**などがあります。

◎がんの進行度

がんの進行度は、原発腫瘍（がんが発生した場所の腫瘍）の大きさと浸潤度《しんじゅんど》、リンパ節転移の程度、他の臓器への転移があるかで分類され、0《ゼロ》期、Ⅰ期、Ⅱ期、Ⅲ期、Ⅳ期に大別されます。0期は**非浸潤がん**で、手術で取り除けばほぼ完全に治ります。原発腫瘍が比較的小さく、リンパ節の転移がないか、あっても少数のⅠ期、Ⅱ期を**早期がん**といい、治りやすいがんです。Ⅲ期は原発腫瘍が比較的大きく、リンパ節の転移が多いもの、Ⅳ期は他の臓器への転移があるものなどで、さまざまな治療法を組み合わせて根気よく治療する必要があります。

◎がんの治療法

がんは治ることのほうが多い病気になっています。がんの3大治療法は、手術、放射線療法、薬物療法（化学療法）です。このうち、手術と放射線療法はがんがある部分だけ治療する局所治療、薬物療法はからだ中を治療する全身治療です。胃がん、大腸がんなどの早期がんは手術だけで治すことが多く、喉頭《こうとう》の早期がんなどは機能と形態を損なわないために放射線療法で治療することが一般的です。進行がんでは薬物療法の役割が大きくなります。

悪性脳腫瘍《あくせいのうしゅよう》

●進行が速く、生命にかかわる

受診する科　脳神経外科

症状と特徴　悪性脳腫瘍は良性の脳腫瘍と異なり、進行は速く、月単位、ときには週単位で増大します。腫瘍によって頭蓋内圧《ずがいないあつ》が高まるために起こる**頭痛・頭重、吐き気・嘔吐《おうと》**が基本的な症状です。

頭痛は明け方に起こり、夕方には軽減するのが特徴で、嘔吐は、突然、噴水のように吐き上げます。そのほか、痙攣《けいれん》、ものが二重に見える複視《ふくし》や耳鳴り、めまいなどがみられ、頭蓋内圧が異常に高くなると呼吸障害や意識障害が生じることもあります。

また、腫瘍の発生部分のはたらきが阻害されると、いろいろな症状が生じます（**脳局所症状**）。悪性脳腫瘍には、脳から発生した原発性のものと、肺や大腸などから飛び火した転移性のものとがあります。

治療　手術による腫瘍摘出だけで治療が完了するケースは少なく、放射線療法や化学療法、免疫療法などを併用しながら治療します。近年治療成績は向上しています。

脊髄腫瘍《せきずいしゅよう》

●手術後のリハビリテーションが大切

受診する科　脳神経外科

症状と特徴　脊髄から出る細い神経の根元や脊髄を包む硬膜、脊髄に発生する腫瘍で、**硬膜外腫瘍**、**硬膜内髄外腫瘍**、**髄内腫瘍**に分類されます。脊椎や脊髄に発生する**原発性脊髄腫瘍**と、肺などから転移してきた**転移性脊髄腫瘍**があります。

腫瘍周辺には圧痛があり、腫瘍に脊髄の神経が圧迫されて背中や首が痛みます。一方、手足の感覚鈍麻などの感覚障害、筋力低下、筋萎縮《きんいしゅく》などによる運動障害や麻痺《まひ》が生じ、排泄《はいせつ》障害なども起こります。

治療　外科手術または内視鏡手術によって脊髄の腫瘍を切除するか、同時に、放射線療法や抗がん剤を併用して治療します。治療後は後遺症が残らないように、早くにリハビリテーションを行い手足の麻痺を改善し、排泄のトレーニングを行います。

神経芽細胞腫《しんけいがさいぼうしゅ》

●白血病に次いで多いこどものがん

受診する科　小児科／小児外科／小児神経科

症状と特徴　腹部や縦隔などにできる腫瘍で、症状は最初にできた部位や転移するかどうかによって異なります。うち90％はアドレナリンなどのホルモンを産生し、脈が速くなったり、不安感を引き起こして不機嫌になったりします。初期には特有の症状はなく、食欲低下、不機嫌、発熱などがみられます。進行するとおなかが大きくなり、正中線（からだを左右に分ける中心線）を越えて表面がでこぼこしたしこりに触れます。顔が腫《は》れる、眼球が飛び出す、頻尿《ひんにょう》、下半身の麻痺《まひ》などが現れるようになります。

5歳以下に多く発症します。乳児期に診

断されるものは悪性度が低く、とくに乳児期早期の腫瘍は自然に小さくなります。一方、1歳以降に発症した場合には、進行が速く、さまざまな部位に転移しやすいのが特徴です。

治療 悪性度により、腫瘍摘出のほか、抗がん剤治療と放射線療法、造血幹細胞移植（骨髄移植や末梢《まっしょう》血幹細胞移植）を組み合わせます。

網膜芽細胞腫《もうまくがさいぼうしゅ》

●白く目が光る、網膜のがん

受診する科 小児科／小児神経科／眼科

症状と特徴 瞳《ひとみ》が猫のように白く光って見える白色瞳孔《どうこう》が大きな特徴です。症状を訴えることができない3歳ごろまで（両眼性で1歳未満、片眼性で2歳ごろ）の乳幼児に多く起こり、家族が白色瞳孔に気づいたり、健康診断時に発見されることがほとんどです。そのほかに、斜視、視力の低下、目の充血、まぶたの腫《は》れなどもみられます。

原因 眼底にある網膜にできる悪性腫瘍《あくせいしゅよう》です。両目に起こる場合は遺伝的要素が高く、片方の目だけに起こる場合は一部を除き遺伝子の突然変異が原因と考えられています。遺伝子診断ができます。

治療 軽度の場合は、レーザー治療、冷凍凝固や放射線療法（放射線照射、小線源治療）、抗がん剤による化学療法などを併用して治療します。重症のケースでは、手術で眼球を摘出しなくてはならない場合もあります。早期では治療効果が高く、転移も少ないため、早期発見・治療が重要です。

鼻《はな》のがん

●初期にはほとんど症状がない

受診する科 耳鼻咽喉科

症状と特徴 鼻のがんには鼻腔《びくう》に発生する**鼻腔がん**と、副鼻腔に発生する**副鼻腔がん**があります。副鼻腔がんのうちもっとも頻度の高い鼻のがんは**上顎洞がん**で、全体の90％を占めます。

初期には自覚症状がほとんどありません。進行すると、鼻閉（鼻詰まり）や鼻をかんだときにみられる鼻出血などが起こります。がんの進行する方向によって、歯痛、歯のぐらつき、頰《ほお》の腫《は》れ、目の突出、ものが二重に見えるなどの症状も現れます。

原因 慢性副鼻腔炎、喫煙などが原因として考えられています。

治療 外科手術や化学療法、放射線療法の三者併用療法が一般的です。高額ですが、高エネルギーの放射線を用いる陽子線療法も一部施設で行われています。

咽頭《いんとう》がん

●鼻や耳に症状が現れることも

受診する科 耳鼻咽喉科

症状と特徴 咽頭がんは部位によって、**上咽頭がん**、**中咽頭がん**、**下咽頭がん**に分類されます。初期症状として、耳が詰まったような感じや聞こえにくさ、鼻出血、鼻が詰まる感じなどがみられます。50歳以上の喫煙歴のある男性に多く発症します。

原因 喫煙と飲酒が大きな原因として指摘されています。

上咽頭《じょういんとう》がん

症状と特徴 上咽頭とは、鼻腔《びくう》の突き当たりにあり、口を開けたときに見える口蓋垂《こうがいすい》（のどちんこ）、口蓋扁桃《こうがいへんとう》の上後方の部位を指します。

上咽頭にがんが充満し、後鼻腔《こうびくう》をふさぐと、鼻水やいびき、鼻閉（鼻詰まり）、鼻出血などが起こります。がんが耳管《じかん》の開口部を圧迫すると、耳管の狭窄《きょうさく》や**滲出性中耳**《しんしゅつせいちゅうじ》**炎**《えん》（322頁）を起こし、耳が詰まったような感じや難聴（多くの場合は片側のみに起こる）などの症状が出ます。

頭蓋骨《ずがいこつ》にがんが広がった場合は、外転神経麻《ま》痺《ひ》をはじめとする神経麻痺を起こし、ものが二重に見えたりします。

リンパ節転移を起こしやすく、他臓器への転移は肺、骨、肝臓がもっとも多い部位となります。

原因 EBウイルス、中国や東南アジアの伝統食である塩蔵魚の摂取、ホルムアルデヒドの取り扱い作業は、上咽頭がんの危険因子として確立しています。

治療 上咽頭がんの治療は、放射線治療が中心となります。手術が極めて難しい部位であること、上咽頭のがんが放射線に感受性が強いことなどがその理由です。

抗がん剤による化学療法は、放射線療法の前に使われたり、放射線療法との併用、補助として使われます。

中咽頭《ちゅういんとう》がん

症状と特徴 中咽頭は、口を大きく開けたときに見える部分を指します。口蓋垂《こうがいすい》（のどちんこ）、上顎《あご》の軟口蓋《なんこうがい》、口蓋扁桃《こうがいへんとう》、口の突き当たりの壁である後壁、舌根《ぜっこん》などが含まれます。

中咽頭がんには、扁平上皮《へんぺいじょうひ》がん、粘膜下にある付属腺《せん》から発生する腺がんなどがありますが、もっとも多いのは、扁平上皮がんです。

初期の症状は、ものを飲み込むとき（嚥《えん》下《げ》時）の違和感、しみる感じ、のどの痛み、しゃべりにくさです。症状がまったく出ないこともあります。

進行すると、強い痛みや出血、開口障害、嚥下障害、呼吸困難がみられます。

治療 切除手術あるいは放射線療法が第一に行われます。高い頻度で転移するため、このとき頸部《けいぶ》リンパ節も郭清《かくせい》します。

放射線療法のみで治療を行うのは、比較的早期のケースが対象になります。

抗がん剤による化学療法は、通常の中咽頭がんに単独で使われることはありません。

下咽頭《かいんとう》がん

症状と特徴 下咽頭はのどのいちばん底の部分、中咽頭と食道の境界に当ります。

多くは男性に発症します。自覚症状としては、飲み込むときの異物感、焼けるような嚥下《えんげ》時の痛み、耳の痛み、嗄声《させい》（声がれ）、血痰《けったん》、呼吸困難、喘鳴《ぜいめい》（ゼーゼー、ヒューヒューなどの呼吸音がする）などの症状があります。まったく症状の出ないこともあります。

重複がんが多いのも特徴で、食道、胃、肺などに転移ではない、がんが発見されることがあります。

原因 飲酒と喫煙のほかに、女性の場合は貧血との関係があります。

治療 外科手術、放射線療法、抗がん剤を組み合わせます。

重複がん、頸部《けいぶ》リンパ節への転移、他臓器への転移の有無や、年齢、進行具合によって方法が異なります。

喉頭《こうとう》がん

● 全摘出すると発声が困難に

受診する科 耳鼻咽喉科

症状と特徴 喉頭は上から喉頭蓋《こうとうがい》、仮声帯《かせいたい》、喉頭室《こうとうしつ》、声帯、声門下腔《かくう》に分けられます。これらに発症するがんを総称して喉頭がんといいます。ほとんどが**扁平上皮《へんぺいじょうひ》がん**です。

部位別の発症頻度は、声帯に発生するがんが60～65%、**声門上がん**が30～35%、**声門下がん**は1～2%です。

症状は、嗄声《させい》（声がれ）です。そのうち痰《たん》に血が混じったり呼吸困難が起こります。

声門上がんでは、いがらっぽさ、異物感、嗄声、呼吸困難が現れます。リンパ節転移も高い頻度でみられます。

原因 明らかなことはわかっていませんが、飲酒や喫煙による継続的な喉頭粘膜への刺激は、原因のひとつとみられています。

治療 早期がんには放射線療法、レーザー切除、喉頭部分切除を行いますが、再発例や進行がんには全摘出を行います。近年、なるべく全摘出を避ける方向にあります。

唾液腺《だえきせん》がん

● 耳下腺がんが60～70%を占める

受診する科 耳鼻咽喉科

症状と特徴 唾液は、おもに耳下腺《じかせん》、顎下《がっか》腺《せん》、舌下腺《ぜっかせん》などの大唾液腺でつくられています。これらの部位に発症するがんを唾液腺がんといいます。いずれの部位のがんも、頸部《けいぶ》リンパ節の腫《は》れ、耳、頬《ほお》、顎《あご》、唇、口内のしこりがみられます。

耳下腺がんは無痛のことがほとんどですが、痛みがあることもあり、顔面神経麻痺《まひ》や開口障害が現れます。

顎下腺がんは、顎下が腫《は》れてきます。**舌下腺がん**は、口腔底《こうくうてい》（口の中の床の部分）や、おとがい下部（下顎の真ん中の部分）が腫れます。

原因 原因は不明ですが、放射線曝露《ばくろ》が原因のひとつとして疑われています。

治療 耳下腺がん、顎下腺がんは腺や腺の周囲のリンパ節を、舌下腺がんは口腔底粘膜、舌、顎の骨の一部を切除します。術後しばしば放射線療法を行います。

人工喉頭《じんこうこうとう》

■ 発声のための器具

喉頭摘出により声が出せなくなった人のために、発声を補助する**人工喉頭**があり、**笛式人工喉頭（タピア式人工喉頭）**と**電気式人工喉頭**があります。

笛式人工喉頭は首の気管口に振動膜のついたチューブを当て、息で吹き鳴らして音を出します。この音をチューブで口《こう》腔《くう》に響かせて会話をします。この方法では練習の必要がありません。

電気式人工喉頭は小型のマイクのような形をした器具です。のどに当て、発声するように口を動かすと、電気でバイブレーターが振動して声が出ます。熟練すると楽に発声できますが、ことばがややはっきりしないことと、ブザー音がうるさいという欠点があります。

より自然な音声が出せるものや、声の高さを選べるものなども出てきています。器具を用いた気管・食道シャント造設による発声法も行われています。

口腔《こうくう》がん

義歯やむし歯も原因になる

受診する科 歯科口腔外科／耳鼻咽喉科

症状と特徴 舌の前側3分の2に生じたがんを**舌がん**とよび、その後ろ側にあたる舌《ぜっ》根《こん》に生じるがんは**舌根がん**とよびます。舌がんは口腔がんのなかでもっとも頻度が高く、約50%を占めます。

また、舌がんの85～90%は舌の側縁にできます。

初期には舌が動かしにくくなり、口内炎を繰り返し、舌にただれやしこり（腫瘤《しゅりゅう》）のようなものができます。しこりには、白《はく》斑《はん》（白板《はくばん》）や紅斑状、乳頭状、肉芽《にくげ》状などがあります。

進行すると腫瘤が大きくなって潰瘍《かいよう》ができ、舌痛、舌運動障害、嚥下《えんげ》障害などを引き起こします。顎下《がっか》リンパ節など、頸部《けいぶ》リンパ節への転移もしばしばみられます。

原因 明らかではありませんが、喫煙や飲酒、義歯やむし歯、歯の噛《か》み合わせの不良によって、長期にわたり舌が刺激や損傷を受けることが原因と考えられています。

治療 腫瘍が4cm以下のときは、舌の部分切除、レーザー切除が行われます。

がんが深部に広がっているものは、半側切除とともに舌の再建手術を行います。予防的にリンパ節の郭清《かくせい》（切除）も行います。

4cm以上の腫瘍や、舌の深い部分（深層筋肉）などに広がっている場合は、舌の拡大切除（半切、亜全摘、全摘）が行われるとともに、舌の再建を行います。

そのほか、放射線療法と抗がん剤の併用療法や強度変調放射線療法（IMRT《アイエムアールティー》）なども行われています。

歯肉《しにく》がん

歯周病に似た症状から始まる

受診する科 歯科口腔外科／耳鼻咽喉科

症状と特徴 歯肉にできるがんです。50歳代以上の男性に多く、日本では年間2000人ほどに発症します。

下顎《かがく》の臼歯《きゅうし》部にできることが多く、しばしば顎骨に広がり、顎骨を破壊します。

初期の症状は**歯周病**（345頁）に似て、歯肉が腫《は》れて、出血や痛みが起こり、歯がぐらつくようになって、歯が抜け落ちることもあります。

腫瘍《しゅよう》が顎骨内に深く広がると、三叉《さんさ》神経痛のような痛みや、感覚鈍麻が起こり、病的骨折がみられることもあります。

腫瘍が顔面へ広がると顔面の腫れがみられ、腫瘍が顎骨周囲の筋肉やのどのほうへ広がると開口障害や嚥下《えんげ》障害（飲み込みにくい）がみられます。

歯肉がんは転移することがあり、顎下リンパ節や上深頸《じょうしんけい》リンパ節、頸動脈リンパ節などへの転移が多くみられます。

原因 明らかではありませんが、飲酒と喫煙、むし歯、不適合補綴物《ほてつぶつ》（合っていない歯の詰め物）、噛《か》み合せの不良などが原因とされています。**白板症《はくばんしょう》**（唇や口腔《こうくう》粘膜、陰部などの一部が白くなる前がん症状）との関与も疑われています。

治療 上顎に発症した場合は上顎骨の切除が、下顎に発症した場合は下顎骨の切除が行われます。

症状により、放射線療法や化学療法などの併用療法も行われます。

甲状腺《こうじょうせん》悪性《あくせい》腫瘍《しゅよう》

●のど元のしこりで気づく

受診する科　内分泌外科

症状と特徴　もっとも多い症状は首のしこりです。甲状腺機能（ホルモン）には異常はみられません。男性よりも女性に多い病気です。

乳頭がん、**濾胞《ろほう》がん**、**髄様《ずいよう》がん**、**未分化がん**、**リンパ腫**に大別され、これらのうち乳頭がんがもっとも多く、濾胞がんは多くありません。

ほかの悪性腫瘍はまれですが、悪性度の高い未分化がんは高齢者で発生率が高くなります。髄様がんは家族性（遺伝性）に発生することがあります。

症状はがんの種類によって異なり、甲状腺悪性腫瘍の8割以上を占める乳頭がんは、進行すると息苦しさや声のかすれが現れ、周囲のリンパ節へ転移します。

濾胞がんは全体の5％と少ないのですが、首のしこりは良性腫瘍との区別がつきにくいことがあります。進行すると肺や骨に転移します。

未分化がんやリンパ腫は首のしこりが急激に大きくなるのが特徴で、食べ物が飲み込みにくくなったり、呼吸困難が起こることもあります。なかでも未分化がんは悪性度が高く、転移は周囲のリンパ節に限らず、全身の器官にまで及びます。

甲状腺にできるリンパ腫は**慢性甲状腺炎**（366頁）をともなっていることが多く、おもな症状は甲状腺の急速な腫《は》れと頸部《けいぶ》の圧迫です。

原因　放射線被曝《ひばく》によって甲状腺にがんの発生が高まることが知られています。また、家族性髄様がんは遺伝子異常で発生します。その他の原因はわかっていません。

治療　外科治療（手術）が基本ですが、腫瘍の特徴を見極めて放射線による内照射（放射性ヨード内服）治療や内科的治療（甲状腺ホルモン剤による下垂体からの甲状腺刺激ホルモン抑制療法）を行います。

転移が認められる場合は、放射線による内照射治療を行いますが、妊娠中や授乳中の女性には行えません。

未分化がんでは急速な進行のため外科手術が困難なことも多く、強力な放射線治療や抗がん剤治療が必要になってきます。リンパ腫は抗がん剤治療が基本です。

副甲状腺《ふくこうじょうせん》がん

●きわめてまれながん

受診する科　内分泌外科

症状と特徴　副甲状腺にできる腫瘍《しゅよう》のうち、悪性のものを指します。良性腫瘍に比べると発生はごくまれです。

副甲状腺腫瘍は副甲状腺ホルモンを過剰に分泌することが多いため**副甲状腺《ふくこうじょうせん》機能亢《きのうこう》進症《しんしょう》**を起こしますが、副甲状腺がんではこの症状の程度がひじょうに強いことが特徴です。血液中のカルシウム濃度がひじょうに高くなり（高カルシウム血症）、口の渇きや多尿、食欲不振、吐き気、不整脈、ときに意識障害などの症状が現れます。

進行すると肺や骨に転移します。

原因　一部では遺伝子異常が関与していると考えられていますが、多くは不明です。

治療　がん病巣だけでなく、隣り合う甲状腺やリンパ節も含めて手術で摘出します。

肺《はい》がん

● 日本人の死亡率第1位の疾患

受診する科 外科／内科／呼吸器科／呼吸器外科

症状と特徴 おもな症状は、咳《せき》や痰《たん》、血痰、胸部痛、背部痛、呼吸困難ですが、病状がかなり進行するまで自覚症状がほとんどないことも少なくありません。患者さんの半数は、病状が進行し、症状が出てから発見されるため、効果的な治療が期待できず、よい経過が望めないのが実情です。

図1　肺がんの好発部位

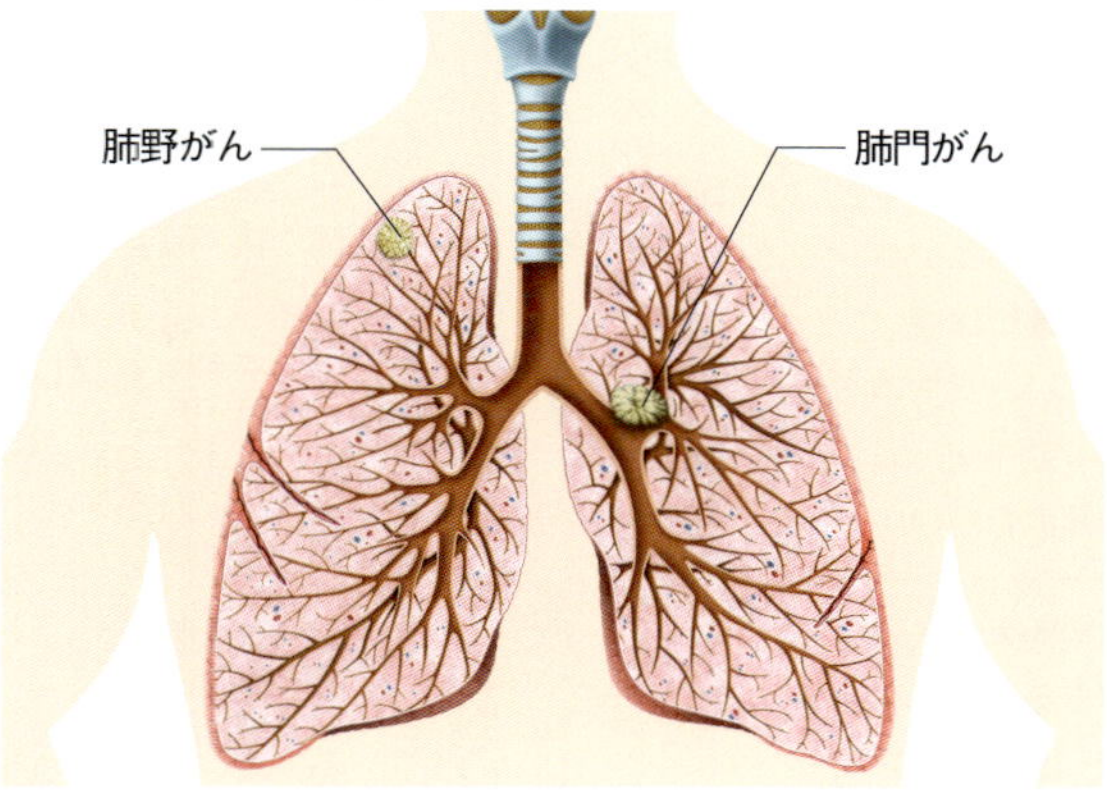

肺がんの発生部位はひじょうに範囲が広く、発生部位によって、**肺門がん**と**肺野《はいや》がん**に分かれます。肺門部は気管から左右の気管支に分かれる中枢部分で、肺野部は、細く枝分かれする気管支から先端の肺胞までの部分をいいます。肺門がんは、早期から自覚症状が出やすく、胸部X線検査では発見されにくい、逆に、肺野がんは早期は無症状のことが多く、胸部X線検査で発見されやすいという特徴があります。

また肺がんは、がん細胞の種類によって、**非小細胞がん**（腺《せん》がん、扁平上皮《へんぺいじょうひ》がん、大細胞がん）と**小細胞がん**のふたつに分類されます。扁平上皮がん、小細胞がんは肺門部にできやすく、腺がん、大細胞がんは肺野部にできやすいのが特徴です。

肺がんは、日本人のがんの死亡率第1位で、ひじょうに高い死亡率を示す病気です。とくに男性に多く、40歳以降の中高年からの発症が圧倒的に多くみられます。

原因 現在のところ、はっきりとした原因はわかっていませんが、喫煙が大きく関係し、最大の危険因子であることは各種調査によって判明しています。

また、腺がんなどは非喫煙者にも多く発症していることなどから、排ガスなどによる大気汚染や、粉塵《ふんじん》の多い場所などで長期間従事する職業汚染なども、肺がんの発症に大きく影響すると考えられています。

治療 どの病気でも同じですが、良好な経過をたどるためには、とくに肺がんの場合は早期発見・治療が何より大切です。

肺がんの治療方法は、肺の病巣部分を切除する手術療法が基本となりますが、患者さんや病巣の状態、進行度によって、抗がん剤による化学療法、放射線療法などが併用されて行われます。

最近では気管支鏡を使用し、特定波長の低出力レーザー光線でがん細胞を攻撃する光線力学的治療や、胸腔鏡《きょうくうきょう》によるがん切除手術など、大きく開胸しない治療法も行われています。ただし、小細胞肺がんは転移しやすく、手術での切除が難しいため、化学療法と放射線療法を併用します。

小細胞肺《しょうさいぼうはい》がん

症状と特徴 咳《せき》、息切れ、血痰《けったん》、胸部痛などがおもな症状で、それらがなかなか治まらず、異常な体重減少、疲労感がみられる場合は、危険サインといえます。

肺門部に比較的多く発生し、がん細胞の増殖力がひじょうに強く、進行速度や転移が速いのが特徴です。進行してから発見されることがほとんどで、肺がんのなかでもっとも危険度の高いがんといえます。

原因 はっきりした原因はわかっていませんが、喫煙と大きな関係があり、喫煙歴のある中高年の男性に多く発症しています。

治療 小細胞肺がんは、進行が速く、転移しやすい反面、抗がん剤による化学療法や放射線療法は肺がんのなかでもっとも効きやすいがんです。手術での切除は、初期の一部を除いて難しく、ほとんど行われません。進行すると、いかに早く化学療法と放射線療法を併用した治療を開始するかが、大きなポイントとなります。

表1　おもな肺がんの分類

分類		好発部位	発生頻度	特徴
非小細胞がん	腺がん	肺野	約45%	日本人にもっとも多い肺野部のがん。進行は遅いが転移しやすい。女性の肺がんの約7割を占め、非喫煙者の発症も多い。
非小細胞がん	扁平上皮がん	肺門 肺野	約35%	肺野部の比較的太い気管支によくできるがん。早期に症状が出現しやすい。とくに男性に多く、喫煙との関連性が高い。
非小細胞がん	大細胞がん	肺野	約5%	気管支末梢部に好発し、がん細胞が大きいことが特徴。比較的成長速度が速く、転移しやすいが、発生割合は少ない。
小細胞がん		肺門 肺野	約15%	肺門部にできやすく、進行速度や転移が速い。肺がんのなかでもっとも危険ながん。喫煙者の男性に多くみられる。

胸膜中皮腫《きょうまくちゅうひしゅ》

●石綿が原因で悪性腫瘍が発生

受診する科 外科／内科／呼吸器科

症状と特徴 胸部の鈍痛、動作時の呼吸困難がおもな症状です。

胸膜の内面を覆っている中皮細胞から発生する、悪性の腫瘍《しゅよう》をいいます。

原因 胸膜中皮腫は、石綿《いしわた》（アスベスト）に関係する仕事をしている人に多発しています。石綿を吸い始めてから20～40年経過してから発症することがほとんどです。

1960年代から80年代にかけて、石綿が広い範囲で大量に使用されたことから、近年になって発症数、死亡数が増加し、大きな問題となっています。

治療 胸膜と肺、横隔膜を一部摘出して、再建を行う胸膜肺全摘術に、抗がん剤による化学療法、放射線療法を加えた治療を行います。少し前までは有効な薬がなく、化学療法は効果がないといわれていましたが、胸膜中皮腫治療用の薬が登場し、一定の効果を上げています。

乳《にゅう》がん

● 乳房にかたいしこりができる

受診する科 乳腺外科／外科

症状と特徴 乳房にできる悪性腫瘍《あくせいしゅよう》のなかでもっとも多いのが乳がんです。乳管からできる**乳管がん**が9割近くを占め、ほかに乳腺小葉《にゅうせんしょうよう》から発生する**小葉がん**、乳頭にただれや湿疹様《しっしんよう》の変化が起こる**パジェット病**などがあります。

乳がんは、乳房にしこりができて気づくことの多い病気です。ほかのがんのようなからだの不調は、初めはまったく現れません。しこりは乳房の外側上方にもっともできやすく、次いで内側上方、乳頭周囲、外側下方、内側下方の順です。

しこりの表面は、でこぼこしていてかたく、動きにくいものが多いのですが、比較的やわらかいものもあります。強く押してみてもあまり痛みを感じません。また、指でつまむと、えくぼのようなへこみができたり、腕を上げ下げすると、しこりのある部分の皮膚がひきつれてへこむことがあります。

ほかに、早期の乳がんはしこりがなく、乳頭から血液の混じった分泌物が出ることがあります。進行した乳がんでは潰瘍《かいよう》ができたり、潰瘍部から出血が起きたり、皮膚が赤く夏みかんの皮のようにむくんでくる場合もあります（**炎症性乳がん**）。また、リンパ節に転移すると、わきの下のリンパ節がかたく腫《は》れることもあります。

◎**乳がんの自己検診**

乳がんは自分で見つけられる数少ないがんのひとつです。自己検診を毎月1回、日にちを決めて行うことで、早期発見につながります。

自己検診では、しこりやひきつれ、乳頭のびらんや異常分泌、皮膚の発赤《ほっせき》やむくみの有無を調べます。月経前は避け、月経が始まった後1週目ころに行うのがよいでしょう。閉経後の人は、いつ調べてもかまいません。

触診でしこりを調べるためには、あお向けに寝た状態で行うとわかりやすくなります。乳房の外側は調べる乳房と反対の手を使い、内側は同側の手を使って、第2〜4の指の腹でなでるように乳房全体をまんべんなく触れて調べます。続いて、わきを触り、コリコリするリンパ節がないかどうか確認します。

次に、鏡の前に立ち、腕を上げ下げして皮膚のひきつれがないかチェックします。最後に、乳頭をつまんで異常な分泌物が出ないかを確認します。

乳房にできる腫瘍には良性のものもありますが、しこりなどの異常がみられた場合はできるだけ早く医師の診察を受けることが重要です。

しこりが2㎝以下で、リンパ節に転移がないものを**早期乳がん**といい、10年生存率

図2　乳房の構造

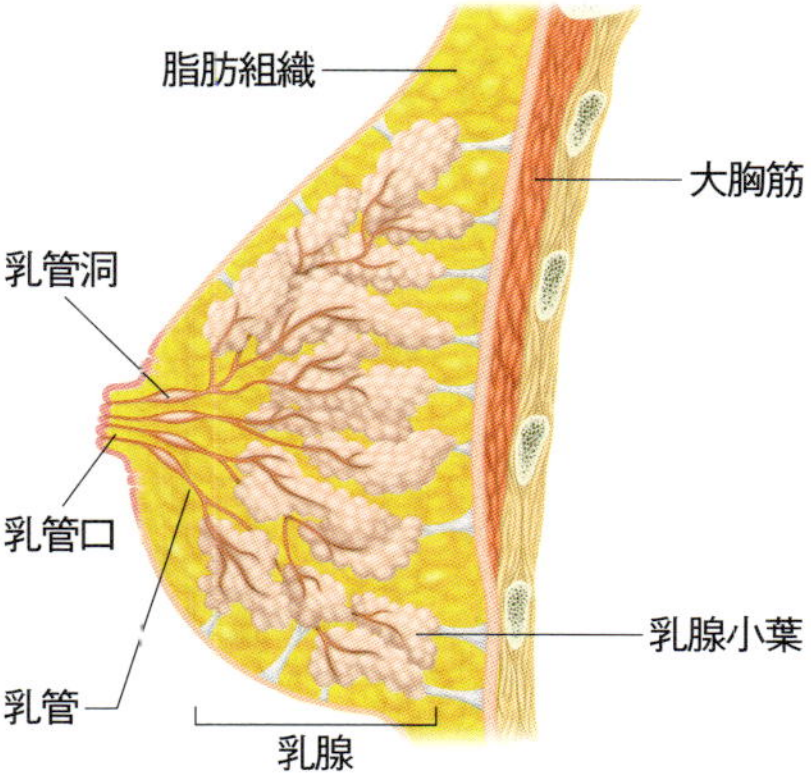

は95%とひじょうに良好です。

原因 ほかのがんと同様に、明確な原因はわかっていませんが、乳がんの場合は女性ホルモン（エストロゲン）が関係していると考えられています。

女性ホルモンの影響を受ける期間、つまり月経のある期間が長くなったことが患者数の増加に関係していると推察されています。これは、食生活の変化によって女性の体格がよくなったためと考えられます。

乳がんになりやすい人の条件として、
①30歳以上で未婚または初めて出産した
②55歳以上で閉経した、過体重である、母親や姉妹が乳がんになった
などがあげられます。

治療 治療の基本は手術療法です。かつては、乳房全体と胸の筋肉、わきの下のリンパ節を切除する方法が多く用いられていましたが、しだいに筋肉をとる方法は行われなくなり、現在は乳房の一部のみを切除する**乳房温存療法**が増えてきました。この方法は、しこりが3㎝以下で、乳房内にがんが広がっていない場合に行われます。

リンパ節についていても、**センチネルリンパ節生検**が行われるようになりました。これは、最初に転移を起こす可能性のあるリンパ節だけをとって調べるものです。転移がなければリンパ節の郭清《かくせい》（切除）は行わずにすむため、腕のむくむ心配や、リハビリテーションの必要がありません。

また、手術で乳房を切除した場合は、シリコンのパックや、腹部や背中の組織を移植して乳房を再建することも可能です。

手術後は、再発予防の治療とともに、定期検査を受け、乳がんの転移や再発がないか経過を観察することが大事です。

乳房再建術《にゅうぼうさいけんじゅつ》

■乳房再建とは

手術によって失った乳房を再建する方法です。欠損した部位の状態や、人工物を用いるか自分の組織（自家組織）を用いるかによって、方法が異なります。

■人工乳房による再建

シリコンなどのインプラント（人工乳房）を皮下（大胸筋下）に埋め込む方法です。まずエキスパンダー（組織拡張器）を入れる手術を行い、2〜3週間後にエキスパンダーに生理食塩水を注入し、徐々に周囲の皮膚を伸ばします。3か月から半年かけて十分伸ばした後、人工乳房に入れ換える手術を行います。

手術は日帰りで受けることも可能で、からだへの負担が少なく、新たな傷もできないという利点がありますが、大胸筋が残っていることが必要です。また、加齢とともにがんのない側の乳房が下垂するため、乳房の左右差が出てくる可能性があります。

■自家組織による再建

腹部や背中の皮膚、筋肉、脂肪組織などを使って再建する方法です。腹直筋皮《ふくちょくきんひ》弁法《べんほう》、深下腹壁動静脈穿通枝《しんかふくへきどうじょうみゃくせんつうし》皮弁法、広背筋《こうはいきん》皮弁法などがあります。背中は組織量が少ないため、人工乳房と併用する場合もあります。

からだを動かしたときに自然な可動性があり、皮膚の感覚もあることが利点ですが、皮膚や筋肉をとってきた部分に機能障害や傷が生じる、入院が必要になるなどのデメリットもあります。

食道《しょくどう》がん

● 喫煙や飲酒との因果関係が深い

受診する科 消化器外科／消化器内科／内科

症状と特徴 食道はのどと胃をつなぐ、長さ約25cmの消化管です。食道の内側は粘膜上皮で覆われており、食道がんはそこから発生します。

日本では95％が扁平上皮《へんぺいじょうひ》がん、5％が腺《せん》がん（分泌腺細胞に生じるがん）を含むその他のものです。

30～80歳代と幅広い年齢層に発症し、60歳代にもっとも多く発症します。男性は女性に比べ4～5倍多く発症します。

時間の経過にともない粘膜上皮（粘膜上皮がん）から粘膜下層（表在がん）、筋層、外膜へと広がっていきます。筋層より広がったものを進行がんとよびます。

進行すると外膜を越え、気管や内臓にも広がります。

早期のときに自覚症状はありません。進行がんになると、ものを飲み込みにくくなったり、つかえ感や、酒や酢に対してしみる感じがあったり、胸の中央の骨（胸骨）の後ろ側が痛んだりします。この時期は約2か月続きます。

がんの広がりが外膜を越えると、反回《はんかい》神経（声帯の運動に関与する）に麻痺《まひ》が起こったり、嗄声《させい》（声がれ）が起こったり、気管と食道がつながったり、大出血などの症状が引き起こされることがあります。

原因 喫煙とアルコールが、食道がんの主要な危険因子です。

1日の酒量が、日本酒換算で3～5合を20～30年続けていると、発症率が高くなります。また、アルコール度数の高い酒をよく飲むことも、リスクを高めるといわれますので注意しましょう。

長期にわたって胃の内容物が逆流することで起こる**バレット食道**（380頁）や**食道アカラシア**（383頁）も食道がんの発生因子になります。

また、男性で高齢であることも、食道がんのリスクのひとつです。

治療 粘膜上皮がんは、広範囲にがんが広がっている場合とリンパ節に転移がある場合を除き、内視鏡的粘膜切除手術（EM《イーエム》R《アール》）か内視鏡的粘膜下層剥離《はくり》手術（ESD《イーエスディー》）を行います。

内視鏡手術に放射線療法を併用する手術法が用いられることもあります。

内視鏡手術ができない場合や進行がんの場合は、化学放射線療法（CRT《シーアールティー》）や外科的根治術で食道を切除します。

ほかの臓器に広がったがんや肝臓、肺に転移したがんは、切除手術を行わず、放射線療法と抗がん剤を用いた化学療法を中心に治療を行います。

食道がんの外科手術は、外科手術のなかでももっとも大がかりなもののひとつで、高い専門性が求められます。

食道を切除した場合は、胃や小腸を使って食道を再建します。胃を切除した場合には結腸を用います。

ほかの臓器を切除せざるをえない場合でも、喉頭《こうとう》機能を温存する手術や、咽頭《いんとう》が切断されて音声を失った場合には、音声を代用する方法があります（680頁）。

最近では、縦隔鏡や胸腔鏡《きょうくうきょう》を使って手術することも増えてきています。

胃《い》がん

●早期治療でほぼ100％治る

✚受診する科 消化器外科／消化器内科／内科

症状と特徴 胃がんは年間10万人以上に発症するほど多くみられる病気ですが、死亡率は年々減少傾向にあり、早期に治療を始めれば100％治るといっても過言ではない状況になりました。

発症は50～60歳代が全体の6割を占め、高齢者が胃がんにかかる率は年々上昇しています。罹患率《りかんりつ》と死亡率は、男性のほうが女性より高くなっています。

ごく早期の胃がんに自覚症状はなく、最初にみられる症状は食後に感じるみぞおちの鈍い痛みです。進行すると食事に関係なく痛むようになります。さらに胃のもたれ、胸焼けやげっぷ、吐き戻しなどがみられます。

ただし、このような症状は消化器の病気に多くみられ、胃がん特有の症状ではありません。そのため、胃がんを早期発見するには定期的な健康診断が不可欠です。

がんが進行すると、食事がのどを通りにくくなる、胃の重圧感、体重減少、貧血、貧血による動悸《どうき》やめまい、味覚異常、口臭などがみられるようになり、さらに進むと、みぞおちや臍《へそ》の上あたりにかたいしこり（腫瘤《しゅりゅう》）が触れたり、腹水や吐血、タール便（下血）が現れます。

◎胃がんの種類

がんの広がりにより、胃がんは**早期胃がん**と**進行胃がん**に大別されます。

早期胃がんは、胃の内側を覆う粘膜から粘膜筋板、粘膜下層までしか広がっていないものをいいます。進行胃がんは、さらに深い筋層、漿膜《しょうまく》下層、漿膜まで広がっているものです。

一般に胃がんの進行はゆっくりとしていますが、発症から2、3年を経て進行胃がんになると、急速に成長していきます。この状態では、手術（根治切除）を行っても再発の可能性が高くなります。

また、悪性度の高い胃がんに**スキルス胃がん**があり、がんの境界がはっきりせず、進行が速くて胃の半分以上の領域に広がることが多くなっています。目立った隆起がないため早期発見が難しいがんです。

原因 胃がんの原因の30％は、食べ物にあるといわれます。

発がん物質とされるものは、活性酸素（フリーラジカル）、ダイオキシン類、ジメチルニトロソアミン（魚や肉に含まれ、焦げをつくると増える）などです。発がん性はありませんが、塩分や脂肪分も胃がんの発生に大きくかかわっているとされます。

外食は塩分と脂肪分が高めの傾向があり、外食の比率が高いことは発がんリスクを高めることになります。

早食いの習慣や過食、飲酒、熱すぎる料理も危険因子とされています。

喫煙者のリスクは、たばこを吸わない人に比べて2～3倍といわれます。

さらに、胃粘膜にすみつく細菌であるヘリコバクター・ピロリ菌の持続感染が胃の細胞遺伝子を傷つけ、胃がんの発生率を高めることがわかっています。胃がん患者の90％はピロリ菌をもっていますが、ピロリ菌が100％胃がんの発症に関連するかどうかは、まだ結論をみていません。

早《そう》期《き》胃《い》がん

症状と特徴　早期胃がんの半数以上は症状がありませんが、胃痛、胃もたれ、胸焼けやげっぷ、食欲不振、吐き戻しなどがみられる場合もあります。

治療　がんの広がりが粘膜内に限られ、リンパ節転移のない場合は、内視鏡を使った粘膜切除手術を行います。最近では、より確実に切除できる内視鏡的粘膜下層剥離《はくり》術（ESD《イーエスディー》）が普及しています。

体内に1cm程度の穴をいくつかあけて、腹腔鏡《ふくくうきょう》をそこから挿入し、胃切除およびリンパ節郭清《かくせい》（転移の可能性のある胃の周囲のリンパ節を除去する）を行う腹腔鏡手術も行われています。

内視鏡の先端からレーザー光線を照射するレーザー療法を行うこともあります。

開腹を行わず、切除範囲をなるべく小さくする縮小手術は、術後起こる合併症を少なくし、入院日数が少なくてすむので、早期に社会復帰することができます。

早期がんの場合は切除手術だけで回復する場合が多く、抗がん剤を用いる化学療法の必要はないとされています。

しかし、がんがリンパ節に転移している場合には、通常の胃切除手術や、胃の周囲のリンパ節や周囲の臓器も大きく切除する拡大手術に、化学療法を組み合わせて行います。

図3　内視鏡的粘膜切除術

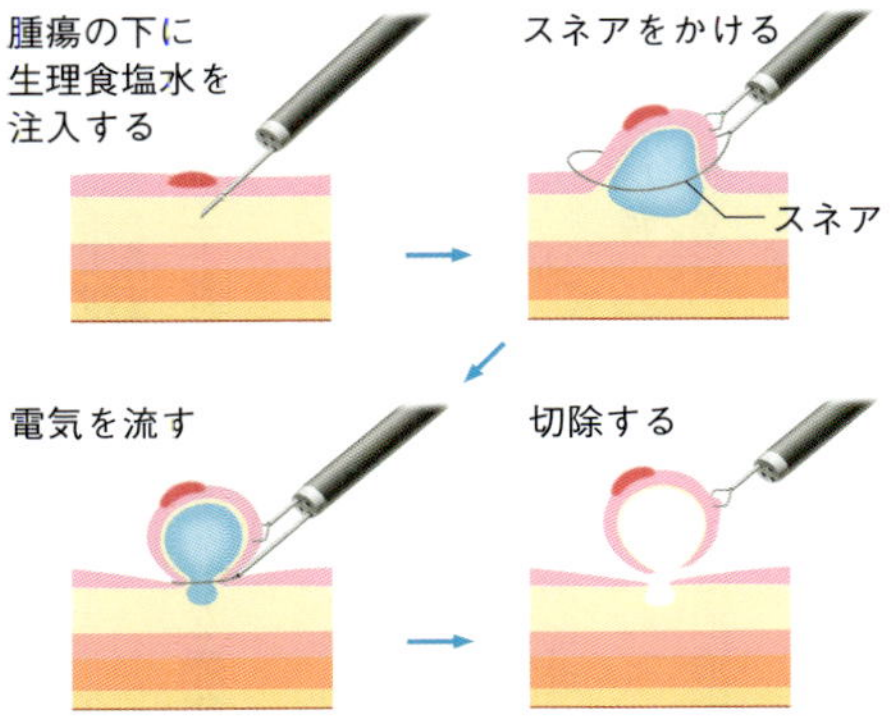

進《しん》行《こう》胃《い》がん

症状と特徴　顕著な症状は、みぞおち（上腹部）や臍《へそ》の上にかたく、凸凹《でこぼこ》したしこり（腫瘤《しゅりゅう》）が触れることです。また、舌が褐色になったり、出血しやすくなります。

食事がのどを通りにくい、胃の重圧感、体重減少、味覚異常、口臭、貧血による動悸《どうき》やめまい、腹水や吐血、タール便（下血）などもみられるようになります。

がんが粘膜下層まで広がると、リンパ節への転移や遠隔転移の可能性が高まります。臓器への転移は肝臓や肺に多くみられます。

がんが筋層まで広がると、がんの発育は急速にスピードを上げ、さらに漿膜《しょうまく》に達すると、がんが漿膜を破って腹腔内に散っていく腹膜播種性転移《ふくまくはしゅせいてんい》がみられるようになります。

治療　根治手術とよばれる切除手術が主流です。Ⅱ期、Ⅲ期では、予後は比較的良好です。術後にテガフール・ギメラシル・オテラシルカリウムという抗がん剤を用います。胃を切除する際は、残った胃や小腸を使って食物の通り道を再建します。

Ⅳ期以降では、切除手術を行っても治る可能性が低くなります。

手術が不可能な場合は、抗がん剤による治療を行いますが、近年の抗がん剤は治療成績が飛躍的に向上しています。そのほか新薬や新しい治療法の開発も進んでいます。

後腹膜腫瘍《こうふくまくしゅよう》

● 後腹膜にできるとてもまれな腫瘍

受診する科 泌尿器科

症状と特徴 腎臓《じんぞう》や脾臓《ひぞう》の周囲にある後腹膜にある組織内（結合組織、脂肪組織、リンパ管、血管、神経組織、筋肉組織など）に発生した腫瘍の総称です。悪性のものと良性のものがあり、悪性のものは治療後の経過はよくありません。

特有の症状はありませんが、腹部膨満感や吐き気、腹痛、嘔吐《おうと》、尿管狭窄《にょうかんきょうさく》や十二指腸狭窄の症状が出ることもあります。たいへん珍しい病気です。

原因 はっきりした原因はわかっていませんが、ほかの場所にがんがあり、それが転移した転移性のものと、最初に腹膜に腫瘍ができたものに分けられます。

治療 手術療法によって腫瘍を取り除くのが一般的です。

手術によって切除できない場合には、抗がん剤による化学療法や放射線療法が用いられます。

がん性腹膜炎《せいふくまくえん》

● 内臓のがんの転移で起こる

受診する科 消化器内科

症状と特徴 腹膜は、腹壁の内側を覆う膜で、そこに消化器系のがんや婦人科系のがんが転移し散らばるように広がります。進行すると、しこりが腹膜の全面にできます。

がん細胞が多くなると、腹水や腹部膨満感、吐き気、嘔吐《おうと》、腸管の癒着や閉塞《へいそく》などがみられるようになります。がん細胞が尿管をふさぐと**水腎症**《すいじんしょう》（446頁）という排尿機能の障害や腎《じん》機能の悪化、低栄養の状態がみられることもあります。

原因 卵巣がん、膵臓《すいぞう》がん、胃がん、大腸がん、胆道がんなどが進行して、播種性《はしゅせい》に転移することで起こります。

治療 抗がん剤を用います。水腎症の場合は抗がん剤が使えないので、苦痛を軽減する対症療法を行います。腹水は利尿薬を用いたり、腹部にチューブを挿入して排液したりします。腸閉塞に対しては、イレウス管を挿入したり、人工肛門《こうもん》をつくったりします。

消化管間葉系腫瘍《しょうかかんかんようけいしゅよう》

● 70％は胃に発症する腫瘍

受診する科 消化器内科／消化器外科

症状と特徴 食道から直腸まで、消化管の全領域にみられる粘膜下腫瘍で、GIST《ジスト》ともよびます。粘膜の下から発するもので、粘膜から発生するがんではありません。

70％は胃に発症し、胃の上部3分の1の場所にできます。

腫瘍が小さいときは無症状ですが、大きくなると、出血や腹痛が現れ、外から触ってわかるほどの腫瘤《しゅりゅう》が出現します。

原因 遺伝子の異常による病気と考えられており、多くの場合にc-kit《シーケーアイティー》遺伝子の突然変異がみられます。

治療 腫瘤の大きさが5㎝以上のものや、成長が急速なものは、切除手術を行います。c-kit遺伝子を阻害するイマチニブメチル酸塩を使った薬物療法も行われています。再発した場合も、イマチニブメチル酸塩を用いた標的治療を行います。

肝《かん》がん

●慢性肝炎から進行することが多い

受診する科 消化器外科

症状と特徴 肝がんは日本人にひじょうに多いがんで、すべてのがんの1割程度を占めます。年間の肝がんによる死者は3万人を超えており、男女比は2対1で男性に多くみられます。

肝がんには、肝臓から発生する**原発性肝がん**と、他臓器のがんが転移した**転移性肝がん**があります。

原発性肝がんのうち90％を**肝細胞がん**が占めます。

原因 肝がんは肝硬変やウイルス性の慢性肝炎に合併して起こることが多く、60歳以上に多く発症します。

肝細胞《かんさいぼう》がん

症状と特徴 肝臓のはたらきを担い、栄養の代謝や分解、合成、排泄《はいせつ》などの機能に関与しているのが肝細胞です。

この肝細胞にできるがんが肝細胞がんです。ひじょうに転移しやすく、とくに肝臓のなかで転移しやすい傾向があります。

肝細胞がんは、完治しても再発しやすいといわれますが、同時に何か所もの場所にがんができたり、時期を変えて複数の場所に発生したりする多中心性発がんの可能性も考える必要があります。

初期には自覚症状はありません。

進行すると、肝臓の腫《は》れ、腹水、右上腹部の圧痛、右上腹部のしこり、黄疸《おうだん》、胸部や首、肩、腕に赤く盛り上がった斑点《はんてん》がみられるクモ状血管腫などの症状もみられるようになります。

さらに悪化すると、がんが破裂し、腹腔《ふくくう》内に出血を起こすこともあります。

原因 肝細胞がんの発症はC型肝炎ウイルスに関連するものが75％、B型肝炎ウイルスに関連するものが15％、アルコールに関連するものは10％といわれます。このため、C型慢性肝炎（464頁）、B型慢性肝炎（465頁）、肝硬変をもつ人は、高危険群（ハイリスクグループ）とよばれています。

ただし、がんの発症には20年から30年かかるケースが多いとされています。

そのほかの原因として、かび毒のアフラトキシン、経口避妊薬（低用量ピル）、消耗性疾患に用いる同化ステロイドホルモン薬、塩化ビニールなども発がん性との関与が疑われています。アフラトキシンは、海外から輸入されたピスタチオ、ナツメグ、ハトムギ、唐辛子、カカオ豆などから検出されている毒素です。

治療 肝臓外へのがんの転移がなく、がんが3個以下の場合は、切除を行います。

経カテーテル肝動脈化学塞栓《そくせん》術（TACE《テース》）は、がんが4つ以上あるときや、がんが3cmを超えるときに行うもので、抗がん剤注入後に動脈を詰まらせ、がんに栄養を与える経路をふさぐことで、がんを死滅させる方法です。

肝動脈内抗がん剤注入法（TAI《ティーエーアイ》）は、血管に抗がん剤を注入する方法で、幅広いケースに応用できます。

経皮的エタノール注入法（PEI《ピーイーアイ》）、マイクロ波凝固法（MCT《エムシーティー》）、ラジオ波熱焼灼《しょうしゃく》療法（RFA《アールエフエー》）のほか、化学療法や放射線療法、肝移植などの方法も行われています。

胆管細胞《たんかんさいぼう》がん（肝内胆管《かんないたんかん》がん）

症状と特徴 胆汁の通路である胆管上皮細胞ががん化したものです。

原発性肝がんのひとつで、原発性肝がんの4～5％を占めます。

60歳以上の人に多くみられ、男女比は2対1で男性に多く発症します。

一般的に初期では無症状ですが、黄疸《おうだん》が初期症状としてみられることもあります。

図4　肝小葉

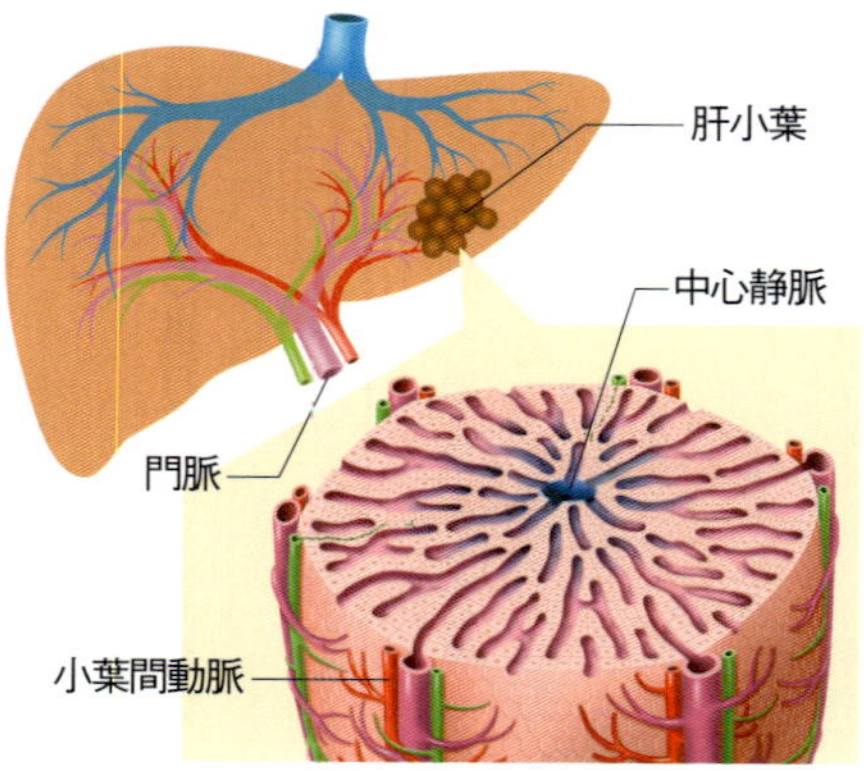

進行すると、上腹部痛、黄疸、全身倦怠《けんたい》感、食欲不振、体重減少、発熱などの症状が現れます。相当進行するまで症状が現れないケースもあります。

リンパ節への転移は、高い確率でみられます。

慢性肝炎や肝硬変を合併することもありますが、相当に進行するまで発見されないことが少なくありません。

原因 肝内結石症、肝吸虫症が指摘されています。最近はウイルス性肝炎との関連も報告されています。

治療 腫瘍《しゅよう》を切除する手術が第一選択として行われますが、遠隔転移があるときは行われません。

抗がん剤を注射や内服で用いる方法も行われますが、効果は低いとされています。

転移性肝《てんいせいかん》がん

● 肝がんの75％を占める

受診する科 消化器外科

症状と特徴 ほかの臓器や組織のがんが肝臓に転移したものをいいます。肝がんの4分の3は、転移性肝がんといわれます。

病巣は、多くの場合多発しますが、単発で発生することもあります。

がんが小さいときは無症状のことが多く、進行すると、腹水、黄疸《おうだん》、意識障害、体重減少などがみられます。

原因 肝臓は、動脈やリンパ系のほか、門脈によっても他の臓器や組織と結ばれているため、他の臓器に比べ、がんが転移することが多くなっています。

肝臓に転移しやすいがんは、大腸がん、胃がん、胆嚢《たんのう》がん、胆管がん、膵臓《すいぞう》がん、肺がん、乳がん、卵巣がんなどがあげられます。

治療 がんの切除が行えるのは、最初にできたがんがすでに切除されているか、切除できる状態であること、肝臓以外に転移がない、病巣が一定の範囲内に集中している、などの条件を満たす場合です。

切除手術を行えないケースでは、抗がん剤の点滴や内服、肝動脈内抗がん剤注入法（TAI《ティーエーアイ》）、ラジオ波焼灼《しょうしゃく》療法（RFA《アールエフエー》）などが行われますが、切除手術に比べて生存率が低くなります。

胆管《たんかん》がん

● 男性の死亡率が高い

受診する科 消化器外科

症状と特徴 胆管に生じるがんの総称で、肝内胆管がんと肝外胆管がんに分けられます。浸潤《しんじゅん》する（広がる）ケースでは、がんの範囲の特定がひじょうに困難になります。60～70歳代の男性に発症することが多く、胆管がんによる男性の死亡率は女性の1・7倍です。

代表的な症状は、胆管内腔《ないくう》が閉塞《へいそく》するために起こる黄疸《おうだん》です。

皮膚がかゆくなったり、尿が茶色っぽくなったり、便が白っぽくなるといった症状も胆管がんに特徴的です。

原因 胆管拡張症（総胆管嚢腫《のうしゅ》）に合併してがんを発症するケースがみられます。また、原発性硬化性胆管炎に合併する場合も5～10％にみられます。

治療 切除手術は、がんの場所により範囲が異なります。抗がん剤による化学療法、放射線療法なども行われています。

胆嚢《たんのう》がん

● 女性に多く発症するがん

受診する科 消化器外科

症状と特徴 胆嚢と胆嚢管に発症するがんです。60～70歳代の女性に多く、男性の1・5～2倍の発症率といわれます。

初期では無症状のことがほとんどですが、胆石症を合併していると、胆石による腹痛や発熱が現れることがあります。

進行してくると、右わき腹の鈍痛、外から触るとわかる胆嚢の腫《は》れ、黄疸《おうだん》や食欲不振、吐き気、嘔吐《おうと》、腹部の膨満感などが現れます。

原因 胆石症と合併して発症するケースは40～75％といわれます。しかし、胆石と胆嚢がんの直接の因果関係は証明されていません。

また、膵《すい》胆管合流異常があると、胆嚢がんの発症率が高くなります。

治療 転移がない場合は胆嚢の摘出や拡大胆嚢摘出手術を行います。抗がん剤による化学療法も行われています。

膵臓《すいぞう》がん

● 発見しづらく、再発の可能性が高い

受診する科 消化器外科

症状と特徴 膵臓に発症する悪性腫瘍《しゅよう》です。初期には無症状のことが多く、発見が遅れがちです。

進行すると、背部痛、黄疸《おうだん》、短期間での体重減少があったり、糖尿病になったり、急激に糖尿病が悪化したりします。

自覚症状が現れるのが遅いうえ、周囲の血管や神経に広がりやすく、また、黄疸がなかなか現れないうえ、手術で切除しても再発することが多いという、消化器がんのなかでもっとも治療の難しいがんです。

原因 喫煙、慢性膵炎、糖尿病との関連が指摘されていますが、明らかではありません。

治療 がんの部位が限られているとき、進行がんになっていないときは、多くの場合、切除手術を行います。抗がん剤、あるいは抗がん剤と放射線療法の併用という形で治療を行うこともあります。

大腸《だいちょう》がん

●初期は痔と間違えやすい

✚受診する科　消化器外科

症状と特徴　特有の症状はなく、おもに出血（血便）、腹痛、便秘、下痢などの排便にかかわる異常がみられます。そのため、痔《じ》と勘違いしたり、暗赤色の血便に気づかず治療が遅れることがあります。手遅れにならないためにも、いつもと違う症状があるときはすぐに検査を受けてください。

　がんができる場所によって、**結腸がん**と**直腸がん**とに分類され、総称して大腸がんとよびます。肛門《こうもん》にできる**肛門がん**も、広い意味で大腸がんに含めて考えられます。

　がんは最初、表層の粘膜にできますが、徐々に大腸壁の深部へと広がっていきます。粘膜にとどまっている状態を早期がん、深部にまで及んだ状態を進行がんとよび、早期であれば切除することで治癒しますが、がんが進行し、リンパ節やほかの臓器への転移がある場合は、転移先の治療も必要になります。

原因　食生活が欧米化し、動物性脂肪やたんぱく質の摂取量が増えたこと、また、食物繊維の摂取量が減ったことが腸内環境を悪化させ、発生率を上げているのではないかと考えられています。また、割合は少ないのですが、遺伝的要因によって発生する場合もあります。

結腸《けっちょう》がん

症状と特徴　S状結腸にできるがんがもっとも多く、大腸がん全体の約3割を占めています。S状結腸がんの場合は、排便時に真っ赤な鮮血が出ますが、上行結腸がんなどの病変が肛門《こうもん》から遠いがんの場合は、暗赤色の血便が出ます。

治療　初期であれば内視鏡で切除しますが、病変が深部にまで及んでいる場合は、手術によってリンパ節とともに結腸を切除します。

　最近ではからだに優しい腹腔鏡《ふくくうきょう》を用いた手術も広く行われています。また、手術ができない場合や、再発予防を目的として、抗がん剤による化学療法を行うことがあります。

直腸《ちょくちょう》がん

症状と特徴　もっとも多い症状は出血（血便）です。直腸がんは肛門《こうもん》に近い位置にできるため、排便時に真っ赤な鮮血が出ます。ほかの症状としては、下痢や便秘、便が細くなるなどがあります。これらの症状だけでは、痔《じ》かがんかの判断が難しいので、出血があったり、排便異常が悪化するようであればかならず検査を受けましょう。

　大腸がんの約4割を占める直腸がんは、とくに60歳代に多い傾向があります。男女差はありません。

治療　がんが粘膜にとどまっている（早期がん）場合は、内視鏡切除術や経肛門切除術を行います。ただし、手術前にがんの深度を正確に判断することが難しいため、術後に病理検査を行い、粘膜を越えていた（進行がん）ときは、手術が必要になります。また、直腸を切除し、腸と腸をつなぐ縫いしろがない場合は、**人工肛門《こうもん》**をつくります。化学療法や放射線療法だけで治すことはできませんが、治療効果を高めるため手術療法と組み合わせて行います。

肛門《こうもん》がん

症状と特徴 肛門に痛みや出血がある、痔《じ》瘻《ろう》（506頁）が急にかたくなってきた、ゼラチン状の分泌液が出るなどの症状があったら、すぐ診察を受けましょう。

肛門がんは肛門から3㎝ほどの肛門管という部位にできるがんで、発生率は大腸がんの100分の1ほどです。腸由来のがんと皮膚由来のがんの2種類に分けられ、8割以上が腸由来といわれています。

治療 腸由来のがんは、手術によって切除します。皮膚由来のがんには、抗がん剤と放射線治療が効果的です。ただし、この治療で効果がみられない場合は、やはり手術が必要となり、がんを完全に取りきるために肛門も切除して永久人工肛門もつくらなければならないことがあります。

人工肛門《じんこうこうもん》

■**人工肛門について**

人工肛門とは、便を排泄《はいせつ》するために、腹壁に穴をあけ腸管をつなげたものです。

大腸から肛門まで、あるいは直腸から肛門までを摘出した場合に設置されます。

■**人工肛門の種類**

一生使用する**永久人工肛門**と、病気が治れば閉じられる**一時的人工肛門**の2種類があります。

直腸がん（694頁）や肛門がん（695頁）で、肛門や直腸を切除した場合は永久人工肛門を造設します。

腸閉塞《ちょうへいそく》（498頁）や潰瘍性《かいようせい》大腸炎（492頁）、クローン病（490頁）、ヒルシュスプルング病（772頁）などで、病気が治癒すれば元に戻せる可能性がある場合は、一時的人工肛門を造設します。

■**人工肛門の管理**

人工肛門の周囲は、便や、接着剤などの装着している器具の刺激を受けやすく、ただれやかぶれを起こしてしまうと管理が難しくなります。

装具をつける前にかぶれが起こらないか試し、装具を外したときは、周囲の皮膚をよく洗い、つねに清潔にする習慣を身につけましょう。

日常生活では、下痢を起こさないよう食生活に気を配り、においを発生しやすいニラやニンニク、ガスを発生しやすいイモや炭酸飲料などを避けることも大切です。

図5 人工肛門の装着位置

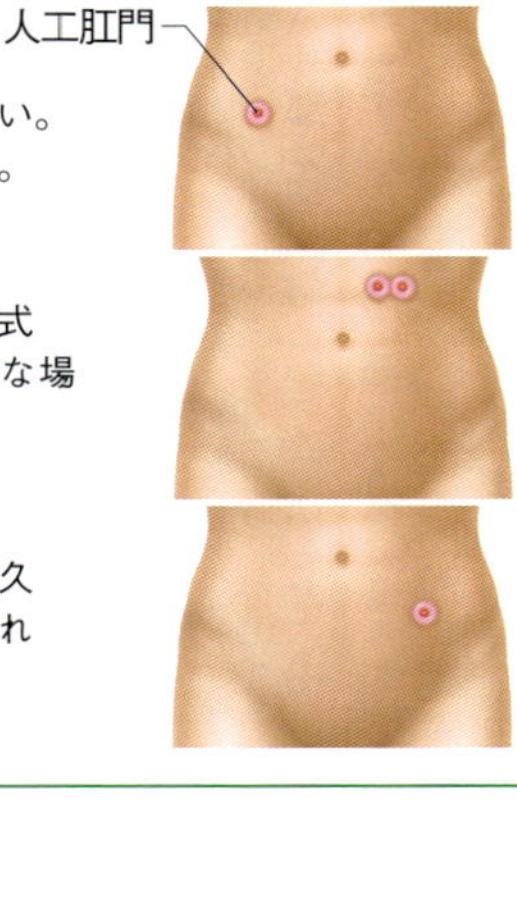

小腸人工肛門
右下腹部につくられることが多い。水様便が出るため管理が難しい。

横行結腸人工肛門
左右どちらかの上腹部に二連銃式（双口式）でつくられ、一次的な場合が多い。

永久人工肛門
直腸がんや肛門がんの場合の永久人工肛門は、左下腹部につくられることが多い。

腎細胞《じんさいぼう》がん

● 50歳以降の男性に多い

受診する科 泌尿器科

症状と特徴 腎臓《じんぞう》にできる腫瘍《しゅよう》のうち、尿のもとになる原尿が最初に流れてくる尿細管の皮質（上皮細胞）から発生する、**腎実質**（697頁図6）の上皮性悪性腫瘍が腎細胞がんです。腎臓に発生する悪性腫瘍のほとんどは腎細胞がんであり、**腎がん**ともよばれています。

腎臓はからだの奥深くにあるため、がんが大きくなるまで症状がなく、健康診断などの際に偶然発見されることが少なくありません。ときには、腰や背中の痛み、発熱、わき腹のしこり、血尿、食欲不振、貧血、体重減少などが出ることもあります。

腎細胞がんは細胞の増殖や抑制の作用をもつサイトカインを産生することがあるため、高血圧や高カルシウム血症、多血症などを合併することもあります。

左右どちらの腎臓にも同じ比率で発生し、50歳以降の男性に多い病気です。放置しておくと、肺や肝臓、リンパ節などに転移します。しかし、転移がみられない早期のうちに治療すれば早期の腎細胞がんの生存率は高いため、早期発見・早期治療が重要です。

原因 遺伝的な要素があり、**がん抑制遺伝子**の変異が散発性の腎細胞がんにみられることがわかっています。

なお、長期に透析を受けている人に多くみられる**後天性《こうてんせい》囊胞性《のうほうせい》腎疾患《じんしっかん》**があると、血液中に発生する尿毒物質が原因となって、腎細胞がんを合併する頻度が高いことも明らかになっています。

ほかにも肥満や高血圧症、心筋梗塞《しんきんこうそく》（409頁）になったことがある場合や、解熱鎮痛薬やホルモン薬の常用、喫煙、アスベストやカドミウム、炭化水素の暴露なども危険因子だといわれています。

治療 腎細胞がんの場合、放射線治療や抗がん剤治療では効果がないため、手術治療が行われます。

以前は腫瘍ができたほうの腎臓を周囲の脂肪組織とともに切除する手術が一般的でしたが、最近では腫瘍部分だけを切除する部分切除が一般的となっています。腫瘍のあるほうの腎臓を手術で摘出しても、残った腎臓がはたらくため、術後の生活には問題はありません。通常、開腹手術を行った後、体内にたまった血液やリンパ液を外に出すためのチューブを一時的に入れておくことになります。

最近では、開腹手術ではなく、からだに小さな穴を複数あけて、内視鏡下で腎臓を摘出する方法がとられることが多くなっています。

腫瘍が小さい場合、腫瘍部分だけを切除する**腎部分切除術**という方法をとる場合もあります。これは、腫瘍がないほうの腎臓のはたらきに問題がある場合や、腎臓の両方に腫瘍がある場合などにとくに有効な方法です。ただし再発の可能性もあるため、手術後にも定期的に検査を受けることを心掛ける必要があります。

なお、一部のがんにはインターフェロンやインターロイキン2などの免疫治療薬が有効な場合もあります。さらに最近では、生物活性化を阻害するスニチニブなどの血管新生阻害薬が用いられることもあります。

腎盂《じんう》がん

● 痛みはなく血尿で気づく

受診する科　泌尿器科

症状と特徴　腎盂（図6）の表面を覆う移行上皮という粘膜から発生したがんが腎盂がんです。腎臓《じんぞう》にできる腫瘍《しゅよう》の約10％を占め、50歳以降の男性に多くみられます。

　多くの場合、最初の症状として血尿がみられますが、痛みや熱はありません。血尿は断続的に起こることがあるため、血尿が止まっても安心せずに、まずは検査を受けることが大切です。

　また、この血液が凝固して尿管をふさいだり、尿管ががん細胞でふさがれたりすると、わき腹に痛みが生じます。

原因　尿中の化学物質によって引き起こされると考えられています。また、がん化を引き起こすがん遺伝子やがん抑制遺伝子との関連性も考えられます。

治療　再発を防ぐために、腎臓から尿管と、尿管周辺の膀胱壁《ぼうこうへき》を切除する手術が一般的です。腎臓から膀胱にかけての手術となるため、開腹手術が必要となることが多くなります。手術後は縫合した膀胱が尿で開かないように、1週間ほど尿管カテーテルを挿入して尿を体外に出します。

　場合によっては尿管の部分切除のみ行われる場合もあります。また、手術が難しい場合や転移したものについては放射線治療を用いる場合があります。

　手術療法の補助療法、あるいは転移がんの根治療法として行われる化学療法では、メトトレキサート、ビンブラスチン、ドキソルビシン、シスプラチンの4種類の抗がん剤を併用することが一般的です。

図6　腎盂と腎実質

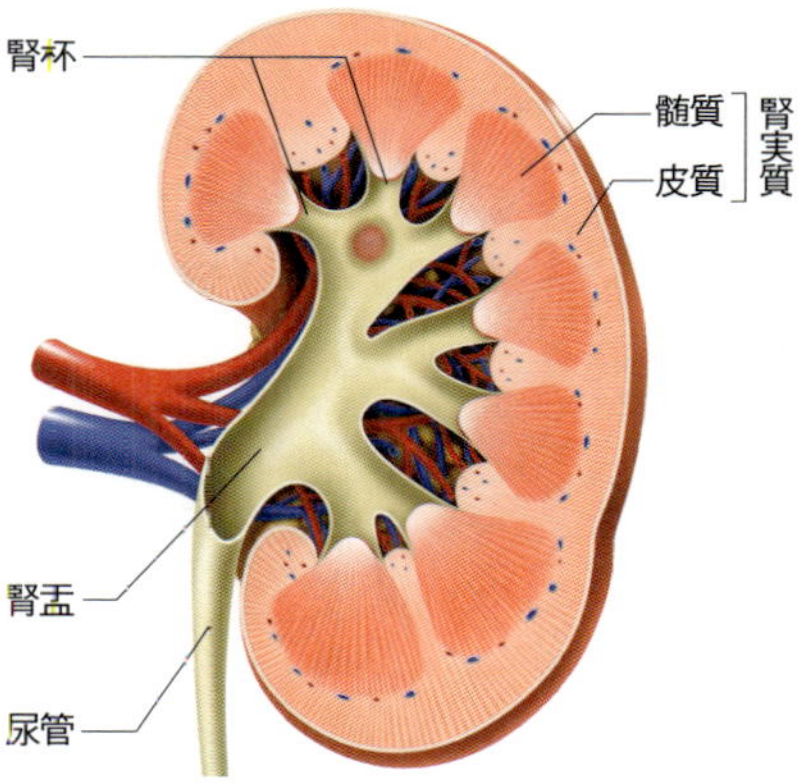

ウイルムス腫瘍《しゅよう》

● おもにこどもに発生する腎臓のがん

受診する科　泌尿器科

症状と特徴　腎芽腫《じんがしゅ》（腎芽細胞腫《じんがさいぼうしゅ》）ともよばれ、1～4歳のこどもに発生することの多い腎臓《じんぞう》のがんですが、まれに成人にも発生します。

　泌尿器系の形の異常（停留精巣《ていりゅうせいそう》、尿道下裂など）や目の虹彩《こうさい》の欠損、筋・骨格系の変形（半身肥大、手足の変形）、精神発達の遅れなど、先天異常や染色体の異常をともなう場合もあります。

　腫瘍が小さいうちは症状はなく、大きくなるにつれて腹部に腫《は》れがみられます。また、血尿や腹痛などの症状が出る場合もあります。

原因　染色体の異常やがん抑制遺伝子の異常との関連性が推定されています。

治療　腎臓の摘出手術が一般的です。手術後は、病期や年齢、がんの性質などによって、抗がん剤や放射線治療などを組み合わせて治療することが必要です。

副腎腫瘍《ふくじんしゅよう》

● ホルモン分泌の有無が性分化に影響

受診する科 泌尿器科／内分泌内科／内分泌外科

症状と特徴 腎臓の上に隣接する副腎に発生する腫瘍《しゅよう》で良性のものが多く、悪性のものはまれです。副腎腫瘍には、ホルモンを過剰分泌する**機能性腫瘍**と、ホルモンを産生しない**非機能性腫瘍**とがあり、ホルモンを過剰分泌しない腫瘍は無症状です。

ホルモンを過剰分泌する腫瘍は、**高血圧症**（573頁）、糖尿病、陰茎《いんけい》や陰核の肥大、性早熟がみられることがあります。また、女性の場合には、月経異常や声の低音化など男性化がみられることもあります。

原因 **クッシング症候群**（595頁）やアルドステロンを過剰に分泌して血中のナトリウムを増加し、高血圧を起こす**原発性アルドステロン症**、**褐色細胞腫**《かっしょくさいぼうしゅ》（596頁）などにともなって起こるほか、原因不明のものもあります。

治療 無症状のものや、ほかに病気がないものの場合には、すぐに手術せずに経過をみる場合もあります。腫瘍が大きい場合（5cm以上）には悪性腫瘍の可能性が大きく、原則として手術を行います。手術後は、ホルモンのはたらきを補うために**副腎皮質ホルモン補充療法**を行うこともあります。

尿管《にょうかん》がん

● 腎臓に転移を起こしやすい

受診する科 泌尿器科

症状と特徴 腎臓《じんぞう》と膀胱《ぼうこう》をつなぐ尿管にできたがんで、初期症状は血尿がみられます。

尿管と腎盂《じんう》、膀胱は移行上皮とよばれる粘膜で覆われているために、同じ種類のがんができたり、転移しやすい特徴があるため、早期発見と早期治療が重要になります。

中年以降の男性に多く、女性と比べて2〜3倍、発生率が高くなります。進行すると、がんが尿管をふさぎ、**水腎症**《すいじんしょう》（446頁）の症状がみられるようになります。

原因 尿中の化学物質によって引き起こされると考えられています。また、がん化を引き起こすがん遺伝子やがん抑制遺伝子との関連も近年明らかになりました。

治療 転移、再発を防ぐため、尿管がんだけでなく、周囲にある移行上皮粘膜を手術によって取り除く方法が一般的です。このため腎臓や膀胱壁まで切除することが多いようです。

進行がんに対しては、放射線療法やメトトレキサート、ビンブラスチン、ドキソルビシン、シスプラチンの4種類の抗がん剤を併用する化学療法も用いられます。

膀胱《ぼうこう》がん

● 高齢の男性に多い

受診する科 泌尿器科

症状と特徴 発熱や腹痛などの症状をともなわない血尿が多くみられます。

膀胱がんは、がんが膀胱内の粘膜下層にとどまり、転移のみられない**表在性がん**と、粘膜下層よりも下の筋層へ広がっている**浸潤性**《しんじゅんせい》**がん**の2種類に分けられます。

表在性がんは膀胱内で再発しやすく、浸潤性がんは膀胱の奥まで広がって転移しやすいという特徴があります。高齢の男性に多く、発生率は女性の4倍です。

原因 化学物質や喫煙、尿路感染症との関係が指摘されています。

治療 がんの状態によって治療方法は異なります。

表在性がんでは、尿道から内視鏡を入れてがんを切除する手術の後、再発予防のために抗がん剤かBCG《ビーシージー》を膀胱内に注入する膀胱内注入療法が行われるのが一般的です。

何度も再発を繰り返す場合や浸潤性がんへの進行が心配される際には、膀胱をすべて摘出する、**根治的膀胱摘出術**を行う場合もあります。

浸潤性がんの場合も根治的膀胱摘出術を行うのが一般的です。これは、膀胱から尿路、骨盤内のリンパ節、男性の場合には精《せい》嚢《のう》と前立腺《ぜんりつせん》も含めて切除するものです。

尿を体外に出す尿路を変更する必要があるため、尿管変更術も同時に行います。

なお、がんの広がりが狭い場合には、例外ではありますが、**膀胱部分切除術**が行われる場合もありますが、転移しやすいので注意が必要です。

このほか、放射線療法や全身化学療法が用いられることもあります。放射線療法は、合併症があって手術できない場合や高齢者などを対象に行われます。数種類の抗がん剤を組み合わせて用いる全身化学療法は、根治的膀胱摘出術の前後に行われたり、転移性のがんなどに適用されます。

図7　副腎の解剖図

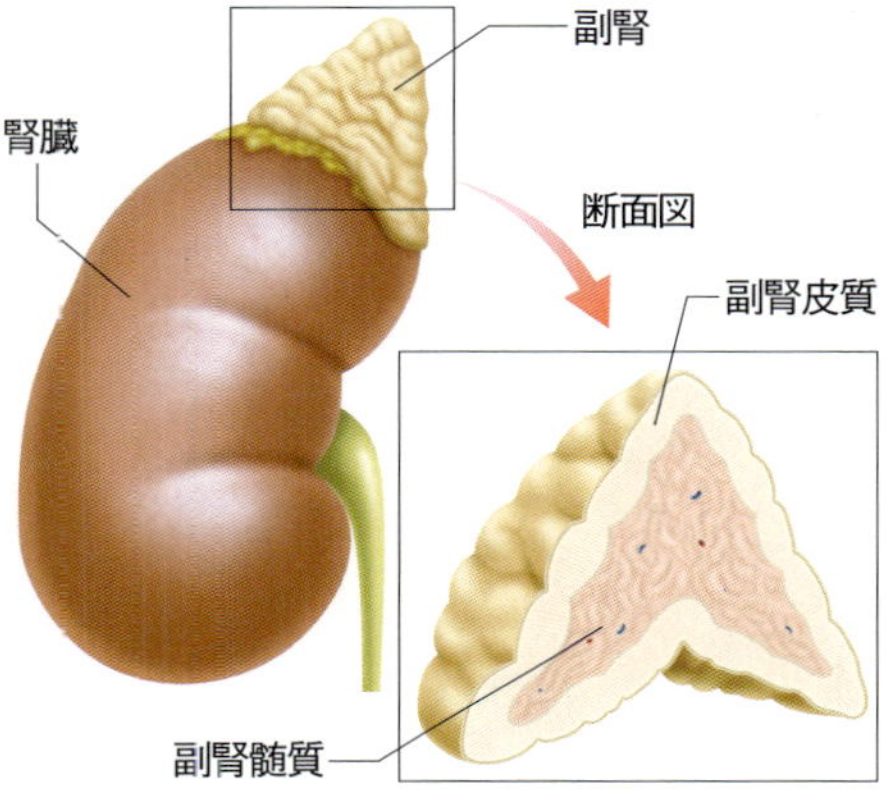

前立腺《ぜんりつせん》がん

● **年齢とともに急増する男性のがん**

受診する科 泌尿器科

症状と特徴 尿道から離れた前立腺の周辺部にできることが多いため、早期ではとくに症状がないことが多いようです。ただし、早期でもPSA《ピーエスエー》という腫瘍《しゅよう》マーカーが上昇するため、検診で見つけることが可能です。

がんが大きくなると、尿道を圧迫して、**前立腺肥大症**《ぜんりつせんひだいしょう》（529頁）と同じような排尿障害や排尿痛がみられます。さらに進むと、**水腎症**《すいじんしょう》（446頁）や背中の痛みなども現れます。また年齢が高くなればなるほど、出現率が高くなります。

原因 加齢や家系、人種、脂肪やたんぱく質の多い食生活とも関連性があります。男性ホルモンが発生に重要な役割を占めていることが知られています。

治療 治療法には男性ホルモンのはたらきを弱める**内分泌療法**《ないぶんぴつりょうほう》、放射線療法、手術療法がありますが、がんの悪性度や病期、合併症の有無、年齢などによって選択する治療方法が異なります。

治療法は医師と相談しながら決めますが、がんが前立腺のみにある場合には手術療法や放射線療法、高齢者には内分泌療法が行われるのが一般的です。

◎内分泌療法

内分泌療法は、男性ホルモンを除去する治療法で、両方の精巣（睾丸《こうがん》）を摘出する去勢術や、薬で男性ホルモンの分泌を抑えるLH《エルエイチ》－RH《アールエイチ》療法、精巣機能を低下させる女性ホルモン療法などがあります。

多くの場合で効果はみられるものの、何年か経過すると効果がなくなるという問題点もあります。

◎放射線療法

放射線療法は、前立腺近くにある直腸や膀胱《ぼうこう》などへの影響がないようにしながら高線量の放射線を前立腺に照射します。治療効果を上げるためには内分泌療法を併用するのが一般的です。また、悪性度の低い限局がんは、前立腺に金属を埋め込んで放射線を送る**小線源治療**も用いられます。

◎手術療法

全身麻酔をかけて前立腺と精嚢《せいのう》を摘出して尿道と膀胱をつなぐなど根治的前立腺摘出術が行われます。

最近では腹腔鏡《ふくくうきょう》やロボットによる前立腺全摘出術が行われるようになっています。

リンパ節への転移の可能性がある場合には、同時にリンパ節も取り除きます。

また、がんが前立腺のみにある場合で、希望がある場合には、勃起《ぼっき》機能を温存するための神経温存術が行われます。

精巣《せいそう》（睾丸《こうがん》）がん

●幼児と20～40歳代の男性に多い

受診する科 泌尿器科

症状と特徴 精巣に発生するがんで、幼児と20～40歳代に多いという特徴があります。高齢者にもまれですが発生します。

初期には精巣内にしこりを感じますが、痛みや腫《は》れがないため放置してしまうことも多いようです。しかし、精巣がんは転移しやすいので、しこりを感じたらすぐに泌尿器科を受診することが重要です。

精巣がんができると腫瘍マーカー値も上昇することが多いため、健康診断で見つかることもあります。転移すると、腰の痛みを感じるなどの症状が出ます。

原因 出生時に精巣が陰嚢《いんのう》に下りていない**停留精巣**《ていりゅうせいそう》（792頁）になったことがある人では、そうでない人に比べて2～9倍、精巣がんが発生しやすいと推定されています。

また、食生活などの影響も考えられていますが、今のところはっきりとした原因はわかっていません。

治療 がんの性質や腫瘍マーカーの値、進行度などにより、治療法は異なります。

手術療法では、精巣から精索まで摘出する**高位精巣摘除術**が一般的です。

手術後、精巣がんが精巣内に限られ、腫瘍マーカーの値が基準値に戻った場合には、通院して経過を観察することになります。

精巣摘出後に転移がある場合には、腫瘍マーカーの値が基準値になるまでシスプラチンなどの抗がん剤を用いた化学療法を行い、その後にリンパ節や肺など限定的に転移部位が残ったところを摘出する手術を行うこともあります。転移部位が限定的な場合はその部位を取り除いてしまえば、治癒する可能性が高いためです。

精巣がんのなかでも**セミノーマ**とよばれる種類のがんでは、抗がん剤を使った化学療法ではなく、放射線治療を行う場合もあります。

陰茎《いんけい》がん

● ヒトパピローマウイルスが関与

受診する科 泌尿器科

症状と特徴 最初、亀頭《きとう》部や包皮部分が赤くなり、いぼ状の突起や変色した平らな皮膚がみられます。痛みはありませんが、進行すると潰瘍《かいよう》ができ、強い悪臭を放つこともあります。また、鼠径《そけい》部のリンパ節に転移すると痛みをともない鼠径部が腫《は》れます。

原因 ヒトパピローマウイルスが関与していると考えられています。また、亀頭部や包皮が清潔でないと発生する危険が高いといわれており、恥垢《ちこう》がたまりやすい仮性《かせい》包茎《ほうけい》の場合は治療をすることも含めて、清潔さを保つようにすることが大切です。

治療 手術療法が一般的です。病変部分が陰茎に限られている場合には、陰茎部分切除術か陰茎全摘術を行います。病変部分が大きい場合には、転移の可能性があるため、リンパ節もいっしょに摘出します。また、治療効果を高めるために放射線治療や抗がん剤治療を併用することもあります。

骨肉腫《こつにくしゅ》

● 手術による切除と抗がん剤治療が中心

受診する科 整形外科

症状と特徴 運動後、膝《ひざ》や肩の関節に痛みを感じますが、安静にしていると軽くなります。痛みがだんだん強くなり、安静時でも痛むようになると、腫《は》れ、発赤《ほっせき》、熱感をともない、関節の動きが悪くなります。膝や肩の痛みが1か月以上続くような場合は、整形外科を受診してください。

骨肉腫は、骨のがんのなかではもっとも発生数が多い腫瘍《しゅよう》です。もっともかかりやすいのが10歳代、次が20歳代で、年齢が高くなるにつれて発生数は少なくなります。

70～80％が膝の周囲に発生し、そのほか、上腕骨の上端である肩にも比較的多くみられます。

治療 手術と抗がん剤を使用する化学療法が中心です。ときに放射線治療が加わることもあります。手術では腫瘍を骨とともに切除し、人工関節や人工骨を使い再建します。

横紋筋肉腫《おうもんきんにくしゅ》

● 再発を防ぐため術後の抗がん剤治療が必要

受診する科 整形外科／小児外科

症状と特徴 症状は、発生部位によりさまざまです。多くは筋肉の深部に発生し、急速に大きくなります。こどもの頭頸《とうけい》部や手足に急速に大きくなる腫瘍《しゅよう》（5㎝以上）をみたら、横紋筋肉腫を疑います。また、下腹部や外陰部の腫瘤《しゅりゅう》（しこり）の場合も、横紋筋肉腫の可能性があります。

こどもの骨格筋にできる悪性軟部腫瘍で、頭頸部や泌尿・生殖器によくできます。比較的まれな病気で、1～4歳に多く、男児にやや多く発生します。

原因 いろいろな部位の横紋筋、あるいは横紋筋に似たほかの組織から発生する腫瘍で、発生のメカニズムは不明です。

治療 腫瘍が小さい場合は、手術で摘出した後、抗がん剤や放射線を用います。腫瘍が大きい、あるいは手術が難しい場所にある場合は、抗がん剤や放射線治療、外科手術を組み合わせて治療を進めます。

白血病《はっけつびょう》

●白血球系細胞が無限増殖する血液のがん

受診する科 血液内科

症状と特徴 血液をつくる骨髄において、白血球系の造血幹細胞ががん化して異常増殖する病気です。

造血幹細胞はリンパ球へ分化するリンパ系幹細胞と赤血球や血小板、顆粒球《かりゅうきゅう》へ分化する骨髄系幹細胞とに分けられ、また病気の経過から急性と慢性とに分けられます。

白血病はこれらの組み合わせからそれぞれ**急性骨髄性白血病**、**急性リンパ性白血病**、**慢性骨髄性白血病**、**慢性リンパ性白血病**に分類されています。

急性白血病と慢性白血病ではがん化の仕組みが異なるため、急性白血病が慢性化するわけではありません。

原因 ほかのがんと同様に、はっきりとした原因はわかっていませんが、後天的に造血細胞に生じた遺伝子異常によって発症すると考えられています。放射線の被曝《ひばく》や発がん物質なども原因となります。

急性《きゅうせい》骨髄性《こつずいせい》白血病《はっけつびょう》／急性《きゅうせい》リンパ性《せい》白血病《はっけつびょう》

症状と特徴 未熟な血液細胞（白血病細胞）が骨髄内で急速に増殖する病気です。

正常な血球の減少にともなって、倦怠《けんたい》感《かん》、動悸《どうき》、息切れなどの一般的な貧血症状のほか、発熱や全身の出血傾向、関節や骨の痛み、リンパ節や肝臓、脾臓《ひぞう》の腫大《しゅだい》、歯肉の腫《は》れなどの症状が起こります。

治療 放置すると数週間から数か月で死に至る危険性が高いため、ただちに抗がん剤による治療を開始します。まず、白血病細胞を減らす目的で、数種の抗がん剤を併用する寛解導入療法を行います。並行して、出血や感染に対処する支持療法や、白血病細胞が一定量に減少するまで続ける地固め療法、維持強化療法、また造血幹細胞移植などを状況に応じて行います。

慢性《まんせい》骨髄性《こつずいせい》白血病《はっけつびょう》

症状と特徴 ゆっくりと進行し、症状が現れるまでに数年かかるのが特徴です。初期は無症状の場合が多く、徐々に一般的な貧血症状や脾臓《ひぞう》などの腫大が起こります。

治療 慢性骨髄性白血病の第一選択は分子標的治療薬の内服です。第一世代のイマチニブ、第二世代のダサチニブ、ニロチニブがあります。第二世代のほうが寛解率が高く、寛解までの到達期間が短いという特徴がありますが、薬代はより高価です。効果が十分でないときには造血幹細胞移植を検討します。

骨髄異形成症候群《こつずいいけいせいしょうこうぐん》

症状と特徴 血液をつくる造血幹細胞に異常が生じて、血球が減少したり異常な形態（異形成）の血球がつくられる病気です。倦怠感《けんたいかん》、動悸《どうき》、息切れなどの貧血症状のほか、感染症を合併したり、出血傾向や発熱、関節の腫《は》れが起こることもあります。

また、この病気には急性骨髄性白血病へ高率に移行する一群があります。

治療 白血病に移行する危険性が低い場合は、減少している血球を成分輸血で補います。

危険性が高い場合は、白血病の発症を防

ぐために抗がん剤治療や造血幹細胞移植などを行います。

慢性《まんせい》リンパ性白血病《せいはっけつびょう》

● リンパ球ががん化して生じる慢性白血病

✚ 受診する科　血液内科

（症状と特徴）慢性の白血病（702頁）のうち、リンパ球が異常増殖する白血病です。

おもな症状は脾臓《ひぞう》の腫《は》れやリンパ節腫大《しゅだい》、また、免疫異常による**溶血性貧血**（618頁）などを合併する場合もあります。日本の発症率は低く、白血病全体の2％ほどです。

（原因）ほかのがんと同様、はっきりとした原因は解明されていません。

（治療）根治が期待できる有効な治療法が確立されていないため、症状の改善に化学療法やステロイド薬の使用が一般的です。

成人T細胞白血病《せいじんティーさいぼうはっけつびょう》

● 40歳以上に多発する白血病

✚ 受診する科　血液内科

（症状と特徴）**HTLV-I**《エイチティーエルブイ》（ヒトTリンパ好性ウイルス）の感染によって、T細胞というリンパ球の一種が、異常な細胞（**ATL**《エーティーエル》**細胞**）になってしまうことで起こります。

40歳以上の成人に多くみられるのが特徴で、四国、九州、沖縄の発症率が高い傾向にあります。また、授乳や性行為、輸血などによって、人から人へと感染します。

成人T細胞白血病は、ATL細胞の数が多く、病状の進行が速い急性型、病状の進行が緩やかで、経過が慢性リンパ性白血病と似ている慢性型、ほぼ無症状のまま進行していくくすぶり型、リンパ節腫大が明らかで、白血病としてよりも**悪性リンパ腫**《しゅ》（704頁）として進行するリンパ腫型に分かれます。

（原因）HTLV-Iの感染によって発症します。

（治療）慢性型とくすぶり型は、基本的に経過観察とし、日和見《ひよりみ》感染を起こさないよう、抗菌薬などを使用します。

急性型やリンパ腫型は進行が速いため、速やかに抗がん剤による化学療法を開始しますが、予後はきわめて不良です。

造血幹細胞移植《ぞうけつかんさいぼういしょく》

造血幹細胞移植は、異常な幹細胞の代わりに正常な造血幹細胞を輸注することによって、造血のはたらきを正常に戻す治療法です。骨髄液を輸注する**骨髄移植**と、事前に血液から採取した造血幹細胞を輸注する**末梢血**《まっしょうけつ》**幹細胞移植**、赤ちゃんの臍《へそ》の緒の細胞を輸注する臍帯血《さいたいけつ》移植に大別されます。

白血球の血液型であるHLA《エイチエルエー》型が、提供者（ドナー）と患者との間で一致しないと、拒絶反応や**移植**《いしょく》**片対宿主病**《しゅくしゅびょう》（631頁）が起きます。このHLA型が一致する確率は、兄弟姉妹の場合で約25％、他人の場合は数百～数万分の1といわれています。

■ **移植前と移植後の処置**

まずは放射線や薬剤などを用いて、異常な幹細胞をすべて死滅させます。さらに、移植片対宿主病や拒絶反応を防ぐために、免疫抑制薬を使用します。免疫力が低下して感染症にかかりやすくなるため、あらかじめ抗菌薬などの薬剤を使用する予防療法を行います。

悪性《あくせい》リンパ腫《しゅ》（リンパ腫《しゅ》）

● **リンパ組織が悪性化する血液のがん**

受診する科 血液内科

症状と特徴 ぐりぐりとしたリンパ節の腫《は》れが、首、わきの下、太ももの付け根などにできます。押しても痛みはありません。病状が進行するとあちこちのリンパ節が腫れてきて、発熱、体重減少、寝汗がみられたり、扁桃《へんとう》や脾臓《ひぞう》が腫れることもあります。

悪性リンパ腫は**ホジキンリンパ腫**と**非ホジキンリンパ腫**とに大別されます。

原因 原因はまだわかっていませんが、免疫不全や遺伝子異常、また、ウイルス感染も関与していると考えられています。

非《ひ》ホジキンリンパ腫《しゅ》

症状と特徴 貧血の一般症状、体重減少、発熱、食欲不振、呼吸困難などです。

悪性リンパ腫のうち、リンパ球が腫瘍《しゅよう》化したものを指します。一般的には**濾胞《ろほう》性リンパ腫**と**びまん性リンパ腫**に大別されます。

確実な診断のためには、リンパ節を一部切除して病理検査を行うことが必要です。

原因 原因は不明ですが、遺伝子異常が考えられています。一部、ウイルス感染によるものもあるようです。

治療 病変が一部に限られている場合は放射線療法、全身に広がっている場合はリツキシマブや複数の抗がん剤を組み合わせた多剤併用化学療法を行います。腫瘍が臓器にできた場合は、手術によって摘出することもあります。

ホジキンリンパ腫《しゅ》

症状と特徴 初期のおもな症状は、痛みのないリンパ節の腫《は》れで、進行するにつれて高熱や体重減少、寝汗などが起こります。

ホジキン細胞と**リード・ステルンベルグ細胞**という、ふたつの特徴的な細胞を病理検査で確認し、診断します。リンパ球優位型、結節硬化型、混合細胞型、リンパ球減少型の４つに分類されます。

原因 原因は解明されていませんが、遺伝子異常や**ＥＢ**《イービー》**ウイルス**というウイルスが発症に関与していると考えられています。

治療 治療法は非ホジキンリンパ腫と同様ですが、とくに抗がん剤による多剤併用化学療法が有効です。この場合の予後は、悪性リンパ腫のなかでは比較的良好です。

多発性骨髄腫《たはつせいこつずいしゅ》

● **中年以降の発症率が高いがん**

受診する科 血液内科

症状と特徴 免疫機能を担う**免疫グロブリン**をつくっている形質細胞ががん化し、増殖する病気です。

50歳以上の発症率が高く、腰や背中、骨などの痛み、倦怠感《けんたいかん》、動悸《どうき》、息切れ、出血傾向などがみられます。

原因 原因は明らかにされていませんが、遺伝子異常の関与が疑われています。

治療 ボルテゾミブ、デキサメタゾンの組み合わせ、また複数の抗がん剤の化学療法を行います。再発・難治例ではレナリドマイドやサリドマイドも使用できます。

比較的若い人（通常65歳未満）では、化学療法で状態が軽快した後に、**自家造血幹細胞移植**を行います。インターフェロンの注射も有効なことがあります。

皮《ひ》膚《ふ》がん

● 紫外線の浴びすぎに注意

受診する科 皮膚科

症状と特徴 皮膚の表皮と真皮部分（36頁図）にできる悪性腫瘍です。表皮部分にできる**有棘細胞《ゆうきょくさいぼう》がん**、基底細胞部にできる**基《き》底《てい》細胞がん**、乳房と外陰部にできる**パジェット病**、ほくろががん化する**悪性黒色腫《こくしょくしゅ》（メラノーマ）**をはじめ、汗腺《かんせん》がん、脂腺がん、毛包がんなどさまざまながんがあります。患者さんが多いのは有棘細胞がんと基底細胞がんのふたつです。

有棘細胞《ゆうきょくさいぼう》がん

症状と特徴 表皮のなかの有棘層にできます。やけどの後に盛り上がった形のできものができたり、傷がじくじくして治りにくいときは、がん化していることがあります。若者よりも高齢者に、日の当たる部分にできることが多いがんです。

原因 紫外線で皮膚を傷めたことが大部分を占めます。

治療 手術によってがんの部分を切除します。手術ができないような高齢者には放射線療法や凍結療法があります。

基底細胞《きていさいぼう》がん

症状と特徴 基底細胞が悪性化してできるがんです。顔や頭部に黒や灰色のしこりができ、大きくなり、割れて潰瘍《かいよう》化します。潰瘍の周りにも小さなぶつぶつができます。患者さんは高齢者に多く、皮膚がんのなかではもっとも多いがんですが、転移はほとんどありません。

原因 紫外線で皮膚を傷つけたことが大部分を占めます。

治療 手術でがんの部分を切除します。目や鼻などにできやすいので、切除後の再建手術などが必要になります。

悪性黒色腫《あくせいこくしょくしゅ》（メラノーマ）

症状と特徴 色素細胞（メラノサイト）ががん化したもので、日本でも年間約５００人が命を落としている悪性度が高い皮膚がんです。進行が速いのですが、初期に発見できれば、ほとんどの場合、病巣を取り除くことができます。

原因 紫外線の影響だといわれています。また、指をドアに挟んだというような日常のけがも、きっかけになります。

治療 手術によって、がんの部分を取り除きます。免疫チェックポイント阻害薬が奏効する例があります。

パジェット病《びょう》

症状と特徴 乳房と外陰部にピンクから褐色、または粉を吹いたようなまだらの斑点《はんてん》ができます。男性はペニスの根元が病巣の中心となり、女性は太ももの根元にできます。やがて斑点が盛り上がり、リンパ節などに転移することもあります。

原因 乳房のものは、**乳がん**（685頁）のがん細胞が皮膚まで出てきているものです。外陰部のものは、肛門《こうもん》周辺にあるアポクリン腺《せん》の表皮開口部のがんが広がるものと、皮膚そのものから出てくる場合があります。

治療 手術でがんを切除します。からだの状態が悪く手術ができないような高齢者には、放射線療法や凍結療法があります。

子宮《しきゅう》がん

●子宮頸がんと子宮体がんがある

受診する科 婦人科

症状と特徴 子宮に発生するがんを子宮がんといいます。初期にはほとんど自覚症状がありません。進行すると、がんからの出血により、月経時以外に出血して、下着にしみのようなものがついたり、おりものに血が混じったり、ピンクのおりものが分泌されたり、性交時に出血したり、不正性器出血（７４４頁）がみられます。

女性では、女性ホルモンの乱れによってしばしば機能性の出血がみられることもあり、また、他の内性器の病気でも出血をともなうので、簡単に考えてほうっておきがちですが、不正性器出血があったときはかならず受診して、子宮がんではないことを確かめておきましょう。

女性のがん罹患数《りかんすう》（２０１１年度）をみると、子宮がんは、乳がん、大腸がん、胃がん、肺がんについで多く、５年生存率（２００３〜０５年にがんと診断された人の場合。ともに国立がん研究センター統計）は75％以上と高く、かかりやすく治りやすいがんのひとつになっています。これは子宮がん検診の浸透によって、早期発見が可能になったからです。ただし、現在、これから妊娠出産を控える若い女性の子宮がんが増えていることが問題になっています。

子宮がんは発生部位によって、**子宮頸《しきゅうけい》がん**と**子宮体がん**とに分けられます。子宮頸がんは子宮の出入り口の、頸管とよばれるところにできるがんで、20〜40歳代、および70歳代に多く、子宮体がんは子宮上部の子宮体部にできるがんで、50〜60歳代に多いがんです。１９９０（平成２）年以前は圧倒的に子宮頸がんが多かったのですが、最近では子宮体がんが増え、子宮体がんが子宮がんの約45％を占めています。

治療 早期に発見すれば、手術で治ります（０期ならほぼ１００％）。20歳からは、２年に１回の公費負担の子宮がん検診（子宮頸がん検診）を受けることが大事です。

なお、子宮体がんは年齢が上のがんであり、子宮がん検診の対象にはなっていません。必要なら自費で検診を受けましょう。

子宮頸《しきゅうけい》がん

原因 ヒトパピローマウイルス（ＨＰ《エイチピー》Ｖ《ブイ》）の感染です。性行為によって感染し、子宮頸がん患者の90％以上から発見されます。感染だけでは症状は現れず、ふつうは２年ぐらいで自分のもつ免疫によって自然に消えていきます。ただ、そのなかの16型、18型、33型、52型、58型といったウイルスは強力で（ハイリスク型ウイルス）、このウイルスに他の要因が加わると**子宮頸部異形成**という前がん症状を経て、子宮頸がんを発症させるといわれます。

ただし、このハイリスクウイルスが子宮頸部のがん化を促すのは20％程度とされます。現在では多くのハイリスク型ＨＰＶに有効なワクチンや、ＨＰＶの持続感染を予防するワクチンなどが研究開発中です。２００９（平成21）年、16型、18型の**ＨＰＶワクチン**が、日本でも認可されました。ただし、日本の場合、このタイプのＨＰＶは50％程度とされます。

子宮頸がん検診では、内診と細胞診が行われます。検査そのものは、ほとんど痛みがあリません。異型細胞が認められ、精密検査の必要がある場合は、コルポスコープによって患部を拡大して調べ、組織を採取して病理検査を行います。

精密検査の結果、がんだった場合は進行状態により、がんが上皮内にある0期から、骨盤《こつばん》の外に広がっているⅣ期の5つに分けられます。

治療　病期0期では、がんが上皮内にある状態なので、子宮頸部の円錐切除術《えんすいせつじょじゅつ》や、レーザー光線を当てて、がんを死滅させるレーザー蒸散術、高周波でがんを殺す高周波療法、がんを凍らせて死滅させる冷凍療法などを行います。子宮は温存できます。

Ⅰ期の場合は、進行度によってふたつに分けられ、Ⅰa期は子宮だけをとる単純子宮全摘術か、子宮周辺の組織もとる準広汎性《こうはん》子宮全摘術、Ⅰb～Ⅱ期は骨盤までの組織もとる広汎性子宮全摘術に、骨盤内のリンパ節もとる骨盤リンパ節郭清《かくせい》や、卵巣など子宮付属器もとる両側付属器切除術も同時に行います。

Ⅲ期とⅣa期では、放射線療法や化学療法、もしくは両方を併用して行います。

表2　子宮頸がんの病期

病期		特徴
0期		子宮頸部の粘膜内にとどまる
Ⅰ期	Ⅰa期	子宮頸部に限られ、顕微鏡によって診断される
	Ⅰb期	子宮頸部に限られ、肉眼で確認
Ⅱ期	Ⅱa期	子宮頸部を越えるが、腟壁の下1／3までは達しない
	Ⅱb期	子宮頸部を越え、骨盤腔にも広がるが、腟壁の下1／3までは達しない
Ⅲ期	Ⅲa期	腟壁の下1／3まで達するが、骨盤壁には達していない
	Ⅲb期	骨盤壁に達し、水腎症や無機能腎が認められる
Ⅳ期	Ⅳa期	膀胱、直腸の粘膜まで広がる
	Ⅳb期	骨盤を越えて遠くの臓器に広がる

子宮体《しきゅうたい》がん

原因　子宮体がんは、乳がんと同じように、女性ホルモンのエストロゲンに長期にさらされると発症しやすいといわれます。

子宮体がんは、組織学的にエストロゲンに依存するタイプと、エストロゲンに依存しないタイプに分けられます。

また、子宮体がんの前がん症状として、注目されているのが**子宮内膜増殖症**です。このなかの、子宮内膜異型増殖症複合タイプが高エストロゲン状態にさらされて刺激

がんの免疫療法《めんえきりょうほう》

これまでがんの免疫療法としては、からだ全体の免疫力を高める免疫賦活薬《ふかつやく》やサイトカイン療法、活性化リンパ療法などが行われてきましたが、有効性の高いものではありませんでした。

また、免疫細胞にがん細胞だけを攻撃させるがんワクチン療法などの研究も進められていますが、まだあまり効果が上がっていません。

ところが、最近、がん細胞が免疫細胞のはたらきを阻止していることがわかったことで、がんの免疫抑制作用を阻害し、がん細胞を死滅に導いていく**免疫チェックポイント阻害薬**が開発されました。免疫チェックポイント阻害薬のニボルマブは、悪性黒色腫（705頁）や非小細胞がん（683頁）の治療で保険適用されています。これによって、外科手術、放射線療法、化学療法（抗がん剤）につづく第4のがん治療法として、がん免疫療法が期待されています。

を受けると、がん化するといわれます。ただし、女性ホルモンとは関係なく発症する子宮体がんもあります。

子宮体がんは発生場所が子宮の奥なので発見しにくいがんのひとつといわれます。

検査は、内診と細胞診です。細胞診は、細い長めの器具を用いて、子宮体部の内腔《ないくう》から細胞を取り出してチェックします。あらかじめ超音波断層診断を行い、子宮の位置などを調べてから行います。痛みはさほどではありません。

この検査で、要精密検査とされた場合には、子宮内膜の組織をとって調べる組織診や子宮の内部を直接見る子宮鏡診を行い、がんが確定されます。

子宮体がんは、異型増殖などの前がん症状がみられる0期から、がんが骨盤《こつばん》を越えて広がり、腸や膀胱《ぼうこう》に転移するⅣ期の5つの病期に分類されます。

表3　子宮体がんの病期

病期			特徴
Ⅰ期	ⅠA期		子宮筋層の1／2未満に広がる
	ⅠB期		子宮筋層の1／2以上に広がる
Ⅱ期			子宮体部を越えて頸部に広がる
Ⅲ期	ⅢA期		子宮外膜や骨盤の腹膜あるいは卵巣・卵管に広がる
	ⅢB期		腟ならびに／あるいは子宮傍組織に広がる
	ⅢC期	ⅢC1期	骨盤リンパ節転移がある
		ⅢC2期	傍大動脈リンパ節転移がある
Ⅳ期	ⅣA期		膀胱ならびに／あるいは腸粘膜まで広がる
	ⅣB期		腹腔内ならびに／あるいは鼠径部のリンパ節転移を含む遠隔転移がある

治療 子宮内膜異型増殖症の場合、妊娠出産を希望する人には、プロゲステロンによるホルモン療法を行います。希望しない場合には、単純子宮全摘術を行います。

Ⅰ期では、単純子宮全摘術、両側付属器切除術、子宮の筋肉へ深く侵入している場合には骨盤リンパ節郭清術《かくせいじゅつ》や傍大動脈《ぼうだいどうみゃく》リンパ節郭清術も行います。

再発の可能性が高い場合には、術後に化学療法を行います。

Ⅱ～Ⅲ期に入ると、単純子宮全摘術、両側付属器切除術、骨盤リンパ節郭清術、傍大動脈リンパ節郭清術を行い、術後は化学療法を行います。

Ⅳ期では、化学療法が中心になります。

卵巣《らんそう》がん

● **年々増えている卵巣に発症するがん**

✚受診する科 婦人科

症状と特徴 卵巣は子宮のわきにある親指の頭くらいの器官で、女性ホルモンを分泌しています。この卵巣に発生する悪性腫瘍《あくせいしゅよう》です。初期にはほとんど自覚症状がありません。そのうえ、卵巣は体内の奥まったところにある器官なので発見が難しく、進行した状態で見つかることがあります。がんが進行すれば、腹部膨満感、下腹部痛、圧迫感があり、下腹部にかたいものを触れることから気がつきます。卵巣の茎がねじれたり、破裂したりして、激痛から発見されることもあります。腹水《ふくすい》、不正性器出血（744頁）も発見の目安になります。

卵巣がんには、上皮性腫瘍《じょうひせいしゅよう》の悪性群のほか、良性と悪性の中間にある境界悪性群も含まれます。年々増加しており、年齢的には50歳前後にもっとも多くみられ、ついで80歳ころになるとまた増えてきます。

原因 原因ははっきりしていません。一般に、卵巣機能不全や子宮内膜症、不妊症、乳がんにかかったことがある人や、月経異常のある人、出産経験がない人に卵巣がんが多いといわれます。なお、BRCA《ビーアールシーエー》1、BRCA2などのがん抑制遺伝子の変異が家族性の卵巣がんに関係しているとされ、家族に卵巣がんの経験者がいるときは症状がなくても、年に1度は検査を受け、早期発見に努める必要があります。

問診、腹水を調べる外診、腫瘍の大きさを調べる内診や直腸診、画像診断、腫瘍マーカーなどから診断します。

病期はがんが卵巣内にとどまっているⅠ期から、腹腔《ふくくう》を越えて転移しているⅣ期までの4期に分かれます。

治療 病期によって治療は異なります。基本は手術です。卵巣がんが見つかった時点で、単純子宮全摘術や、両側付属器切除術、骨盤《こつばん》リンパ節郭清《かくせい》、傍大動脈《ぼうだいどうみゃく》リンパ節郭清を行います。その後、抗がん剤で化学療法を加えます。あるいは進行がんで手術がためらわれる場合には、術前に化学療法を行い、腫瘍が小さくなったところで手術をすることもあります。

卵管《らんかん》がん

● 早期発見が難しい卵管にできるがん

受診する科 婦人科

症状と特徴 片側の卵管内腔《ないくう》にできるがんで、多くが分泌物を出す上皮《じょうひ》から発生する腺《せん》がんです。症状が現れにくく、発見が遅れがちです。進行すると、水様性のおりもの、不正性器出血、下腹部痛、下腹部の腫《は》れなどから気がつくことがあります。しかし、手術前に診断するのは難しく、卵巣がんと思って手術したら卵管がんだったというケースが多くみられます。がんの大きさは、成長するとガチョウの卵大からもう少し大きいサイズになります。40～60歳代に多くみられますが、東京女子医科大学では、1年に1例程度のまれながんです。

治療 基本は、卵巣がんと同じように、単純子宮全摘、両側付属器切除、骨盤《こつばん》リンパ節郭清《かくせい》、傍大動脈《ぼうだいどうみゃく》リンパ節郭清を行います。手術により原発がんか、卵巣がんや子宮がんからの転移がんかがわかれば、これをもとに抗がん剤を用います。

絨毛《じゅうもう》がん

● おもに妊娠に関連してできる

受診する科 婦人科

症状と特徴 胞状奇胎《ほうじょうきたい》（757頁）により子宮内にできた絨毛細胞から発生します。腟《ちつ》や肺、肝臓などに転移することがあります。

治療 子宮摘出術を行い、その後、多剤併用の抗がん剤治療を行います。転移性のものは抗がん剤治療が中心です。脳に転移した場合には放射線治療も行います。

腟《ちつ》がん

● 腟にできるまれながん

受診する科 婦人科

症状と特徴 不正性器出血や血性のおりものが現れます。腟の上部3分の1に多く発生するがんで、原発がんはまれです。

治療 子宮頸部《しきゅうけいぶ》に近いものは、摘出手術を行い、必要に応じて抗がん剤を用います。外陰部に近いものは、腫瘍《しゅよう》や周囲のリンパ節を広範囲に摘出します。

こころの病気の種類と治療

●原因不明の不調で苦しめられる病気

◎こころの病気とは何か？

精神科で診《み》る病気は**こころの病気**とよばれます。こころは外から見ることができないため、気のせいと片付けられて放置されがちですが、本人は社会生活を送ることができないほどの苦しさを感じています。

こころの病気には、強い不安とさまざまなからだの症状を訴える**不安症**、強いストレスやショックのために意識が途切れてしまう**解離症**、社会適応しにくい気質の**パーソナリティ障害**、気分がひどく落ち込んだり高揚したりと変化する**双極性障害**、幻覚などの症状が特徴的な**統合失調症スペクトラム障害**、良質な睡眠が得られない睡眠障害などがあります。症状が似ていても検査などで明らかに異常がみられるときは、その異常を治療することで快方に向かうので、こころの病気とは区別されています。

◎原因の解明は今後に期待

現代はストレス社会のため、こころの不調が増えているといわれますが、この病気の原因はまだ解明されていません。つまり、ストレスはきっかけのひとつにはなりえますが、原因とはいいきれないのです。遺伝的な要因を取りざたされることもありますが、遺伝が直接の原因であるということも断定できません。一方、からだの検査では異常はなくても、脳内で独特な変化が起こっていることはわかってきています。

◎早期の受診、治療を

こころの病気は、本人がつらくても、病気として認識し、受診するまでに時間がかかります。むしろ周囲のほうが異常に気がつくことが多いので、異変に気がついたら、ぜひ受診を勧めてください。

こころの病気の土台となる治療は薬による薬物療法です。並行してカウンセリングや集団の関係性を利用した精神療法、実際に脳に刺激を与える身体療法が行われることもあります。

◎薬物療法

こころの病気で使われる薬は、症状を抑えたり、バランスが崩れた脳の状態を元に戻すものです。脳に作用する薬が多く、同じ作用の薬でも副作用が異なるので、経過をみながら慎重に使用します。使用される薬物はおもに**抗うつ薬**、**抗不安薬**、**抗精神病薬**、**睡眠薬**、**気分安定薬**の5種類です。

抗うつ薬　落ち込んでやる気が出ないうつ状態や不安症に対する治療でよく使われます。効果が出るのに2週間ほどかかることが多く、のどが渇く、便秘、動悸《どうき》などの副作用が出ることもあります。薬の種類が多いので、副作用や効き方を観察しながら慎重に使用されます。

抗不安薬　不安や緊張を和らげる薬です。不安やイライラ感をともなううつ病に対しては、補助的に使われます。また、不安を鎮めることで治療効果が上がる内科系の病気にも使われます。眠気やふらつき、疲れやすさなどの副作用が出ることもありますが、抗不安薬の種類を変えることで軽減されます。

抗精神病薬　おもに統合失調症の治療に使

表1　おもな不安症

種類	特徴
分離不安症	家または愛着のある人から離れることを恐れる。
選択性緘黙	学校など特定の社会状況で話すことができない。
パニック症	からだに原因はないのに、突然、動悸やめまい、息切れ、震え、吐き気などの発作が起こる。
限局性恐怖症	特定の対象、状況に対する恐怖。
社交不安症	知らない人たちの前で注視されるかもしれないという状況に対する恐怖。
全般不安症	不安と心配の対象が特定のものに限定されない。

われます。便秘やのどの渇き、手足の震えなどの副作用が強く出ることが多かった定型抗精神病薬に変わって、最近は、副作用が比較的弱い非定型抗精神病薬が主流です。

睡眠薬　入眠の促進や維持のために使われます。睡眠障害の患者さんに対して処方されます。効果の持続する時間がそれぞれ異なるため、症状に合わせて処方されます。昼間の眠気やふらつきなどの副作用が出ることがあります。

気分安定薬　おもに双極性障害（720頁）に使われます。

◎精神療法

心理的なアプローチによって患者さんの気分をリラックスさせたり、社会復帰に向けてのシミュレーションを行う治療法です。思考を前向きにシフトさせる**認知療法**、回復期に行われる**SST**《エスエスティー》など、種類も手法もさまざまです。家族がいっしょに受けるものもあります。

◎身体療法

双極性障害や抑うつ障害などでは、頭部に電気を通す電気痙攣《けいれん》療法や蛍光灯の光などを当てる光療法などを行うこともあります。

不安症《ふあんしょう》

極度の不安からくる暮らしにくさ

受診する科　精神科

症状と特徴　人には誰《だれ》でも不安はありますが、その不安が強すぎて日常生活をすごしにくいとき、不安症とよびます。

不安症には、強い不安や動悸《どうき》などを突然感じてパニック発作が起こる**パニック症**、何かたいへんなことが起こるのではないかと不安で外出ができなくなる**広場恐怖症**、かつてはそれぞれ対人恐怖症、不安神経症とよばれた**社交不安症**と**全般不安症**、高い場所や動物など特定のものを極端に恐れる**限局性恐怖症**などがあります。複数をあわせもつこともあります。

さらに、気分障害、てんかん、摂食障害など、ほかのこころの病気もあわせもったり、不安症のようにみえても認知症や統合失調症のこともありますので、精神科を受診して、早めに診断を受けることが重要です。

パニック症《しょう》

症状と特徴 突然、動悸《どうき》やめまい、吐き気、息切れ、急な発汗などの発作を起こし、苦しみます。その後、ある一定の時間がたつといったん発作は治まります。これが**パニック発作**です。

発作後にからだの検査をしても悪いところは見つかりません。その後、パニック発作が出ない人もいますが、発作を繰り返す人も半数ほどいます。発作を繰り返し、また発作が起きたらどうしようと、発作に対する不安を抱えるために出掛けられないなど、日常生活に支障をきたす状態がパニック症です。

パニック症を治療しないで放置しておくと、不安をアルコールで紛らわそうとして**アルコール使用障害**（724頁）になったり、発作を恐れる気持ちが強くなり、抑うつ障害（720頁）になることもあります。

もともとパニック発作は、**心的外傷後ストレス障害**（717頁）、抑うつ障害などほかの病気の症状としてもみられることがあり、パニック症の患者さんがほかの不安症をあわせもつこともあります。パニック症の割合は、男性は50人に1人、女性は20人に1人ほどといわれます。30歳代前後に発症することが多いとはいえ、どの年代でもみられます。

治療 治療は、パニック発作が起こらないように抗不安薬や抗うつ薬のSSRI《エスエスアールアイ》を規則正しく服用する薬物療法です。

規則正しい生活を心掛けるよう、生活指導も行われます。アルコールやカフェインなどの嗜好品《しこう》も症状を悪化させるので控えます。生活上の治療には家族の理解と協力が不可欠です。

広場恐怖症《ひろばきょうふしょう》

症状と特徴 頭では大丈夫だとわかっていても、いざというとき逃げ場がないという不安のために外出できない状態です。

広場と病名にはありますが、その人が避けるのは広い場所ではなくて、テリトリーではない場所です。**外出恐怖**、**閉所恐怖**、**乗り物恐怖**もこのグループです。

治療 薬物療法と、精神療法も行います。規則正しい生活を心掛けるよう、生活指導も行われます。

社交不安症《しゃこうふあんしょう》（社交恐怖《しゃこうきょうふ》）

症状と特徴 失敗したらどうしようという不安から、人との接触を一切避けてしまう状態です。かつてはたんに人付き合いが極端に苦手な性格として思われていましたが、現在では病気として扱われています。

誰《だれ》でも失敗は恐れるものですが、この社交恐怖では、それを恐れるあまり人前に出ることだけでなく、家から出ることすらやめてしまうこともあります。

治療 SSRI《エスエスアールアイ》の抗うつ薬などの薬物療法の一方で精神療法も行われます。

全般不安症《ぜんぱんふあんしょう》

症状と特徴 かつては不安神経症とよばれていた症状です。こどもの成績や家族の健康など、心配する対象が特定されないまま、とにかく漠然とした不安を感じます。加えて、落ち着きがなくなる、イライラする、疲れやすさ、集中力の欠如などのこころの症状と、頭痛、耳鳴り、下痢やふらつきなどのからだの症状もみられます。このような状態が続くときは治療が必要です。

治療 抗不安薬や抗うつ薬を中心とした薬物療法と精神療法を行います。

限局性恐怖症《げんきょくせいきょうふしょう》

症状と特徴 高いところが怖い**高所恐怖**、尖《とが》ったものを恐れる**尖端恐怖**など、ごく限られたものへの恐怖があまりに強く、その対象がありそうな場所、起こりうる場所へ行くことを極端に避けるあまりに、生活がしにくくなっている状態です。ほかに恐怖を感じる対象は、動物、災害、物質、場所など多岐にわたり、その対象に遭遇するとパニック発作を起こすこともあります。

治療 精神療法のうちでも、その恐怖の対象をあえて体験してみる行動療法、恐怖の対象に対する感じ方を修正する認知療法などが効果的とされます。並行してパニック障害に準じた薬物療法も行われます。

強迫症《きょうはくしょう》

● **強迫観念や強迫行為**

受診する科 精神科

症状と特徴 当人だけの思い込みによって**強迫観念**、**強迫行為**という2つの症状が絡み合った状態をいいます。かつては強迫神経症とよばれていました。

◎**強迫観念** こころの底では無意味だと思っていることにとらわれます。自分が誰《だれ》かを傷つけるのではないかという恐れ、自分が飛び降りるのではないかという不安、家の中のものがきちんとした場所にないと気がすまないというようなことです。このような気持ちは、抑えても出てきます。

◎**強迫行為** 強迫観念や強迫性恐怖によって行われる行動です。戸締まりを何度も繰り返す、必要以上に手を洗うなどがあります。強迫観念がなくても「何でも数えてしまう」のも強迫行為です。このように他人からみたら意味のないことに1日1時間以上かけるようなら要注意です。

治療 思春期ごろから成人するまでに発症した場合、自然に治ることもありますが、ほとんどの場合慢性化しますので、生活に支障があるときは治療が必要です。

一般的には、抗うつ薬のSSRI《エスエスアールアイ》による薬物療法が有効とされます。症状がよくならないときは抗精神病薬もいっしょに服用するなど調整します。並行して認知療法などの精神療法も行い、思い込みを正します。治療の目標は、症状がすべてなくなることではなく、自身を客観的にみてコントロールできるようになることです。周囲は症状を理解し、患者さんに振り回されないように対応します。

表2 強迫症および関連症の分類

強迫症	強迫観念や強迫行為にとらわれる。
醜形恐怖症	外見を心配して、鏡を何度も確認したり、過剰に身づくろいしたりする。
ためこみ症	所有物を手放したり、捨てたりすることができない。
抜毛症	体毛を繰り返し抜いてしまう。
皮膚むしり症	皮膚を繰り返し掻きむしったり、道具でむしったりする。
その他の強迫症	物質・医薬品から誘発する強迫症、医学的疾患による強迫症など。

解離症《かいりしょう》

● 一定期間の意識、記憶が失われる

受診する科 精神科

症状と特徴 人は大きなストレスに遭遇したときに、無意識のうちに自分の気持ちを守ろうとして、本能的に意識を遮断したり、運動神経系や感覚系機能にはたらきかけて機能を障害させることがあります。具体的には、意識が突然途切れてほかの意識に切り替わったり、記憶が失われたりするなどです。このような症状を解離症といいます（715頁図1）。

通常は、物心がついたころから現在までの自分は、つねに連続した状態の「自分自身」です。解離症では、その意識の連続性がなくなります。症状としては、

①過去の一定期間の記憶が失われる**解離性健忘**
②ストレスのあとに失踪《しっそう》する**解離性遁走《とんそう》**
③複数の人格が交互に出現してそれぞれが独自に活動する**解離性同一症（多重人格）**

などがあります。

①は解離症のなかでも比較的多くみられるものです。もの忘れや認知症とは異なり、ある部分の記憶がすっぽりと抜け落ちているのが特徴です。

②は失踪期間中の記憶がないことがありますが、記憶が空白の時間も客観的にはきちんとした矛盾のない行動をしています。

③ではそれぞれの人格には全く接点がなく、主となる人格はほかの人格のことを知りませんが、ほかの人格は主たる人格を認識していることが多いようです。③が出るときは重症で、感情が不安定で幻覚が見えたりというようなほかの症状もともないがちです。

どの症状も、外からは表面的な苦痛は少なくみえ、むしろ楽しんでいるようにみえます。しかし本人は大まじめで、しかもかなり疲弊していますが、本人は覚えていません。そのようなつらさや苦しみは推し量ることができません。

治療 まずはほかのこころの病気や神経の病気ではないことを確認してから治療が行われます。

根本的な治療薬はありませんので、治療は精神療法が中心になります。治りにくい病気でもあり、長期間にわたる治療の途中で気分が落ち込んだときや、不安が強くてつらいときは、抗うつ薬や抗不安薬を使用することもあります。

一方で、周囲は患者さんの行為は病気の症状であることを理解し、温かく経過を見守ることが大事です。

離人感《りじんかん》・現実感消失症《げんじつかんしょうしつしょう》

症状と特徴 目の前のものは認識できるのに、映画のワンシーンのように思えて、現実として感じられない、いま話しているのは自分でないような気がする、というように、いまここに自分がいることを実感できない状態です。

本人は、自分がここにいる実感がないだけでなく、そのことを理解してもらえないので、ひじょうにつらい状態です。大きな不安をともないます。

思春期に多く発症しますが、一過性のことが多く、ほどなく回復することが多いといわれます。一方、大人になってから、ストレスや過労、出産などが引き金となって

発症したときは、慢性化する可能性があります。

類似の状態が**双極性障害**や**抑うつ障害**（720頁）、**統合失調症**（722頁）の症状として起こることもあります。

図1　解離症の症状

解離状態	解離性健忘	困難な状況を回避しようとして、過去の一定期間の記憶を失う。
	解離性遁走	記憶喪失をともないながら、失踪する。
	解離性昏迷	呼吸や脳波が正常なのに、周囲の呼び掛けや刺激に応じない。
転換状態	解離性同一症	ふたつ以上の人格が交互に出現し、それぞれが独自に活動する。

治療　解離症と同様に、精神療法を中心に治療が行われます。うつ状態やパニック発作がともなうときは、抗うつ薬や抗不安薬を服用します。

身体症状症《しんたいしょうじょうしょう》

● 客観的な異常はないのにからだに不調がある

受診する科　精神科

症状と特徴　からだに不調を覚えますが、検査では異常が発見されず、気のせいといわれやすい症状です。

関連症として、こころの不調から声が出ないなどの症状が起こる**変換症**、病名を特化して不調を訴える**病気不安症**、病気や症状をねつ造する**作為症**などに分けられます。特定不能の身体症状症もあります（716頁表3）。

客観的には異常がなくても、実際に患者さんのつらさは現実のものですので、きちんとした対応が望まれます。

いろいろなからだの異常を訴えますが、検査では客観的な異常は認められない状態で、原因不明の疾患です。ほとんどの場合、長期間にわたって複数箇所の異常を同時に訴えます。

おもに消化器の痛みや吐き気などの消化器系の症状、かゆみ、しびれなどの皮膚の症状が多く、症状はからだのどの部分でも起こりえます。異常が客観的に認められないことで、患者さんはつらい思いをします。

やがて、最初に生じたからだの不調だけでなく、気分の落ち込みや不安な気持ちも高まってきます。

治療　まずは、検査で訴えているからだの不調について調べたうえで、抗うつ薬などを使用し、精神療法も併用した治療をします。一方で、痛みには痛み止め、下痢には下痢止めというようにそれぞれの症状を抑える薬を使用します。

患者さんの不安を取り去るためにも家族など周囲の理解が必要です。

変換症《へんかんしょう》

症状と特徴　手足が自由に動かない、視

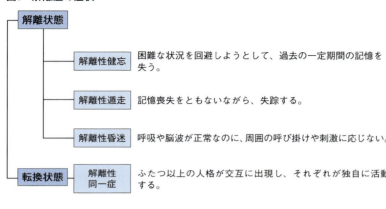

覚、聴覚、触覚、嗅覚《きゅうかく》、味覚の五感のどれか、あるいは全部が不能になる、何かが腹やのどに詰まっているという感覚などの症状が突然起こります。

検査をしてもその部分には異常がみられません。男性よりも女性に多くみられます。

神経性の病気やからだの病気で同じような症状が現れますが、別の病気です。また、うつ病でも似た症状が現れることもありますので、見分けて適切な治療を受けることが必要です。

治療 **解離症《かいりしょう》**（714頁）と同様に精神療法を中心に治療が行われます。必要に応じて抗うつ薬や抗不安薬を使用します。

病気不安症《びょうきふあんしょう》

症状と特徴 からだの不調を重大な病気ではないかと不安に陥っている状態です。このような不安は誰《だれ》もが多少はもっていますが、あまりに不安と症状がひどく、半年以上にわたって日常生活に支障をきたすときは、病気不安症と診断されます。

患者さんが心配する病気としてもっとも多いのは、脳卒中、胃がん、脳腫瘍《のうしゅよう》、心臓病です。頭痛や、耳鳴り、しびれ、めまい、食欲不振を訴え、それぞれの病気ではないかと心配します。検査の結果、問題ないと説明してもなかなか納得してくれません。また、病気を特定せずに、動悸《どうき》や息切れ、急な発汗など、自律神経系の症状を訴えて、重大な何かの病気を心配することもあります。また、「自分の容姿が奇妙なのでは」「異常に醜いのでは」という恐れや、頑固なまでの思い込みをいだいていることもあります。

心身ともに疲れているときや、身近な誰かが病気になったり、死んだりするような出来事をきっかけに発症することがあります。また、まじめで勤勉な人が陥りやすいともいわれます。発症する年齢や性別には、特徴はありません。

治療 まずは訴えているからだの不調を説明できる具体所見があるかどうかの検査をしたうえで、精神療法で治療します。不安が強いときは抗うつ薬や抗不安薬を使用します。

患者さんの不安を取り去るためにも家族など周囲の理解が必要です。

表3　身体症状症および関連症

身体症状症
検査などでは異常はないのに、からだの不調を感じる。
病気不安症
健康に対して強い不安をもち、病気にかかっていると思い込む。
変換症
まひ、けいれん、震えなどの異常運動をおこす。
作為症
病気のふりをしたり、こどもなどに病気をねつ造したりする。
その他

作為症《さくいしょう》

症状と特徴 病気やけがを負っているようにふるまったり、病因の検査で異物を混入したり、薬物を使って発熱などの症状をねつ造したりして、入院や治療を要求します。また、自分自身ではなく、こどもやペットに病気をねつ造することもあります。自分を守るために、病気である状態に逃避していると考えられます。

治療 正しい診断によって不必要な検査や治療が受けられない、逃避の必要がなくなったりすると、症状が消えることがあります。

心的外傷後《しんてきがいしょうご》ストレス障害《しょうがい》（PTSD《ピーティーエスディー》）

● ある出来事がこころに負担をかける

受診する科 精神科

症状と特徴 災害や事故・事件、犯罪などに直面したり、目撃したりすることによって受けた大きなショックが引き金となって現れるさまざまな症状を指します。症状は、再体験、回避・感情麻痺《まひ》、覚醒亢進《かくせいこうしん》状態の3つに分類されます。ショックを受けた出来事から、早ければ1か月ほど、遅い人は数年たってから症状が現れることもあります。

①再体験 きっかけになったその状態を思い出し、そのときの気持ちを再体験します。**フラッシュバック**とも称されます。怖い、恐ろしいという感情を再体験するのでひじょうにつらい症状です。

②回避・感情麻痺 再体験を引き起こしてしまいそうな場所へ行くのを無意識のうちに避けてしまう状況です。その出来事の前とは違う自分に不安を覚えて情緒不安定になります。

③覚醒亢進状態 悪い夢などの恐い思いに対して過剰反応してしまいます。

そのほかにも、ふだんから不安になり集中できなくなったり、イライラした状態が続いたり、ひどくなると**睡眠‐覚醒障害**（727頁）が起きたり、うつ状態、強い不安をともなう人もいます。

これらの心的外傷後ストレス障害の症状によって、**引きこもり**（734頁）や**アルコール使用障害**（724頁）などを引き起こすことがあります。

原因 きっかけとなる出来事には、自然災害、人災、戦争、事故、人の悲惨な死、テロ、犯罪などがあります。実際に自分が渦中になくても、それを目撃しただけでも、症状は起こります。

治療 いやなことを思い出したくないため、きっかけとなる出来事を無意識に話さずに症状だけを訴えることもありますので、まずは、心的外傷後ストレス障害かどうか診断することが大事です。

治療は、抗うつ薬で目立った症状を抑えながら、精神療法で不安への対処法を身につけるようにします。

半数は3か月ほどでひどい症状が治まりますが、慢性化する人も3割いるといわれます。周囲のサポートと理解のうえでじっくりと治療することが望まれます。

表4　PTSDおよび関連する病気

3つの症状
①ショックな出来事の再体験
②再体験を引き起こす場所の回避・感情麻痺
③悪夢をみるなどの覚醒亢進状態

↓ 持続期間により分類

急性ストレス障害	症状の持続期間が1か月未満の場合
急性PTSD	症状の持続期間が3か月未満の場合
慢性PTSD	症状の持続期間が3か月以上の場合
遅延顕症型	発症の発現がストレス因子から少なくとも6か月たっている場合

頭部
体幹
手足
全身
がん
こころ
女性
こども

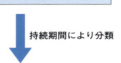

適応《てきおう》障害《しょうがい》

● 変化に適応しきれずに起こる心身の不調

受診する科 精神科

症状と特徴 入学、結婚、離婚、病気、就職、引っ越しなどのライフイベントや、生活の劇的な変化に順応しようと努力しているとき、頑張りすぎがもとで心身に異常が現れる症状です。誰《だれ》でも人生のうち大なり小なりの変化が訪れますが、それが急激で過度で適応することが難しいときに発症します。環境の変化から3か月以内に症状が始まります。

　おもな症状は、うつ状態や不安です。まず、落ち込んだ気分になり、興味や関心が薄れてしまいます。そして頭痛やめまい、だるさ、不眠などの症状が起こります。むりに頑張ろうとすると、ますます症状が重くなります。さらに、自分がどう評価されているか、これからやっていけるかどうか気になって落ち着かないというこころの症状もひどくなります。

　症状によって、①おもに不安な気分が強いタイプ、②うつ状態が目立つタイプ、③ルールを守らないなどの行動が乱れるタイプ、④不安、うつ状態、行動の乱れのすべてが出てくるタイプがあり、疲れや頭痛など、からだの症状が出ることもあります。症状はその人の状態や環境によってさまざまです。

　幼児の場合、おねしょや赤ちゃんことばを使うなどの退行現象として現れることもあります。

　きっかけとなったストレスから解き放たれれば半年ほどで症状がなくなることが多いようです。

　双極性障害や**抑うつ障害**（720頁）、**不安症**（711頁）と似ていますが、きっかけとなるストレスがはっきりしていることで、それらとは区別されます。

原因 新しい環境に合わせようとするストレスによるものです。

治療 まず、本人は休養をとり、周囲はきっかけとなった環境を改善するようはたらきかけます。

　その一方で、抗うつ薬や抗不安薬による薬物治療を行います。適応障害のうつ状態には抗うつ薬のなかでもSSRI《エスエスアールアイ》が効果があるとされています。精神療法によってストレスに対する対処の仕方をトレーニングすることも有効です。

急性《きゅうせい》ストレス障害《しょうがい》

● PTSDの一歩手前の状態

受診する科 精神科

症状と特徴 ショッキングな出来事にであった直後に現れる症状です。不安や落ち着きのなさ、イライラなどのこころの症状と、動悸《どうき》や震え、息苦しさ、めまいなどのからだの症状があります。症状は数時間から数日で治まります。この段階で適切な治療をしないと、時間を経て**心的外傷後ストレス障害**（717頁）の症状が現れることがあります。

原因 きっかけとなる出来事には、自然災害、人災、戦争、事故、人の悲惨な死、テロ、いろいろな犯罪などがあります。

治療 精神療法でストレスを和らげるようにはたらきかける一方、不安や不眠など現れた症状に合わせた薬物療法を行います。

心身症《しんしんしょう》はこころの病気か

■客観的なからだの異常がある場合

心身症という病名を耳にしますが、心身症とはいったいどのような病気でしょうか。代表的な病気に**気管支喘息《ぜんそく》**や**高血圧**、**胃炎**などがあります。厳密にはこころの病気ではありません。しかし、こころの状態が症状に少なからず影響を及ぼしている可能性が高いと考えられるためにこころも含めた心身症とよばれています。

■本当にストレスとの関係はある？

心身症とよばれる病気の患者さんは、男性は30、40歳代、女性は20、30歳代に多くみられます。この年代は職場や家庭、社会などでの役割も重く、総じてストレスが多い年代です。ストレスが中枢神経を通じて自律神経や内分泌系などからだを調節する機能に影響を及ぼし、からだに異常が現れるのではないかという考え方がありますが、同じ条件でも発症する人と発症しない人がいるため、ストレスだけが原因とはいいきれません。しかし、ストレスが増えると症状は重くなり、ストレスが減ると症状も軽くなることも多いことから、関連性は否定できません。

■からだの異常が検出できない

からだの症状が出ても検査で異常が出ないときは、**身体症状症**（716頁）などのこころの病気として扱い、心身症とは区別されます。かつて自律神経失調症とよばれた人の半数は、現在はパニック症や気分変調症であるといわれています。

■慎重な治療で効果を上げる

まずは気管支喘息なら気管支を広げる薬、本態性高血圧なら血圧をコントロールする薬などで、からだの症状を治療します。食事や生活リズムなどの生活習慣を整えるような生活指導も含まれます。

ストレスのからだへの影響を弱めるために、抗不安薬や抗うつ薬などが使用されることもあります。最近は心療内科で治療する人も増えていますが、要は内科の専門医がこころの病気で使用する薬をうまく組み合わせて治療するということです。

表5　心身症として現れる内科の病気

呼吸器系
気管支喘息、過換気症候群、神経性咳嗽、喉頭痙攣など
循環器系
高血圧症、低血圧症など
消化器系
胃・十二指腸潰瘍、慢性胃炎、過敏性腸症候群、潰瘍性大腸炎など
内分泌・代謝系
神経性やせ症、神経性過食症、甲状腺機能亢進症、糖尿病など
神経・筋肉系
緊張型頭痛、片頭痛、慢性疼痛など
泌尿器・生殖器系
神経性頻尿、心因性尿閉、心因性勃起不全など
その他の部位
関節リウマチ、腰痛症、更年期障害、慢性蕁麻疹、円形脱毛症など

気分障害《きぶんしょうがい》（うつ病《びょう》、躁《そう》うつ病《びょう》など）

● 気分の浮き沈みがひどくてきつい状態

受診する科 心療内科／精神科

症状と特徴 憂うつな気分や落ち込んで何事も手につかないうつ状態、または極端に気分が高揚した状態が2週間以上続くと、気分障害と診断されます。

　気分障害は、気分が高揚する躁《そう》状態と落ち込むうつ状態の両方が現れる**双極性障害**《そうきょくせいしょうがい》（いわゆる**躁うつ病**）、うつ状態のみ現れる**抑うつ障害**（いわゆる**うつ病**）、比較的うつ状態が軽いが長く続きやすい**持続性抑**《じぞくせいよく》**うつ障**《しょう》**害**《がい》（**気分変調症**《きぶんへんちょうしょう》）に分かれます。

双極性障害《そうきょくせいしょうがい》（躁《そう》うつ病《びょう》）

症状と特徴 気分の落ち込むうつ状態と高揚する躁状態の時期が交互にやってくる状態を双極性障害（躁うつ病）といいます。躁状態とうつ状態の間は正常な状態になることが多いのですが、正常な状態が訪れないまま躁状態とうつ状態が現れることもあります。

　症状の重さによって、躁状態とうつ状態の**双極Ⅰ型障害**、軽躁状態と軽うつ状態の**双極Ⅱ型障害**、軽躁状態と軽うつ状態の**気分循環性障害**などに分類されます。軽躁状態を確認するのは難しいのですが、ふだんとは明らかに違った状態が続いているということで、診断できます。

　躁状態では、機嫌もよくひじょうに活動的でたくさん話をする一方、怒りっぽくもなります。気持ちは高揚していますが、決してハッピーな気分ではないといわれます。

　うつ状態では、眠れず、やる気が出なくなり、躁状態とは対極的な症状を示します。自殺願望が出やすいので周囲の配慮が必要です。

治療 双極性障害の治療は、躁状態もうつ状態も、基本は気分安定薬です。躁状態の薬の補助として抗精神病薬を併用することもあります。

　うつ状態と躁状態が何度も現れる場合、完全に治るのは難しいといわれますが、薬で再発を予防しながら日常生活を送ることは可能です。

抑うつ障害《しょうがい》（うつ病《びょう》）

症状と特徴 憂うつな気分と興味、関心が減退した状態で、落ち込んで好きなこともおっくうでやる気が出ない、考えがまとまらず仕事の効率も上がらないという状態が2週間以上続くと、抑うつ障害（うつ病）と診断されます。多くの場合、食欲不振や頭痛などのからだの症状や、睡眠障害などのこころの症状も現れます。人によってはありもしないことを考える**妄想**《もうそう》が起きたり**幻聴**《げんちょう》が聞こえることもあります。

　抑うつ障害は、うつ病や**単極性**《たんきょくせい》**障害**ともよばれます。気分障害の75％はうつ症状のみの抑うつ障害といわれ、こどもにも大人にもみられます。不安症や引きこもりとみなされている人の一部にうつ病が背景にあるといわれる一方、高齢者の場合は認知症と間違われやすいので注意が必要です。

治療 抗うつ薬による薬物治療が効果的です。抗うつ薬は、三環系、四環系、SS《エスエス》RI《アールアイ》、SNRI《エスエヌアールアイ》など種類もさまざまで、効き方も副作用も違います。多くの場合は通院して、患者さんのようすをみながら慎重に処方されます。入院を勧められるのは、自宅にいるとストレスから逃れられないようなときです。精神療法も並行して行われます。なかなか快方に向かわないときは、電気痙攣《けいれん》療法が行われることもあります。

持続性抑《じぞくせいよく》うつ障害《しょうがい》（気分変調症《きぶんへんちょうしょう》）

症状と特徴 うつ状態が1日中ある日が多く、少なくとも2年間続いている状態です。

表6　ライフサイクルと精神疾患

乳児期・幼児期（0～6歳ごろ）		知的能力障害、自閉スペクトラム症
児童期（6～12歳ごろ）		不登校、学習障害（LD）、アスペルガー症候群、注意欠如・多動症
青年期（12～20歳ごろ）		いじめ、不登校、自殺、食行動障害、薬物依存
成人期（20～40歳ごろ）	女性	こどもへの虐待、気分障害
	男性	気分障害、統合失調症
中年期（40～65歳ごろ）		気分障害、アルコール使用障害
老年期（65歳～）		気分障害、不安症、心身症、認知症

かつては抑うつ神経症とか神経症うつ病とよばれていた状態です。気分変調症という考え方が広がったことから、患者さんが増えているといわれますが、まだまだ気のせいだと思い込み、受診していない人も多くいます。

治療 抗うつ薬による薬物治療を中心に精神療法も並行して行います。

人生の節目に現れる〝うつ病〟

うつ病の症状は個人差が大きいため、発症するライフステージごとに**初老期うつ**、**更年期うつ**、**マタニティ・産後うつ**、**老年期うつ**と分類することがあります。また、こころの症状が現れにくく気づかれにくいうつ病を**仮面うつ病**とよんでいます。それぞれは正式な病名ではありませんが、うつを発症しやすい時期などの特徴をよく表しているのでさかんに使用されます。

■**初老期うつ／老年期うつ** 60歳前後は退職だけでなく大事な人との別れや環境の変化があり、それをきっかけにして気力をなくし、うつ状態になることがあります。さらにからだも弱り、気持ちも不安になり、初老期に始まった喪失の時期が続き、落ち込みがひどくなります。物忘れがひどいと、認知症と間違われるときもありますが、明らかに別の病気です。

■**マタニティ・産後うつ** 産前産後はホルモンのバランスが崩れるだけでなく、劇的な生活の変化もあり、うつ病になりやすい状態です。

■**更年期うつ** ホルモンの状態が変化する更年期は、こどもの独立などで肩の荷を下ろし、生活環境も一変する時期です。からだと環境の変化がきっかけでうつ状態になる人もいます。

■**仮面うつ病** 頭痛やめまいなどからだの症状のみが目立つために、気持ちの落ち込みなどのこころの症状が気づかれにくいことがあります。なかなか正しい診断がされにくく、からだの病気の仮面をかぶった「仮面うつ病」とよばれます。

統合失調症《とうごうしっちょうしょう》

青年期に発症するこころの病気

受診する科 精神科

症状と特徴 思春期のころから青年期にかけて発症することの多いこころの病気です。治りにくい病気といわれていましたが、最近は早期治療や薬の開発によって日常生活を送れるほど回復する人も増えています。発症率は1％弱と、比較的ありふれた病気で、**不登校**（823頁）や**引きこもり**（734頁）、**限局性学習症**（819頁）などが統合失調症によるものだったということもあります。かつては精神分裂病とよばれていました。

統合失調型パーソナリティ障害（731頁表11）、妄想が1か月以上続く妄想性障害などを合わせて**統合失調症スペクトラム障害**といいます。

症状は、幻覚、妄想《もうそう》などの陽性症状、気分や意欲の落ち込みなどの陰性症状、集中力や記憶力の低下などの認知障害の3つに大別されます。

幻聴は、得体の知れない声や人が自分の悪口を言っているのが聞こえるというものです。ありえないものを見たり聞いたり感じたりすることなどで、患者さん本人はかなり消耗します。陰性症状は、それまで好きだった趣味などへの感心が低下する症状です。さらに認知機能の低下は、学校生活や社会人生活を送ることを困難にします。患者さんはあせりが出たり、自分はだめな人間と思い込み、自尊感情が損なわれ追い詰められていきます。

◎発症した後の流れ

いずれの型でも、発症から快方に向かうまで、急性期、回復期、安定期の段階に分けられています。

①急性期 前触れとして、自分に対する周囲の不穏な空気を感じることがあるといわれます。

ほどなく実際には存在しないものが見えたり聞こえたりする幻視、幻聴などの陽性症状が起こる時期です。ほとんどの場合、誰《だれ》かが自分の悪口をいっている、というような被害的なものが多く、事実でないことを事実と認識する妄想の症状とリンクし、「食事に毒を入れられた」「電話で自分の悪口をみんなにふれまわっている」と思い込むようになり、徐々に悪化します。

不眠、動悸《どうき》、頭痛、疲れなど、検査をしても異常がみられない症状も現れるようになり、ひじょうにつらい状態です。

②回復期 急性期のような激しい症状は治まり、今度はやる気が出ずにこもってしまう陰性症状が出てきます。急性期同様、幻覚や妄想はみられますが、意欲の落ち込みがひどくなります。ただし、急性期ほどの不安や恐怖感情はなく、表情が乏しくなるなど、感情が鈍くなっていく傾向があります。

③安定期 回復期が数か月続いた後の期間をいいます。

治療 治療の内容は病気の段階で異なります。

①急性期 治療は抗精神病薬による薬物治療が中心です。基本的には外来での治療ですが、症状がひどかったり、薬をきちんと飲むのが難しいときは入院による治療となります。

抗精神病薬には副作用の強く出やすい第

1世代と副作用が出にくい第2世代があります。どちらも脳に作用する薬で、人によって効き方も副作用の現れ方も異なるため、慎重に薬を選びます。形態も、飲み薬だけでなく注射のものもあり、長期間効き目を持続させることもできるので、患者さんの状況によって選ばれます。

抗精神病薬のおもな副作用は、①パーキンソン病のような手や脚《あし》の震え、②眠気、ふらつき、③のどの渇き、④排尿や排便が困難になる、⑤貧血や不整脈、⑥体重の増減など、多岐にわたります。

薬で十分な効果がみられないときは、身体療法である電気痙攣《けいれん》療法を行うことがあります。本人が落ち着いていれば、精神療法や規則正しい生活を行うなどの生活指導も効果があるといわれます。

治療が適切に行われていれば、たいていは急性期は数か月ほどで治まります。

②回復期　急性期の後にくる回復期は半年以上続きます。抗精神病薬を使用しつつ、気持ちが安定するように落ち着いた環境をつくりながら、陰性症状を抑えるために、必要に応じてほかの薬も併用して治療を行います。

おもに陽性症状を抑えることに重きをおいた急性期と異なり、回復期では患者さんの生活を再建させることを重視します。

長期的な社会復帰を視野に入れて、グループで活動する**集団精神療法**、指導者のもと娯楽を行う**レクリエーション療法**など、集団作業を行う精神療法もこの時期に始まります。

急性期のような激しさはないものの、不安やあせりで患者さんは苦しい思いをしていますので、家族の理解と協力が大事です。

③安定期　通院による経過観察をしつつ、社会復帰への準備に入ります。

回復期に始まった精神療法を継続しつつ、さらに生活のための生活技能訓練も始まります。これらのプログラムには、日帰りのデイケア、宿泊によるプログラムなどがあります。改善がみられてきたら職業に就くためのリハビリもあります。

社会復帰にあたっては、医療機関だけでなく、自治体の窓口、地域支援センターなど、サポートのための社会資源を活用することができます。

この時期は、経過によっては、薬の使用量が減る人もいますが、通院による経過観察は続きます。調子がよいからと自己判断で薬や通院をやめることは、再び悪化することにもつながりかねません。再発すると、症状が治りにくくなりますので、継続することが重要です。

統合失調症は回復しない病気ではありませんが、社会復帰までの時期は人によって異なります。

表7　統合失調症スペクトラム障害のおもな分類

統合失調型パーソナリティー障害
妄想性障害　妄想が1か月以上続く。
短期精神病性障害　1か月未満で、妄想、幻覚、まとまりのない発語、ひどくまとまりがないまたは緊張病性の行動のいずれか1つが現れる。
統合失調症様障害　妄想、幻覚、まとまりのない発語、ひどくまとまりがないまたは緊張病性の行動、陰性症状のうち2つが1か月以上6か月未満現れる。
統合失調症　妄想、幻覚、まとまりのない発語、ひどくまとまりがないまたは緊張病性の行動、陰性症状が6か月間現れる。
統合失調感情障害　統合失調症と同時期に抑うつ障害もしくは双極性障害が現れる。
物質・医薬品誘発性精神病性障害

アルコール関連《かんれん》障害《しょうがい》

●アルコールなしではいられない

受診する科 精神科／内科

症状と特徴 適量ならリラックスし、楽しい気分になれるアルコールですが、アルコールによって起こる病気も数多くあります。なかでも多いのは、つねに飲まずにはいられなくなり、からだや社会生活に支障をきたす**アルコール使用障害**、短時間に多量のアルコールを摂《と》ることで起こる**急性アルコール中毒**です。そのほか、アルコールを長期間にわたり多量に摂ることで、肝臓や膵臓《すいぞう》の病気、糖尿病などのからだの病気にかかりやすくなることも知られています。

アルコール使用障害《しようしょうがい》

症状と特徴 アルコールを摂《と》りたいという気持ちが抑えきれない状態で、その結果、仕事よりもアルコールを優先するなど日常生活に支障をきたすことをアルコール使用障害（**アルコール依存症**）といいます。

禁断症状としては、どうしようもない不安感や眠れないなどの症状があります。ひどいときには指が震えたり痙攣《けいれん》が起こることもあります。アルコールを飲むと治まりますが、再び同じような症状が起こり、だんだんその間隔も狭まり、飲む量も増えていきます。

禁断症状がみられなくても、毎日晩酌をしている人などが、その時間になるとどうしても飲まずにはいられなくなる、気がついたら昼間から飲み始めているという場合は依存症かもしれませんので、注意が必要です。

治療 まず、患者さんに断酒の意志をもってもらいます。禁断症状にはベンゾジアゼピン系の抗不安薬や睡眠薬を使います。アルコールを飲むと気分が悪くなる作用をもつ抗酒薬を使用することもあります。

医療機関での精神療法だけでなく、アルコール使用障害の人たちの自助組織などと連携し、家族もいっしょになって治療に携わることが効果的です。

長期間のアルコール摂取で内臓などに負担がかかり病気を起こしているときは、その治療も行います。

急性《きゅうせい》アルコール中毒《ちゅうどく》

症状と特徴 アルコールを大量に摂取して意識が低下した状態を急性アルコール中毒とよびます。一時期、若者が一気飲みをして急性アルコール中毒になり死亡する事件が多発し、話題になりました。もともとアルコールを分解する酵素をもっていない人や弱い人はアルコールを避けるのが賢明です。

原因 短時間に多量のアルコールを摂取することで起こります。

治療 点滴と利尿薬を使用し、一刻も早くアルコールをからだから抜くことです。

表8　血中アルコール濃度と症状

区分	血中アルコール濃度	症状
爽快期	20～40 mg/dℓ	陽気になる、皮膚が赤くなる
ほろ酔い期	50～100 mg/dℓ	ほろ酔い気分、手の動きが活発になる
酩酊初期	110～150 mg/dℓ	気が大きくなる、立てばふらつく
酩酊極期	160～300 mg/dℓ	何度も同じことをしゃべる、千鳥足
泥酔期	310～400 mg/dℓ	意識がはっきりしない、立てない
昏睡期	410 mg/dℓ以上	揺り起こしても起きない、呼吸抑制から死亡に至る

（アルコール健康医学協会より）

物質関連障害《ぶっしつかんれんしょうがい》

●覚醒剤からたばこまでさまざま

受診する科 精神科

症状と特徴 ①シンナーなど有機溶剤によるもの、②麻薬や覚醒剤《かくせいざい》によるもの、③大麻によるもの、④治療薬によるもの、⑤たばこによるたばこ使用障害などがあります。それらを摂《と》らないではいられないという強い欲求のために日常生活に支障をきたす点では共通です。

どれも最初に使用したときに「心地よかった」「つらいことが忘れられた」「すっきりした気分になった」というプラスの体験があるため、繰り返し使用するようになり、そのうちに、その物質が摂りたくてたまらなくなります。これが薬物依存症です。物質によっては、摂取することでからだやこころの病気を引き起こしたり、物質の効果がなくなるとからだや気持ちが不快になる禁断症状が現れることもあります。

①有機溶剤による使用障害

シンナーやボンドによるもので、青少年に多くみられます。思春期に仲間に誘われて吸い始めるパターンが多く、依存性が高く、長く吸い続けることで物忘れがひどくなる記憶障害や、あり得ないものに襲われるような幻覚が起こります。

②麻薬や覚醒剤の使用障害

どちらも大量に使用すると痙攣《けいれん》や昏睡《こんすい》状態に陥ることもある危険な薬物です。禁断症状だけでなく、幻覚や妄想のほか、ほかのこころの病気を引き起こします。いったんやめても何年か後に症状が出ることがあります。麻薬や覚醒剤による依存症は、戦後と高度成長期に多くみられましたが、最近再び増えており、青少年や一般市民にも広がっています。

③大麻の使用障害

大麻は古くから自然にある植物です。依存性や使用によって引き起こされる症状、禁断症状は少ないのですが、麻薬や覚醒剤などの入り口となりやすいことが問題となっています。

④治療薬の使用障害

最近、鎮痛薬、咳《せき》止め、睡眠薬、抗不安薬などによる依存症が問題になっています。処方せんの通り使用していれば問題はないのですが、それを守らずに大量に、または継続して使用するうちに飲まずにはいられなくなります。とくに、市販の鎮痛薬を使用しているうちに効かなくなり（耐性ができる）、薬がからだから抜けるときの禁断症状で頭痛が起こり、さらに使用を続けてしまうという悪循環が問題となっています。

⑤たばこ使用障害

たばこをやめようと思ってもどうしてもやめられずに吸ってしまうのはニコチンの依存症です。喫煙によって呼吸器疾患やがんなどの病気が起こりやすくなることは有名ですし、ニコチンがからだからなくなるときに起こる不眠やうつ症状などの禁断症状もよく知られています。

治療 医療関係者だけでなく家族もいっしょに治療に取り組みます。薬物から離れるための気持ちを構築する精神療法が行われたり、禁断症状を和らげるために抗精神病薬なども使用されます。

すぐに解決できるものではないので、経験者たちの話を聞きながら、集団で取り組む自助組織の活用もひとつの方法です。

表9　依存症の対象となるもの

物	薬、ドラッグ、アルコール、食べ物、カフェイン、ニコチン、砂糖
行為	過食、拒食、ダイエット、ギャンブル、ショッピング、仕事、スポーツ、スポーツ観戦、カルト集団、ゲーム、パソコン、セックス
人間関係	虐待、恋愛、家族

ギャンブル障害《しょうがい》

周囲の人の理解が不可欠

受診する科　精神科

症状と特徴　本人もやめないといけないことを自覚しているにもかかわらず、パチンコや競馬などのギャンブルを繰り返している状態です。本人は頭からギャンブルのことが離れず、居ても立ってもいられない状態です。次はかならず勝つと執着し、借金しても、家族に止められても、我慢できずに出かけてしまいます。

その結果、失業や自己破産、家庭の破綻《はたん》などを引き起こし、最悪の場合は犯罪につながることもあります。

やめられないという意味では依存症ですが、合法的なギャンブルの場合、病気かどうかの線引きが難しいのが現実です。女性よりも男性に多くみられます。

治療　集団でギャンブル障害から脱却するための取り組みを行う自助グループへの参加などが効果的とされます。家族など周囲の人の理解と協力が不可欠です。

性同一性《せいどういつせい》障害《しょうがい》（性別《せいべつ》違和《いわ》）

ホルモン療法や性転換手術で治療

受診する科　精神科

症状と特徴　生殖器など男性としてのからだをもちながら気持ちは受け入れられず、女性としての生活を望むために苦しんでいる状態。同様に、からだは女性でも気持ちとしてはそれを受け入れられず、男性でありたいと苦しむ状態のことです。

治療　かつては障害であることを認められていませんでしたが、最近は理解も進み、治療のガイドラインも整備されました。まずはカウンセリングで、どの性がその人にとってふさわしいかを慎重に探ります。こころの性で暮らすことがよいと判断されたら、その性にからだを近づけるためのホルモン療法を行います。男性ホルモンを使用すると声が太くなり、女性ホルモンを使用すると乳房が膨らむなど、それぞれからだの変化がみられます。

それでも満足が得られないときは、最終的に性転換手術を行うこともあります。

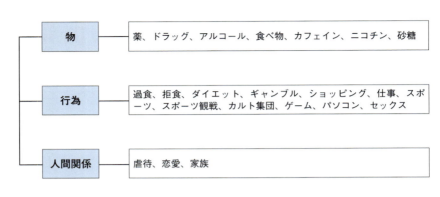

睡眠《すいみん》・覚醒障害《かくせいしょうがい》

●眠りの質の低下で健康も損なう状態

受診する科 精神科／睡眠専門外来

症状と特徴 なんらかの原因で睡眠の過不足が生じることによって、夜間によい睡眠が得られなくなり、昼間眠くなってしまったり、日常生活に支障をきたしている状態です。

本来からだが必要としているような睡眠がとれないために、健康上の弊害を引き起こすこともあり、これらの症状を軽くみることは危険です。

睡眠障害には、夜眠れない**不眠障害**、夜間の睡眠が足りているはずなのに昼間眠くなる**過眠障害**、昼間のひどい眠けに悩まされる**ナルコレプシー**、睡眠のリズムがずれてしまう**概日《がいじつ》リズム睡眠・覚醒障害**、寝ている間に呼吸が止まる**閉塞性睡眠時無呼吸低呼吸**（728頁）、夜間に脚《あし》がむずむずして眠れない**レストレスレッグス症候群**（**むずむず脚症候群閉塞性**　728頁）など、睡眠を妨げる疾患があります。

不眠障害《ふみんしょうがい》

症状と特徴 寝つきが悪い、夜中に目覚める、早く目覚めて眠れない、寝た気がしないなど眠れない症状はさまざまです。夜に眠れないために睡眠が不足し、起きているときがつらかったり、生活上に不都合が生じるときに治療が必要になります。毎日この状態が続くとＱＯＬ《キューオーエル》（生活の質）が低下するだけでなく、仕事に支障をきたしたり居眠り運転をしてしまうなど、社会生活にも影響を与えます。むりをしていると高血圧や心臓の病気などほかの病気のきっかけにもなりますのであなどれません。

物理的に眠れない状況は不眠とはいいません。また、眠れなくても生活に支障がない場合も不眠とはいいません。

治療 日常生活では適度な運動で眠りに入りやすくする、昼寝をしない、一定の生活リズムを守る、アルコールやカフェインを控えるなどの工夫が効果を示します。それでも改善が不十分な場合は、症状によって睡眠薬を使い分けて眠りをサポートします。不眠をきたしている病気がわかっているときは、その病気の治療をします。

概日《がいじつ》リズム睡眠《すいみん》・覚醒障害《かくせいしょうがい》

症状と特徴 本来、人間は朝起きて夜眠るようにプログラムされています。概日リズム障害とはなんらかのきっかけで、その体内リズムが乱れてしまった状態です。

概日リズム睡眠‐覚醒障害になるきっかけはたくさんあります。たとえば3交代制などの不規則な勤務の仕事や海外旅行後の時差ぼけなどです。また、明らかなきっかけはなくても、夜寝る時間が遅くずれ込む**睡眠相後退型**、逆に時間が早まる**睡眠相前進型**、少しずつ時間がずれてくる**非24時間睡眠覚醒《かくせい》型**などもあります。

どの状態も、本来のからだのリズムを無視したものであるため、疲れやすくなる、食欲が出ないなどのうつ症状が出やすいといわれます。

治療 睡眠薬による治療はあまり効果がありません。夜は周囲を暗く静かな状態にして眠るようにします。もっとも多い睡眠相後退型では、朝、光を当てるなどして、起きる時間を一定にすることです。たとえ睡眠時間が足りなくても、朝は強制的に目覚めさせることでリズムを整えることを目ざします。

そのほか、日光浴やビタミンB_{12}の摂取が効果があるといわれます。

呼吸関連睡眠障害《こきゅうかんれんすいみんしょうがい》（睡眠時無呼吸症候群《すいみんじむこきゅうしょうこうぐん》）

症状と特徴 寝ている間に呼吸が止まったり再開したりを繰り返します。眠りが浅くなり、昼間も眠気を覚えるようになるだけでなく、高血圧や心疾患などを引き起こすので治療が必要です。

表10　呼吸関連睡眠障害の分類

閉塞性睡眠時無呼吸低呼吸
上気道の閉塞によって起こる。
中枢性睡眠時無呼吸
脳の呼吸中枢の異常によって起こる。
睡眠関連低換気
なんらかの原因でガス交換がうまくいかない状態。

脳幹や心臓の病気からくる脳の呼吸中枢の異常による場合と、肥満や耳鼻咽喉《じびいんこう》部の異常によって上気道が詰まった閉塞性《へいそくせい》のケースが考えられます。睡眠薬やアルコールによることもあります。

治療 原因となった病気を探し当てて治療します。**閉塞性睡眠時無呼吸低呼吸**のときは気道の確保を容易にするCPAP《シーパップ》療法が有効といわれます。

レストレスレッグス症候群《しょうこうぐん》（むずむず脚《あし》症候群《しょうこうぐん》）

症状と特徴 安静時に脚がむずむずする感覚があるために、夜に寝ていることができなくなる状態です。むずむずする不快感の解消のために夜間、歩き回ったりする結果、睡眠の量と質が不足します。高齢者に多いのですが、最近ではこどもにもあることがわかってきました。

原因は詳しくは解明されていませんが、脳内のドーパミン系の異常によるものではないかとされています。ほかの病気がきっかけで症状が起こったり、**周期性四肢《しし》運動障害**（安静時に手や脚がびくびく動く）がいっしょに起こったりすることもあります。

治療 パーキンソン治療薬であるドーパミン作動薬を使用します。

過眠障害《かみんしょうがい》

症状と特徴 夜、十分寝ているはずなのに昼間眠くてしょうがない、あるいは朝、起きられないという症状が過眠です。ナルコレプシーは過眠を症状とする病気です。

原因不明の昼間の眠気のほか、抑うつ障害や統合失調症、不安症などこころの病気や、がんや内分泌系の病気によって眠くなることもあります。

また、**周期性四肢《しし》運動障害**、**呼吸関連睡眠障害**、**レストレスレッグス症候群**などのほかの睡眠障害による不眠の結果、昼間眠くなることもあります。

治療 生活指導のほか中枢神経刺激薬による薬物療法が行われます。

ナルコレプシー

症状と特徴 過眠性疾患のひとつの型で、昼間とにかく眠く、たとえ会議などで緊張している場面でも、急に居眠りをしてしまったり、からだ中の力が抜けたりします。また、寝入りばなに夢を見たり、**睡眠麻痺**《すいみんまひ》（**金縛り**《かなしば》**り**）などもみられます。

治療 昼間のひどい眠気には、メチルフェニデートなどの中枢神経刺激薬による薬物療法が行われます。からだの力が抜けたり、寝入りばなの夢を見たり睡眠麻痺が起こったりすることに対しては抗うつ薬が効果があります。

睡眠時随伴症《すいみんじずいはんしょう》

●寝ている間に起こる謎の行動

受診する科 精神科

症状と特徴 寝ている間に起こるさまざまな症状を睡眠時随伴症といいます。代表的なものは**悪夢障害**、**睡眠驚愕**《きょうがく》**症**、**睡眠時遊行症**、**レム睡眠行動障害**です。

睡眠時随伴症には、眼球運動がみられる**レム睡眠**とみられない**ノンレム睡眠**が深くかかわっています。通常、私たちは寝ている間に1時間半の周期でノンレム睡眠とレム睡眠を繰り返しています。

悪夢障害《あくむしょうがい》

症状と特徴 こどもに多くみられる症状で、寝ている間に怖い夢を見て目を覚まします。悪夢の多くはレム睡眠中に起こり、本人は夢の内容をしっかり記憶しているため、恐怖と不安な気分が強く残っています。

成長過程にある脳の一時的な症状や、緊張や不安が原因といわれますが、詳しくは解明されていません。

治療 成長とともに自然と治まることが多いようです。目を覚ましたときは、だっこをしてあげるなど、こどもが安心した状況をつくり、再び眠れるようにしてあげましょう。

睡眠驚愕症《すいみんきょうがくしょう》

症状と特徴 こどもに多くみられる症状で、寝ている間に急に興奮して大声を出します。これはノンレム睡眠中の出来事ですが、本人は後で聞いても覚えていません。

成長過程にある脳の一時的な症状や、緊張や不安が原因といわれますが、解明されていません。

治療 症状がひどいときには抗精神病薬を用いますが、成長とともに自然と治まることが多いようです。

睡眠時遊行症《すいみんじゆうこうしょう》

症状と特徴 寝ている間に起き上がって徘徊《はいかい》し、さらにいろいろな行動をとり、そのまま寝てしまいます。話しかけても反応しません。ノンレム睡眠中に起こっていますが、翌日たずねても本人にはその間の記憶はありません。

一般的に**夢遊病**とよばれるもので、こどもに多くみられます。

成長過程にある脳の一時的な症状とか、緊張や不安が原因といわれますが、解明されていません。

治療 こどもの場合は成長とともに自然と治まることが多いようです。症状が起きたときは、危なくないように周囲を見てあげましょう。

レム睡眠《すいみん》行動障害《こうどうしょうがい》

症状と特徴 睡眠中眼球運動が起こるレム睡眠中に、起き上がって動き回ることをいいます。中高年に多くみられます。高齢者の場合、認知症と間違われやすいので注意が必要です。こどもにもまれに現れます。

治療 高齢者のときは抗てんかん薬や抗うつ薬による薬物療法で治療します。こどもの場合は自然に治まります。

パーソナリティ障害《しょうがい》（人格障害《じんかくしょうがい》）

● **極端な性格で人との関係に苦労する**

受診する科 精神科

症状と特徴 パーソナリティとは性格のことです。誰《だれ》もが異なった人格であり、それぞれ別の性格をもっています。なかでも極端な性格のために、社会に適応できなかったり、人間関係をつくれない場合、パーソナリティ障害とよばれます。

パーソナリティ障害は大きく3つのタイプに分かれます（731頁表11）。いっぷう変わった思考のため、社会とかかわりをもとうとせずひきこもりがちなA群、感情の起伏が激しいB群、自己評価が極端に低いC群です。人によっては複数のタイプをあわせもっていることもあります。

どのタイプも少々なら誰もが少なからず抱く感情ですが、その感情が強すぎて友だちができない、人間関係が長続きしない、そんな自分がいやでしょうがないというようなつらさをもっているのが特徴です。特にB群は周囲も振り回されてしまうことが多く、みなが疲れてしまいます。

どのタイプのパーソナリティ障害も思春期ごろに目立ち始め、青年期以降にははっきりとわかるようになり、その後も長く続きます。社会に適応できないことや性格からくる度重なる人間関係のトラブルを引き金に、うつ状態や摂食障害などを起こしやすいといわれます。ただし、それぞれの性格が障害なのか個性の範囲内なのかの線引きはひじょうにあいまいなため、周囲のサポートで社会への適応度がアップすれば、性格はそのままでもたんなる個性としてとらえられる程度になる可能性もあります。

A《エー》群《ぐん》パーソナリティ障害《しょうがい》

症状と特徴 一般的な人からは理解できないような考え方をしてしまいがちな性格で、社会から距離をおいてしまう人です。

たとえば、何の根拠もないのに自分は嫌われている、自分はねたまれているという妄想にとらわれたり、他人への関心が薄く、困っている人がいても無視してしまうので、社会にとけこむことができません。本人は、いつも恐怖心や不安な気持ちが強く、つねに落ち着きません。発達障害のひとつである**アスペルガー障害**（818頁）と間違われやすいのですが、別の病気です。

治療 症状に合わせて、抗精神病薬、抗不安薬を使用することがあります。

B《ビー》群《ぐん》パーソナリティ障害《しょうがい》

症状と特徴 パーソナリティ障害にはもっとも多いといわれるものです。社会のルールを守れず反抗的な行動をしてしまう**反社会性パーソナリティ障害**、情緒不安定でいつも原因不明のイライラした気持ちが続く**境界性パーソナリティ障害**、つねに自分が注目を集めないと気がすまない**演技性パーソナリティ障害**、自分は（等身大以上に）優れているというプライドが満たされないと満足できない**自己愛性パーソナリティ障害**があります。

反社会性パーソナリティ障害は、いつも得体の知れないモヤモヤした気持ちを抱えていて、社会のルールを無視してしまう性格です。**素行症**（824頁）との関連性も指摘されていますが、明らかではありません。

境界性パーソナリティ障害はB群のなかでもよくみられるパーソナリティ障害です。ひとりになるのがいやなのに、人との関係をすぐに自分から壊してしまいます。自傷行為などの突発的な行動も多く、本人も衝動をコントロールできません。本人もつらいのですが、周囲の人も振り回されて困ることが多いといわれます。女性に多くみられます。

演技性パーソナリティ障害は、注目を集めるために芝居じみた行為をするほかに、感情の浮き沈みが極端、つねに目立つための言動が多いなどの行動がみられます。女性に多いとされます。

自己愛性パーソナリティ障害も境界性パーソナリティ障害と似ていますが、衝動的な行為がそれほどみられない点で異なります。他者の気持ちを思いやることができず嫉妬《しっと》心も強いタイプです。自分以外はどうでもいい、いわゆる「自己中心」で、人間関係も長続きしません。そのため**病気不安症**（716頁）になってしまう人も多くいます。男性に多いとされます。

治療 根気強い精神療法が必要です。不安やうつ状態がひどいときは、対症療法としての薬物療法が行われます。

C群《シーぐん》パーソナリティ障害《しょうがい》

症状と特徴 C群パーソナリティ障害は、どちらかというと極端に臆病《おくびょう》で内向的なパーソナリティをいいます。劣等感のため他人を避ける**回避性パーソナリティ障害**、自信のなさから他人に極端に依存する**依存性パーソナリティ障害**、きまじめさから融通が利かない**強迫性パーソナリティ障害**の3つがあります。

回避性パーソナリティ障害では、不安が先にたってしまい、本音では人と交わりたいのに人とのつきあいを絶ってしまいます。B群の自己愛性パーソナリティ障害と違い、自己評価が極端に低いのも特徴です。うつ状態やアルコール依存などで受診したときに見つかることも多いようです。

依存性パーソナリティ障害と強迫性パーソナリティ障害は、強い不安から人に強く依存したり、自分の殻を崩さない態度をとってしまう極端な行動が特徴で、どちらも男性に多いといわれます。

治療 自分に自信をもたせるための精神療法だけでなく、抗不安薬によって不安を抑えるようにします。

表11　パーソナリティ障害の種類

A群	猜疑性	他人が悪意をもっているという妄想にとらわれる。
	シゾイド	感情表現が少なく、他人への関心が薄い。
	統合失調型	迷信深かったり、奇妙な言動が目立つ。
B群	反社会性	法律や道徳を無視する行動。
	境界性	情緒が不安定、衝動的な行動。
	演技性	つねに注目を集めようとして、感情表現も誇張される。
	自己愛性	自分を特別と感じる。
C群	回避性	他人を避けて引っ込み思案になる。
	依存性	他人に深く依存して他人任せになる。
	強迫性	几帳面すぎて、人間関係がうまくいかない。

食行動障害《しょくこうどうしょうがい》（摂食障害《せっしょくしょうがい》）

●こころのひずみが食行動に影響

受診する科 精神科／心療内科／小児科

症状と特徴 食欲には誰《だれ》でも波がありますが、からだを検査しても異常がないのに、長期にわたって食行動が乱れることを総称して食行動障害といいます。

食行動障害には、食事を摂《と》らずに極度にやせていく**神経性やせ症**、発作的に猛烈に食べてしまう**神経性過食症**のほか分類不能なものもあります。患者さんの9割が女性で、かつては思春期によくみられましたが、最近では世代を問いません。

神経性《しんけいせい》やせ症《しょう》（神経性《しんけいせい》無食欲症《むしょくよくしょう》）

症状と特徴 多くの場合やせることを目標にダイエットを始め、そこから発症します。やせることにさらに執着し、病的に食事が摂《と》れなくなり（摂らなくなり）、月経も止まります。やせて動けなくなるはずなのに活動はむしろ活発です。

無食欲とはいえ、食への関心は高く、自分が安心できるもの、たとえば海藻やキノコなどカロリーの低いものは大量に食べることもあります。太ることを極端に恐れ、やせているのに、自分が太っていて価値がないと思い込んでいることがほとんどです。

治療 身体療法と精神療法、家族療法などを組み合わせます。

やせが著しく、命の危険があるときは経管栄養や点滴によって体重を増やす治療を優先させますが、強制的にならないようにします。精神療法は認知（ものごとのとらえ方）や対人関係を中心に行われますが、体重がある程度回復してからでないと効果が不十分になります。家族がむりやり食べさせることは逆効果になることが多いため、家族の病気のとらえ方や患者さんへのかかわりかたはとても重要です。

神経性《しんけいせい》過食症《かしょくしょう》

症状と特徴 衝動的、発作的に大量の食べ物を過食し、そのあと嘔吐《おうと》や下剤、激しいエクササイズなどでからだから排出します。神経性やせ症に引き続いて起こることもあります。体重は大きく変動しますが、正常体重の下限あたりに位置する人が多いようです。過食のある自分を嫌悪し、うつ状態になることもあります。嘔吐を頻繁に繰り返したり下剤を乱用することで、脱水、便秘、血液の電解質バランスの乱れ（低カリウム血症など）が生じ、重症化すると命にかかわります。著しい嘔吐でむし歯がひどくなる人もいます。

過食や嘔吐はストレスがかかった状態で悪化しやすくなります。

治療 嘔吐や下剤乱用によって脱水や低カリウム血症など二次的にからだに異常が出ている場合はその治療を行います。神経性無食欲症と同じく、栄養指導や精神療法、家族療法も行われます。抗うつ薬や感情を調整する薬で効果がみられることがあります。

その他《た》の食行動障害《しょくこうどうしょうがい》

症状と特徴 ストレスがかかるとそのつど食べてしまう**気晴らし食い症候群**、夜の過食が特徴の**ナイトイーティング・シンドローム**、むちゃ食いのため肥満が著しい**むちゃ食い症候群**などさまざまな型があります。治療は神経性過食症に準じます。

窃盗症《せっとうしょう》

満たされない部分を窃盗で補う依存症

受診する科 精神科

症状と特徴 経済的に困っているわけではないのに、衝動的に万引きを繰り返す状態です。その物が欲しいからではなく、窃盗という行為にともなう緊張感と達成感に対する依存症です。

治療 認知療法によって考えからのゆがみを正すとともに、衝動を抑えるために抗うつ薬のSSRI《エスエスアールアイ》を使用します。

放火症《ほうかしょう》

放火による緊張感や達成感が目的

受診する科 精神科

症状と特徴 怨恨《えんこん》など特別な目的がないのに、衝動的に放火を繰り返す状態です。放火前の緊張感、後の達成感と興奮、そして人々があわてふためく姿に喜びをみいだすといわれます。

治療 精神療法のなかでも考えからのゆがみを正す認知療法とともに、薬物を併用しますが、決まった治療法はありません。

器質精神病《きしつせいしんびょう》

脳の変質が原因のこころの病気

受診する科 精神科／脳神経内科

症状と特徴 脳そのものの変化によってこころの病気の症状が現れるものを総称して器質精神病といいます。

代表的なものに、次のような病気があります。

①動作が緩慢になったり震えが出るなどの独特なからだの動きがみられる**パーキンソン病**

②目の動きに異常が現れる**進行性核上性《しんこうせいかくじょうせい》麻痺《まひ》**

③手足が意思とは関係のない動きをする**ハンチントン病《びょう》**

どれも性格が変わったようにみえたり、うつ状態、認知障害などの症状が現れます。**認知症**（268頁）もそのひとつです。

原因 脳そのものの変質によります。脳血管障害や脳腫瘍《のうしゅよう》の結果起こるこころの病気の症状も器質精神病です。

治療 症状のもとになった病気に対する治療を行います。

症状精神病《しょうじょうせいしんびょう》

からだの病気の影響でこころの病気の症状が出る

受診する科 精神科

症状と特徴 脳以外の病気によって、うつ状態、錯乱《さくらん》状態、痙攣《けいれん》、幻覚・幻聴、**睡眠・覚醒障害**（727頁）など、こころの病気の症状が出ることです。厳密にはこころの病気ではありません。

原因 からだの病気が原因です。症状精神病を起こしやすい病気として、副腎《ふくじん》や甲状腺《こうじょうせん》の病気、肝臓などの代謝性の病気、出産後や手術後などがあります。病気の治療薬や降圧薬、鎮痛薬などの副作用として起こることもあります。

治療 必要に応じて対症療法をしつつ、もとになった病気を治療します。もとの病気が治れば、こころの病気の症状もほとんどなくなります。

ライフサイクルとこころの不調

こころの病気の発症には、ストレスがかかわっているのではといわれますが、まだ明らかになっていません。その一方で、人生におけるライフステージには、その時期特有のイベントやストレスがあること、かかりやすいこころの病気があることは知られています。

以下、現代社会に特徴的な症候群やこころの状態を、ライフステージごとに紹介します。

■思春期／青年期　精神的に不安定で自己肯定感がもちにくい時期

思春期はこどもから大人へ成長する過渡期であり、心身ともに変化を迎える時期です。親の価値観や親の敷いたレールを否定するなど、誰《だれ》にでも多少なりとも反抗はみられますが、親の過度の期待に反抗できずに自分を追いつめる場合もあります。また最近は、早熟化によってトラブルがみられる時期が早まっているようです。

思春期までの成長の過程で自分に対する肯定感をもてないでいると、人間関係などでトラブルが起きたときに自分の気持ちを処理できず、**不登校**（823頁）や**引きこもり**、家庭内暴力などに陥ることがあります。引きこもりがそのまま**ニート**となることも多々みられます。

どれもきっかけとは別に、現状への不適応、将来への不安、劣等感などがあることが多いので、まずは「そのままの自分でよい」ことを認めて向き合うことが必要です。また、抑うつ障害や双極性障害（躁うつ病）などの気分障害、統合失調症や発達障害などで適切な対応がされなかったために現れる症状であることもあります。

◎引きこもり　家族との交渉も途切れがちになり、自分の部屋に閉じこもってしまう状態です。成人してそのまま続くこともあります。

◎ニート　15〜34歳で仕事をしていない、求職活動もしていない、かつ未婚で家事も通学もしていない人を指して、ニートとしていますが（厚生労働省による）、最近では40歳代へ概念が広まっています。これだけでは病気ではありません。

■成人期　働き盛り、ついつい頑張りすぎてしまう時期

仕事でも家庭でも中核を担う世代です。男女ともに仕事をもつという価値観が広がる一方、家庭は女性の仕事という意識も個人レベルでは根強く残り、勤労女性も専業主婦も、居心地の悪さを感じてしまい頑張りがちです。また、経済状況の悪化もあり、不安定な職場環境や労働強化で心身が疲れ果てている人も少なくありません。何かのきっかけでうつ状態が起こることが多くみられます。また、そのストレスを他者に向けて発するDV《ディブイ》も増えています。

こころの病気が発症しやすい年代でもあり、ストレスをうまくコントロールし、異常があれば早めに精神科を受診しましょう。

◎燃え尽き症候群　仕事のプロジェクトや勉強、家事、育児、介護など、その価値を信じて打ち込んできたことが終わったとき、またその疲れが最高潮に達したときに、急にそれらが無意味に思えてくる状態です。症状の中心はうつ状態で、性別を問わず理

想が高く、頑張りすぎる中高年に多くみられますが、受験生などにもみられます。

◎**労働に関連した病的状態**　働き盛りの男女にみられる症状で、いくつかのパターンがあります。

目標としていた地位に就いたり、仕事が成功した後にみられる**昇進うつ病**、仕事に夢中になりすぎて心身ともに消耗してしまう**過剰適応症候群**など、どれもうつ状態がみられる点で共通しています。

◎**スーパーウーマン・シンドローム**　いい母、いい妻、そして完璧に仕事をこなす人を目ざして頑張りすぎて、燃え尽きてしまった状態です。たくさんの役割を完璧にこなそうとすると、どうしても働きすぎの状態に陥り、うつ状態がみられるようになります。

◎**新型うつ病**　仕事中や自分に不都合な状況では抑うつ状態に陥るが、休日には元気になり、趣味や遊びを楽しめる状態をいいます。病名ではなく、マスコミ用語として広まっており、**非定型うつ病**とも呼ばれています。

若者にみられることが多く、軽症のうつ病との鑑別がむずかしいことから問題となっています。

◎**空《から》の巣症候群**　それまで家庭のなかで子育てや家事などに力を注いでいた女性が、こどもの進学や独立、結婚などで、ひと息ついたときにうつ状態に陥ることです。年齢的には更年期の女性に多くみられます。

◎**DV《ディーブイ》／レイプ**　DVとは**ドメスティックバイオレンス**の略で、親密な関係にある男女間での暴力を指します。多くの場合、女性が被害者になります。身体的暴力のほかに、性的暴力、経済的暴力などいろいろ種類がありますが、多くの場合、それらが複合的に重なって起こります。レイプは本人の意思によらない強制的性行為を指し、被害者は心身ともに傷つきます。

どちらも被害者はそのときに傷つくだけでなく、うつ状態、不安症や心的外傷後ストレス障害などを引き起こします。加えてDVはそれを見ていたこどもにも心的外傷を残すことがありますので、その場を離れるなどの環境の改善が必要です。配偶者間暴力相談支援センターや女性センターなどにまずは相談してみましょう。

両親のDVの目撃者であったなど、DVでは加害者自身にもこころの傷があることがあります。加害行為をストップさせるための加害者更生プログラムなどへの参加が効果をもつことがあります。

■老年期　徐々にいろいろなものを失っていく時期

男性も女性も加齢によって、身体的能力や機能を少しずつ失っていきます。さらに親しい人との別れなども訪れ、喪失感が知らず知らずのうちに積み重なり、うつ状態になりがちです。また、病気による身体機能の喪失も気持ちのうえでの寂しさを増加させます。

現代は元気な高齢者が多いといわれますが、独居老人が増えています。また、老後の不安が増えており、新たなストレスといわれています。

◎**ペットロス**　ペットを失うことをきっかけに心身の不調が現れることを総称してペットロスといいます。症状には、うつ状態、無気力、不眠などがあげられます。少子高齢化の影響もあり、ペットを家族として扱う人が増えたため問題化しています。

女性に起こる病気

乳腺炎《にゅうせんえん》

● 乳腺に起こる炎症

受診する科　産科（授乳期）／乳腺外科／外科

症状と特徴　授乳期の乳房に起こる炎症は、**産褥性乳腺炎**《さんじょくせいにゅうせんえん》とよび、急性乳腺炎の大部分を占めます。この乳腺炎には、非細菌性炎症の**急性うっ帯性乳腺炎**と、そこに化《か》膿菌《のうきん》が感染して起こる**急性化膿性乳腺炎**の2種類があります。

慢性のものには、乳輪下膿瘍《のうよう》や乳管拡張症などがあります。

治療　それぞれ治療法が異なります。

急性《きゅうせい》うっ滞性《たいせい》乳腺炎《にゅうせんえん》

症状と特徴　分娩《ぶんべん》後1～2週間ころに多くみられる乳腺の炎症です。乳房全体が腫《は》れ、局所に軽度の熱感がありますが、全身の発熱は起こりません。軽い発赤《ほっせき》がみられたり、乳房の全体または一部がかたくなったり、押すと痛むこともあります。

原因　乳腺内で盛んにつくられる乳汁が、まだ十分に開いていない乳管に詰まって、うっ滞してしまうと、炎症をともなうさまざまな症状を引き起こします。

とくに初産の場合は、授乳に慣れていない、乳管が未発達で狭いなどの理由からうっ滞が起こりやすい傾向にあります。

治療　乳汁の詰まりを解消することが第一です。乳頭や乳房をよくマッサージして、乳汁の流れを促し、授乳に努めましょう。授乳後は搾乳器を使って、乳汁が残らないよう排除します。細菌に感染して急性化膿《かのう》性《せい》乳腺炎にならないよう、乳頭や乳輪をきれいに拭《ふ》いて、清潔に保つことも大切です。

痛みや腫れがとれない場合は、乳房に冷湿布を貼《は》り、炎症を抑えるとともに乳汁分泌を抑えてようすをみます。消炎酵素薬や抗菌薬、乳汁分泌抑制薬なども服用します。

急性《きゅうせい》化《か》膿性《のうせい》乳腺炎《にゅうせんえん》

症状と特徴　分娩《ぶんべん》後2～3週間以後に起こることが多く、全身の震えや寒けをともなって、38℃以上の熱が出ます。

乳房は激しい痛みをともなって赤く大きく腫《は》れ、熱を帯びます。さらに、わきの下のリンパ節が腫れて痛む場合もあります。その後、炎症の範囲はしだいに限られ、乳房に膿瘍《のうよう》（膿《うみ》のかたまり）が形成されます。

原因　授乳期には乳頭に小さな傷がつきやすいため、そこから化膿菌がリンパ管を通じて感染したり、菌が乳管口から逆行性に感染して、乳腺の炎症を起こします。原因菌は黄色ブドウ球菌がもっとも多く、次いで連鎖球菌やほかのブドウ球菌などがあり、薬剤耐性黄色ブドウ球菌の場合もあります。

うっ滞性乳腺炎が誘因となるため、日ごろから乳汁うっ滞と感染の予防を心掛けます。授乳の際には手をきれいに洗い、乳頭や乳輪を清潔に保つことが重要です。うっ滞防止には、乳房のマッサージが有効です。

治療　炎症側の授乳を中止し、乳汁のうっ滞に対して搾乳を行うとともに、乳房を冷湿布や氷嚢《ひょうのう》で冷やします。ブラジャーなどで乳房を固定して、安静に保ちましょう。

炎症を抑えるために、抗菌薬や鎮痛・消炎薬を服用します。また、膿瘍ができたときは、穿刺《せんし》や皮膚の切開によって膿を排出する処置が必要になります。

乳汁分泌抑制薬は、乳汁分泌を抑え、症状を改善するとともに、切開排膿後の乳汁《にゅうじゅう》瘻《ろう》（乳管以外にできる乳汁の通路）の形成防止に効果があります。

乳輪《にゅうりん》下《か》膿瘍《のうよう》

症状と特徴 比較的多くみられる乳腺《にゅうせん》の慢性の炎症です。症状は、まず乳輪の下に痛みをともなうしこりができ、これが徐々に大きくなってきます。乳輪部が赤く腫《は》れて、膿瘍（膿《うみ》のかたまり）ができ、ひどくなると皮膚が破れて膿が出ます。

膿瘍が破れたり、皮膚を切開して、膿を出す（排膿）と一時的に症状が治まりますが、その後、瘻孔《ろうこう》（管状の穴）ができて、何度も炎症を繰り返すことが多く、ひじょうに治りにくいのが特徴です。

発生に授乳との関係はなく、若年から中年層の幅広い年代にみられます。なかでも、未婚者や喫煙者、陥没乳頭の人の割合が多い傾向があります。

原因 乳管の扁平上皮化生《へんぺいじょうひかせい》と、この上皮からつくられる物質（ケラチン）によって、乳管が詰まるのが原因です。この結果、乳管が拡張したり、裂けたり、そこに細菌感染が加わったりして、膿瘍や多くの穴が形成されます。

治療 根治のためには、病的な乳管ごと膿瘍を切除する必要があります。陥没乳頭をともなう場合は、同時に形成術による乳頭の修復が勧められます。

乳管《にゅうかん》拡張症《かくちょうしょう》

症状と特徴 乳房の痛み、乳頭からの異常分泌、陥没乳頭、乳輪下のしこり、皮膚の炎症症状、膿瘍《のうよう》、瘻孔《ろうこう》（管状の穴）などがおもな症状です。しこりはかたく、境界が不明瞭《ふめいりょう》で乳がんと類似している場合もあるため、乳腺専門医を受診して、正しい判断をつけてもらうことが重要です。

発症年齢は40～55歳が中心ですが、30歳代でもみられます。

原因 乳管内に、細胞の破片や脂肪を含んだ分泌物が詰まり、乳管および、乳管周囲組織に炎症が起こる病気です。

治療 画像診断でがんとの鑑別が困難な場合は、針生検あるいは摘出生検を行います。炎症を繰り返したり、瘻孔を形成する場合には、手術を行います。手術は局所麻酔下で、拡張した乳管を含めてしこりや瘻孔などの病巣部分を切除します。

乳腺症《にゅうせんしょう》

● 中年女性に多い乳房の痛みとしこり

受診する科 乳腺外科／外科

症状と特徴 35～45歳の女性によくみられ、多くの場合、乳房の痛みとしこりをともないます。

片側または両側の乳房に痛みがあり（とくに外側上方に多い）、境界のはっきりしないしこり（顆粒状《かりゅうじょう》、結節状、平皿状）ができます。しこりや痛みは月経前に強くなり、月経開始とともに症状が和らぐことが多いのが特徴です。閉経後は発症率が激減します。

また、乳頭からの異常分泌があったり、嚢胞《のうほう》（液体が袋状にたまった状態）ができることもあります。病理学的に多彩な病変を含むため、ときに乳がんとの区別が難しい場合があり、穿刺《せんし》吸引細胞診や針組織生検、摘出生検などが必要になります。

原因 女性ホルモン（エストロゲン）が相対的に過剰になり、性ホルモンのバランスが崩れることによって起こります。

治療 症状が軽い場合は経過をみていくのみで、とくに治療は必要ありませんが、痛みが強い場合は内分泌療法（ダナゾールの内服）を行う場合もあります。

乳《にゅう》がん

685頁（がん）

乳《にゅう》腺《せん》線《せん》維《い》腺《せん》腫《しゅ》

●若い女性に多い乳腺の良性腫瘍

受診する科 乳腺外科／外科

症状と特徴 20～35歳に多くみられる良性の腫瘍《しゅよう》です。乳房に小豆大からクルミ大の大きさの、表面が滑らかで弾力性のあるしこりとして触れます。ときに、鶏卵ほどの大きさになる場合もあります。

形は、球形や卵円形の場合が多く、まれに分葉状（しこりの縁にくびれたような切れ込みがある）のこともあります。周囲との境界は明瞭《めいりょう》で、触ると、ころころと動きます。ほとんどの場合、痛みはありません。しこりはひとつだけでなく、複数できる場合もあります。

原因 乳房にある、乳腺の上皮と間質結合組織がともに増殖し、しこりをつくります。発生には女性ホルモン（エストロゲン）が関与していると考えられています。

治療 通常は年に1、2回の定期検査で経過を観察しますが、増大傾向のある場合や大きなものはしこりの摘出を行うこともあります。

手術は、外来通院で受けることができ、局所麻酔下で皮膚を切開して行います。

葉《よう》状《じょう》腫《しゅ》瘍《よう》

●短期間で急激に増大する腫瘍

受診する科 乳腺外科／外科

症状と特徴 発症の年齢分布は10歳代から60歳代で、なかでも30歳代後半にもっとも多くみられます。

初期は、乳房に小豆大からクルミ大の大きさのしこりとして触れ、ある時期に急速に大きくなるのが特徴です。しこりは5cm以上の場合が過半数を占め、ときには30cm以上に増大することもあります。

しこりと周囲組織の境界は比較的明瞭《めいりょう》で、弾力性があり、表面は分葉（しこりの縁にくびれたような切れ込みがある）のため、凹凸がありますが、滑らかに触れます。

ほかの症状としては、ときに痛みや発《ほっ》赤《せき》、乳房の圧迫感、潰瘍《かいよう》などがみられることがあります。

葉状腫瘍はほとんどが良性ですが、境界病変、悪性のものもあります。悪性は葉状腫瘍全体の約1割を占め、好発年齢が40歳代と比較的高く、腫瘍が急激に増大するものが多くみられます。

原因 病理組織学的には、乳腺線維腺腫と同様に、上皮と結合組織の両者が増殖して起こります。ただし葉状腫瘍では、結合組織（線維性間質）の増殖がより優勢で、それにより乳管上皮が引き伸ばされて葉状の構造をとるため、この名がついています。悪性葉状腫瘍は、間質細胞の悪性化によって発生します。

治療 しこりが増大したり、悪性の場合には手術が必要です。良性で小さいものは外来で摘出できますが、大きいものや悪性のものは入院での手術が必要になります。

良性の葉状腫瘍でも、摘出後に再発することがあるので、経過観察が不可欠です。

異常乳頭分泌《いじょうにゅうとうぶんぴつ》

●ホルモンの異常や乳管内のしこりが原因

受診する科 乳腺外科／外科

症状と特徴 妊娠中や授乳中でないのに、片側もしくは両側の乳頭から分泌物がみられます。

色は黄色や白色のほか、血液が混ざって茶褐色や赤色、黒色の場合があります。

原因 乳管内乳頭腫（乳管内にできる良《りょう》性腫瘍《せいしゅよう》）や乳腺症《にゅうせんしょう》、プロラクチン（催乳ホルモン）の異常、薬の副作用が原因で起こることが多いのですが、乳管内にできた早期の乳がんが原因の場合もあるので、きちんと検査を受けることをお勧めします。

治療 原因疾患がある場合は、疾患に応じて治療を行います。

プロラクチンの異常は、内分泌内科で治療を行います。良性の腫瘍では、経過観察が可能ですが、乳管内乳頭腫は局所麻酔をして乳管腺葉区域切除術で切除する場合もあります。乳がんの場合は、入院での手術が必要です。

乳房《にゅうぼう》の腫脹《しゅちょう》・しこり

■乳房の腫脹

●生理的なもの 月経のある女性の乳房が、月経周期の黄体期《おうたいき》後半から月経期にかけて痛んだり張ったりするのは、女性ホルモン（エストロゲン）の変化により、乳腺《にゅうせん》に浮腫《ふしゅ》（むくみ）や充血（血液増加）が起こるためです。症状は月経の始まりとともに消失します。

●病気によるもの 乳房が腫《は》れる病気には、急性うっ滞性乳腺炎（736頁）や急性化膿性《かのうせい》乳腺炎（736頁）、乳輪下膿瘍《のうよう》（737頁）、炎症性乳がん（赤く腫れるのが特徴の乳がん）などがあります。乳房の炎症性の腫れは、多くの場合、痛みをともないますが、炎症性乳がんでは通常、痛みをともなわないのが特徴のひとつです。

■乳房のしこり

若い世代に起こる乳房のしこりは、良性腫瘍がほとんどですが、加齢とともに乳がんなどの悪性腫瘍の危険性が高まります。

乳房にしこりができる病気には、乳がんのほか、乳腺線維腺腫（738頁）、葉状腫瘍、乳腺症（737頁）、嚢胞《のうほう》などがあります。

乳がんのしこりはさまざまですが、かたいものが多く、周囲の組織との境界がはっきりしていないのが特徴です。また、多くの場合、痛みはありません。

●良性か悪性かを調べる 乳房にしこりが見つかったら、きちんと調べることが重要です。検査にはマンモグラフィ（乳房X線検査）や超音波検査（エコー）、針生検などを行います。しこりを見つけたら、乳腺専門医のいる外科で正確な診断を受けることが大切です。

頭部
体幹
手足
全身
がん
こころ
女性
こども

月経《げっけい》の異常《いじょう》

●月経周期、持続日数、月経血量に異常

✚受診する科 産婦人科／婦人科

症状と特徴 一般に月経は12歳ころに始まります（**初経《しょけい》**）。当初は月経周期、持続日数、月経血量なども乱れがちですが、18～20歳ころの性成熟期に入ると、ほぼ自分の月経傾向が定まります。性成熟期では、一般に月経周期が25～38日、月経持続日数が3～7日、月経血の量は50～250g（内膜・血液・分泌物を含む。血液のみは50～120g）とされます。ただし、個人差が大きく、これは目安です。この月経に対して、月経周期や月経日数、月経血量が極端に異なる場合、あるいは月経にともなって不快症状が強く生じ、生活に差し支えが出るような場合を月経異常といいます。

◎月経の仕組み

月経はほぼ1か月に1度、周期的に起こる子宮からの出血です。月経血は、子宮の内壁を覆っている子宮内膜がはがれたり、溶けたりしたものです。子宮内では、脳の視床下部《ししょうかぶ》からの刺激で下垂体《かすいたい》から分泌される性腺《せいせん》刺激《しげき》ホルモン（卵胞《らんぽう》刺激ホルモン、黄体《おうたい》形成ホルモン）の指令によって、卵巣《らんそう》から女性ホルモンの卵胞ホルモン（エストロゲン）と黄体ホルモン（プロゲステロン）が分泌されています。これらのホルモンには、卵胞の発育や排卵を促し、排出された卵が受精しない場合には黄体を形成するというはたらきがあります。月経以降、受精卵の温床になる子宮内膜はだんだんに厚みを増して妊娠に備えます（741頁図1）。しかし、妊娠が成立しないと、卵巣のホルモン分泌が減少し、その刺激で、子宮内膜の表面はいちど月経として排泄《はいせつ》され、あらたな温床づくりを始めます。

早発月経《そうはつげっけい》

症状と特徴 月経はこどもを産む準備ができたという証拠であり、女性の二次性徴のひとつです。11～13歳（平均は12歳前後）に初めての月経（初経《しょけい》）を迎えます。初経年齢は、人種、家族、遺伝、環境、食べ物などによって異なります。初経が10歳未満で起こる場合を早発月経といいます。

原因 遺伝的変異、生活環境、栄養状態などが影響します。ときに、ホルモンを分泌する脳の視床下部《ししょうかぶ》や下垂体《かすいたい》、あるいは卵《らん》巣《そう》や副腎《ふくじん》などに腫瘍《しゅよう》が生じ、性中枢を刺激して早期に月経が起こることがあります。

治療 原因が、遺伝や生活環境、栄養などによるものなら問題はありません。腫瘍などが原因の場合は、早急に原因を除く治療が必要です。早期に月経をみた場合には、いちど受診して病気がないことを確かめておきましょう。

遅発月経《ちはつげっけい》

症状と特徴 15歳を過ぎて初経をみた場合をいいます。

原因 遅発月経は、脳の視床下部《ししょうかぶ》や下垂《かすい》体《たい》など、性中枢のはたらきの遅れによるものですが、遅れる原因がまれに性中枢の障害や、卵巣機能の低下などにあり、妊娠出産に影響を与えることがあります。18歳までに初経をみればまず安心ですが、遅い場合には原因を確かめておきましょう。

治療 性中枢や卵巣に障害がみられるときにはホルモン療法などを行います。

図1　月経の仕組み

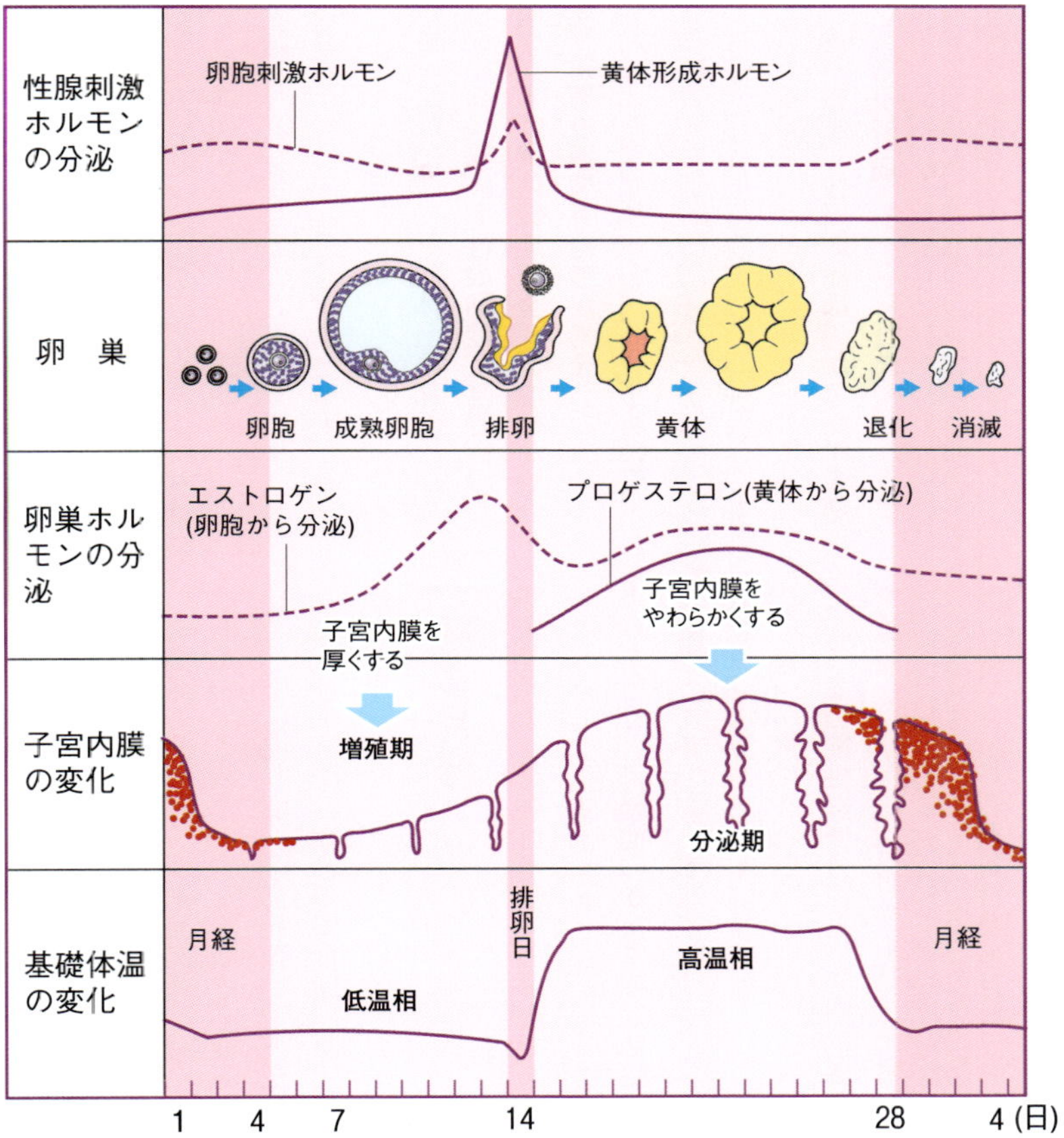

希発月経《きはつげっけい》

症状と特徴　月経が始まる第1日目から、月経が終わって次の月経が開始する前日までを**月経周期**といい、月経周期はふつう25～38日です。これが39日以上3か月以内の場合を希発月経といいます。月経周期が長くなり、月経回数が減るからです。

ただし、初経から時間がたっていない場合や性機能が未熟な18歳以下、あるいは卵巣機能の低下により、女性ホルモンの分泌が悪くなる更年期や閉経《へいけい》を迎える40歳代以降では、月経周期は乱れがちです。この場合、次の月経が始まるまでに39日以上間があいても希発月経ではありません。

原　因　希発月経は、脳の視床下部《ししょうかぶ》、下垂《かすい》体《たい》の異常、甲状腺機能《こうじょうせんきのう》の障害、糖尿病などの疾患、過労や心身のストレスなどから生じます。排卵がない場合と、排卵はあるが排卵に時間がかかる場合とがあります。

治　療　基礎体温表が診断の手がかりになります。基礎体温表で高温相がなく排卵がないものを**無排卵性周期症**といいます。この場合は、続発性無月経に移行することがあるので、きちんと治療しなければなりません。

治療法は、原因を突き止め、性中枢に障害があるなら性中枢を刺激するホルモン療法を行います。甲状腺の機能障害や糖尿病では、その原因の治療を行います。

頻発月経《ひんぱつげっけい》

症状と特徴 ふつう25～38日の月経周期が、24日以内のものを頻発月経といいます。月経周期が短く、月に2回、月経が生じることもあります。月経回数が多く、基礎体温表をつけて、受診すると原因がわかりやすいでしょう。

原因 原因には、基礎体温の高温相がなく排卵のない**無排卵性周期症**、基礎体温の高温相が短い**黄体《おうたい》機能不全**、低温相が短い**卵胞《らんぽう》期短縮性頻発月経症**が考えられます。

また、子宮内膜症、子宮筋腫《しきゅうきんしゅ》、子宮頸管《しきゅうけいかん》ポリープ、子宮がん（７０６頁）などで、しばしば子宮出血があるため、見かけ上、頻発月経となる場合があり注意が必要です。

治療 無排卵性周期症は、からだが未熟な思春期の女性に多くみられます。ようすをみて、必要なら卵胞《らんぽう》ホルモンを補充する療法や排卵を促す方法で治療します。

黄体機能不全は、高温相が10～12日間未満で、一般の12～16日間より短いのが特徴です。性中枢機能や卵巣機能の異常によるもので、黄体ホルモンの分泌が十分でなかったり、黄体の期間が短かったりするために起こります。この場合は、黄体ホルモンや黄体を刺激するホルモン療法を行います。

卵胞期短縮性頻発月経症の場合は、排卵があるのでこれといった治療は必要ありません。子宮内膜症、子宮筋腫、子宮頸管ポリープ、子宮がんなどの場合は、原因を治療します。

過多月経《かたげっけい》

症状と特徴 月経血が一般の目安である50～２５０ｇ（血液のみなら50～１２０ｇ）よりも多く、月経血のかたまりが2日以上にわたってみられ、貧血をともなうような場合を過多月経といいます。

原因 子宮にこれといって異常がないのに起こる**機能性過多月経**と、子宮筋腫《しきゅうきんしゅ》、子宮腺筋症《しきゅうせんきんしょう》、子宮頸管《しきゅうけいかん》ポリープ、子宮がん（７０６頁）など、子宮の病気や異常が原因になって起こる**器質性過多月経**があります。そのほか、血液疾患や抗凝固薬の使用などでも過多月経になることがあります。

治療 機能性過多月経の場合は、視床下《ししょうか》部《ぶ》などを刺激するホルモン剤や、ピル（経口避妊薬）、またはプロゲステロンを用いて月経をコントロールします。器質性過多月経の場合は、原因となる病気を治療します。

過少月経《かしょうげっけい》

症状と特徴 月経血が、50～２５０ｇ（血液のみなら50～１２０ｇ）よりも極端に少ない場合です。下着にしみのような出血が認められる程度という場合もあります。

原因 排卵がない無排卵性周期症や黄体《おうたい》機能不全など、性中枢に障害がある場合（**機能性過少月経**）や子宮発育不全が原因に考えられます。また、子宮内膜炎などの子宮の病気、あるいは習慣流産や人工中絶によって数度にわたって子宮内膜をかき出した（掻爬《そうは》）場合の異常、帝王切開をした後に感染症で子宮内腔《ないくう》が癒着した子宮癒着症などが原因になることもあります。

なお、女性ホルモンの分泌が低下する更年期には、月経が乱れ、過多月経になったり、過少月経になったりしながら、やがて過少・希少月経となり、閉経《へいけい》に向かいます。

治療 いずれの場合もホルモン療法を行い、ようすをみます。

無月経《むげっけい》

症状と特徴 18歳以上の成熟した女性で、妊娠出産の徴候はなく、また閉経《へいけい》を迎えていないのに月経がみられない場合を無月経といいます。18歳以上になっても初経《しょけい》がみられない**原発性無月経**と、初経はみられたが途中から月経がなくなった**続発性無月経**とに分けられます。一般に、15歳までに95%近くの女性が初経を迎えます。16歳になっても月経をみないときは、早めに受診し、対策を立てましょう。

◎原発性無月経

原因 卵巣《らんそう》はあって、からだは女性ですが、性染色体の異常によって成長しても二次性徴がみられないターナー症候群（**768頁**）のような性腺形成不全症《せいせんけいせいふぜんしょう》や、胎児期に性管の分化がうまくいかずに卵巣や子宮、膣《ちつ》などがない場合、あるいは子宮の発育不全、膣の閉鎖（鎖陰《さいん》）などが原因で起こります。鎖陰の場合は、膣や子宮、卵管に月経血がとどまり、月経のあたる時期に周期的な腹痛があることがあります。

治療 ターナー症候群や子宮発育不全には、女性ホルモンが使用されます。鎖陰の場合、膣管を横切る隔壁が残っているのが原因なら、膣横隔膜切除術を行います。

◎続発性無月経《ぞくはつせいむげっけい》

原因 主として性中枢の障害によって起こります。そのほか、子宮の病気や全身の病気で起こることもあります。

性中枢の障害では、ひとつに視床下部《ししょうかぶ》の障害が原因になります。これは続発性無月経の80%以上を占めます。脳にある視床下部は下垂体《かすいたい》を通して卵巣のはたらきを調整し、卵巣から分泌される卵胞ホルモンの放出を促すホルモンの分泌をコントロールしています。視床下部は、心身の強いストレスが加わったり、ダイエットなどで急激に体重が減少したり、激しい運動を行ったり、神経性の過食症や拒食症が起こったりすると障害が生じ、無月経を引き起こします。ときに、原因がなくても起こる**特発性視床下部性無月経**もあります。

もうひとつは、下垂体に障害が起こる場合です。下垂体は卵巣刺激ホルモンをつくり、さらに副腎皮質刺激《ふくじんひしつしげき》ホルモンや甲状腺《こうじょうせん》刺激《しげき》ホルモンをつくりだすところですが、ここに腫瘍《しゅよう》ができたり、出産時の大量出血などで、血液が下垂体に回らなくなったりすると、無月経が生じます。

卵巣や子宮など、内性器の障害で無月経になることもあります。卵巣は卵胞《らんぽう》ホルモンや黄体《おうたい》ホルモンを分泌していますが、このふたつのホルモンのバランスが崩れて排卵がなくなり、これが続くうちに卵巣に嚢《のう》胞《ほう》ができ、下垂体からの命令を受けにくくなって無月経になることもあるのです。子宮の場合は、子宮内膜の異常、子宮の手術後の子宮内腔《ないくう》の癒着などが原因になります。そのほか、甲状腺の病気、糖尿病、腎《じん》疾患《しっかん》など、全身の病気でも無月経になることがあります。

治療 若いうちは、しばらくようすをみます。視床下部や下垂体、卵巣などのホルモン分泌機能に原因がある場合には、ホルモン療法を行います。ストレスなど、心因性の原因にはカウンセリングなどでこころの問題を解消します。同時に運動や食生活に注意して規律正しい日常生活を心掛ける必要があります。全身的な病気が原因の場合は、基本の病気を治すことが先決です。

不《ふ》正《せい》性《せい》器《き》出血《しゅっけつ》

●月経時以外の性器からの出血

受診する科 婦人科

症状と特徴 月経時以外に起こる性器からの出血です。不正性器出血には、**機能性子宮出血**のほか、膣《ちつ》、子宮、卵管、卵巣《らんそう》などから出血する**器質的子宮出血**があります。

とくに、器質的子宮出血の場合は、子宮がん（706頁）、子宮筋腫《しきゅうきんしゅ》、子宮頸管《しきゅうけいかん》ポリープ、子宮膣部びらん、子宮内膜症などと関係していることがあります。成熟期は子宮頸がん、更年期には子宮頸がんと子宮体がんによる子宮出血が増えます。

治療 不正性器出血をみたときは安易に考えないで、また、公費負担の子宮がん検診を待たないで、すぐに受診し、がんではないことを確かめておきましょう。

なお、異所性妊娠では、妊娠したかどうかわかるころに不正性器出血が続き、それによって発見されることがあります。

器質的出血の場合は、子宮の腫瘍《しゅよう》や炎症です。原因となる病気の治療を行います。

機《き》能《のう》性《せい》子《し》宮《きゅう》出血《しゅっけつ》

●ホルモンバランスの変調で起こる

受診する科 婦人科

症状と特徴 月経以外に起こる子宮からの不正性器出血のうち、これといって内性器に病気はないけれど、卵巣《らんそう》機能が不安定でホルモンのバランスが崩れ、そのために起こるものを機能性子宮出血といいます。

卵巣機能が十分にはたらかなくなる原因としては、過労や心身のストレス、環境の変化、激しい運動や過度のダイエット、摂食行動の異常、ホルモン剤などの特殊な薬物の使用、甲状腺《こうじょうせん》機能《きのう》異常《いじょう》や糖尿病などの疾患があげられます。

治療 不正性器出血には、いろいろな原因が考えられます。内診や画像診断、子宮がん検査などによって原因をチェックし、内性器に異常は見当たらないということを確かめたうえで、基礎体温や血中ホルモンの測定などから診断されます。

初経《しょけい》が始まって数年は、卵巣機能は乱れがちで、機能性子宮出血も多いので、しばらくようすをみます。漢方薬や自律神経調整薬、向精神薬などが処方されることもあります。場合によっては、ホルモン剤によって定期的に月経を起こす治療を試みることもあります。

また、40歳以降で更年期を迎える時期の機能性子宮出血に対しては、この年代に多い子宮がん（706頁）などの異常がなければ、長引く出血に対してはホルモン剤を使用して、月経をコントロールすることがあります。

成熟期の機能性子宮出血の場合は、排卵があるなら、ほとんど心配はありません。ただし、ホルモンの分泌が不十分なために起こることもあるので、長引く出血が不快なら、ホルモン剤を補充して出血を止める治療を行います。出産を希望していて、排卵がない場合は、排卵誘発薬を使用します。

まれに卵巣から卵が飛び出すときに出血すること（**中間出血**）があります。排卵期に起こる出血は生理的なものなので心配はありません。ただし、出血があったときに、これは中間出血だと、安易に自己診断しないで、かならず受診して確かめましょう。

月経前症候群《げっけいぜんしょうこうぐん》（PMS《ピーエムエス》）

●月経前の不快な症状

受診する科 婦人科

症状と特徴 おもな不快症状は、頭痛・頭重、腹痛、腰痛、むくみ、乳房の張りと痛み、吐き気、便秘、下痢などで、精神的にはイライラや焦燥感、憂うつ、怒りっぽくなるなどがみられます。体調不良で仕事や勉学がはかどらなかったり、理由なくイライラして人にあたったりして対人関係に影響を与えたり、日常に不都合なことが生じることもあります。

月経が始まる3～10日前ころから身体的・精神的なさまざまな不快症状が起こります。これらの不快症状は月経の開始とともに消失するので、月経前症候群とも**月経前緊張症**ともいいます。

原因 さまざまなホルモンの変化と関係があるとされますが、はっきりしたことはわかっていません。排卵後の黄体《おうたい》ホルモンの不足、卵胞《らんぽう》ホルモンの過剰などがいわれますが、月経前症候群の人の血中ホルモンは標準的なので、ひとつの原因ではなく、複数の要因が関係しているとみられます。

治療 月経前にさまざまな不快症状を覚える人は少なくありません。しかし、たいていは趣味などの好きなことに熱中したり、散歩や軽い体操などで、からだを軽く動かしたりして気分転換を図り、リラックスする方法を身につければ乗り越えることができます。

しかし、症状が強くて日常生活に影響を及ぼすようなら、それぞれの症状に応じて対症療法を行います。精神症状に対しては抗うつ薬、抗不安薬、痛みに対しては鎮痛薬などです。漢方薬を使用するケースも増えています。さらに、排卵を抑制するために低用量ピル（経口避妊薬）を用いることもあります。つらいときに薬を使用することは悪いことではありません。ただし、日常生活でも、暴飲暴食や昼夜逆転の生活を避け、快眠、快食、快便を心掛けましょう。

この不快感もずっと続くわけではなく、月経が始まれば消えるので、わずかな期間の症状と考えれば、不快症状もこころのもちようで変わってきます。

おりもの

おりものは、卵管、子宮、子宮頸管《しきゅうけいかん》、膣《ちつ》などからの分泌物で、女性器の内腔《ないくう》はこの分泌物で潤っています。生理的なおりものと病的なおりものがあります。

■生理的なおりもの

色は白色か、やや黄色を帯びたクリーム状のやや酸っぱいにおいがし、下着につくと酸化してやや濃くなり、においもきつくなります。とくに、排卵期や性的に興奮すると、おりものの量は増えます。

■病的なおりもの

おりものの量が異常に多いなら、大腸菌などの一般的な細菌による細菌性膣炎、黄色いおりもので強烈なかゆみをともなうならトリコモナス膣炎、白色のチーズのようであればカンジダ膣炎が考えられます（754頁）。そのほか子宮頸管ポリープや子宮膣部びらん、子宮頸管炎でもおりものが増えます。茶褐色やピンク、血液の混じったおりものなら不正性器出血が心配です。早めに受診しましょう。

月経困難症《げっけいこんなんしょう》

●日常生活に支障をきたすほどの月経

✚受診する科 婦人科

症状と特徴 身体症状としては、下腹部の張りと痛み、腰痛、肩こり、吐き気や嘔《おう》吐《と》、頭痛・頭重、むくみ、手足のしびれ、貧血、めまい、のぼせなどが主です。

精神症状としては、イライラ、憂うつ、焦燥感、怒りっぽいなどがあげられます。一般に、若くて性機能が未熟なときほど月経困難症は強く、成熟するにしたがって軽くなり、妊娠出産を経験するとよくなる女性もいます。

月経が始まると、多くの女性は心身になんらかの不快症状を覚えます。この不快症状が強く、日常生活に差し支えが出る場合を月経困難症といいます。

原因 月経困難症は、子宮や卵巣など内性器になんら異常がみられない機能性月経困難症と、内性器に異常がみられる器質性月経困難症に分類されます。

機能性月経困難症は、子宮内膜がはがれるときにつくられるプロスタグランジンというホルモンが原因とされます。このホルモンは子宮の収縮を促す作用があり、これが月経時に子宮筋を強く刺激するために、月経困難症が起こりやすいのです。

機能性月経困難症がある人は、体質的にプロスタグランジンがたくさん産生されるとみられています。そのほか、狭い子宮口を月経血がむりに通り抜けようとしたり、充血した骨盤を圧迫したりすることも関係があります。精神的にも、月経時は不快で憂うつだと思っていると、その気持ちが影響を与えることもあります。

器質性月経困難症は、子宮内膜症、子宮《しきゅう》筋《きん》腫《しゅ》、癒着が激しい子宮後屈、子宮頸管《けいかん》炎《えん》、腟《ちつ》炎《えん》、外陰炎などの性器の炎症が原因になって引き起こされます。とくに子宮内膜症の場合は、内膜の組織が子宮以外のところにもでき、それが月経時に出血するので、多くが月経困難症をともないます。

治療 内診や触診、画像診断で、子宮に異常がなければ機能性月経困難症、異常があれば器質性月経困難症になります。

機能性月経困難症の場合、症状が軽い場合は、過労や精神的なストレスによることが多いので、漢方薬や向精神薬などを使用し、痛みがあるなら鎮痛薬を使用します。

月経痛は誰《だれ》にでもあり、病気ではありません。しかし、この時期は、夜更かしや暴飲暴食をしたり、仕事や家事、勉学に根をつめたりせず、規則正しい生活を送り、散歩や趣味などで、上手に気分を発散させて過ごすことを勧めます。症状が強いときには、プロスタグランジンが産生されるのを抑えるために、非ステロイド系抗炎症薬や排卵を抑制するホルモン薬（ピルを使用することもある）を使用します。

器質性月経困難症の場合は、原因となる病気を治療します。

なお、月経時の腹痛や腰痛を解消するために鎮痛薬を使用することは、けっして悪いことではありません。痛み止めは癖になるからといって、鎮痛薬を飲まずに我慢する人がいますが、月に1～2度の服用では悪影響はありません。ただし、鎮痛薬は痛みが生じてから飲んでも遅く、痛む前に飲んで、プロスタグランジンの産生を抑えるのが上手な飲み方です。

子宮筋腫《しきゅうきんしゅ》

●子宮の筋肉にできる良性の腫瘍

受診する科　婦人科

症状と特徴　筋腫は、腫瘍《しゅよう》ができる場所によって3つに分類され、筋層内にできる**筋層内筋腫**が約70%を占め、つぎに多いのが子宮の外側を覆う漿膜《しょうまく》にできる**漿膜下筋腫**で約20%、もっとも少ないのが子宮内膜のすぐ下にできる**粘膜下筋腫**です。

症状は、筋腫の種類や大きさによって異なります。筋腫が小さくても症状がすぐに現れるのは粘膜下筋腫で、他に比べ月経痛が強く、出血しやすいのが特徴です。筋層内筋腫や漿膜下筋腫は小さいうちには、ほとんど症状がみられません。大きくなるにしたがって、下腹部のしこり、過多月経、頻発月経、そうした月経異常からくる貧血、動悸《どうき》、筋腫が周囲の臓器を圧迫することによる下腹部の張りや痛み、腰痛、月経困難症、便秘、頻尿《ひんにょう》、排尿痛などが生じます。

子宮筋腫は、子宮の筋肉の一部にできる良性の腫瘍です。30歳代の女性の20%に筋腫があるといわれ、40歳代がピークです。

原因　原因は不明です。ただし、子宮筋腫は思春期からしだいに大きくなり、閉経《へいけい》から老年期に小さくなることから、女性ホルモンが関与するとみられています。

治療　子宮筋腫は良性の腫瘍で、がん化することはないので、日常に差し支えるような症状がなければようすをみます。

手術をするのは、①筋腫が握りこぶし大以上の大きさで、他の臓器を圧迫して不快症状が出ている場合、②筋腫は小さいけれどしばしば出血し、貧血などの重い症状がある場合、③短時間のうちに筋腫が成長して大きくなった場合、④筋腫が不妊の原因と考えられ、妊娠の可能性を探りたい場合などがあげられます。なお、妊娠に至った場合、妊娠中や分娩《ぶんべん》時にトラブルを引き起こす可能性があります。更年期に発見された筋腫は、閉経後に小さくなることもあるので、手術などをせずにようすをみます。

手術方法には、妊娠の可能性を残し、筋腫だけを取り除く**子宮筋腫核出術**、妊娠の可能性がなくなる**子宮全摘術**があります。

子宮筋腫核出術には、開腹で行う場合と、内視鏡を使用した腹腔鏡下《ふくくうきょうか》筋腫切除術《きんしゅせつじょじゅつ》と子宮鏡下筋腫切除術があります。子宮全摘術には開腹術、腟式手術、内視鏡を使用する腹腔鏡下子宮全摘術や腹腔鏡併用腟式子宮全摘術があります。

薬物治療によって月経を半年ほど止めて偽《ぎ》閉経《へいけい》状態をつくり出し、症状を軽くしたり、筋腫を縮小させたりする方法もとられています。

図2　子宮筋腫の種類

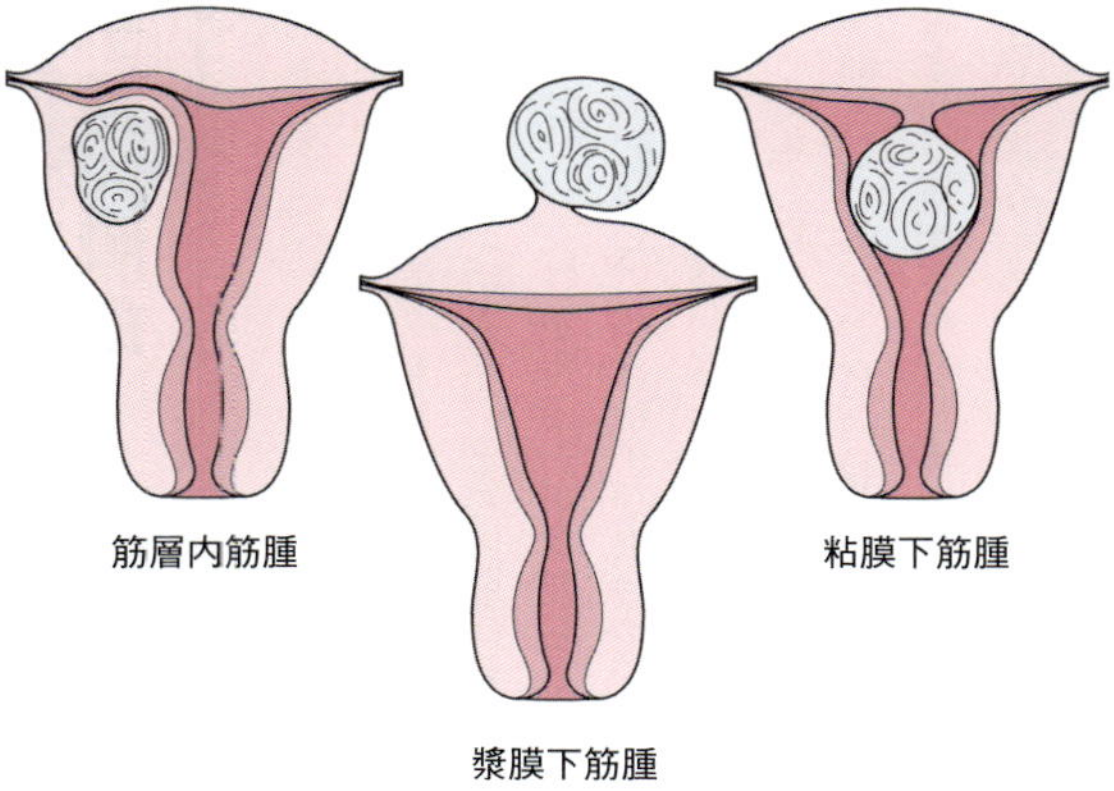

子宮内膜症《しきゅうないまくしょう》

●子宮内膜が子宮内腔以外にも増殖する

受診する科 婦人科

症状と特徴 子宮の内腔《ないくう》を覆っている組織を子宮内膜といいます。子宮内膜は月経周期に合わせ、女性ホルモンのはたらきによって増殖肥厚し、卵と精子が出会って妊娠したときに受精卵が着床する場所です。しかし、妊娠しなければ卵は受精せず、妊娠の準備をしていた子宮内膜も不要となり、月経として排出されてしまいます。

子宮内膜が、本来あるべきところではない子宮の筋層内（**子宮腺筋症**《しきゅうせんきんしょう》）、腟《ちつ》や外陰部、膀胱《ぼうこう》、腹膜、肺、リンパ節など、子宮以外の臓器にでき、月経周期に合わせて増殖・出血を繰り返すのが子宮内膜症です。

子宮以外にできた場合、他の臓器は子宮と違って月経血を排出できないため、血液や内膜の崩れたものがたまり、他の臓器や組織と癒着を起こし、ひきつれたり、ねじれたりして、さまざまな症状を起こします。不快症状の第一は、月経痛です。子宮内膜症の場合、強い子宮収縮を促すプロスタグランジンというホルモンが、子宮内膜が増量した分だけ多く子宮内膜から分泌されるので、激しい腹痛と腰痛が生じます。同時に、頭痛や吐き気、のぼせ、むくみなどをともない、薬を飲んでも軽減せず、寝込むこともあります。月経困難は、回を追うごとにひどくなり、月経量も増えていきます。さらには月経以外でも下腹部痛や腰痛、排便痛、性交痛が生じます。不妊の原因になることもあります。30～40歳代の成熟期にみられ、年々、患者数は増えています。

図3　子宮内膜のできる場所

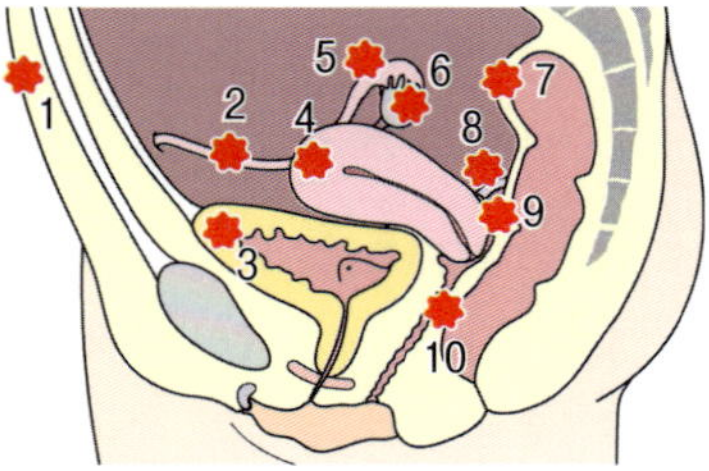

1：腹壁
2：子宮円索
3：膀胱
4：子宮
5：卵管
6：卵巣
7：腸管
8：仙骨子宮靭帯
9：ダグラス窩
10：直腸腟中隔

原因 原因には、腹膜が子宮内膜へ変化したもの、月経血の逆流、子宮内膜の転移など、さまざまな説がありますが、はっきりしたことはわかっていません。

治療 腟や外陰部など、目で見てわかるところの子宮内膜症は診断できますが、腹腔内にできた場合は診断が難しく、手術をして初めて診断できることもあります。

子宮内膜症の治療としては、ホルモン療法と手術があります。ホルモン療法は、低用量ピル（経口避妊薬）、プロゲステロン、ダナゾールやGnRHアゴニストなどを使って偽《ぎ》閉経《へいけい》状態をつくり出し、症状をコントロールしていきます。これと併用して漢方薬を用いたり、月経の痛みが強いときに鎮痛薬を使用したりします。

ホルモン療法で十分な効果が得られない場合は、手術を行います。手術には、妊娠出産の可能性を残し、患部だけを取り除く保存的手術、卵巣の一部は残し、子宮を全摘する準根治手術、子宮やその付属器を切除する根治手術があります。なお、妊娠出産を機に症状が軽くなったり、閉経とともに症状が消失したりするので、ライフステージを考えながら医師と相談し、治療することが大事です。

子宮内膜炎《しきゅうないまくえん》

● 膿のようなおりものを分泌

受診する科 婦人科

症状と特徴 流産や出産後の場合は、寒けをともなう高熱、膿《うみ》のようなおりもの、不正性器出血がみられます。子宮を押すと痛みがあり、子宮の収縮はうまくいきません。

妊娠出産に関係がない場合では、全身症状はなく、膿のようなおりものと下腹部の痛み、熱感があります。

子宮の内側を覆っている粘膜（子宮内膜）に細菌が感染して、子宮内膜炎は発生しますが、ふつう、子宮内膜は月経のたびにはがれて外に排出され、新しい内膜が育つので、感染しても周期的に排除され、炎症を起こすようなことは少ないのです。ただし、流産後や出産後に絨毛《じゅうもう》（胎盤《たいばん》をつくる細胞）や胎盤など、子宮内に取り残されたものがあると感染しやすく、炎症を起こしやすくなります。子宮内の検査や手術を受けた場合にも、細菌感染が起こることがあります。

治療 感染した細菌をチェックして抗菌薬を内服するか、注射をします。流産後や出産後の場合は、子宮内に遺残物があると感染しやすいので、かき出して（掻爬《そうは》）、子宮の中をきれいにし、子宮収縮薬で子宮の収縮を促します。

子宮筋層炎《しきゅうきんそうえん》

● 子宮内膜から炎症が筋層に及ぶ

受診する科 婦人科

症状と特徴 膿《うみ》のようなおりものと不正性器出血、下腹部痛や熱感などがみられます。

子宮内膜の下の筋層にまで炎症が広がって起こります。子宮内膜炎と同じように、子宮内に細菌が感染しても、炎症を起こすことはまれです。まして、その下の筋層にまで炎症が広がるようなことはありません。しかし、帝王切開、人工妊娠中絶手術や子宮筋腫核出術などを受け、内膜や筋層に傷がつくと感染が起こりやすくなります。

治療 抗菌薬を使って炎症を抑え、薬で子宮の収縮を促します。子宮内に膿がたまるようなら（**子宮留膿腫**《しきゅうりゅうのうしゅ》）、子宮頸管《しきゅうけいかん》を広げて膿を出します。

子宮腟部《しきゅうちつぶ》びらん

● 子宮の入り口のただれ

受診する科 婦人科

症状と特徴 子宮腟部は、子宮内部の出血しやすい繊細な腺細胞《せんさいぼう》からなる1層の頸管《けいかん》上皮《じょうひ》と、子宮の入り口を支えるしっかりした扁平上皮《へんぺいじょうひ》が接するところです。扁平上皮が傷ついたり、すりむけたりして赤く炎症を起こしているものを**真性びらん**といいます。また頸管上皮は、女性ホルモンの感受性が高いため、エストロゲンの分泌が多いと影響を受け、入り口近くまで下がって広がり、扁平上皮がめくれて、薄い頸管上皮がむき出しになることがあります。これがただれたようにみえることがあります（**仮性びらん**）。これは、成熟した女性の8割以上にみられる、生理的な現象です。

治療 いずれも治療の必要はありませんが、性交時に出血したり、おりものが増えて不快なら、ただれ部分をレーザーなどで焼灼凝固《しょうしゃくぎょうこ》や凍結凝固したり、腟座薬《ちつざやく》を挿入したりして炎症を鎮めます。

子宮頸管炎《しきゅうけいかんえん》

● 子宮頸部の傷に細菌感染

受診する科 婦人科

症状と特徴 子宮の出入り口部分の子宮頸管に細菌感染が起き、頸管から白あるいはやや黄色のおりものが多量に分泌されます。

細菌感染すると、頸管内部は赤く腫《は》れますが、かゆみや痛みはあまりありません。

慢性化すると、炎症は粘膜の下の筋層や結合組織にまで広がり、腰や下腹部が激しく痛むようになります（**子宮傍結合織炎**《しきゅうぼうけつごうしきえん》）。さらに治療しないでほうっておくと、炎症は腹腔内《ふくくうない》へと広がり、子宮内膜炎や子宮付属器炎、骨盤腹膜炎《こつばんふくまくえん》などを併発します。

不妊の原因になることもあるので、初期の段階できちんと治療しておきましょう。

原因 多くは腟炎《ちつえん》から頸管にまで炎症が及んで発症することが多いのですが、単独の場合には、性交時や出産時、長期に子宮にとどめ置く避妊具の使用時、あるいは人工妊娠中絶手術時に頸管に傷がつき、そこに細菌が感染して起こります。

原因菌は、連鎖球菌、大腸菌、ブドウ球菌、クラミジアなどがあげられ、かつて多かった淋菌《りんきん》はあまり見かけなくなりました。

治療 急性症状のうちに、原因を調べ、原因菌にあった抗菌薬や消炎薬を使用して治療します。慢性化すると治りにくくなります。炎症が治りにくいときは、炎症部分を電気やレーザーを使って焼灼凝固《しょうしゃくぎょうこ》したり、凍結凝固したりします。

子宮頸管《しきゅうけいかん》ポリープ

● 子宮頸管にできる良性の腫瘍

受診する科 婦人科

症状と特徴 子宮頸管ポリープは赤みをおびた数ミリから数センチある茎のある突起で、多くはひとつ、ときには多数、頸管に垂れ下がっています。

妊娠中の女性や40～50歳代の閉経前後によくみられ、しばしば検診で指摘されます。ポリープがあっても症状のないことも多いのですが、纖細な細胞なので少しの刺激にも出血しやすく、とくに性交時の出血が多くみられます。また、ポリープがあると、おりものが増え、おりものに血液が混じることもあります。この年代では、子宮に関するさまざまな病気が生じ、子宮がんなども増えてくるので、不正性器出血や血性のおりものがあるときは、がんではないことをかならず確かめておきましょう。

原因 原因ははっきりしていませんが、子宮頸部の炎症や女性ホルモンの変化などが考えられています。

治療 小さなポリープなら、外来で切除できます。切除はほとんど痛みがありません。ポリープが大きな場合には、入院して手術する必要もあります。症状がない場合でも、やがて症状が現れることが多いので、切除手術を受けたほうがよいでしょう。

妊娠中は、大きくて太いポリープを切除すると、出血して細菌感染を起こすことがあるので、ようすをみます。

なお、子宮頸管ポリープは切除しても再発することが多く、ポリープができやすい体質が考えられます。ただし、まれに、ポリープと思っていたら、ポリープ状の子宮頸がん（706頁）ということもあるので、切除したらかならず病理検査を受けます。

子宮位置異常《しきゅういちいじょう》

● 子宮の位置が正常の場合と異なる

受診する科 婦人科

症状と特徴 子宮はふつう、骨盤《こつばん》の中央に、やや前に傾き、前方に屈曲した状態（前傾前屈）に位置しており、正しい位置を維持するように、子宮を支持靭帯《しじじんたい》や支持組織が支えています。ところが、子宮が正しい位置とは異なることがあります。後方（背中側）に傾き、後方に屈曲している場合（後傾後屈）、腟内《ちつ》に出ている場合（子宮下垂）、腟口から出ている場合（子宮脱）です。

治療 手術などで正しい位置に戻します。

図4　子宮の位置と後屈

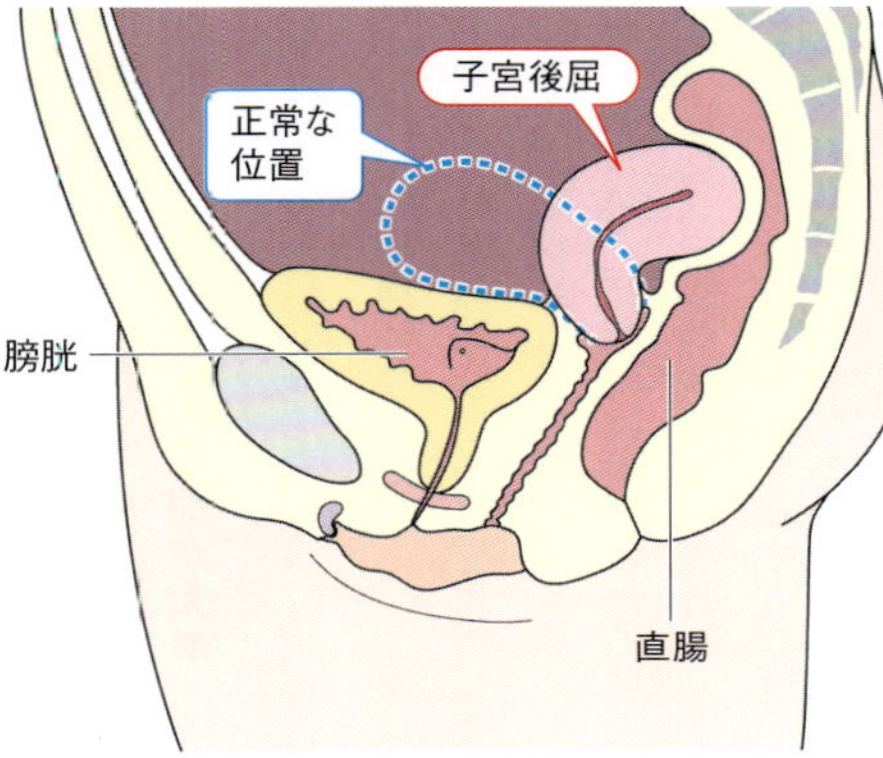

子宮後屈《しきゅうこうくつ》

症状と特徴 子宮が背中側に傾き、屈曲している後傾後屈の場合、可動性のものと癒着性のものとがあります。

可動性のものは文字通り自由に動いているので、自覚症状はなく、不快症状もないので治療の必要はありません。女性の20％は子宮後屈といわれます。

子宮内膜症などが原因で骨盤壁《こつばんへき》後壁に癒着した癒着性のものは、子宮が引っ張られたりねじれたりして、激しい下腹部痛や排便痛、性交痛などが生じます。妊娠時に重い子宮が骨盤にはまって（**妊娠子宮後屈嵌頓症**《にんしんしきゅうこうくつかんとんしょう》）、尿が出なくなったり、流産したりすることもあるので注意しなければなりません。

治療 癒着性のものはホルモン療法や、手術によって癒着を剥離《はくり》させ、元の位置に子宮を戻します。

子宮下垂《しきゅうかすい》／子宮脱《しきゅうだつ》

症状と特徴 子宮下垂は子宮が腟内《ちつ》に出たもの、子宮脱は腟外に出たもので、高齢者に多くみられます。子宮を支える支持靭帯《しじじんたい》が弱くなったためで、妊娠出産を繰り返しているうちに靭帯が緩んで起こります。先天的要因が関係する場合もあります。

子宮下垂の場合は、下腹部の違和感や圧迫感、尿失禁などの症状が、子宮脱の場合は、脱出した子宮が外陰部や太ももを圧迫する不快感、頻尿《ひんにょう》、排尿困難などの症状がみられます。

治療 ペッサリー挿入法は、リング状のペッサリーを腟内に入れて、子宮の下垂をくい止める方法です。この方法でうまくいかない場合には手術を行います。

妊娠出産を希望しない場合には子宮を摘出する方法、妊娠出産の可能性を残す場合には腟壁を縫い縮めて下垂を防ぐ方法があります。この場合も、子宮頸部《しきゅうけいぶ》を切除して腟壁を縫って強化する場合（**マンチェスター手術**）と、高齢者では腟の前後を縫い縮める場合（**ルフォー氏手術**）があります。

卵巣嚢腫《らんそうのうしゅ》

●良性だが、がんとの鑑別が大事

受診する科 婦人科

症状と特徴 卵巣嚢腫ができても、卵巣は体内の奥深くにある器官であり、また、嚢腫は中年太りが気になる年齢によくみられることもあって、初期には気づきにくいものです。進行して嚢腫が大きくなると、腹《ふく》部膨満《ぶぼうまん》といって下腹部が腫《は》れたような感じがしたり、腫瘤感《しゅりゅうかん》といって、おなかを触るとやわらかいしこりのようなものに触れたりすることから異変に気づきます。

さらに周囲の臓器を圧迫するので、便秘がちになったり、動悸《どうき》や息切れ、胃が持ち上げられるような感じがしたりすることもあります。まれに嚢腫の茎がねじれ、下腹部が激しく痛むことがあります（茎捻転《けいねんてん》）。この場合は緊急に手術します。

卵巣は、子宮の左右にある親指大の器官で、ホルモンを産生し、いろいろな種類の腫瘍《しゅよう》ができやすい場所です。卵巣の腫瘍は、なかに水様性のものやゼリー状のものを含んだ**嚢胞性腫瘍**と、しこりのような**充実性腫瘍**があり、嚢胞性腫瘍のほうが良性で、充実性は悪性度が高いとされます。

卵巣嚢腫は30〜40歳代に多くみられる嚢胞性の良性腫瘍です。内容物によって①水様性の**漿液性嚢胞腺腫《しょうえきせいのうほうせんしゅ》**、②内容物がゼリー状の**粘液性嚢胞腺腫**、③比較的若い人に多く、内容物に毛や骨、歯などが混じっている**皮様（類皮）嚢胞腫**に分類されます。

治療 卵巣嚢腫は、からだの奥にあるため、画像検査や腫瘍マーカーを使っても、卵巣がんとの区別が難しく、多くは手術によって嚢腫を取り出して、病理検査をしてはじめて診断をつけることになります。

手術には、嚢腫だけを切除する場合と、その周辺も含めて切除する場合とがあります。いずれも片方の卵巣だけなので、もう一方の卵巣は残ります。この卵巣が健康であれば、月経はあり、排卵やホルモン分泌も障害を受けることはなく、妊娠出産も可能です。

なお、漿液性嚢胞腺腫の場合、大きさが4cm以下なら自然に消えることもあるので、ようすをみることがあります。

卵巣《らんそう》チョコレート嚢胞《のうほう》

●卵巣内に血液がたまった袋ができる

受診する科 婦人科

症状と特徴 初期のころは、ほとんど自覚症状はありませんが、少し嚢胞が大きくなると、月経時の痛みや頻尿《ひんにょう》、排便痛、腰痛などがあり、子宮内膜症と似た症状を示します。性交痛がある場合もあります。

正式には、**卵巣子宮内膜症性嚢胞**といいます。卵巣《らんそう》に子宮内膜と同じ組織が発生して、月経と同じように出血を繰り返し、その血液が排泄《はいせつ》されずに卵巣内にたまり、袋状の嚢胞になったものです。切除すると、内容物がまるでチョコレートのようにどろどろしているので、この病名があります。

最近は、出産が減り、月経回数が増えていることなどから、かかる人も増えています。

治療 嚢胞が大きな場合には、手術が必要です。癒着がない場合は手術後も良好ですが、卵巣が癒着していると手術もかなり難しく、術後はホルモン療法を併用しながらようすをみます。

子宮付属器炎《しきゅうふぞくきえん》

● 卵管炎、卵巣炎をいう

受診する科 婦人科

症状と特徴 卵巣《らんそう》の炎症と卵管の炎症を、子宮付属器炎とよびます。とくに炎症が起こりやすいのは、**卵巣炎**より**卵管炎**です。卵巣炎は単独で起こることは少なく、卵管の炎症が卵巣に波及したケースが多いため、ひとくくりにして子宮付属器炎とよびます。

治療 抗菌薬や消炎薬を用います。

卵管炎《らんかんえん》

症状と特徴 急性の場合は、突然寒けがし、39℃前後の発熱があり、吐き気や嘔吐《おうと》をともない、下腹部が激しく痛みます。同時におりものが多量に分泌されます。排便痛や排尿痛があることもあります。このとき、卵管の中は赤く腫《は》れ、症状が重い場合には滲出液《しんしゅつえき》や膿《うみ》がたまって卵管をふさぎ、**卵管留水腫**《らんかんりゅうすいしゅ》や**卵管留膿腫**《のうしゅ》になることもあります。周囲の骨盤《こつばん》腹膜や卵巣、子宮、直腸、膀胱《ぼうこう》などと癒着を起こすこともあります。炎症が広がると不妊症の原因になることもあるので、早く適切な治療を受けましょう。やがて熱は下がり、下腹部痛も治まりますが、下腹部を押せば痛みがあり、黄色い膿《うみ》のようなおりものが多量に出ます。

慢性化すると、下腹部の軽い痛みや下腹部や大腿部《だいたいぶ》のひきつれるような痛みが続き、月経が始まったときや、疲労が激しいときなどに強い痛みを覚えます。

原因 細菌感染の原因菌は、連鎖球菌、大腸菌、ブドウ球菌、そして最近ではクラミジアが増えています。淋菌《りんきん》や結核菌は減っています。一般に、腟《ちつ》の内部はデーデルライン桿菌《かんきん》が酸を出し、その自浄作用によって細菌の侵入を防いでいるのですが、体力が衰えたり、体調が悪かったりすると、自浄作用が弱まることがあります。こんなときに、月経時の不衛生、出産時や人工妊娠中絶時の不養生、子宮内に長時間挿入するリングなどの避妊具からの感染といった原因が加わり、発症すると考えられます。クラミジアなどは性行為から感染しますので、コンドーム装着による予防が有効です。

治療 原因菌にそった抗菌薬や消炎薬で治療します。症状が強い場合には、入院して点滴することもあります。膿などが多量にたまっているときは、腟から管を入れて膿を排出します。卵管留水腫や卵管留膿腫を併発したときは、炎症がひいた後に、腹腔鏡《ふくくうきょう》を使用して卵管形成術や卵管摘出術を行います。

卵巣炎《らんそうえん》

症状と特徴 卵巣の内部組織に炎症が広がる場合と、表面だけの場合がありますが、どの場合も卵巣は腫《は》れて充血します。急性の場合には、発熱と下腹部痛、腫れた卵巣による直腸や膀胱《ぼうこう》への圧迫、それからくる排泄《はいせつ》の困難などが生じます。慢性の場合は、下腹部や腰のうずくような痛みがあり、

図5　子宮付属器

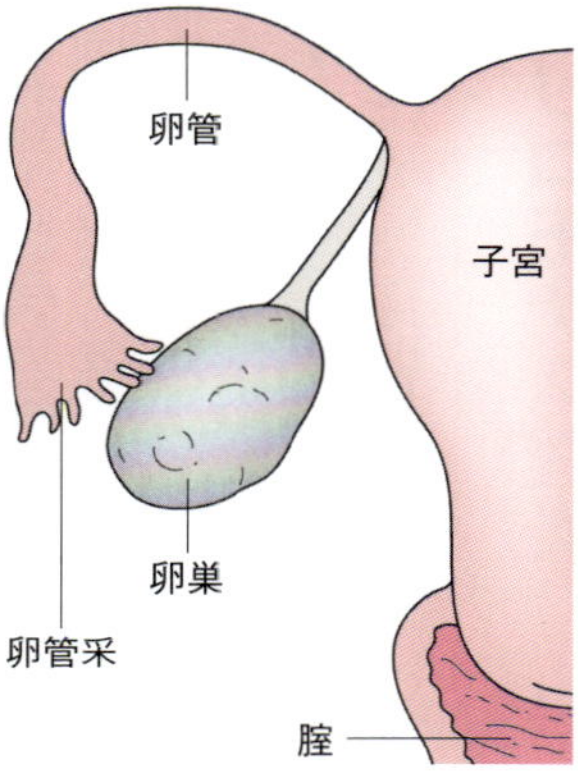

月経時にはその痛みが強くなります。

原因 卵管炎から波及して起こる場合がほとんどです。原因菌はブドウ球菌、大腸菌、連鎖球菌、クラミジアなどです。

治療 抗菌薬で治療します。腫瘍《しゅりゅう》ができたときには手術で摘出します。

トリコモナス腟炎《ちつえん》

●おりものが増え、外陰部に強いかゆみ

受診する科 婦人科

症状と特徴 黄色味を帯びた、泡のようなものが入ったおりものが異常に増え、このおりものの刺激で、外陰部に強いかゆみを覚えます。排尿するときに痛み、腟の入り口は赤くただれて熱感があります。性交時はひりひり痛み、出血することもあります。**腟トリコモナス症**ともいいます。

原因 性交が原因で、腟トリコモナスという原虫に感染して起こる腟炎です。

治療 腟だけでなく尿路にも感染していることがあります。それらを含めて治療するには、抗トリコモナス薬の腟錠だけでなく、内服薬も用います。また、男性パートナーには、感染しても症状が出にくいのですが、尿路や精液に感染していることが多いので、かならずいっしょに治療します。再発を防ぐためには、性交時にコンドームを使用します。なお、治療を開始するとすぐに症状は消えますが、まだ治ったわけではありません。勝手に治療を中止しないで、医師の指示に従い、完全に治しましょう。

カンジダ腟炎《ちつえん》

●チーズ状のものが腟口を覆う

受診する科 婦人科

症状と特徴 ぼろぼろした白いおりものが多量に下り、外陰部や腟の周りには激しいかゆみや灼熱感《しゃくねつかん》、ひりひり感が生じます。腟口をチーズのような白いかたまりが覆い、粘膜は赤く腫《は》れて湿っぽく、熱感があります。慢性化してくると、おりものの量は減り、赤い腫れも少し弱まりますが、外陰部の皮膚や粘膜は肥厚し、強いかゆみがあります。**腟カンジダ症**ともいいます。

原因 カンジダはかびの一種で、これが感染して腟炎を起こします。ふだんは腟およびその周辺は、腟の自浄作用によって保護され、細菌が感染しても炎症を起こすことはまれですが、妊娠中や、糖尿病などの全身の抵抗力が低下する病気にかかっているとき、強い心身のストレスにさらされているとき、ステロイド使用中などは感染が起こりやすいのです。性交によって感染することもあります。乳幼児では、出産時に産道をくぐり抜けるとき、母親の腟から感染する場合が多いようです。

治療 抗真菌薬の腟錠を使用し、同時に内服します。また、外陰部の症状が強いときは軟膏《なんこう》を塗ります。

細菌性腟炎《さいきんせいちつえん》

●一般の細菌で起こる腟炎をいう

受診する科 婦人科

症状と特徴 炎症を起こすと、月経と関係なく、白色または黄色味の悪臭をともなうおりものが増え、下着に付着したり、おりものに刺激されて外陰部がかゆくなったり、熱感をともなったり、かぶれたりします。このとき、外陰部は赤く、腟内には膿《うみ》のような分泌物がみられます。粘膜には、斑点状《はんてんじょう》の出血が認められます。以前は**非特異性膣炎**といわれていました。

(原因) カンジダやトリコモナスなどの特定の真菌や原虫ではなく、一般の細菌、大腸菌、ブドウ球菌、連鎖球菌などで起こります。過労やストレスなどで体力が落ち、免疫力が低下すると、膣内の自浄作用も低下して細菌が感染しやすくなります。

とくに、糖尿病や子宮頸《しきゅうけい》がんがあると発症しやすいといわれます。さらに、月経時にタンポンを長時間膣内に入れておいたり、膣から取り出すのを忘れたりすると（**膣内異物**）、膣炎を起こすこともあります。なかには、必要以上に外陰部を石けんで洗い、膣の自浄作用を低下させて起こる場合もあります。原因菌はかならずしも1種類ではなく、複数の場合が多いようです。

(治療) 原因となる菌を調べ、その菌に合った抗菌薬を使用します。炎症が広がっている場合には、膣錠として使用すると同時に内服もします。治療中、外陰部を石けんで洗うのは控え、ぬるま湯で洗って清潔に保つことです。下着などは通気性のよいものを使用し、こまめに取り替えましょう。

老人性《ろうじんせい》膣炎《ちつえん》（萎縮性《いしゅくせい》膣炎《ちつえん》）

● **閉経後の女性に起こる膣炎**

受診する科　婦人科

(症状と特徴) 症状は、膿《うみ》を含んだ淡黄色の粘っこいおりもので、外陰部のかゆみや痛みをともないます。症状が重いときにはおりものに血液がみられ、このとき、膣の粘膜は赤くただれ、膣粘膜からの点状出血が認められます。

ほぼ50歳の閉経をはさんで、45～55歳くらいを更年期といいますが、更年期に入ると、卵巣《らんそう》機能は低下し、女性ホルモンの分泌は減ってきます。それにともない、膣はしだいに萎縮し、膣の自浄作用も低下して、膣炎にかかりやすくなります。

更年期ではなくても、卵巣嚢腫《らんそうのうしゅ》や子宮がんなどで卵巣を切除したような場合も、女性ホルモンが低下して、更年期様症状がみられ、老人性膣炎にかかることがあります。

(原因) 女性ホルモンの低下により、膣が萎縮し、自浄作用が低下しているところに、性行為などの刺激で外陰部や膣に傷がつき、細菌が感染して起こります。

(治療) 50歳ころは、年齢的に子宮体がん（707頁）が増える時期なので、がんでないことを確かめてから治療します。子宮出血を起こさないような女性ホルモンを膣錠として補充し、同時に抗菌薬を服用します。

外陰炎《がいいんえん》

● **抵抗力がない女性に起こりやすい**

受診する科　婦人科

(症状と特徴) 症状は、外陰部の腫《は》れやかゆみ、おりものの増加です。かゆいのでかいたり、清潔にしようと石けんでこすり洗いをしたりすると、症状が悪化します。

外陰部は、おりものや排尿排便による汚れ、汗や皮膚の汚れなどもたまり、蒸れやすく不潔になりやすいところです。そのうえ、歩行や性行為などによって摩擦され、炎症を起こしやすいともいえます。健康な女性なら、女性ホルモンのはたらきで、細菌感染しても炎症を起こすようなことは少ないのですが、抵抗力が落ちていると、外陰炎をしばしば起こします。とくに高齢者やこども、あるいは妊婦や出産直後の女性、糖尿病を患っている人に多くみられます。

原因 月経時の不衛生や、外陰部の洗いすぎ、窮屈なズボン、下着との摩擦などで傷がつき、大腸菌やブドウ球菌、連鎖球菌など、一般的にいる細菌が感染して炎症を起こします。腟炎《ちつえん》から外陰炎に広がることもあります。外陰部は湿気も多く、細菌の栄養分も多く、適度な温度があり、細菌の温床になる条件が整っています。

治療 外陰がん〈パジェット病（705頁）〉や外陰部のベーチェット病（630頁）でないことを確かめ、原因になる腟炎があれば治療し、外陰部には抗菌薬や消炎薬、かゆみ止めなどを塗ります。

外陰《がいいん》皮《ひ》膚《ふ》瘙痒症《そうようしょう》

●原因がはっきりしない外陰部のかゆみ

受診する科 婦人科

症状と特徴 外陰部のかゆみの原因はたくさんあります。腟炎《ちつえん》を起こせば増加したおりものの刺激でかゆみが生じます。糖尿病や肝臓病、白血病やがんなどでも外陰部にかゆみが生じることがあります。しかし、外陰皮膚瘙痒症のかゆみは原因がはっきりしないかゆみを指します。とくに更年期以降、女性ホルモンの低下によって皮膚の新陳代謝が衰え、かゆみを感じることが多くなります。さらに高齢になると、血液の成分が変化して全身にかゆみを強く覚えるようになり、外陰部のかゆみも生じます。自律神経失調やストレスによってもかゆみは起こるのです。

治療 かゆみに対しては、抗ヒスタミン薬、抗アレルギー薬などを用います。自律神経調整薬や向精神薬などを使用することもあります。患部には、抗ヒスタミン薬やステロイドなどを塗ります。

外陰潰瘍《がいいんかいよう》

●性器ヘルペスがその代表

受診する科 婦人科

症状と特徴 外陰部に、小豆大から大豆大の潰瘍ができます。急性の場合は、最初のうちはかゆみと腫《は》れを感じ、痛みはありませんが、潰瘍がひどくなり、えぐれたようになると激しく痛み、排泄《はいせつ》しにくかったり、歩行しにくかったりします。月経時などの体調が悪いときに発症し、何度も再発を繰り返すものもあります。

原因 潰瘍をつくる原因となる病気に、ベーチェット病（630頁）、性器ヘルペス（527頁）などがあげられます。再発を繰り返しながら悪化するベーチェット病では広くて深く、性行為から感染する性器ヘルペスでは狭くて浅いのが特徴です。

治療 性器ヘルペスには、抗ウイルス薬を外用します。外陰部を清潔に保ち、痛みには鎮痛薬、炎症には消炎薬などを塗り、症状が重いときにはステロイドを塗ります。

バルトリン腺炎《せんえん》／バルトリン腺嚢胞《せんのうほう》

●バルトリン腺部のしこりで気づく

受診する科 婦人科

症状と特徴 バルトリン腺というのは、小《しょう》陰唇《いんしん》の腟口《ちつこう》の近くにある分泌腺で、性的に興奮したときに分泌液を出して、性交をスムーズにするはたらきをしています。このバルトリン腺に炎症が起きたものがバルトリン腺炎、バルトリン腺の出口がふさがり、分泌液がたまって腫《は》れたものがバルトリン腺嚢胞です。

　バルトリン腺炎の場合は、分泌腺の開口部が赤く腫れて痛みます。炎症がひどいと、膿《うみ》によって開口部がふさがってしまい、バルトリン腺が膨らみ、バルトリン腺嚢胞をつくります。この嚢胞は小陰唇の後方のほうに、時計でいえば4時と8時のところにでき、大きいものでは鶏卵大になります。歩いたり、性交したりすると軽い痛みはありますが、嚢胞そのものの痛みではなく、圧痛もありません。

原因 ブドウ球菌、連鎖球菌、大腸菌など、一般的な細菌やクラミジアが感染して起こります。

治療 抗菌薬を使用します。痛みがあるときは湿布をします。

　嚢胞になった場合は、切開して内容物を除きます。繰り返し、バルトリン腺膿瘍《のうよう》をつくるようなら、嚢腫摘出術を行います。

骨盤腹膜炎《こつばんふくまくえん》

● 子宮付属器炎などの炎症の波及

受診する科 婦人科

症状と特徴 発熱、吐き気・嘔吐《おうと》、激しい下腹部痛のほか、症状が重い場合には、卵管や卵巣《らんそう》などの子宮付属器、子宮、腸管などがむくんで癒着し、さらに膿《うみ》や滲出液《しんしゅつえき》が多量に出て、腹腔内《ふくくうない》にたまると、膿瘍《のうよう》を生じることがあります。

　卵管炎、卵巣炎などの子宮付属器炎（753頁）や虫垂炎（495頁）などから炎症が広がり、骨盤《こつばん》内臓器の外面を覆っている腹膜にまで波及したものです。

原因 ブドウ球菌、連鎖球菌、大腸菌など、一般的な細菌が感染して起こります。クラミジアによる感染のケースも増えています。

治療 緊急入院して安静にし、原因菌に見合った抗菌薬によって治療します。

　卵管や卵巣などの子宮付属器の癒着などによって症状が改善しない場合には、手術をします。

胞状奇胎《ほうじょうきたい》

● 治療後に絨毛がんの恐れも

受診する科 産婦人科

症状と特徴 つわりがひどく、妊娠週数に比べて子宮が大きいことから、発見されることがあります。

　妊娠したときの胎盤《たいばん》を構成する組織のひとつである絨毛《じゅうもう》は、母体から酸素や栄養を吸収するはたらきがあります。この絨毛が膨らんでぶどうの房のようになるもので、胎盤内がこのようにすべて奇胎化すると、胎児は存在していません。部分的な奇胎なら胎児は育つことがあります。

原因 受精卵の異常とされ、高齢出産や20歳以下の若年出産に多くみられます。

治療 子宮内掻《しきゅうないそう》爬《は》術《じゅつ》を1週間の間をあけて2回行い、完全に胞状奇胎を排出することが大事です。絨毛が残っていると、絨毛がん（709頁）を発症することがあるからです。その後、2年くらいは定期的に検査を受けます。なお、高齢の場合は、子宮を摘出することもあります。

血液型《けつえきがた》不適合《ふてきごう》妊娠《にんしん》

Rhマイナスの女性の妊娠が問題に

受診する科 産科

症状と特徴 胎児は、胎盤《たいばん》を通して母親から酸素や栄養を受け取り、老廃物を母体に送っています。ふつうは胎盤が盾《たて》になって、母親の血液と胎児の血液は混じり合うことがありません。しかし、胎盤の絨毛組織《じゅうもうそしき》になんらかの問題が生じて、胎児の血液が血液型の異なる母親の血液に混じると、それを契機に自身を守ろうとする母親の血液が胎児側に流れ込んで、胎児の赤血球が壊されます（**胎児溶血性疾患**）。初めての妊娠では、あまり強い症状は出ません。しかし、2度目の妊娠で母体にRh《アールエイチ》プラスに対する抗体があると、新生児仮死や死産、黄疸《おうだん》による脳性麻痺《のうせいまひ》が生じることもあります。

妊娠したときに血液型検査を行い、母親がRhマイナスの場合には、胎児超音波検査による胎児頭蓋《ずがい》内の中大動脈血流速度の測定、妊娠血清の抗Rh抗体テストや羊水《ようすい》検査などが行われ、分娩《ぶんべん》後に臍帯《さいたい》血検査によって診断が確定します。

原因 血液型は赤血球の細胞表面にある抗原の種類によってABO《エービーオー》方式、Rh方式、MN《エムエヌ》方式などに分けられます。ABO方式でもMN方式でも血液型の不適合は起こりますが、その症状は軽く、Rh方式の場合ほど問題にはなりません。

Rh型の決定因子はD因子といわれ、RhプラスはDD、Dd、Rhマイナスはddで表します。多くの人はRhプラスですが、妊娠した女性がRhマイナス（dd）の場合、相手の男性がRhマイナスなら、こどももRhマイナスで問題がないのですが、相手の男性がRhプラス（DD、Dd）だと、50～100％のこどもがRhプラス（DD、Dd）となり、母体と異なる血液型になります。これを血液型不適合妊娠といいます。

治療 検査法や予防法の発達で重度の黄疸は減少していますが、この場合、生まれたらすぐに交換輸血を行います。軽症の場合は、対症療法を行います。初産の場合、母親は次の妊娠に抗体ができないように、抗体が陰性の場合、分娩後72時間以内に、抗Dヒト免疫グロブリンを注射します。また、インフォームドコンセント後、妊娠28週前後に予防目的で抗Dヒト免疫グロブリンを投与します。

双胎間《そうたいかん》輸血《ゆけつ》症候群《しょうこうぐん》

一卵性双生児の胎盤共有で起こる

受診する科 産科

症状と特徴 一卵性双生児で胎盤《たいばん》を共有している場合、それぞれが臍帯《さいたい》を通して酸素や栄養を受け取り、老廃物を送り出していますが、ときに、双子の間で血液の供給バランスが崩れることがあります。その結果、血液が流れ込むほうの胎児には、血液量が増えてうっ血性心不全やむくみ、羊水《ようすい》過多《かた》が起こります。一方の血液を送り出す胎児では血液量が減り、羊水過少症や発育不全を起こすことがあります。とくに、血液が流れ込むほうの羊水過多は、流産や早産の原因になるので、緊急の治療が必要です。

治療 双胎間輸血症候群は超音波検査などから発見されます。羊水過多のときは、胎児の羊水腔《ようすいくう》に針を刺して羊水を吸収する連続的羊水除去術を行います。双子の間にある胎盤の血液が交わるもととなる複数の血管をレーザーで焼き固める胎児鏡下レーザー手術も行われています。

妊娠高血圧症候群《にんしんこうけつあつしょうこうぐん》

●妊娠末期から分娩後に発症

✚受診する科 産科

症状と特徴 妊娠20週以降、分娩12週までに高血圧がみられます。かつては**妊娠中毒症**といわれ、高血圧、たんぱく尿、むくみが主症状でしたが、妊娠高血圧症候群に改称・改訂され、**妊娠高血圧**、**妊娠高血圧腎《じん》症《しょう》**、**加重型妊娠高血圧腎症**、**高血圧合併妊娠**に分類されます。

表1　妊娠高血圧症候群の重症度

軽症	収縮期血圧（mmHg）140以上160未満
	拡張期血圧（mmHg）90以上110未満
	たんぱく尿 0.3ｇ／日以上 2ｇ／日未満
重症	収縮期血圧（mmHg）160以上
	拡張期血圧（mmHg）110以上
	たんぱく尿 2ｇ／日以上

軽症はほとんど自覚症状がありません。重症では、頭痛や頭重、目の前がちかちかするなど、子癇の前触れのような症状がみられ、子宮や胎盤《たいばん》の血行が悪くなり、胎児の発育に悪影響を及ぼし、早産、胎児死亡を起こすこともあります。

治療 安静と食事療法が大事です。暴飲暴食や昼夜逆転のような生活は慎み、悩みや不安は早めに解決し、気分転換に散歩をしたり、趣味を楽しんだりしながら、自然のリズムにかなった生活を心掛けます。

食事面では、軽症の場合は、1日の総エネルギーを1800kcal未満とします。ただし、極端な塩分やカロリーの制限はかえって症状を悪化させるので、担当医に相談しましょう。重症の場合は、入院加療します。静かな薄暗い環境で安静を保つと同時に、1日の総エネルギーを1600kcal、たんぱく質を80gに制限します。

高血圧に対しては、降圧薬を用います。ただし、急激な血圧の降下はかえって子宮胎盤の血流を低下させるので、コントロールが大事です。また、胎児の発育不全や胎児機能不全などが起こりやすいので、つねに胎児と母体の状態を管理します。

なお、胎児と母体の状態によって自然分娩か、陣痛誘発薬を使用するか、帝王切開（914頁表1）にするかなどを判断します。

子癇《しかん》

症状と特徴 突然、全身が硬直して痙攣《けいれん》が起き、意識がなくなり、一時的に呼吸が途切れます。これを**子癇発作**といいます。

子癇発作を起こす前に、目の前がちかちかする、視野が狭まる、頭痛・頭重、吐き気や嘔吐《おうと》、胃の痛み、めまい、耳鳴りなど特有な症状がみられることがあります。このような症状が出たら、発作を誘発するような光や振動などの刺激を避け、薄暗い静かなところに移動し、担当医に連絡します。分娩《ぶんべん》中にも産後にも起こることがあります。

治療 子癇発作を起こしたときは、顎《あご》が天井に向くように指で下顎を支えて、気道を確保するための**バイトブロック**を口に含ませて舌をかまないように応急処置し、救急車を手配します。病院では、鎮静薬を使用します。症状に応じて、抗痙攣薬、降圧薬なども使用します。

異所性妊娠《いしょせいにんしん》

子宮以外の場所に受精卵が着床する

受診する科 産科

症状と特徴 正常な妊娠の場合、受精卵は子宮の中に着床しますが、異所性妊娠（**子宮外妊娠**）では子宮以外の場所に着床します。子宮外の着床場所としては、卵管、卵《らん》巣《そう》、腹膜、頸管《けいかん》などがあげられ、とくに多いのが卵管の膨大部で、約8割を占めます。ついで多いのが卵管の峡部で約1割です。

予定の月経が遅れ、妊娠かなと思っていると少量の出血が続き、そのうち下腹部が痛み、その痛みが肛門《こうもん》のほうへと広がっていきます。この時期に受診すれば処置もうまくいきますが、ほうっておくと、おなかの中に大出血して、顔面蒼白《がんめんそうはく》、めまい、冷や汗、吐き気・嘔吐《おうと》、動悸《どうき》、脈の微弱などの症状が生じ、血圧が急に下がってショック状態に陥ることがあります。

原因 卵管妊娠の原因としては、クラミジアなどの骨盤内感染《こつばんないかんせん》による卵管炎後遺症があげられます。卵管が詰まったり、細くなったりして、受精卵が子宮に進めずに卵管に着床します。しかし、卵管は狭いので受精卵は成長することができず、腹腔《ふくくう》へ排出されます。そのほか、卵管の発育異常や機能障害でも起こります。

妊娠は妊娠反応薬により、妊娠4～5週になるとわかります。ところが、基礎体温やヒト絨毛性《じゅうもうせい》ゴナドトロピンのホルモン値から妊娠を確認できても、超音波などで胎児を包む胎嚢《たいのう》が子宮内に確かめられないときは、子宮外に妊娠している可能性が強く、異所性妊娠が疑われます。

早期の異所性妊娠は、流産などと区別しにくいのですが、近ごろでは異所性妊娠の症状が出ないうちに、診断することができる症例も増えました。もちろん、胎嚢が大きく成長し、激しい腹痛や腹腔内の出血があれば、すぐに異所性妊娠は診断できます。

治療 妊娠のごく初期で症状がない場合の異所性妊娠では、腹腔鏡などを使用して卵管を摘出することができます。妊娠週数がたった卵管や卵巣などの異所性妊娠の場合は、その部位を開腹手術で除きます。ただし、頸管部に着床したときは、頸管を切除すると出血が激しいので、子宮ごと摘出せざるをえません。腹腔内の出血が多く、全身状態が悪い場合には輸血・輸液をすることもあります。なお、卵管や卵巣を切除しても、もともと左右にふたつあるので、正常なひとつが残れば妊娠は可能です。

流産《りゅうざん》

妊娠22週未満で分娩が起こる

受診する科 産科

症状と特徴 妊娠22週までに胎児が分娩《ぶんべん》によって体外に排出するか、胎内で死産するかして、妊娠が続かない状態を流産といいます。流産は妊娠した人の10～15%にみられ、半数近くが妊娠12週以内です。

原因 受精後間もない流産の約半数は、受精卵そのものに異常があるとされ、もともと自然淘汰《しぜんとうた》される運命にあるともいわれます。

そのほか、子宮内に異常があったり、母親に全身的な病気があったりする場合があげられます。原因がはっきりしない場合もたくさんあります。

切迫流産《せっぱくりゅうざん》

症状と特徴 流産の危機が迫っている状態で、下腹部痛や性器出血がみられます。すぐに受診して治療することが大事です。

治療 初期の場合には、妊娠していることに気がつかずに、激しい仕事や運動、長時間のドライブなどをして流産を起こすこともあります。妊娠中期までの切迫流産は、安静が第一です。場合によっては入院して安静を保ち、止血薬や子宮収縮抑制薬を用います。妊娠中期以降の切迫流産では、感染症などが原因になることもあります。医師の指示のもと、抗菌薬などで治療します。

進行流産《しんこうりゅうざん》

症状と特徴 切迫流産から進行して、流産の可能性が避けられない状態をいいます。切迫流産を経過しないで、いきなり進行流産になることもあります。性器からの出血と下腹部痛がおもな症状です。超音波検査では、胎児の発育が確認できず、場合によっては胎嚢《たいのう》が崩れて、消えてしまう場合もあります。流産によって子宮の内容物が完全に出るものを**完全流産**、一部子宮内に残っているものを**不完全流産**といいます。

治療 不完全流産の場合には、子宮内容物をかき出す子宮内掻爬《しきゅうないそうは》などを行います。完全流産で出血もなくなった場合には、処置をしないこともあります。

稽留流産《けいりゅうりゅうざん》

症状と特徴 子宮内で受精卵や胎児が死亡している場合です。自覚症状はなく、妊娠の定期健診時に超音波検査などで発見されることがあります。

治療 子宮内掻爬《しきゅうないそうは》によって内容物を除去します。器具で子宮頸管《しきゅうけいかん》を広げたり、胎内死亡した胎児が大きな場合には子宮収縮促進薬を使用することもあります。

習慣流産《しゅうかんりゅうざん》

症状と特徴 自然流産が3回以上続きます。

原因 母体側の子宮筋腫《しきゅうきんしゅ》（747頁）、頸管無力症《けいかんむりょくしょう》（頸管が緩んで子宮口が開く）などやホルモンの異常、感染症、糖尿病、心機能障害、腎機能障害《じんきのうしょうがい》などや、胎児側の胞状奇胎（757頁）、胎盤《たいばん》や臍帯《さいたい》の異常、血液型不適合妊娠（758頁）などがあげられます。

さかごと横位《おうい》

胎児はほとんどの場合、頭を下にしています（**頭位**《とうい》）。これに対して、頭が上になっていたり（**骨盤位**《こつばんい》）、横むきになっている（**横位**）場合を、いわゆるさかごといいます。出産するときに、先に羊水《ようすい》が出たり（**早期破水**）、出産時にお尻や足から先に出たり、赤ちゃんの頭と産道の間に臍帯《さいたい》が挟まれて圧迫されることもあり、難産になりがちです。

妊娠33週ころまでは、胎児も自分で回転して頭位になることが多いのですが、それ以降は正常な位置に戻すための胸膝位《きょうしつい》の運動を行います。ただし明確なエビデンスについてははっきりしていません。

図6 胸膝位

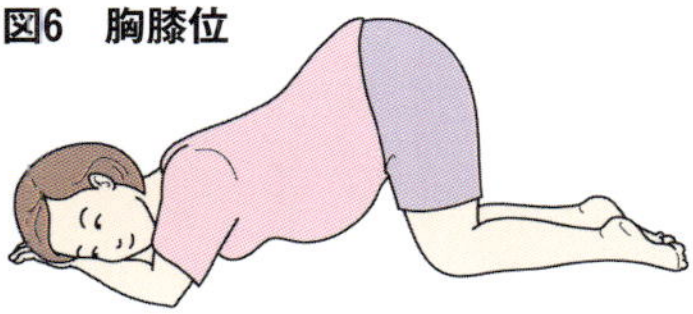

治療 原因を治療し、免疫的な問題があるときは免疫療法などが行われます。

前期破水《ぜんきはすい》

● **陣痛が始まる前に破水する**

受診する科 産科

症状と特徴 出産も間近いと思われるころに、突然生温かい水のようなおりものが性器から流れ出します。その後、陣痛が始まることがあります。

子宮の中の胎児は、羊水《ようすい》の中に浮かんでいます。正常な出産では、陣痛（子宮収縮）が起こると、子宮口が全開し、同時に赤ちゃんを包んでいた卵膜が破れ、羊水が流れ出し、ついで胎児が出てきます。ところが、前期破水は、陣痛が始まる前に破水が起きて羊水が流れ出します。

原因 溶連菌やクラミジア、淋菌《りんきん》などの感染によって卵膜が弱くなったり、性交や事故などで腹部を圧迫したりして卵膜が破れることもあります。原因がはっきりしない場合も多くあります。

妊娠中は細菌感染を防ぐためにも外陰部を清潔に保ち、妊娠中期を過ぎたらむりな体位での性交は避け、上手に休息を入れながら、ゆったり生活することが大事です。

治療 流れ出る羊水の量が多いときはすぐ診断がつきますが、量が少ない場合はpH試験紙などで検査して診断を下します。

前期破水が起こると陣痛が始まり、出産に至ることが少なくありません。

陣痛が起こらないときは、羊水に細菌が感染する可能性があります。胎児が感染を起こすこともあるので、胎児のようすや羊水量などから処置方法を考えなければなりません。

胎児が外界で生きることができるほど成長しているなら、子宮収縮促進薬などを用いて分娩《ぶんべん》します。

胎児がまだ外界で生活できそうもない場合で羊水量が多いときは、入院して、陣痛が起こらないように子宮収縮抑制薬や細菌感染を防ぐ抗菌薬を使用し、出産時期が来るまでもたせます。

妊娠22週未満で羊水量が少ないなら、妊娠の継続をあきらめざるをえないこともあります。

前置胎盤《ぜんちたいばん》／低置胎盤《ていちたいばん》

● **胎盤が子宮の下部に位置する**

受診する科 産科

症状と特徴 胎盤の位置の異常で、子宮下部にでき、子宮口にかかっているものが前置胎盤、子宮口にかかってはいないけれど低い位置にできるのが低置胎盤です。妊娠12～13週につくられる胎盤は、正常な場合、子宮の上部（子宮底）にでき、子宮口にかぶさるようなことはありません。胎盤の位置異常では、出産が近づいて子宮口が開き始めると、胎盤が先にはがれて子宮壁から出血することがあります。妊娠20週以降にはわかるので、適切な処置も可能です。

原因 原因は不明です。子宮筋腫《しきゅうきんしゅ》や子宮内膜症のある人、出産回数が多い人にしばしばみられます。

治療 出血量が少ない場合は、できるだけ予定日までもたせます。胎盤が完全に子宮口を覆っている場合には、帝王切開になります。一部を覆う程度なら、自然分娩《しぜんぶんべん》が可能なときもあります。

常《じょう》位《い》胎《たい》盤《ばん》早《そう》期《き》剥《はく》離《り》

● 胎児が娩出する前に胎盤がはがれる

受診する科 産科

症状と特徴 胎盤は正常な位置についているにもかかわらず、胎児が娩出《べんしゅつ》する前に胎盤がはがれます。出産が近い時期に、あるいは出産中に起こることが多く、発生数は少ないのですが、いざ発生すると胎児の死亡率は10～25％にも及び、母体の命も危険にさらされます。

一般には陣痛のような痛みの後に激しい下腹部痛がみられます。腹部は板のようにかたく、押すと強い痛みが走ります。性器からの出血はほとんどありませんが、胎内で大出血を起こしていることがあります。

軽症の場合には自覚症状はなく、出産後に常位胎盤早期剥離とわかることがあります。

原因 妊娠高血圧症候群にかかっている妊婦さんに多いといわれます。しかし、正常な場合でも突然起こることがあります。原因ははっきりしていません。

治療 母児の状況を考慮し、原則、帝王切開をはかります。子宮の止血ができない場合には、子宮を摘出することもあります。

図7 胎盤の位置

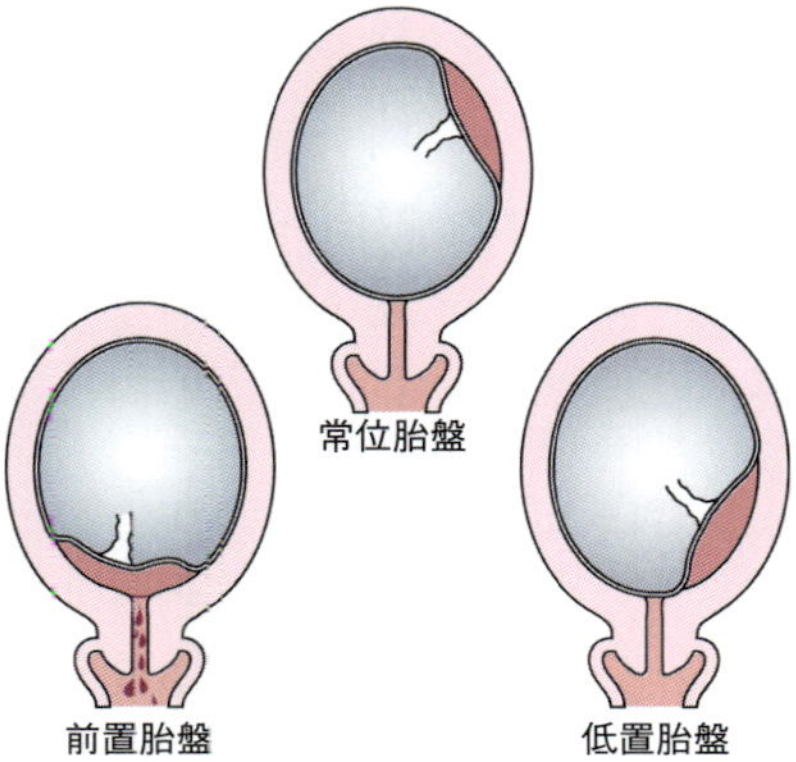

早産《そうざん》

● 妊娠22週以降、37週未満の分娩

受診する科 産科

症状と特徴 早産の徴候は、下腹部の痛みと出血、または茶色いおりものや、前期破水です。早産は、生まれる時期が早いだけで、下腹部の規則的な痛み（陣痛）があり、少量の出血（おしるし）があってから陣痛が強まり、子宮口が全開するという一般の出産と同じプロセスをたどります。

生まれた赤ちゃんは、週数が短いほど臓器が未熟で抵抗力が弱く、多くは体重が2500g未満の**低出生体重児**（769頁）です。しかし、新生児医療の発達で、NI《エヌアイ》CU《シーユー》（新生児集中管理室）で保育すれば順調に発育する赤ちゃんが増えています。

原因 母体側の原因としては、多胎妊娠（ふたごやみつごなど）、羊水過多《ようすいかた》、前期破水、常位胎盤早期剥離《じょういたいばんそうきはくり》、子宮筋腫《しきゅうきんしゅ》（747頁）、頸管無力症《けいかんむりょくしょう》（頸管が緩んで子宮口が開く）、子宮形態異常などや、クラミジアなどの感染症、妊娠高血圧症候群、あるいはむりな旅行や性交、過労や心身のストレスがあげられます。

胎児側の原因としては、胎児先天異常、胎児機能不全などがあげられます。

治療 おかしいと思ったらすぐに病院に電話して指示を受けます。治療は、安静にして、子宮収縮抑制薬や抗菌薬を使用します。子宮頸管が緩んでいる場合には、子宮頸管縫縮術を行うこともあります。

破水していなければ、入院してなるべく出産予定日近くまでもたせる努力をします。

過期妊娠《かきにんしん》

● 妊娠42週以上になっても生まれない

受診する科 産科

症状と特徴 37週以上42週未満に生まれる場合を正期産といいますが、42週以上たっても出産に至らない場合を過期妊娠といいます。この場合、難産や帝王切開などのリスクが高くなります。

胎児は巨大児や胎児機能不全となり、いざ産道を下るときには、産道に損傷を与えたり、産褥出血《さんじょくしゅっけつ》が長引く原因になったりします。

ただし、昨今は出産予定日を過ぎると41週ころから分娩誘発《ぶんべんゆうはつ》を行うことから、過期産は減る傾向にあります。

原因 胎児の脳の異常、母親の視床下部《ししょうかぶ》や下垂体《かすいたい》、副腎皮質《ふくじんひしつ》といったホルモンの指令系統の障害、胎盤《たいばん》の異常などが原因といわれていますが、原因ははっきりしていません。

治療 妊娠週数を正確に把握することが大事です。出産予定日をはっきりさせるため、妊娠12週以内に超音波診断によって、胎児の頭からお尻の長さを計って在胎週数を確かめることがあります。そして、出産予定日を過ぎる40～41週ころから分娩誘発を行います。

胎児機能不全《たいじきのうふぜん》

● 胎児が胎内で機能不全に陥る

受診する科 産科

症状と特徴 子宮や胎盤《たいばん》、臍帯《さいたい》、胎児間の血行障害によって起こる胎児の低酸素状態をいいます。この状態が続くと、子宮内胎児死亡、新生児死亡、脳性麻痺《のうせいまひ》などが起こりやすくなります。

胎児仮死ということばがさまざまな病態を示すために混乱を招くので、**胎児ジストレス**ということばが用いられてきましたが、現在では胎児機能不全（NRFS《エヌアールエフエス》＝non-reassuring fetal status）ということばが使用されています。

胎児機能不全は、今まであった胎動が鈍くなったり、消えたり、あるいは胎児心拍数のモニタリングや羊水《ようすい》量、超音波検査などの異常から発見されることがあります。しかし、胎児機能不全がいつ起こるのか予測は難しく、また、起こったからといってすぐに対応することも難しい問題とされています。

原因 母体側の原因としては、妊娠高血圧症候群や糖尿病、喘息《ぜんそく》などの全身症状、陣痛が強すぎる過強陣痛などがあげられます。胎児側では、臍帯異常、胎盤異常、胎児の先天異常などによる発育遅延などが考えられます。

治療 診断は、胎児心拍数モニタリングによって、胎児機能不全の有無を判断します。胎児機能不全とわかれば、母体や胎児のようすを考慮して出産方法を決め、すぐに吸引分娩《きゅういんぶんべん》や帝王切開などで胎児を取り上げます。

胎児は先天異常の可能性もあるので、その処置もすぐに行う必要があります。また、その後の治療に役立てるために、出産後、胎児の呼吸や心拍数、筋緊張、泣き声、皮膚についてチェックし、臍帯血の血液ガス測定を行い、胎児機能不全の進行程度を把握します。

不妊症《ふにんしょう》

●希望しているのに1年以上妊娠しない

受診する科 婦人科／不妊科／産婦人科

症状と特徴 妊娠を希望しているのに、1年以上たっても妊娠しない場合をいいます。

1年以上というのは、避妊せずに性交すれば多くのカップルは1年以内に妊娠するということによります。もし不妊かもしれないと思ったら、すぐに受診することを勧めます。治療を早く開始すれば、それだけ早く妊娠の可能性が出てきます。

原因 男性に原因がある場合としては、①心身のストレスや糖尿病・動脈硬化などの全身病からくる勃起《ぼっき》不全《ふぜん》や性器の発育不良などによる性交障害、②1回の射精での精液量は平均2・5mℓですが、この精液量が少なかったり、精液の成分に異常がある精液異常、③精液1mℓあたり4000万以上の精子が、妊娠には必要とされますが、その数が少ない、さらに精子に力がなかったり、精子の形態異常などがあげられます。

一方、女性に原因がある場合は、①無排卵や排卵回数が少ないなど、卵巣《らんそう》機能の異常、②卵と精子が出会う卵管の炎症や癒着などの異常、③子宮の発育不全、子宮内膜症、子宮内膜炎、腟炎《ちつえん》、子宮筋腫《しきゅうきんしゅ》など子宮の病気や、子宮・腟の形態異常などの原因があげられます。そのほか、頸管《けいかん》粘液の不適合で精子が子宮内に入り込めないといった理由、妊娠へのあせり、安心して性交ができない心理的、環境的理由もあります。

治療 不妊外来では、男性の場合には精液の検査、精巣《せいそう》の検査、血液検査によるホルモン値の測定などが行われます。

女性の場合には、基礎体温測定、ホルモン測定、頸管粘液検査・性交後テスト、子宮卵管造影法、卵管通水法、卵管通気法、子宮内膜生検・子宮内膜日付診、免疫学的検査、腹腔鏡《ふくくうきょう》や子宮鏡による検査などが行われます。

男性に原因があり、停留精巣《ていりゅうせいそう》や鼠径《そけい》ヘルニアなどによる精路通過障害なら手術で精子の通り道をつくり、ホルモンが不足しているならホルモン療法を行います。しかし、原因不明の場合が多く、そのときは人工授精もひとつの手段です。

女性に原因があり、排卵や卵巣機能に障害があるなら、排卵誘発薬や漢方薬による治療、卵管の異常なら腹腔鏡や卵管鏡などを使用して卵管を拡張したり、卵管を形成したりする手術を行います。子宮の病気が原因の場合も、ようすをみながら妊娠の可能性を残すような手術を行います。

人工授精《じんこうじゅせい》について

人工授精は、ふつうの性交では妊娠できないときに行う不妊治療のひとつです。女性の卵管や卵巣《らんそう》、子宮には問題がなく、主として性交後テスト陰性や男性側に精子の数が少ないなどの原因があるときに行われます。基礎体温から排卵日を推定し、超音波検査で卵胞《らんぽう》の大きさを計測し、排卵日前後に、あらかじめ採取した男性の精子（精子と精漿《せいしょう》、または精子だけ）を子宮内に注入する方法で、妊娠の確率が高くなります。

精子の提供者が配偶者以外の男性でも可能ですが、法律的な問題があります。

女性《じょせい》の更年期《こうねんき》障害《しょうがい》

●女性ホルモンの低下による不定愁訴

受診する科 婦人科

症状と特徴 更年期とは、個人差はありますが、月経が終わる閉経《へいけい》（平均50歳）をはさむ45～55歳くらいで、妊娠可能な成熟期から妊娠が可能でなくなる老年期へと移り変わる、心身ともに不安定な時期です。

加齢によって卵巣《らんそう》機能が衰え、徐々に女性ホルモンの分泌が少なくなり、月経周期は乱れ、月経不順が生じ、やがて月経周期は長く、月経量は少なく、月経持続日数も短くなります。閉経によって卵巣からのホルモン分泌が止まるので、周期的に分泌される女性ホルモンの影響を受けてきた女性のからだにはいろいろな変調がみられます。さらに、この時期特有の心理的要因や社会的要因も加わって、からだの変調をもたらします。この変調による不快な症状を更年期障害といいます。

症状は、さまざまなものがあげられます（767頁表2）。ただし、更年期障害の症状は、本人だけが感じる違和感で、これといってからだには異常がみられないことから、また、やたらにあちこちが不快などと訴えが多いことから**不定愁訴《ふていしゅうそ》**といいます。

症状の程度は個人差があり、強く出る人もいれば、ほとんど気がつかないままに閉経を迎え、老年期に移行する人もいます。

原因 更年期障害は、卵巣機能の低下による女性ホルモンの分泌の減少と消失、社会的要因、心理的要因などが複雑に絡み合って起こります。

女性ホルモン分泌の減少と消失は、内性器や外性器の萎縮《いしゅく》を生じさせますが、同時に下垂体《かすいたい》からのゴナドトロピンの分泌を促します。これが視床下部《ししょうかぶ》を刺激するため、その近くにある自律神経に影響を与えて自律神経の失調を招くのです。

更年期障害の主症状である血管運動神経障害や運動器系障害、感覚系障害、精神神経障害は、まさしく自律神経の変調が原因です。しかも、更年期にあたる年代は、子どもの独立、親の介護、夫の定年などが重なって家庭環境は変化し、健康や来るべき老後にも不安が生じ、夫婦間には不協和音が鳴り響いて、心理的にも**空《から》の巣《す》症候群《しょうこうぐん》**などといわれるような追い詰められた気分を味わう時期にあたります。こうした社会的、心理的要因はホルモンの変調、自律神経失調にさらに拍車をかけます。

更年期障害は誰《だれ》にでも起こることですが、それで日常生活に差し障りが生じ、治療が必要となる人は2～3割といわれます。

なお、更年期は、子宮がん（706頁）、卵巣がん（708頁）などが発症しやすい時期です。不正性器出血があったときに、更年期の月経不順、更年期の機能性出血などと安易に考えて、発見を遅らせることがないよう、かならず受診して、重篤な病気ではないことを確かめておきましょう。

治療 不定愁訴の内容によって、治療方法も異なってきます。

①**ホルモン補充療法** 卵巣機能の低下や女性ホルモンの減少が原因で自律神経が乱れるようなら、ホルモン補充療法を行います。

女性ホルモンの減少で障害が起こるのは、急に卵巣機能がストップして、女性ホルモン量が急激に減少するからです。女性ホルモンが徐々に減少するのであれば、からだも徐々に順応して更年期障害は軽くなります。そこで、女性ホルモンを少し補充してホルモンのバランスを整えます。そしてからだが変化に慣れてきたら、少しずつ補充するホルモン量を減らしていきます。

ホルモン補充療法は、腟《ちつ》や外陰の萎縮《いしゅく》や乾燥・かゆみなどの生殖器の障害、のぼせ・ほてり・動悸《どうき》といった血管運動神経障害、発汗などの皮膚分泌系障害、骨粗鬆症《こつそしょうしょう》に効果がみられます。

また、肩こりや腰痛、頭痛などには男女混合ホルモンがよく効きます。

②薬物療法 昔から、東洋医学で血の道といわれる更年期の不定愁訴の治療に効果を発揮するのが**漢方薬**でした。漢方薬はホルモン剤を使用できない人でも服用できます。ただし、漢方薬はまったく副作用がないというわけではなく、用い方によっては胃腸障害などが生じることがあります。かならず専門医に相談し、体質や診断に合った漢方薬を服用しましょう。

西洋薬では、自律神経調整薬が血管運動神経系の障害や、感覚神経系の障害に用いられます。精神神経系の障害には抗不安薬、抗うつ薬などが使用されます。

③カウンセリングなどの心理療法 悩みやストレスなどが原因で、イライラ、憂うつなどの精神症状をひどくしているようなら、カウンセリングを受け、こころのケアをすることも必要です。

表2　更年期障害のおもな症状

①生殖器の変化と障害	卵巣・子宮・腟・外陰などの萎縮、腟や外陰の乾燥やかゆみ、性交痛
②泌尿器系障害	頻尿、残尿、排尿痛、尿失禁
③血管運動神経障害	心悸亢進、冷え症、ほてり、紅潮、のぼせ、動悸・頻脈、遅脈（立ち上がりの遅い脈）
④運動器系障害	肩こり、腰痛、背部痛、関節痛、腓骨筋痛（下腿の痛み）、筋肉痛、坐骨痛
⑤感覚系障害	しびれ感、感覚鈍麻、蟻走感（むずむずする）、知覚過敏
⑥皮膚分泌系障害	発汗亢進、口内乾燥、唾液分泌増加
⑦消化器系障害	食欲不振、吐き気、腹痛、便秘、下痢、嘔吐
⑧精神神経障害	めまい、頭痛・頭重、不眠、耳鳴り、不安感、焦燥感、イライラ、憂うつ感、記憶力減退、判断力低下
⑨その他の障害	疲労感、骨粗鬆症、脂質異常、肥満

ホルモン補充療法《ほじゅうりょうほう》（HRT《エイチアールティー》）

ホルモン補充療法により更年期障害の多くは回避され、さらに美肌を生み、骨粗鬆症《こつそしょうしょう》や動脈硬化を予防し、認知症を防ぐ効果もみられます。一方で、乳がんや子宮体がん、血栓症《けっせんしょう》や脳出血などの副作用が一時、問題となりました。現在では、薬剤や使用法の改善により、子宮体がんなどのリスクは減少しています。

ただし、日本産科婦人科学会などが次のような見解を出しています。①乳がんなどの定期的検査をきちんと受けること、②心筋梗塞《しんきんこうそく》、狭心症、大腸がんなどの予防目的でホルモン補充療法を行わないこと、③選択肢のひとつとして、個人が利点・欠点を考え、慎重に判断して用いること。

ホルモン補充療法を行ってはいけない人は、乳がん、子宮がん、血栓症・塞栓症《そくせんしょう》のある人、心不全・腎不全《じんふぜん》・肝不全で腹水や胸水のある人、肝機能障害のある人です。また、子宮筋腫《しきゅうきんしゅ》、子宮内膜症、高血圧、糖尿病の人も注意が必要です。

〈新生児〉

染色体《せんしょくたい》異《い》常症《じょうしょう》

● 発達障害や合併症が心配

受診する科 遺伝子診療科／遺伝子医療センター／小児科

症状と特徴 人間には、生まれつき22対の常染色体と、性別を決める性染色体２本が備わっています。染色体はそれぞれ役割をもっており、数と番号が決まっていますが、この染色体の数や構造が違っていると染色体異常症となります。もっとも知られている病気にダウン症候群があります。

これらは染色体の変化が原因ですが、なぜこのような変異が起こるのかは、まだわかっていません。妊婦の年齢が高くなると発症が増える傾向がありますが、誰《だれ》にでも起こる可能性はあります。

治療 病態に応じて、ホルモン補充療法などを行います。

▼染色体異常症／ターナー症候群／クラインフェルター症候群／ダウン症候群／その他の染色体異常症／低出生体重児／「遺伝カウンセリング」

ターナー症候群《しょうこうぐん》

症状と特徴 低身長、首の付け根のひだ状の皮膚（翼状頸《よくじょうけい》）、無月経や乳房の発育の遅れといった二次性徴の障害がみられます。

原因 Ｘ染色体の数の異常によって起こり、女性に発症します。本来、女性の性染色体はＸが２本ですが、ターナー症候群ではＸ染色体が１本となります。

治療 低身長には成長ホルモン、二次性徴障害には女性ホルモンの補充療法が行われます。

クラインフェルター症候群《しょうこうぐん》

症状と特徴 二次性徴が遅れ、精巣《せいそう》（睾《こう》丸《がん》）の発育不全と男性ホルモンの分泌不足により、こどもをもうけるのに十分な精子をつくれなくなることが代表的な症状です。乳腺《にゅうせん》組織の発育などもみられます。

原因 男性に起こる性染色体の異常で、男性の性染色体は本来ＸＹですが、１本多いＸＸＹになっています。

治療 男性ホルモン補充療法を行います。

ダウン症候群《しょうこうぐん》

症状と特徴 からだのやわらかさ、扁平な顔つき、つり上がった目、小さめの耳を特徴として精神運動発達遅滞を示します。約半数に先天性の心臓疾患が認められます。白内障《はくないしょう》、斜視、屈折異常、低身長、肥満などの症状がみられることもあります。

原因 21番目の常染色体が３本あることで起こり、**21トリソミー**ともよばれます。約１０００人に１人の頻度で起こります。

治療 先天性心疾患には手術が必要な場合も多く、治療成績は向上しています。また、以前は合併症により短命の傾向にありましたが、現在では合併症の治療効果も上がり、平均寿命も延びています。

その他《た》の染色体異常症《せんしょくたいいじょうしょう》

異常のある常染色体の番号によって、**13トリソミー症候群**、**18トリソミー症候群**という病名がついています。また、**４pモノソミー症候群**（pは染色体の一部を示し、モノソミーは染色体の数が１本ということ）、**５pモノソミー症候群**、**18pモノソミー症**

候群などもあります。

低出生体重児《ていしゅっせいたいじゅうじ》

● 小さく生まれた赤ちゃんはケアが必要

受診する科 小児科

症状と特徴 生まれたときの体重が2500g未満の場合、低出生体重児となります。問題なく育つ場合が多い一方で、からだのさまざまな臓器や機能が未成熟なため、哺乳《ほにゅう》力が弱かったり、呼吸障害、低体温、頭蓋内出血《ずがいないしゅっけつ》、網膜症、貧血、黄疸《おうだん》などの合併症を起こしやすく、また免疫力が弱いために重い感染症にかかりやすくなっています。超低出生体重児では、脳性麻痺《のうせいまひ》、知的障害、学習障害、聴力障害などがみられることもあります。

原因 おもな原因は早産です。満40週の在胎期間より早い37週以前での分娩《ぶんべん》を**早産**といい、早期の胎盤剥離《たいばんはくり》などが原因となりますが、大きな理由もなく早産することもあります。早産児では、胎内にいた週数が少ないほど合併症を起こしたり、生命の危険が高くなるといわれています。したがって早産児も低出生体重児と同様と考えます。

また、妊娠高血圧症候群や胎盤機能の異常で胎児に十分な栄養が届かず、胎児の発育が遅れることなども原因となります。妊娠中の喫煙も一因といわれています。

治療 体重が2000g未満の場合や、異常がみられる場合などは、保温や呼吸管理、感染予防などのために保育器で管理します。栄養はチューブで母親の母乳を与え、酸素吸入、点滴などを行います。

本来の出産予定日ころが目安になりますが、体重が2000gを超え、異常がみられなければ退院できるようになります。

その後の発達は成長とともに追いつき、小学校入学のころには、多くが問題なく生活を送ることができるようになります。

表1　低出生体重児の分類

出生体重	分類
2500g未満	低出生体重児
1500g未満	極低出生体重児
1000g未満	超低出生体重児

遺伝《いでん》カウンセリング

遺伝についての不安や悩み、遺伝子診断・治療などについて相談を受け付けています。遺伝に関する研究が急速に進歩し、専門医・カウンセラーが適切な医療情報を提供する病院が増えてきました。こどもに自分や家族の病気が遺伝しないか、先天異常が起こらないか、遺伝子異常の病気が見つかったがどうしたらよいか、遺伝子検査を受けようか迷っているなど、遺伝や遺伝子に関する不安や悩みを抱えている場合は利用してみましょう。

■おもな対応疾患

染色体異常症、先天形態異常、先天性代謝異常症、先天性免疫異常症、がん、家族性腫瘍《しゅよう》、家族性糖尿病、家族性高血圧、筋ジストロフィー、先天性骨疾患、遺伝性皮膚疾患、性分化異常症、精神・神経疾患、脳の形態異常、遺伝性眼科疾患、遺伝性難聴、消化器・呼吸器・腎《じん》尿路系の先天異常、先天性心疾患、出生前・発症前診断など。

産瘤《さんりゅう》

出産時にできる一時的なこぶ

受診する科 小児科／産婦人科

症状と特徴 出産直後の赤ちゃんの頭に、暗褐色のやわらかいこぶができます。指で押すとへこんでくぼみが残るのが特徴です。足やお尻にできる場合もあります。

原因 出産時、赤ちゃんは強い圧迫を受けながら産道を通ってきます。その際、先に外部に出たからだの一部分が圧迫の影響を受け、うっ血を起こしてこぶ状に隆起することで起こります。一般的に赤ちゃんは頭から出てくるため、頭の上にできることが多く、顔から出てきた場合は顔に、逆さの場合は足やお尻にできることもあります。

治療 病的なものではないため治療は必要ありません。2〜3日で自然に治ります。

頭血腫《ずけっしゅ》

頭部にこぶができるが自然に治る

受診する科 小児科／産婦人科

症状と特徴 出産後の赤ちゃんの頭の上部に、触るとやわらかく、内部に液体が入っているようなこぶができます。

出産直後より、1〜2日してから目立つようになり、押してもくぼみができないのが、産瘤《さんりゅう》と違う点です。

原因 出産時に赤ちゃんが受ける産道の圧力により、頭蓋骨《ずがいこつ》とそれを覆っている骨膜との間に血液がたまってできます。こぶは頭頂部の横側にひとつできることが多く、両側にふたつできる場合もあります。

治療 とくに必要ありません。感染や再出血の危険性があるため、大きな頭血腫でも針を刺して中の血を抜くようなことはしません。数か月で自然に吸収されて治るため、心配ありません。

分娩麻痺《ぶんべんまひ》

産道の圧迫で神経が麻痺する

受診する科 小児科／整形外科

症状と特徴 出産時、産道を通るときの圧力で、赤ちゃんの神経が損傷を受け、麻痺が起こります。おもに頭部・頸部《けいぶ》を通っている腕、横隔膜、顔面の神経が損傷を受けやすくなっています。

腕神経叢麻痺《わんしんけいそうまひ》

症状と特徴 腕の神経が損傷を受けた場合に起こります。麻痺の範囲は、肩からひじまでと、ひじから指まで、そして全体が麻痺している場合があります。

治療 麻痺している部分の関節が固まらないよう、マッサージを行います。多くは3〜4か月くらいで完治します。重症の場合は、手術を行うこともあります。

横隔膜神経麻痺《おうかくまくしんけいまひ》

症状と特徴 横隔膜の神経が損傷した場合に起こります。新生児は腹式呼吸であるため、横隔膜が麻痺すると呼吸がうまくできなくなってしまいます。

治療 人工呼吸器や酸素吸入などで呼吸管理をし、自然に治るのを待ちます。1〜3か月ほどで完治します。

顔面神経麻痺《がんめんしんけいまひ》

症状と特徴 顔面の神経が損傷した場合に

起こります。顔の片側だけに起こる場合が多く、まぶたを閉じられない、口を大きく開けない、泣いた時に口がゆがむなどです。

治療 治療はとくに必要なく、2～3週間で自然に治ります。

生《せい》理《り》的《てき》黄《おう》疸《だん》

●新生児の皮膚や白目が黄色くなる

受診する科 小児科

症状と特徴 新生児の皮膚や白目などが黄色くなります。生後2～3日ころから現れ始め、4～5日ごろにピークを迎えます。

黄疸は、顔から現れて、だんだん手足へと広がっていくため、手のひらや足の裏など、末端部分の黄色みが濃く現れている場合には、黄疸が強いと判断されます。

原因 新生児は、肝臓で処理されるビリルビンが血液中に増えやすく、そのために皮膚や白目などが黄色くなります。ほとんどの新生児に現れ、心配はいりません。

治療 1週間を過ぎたころから徐々に薄くなり、自然に治りますが、黄疸が強い場合には光線治療を行うことがあります。

脳《のう》性《せい》麻《ま》痺《ひ》

●一定要件で産科医療補償制度の対象

受診する科 小児科／小児神経科

症状と特徴 胎児期から新生児期の間に起こった脳障害によって、哺乳《ほにゅう》がじょうずにできない、極端に反り返る、手を開かない、首の据《す》わりが遅いなどがみられます。5か月になっても首が据わらず、7か月過ぎても座れないなど、運動の発達の遅れ、手足の関節がかたいとか、やわらかいなどの症状もみられます。

原因 妊娠時は妊娠高血圧症候群やウイルス感染、出産時は仮死分娩《ぶんべん》や頭蓋《ずがい》内出血、出生後は脳炎や髄膜炎などが原因にあげられます。また、遺伝的要因、脳の先天性形態異常なども原因と考えられています。

治療 運動機能回復のためのリハビリテーションや、筋肉の緊張を和らげる薬物療法（ボツリヌスの注射）が行われます。

分娩時の脳性麻痺に対しては、一定要件で**産科医療補償制度**の対象となり、費用が補償されることがあります。

新《しん》生《せい》児《じ》結《けつ》膜《まく》炎《えん》

●出生後の新生児に起こる結膜炎

受診する科 新生児科／小児科／眼科

症状と特徴 生まれてから1～2週間後の新生児に、結膜の充血、目の表面に薄い膜状のものができ、まぶたの腫《は》れ、目やになどの結膜炎症状が現れます。

上咽頭《じょういんとう》感染や肺炎を合併することもあり、目以外の症状にも注意が必要です。

原因 母親のからだにいるウイルスや細菌に、赤ちゃんが母子感染することで起こります。細菌、クラミジア、淋菌《りんきん》などへの感染がおもな原因で、クラミジアによるものが増加傾向にあります。

治療 おもに抗菌薬入りの点眼薬や軟膏《なんこう》を使用した治療が行われます。

未《み》熟《じゅく》児《じ》網《もう》膜《まく》症《しょう》

●重い視力障害で失明に至ることも

受診する科 新生児科／小児神経科／眼科

症状と特徴 出生後3～5週の赤ちゃんの目に重い視力障害が生じます。重症になると網膜剥離《はくり》を起こし、最悪の場合は失明することもあります。

原因 早産や低出生体重児の場合、網膜血管が視神経から眼底周辺部まで伸びきらず、未発達な状態で出生することがあります。それに出生後の網膜血管の成長具合や呼吸障害などが重なり、網膜血管が正常に成育しないことで発症します。より早く生まれ、出生体重が少ないほど起こりやすく、出生後の酸素吸入や乳幼児突然死症候群なども原因と考えられています。

治療 成長によって自然に治る場合もありますが、状態が悪い場合には、レーザー光線や液体窒素などによる光凝固術や冷凍凝固術治療が行われます。重症になると硝《しょう》子体《したい》手術が行われますが、視力が完全に回復しないこともあります。

呼吸窮迫症候群《こきゅうきゅうはくしょうこうぐん》

● 低出生体重児に現れる呼吸困難

受診する科 新生児科

症状と特徴 生後まもなく、息を吸うときにのどや肋骨《ろっこつ》の間が強くへこむ**陥没呼吸**や、息を吐くときのうめき声がみられます。数時間のうちに、呼吸が速くなって呼吸困難が現れ、顔や唇の色が青紫になる**チアノーゼ**が起こることもあります。気管支肺異形成症につながることもあります。

原因 ガス交換を行う肺胞を広げるための**サーファクタント**という肺表面活性物質が、不足したり欠如していると、肺胞が広がらずにガス交換ができなくなるため、呼吸困難を起こします。そのためサーファクタントが十分に産生される前に生まれた低出生体重児に発症しやすくなっています。

治療 人工呼吸器で呼吸を補助しながら、人工の肺表面活性物質を肺に注入します。低出生体重児であることが多いため、数日から数週間、人工呼吸器による治療を続ける必要があります。

ヒルシュスプルング病《びょう》*

● 先天性の排便障害

受診する科 小児科／小児外科

症状と特徴 頑固な排便排ガス障害が特徴であり、著明な腹満や嘔吐を認めます。約80％は病変（無神経節腸管）が短いタイプです。顕著な例では新生児期より発症し、生後24時間以上経過しても胎便が排出されません。

病変が非常に短い例では、たんなる便秘として成人まで見逃されていることもあります。病変の長い例では、家系内発生率が高く、遺伝的因子もかかわっているとされています。

原因 消化管の蠕動《ぜんどう》運動をつかさどる壁内神経節細胞は、胎生5～12週に食道から発生し肛門《こうもん》側へ延長されますが、その過程がなんらかの原因により阻害されると、それ以下の肛門までの範囲が無神経節腸管となり、腸が蠕動不全の状態となります。

治療 手術的に無神経節腸管を切除し、その上の正常腸管と肛門をつなぎます。

現在では、肛門から無神経節腸管を引き出す経肛門的手術や腹腔鏡《ふくくうきょう》手術が一般的です。

新生児期の病変が長い例では、一時的に人工肛門をつくる必要があります。

フロッピー・インファント

● 筋肉の緊張が弱い病気の総称

受診する科 小児科／小児神経科

症状と特徴 全身の筋肉がだらりとして緊張が弱く、首や腰の据《す》わりが極端に遅いなどの運動障害が現れる病気の総称で、からだがぐにゃっとしてやわらかい状況です。

原因 先天性ミオパチー、筋ジストロフィー、重症筋無力症など、脳や脊髄《せきずい》、末梢《まっしょう》神経、筋が障害され、また重症な先天性心疾患などが基礎の病気と考えられています。遺伝子異常によることもあります。

治療 原因疾患に対して治療しますが、多くの場合、根本的な治療法はありません。一般的に、運動能力を上げるためのリハビリテーションや対症療法を行います。

未《み》熟《じゅく》児《じ》貧血《ひんけつ》

● 早期産の低出生体重児に起こる

受診する科 新生児科

症状と特徴 低出生体重児（769頁）の多くに発症します。顔色が悪くなったり、体重がなかなか増えなかったりすることで、貧血とわかることがあります。

原因 血液をつくる機能が未発達なことや、生後の急激なからだの成長、体重の増加に造血機能が追いつかないことが原因で起こります（**未熟児早期貧血**）。

低出生体重児では、母体から十分な鉄分をもらう前に生まれるため、生後3か月以降に鉄欠乏性貧血（616頁）が起こることも少なくありません（**未熟児後期貧血**）。

治療 多くは造血機能の発達とともに自然に治ります。貧血が強い場合には、赤血球増血因子エリスロポエチンや輸血が使用されます。後期の鉄欠乏性貧血の場合は、鉄剤を使用して鉄分の補充を行います。

乳児《にゅうじ》脂《し》漏《ろう》性《せい》湿疹《しっしん》

● 乳児にみられる黄色っぽい湿疹

受診する科 皮膚科／小児科

症状と特徴 新生児や生後3か月くらいまでの乳児の頭や額、まゆ毛など顔の周辺に出る湿疹です。黄色っぽいかさぶたが特徴で、かゆみは強くありません（写真1）。

原因 生後3か月くらいまでの乳児は男女とも男性ホルモンが分泌されるため、毛根の周囲にある皮脂腺《ひしせん》から脂分が分泌され、それによって皮膚炎を起こします。直接の原因はわかっていません。

治療 症状がひどいときは、ステロイド外用薬を患部に塗ります。

家庭ではベビーオイルなどを塗り、かさつき部分を浮き上がらせた後に洗髪や入浴をし、かさぶたをとります。日常生活では、石けんよりベビーシャンプーを使用するほうが予防になります。乳幼児の脂漏性湿疹は、大人よりも早く治ります。

写真1　乳児脂漏性湿疹

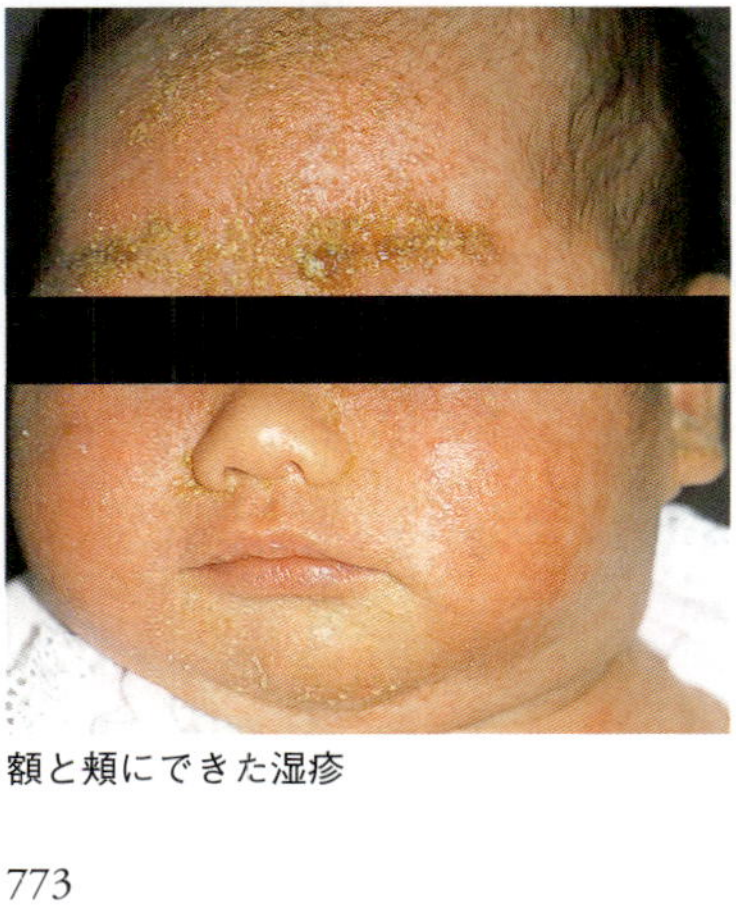

額と頬にできた湿疹

〈頭部〉

小《しょう》児《に》水《すい》頭《とう》症《しょう》

●髄液がたまりすぎて脳を圧迫

受診する科 小児科／小児神経科／脳神経外科

症状と特徴 乳児期までの水頭症では、頭が大きくなって、黒目が引っ張られるように下を向く**落陽現象**が現れます。また、不機嫌な状態や、ぼーっと眠ったような状態が続くこともあります。

幼児期以降は、頭痛、嘔吐《おうと》、痙攣《けいれん》などや、手足の麻痺《まひ》、視力障害、意識障害をともなうこともあります。

原因 脳の中に流れている髄液の産生と吸収のバランスが悪くなったり（**交通性水頭症**）、髄液の流れる部位が閉塞して流れが滞ったりすること（**閉塞性水頭症**）で、髄液が脳室（脳の内部にある空間）やくも膜下腔に過剰にたまり、脳全体が圧迫されるために起こります。

乳児期ではまだ頭蓋骨が柔軟なため、脳に髄液がたまって大きくなるとともに頭のサイズ（頭囲）も大きくなります。先天性の脳や血管異常、脳腫瘍、髄膜炎や脳出血の後遺症などによるものがあります。

治療 脳室と腹部に管を通し、脳室にたまった余分な髄液を腹部に吸収させる**シャント手術**が行われます。また、内視鏡による手術が行われることもあります。脳腫瘍が原因の場合などは、腫瘍の摘出など、原因疾患の治療も行います。

ウエスト症候群《しょうこうぐん》*

●出生後早期に現れるてんかん

受診する科 小児科／小児神経科

症状と特徴 眠り始めや目覚めたときに、頭をカクンと前に倒したり、手足を突っ張るような動作を反復して行うのが特徴です。生後4か月～1歳までに症状が出ます。別名**点頭《てんとう》てんかん**といいます。

原因 脳の神経細胞が電気的に過剰に興奮することで起こります。結節性硬化症をはじめとする先天性の脳の病気や障害、後天性の新生児低酸素性脳虚血性脳症などが原因の場合と、原因が不明の潜因性の場合があります。

年齢と密接に関連し、幼児期になると**レノックス・ガストー症候群**に移行することがあります。

治療 薬物療法、ACTH《アクス》ホルモン療法が行われます。指示どおりにきちんと薬を飲み続ける必要があります。なにより早期発見・治療が重要な病気です。

レノックス・ガストー症候群《しょうこうぐん》*

●2～6歳の乳幼児期のてんかん

受診する科 小児科／小児神経科

症状と特徴 意識を失って倒れたり、手足が突っ張る、痙攣《けいれん》するなどの発作を起こします。

成長期のため、精神や運動機能の発達に影響が及ぶこともあります。

原因 先天性や後天性の脳の病気や障害などが原因の場合と、原因が不明の潜因性の場合があります。本症の約40％程度はウエスト症候群から移行してきます。

治療 発作を抑えるための薬物療法や、ケトン食療法という食事療法が行われます。

知的能力障害《ちてきのうりょくしょうがい》

運動能力やことばの発達障害

受診する科 小児科／小児神経科

症状と特徴 代表的な発達障害のひとつで、ものを考える力や判断する能力、ことばの発達や学習する能力などが平均に比べて遅れ、学校や社会生活への適応が障害されます。具体的にはことばの遅れや食事、着替え、排便や排尿など、身の回りのことができるのが遅れたり、学校での学習についていけないなどが起こります。これらのことは18歳以前よりみられます。乳幼児期では、座る、立つ、歩行などの運動発達でも遅れがみられることがあります。

知的能力障害のレベルは、軽いものから重いものまであり、知能検査による**知能指数**などから診断されます。知能指数が50～55から70が軽度、35～40から50～55が中等度、20～25から35～40が重度、20～25以下が最重度となっています。

身体的障害や運動発達の遅れがあると乳児期より気づかれることもありますが、入園、入学前後の年齢になってから気づかれる場合も多くみられます。

原因 検査によっても脳の発達障害の原因が不明の場合と、なんらかの病気や損傷によって脳が障害を受けて起こした場合があります。原因となる病気には、妊娠中の母親の風疹《ふうしん》への感染が胎児に影響を及ぼしたり、乳幼児期の脳外傷や出血、髄膜炎、脳炎などの後遺症として、またダウン症候群やフェニルケトン尿症といった染色体異常や代謝異常症などの先天性異常が原因となることもあります。

児童虐待など、心理的・環境的な原因で発達が遅れる場合もあります。しかしそれらはリハビリテーションなどで回復が可能です。

治療 知的能力障害を治す根本的な治療法はありません。原因疾患によっては、早期にその原因疾患の治療を始めることで、知的障害を防ぐことができるものもあります。てんかんの発作がある場合や問題行動がある場合は、薬物治療を行うことがあります。

知的能力障害では、身の回りのことを自分で行い、社会のルールに合わせて生活できるようにするため、なにより年齢や発達段階に応じたサポートが大切となります。運動能力や言語面では身体機能訓練や言語訓練を、心理的問題に対しては、カウンセリングを行い、環境を準備・調整します。

知能指数が低く知的能力障害と認定されると、各種料金の割引、障害年金や特別障害者手当など、公的支援を受けることができます。主治医や、地域の保健センター、自治体の担当窓口に相談してみましょう。

ライ症候群《しょうこうぐん》

原因不明の急性脳症の一種

受診する科 小児科／小児救急／小児神経科

症状と特徴 発熱、下痢、嘔吐《おうと》などの症状の後、数日後に激しい嘔吐や痙攣《けいれん》、意識障害が急に現れます。昏睡《こんすい》状態となり、死に至ることもあります。

回復した場合でも、知的能力障害や痙攣《けいれん》発作、異常な運動など、神経系の後遺症が残ることもあります。

原因 ミトコンドリアの異常も考えられていますが、原因不明の急性脳症です。インフルエンザや水ぼうそうなどのウイルス感染時にアスピリンなどのサリチル酸系やメフェナム酸ジクロフェナクナトリウムなどの解熱鎮痛薬を使うことでも、脳と肝臓に機能障害が起こると考えられています。

治療 特別な治療方法はなく、急性脳症における脳浮腫《ふしゅ》や肝機能異常に対する治療が行われます。早期治療が重要です。解熱のために、大人用のアスピリンなどのサリチル酸系解熱鎮痛薬をこどもに使用するのは、絶対に避けましょう。

インフルエンザ脳症《のうしょう》

インフルエンザ時の神経症状に注意

受診する科 小児科／小児救急／小児神経科

症状と特徴 5歳以下の乳幼児に起こりやすい**インフルエンザ**の合併症です。ぼんやりしたり、呼び掛けても反応しないなどの意識障害、痙攣《けいれん》、意味不明な言動などの神経症状が、発熱から1日以内に急に現れます。6歳以下の乳幼児に多く、命にもかかわります。すぐに医療機関を受診しましょう。頭部CT《シーティー》で低吸収域などの異常が認められます。回復しても麻痺《まひ》や知的能力障害などの後遺症が残ることがあります。

原因 インフルエンザウイルスへの免疫反応が過剰となり、脳が腫《は》れたり、血管や臓器が障害を受けるために起こると考えられます。

また、アスピリンなどの解熱鎮痛薬の使用が予後不良因子といわれています。

治療 状態に応じて、対症療法が行われます。

発症後すぐに、抗インフルエンザウイルス薬を使えば効果があるといわれています。解熱鎮痛薬はアセトアミノフェンが推奨されています。特異的治療法としてメチルプレドニゾロンパルス療法、ガンマグロブリン大量療法が行われます。

単純《たんじゅん》ヘルペス脳症《のうしょう》

ヘルペスウイルスの感染が原因

受診する科 小児科／小児神経科

症状と特徴 発熱に続き、痙攣《けいれん》、異常行動、構音障害などがみられます。重くなると意識障害を起こすようになります。

6歳未満に多くみられ、新生児にも発症します。早期治療が大切で、治療が遅れると、回復しても、脳障害などの後遺症が残ることがあります。

原因 単純ヘルペスウイルスへの感染が原因で起こる急性脳症です。

ヘルペスウイルスに感染している母親から、新生児が母子感染することで起こることもあります。

治療 抗ウイルス薬、抗痙攣薬などによる薬物治療のほか、ガンマグロブリン療法などが行われます。

アタマジラミ症《しょう》

髪の毛に1、2㎜の卵が付着

受診する科 皮膚科

症状と特徴 アタマジラミは体長3㎜ほどの吸血性の虫です。感染は枕《まくら》や帽子、バスタオルなどを介して行われ、感染すると頭部に猛烈なかゆみを覚えます。とくに耳の後ろや髪の毛の多い箇所に多いようです。成虫が感染すると卵を産み、数日でふ化し、さらにかゆみはひどくなります。

かつては夏に不衛生で起こるといわれていましたが、今はスイミングプールのロッカーなど、一年を通じて、じめじめした場所があるので、年中みられるようになりました。

髪の毛に長さ1、2㎜ほどの白い楕円形《だえんけい》のものが付着していればアタマジラミの卵である可能性があります。

原因 アタマジラミが頭髪に寄生することで起こります。

治療 まず、細かい櫛《くし》で髪の毛をすき、成虫や卵を髪の毛から落としたうえで、殺虫成分であるスミスリンを含んだパウダーかシャンプーによって駆除します。パウダーは散布後2時間ほどおいて洗い流します。シャンプーの場合は髪を濡《ぬ》らした後にシャンプーをつけ5分ほどおいてから洗い流します。シャンプーは卵の中への効果が弱いため、ふ化のタイミングに合わせ3日間隔で3、4回使用します。

その後、髪の毛を短く切る、卵がついた箇所を切るなど、徹底した処置が必要です。

心《しん》因《いん》性《せい》視《し》力《りょく》障《しょう》害《がい》

● **思春期の女の子に多い視力低下**

受診する科 小児科／小児神経科／眼科／児童精神科

症状と特徴 理由もなく視力が低下します。目の痛みや頭痛、チック症（820頁）などの症状をともなうこともありますが、日常生活への支障は少なく、本人が気づかないこともあります。

授業や試験、習い事のときなどだけ視力が下がる場合もあります。

小学校高学年から思春期にかけて、とくに女の子に多くみられます。

原因 からだには病的な原因はなく、目自体に異常はみられません。

精神的な要因によるもので、思春期の初めに多くみられ、学校や家庭環境におけるストレスや過剰適応がおもな原因と考えられています。

治療 検査をして目に機能的な異常がないことを確認し、**精神的ストレス**の原因を取り除く治療を行います。暗示療法が効果的です。治療をしていくうえでは、こども本人と保護者、教師、医師の協力、信頼関係がひじょうに大切となります。

網《もう》膜《まく》芽《が》細《さい》胞《ぼう》腫《しゅ》

678頁（がん）

外《がい》耳《じ》道《どう》異《い》物《ぶつ》

● **多くの場合、いたずらで耳に挿入**

受診する科 小児科／耳鼻咽喉科

症状と特徴 耳の穴（外耳道）へ入った異物のことを外耳道異物といいます。

無症状の場合が多いものの、耳の異物感やふさがったような感じから、難聴、耳鳴り、咳《せき》などの症状が出ます。また、耳に傷がついて外耳道炎を起こすと、痛みが出てきます。昆虫が入った場合なども、強い痛みをともなうことがあります。

原因 こどもがいたずらなどにより、豆や紙くず、小石、おもちゃの部品や鉄砲の弾などの小さなものを、耳に意図的に入れてしまうことが多いようです。

治療 耳の入り口付近など、簡単にとれそうな場合は、ピンセットなどを用いて取り出します。虫の場合は、耳の入り口に光を当てることで出てくることがあります。

むりに自分で取り出そうとすると、奥に押し込んでしまったり、外耳道を傷つけてしまう危険もあるため、医療機関でとってもらうようにしましょう。除去が難しい場合は、外科的な手術が必要となることもあります。

幼《よう》児《じ》難《なん》聴《ちょう》

● ことばの発達にも影響

受診する科 小児科／小児神経科／耳鼻咽喉科

症状と特徴 大きな音がしても驚かない、音がするほうを向かない、話し掛けても反応がないなど、音を聞いたり区別しにくい状況が続く場合は、難聴が疑われます。また、ことばの発現が遅い、ジェスチャーが多い、テレビの音を異常に大きくしたりすることもあります。

対処が遅れると、ことばの発達や学習能力、二次的には性格にまで影響が現れます。幼小児は自分で訴えることができないので、できるだけ早く気づいてあげることが大切です。

難聴のタイプには、外耳、鼓膜、内耳などの音を伝える部分に障害がある**伝音性難聴**と、伝わった音を感じる神経経路に障害がある**感音性難聴**があります。

原因 幼児難聴の原因には、先天的なものと後天的なものがあります。

先天性難聴の原因には、遺伝によるものや、妊娠中の母親の風疹《ふうしん》やサイトメガロウイルスなどへの感染、低出生体重、聴神経の障害などがあります。原因がわからないことも少なくありません。先天性のほとんどが、感音性難聴です。

後天的なものでは、中耳炎によって液が中耳内にたまる滲出性《しんしゅつせい》中耳炎による伝音性難聴がもっとも多い原因となっています。

治療 滲出性中耳炎など、原因となる病気がある場合は、原因疾患の治療をすることで回復が望めます。一方、先天性のほとんどを占める感音性難聴は、治療法として人工内耳が注目されています。

難聴と診断されたら、言語発達のためにできるだけ早期に補聴器をつけて聴能訓練を行うことが大切です。遅れれば遅れるほど、言語障害が起こりやすくなります。

1歳6か月以上で内耳に原因があり、補聴器だけでは困難な場合は、手術によって内耳に電極を入れて、神経に音を送る人工内耳という治療方法があります。

先《せん》天《てん》性《せい》鼻《び》涙《るい》管《かん》閉《へい》塞《そく》

● 涙の排出路が詰まる

受診する科 眼科

症状と特徴 理由もなく涙が目にたまり、こぼれ落ちます。つねに涙目で、目やにがたまりやすくなります。

たまった涙には細菌が繁殖しやすく、細菌に感染すると涙嚢炎《るいのうえん》を起こします。目やにが目だって多くなり、目の付け根を押すと、膿《うみ》が出てくることがあります。

原因 涙は目頭にある涙嚢に入り、鼻涙管を通って鼻から排出されますが、出生時に鼻涙管から鼻に抜ける部分に膜が残ってしまうことがあり、鼻涙感が詰まってしまいます。

治療 眼科を受診してください。

生後6か月くらいで、自然に鼻涙管が開通して治ることが多いため、抗菌薬入りの目薬を使用したり、目やにのケアや目頭をマッサージしたりしながら、しばらくようすをみます。

治らない場合は、ブジーという細い針金のようなものを鼻涙管に通して、膜を破る簡単な手術を行います。

鼻腔内異物《びくうないいぶつ》

● ボタン型電池の場合、早めの対処を

受診する科 小児科／耳鼻咽喉科

症状と特徴 異物のために鼻が詰まり、くしゃみが頻繁に出たり、鼻血が出たりします。異物がきっかけとなって細菌感染すると、黄色い膿《うみ》のような鼻水が出ることがあります。

原因 小さな異物を鼻の中に入れてしまい、とれなくなった状態です。幼いこどもに多く、木の実、石、豆類、プラスチック、おもちゃの鉄砲の弾、ボタン型電池などが多くみられます。

治療 鼻の入り口付近にある場合は、ピンセットなどでとれますが、むりをすると奥に押し込んでしまうこともあるため、医療機関を受診するようにしましょう。

とくにボタン型電池の場合は、早めの対処が必要です。

3歳以下のこどもがいる家庭では、小さなものをこどもの手の届くところに置かないように注意しましょう。

口唇裂《こうしんれつ》

● 上唇が裂ける先天的な病気

受診する科 形成外科

症状と特徴 先天異常のひとつで、上唇に裂け目が生じます。裂け目は唇の一部に起こるものから、鼻腔《びくう》につながるものまでさまざまです。左側だけに起こる場合が多いのですが、まれに両側に発生します。

新生児では哺乳《ほにゅう》障害が起こり、成長とともに咀嚼《そしゃく》や飲み込み、ことばの発音に障害が出ます。

原因 口唇がつくられる胎生4～12週ごろになんらかの異常が生じ、上唇が癒合されずに裂けた状態で現れるものです。

家族に口唇裂のある人がいると発生率が上がりますが、かならず遺伝するものではありません。

治療 口の形を整え、口輪筋（口を閉じたりすぼめたりする筋肉）を再建する手術を行います。

口蓋裂《こうがいれつ》

● 口唇裂と合併することも

受診する科 形成外科

症状と特徴 上顎《じょうがく》に裂け目が生じる先天性の病気です。口蓋裂が単独で現れる場合と、口唇裂とともに現れる場合があります。

原因 口唇裂と同じように、口蓋が形成される過程でなんらかの異常が生じて起こるといわれていますが、原因はわかっていません。

治療 のどの筋肉を再建し、口蓋を閉じる手術を行います。口蓋裂は、歯並びに悪影響を与えることが多いので、並行して歯科矯正治療を行います。

〈体幹〉

筋性斜頸《きんせいしゃけい》

●寝かせ方の工夫で、変形を防ぐ

受診する科 整形外科

症状と特徴 赤ちゃんの首の片側の筋肉（胸鎖乳突筋《きょうさにゅうとつきん》）にしこり（腫瘤《しゅりゅう》）ができ、首がしこりのほうに曲がっています。

生後1週間くらいに首の片側に指先ほどの大きさのしこりが現れ、徐々に大きくなりますが、1年以内に90％が自然になくなります。

しこりが残ると、首を反対側へ動かしにくくなり、寝方に癖がつき、片側の後頭骨が平らになり、顔と頭蓋骨《ずがいこつ》がいびつになります。

治療 ほとんどが自然に治るため、積極的な治療は行わず、寝かせ方を工夫し、顔や頭蓋骨の変形を防ぐようにします。マッサージは自然治癒を妨げる恐れがあるので、しないようにしましょう。

1歳を過ぎてもよくならない場合は、手術を検討します。

特発性側弯症《とくはつせいそくわんしょう》

●思春期の女子に多い

受診する科 整形外科

症状と特徴 脊柱《せきちゅう》（背骨）が、ねじれをともない側方に曲がります。発生原因が不明な側弯症をいいます。脊柱側弯症《せきちゅうそくわんしょう》（432頁）の70～80％を占めるといわれます。

10歳以後の**思春期側弯症**が圧倒的に多く、小学校高学年から中学校1、2年生の女子に多くみられます。

治療 側弯の進行を防ぎ、装具でできるだけ矯正します。側弯の程度が強く、本人が希望すれば、手術を行います。

消化管異物《しょうかかんいぶつ》

●乳幼児の誤飲が多い

受診する科 小児科／外科

症状と特徴 飲食物以外のものが消化管内に入り、異常が発生する場合をいいます。電池を飲み込んだ場合、多くは無症状に経過しますが、ほうっておくと潰瘍《かいよう》ができたり、粘膜に穴があくこともあります。ピンや針などの鋭利なものは、消化管を損傷する危険があります。食道にとどまると、呼吸困難を起こすこともあります。

原因 1歳を過ぎたころのこどもは、何でも口に持ってゆく習性があります。

予防のため、とくに3歳以下のこどもがいる場合は、小さなものをこどもの手の届くところに置かないよう注意しましょう。

治療 食道に電池や硬貨などがある場合、磁石やバルーンカテーテルで直ちに摘出します。胃の中にある場合は、有害物でなければ排便を待ちますが、電池や先のとがった鋭利なもの、摘出不可能なものなどは、全身麻酔して内視鏡手術を行います。

鳩胸《はとむね》

●軽度なら成長とともに自然に治る

受診する科 小児科／呼吸器外科／形成外科

症状と特徴 胸の中央にある胸骨が、ハトの前胸部のように前方に突き出している状態を鳩胸といいます。見た目の胸郭《きょうかく》の変形以外、おもだった症状はありません。

原因 先天的に肋骨《ろっこつ》、肋軟骨が長くなり変形することで起こります。骨の成長障害、骨格や軟骨部の変形をともなう、くる病（799頁）などが原因の場合もあります。

治療 軽度の場合、治療はとくに必要なく、成長とともに自然に治っていきます。くる病が原因の場合は、ビタミンDなどの薬による治療が行われます。

漏斗胸《ろうときょう》

胸の中央がくぼんだ状態

受診する科 小児科／呼吸器外科／形成外科

症状と特徴 胸骨が内側にくぼみ、胸の中央部分が漏斗のようにへこんでいる状態を漏斗胸といいます。軽度の場合は問題ありませんが、ひどくなると陥没した胸骨が心肺を圧迫するため、心肺機能の低下や、呼吸器障害、循環器障害を起こすことがあります。また、見た目が気になり、精神的な苦痛を感じることも少なくありません。

図1　漏斗胸

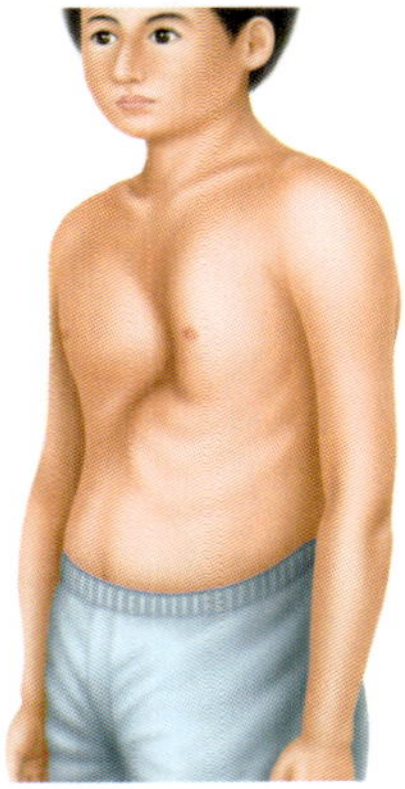

原因 原因はわかっていませんが、胸を囲んでいる肋骨《ろっこつ》と前方へとつなぐ肋軟骨が、なんらかの原因で異常に長くなって、内側にゆがむことで起こると考えられています。

治療 軽い場合は経過観察のみで、治療の必要はありませんが、呼吸器に障害がある場合や変形がひどい場合、また見た目が大きく、気になる場合などは、外科手術により矯正をします。

クループ症候群《しょうこうぐん》

喉頭周囲の炎症で呼吸困難を起こす

受診する科 小児科／耳鼻咽喉科

症状と特徴 のどの奥の喉頭《こうとう》付近に炎症が起こり、咳《せき》や声のかすれ、呼吸困難を引き起こす病気の総称です。**急性喉頭《こうとう》気管気管支炎**と**急性喉頭蓋炎《こうとうがいえん》**（とくに重症のため救急対応が必要）があり、4歳未満のこどもに多くみられます。

急性《きゅうせい》喉頭《こうとう》気管《きかん》気管《きかん》支炎《しえん》

症状と特徴 発熱やのどの痛みをともなうかぜのような症状から始まり、しだいにゼーゼー、ヒューヒューという喘息《ぜんそく》のような呼吸（**喘鳴《ぜいめい》**）に変わり、ケンケンという甲高い咳《せき》が出るようになります。ひどくなると、胸がへこむような苦しそうな呼吸になり、呼吸困難を引き起こします。とくに夜間に多く症状が出るため、注意が必要です。

原因 パラインフルエンザウイルスなどの感染によるものが、もっとも多くみられます。

治療 通常は安静にすると、数日間で快方に向かいますが、呼吸困難が強い場合は、気管支拡張薬の吸入療法を行い、入院による治療も考慮に入れます。

こどもの急性《きゅうせい》喉頭《こうとう》蓋炎《がいえん》

症状と特徴 高熱が出て、唾液《だえき》も飲み込めないほどの、のどの痛みが起こります。よだれが大量に出て、数時間で急激に重い呼吸困難に陥り、命にかかわることもあるため注意が必要です。

原因 インフルエンザ菌などの感染がおもな原因です。

治療 急激な呼吸困難を起こすと窒息死の危険があるため、緊急に病院を受診する必要があります。重症の場合は、ただちに気管挿管、気管切開などが行われることもあります。

急《きゅう》性《せい》細《さい》気《き》管《かん》支《し》炎《えん》

● 呼吸困難が強い細気管支の炎症

受診する科 小児科

症状と特徴 鼻水、くしゃみ、咳《せき》、痰《たん》などのかぜの初期症状で始まり、呼吸をするときに、ゼーゼー、ヒューヒューといった喘《ぜん》息《そく》のような音が出ます。呼吸困難がでてくると、不機嫌になり、食欲低下もみられます。悪化すると、顔色や唇の色が青紫色になる**チアノーゼ**を起こすこともあります。

原因 気管支の奥の部分の細気管支に炎症が起こる病気で、ウイルス感染、とくにRS《アールエス》ウイルスによるものが多くみられます（**RSウイルス感染症**）。細気管支が十分に発達していない2歳未満の乳幼児がかかることが多い病気です。

治療 安静にし、水分補給に努めます。感染ウイルスに対する治療薬はなく、必要に応じて酸素・食塩水の吸入、炎症を抑えるステロイドなどが使用されます。乳児は重症化しやすく、入院による輸液、酸素吸入などが行われることもあります。

ヘルパンギーナ

● 高熱と咽頭の水疱が特徴の夏かぜ

受診する科 小児科

症状と特徴 39℃前後の高熱が出て、口の中の上顎《うわあご》奥の粘膜に、小さな水疱《すいほう》ができるのが特徴です。水疱がつぶれて潰瘍《かいよう》状になることもあります。

5歳未満の乳幼児に多く、不機嫌で食欲が低下したり、嘔吐《おうと》する場合もあります。

原因 おもにコクサッキーウイルスに感染することで起こります。原因となるウイルスがほかにも数種類あるため、何度もかかることがあります。

治療 発熱に対しては解熱薬を使用するなど、症状を和らげる対症療法が中心です。食事は、やわらかく、のどごしのよいものを与え、脱水症状になることも多いため、こまめな水分補給を心掛けます。

小《しょう》児《に》喘《ぜん》息《そく》

● アレルギーによる気道の慢性炎症

受診する科 小児科

症状と特徴 ふだんは無症状ですが、呼吸するときに、ゼーゼー（ゼロゼロ）、ヒューヒューという音（**喘鳴**《ぜんめい》）が出て、息苦しくなるのが大きな特徴です。また、咳《せき》が治まらず、痰《たん》などの分泌物が増えたり、ひどくなると呼吸困難を起こします。

原因 気道に慢性的な炎症が起こり、ちょっとした刺激にも敏感に反応し、気道が収縮して狭くなることで発作を起こします。炎症の原因は、こどもではほとんどがアレルギーによるもので、ダニなどのアレルゲンの吸入、そのほかにウイルス感染、台風などが引き金となって症状が現れます。

治療 環境整備と日ごろの治療がなによ

り大切です。発作を起こさないために、まず吸入ステロイド薬やロイコトリエン受容体拮抗薬《きっこうやく》などを中心とした薬物療法により、気道の炎症を改善します。このほか、布団のダニ、ハウスダストに掃除機をかけるなどの環境整備や、適度な運動による体力アップを合わせて行います。

発作が起こったときの治療としては、気管支拡張薬を使用して呼吸を楽にします。

喘息様気管支炎《ぜんそくようきかんしえん》

● 喘鳴が現れる気管支炎

受診する科 小児科

症状と特徴 咳《せき》や痰《たん》、鼻水、発熱などのかぜ症状のほか、呼吸時にゼーゼー、ゼロゼロという音がする喘鳴《ぜいめい》など、喘息と同様の症状が出ます。

喘息よりは症状が軽く、呼吸困難まで起こることはあまりありません。

原因 ウイルスなどの感染が原因で気管支炎を起こし、気管支の粘膜が腫《は》れて狭くなるため、喘息のような症状が出ます。気管支が未発達の乳幼児によく起こります。

治療 軽い場合は、水分補給に注意し、安静を保つことで軽快します。

症状が強い場合は、気管支拡張薬や去痰薬などによる対症療法が行われたり、二次感染予防に抗菌薬が用いられたりすることもあります。

先天性心疾患《せんてんせいしんしっかん》

● 新生児100人に1人の割合で存在

受診する科 小児科／循環器小児科

症状と特徴 新生児100人中、およそ1人程度の割合で存在する、先天的に心臓の形に異常がある病気です。

先天性心疾患は、大きく分けて非チアノーゼ性、チアノーゼ性に分かれます。

非チアノーゼ性心疾患には、心室中隔欠損症、心房中隔欠損症、動脈管開存症などが含まれます。動脈血が静脈に流れ込む形になるので、酸素不足は起こりません。

チアノーゼ性心疾患には、ファロー四徴《しちょう》症《しょう》、大血管転位症、アイゼンメンジャー症候群などが含まれます。酸素が少ない静脈血が動脈に流れ込むため、動脈を流れる血液の中の酸素が少なくなります。酸素不足のため、皮膚や粘膜が暗紫色になる**チアノーゼ**を引き起こすのです。

治療 こどもの今後の成長を考え、医師は治療方法や手術の時期などを考えて治療を行います。

心室中隔欠損症《しんしつちゅうかくけっそんしょう》

症状と特徴 左右の心室を隔てる心室中隔に、穴があいてしまっている状態です。この穴を通じて、左心室から右心室に動脈血が流れ込みます。

穴が小さければほとんど症状はありませんが、ある程度以上大きな穴があいていると呼吸困難やミルクの飲みが悪い（哺乳《ほにゅう》障害）などの症状が現れてきます。

また、聴診によって心雑音を聞き取ることができます。胸部X線検査、エコーなどで診断します。

治療 心雑音だけが現れ、大きな症状がない場合は、そのまま経過を観察して、自然に穴がふさがるのを待ちます。穴が大きく、強い症状が現れる場合は、手術によって穴をふさぎます。

心房中隔欠損症《しんぼうちゅうかくけっそんしょう》

症状と特徴 左心房から右心房へ、酸素が多い動脈血が流れ込みます。こどものころは、症状が現れない場合がほとんどです。放置しておくと30歳代を過ぎてから、動悸《どうき》や息切れが起こり始め、心不全を起こすこともあります。

右心房と左心房を隔てる心房中隔に穴があいている病気で、中隔すべてがなくなっている場合は、**単心房**とよびます。

治療 小さな穴の場合は、自然に閉じてしまうこともあり、治療は不要です。ある程度大きい穴の場合は、カテーテルで穴をふさいだり、手術をしたりします。

動脈管開存症《どうみゃくかんかいぞんしょう》

症状と特徴 動脈管が閉じていない部分（開存）が小さければ、心雑音が聞こえる程度で症状はほとんどありません。開存部分が大きいと、心臓に負担がかかるために左心室肥大を起こしたり、肺動脈から大動脈への逆流が発生してチアノーゼを起こしたりすることもあります。

また開存部分が大きければ、それだけ心不全になる可能性が高くなります。感染性心内膜炎（416頁）などの合併症を起こすこともあります。

胎児は、肺で呼吸をしていません。そのため、心臓に戻ってきた血液を肺に送る必要がないので、動脈管という血管で直接大動脈に戻しているのです。本来は出生後数時間、遅くとも4～8週間後には閉鎖する動脈管が閉じないという病気です。大動脈から肺動脈に血液が流れ込み、肺に流れ込む血液量が増加してしまいます。

治療 動脈管が小さければ、緊急を要する手術ではないので、幼稚園などの集団生活に入る前にカテーテル治療を行います。動脈管が大きいときは、乳児期に治療しなければいけません。

大動脈弁狭窄症《だいどうみゃくべんきょうさくしょう》

症状と特徴 階段を上るなどの運動をしたときに現れる胸の痛み（狭心痛）、からだを動かしている際の失神、息切れや呼吸困難などの左心不全などが起こります。

左心室からの出口に当たる、大動脈弁が狭くなっています。狭い出口から大量の血液を送り出さなければならないために、心臓には大きな負荷がかかります。心臓は分厚く変形することによってその役目を果たそうとしますが、過剰な負荷が続くことで大きなダメージを受けてしまいます。

治療を行わなかった場合、期待できる寿命は症状が出てから2～3年程度です。

治療 大動脈弁の狭さの程度が軽い場合は、定期的に超音波検査をしながら、経過を観察していきます。この場合、感染性心内膜炎（416頁）の予防が大切です。

大動脈弁の狭さの程度が重症の場合は、カテーテル治療をしたり、人工弁を用いた置換手術が行われたりします。乳児期以降に、肺動脈弁を大動脈弁に入れ替える**ロス手術**を行う場合もあります。

肺動脈狭窄症《はいどうみゃくきょうさくしょう》

症状と特徴 心雑音が聞かれますが、それ以外に大きな症状はありません。肺動脈弁の狭まり（狭窄）が高度である場合は、しだいに右心不全が進行します。

完全に閉じてしまっている場合（純型肺

動脈閉鎖）は、チアノーゼ（唇や皮膚が青白くなる）を起こすことがあります。

肺動脈弁が狭くなっていて、肺へ向かう血液が通りにくくなっています。そのため、右心室に負担がかかります。

治療 狭窄の程度が軽い場合は、経過を観察していきます。

狭窄が重い場合や、進行している場合は、弁形成が必要となります。バルーンカテーテルを使用して、狭窄部分を広げる治療が第一選択となっています。狭窄の場所や形態によっては、手術を選択します。

一般に、治療後の経過は良好で、ほとんどの場合、問題なく日常生活を行うことができます。残っている狭窄の程度によっては、運動に多少の制限を課されることがあります。

表1　先天性心疾患の分類

分類	病名	特徴
チアノーゼ性心疾患	ファロー四徴症 大血管転位症 総肺静脈還流異常 両大血管右室起始 アイゼンメンジャー症候群　ほか	静脈血が動脈系に流れ込んで混じり、動脈血の酸素が不足し、チアノーゼを起こす
非チアノーゼ性心疾患	心室中隔欠損症 心房中隔欠損症 動脈管開存症 肺動脈狭窄症 大動脈縮窄症ほか	動脈血が静脈系に流れ込んで混じるが、酸素の量は変わらないため、チアノーゼは起きない

ファロー四《し》徴症《ちょうしょう》*

症状と特徴 心室中隔欠損症、右室流出路狭窄、大動脈騎乗《きじょう》、右室肥大という4つの形態異常をあわせもった病気です。

大動脈騎乗とは、大動脈が心室中隔欠損の部分をまたぐ形になっており、肺動脈に流れるはずの血液が大動脈へ流れやすくなっている状態です。

胸部X線、心エコー、心電図などの検査を行って診断を確定します。

右心室流出路の狭まり（狭窄）が強い場合は、生まれた直後からチアノーゼ（口、唇や爪が青黒くなる）が現れます。

狭窄は年齢を経るごとに強くなり、新生児期に症状が現れない場合でも、乳児期に移行するときに、無酸素発作（発作性の呼吸困難によって起こる意識消失や痙攣《けいれん》など）を起こす場合もあります。これは生命にかかわる合併症です。

治療 ほとんどの場合は、乳児期に心内修復術を行います。

チアノーゼが強い場合や、低酸素発作がある場合には、生後6か月以前でも手術を行うこともあります。

大血管転位症《だいけっかんてんいしょう》*

症状と特徴 酸素不足のため、口、唇や爪が青黒くなるチアノーゼが現れます。さらに、多呼吸や努力呼吸の傾向がみられます。

大動脈と肺動脈が、逆につながってしまっている形態異常です。全身を回って帰ってきた血液がそのまま全身に戻り、一方、肺で酸素をもらった血液はそのまま肺に戻ります。ガス交換で酸素を全身に送ることができないために、このままでは生存することができません。これを補うために心房中隔に穴があいており、最低限の酸素はここから供給される形になります。

治療 新生児期に、大動脈と肺動脈をつけかえる大血管転換術（**ジャテン手術**）と

頭部
体幹
手足
全身
がん
こころ
女性
こども

よばれる手術を行います。

以前は、カテーテルを使って心房中隔の穴を拡大する手術を行っていましたが、現在では大血管転換術を早期に行うために頻度は下がっています。肺動脈狭窄症や心室中隔欠損症が合併している場合は心外導管手術（**ラステリ手術**）とよばれる手術を行います。

大動脈縮窄症《だいどうみゃくしゅくさくしょう》

症状と特徴 生まれつき、胸部大動脈が狭くなっていて（狭窄《きょうさく》）、血液が十分流れない状態です。

頻脈《ひんみゃく》、多呼吸、体重増加不良などの症状があり、放置しておくと命にかかわります。程度が強くても症状が現れないことがありますが、油断は禁物です。

心室中隔欠損症や、動脈管開存症を併発していることがあります。

狭窄のために流れなくなってしまった血液は、動脈管を通じて全身に供給されますが、動脈管が閉じると、全身に供給される血液の量が足りなくなり、ショック状態を起こします。

治療 狭窄の程度が高度で、下半身への血液供給が動脈管に依存しているときには、新生児期に手術をしなければなりません。ショック状態となった場合は、救命処置を施しながら手術可能な状態になるまで回復させる必要があります。

手術前には、薬を使って動脈管開存症が自然に閉じないようにします。

手術後、再び狭窄が発生することがあり、この場合は、カテーテルを用いて血流を確保します。

肥厚性幽門狭窄症《ひこうせいゆうもんきょうさくしょう》

● 胃の出口が狭窄する

受診する科 小児科／小児外科

症状と特徴 生後2～3週より胃液、ミルクを嘔吐《おうと》するようになり、徐々に哺乳《ほにゅう》ごとの嘔吐となります。噴水のように飛ばす嘔吐で、吐物に緑色や黄色の腸液が混じらないことが特徴です。

多くは新生児期から生後3か月までに発症し、多量の嘔吐による脱水、体重減少、尿量減少を認めます。

長男に多いことが知られています。

原因 胃の出口（幽門《ゆうもん》）の手前にある幽門筋が厚くなる（肥厚）ことによる、胃内容物の十二指腸への通過障害が原因です。幽門筋が肥厚する原因は、明らかではありません。

治療 脱水が高度の場合には、点滴で脱水を改善させます。

治療には、アトロピンという薬剤での治療と手術があります。手術では、肥厚した幽門筋を切開する幽門筋切開術が行われ、開腹手術や腹腔鏡《ふくくうきょう》手術が行われています。

胆道閉鎖症《たんどうへいさしょう》

● 胆道が閉鎖し、胆汁が肝臓にたまる

受診する科 小児科／小児外科

症状と特徴 生後2週間以上続く遷延性黄疸《せんえんせいおうだん》のため、尿の色が濃くなり、白目や皮膚も黄色くなります。逆に、便の色は薄くなり、クリームレモン色の便（灰白色便）で気づかれることも少なくありません。

肝臓が大きく腫《は》れ、腹水《ふくすい》もたまるため、お腹が大きくなります（腹満）。肝臓の機能が悪くなり、出血しやすくなるため、脳出血で発見されることもあります。

放置すると肝硬変（465頁）や肝不全（467頁）になり、死に至ります。

性別では、女児に多いという特徴があります。

原因 肝臓でつくられた胆汁は、肝臓の中の胆管（肝内胆管）を通り、肝臓と十二指腸の間の胆管（肝外胆管）を流れて十二指腸に運ばれます。この胆管（胆道）が閉鎖し、胆汁が肝臓から十二指腸に流れなくなることによって、さまざまな症状が現れます。

治療 閉鎖してしまった肝外胆管を切除し、そこから染み出してくる胆汁を、肝臓に直接縫合した腸の中に流す手術を行います。手術後も胆汁の流れが悪く、肝硬変が進む場合は、肝臓移植が必要になります。

アセトン血性《けっせい》嘔吐《おうと》症《しょう》

●腐ったりんご臭の吐物を吐く病気

受診する科 小児科

症状と特徴 まず、急にとても元気がなくなります。しだいに顔色が真っ白になり、嘔吐を繰り返します。吐く息や吐物が腐ったりんごのようなにおい（アセトン臭）がするのが特徴です。

嘔吐を繰り返すため、**周期性嘔吐症**ともよばれ、やせ型のこども、とくに男の子に多い傾向にあります。

嘔吐が続くと、しだいに血の混じったコーヒーかすのようなものを吐くようになります。さらに悪化すると、意識が薄れてもうろうとなることもあります。

原因 血液中のケトン体という物質が増えすぎて起こる病気です。

過度の疲労やかぜなどの感染症、環境の変化、精神的ストレスなどにより脳の下垂《かすい》体《たい》が刺激を受け、ケトン体が増えると考えられています。

治療 嘔吐が軽い場合は、脱水症状を起こさないようにイオン飲料などを少しずつ補給させます。

嘔吐が激しく、すぐに吐いてしまう場合は、点滴で水分やぶどう糖などを補給する治療が行われます。吐き気止めの薬が使用されることも多いです。

胃《い》腸管《ちょうかん》アレルギー

●食物アレルギーによる消化管症状

受診する科 小児科

症状と特徴 嘔吐《おうと》、下痢、腹痛などの消化器症状のほか、蕁麻疹《じんましん》、湿疹《しっしん》などの症状が出ます。

下痢症状では、水様性の激しい下痢や血便の場合もあります。乳幼児に多くみられます。

原因 食物に含まれるアレルギーを起こす物質（アレルゲン）を飲食したときにアレルギー反応が起こって、消化器症状が出ます。

牛乳や卵が原因の場合が多く、これらの成分が含まれる食品（卵製品、チーズなどの乳製品）が原因となることもあります。

治療 原因となる食物を取り除く除去食療法が基本となります。成長期に必要な成分も多いため、アレルギー用の代用食品で補います。

原因食物が多い場合などは、薬物療法が行われる場合もあります。

感染性胃腸炎《かんせんせいいちょうえん》

ウイルスや細菌感染による下痢や嘔吐

受診する科 小児科

症状と特徴 ウイルスや細菌が原因となり、下痢や嘔吐《おうと》などを起こす病気の総称です。ウイルス性の場合は、水のような下痢、腹痛が起こり、吐き気、嘔吐、発熱をともないます。細菌性の場合は、急な激しい下痢と腹痛があり、血便がみられることもあります。とくに脱水症状を起こしやすいため、注意が必要です。

原因 ウイルス性では、ロタウイルスやノロウイルスなどがおもな原因となります。細菌性では、病原性大腸菌やカンピロバクター、サルモネラなどによる感染が原因となり、場合によっては重症化することもあります。

治療 脱水症状に注意し、水分補給に努めます。嘔吐が激しいときは、一時、食事は止め、脱水症状を起こした場合は、入院して輸液を行う必要があります。

細菌性の場合は、重症化するので早めに小児科を受診する必要があります。

臍《さい》ヘルニア

内臓が脱出して臍が膨らんだ状態

受診する科 小児科／小児外科

症状と特徴 赤ちゃんが激しく泣くなど、腹圧がかかった際、臍《へそ》に腸が脱出し膨らみます。ピンポン球ほどの大きさになることもあります。安静時に指で押すと容易にもとに戻ります。鼠径《そけい》ヘルニア（503頁）のように、脱出した腸の血流が障害される（嵌頓《かんとん》）ことはまれです。

原因 臍は、臍帯《さいたい》（臍の緒）が脱落した後に、臍と腹腔《ふくくう》との間にある孔（臍輪《さいりん》＝ヘルニア門）が閉鎖され、最後に皮膚がへこむことによって形成されます。しかし、臍形成過程が途中で止まってしまい、臍輪が完全に閉鎖されない場合、腸が臍に脱出し、臍ヘルニアとなります。

治療 2歳ころまでに90％が自然治癒します。絆創膏《ばんそうこう》固定などの圧迫療法の有効性も報告されています。嵌頓傾向のある例や、2歳を過ぎても腸が脱出する例は、手術で臍を形成します。腸が脱出せず、皮膚が余っている（**出べそ**）のみの場合も、手術を行うことがあります。

図2　臍ヘルニア

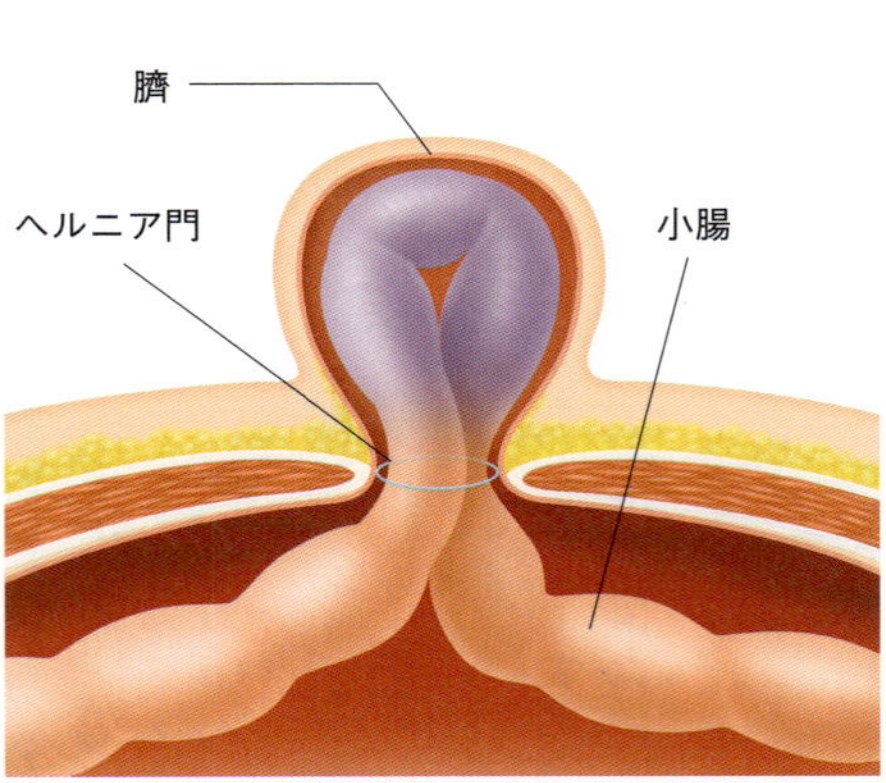

手術では、小腸を押し戻し、ヘルニア門を閉じる。

腸重積症《ちょうじゅうせきしょう》

腸が重なり、激しい腹痛が起こる

受診する科 小児科／小児外科

症状と特徴 間欠的腹痛（機嫌のよしあしをくり返す）、嘔吐《おうと》、イチゴゼリー状血便を三徴とし、4か月から2歳の離乳期の乳児に好発します。

原因 典型例では、口側腸管（小腸）が肛門《こうもん》側腸管（大腸）に入り込む（重積）ために、中に入り込んだ腸管に血液が流れにくくなる（絞約性腸閉塞《こうやくせいちょうへいそく》）状態です。

治療 緊急的な治療が必要で、腹膜炎の症状がなければ、肛門から造影剤や空気を高圧で注入し、中に入り込んでいる腸管を押し戻します（高圧注腸）。高圧注腸で戻らなかったり、始めから腹膜炎を起こしている場合には、開腹手術や腹腔鏡《ふくくうきょう》手術を行い、腸を切除しなければならないこともあります。

神経芽細胞腫《しんけいがさいぼうしゅ》 677頁（がん）

微小変化型《びしょうへんかがた》ネフローゼ症候群《しょうこうぐん》

● 小児のネフローゼ症候群のなかでは最多

受診する科 腎臓内科／腎臓小児科

症状と特徴 **ネフローゼ症候群**（511頁）は大量のたんぱく尿とそれにともなう低たんぱく血症をきたす病気です。ネフローゼ症候群はいろいろな原因で発症しますが、そのなかの微小変化型ネフローゼ症候群は2～6歳のこどもに多く発症します。

目の周りや陰嚢《いんのう》などの柔らかい組織のむくみ（浮腫《ふしゅ》）から病気に気づくケースが多く、腸管の浮腫によって下痢《げり》、食欲低下、腹痛などの消化器症状が、そして症状が進行すると、腹水による腹部膨満や胸水貯留による呼吸困難といった症状も出てきます。さらに、急激な発症では、顔面蒼白《そうはく》、冷や汗、手足の冷え、血圧低下などのネフローゼ急症を呈する場合もあります。

原因 はっきりした原因は不明で、腎《じん》組織にもほとんど変化はみられません。

治療 治療の第一選択薬はステロイド薬です。小児微小変化型ネフローゼ症候群の約90％はステロイド薬に反応し、治療開始後約1か月以内にたんぱく尿は陰性化します。ステロイド薬が効いてくるまでの間、むくみがひどい場合には、アルブミンの点滴や利尿薬を用いることもあります。

なお、微小変化型ネフローゼ症候群はステロイド薬の減量・中止後に再発することが多く、約60％程度がいちどは再発を経験します。ステロイド反応性がよければ腎機能予後は良好なので、ステロイド薬の副作用に注意しながら根気よく治療に取り組むことが大切です。

夜尿症《やにょうしょう》

● 大半が発達にともなって治る

受診する科 泌尿器科

症状と特徴 睡眠中に自己抑制できずに排尿してしまうことが学童期に入っても続く状態を夜尿症といいます。通常、乳児から幼児にかけて排泄《はいせつ》のコントロールを覚えていきますが、こうした自己抑制機能のはたらきには個人差があります。成長にともなって大半は治ります。

原因 原因は、夜間の尿量が多い**多尿型**、膀胱《ぼうこう》容量が年齢相応以下である**膀胱型**、夜間尿量も膀胱容量も年齢相応であるにもかかわらず少量の蓄尿で夜尿が起こる**解離型**、それぞれの原因が複合している**混合型**の場合の4つに分類されます。なお、まれに脊髄《せきずい》の病気が原因になっていることもあります。

治療 まずは夕方からの水分摂取量を減

らす、からだを冷やさない生活をする、食事中で塩分の摂《と》りすぎに注意するなどの生活指導を軸にしながら、本人の治療意欲を高める工夫を行うことが大切です。排尿抑制訓練を行うこともあります。

　薬物療法としては、三環系抗うつ薬の服用や抗利尿ホルモンを鼻腔《びくう》に噴射する方法があります。また尿が少し漏れるとアラームが鳴るアラーム療法もあります。多尿型と膀胱型の場合は薬物療法を行うことが多く、解離型の場合はアラーム療法や干渉低周波療法、混合型の場合はさまざまな治療法を適宜併用するのが一般的です。

馬《ば》蹄《てい》鉄《てつ》腎《じん》

●左右の腎臓が融合

受診する科 泌尿器科

症状と特徴 左右の腎臓が下側で融合してU字型の形状となったものです。その形が馬の蹄鉄に似ていることから、馬蹄鉄腎とよばれています。

　胎児のときに起こるもので、とくに症状がない場合もあります。しかし、尿管が圧迫されて尿管の通過障害を起こしやすく、腎結石《じんけっせき》や腎盂腎炎《じんうじんえん》、水腎症《すいじんしょう》、尿路感染症にもなりやすく、腹痛や嘔吐《おうと》、発熱という症状から発見されることもあります。

原因 遺伝も関係していると考えられています。**ターナー症候群**（768頁）の60％に合併することもわかっています。

治療 無症状の場合には、治療の対象にはなりません。腎結石などの症状が出る場合や、腹痛などが激しい場合にはつながった部分（峡部《きょうぶ》）を分離する手術を行います。

尿《にょう》道《どう》下《か》裂《れつ》

●手術で尿道を形成する

受診する科 泌尿器科

症状と特徴 胎児のときに尿道が陰茎《いんけい》の先端まで完成されず、亀頭《きとう》部や陰茎、陰嚢《いんのう》、会陰《えいん》部に裂け目があるもので、ときには陰茎腹側の包皮が欠損して、陰茎が曲がったり、陰嚢が陰茎より高い位置にあったり、陰茎が小さく女児のようにみえることがあります。

　男児に多いものですが、まれに女児でも尿道が腟壁《ちつへき》に開いていることがあります。

図3　尿道下裂の分類

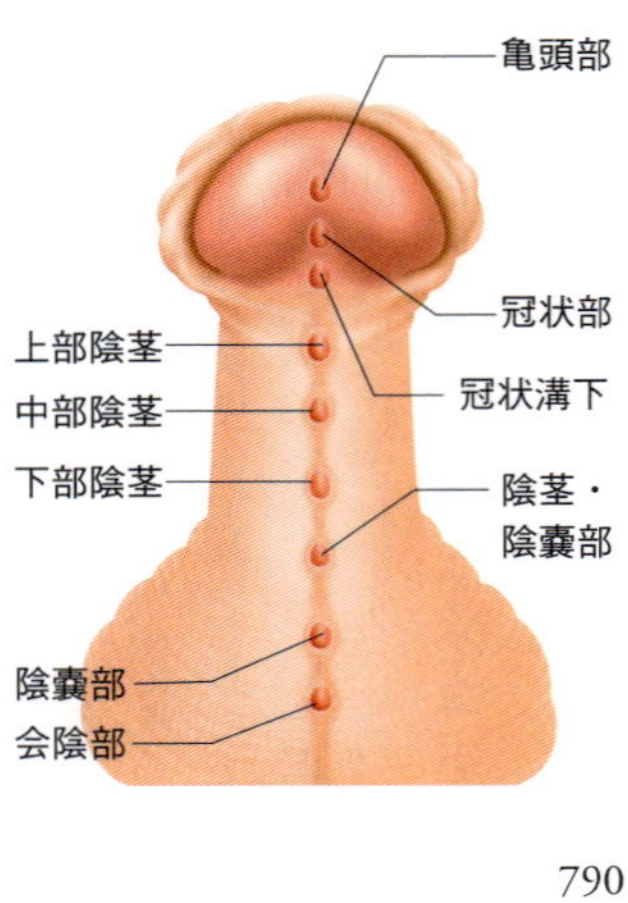

原因 遺伝子やホルモン環境と関係があると考えられていますが、はっきりした原因はわかっていません。

治療 2～3歳ごろまでに手術によって尿道を形成します。

　陰茎が曲がっている場合には、陰茎屈曲矯正術と尿道形成術を同時、または2度に分けて行います。

先《せん》天《てん》性《せい》尿《にょう》道《どう》閉《へい》鎖《さ》・狭《きょう》窄《さく》

●手術療法が一般的

受診する科 泌尿器科

症状と特徴 生まれながらに尿道が閉じて

いる、または狭くなっている病気です。狭窄の程度によって症状は異なりますが、尿道から膀胱《ぼうこう》に尿が逆流して**膀胱炎**《ぼうこうえん》（519頁）を併発することもあります。また頻尿や夜尿、尿漏れなどもよく起こります。

原因　通常、胎児のうちに破れて開口するはずの尿生殖膜《にょうせいしょくまく》がそのまま残ると、先天性尿道閉鎖・狭窄になります。

治療　手術療法が一般的です。内視鏡や尿道切開刀によって閉鎖・狭窄部を切開します。尿道ブジー（細長い金属製の器具）やバルーンを用いて閉鎖・狭窄部を拡張する拡張術を使う場合もあります。

陰嚢水腫《いんのうすいしゅ》

陰嚢が腫れる良性の病気

受診する科　泌尿器科

症状と特徴　**精巣鞘膜**《せいそうしょうまく》の中にリンパ液がたまって陰嚢が大きく腫《は》れる良性の病気です。腫れの大きさはさまざまですが、左右の大きさの違いから気がつくことが多いようです。こどもではうずら卵大程度のこともあります。手で押しても痛みはなく、懐中電灯で透かしてみると精巣が透けて見えるのが特徴です。

原因　最初は胎児のおなかにあった精巣は、生まれるときには陰嚢まで下りてきますが、陰嚢が通った道は自然に閉じるのがふつうです。この道がうまく閉じられなかった場合に陰嚢水腫が起こります。

治療　1歳未満のこどもの場合には自然治癒する可能性もあるため、しばらく経過を観察するのが一般的です。2歳を過ぎても水がたまった状態が続いたり、極端に大きい場合、時間の経過に従ってだんだん大きくなっていく場合には手術を行います。

精巣軸捻転《せいそうじくねんてん》

思春期の男子に多く発生する

受診する科　泌尿器科

症状と特徴　突然、精巣が赤く腫《は》れあがって激しい痛みが走ります。

精巣が陰嚢《いんのう》内で回転する病気で、思春期の男の子に多い病気ですが、新生児や成人にもみられることもあります。新生児は痛みがないため発見が遅れがちです。

症状の似た**急性精巣上体炎**《きゅうせいせいそうじょうたいえん》と違って発熱がないのが特徴です。放置すると栄養血管が締めつけられ精巣が壊死《えし》するため、すぐに治療を行うことが重要です。

原因　精巣の容量が急激に大きくなる思春期にとくに起こりやすいことがわかっていますが、明らかな原因はわかりません。

治療　症状が現れてから4～6時間以内に血管障害を回復させないと精巣の機能が失われるので、緊急に手術を行います。

1日以上経過した場合には、精巣が壊死しているため、精巣摘出を行う必要があります。また、精巣軸捻転を起こした精巣と

図4　精巣軸捻転

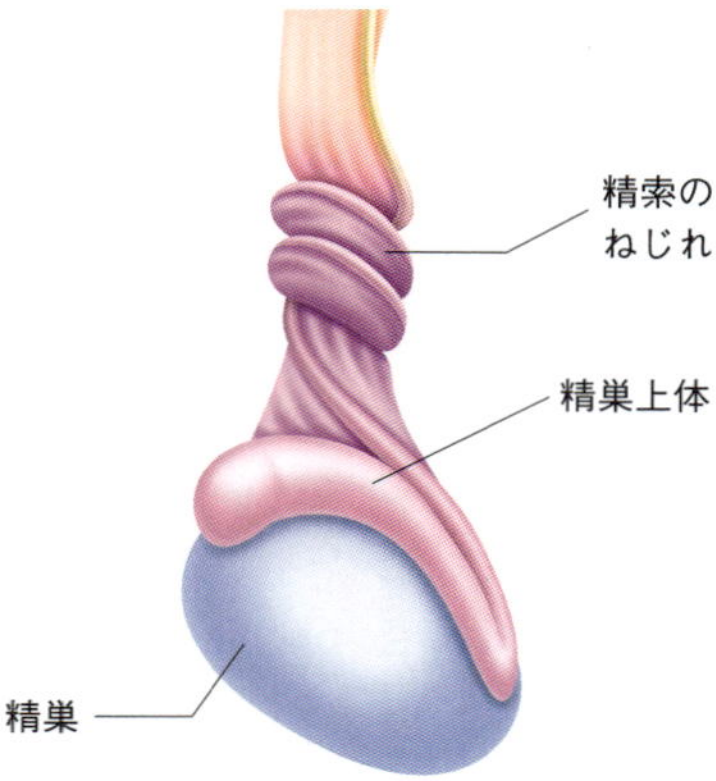

反対側の精巣も同様の異常が起こる場合があるため、固定を行います。

停留精巣《ていりゅうせいそう》

●精巣が下りてこない病気

受診する科　泌尿器科

症状と特徴　男児の生殖器《せいしょくき》異常のなかではもっとも多い病気で、陰嚢《いんのう》内に精巣が下りていない状態を指します。胎児の精巣は腹《ふく》腔《くう》内から30～32週くらいまでに陰嚢のなかに下りてくるのですが、これが途中で止まったままになっています。

早産児や**低出生体重児**（769頁）は発生率が高くなります。停留精巣を放置すると、鼠径《そけい》ヘルニアや精巣軸捻転《せいそうじくねんてん》、不妊症、精巣がんのリスクが高くなります。

原因　男性ホルモンの分泌不全や精巣を陰嚢に固定する靭帯《じんたい》（精巣導帯）の自然下降路への付着、鼠径管の通過障害、腹腔内圧などとの関係が考えられています。

治療　生後6か月くらいまでに自然に下降してくる場合もあります。精巣が下りてこない場合には、1～2歳ごろに手術を行います。鼠径部を切開して精巣についた血管や精管をはがし、精巣を陰嚢内に糸で固定する手術が一般的ですが、腹腔内に精巣がある場合には内視鏡手術をする場合もあります。

なお、入浴時などになると精巣が降りてくる状態のもの（**遊走精巣**または**移動性精巣**）は、とくに大きな問題がない限り治療は行いません。

亀頭包皮炎《きとうほうひえん》

●細菌繁殖で炎症が起こる

受診する科　泌尿器科

症状と特徴　亀頭と包皮の間に細菌が繁殖して炎症が起こった状態です。

包茎《ほうけい》（533頁）にともなって起こりやすく、おむつをしている幼少期から学童期にかけてよくみられ、亀頭および包皮が赤く腫《は》れます。膿《うみ》が出ておむつや下着につくこともあります。潰瘍《かいよう》や痛みをともなうこともありますが、発熱があることはまれです。

原因　包茎がおもな原因となります。亀頭が包皮に覆われていると、亀頭と包皮の間に垢《あか》がたまりやすく、さらにそこに尿がかかるため細菌が繁殖しやすくなります。

治療　包皮をむいて膿を出し、消毒をしてから抗菌薬の軟膏《なんこう》を塗ります。炎症が強い場合には抗菌薬を内服します。再発予防のためには包皮を清潔にすることが大切です。**真性包茎**（533頁）で何度も亀頭包皮炎を繰り返す場合には、包茎手術を受ける方法もあります。

先天性副腎《せんてんせいふくじん》（皮質《ひしつ》）過形成症《かけいせいしょう》

●性器に異常が起こる

受診する科　内分泌内科

症状と特徴　**副腎性器症候群**ともいいます。もっとも多い病態である**21水酸化酵素欠損症**は、副腎性アンドロゲンの過剰分泌によって、女子は外陰部の男性化、男子は陰茎などの発育が異常に進みます。ほかには、嘔吐《おうと》や脱水、体重減少が起こったり、皮膚が黒く変色したりします。

原因　副腎皮質では、鉱質コルチコイド、糖質コルチコイド、副腎性アンドロゲンの3種類のホルモンをつくっています。

ホルモンをつくる過程に必要な酵素に先天的に異常があって糖質コルチコイドがつくられなくなると、中枢から副腎皮質刺激ホルモンが分泌されます。すると、糖質コルチコイド以外のホルモンが過剰につくられ、さまざまな症状を引き起こします。

治療 不足している糖質コルチコイドなどの薬を生涯飲み続ける必要があります。

女子の場合は、男性化した外陰部を形成手術で適切な状態にする必要があります。

〈手足〉

O脚《オーきゃく》

●2歳を過ぎたら注意

受診する科 整形外科／小児科

症状と特徴 立ったときに、両膝《ひざ》の間が開き、O型にみえる状態で、いわゆる「がに股《また》」のことです。内股歩き（内旋歩行）をするために、転びやすくなります。

原因 ほとんどのこどもは、2歳までは軽いO脚で、成長とともに改善されます。2歳を過ぎてもO脚の程度が強い場合は、いちど受診しましょう。くる病（799頁）などの病気でも起こります。

治療 生理的O脚は、成長にともなって自然に治るため、矯正具の装着などの治療は行いません。ほかに原因となる病気がある場合は、その病気の治療を行います。

X脚《エックスきゃく》

●7歳を過ぎたら注意

受診する科 整形外科／小児科

症状と特徴 立ったときに、両膝《ひざ》がついているのに、両くるぶしの間が開き、X型にみえる状態をいいます。

X脚のこどもは、全身の関節が著しくやわらかく、立ったときに膝が後ろへ反り返ったり、土踏まずのアーチが低い外反扁平《へんぺい》足《そく》がみられたりします。両膝がぶつかるため、転倒しやすいことがあります。

原因 こどもの脚《あし》は、3歳ころから自然とX脚になり、7歳ころに、だいたいまっすぐになります。7歳以上になってもX脚があるときは、受診しましょう。

治療 生理的なX脚では、成長にともなって治るので、定期的な経過観察を行います。骨にかかわる病気が原因である場合は、手術が必要となることもあります。

先天性内反足《せんてんせいないはんそく》

●早期治療で日常生活には支障なし

受診する科 整形外科／小児科

症状と特徴 片方または両方の足部が内側に反り、足の裏が向かい合っているような状態を**内反足**といいます。足先が下を向く**尖足**《せんそく》、足の先が親指の方に曲がる**内転足**、

図1　足の内反と外反

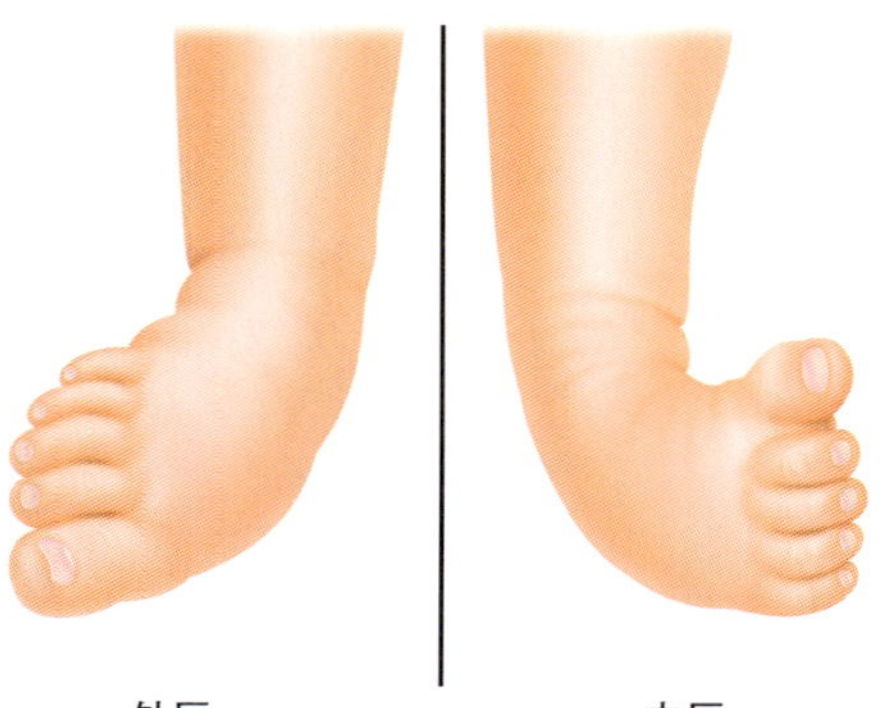

土踏まずのカーブが深い凹足《おうそく》などの変形を生まれつき合併したものを先天性内反足といいます。

原因 原因は解明されていませんが、足を構成するいくつかの骨の形態や骨どうしの配列に異常がみられます。

治療 早期（5歳くらいまで）に、手による矯正や矯正ギプスによる初期治療を行います。乳児期から幼児期にかけての治療は重症度により、装具療法や手術（種々の軟部組織開離術）が使い分けられます。

外反扁平足《がいはんへんぺいそく》

● 土踏まずの形成を促す

受診する科 整形外科／小児科

症状と特徴 足部が踵《かかと》に対して外側に反り（外反）、小指は床から上がっている状態で、足の裏のアーチ（土踏まず）がない扁平足を合併しています。

原因 こどもの扁平足の多くは、足の骨を連結している靱帯《じんたい》がやわらかすぎて、自分の体重を支えられずに変形が起こる状態です。体重がかかっていない状態では正常の足の形に戻ります。原因となる病気がなくてもみられます。

足の骨に変形はなく、配列が平らになっているために起こり、筋低緊張や関節弛緩性に関係すると考えられます。

治療 歩いたり、つま先立ちしていると改善してくるので、5歳くらいまでようすをみます。変形が強い場合は、矯正靴や足底装具などで治療することがあります。

神経の麻痺《まひ》が原因となる扁平足には、手術を行います。

ペルテス病《びょう》

● 保存治療と手術がある

受診する科 整形外科

症状と特徴 股関節部《こかんせつぶ》、太ももや膝《ひざ》の痛み、跛行《はこう》（足を引きずって歩く状態）があり、股関節の動きが悪くなります。症状が進むと、悪いほうの脚《あし》が細く、短くなります。

治療しないでいると壊死《えし》した骨頭がつぶれ、変形がひどくなります。しかし、発病後2年くらいで、骨頭への血行が再び始まり、壊死した骨が元のように回復します。

原因 原因はわかっていません。

大腿骨頭《だいたいこっとう》の成長が終了するまでの間に、大腿骨頭の血行障害によって骨壊死が起こります。5～8歳の男子に多くみられます。

治療 骨が正常な状態に回復するまでの間、大腿骨頭の変形が進まないように、免荷（患部に体重がかからないようにする）します。さらに、股関節の動きが悪くなるので、装具で負担を軽くします。

治療期間を短くするため、大腿骨の骨切り術を行うこともあります。

先天性股関節脱臼《せんてんせいこかんせつだっきゅう》

● 出産直後の育児環境が大切

受診する科 整形外科

症状と特徴 外傷もないのに、赤ちゃんの股関節が外れています（脱臼）。

生後1週間以内の赤ちゃんでは、股《また》を開いたときにコクッと音がします。生後1か月以後では、股関節の開き方が悪い、左右の脚《あし》の長さが違う、太もも内側のしわが左右対称でないといった症状があります。

原因 逆子《さかご》に多くみられます。また、生まれつき関節が緩く（関節弛緩）、不安定な股関節をもった赤ちゃんに、出産の直後から股関節や膝《ひざ》関節を伸ばした抱き方をすることで起こります（**発育性股関節形成不全**）。

治療 関節の発育が悪い臼蓋《きゅうがい》形成不全の場合は、股関節をなるべく開いておくだけで、ほとんどが自然に治ります。

亜脱臼や完全脱臼の場合、リーメンビューゲルというバンドを装着しますが、それでも整復されない場合は、牽引《けんいん》やギプス固定、手術などの治療を行います。

図2 先天性股関節脱臼

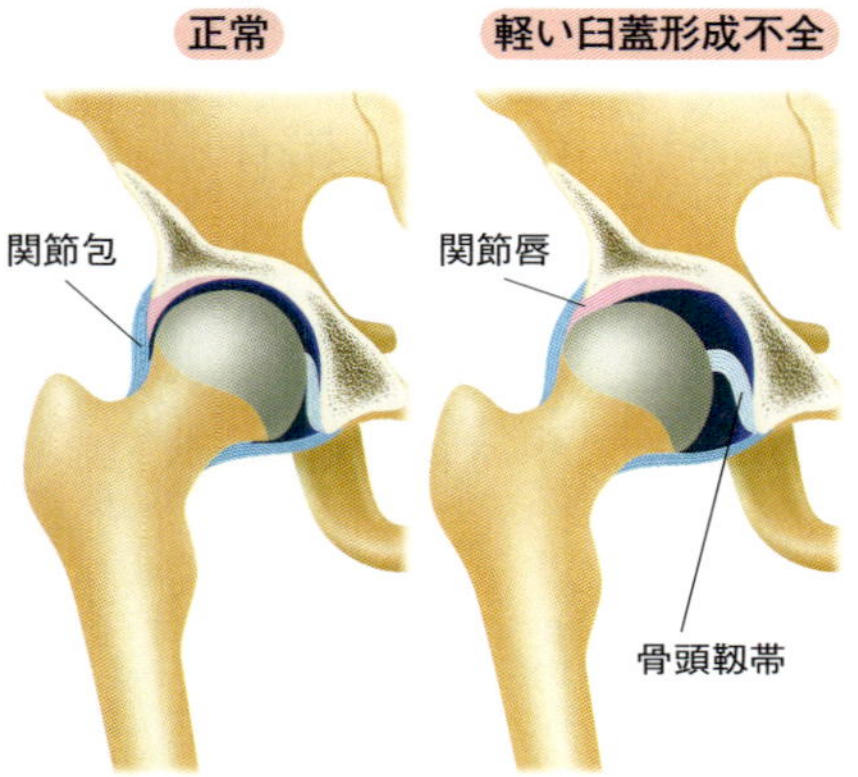

〈全身〉

（顕在性《けんざいせい》）二分脊椎《にぶんせきつい》

脊髄が背骨の外に出る先天性の異常

受診する科 小児科／小児神経科／脳神経外科／整形外科／泌尿器科／リハビリテーション科

症状と特徴 脊髄が損傷を受け、損傷部分よりも下（多くの場合が脚《あし》）の運動機能と感覚が麻痺《まひ》したり、排便・排尿機能に支障をきたしたりすることがあります。また、キアリ奇形とよばれる脳の障害や、小児水頭症（774頁）を併発することもあります。

原因 妊娠初期に、脊椎の融合が完全に行われなかったために脊椎が開いたままとなり、そこから脳からの命令を伝える神経の束である脊髄や髄液が外に出た状態（髄《ずい》膜瘤《まくりゅう》）で出生します。

原因は明らかになっていませんが、妊娠時の葉酸欠乏やビタミンA過剰摂取などが原因の一部と考えられています。

治療 脊髄を脊椎に収め、開いている部分を閉じる手術を行います。水頭症を併発した場合は、その治療も行います。また、排泄《はいせつ》障害に対しては便秘対策や自己導尿を、障害が出ている神経機能はリハビリテーションにより機能回復を図ります。

図1 （顕在性）二分脊椎（髄膜瘤）

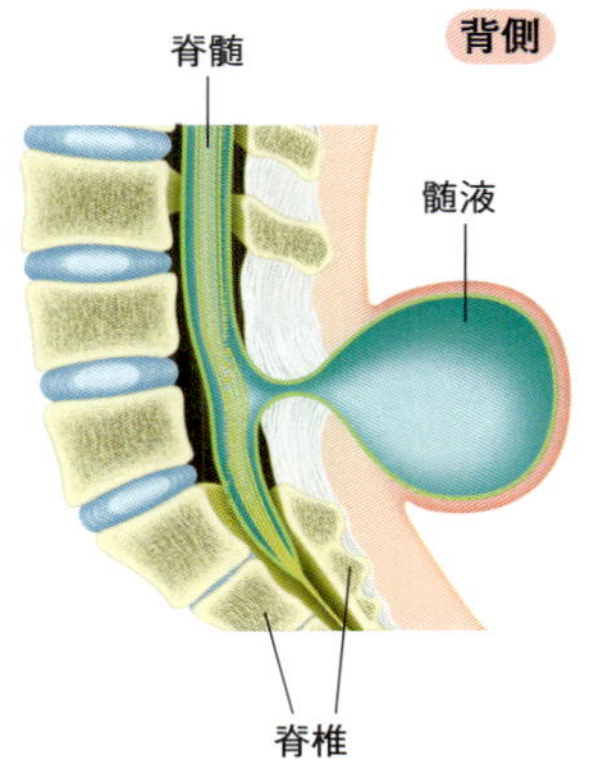

憤怒《ふんぬ》痙攣《けいれん》

ひじょうに驚いたり激しく怒って泣くときに起こる息止め発作

受診する科 小児科

症状と特徴 赤ちゃんは泣くときに息を止めるものです。泣き始めに呼吸が一時的に止まり、顔や唇が紫色になったり（チアノーゼ）、全身が突っ張って痙攣《けいれん》する、ぐったりとするなどの症状を起こします。**泣き**

頭部
体幹
手足
全身
がん
こころ
女性
こども

入りひきつけともよばれます。生後6か月ころから始まりますが、成長とともに治まり、就学前には自然に治まります。

原因 自律神経の機能障害と考えられています。過剰な興奮状態によって起こります。てんかん（266頁）とは異なります。貧血時に起こしやすいです。

治療 症状のひどいときには、薬物療法が行われることもあります。泣かせないように穏やかな対応が必要です。

熱性痙攣《ねっせいけいれん》

● 繰り返したり長い発作には注意

受診する科 小児科／小児神経科

症状と特徴 38℃以上の発熱にともなって手足が突っ張ったり、震えるような全身の痙攣が起こったりします。生後6か月～5歳くらいまでにみられます。通常は1～2分で落ち着きますが、なかには15～30分以上続くこともあります。

原因 原因のひとつとして遺伝子異常がわかっていますが、完全には解明されていません。家族性で起こることが多く、抗ヒスタミン薬や、テオフィリン薬（喘息《ぜんそく》治療薬）により誘発されることもあります。

治療 良性の病気ですが、発作が30分以上続く場合や、1日に2回以上繰り返す場合には注意が必要です。髄膜炎や脳症・脳炎など重い病気が隠れていることもあるので、初めてのとき、痙攣がからだの片側だけに起こる場合、嘔吐《おうと》や意識障害がある場合、家族にてんかんや痙攣を起こした人がいる場合などは、医師に相談しましょう。

先天性《せんてんせい》ミオパチー*

● 筋力が低下する遺伝性の病気

受診する科 小児科／小児神経科

症状と特徴 筋力の低下や発達の遅れがみられるのが特徴です。

乳児期発症の良性型では、首が据《す》わらない、表情が乏しい、寝返りや歩き出すのが遅いといった運動発達の遅れが起こります。また、物を持ち上げたり、起き上がったり、立ち上がったり、歩くことが難しいこともあります。

新生児期に発症する重症型では呼吸不全、

ひきつけ（痙攣《けいれん》）

突然全身の筋肉がこわばったり、白目をむいてガタガタと震えたりすることを、ひきつけといいます。意識がある場合もありますが、全身性のひきつけではほとんどが意識を失うため、呼び掛けやからだへの刺激にも反応しなくなります。

その症状から、保護者があわててパニックになってしまうことがあります。こどもにひきつけが起こったときには、あわてず冷静に対処することが大切です。

■ ひきつけたときの対処

安全なところで衣服のボタンやベルトを緩め、吐いても窒息しないよう、顔を横向きにして安静にさせます。ゆすったり動かしたりしないよう注意しましょう。通常のひきつけは数分以内で治まるため、心配いりませんが、原因をはっきりさせるために、医療機関を受診したほうがよいでしょう。10分以上続いたり、短時間に2回以上起こる場合は、重い病気の可能性もあるためただちに受診しましょう。

嚥下《えんげ》障害などが現れたり、生命にかかわることも少なくありません。いずれも進行はほとんどしないか非常にゆっくりです。

原因 遺伝子の異常により筋肉の発達が悪く筋力が低下します。

治療 根本的な治療法はありませんが、運動発達を促進したり、関節拘縮《こうしゅく》を防ぐためのリハビリテーションが重要となります。ときに呼吸筋力低下に対して人工呼吸療法などのサポートが必要です。

神経《しんけい》皮膚《ひふ》症候群《しょうこうぐん》

● 皮膚と神経に同時に異常が起こる

受診する科 小児科／小児神経科／皮膚科／脳神経外科

症状と特徴 皮膚と神経の症状が同時に現れる病気の総称です。白斑《はくはん》、色素斑（カフェオレ斑）、赤あざなどの皮膚症状と、痙攣《けいれん》、麻痺《まひ》、知能障害などの神経症状を認めます。症状の程度には幅があります。

原因 神経と皮膚は、受精卵の外胚葉という部分からつくられます。この部位の遺伝子異常で起こることが多く、結節性硬化症、スタージ・ウェーバー症候群、神経線維腫症（フォン・レックリングハウゼン病）が代表的な原因疾患です。

治療 痙攣やてんかんなどには、症状に応じた薬物療法などを行います。

フォン・レックリングハウゼン病《びょう》*

● 成長にともなって腫瘍が増える病気

受診する科 皮膚科

症状と特徴 神経線維腫症《しんけいせんいしゅしょう》ともいいます。

この病気の患者さんは、幼児期には薄茶の色素斑《しきそはん》がたくさん現れます。幼児期に多数の色素斑がある場合は注意しましょう。

10代後半になると神経線維腫とよばれる指先大のしこりが多数できます。このしこりはどんどん増え、形状や大きさもバラエティーに富み、小さいものからスイカ大のものまであります。しこりではなく、大きな腫瘍《しゅよう》が垂れ下がることもあります。

問題なのは、その部位が骨や臓器の近くにある場合です。大きな腫瘍によって骨が変形したり、臓器に障害が出たりすることもあります。腫瘍に痛みやかゆみはほとんどありません。

原因 出現率0・03%で、基本的には先天性の遺伝による病気です。ときとして突然変異で発症する場合もあります。

治療 通常、色素斑は治療せず、気になる場合だけ、カバーマークによって隠したり、レーザー治療で薄くすることがあります。神経線維腫がほかの部位を圧迫している場合は切除します。

白皮症《はくひしょう》*

● 色素の欠乏による皮膚の病気

受診する科 皮膚科／眼科

症状と特徴 人間の皮膚は色素細胞があって、そこでメラニンを生成しているのですが、メラニンをつくる細胞が生まれつき少なかったりなかったりすると、皮膚が白っぽく、目が赤く、髪の毛は金色になります。

色素がないことにより、日光に対してひじょうに敏感になります。紫外線に当たると、視力が低下したり、皮膚は赤くなるだけで黒くならず、その部位に皮膚がんができることもあります。

治療 治療法はまだありません。紫外線から目や肌を守るため、帽子や日焼け止めを使って日焼けを防いだり、色付きのサングラスを使ったりするなど、生活面での注意が必要です。

血友病《けつゆうびょう》

遺伝する先天性血液凝固異常症

受診する科 小児科／血液内科

症状と特徴 ささいな外傷によって出血が起こる先天性の病気で、血液を固めて止血する**血液凝固《ぎょうこ》因子**のうち、第Ⅷもしくは第Ⅸ因子の欠乏がみとめられます。

出血は、関節内、筋肉内、皮下、口腔《こうくう》内、頭蓋《ずがい》内などで繰り返し起こるほか、血尿、吐血、抜歯後や手術後の出血など多岐にわたります。また、同じ関節に何度も出血が起こると、関節の曲げ伸ばしができなくなることもあります。

いちど出血が起こると、欠乏している凝固因子を補わない限り止血は困難です。

原因 病的遺伝子を受け継いだ女性（保因者であるが発病はしない）から生まれた男子に、50％の確率で発病しますが、まれに非保因者から生まれることもあります。

治療 出血時は患部を冷やし、安静を保つことが大切です。

治療では、原則的に欠乏している凝固因子を静脈注射で補充します。現在では家庭でもこの補充療法が行えるようになりましたが、医師による徹底した指導・管理のもとで行わなければなりません。

先天性《せんてんせい》再生《さいせい》不良性《ふりょうせい》貧血《ひんけつ》

赤血球不足によって起こる遺伝性の貧血

受診する科 小児科／血液内科

症状と特徴 血液をつくる骨髄《こつずい》になんらかの先天的異常があって、赤血球がつくられないために起こる貧血です。

低身長、皮膚の色素沈着、手足の形態異常などを合併するものを**ファンコニー貧血**、赤血球だけがつくられないものを**ダイアモンド・ブラックファン貧血**とよびます。

症状はおもに4～6歳ごろに現れますが、治療が難しい遺伝性の病気です。

原因 先天的な骨髄の障害が原因で、ひじょうにまれな遺伝性の病気です。

治療 たんぱく同化ホルモン剤やステロイド薬などの薬物療法が行われます。

造血幹細胞移植も有効とされており、高率で有効です。

フォン・ウィルブランド病《びょう》

血友病とならぶ先天性出血性疾患

受診する科 小児科／血液内科

症状と特徴 幼少期から鼻出血、歯肉出血、消化管出血などが起こり、出血が止まりにくくなる先天性の疾患です。発生頻度は**血友病**とほぼ同じです。

止血にかかわるフォン・ウィルブランド因子の先天的な欠乏によって起こるこの病気は、因子の質には異常がないものの量が少ないタイプ1、因子の質に異常があるタイプ2、因子が極端に少ない重症型のタイプ3、の3つに分けられます。

原因 フォン・ウィルブランド因子の欠乏が原因です。

治療 タイプ1と2にみられる軽度の出血の場合は、フォン・ウィルブランド因子を放出させるDDAVP《ディーディーエーブイピー》（ホルモン誘導体）を用い、これ以外のタイプや重度の出血の場合は、フォン・ウィルブランド因子活性をもつ製剤を静脈注射します。

くる病《びょう》

成長期における骨軟化症

受診する科 整形外科／小児科

症状と特徴 こどもの骨軟化症（599頁）で、成長期（骨の発育期）にカルシウムやリンが骨に沈着せず、やわらかい骨（**類骨**）が増えている状態です。

骨の成長障害および骨格や軟骨部の変形をともない、O脚（793頁）、背骨の曲がり、鳩胸《はとむね》（780頁）、低身長などがみられます。

原因 骨がやわらかくなる原因はさまざまで、ビタミンD欠乏、ビタミンDの合成障害、ビタミンD受容体の異常、リンの不足、腎《じん》尿細管障害などがあります。

治療 骨のX線撮影で、診断できます。ビタミンD製剤、カルシウム製剤、リン酸塩を使用します。治療中は、ビタミンD過剰症などの副作用に注意が必要で、定期的な検査が行われます。

薬では治らない変形に対しては、手術を行うこともあります。

モルキオ症候群《しょうこうぐん》

低身長が現れる遺伝性の病気

受診する科 整形外科／小児科

症状と特徴 関節が緩いために頸椎《けいつい》の亜《あ》脱《だつ》臼《きゅう》を起こしたり、神経症状、股関節《こかんせつ》の障害、低身長、首や胴が短い、X脚（793頁）、背中の曲がり、鳩胸《はとむね》（780頁）、扁平足《へんぺいそく》（569頁）、視力の低下、心臓の肥大などの症状が現れます。

原因 遺伝性疾患のひとつです。

グリコサミノグリカンという物質を分解する酵素が生まれつき欠けていて、グリコサミノグリカンが骨格や内臓に異常に蓄積されて起こります。2歳くらいから発症します。

治療 根本的な治療法はありません。

装具療法による骨格の変形の予防や矯正を行う対症治療がおもな治療法です。

成長痛《せいちょうつう》

成長期の脚などの痛み

受診する科 整形外科／小児科

症状と特徴 2〜8歳のこどもで、夜間に脚《あし》が痛いと泣いたりしますが、痛みは長く続かないので、しばらくするとまた寝てしまう状態です。脚には、けがや炎症、運動の制限もなく、翌日には跳びはねています。月に1〜3回の割合で起こり、1〜2年くらい続くことも多く、脚の急激な成長にともないよくみられます。

原因 原因は不明ですが、脚の疲労感をことばにできないこどもが「痛い」といって訴えていると考えられ、心理的なストレスも関係しているようです。

全身の関節が緩い（関節弛緩）こどもに多く、運動が負担になっていることがあると思われます。

治療 病気による痛みではなく、脚の変形もみられないことが確認できたら、こどもの不安を解消することをいちばんに考えます。痛む場所をさすったり、温めたり、あるいは抱っこしたりすると、痛みが消えることも多く、治療に薬は使いません。
　痛みが続き、心理的要因が大きいと判断された場合は、専門医による心理カウンセリングを受けることも考えます。

成長《せいちょう》ホルモン分泌《ぶんぴつ》不全性低身長症《ふぜんせいていしんちょうしょう》

成長ホルモンの分泌低下が原因

受診する科 小児科／内分泌代謝(内)科

症状と特徴 出生時の体重はふつうでも、幼児期から急激に成長速度が低下し、平均身長に届かない低身長傾向が年々強くなります。体格のバランスや知的発達は問題ありませんが、声や顔に幼さが残ります。

原因 脳の下垂体《かすいたい》から分泌される成長ホルモンの量が少なくなることで起こります。分泌低下の原因がはっきりしない特発性の場合がほとんどで、脳腫瘍《のうしゅよう》がおもな原因となる続発性や、とてもまれですが、成長ホルモンにかかわる遺伝子の異常による遺伝性の場合もあります。最近では特発性について、分娩《ぶんべん》時、下垂体茎に断裂が生じることが関係すると考えられています。

治療 体重に応じた量の成長ホルモン製剤を週6～7回、就寝前に皮下注射します。本人または保護者によって、自己注射できます。早期に治療を始めるほど効果が高く、思春期の二次性徴が出現する前に治療を始める必要があります。

下垂体性巨人症《かすいたいせいきょじんしょう》

成長ホルモン分泌過剰による高身長

受診する科 小児科／内科／内分泌代謝(内)科

症状と特徴 幼児・小児期からとくに身長が伸び、同性同年齢の平均身長をはるかに上回るほど高くなります。思春期以降に著しく伸び、2mを超えることもあります。きわめてまれな病気です。

原因 下垂体から分泌される成長ホルモンが、腫瘍《しゅよう》（腺腫《せんしゅ》）によって分泌過剰になることで、骨が縦方向に伸びて高身長となります。成人後、発症すると手足の指や顎《あご》の先などが大きくなります（**先端巨大症**）。

治療 外科手術により、副鼻腔《ふくびくう》から腫瘍を取り出します。手術の効果が不十分な場合や、腫瘍が大きすぎて手術できない場合などは、薬物療法が用いられます。

思春期早発症《ししゅんきそうはっしょう》

一般的な場合より早く二次性徴が出現

受診する科 小児科／内分泌代謝(内)科

症状と特徴 二次性徴が、著しく早く現れます。男子の場合、9歳未満で陰茎や精巣《せいそう》（睾丸《こうがん》）が発育し、10歳未満で陰毛が生え始めます。女子では、7歳6か月未満で乳房が発育、8歳未満で陰毛が生え始め、10歳6か月未満で初経が認められます。また、思春期にみられる急激な成長も早く始まり、声変わりや体臭、行動の変化が早期に現れることもあります。
　未治療のままでいると、身長の伸びが最初は速いものの、早期に成長が終わり、最終的に成人での身長が低くなります。
　原因によっては、頭痛や視野が狭まる視野狭窄《きょうさく》などが起こることもあります。

原因 通常より早く、脳の下垂体《かすいたい》から性《せい》腺《せん》刺激ホルモンが分泌され、性腺から性ホルモンが分泌されることで起こります。

多くは原因不明の特発性ですが、とくに男子では、脳腫瘍《のうしゅよう》などが原因の場合も少なくありません。また、副腎腫瘍《ふくじんしゅよう》、卵巣腫瘍、先天性副腎過形成症（792頁）、遺伝子異常によるマッキューン・オルブライト症候群などが原因で、性腺または副腎で性ホルモンが分泌されることもあります。

治療 性腺刺激ホルモンの分泌を抑える薬物治療が行われます。皮下注射が用いられますが、治療効果は高いので、二次性徴が進行してもよくなるまで治療を続けます。腫瘍など、他疾患が原因の場合は、その疾患の治療が第一となります。

成人になってからの身長に問題ないと判断される場合は、とくに治療を行わないこともあります。

性腺《せいせん》機能《きのう》低下《ていか》症《しょう》

● **性腺の機能不全で二次性徴がみられない**

受診する科 小児科／内科／内分泌代謝（内）科

症状と特徴 思春期を過ぎても、身長などのからだの急激な発育や、二次性徴が現れません。そのため、平均よりも低身長になる傾向にあります。また、性器が発育せず、手足が長くなる体型になることがあります。思春期以降に発症すると、ひげが少なくなったり、性欲が低下したりします。

原因 性腺《せいせん》（精巣《せいそう》、卵巣《らんそう》）の機能が低下することで起こります。性腺機能の低下は、性腺自体に原因がある場合と、脳の下《か》垂体《すいたい》からの性腺刺激ホルモンが不足する場合とがあります。性腺に障害が起こるのは、クラインフェルター症候群（768頁）やターナー症候群（768頁）などの性分化疾患などの先天的な病気や、炎症、外傷、放射線の照射などの後天的な原因があげられます。

また、性腺刺激ホルモン不足の原因としては、嗅覚《きゅうかく》障害をともなうカルマン症候群が代表的ですが、脳腫瘍《のうしゅよう》などが原因の場合もあります。

治療 性腺刺激ホルモンの欠乏が原因の場合、生殖能力を得るためには、性腺刺激ホルモンの注射などが行われます。

小児《しょうに》糖尿病《とうにょうびょう》

● **インスリン分泌低下や作用不足が原因**

受診する科 小児科／内科／内分泌代謝（内）科

症状と特徴 口が渇いて、水分を多く飲み、尿量が増加してトイレが近くなります。夜尿（おねしょ）が始まることもあります。また、元気がなくなったり、疲労感を訴えたり、体重が減少してきます。これらの症状は急に現れますが、低年齢のこどもでは、気づかない場合もあります。

進行すると意識障害（**糖尿病ケトアシドーシス**）を起こし、腹痛、嘔吐《おうと》などの消化器症状が現れます。さらに悪化すると、意識不明、昏睡《こんすい》状態となり、命にかかわることもあります。

糖尿病は、血糖（血液中のブドウ糖）を細胞内に取り込み、エネルギーに変える作用を助けるインスリンの分泌が低下したり、作用が不足したりする代謝異常により、血糖値が上昇する病気です。インスリンが大きく欠乏する**1型糖尿病**と、インスリンの

頭部
体幹
手足
全身
がん
こころ
女性
こども

表1　こどもの推定エネルギー必要量（kcal／日）

	男の子			女の子		
身体活動レベル	低い	ふつう	高い	低い	ふつう	高い
0～5か月	―	550	―	―	500	―
6～8か月	―	650	―	―	600	―
9～11か月	―	700	―	―	650	―
1～2歳	―	950	―	―	900	―
3～5歳	―	1,300	―	―	1,250	―
6～7歳	1,350	1,550	1,750	1,250	1,450	1,650
8～9歳	1,600	1,850	2,100	1,500	1,700	1,900
10～11歳	1,950	2,250	2,500	1,850	2,100	2,350
12～14歳	2,300	2,600	2,900	2,150	2,400	2,700
15～17歳	2,500	2,850	3,150	2,050	2,300	2,550

厚生労働省「日本人の食事摂取基準」（2015年版）より一部改変

分泌が低下したり、はたらきが悪くなったりする**2型糖尿病**に大きく分かれます。

10歳未満の小児の場合、1型糖尿病が多いのが特徴です。成人がほとんどを占める2型糖尿病も、生活習慣の変化による小児肥満の増加にともない、最近では小児や10～20歳代の若年層で増えています。2型糖尿病は、病状がかなり進行するまで、ほぼ症状はみられないため、学校の尿検査で発見されるケースがあります。

原因　1型糖尿病は、インスリンを分泌する膵臓《すいぞう》のβ《ベータ》細胞が破壊されることで、インスリンが産生・分泌されなくなることで起こります。β細胞の破壊原因は不明ですが、自己免疫の過剰反応やウイルス感染が関係して起こると考えられています。

小児にも増えている2型糖尿病は、インスリンの分泌低下、インスリンのはたらきが悪くなる遺伝的要因に、食べすぎや運動不足といった生活習慣の乱れが重なり合い発症します。2型糖尿病は、肥満である場合が多い一方、肥満のない例もみられます。

治療　1型糖尿病の場合、不足しているインスリンを補うインスリン補充療法が基本となります。インスリンの補充は注射で行いますが、インスリンの注射は自分で行う必要があり、自分でできない小児の場合は保護者が行います。インスリン注入ポンプを用いた持続皮下インスリン注入療法も行われています。病院でしっかり指導を受けましょう。

これに並行して、血糖をよい状態にコントロールするため、摂取エネルギー量を適切に保つよう食事に注意し、適度な運動も大切です。一方で、食事や運動などの状況によっては、インスリンが過剰な状態になることもあり、低血糖を招くこともあります。震え、動悸《どうき》、めまいなどの低血糖症状がみられたら、砂糖やブドウ糖の入った飴《あめ》や飲み物などの補食をとるようにします。

小児での2型糖尿病の治療は、成人同様、基本は肥満の解消に向けた食事・運動療法になります。食事は、摂取エネルギーを制限するだけではなく、1日3食、規則的な食事を心掛け、糖質、たんぱく質、脂質の栄養素をバランスよく摂《と》るなど、肥満の原因となった食習慣を改善します。同時に、適度にからだを動かすことで、摂取エネルギーを消費することも重要です。

小《しょう》児《に》肥《ひ》満症《まんしょう》

● 治療を必要とする肥満

受診する科　小児科／内科／内分泌代謝

（内）科

症状と特徴 体内の脂肪組織が必要以上に増え、適正体重を超えた状態です。肥満は、身長に応じた標準体重をどの程度超えているか肥満度で表します。

18歳未満で、肥満度が20％を超え、体脂肪の増加が認められる場合、**肥満児**となり、さらに医学的な問題や肥満に関係する代謝異常、生活上の問題などから、**肥満症**と判定されます。

小児期の肥満は、成人への肥満につながりやすいといわれています。また、腹囲が大きくなり、耐糖能異常、高血圧、脂質代謝異常などをあわせもつ場合、**小児メタボリックシンドローム**となります。

原因 こどもの肥満のほとんどが、原因疾患がなく、食べすぎや運動不足などによって、余分なエネルギーが体内に脂肪としてたまっていく**単純性（原発性）肥満**です。心理的原因で、過食を招くこともあります。

このほか、まれに甲状腺《こうじょうせん》機能《きのう》低下症《ていかしょう》（364頁）などの内分泌性の病気や、プラダー・ウィリー症候群などの遺伝子異常など、ほかの疾患が原因で肥満となる**二次性肥満**の場合もあり、注意が必要です。

治療 単純性の肥満の治療は、摂取エネルギーに注意する食事療法と、消費エネルギーを増やす運動療法が基本となります。

間食は控え、栄養バランスのとれた食事を1日3食規則正しく摂《と》ることや、歩いて買い物に行ったり、掃除を手伝うなど、日常生活上の動きを含めた適度な運動を続けていくことがポイントとなります。

ただし、成長期の場合、体重を増やさないようにすれば、身長の伸びとともに肥満度は低下していくため、発達の妨げにならないよう、食事と運動のバランスも重要となります。心理的なことが原因の場合は、ストレスを取り除く必要があります。二次性肥満では、原因疾患の治療を行います。

表2　小児肥満症の診断基準2014

6歳以上18歳未満の肥満者で、下記のいずれかを満たす者	
●	A項目を1つ以上有する者
●	性別・年齢別・身長別肥満度が＋50％以上で、B項目の1つ以上を有する者
●	性別・年齢別・身長別肥満度が＋50％未満で、B項目を2つ以上を有する者
A	**肥満治療がとくに必要となる医学的異常**
1	高血圧
2	睡眠時無呼吸など換気障害
3	2型糖尿病・耐糖能異常
4	内臓脂肪型肥満
5	早期動脈硬化
B	**肥満と関連が深い代謝疾患など**
1	非アルコール性脂肪性肝疾患
2	高インスリン血症・黒色表皮症
3	高コレステロール血症・高非ＨＤＬコレステロール血症
4	高中性脂肪血症・低ＨＤＬコレステロール血症
5	高尿酸血症
6	肥満関連腎症
C	**身体的因子および生活面の問題など（2項目以上あればB項目1つと同等とする）**
1	皮膚線条
2	肥満にともなう運動器機能不全
3	月経異常
4	肥満に起因する不登校・いじめの対象
5	低出生体重、または高出生体重

中毒疹《ちゅうどくしん》

● 食べ物や体内の物質による皮膚の変化

受診する科 皮膚科

症状と特徴 中毒反応を起こす物質の摂

取、あるいは体内での生成による皮膚の異常です。発疹《ほっしん》や水ぶくれ、ただれ、蕁麻《じんま》疹《しん》、しこり、脱毛、かゆみなどの症状のいずれか、または複数を起こした状態です。症状は、原因となった物質によって異なります。

原因 食べ物だけでなく、内臓などの病気や生理、妊娠によってできた物質などが体内で作用して起こります。

治療 まずは原因となるものを特定し、ブドウ糖などの点滴によって体外に排出させるようにはたらきかけます。原因となっているものが肝臓や胃腸など、ほかの病気ならその治療もします。

一方で、症状を見守りながら必要に応じて、ステロイド外用薬を使用します。中毒疹を起こすきっかけが食べ物ならば今後それを食べないようにします。

あせものより

● **あせもをこじらせたおでき**

受診する科 皮膚科／小児科

症状と特徴 あせもが治らないでこじれてしまっているところにブドウ球菌が感染して起こる感染症です。

膿《うみ》をもった赤いおできが特徴です。痛みをともない、リンパ節が腫《は》れたり、熱が出ることもあります。夏に乳幼児の頭や顔、首、背中、お尻などにみられます。

原因 黄色ブドウ球菌に感染し、皮膚の奥にあるエクリン腺《せん》まで及ぶことが原因です。汗の多く出る夏に汗の出口である汗孔《かんこう》が詰まりやすくなることもきっかけになります。

治療 抗菌薬の服用や外用をします。切開して膿を出すこともあります。

おむつかぶれ（おむつ皮膚炎《ひふえん》）

● **おむつの時期特有のお尻の皮膚の炎症**

受診する科 皮膚科／小児科

症状と特徴 おむつの当たる部分を中心に起こる皮膚のかぶれです。初めはおむつの当たる場所が赤くなり、放置しているとだんだん腫《は》れていきます。

症状が悪化するとおむつ替えのときや赤ちゃん自身が動くことによって皮膚がこすれて、尿や便をするたびにしみて泣くようになります。最近では高齢者にもみられるようになりました。

原因 おむつをしていると湿気がこもり、お尻は蒸れた状態になります。そこに尿や便とともに細菌やかびが発生することで、おむつに接している部分の皮膚が炎症を起こします。

治療 お風呂《ふろ》などでお尻をきれいにした後、おむつ替えのたびに炎症を抑え、皮膚を保護する亜鉛華単軟膏《あえんかたんなんこう》をすりこみます。皮膚症状がひどいときはステロイド薬を使用します。

日常生活においては、おむつをこまめに替えるなど、なるべくお尻を清潔で乾燥した状態に保つことが予防と症状の改善に役立ちます。おむつ替えのたびにお尻を洗うことも効果があります。

蒙古斑《もうこはん》

● **日本人に多い青いあざ**

受診する科 皮膚科

症状と特徴 生まれつき、あるいは生後1

か月以内にできるお尻の仙骨部周辺にできる青いあざのことです。学齢期前に自然に消えます。

まれにお尻以外にも青いあざができることがありますが、これは**異所性蒙古斑**として区別され、通常の蒙古斑より消えるのに時間がかかります。

原因 皮膚に色素細胞が残っていることから起こります。

治療 良性であるためとくに治療は行いません。

小児《しょうに》ストロフルス

●**虫刺されから続いてできる発疹**

受診する科 皮膚科／小児科

症状と特徴 春から夏にかけて増えてくる、**虫刺され**（664頁）から広がってくる発《ほっ》疹《しん》のことです。膨らみのある赤い発疹で、強いかゆみが特徴です。ひどいときは水ぶくれになることもあります。乳幼児に特有の病気です。

大人ではほとんどみられません。

原因 虫に対する免疫がないため起こる反応という説もあります。

治療 ステロイドの塗り薬が使われます。かゆみがひどいときは抗アレルギー薬を服用します。

予防としては、虫に刺されないよう、長《なが》袖《そで》長ズボンの着用や、防虫スプレーの使用などで備えることです。

単純性血管腫《たんじゅんせいけっかんしゅ》

●**皮膚の血管が多いため赤く見えるあざ**

受診する科 皮膚科／形成外科

症状と特徴 生まれたときにすでにみられる先天性の赤いあざです。発生する部位は、とくに決まっていないので、どの部位にもみられます。

いちご状血管腫と違い、あざに盛り上がりはみられませんが、成長によって自然に消えることもありません。**スタージ・ウエーバー症候群**も単純性血管腫のひとつのタイプです。

原因 皮膚の血管が増え、透けて見えることで、肉眼では赤く見えます。遺伝性のものではありません。

治療 治療はおもにレーザーを赤あざの部位に照射することによって赤みをとるものです。3か月おきに治療をします。

0歳児は麻酔薬を塗って外来で治療することができますが、それ以降になると、暴れたりするので全身麻酔をかけての治療になります。

スタージ・ウエーバー症候群《しょうこうぐん》*

症状と特徴 単純性血管腫がとくに顔や頭部に多く発生し、目や脳に異常をきたすことがあります。目の異常には**緑内障**《りょくないしょう》（314頁）、脳の異常には**てんかん発作**《ほっさ》（267頁）などがあります。

原因 単純性血管腫によって、三叉《さんさ》神経や目の血管などに異常を及ぼすからと考えられています。

治療 まずは単純性血管腫をレーザー照射によって治療します。それとともに、てんかんのある場合は抗てんかん薬の服用や手術が、目の異常のときは眼圧のコントロールが行われます。

いちご状《じょう》血《けっ》管《かん》腫《しゅ》

●盛り上がりのある赤いあざ

受診する科 皮膚科

症状と特徴 生まれて数週間後に現れる赤いあざで、盛り上がっているのが特徴です（667頁写真8）。

あざは初めは赤いだけですが、その後、成長とともに膨らんでいきます。生後6か月ころが最大で、その後だんだんに色も薄くなり範囲も小さくなります。6歳ころには消失していることが多いのですが、大きなあざの場合は、跡が残ることもあります。

また、あまりに大きな血管腫の場合には血小板が減少して出血しやすい状態（**カサバッハ・メリット症候群**）になることもあります。そのため最近では症状によってはすぐ治療を始めることが勧められています。

原因 皮膚の血管が増えたことによる皮膚の異常です。

治療 あざの範囲が広いと跡が残ることがあるため、早期からの色素レーザーによる治療も行われます。目にかぶさるようにできた場合は眼科医と連携して治療します。

水《みず》いぼ（伝《でん》染《せん》性《せい》軟《なん》属《ぞく》腫《しゅ》）

●こども特有のやわらかいいぼ

受診する科 皮膚科／小児科

症状と特徴 幼児から小学生低学年にかけてからだや手足にできる、直径1～5㎜ほどのやわらかいいぼです。夏に多く、いぼそのものは痛くもかゆくもないのですが、接触することでどんどん増えていきます。

原因 伝染性軟属腫ウイルスによって起こります。直接接触や患部をかいた手からの感染、触ったものを介しての感染など、感染経路はさまざまです。

治療 放置しておいても半年くらいで自然にとれる場合もありますが、その間にも人にうつることと、見た目の悪さから治療を勧められます。治療ピンセットでいぼをとりますが、かなりの痛みをともないます。麻酔テープを貼《は》ってからとる場合もあります。冷凍凝固法や角質をやわらかくするサルチル酸を使用してとることもあります。ただし、予防に有効な薬はまだありません。

伝《でん》染《せん》性《せい》膿《のう》痂《か》疹《しん》（とびひ）

●夏に多いこどもの皮膚病

受診する科 皮膚科／小児科

症状と特徴 破れやすい水ぶくれがからだの随所にでき、どんどん増えていく皮膚の病気です。火事の飛び火のように急に広がるので、とびひともよばれます。

夏にこどもが多くかかる皮膚疾患です。まれに**アトピー性皮膚炎**（653頁）の大人にもみられます。

原因 この水ぶくれは黄色ブドウ球菌によるもので、水ぶくれの中だけでなく、表面にも黄色ブドウ球菌がいて、知らず知らずのうちに、からだじゅうに感染していきます。また他の人にも感染します。

治療 まず、患部を消毒したうえで抗菌薬の塗り薬を使用します。患部が広かったり、急速に増えているときは、抗菌薬の飲み薬も併用します。かゆみがひどいときは抗ヒスタミン薬などのかゆみ止めを内服します。

リウマチ熱《ねつ》

溶連菌感染後に発熱と関節痛

受診する科 小児科

症状と特徴 最初によくみられる症状は、発熱と関節痛です。関節痛は、手首、ひじ、膝《ひざ》、足首、肩、股関節《こかんせつ》などが熱をもって赤く腫《は》れ、痛みだします。心臓の弁膜や筋肉に炎症が起こり（**心炎**）、心雑音や不整脈、頻脈、胸痛などをともなうこともあります。

また、皮膚症状として、**輪状紅斑**《こうはん》とよばれるかゆみや痛みのない発疹《ほっしん》や、関節付近の皮膚下に現れる小さな豆粒大の結節《けっせつ》（しこり）がみられます。

このほか、無意識のうちに手足が動いたり、顔をしかめたりする、**舞踏病**とよばれる症状も特徴的です。

リウマチ熱は5～15歳のこどもに多くみられ、ほとんどが数か月で快方に向かいますが、心炎がある場合に初期治療を十分に行わないと、後遺症としてリウマチ性心臓弁膜症につながることもあるため、注意が必要です。

原因 A群溶血性連鎖球菌（溶連菌）の感染が原因と考えられています。溶連菌感染症（812頁）による上気道炎が治った数週間後にリウマチ熱症状が出始めますが、溶連菌自体が原因ではなく、溶連菌の毒素に対する抗体が発症に関係しているとみられています。

溶連菌の感染でかならず発症するわけではありません。しかし、いちどリウマチ熱になった後で溶連菌に再度感染すると、リウマチ熱を再発する可能性が高くなり、さらに再発によって心炎につながる危険が高くなることがわかっています。

治療 溶連菌に対して抗菌薬（ペニシリン）を使う抗菌療法が行われます。

関節の炎症に対しては、アスピリンなどの非ステロイド系抗炎症薬で炎症を抑えます。

心炎がある場合には、まず安静を保ち、ステロイドが用いられます。

また、溶連菌への再感染を防ぐために、治癒した後も継続して抗菌薬を使用していくことが、重症化を防ぐ大切な予防治療となっています。

皮膚《ひふ》筋炎《きんえん》＊

発疹が特徴的な膠原病の一種

受診する科 小児科／小児神経科

症状と特徴 筋力の低下や関節痛、嚥下《えんげ》障害、発熱、疲労感などがみられます。また、特徴的な皮膚症状として、おもに上まぶたに出る赤紫色の紅斑《こうはん》（**ヘリオトロープ疹**）や、手の甲側の指関節に現れるかさかさして盛り上がった赤い発疹《ほっしん》（**ゴットロン丘疹**）などがあります。皮膚の発疹の後、茶色の色素沈着、皮膚の萎縮《いしゅく》、色素脱落といった症状が現れることもあります。

原因 膠原病《こうげんびょう》の一種で、多発性筋炎のうち皮膚に症状が出るものを皮膚筋炎といいます。原因不明で、厚生労働省が定める指定難病になっています。

治療 ステロイドによる薬物療法が行われ、効果が不十分な場合は、ステロイドを大量に注射するパルス療法や、免疫抑制薬が併用されます。ステロイドや免疫抑制薬が効かない場合、ガンマグロブリンが使用されることもあります。

若年性特発性関節炎《じゃくねんせいとくはつせいかんせつえん》

●原因不明のこどもの関節リウマチ

✚**受診する科** リウマチ・膠原病科／内科／整形外科／小児科

症状と特徴 16歳未満に発症する原因不明の関節リウマチです。こどもの膠原病《こうげんびょう》で、身体機能の障害や、成長障害や視力障害を引き起こすので、注意が必要です。

成人に発症する**関節リウマチ**（546頁）より症状が重いこともあります。大きく分けて、全身型（スチル型）、多関節型（成人型）と少数関節型の3つに分類されます。

◎**全身型（スチル型）** 発熱、発疹《ほっしん》、関節炎が現れます。高熱が出たり平熱に戻ったり、1日の体温差が大きいのが特徴です。また発熱時には、しばしばピンク色の発疹（リウマトイド疹）やリンパ節の腫《は》れが現れます。

心膜炎（415頁）、**アミロイドーシス**（592頁）などを併発することがあります。

◎**多関節型** 成人の関節リウマチのように、指などの小さな関節のほか、さまざまな関節に左右対称に炎症が起こります（5か所以上）。多くの症例は、関節リウマチに移行します。発熱は微熱程度です。

◎**少数関節型** 関節炎は4か所以下で、多くは膝《ひざ》や足などの大きな関節に痛みや腫れが起こります。他の型にくらべて関節の炎症は軽く、4～5歳の女児に多い病気です。目に虹彩炎《こうさいえん》（瞳孔《どうこう》の周囲の虹彩に起こる炎症）を併発することがあります。

原因 成人のリウマチと同じく、免疫異常やウイルス感染などが複合的に関与して、関節の滑膜に炎症が起こり、関節の破壊や変形を引き起こすと考えられています。

治療 炎症を抑え、進行をくい止めて関節に後遺症を残さないことが主眼となります。薬物療法とリハビリテーションを症状に応じて併用します。

◎**診断** ほかの膠原病や血液疾患、感染症と区別するため、さまざまな検査を行います。血液検査では白血球や血小板の増加、強い炎症反応がみられ、多関節型ではリウマトイド因子陽性を示すことがあります。

◎**薬物療法** 全身型では、非ステロイド系抗炎症薬が基本です。心膜炎などを併発している場合にはステロイド薬や免疫抑制薬を使うことがあります。

多関節型の場合は、非ステロイド系抗炎症薬だけで症状が治まることもありますが、症状が強い場合や、リウマトイド因子陽性のときは、早期からステロイド薬、抗リウマチ薬、免疫抑制薬を併用します。

少数関節型には、非ステロイド系抗炎症薬を使います。虹彩炎には眼科の治療を行います。

全身型、多関節型に対しては生物学的製剤（生物が産生するたんぱく質を利用した薬）の使用も行われるようになりました。

◎**リハビリテーション** 急性期には安静を保ちます。痛みのないときに、関節や筋肉に負荷をかけすぎないよう、徐々にリハビリテーションを始めます。筋力を増強し、関節の変形や拘縮《こうしゅく》を予防する運動療法が中心となります。

多くの場合、治療も長期間にわたりますので、治療にあたっては、社会生活の援助や心理的なケアも必要になってきます。理学療法士や心理療法士によるサポートに加えて、学校や家族の協力が大切です。

川崎病《かわさきびょう》

● **発熱・発疹など特徴的な症状が出る**

受診する科 小児科

症状と特徴 4歳以下、とくに1歳くらいの乳幼児に多い病気です。この病気には、6つの特徴的な症状があります。

①39～40℃の高熱が5日以上続く。
②目が充血する。
③唇が腫れ、舌がいちごのようにブツブツと腫れる（**いちご舌**）。
④発熱後2～3日で全身に発疹《ほっしん》が出る。
⑤手足が赤く腫《は》れ、10日くらい後に指先の皮がむけてくる。
⑥急性期にリンパ腺《せん》が腫れる。

このような特徴的な症状があるため、特別な検査をしなくても診断を下すことができます。1963（昭和38）年に川崎富作《とみさく》博士によって発見されたことから、この名がついています。

冠動脈に動脈瘤《どうみゃくりゅう》ができることがあり、動脈瘤が破裂すると命に危険があります。

以前は、この病気のこどものうち2％ほどが亡くなっていましたが、現在は0・7％程度にまで危険性は低下しています。

原因 原因はまだはっきりわかっていませんが、溶血性連鎖球菌の毒素によるものではないかという研究も行われています。

治療 心臓に冠動脈瘤などの合併症を引き起こす危険があるため、入院して治療します。合併症の予防のために、アスピリンの内服、ガンマグロブリン製剤の静脈注射を行います。

手《て》足《あし》口《くち》病《びょう》

● **口、手、足に水疱性の発疹が出現**

受診する科 小児科

症状と特徴 口の中や手足に米粒大の発疹《ほっしん》ができるのが特徴です。発疹は、最初は水《すい》疱状で、破れて潰瘍《かいよう》になると痛がゆくなります。膝《ひざ》やお尻にできることもあります。発熱や、下痢、嘔吐《おうと》などをともなうこともあります。

嘔吐や頭痛が続く場合、まれに心筋炎や髄膜炎を合併していることもあるため注意が必要です。

原因 エンテロウイルスなどの腸管ウイルスやコクサッキーウイルスなどへの感染がおもな原因です。

治療 比較的軽い病気で自然に治りますが、口の中の痛みや発熱が強い場合は、症状を緩和する対症療法を行います。

口の中の水疱がしみて痛むために飲食できない場合には、脱水症状を起こしやすいため、食事は刺激が少なく、のどごしのよいものにし、水分補給には十分注意します。

写真1　手足口病（舌と手の発疹）

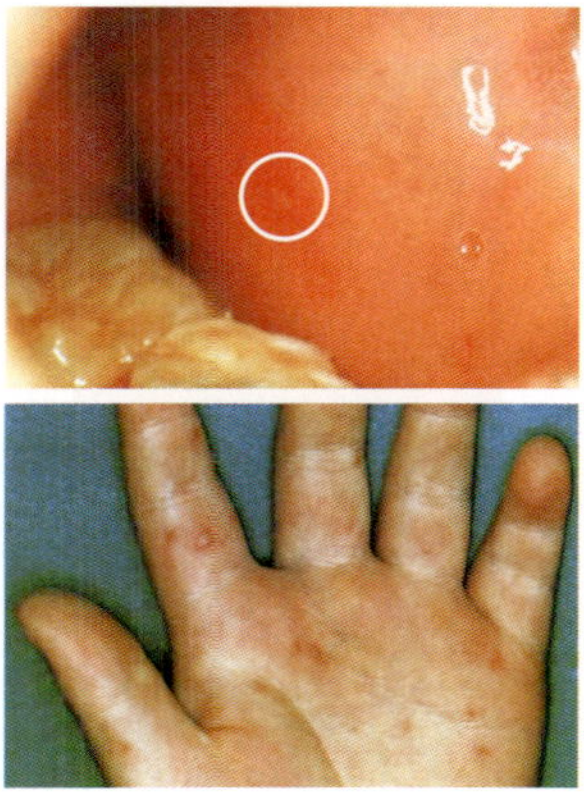

咽頭結膜熱《いんとうけつまくねつ》（プール熱《ねつ》）

● **発熱、のどの痛み、結膜炎が主症状**

受診する科 小児科／眼科

症状と特徴 急に38～40℃の高熱が出て、

頭部
体幹
手足
全身
がん
こころ
女性
こども

のどが赤く腫《は》れて痛みます。同時に結膜炎（297頁）を起こし、目が充血してゴロゴロと痛み、涙や目やにが出ます。吐き気、腹痛、下痢などがみられることもあります。

原因 アデノウイルスの感染が原因となります。プールの水から感染することから、プール熱ともいわれています。

治療 症状を和らげる対症療法が基本となり、高熱の場合は小児科、結膜炎が強い場合は眼科での治療が必要となります。目の二次感染予防のため、抗菌薬入り点眼薬が使用されることもあります。水分補給に努める一方、タオルなどの洗濯は別々にするなど、家族間の感染にも注意しましょう。

はしか（麻疹《ましん》）

● 発疹をともなうウイルス性疾患

✚受診する科 小児科

症状と特徴 10～12日の潜伏期間の後、発熱、咳《せき》、くしゃみといったかぜに似た症状が現れます。また、目が充血して目やにや涙が多く出たり、光をまぶしがったりすることもあります。数日すると、頬《ほお》の下側の口内の粘膜に、はしか特有の小さな白い斑《はん》点《てん》（コプリック斑）がみられます。

発熱後、一時熱は下がりますが再び上がり、高熱とともに全身に発疹《ほっしん》が出始めます。発疹どうしが合わさり大きくなることもあります。発疹は褐色の色素沈着を残しますが、しだいに薄くなっていきます。1週間から10日ほどで回復します。

熱が下がらない場合は、肺炎や中耳炎、喉頭炎《こうとうえん》、細菌二次感染なども考えられます。

原因 麻疹ウイルスの感染が原因で起こる感染症です。感染力がとても強く、空気感染（同じ空間にいると感染する）します。1度かかると免疫ができます。また、学校感染症のため、熱が下がって3日たつまで、登校（園）できません。

治療 特別な治療法はなく、二次的な細菌感染を予防するために抗菌薬が使われたり、熱や頭痛などの症状を和らげる対症療法が行われます。水枕《こおりまくら》などで高熱を抑えながら、栄養・水分補給などに注意し、安静を保ちます。

予防には、ワクチンの定期予防接種（2回）が義務づけられています。

写真2　はしかの発疹（上）とコプリック斑（下）

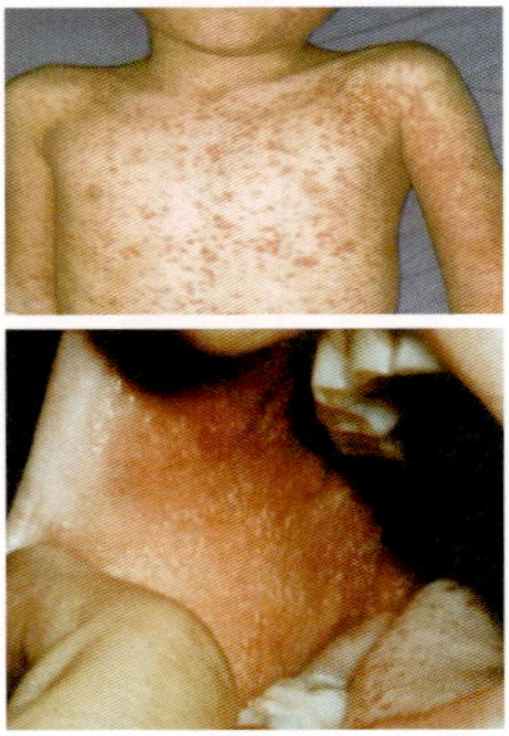

風疹《ふうしん》（三日《みっか》はしか）

● はしかより症状は軽い

✚受診する科 小児科

症状と特徴 比較的軽い発熱や咳《せき》などのかぜ症状とともに、小さな赤い発疹《ほっしん》が全身に出ます。かゆみはほとんどなく、はしかのように発疹が大きくなることもありません。

発疹が出る少し前に、とくに耳や首の後ろ、後頭部のリンパ節が腫《は》れるのが特徴で、症状は3～4日で治まります。

原因 風疹ウイルスへの感染が原因です。感染力は弱く、感染しても症状が現れないこともあります。1度かかると免疫ができます。

治療 通常は、安静にすれば問題ありません。症状が強い場合には、症状を緩和する対症療法が行われます。

風疹の予防には、ワクチンの定期予防接種（2回）が義務づけられています。

先《せん》天《てん》性《せい》風《ふう》疹《しん》症《しょう》候《こう》群《ぐん》

妊娠初期の風疹が胎児に影響

受診する科 小児科

症状と特徴 出産後の赤ちゃんに、白内障《はくないしょう》（312頁）や網膜症などの目の異常、脳性麻痺《まひ》、心疾患、聴力障害などの先天異常が起こります。これらの異常は合併していることも多く、発育・発達障害をともない、永久的な障害を残すこともあります。

また、低体重、血小板減少性紫斑病《しはんびょう》（620頁）、溶血性貧血（618頁）などの一過性の症状がみられることもあります。

原因 免疫のない女性が妊娠初期に風疹ウイルスに感染すると、胎児に影響が及び、重い先天異常を起こす危険が高くなります。

治療 特別な治療法はなく、それぞれの異常に応じた治療が行われます。

なにより妊娠中は風疹ウイルスに感染しないよう、ワクチンの予防接種を受けておくことが大切です。

突《とっ》発《ぱつ》性《せい》発《ほっ》疹《しん》

乳幼児にみられる急性感染症

受診する科 小児科

症状と特徴 急に38～40℃の高熱が出ます。高熱の割には比較的元気にみえるのが特徴ですが、ときに不機嫌になったり、よく眠らなかったり、嘔吐《おうと》や下痢、痙攣《けいれん》をともなうこともあります。

これらの症状は3～4日続いて、熱が下がると回復しますが、熱が下がる前後に首や耳の後ろ、胴体部分などに色の薄い小さい発疹が現れます。発疹は2～3日で消え、跡は残りません。

原因 ヘルペスウイルスの一種であるヒトヘルペスウイルス6型、7型の感染が原因で起こります。ほとんどが2歳までにかかります。

治療 とくに治療をしなくても自然に回復します。安静にして、水分補給に注意します。まれに脳症（意識がもうろうとなったり、痙攣する）の報告があります。

おたふくかぜ

耳の下が腫れて独特の顔つきに

受診する科 小児科

症状と特徴 耳の下で顎《あご》の後ろのくぼみの部分（耳下腺《じかせん》）が、片側だけ、または両側が腫《は》れ、高熱が出ます。軽い発熱、頭痛、だるさ、食欲低下などの前触れ症状がある場合もあります。

耳下腺の腫れにより、おたふく面のような顔つきになります。正しくは、**流行性耳下腺炎**といいます。

小児期にかかることが多いため、学校感染症に指定されていますが、思春期以降に感染すると、精巣《せいそう》が炎症を起こし（精巣炎）、両方の精巣が損傷すると男性不妊症（535頁）になるため、注意が必要です。

また、ウイルスが頭部に移行して髄膜炎を起こすと、頭痛、吐き気、意識混濁、痙攣《けいれん》などの症状をともないます。また、回復した後に耳鳴りや違和感がある場合には、難聴を疑います（**ムンプス難聴**）。

原因 ムンプスウイルスへの感染によって起こる感染症です。1度かかると免疫ができ、一生かかりません。

治療 根本的な治療法はなく、安静にして、水分補給を心掛けます。痛みが強い場合には、食事は噛《か》まなくてもよいような、やわらかいものにします。発熱や腫れの痛みが強い場合には、解熱鎮痛薬や冷湿布を使用することもあります。

予防には、ワクチン接種が有効です。

水《みず》ぼうそう（水痘《すいとう》）

● かゆみのある水疱ができる感染症

受診する科 小児科

症状と特徴 軽い発熱、頭痛、だるさがみられた後に、赤い発疹《ほっしん》が顔、胴体からポツポツと出始め、全身に広がっていきます。頭や口の中にできる場合もあります。

発疹は、やがて水ぶくれ状になり、2〜3日でかさぶたになりますが、順次現れるため、発疹、水ぶくれ、かさぶたが混在する場合もあります。

かゆみをともなうため、水ぶくれのときにかきむしったり、化膿《かのう》させたりすると、跡が残ることがあります。

写真3　水ぼうそうの発疹

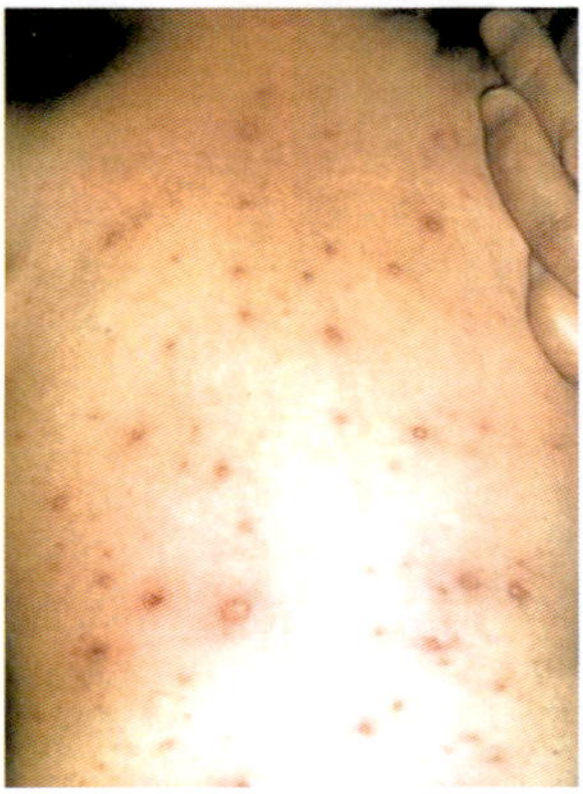

症状が現れた直後がもっとも感染力が強く、水ぶくれがすべてかさぶたになるまで感染力は続きます。すべてがかさぶたとなって治るまでに、約1週間ほどかかります。

また、治った後しばらくして、まれに急性小脳失調症などの合併症を起こすこともあります。

原因 水痘帯状疱疹《たいじょうほうしん》ウイルスとよばれるヒトヘルペスウイルスの感染が原因で起こります。感染力がとても強く、感染者に接触しなくても、空気感染するので注意が必要です。1度感染すると免疫ができ、再度かかることはありません。ただし、水痘帯状疱疹ウイルスは、最初に感染した後も体内に潜伏し、体力が下がった場合などに再活性化して局所的な**ヘルペス**〈**帯状疱疹**（672頁）〉を起こすこともあります。

治療 通常は、かゆみを和らげるために皮膚に軟膏《なんこう》を塗ったり、抗ヒスタミン薬を使用するなど、症状を軽減するための対症療法が行われますが、症状を軽くするまで抗ウイルス薬を使うことも多いです。

水ぼうそうの予防には、定期のワクチン接種（2回）が有効です。

溶連菌感染症《ようれんきんかんせんしょう》（猩紅熱《しょうこうねつ》）

● 治っても指示どおりの服薬が大切

受診する科 小児科

症状と特徴 38〜40℃の発熱、頭痛、のどの痛み、食欲不振、吐き気など、かぜのような症状から始まります。のどがひじょうに赤くなり、舌の表面にいちごのようなブツブツの赤み（**いちご舌**）ができることが多く、扁桃腺《へんとうせん》や首のリンパ節が腫《は》れたり、扁桃腺に白色から黄色がかった膜ができることもあります。

発熱後1〜2日すると、かゆみのある小

さな赤い発疹《ほっしん》が全身に現れることがあります。通常は1週間ほどで回復しますが、数週間後にわきや手指などの皮膚が細かいくずとなってむけることがあります。

症状が治まっても、1～2週間たってから急性糸球体腎炎《じんえん》（508頁）やリウマチ熱（807頁）を引き続き合併することがあるため、注意が必要です。

原因 A群β《ベータ》溶血性連鎖球菌が原因です。

治療 抗菌薬を使用します。服薬によって症状は回復しますが、溶連菌を完全に除く前に服薬をやめると再発することが多くあります。

腎炎《じんえん》やリウマチ熱を合併する危険も高くなりますので、10～14日間、医師の指示どおりに最後まで治療を続けることが大切です。

写真4　溶連菌感染症のいちご舌

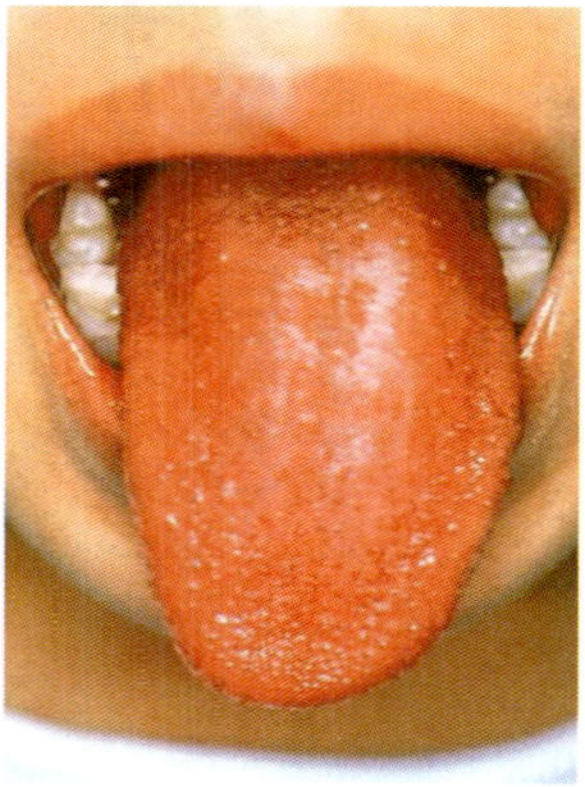

ジフテリア

強い毒素をもつジフテリア菌

受診する科 小児科／救急外来

症状と特徴 のどの痛み、だるさ、40℃近い高熱などの症状が急に現れ、のどが赤く腫《は》れます。吐き気や嘔吐《おうと》、頭痛などをともなうこともあります。

その後、のどに灰白色の膜（偽膜）が広がり、首のリンパ節が腫れてきます。この膜は厚くはがれにくく、むりにとると出血します。のどの奥に膜が広がると、咳《せき》が出始めて声がかすれ、やがて気道が狭くなって呼吸が困難になり、ひどくなると窒息して死に至ることもあります。

また、心筋炎を合併すると、心不全による突然死の危険性が高まります。手足を動かしにくくなるなどの神経麻痺《まひ》を起こすこともあります。

原因 強い毒素をもつジフテリア菌の感染により、上気道に炎症が起こります。

治療 発症したら、すぐに保健所へ報告する必要があります。ただちに入院し、抗毒素血清療法、抗菌薬による治療が行われます。現在、ジフテリア、百日咳、破傷風《はしょうふう》、ポリオの四種混合ワクチンの定期予防接種によって予防することができます。

泉熱《いずみねつ》（エルシニア菌感染症《きんかんせんしょう》）

エルシニア菌による感染症

受診する科 小児科

症状と特徴 急に38～39℃の発熱があり、かゆみをともなう赤い発疹《ほっしん》が手足を中心に全身に現れます。頭痛、腹痛、吐き気、嘔《おう》吐《と》、軽い下痢などをともないます。熱はいちど下がってから再び上がることが多く、1～2週間ほど続きます。このほか、唇が真っ赤になったり、いちご舌、目の充血など、川崎病（809頁）のような症状もみられます。急性腎不全《じんふぜん》（513頁）を合併することもあります。

原因 エルシニア菌をもった動物の糞尿《ふんにょう》に汚染された川の水やわき水、井戸水、生《なま》の食物を飲食することで感染します。

治療 抗菌薬が用いられます。軽症の場合は、安静にしていれば回復します。

ポリオ（急性灰白髄炎《きゅうせいかいはくずいえん》）

手足に麻痺を残す感染症

受診する科　小児科

症状と特徴　感染者の９割以上は症状が出ません。症状が出た場合には、発熱、頭痛、のどの痛み、嘔吐《おうと》などのかぜのような症状がみられます。

髄膜炎（272頁）をともなうこともあります。そのうちの一部は脊髄《せきずい》の運動神経がおかされ、熱が下がる前後におもに手足に麻痺《まひ》が生じます。

原因　ポリオウイルスへの感染が原因です。現在、日本では発生していません。

治療　有効な治療薬はなく、対症療法を行い、安静を保ちます。

麻痺の後遺症がある場合は、理学療法が行われます。

予防には、生後3か月から7歳半までに、皮下にジフテリア、百日咳《ひゃくにちぜき》、破傷風との四種混合ワクチン接種が有効です。

百日咳《ひゃくにちぜき》

発作的な咳き込みが長期間継続

受診する科　小児科

症状と特徴　咳、くしゃみ、鼻水など、軽いかぜのような症状から始まり、しばらくすると5～15回ほど続くような発作的な咳が、長期間続くようになります。咳の後に、長くて高い音のする深い息つぎ（**レプリーゼ**）をするのが特徴です。咳の発作は3か月近く続き、しだいに減りますが軽い咳がしばらく残ります。濃厚な痰《たん》もみられます。

乳幼児がかかることが多く、咳の発作後に嘔吐《おうと》したり、顔が腫《は》れぼったくなったり、突然呼吸をしなくなり顔が青紫になる（**チアノーゼ**）こともあります。まれに脳症（意識もうろう、痙攣《けいれん》）を起こすことがあります。最近は成人例が問題になっています。

原因　百日咳菌の感染で起こります。

治療　抗菌薬による治療が中心で、去痰薬なども用いられます。乳児で息が止まるなどの重い症状では、入院して治療します。

四種混合ワクチンを定期接種します。

小児《しょうに》がん

成人とは異なるこどものがん

受診する科　小児科

症状と特徴　小児がんは、小児期にできる悪性腫瘍《あくせいしゅよう》の総称で、どの部位にできて、どの程度進行しているのかなどによって症状は異なります。原因不明の発熱が続く、顔色が悪い、頭痛や嘔吐《おうと》を繰り返す、腹部にしこりがある、出血斑《しゅっけつはん》ができやすい、骨や関節を痛がる、瞳《ひとみ》が白色や黄色に光って見えるなどの症状がある場合は、医療機関を受診してみましょう。小児がんは、進行が速く、転移しやすいため注意が必要です。

胎児のころの未熟な細胞が変化してできるがんや、筋肉や骨などに肉腫ができることが特徴で、もっとも多くみられるのが白血病です。脳腫瘍、神経芽腫《しんけいがしゅ》、悪性リンパ腫、ウイルムス腫瘍なども比較的多くみられます。

治療　外科的治療に加え、抗がん剤による化学療法や放射線療法が有効で、これらを組み合わせた治療が行われます。

おもな予防接種

感染症の発生やまん延を防ぐ効果の高いものが予防接種です。予防接種法で接種を受ける年齢を定めている定期接種と、それ以外に希望する人が受けられる任意接種があります。ただし、制度は変更することがありますので、最新情報は保健所、医療機関で確認してください。

■定期接種

◎**Hib《ヒブ》ワクチン**　細菌性髄膜炎・喉頭蓋《こうとうがい》炎の予防のために、生後2か月～5歳未満で、接種年齢によって4～8週間隔で1～3回皮下注射します。3回目の接種後おおむね1年後に1回の追加接種を行います。

◎**肺炎球菌13価結合型ワクチン**　細菌性髄膜炎、肺炎などの予防のため、生後2か月～7か月未満で、27日以上の間隔で3回皮下注射します。その後、生後12か月～15か月に1回追加接種を行います。

◎**四種混合（DPT－IPV）ワクチン**　ジフテリア、百日咳《ひゃくにちぜき》、破傷風、ポリオの予防のため、生後3か月～90か月（7歳6か月）未満に4回皮下注射します。通常、20～56日間隔で3回接種し、初回接種後12～18か月後に追加接種を行います。

さらに四種混合ワクチンの第2期として、11歳～13歳未満でDTワクチンを1回皮下注射します（通常、小学校5年生以上で行う）。

◎**BCG**　結核の予防のため、1歳まで（通常、生後5か月～8か月）に1回、経皮接種します。

◎**麻疹《ましん》・風疹《ふうしん》混合（MR）ワクチン**　はしか（麻疹）と風疹の予防のため、生後満1歳～2歳未満に1回皮下注射します。さらに2期として、5歳～7歳未満で、小学校就学前の1年間に1回接種します。

◎**水痘《すいとう》ワクチン**　水ぼうそう（水痘）の予防のため、生後12か月～36か月未満に2回皮下注射します。2回目は1回目の接種から3か月以上経過後に接種します（通常は1歳～1歳半と2歳～2歳半にそれぞれ接種）。

◎**日本脳炎ワクチン**　日本脳炎の予防のため、生後6か月～90か月未満（7歳6か月）に3回皮下注射します。初回は6～28日の間隔で2回、初回接種の約1年後に1回の追加接種を行います（初回は3歳～4歳未満、追加接種は4歳が標準的）。

さらに9歳～13歳未満に第2期として、1回接種します（通常は9歳）。

◎**ヒトパピローマウイルス（HPV）ワクチン**　子宮頸《けい》がんの予防のため、13歳になる年度の女子に筋肉注射します。2価ワクチンは、1か月の間隔で2回接種、その後1回目から6か月おいて1回接種します。4価ワクチンは、2か月の間隔で2回接種、その後1回目から6か月おいて1回接種します。

2020年12月から男性への任意接種も行われています。

◎**インフルエンザワクチン**　高齢者のインフルエンザの予防のため、65歳以上、あるいは60歳～65歳未満で心臓や腎臓・呼吸器に障害のある人に、毎年1回皮下注射します。

◎**肺炎球菌ワクチン（23価）**　高齢者の肺炎などの予防のため、未接種の人は65歳、

次ページに続く

70歳、75歳、80歳、85歳、90歳、95歳、100歳になる年度内、あるいは60歳〜65歳未満で心臓や腎臓・呼吸器に障害のある人に1回皮下注射します。

◎**B型肝炎ワクチン**　B型肝炎の予防のため、2016年10月より定期接種が開始されました。2016年4月以降に生まれた小児が対象で、組み換え沈降B型肝炎ワクチンを27日以上の間隔で2回、さらに初回接種から139日以上経過したところで1回接種します。つまり、生後2、3、7〜8か月に3回の皮下接種が基本となります。ただし、母子感染防止事業としてB型肝炎ワクチンの接種を受けた小児は対象外となります。

◎**ロタウイルスワクチン**　ロタウイルス胃腸炎の予防のため、1価では生後6週〜24週までに2回、5価では生後6週〜32週までに3回、口から飲みます。初回接種は、生後14週6日までに行います。

■**任意接種**

◎**インフルエンザワクチン**　インフルエンザの予防のため、希望者に、6か月〜13歳未満では2週〜4週間隔で毎年2回皮下注射します。13歳以上は1週〜4週間隔で毎年1回または2回接種します。

◎**B型肝炎（HB）ワクチン**　B型肝炎の予防のため、HBs抗原陽性者、とくにHBe抗原陽性者の家族などのハイリスク者、血液製剤を頻繁に使用する人、医療関係者、海外長期滞在者に、4週間隔で2回、6か月後に1回皮下注射します。

母子感染予防のため、妊娠中の検査でHBs抗原陽性（HBe抗原陽性・陰性の両方とも）の母親から出生したこどもに、出生12時間以内を目安に1回皮下注射、初回接種の1か月後および6か月後の2回皮下注射します。ただし、能動的HBs抗体が獲得できていない場合には追加接種を行います。また、B型肝炎ヒト免疫グロブリンの筋肉注射を生後5日以内に行います。

◎**おたふくかぜワクチン**　おたふくかぜ（流行性耳下腺炎《じかせんえん》）の予防のため、まだかかっていない1歳以上の希望者に1回皮下注射します。

◎**A型肝炎（HA）ワクチン**　A型肝炎の予防のために、2週〜4週間隔で2回皮下注射、1回目から24週間後に1回接種します。

◎**破傷風トキソイド**　破傷風予防のため、3〜8週間隔で2回皮下注射、初回から6か月以上おいて1回追加接種します。

◎**髄膜炎菌ワクチン**　髄膜炎などの予防のため、アフリカや中東に渡航する人に1回筋肉注射します。

◎**黄熱《おうねつ》ワクチン**　黄熱の予防のため、接種証明書の提示を要求する国（おもにアフリカや中南米）へ渡航する場合に、検疫所で1回皮下注射します。

◎**狂犬病ワクチン**　狂犬病の予防のために狂犬病流行地へ旅行する人に4週間隔で2回皮下注射します。さらに6か月〜12か月後に1回追加接種します。

犬にかまれた場合、1回目の接種を0日として、3、7、14、30、90日に計6回接種します。

◎**成人用ジフテリアトキソイド**　ジフテリアの予防のために、10歳以上の人に1回皮下注射します。

〈こころ〉

被《ひ》虐《ぎゃく》待《たい》児《じ》症《しょう》候《こう》群《ぐん》

● 虐待によって起こる心身の傷

受診する科 小児科／精神科／児童精神科

症状と特徴 虐待によってこどもに起こるこころとからだの障害をいいます。

　児童虐待は18歳未満のこどもに対する行為です。具体的にはからだに傷を負わせる**身体的虐待**、こどもにわいせつな行為を行ったり強要したりする**性的虐待**、食事や入浴、医療など必要な世話をしなくなる**ネグレクト**、暴言などことばによってこどもを傷つける**心理的虐待**など、いろいろなものがあります。たとえ暴力が自分の身に及ばなくても、家庭内暴力（DV《ディーブイ》）を目にすることもこどもにとっては心理的虐待です。保護と養育が必要なこどもに対するこれらの行為は、こどもにさまざまな症状を引き起こします。

　まず、からだの問題です。けがなど目に見える外傷のほか、栄養が足りず成長できない、不衛生で病気になるなどの症状が複数みられるようになります。そのまま放置していると、暴力の激化、こどもの衰弱、正常な成長ができないなど、命にもかかわる結果を招きかねません。

　また、こころの問題もあります。虐待を受けているこどもは、自己肯定感をもてず、不安定な状況に陥りがちです。つねに人の目を気にしたり、おどおどした態度を示すという特徴があります。さらに、自傷行為を繰り返したり、**心的外傷後ストレス障害**〈PTSD《ピーティーエスディー》（717頁）〉、**適応障害**（718頁）、**双極性障害**、**抑うつ障害**（720頁）が起こりやすくなります。こころの症状は目に見えないうえに、虐待を受けている時期に発症しなくても思春期以降に起こる可能性があります。また、虐待を受けた子が自分の子にも虐待を繰り返す虐待の連鎖があるという統計もあります。

原因 保護者がこどもに対して、身体的、精神的虐待を行うことによって起こります。

　虐待は、家庭内の人間関係の問題、経済的なトラブル、保護者が社会的に孤立している、こどもに対する保護者の要求水準が高い、やむを得ない妊娠・出産であった、こどもになんらかの病気があったり育てにくい子のため保護者が苦労している、保護者自身が虐待を受けて育った、保護者が心身のうちどちらか、あるいはどちらも弱っているなどのことが複雑に絡み合って、本来なら起こりえないような精神状態に陥ることで起こると考えられています。

治療 まず、こどもを安全な場所に避難させ、こころとからだの治療を行います。

　一方、虐待している側も、サポートを必要とするこころのトラブルを抱えていることがほとんどです。自分が虐待していることに気づいたり、虐待されている子を見掛けたら相談機関に伝えることです。

　現在、虐待が増えていること、また、こどもを社会で育てるという観点から、虐待が疑われるこどもを見つけたときには児童相談所か（福）**子どもの虐待防止センター**に通告することが義務となっています。

（福）子どもの虐待防止センター
電話 03-6909-0999
受付10～17時(月～金曜、土曜は15時まで、日曜・祝日休み) http://www.ccap.or.jp/

自閉《じへい》スペクトラム症《しょう》

● いわゆる自閉症周辺の病気

✚受診する科　小児科／精神科／児童精神科

症状と特徴　先天的な発達障害のひとつです。**小児自閉症**などの発達段階における自閉症、比較的知能の高いこどもの自閉症であるアスペルガー障害などの障害を包括したものです。

保育所や幼稚園で集団生活をするようになって、問題行動が指摘されるようなら、いちど病院を受診してみましょう。

小児《しょうに》自閉症《じへいしょう》

症状と特徴　特有の症状が明らかになる乳児期から、ほとんど泣かない、笑わない、話しかけても反応しないなどの特徴があるため、健康診断で見つかることがあります。

おもな症状に次の3つがあります。

①ことばの遅れのため友だちや周囲と意思の疎通ができないコミュニケーション症

②場の雰囲気を察知できない社会性の障害

③電車や積み木など好きなものにのめり込んでしまい、ほかに関心が向かない想像力の障害

とくに想像力の障害は物事に対していろいろな考え方ができない、曖昧《あいまい》なことばが理解できない、ごっこ遊びができない、ちょっとしたことでも自分で判断できないなど、社会生活に不利な状態です。

症状が軽い場合は、個性や発達の遅れと考えられてしまいがちですが、学齢期にほかのこどもたちと集団行動をする段階になると、言語能力が低いことも多く、明らかに同じことができないため区別できます。

そのまま気がつかずに何のケアもしないでいると、友だちがつくれない、集団内でトラブルを起こすなど、年齢相応の人間関係を築けずに育つことになりがちです。さらに思春期になると、人間関係がうまくいかないトラブルが引き金となって、**抑うつ障害**（720頁）や**強迫症**（713頁）を引き起こすこともあります。

治療　社会に適応できる育ちを周囲が促すというスタンスで対応します。たとえば、泣いたり、かんしゃくを起こしたときに振り回されずに毅然《きぜん》とした態度を取り続けることなどです。

すべての能力が低いわけではなく、そのこどもの特性や能力に合わせた療育によって社会に適応できるようになります。ただし攻撃的な行動や自傷行為は薬物によって抑えることがあります。

アスペルガー障害《しょうがい》

症状と特徴　知能は決して低くはなく、むしろ高いのですが、行動や物事に独自のこだわりがあったり、他人の気持ちを推し量ることができないため、人間関係がうまくいかない、社会生活にとけ込めないという特徴があります。

小児自閉症と同様、周りの反応を見て行動することがとても苦手ですが、障害があることに気がつかれないことが多く、周囲の対応も遅れがちです。

思春期になっても人間関係がうまくいかない場合、**抑うつ障害**（720頁）や**強迫症**（713頁）を起こすことがあります。

一方、高い知能と集中力で特定分野に秀でた実績をあげる人もたくさんいます。2

00～300人に1人の割合でみられます。

治療 発達障害のひとつとして一定の配慮をしながら対応していくことになります。具体的には、そのこども自身の特性に合わせた関係や環境をつくります。同時に自分を認める自尊感情を育てるために周囲のサポートも大事です。

限局性学習症《げんきょくせいがくしゅうしょう》（学習障害《がくしゅうしょうがい》）

● 特定の分野だけの遅れ

受診する科 小児科／精神科／児童精神科

表1　限局性学習症の症状

読字の障害
読み方が遅く、文章としての把握ができない。
書字の障害
文字を書くと、左右逆（鏡文字）になることがある。
算数の障害
簡単な引き算や足し算ができない。

症状と特徴 ある一部の学習だけが飛び抜けて苦手な状態で、通常、就学後に発覚します。具体的には、ほかのことはできるのに、なぜか字が読めない、計算が苦手、漢字が理解できないなどです。能力には誰《だれ》もがばらつきがあるのですが、それがあまりに著しいときは限局性学習症として区別されます。最近では**学習障害**（LD《エルディー》）として知られるようになりました。

この「できない」状態は決して怠けているわけではなく、本人も「どうしてできないのか」「自分はだめな人間では」といらだったり、苦しんでいることが多く、周囲が早く気がついてフォローしてあげることが望まれます。

なお、**知的能力障害**（775頁）や**自閉スペクトラム症**（818頁）がある場合や、たんに勉強についていけないだけでは学習障害とはよびません。診断によって対応もそれぞれ異なりますので、早めに診断を受けることをお勧めします。

治療 まずは専門の医療機関や療育機関で学習障害かどうかの診断を受け、今後のサポートの方針を探ります。専門知識のある人がその子に合わせて根気強く指導することで、社会に適応できるようになります。

具体的には、得意な分野を認めてあげて伸ばす、苦手な分野は単純明快なルールを説明することでサポートするなどです。限局性学習症の子は注意力が散漫で授業に集中することが苦手だったり、ちょっとしたことでかんしゃくを起こしやすいという傾向がありますが、これは症状ではありません。適切な対応をすることで、行動を制御できるようになります。

障害にともなうほかの症状があれば薬物治療を行います。

運動症《うんどうしょう》

● 運動における発達の遅れ

受診する科 小児科／精神科／児童精神科

症状と特徴 不器用さや突発的な動きをするなど、運動における発達障害です。ひもを結ぶなどの手や足の動作を組み合わせる協調運動ができない**発達性協調運動症**、同じ動きを繰り返してしまう**常同運動症**、突発的な動きや奇声をあげる**チック症**などがあります。

治療 環境調整などによるストレス軽減をはかります。重症の場合は抗精神病薬などによる薬物療法を行うこともあります。

チック症《しょう》

無意識にからだの一部がぴくつく

受診する科 小児科／精神科／児童精神科

症状と特徴 からだのどこかが突然、無意識のうちに同じ動きを繰り返すことをチック症といいます。同じことばを繰り返し発する**音声チック**と、まばたきをする、首や肩を動かす、はねる、触るという動きを繰り返す**運動チック**があります。顔をしかめる、咳《せき》をするなども運動チックに含まれます。

もともとこどもは癖として同じ動きをすることが多いのですが、それが病的に多いとき、本人が気にしているときは受診してみてください。強迫症などほかの病気をもっていることがありますので、きちんとした診断が必要です。1年以上チック症が続くと**トゥレット症**とよばれます。

治療 基本的には、こどものようすを観察したり話を聞くなどして、どのようなときに症状が出るかを探り、症状が出る状況をつくらないようにします。あまりに症状がひどいときは抗精神病薬を使用します。

コミュニケーション症《しょう》

ことばをうまく駆使できない

受診する科 小児科／精神科／児童精神科

症状と特徴 耳に異常がなく**知的能力障害**（775頁）もないのに、ほかのこどもに比べてことばが遅れている状態をコミュニケーション症といいます。

ことばの理解が遅れている、正しい発音ができない、ことばをスムーズに話せない（吃音《きつおん》）などがみられます。

自閉スペクトラム症（818頁）との異同について議論されています。

治療 専門家による言語療法が中心になります。

注《ちゅう》意《い》欠《けつ》如《じょ》・多《た》動《どう》症《しょう》（ADHD《エーディーエイチディー》）

不注意、多動、衝動的がそろった状態

受診する科 小児科／精神科／児童精神科

症状と特徴 好きなことには没頭できるが、ほかのことには集中できず、学習などの活動が困難、じっとしていることができず、つねに動き回る、順番を待てずに思いついたらすぐ行動する、という特徴をもったこどもをいいます。

症状は学齢期前後から目立ち始めます。知能指数（IQ《アイキュー》）はふつうですが協調性がないため、座って授業を受けられない、秩序を乱すなど、学校生活でトラブルを起こしがちです。

男児に多く、こども全体では3～5％を占めるといわれます。**アスペルガー障害**など自閉スペクトラム症と症状が似ていますが、社会性の有無で区別できます。**限局性学習症**（819頁）をあわせもつことも

図1　ADHD診断のチャート

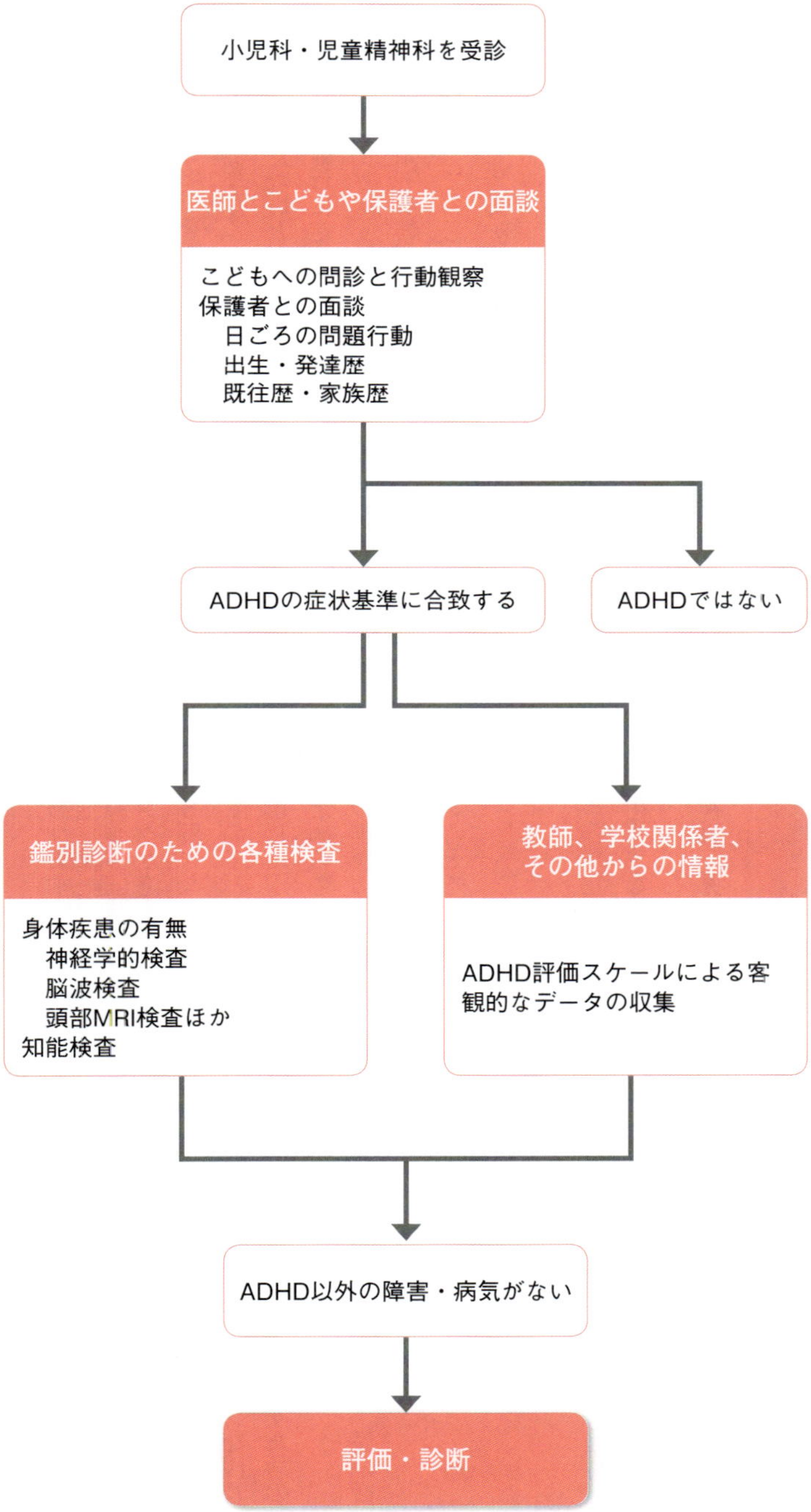

よくあります。

こどもが幼稚園や保育所に入るようになって、集団生活を送るようになると、問題行動が指摘されるようになります。就学前にいちど小児科や精神科を受診するようにしましょう。

治療　我慢をするトレーニングや行動パターンを修正する訓練などが効果的とされ、本人だけでなく、親子で取り組むことや、精神療法もよく行われます。症状に応じて、精神刺激薬や抗精神病薬、抗うつ薬なども使用します。

治療も大事ですが、周囲がその子の状況を理解し、話しかけるときは短くわかりやすいことばを心掛けるなど対応に気をつけることが必要です。

毅然《きぜん》と、かつその子を尊重した態度を取り続けることも重要です。叱《しか》られてばかりいて自尊感情が育たないと、思春期に引きこもりや不登校、非行に走ることになりかねません。

一方、注意欠如・多動症の子でもきちんと周囲に理解されて育ち、エジソンのように能力を発揮した人もいます。

排泄症《はいせつしょう》

● トイレトレーニングが進まない状態

受診する科 小児科／精神科／児童精神科

症状と特徴 中枢神経や膀胱《ぼうこう》、肛門《こうもん》の異常がないのに、おねしょをしたり気がつかないうちにお漏らしをしているなど、成長することで自然とできるはずの排泄習慣ができない、またはいったんできるようになったのに突然できなくなった状態を排泄障害といいます。

成長には多少の個人差がありますが、**知的能力障害**（775頁）などの発達障害などによってトイレトレーニングが進まなかったり、**分離不安症**（825頁）などで排泄症が起こることもありますので、気になるようでしたら受診してみましょう。

治療 排泄の習慣づけのための生活指導を行います。昼間の無意識の排便には、浣《かん》腸《ちょう》や下剤などで習慣づける方法もあります。ときによっては抗うつ薬などを注意深く使用することもあります。

選択性緘黙《せんたくせいかんもく》

● 親しい人以外とは話ができない

受診する科 小児科／精神科／児童精神科

症状と特徴 家族や親しい人間といるときは会話をしますが、学校や幼稚園などの別の場所ではことばを発しない状態です。症状は幼児期から始まることが多いようです。「話せない」のではなく、「話さない」ことで慣れない場所の緊張から自分自身を守っている状態といわれます。**分離不安症**（825頁）の症状のこともあります。

治療 学校や幼稚園では、むりに話させるのではなく、専門家の指導のもと、ことば以外の方法でコミュニケーションを図ります。一方で、緊張感を解きほぐすための精神療法が行われます。

治療には時間がかかりますので、長い目で見守ることが必要です。

DSM《ディーエスエム》-5

アメリカ精神医学会が発行している「精神疾患の診断・統計マニュアル」をDSMといい、国際的な精神疾患の分類に利用されています。現在、第5版の「DSM-5」が刊行されています。

「DSM-5」では、自閉症を特徴とする小児自閉症（818頁）やアスペルガー障害（818頁）などを一連の障害として捉え**自閉スペクトラム症**（818頁）としてまとめるなど、大幅な改訂がされています。

不登校《ふとうこう》

こどもを責めず、家族だけで抱え込まない

受診する科 小児科／精神科／児童精神科

症状と特徴 病気や経済的な理由によらない長期欠席の状態を不登校とよびます。

不登校のきっかけは、①学校で頑張ろうとしてうまくいかなかった、②進級や進学によって環境が変わってついていけなくなった、③仲間から浮き上がってしまい居心地が悪くなったなどのパターンがあります。

人によってそれぞれ治療法も異なりますが、本人が学校に行けないことに罪悪感を感じているのは共通です。学校に行こうとしては、そのたびに頭痛や吐き気、腹痛などを訴えて失敗し、学校に行けないことへの不安からうつ状態になったり、眠れなくなることもあります。

検査をしても異常がないのですが、痛いというつらさには変わりありません。

不登校の裏には、**双極性障害**や**抑うつ障害**（720頁）、**統合失調症**《とうごうしっちょうしょう》（722頁）などの病気で学校に行く元気が出なかったり、**限局性学習症**（819頁）や**注意欠如・多動症**（820頁）などで居心地が悪く、行き渋っていることもあります。

不登校は病名ではありませんが、それが高じて、家からすら出られない**引きこもり**（734頁）になったり、学校へ行けない不安を暴力で表現してしまう**家庭内暴力**（824頁）になってしまうこともあります。

治療 もともと思春期のこどもたちは心理的に不安定ななか、めいっぱい頑張っていますので、ちょっとしたきっかけで学校に行きたがらなくなることはよくあります。

しかし、学校に行きたがらないという現象だけをとらえて、むりに学校へ行くようにしむけたり、ほうっておくのでは解決しません。また、学校や友だち関係など学校へ行きたがらない理由を絞り込むことでもよくなりません。こどもを責めることなく、どうして行きたくないのかを親子で考えてみることです。

その一方で、家族だけで抱え込むのではなく、スクールカウンセラーや児童相談所、精神科医など、客観的にかかわれる第三者の力を借り、気長に見守りましょう。

図2 不登校の数調査

小学生の不登校者数・不登校の比率

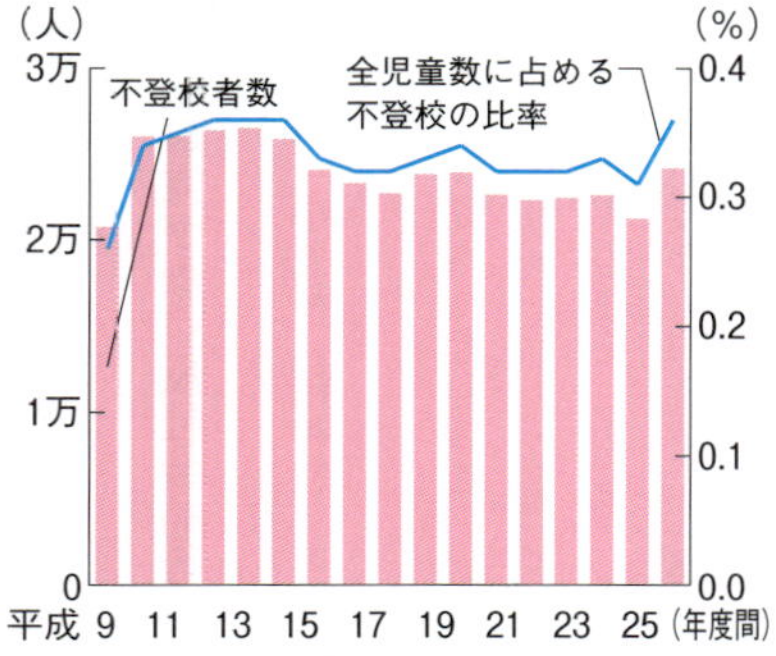

（平成26年度「学校基本調査速報」より）

中学生の不登校者数・不登校の比率

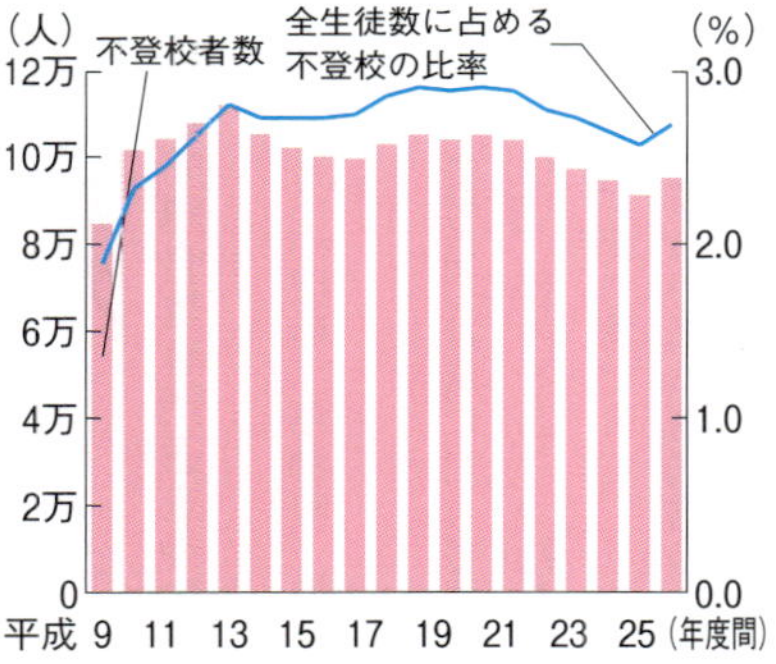

（平成26年度「学校基本調査速報」より）

素《そ》行《こう》症《しょう》

本人は自覚がない反社会的行為

受診する科 小児科／精神科／児童精神科

症状と特徴 友だちへのしつこいいじめや攻撃のほか、衝動的に他人を傷つけたり、うそをついたり、盗みをしたり、ものを壊すなど、いわゆる社会的なルール違反を繰り返すものです。年齢が小さいときにしていることはささいなことですが、成長にしたがって重大なものになっていくのに、本人にはその意識がなく、行動によって引き起こされる結果の深刻さも認識できないことが多いようです。

　女児よりも男児に多くみられます。**反抗挑発症**から素行症に進むこどもも多くおり、発達障害もあわせもっているこどもが多いといわれます。

治療 カウンセリングを含む精神療法が行われます。ほかの発達障害ももっているときは、兼ね合いを考えつつ慎重に対応します。

家《か》庭《てい》内《ない》暴《ぼう》力《りょく》

度を超す場合は専門医を受診

受診する科 小児科／精神科／児童精神科

症状と特徴 身近な家族に対して繰り返し暴言を吐いたり、暴力をふるったりする状況で、病名ではありません。

　思春期の親離れ時期の家庭内のいざこざはときにはありますが、暴力によって家族を支配しようとしたり、意味不明のイライラがあまりに強いときは、家族内で抱え込まずに専門医の診断を仰ぎましょう。

　原因として、**反抗挑発症**や**強《きょう》迫《はく》症《しょう》**（713頁）のような障害があるときには、専門医の治療を受けることで本人も楽になります。

治療 カウンセリングを含む精神療法が行われ、本人だけでなく家族のケアも行われます。

　暴力に及んでしまう原因までを解きほぐすのは根気と時間が必要です。児童相談所などに相談することも大事な選択肢です。

反《はん》抗《こう》挑《ちょう》発《はっ》症《しょう》

とにかく大人に反抗する

受診する科 小児科／精神科／児童精神科

症状と特徴 どのこどもも多かれ少なかれ大人のいうことを聞かないことはよくありますが、度を超した状態が半年以上続くことを反抗挑発症といいます。

　反抗する相手は見知らぬ大人ではなく、両親や先生などの身近な大人です。当人は訳のわからないもやもやとした気持ちや元気のなさを抱えており、戸惑っていますので、反抗挑発症かどうか、発達障害などのほかの病気もあわせもっていないか、また、抑うつ障害など他の病気ではないか、専門家の慎重な見極めが必要です。放置すると素行症に移行することがあるため、早めの対応が望まれます。

治療 症状を総合的に考えながら、精神療法、なかでも行動療法、家族療法などでケアをします。重なりもっている病気の治療によって快方に向かうこともあります。

分離《ぶんり》不《ふ》安症《あんしょう》

● **大事な人から離れたくない**

受診する科 小児科／精神科／児童精神科

症状と特徴 こどもなら、母親など自分を保護してくれる人から離れることに対する不安は誰《だれ》でもあります。それがあまりに著しく、その人が離れたときや離れると予想されるときに、頭痛や腹痛などのからだの不調が現れたり、おねしょなどの**排泄症**《はいせつしょう》（822頁）や乱暴な行動がみられたりするとき、分離不安症といいます。

幼児期は成長の差があるため問題視されませんが、学齢期に学校でとてもいやな出来事があると、それをきっかけに症状が出ることが多くあります。これが続くと**不登校**（823頁）になることもあります。

治療 認知療法や遊戯療法などの精神療法が中心です。不安があまりに強いときは抗不安薬を使用することもあります。家族のケアも必要になることが多く、家族のカウンセリングを並行することもあります。

表2　反抗挑発症の診断基準

A.怒りっぽく・易怒的な気分、口論好き・挑発的な行動、または執念深さなどの情緒・行動上の様式が少なくとも6か月間続き、以下のカテゴリーで4症状以上が、きょうだい以外の少なくとも1人以上の人物とのやりとりにおいて現れる。	
❶	しばしばかんしゃくを起こす。
❷	しばしば神経過敏またはイライラさせられやすい。
❸	しばしば怒り、腹を立てる。
❹	しばしば権威ある人（こどもや青年の場合では大人）と口論する。
❺	しばしば権威ある人の要求、または規則に従うことに積極的に反抗または拒否する。
❻	しばしば故意に人をいらだたせる。
❼	しばしば自分の失敗または不作法を他人のせいにする。
❽	過去6か月間に少なくとも2回、意地悪で執念深かったことがある。
B.その人の身近な環境で、本人や他者の苦痛と関連しているか、または社会的、学業的、または他の重要な領域における機能に否定的な影響を与えている。	
C.精神病性障害、物質使用障害、抑うつ障害または双極性障害の経過中にのみ起こるものではない。同様に重い気分調節症の基準は満たさない。	

（アメリカ精神医学会「DSM-5」を一部改変）

キレるこども

何かのきっかけで衝動的に暴力、暴言などの激しい行動をとることを「キレる」といいます。ここ10年ほど、キレるこどもが増えたといわれていますが、我慢できない子が増えたという論調が気になります。

たしかに人間関係が希薄になってきた昨今、人とかかわる機会が減って、人間関係のノウハウが未熟で、カッとしやすくなったということがあるかもしれません。しかし、それはこどものせいではなく、こどもが安全に遊べる遊び場がない、遊ぶ時間がないなど、こどもを取り巻く状況も厳しくなり、ストレスが発散できずに、カッとしやすくなっているとも考えられます。

そして、注意したいのは、キレるという日常行動の裏には、双極性障害や抑うつ障害、統合失調症、発達障害などのこころの病気が隠れていることもあるということです。あまりにキレる頻度が高いこどもには、話をよく聞いたうえで、診察を受けさせることも選択肢です。

こどもの薬物乱用《やくぶつらんよう》・依存症《いぞんしょう》

●好奇心から始まる危険な病気

受診する科 小児科／精神科／児童精神科

症状と特徴 好奇心から薬物を試し、やめられなくなった状態です。かつてはこどもの依存症といえばシンナーでしたが、最近は医薬品や覚醒《かくせい》剤などの薬物が増え、社会問題になっています。

薬物の使用は、最初は気分がよくなりますが、しだいに薬物を摂取したいという欲求が強く現れて抑えられなくなる依存状態になります。薬物によっては使用しないと気分が不安定になるなどの禁断症状が現れることもあります。さらに使用を重ねるごとに、からだやこころに支障をきたしていきます。

治　療 まずは薬物をいっしょに使用している仲間から引き離します。薬物によって現れた異常を薬で抑えながら、カウンセリングなどの精神療法で慎重に治療します。今後薬物に手を出さないために、家族もともに治療にかかわります。

こどもの抑《よく》うつ障害《しょうがい》

●こどもにもうつ病はある

受診する科 小児科／精神科／児童精神科

症状と特徴 こどもは大人と違って気持ちの現し方が未熟なこともあり、うつ病などの感情障害は見逃されがちです。症状は、それまで好きだった遊びに興味を示さない、夜眠れない、友だちとも遊ばなくなる、ぼおっとして集中できないなどといった形で現れてきます。頭痛や腹痛などを訴えることもありますが、検査をしても異常は見つかりません。学習障害や注意欠如・多動症などと間違われることもあります。こどもが元気がなく、つらそうなときには、正しい診断のためにも受診しましょう。

治　療 抗うつ薬による薬物治療が中心です。こどもは薬の影響が大きいので、慎重に治療をすすめます。カウンセリングなどの精神療法も行われます。周囲は長い目で見守りましょう。

10代《だい》の自殺《じさつ》

■こどもの自殺の現状は？

1990年代に底を打ったといわれる10代の自殺数は、その後わずかに増え続けています。大人同様、10代においても女子より男子の自殺者が多いのが特徴です。

こどもは大人よりも、死を気軽に考えているといわれます。これはゲームや漫画などでバーチャルな死を経験しているからと指摘されています。きっかけとしては、①大事なものをなくした、②いじめなどの耐えられない状況から脱出したい、③自分のひどい状況が自分の死でよくなると思い込んでいるなどがあげられます。

■自殺を防ごう

うつ状態が自殺につながるというのはこどもも大人と同じで、引きこもり状態には要注意です。死の話題を口にする、極端に落ち込んでいるとき、身の回りの整理を始めたときは自殺のサイン。タブーとは思わずに、なぜ自殺したいのかという気持ちをじっくり聞いてあげたうえで受診させましょう。

第2章

生活習慣病の知識と予防法

生活習慣病の基礎知識とその予防方法について、食事や運動の例をあげながら詳しく解説しています。

生活習慣病とは?

命にもかかわる生活習慣病

◆生活習慣が大きくかかわる病気

生活習慣病とは、その名の通り、不適切な生活習慣が大きな原因となって起こる病気の総称です。以前は、40〜60歳代の働き盛りに発症することが多く、成人病とよばれ、中高齢以降に注意しなければいけない病気でした。

しかし、生活習慣病は加齢によるからだの機能の衰えだけではなく、生まれつきの「遺伝要因」、病原体や有害物質などの「外部環境要因」、そして食生活の乱れや運動不足、ストレス、喫煙などの「生活習慣要因」が大きくかかわりながら発症します。

最近では、ライフスタイルの変化などもあり、若い世代でも生活習慣病やその一歩手前の生活習慣病予備群になる人が増えています。

◎3人に2人が三大生活習慣病で死亡

生活習慣病の代表は、一部のがん、脳卒中、心臓病で、日本人の死亡原因の約6割をこの三大生活習慣病が占めています。つまり、日本人の3人に2人までが、この3つの生活習慣病のどれかで亡くなっていることになります。このほかにも、肥満症、糖尿病、高血圧症、脂質異常症などの病気が生活習慣病に数えられています。

生活習慣病の恐ろしいところは「ある日突然」発作が起きて、そのまま亡くなったり、一命を取り留めても後遺症が残り、寝たきりになるなど、介護が必要になることが少なくないことです。

生活習慣病を防ぐには、日ごろから生活習慣改善に努め、定期的に健康診断を受けて病気のサインをいち早く見抜くようにすることが、大きなポイントとなります。

図1　おもな生活習慣病

〔三大生活習慣病〕

がん
たばこ、飲酒や食事などの影響を受けることから生活習慣病の面ももつ。
（676〜709頁）

心臓病
動脈硬化によって心臓・血管に障害が現れてくる。
心筋梗塞（409頁）
狭心症（407頁）

脳卒中（259頁）
脳血管に障害が起こると重大な病気につながる。
脳出血（261頁）
脳梗塞（260頁）

〔その他の生活習慣病〕

肥満症（578頁）　糖尿病（581頁）　高血圧症（573頁）　脂質異常症（587頁）
痛風（高尿酸血症）（565頁）　歯周病（345頁）　骨粗鬆症（599頁）
COPD（慢性閉塞性肺疾患）（386頁）　肝臓病　など

メタボリックシンドロームとは？

おおもとの原因は内臓脂肪

体内で消費されずに余った脂肪分は、皮膚の下に皮下脂肪として、または内臓の周りに内臓脂肪としてたまっていき、肥満を招きます（578頁）。

このうちとくに問題となるのが内臓脂肪で、内臓脂肪が必要以上にたまった**内臓脂肪型肥満**の人が、高血圧、高血糖、脂質異常という生活習慣病を招く危険因子を複数あわせもっている状態を**メタボリックシンドローム**（**内臓脂肪症候群**）とよんでいます。たまりすぎた内臓脂肪は、そのまま放置すると、からだにさまざまな悪影響を及ぼします。

国内のメタボリックシンドロームにあたる人は、予備群を含め約2000万人で、40歳以上では男性の2人に1人、女性の5人に1人がメタボリックシンドロームかその予備群と推定されています。

内臓脂肪を腹囲で判断

どれだけ内臓脂肪がたまっているか正確に調べるには、専門の施設でCT《シーティー》検査をする必要があります。腹部を断層撮影することで脂肪面積を調べ、内臓脂肪面積が100㎠を超えると「内臓脂肪型肥満」と診断されます。

とはいえ、CT検査は費用もかかるため、日ごろ気軽に受けられるものではありません。そこで、脂肪の蓄積具合を簡単に判断する目安として、腹囲の測定をします。立ったまま、お臍《へそ》の位置で腹囲を測り、日本人男性で85cm、女性で90cmが、内臓脂肪100㎠に相当するとされます。

これをもとに、メタボリックシンドロームの診断の基準として、男性で85cm以上、女性で90cm以上腹囲がある場合、内臓脂肪型肥満の危険域と判断されます。

この内臓脂肪型肥満に、高血圧、高血糖、脂質異常のうちふたつ以上が加わるとメタボリックシンドローム、ひとつだけの場合はメタボリックシンドローム予備群と判定されます。

図3　メタボリックシンドロームの診断基準

腹　囲	男性85cm以上／女性90cm以上

＋　腹囲異常に加え、以下の２項目が該当

高血圧	収縮期血圧が130mmHg以上 または／かつ 拡張期血圧が85mmHg以上
高血糖	空腹時血糖値が110mg／dℓ以上
脂質異常	中性脂肪値が150mg／dℓ以上 または／かつ ＨＤＬコレステロール値が40mg／dℓ未満

図2　腹囲の測り方

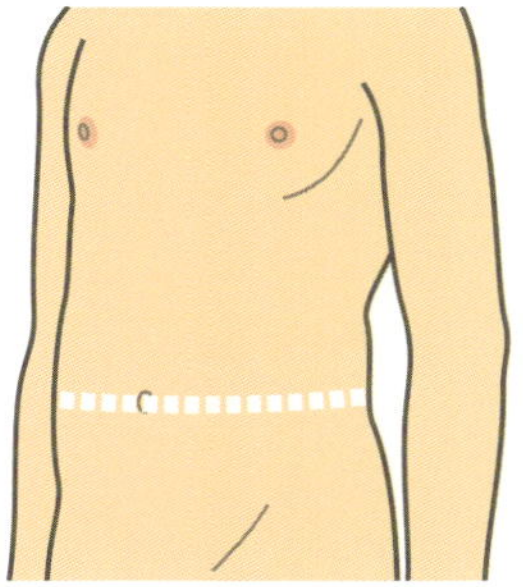

腹囲は、立った状態で測定します。おなかに力が入らないようにふつうに呼吸をして、息を吐き出した後、お臍の高さで測る。

生活習慣病の危険因子

◆鍵はメタボリックシンドローム

生活習慣病は、いくつかの要素が絡み合って発症し、進行していきますが、ある日突然発症するわけではありません。

内臓脂肪型肥満のほか、高血圧、高血糖、脂質異常といった生活習慣病の危険因子は、ひとつでも動脈硬化症（614頁）を招く原因となります。ところが、複数をあわせもつメタボリックシンドロームの場合、「血圧が少し高め」「やや血糖値が高め」など、とくに対処しないでそのままほうっておくと、それぞれが影響し合うことで、生命や生活に重大な支障をきたすことになります。

動脈硬化は、そのままほうっておくと、やがては心臓病や脳卒中といった命にかかわる重大な病気へとつながります。また、命を取り留めても、半身麻痺《まひ》や言語障害、寝たきりなどの重い障害が残ることもあり、その後の生活に大きな支障が出てしまいます。

◉日本人の死因は動脈硬化が大きく関係

日本人の死因で圧倒的に多いのは「がん」ですが、動脈硬化が大きく関係している「心臓病」と「脳卒中」がこれに続き、このふたつを合わせるとがんに並ぶ数になります。

心臓病の大部分を占めているのが、心筋《しんきん》梗塞《こうそく》と狭心症で、これらは動脈硬化が原因となって発症します。

また、脳卒中のなかでも脳梗塞が増えてきていますが、このおもな原因も動脈硬化です。

◉血管がかたくもろくなる動脈硬化

動脈は、心臓から血液をからだの各器官へ送るパイプの役割を果たしています。心臓から強い力で押し出された血液が流れてくるため、健康であれば、やわらかく弾力に富んでいます。

ところが、動脈の内側の壁にコレステロールがたまって血管内が狭くなったり、血圧が高くなって血管に必要以上の圧力がかかったりすることで、動脈は弾力性を失い、かたくもろくなっていきます。これが動脈硬化です。

動脈硬化が進むと、血液が流れにくくなったり、血栓《けっせん》（血のかたまり）ができたりして、血管内が詰まりやすくなることで、心臓病や脳卒中を起こす大きな原因になるわけです。

◉自覚症状のないまま生活習慣病が進行

この動脈硬化を進行させるのが、内臓脂肪型肥満や高血圧、高血糖、脂質異常などの危険因子です。とくに内臓脂肪型肥満は、高血圧、高血糖、脂質異常を招く原因ともなります。

年をとることで血管の弾力は少しずつ低下していきますが、不規則な生活習慣は弾力低下のもっとも大きな要因となります。

困ったことに動脈硬化自体に自覚症状はありません。

そのため、健康診断で気になる結果が出ても、ほうっておきがちです。加齢は仕方ないとしても、生活習慣は改めることができます。そのままの乱れた生活習慣を続けていると、自覚症状がないというだけで、見えないところで、着々と動脈硬化が進行しているのです。

◆危険因子が増えるほど注意

内臓脂肪型肥満の人は、高血圧だけ、高血糖だけというようにひとつの因子ではなく、いくつかの危険因子をあわせもっているケースがひじょうに多くみられます。これは、それらの原因のおおもとが内臓脂肪の蓄積にあるからです。

内臓脂肪型肥満と複数の生活習慣病危険因子をあわせもつメタボリックシンドロームでは、その危険因子の数が重なるほど、生活習慣病を発症する危険度がとくに高くなります。

実際に、肥満、高血糖、高血圧、脂質異常といった危険因子がまったくない人と比べ、ひとつでもある人は心臓病を発症する危険度は約5倍、さらに3つ以上もっている人では約36倍にもなるという調査結果があります。

また、それらの危険因子はごく軽度だったこともわかっており、複数の危険因子がそれぞれ影響しあうことで、動脈硬化が通常より何倍ものスピードで悪化することを示しています。

図4　メタボリックシンドロームによる生活習慣病の進行イメージ

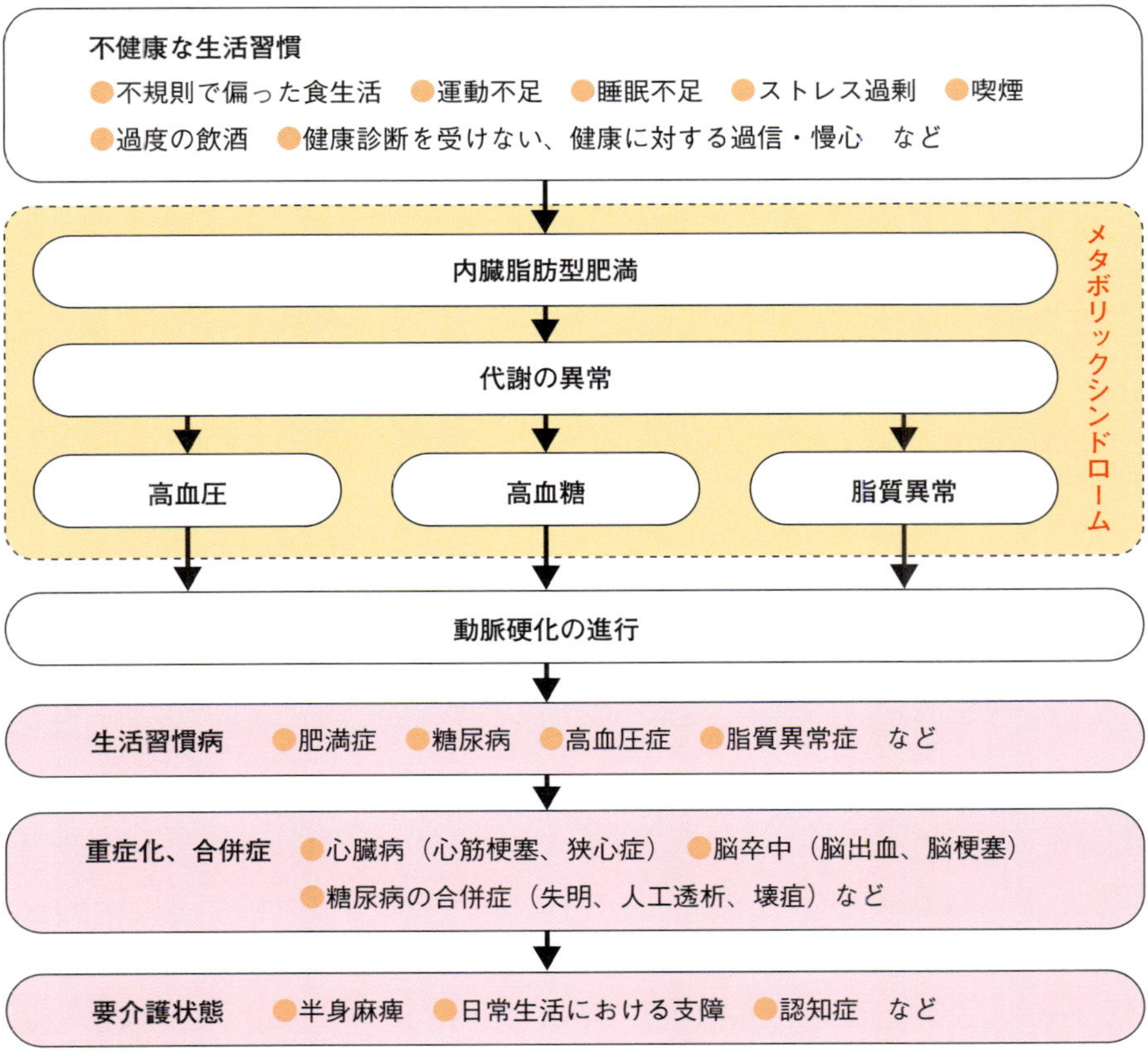

（厚生労働省資料より作成）

生活習慣の見直し

生活習慣病から身を守るために

◆生活改善で生活習慣病を予防

生活習慣病は、日々の生活習慣の乱れが積み重なって起こる病気です。そのため、生活習慣病を予防するためには、これまでの生活習慣を振り返り、健康を害するような不規則な生活習慣を改善することが必要不可欠となります。生活習慣病へとつながる要因をひとつずつ取り除くこと、それが健康生活への第一歩です。

●バランスのよい生活習慣を

健康は、食生活、運動、休養などのライフスタイルのバランスによって保たれています。これらのうちのひとつでも欠けてバランスが崩れ、不健康なライフスタイルが続くと、たとえ今は元気でも、しだいに生活習慣病に近づいていってしまいます。反対に、よくない生活習慣を見直して改善することで、生活習慣病から遠ざかることが可能になります。

健康とは、たんに病気でないということだけではなく、身体的、精神的、社会的にも安定した状態をいいます。ですから、栄養バランスのよい規則正しい食生活、適度な運動、ゆっくり休んで体力と気力を養う、そして節酒、禁煙するなど、全体的な生活の質を高めることで、生活習慣病を予防することが可能になります。

●内臓脂肪型肥満を解消

1型糖尿病を除く生活習慣病は、不適切な生活習慣から起こりますが、根本にはメタボリックシンドロームが関係しています。

メタボリックシンドロームを考える場合、高血圧、高血糖、脂質異常などの危険因子は、原因となる内臓脂肪型肥満をベースに「大きな氷山から突き出た複数の山」に例えることができます。個々の病気の治療を行って「氷山の一角」を削った場合、その病気のおおもとの原因である内臓脂肪がそのままなら、氷山の大きさ自体は大きく変わりません。そのまま放置した場合、「氷山全体が大きく」なっていき、病気がどんどん重症化したり、重大な合併症を引き起こす危険が増してきます（共通土壌説）。

そうならないよう、生活習慣病を予防・改善するためには、できるだけ早いうちに生活習慣を改善して内臓脂肪を減らし、「氷山全体」を小さくすることが大切なのです。

図1　生活習慣病のイメージ

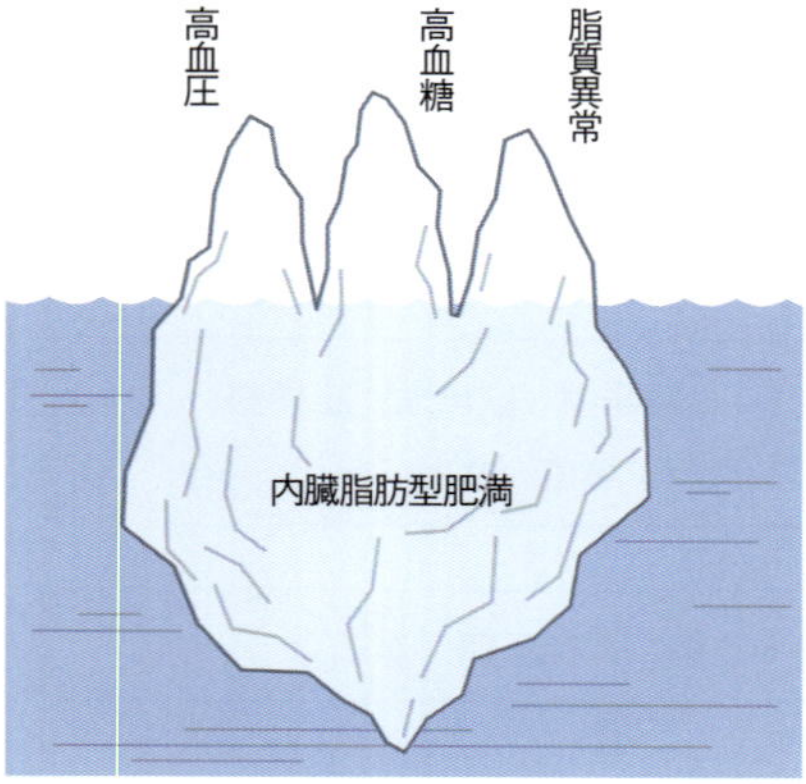

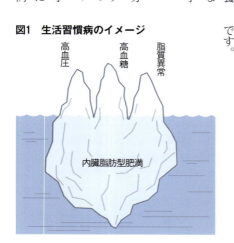

食生活の改善

◆バランスのよい食事を

内臓脂肪を減らすためには、日々の食習慣を見直して「食べすぎ」を防ぎ、「栄養バランスのよい食生活」を送ることが、なにより大切です。

そのために活用したいのが、厚生労働省と農林水産省が合同で作成した「食事バランスガイド」です。

●食事バランスガイドを活用

食事バランスガイドは、食事を「主食」「副菜」「主菜」「牛乳・乳製品」「果物」の5つに分け、1日トータルで「なにを」「どのくらい（〜つ、またはSV《エスブイ》で食事量の目安を表す）」食べればよいのかという目安を、コマのイメージイラストでわかりやすく示したものです。

現在の自分に見合った食事量や、何をどのくらい食べたらよいのか、食事バランスガイドで確認することができます。

図2　食事バランスガイド

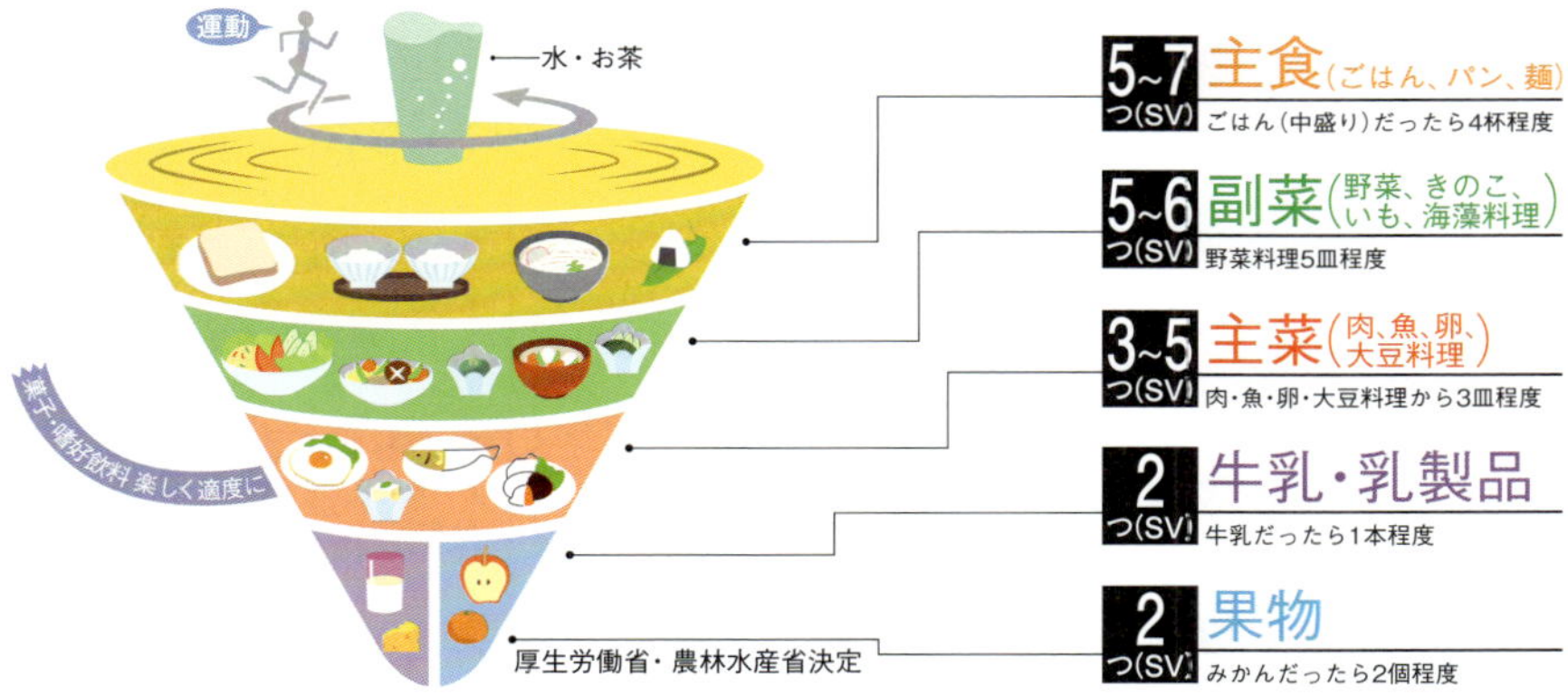

基本形（2200±200kcal）の場合

表1　自分に合った食事の量は？

年齢・性別と活動量	エネルギー量	主食	副菜	主菜	牛乳・乳製品	果物
●6〜9歳男児、6〜11歳女児 身体活動量の低い（高齢者を含む）女性など	1,400 kcal	4〜5つ	5〜6つ	3〜4つ	2つ 2〜3つ*	2つ
	2,000 kcal					
●10〜11歳男児、ほとんどの女性 身体活動量の低い（高齢者を含む）男性など	2,200 kcal	5〜7つ		3〜5つ		
●12歳以上の ほとんどの男性	2,400 kcal	6〜8つ	6〜7つ	4〜6つ	2〜3つ 2〜4つ*	2〜3つ
	3,000 kcal					

*学校給食を含めたこども向け摂取目安。　（厚生労働省・農林水産省「食事バランスガイド」）

五大栄養素の特徴とはたらき

◆多様な食品をじょうずに摂る

私たちは、生きていくために1日3食の食事をします。その毎日食べる食生活の内容は、ほとんどの生活習慣病の発症と深い関係があるといわれています。

1日にいろいろな食べ物を食べていたとしても、その栄養が偏っていれば、からだに必要な栄養素は満たされません。そのため、食べ物に含まれている栄養素について、可能な限り知っておくことは、栄養バランスがよく、偏りのない食生活を送るために役立ちます。

栄養素は、大きく糖質（炭水化物）、たんぱく質、脂質（脂肪）、ビタミン、ミネラル（無機質）に分けられます。これらは五大栄養素といわれ、からだの骨や筋肉、血液など、細胞をつくったり、各器官がしっかり機能するように調整したりするなど、それぞれ大切な役割を担っています。

図3　食べ物の五大栄養素の特徴

糖質（炭水化物）

からだを動かしたり、細胞の新陳代謝、脳や神経の正常なはたらきなどのために必要不可欠な栄養素が糖質です。ただし、摂りすぎると肥満につながるので注意が必要です。

●おもな食品
米、パン、麺類、いも類など

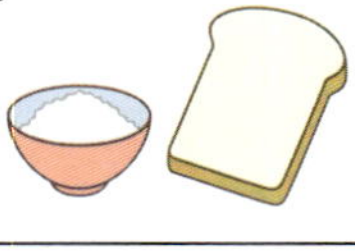

たんぱく質

たんぱく質は、骨や筋肉、皮膚、内臓など、からだの組織をつくる主要な栄養素です。また、酵素など、生命維持に必要な多くの成分や、エネルギー源にもなります。

●おもな食品
肉、魚、卵、豆類など

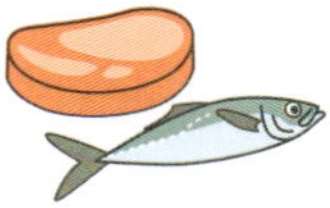

脂質（脂肪）

身体活動に必要なエネルギー源となります。また、スタミナを持続させたり、体内にエネルギーを蓄えたり、細胞や血管をつくる成分として、重要な栄養素です。

●おもな食品
バター、マヨネーズなどの油脂類など

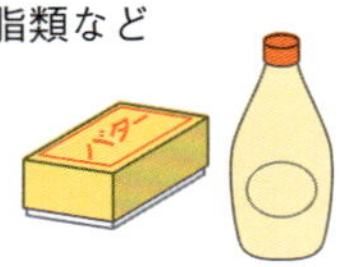

ビタミン

微量でもからだの生理機能を調節して、代謝を円滑にするはたらきがあるのがビタミンです。

●おもなビタミンのはたらき
ビタミンA　おもに皮膚や粘膜を保つ。
ビタミンB群　糖質をエネルギーに変える。
ビタミンC　老化を防ぎ、からだの抵抗力を高める。
ビタミンD　カルシウムの吸収を助ける。
ビタミンE　老化を予防し、血行をよくする。

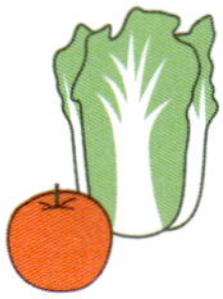

ミネラル（無機質）

ミネラルはからだの代謝に影響し、皮膚、骨、血液、筋肉、神経など、からだのあらゆる臓器や器官の健康を維持するはたらきがあります。

●おもなミネラルのはたらき
カルシウム　骨や歯を生成する。
鉄　血液中の赤血球の生成を助ける。
カリウム　余分な塩分を体外に排出させる。
亜鉛　たんぱく質の合成に役立つ。
銅　鉄分を代謝し、赤血球の生成を助ける。

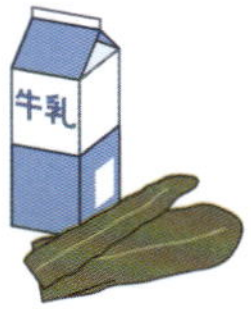

若年世代の食生活のポイント

◆育ち盛りのこどもの食生活

最近では、ライフスタイルの変化などから、こどもたちの間にも生活習慣病が増え、問題となっています。肥満のこども、血圧やコレステロール値の高いこどもなどが急増し、小中学生の10人に1人が肥満といわれています。

遺伝や体質も関係がありますが、それ以上に、甘いものや脂っこいものばかりの食事、スナック菓子や清涼飲料水の多飲多食、不規則な食事時間といった食生活の乱れ、そして運動不足が原因と考えられています。

こどものころに肥満になると、成人してからも肥満になりやすいといわれていますので、小さいうちからきちんとした食生活の知識を身につけることが、生活習慣病予防につながります。

①好き嫌いをつくらず、正しい食習慣を

正しい食習慣は、こどものころからの積み重ねがなにより大切です。「おなかが減ったから」と好きな時間に食べ、「喜ぶから」と好きなものに偏った食事は、偏食を生む第一歩となります。好き嫌いをつくらないように工夫しながら、1日3食規則正しく食事をする習慣をつけましょう。

②十分にカルシウムを摂る

カルシウムは、骨や筋肉、臓器を強化し、イライラを防ぐなど、たいへん重要な栄養素です。日本人全体に不足している栄養素ですので、とくに成長期のこどもの場合、牛乳・乳製品を十分に摂《と》りましょう。

③インスタント食品に頼らない

インスタント食品や加工食品は、とても便利ですが、エネルギー量や栄養素に偏りが出やすくなるため、頼りすぎるのは問題です。こども自身が、これらの食品の正しい利用について理解することも大切です。

④おやつは時間と量を決める

スナック菓子や清涼飲料水がメインとなり、定時の食事はあまり摂らないというこどもも少なくありません。おやつは果物や乳製品などに変更し、時間と量を決めて、与えすぎないように注意しましょう。

◆思春期から青年期の食生活

中学生から高校生、そして20歳代の青年期にかけては、自分たちで食事をする機会が多くなります。また、夕食の時間が遅くなったり、外食が多くなったりして、食生活が不規則になりがちなため、自分の食生活について意識することが大切になります。

①野菜や果物を多めに

成長のためにエネルギー、脂質、糖質を多く摂る必要がある一方で、野菜の摂取量は不足しがちです。ビタミンやミネラルはこれらの代謝を促しますので、ビタミンやミネラルが豊富な野菜や果物を多めに摂るように心掛けましょう。

②むりなダイエットは禁物

この時期の女性は、ダイエット志向が強い傾向にありますが、成長期でもあるため、十分な栄養が必要です。貧血や低栄養にならないよう、むりなダイエットは禁物です。

③夜食に注意

夜食を摂ることで朝食に影響が出ないよう、甘いものや脂肪の多いものは避け、消化のよいものを適量摂るようにしましょう。

生活習慣病世代の食生活のポイント

◆エネルギーの摂りすぎに注意

生活習慣病を招く食生活の大きな問題は、エネルギーの摂《と》りすぎです。

もっとも大きな原因として考えられるのが、食べすぎです。運動不足も加わり、1日に食べるエネルギーの量が、消費するエネルギーの量よりも多ければ、脂肪としてからだに蓄えられていきます。また、基礎代謝（からだを動かさなくても消費される生命維持に必要な最低限のエネルギー）の量は、年をとるとともに減っていきますが、食事の量はそれほど大きく変わらないため、この世代では食事から摂るエネルギーのほうが多くなりがちです。この状態が続けば、当然余った分が内臓脂肪としてからだに蓄積され、肥満を招きます。

体格などによって差はありますが、自分に見合った1日のエネルギー量を守りましょう。

表2　推定エネルギー必要量（kcal／日）

性別	男性			女性		
身体活動レベル	Ⅰ	Ⅱ	Ⅲ	Ⅰ	Ⅱ	Ⅲ
0～5（月）	―	550	―	―	500	―
6～8（月）	―	650	―	―	600	―
9～11（月）	―	700	―	―	650	―
1～2（歳）	―	950	―	―	900	―
3～5（歳）	―	1,300	―	―	1,250	―
6～7（歳）	1,350	1,550	1,750	1,250	1,450	1,650
8～9（歳）	1,600	1,850	2,100	1,500	1,700	1,900
10～11（歳）	1,950	2,250	2,500	1,850	2,100	2,250
12～14（歳）	2,300	2,600	2,900	2,150	2,400	2,700
15～17（歳）	2,500	2,850	3,150	2,050	2,300	2,550
18～29（歳）	2,300	2,650	3,050	1,650	1,950	2,200
30～49（歳）	2,300	2,650	3,050	1,750	2,000	2,300
50～69（歳）	2,100	2,450	2,800	1,650	1,900	2,200
70以上（歳）	1,850	2,200	2,500	1,500	1,750	2,000
妊娠初期（付加量）				＋50	＋50	＋50
妊娠中期（付加量）				＋250	＋250	＋250
妊娠後期（付加量）				＋450	＋450	＋450
授乳婦（付加量）				＋350	＋350	＋350

身体活動レベルの内容

Ⅰ（低　い）＝1日の大部分が座っている生活。動き回ることが少ない静かな活動が中心の場合。
Ⅱ（ふつう）＝座りながらの仕事が中心。職場内での移動、立っての作業・接客など、あるいは通勤・買物・家事・軽いスポーツなどのいずれかを含む。
Ⅲ（高　い）＝移動や立位の多い仕事をしている。あるいはスポーツなど、余暇における活発な運動習慣をもっている場合。
※乳幼児は、身体活動に必要なエネルギーと成長に必要なエネルギーの合計として考える。

（厚生労働省「日本人の食事摂取基準」2015年）

◆脂肪分の多い食事は避ける

エネルギーの過剰摂取に大きく関係しているのが、脂肪分の摂りすぎです。

御飯に味《み》噌《そ》汁《しる》、魚、野菜などがついた和食はヘルシーな低脂肪食として世界的にも有名ですが、現在の日本の食卓ではその和食が減ってしまい、欧米型の「高脂肪食」が増えてきました。30年前と比べると、脂肪エネルギーの摂取割合は3倍近くに増加しています。

脂肪分は、同じ分量でも炭水化物やたんぱく質などよりエネルギー量が多く、摂りすぎは肥満の原因となるだけでなく、動脈硬化を促進する大きな要因になります。また、欧米に多い乳がんや大腸がんによる死亡率も高まっています。

洋食中心から和食中心にして、主菜を肉中心から魚中心にかえたり、野菜を増やしたりするなど、脂肪分の多い食事を避けるように食生活を見直しましょう。

脂肪からのエネルギー摂取量の目安としては、1日の総エネルギー摂取量の25％未満が理想です。

◆食塩を摂りすぎない

食塩の摂りすぎは、高血圧を招く大きな要因です。また、「日本人に胃がんが多いのは食塩の摂りすぎのため」といわれるほど、塩分は胃がんの危険因子になると考えられています。

日本人は、とくに食塩を摂りすぎる傾向にあります。高血圧をはじめとする生活習慣病を防ぐために、1日8g未満、血圧が高い人は1日6g未満を目安に、意識して食塩の摂取量を抑えるようにしましょう。

◆カルシウムを積極的に

カルシウムは、体内に吸収されにくく、日本人に不足している代表的な栄養素です。

カルシウム不足は、骨がすかすかになって弱くなる骨《こつ》粗《そ》鬆《しょう》症《しょう》を引き起こし、骨折から寝たきりへと続く大きな原因になります。また、ストレスに弱くなって、イライラの原因となるなど、心身ともに悪影響が生じます。

カルシウムが豊富に含まれ、しかも吸収率のよい食品は牛乳、小魚、海藻です。とくに女性は、骨粗鬆症になりやすいため、これらの食品を毎日積極的に摂るようにしましょう。

◆規則正しい食習慣を

朝食を抜き、昼食と夕食はたっぷり食べるという人が少なくないようですが、これは食べすぎのもととなり、肥満につながりやすくなります。

また、夜遅くの食事や食事の間隔が開きすぎたりすると、からだが餓えの危機を感じてエネルギーをため込もうとするため、より脂肪として蓄積されやすくなるといわれています。

朝食は1日の食事のなかでも、活動に必要なエネルギーと栄養素を補給するためにたいへん重要ですし、バランスのよい食事は、1日3食規則正しく摂ることが基本となります。食事の回数や時間が不規則になると、栄養のバランスもそれに合わせて崩れてきますので、朝食は抜かず、夕食は夜9時までにすませるなど、可能な限り1日3食決まった時間に食べることを習慣にしましょう。

運動不足を解消

◆運動は生活習慣病予防の重要ポイント

からだの成長のピークは、20歳すぎあたりといわれ、その後は少しずつ下降線をたどります。

同時に体力も下がっていきますが、運動をすることで体力の低下をくい止めることができます。

●運動の健康効果

また運動は、体力や筋力の維持・増進だけでなく、抵抗力を高めて病気にかかりにくい強いからだをつくる効果もあります。

運動によって血液の循環をよくしたり、心肺機能を向上したりする効果などもあるため、とくに心臓病や脳卒中《のうそっちゅう》、高血圧、脂質異常症などの生活習慣病の予防に役立ちます。

さらに、運動はストレス解消にも効果的で、からだだけでなくこころの健康にもよい影響があることがわかっています。このほか、骨に負荷がかかることで骨が丈夫になったり、骨粗鬆症《こつそしょうしょう》の予防にもつながったりするなど、運動は心身にさまざまな健康効果を及ぼします。

◆エネルギーの消費を増やすために

肥満の大きな原因は、食べすぎによるエネルギーの過剰摂取のほか、運動不足による消費エネルギー不足があげられます。

食事で摂《と》ったエネルギーより多くのエネルギーを運動で消費していれば、からだに脂肪がたまる心配はありません。

しかし、現代人の多くは運動不足の傾向にあるため、食事から摂ったエネルギーを消費しきれずに、内臓脂肪としてため込んでしまい、メタボリックシンドロームを招いているのです。

たまった内臓脂肪を減らすために、食事だけを減らすと、脂肪だけでなく筋肉も減ってしまいます。筋肉が減ると基礎代謝が下がってしまうため、エネルギーが消費されにくくなります。

健康的に内臓脂肪を減らすためには、食生活の改善と同時に、からだを活発に動かすことで消費エネルギーを増やすことが大切なのです。

◆エクササイズガイドを利用

厚生労働省が生活習慣病予防のために、作成した健康づくりのための身体活動指針が「アクティブガイド」です（２０１３年改訂）。

運動量について、趣味や体力の維持・向上のための「運動」と、日常の生活のなかでからだを動かす「生活活動」を合わせて、「身体活動量」として健康づくりを考えています。

身体活動の強度について、生活活動と運動を同じ単位で考えられるように「メッツ」という単位で表し、これに活動時間をかけた身体活動量を「メッツ・時」という単位で表しています。たとえば、3メッツにあたるふつうの歩行を1時間行うと、3メッツ・時になります。

生活習慣病予防のためには、「3メッツ・時以上の身体活動を週に23メッツ・時以上行う」ことが目標となっています。

表3　身体活動量

	強度	身体活動項目
生活活動	3.0メッツ	●ふつう歩行（平地、67m／分、犬を連れて）　●電動アシスト付き自転車に乗る　●家財道具の片づけ　●こどもの世話（立位）　●台所の手伝い　●大工仕事　●梱包　●ギター演奏（立位）
	3.3メッツ	●カーペット掃き　●フロア掃き　●掃除機　●配線工事　●からだの動きを伴うスポーツ観戦
	3.5メッツ	●歩行（平地、75〜85m／分、散歩などほどほどの速さ）　●楽に自転車に乗る（8.9km／時）　●階段を下りる　●軽い荷物運び　●車の荷物の積み下ろし　●荷造り　●モップがけ　●床磨き　●ふろ掃除　●庭の草むしり　●こどもと遊ぶ（中程度）　●車いすを押す　●釣り　●オートバイの運転
	4.0メッツ	●自転車に乗る（16km／時未満、通勤）　●階段を上る（ゆっくり）　●動物と遊ぶ（中程度）　●高齢者の介護（身支度、ふろ、ベッドの乗り降り）　●屋根の雪下ろし
	5.0メッツ	●かなり速歩（平地、107m／分）　●動物と遊ぶ（活発に）
	6.0メッツ	●スコップで雪かきをする
	8.0メッツ	●運搬（重い荷物）
	8.8メッツ	●階段を速く上る

	強度	身体活動項目
運動	3.0メッツ	●ボウリング　●バレーボール　●社交ダンス（ワルツ、サンバ、タンゴ）　●ピラティス　●太極拳
	3.5メッツ	●自転車エルゴメーター（30〜50W）　●自体重を使った軽い筋トレーニング　●体操（家で軽・中程度）　●ゴルフ（手引きカートを使って）　●カヌー
	3.8メッツ	●全身を使ったテレビゲーム（スポーツ、ダンス）
	4.0メッツ	●卓球　●パワーヨガ　●ラジオ体操1
	4.5メッツ	●テニス（ダブルス）　●水中歩行（中程度）　●ラジオ体操第2
	5.0メッツ	●かなり速歩（平地、107m／分）　●野球　●ソフトボール　●サーフィン　●バレエ（モダン、ジャズ）
	5.5メッツ	●バドミントン
	6.0メッツ	●ゆっくりしたジョギング　●ウェートトレーニング（高強度、パワーリフティング、ボディビル）　●バスケットボール　●水泳（のんびり泳ぐ）
	6.5メッツ	●山を登る（0〜4.1kgの荷物を持って）
	7.0メッツ	●ジョギング　●サッカー　●スキー　●スケート　●ハンドボール
	7.3メッツ	●エアロビクス　●テニス（シングルス）　●山を登る（約4.5〜9.0kgの荷物を持って）
	8.0メッツ	●サイクリング（約20km／時）
	8.3メッツ	●ランニング（134km／時）　●水泳（クロール、ふつうの速さ、46m／分未満）　●ラグビー
	9.0メッツ	●ランニング（139m／分）
	10.0メッツ	●水泳（クロール、速い、69m／分）
	10.3メッツ	●武道・武術
	11.0メッツ	●ランニング（188m／分）　●自転車エルゴメーター（161〜200W）

（厚生労働省「アクティブガイド」2013年）

運動の種類とバランス

◆有酸素運動が効果的

ひと口に運動といっても、その種類や方法によって、効果は変わってきます。

運動には、からだを動かすためにたくさんの酸素を必要とする**有酸素運動**と、それほど酸素を必要としない**無酸素運動**があります。走る運動を例にとると、長時間走るマラソンが有酸素運動で、瞬発力が鍵《かぎ》となる100m走が無酸素運動です。このうち、生活習慣病予防に効果的なのが、有酸素運動です。

代表的な有酸素運動は、ウォーキング、水泳、ジョギング、サイクリングなどです。酸素を体内に多く取り込むことで、糖質や脂肪を燃焼させて余分な内臓脂肪を減らしたり、血液の循環がよくなり、心肺機能を高める効果が期待できます。ほとんどが強い力を必要とせず、危険が少ないため、どれも比較的安心して行える運動です。

◎ウォーキング

日常でもっとも気軽に、そしてむりなくできる有酸素運動はウォーキングです。生活習慣病予防のためには、1日1万歩を歩くとよいといわれていますが、まずは現状より1000歩増やすことを目標に、できるだけ長い距離を歩いてみましょう。胸を張って腕を振りながら、少し息が弾むくらいの速さで、少し大またで歩くと、運動効果がアップします。

◎水泳

水中での運動は、膝《ひざ》や足腰への負担が軽くなるため、運動が苦手な人や肥満の人、関節などに不安がある人などでも、比較的安心して運動ができます。また、「温度」「水圧」「浮力」「抵抗」という水の効果によって、水の中でからだを動かすだけで、ある程度の運動効果が期待できます。

◎ジョギング

ウォーキングでは物足りないという人は、ジョギングすることで持久力をアップできます。むりはせずに、ゆっくり自分のペースで始め、徐々に走る時間を延ばしていきましょう。走り始める前の準備運動も、忘れずにしっかり行いましょう。

◎サイクリング

自転車を利用することで行動範囲が広がり、長時間でも楽しみながら運動できるのがサイクリングのメリットです。その日の体調に合わせて、むりのないペースで走りましょう。周囲の状況や交通マナーに十分注意することも大切です。

◆筋肉をつけて基礎代謝を向上

筋力トレーニングは、無酸素運動ですが、筋力、筋肉量を上げる効果があります。運動不足によって筋肉量が減ると、基礎代謝（生命維持のために消費する最低限のエネルギー）が下がるため、エネルギーが消費されにくくなります。筋力トレーニングにより、筋力、筋肉量を増やすことで基礎代謝がアップし、脂肪がより燃焼しやすく、太りにくい体質をつくります。

また、加齢によっても筋力は低下し、骨も弱くなっていきます。高齢になってから運動をしても筋力を上げることができるということがわかっていますので、むりはせず、できる範囲で安全に行いましょう。

◆自分に合った運動強度で

運動をする際に考えたいのが、運動の強度です。体力に見合わない激しい運動は、からだに必要な酸素を体内に供給するのが間に合わないため、運動を長く続けられずに健康効果も下がります。逆に、軽すぎる運動の場合、運動効果を得るまでに、時間がかかってしまいます。

健康効果を考えた場合は、「ややきつい」と感じる程度の、ほどほどの強さで運動することがポイントとなります。自分に合った強度と運動量を覚えておくことで、ウォーキングや水泳、サイクリングなどの有酸素運動の効果がアップします。

また、健康づくりの運動では、長期間継続していくことがなにより大切です。その日の体調に合わせ、運動の種類や量、強度などを調節し、むりをせず楽しく続けていきましょう。

◆準備運動・整理運動を

いきなり運動を始めると、思わぬところを痛めたり、けがをすることがあります。運動の前には、からだにむりな負担をかけず、運動しやすい状態にするために、**準備運動（ウォーミングアップ）**をしましょう。

また、運動をいきなりやめたりした場合、上がっていた体温が急激に下がり、めまい、吐き気、低血圧などの症状が出ることがあります。運動後は、少しずつ体温を下げるために、**整理運動（クーリングダウン）**を行いましょう。整理運動は、疲れをとり、翌日まで残さないようにする意味でも大切です。準備運動や整理運動には、大きな動きで筋や関節をほぐしたり、伸ばしたりするストレッチ体操が効果的です。

高血圧など、持病をもっている人には、運動は治療の一環として効果がありますが、急激に体調が悪化することもあります。かならず主治医に相談して、メディカルチェックを受け、注意して行いましょう。膝や腰などに不安がある人も、医師に相談し、むりのない範囲で行うことが大切です。

表4　運動強度

1分間の心拍数（脈拍数）から運動の強度を計ることができます。
手首の動脈か頸動脈に指を当て、脈の数を15秒間測定して、4倍したものが心拍数で、安静時と運動時に測定します。一般的には、220から年齢を引くと、もうこれ以上できないというレベルで運動をしたときの心拍数（予想最大心拍数）となります。これらの数値から、運動の強度を計算することができます。

$$\frac{\text{運動時心拍数}-\text{安静時心拍数}}{\text{予想最大心拍数}-\text{安静時心拍数}}\times 100=\text{運動強度}(\%)$$

体感による運動強度と心拍数の目安

運動強度	心拍数	体感
40%	100～105	とても楽な感じで、運動としては少し物足りないイメージ。
50%	110～115	軽い運動。話をしながら運動を続けられる。
60%	125～130	話しながら運動を続けるのはむり。周りの景色は楽しめる。
70%	135～140	ややきつく感じる。これ以上は、ペースを上げることができない。

ストレスを解消

◆生活習慣病とストレス

ストレスが原因となって現れる異常を総称して**ストレス病**といいます。医学的な病名ではありませんが、強いストレスを受けたり、ストレスを長い期間受け続けたりすることで、心身にさまざまな影響が出ます。頭痛や下痢などの自律神経異常や、抑うつ障害（720頁）、心身症（719頁）にもつながるなど、けっして軽く考えることができない状態です。

ストレスは、生活習慣病の発症にも大きく関係しています。心身に過剰なストレスが加わることで、暴飲暴食に走ったり、喫煙回数や飲酒量が増えたりして、生活習慣の乱れが起こります。また、運動量も減少することで肥満を招いたりします。精神的な作用も大きく、ホルモンの分泌や内分泌系にも影響を及ぼしたりします。

これらのさまざまな悪影響は、すべて内臓脂肪型肥満、高血圧、糖尿病、そして心臓病、脳卒中といった生活習慣病の危険因子となります。

生活習慣病を予防するためだけでなく、心身ともに健康に過ごすために、ストレスをためない生活を送ることは、ひじょうに大きなテーマといえます。

◆過剰なストレスは心身に悪影響を

「最近ストレスがたまって…」というようなことをよく耳にしますが、ストレスとはもともと物理学の用語で、物体に圧力をかけたときに生じるゆがみのことです。これがもととなり、外から受けた刺激によって心身にゆがみ、つまり悪い影響を受けることをストレスとよぶようになりました。

ストレスを受けると、まずそれを脳の視《し》床下部《しょうかぶ》が感知します。そのストレスに抵抗するために、脳は自律神経系と内分泌系に、血圧や心拍数を上昇させたり、心身のはたらきを活発にするホルモンを分泌させたりするなどの指令を出します。

しかし、強いストレスを受け続けると、能力の限界を超え、これらの機能が正常にはたらかなくなってしまうことがあります。そうなると、心身にさまざまな悪影響が出てくるようになるのです。

◆ストレスも受け止め方しだい

このように、強いストレスを受けたり、ストレスが長い間続いたりすると心身にさまざまな影響を及ぼしますが、同じストレスでも負担に感じる人もいれば、それをプラス方向にもっていく人もいるなど、受け止め方は人によって違います。

たとえば、「1番の成績を残す」という目標を立てた場合、この目標が一種の心理的負担となりますが、これをモチベーションとして目標達成のために頑張ることができれば、よいストレスとなります。ストレスによって充実感や達成感を得ることができるわけです。逆に、目標が高すぎてゴールがみえず、心理的な圧迫のほうが強いと、心身に悪影響を及ぼす悪いストレスとなってしまいます。

ストレスも受け止め方しだいです。健康的な生活を送るためには、ストレスの原因がなにかを早めに見極め、そして自分に合ったストレスのコントロール方法を身につけて、ストレスとじょうずに付き合っていくことが大切です。

図4　ストレスが心身に影響を及ぼす仕組み

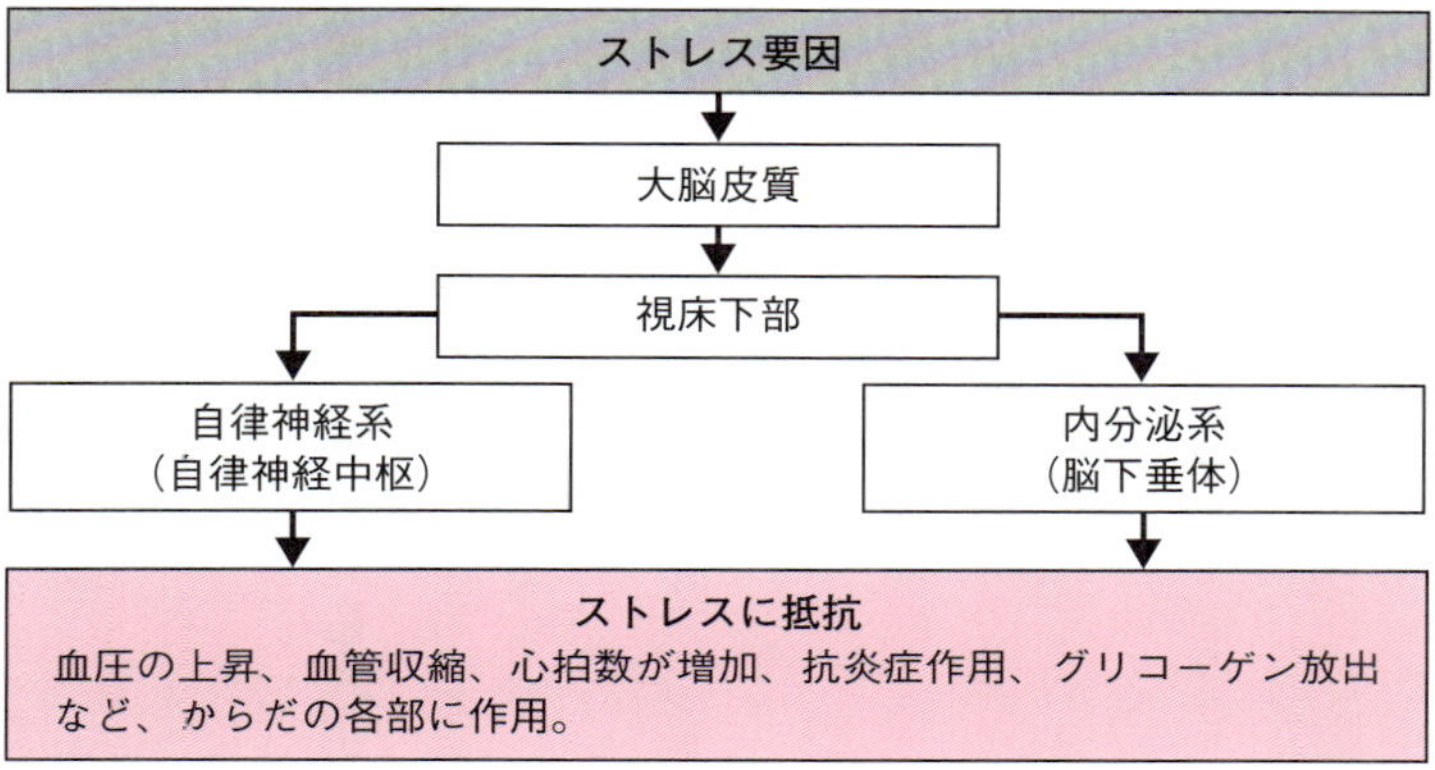

じょうずなストレス解消法

◆STRESSで解消

ストレスを解消する方法はいろいろありますが、じょうずに解消するポイントをまとめたキーワードもまた、「STRESS《ストレス》」となります。これは「運動」「旅行」「レクリエーション」「食事」「睡眠」「笑顔」の6つをアルファベットにし、それぞれの頭文字をとって並べたものです。

これらのなかから、自分に適したものを生活に取り入れ、ストレスをコントロールしていきましょう。

表5　STRESSがキーワード

Sports ＜運動＞
運動は生活習慣病の予防だけでなく、ストレス解消にも役立ちます。からだを動かして汗を流すことで、リラックスでき、気分転換にもなります。

Travel ＜旅行＞
気分が落ち込んでいたら、どこかへ旅行に出かけてみましょう。風景や人が変われば気分も一新し、別の考えも浮かびやすくなります。

Recreation ＜レクリエーション＞
休日だけでなく、毎日忙しいなかにも、1日のうち少しでも趣味などを楽しむ自由な時間をつくりましょう。

Eating ＜食事＞
たんぱく質、ビタミン、ミネラルはこころの3大栄養素ともいわれ、ストレスへの抵抗力を高めます。しっかり朝食を摂り、生活リズムを整えることも大切です。

Sleep ＜睡眠＞
睡眠は疲労を回復し、ストレスを解消します。質の高い睡眠を確保できるように、12時前には寝る「シンデレラ睡眠」を心掛けましょう。

Smile ＜笑顔＞
笑顔でいることで周囲の人のこころも和み、人間関係を円滑にすることができます。また、笑顔にはからだの免疫力を高める効果があります。

快適な睡眠を

◆睡眠は量だけでなく質も大切

睡眠中には、成長や疲労回復を助ける成長ホルモンのほか、からだの機能を正常に保つ物質などが分泌されています。そのため、十分な睡眠をとることは、からだと脳を休めて疲労を回復し、ストレスを解消するはたらきがあります。

◉生活習慣病と睡眠

しかし、現代人は、夜遅くまで仕事や勉強、ゲームなどをしたり、終電ギリギリまでお酒を飲んでいたりなど、全体的に睡眠時間が不足する傾向にあります。睡眠が不十分だと疲労がとれないばかりか、生活習慣病の発症、悪化にもつながるなど、心身にさまざまな悪影響が及びます。

たとえば、睡眠中は副交感神経が優位にはたらくため、1日のうちで血圧がもっとも低くなります。しかし、十分に睡眠をとることができないと、心臓病や脳卒中の引き金となる高血圧症（573頁）の原因になってしまいます。

また、不規則な睡眠は、肥満を招く要因にもなるといわれています。

◆質のよい睡眠のメカニズム

睡眠に大切なのは「時間」だけではありません。よく「たくさん寝たのに疲れがとれない」ということを聞きますが、睡眠は量だけでなく、質も大切です。心身の疲労を回復し、生活習慣病を予防するには、質のよい睡眠をとる必要があります。

じつは、睡眠には浅い眠りである**レム睡眠**と、深い眠りである**ノンレム睡眠**の2種類があります。このふたつは、深い→浅い→深い→浅いを、就寝中に約90分単位で繰り返しています。

からだの疲れは浅い眠りであるレム睡眠で回復しますが、頭やこころの疲れは深い眠りであるノンレム睡眠でなければ癒《いや》せません。そのため、ノンレム睡眠をしっかりとることが重要になります。

ところが、ノンレム睡眠は深夜2時をすぎたあたりから徐々に出現しにくくなります。睡眠には個人差があるものの、質のよい睡眠をとろうと思うのであれば、遅くとも夜12時までには寝るようにし、ノンレム睡眠とレム睡眠をバランスよくとることが大切です。

◆質のよい睡眠をとるために

自分にあった快適な睡眠のために、次のポイントを参考に、こころとからだの疲労を回復し、生活習慣病を予防しましょう。

①夜12時前に就寝

夜12時前に床に就くことで、質の高い睡眠をとることができます。夜勤など、睡眠時間が不規則な職種の人は、十分に睡眠時間を確保するようにしましょう。

②だらだら寝すぎない

一般的に、年齢とともに必要な睡眠時間は短くなっていきます。理想は8時間睡眠ですが、長く寝すぎるより短い時間のほうが眠りが深くなるといわれています。成人であれば、質の高い睡眠ができれば、5〜6時間で心身の疲労はほぼ回復します。

休日に寝だめとばかりに寝すぎると、かえって睡眠のリズムを乱しますので、注意

図5　睡眠のパターン

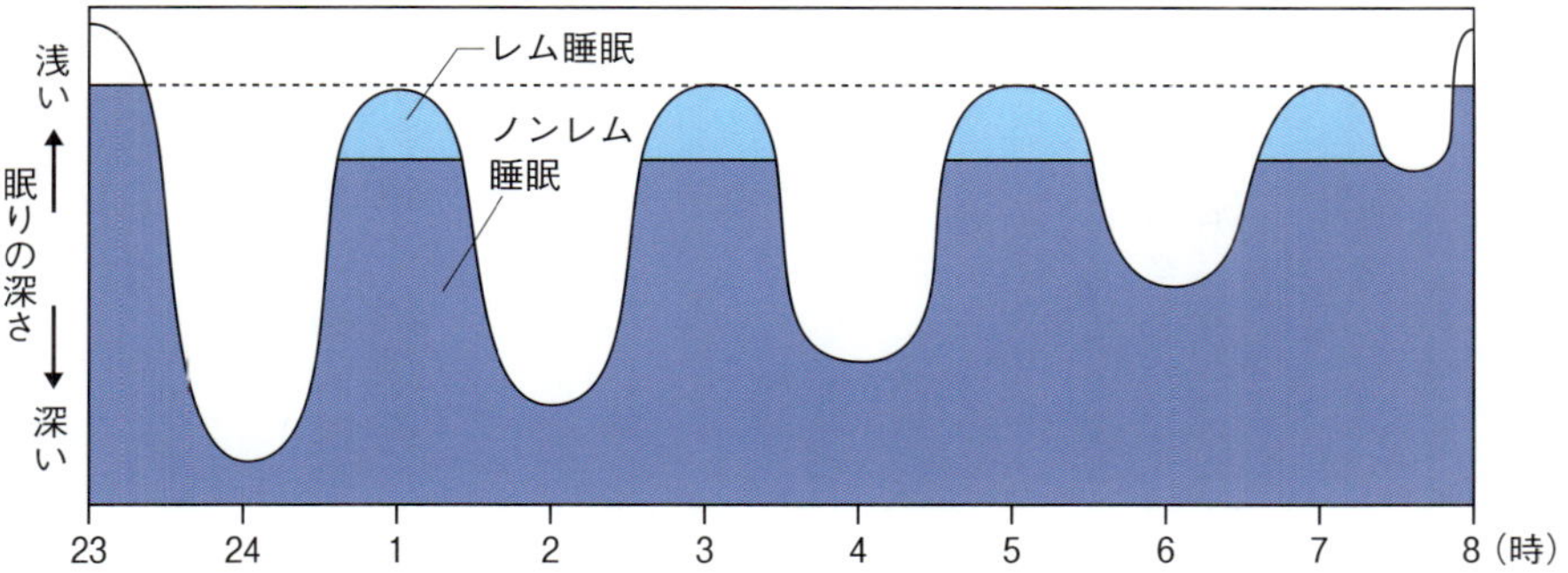

レム睡眠はからだの疲労回復に、ノンレム睡眠は脳とこころの疲労回復にはたらく。

しましょう。

③起床後に日の光を浴びる

朝起きて太陽の光を浴びることで、ホルモンの分泌が活発になり、起きていることを自覚します。

朝日には、体内時計、生理機能をリセットし、覚醒《かくせい》と睡眠のリズムを整える効果があります。

④午後の眠気は、短時間の昼寝が効果的

からだの1日の生活リズムのなかで、昼と夜の2回、眠気のピークがあります。昼間の眠気は正常ですので、もし眠気を感じたら、むりせず15分程度の仮眠をとりましょう。

仮眠では、ほとんどがノンレム睡眠のため、疲労を回復できます。

◆睡眠障害は専門家に相談

なかなか眠れない、寝てもすぐ目が覚めてしまう、十分寝ているのに昼間猛烈に眠くなる、睡眠のリズムが乱れているなど、睡眠に関する不快症状を、睡眠‐覚醒障害（727頁）といいます。

最近では、寝ている間に何度も呼吸が止まる睡眠時無呼吸症候群（363頁）の人が増加し、肥満や高血圧などとの関連が問題となっています。

睡眠障害が、一時期で治まるような一過性のものであれば心配いりませんが、1か月以上続くようであれば問題です。睡眠障害は「こころやからだの病気のサイン」であることも多いため、早めに精神科や心療内科に相談しましょう。

睡眠薬の使用には注意

睡眠薬は、睡眠障害や不安症の治療などに処方されることがありますが、専門の医師が処方したものを、用法・用量を守って服用すれば、問題はありません。

とくに注意したいのが、服薬時にアルコールを飲むことです。併用してしまうと、めまいやふらつき、記憶障害、呼吸障害などの悪影響が出ることがあります。睡眠薬をアルコールといっしょに飲んだり、飲酒後に睡眠薬を服用したりすることは、危険ですので絶対に避けましょう。

禁煙を守る

◆喫煙している人は、一刻も早く禁煙を

たばこを吸うと、末梢《まっしょう》血管が収縮して血流が悪くなり、血圧や心拍数が上がります。また、血液中のLDL《エルディーエル》コレステロールや中性脂肪が増え、逆にこれらを減らすはたらきをするHDL《エイチディーエル》コレステロールを減らしてしまうという悪影響も及ぼします。

そのため、血栓《けっせん》ができやすくなってどんどん動脈硬化が進行し、心臓病や脳卒中などの血液循環に関係する病気を引き起こしやすくなります。たばこを吸う人は、吸わない人と比べ、脳卒中を起こす危険が約2倍、心臓病でも約2倍高くなるといわれています。

また、喫煙の害というと肺がんが頭に浮かびますが、じつは咽頭《いんとう》がん（678頁）のほうがかかる確率は高く、喉頭《こうとう》がんを含め、煙の通り道での発生率が高くなっています。たばこはがん全体の原因の3割を占めるといわれており、それ以外の部位でもがんになる危険は高まります。

このほか、喫煙が最大の原因でたばこ病ともいわれるCOPD《シーオーピーディー》〈慢性閉塞性《へいそくせい》肺疾患（386頁）〉は、近年増加傾向にあって問題となっています。

◆喫煙はニコチン依存症

たばこの煙には、からだに有害な物質が200種類以上含まれているといわれていますが、そのなかでもっとも問題となるのがニコチンです。ニコチンは中枢神経に興奮と抑制を起こし、心身に強い依存性をもたらします。からだからニコチンが切れると、まず、「たばこを吸いたい」というニコチンを欲求する心理的依存が現れます。つぎに、イライラする、落ちつきがなくなる、欲求不満感情がわく、怒りっぽくなるなどの精神的な症状や、心拍数の減少などの身体的な症状が現れます。

そのため、近年では、喫煙は**ニコチン依存症**という薬物依存の一種と考えられるようになりました。WHO《ダブルエイチオー》（世界保健機関）では、アヘン類、大麻《たいま》類、コカイン類と同様にたばこをとらえ、喫煙を「精神作用物質使用による精神および行動の障害」のひとつと分類しています。

◆吸わない人にも及ぶ受動喫煙

たばこを吸わない人が、喫煙者の出すたばこの煙を吸うことを**受動喫煙**といいます。とくに家庭や職場などの限られたスペースのなかでは、喫煙者とほぼ同様の健康被害を起こす危険性があります。

家庭内で妻自身はたばこを吸わなくても、夫が吸っている場合、夫がたばこを吸わない人と比べ、肺がんで死亡する割合が約2倍になるというデータがあります。また、たばこを吸う家庭の場合、吸わない家庭と比べ、こどもが肺炎や気管支炎、喘息《ぜんそく》、呼吸窮迫症候群（772頁）などになりやすいといわれています。

たばこの煙は、たばこのフィルター部分から出る「主流煙」とたばこの先の部分から出る「副流煙」とに分けられますが、じつは喫煙者本人が吸う主流煙よりも、周囲の人が吸う副流煙のほうが、有害物質を多

く含んでいます。たばこの吸い口にあるフィルターを通さず、たばこから直接出る副流煙のほうが危険なのです。

◆医療機関での禁煙治療も考慮

生活習慣病のほか、心身へのさまざまな悪影響を考えると、喫煙している人はできるだけ早く禁煙する必要があります。しかし、喫煙がからだに悪いことを理解し、禁煙しようとしても、ニコチン依存のためになかなか成功しないのが、たばこの恐ろしいところです。

いろいろな禁煙法にチャレンジしてもなかなか続かないという人は、医療機関による禁煙治療を考えてみましょう。ニコチンパッチなどを利用し、たばこ以外のものから微量のニコチンを体内に補給するニコチン代替療法などが行われますが、徐々にニコチン依存から抜け出すことができ、比較的楽に禁煙できます。また、最近ではニコチンを使わない飲み薬タイプの禁煙治療薬も登場し、効果を発揮していますので、医師に相談してみましょう。

ニコチン代替療法に使用するニコチンパッチやニコチンガムは、市販されていますので、使用する場合は説明書をよく読んで注意事項を守り、正しく使いましょう。

図6　喫煙状況別の40歳からの余命

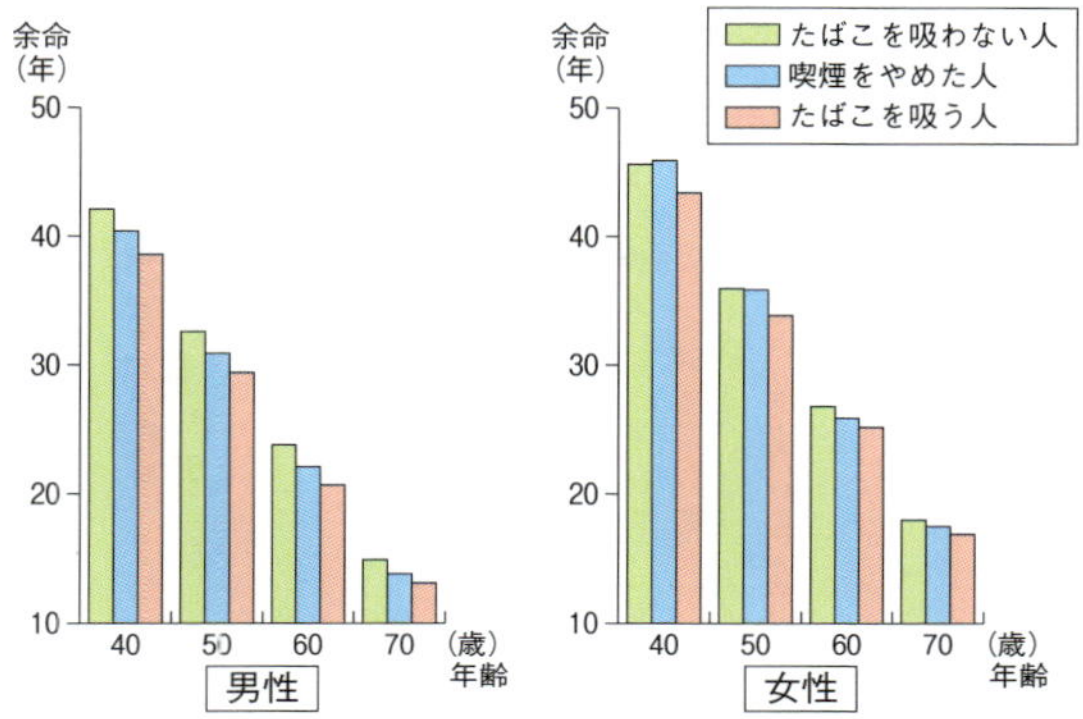

（厚生労働省研究班村上らによる（2007年））

禁煙を続けるためのポイント

①たばこに関係するものは捨てる

たばこ、灰皿、ライターなどが目の前にあるとどうしても吸いたくなるため、たばこに関係しているものはすべて捨てましょう。とくにたばこは水で濡《ぬ》らして捨てることで決意も新たになります。

②冷たい水や熱いお茶を用意

禁煙後しばらくは、からだからニコチンを追い出すために、冷たい水や熱いお茶を少しずつたくさん飲みましょう。

③煙の多い場所に行かない

とくに禁煙し始めは、たばこの誘惑に負けないように、喫煙コーナー、喫煙席、パチンコ店、そして飲み会など、煙の多い場所には行かないようにしましょう。

④吸いたくなったら代替品を

どうしてもたばこを吸いたくなったときは、ノンカロリーのガムやおしゃぶり昆布、スルメなどをかんだり、からだを動かしたりして、気を紛らわせましょう。

⑤インターネットや携帯メールを利用

インターネットや携帯メールを利用した禁煙プログラムがいくつかあります。高い禁煙率を生んでいるようですので、1人で禁煙をしていて挫折《ざせつ》気味の人は、利用してみてはいかがでしょうか?

適正飲酒を守る

◆アルコールとじょうずに付き合う

適量であれば、アルコールは人とのコミュニケーションやストレス発散に役立ったりするなど、問題はあまりありません。また、心筋梗塞《しんきんこうそく》の危険を軽減するという報告もあります。

しかし、飲みすぎたり、習慣化することで徐々に飲酒量が増えると、健康にさまざまな害を及ぼすようになります。

◉多量飲酒による健康障害

多量飲酒が続くと、エネルギーの摂《と》りすぎにつながるため、肥満の原因となります。また、脂肪肝（468頁）、肝炎（468頁）、肝硬変《かんこうへん》（468頁）などの肝臓病を引き起こしたり、胃潰瘍《いかいよう》（450頁）、糖尿病（581頁）、高血圧症（573頁）、さらに心臓病、脳卒中《のうそっちゅう》（259頁）などの危険も増加します。このほか、睡眠・覚醒障害（727頁）、抑うつ障害（720頁）、アルコール使用障害（724頁）、認知症（268頁）などを引き起こす危険性もあります。

◆アルコールは適量を守って

お酒を飲むと理性を失い、自分でも気づかないうちに飲みすぎてしまうことが少なくありません。これが習慣化すると、からだにさまざまな悪影響が及びます。

お酒は「ほどほどに」とよくいわれますが、1日の適正飲酒量は、純アルコール量で約20gです。健康を守るためには、適量を基準に、たしなむ程度に楽しく飲むことが大切です。

肝臓は2日休ませると、ほぼ回復します。アルコールとじょうずに付き合っていくために、週に2日はお酒を飲まない日をつくることも効果的です。

最近では糖類ゼロ、カロリーゼロなどのアルコール飲料が登場していますが、お酒は基本的に高エネルギーのものが多いため、つまみは脂質、食塩が控えめで低エネルギーのものを選ぶなど、エネルギーの過剰摂取を防ぎましょう。

表6　適正な飲酒量

	ビール	日本酒	ウイスキー、ブランデー	焼酎（35度）	ワイン
1日の適量	中びん１本 500ml	１合 180ml	ダブル１杯 60ml	2／5合 72ml	グラス２杯 240ml
アルコール度数	約５％	約15％	約43％	約35％	約12％
純アルコール量	約20g	約22g	約20g	約20g	約24g

アルコールの分解能力

アルコールの分解・処理能力には限界があり、また分解酵素の量など、大きな個人差があるが、おおよその目安は、自分の体重から計算することができる。

1時間に分解できるアルコール量（g）＝体重（kg）×0.1

第3章

リハビリテーション

日常生活動作（ADL）の維持・向上を目ざして行うリハビリテーションについて具体的に解説しています。

ADL（日常生活動作）維持のために

リハビリテーションとはなにか

◆自分らしく生きる権利の回復

からだやこころになんらかの障害を負ったり、年をとってからだの機能が衰えたことで、以前と同じようには生活できなくなることがあります。そのようなときに、残された能力を最大限に生かし、さらに新たな能力をつけることで、再び自立し、社会に復帰できるようにするために行う働き掛けをリハビリテーションといいます。

不自由になった心身の機能を回復させることで終わるとは限りません。リハビリテーションということばには、その人が、自分らしく生きるための権利を回復するという意味も含まれます。社会のなかで自立し、生活を円滑に営めるようにすることもリハビリテーションに含まれます。専門施設や支援サービスなどのサポートが必要となることもあるでしょう。

かならずしも以前と同じ生活に戻ることを目ざすのではありません。新たな生き方を構築し、より高いQOL《キューオーエル》（生活の質）を求めるものです。さまざまな分野の専門家の指導と、家族をはじめとする周囲の人々の協力が必要であり、なによりも本人の並々ならぬ努力が不可欠となります。

◆日常生活動作（ADL）とは

リハビリテーションを始めるときには、目標を設定します。障害の度合いやライフスタイルに合わせて、本人、家族、医療関係者などが相談して決められれば理想的です。そして、目標に到達するために、専門家がリハビリのプログラムを組みます。

リハビリの目標で、もっとも重要であり、基本となるものに、**日常生活動作（A《エー》DL《ディーエル》：Activities of Daily Living）の維持**があげられます。ADLとは、寝たり起きたりする、家の中を移動する、トイレに行く、食事をする、入浴する、着替える、といった私たちが日常的に行っている動作のことです。補助用の道具を使うなど、障害を負う前とは異なる方法でも、ADLが自立していれば、以前と同じか、同等な生活を営めることになります。もちろん、実際には「電話を掛ける」「買い物に行く」といったさらに複雑な動作（**生活関連動作**）も必要となってきますが、それはADLの自立を達成した後で目ざせばよいのです。

◆ADLの自立を目ざして

できない動作があっても、あきらめてはいけません。ひとつの動作は、さらに細かい動作から成り立っていることを忘れないようにしましょう。たとえば、トイレに行くという行動は、ベッドから立ち上がる、歩く、トイレのドアを開ける、ズボンを上げ下ろしする……といった、細かい動きの集合で成立しています。多くの場合、できないのは、そのうちの一部です。

図1　入院、退院、在宅リハビリまでの流れ（脳血管障害後のリハビリを例として）

入院中に在宅リハビリの計画をたて、介護保険の申請をする。治療情報を地域の医療機関や福祉機関が共有することで、在宅によるリハビリを効率よく進めることができる。

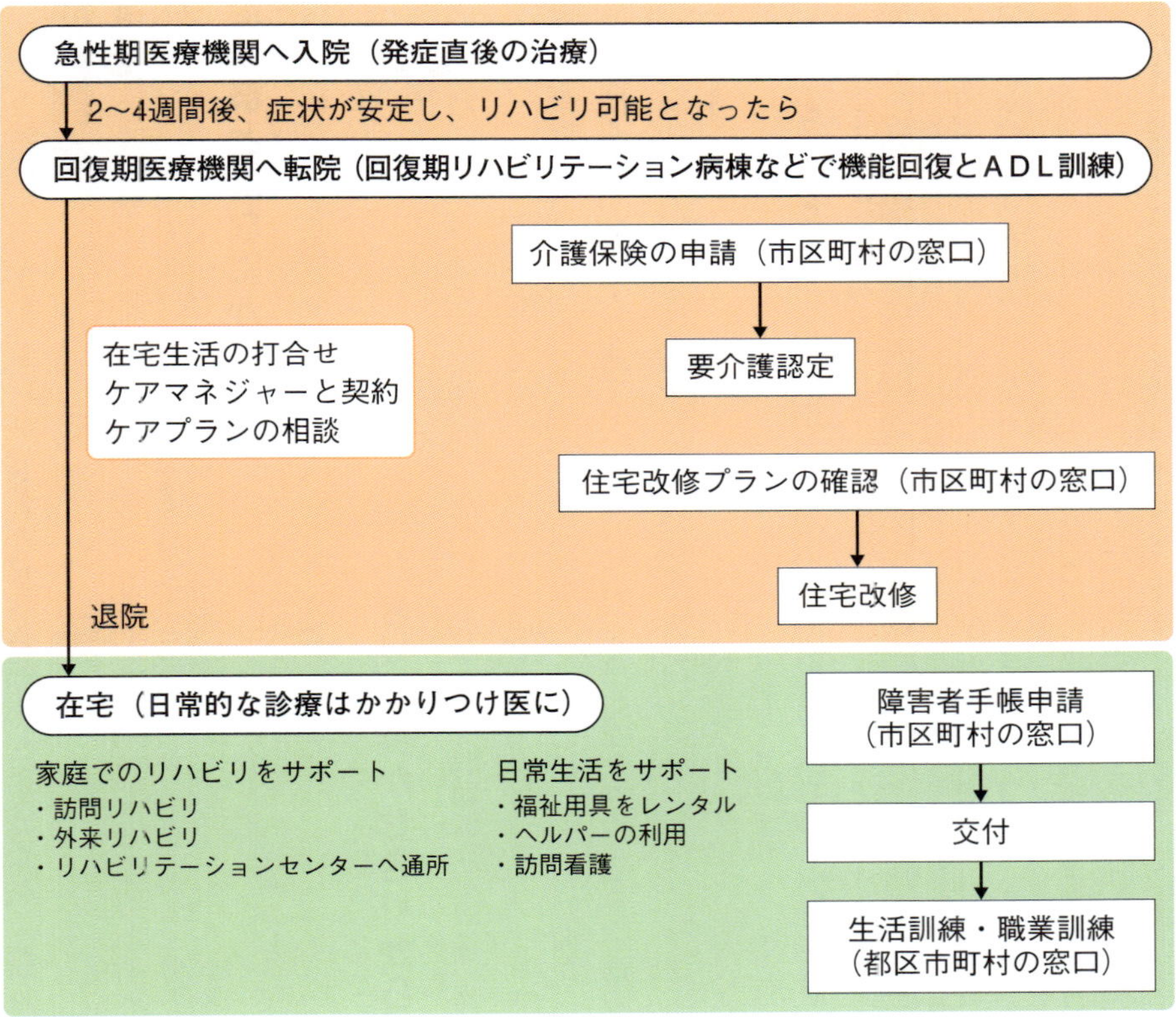

できる動きとできない動きをしっかり見極めましょう。補助する道具（自助具）を使ったり、物の置き場所を変えたり、姿勢を変えたり、こつをつかむと、動作ができるようになることがあります。

また、動作ができない場合、医師や理学療法士などの専門家に原因を考えてもらうことも大切です。たとえば、立ち上がることができないのは、「からだの重心を前に移せない」ことが原因だとします。リハビリで回復できると判断されれば「重心を前に移動させる」訓練をします。回復が難しいのであれば、立ち上がるときだけ介助してもらい、あとは自分でするようにします。

この章では、ADLの自立を目ざすリハビリ訓練を3段階に分けています。ひとつめは、筋力や持久力を高めたり、関節がかたくなることを予防したりする基礎的な運動の紹介です（854頁）。次に、寝返りをする、立つ、歩くといったADLを構成する基本的な動きの一部について、リハビリの方法を説明します（859頁）。最後に、食事や入浴など、やや複雑なADLのリハビリ訓練を紹介します（866頁）。

廃用症候群を予防する

◆廃用症候群とはなにか

ひと昔前は、治療がひととおり終わった後は、安静にして体力が戻るのを待つことが主流でした。しかし横になって、からだを動かさずにいると、からだのさまざまな機能が失われていくことがわかってきました。これを**廃用症候群**とよびます。最近では、廃用症候群を防ぐため、治療を始めてごく早い時期にリハビリテーションを始めるようになっています。

たとえば筋力は、1週間安静にしていると20%も低下するといわれます。しかも、落ちた筋力を回復させるには時間がかかり、1週間の安静で落ちた筋力を元に戻すには1か月の運動が必要といわれています。

また、関節が動かしにくくなり、起立や歩行などに影響が出ます。骨がもろくなり、骨折しやすくなります。胃腸が不活発になるため便秘を起こしやすくなったり、呼吸機能が落ちて痰《たん》が出しにくくなり、誤嚥性《ごえんせい》肺炎《はいえん》（866頁）を招くこともあります。

なによりも、あらゆることを他人にやってもらっていると、自尊心が失われ、リハビリへの意欲も薄れがちです。それでは自立できないばかりか、さらに全身が衰えていくことにもなります。

◆寝たきりは寝かせきりから

廃用症候群がとくに問題になるのは、高齢者です。高齢者は病気やけがからの回復に時間がかかり、安静にしている時間が長くなりがちです。年をとってくると、筋力の衰えは若い人よりも速く進むといわれており、かぜで1週間寝込んだ後に、歩きづらくなることも珍しくありません。歩きにくいからと横になっていては、廃用症候群が進み、寝たきりになってしまうこともあります。「寝たきりは寝かせきりから」といわれるのは、過度な安静が廃用症候群を招くことを表しているのです。

高齢者では病気の初期に症状が出にくいため、こじらせてしまうことも少なくありません。また、骨が弱くなっているので、転倒すると骨折しやすいものです。寝込むリスクは若いときよりも大きいのですから、ふだんの健康管理を大切にしましょう。もし、病気やけがで安静にする必要があっても、医師の許可が出たら、すぐリハビリを始め、廃用症候群を予防しましょう。

◆回復期リハビリテーション病棟

最近は、「回復期リハビリテーション病棟」を設けている病院が増えてきました。これは、脳血管障害（脳梗塞《のうこうそく》など）または大腿部《だいたいぶ》の骨折によって入院した人を対象にした、リハビリを専門に行う病棟です。

このような病気では、症状が強く、治療中の時期を**急性期**、症状が治まりベッドから離れられるようになった後を**回復期**とよびます。回復期は数週間から半年と、個人や症状によって異なりますが、その時期にリハビリを行うことで、もっとも効果的に機能が回復します。

以前は、急性期が過ぎた後も、病室や自宅で静養することが多かったものです。リハビリに最適な回復期を安静に過ごしてしまったために、いたずらに廃用症候群が進

図2　回復期リハビリテーション病棟で行われるリハビリの例

運動をすることでからだの機能を回復させる理学療法の例

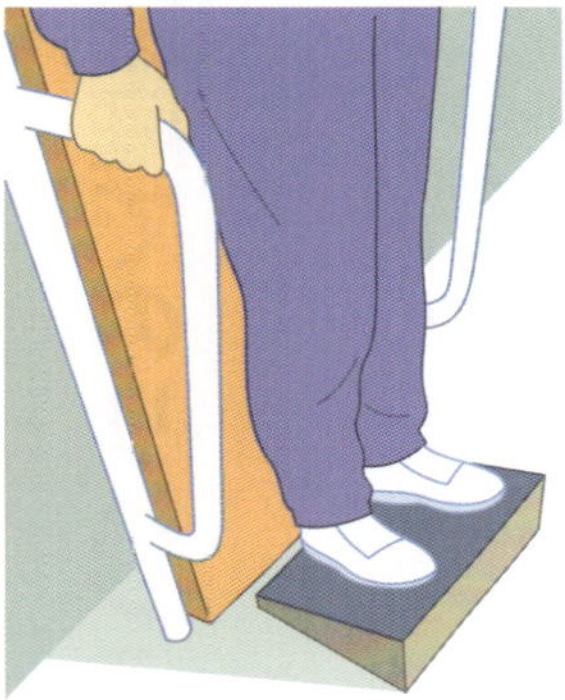

①ストレッチボード

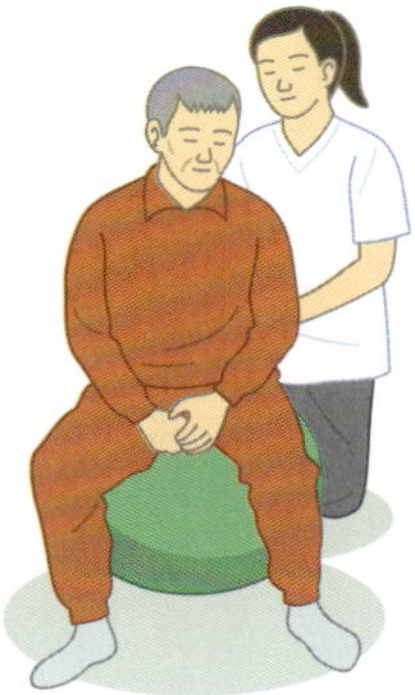

②バランスボール

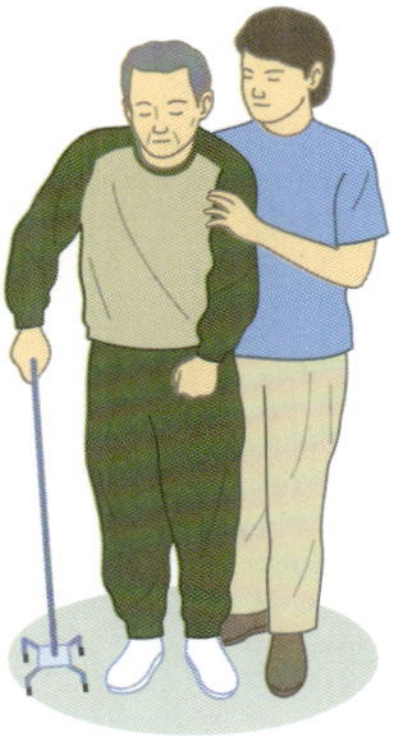

③杖歩行

作業をすることで機能を回復させる作業療法の例

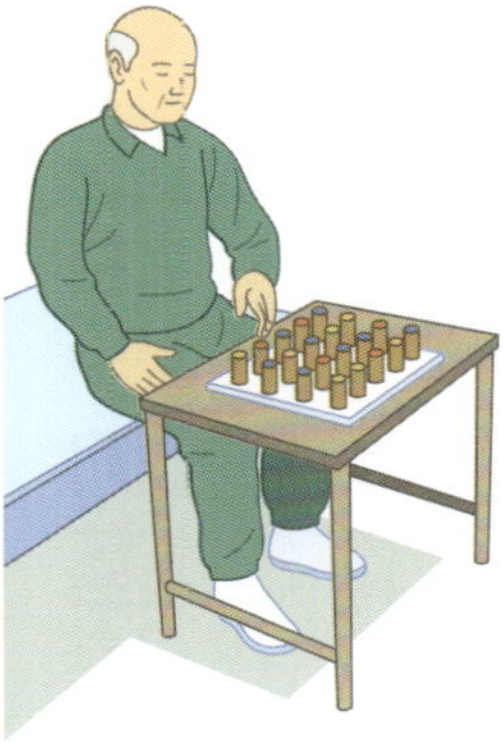

④ペグボード

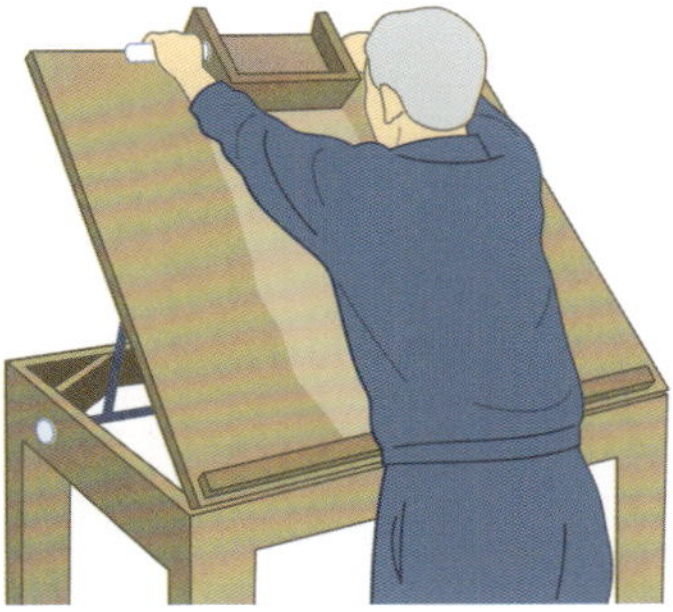

⑤サンディング

①斜めになった台に立ち、アキレス腱を伸ばす。
②ボールの上に座ることでバランス感覚を取り戻す。
③初期の杖歩行練習。
④小さな杭（ペグ）を扱うことで腕や指の動きをよくする。
⑤粗い板に両手で紙やすりをかける。腕の関節の動きや筋力アップに効果がある。

んでしまいました。

そこで、回復期に入ったら、リハビリ専門の病棟に移り、障害を受けた機能の回復、ADL《エーディーエル》（日常生活動作）の向上、廃用症候群の予防などを目的にしたリハビリを集中的に行います。ひとりひとりの状態に合わせて、医師、看護師、理学療法士、作業療法士などが、本人や家族と相談しながらプログラムをつくり、専門家が指導します。

回復期リハビリテーション病棟は、入院できる期間が決まっています。入院期間中に、病院でできるリハビリはひととおり終わらせます。可能であれば、入院中に一時帰宅をして、生活上の問題点があれば、専門家と相談して解決していきます。退院時には、自宅で行うリハビリが指導されます。

必要であれば、医療ソーシャルワーカーなどに、介護保険制度の利用方法、自宅の改修やリハビリ用の機器や道具の購入やレンタルなどの相談にのってもらえます。

回復期リハビリテーション病棟の利用については、主治医や看護師、地域医療連携室、各自治体の保健や福祉の窓口に問い合わせてみましょう。

家庭でのリハビリテーションの基礎

家庭でのリハビリで自立を目ざす

◆退院時のリハビリ指導

病院ではしっかりしたリハビリテーションができるけれど、家庭ではむりと思われがちです。しかし、家庭でのリハビリで、入院中に回復した運動機能を維持し、より高めることも可能です。そのためには、家族や周りの人の手助けが必要となります。

退院時に、医師や理学療法士などからリハビリの説明があります。まず、リハビリを行う人が、ひとりでできること、介助が必要なことの区別を教えてもらいます。着替えや入浴など、日常的な動作は効果的なリハビリです。家族は、それらの動作について手助けのアドバイスを受けます。関節の曲げ伸ばし、筋力や持久力を高めるトレーニングについても説明を受けましょう。

人によってリハビリの目標は異なりますが、最初は、寝返り、起立などができることを目ざしましょう。次に、さまざまな動作が複合している入浴などに挑戦し、最終的には、ひとりで外出できるようにします。目標が達成されるごとに家族や周りの人たちと喜び合うことで、リハビリへの意欲をさらに引き出せるでしょう。

可能であれば、家具の配置を変える、段差を減らす、廊下などに手すりをつけるといった家のつくりの改善も考えましょう。病院やリハビリ専門の施設などで、改修の相談ができる場合もあります。

退院して日数がたてば、からだの状態も変わってきます。定期的に通院し、健康状態をチェックして、そのつど、適切なリハビリの指導を受けます。とりわけ、高齢者ではからだの状態が変化しやすいので、定期的な通院は欠かせません。

筋肉を鍛える

◆有酸素運動で筋力を高める

病気やけがで寝込んだ後は、誰《だれ》でも筋力が落ちているものです。医師の許可が出たら、筋力を戻すトレーニングをリハビリテーションに取り入れます。適切な負荷をかけた有酸素運動を行うことで、筋力を回復させることが期待できます。

症状の回復具合、からだの状態や年齢など、自分に合ったトレーニング方法を医師や理学療法士、スポーツインストラクターに相談しましょう。

高齢者では、日ごろから筋肉を鍛える運動をしたほうがよいでしょう。筋力は60歳ぐらいから急激に衰えます。とくに、下半身の筋力が落ちるので、転びやすくなります。骨も弱くなり、転んだだけで骨折する人も多いものです。骨折して、動けなくなって寝込むと、全身の筋力がさらに落ち、寝たきりにつながりかねません。

図1　下半身の筋肉を鍛える方法

大腿四頭筋を鍛える運動

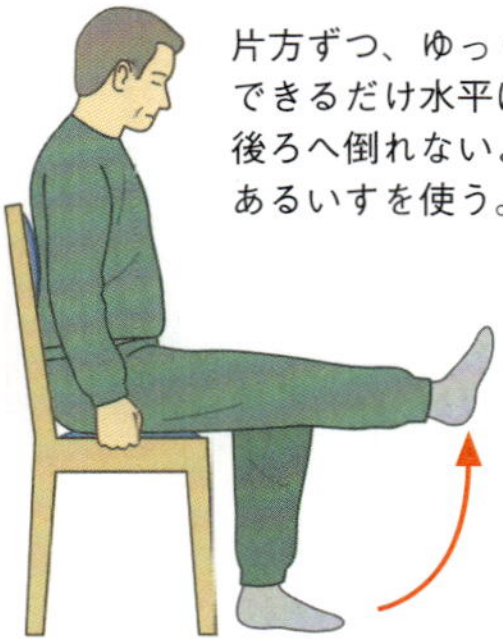

片方ずつ、ゆっくり持ち上げ、膝はできるだけ水平になるまで伸ばす。後ろへ倒れないように、背もたれのあるいすを使う。

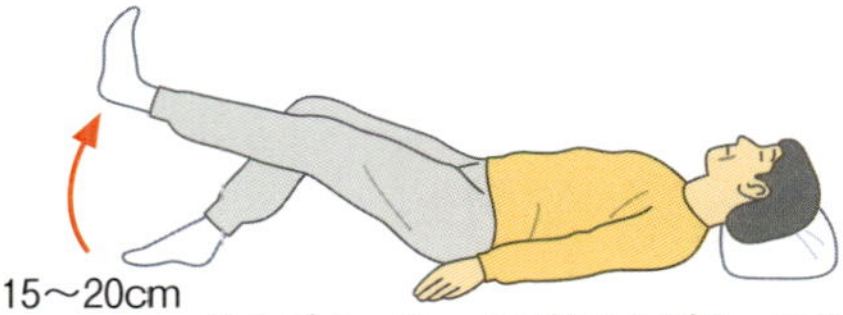

片方ずつ、ゆっくり持ち上げる。踵を伸ばすとより効果的。

下半身で鍛えたい筋肉

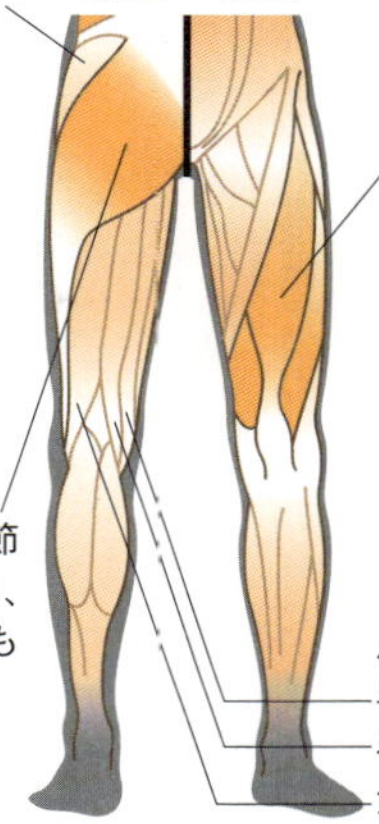
後面
前面
中殿筋　片方の脚が地面から離れると、反対側の中殿筋が骨盤と太ももを引っ張って支えて、からだを安定させる。
大殿筋　股関節を回転させたり、広げたり、太ももを伸ばす。
大腿四頭筋
膝を伸ばす。膝を曲げる後面のハムストリングとともに鍛えると、より歩きやすくなる。
ハムストリング
半膜様筋
半腱様筋
大腿二頭筋

中殿筋を鍛える運動

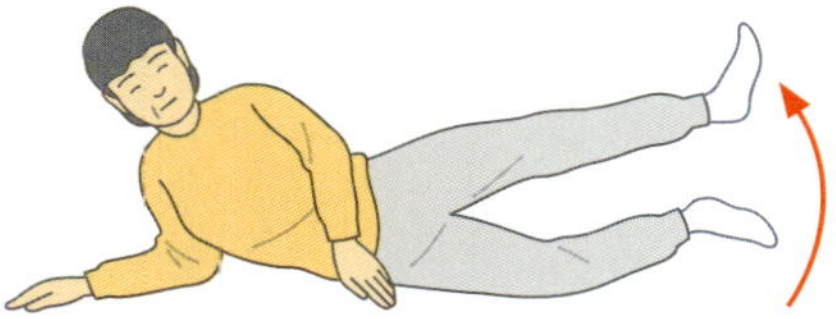

脚は膝を曲げずに真上に上げる。下になる脚は膝を少し曲げて、からだを安定させる。

大殿筋とハムストリングを鍛える運動

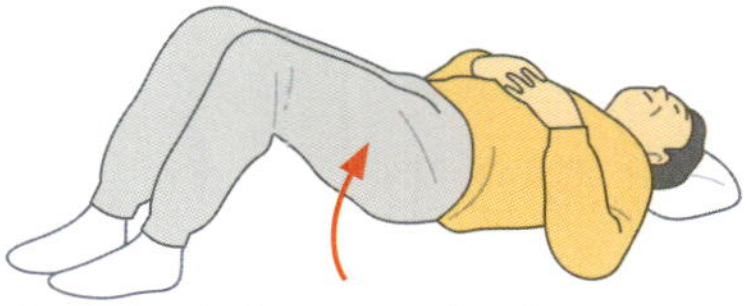

痛みがない程度に腰を上げ下げする。

◆下半身の筋肉を鍛える

毎日歩くだけでも、下半身の筋力を維持できます。緩やかな坂道をゆっくり上るのもよいでしょう。集中的にトレーニングを行いたいときは、まずは、立つ、歩く、階段を上るなどの動作でよく使う大腿《だいたい》四頭《しとう》筋《きん》、大殿筋《だいでんきん》、中殿筋を鍛えましょう。

大腿四頭筋は、太ももの筋肉です。膝《ひざ》を伸ばすはたらきがあります。大きな筋肉で鍛えやすい部位です。この筋肉が強いと、膝の痛みの予防にもなります。

大殿筋はお尻の筋肉です。股関節《こかんせつ》を伸ばすはたらきがあります。歩く、立ち上がる、階段を上るなどのときによく使われます。また、からだが前のめりになっても転ばないように支えています。

中殿筋はお尻の少し上にあります。骨盤と太ももを結んでいて、股関節を開くはたらきがあります。中殿筋が弱ると、歩行時にからだが左右に揺れることがあります。

ウォーキングなどで、筋肉を鍛えていきましょう。とくに下半身に筋力がつくと、さまざまな運動が苦にならなくなります。

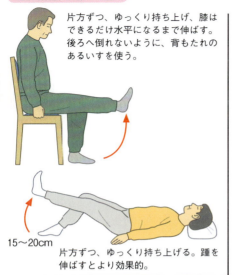

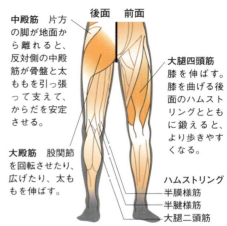

関節可動域訓練

拘縮すると関節が縮んだままに

からだを動かさないでいると、関節が動かしにくくなってきます。脚《あし》を広げる、膝《ひざ》やひじを伸ばす、手を開くといった簡単な動きが難しくなり、やがては物を持つ、立ち上がる、寝返りなどもできなくなります。

関節が動きにくくなるのは、関節を動かすための筋肉や腱《けん》、関節を包む膜の組織が柔軟性を失って、縮んだままになってしまうからです。この状態を**拘縮**《こうしゅく》といいます。関節が拘縮すると、ひじや膝、指などが曲がったままになって、伸ばすことができなくなります。

たとえば、指の関節に拘縮が起こると、指が内側に曲がったままになり、つねに手を握った状態になってしまいます。手のひらや指の間に汗がたまって不潔になるだけではなく、爪が手のひらに食い込んで、傷つけることもあります。

関節を毎日動かして予防する

拘縮の予防は、とにかく関節を動かすことです。とくに高齢者は拘縮を起こしやすいものです。毎日、手足、指、膝、首や肩などの関節を動かす体操をしましょう。手や指、膝などの関節をゆっくり伸ばし、痛みを感じる少し手前で止めて、5〜10秒ほどそのままにします。入浴や部分浴などのすぐ後で、からだが温まっているときが、関節の運動に最適です。1日に最低2回、それぞれの関節について4〜5回ほど曲げ伸ばしをしましょう。

テレビを見たり、おしゃべりをしながらでも、指を動かしたり、手首や足首の運動ができます。また、洗濯物をたたむ、縫い物をする、野菜の皮をむくといった手作業は、指や手首の拘縮予防に役立ちます。

拘縮が起こり始めていても、リハビリを続けると改善する場合があります。自分で運動するのが難しい場合は、介助してくれる人に手伝ってもらいます。理学療法士など専門家に、運動の方法などを教えてもらって、指導どおりに行いましょう。

腕から指の関節拘縮を予防

指の関節の運動

指の関節拘縮の予防には、指を1本ずつ折り曲げたり伸ばしたりする運動をします。拘縮が起き始めていたら、片方の手で、曲がった指を外に広げます。小さなクッションを握ることで、拘縮を改善したり、防いだりする道具も市販されています。

手首の関節の運動

手首が拘縮し始めると、内側に曲がってきます。両手の指を組んで手首を外側にゆっくりと曲げて、痛みが少なければ、右や左に回転させます。

肩やひじの運動

肩を回したり、ひじを曲げ伸ばしする運動も行います。両手の指を組んで手首の動きも加えれば、腕全体の運動になります。

脚の関節の拘縮を予防する

脚の各部分の関節に拘縮が起こると、立ち上がったり歩いたりすることが不自由になります。歩くのがおっくうになり、横になっている時間が増えると、全身の関節の

図2　関節の拘縮を防ぐ訓練

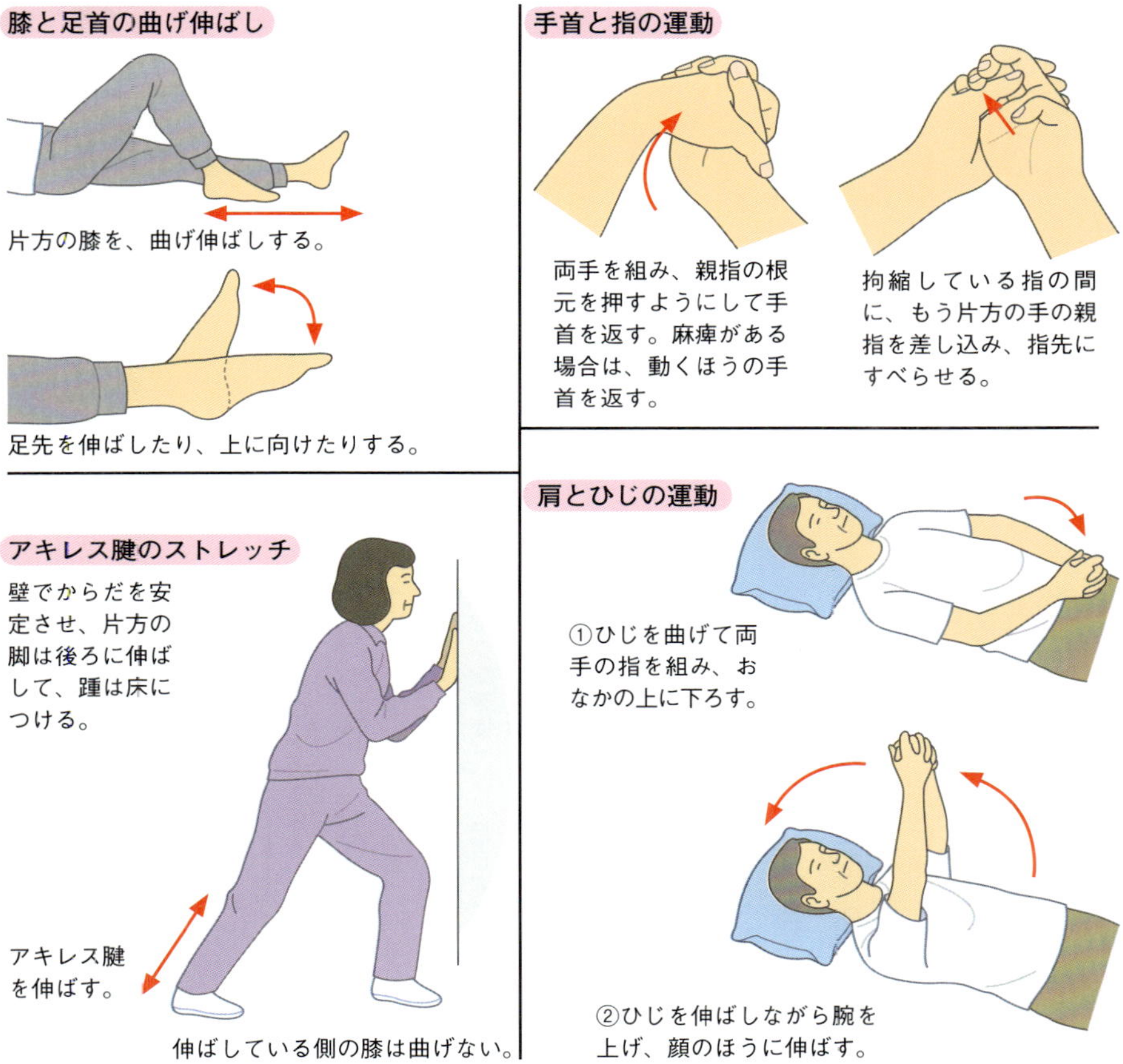

足先を伸ばしたり、上に向けたりする。
手首と指の運動

両手を組み、親指の根元を押すようにして手首を返す。麻痺がある場合は、動くほうの手首を返す。

拘縮している指の間に、もう片方の手の親指を差し込み、指先にすべらせる。

壁でからだを安定させ、片方の脚は後ろに伸ばして、踵は床につける。

①ひじを曲げて両手の指を組み、おなかの上に下ろす。
②ひじを伸ばしながら腕を上げ、顔のほうに伸ばす。

拘縮が進み、筋肉の力も落ち、寝たきりを招きます。足の指から股関節《こかんせつ》まで、ふだんからよく曲げ伸ばしをしましょう。

アキレス腱の運動

アキレス腱《けん》が拘縮すると、足首の関節が縮んで、踵《かかと》を地面につけなくなります。つま先立ちでしか立てないので、歩行が難しくなります。アキレス腱は拘縮が起こりやすいので、日ごろからゆっくり伸ばす運動（ストレッチング）を行い、予防に努めます。足首を回したり、曲げる、まっすぐ伸ばすなどの運動も同時に行います。

膝と股関節の運動

膝も拘縮を起こしやすい部位です。拘縮すると、座る、立つ、歩くといった基本動作ができなくなります。膝を曲げ伸ばしする運動で予防します。とくに膝の後ろ側はよく伸ばしましょう。

股関節も伸ばしましょう。股関節が拘縮を起こして脚が開きにくくなると、歩きにくいばかりか、股間がつねに汗をかいて、不潔になります。膝を伸ばして、脚を開く運動をすると、脚の内側を伸ばすこともできます。

持久力をつける

持久力は、**全身持久力**と**筋持久力**のふたつに分けて考えることができます。

全身持久力は、スタミナや体力と言い換えられます。肺と心臓の機能がよければ、全身持久力が高くなります。からだを動かしても疲れにくく、病気への抵抗力も高くなります。

筋持久力は、筋肉そのものの持久力で、同じ姿勢を維持したり、同じ運動を続けることができる力です。筋持久力をつけるもっとも簡単で効果的なトレーニングは、自分のペースで歩くことです。手すりや杖《つえ》、歩行器を利用してもかまいません。

高齢者でも筋持久力をつけることは大切です。たとえば、座っているだけでも疲れる場合は、からだを起こしている筋肉の持久力が弱いのかもしれません。保健所や病院、福祉施設で開催される、高齢者向けの運動教室に参加して、体力測定や運動の指導を受けてみましょう。

パワーリハビリテーション

高齢者の筋力や持久力を高めるために、トレーニング機器を使ってリハビリを行う病院や介護施設が増えています。このようなリハビリは、パワーリハビリテーションとよばれ、専門の理学療法士や作業療法士の指導のもとで、医療用に開発されたトレーニングマシンを使います。

マシンを使えば、起立姿勢を保つことが難しくても、座ったまま足や手の筋肉を鍛え、持久力をつけることができます。

その結果、立ったり、歩いたりできることが期待できます。また、鍛えにくい胸部や背部の筋肉も、効果的に鍛えられます。全身の運動機能も高めるので、日常生活の動作がスムーズになると考えられています。また、うつや認知症の予防や改善ができたという報告もあります。

週に2回、1時間ほどトレーニングすることで効果があるといわれています。トレーニングはかならず医師の診察を受けた後、専門家の指導のもとで行ってください。

図3　トレーニングマシンの例

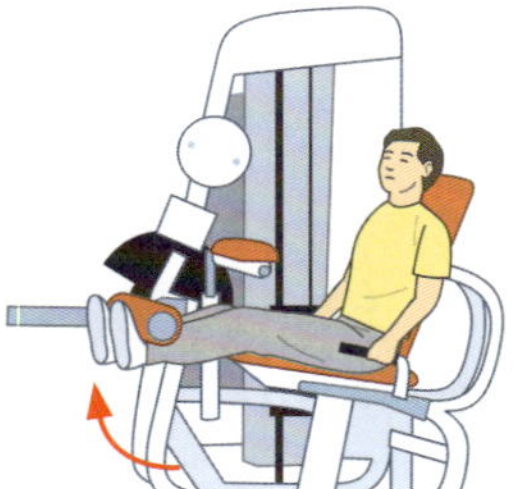

レッグエクステンション　太ももの筋肉を鍛え、膝関節の曲げ伸ばしをよくする。

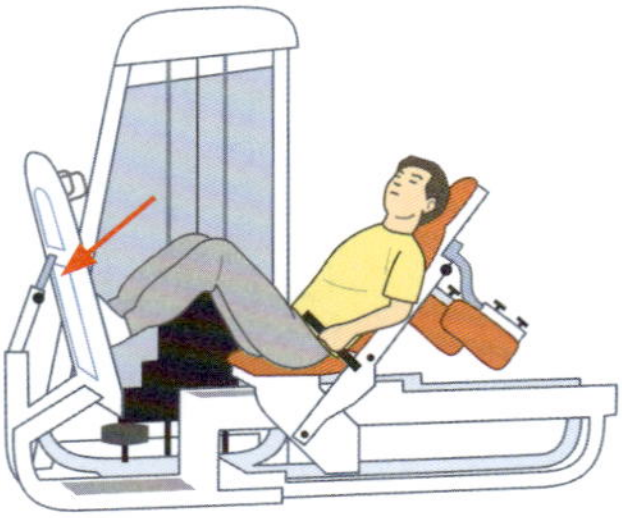

レッグプレス　脚全体の筋肉と関節の動きを鍛え、歩行や起立維持に効果。

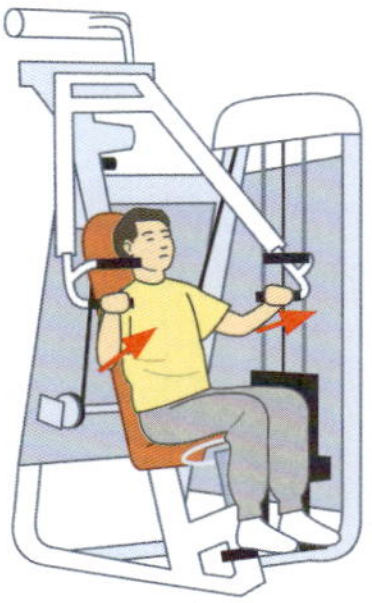

チェストプレス　胸と腕の筋肉を鍛える。円背も予防する。

寝返りのリハビリ

関節や筋肉を鍛える基礎トレーニングとともに、日常生活動作（ADL《エーディーエル》）が自立するようにリハビリを進めましょう。ここでは、脳梗塞《のうこうそく》などの脳血管障害を起こして、からだに麻痺《まひ》が残った人や、からだを動かしにくくなった高齢者などをおもな対象にした、基本的なリハビリテーションを紹介していきます。

まずは、寝返りと起き上がりができるようになることが目標です。ベッドであれば、ベッド柵《さく》を利用するとどちらの動作もやりやすくなります。布団やマットレスが柔らかいと、からだが沈み込んで、寝返りや起き上がりがしにくくなります。適度なかたさのある寝具を使いましょう。

◆寝返りをうつ

寝返りは、からだを横に回転させる動きと考えるとわかりやすいでしょう。寝返りをしたい方向にからだの重心をかけて、横に転がればよいのです。

顔を寝返る方向に向け、頭を少し上げて、腕と腰、足に力を入れて、からだを横に倒します。また、あお向きに寝て、両腕を胸の前に上げて、そのまま寝返りしたい側に倒すと、上げた腕によって回転力が生まれるので、寝返りしやすくなります。

麻痺のある人は、麻痺のない側に寝返りをするのが基本です。麻痺のある側に寝返りをすると、麻痺した手や足がからだの下になってしまい、身動きがとれなくなることがあるので、十分に注意します。

図4　寝返りの方法

①動く側の足を麻痺している側の足の下に入れる。麻痺がない人は膝を立てるとよい。動く側の手で、麻痺のある手をつかむ。

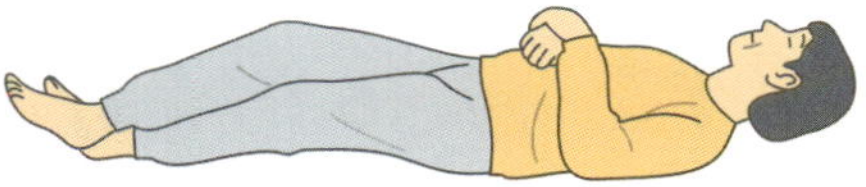

②寝返りする側の手で、麻痺側の手を引っ張る。顔は寝返る側へ。下になった足で上の足を引っ掛けて、寝返る側に転がす。

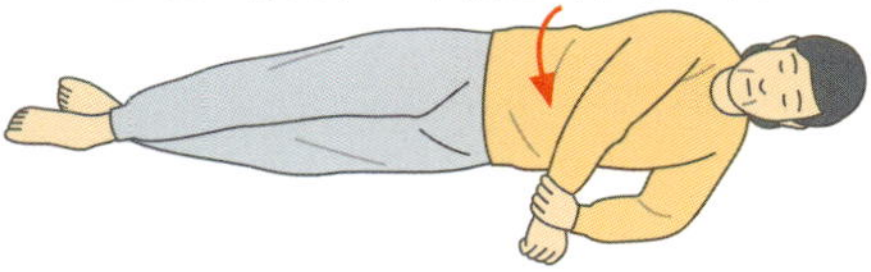

③手と脚、腰もいっしょに横に転がるようにすると、寝返る。

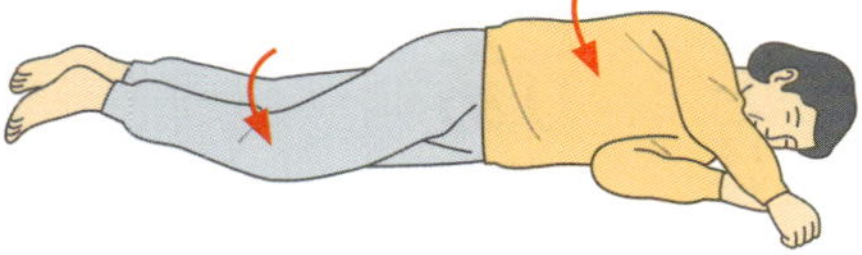

可能であれば、両腕を上げてから寝返る側に倒す。腕が動く勢いで少ない力で寝返りができる。

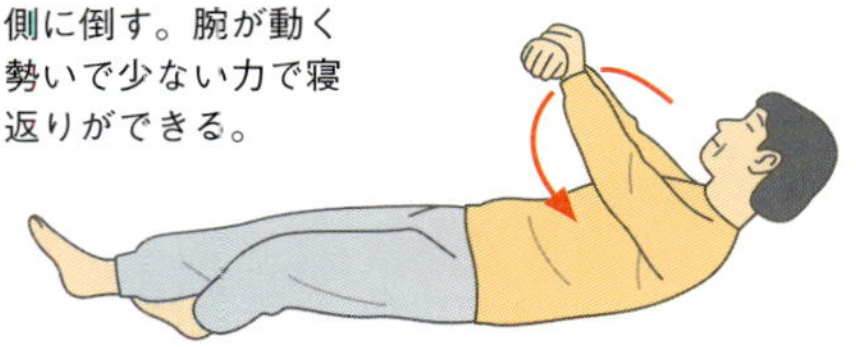

①ベッド柵があれば、動くほうの手でつかみ、からだを引き寄せる。

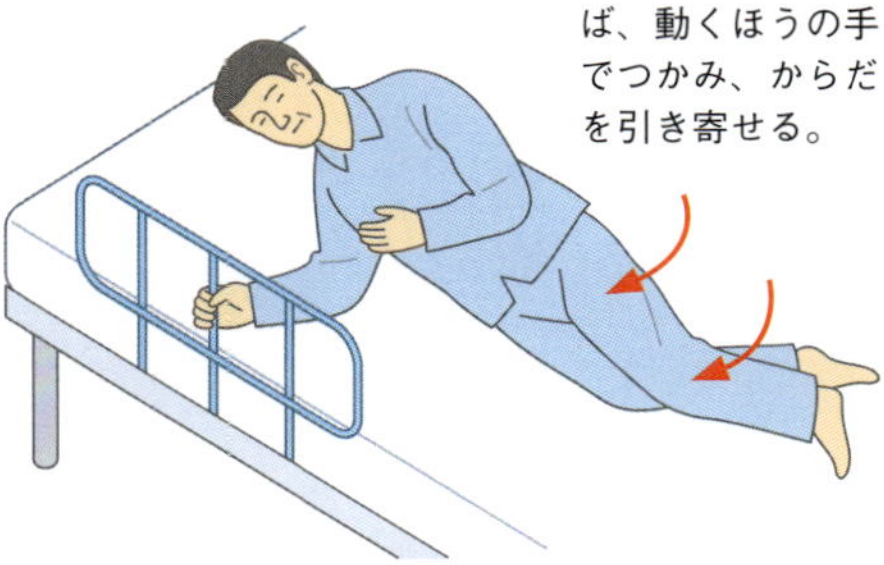

②動く足を麻痺した足の下に入れる。腕に力を入れながら、足と腰にも力を入れて回転する。

起き上がりのリハビリ

◆寝返りからの連続動作

起き上がることができれば、いすや車いすに座るまでは、あと一歩です。

あお向けに寝転んだ姿勢から起き上がるには、相当な腹筋の力が必要です。高齢者や麻痺《まひ》のある人、筋力が落ちている人では、疲れるばかりで、なかなか起き上がることができません。しかし、寝返りからの連続動作で行えば、腹筋をあまり使わないため、ひとりで起きることも可能です。

まず、寝返りをします（859頁）。そのまま、ひじを曲げて手のひらを下につきます。ひじを伸ばしていくと、上半身が持ち上がります。腕でからだをジャッキアップしていくようにイメージするとよいでしょう。片方の腕に上半身の重みがかかるので、ゆっくりと行うようにします。

ベッドであれば、足をベッドから下ろしてもよいでしょう。からだの重さが下半身にかかるので、より上半身を持ち上げやすくなります。

からだの片方に麻痺のある人は、動かしやすいほうの手で、ベッド柵《さく》をつかむと、起き上がりやすくなります。

座るためのリハビリ

◆座ることはなぜ大切か

起き上がることができるようになったら、医師や理学療法士に相談して、座るためのリハビリを始めましょう。

座ることはとても大切です。からだを寝具から起こすことで、床ずれを防ぐことができます。座って飲食することは、誤嚥《ごえん》（866頁）の予防になります。食後しばらく横にならないでいれば、内臓が活発に動き、消化がよくなります。上半身を起こしていることで、筋力やバランス感覚が回復します。また、視野が広がるために、好奇心が生まれ、元気が出てきます。

ただし、横になっていた期間が長い人では、からだを起こしたときに急に血圧が低下する起立性低血圧を起こすことがあります。いわゆる立ちくらみですが、高齢者では、脳梗塞《のうこうそく》や狭心症を誘発する危険があります。座るリハビリは、かならず専門家の指導のもとで始めましょう。

◆座位耐性訓練

座るためのリハビリは、まず、ベッドの背やいすの背にもたれて座る、座位耐性訓練から始めます。ある程度の時間、上半身を垂直に近い状態に保てるようにする訓練です。

最初から垂直に座る必要はありません。介護ベッドの背上げ機能を使ったり、背中にクッションを当てたりして、30～45度ぐらいの角度の背もたれに寄りかかるようにします。時間は5分でも10分でもかまいません。徐々に角度を垂直に近くして、座る時間を延ばしていきます。

◆座位バランス訓練

背もたれがあれば座っていられるようになったら、座位バランス訓練に移ります。

図5　起き上がりの訓練

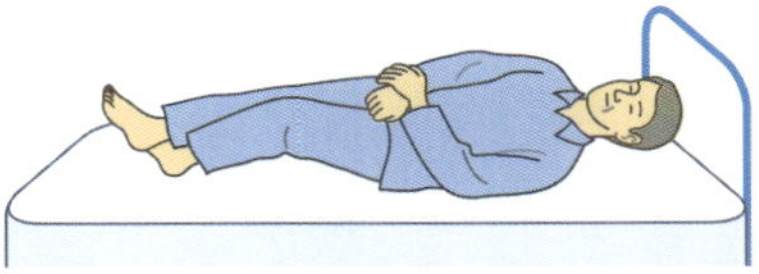

①動く側の手で麻痺した手を持ち、動く側の足で麻痺している足をすくう。

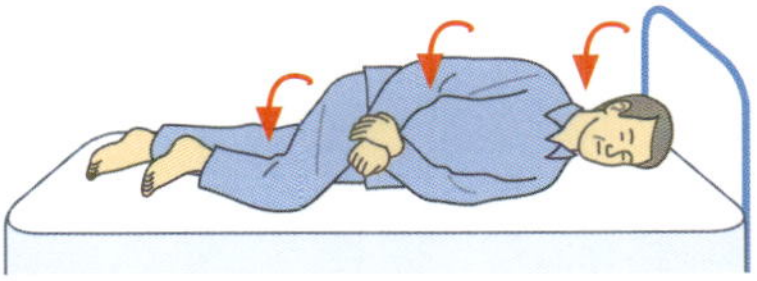

②顔を寝返るほうに向けると、自然に肩、腰、足も回転して横向きになる。

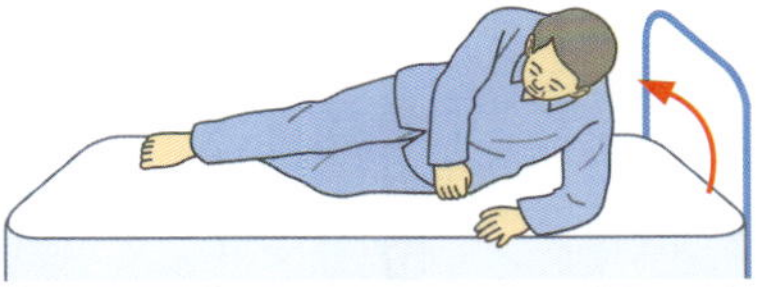

③ひじから手のひらまでをベッドに押しつけ、顔を上げながら、ひじをゆっくりと伸ばす。

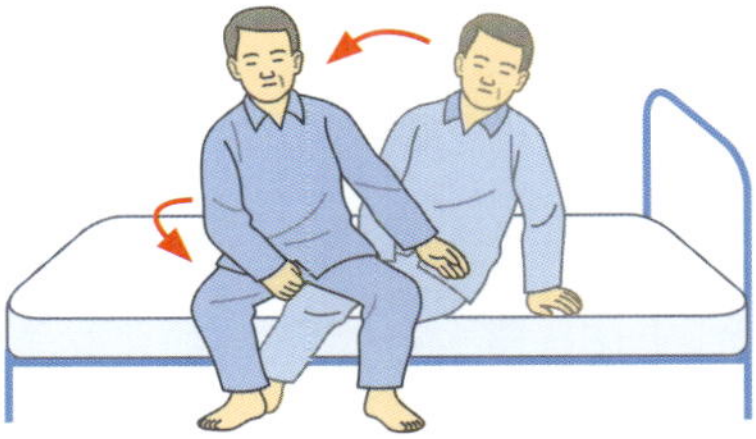

④ひじを完全に伸ばしてからだを起こす。腰を回して、まっすぐ座る。

図6　座る訓練

背もたれのあるいすでの訓練

段階的に垂直に近くしていく。

背中にクッションを当てると、首を伸ばす練習にもなる。

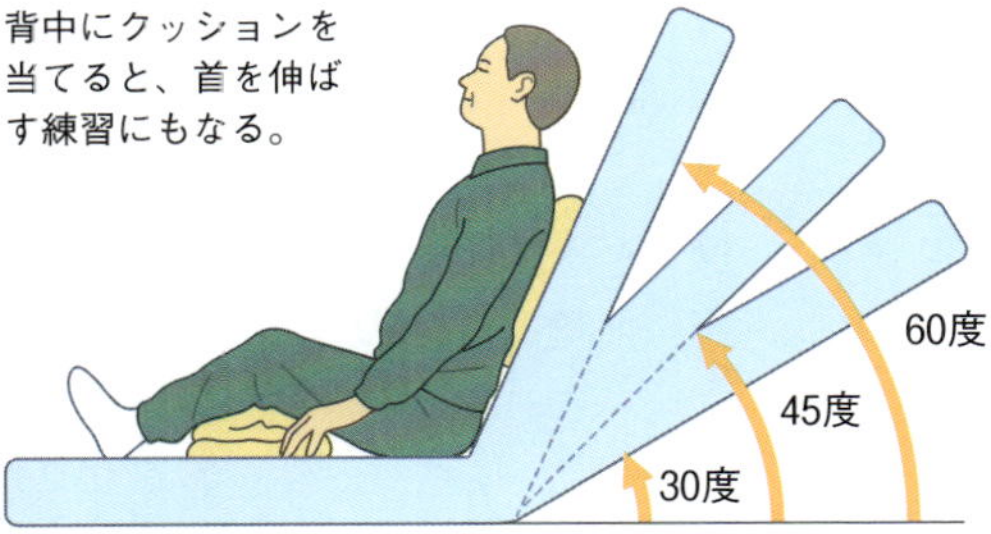

お尻がずれないように座布団などを膝の下に入れる。腰に力を入れる練習にもなる。

背もたれのないベッドでの訓練

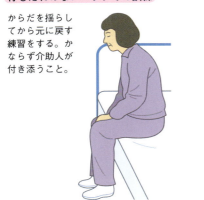

からだを揺らしてから元に戻す練習をする。かならず介助人が付き添うこと。

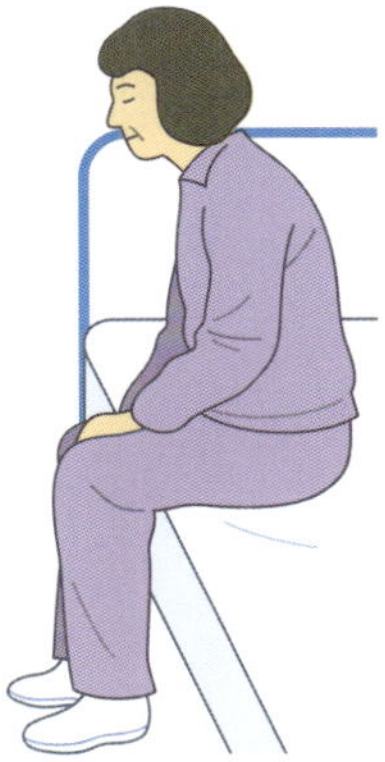

足がしっかりと床に着くことを確認。

もたれるものがない状態でも、座った姿勢をとれるようにする訓練です。上半身を起こしたまま維持できる筋力をつけるとともに、からだがふらつかないようにバランス力を向上させます。

最初は、背もたれがあり、足がしっかり床に着く高さのいすに座って、少しずつ背中をいすから離すようにします。からだから30㎝ぐらい離れたところの物を手に取るように上半身を動かすと、ちょうどよい訓練になります。手を伸ばしながら、足でしっかりと踏ん張ることを意識します。

背中を離すと、反り返ったり、麻痺のある側に傾くことがあります。自分ではわからない場合もあるので、介助する人に正しい姿勢に直してもらいましょう。

次は、足を床に着け、背もたれがないベッドの端などの場所で座れるように練習します。

正しい姿勢で座れるようになったら、からだを前後左右に揺らしたり、少し倒したり、バランスを崩してから、元の姿勢に戻る練習をしましょう。上半身のバランスや筋力を高めるリハビリです。

立ち上がりのリハビリ

◆立つことの大切さ

横になっている時間が長かった人は、立ち上がることで生活が一変します。ベッドから離れることで、風呂《ふろ》やトイレにもひとりで行こうとする気持ちが生まれ、リハビリへの意気込みが強くなるでしょう。

寝具から離れるため、床ずれが起きにくくなります。からだを動かしやすくなるので関節の拘縮《こうしゅく》（856頁）を防ぎます。心臓や肺、胃腸の動きもよくなります。立っているだけでも、筋力は強くなるものです。

いすに30分以上座っていることができれば、立ち上がりの練習を始められるといわれています。医師や理学療法士など、専門家に指導してもらって始めましょう。横になっている期間が長かった人は、起立性低血圧を起こす恐れがあるので注意します。また、転倒を防ぐため、リハビリを介助する人に近くで見守ってもらいます。

◆おじぎをしながら立ち上がる

立ち上がりのこつは、座った姿勢からおじぎをするように、からだを前に倒すことです。おじぎをしたら、お尻をいすから離し、顔を上げながら、背筋を伸ばしていきます。からだといすが接触している面積を減らしたほうが立ちやすいので、いすに浅く腰かけるようにします。足は、少し自分のほうに引いておきます。いすを高めにすると立ち上がりやすくなることがあります。

立ち上がりにくいときは、自分の前に安定した台を置き、両手をそこにつきながら、立ってみましょう。

周りの人が介助する場合には、横か後ろに立って、わきの下や背中を支えます。前のめりになりやすいので、倒れないように骨盤を支えます。

◆立位保持訓練

バランスよく立った姿勢を維持する訓練です。前のめりになったり、背中が反ったりしないように立ちます。まっすぐ立っているか、自分ではわからない場合もあるので、介助する人に確認してもらいます。1日に5分立つだけでも、関節の拘縮予防になるといわれます。5分から30分、1時間と、立っていられる時間を増やしましょう。

しっかり立てるようになったら、その場で足踏みをします。体重を左右に移しかえてもバランスを崩さないようにする練習で、歩行訓練へとつながります。実際に足を床から離さなくても、体重を移動させるだけでも大丈夫です。

最初は、テーブルや台などに向かって立ちます。両手、あるいは麻痺《まひ》していないほうの手をテーブルについて、ゆっくりと5回ほど足踏みをします。麻痺のある人は、麻痺しているほうの足を上げるように力を入れますが、上がらなくてもかまいません。

慣れてきたら、テーブルや台に対してからだを横向きにして足踏みをします。麻痺のある人は、動くほうの手をテーブルなどにつきます。

支えから手を離しても、足踏みができるようになったら、肩や手をゆっくりと回してみます。両手を組んでまっすぐ伸ばし、左右に振ったり、回転させたりしましょう。

図7　立ち上がりのリハビリ

ベッドからいすへの移動

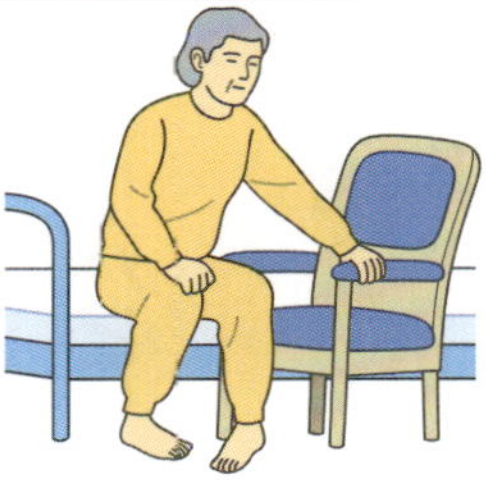

①動く側の手でひじ掛けをつかみ、いすに近いほうの足を内側に向ける。

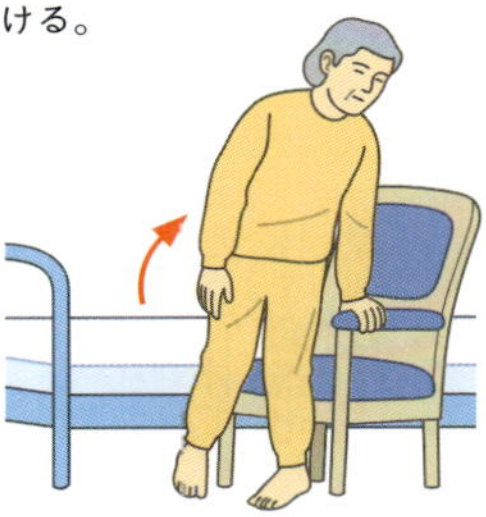

②ひじ掛けを握った手で体重を支え、いすに近い足を軸にして腰を回す。

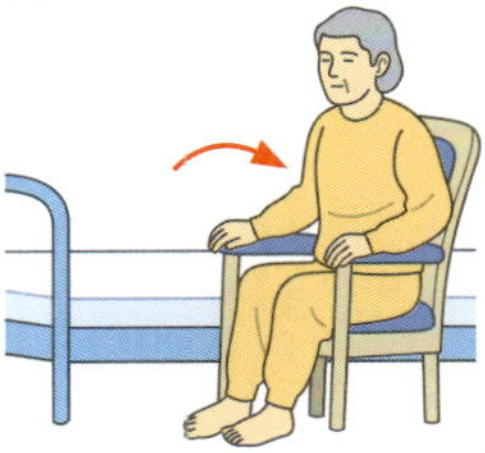

③からだを回して座る。ひじ掛けがないいすでは、座る部分に手をつく。

立位保持訓練の例

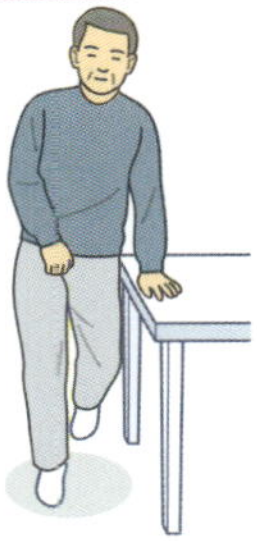

動く側の手で支えて足踏みする。麻痺のある側はゆっくり上げる。

床から立ち上がる

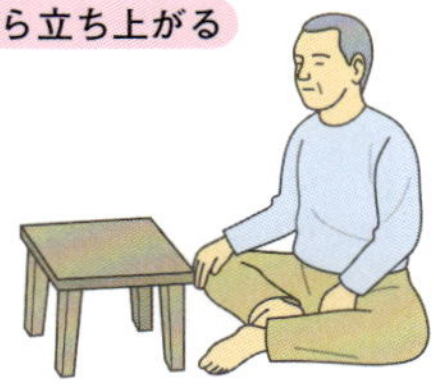

①動く側の足を内側にして、あぐらをかく。

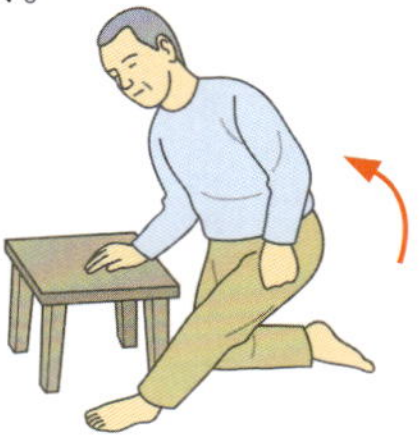

②動く側の手を台につき、動く側の膝をつく。麻痺側の足は前に伸ばす。

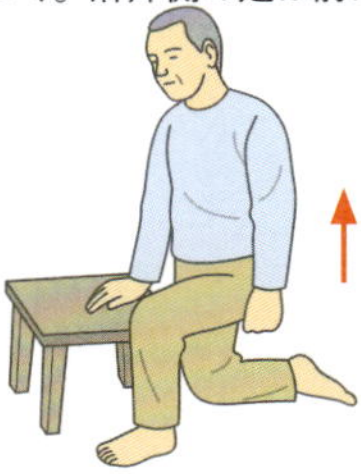

③動く側のひじと膝を伸ばしながら上半身を起こし、片膝立ちになる。

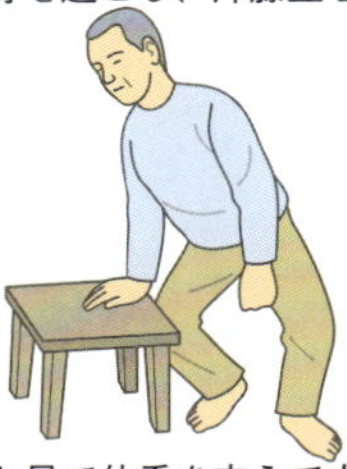

④手と足で体重を支えて立つ。

いすから立ち上がりにくい場合

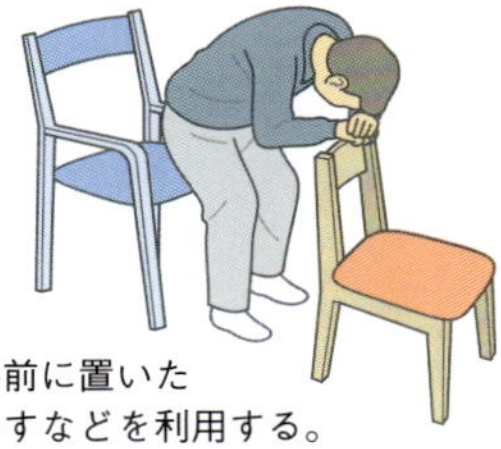

手前に置いたいすなどを利用する。

いすから立ち上がる

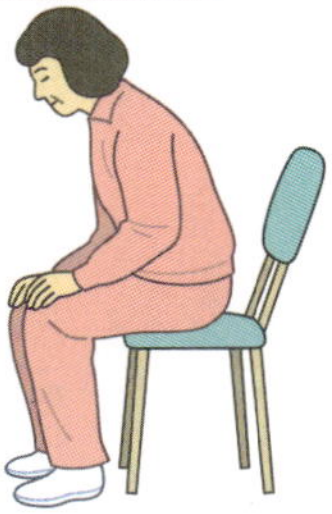

①足は軽く引き、お尻は前にずらす。

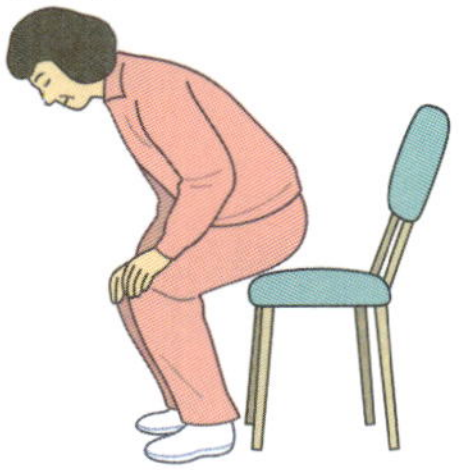

②深くおじぎをしながら、お尻をゆっくり上げる。

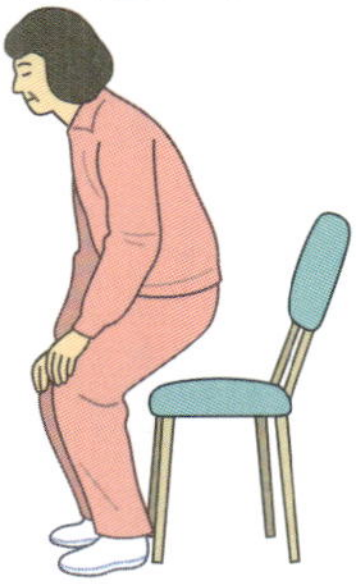

③膝でバランスをとり、足に力を入れ、背中を伸ばす。

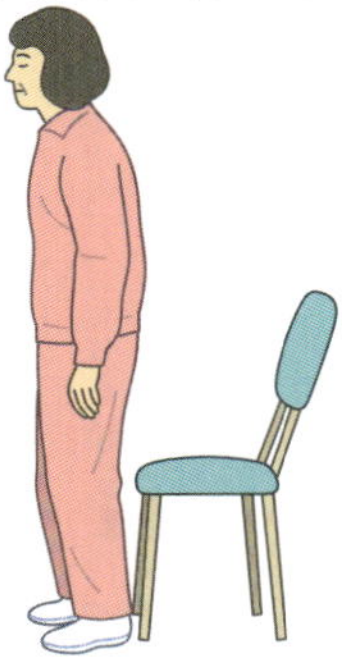

④ふらついていないか注意する。

歩行のリハビリ

◆歩行練習

歩けるようになると、自分ひとりでできることがいっきに増えます。手すりや壁を伝いながらトイレや浴室に行けるようになったら、杖《つえ》や歩行器を使って外出する日も近いはずです。毎日少しずつ歩くことで、心臓や肺、胃や腸などに刺激が加わり、代謝が上がって体力がついてきます。歩行のリハビリを始めても大丈夫かどうかは、かならず医師に確認します。

いざ歩こうとしても、すぐに足やからだが動くものではありません。つま先に力を入れる、踵《かかと》から地面に着く、重心を左右に移して足を出すといった基本的な動作を理学療法士などに指導してもらいます。ふらついたらすぐに支えられるように、介助をする人に近くで見守ってもらいます。

家の内部では、段差はできるだけ解消し、滑らないようにカーペットなどは固定します。廊下などに手すりが設置できれば、つかまりながら歩くことができます。

専門施設などでは、左右に手すりがついた平行棒で歩行訓練ができます。この平行棒を簡素化した道具も販売されています。転倒の危険が少ないので、リハビリの初期に用いてもよいでしょう。

慣れないうちは、足元が不安になるため、下ばかり見がちです。前かがみになると転びやすく、周囲の障害物が目に入らないのでとても危険です。意識して前方を見ましょう。速さや距離のことは考えずに、一歩一歩確実に歩くことだけを心掛けます。

◆杖での歩行訓練

からだの状態によっては、杖を使います。杖にはいろいろな種類があるので、専門家のアドバイスを受けて選びましょう。靴を履いて立った状態で、地面から腰骨ぐらいまでの長さのものにします。

最初は、介助する人が後ろから両手で腰を支えましょう。少し慣れてきたら、介助する人が腰を支えたり、転倒防止ベルトをつけて補助したりします。杖と反対側に立って支えるのが基本です。「1、2、3」や「1、2」と、掛け声を掛けると、リズムがとれて歩きやすくなります。

杖歩行は、**三点歩行**から始め、十分に歩けるようになったら、**二点歩行**を行います。杖の使い始めや、重度の麻痺《まひ》がある人は、からだの近くに杖をつき、歩幅も小さくすると安定します。慣れてきたら、杖をからだから15cmほど離して歩きましょう。

図8　杖の種類

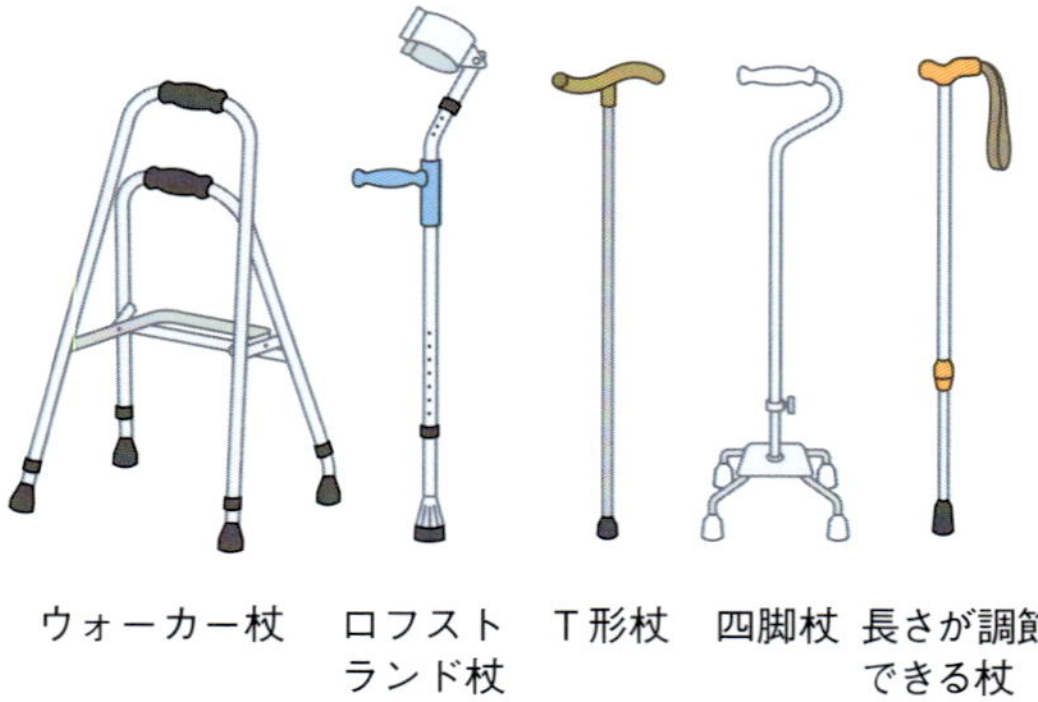

図9　杖の使い方

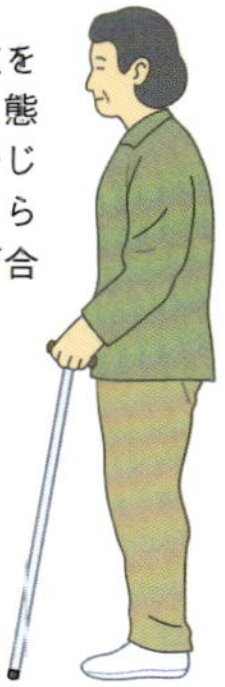

1歩前に杖をついた状態で、軽くひじが曲がるくらいの長さが合っている。

三点歩行（①と②を同時に行うと、二点歩行となる）

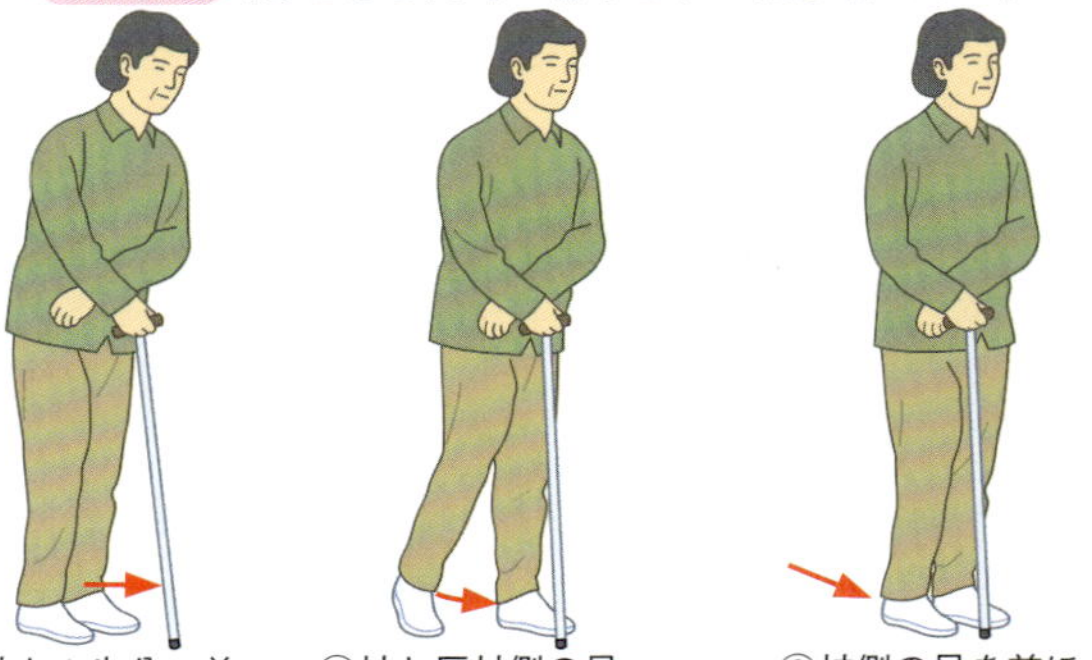

①杖を1歩分、前に出す。

②杖と反対側の足を、杖のあたりまで前に出す。

③杖側の足を前に出して、両足をそろえる。

自助具とは

自助具は、障害のある人や高齢者のために工夫された道具で、食事、着替え、洗面、入浴、トイレなどで使うものが数多く開発・販売されています。自助具を使えば、ひとりでは難しかった日常的な動作が、思いのほかスムーズにできるようになることもあります。

　リハビリテーションに使う自助具の扱い方は、作業療法士などに指導を受けるとよいでしょう。リハビリ用品や介護用品を扱う専門店やインターネットなどで購入できます。

図10　自助具の種類

靴下履き補助具

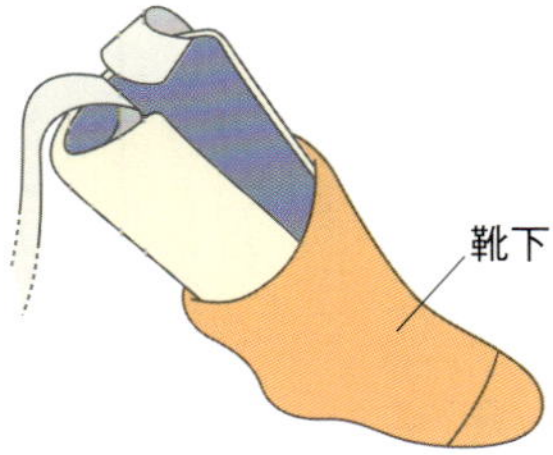

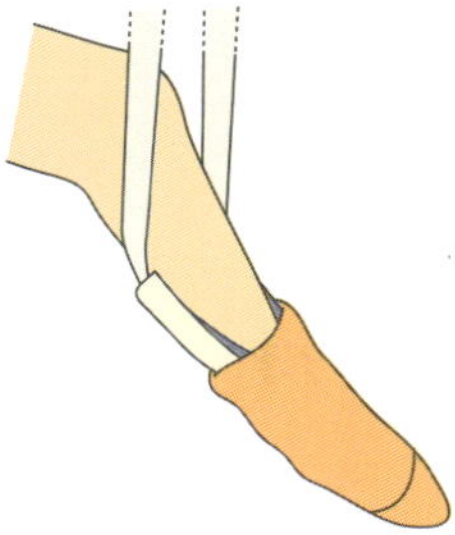

足を靴下履き補助具に入れてから、ひもを引っ張り上げると、靴下を履ける。

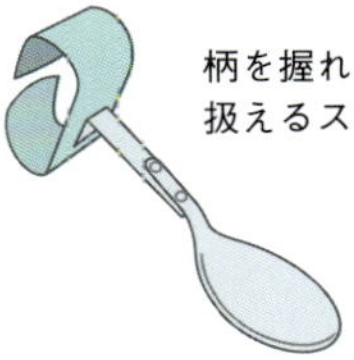

柄を握れなくても扱えるスプーン。

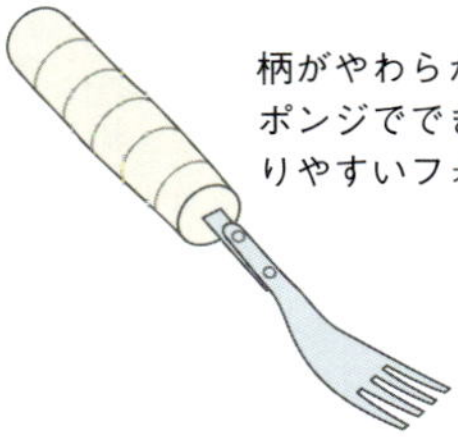

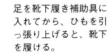

柄がやわらかく太いスポンジでできている握りやすいフォーク。

離れているものを引っ掛けて、自分に近づけるリーチャー。

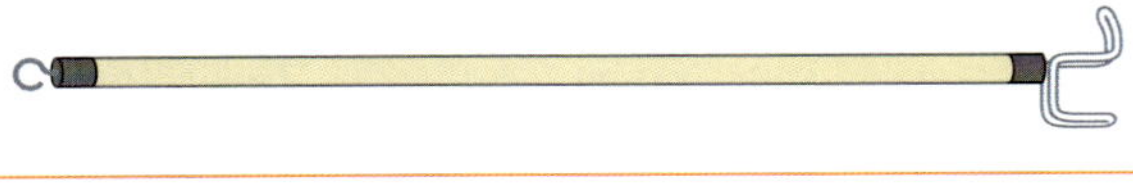

食事をする

◆食事は正しい姿勢で

からだを起こせるようになったら、布団やベッドにテーブルを設置して、食事をしましょう。寝具から離れることができるのであれば、食卓で食事をします。できるだけ家族とともに食べましょう。ひとりで食べるよりも食欲がわき、家族とコミュニケーションをとるよい時間となります。通常の食卓で食べにくいようであれば、リハビリ用テーブルを使ってもよいでしょう。

大事なことは、正しい姿勢で食べることです。背筋を伸ばし、顎《あご》を少し引きます。

上半身が後ろに反っていたり、背中が丸まっていたりすると、食べるときに顎を突き出した姿勢になります。これではのどが反るために、むせやすくなります。後ろに反りやすいときには、背もたれの高いいすに座ったり、背中と背もたれの間にクッションを置いて、やや前かがみの姿勢をとりやすくしましょう。

◎自助具を使ってひとりで食べる

指が動かしにくい場合には、むりをして箸《はし》を使わずに、スプーンを使います。食事のときに使いやすいように工夫された自助具（865頁）も販売されています。握りやすいスプーンや、顎を上げずに飲み干せるコップ、片方の手だけでも中身がすくいやすい皿など、種類は豊富です。積極的に取り入れて、ひとりで食事ができるようにリハビリを進めましょう。

口腔機能の保持

◆誤嚥性肺炎の危険

食事のときは、舌やのどが連動して動いて、食べた物を口から食道に運びます。ところが、舌やのどの動きが弱っていると、うまく飲み込めずに、気管に入ってしまうことがあります。これを**誤嚥**《ごえん》といいます。飲食物が肺に入ると、雑菌が繁殖し、肺炎を起こす場合があります。誤嚥性肺炎といって、とくに高齢者で多くなります。

◎誤嚥予防の運動

飲み込む力を維持するために、のどや舌、唇の動きをよくするリハビリをしましょう。代表的な口の運動に、**パタカラ体操**があります。唇と舌、頬《ほお》の筋肉、それぞれの動きをよくする運動です。

「パ」「タ」「カ」「ラ」と、一語ずつはっきり発音します。できるようになったら、発音のスピードを上げます。あるいは、「パパパ」「タタタ」「カカカ」「ラララ」と連続的に発音します。

また、唇を上下左右に動かしたり、頬を膨らませたり、口の中で舌をぐるぐる動かします。舌を上下や前後に動かします。息を吸って、止めてから、唾《つば》をごくんと飲み込む運動をします。

舌やのどを動かす筋肉は首に伸びています。頭を前後左右に動かしたり、ぐるぐる回転させるなど、首の運動をして、筋肉が衰えないようにしましょう。

これらの運動は、食事の前にすると効果があります。とくに高齢者では、唾液《だえき》の分泌量が少なくなっており、それも誤嚥の原

図11　食事と口腔機能維持の訓練

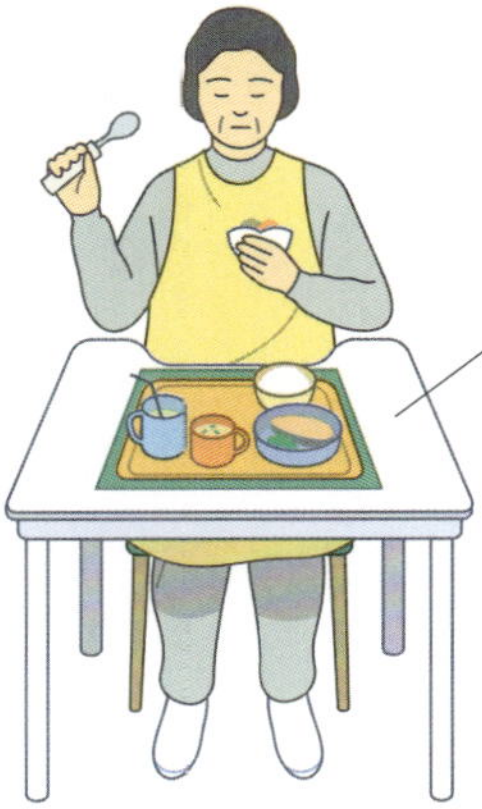

汁物をマグカップなどに入れてもよい。

底が広く安定した食器を使う。

首を曲げにくければストローを使う。

リハビリ用テーブル
くぼんだ部分にからだを入れる。

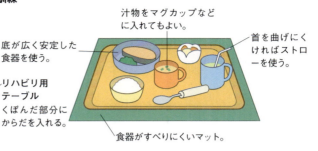

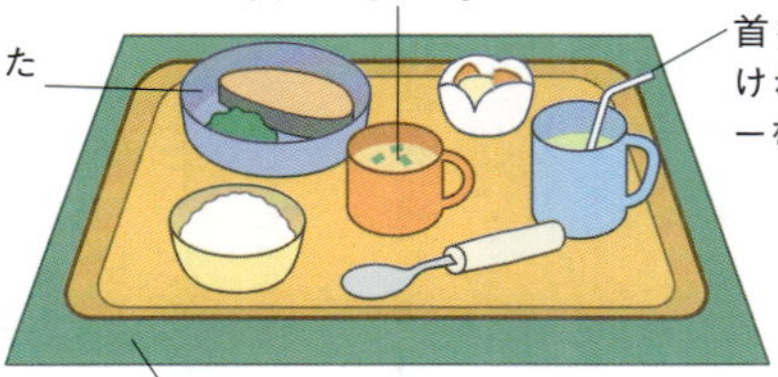

食器がすべりにくいマット。

のどが後ろに反らないような姿勢に。エプロンを使うときは、本人の了解を得ましょう。

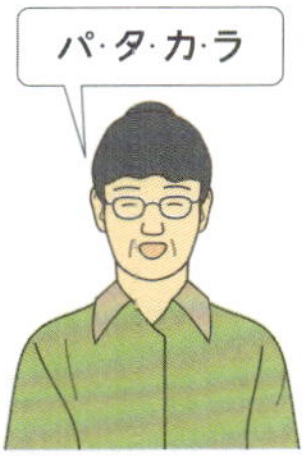

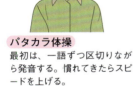

パタカラ体操

最初は、一語ずつ区切りながら発音する。慣れてきたらスピードを上げる。

食事の前の運動

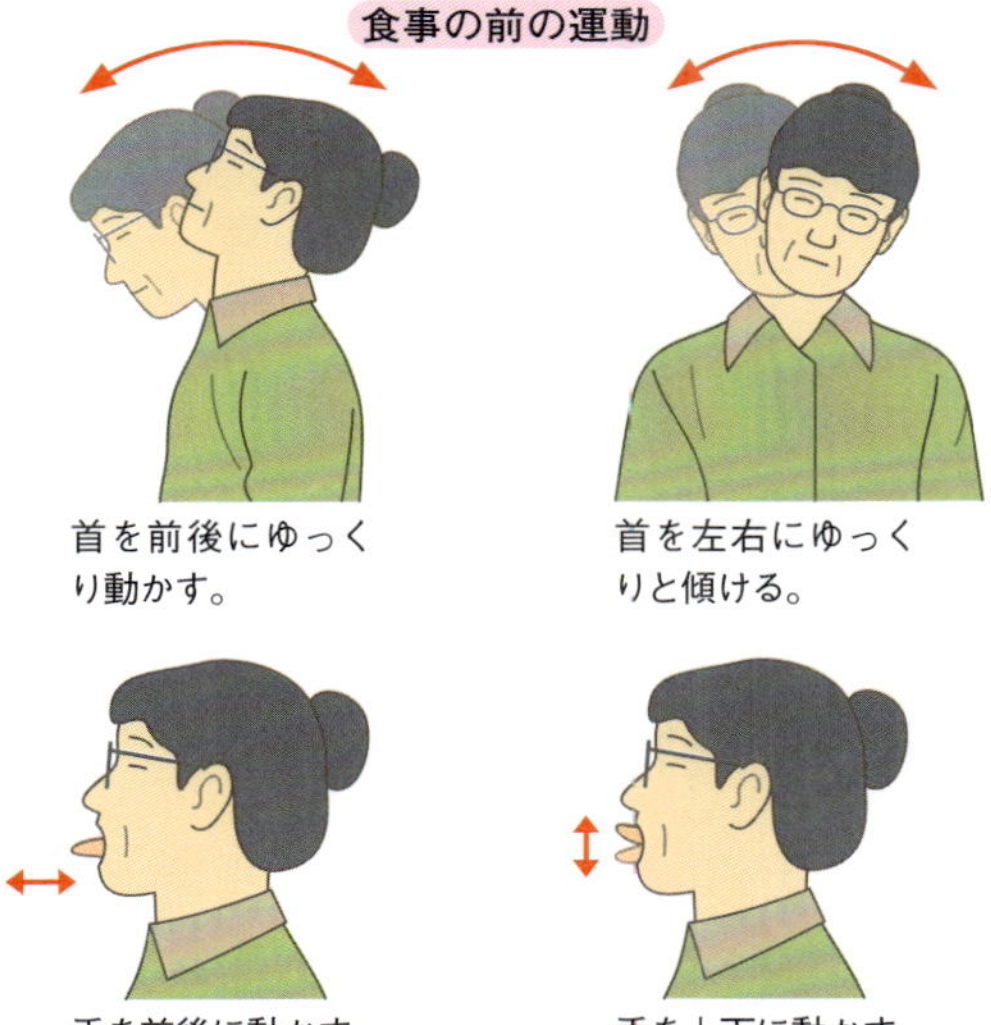

首を前後にゆっくり動かす。

首を左右にゆっくりと傾ける。

舌を前後に動かす。

舌を上下に動かす。

因になります。食事前の首や口の体操は、唾液の分泌を促進するので、より飲み込みやすくなります。

◆口の中はいつも清潔に

誤嚥は、食事のときに起こるだけではありません。私たちは、口の中で分泌される唾液を無意識に飲み込んでいますが、飲み込む機能が弱ると、唾液を誤嚥することがあります。すると、唾液とともに口内の雑菌が気管に入って、肺炎の原因になります。

雑菌が増えないように、口の中を清潔に保ちましょう。できれば毎食後に歯を磨きます。ふつうの歯ブラシが扱いにくければ、柄が太くなっている自助具を使います。歯を磨くだけではなく、口の中全体もきれいにしたいものです。歯肉や舌などをこすってきれいにする道具もあるので利用してもよいでしょう。

最近では、口の中を清潔にしていると、かぜやインフルエンザにもかかりにくいといわれています。定期的に歯科医を受診し、口の中をきれいにしてもらい、歯磨きの指導などを受けましょう。

入浴する

入浴はADL訓練の総まとめ

入浴は、からだを清潔にして、皮膚炎や床ずれを予防します。からだを温めることで、関節の痛みが和らぐこともあります。気分がさっぱりして、リラックスする効果も期待できます。

また入浴は、風呂場《ふろば》への移動、衣類の着脱、からだを洗う、拭《ふ》くといった多くの動作で構成されます。入浴動作はADL《エーディーエル》（日常生活動作）のなかでも、もっとも難しいもののひとつです。ひとりで入浴できれば、日常生活で必要とされるほとんどの動作が可能になったともいえます。できない動作があれば、重点的にリハビリをしていきましょう。

●安全に入浴するための環境

浴室は、滑りやすいので足元に十分に注意します。また、麻痺《まひ》があって、皮膚の感覚が鈍くなっていると、熱いお湯や蛇口に触っても、熱さに気づかず、やけどをしてしまいます。あらかじめ、お湯の温度を確認したり、熱くなる部分を覚えておきましょう。

脱衣所では、腰掛けて着替えられるように、いすやベンチを用意します。衣類やタオルは床ではなく、ベンチなどに置いて、からだをかがめなくても手にとることができるようにすると便利です。

浴室は、壁にしっかりした手すりを設置し、床には滑り止めのマットを敷きます。足元が安定したシャワーチェアを置いて、腰掛けたまま、からだや髪を洗えるようにします。シャンプーやボディソープ、ボディブラシやタオルなどは、使いやすく工夫された自助具も販売されています。

●手すりやバスボードを使う

浴槽《よくそう》に入るときには、シャワーチェアやバスボードを使い、手すりを手がかりにしながら入ります。麻痺のある人は、動くほうの手足から浴槽に入ります。出るときは、その逆となります。浴槽で滑ると、おぼれる危険もあるので、浴槽の床にも滑り止めマットを敷いたほうがよいでしょう。

高齢者がひとりで入浴するときは、周りの人が「お湯は熱くないですか」などと、声を掛けて、ようすを確認しましょう。

入浴時の脱ぎ着では、服を着るほうがたいへんです。からだが湿っているので、服のすべりが悪くなるからです。時間をかけると、からだが冷えてしまいます。脱ぐことはできても、着ることに介助が必要な場合もあります。

着替える

脱ぎ着しやすい服を選ぶ

衣類は上下が分かれた服が着やすいものです。麻痺《まひ》のある人は、動かしにくい側の手や足を先に衣類に通します。あらかじめ肩や膝《ひざ》の衣類の位置を正しておくと、動く側の手足も着やすくなります。脱ぐときには、動くほうの側から脱ぎます。衣類の着脱は、からだの状態によってこつが違います。いろいろ試して、やりやすい方法を探しましょう。

図12　使いやすい浴室

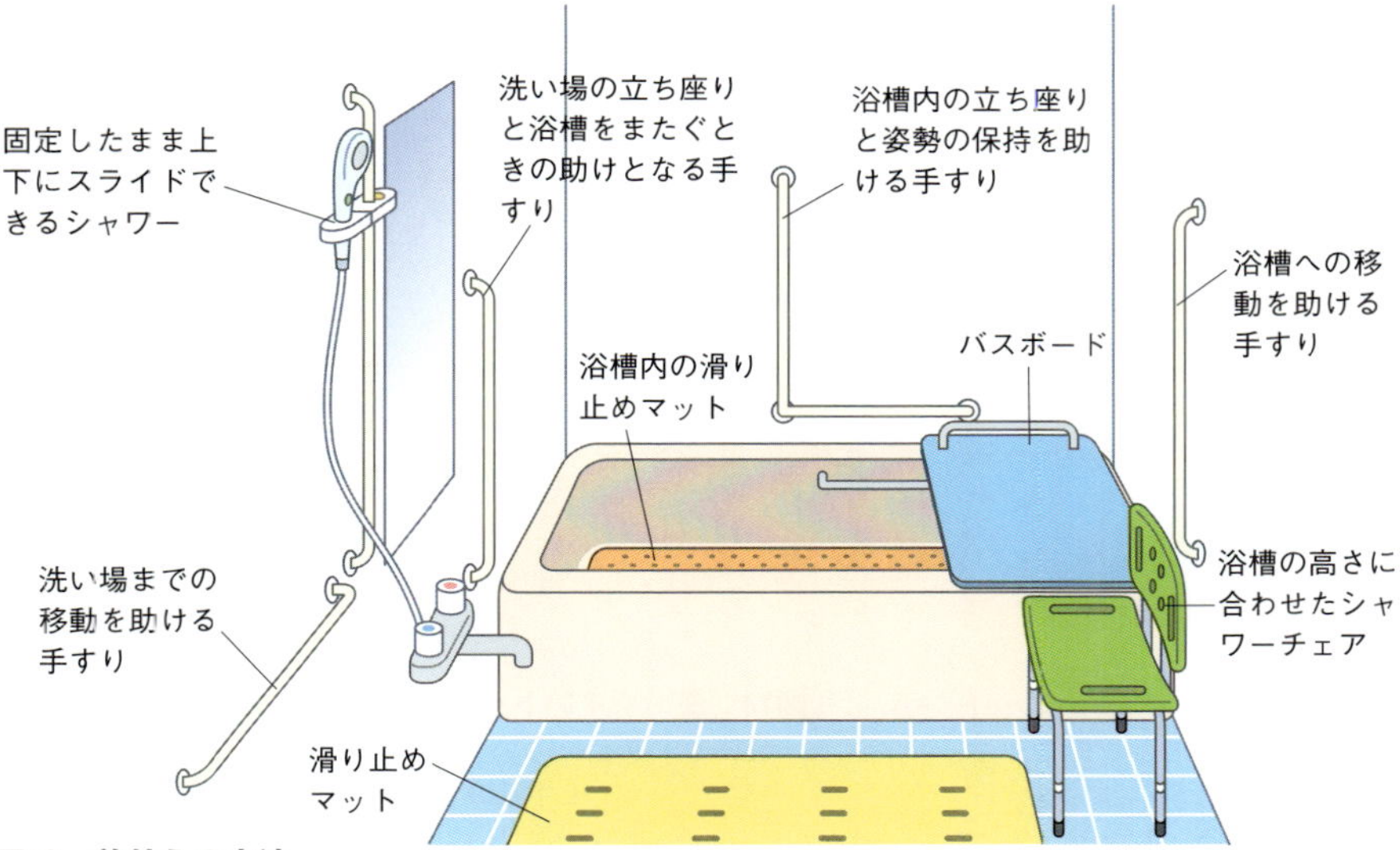

図13　着替えの方法

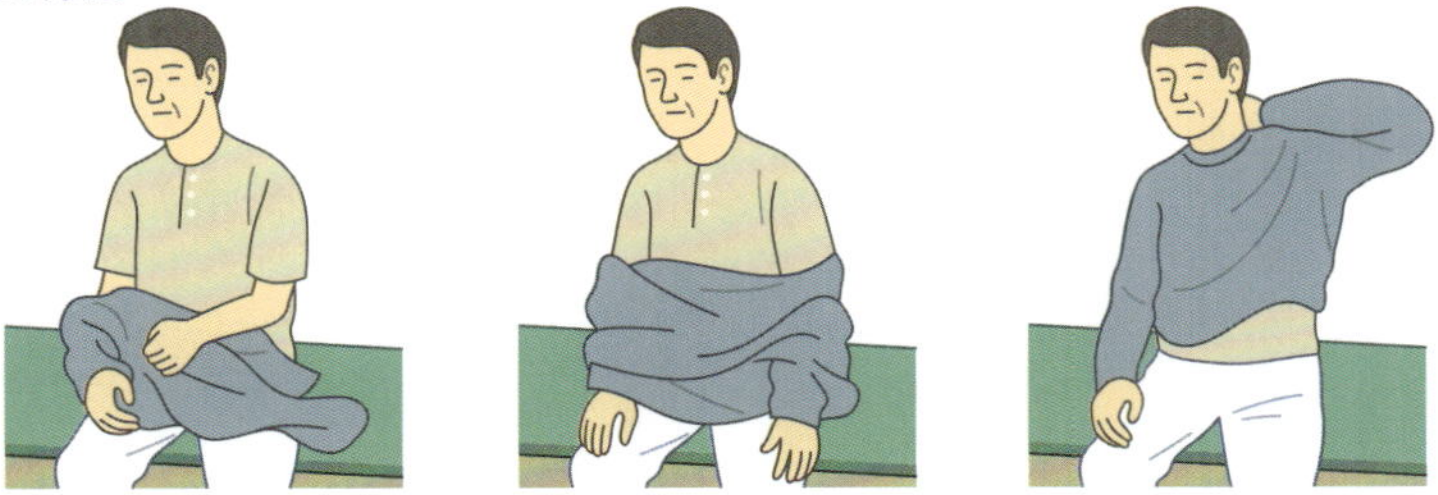

①麻痺している側の手に袖を通す。　②動く側の手を袖に通す。　③動く側の手で頭を通してから、前後を下ろす。

素材は、手で引っ張って簡単に脱ぎ着ができる伸縮性のあるものが便利です。ボタンやファスナーは、あらかじめ下のほうだけ留めておいて、着た後で上を留めると楽です。ズボンは転ばないように、いすや床に座ってはきます。

自助具を使って脱ぎ着する

ボタンはできるだけ大きいデザインのものにします。ファスナーは手でつまむ部分にひもやリングを通して、引っぱりやすくします。指先が動かしにくい場合には、ファスナーやボタンを面ファスナーに変えると便利です。衣類のふちに小さなひもを輪になるように縫いつけて、それを引っぱるようにすると脱ぎ着がしやすくなります。

意外と難しいのは、靴下を履くことです。関節が曲げにくくて、手が足先まで届かないときには、靴下を履くための自助具（865頁）を使いましょう。

好みの新しい服を着ることができれば、誰《だれ》かと会ったり、話をしてみようと気分が高まります。外に出て、季節の変化や人との出会いも楽しめます。さらに複雑な動作にも挑戦する意欲が出てくるでしょう。

トイレに行く

もっともプライバシーを必要とし、できるだけ早くリハビリを始めて、自立しておきたいのが、排泄《はいせつ》にかかわる動作です。座ることさえできれば、排泄はひとりで済ますことができるといわれています。トイレへの移動がひとりではできないときには、介助する人が便座に座るまでを手伝います。ズボンの上げ下ろしが難しければ、介助する人がズボンを下ろして、トイレから出て、終わったら知らせてもらいましょう。

　可能であれば、トイレの壁に手すりを設置します。利き手や動かしやすい手の側にあるだけでも、動作がだいぶ楽になります。便座に座ったり、立ったりするには縦方向、ズボンや下着を上げ下げするには横方向の手すりがあると便利です。

　上げ下げしやすいように、ファスナーや面ファスナーで腰の両側が開くようになっているズボンや下着も販売されています。また、紙パンツを使用すると、トイレに行くタイミングが遅れても安心です。尿の量が多い人や夜間は、紙パンツに尿取りパッドを足してみましょう。また、手の力が弱くトイレットペーパーを切り取りにくい人のためには、弱い力でも切り取りやすいタイプのホルダーも販売されています。

　できればリハビリ期間中は、洋式トイレを使いましょう。和式トイレの場合でも、かぶせて設置する簡易洋式トイレにすると、大規模な改修をしないですみます。

図14　使いやすいトイレとズボンの上げ下ろし

使いやすいトイレ

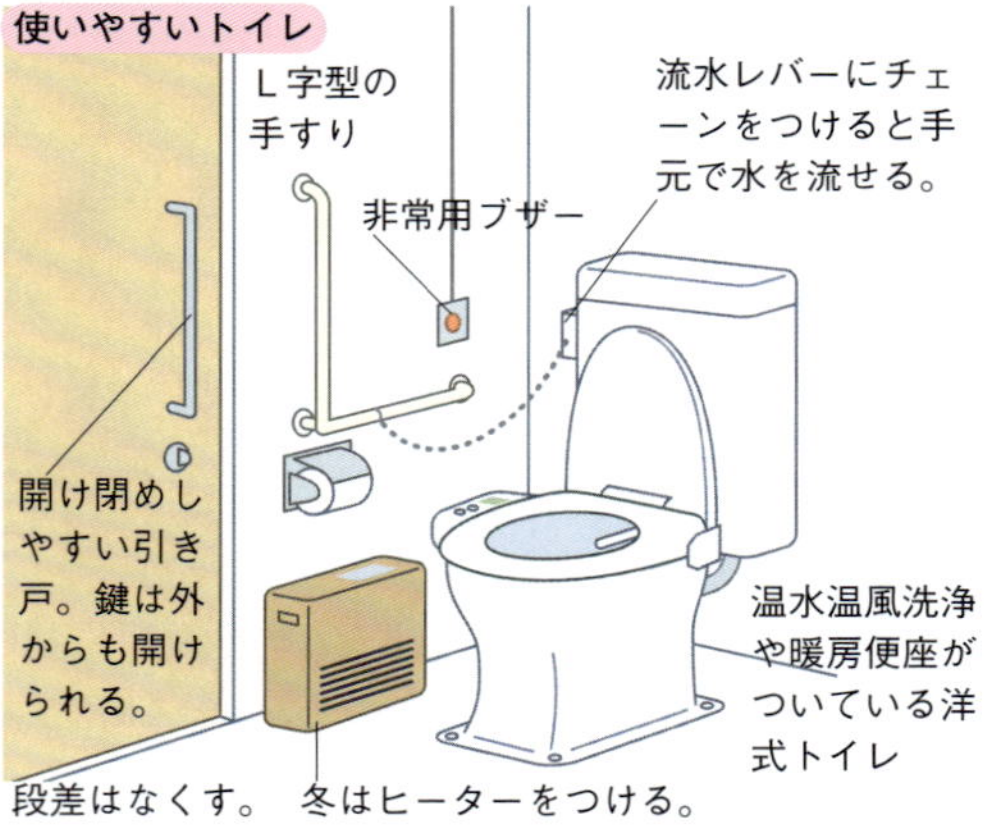
L字型の手すり
非常用ブザー
流水レバーにチェーンをつけると手元で水を流せる。
開け閉めしやすい引き戸。鍵は外からも開けられる。
温水温風洗浄や暖房便座がついている洋式トイレ
段差はなくす。
冬はヒーターをつける。

ズボンの上げ下ろし

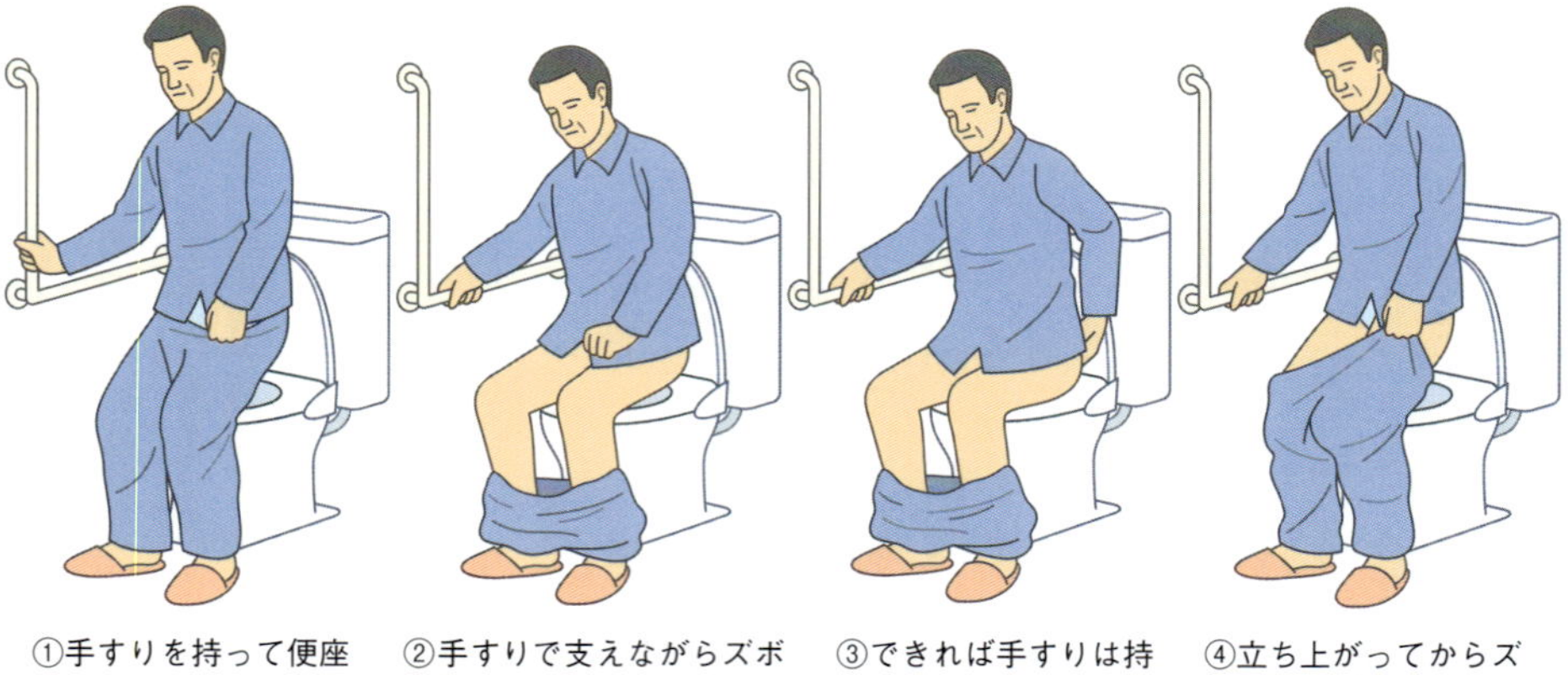

①手すりを持って便座に座る。　②手すりで支えながらズボンを下ろし、ゆっくりと座る。　③できれば手すりは持ったままで。　④立ち上がってからズボンを上げる。

第4章

家庭での介護

家庭における介護について、高齢者とのかかわり方から介護の実践方法まで詳しく解説しています。

高齢者とのかかわり方

年をとると何が変わるか

日本の高齢者人口は年々増加し、65歳以上の人口は総人口の25%となっています（2013年）。平均寿命はさらに延びると予想され、高齢者の割合は今後も増えていくと考えられます。

人は誰《だれ》もが老いていきます。年をとることによって、からだやこころにどのような変化が起こるかを知っておきましょう。

●からだに起こる変化

全身の筋肉の力が弱くなります。足腰が弱り、長い時間歩いたり、坂を上ったり下りたり、走ることなどが苦手になります。バランス力や瞬発力も衰え、つまずいたときに転びやすくなります。骨も弱くなるので、転ぶと骨折しやすくなります。

病気に対する抵抗力も弱くなります。かぜがなかなか治らず、気管支炎や肺炎になることもあります。持病があると、ちょっとした病気や環境の変化が引き金となって、悪化しやすくなります。

高齢者は若い人に比べて症状が表に現れにくく、自覚症状も少なくなっています。本人も周りの人も気がつかないまま、治療のタイミングを逃すことがあります。

●こころに起こる変化

こころの状態も変わってきます。環境の変化に適応する力が弱くなり、気持ちをコントロールするのが難しくなります。記憶力が低下する人も多いものです。親しい人との別離があったり、若い人に避けられているように感じて、社会や家庭の中で孤立したように思う人もいるでしょう。健康や経済的問題に不安がある人も多いものです。このような高齢者のなかには、生きる意欲を失って引きこもりがちになり、認知症を招く人もいます。

自立を目ざす介護

年をとって心身の状態が変化すると以前と同じような日常生活が難しくなる人もいます。病気やけがが治った後、障害が残る場合もあります。なかには、生活するうえで、家族の手助けや介護が必要となる人もいます。介護の程度は人それぞれですが、高齢者人口の1～2割がなんらかの介護を受けているといわれています。

高齢者に介護が必要となったら、専門家と相談して、どんな手助けが必要となるかを整理しましょう。介助しながらも、高齢者が自立して日常生活を送れるようにはたらきかけていくことが大切です。

自分でできる動作は、時間がかかっても手助けを控えます。寝たきりの人でも、腰を上げるなど、できる動作は続けてもらいます。繰り返すことで機能が維持でき、ほかの動作も可能になるかもしれません。また、少しでもからだを動かしてもらうことで、介護する人の負担も減らせます。

図1　地域包括支援センターの構成

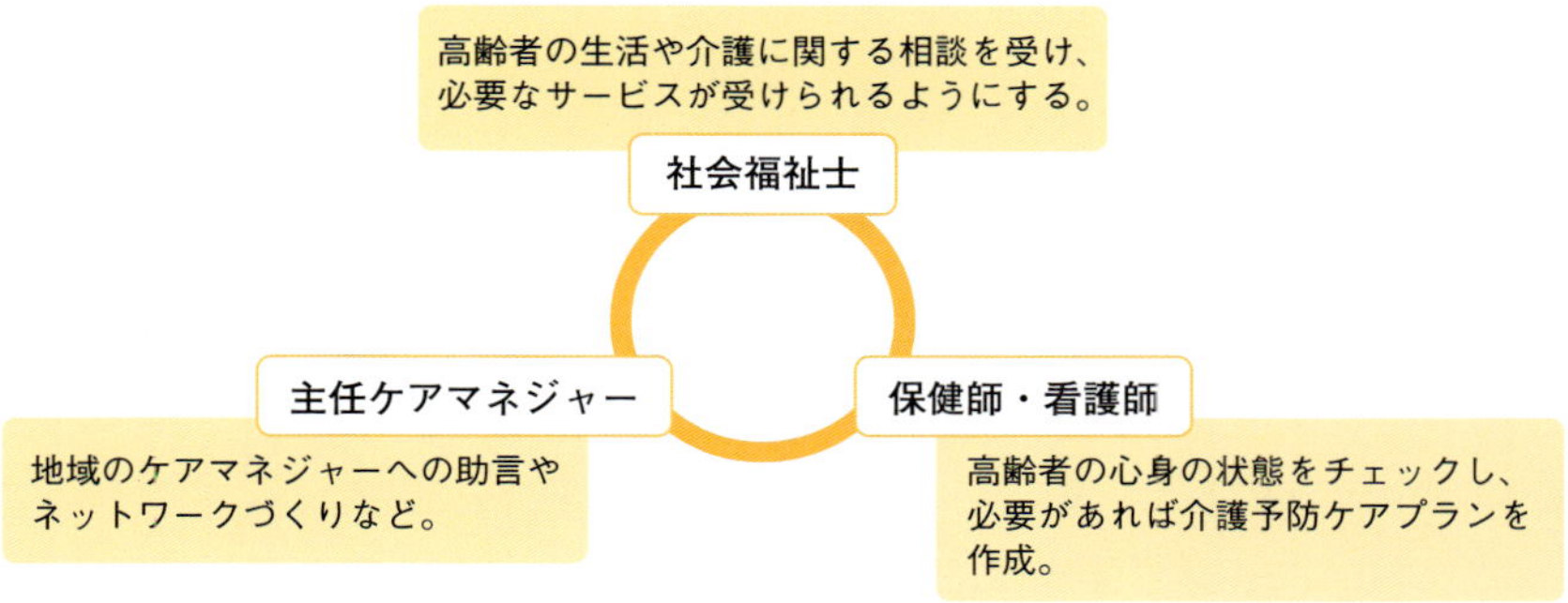

高齢者の生活や介護に関する相談を受け、必要なサービスが受けられるようにする。
社会福祉士
主任ケアマネジャー
地域のケアマネジャーへの助言やネットワークづくりなど。
保健師・看護師
高齢者の心身の状態をチェックし、必要があれば介護予防ケアプランを作成。

地域包括支援センターは各市区町村に設置され、住民の心身の健康や生活の向上について総合的なマネジメントを行う機関。３つの専門職が連携することで、より効率的に機能する。

第3章で紹介しているリハビリテーションは、介護が必要な高齢者の生活（日常動作）にも応用できます。

介護に関する情報を集める

どのような介護が適切かは、ひとりひとりで異なります。自己流の介護は、負担が大きいばかりか、高齢者の状態を悪くすることもあります。医師や介護士などの専門家から説明を受けましょう。

市区町村の役所や保健所などで介護教室を開催していたら参加してみましょう。介護保険サービスも利用できます。地域の役所、地域包括支援センター（図1）、かかりつけの病院の相談窓口や保健所、地方公共団体の窓口などに問い合わせてみましょう。書籍やテレビ番組、インターネットなどからも、多くの情報を集められます。

在宅での介護が難しいときは、専門施設などの利用も必要となります。その場合には、どのような施設が本人と家族にとって最適かを専門家などに相談しましょう。

介護疲れに陥らないように

家庭での介護は、特定の人に負担がかかりがちです。介護をする人が、体力を消耗し、ストレスで疲れきってしまうことが問題になっています。ストレスは、介護される側にも伝わります。「申し訳ない」と萎縮《いしゅく》し、緊張されると、介護しにくくなり、負担が増すこともあります。

毎日の介護を完璧にこなす必要はありません。本人の体調を確認しつつ、「今日はここまで」と、できる範囲にとどめます。介護サービスの利用や家族などに協力してもらい、介護から完全に離れる日もつくりましょう。

また、相談できる相手を見つけておくことも大切です。悩みやストレスを抱え込むと、自分ばかりか、介護される人まで苦しめることになります。地域包括支援センターをはじめ、専門機関などを積極的に利用しましょう。解決策はかならず見つかります。自分と介護される側、どちらにも優しい介護を続けましょう。

高齢者の健康管理

◆体温や血圧は毎日測る

年をとると、体調の変化が表に現れにくく、自覚症状も弱くなります。体温、血圧、脈拍、呼吸数などは毎日測って記録し、体調の変化に注意しましょう。

体温や血圧は、時間帯、食事や運動をする前や後で変わってくるので、毎日時間を決めて測ります。体温は起床してすぐ、からだを動かす前に測るのが一般的です。血圧は起床後、トイレなどに行き落ち着いてから、朝食前に測ります。食事、運動、入浴の直後は数値が高くなりやすいので、1時間ほどしてから測ります。

高齢者が自分で測ることができる場合は、必要があれば手助けしながら自分で測ってもらいます。数値はノートに記録し、前日と大きな変化がないかをチェックします。

かかりつけの医師や保健師に、毎日、測ったほうがよいものは何か、何時ごろ測るのがよいか、確認しておきましょう。

●体温の測り方

体温計をわきの下のくぼみに差し込みます。高齢者の平熱は35℃前後なので、37℃でも発熱している場合があります。ただし、個人差が大きいので、毎日測って、平熱を知っておくことが大切です。

起床時に加えて、午後3時ごろにも測るとよいでしょう。顔が赤く、目が潤んでいたり、脈拍が速い、あるいは弱いとき、呼吸が荒いときには、発熱している可能性があるので、すぐに測りましょう。寒けや頭痛、全身の疲れ、関節の痛み、吐き気、のどの渇きなどを訴えているときも、まず熱を測ります。

●血圧の測り方

市販の血圧計が利用できます。できれば腕で測るタイプを用いましょう。使い方は説明書に従い、わかりにくいときは、病院や保健所で尋ねておきましょう。

高齢者の平均的な血圧は最高血圧140㎜Hg、最低血圧90㎜Hgです。測定する血圧計や時間によって数値が変わりやすいので、いつも同じ時間、同じ血圧計で測るようにしましょう。かかりつけの医師に、基準となる範囲の血圧と、1日のうち、いつ、何回、測ればよいかを確認しておきます。

●脈拍の数え方

1分間の脈拍を数えます。成人の脈拍数は60～80が目安ですが、高齢者はこれより少なくなります。脈拍数だけではなく、脈の強弱がふだんと変わらないか、リズムに乱れがないかも気をつけましょう。

体温が1℃高くなると、脈拍数は10増えるともいわれます。熱があったり、食事、運動、入浴の直後、緊張などでも脈拍数は多くなります。

●呼吸数の数え方

呼吸によって、みぞおちが動く回数を30秒間から1分間数えます。吸って吐いてで1回となります。成人の呼吸数は1分間に16～20回が目安です。

呼吸数は意識すると回数が変わりやすいものです。脈拍数を数えた後、そのまま手を離さず、気がつかれないようにして、みぞおちの動きを数えるとよいでしょう。高齢者が眠っているときに数えてもよいでしょう。

図2　毎日の体調チェックのポイント

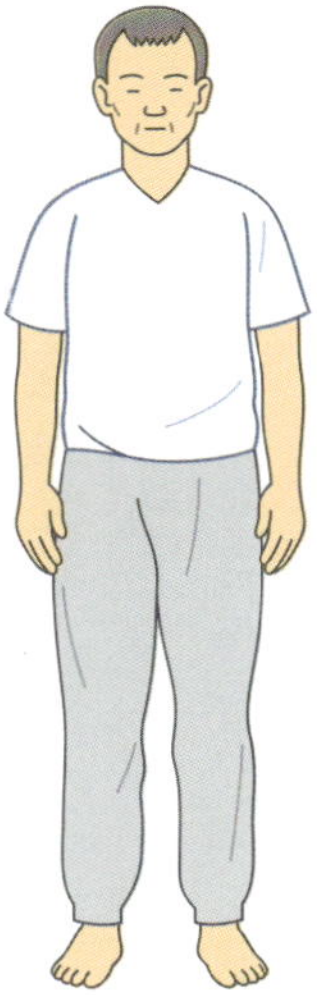

皮膚
肌にむくみや発疹、床ずれはないか。かさかさしていないか。黄色みが強くないか。

姿勢
まっすぐ立てているか。どこかをかばうような姿勢で寝ていないか。

手
手が震えていないか。

排泄
定期的に排便と排尿はあるか。形状や色に異常はないか。便意、尿意はあるか。痛みはないか。

歩行
手足がぎくしゃくしていないか。まっすぐ歩けるか。

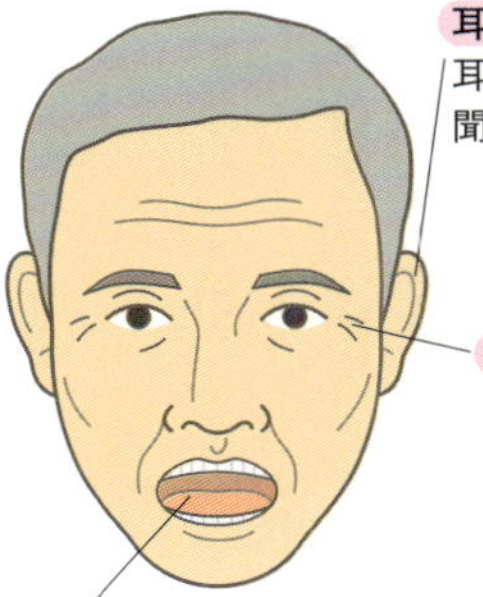

表情
表情（うつろな顔、険しい顔つきなど）、顔色（赤みや黄色みが強い、青白い）、発汗。

耳
耳からの分泌物、聞こえ方の変化。

目
目の充血、目やに、涙目、目の異常（白目が黄色い、瞳が白く濁る）。

口腔
唇・歯肉・舌の色、舌苔、口臭、口内炎、嚥下の異常（飲み込まない、食事時間が長くなる）。

健康状態の記録例

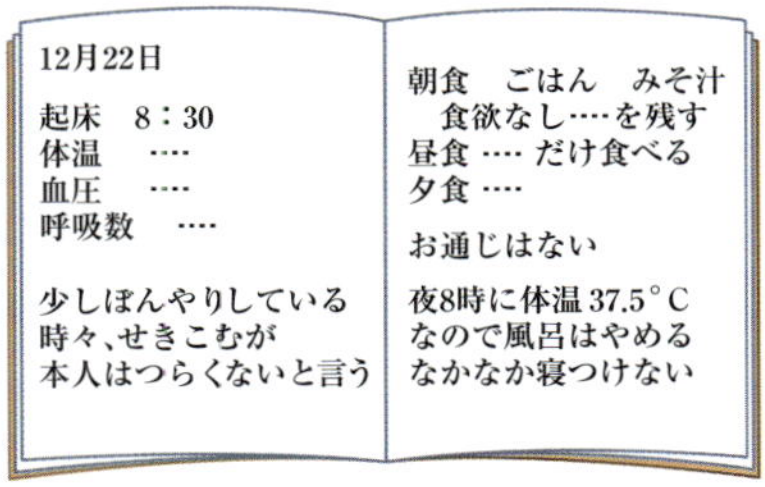
12月22日
起床　8：30
体温　····
血圧　····
呼吸数　····
少しぼんやりしている
時々、せきこむが
本人はつらくないと言う
朝食　ごはん　みそ汁
食欲なし····を残す
昼食 ···· だけ食べる
夕食 ····
お通じはない
夜8時に体温 37.5°C
なので風呂はやめる
なかなか寝つけない

熱や血圧、食事や排泄のほか、気になることがあればメモする。服用している薬がある場合は、薬を飲んだか、飲んだ後に変化があれば忘れずに記録する。

◆全身の健康状態もチェック

全身の健康状態のチェックも大切です。毎日いっしょに生活していると、ちょっとした変化を見落としがちです。健康管理に役立つ、いくつかのポイントはかならず確かめるようにしましょう。

とくに起床時のようすは健康状態を知るうえで大切です。朝の挨拶《あいさつ》をしながら、声や表情、顔色に変わりはないかをみます。ようすが違ったら、痛みはないか、気分が悪くないかなど、よく話を聞きましょう。

また、入浴時や着替えのときには、床ずれや湿疹《しっしん》ができていないか、皮膚の状態をチェックします。

●体調をノートに記録する

些細《ささい》なことでも気がついたことがあったら、忘れないように記録しておきます。高齢者の体調を書き込むノートをつくり、毎日の体温や血圧、排泄《はいせつ》の回数、食欲や睡眠の状態などとともに書き込むとよいでしょう。診察を受けるときに医師や看護師にノートをみてもらうと、診断の手掛かりになります。

高齢者が快適な部屋と寝具

◆部屋の環境を整える

高齢者がおもに暮らす部屋は、リビングやキッチンなど、家族が集まる部屋に近いところにしましょう。人の気配がするので寂しくないし、調子が悪くなったときに家族がすぐに気がつくことができます。トイレや浴室に近いことも大切です。

高齢者が快適に感じる**室温**は22～24℃です。夏や冬はエアコンを使って、室温を調整します。夏の室温は28℃前後に設定して、外気温との差が5℃以上にならないようにします。冬は室温が15℃より低いときには暖房します。18～20℃に設定するのがよいでしょう。冷気や暖気が直接からだに当たらないように、風向を調節します。

部屋の中と、廊下やトイレなどとの温度差は5℃ぐらいにおさまるようにします。冬のトイレや脱衣所には、小型の暖房機を設置してもよいでしょう。

高齢者は脱水症状を起こしやすいので、湿度は60％ほどを保ちます。エアコンをつけると空気が乾燥しやすいので、加湿器のほか、水を入れた洗面器を置いたり、濡《ぬ》れタオルなどを室内に掛けて加湿します。

◆ベッドと布団の長所

高齢者のからだの状態や介護する環境によって、ベッドか布団を選びます。できれば、ベッドや布団の頭側を壁につけないで、空きスペースを確保すると、介護の作業がたいへんやりやすくなります。

ベッドのほうが、立つ、座る、起き上がるなどの動作が楽で、介護もしやすくなります。また、寝具に湿気やほこりがたまりにくいので衛生的です。手掛かりになるベッド柵《さく》や介助バーがあれば、ひとりで起き上がることもできます。介護しやすく、自立を目ざすための、さまざまな機能をもった**介護支援ベッド**もあります。

這《は》って移動できる人には、布団のほうが楽です。布団から起き上がるのは、時間がかかるし、力も必要になりますが、リハビリテーションともなります。

◉寝具の素材

マットレスでも敷布団でも、適度なかたさがあるものにします。やわらかすぎるとからだが沈み、寝返りしにくくなります。

素材は、通気性と吸湿性が高いものを選びます。敷布団が湿りやすいときには、布団の下にすのこを敷いてもよいでしょう。

掛布団は、寝ているときにじゃまにならない、薄くて軽いものにして、寒いときには2枚重ねにします。シーツの素材はこまめに洗濯できて、肌触りや吸湿性に優れた木綿が適しています。フラットシーツよりもボックスタイプのほうが扱いやすく、しわもできにくいので便利です。

シーツにも気を配る

シーツのしわは床ずれの原因となるので、よく伸ばします。寝ている間に、しわがよったり、外れたりしないように、シーツの縁はマットレスや敷布団にしっかり押し込みます。タオルケットや毛布、掛布団などもきれいに伸ばしておきます。忘れずに枕《まくら》

図3　ベッドやシーツを整える

介護支援ベッド

長さは身長プラス40〜50cmほど。幅は寝返りや介護作業がしやすいもの。

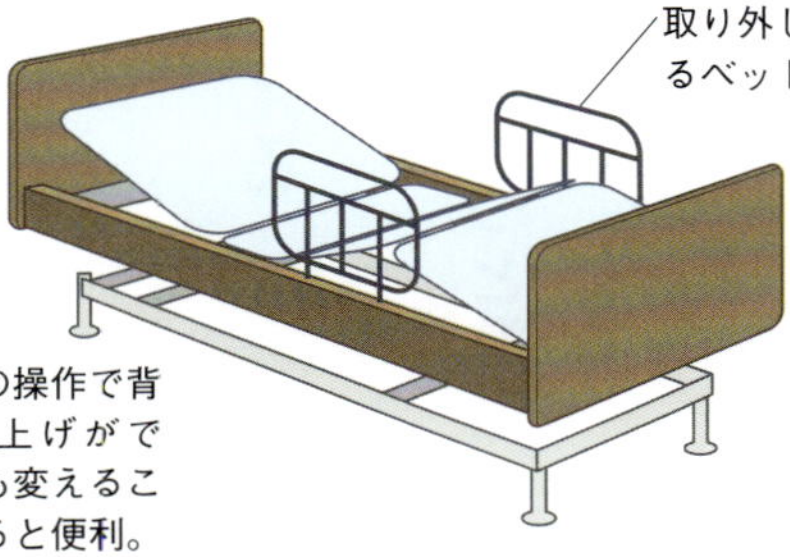

スイッチの操作で背上げや膝上げができ、高さも変えることができると便利。

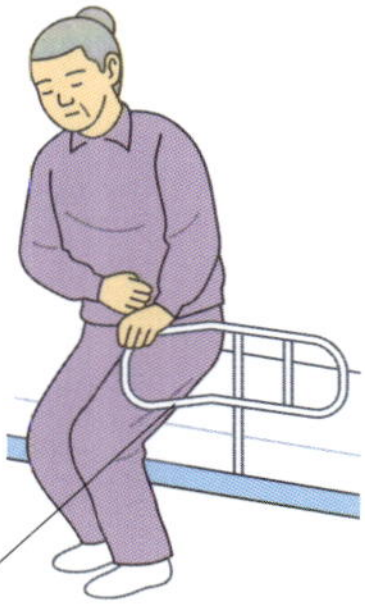
介助バー　取り外しができ、角度が変えられると、立ち上がりや車いすへの移動に便利。

高齢者が寝たままでのシーツ交換

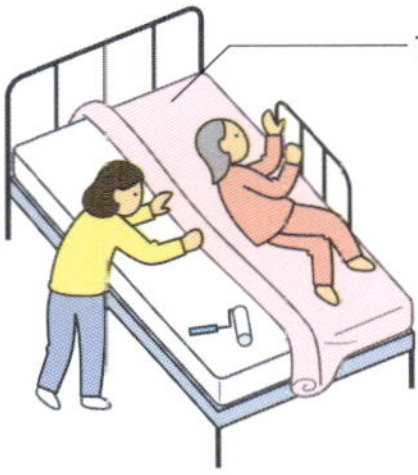

①古いシーツをはがし、中央に向かって巻いていく。マットレスは掃除する。

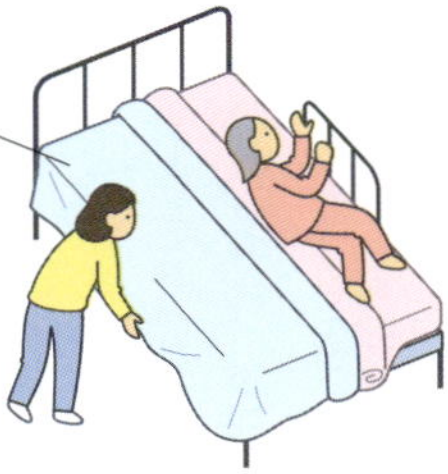

②手前に新しいシーツを敷き、残りは中央で巻く。両方のシーツの丸めた部分を高齢者の下に押し込む。

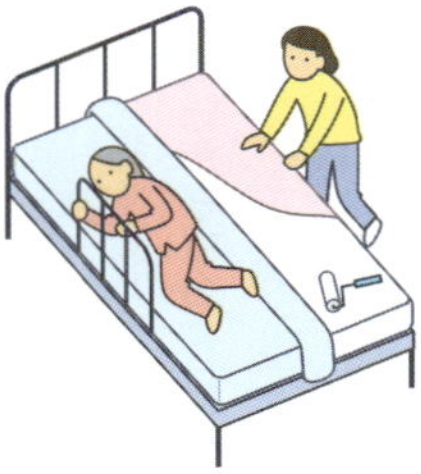

③高齢者に新しいシーツ側に移動してもらう。古いシーツをはがし、新しいシーツを広げる。

カバーも交換しましょう。こまめなシーツ交換が難しい場合は、汚れやすいところにバスタオルや小さなシーツを敷いて、身近な空間を清潔に保つよう注意しましょう。

●シーツの交換

シーツは、2〜3日に1度は交換したいものです。寝て過ごす時間が長い場合は、できれば1日に1度、交換しましょう。高齢者が食事や入浴などで、ベッドや布団を離れたときに行うとよいでしょう。

寝具からの移動が難しい場合には、高齢者が寝ている状態で交換します。高齢者の背中側で作業することが多いので、何をしているか声を掛けて、安心してもらいながら行います。

シーツの交換作業は、左右半分ずつ行います。高齢者には、作業していない側に移動してもらいます。シーツをはがした後、マットレスや布団を掃除してから、新しいシーツを敷くようにします。

ベッドでの交換は、柵《さく》を外すので高齢者が転落しないように気をつけます。ベッドの高さが変えられる場合は、作業しやすい高さに調節します。

家庭での介護の実践

体位を変える

◆体位変換のこつと準備

シーツ交換や床ずれ予防などのために、横になっている人の姿勢や、からだの位置を変えることを**体位変換**といいます。介護する人は腰や腕を痛めないように、正しく行いましょう。高齢者にも、できるところは動いてもらいます。少しでもからだを動かすことで、関節が固まる拘縮《こうしゅく》（856頁）を防ぎ、介護の負担軽減にもなります。

体位変換のこつは、高齢者のからだと寝具が接している面積をできるだけ減らすことです。胸の上で手を組んだり、可能であれば膝《ひざ》を曲げて足を立ててもらうと、動かしやすくなります。また、ひとつひとつ動作を区切りながら、ゆっくり動かします。反動をつけたり、いちどに向きを変えると、高齢者が不安に感じることがあります。

動作を始める前に、「寝返りしますよ」など、声を掛けましょう。高齢者が安心して余計な力を抜き、動作に備えてくれれば、動かしやすくなります。また、頭の下や足に枕《まくら》などが挟んであれば外し、ベッドで頭や足が上げてあったら、平らに戻します。

床ずれがある場合、からだを引きずったり、こすったりすると、皮膚の状態を悪化させます。からだの移動方法などは、専門家に相談しましょう。

なお、表面がたいへん滑らかで、からだを楽に移動させることができるスライドシートも販売されています。体位変換が難しいときは、むりをしないで利用しましょう。

●あお向けから横向きにする（寝返り）

高齢者の手を胸の上で組みます。両膝を曲げるか、麻痺《まひ》している足の下に、動くほうの足を入れて足を組みます。高齢者の肩と膝に手を掛けたまま、自分が後ろに下がるように動きます。横向きになったら、腰を手前に引き寄せて安定させます。

●左右にずらす

上半身と下半身に分けて動かします。高齢者の手を胸の上で組みます。膝を立てると腰が浮き気味になり、動かしやすくなります。

片方の腕を高齢者の背中に回して、上半身を引き寄せます。次に、腰と太ももの下に腕を差し入れて、下半身を引き寄せます。ベッドであれば、ベッドの端に膝を押し当てながら腰を落とします。自分の重心を下げることで、高齢者を移動させる、腰の負担が少ない方法です。

●上にずらす

高齢者の両膝を立て、両方のわきの下に手を入れます。このとき、できるだけ自分の両腕に高齢者の上半身がのっている状態にします。まず、自分のほう（斜め上方）に引き寄せます。ベッドであれば、腰を落とすように動きます。それから、全身をまっすぐに戻します。腰を痛めやすい動作なので、かならず2段階に分けて行います。

図1　体位変換と床ずれができやすい部分

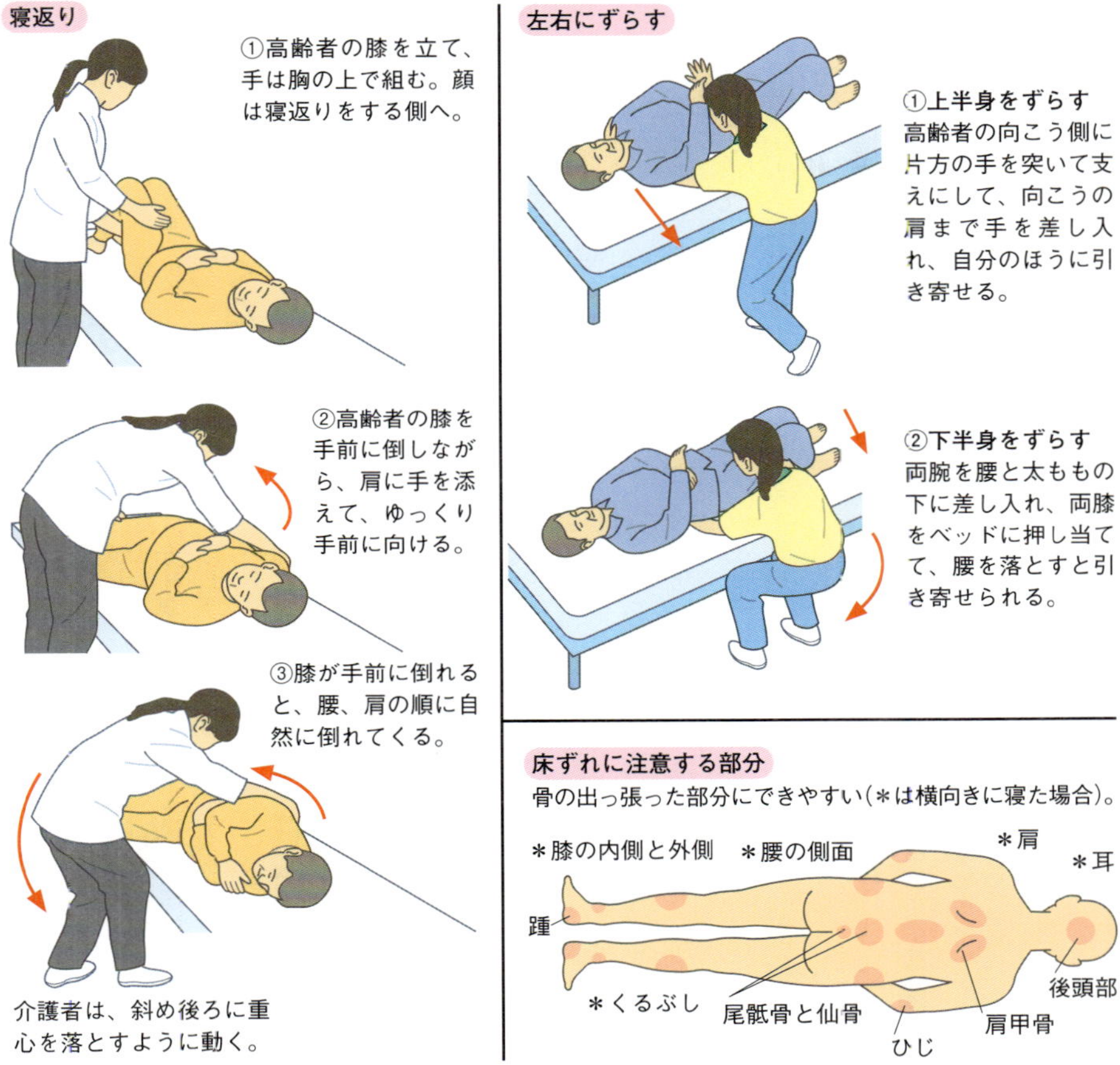

①高齢者の膝を立て、手は胸の上で組む。顔は寝返りをする側へ。
②高齢者の膝を手前に倒しながら、肩に手を添えて、ゆっくり手前に向ける。
③膝が手前に倒れると、腰、肩の順に自然に倒れてくる。
介護者は、斜め後ろに重心を落とすように動く。

①上半身をずらす
高齢者の向こう側に片方の手を突いて支えにして、向こうの肩まで手を差し入れ、自分のほうに引き寄せる。
②下半身をずらす
両腕を腰と太ももの下に差し入れ、両膝をベッドに押し当てて、腰を落とすと引き寄せられる。

骨の出っ張った部分にできやすい（＊は横向きに寝た場合）。

床《とこ》ずれ（褥瘡《じょくそう》）の予防

横になっている時間が長い高齢者では、床ずれ（659頁）に注意します。シーツや寝巻きのしわや縫い目、おむつカバーのビニール部分や防水シートなどは、皮膚にこすれて床ずれを起こします。汗や尿の皮膚の汚れも原因になります。

皮膚が赤くなっていたら、赤い部分が布団に当たらないように、30分ほど枕《まくら》などで支えてからだを浮かせます。赤みがとれなければ、保護用テープを貼《は》ったり、体位変換を増やしたり、専用のマットを使って、赤い部分に重さがかからないようにします。皮膚がじゅくじゅくしていたり、出血していたら、温かいタオルをそっと押し当てて拭《ふ》き、清潔なおむつなどを当てて、すぐに診察を受けましょう。

床ずれ防止用に専用のマットやクッション、自動的にからだの向きを変えたり、マットのかたさが変わるベッドなどがあります。多機能なものでも介護保険の対象となるので、専門家に相談しましょう。

起き上がるときの介助

◆寝たきりを防ぐために

介護が必要な高齢者は、からだを動かすのが億劫《おっくう》だったり、手助けを頼むのを遠慮して、横になっている時間が長くなりがちです。しかし、それを続けると、筋肉や関節が弱る廃用症候群（852頁）を起こして、寝たきりを招くこともあります。

立つことができない場合には、短い時間でもよいので、からだを起こしてもらいましょう。ひとりで起きることができないときでも、手助けして、からだを起こしてあげます。寝具とからだを離すことで、床ずれを防ぐことができ、上半身の筋力やバランス感覚を維持できます。食事は座って摂《と》り、食後しばらくは横にならないようにします。飲食物の誤嚥《ごえん》（866頁）の予防になり、消化もよくなります。

重いからだを起こしたり、立ち上がらせる動作は、介護する人に負担がかかります。腰を痛めないように正しい方法で行いましょう。また、高齢者が少しでも腕に力が入れられるのであれば、手のひらやひじを寝具や床、台などに突いて、からだを押し上げてもらいましょう。

◆からだの起こし方

からだの起こし方には、いろいろな方法があります。高齢者の状態に応じた動かしやすい方法で起こしましょう。高齢者と自分のからだをくっつけると、より少ない力で、安定して起こすことができます。

まず、寝返りをする要領で、横向きになってもらいます。次に、「起きますよ」と声を掛けながら、高齢者の上半身を抱きかかえるようにして起こします。

ベッドであれば、高齢者の骨盤のあたりに置いた片方の手を支点にして、反対側の腕で上半身を引き寄せながら（斜め下方に引き下げるように）起こします。高齢者の両足をベッド横に下ろしておくと、上半身を持ち上げやすくなります。

ただし、高齢者のからだをベッドの端に寄せすぎたり、勢いをつけすぎるとベッドからずり落ちることがあります。つねにからだの位置に気をつけましょう。

座ったり、両足を床に着けたり、何かにつかまったりすることがひとりでできない場合、上半身を起こしながら足を下げるほうが安全に起こすことができます。

高齢者がベッドに腰かけたら、お尻の位置を調整し、両足が垂直に床に着くようにします。介助バーやベッド柵《さく》があれば、握ってもらいましょう。「ふらふらしませんか？」と声を掛けて、めまいを起こしていないか、しばらくようすをみます。

なお、布団の場合は、肩を抱きかかえ、頭が半円を描くように手前に引きながら、からだを起こします。

立ち上がるときの介助

腰掛けることができたら、1日5分でもよいので、立ち上がってもらいましょう。起立姿勢をとると、肺や心臓、消化器官が活発にはたらきます。筋肉に力がつき、全身のバランス力が高まります。いっきに視

図2　からだを起こして立ち上がる

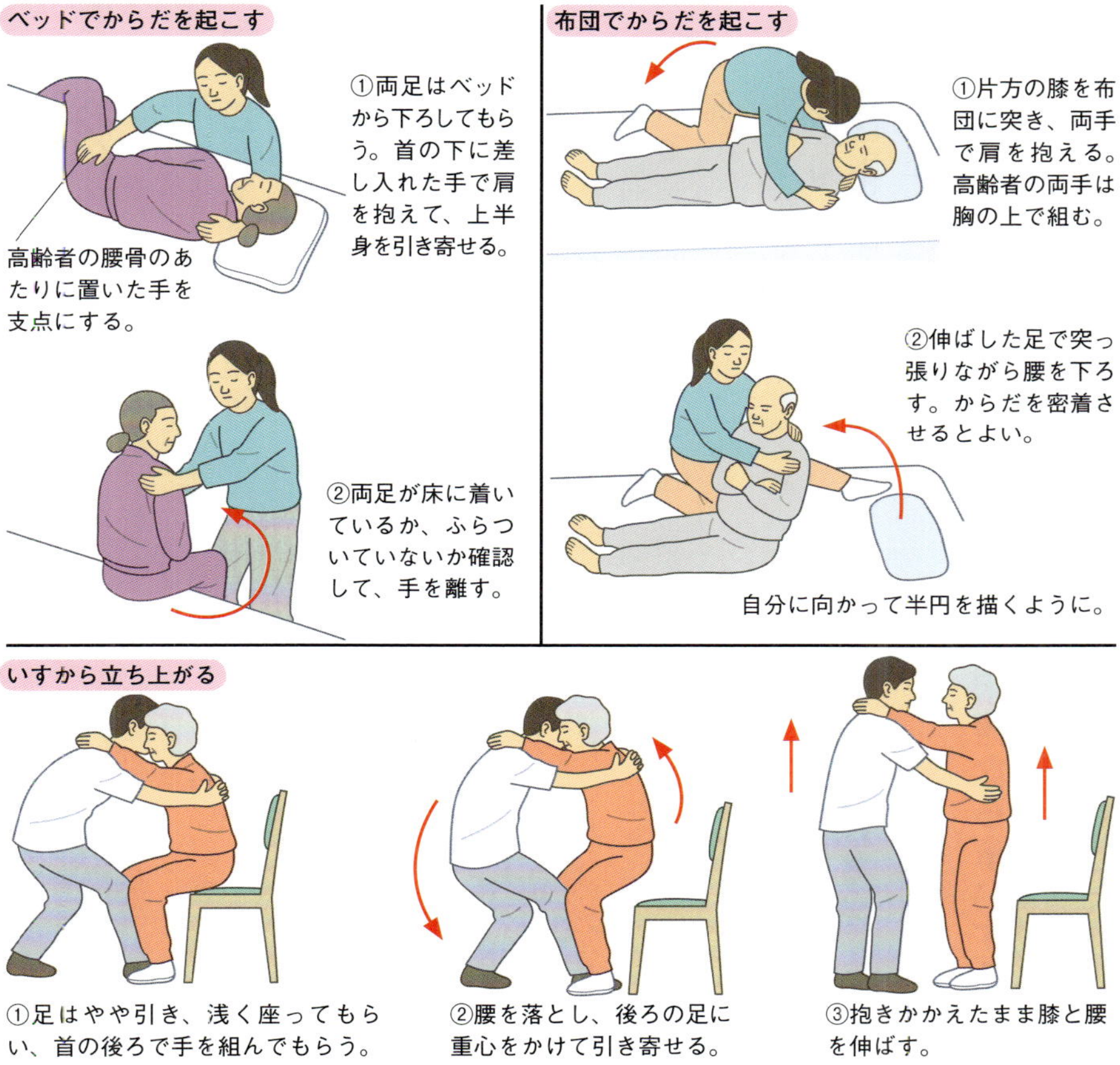
ベッドでからだを起こす
①両足はベッドから下ろしてもらう。首の下に差し入れた手で肩を抱えて、上半身を引き寄せる。
高齢者の腰骨のあたりに置いた手を支点にする。
②両足が床に着いているか、ふらついていないか確認して、手を離す。
布団でからだを起こす
①片方の膝を布団に突き、両手で肩を抱える。高齢者の両手は胸の上で組む。
②伸ばした足で突っ張りながら腰を下ろす。からだを密着させるとよい。
自分に向かって半円を描くように。
いすから立ち上がる
①足はやや引き、浅く座ってもらい、首の後ろで手を組んでもらう。
②腰を落とし、後ろの足に重心をかけて引き寄せる。
③抱きかかえたまま膝と腰を伸ばす。

野が広がるために、感覚が刺激され、元気を引き出すことができます。

●おじぎをして重心を前に移す

立ち上がりのこつは、おじぎの動作です。おじぎをすると重心が前に移り、腰とお尻が少し浮くので、そのまま足に力を入れると立つことができるのです。かならず「立ちましょう」と声を掛け、相手のようすを確認してから始めましょう。急に立ち上がると、めまいを起こすことがあります。

高齢者の両足の間に足を入れ、もう片方の足はやや後ろに引きます。おじぎをしてからだを前に倒した高齢者を、抱き寄せるようにして起こします。後ろに引いた足に力を入れ、自分と高齢者の体重を支えて、腰を痛めないようにします。

布団から立ち上がるときは、高齢者の背中側から、わきの下に両手を差し入れて抱きかかえます。高齢者の上半身を前方に押してから、しっかりとからだを密着させながら、立ち上がります。

高齢者が手に力を入れられるのであれば、台やいすに手を突いて、からだを持ち上げてもらいましょう。

歩行の介助

◆歩くことで筋力を維持

寝たきりになるのを防ぐために、毎日、少しでも歩いてもらいましょう。手すりや壁を手掛かりにしたり、杖《つえ》や歩行器を使ってもかまいません。ゆっくりと短い距離を歩くだけでも、足腰の筋力や持久力を維持し、全身の血行をよくします。

しかし、動くことを好まない高齢者も多いものです。「居間に行って、みんなとご飯を食べましょう」など、移動するきっかけをつくってみましょう。家の中を移動できるようになったら、散歩に誘います。季節ごとの景色や街のざわめきが、高齢者の気持ちを高揚させ、自立への意欲を増し、認知症も防ぎます。

●介助しながら歩く

足腰が弱っている高齢者では、手をとっていっしょに歩きます。短い距離であれば、高齢者の正面に立ち、腕や肩につかまってもらいます。「1、2、1、2」と声を掛けながら、高齢者のペースに合わせて歩きましょう。慣れてきたら、両手をつなぐだけで歩いてみます。

足どりがしっかりしてきたら、横に立って、腕や腰を支えながら歩きます。

●杖や歩行器を使って歩く

足もとがふらついて不安であれば、**杖**を使います。杖には、さまざまな種類があり、からだの状態に合わせて選ぶことができます（864頁）。慣れるまでは介護する人が付き添って練習しましょう。

歩行の補助には、手押しの**シルバーカー**や**歩行器**も利用できます。介護士などに相談して、からだの状態や歩行の目的に合わせて、適切な道具を選びましょう。

車いすを利用する

◆歩行困難なら車いすを

下半身の麻痺《まひ》などで歩行困難となったときには、**車いす**を利用します。最近では、杖《つえ》や車いすを利用する人でも移動しやすいように、エレベーターや段差を解消したスロープ、広いトイレなどを設置した施設が増えています。車いすに乗ったまま乗車できる介護・福祉専門のタクシーもあります。さまざまなサポートを利用しながら外出してみましょう。

●車いすの選び方

車いすには、乗った人が操作する自走式と、介護する人が操作する介助式があり、それぞれに手動式と電動式があります。専門家に相談しながら、からだの状態と生活する環境に合ったものを選びましょう。

車いすの購入やレンタル料、車いす向けに住居を改修する費用には、介護保険などの補助が適用されることがあります。地方公共団体の窓口に問い合わせてみましょう。

●ベッドから車いすへの移動

あらかじめ車いすをベッドに対して斜めに置きます。ベッドから立ち上がった高齢者を、ゆっくり車いすに座らせます。前寄りに座ったときには、背もたれに寄りかかれるように、位置を正します。

車いすに座らせたら、高齢者の足がフッ

図3　車いすの利用

ベッドから車いすへの移動

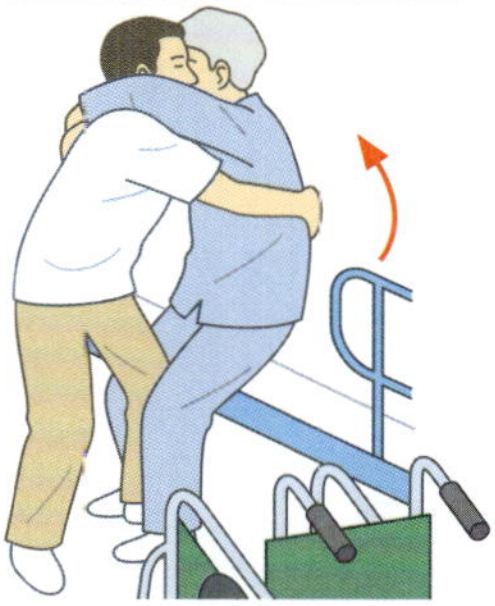

①両腕を高齢者の背中に回して組み、片方の足を高齢者の足の間に入れる。車いすにはブレーキを。

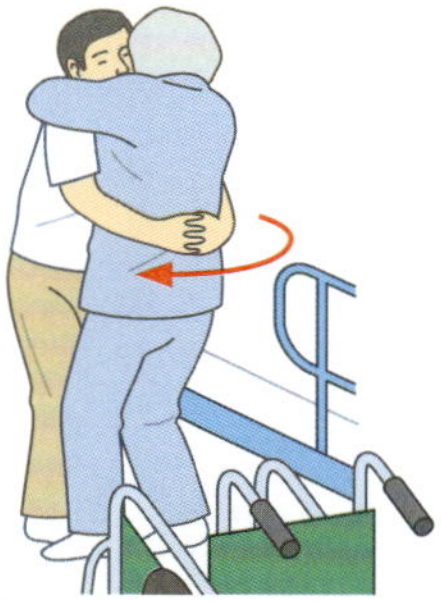

②からだの向きを変え、高齢者の背を車いすに向ける。腰をひねらないように足を踏み換えてもよい。

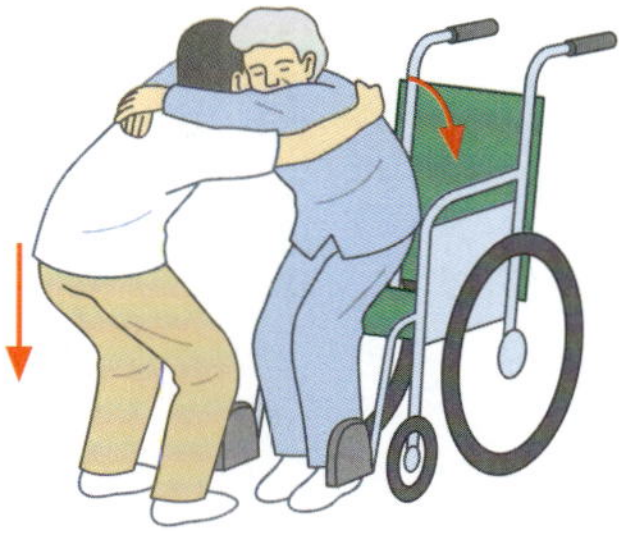

③腰をゆっくりと下ろして、高齢者を車いすに座らせる。

段差を上がる

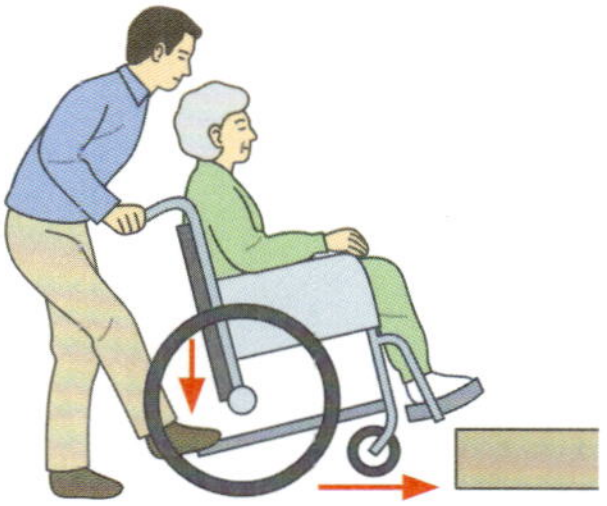

①ティッピングレバーを踏み、前進してキャスターを段に上げる。

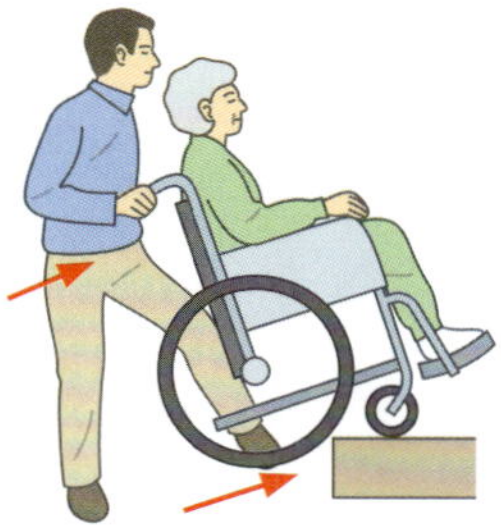

②車輪を押し上げる。車いすを全身で支えて、ずり落ちないように。

坂を下る

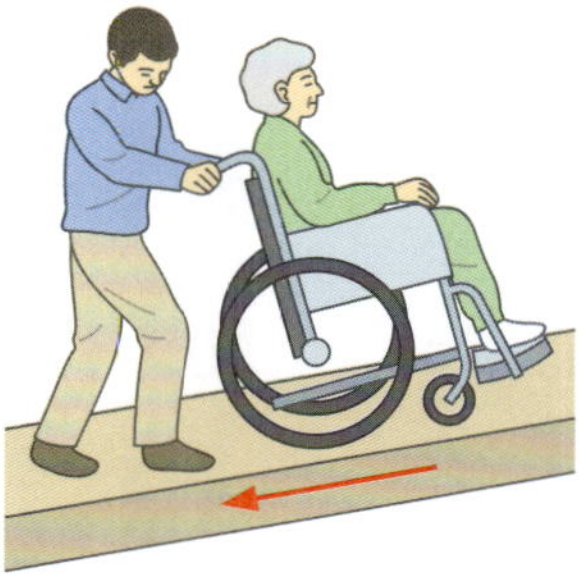

後ろ向きになり、軽くブレーキをかけ、車いすを支えながら、ゆっくり下る。

トレストにちゃんとのっているか、手が車輪のほうに下がっていないか確認しましょう。狭い通路を通るときに、壁に手や足がぶつかったり、車輪に巻き込まれる恐れもあります。

からだの状態によっては、安全ベルトを締めましょう。ベルトには、さまざまな種類があります。

上り下りの注意点と声掛け

車いすを操作するときは、「動きますよ」「止まります」など、動作の区切りで声を掛けます。車いすを急に動かしたり、道を曲がったりすると、高齢者が姿勢を崩したり、恐怖心をもつようになりますので、注意しましょう。

バスからの下車、下り道、段差を降りるときは、高齢者が転落しないように、車いすを後ろ向きにします。高齢者には前方が見えないので、「降りますよ」「もうすぐ坂が終わります」など、安心できるように声を掛けます。

反対に、乗り物に乗るときや段差を上るときには、前のキャスターを段に上げてから、車いすを押し上げます。

食事の介助

◆自力での食事を目ざす

食事はできるだけからだを起こして食べてもらいます。横になったままだと、食物がのどに詰まったり、飲食物が気管に入る誤嚥《ごえん》（866頁）を起こしやすくなります。からだが起こせない場合は、ベッドの背を上げたり、クッションを置いて、上半身を30度ほど起こします。首が後ろに反ると誤嚥を起こしやすいので、クッションなどをあてて、頭が後ろに反らないようにします。

手に麻痺《まひ》や拘縮《こうしゅく》（関節がかたくなる）があって、箸《はし》や茶碗が扱いにくいときは、柄が太いスプーンなどの自助具（865頁）を使います。

◎飲み込んだことを確認

自力で食べられないときは、隣に座って、食事を口に運びます。最初にお茶や水で口の中を潤すと食べやすくなります。「ご飯です」「魚の身です」などと声を掛けて、口を開けてもらい、舌の上に載せます。一口は大さじ1杯程度にします。量が多いと、むせたり、のどに詰まることもあります。1回の「ごっくん」では、飲み込みきれないこともあります。口の中の物をすべて飲み込んだことをよく確認してから、次の一口を運びましょう。固形物と汁物とを交互に食べると飲み込みやすくなります。しかし、高齢者が疲れないように、食事時間は長くても45分程度にします。

飲み込む力が弱かったり、おなかを壊しやすい場合は、食材を飲み込みやすい形状に変えたり、汁物にとろみをつけるなどの工夫が必要です。市販の介護食や宅配サービスを取り入れてもよいでしょう。主食、副食、デザートまで、高齢者に合わせた栄養成分や味付けのものが数多くあります。

着替えの介助

◆着替えで生活にめりはりを

1日のほとんどを横になって過ごす人でも、朝起きたら、パジャマから部屋着に着替えましょう。着替えは、清潔を保つだけではなく、生活にめりはりをつける大切な日常行為です。できるところは自分でやってもらい、介助する場合も、ズボンを上げる、ボタンを留めるなど、部分的なお手伝いにとどめましょう。

◎扱いやすい衣類

衣類は、吸湿性と通気性、肌触りのよさに加えて、扱いやすい軽い素材であることも大切です。腰の両側が開いたり、ループをつけて引き上げやすくしたズボンや、脱ぎ着しやすい靴下など、工夫されたものもたくさんあります。扱いやすい衣類や着替えの自助具は、介護用品を扱う店のカタログなどで情報を集めましょう。

もし、本人の好みの服があれば、できるだけそちらを優先しましょう。自分が好きな服を着ることで、外出する意欲をもつこともあるものです。

寝たきりの人のパジャマや浴衣は、夏は毎日、冬は1日おきぐらいで替えましょう。冬の着替えは寒くないように、からだにタオルを掛けたり、暖房をつけます。新

図4　食事と着替えの介助

横になったままの食事

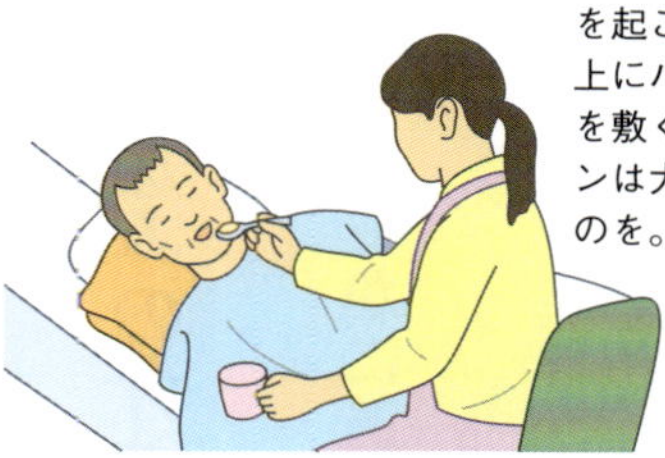

30度ほど上半身を起こし、枕の上にバスタオルを敷く。エプロンは大きめのものを。

からだを起こしての食事

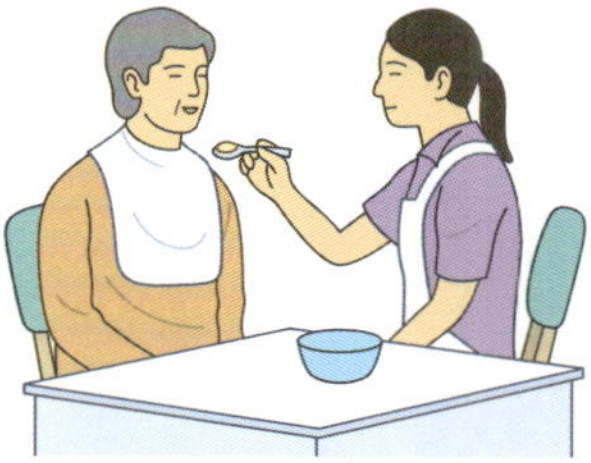

口と水平か、やや下からスプーンを口に運ぶ。上から運ぶと、誤嚥の危険がある。麻痺がある場合は、動く側に座る。

横になったまま着替える

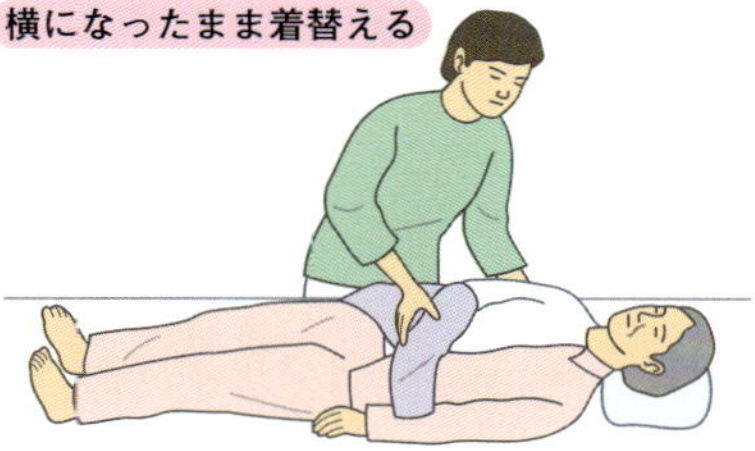

①片方の腕から服を脱がせる。ひじを少し曲げると袖を脱ぎ着しやすい。

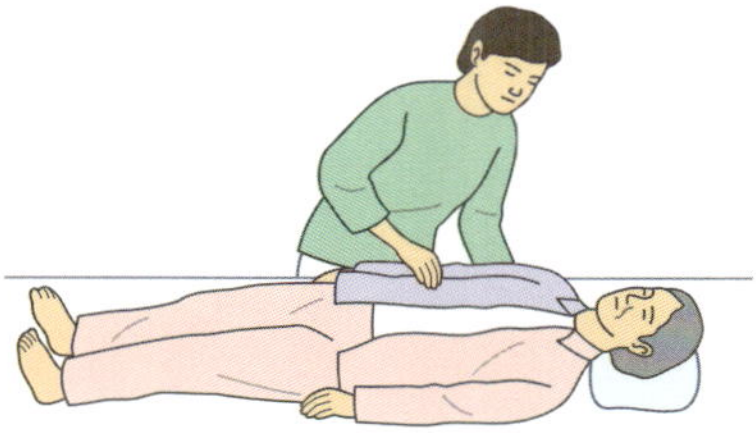

②新しい服の袖を通して、前身ごろを整える。

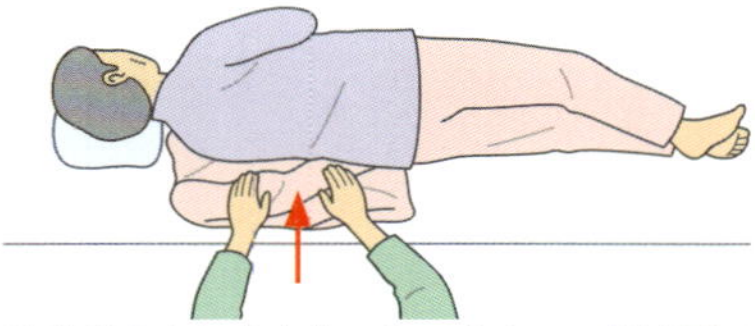

③着替えたほうを上にしてもらい、脱ぐ服はからだの下に押し込む。

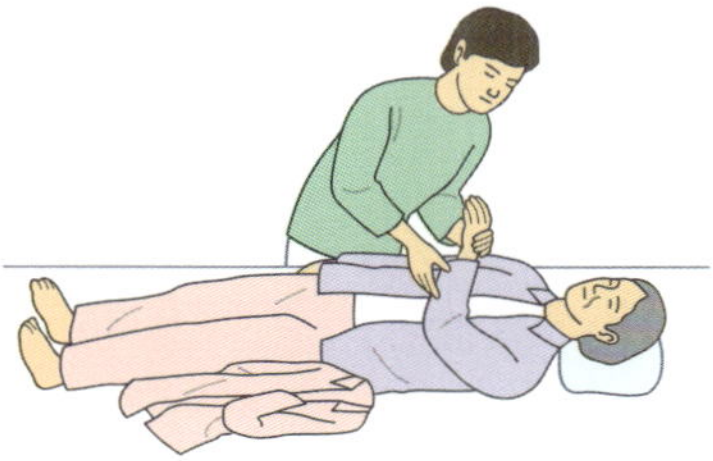

④新しい服を背中に広げ、あお向きに戻し、古い服の袖を脱がせて、新しい服を着せる。

しく着る衣類はあらかじめ温めて、肌に触れたときに、冷やっとしないようにします。

浴衣は、おむつ交換などの世話はしやすいのですが、介護する人が着物に慣れていないと時間がかかることがあります。

●横になったままの着替え

からだを起こすことができないときには、寝たままで着替えます。まず、片方の腕を着替えます。からだを横向きにして、下に衣類を押し込み、再びあお向きになり、もう片方の腕を着替えます。

衣服と肌がこすれて床ずれの原因になるので、上着のすそはズボンの中に入れないようにします。

ズボンの着替えは、できれば膝《ひざ》を立てて腰を上げてもらいましょう。片方の足ずつ脱いだりはいたりします。腰が上がらない人は、横向きになってもらいます。

●着患脱健の原則

麻痺《まひ》がある場合は、動かしやすいほうの手を使えば、スムーズに着替えられます。麻痺のある側から着て、動く側から脱ぎます。介護する人が着替えさせるときも、その順番にします。

身だしなみの介助

◆毎日さわやかに過ごす

顔を洗う、髪をとかす、ひげを剃《そ》るなどの身だしなみは、肌を清潔にし、気分をさっぱりさせ、生活にめりはりをつけます。手指を動かすよいリハビリにもなるので、できないところだけをお手伝いします。きれいにしようと思うあまり、力を入れすぎないように気をつけましょう。

毎朝、起きたら洗顔をしてもらいます。ベッドテーブルに洗面器を置いて顔を洗ったり、蒸しタオルで顔を拭《ふ》いたりします。介護する人が行うときは、額から順番に蒸しタオルで拭いていきます。しわを伸ばしながら拭き、汚れが残らないようにします。

●目・耳・鼻・爪の手入れ

高齢者は、目やにが多くなりがちです。濡《ぬ》らしたガーゼで拭いてとります。固まっている目やにには、お湯で濡らして絞ったガーゼを目の上にしばらく置いておくと、やわらかくなります。

耳あかは、手前のものはガーゼで、奥は綿棒でとります。

鼻がかめないときには、こども用の鼻汁吸い取り器を使います。鼻の中がかたくなったら、蒸しタオルで鼻を温めたり、オリーブオイルをつけた綿棒などでやわらかくします。

週に1度ほど爪を切りましょう。入浴後、やわらかくなっているときに切ります。

●髪とひげの手入れとお化粧

髪は毎日とかしましょう。寝たきりの人では、枕《まくら》にタオルを敷いて、髪の先からとかします。ひげは蒸しタオルを当て、やわらかくしてから、電気かみそりか、安全かみそりで剃《そ》ります。

女性はお化粧もしてみましょう。身ぎれいにすることで、自信を取り戻せるものです。刺激の少ない化粧水と乳液で肌を整え、薄くファンデーションをつけます。頬紅《ほおべに》と口紅は、ローズ系やピンク系の色にすると、顔色がよくみえます。お化粧をするときは、本人に鏡を見てもらいましょう。顔が明るくなっていくことを実感できます。

口の中のケアの介助

◆口腔ケアが健康につながる

1日1度は歯ブラシで歯を磨き、口腔《こうくう》内を清潔にしましょう。高齢者は唾液《だえき》の分泌量が少なくなっています。口腔が乾燥すると、細菌が繁殖しやすくなります。口内炎やむし歯ができやすいだけではなく、誤嚥《ごえん》性肺炎《せいはいえん》も起こします（866頁）。歯が汚れていると、強い口臭のもとにもなります。

手の力が弱ければ、握りやすい柄の太い歯ブラシや、電動歯ブラシを利用するとよいでしょう。歯磨きの後は、汚れが残っていないか介護する人が確認します。

●歯磨きの介助

高齢者に上半身を起こしてもらうか、頭の下にクッションなどを置いて少し高くし、横向きになってもらいます。片方の手で高齢者の口を開けながら、丁寧に磨きます。粘膜部分には食物のかすが残りやすいので、綿棒や舌ブラシなどできれいにし

図5　顔の拭き方と口腔ケア

顔を拭く順番とタオルを動かす方向

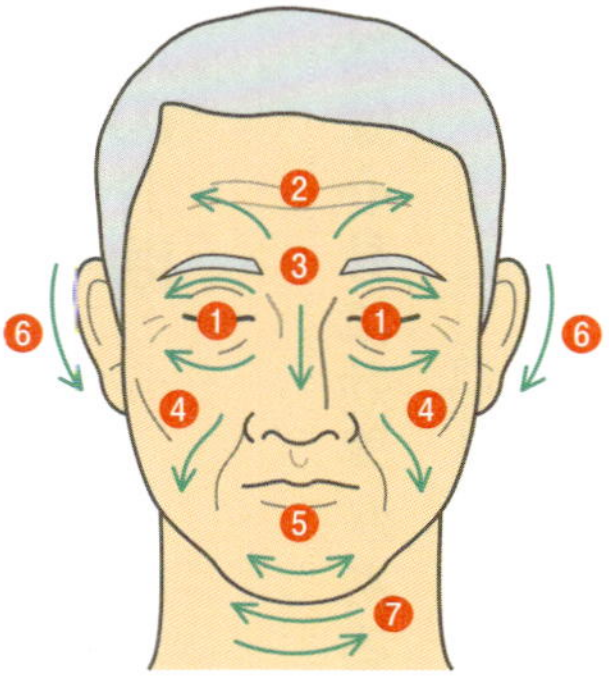

最初は目の周囲から。片方の目を拭いたら、タオルの面を替えて、もう片方の目を拭く。細かい部分の汚れにはガーゼや綿棒を使う。

清拭用タオルの持ち方

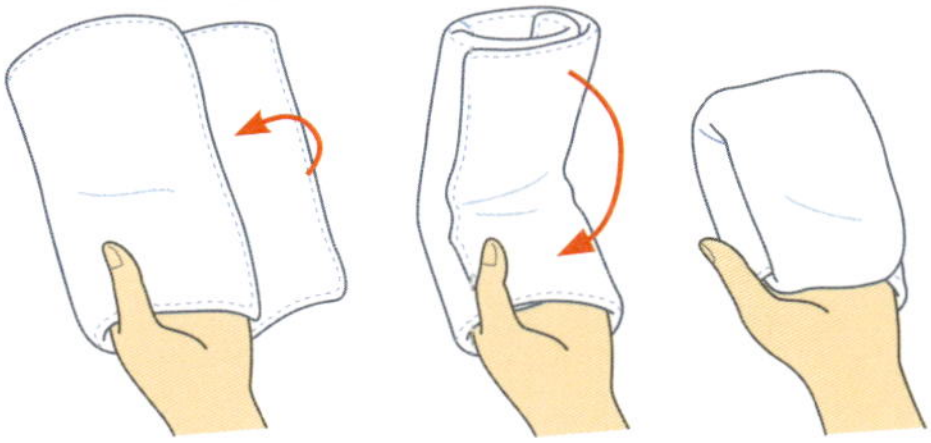

手のひらをタオルに置いて、4本の指を包むように、左右を中央に向かって折る。タオルの耳は必ず内側に入れる。最後に、上半分を下に折り込む。

口腔ケア

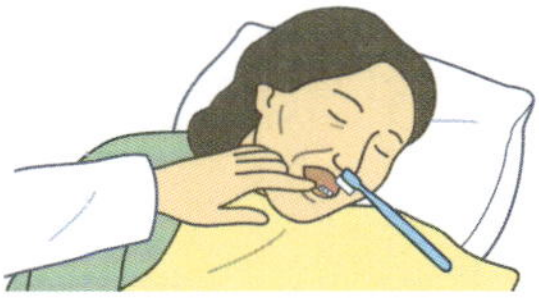

①口はむりに開けない。残っている歯は歯ブラシで。歯肉に歯ブラシが当たらないように、歯のないところに指を置く。

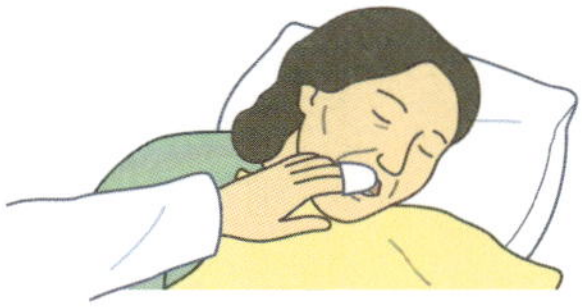

②中指と人差し指に湿らせたガーゼを巻き、歯がない部分や口の中を拭く。頬のくぼみ、舌の裏などは食べ物が残りやすいので注意。

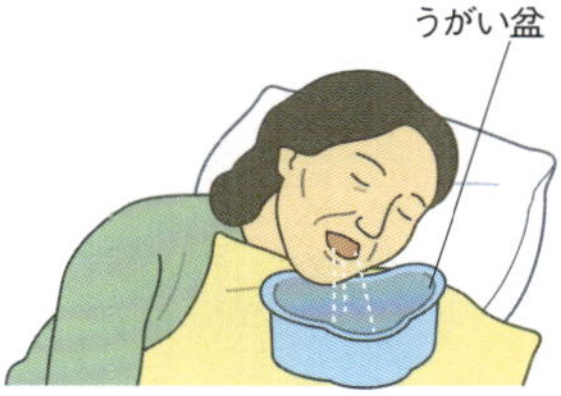

③吸い口やストローで水を口に含んでもらい、うがいをする。

て、うがいをしてもらいます。寝たきりの人では、うがい盆と吸い口を使います。むせやすい人や、口から食事をとっていない高齢者では、とくに口腔ケアが大切になります。口の中の雑菌による誤嚥性肺炎を起こしやすくなるからです。口腔ケアの方法は飲み込みの状態によっても異なるため、介護士などに相談しましょう。

蒸しタオルの作り方

70～80℃のお湯につけたタオルを絞って蒸しタオルとして使います。または、水につけたタオルを、水気が少し残る程度に絞り、ポリ袋に入れるか、ラップで包んで電子レンジで1～2分加熱します。からだを拭《ふ》く（清拭《せいしき》）には、何枚ものタオルが必要になるので、ひとつのポリ袋に数枚のタオルを入れてつくります。清拭をしている間に冷めないように、タオルを入れたポリ袋はバスタオルなどに包んでおきます。30～40㎝四方のフェイスサイズのタオルが扱いやすいでしょう。

入浴の介助

◆入浴は心身に効果がある

ほとんど外出しない高齢者でも、週に1～2度を目安に入浴しましょう。からだの清潔を保つとともに、全身の血行をよくするので内臓が活発に動くようになります。乾燥しがちな皮膚が潤い、かゆみや湿疹《しっしん》の予防になります。気分がさっぱりし、リラックスでき、よく眠れます。

ただし、入浴は体力を使うので、高齢者の体調をよく確認します。熱っぽい、血圧が高い、また、調子が悪そうなときには控えます。湯につかる時間は5分以内にして、入浴すべてを15～20分ですませます。お湯は38～40℃が適温です。

浴室は事故が多い場所でもあります。洗い場や浴槽《よくそう》内で滑ったり、熱い湯でやけどをしないように十分注意しましょう。

介助は浴槽に入るときなど、ひとりでできないところだけを手伝います。

◉汚れがたまりやすい部分

高齢者のからだを洗うときは、シャワーチェアに腰掛けてもらいます。自分の手でお湯の温度を確認した後、高齢者の手足の先にかけて、適温かどうかを聞いてみます。ちょうどよければ、からだの中心に向かって湯を掛けていきます。

全身に湯が掛かったら、手→胸とおなか→背中→足の順番で洗います。くぼんでいる部分や、しわになっているところは汚れがたまりやすいので、気をつけましょう。浴用手袋を使うと、細かい部分まで、やさしく丁寧に洗えます。

髪の毛を洗うときは、シャンプーハットを使うと目や耳に湯が入りにくくなります。石けんやシャンプーは刺激が少ないものを選びましょう。

浴槽に入るときは、シャワーチェアやバスボードを使います（868頁）。手すりを頼りに、片方の足、次にもう片方の足、そして全身を湯に沈めていきます。浴槽から出るときはその逆の順番です。高齢者の腰に介助ベルトを巻くと、腰をしっかり支えることができて安全です。

◉訪問入浴サービスなどの利用

高齢者の状態や浴室の環境によっては、家族だけの介護では入浴が難しいこともあります。むりをしないで、介護施設での通所入浴サービス、ホームヘルパーや訪問看護の依頼、訪問入浴サービスなどの介護サービスを活用しましょう。シャワーチェアなどの介護用品のほかに、このようなサービスにも介護保険が適用されます。

また、寝たきりの人の洗髪は、家庭では難しいことが多いので、ドライシャンプーを使ったり、訪問入浴サービスを利用するなど、介護士などに相談しましょう。

◆手や足などの部分浴

入浴しない日には、汚れがたまりやすい手や足を湯につける部分浴をしましょう。手足を温めるだけでも、全身の血行がよくなります。関節がかたくなる拘縮《こうしゅく》を和らげる効果もあります。

40℃ほどの湯を入れた深めの洗面器や水《みず》桶《おけ》を用意します。高齢者の手やひじ、足を湯につけて、10分ほどそのまま温めます。そのあと、石けんをつけたタオルで洗いま

図6　全身の清拭の手順

顔（☞887頁）から、手、腕、胸とおなか、背、足の順に。

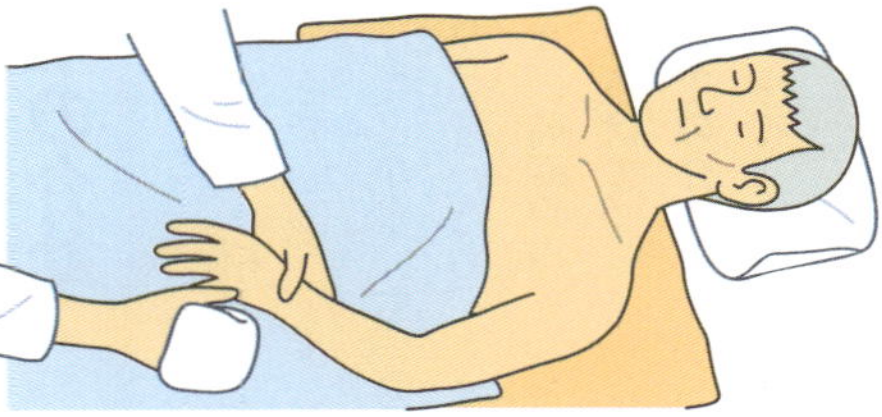

マッサージをするように拭けば、血行もよくなる。床ずれができている部分はこすらないように注意。蒸しタオルは十分な枚数を用意。

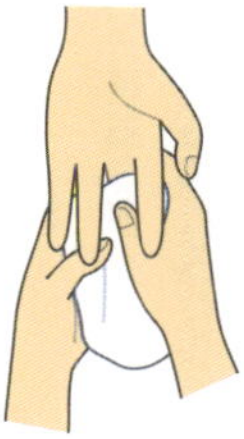

①指は１本ずつ丁寧に。指を広げながら拭くと拘縮の予防にもなる。

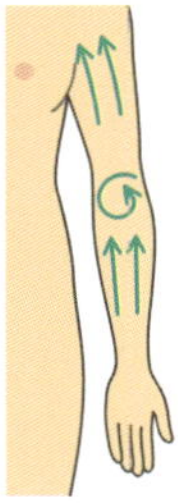

②下から上へ拭く。ひじの内側は円を描くように拭く。

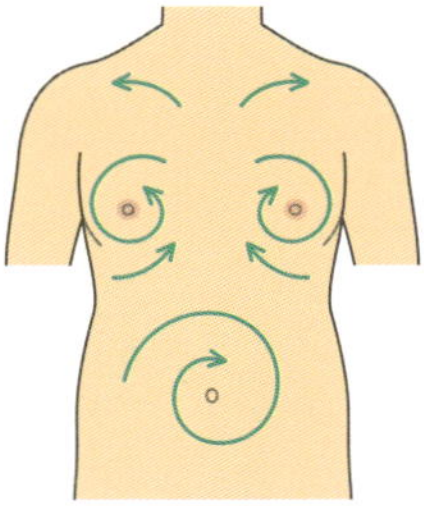

③おなかは下から上へ。へそと乳房の周囲は円を描くように。

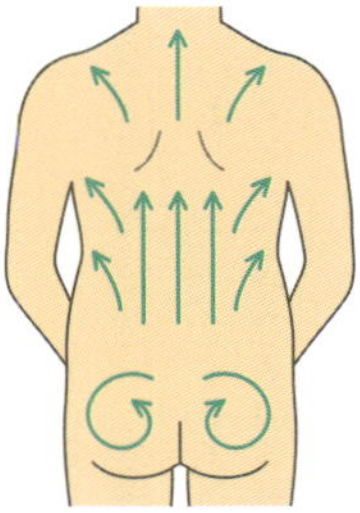

④腰から上へ、中央から端へ向かって。お尻は円を描くように。

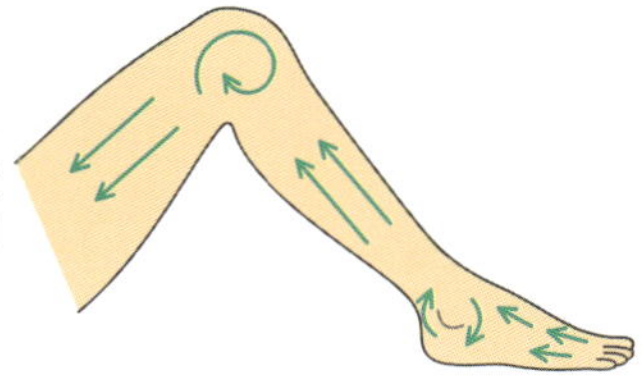

⑤つま先から太ももに向かって拭く。くるぶしの周囲、膝の横は円を描くように。

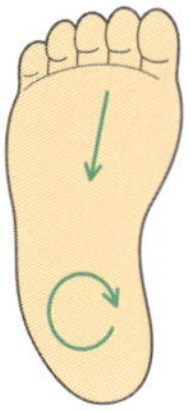

⑥足の裏も忘れずに。足指の間と踵は汚れがたまりやすい。

す。指の間は汚れやすいので丁寧に洗いましょう。拘縮があるときには、お湯の中でマッサージします。

拘縮で関節が曲がらないときには、蒸しタオルを巻いてから、ラップやビニールで包んでおくと、拘縮が和らぎます。湯の中で関節を曲げ伸ばしすれば、よいリハビリになります。

部分浴用の水桶には、格安雑貨店などで、さまざまなタイプを購入しておくと、手浴用、足浴用など、用途に応じて使い分けることができます。

◆からだを拭《ふ》く清拭《せいしき》

入浴ができない場合は、からだを蒸しタオルで拭く清拭をします。寒い日は暖房をつけて、室温を20℃以上にします。からだにはバスタオルなどを掛けて、清拭する部分だけが出るようにします。

全身を清拭するには時間がかかり、介護される人も介護する人も疲れます。1回に拭く場所を決めて、毎日、場所を変えて拭き、1週間ほどで全身をきれいにするようにしてもよいでしょう。

排泄《はいせつ》の介助

排泄の介助は、相手の気持ちを第一に考えます。恥ずかしいだけではなく、自尊心が傷つくことが多いものです。手伝ってもらうのがつらいため、トイレを我慢する人もいます。時間が掛かっても、ひとりでできるところはまかせましょう。

●トイレでの介助

便座に座る、ズボンを下げるなど、できないことだけを手伝います。準備ができたら、ドアを閉じて、プライバシーを保てるようにします。トイレへ移動することが難しければ、寝室にポータブルトイレを置きます。衝立《ついたて》やカーテンなどで仕切り、使用後はすぐに中身を片付けます。

●尿器・便器を使う

ベッドから離れられなくても、尿意・便意があれば、尿器や差し込み便器を使います。いろいろな便器があるため、からだの状態に合わせて選びます。できるだけひとりで扱ってもらいましょう。使用中は、その場を離れたり、下半身をタオルで覆うなどの配慮を忘れないようにします。

●陰部の洗浄

1日1度は、陰部を洗いましょう。タオルを湿らせて、陰部を上から下に向かって拭《ふ》いていきます。細菌の感染を避けるため、肛門《こうもん》を最後に拭きます。汚れがひどいときには石けんを使います。

おむつが必要になった場合

高齢者用にさまざまな種類のおむつが販売されています。ただし、使用はできるだけ避けましょう。いつでも排泄《はいせつ》できると、尿意や便意を感じなくなります。おむつをすると、気持ちがひどく落ち込むこともあります。安眠のため夜だけ使うなど、利用方法を工夫します。

からだの状態によっては、便臭が非常に強い、水様便が多いなど、処置に困ることもあります。サプリメントや食物繊維の多い食事などで便臭を抑えたり、便の形状を整えることができる場合もあります。介護士などに相談してみましょう。

図7　差し込み便器の使い方

可能であれば、腰を自分で上げてもらうとよい。

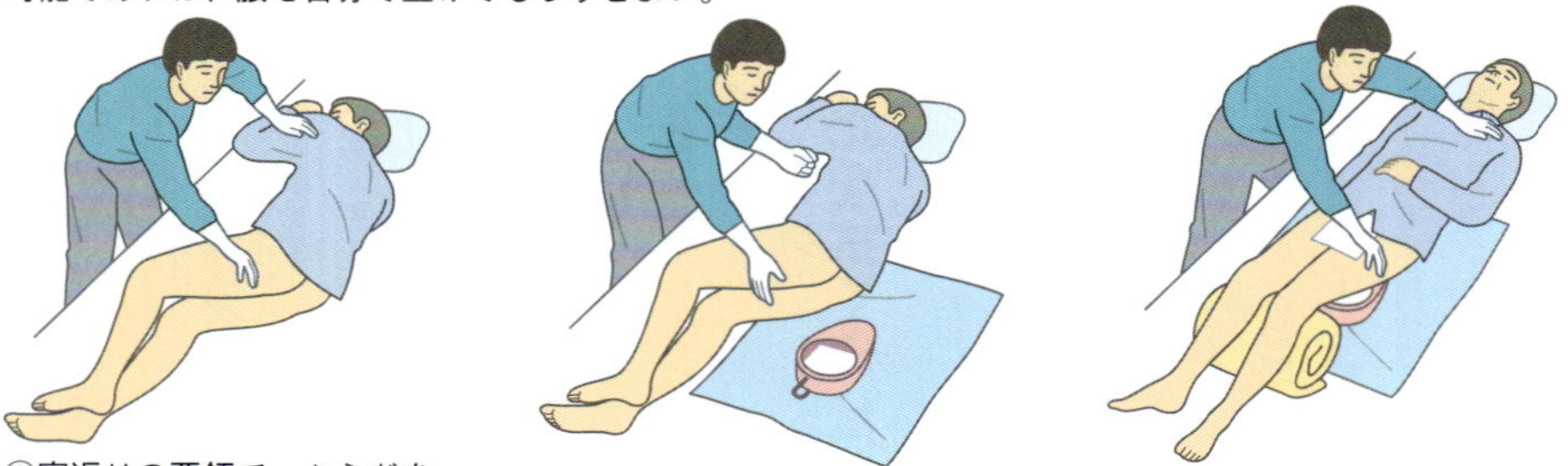

①寝返りの要領で、からだを横に向ける。介護用手袋があれば便利。

②防水シートなどを敷き、お尻の位置に差し込み便器を置く。中にトイレットペーパーを重ねて敷くと後処理も便利。

③あお向きに戻し、尿も出ることが多いので前にトイレットペーパーをかける。丸めたバスタオルなどで膝を立たせる。

第5章

応急手当

家庭で起こりうるけがや状況別の応急手当、いざというときの救命処置について解説しています。

救命処置

救命処置の基本

◆救命処置とは

心臓や呼吸が突然停止（心肺停止）した人に対して、生命を救う目的で一般の人が行う処置を**一次救命処置**といいます。一方、救急救命士や医師が行う高度な処置は**二次救命処置**といいます。

　心肺停止状態が3分以上続くと、心臓や呼吸が正常に戻っても、脳に障害が残る危険性が高いため、反応や呼吸がない人を見つけた場合はすぐに呼吸の有無をみて、呼吸がない場合、**心肺蘇生**《しんぱいそせい》（ただちに胸骨圧迫を行い、可能であれば30対2で人工呼吸を加える）、ＡＥＤ《エーイーディー》（自動体外式除細動器）による電気ショック（除細動）を行います。

　１１９番通報をしてから救急救命士や医師が到着するまで、時間がかかることがあります。救急車を待っている間に、これらの一次救命処置を行うことができれば、傷病者の死亡率はぐっと下がり、さらに蘇生後の状態もよくなります。

　反応のある傷病者に対しては、病気やけがに応じて応急手当を行ってください（896～902頁）。

◉緊急時の連絡方法を調べておく

　いざというときのために、日ごろから地域の医療情報を集めておきましょう。

　身近な救急病院や休日・夜間診療当番医、救急相談窓口や小児専門の相談窓口（電話＃８０００）、中毒１１０番の電話番号を調べて、電話のそばなどのわかりやすい場所に記しておきます。

　最近は、救急時の相談窓口を設けている市区町村や消防署が増えてきました。救急車をよぶべきか、近くに夜でも診療してもらえる病院があるか、などの相談に医師や看護師、相談員が24時間体制で応じてくれます。

◆一次救命処置の手順

　まず、倒れている人の肩をやさしくたたきながら、耳元で大きな声で呼び掛け、反応の有無を確かめます。目を開ける、声を出す、からだを動かすなどの反応がなかった場合には、「誰《だれ》か来てください」と周りの人に応援を求めます。集まった人に「あなたは１１９番通報をしてください」「あなたはＡＥＤを持って来てください」と具体的に依頼をします。

　もし、その場に自分しかいない場合は、すぐに心肺蘇生を2分間行い、１１９番通報やＡＥＤを探します。

　救命処置は、できるだけ疾病者を動かさずに行うのが原則ですが、交通量の多い車道や火災現場の近くなどの危険な場所、狭い場所では処置ができないため、広くて安全な場所に移動させます。

　ふだん通りの呼吸をしていない場合は、ただちに胸骨圧迫を行い、その後、必要に応じてＡＥＤを装着し、除細動を行います。この処置は、疾病者の心臓が動き出すまで、または救急救命士や医師が到着するまで繰り返し行ってください。

◆胸骨圧迫（心臓マッサージ）の方法

圧迫するのは心臓ではなく、胸骨です。場所は、左右の乳頭を結ぶ線の真ん中と覚えておきましょう。

①圧迫する部位に片方の手のひらの付け根の部分を置き、もう片方の手をその上に重ねます。

②救助者の両肩が傷病者の胸の真上にくるように身を乗り出し、ひじをまっすぐ伸ばして、垂直に体重をかけます。胸が5～6㎝沈む程度の力で、1分間に100～120回の速さで圧迫します。このとき、指を使って圧迫してはいけません。周りに人がいる場合は、疲れたら手伝ってもらい、交代で行いましょう。

図1　胸骨圧迫

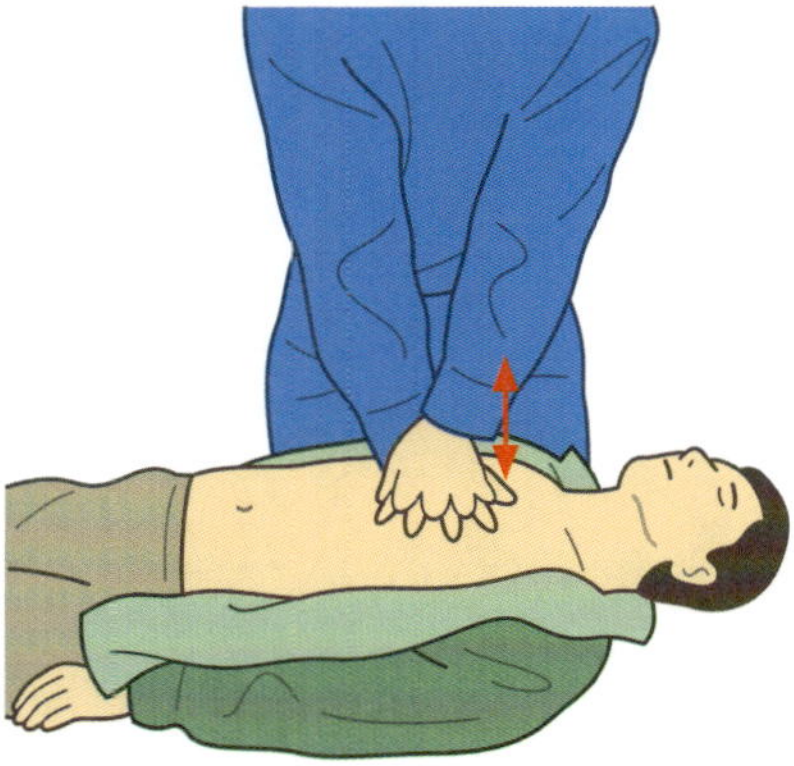

◆気道確保の方法

反応のない人は、筋肉が緩み、舌の根元が後方に落ち込んで気道がふさがってしまう危険性があるので、呼吸のために気道を確保することが重要です。

まず傷病者をあお向けの状態にします。片方の手を傷病者の額に、もう片方の手の指先を下顎の先端に当てて、顎を持ち上げ、頭を後方に反らせます。これによって舌が持ち上がり、気道の閉塞《へいそく》が改善します（**頭部後屈顎先挙上法**《あごさききょじょうほう》）。

◆人工呼吸の方法

気道確保を行っても呼吸が再開しない場合には、人工的に肺に空気を送り込む**口対口人工呼吸**を行います。

①頭部後屈顎先挙上法によって、気道を確保します。

②額に当てているほうの手の指で傷病者の鼻をつまみ、空気が漏れないようにします。

③1秒ほどかけて息を吹き込み、胸が軽く膨らむのを確認してから口を離します。

④もう1度、②～③を行います。

人工呼吸中に、傷病者から救助者に感染症がうつることがあります。口対口人工呼吸を行うときは、できるだけ感染防護具（ポケットマスクやフェイスシールドなど）を用いるようにしましょう。

しかし、防護具がなく、口と口との接触にためらいがある場合は、人工呼吸を省いて、ただちに胸骨圧迫を始めてください。

◆こどもに行う心肺蘇生

一次救命処置においては、生後12か月までを「乳児」、1歳から8歳までを「小児」、8歳以上を「成人」と区分します。

乳児・小児の心肺蘇生は成人の場合と異なる点があるので、注意して行いましょう。

①反応がなく、救助者が自分ひとりの場合は、119番通報やAEDを探す前に、心肺蘇生を2分行う。

②乳児に胸骨圧迫を行う場合は、左右の乳頭を結ぶ線の真ん中より指1本分腹側の胸骨を、中指と薬指など2本の指で、胸の厚さの3分の1がへこむ力で押す。

③小児に対して行う胸骨圧迫は、基本的に成人と同じですが、胸の厚さの3分の1がへこむ程度に押す。力が強すぎるようであれば、片方の手で押す。

④乳児に対して人工呼吸を行う場合は、口と鼻の両方を救助者の口で覆って息を吹き込む。

◆AEDの使い方と注意

ＡＥＤ（自動体外式除細動器）とは、心室細動（心臓の筋肉が細かく震える不整脈）が起きた心臓に電気ショックを与えて、心臓の動きを正常に戻すための医療機器です。音声メッセージと点滅ランプが操作を指示してくれるので、専門知識のない一般人でも除細動を行うことができます。

●AEDの使用手順

傷病者に反応がなく、ふだん通りの呼吸がみられないときは、ＡＥＤを用意します。

①**AEDの電源を入れる**　ＡＥＤを傷病者の頭の近くに置き、電源を入れます（機種によっては蓋《ふた》を開けると自動で電源が入るものもあります）。

②**電極パッドを貼《は》る**　傷病者の上半身の衣服を脱がせ、袋から取り出した電極パッドを胸部にしっかりと貼り付けます。1枚は胸の右上部に、もう1枚は胸の左下部に貼ります（パッドを貼る位置はパッドの本体もしくは袋に書かれています）。

また、傷病者がこどもの場合、小児用パッドが入っていなければ、成人用で代用できます。

写真1　AED

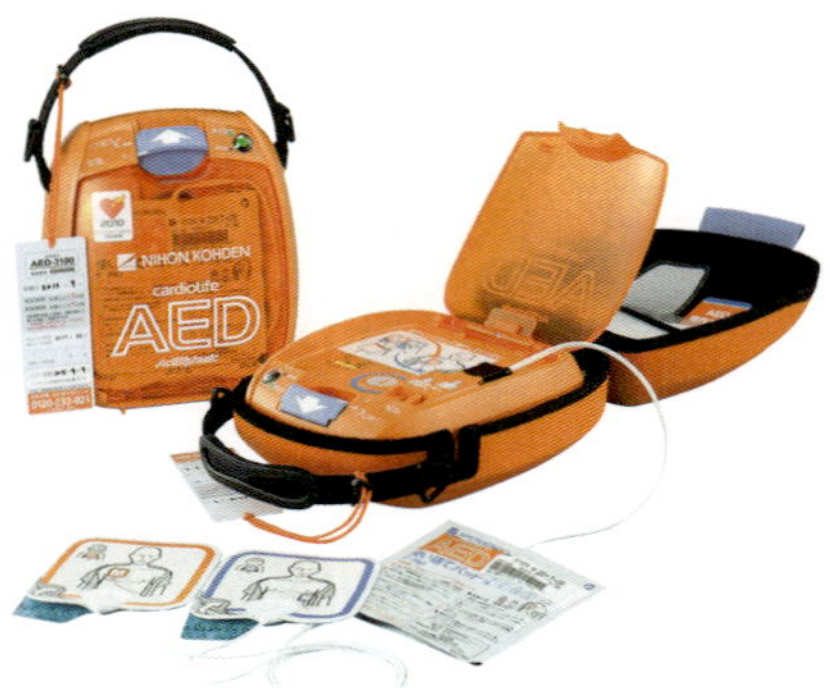

提供：日本光電工業株式会社

パッドを貼るときの注意事項　以下の注意事項をかならず守りましょう。

- 胸部の水分を拭《ふ》き取る。
- 胸毛が濃い場合はパッドを強く押し付けてからすばやくはがして毛を取り除く（カミソリで除毛してもよい）。
- 金属製のアクセサリーを外す（外せない場合はパッドを離して貼る）。
- 胸部に貼り薬があればはがし、薬剤が付着している場合はきれいに除去する。
- 胸部にかたい出っ張りがある場合（ペースメーカーの可能性が高い）は8㎝以上離して貼る。

③**自動で心電図解析が始まる**　「からだから離れてください」という音声メッセージが流れ、自動的に心電図解析が始まります。傷病者に触れないように気をつけ、ＡＥＤから離れましょう。

周りに人がいる場合は、ＡＥＤや傷病者から離れるよう呼び掛けます。機種によっては、解析ボタンを手動で押すものもあります（電気ショックが必要と指示が出たら→④へ。必要なしと指示が出たら→⑤へ）。

④**電気ショックが必要な場合**　「電気ショッ

ク（除細動）が必要です」というメッセージが流れて、充電がスタートします。充電が完了すると、電気ショック（除細動）ボタンを押すよう指示が出ますので、周りの人にAEDや傷病者から離れるよう呼び掛け、離れたことを確認してからボタンを押します。

電気ショック後は、心肺蘇生を再開します。およそ2分後（目安は、胸骨圧迫30回＋人工呼吸2回を5サイクル）に、AEDが自動的に2回目の解析を始めます。傷病者から離れるよう指示が出るので、指示に従い、解析を待ちます。

解析の結果、再度電気ショックが必要になった場合は、1回目と同様に、誰も傷病者に触れていないことを確認し、ボタンを押します。

傷病者がからだを動かすか、または救急救命士や医師が到着するまで、③～④の作業を繰り返します。

⑤**電気ショック必要なしの場合**「電気ショックは必要ありません」というメッセージが出たら、ただちに心肺蘇生（胸骨圧迫30回＋人工呼吸2回を2分間）を再開します。電気ショックが必要ないと判断された場合は、除細動が成功したか、AEDでは治せない状態にあることを意味します。

電気ショックが必要ないと診断された場合も、電極パッドははがさず、電源も入れたままにしておいてください。AEDがまた自動的に解析を始めますので、その都度指示に従います。

救急車の利用の仕方

■どんな場合に救急車をよぶべきか

救急車は、一刻を争う大けがや病気のときに利用します。次のようなときは、迷わず119番に連絡を入れてください。

- 呼び掛けても反応がない。
- 呼吸や脈がない、または弱い。
- 脈が異常に速い。
- 大量に出血している。
- 痛がったり、苦しんだりして動けない。

しかし、緊急時以外に救急車をよぶ人が増えたために、救急車の出動件数が年々増加し、その結果、本当に救急車を必要とする人の命が救えない……というケースが増えています。軽症のときは、自分たちで搬送することが大事です。

■電話でなにを伝えるか

119番に連絡します。「火事か救急か」と質問されますので、「救急」とはっきり伝えましょう。その後、

①来てほしい場所
②いつ、誰《だれ》が、どこで、どのようにして、どうなったか(傷病者が多いときは人数も)
③傷病者の現状
④行った応急手当
⑤通報した者の名前と連絡先を伝え、救急車到着までにすべきことを聞きます。

■救急車を待つ間・到着後にすべきこと

- 応急処置。
- 健康保険証とお金を用意する。
- 救急車からみえやすい場所で待つ。夜間では、懐中電灯などで居場所を知らせる。
- 救急車到着後、発生時のようすや今の容体、行った応急処置などを報告する。
- 既往歴や持病、かかりつけ医があれば病院名を伝える。
- 「お薬手帳」や内服薬があれば持参する。

けがや状況別の応急手当

けがをしたとき

◆すり傷

皮膚の表面が削れるため、滲出液《しんしゅつえき》が多く出るのが特徴です。傷口に汚れが入り込みやすいため、傷が治ってもそれがしみとして残る場合があります。

図1　すり傷の手当

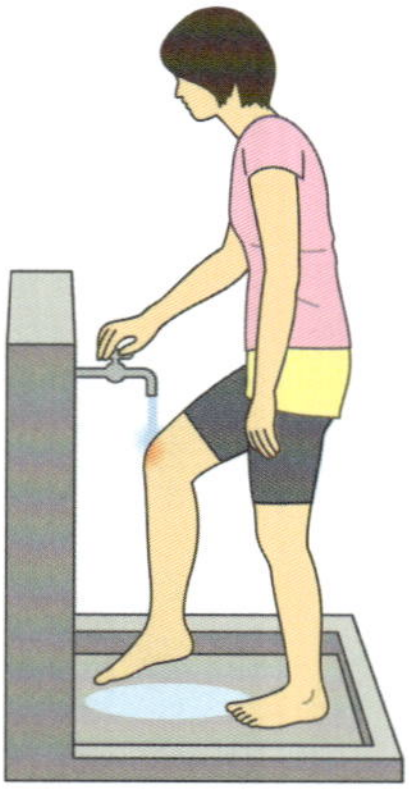

●すり傷の手当

①出血がひどいときは、まず止血を行います（897頁）。

②水道水などの流水で、傷口を十分に洗い、土や砂などの異物を除去します。

異物が入った場合は、消毒液で傷口を消毒しますが、通常は流水で傷口を洗い、傷に絆創膏《ばんそうこう》も貼《は》らないようにします。そのほうが速くきれいに傷が治ります。

③清潔なガーゼや布で、傷口をしばらく圧迫した後、包帯を巻きます。皮下出血がある場合は、圧迫と同時に保冷剤で患部を冷やします。

◆切り傷

出血している場合は、まず止血することが重要です。傷の程度によっては、縫合してもらう必要があります。

●切り傷の手当

①出血量が多いときは、直接傷口に清潔な布やガーゼを重ねて当て、手や包帯で強く圧迫します（897頁）。血液による感染が心配な場合は、ビニール手袋などをはめて圧迫します。

止血できないときは、出血箇所から外れて圧迫していないか、圧迫する力が弱くないかを確認しましょう。

②患部が汚れているときは、水道水などの流水で洗浄します。

③消毒液で患部を消毒します。

清潔なガーゼなどでしばらく圧迫した後、包帯を巻きます。

◆刺し傷

傷が深い場合は、嫌気性菌などの細菌感染が起こりやすいので注意が必要です。

●刺し傷の手当

①出血量が多いときは、清潔な布やガーゼなどを傷口に当てて止血します（897頁）。

②水道水などの流水で傷口を洗い流します。釘《くぎ》やガラスなどが刺さった場合は、むりに抜くと出血がひどくなったり、傷の方向がわからなくなったりするので、刺さった状態のまま病院へ行きましょう。

③清潔なガーゼなどで10分ほど圧迫し、包帯を巻きます。

止血法《しけつほう》

◆出血の種類

頭部や胴体から出血した場合は、出血以外にも重大な障害が起こっている危険性があります。止血を試みながら、速やかに病院へ搬送する手配を進めます。

血を大量に吐いた場合や、大量の血が便として出た場合も、ただちに病院に行くようにしてください。

人間の血液は体重のおよそ13分の1で、体重60kgの人なら約5ℓです。

このうち、約20％が失われ、血圧が急激に下がるとショック症状が起こり、30％以上失われてしまうとかなり危険な状態に陥ります。

出血には2種類があります。ピュッピュッと心臓の拍動に合わせてまっ赤な血が飛ぶ**動脈性出血**、赤黒い血がじわじわと流れ続ける**静脈性出血**に分けられます。

動脈性出血の場合や、大量の静脈性出血が起こったときは、急いで止血の手当をしなければなりません。

◆止血の仕方

止血の基本は、圧迫止血と出血部位を挙《きょ》上《じょう》（高い位置に上げる）することです。

出血が起こったら、出血部位を直接圧迫し（直接圧迫法）、可能であれば心臓よりも高い位置に上げます。

直接圧迫止血法で止血できない場合は、間接圧迫法を組み合わせて行います。

なお、他人の血液に触れると感染する危険性があります。感染が心配な場合は、なるべくビニール手袋やビニール袋を使って止血を試みるようにしてください。

◆直接圧迫法

出血が起こっている部位を直接圧迫し、止血する方法です。まず、出血部位に直接、清潔な布やハンカチ、ガーゼ、タオルなどを当て、手で押さえたり、上から包帯を巻くなどして、強く圧迫します。

止血がうまくいかず、血が布に大量ににじんでくる場合は、出血部位から外れている、圧迫する力が弱い、出血部位が広くて圧迫しきれない、などが理由として考えられます。圧迫場所がずれていないかの確認は重要ですが、あまり何度も確認すると、せっかくできかけている血のかたまりがとれてしまうので、できるだけ圧迫し続けるよう心掛けてください。

片方の手で止血できないときは、両手を使って圧迫しましょう。それでも止血できなければ、119番通報、もしくは病院への搬送を速やかに行ってください。

◆間接圧迫法

手足や顔面からの出血の場合で、出血部位を直接圧迫してもなかなか血が止まらないときに行うのが間接圧迫法ですが、技術的にむずかしい方法です。

直接圧迫を続けながら、出血部位よりも心臓に近いところの**止血点**（傷口よりも心臓に近く、外側から圧迫できる動脈部位）を強く圧迫します。

止血点には、浅側頭動脈、腋窩動脈《えきかどうみゃく》、上腕動脈、橈骨《とうこつ》・尺骨動脈《しゃっこつどうみゃく》、大腿動脈《だいたいどうみゃく》、膝窩《しっか》動脈《どうみゃく》、足背動脈《そくはいどうみゃく》（10頁図）があります。

包帯《ほうたい》の巻き方

◎創傷や骨折の治療に用いる

傷口を保護するガーゼの固定、骨折時の副木《ふくぼく》の固定、圧迫止血などで用いられます。巻軸帯、弾性包帯、ネット包帯など、目的に応じて使い分けます。

包帯は、からだの細いほうから太いほうへ巻くと外れにくくなります。きつく巻きすぎると、神経障害や痛みの原因になるので注意します。

三角巾《さんかくきん》の使い方

◎三角巾は、傷口の大小・目的に応じて、幅広く活用

傷の保護や圧迫止血、傷や骨折箇所の固定など、幅広く使用できる便利な布です。

三角巾を使用するときは、滅菌処理していないものは直接傷口に当てないようにします。また、地面や床に触れない、結び目が傷口の上にこないようにするなどに注意します。

図2　三角巾の使用例

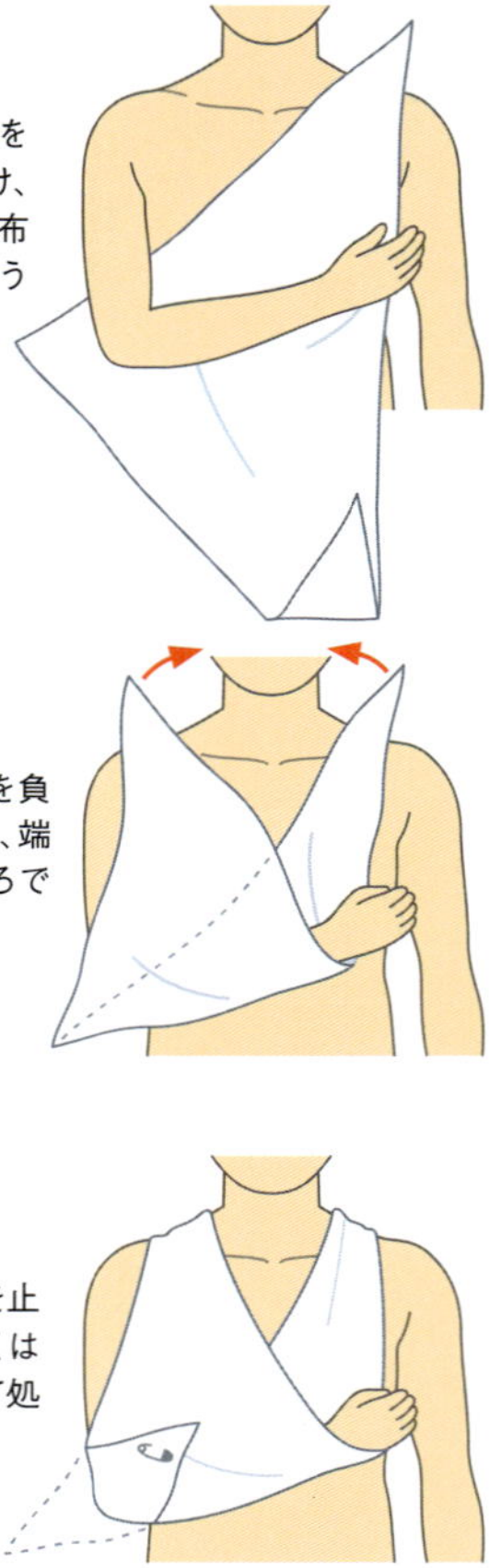

腕のつり方

①三角巾の一端を健側の肩にかけ、負傷側のひじが布の頂点にくるように置く。

②もう一方の端を負傷側の肩にかけ、端どうしを首の後ろで結ぶ。

③三角巾の頂点を止め結びに、もしくは安全ピンで止めて処理する。

指や手足を切断したら

切断された指や手足は、早急に適切な処置を施せば元のように修復できる可能性があります。

①清潔なガーゼや布などを傷口に当て、圧迫止血します（897頁）。

②切断された指や手足は、水で洗わずそのまま清潔なガーゼや布でくるんでビニール袋に入れます。このとき、ビニール袋に水が入らないように気をつけてください。

③氷や氷水を入れた別の袋に②を入れて、冷やしながら病院へ運びます。直接氷や氷水の中に入れると、細胞が壊死《えし》してしまうので注意します。

図3　指や手足の切断

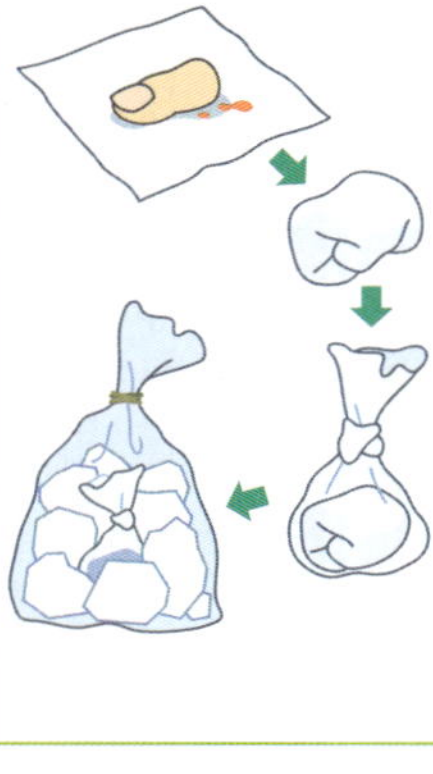

打撲《だぼく》

●傷口をともなわない皮下組織の損傷

からだを強くぶつけるなどして、皮下組織や筋肉が損傷した状態です。

まずは患部を氷嚢《ひょうのう》などで冷やし、包帯などで圧迫し、心臓よりも高い位置に上げます（挙上《きょじょう》）。こうすることで、うっ血（血流が滞った状態）を防いだり、出血や痛みを和らげることができます。

腫《は》れや痛み、皮下出血などを起こすことが多いのですが、神経や血管の圧迫によって感覚障害や運動障害を起こした場合は、速やかに医師の診察を受けてください。

捻挫《ねんざ》／脱臼《だっきゅう》

●捻挫の手当

関節が動く範囲以上に動かされ、関節やその周りの組織が損傷を受けた状態です。

まずは冷水や氷嚢《ひょうのう》などで患部を冷やし、関節が動かないように弾性包帯や副木《ふくぼく》などで固定します。もんだり、引っ張ったりしてはいけません。

腫《は》れや痛みが長く続く場合は、医療機関を受診してください。

●脱臼の手当

脱臼とは、関節が外れた状態のことです。肩や顎《あご》の場合は、何度も繰り返す**反復性脱臼**になることがあります。

必要に応じて氷嚢や冷湿布などで患部を冷やし、三角巾《さんかくきん》や包帯で関節が動かないように固定します。

外れた関節を自分で戻そうとすると、組織を傷つける危険があるので、かならず医療機関を受診してください。

ぎっくり腰《ごし》

●突如、腰に激痛が起こる

ぎっくり腰は腰痛のひとつで、正しくは**急性腰痛症**といいます。

朝、顔を洗おうとしてかがんだり、重いものを持ち上げたり、くしゃみをしたり、少しの体位の変化が原因で腰に激しい痛みが起き、ひどい場合はあまりの激痛にその体勢のまま動けなくなってしまいます。

安静にしていれば自然に治りますが、痛みが治まる前に仕事や運動をしてしまうと再発することがあります。痛みには、消炎鎮痛薬の軟膏《なんこう》などを用います。

肉離《にくばな》れ

●筋線維や筋膜の損傷

肉離れとは、筋線維や筋肉を包んでいる筋膜などが切れた状態です。患部が腫《は》れ、動かしたり触ったりすると強く痛みます。

急激な動きをしたときや、ふだん運動をしない人がスポーツをしたときに、脚《あし》や腕、まれに腹筋に起こります。

まずは患部を弾性包帯やサポーターで固定し、氷嚢《ひょうのう》などで20分ほど冷やします。

痛みが激しいときは、整形外科や外科の診察を受けましょう。

脚の肉離れの場合は、傷病者を歩かせてはいけません。

骨折《こっせつ》

骨折とは

骨に直接あるいは間接的に力が加わったときに起こります。完全に骨のつながりがなくなってしまう**完全骨折**と、部分的につながっている**不完全骨折**に大別され、さらに状態や原因によって細かく分かれます。

●状態で分ける

骨折部位を覆う皮膚に損傷がない**閉鎖骨折**と、皮膚が破れて骨が露出する**開放骨折**があります。開放骨折は大出血や感染の危険性がひじょうに高く、また治りにくいため、早急な治療が必要です。

●原因で分ける

①強い外力によって起こる骨折
②右記以外の骨折　ⅰ 病的骨折　ⅱ 疲労骨折

病的骨折とは、骨の病気が原因で骨がもろくなり、弱い力でも骨折してしまうものです。**疲労骨折**とは、スポーツなどで弱い力が連続的に加わり、骨折に至るものです。

図4　骨折の種類

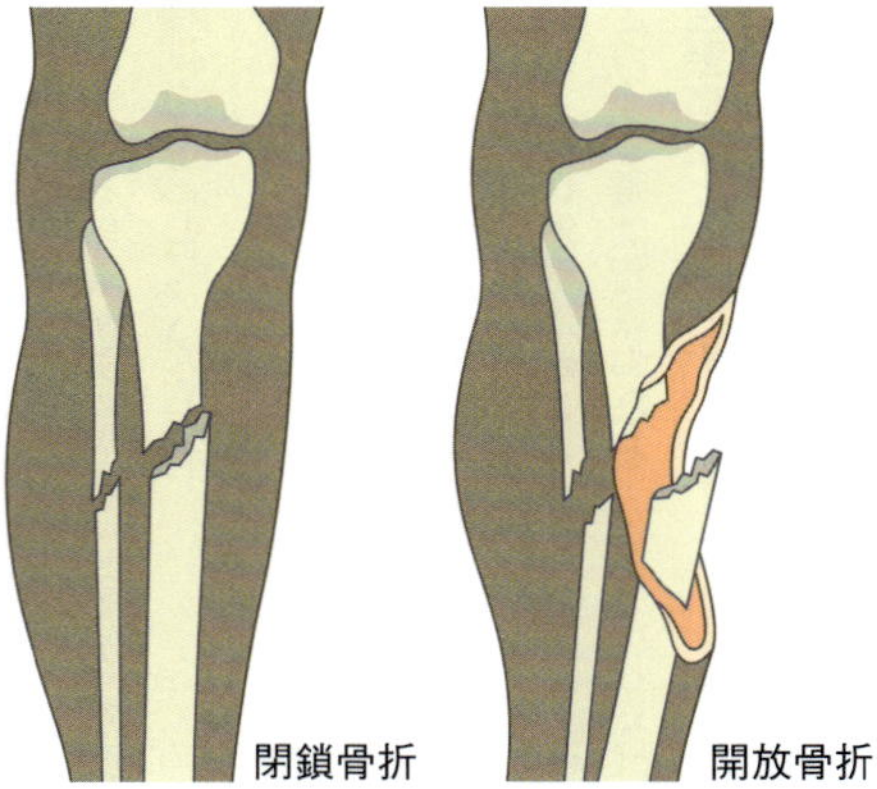

骨折したときの手当

捻挫《ねんざ》や脱臼《だっきゅう》は、骨折と症状が似ていますが、明らかな変形や激しい痛みや腫《は》れがみられるときは骨折を疑います。骨折かどうか判断できないときも、骨折しているとみなして手当します。

骨折が疑われるときは、骨折した箇所よりも先の部位に異常がないかを確認することも大切です。

脈が確認できるか、冷たくなっていないか、皮膚や爪《つめ》の色が白くなっていないか、皮膚の感覚があるかをチェックし、ひとつでもおかしなところがあれば急いで病院を受診してください。

●手当の手順

創傷や出血がある場合は、消毒や止血（897頁）などの手当を最初に行います。

次に、骨折した箇所が動かないように固定し、氷嚢《ひょうのう》などで冷やします。

固定に用いる副木《ふくぼく》は、かたくてまっすぐで幅や長さが十分なものを選びます。よく用いられるのは、段ボールや傘、ステッキ、木の板、週刊誌、座布団《ざぶとん》、割《わ》り箸《ばし》などです。固定するときに、変形した部位をむりに戻そうとしてはいけません。副木は、骨折部位だけでなくその上下の関節にまで当てて、動かないように固定します。

ただし、背骨や腰の骨折の場合は固定がひじょうに難しいので、すぐに１１９番通報してください。

●開放骨折の手当

傷口を清潔なガーゼなどで覆ってから副木で固定し、速やかに整形外科か外科のある病院を受診してください。

図5　部位別固定法

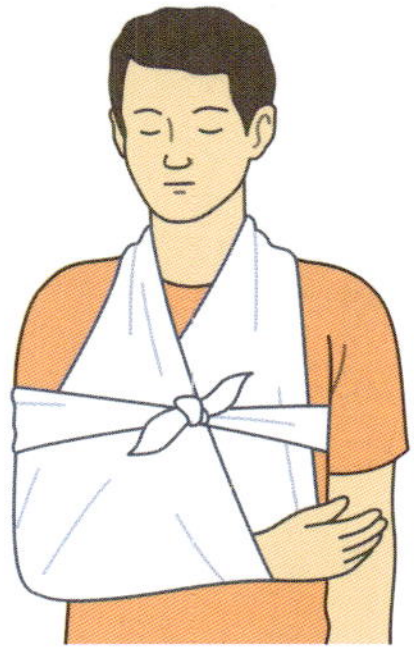

肩関節の固定
副木は不要。

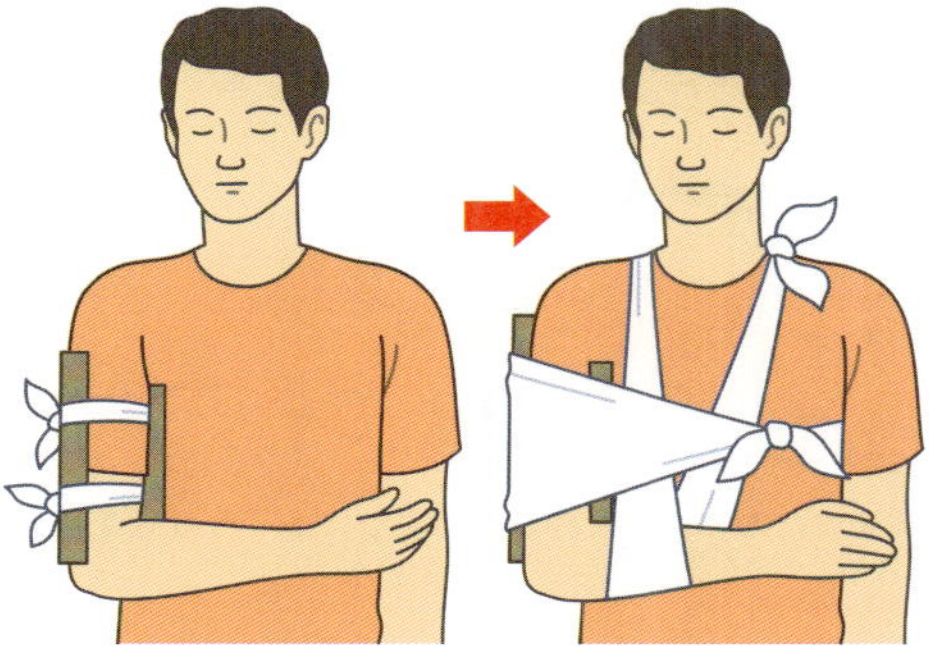

上腕骨骨折の固定

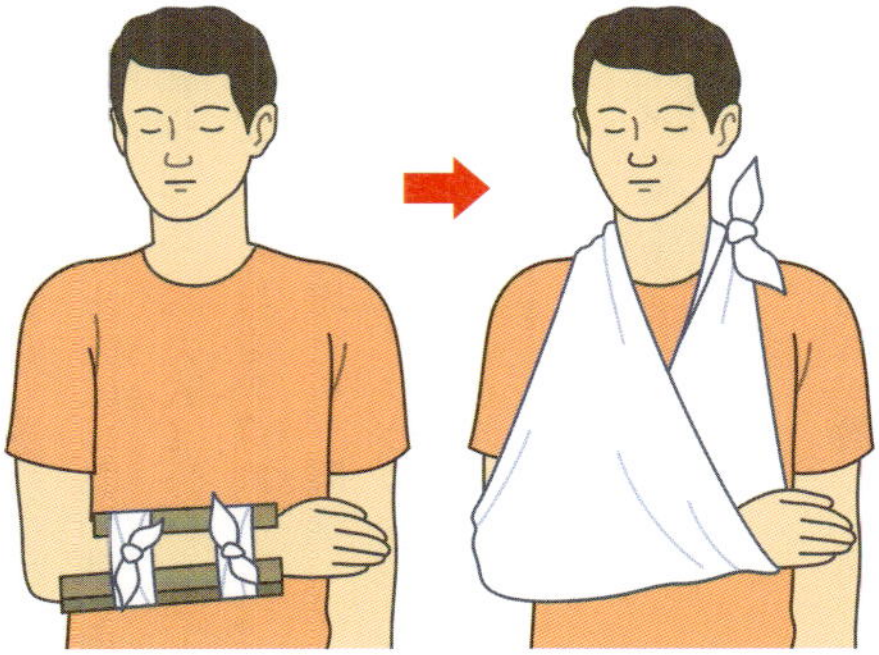

前腕骨骨折の固定

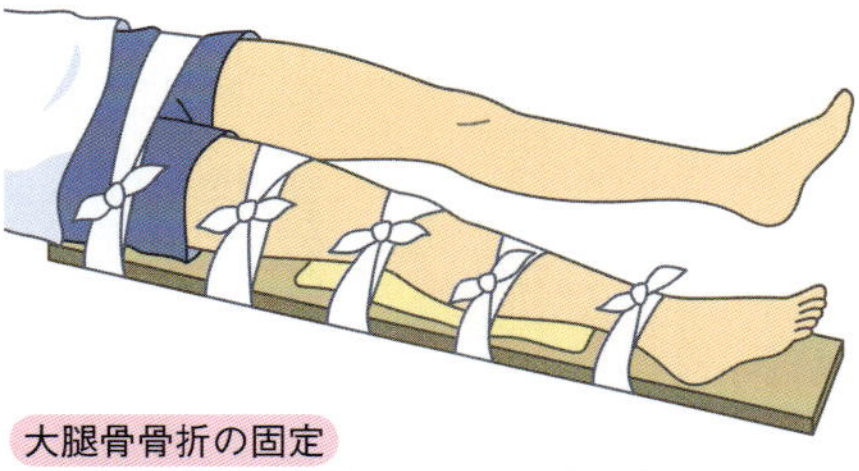

大腿骨骨折の固定
膝の裏などに詰め物をして、副木を当てる。

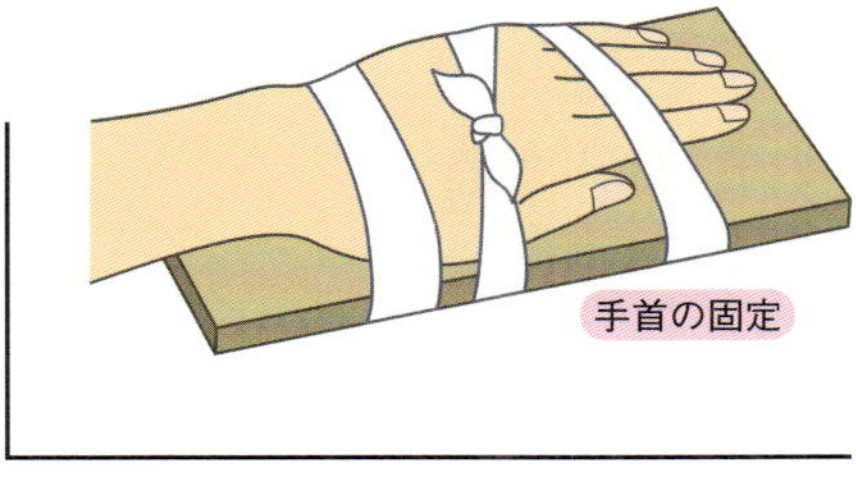

手首の固定

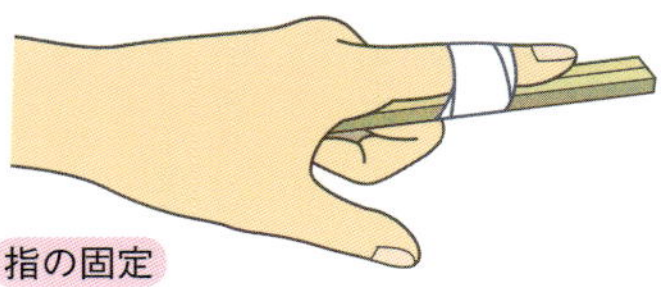

指の固定

指が伸ばせないときは、ハンカチやボールなどを握らせて固定する。

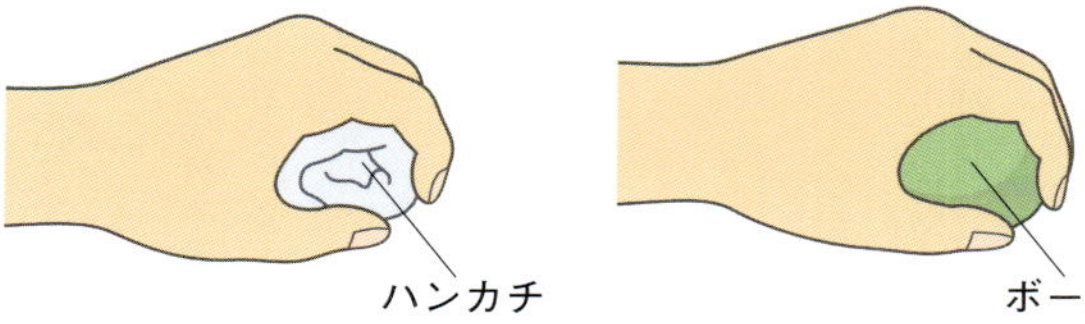

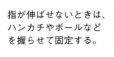

こむら返り

◎太ももやふくらはぎに起こる痙攣

こむら返りとは、太ももやふくらはぎ、土踏まずの筋肉が痙攣《けいれん》を起こし、激しく痛む状態です。冷たい水につかったり、準備運動をしないでスポーツをしたり、足が疲れていると起こりやすくなります。

図6　こむら返りを起こしたとき

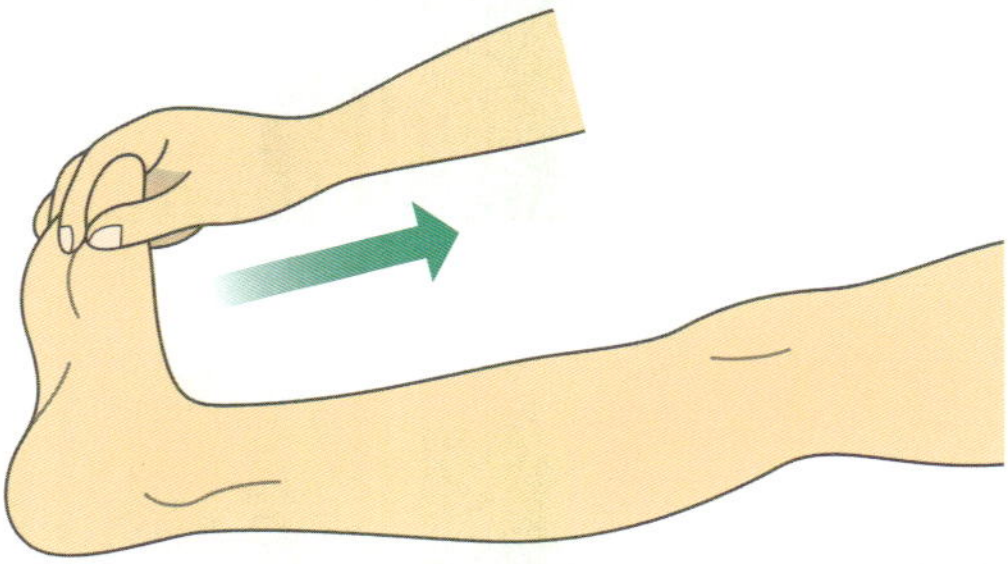

足の親指をつかんで、踵を押し出すようにふくらはぎを伸ばす。

泳いでいるときにこむら返りを起こした場合は、あわてずに水面にあお向けで浮かび、足の親指を手でつかんで、踵《かかと》を押し出すようにしてふくらはぎの筋肉を伸ばします。陸上で起こした場合も、同様にふくらはぎの筋肉を伸ばします。その後、マッサージをして血行をよくします。

アキレス腱《けん》断裂《だんれつ》

◎足首の後ろの腱が切れ、激しく痛む

アキレス腱は、足首の後ろにある太い腱です。スポーツなどで瞬間的に強い力がかかると切れることがあり、完全に断裂すると、足首の後ろの部分が陥没します。

アキレス腱が断裂したときは、まずうつぶせに寝かせ、つま先や膝《ひざ》を伸ばした状態にします。

その状態で、ガムテープなどで足の関節を固定するか、段ボールや新聞紙を丸めるなどして長めの副木《ふくぼく》を当てて、つま先から太ももまでを固定して、整形外科を受診しましょう。

中毒110番《ちゅうどくひゃくとおばん》

中毒110番では、24時間体制で薬物や毒物の中毒に関する情報を提供しています（無料）。

情報提供は、実際に中毒が起こっている緊急時に限られます。また、相談の対象となるのは、たばこや家庭用品、医薬品、動植物の自然毒などによる**急性中毒**で、薬物依存などの慢性中毒や、医薬品の副作用、食中毒、固形物の誤飲などは対象外です。

電話では、傷病者の名前や年齢、連絡者の電話番号、中毒の原因物質や発生状況、容体などを聞かれるので、内容を整理してから連絡してください。

■中毒110番の連絡先

大阪（365日　24時間対応）
072-727-2499
つくば（365日　9時～21時対応）
029-852-9999
タバコ専用電話（テープによる情報提供）
072-726-9922

第6章

妊娠・出産と育児

妊娠のメカニズム、妊娠中・出産時に気をつけたいことや、育児の進め方について解説しています。

妊娠・出産

排卵《はいらん》と受精《じゅせい》

妊娠は、卵巣《らんそう》から卵が飛び出し（排卵）、卵と精子が結合し（受精）、受精した卵（受精卵）が成長した子宮内膜に着床《ちゃくしょう》して、胎盤《たいばん》から酸素と栄養を取り込みながら胎児が発育していくプロセスをいいます。妊娠によって、母体や母体の環境は大きく変化します。

◆排卵――成熟した卵の排出

子宮の左右には親指の頭くらいの卵巣があり、この卵巣の中には、卵子を入れる袋（原始卵胞《らんぽう》）が、生まれたときから数百万個もあります。これは女性の成長とともに減少して、思春期を迎えるころには数十万個になります。

思春期の二次性徴の特徴である月経が始まるころ、視床下部《ししょうかぶ》や下垂体《かすいたい》から卵胞を刺激するホルモンが分泌されて、卵巣内に眠っていた原始卵胞が成長を始め、女性ホルモンのひとつである卵胞ホルモンを分泌します。卵胞ホルモンは乳房や内性器・外性器を成熟させ、月経をスタートさせ、女性らしいふっくらしたからだをつくります。

月経が始まっても、最初のうちは、卵を排出する前に成長した卵胞が退行萎縮《いしゅく》してしまい、排卵がありません（無排卵）。しかし、月経が始まって2～3年すると、ほぼ1か月に1度、左右の卵巣の卵が交互に成熟して、卵巣の表面に盛り上がって膨れ、卵胞が破裂して卵巣から飛び出します。これを**排卵**といいます。女性は一生のうちにおよそ400回の排卵を経験するといわれます。

飛び出した卵は、卵管の先の、ラッパのような形をした卵管采《らんかんさい》から取り込まれて子宮に向かいます（753頁図5）。

なお、卵胞は成熟すると卵胞ホルモンを分泌し、排卵によって卵が飛び出しても卵胞ホルモンは分泌され続けます。そして子宮の内膜を厚くし、卵が受精したときに備えて着床しやすい環境をつくります。

また同時に、排卵後の卵胞は黄体《おうたい》という組織に変わって、黄体ホルモンを分泌し、受精卵が着床しやすいように子宮内膜をやわらかくして卵の受精を待ちます（741頁図1）。

◆受精――卵と精子の合体

排卵日前後に性交によって射精された精子は、女性の膣《ちつ》から子宮口、子宮頸管《しきゅうけいかん》、子宮内腔《ないくう》、卵管へと進み、卵管の膨大部という、卵管采から少し入ったところで、卵と出会います。精子の数は、最初2億～3億個ほどありますが、ここに移動するまでに競争に負けて脱落し、卵と出会うころには数百個とかなり減っています。

卵にたどり着いた精子は、卵膜を突き破って中に入り込もうと、卵の周りを取り囲み、膜を溶かします。そのうちのひとつの精子がタイミングよく卵の中に入ります。

すると卵を覆っていた膜が質的に変化して、他の精子が入り込めないようになります。卵の中に入った精子は、核の融合によって**受精**が成立します。

なお、受精卵の性別は、受精した瞬間に決まります。男の子になるか女の子になるかは、46本の染色体のうちの性染色体によって決まります。性染色体は2本1対で、卵はX染色体しかもっていませんが、精子はX染色体をもつものと、Y染色体をもつものが半分ずついます。このX染色体をもつ精子と受精するか、Y染色体をもつ精子と受精するかによって性別が決まります。X染色体をもつ精子と卵がいっしょになれば、XXで女の子、Y染色体をもつ精子がいっしょになればXYで男の子になります。

排卵誘発薬《はいらんゆうはつやく》について

不妊傾向にある女性の場合、いちばん多くみられるのが、卵巣《らんそう》からの排卵が認められなかったり、排卵の間隔がほぼ1か月に1度ではなく、数か月に1度など、不規則だったりする場合です。毎朝、活動をしないうちに測る基礎体温は、低温相と高温相の2相があり、低温相から高温相へ変化（移行）するときが排卵日ですが、基礎体温が乱れて、低温相から高温相への移行がみられない場合は、排卵がスムーズにいっていない（排卵障害）と考えられます。このような場合に使用するのが、排卵誘発薬です。これは卵巣を刺激して排卵を促すホルモンで、主として、飲み薬のクロミフェンクエン酸塩が用いられます。

■多胎妊娠という副作用

ふつうは左右どちらかの卵巣から1個の卵が排出（排卵）されるのですが、卵巣が過剰反応を示して、たくさんの卵が飛び出し、多胎妊娠《たたいにんしん》が起こることがあります。多胎妊娠は、流産（760頁）や早産（763頁）、妊娠高血圧症候群（759頁）や微弱陣痛などが生じやすく、残念ながら、今のところ、排卵誘発薬の副作用をくい止める方法はありません。

着床《ちゃくしょう》とは

◆胚が子宮内膜に潜り込む

受精卵《じゅせいらん》はすぐに細胞分裂を繰り返しながら、排卵《はいらん》後7～8日かけて子宮にたどり着きます。このころの受精卵を**胚**《はい》とよびます。

子宮内では、受精が成立すると、卵巣《らんそう》からのホルモンのはたらきで子宮内膜を厚く増殖させ、やわらかくし、酸素や栄養分を運ぶ血管を増やして、胚（受精卵）が子宮に到達するのを待ちます。

胚は、子宮内膜に到達すると4日ほどかけて内膜内に深く潜り込みます。潜り込むと内膜組織が再生され、胚が侵入した口をふさぎ、**絨毛**《じゅうもう》という細い根のような組織を発達させて、栄養を摂取し、定着します。これを**着床**といいます。

着床した胚は、細胞分裂を繰り返して育っていきます。また、妊娠を維持するのに必要なホルモンのヒト絨毛性ゴナドトロピンが多量に分泌されます。

◆妊娠維持にはたらくホルモン

子宮内膜は胚を保護するために、絨毛組織とともに胎盤《たいばん》をつくり、栄養や酸素を供給し、二酸化炭素や排泄物《はいせつぶつ》を母体内に送り出します。胎盤ができたところで胚は**胎児**とよばれるようになります。

胎児を発育させ、妊娠状態を維持するためには、いろいろなホルモンが分泌され、はたらいています。おもなホルモンは次のとおりです。

①**ヒト絨毛性ゴナドトロピン**　受精すると、胚から盛んにヒト絨毛性ゴナドトロピンが分泌されます。これは胚が発育するにつれて増え、受胎後60日までにピークに達します。そのため、妊娠検査で、このヒト絨毛性ゴナドトロピン量を測定し、陽性だと妊娠の徴候があるとされます。

ヒト絨毛性ゴナドトロピンは、卵巣の黄《おう》体《たい》の分解を防いで、妊娠の継続に必要なプロゲステロンを産生するのに必要なホルモンです。10週を過ぎると減っていきます。

②**ヒト胎盤性ラクトーゲン**　胎盤の絨毛組織から産生されるホルモンで、糖、脂質の代謝を促し、母体の血中の糖を胎児に送り、胎児を発育させるはたらきをしています。

③**エストロゲン（卵胞《らんぼう》ホルモン）**　受精卵の子宮内への移動、子宮内膜の増殖を促すなど、妊娠初期から重要なはたらきをしているホルモンです。妊娠週数が進むにしたがい、量も増えていきます。ときに、子宮筋層の収縮を促し、子宮筋細胞を肥大化させます。

④**プロゲステロン（黄体ホルモン）**　受精の初期には妊娠黄体によって産生されますが、着床後は絨毛組織から産生されます。子宮内膜の血管のはたらきを促し、子宮筋の収縮を弱めて妊娠の継続を促します。

経口《けいこう》避《ひ》妊薬《にんやく》について

経口避妊薬とは、ピルのことです。卵《らん》胞《ぼう》ホルモン（エストロゲン）と黄体《おうたい》ホルモン（プロゲステロン）を配合した薬で、これを飲むことによって性腺刺激《せいせんしげき》ホルモンを抑制し、排卵《はいらん》をストップさせて、偽妊娠状態をつくり出します。排卵がなければ妊娠はしないので、避妊効果は、飲み忘れがなければほぼ確実です。

初期の経口避妊薬は副作用も強かったのですが、改良に改良を重ね、今ではエストロゲン量の少ない低用量ピルといわれる避妊薬が登場し、副作用も軽減してきました。

■低用量ピルの服用法

産婦人科を受診して、医師に処方してもらいますが、保険は適用されていません。

低用量ピルは、一般には月経の初日から21日間、毎日1錠を飲み続け、その後7日間服用を中止して月経を促し、8日目からまた21日間服用します。

■メリット・デメリット

ピルには、避妊効果だけでなく、月経周期の安定、下腹部や腰痛などの月経困難症や子宮内膜症による痛みを軽減し、長引く月経が定期的になる、にきびの改善などの効果があります。とはいえ、ホルモンであることにはかわりがないので、人によっては、妊娠中にみられるような、むくみや吐き気、乳房の張りやおりものの増加が生じます。定期的に血栓症《けっせんしょう》のリスクや肝機能をチェックする必要もあります。

妊娠の自覚症状

◉月経の遅れと停止

受精卵《じゅせいらん》が着床《ちゃくしょう》し、妊娠すると、子宮内膜は子宮壁からはがれることはなく、受精卵を保護するために厚く増殖し、月経は妊娠した月から停止します。女性は、それまでほぼ1か月に1度、順調にあった月経が遅れていることから、もしや妊娠の徴候かと自覚します。月経はちょっとしたことで日数が数日遅れることはあるのですが、ここ1か月に性交体験があり、予定月経よりも1週間以上も遅れたとき、また月経不順なら2週間以上の遅れがあるときは妊娠を考えて受診しましょう。ただし、予定月経のころに少量の出血を認めることがあります。

写真1　胎児の超音波断層写真

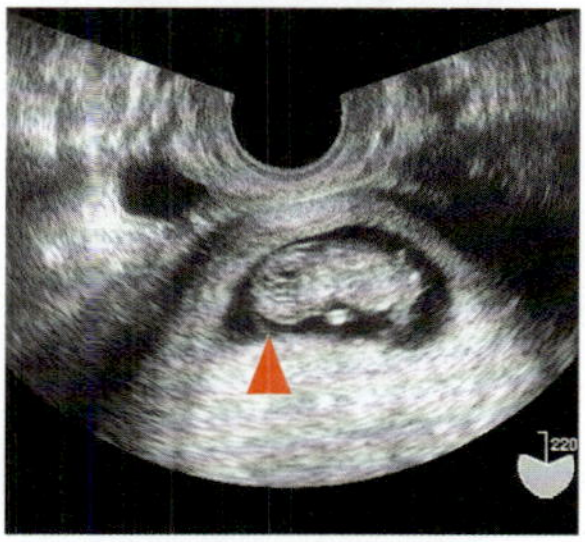

妊娠14週の胎児。左側に頭部が見える。

◉乳房の張りなど、からだの変化

妊娠するとホルモンの影響で、母体が変化します。その第一が乳房です。乳房が張ってちくちく痛みます。乳首の感覚が鋭敏になり、乳首の皮膚がふだんよりやや黒ずんでくることに気がつきます。

さらには月経がないことに気がつくころ、胃の調子が悪く、吐き気を覚える人もいます。この時期の胃腸の不調は、性交の体験があり月経がないときは、まず妊娠を疑います。内科や消化器科を受診してX線を撮り、後で妊娠とわかって胎児への影響を心配することのないように注意しましょう。

そのほか、いわゆる軽い**つわり**（**悪阻**《おそ》）を覚えることがあります。症状としては、朝や空腹時の吐き気・嘔吐《おうと》が典型的です。ただし、一時的で、食事をとっているうちに症状は消えます。また、食欲不振、胸焼け、口内の乾き、頭痛・頭重、微熱、動悸《どうき》、めまい、耳鳴り、不眠、腰痛、便秘などがみられ、においに敏感になり、特定のにおいに吐き気を催すこともあります。症状の感じ方には個人差があります。

◉基礎体温の高温相が3週間以上続く

朝、目覚めたばかりの活動する前に測る体温を**基礎体温**（908頁）といいます。卵巣《らんそう》機能をチェックするためのもので、とくに妊娠の継続に必要な卵巣《らんそう》ホルモンのプロゲステロン（黄体《おうたい》ホルモン）のはたらきをみます。基礎体温が排卵《はいらん》を境に低温相から高温相に移り、それが下がることはなく、3週間以上続いているときは、ほぼ間違いなく妊娠と考えられます。

◉その他

尿中には、妊娠すると分泌されるヒト絨《じゅう》毛性《もうせい》ゴナドトロピンなどのホルモンが出てくるので、市販の**妊娠判定薬**で確かめることができます。妊娠判定薬で結果を知ったら、かならず産科を受診し、母体や胎児のようすをチェックし、妊娠継続に問題がないことを確かめておきましょう。妊娠は病気ではなく生理的なものですが、それでも母体はふだんと違うホルモンに支配されるので、いろいろなトラブルが生じやすいものです。家族や医師と協力して、きちんと管理することが大事です。

妊娠の確定

◆産科での診察

◉問診

最終月経の開始日と終了日、月経不順の有無、月経持続日数、月経血量、月経困難症などの有無、初経の年齢、妊娠によるからだの徴候、妊娠回数、出産回数、流産・早産・死産の有無、妊娠出産中の異常、既往症（かかったことのある病気）、家族的な病気の有無などについて確認が行われます。

◉尿による妊娠反応検査

尿を採取し、妊娠検査薬により妊娠反応をみます。妊娠すると受精卵《じゅせいらん》の表面に発育する絨毛《じゅうもう》という組織からヒト絨毛性ゴナドトロピンが分泌され、尿中に放出されるので、そのホルモンの有無から妊娠が判定されます。

現在の検査薬は非常に精度が高く、予定月経日を数日過ぎると、ほぼ１００％の確率で妊娠がわかります。

◉膣や子宮の内診

膣鏡《ちつきょう》などを使用して、膣や子宮の状態をみます。妊娠していると、ホルモンの影響で、膣や子宮の入り口は暗紫色に変化しています。出血やおりものなどについても調べ、子宮筋腫《しきゅうきんしゅ》、子宮腟部びらん、子宮がんなどの病気や異常がないか確認が行われます。ついで、一方の手を膣内に挿入し、一方の手を下腹部に当てて、子宮の大きさ、かたさなどが確かめられます。

◉子宮の内部をみる超音波検査

妊娠を管理するためには、妊娠の初期から、子宮の内部を確かめ、継続して情報を得ることが大事です。超音波断層写真では子宮の内部が観察できます。子宮内の正常な位置に胎児が入った胎嚢《たいのう》があるか、胎児の心拍動があるか、正常な妊娠であるかを確かめます。胎児の心拍動が確認できる時期に、胎嚢が子宮内に認められないときは、異所性妊娠が疑われます。なお、超音波検査用の発振器（プローブ）は腹部に当てる場合（経腹）と、膣内に挿入する場合（経腟）とがあり、妊娠初期は経腟によって、妊娠中期には経腹によって診断します。

基礎体温《きそたいおん》について

妊娠の徴候を知る確実な方法は、予定月経の遅れ（停止）と基礎体温です。基礎体温は、排卵日を境に上昇して高温相に入り、次の月経まで高温相が続きます。もし、妊娠しなければ、次の月経が始まると低温相に入ります。

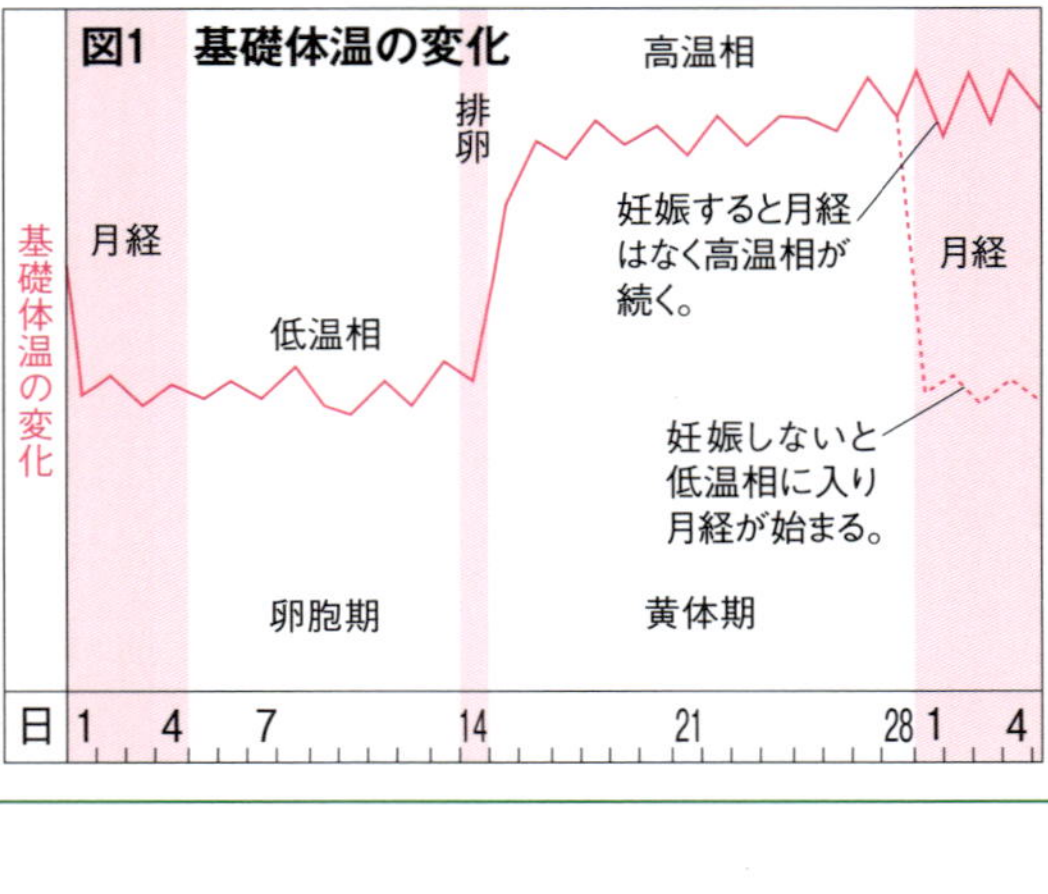

図1　基礎体温の変化

出産予定日の計算

出産予定日は、胎児の発育や子宮の状態を比較検討するうえで非常に大事です。出産予定日から逆算して、赤ちゃんの在胎週数を割り出し、実際に超音波検査の画像やその他の検査値と比較して、胎児や母体が順調に育っているかを診断するからです。

出産予定日を知るためには、最終月経の始まった日から計算するので、妊娠の可能性がある女性は、月経の開始時や終了日、月経の持続日数などをきちんと把握しておく必要があります。

◆最終月経からの計算法

出産予定日は、最終月経の第1日目に280日を加えた日が統計上、いちばん多く出産に至ることから、この日を出産予定日としています。これを週数で勘定するとちょうど40週になり、この前後に生まれる赤ちゃんが多いのです。

そして、この予定日の3週間前から2週間後までを**正期産**（37週以上42週未満）といいます。予定日よりも3週間を超えて早いとき（37週未満）を**早産**、予定日よりも2週間を超えて（42週以降）遅いときを**過期産**といいます。

具体的な日数は、病院にある出産予定日早見表を見ればわかりますが、ない場合は、簡易計算法の**ネーゲルの概算法**を使用します。これは最終月経のあった月の数に9を加え、月数を出します。日数は7を加えます。13以上なら3を引きます。この日数がたとえば（3月）35日なら、31日を差し引いて、出産予定日は（4月）4日ころとなります。

なお、この最終月経から割り出すのは、月経が28日周期で14日目に排卵がある場合です。月経周期が28日以外の人や月経不順な人は、だいたいの出産予定日を計算して、他の方法で修正していきます。

◆出産予定日の修正

出産予定日を修正する方法として、かつては、つわりの時期や初めて胎動を感じた日から割り出して修正しました。しかし、昨今では、超音波断層写真の画像に写る胎児の大きさ（頭からお尻までの長さ）から予定日を割り出します（907頁写真1）。これでかなり正確な予定日を割り出せます。

また、基礎体温表をつけている場合は、低温相から高温相へ移行するときの低温相の最終日を排卵日として、266日を足して出産予定日を計算するか、排卵日の14日前を最終月経の第1日目として、280日を加えて出産予定日を出します。

◆妊娠は週数で考える

妊娠の経過は、月数ではなく週数で考えるのが一般的です。月数の場合は、1か月は28日周期で、妊娠から出産まで280日、妊娠10か月にあたります。ただ、月数だと日にちと勘違いして紛らわしいので、週数で考えます。妊娠から出産までは40週0日で、最終月経の第1日目を0週0日とし、4週ごとに区切って、0～3週は妊娠1か月に、4～7週が妊娠2か月にあたります。

なお、妊娠がわかるのは早くても妊娠4～5週ごろとなります。

妊娠中の検査

◆妊婦健診を受けましょう

どんなに健康な人でも、妊娠中は母体内のホルモンの変化により、つわりなど、今までにない体調の変化を感じることがあります。おなかの中の赤ちゃんもたいていは元気に発育していますが、ちょっとした不注意から流産や早産に見舞われることもあります。母体の健康を守り、胎児の無事な発育を見守るためにも、定期的に**妊婦健康診査**（**妊婦健診**）を受け、妊娠中の健康管理を心掛けましょう。

妊婦健診は、妊娠の確定診断を受けたときから妊娠23週までは4週間に1度、24～35週までは2週間に1度、36週から出産までは1週間に1度、受診することをお勧めします。体調が悪いときやトラブルが生じたときは、次回の健診を待たずに、すぐ受診しましょう。

なお、妊婦健診は市区町村によって異なりますが、およそ14回、公費負担になります。**母子健康手帳**を申請すると受診票がもらえます。

妊婦健診の検査項目

①**体重**	妊娠中、急激に体重が増える場合を警戒。
②**尿**	尿中の糖、たんぱくから、妊娠糖尿病（583頁）や妊娠高血圧症候群（759頁）をチェック。
③**血圧**	収縮期（最高）血圧が140㎜Hg以上、拡張期（最低）血圧が90㎜Hg以上の場合は、妊娠高血圧症候群を警戒。
④**内診・外診**	内診で腟や子宮口の異常の有無を調べる。腹部の膨らみが目立つころになると、外診によって外側からおなかを触り、胎児の大きさや位置を確かめる。陣痛が始まり、出産間近になると、内診によって子宮口の開き具合などを調べる。
⑤**腹囲**	おなかの周りを測って、羊水過多などの異常がないかを調べる。
⑥**子宮底長**	恥骨から子宮底までの長さを測り、胎児の発育をチェック。
⑦**浮腫（むくみ）**	膝下を押して指の跡がつくかどうかでむくみの有無をチェック。
⑧**胎児心音**	超音波ドップラー法で胎児の心音をチェック。
⑨**超音波**	胎児の発育や異常、妊娠や子宮の異常をみる。

かならず受けておきたい検査	①梅毒・エイズ	知らないうちに感染していることがある性感染症を血液検査によってチェック。
	②血液型	ABO方式とRh方式を調べ、血液型不適合のチェックと、いざ輸血を必要とするときのための情報を得る。
	③貧血・出血傾向	妊娠中期ころから貧血が増える。貧血気味の場合は、鉄分を補給。また、血液の凝集性をチェックし、出産時の出血に備える。
	④風疹抗体	妊娠初期に感染すると、目や聴力、心臓などに障害のある先天性風疹症候群（811頁）のこどもが生まれることがあり、妊娠前にチェックするのが望ましい。
	⑤肝炎ウイルス	B型肝炎、C型肝炎の感染を調べる。B型肝炎ウイルスは産道で胎児に感染する可能性がある。
必要に応じて受ける検査	①胸部X線	結核感染をチェック。X線の胎児への影響は配慮されて行われる。
	②骨盤計測	狭骨盤かどうかをチェックし、必要ならX線や超音波断層写真などで児頭（胎児の頭の大きさ）との釣り合いを調べ、産道を通り抜けられるかどうかをみる。
	③膣分泌物	おりものが多いときに調べる。
	④肝機能、腎機能	母体から胎児への栄養補給などを維持するため、血液検査から肝臓や腎臓の機能をチェック。
	⑤血糖値	糖尿病、妊娠糖尿病を発見するために、採血により血糖値を調べる。
	⑥心電図	妊娠・出産は、心臓に多大な負担がかかるので心臓疾患が疑われる場合に行う。
	⑦胎児心拍陣痛図	出産近くに、母体の腹部の張りと胎児の心拍数の変化を記録し、胎児の状態が良好であるかどうかを確認する。
	⑧羊水染色体検査	注射器などで羊水を採取し、ダウン症候群やターナー症候群（768頁）などの染色体異常の病気の有無を調べる。
	⑨NIPT検査	母体血から胎児の先天異常を調べる。
	⑩トキソプラズマ抗体	母親が鳥や猫から初期感染すると、胎児にも感染することがあり、胎児に目や知能の障害が起こったり、ときに死亡したりすることもある。その有無をチェック。
	⑪クラミジア	知らないうちに感染していることがある性感染症をチェック。

妊娠中の注意

◆栄養面での注意

妊娠すると、胎内の赤ちゃんの分もと考え、栄養を摂《と》りすぎる傾向があります。エネルギーの摂りすぎは、肥満や妊娠糖尿病（583頁）や妊娠高血圧症候群（759頁）を引き起こし、赤ちゃんが巨大児になって難産の原因になります。

また、つわりなどで食事が摂れないときもありますが、つわりがなくなってからきちんと食事をすれば問題はなく、心配はいりません。ただ、食欲不振がずっと続くときは、流産や早産の原因になったり、生まれた赤ちゃんが低出生体重児（769頁）だったりすることもあるので、医師に相談しましょう。

なお、妊婦が摂るべき食事量は個人の条件によって異なります。一般に、1人当りの1日の食事所要量は、性別や身体活動レベル、年齢によって違います（食事摂取基準）が、妊娠している場合は、

①妊娠初期では食事摂取基準＋50kcal
②妊娠中期では食事摂取基準＋250kcal
③妊娠後期では食事摂取基準＋450kcal
④出産後、授乳期は食事摂取基準＋350kcalとなります（日本人の食事摂取基準2015年版）。1週間の体重増加は300gを目安にし、1日3食の規則正しい食事行動を工夫しましょう。

食事内容の注意は5つあります。

①高たんぱく低脂肪の食事を心掛ける。
②鉄分、カルシウム、ビタミンB群を積極的に摂取する。
③塩分を追加する必要はない。糖分の摂取は控えめにする。
④ビタミンA、D、E、Kなど、脂溶性ビタミン（とくにA）を過剰に摂取すると、体内に蓄積されて過剰症になるので、摂取量に注意する。
⑤緑黄色野菜を欠かさず、バランスよく栄養を摂る。

両親ともにアレルギー体質の場合、妊娠後期や授乳期には、アレルゲンとなる食品は念のため避けるほうがよいでしょう。

◆嗜好品の注意

●アルコール

アルコールは胎盤《たいばん》を通過して、比較的早く胎児の血液に溶け込みます。たまに適量を飲むのはかまいませんが、妊娠初期から浴びるように飲んでいると、**胎児性アルコール症候群**といって、成長が遅れたり、中枢神経に障害が生じたり、小頭症・小眼球・薄い上唇・鼻下の正中線《せいちゅうせん》が未発達など、顔面の形成不全が起こりやすくなります。どの程度のアルコールの量で、胎児性アルコール症候群が起こるかはまだわかっていません。

妊娠したら、なるべくアルコールは控えましょう。

●喫煙

妊娠中の喫煙は、成長が遅れたり、低出生体重児が生まれたりする確率が高くなります。たばこに含まれるニコチンや一酸化炭素が胎盤の血流を悪くして、胎児に届く酸素や栄養分が不足するからです。母体にも影響を及ぼし、流・早産や前期破水、周産期死亡が増えるといわれます。妊娠した

ら禁煙しましょう。

また、母親だけでなく、周囲の喫煙による害も問題です。家族にも禁煙を呼び掛けましょう。

◆生活面での注意

●家事・仕事

妊娠後期までは、異常がないなら今までどおり家事や仕事を続けてかまいません。しかし、過労や、腹部を圧迫する動作は避けなければなりません。

仕事場では、妊娠した時点で上司に報告し、必要な場合には時差通勤したり、長時間労働や重労働の場合は仕事内容を変更してもらえば仕事を続けられます。

おもに自宅で過ごす場合は、部屋の片隅に布団を敷き、疲れたら横になれるようにし、休日などは家族にも協力してもらいながら、家事を続けましょう。

家事をするときに注意したいのは姿勢です。アイロン掛けや調理をするときなどのうつむきがちの姿勢、中腰になりがちな作業、草取りや雑巾掛けなど、しゃがんで行う作業、そのほか、階段の上り下りや重い物を持ったり、高いところの物を取ったりする動作は、腹圧がかかるので注意しなければなりません。

●運動

運動不足からくる肥満は、妊娠高血圧症候群や妊娠糖尿病になりやすいので、毎日1～2時間は気分転換を兼ね、ウォーキングなどの運動を心掛けましょう。日ごろから適度な運動をしていると、出産も軽くすむといわれます。

妊娠16週を過ぎ、安定期に入ったら、医師の指導のもと、マタニティスイミングやマタニティヨガなどのスポーツを行うことが可能となります。

ただし、激しく動き回るスポーツや、腹圧や振動がかかる運動は避けましょう。

●睡眠・休息

疲労を翌日に残さないように、妊娠中は朝型の規則的な生活をし、ふだんより多めの睡眠をとります。疲れたら休息し、午後は1時間ほど昼寝を取り入れるとよいでしょう。

おなかが大きくなってくると、あお向きはつらいので、横向きになり、下腹部にタオルケットなどを当てておなかを支えると、血行も促され、気持ちよく眠れます。

●外出・旅行

妊娠初期と妊娠後期はトラブルが生じやすいので、海外旅行はもちろん、国内旅行も避けましょう。安定期の国内旅行も、余裕のあるスケジュールを組みます。長時間のドライブは避け、里帰りなども30週くらいの安定期のうちに行うなど、慎重であるべきです。

●性生活

妊娠初期は流産の原因になりやすいので、回数を減らし、腹圧がかからないような体位をとります。妊娠中期や後期は比較的安定していますが、おなかが大きくなるので、腹圧がかからない、結合の浅い、安定した体位をとります。出産が近づいたら控えたほうがよいでしょう。

●薬

多くの薬は胎盤から胎児の血液に溶け込み、胎児に影響を与えるものもあります。妊娠中はなるべく使用しないほうがよいでしょう。必要なときは医師に相談して、医師の指示のもとに飲みます。

生活習慣病 リハビリ 家庭での介護 応急手当 妊娠・出産 薬の使い方 病院のかかり方 医学用語解説

出産

◆出産の徴候

出産予定日に赤ちゃんが誕生するのは、1割にも満たないといわれます。しかし、その前後に9割は出産しています。

出産が近づくと、「しばしばおなかが張る」「子宮が下がり、胃の辺りがすいて、呼吸が楽になる」「トイレが近くなり、排尿感・残尿感がある」「ももの付け根が張る」「血液を含んだおりものが出ることもある（**おしるし**）」「胎動が弱くなる」などの症状がみられます。やがて不規則だったおなかの張りが規則的になります（**陣痛**）。

◆陣痛の開始

陣痛が10分おきになったら、病院に電話して指示を受け、入院しましょう。

◆出産のプロセス

出産は3期に分かれます。次のようなステップで進みます。

1期　開口期
初産では十数時間、経産婦の場合は6〜7時間

①陣痛開始
子宮口が3〜4㎝開き、陣痛が約10分間隔で20〜30秒続くようになる。子宮が収縮するたびに生理痛のような痛みが続く。
呼吸　陣痛が始まったら、陣痛の波に合わせて、2〜3秒かけて鼻から深く息を吸い込み、口からゆっくり吐き出す。

②おしるし
子宮口が開くにしたがい、赤ちゃんを包んでいる卵膜と子宮の壁との間にずれが生じ、出血する。これをおしるしという。

③子宮口全開
陣痛が進み、2〜3分間隔で40〜50秒続くようになると、子宮口は全開し、赤ちゃんの頭が出る直径約10㎝に開く。腰の痛みはますます強くなる。

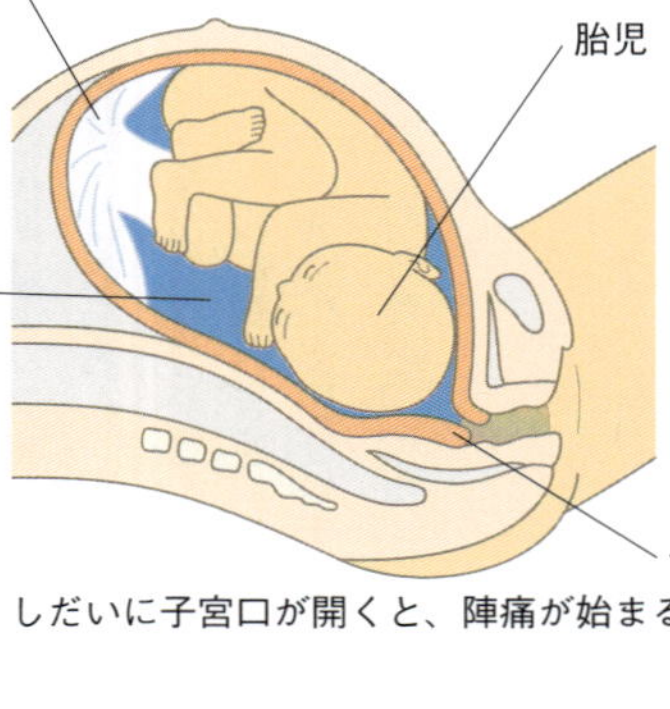

しだいに子宮口が開くと、陣痛が始まる。

表1　難産に対するおもな処置

陣痛誘発	前期破水や過期妊娠で陣痛が起こらない場合などに、子宮収縮薬を使用したり、器具を使って人工的に破水させて陣痛を起こす。
帝王切開	さまざまな理由で、母体や胎児に危険がある場合に、下腹部から子宮を切開して胎児を取り出す。

高齢初産《こうれいしょざん》の注意

帝王切開などの産科的な手術が増えるのは35歳以降というデータがあり、日本産科婦人科学会では、1992（平成4）年から、35歳からの初産を高齢初産と定義しています。

高齢初産は、難産を回避するためにも妊娠初期から母体と胎児の健康に注意する必要があります。

①太りすぎに注意し、食事や運動に気をつける。
②妊婦健診を欠かさない。健診で尿糖、尿たんぱくが出たら、早期に解消し、妊娠高血圧症候群や妊娠糖尿病を回避する。
③流産・早産防止のためにも、休養を十分にとり、睡眠不足を防ぎ、疲れをため込まない。
④出産経過に合った呼吸法、リラックス法などを身につけ、緊張しないで出産に臨む。

2期　娩出期

初産では約2時間、経産婦では約1時間

①破水
子宮口が全開すると卵膜が破れて中の羊水が流れ出る。陣痛は2～3分間隔で40～50秒続き、自然に息みたくなる。赤ちゃんは産道の湾曲部分を頭の角度や向きを変えながら通り抜ける。

②排臨
陣痛によって押し出される赤ちゃんの頭が、子宮口に見え隠れする。

③発露
子宮口に赤ちゃんの頭が見え、隠れることがなくなる。

呼吸　陣痛が強くなり、息みたくなったら、少し短めに深呼吸して、息を長く吐くことを繰り返す。発露したら、からだの力を抜き、ハッハッハッと短促呼吸に切り換える。

④会陰切開
会陰の伸びが悪いときに会陰部を切開すると、赤ちゃんは頭、肩を外に出し、するりと娩出する。

⑤誕生

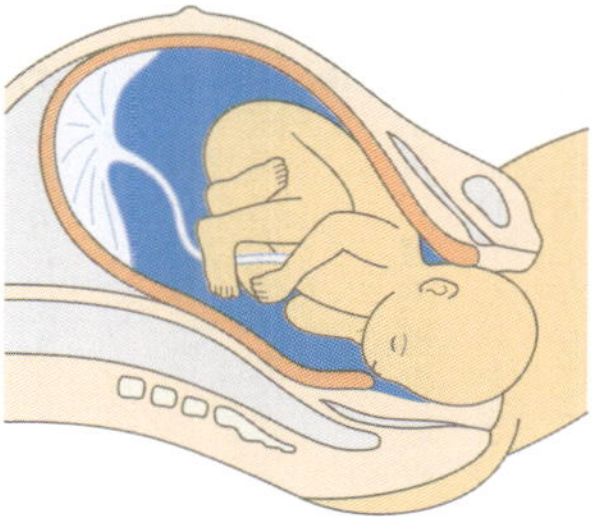

破水し、やがて児頭が見えてくる。

3期　後産期

20～30分

子宮が収縮して小さくなろうとし、子宮壁からはがれた胎盤、卵膜などが排出され（後産）、子宮内は空に。子宮の収縮によって、子宮壁の切れた血管が子宮の筋肉の間に挟まれて止血する。出産後2時間は母体の出血の状態が監視され、出血が止まらないと母体はショック状態に陥ることがある。

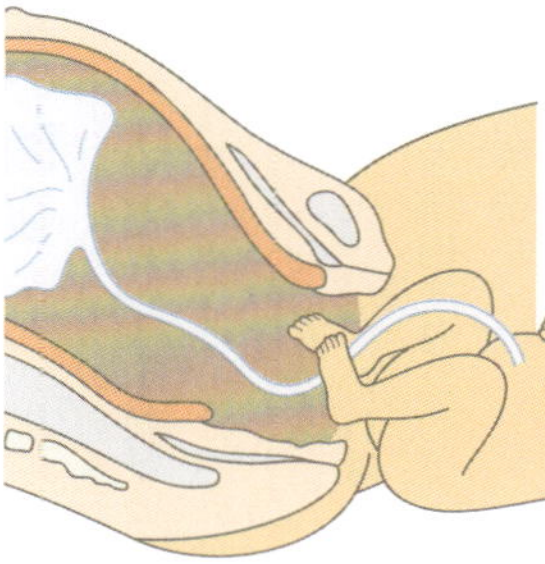

後産で子宮内は空になる。

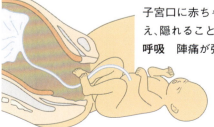

産後の回復

子宮の回復

出産後、子宮底が約30㎝もあった子宮は、子宮収縮を繰り返しながら、約6週間かけて妊娠前の大きさに戻ります。子宮回復のようすをみると、出産直後は恥骨結合《ちこつけつごう》部《ぶ》あたりまで縮んだ子宮は再び膨らんで、その後、産後1日目は臍《へそ》の下、指1本の辺りに子宮底が下がり、2日目は臍の下、指2本に子宮底が下がるというように、順次小さくなっていきます。

同時に**悪露**《おろ》といって、子宮や子宮頸部《しきゅうけいぶ》、腟《ちつ》から排出される血液や分泌物が排出します。悪露は、産後4～5日はほとんどが血性で、月経血と同じくらいの量が出ますが、子宮内部に新しい粘膜がつくられ、子宮が回復してくるにつれて、色は褐色へ、さらに黄色へと変わり、量も少なくなって、約6週間で妊娠前の白いおりものに変化します。

子宮の回復期間は細菌感染が起こりやすいので、悪露を拭《ぬぐ》うときも、外陰部を前から後ろへ一方向に清浄綿で拭《ふ》き、まめにナプキンを変えて、手当てをしましょう。

なお、月経の再開は個人差が多いのですが、母乳で授乳していると再開が遅くなる傾向があります。早い再開で悪露と見分けがつかないこともあるので、おかしいと思ったときは産科を受診しましょう。

◉子宮復古不全

悪露は、子宮回復を計る目安です。悪露がいつまでも血性である、ピンポン球以上の血のかたまりが出る、悪露が6週を過ぎても止まらない、月経血とは異なる鼻をつくいやなにおいがする、腹部や腰部が激しく痛むというときは、子宮の収縮が悪い、子宮内に胎盤《たいばん》や卵膜の一部が残っている、子宮筋腫《しきゅうきんしゅ》（747頁）などがある、子宮内に細菌感染が起きているなど、子宮にトラブルが生じている可能性があります。

こんなときは、産科を受診しましょう。

子宮内に胎盤などの一部が残っている場合には、それらをかき出す子宮内掻爬《そうは》を行い、子宮収縮薬などで治療します。

からだの回復

出産後から、からだが回復していく期間を**産褥期**《さんじょくき》といいます。この間、からだはどんどん変化して妊娠前の状態に戻ります。発汗や排尿量が増えますが、これは体内にたまっていたものを排出するためで、数日後には落ち着いていきます。

ただ、腸の動きが緩慢になり、便秘になることがあります。腹帯（コルセット）をきつく巻きすぎると、頑固な便秘や痔《じ》になることがあるので注意しましょう。

◉産褥熱

出産後24時間以降、10日以内に38℃を超える熱が2日以上続く場合を**産褥熱**といいます。子宮に細菌が感染したためです。たいていは出産後の3～4日にみられます。入院中に起こるので、すぐに抗菌薬、消炎薬などの服用、子宮内の消毒などで手当てができますが、退院後に発熱したときは早めに受診しましょう。

◉恥骨結合部・尾骶骨、会陰部の痛み

赤ちゃんが産道を下りてくるときの圧力が、恥骨結合部や尾骶骨《びていこつ》にかかることがあ

り、産後に痛むことがあります。たいていは腹帯で固定していれば自然に治りますが、痛みが強いときは、整形外科を受診します。

また、会陰《えいん》切開した跡も3～4週間もすれば自然に治ります。ただ、会陰切開せずに会陰が裂傷し、縫合手術を受けたときは、細菌感染に注意し、縫合跡が化膿《かのう》するようなら、すぐに産科を受診しましょう。

●膀胱炎・尿失禁

膀胱《ぼうこう》や尿道は産道に近いので、赤ちゃんが下るときに圧迫され、産後すぐには尿が出ず、導尿（外尿道口から膀胱にカテーテルを入れて排尿する）が必要なことも多くみられます。そのため、たまった尿が細菌感染して、膀胱炎（519頁）を起こすことがあります。軽い症状なら、たいていはたっぷり水を飲み、まめにトイレ通いをしているうちに自然に治ります。

やたらにトイレが近く、排尿痛や残尿感が強いときは、泌尿器科を受診して、抗菌薬などで治療します。

また、出産によって骨盤底筋群が緩むために尿失禁（522頁）することがあります。肛門《こうもん》をきゅっと締める体操をしているうちに、筋力が回復しますが、いつまでも続くようなら泌尿器科を受診しましょう。

●日常生活への復帰

退院後1～2週間は、疲れたらいつでも横になれるようにしておきます。家事は赤ちゃんの世話、身の回りのことくらいにとどめます。

3～4週したら床上げをして、掃除、洗濯など、軽い家事を取り入れていきます。

1か月健診で異常がなければ、ふつうの生活に戻ってもかまいません。性生活も始めてよいでしょう。入浴もシャワーだけでなく、湯船につかってもかまいません。

仕事や外出、旅行は2か月を過ぎてからにします。

◆こころのトラブル

出産後、それまで赤ちゃんを保護するためにはたらいていたホルモンが、1週間ほどで激減してしまいます。体内では急激な変化が起こります。

その結果、脳の視床下部《ししょうかぶ》がからだの変化に対応できずに、自律神経失調を起こしたり、精神面に大きな影響を与えたりすることがあります。

これが出産後にみられる情緒不安定やうつの原因で、これに育児のストレスや疲労が加わると、**マタニティブルー**を発症します。出産後、誰《だれ》にでも起こりがちですが、とくに神経質な人、完璧主義の人、依頼心の強い人には、症状が強く現れます。

おもな症状としては、①感情の起伏が激しく、涙もろい、②赤ちゃんが無事に育つかどうか心配しすぎる、③ほかの人はうまく育児をしているのに自分はできないと悩む、④何事にもやる気が起きない、⑤あせりが強く、かといって、てきぱきこなせず、自己嫌悪に陥る、⑥頭痛、食欲不振、不眠など、身体的にも症状が出る、などがあげられます。

しかし、たいていは1～2か月もすれば自然に治ります。

ただ、なかには、そのまま産後のうつ病に移行することがあります。育児に悩んだり、情緒が非常に不安定でつらいという状態が2～3か月続くようなら、いちど精神・神経クリニックなどを受診してみましょう。

育児

授乳の開始

出産が終わると、妊娠を維持するホルモンは1週間で減り、その代わりにプロラクチンとオキシトシンが盛んに分泌されます。プロラクチンは、乳汁《にゅうじゅう》分泌ホルモンといい、乳腺葉《にゅうせんよう》を刺激して乳汁を分泌させます。オキシトシンは、乳腺や乳管を取り巻く筋肉線維を収縮させ、乳汁を乳首から外に押し出すはたらきをしています。

このふたつのホルモンは、赤ちゃんが乳首を強く吸うと分泌されます。最初は赤ちゃんも飲み慣れていないので十分な授乳ができませんが、ゆったりした気持ちで赤ちゃんを抱き、乳首を含ませ、片方15分間、両方で30分間の授乳を試してみましょう。

●ぜひ飲ませたい初乳

授乳時間になると乳房が張り、乳汁が出るようになるのは、出産後2～3日してからです。

最初の2～3日の母乳は淡い黄色をしています（**初乳**）。初乳の中には脂肪のほか、塩分やミネラルも多く含まれ、エネルギーは高く、栄養的に優れています。母体からの免疫物質なども含まれているので、ぜひ赤ちゃんに飲ませましょう。ただし、成人T細胞白血病などの人の場合には、母乳によって赤ちゃんに感染する場合があるので事前に医師と相談しましょう。

初乳の黄色みはやがて薄くなり、1週間もすると白い**成乳**になります。栄養だけでなく水分も多くなり、乳汁だけで赤ちゃんの食事は心配いりません。乳房の張りが楽になり、乳腺が空になったという感じになるまで飲ませれば、量的には足ります。

●乳汁量が不足するなら人工栄養も

乳汁を出すためには、乳房のマッサージと搾乳《さくにゅう》動作《どうさ》を繰り返し行います。乳房内にたまっている乳汁をマッサージや搾乳動作によって押し出します。乳腺が空になると、どんどん乳汁は分泌されます。

しかし、①授乳に30分以上かけても乳汁が減らない、②授乳して1時間もしないうちに母乳をほしがる、③授乳の時間になっても乳房が張らない、④赤ちゃんの体重が増えない、減ってきた、というときには、乳汁量が不足しているのかもしれません。こんなときは躊躇《ちゅうちょ》せずに人工栄養を補いましょう。

図1　乳房のマッサージ

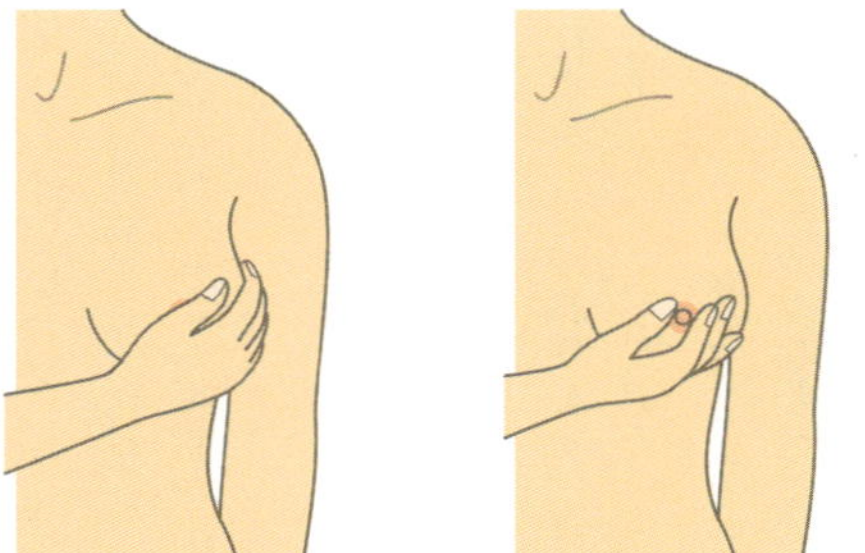

①手のひら全体で乳房を乳腺に沿ってマッサージする。

②乳頭や乳輪をつまみ、授乳の動作をする。

新生児期の育児と発達

◆生後間もないころのようす

◎新生児の発育

生まれてから28日までの赤ちゃんを、**新生児**といいます。生後まもなく一時的に体重が減少しますが、これは胎便が出るなどの生理的なもので、1週間ほどで元の体重に戻り、後は順調に増加していきます。

身長や体重が順調に伸びているかは、赤ちゃんの健康状態をみる大切な目安になります。今後は乳児身体発育曲線（図2）と比較して、定期的に確認していきましょう。

◎新生児特有の症状

生まれてから数日後に肌の色が黄色くなることがありますが（**生理的黄疸**《せいりてきおうだん》）、これは多くの赤ちゃんにみられる生理的なもので、2週間ほどで落ち着きます。

また、抱き上げようとしたときなどに、ワッと両手を広げるようなしぐさをしたり、ちょっとした音にビクッとからだを震わせたりすることがありますが、たんなる原始反射のため、心配いりません。

◎母乳とミルク

母乳とミルクのどちらを与えても、健康面での差はないといわれています。母乳の出方には個人差があります。出が悪い場合には必要に応じてミルクを与えましょう。ただし、最初の母乳である**初乳**という黄色っぽい母乳には、赤ちゃんの免疫を強くするはたらきがあります。母乳の出が悪い場合でも、初乳は飲ませるようにしましょう。

◎新生児の便

赤ちゃんが生まれて初めてする便を**胎便**といい、濃い緑黒色をしています。これは、胎内で吸収した羊水《ようすい》や粘膜などが排出されたもので、しばらくすると濃い黄色の便になっていきますので、とくに心配はいりません。

図2　乳児身体発育曲線

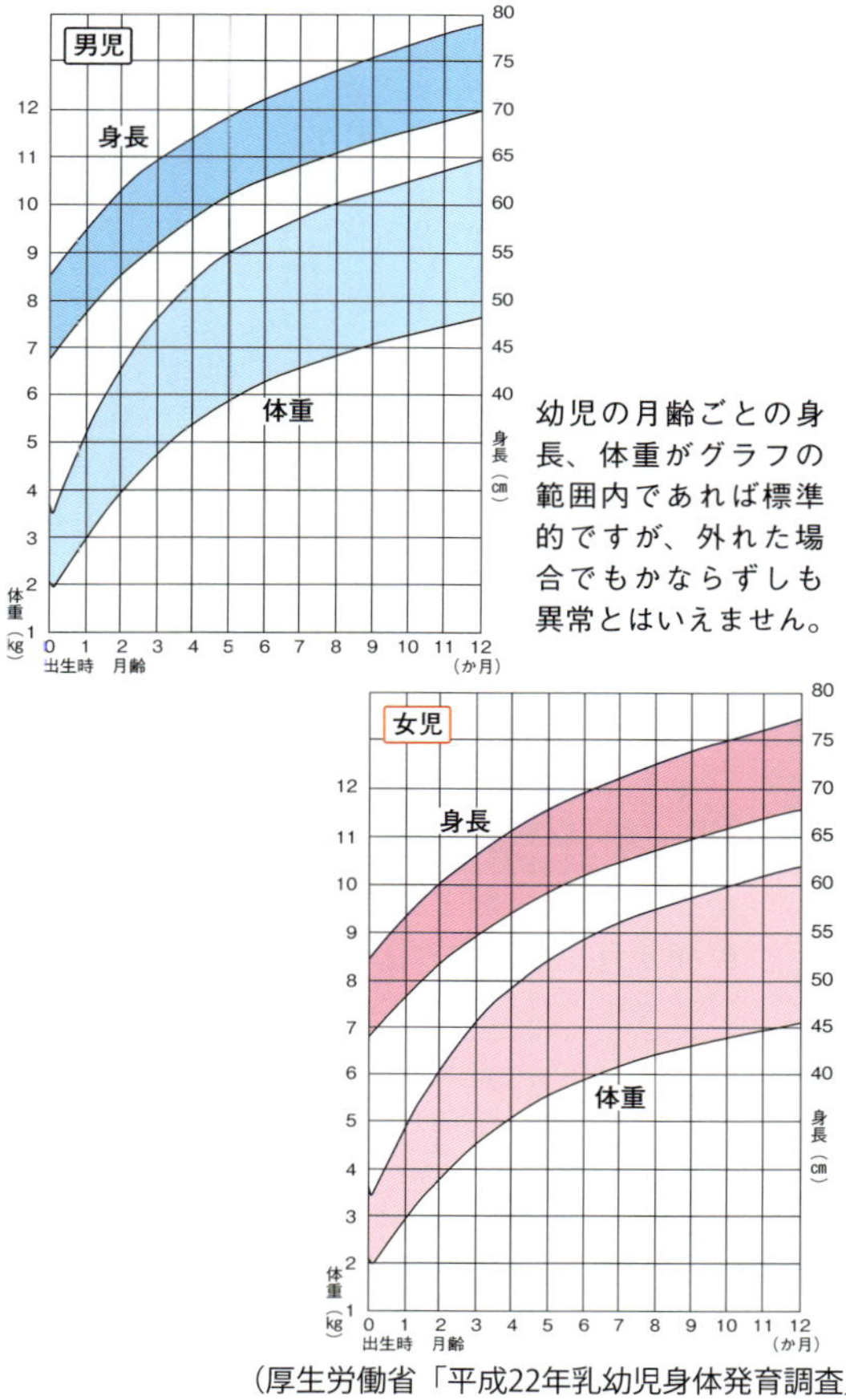

幼児の月齢ごとの身長、体重がグラフの範囲内であれば標準的ですが、外れた場合でもかならずしも異常とはいえません。

（厚生労働省「平成22年乳幼児身体発育調査」）

乳児期の育児と発達

◆乳児期のようす

◉心身ともに成長する乳児期

新生児期が過ぎ、満1歳までの赤ちゃんを乳児といいます。運動機能が成長し、離乳食を始めて普通食へと移行していく時期です。

◉首が据わる

生後3～4か月で首がしっかり据《す》わってきます。首が据わるまでは、たて抱っこの体勢をとるときにはしっかり首を手で支えてあげるようにしましょう。

◉寝返りをうつ

4～5か月から寝返りが始まり、多くは6か月ころにはできるようになるようです。ただ、寝返りをうたないうちに、お座りや立っちができるようになる子もいますので、そう気にしなくてもよいでしょう。

◉お座り・歯が生える

7か月くらいからお座りができるようになります。このころ、最初の乳歯である下の前歯が2本生えてきます。上4本、下4本の歯が1歳までに生えることが多いものの、個人差がありますから、気にする必要はないでしょう。

また、夜泣きが始まる時期でもありますが、1歳過ぎまで続くこともありますので、気楽につき合いましょう。

◉ハイハイ・つかまり立ち

9か月ころから腹ばいで動き出し、ハイハイするようになります。そのうち、何かにつかまってつかまり立ちができるようになります。ハイハイが始まったら、誤飲や事故などの危険もありますので、周囲を片づけたり、危険な場所（階段・浴室・ベランダなど）への対策をしましょう。

◉立っち

1歳前後で立ったり、歩き出したりしますが、これも個人差がありますので、気にしないでのんびり見守りましょう。

◆離乳食の進め方

6か月くらいを目安に離乳食を考えます。最初はドロドロ状のものをスプーン1杯から始め、赤ちゃんの咀嚼《そしゃく》力の成長に合わせて、約1年かけて少しずつ進めていきます（表1）。

食物を噛《か》んで飲み込むことができるようになれば、離乳食は完了です。

表1　離乳食のステップアップ

		月齢（個人差あり）	かたさ	回数
離乳初期	ごっくん期	5～6か月	噛まなくても飲み込めるドロドロ状	1日1回 ↓ 1か月後に2回
	もぐもぐ期	7～8か月	舌でつぶせるくらいのかたさ	1日2回
離乳中期（かみかみ期）		9～11か月	歯肉でつぶせるくらいのかたさ	1日3回
離乳完了期（ぱくぱく期）		12～18か月	歯肉でかめるかたさ	1日3回

幼児期の育児と発達

◆幼児期のようす

● 成長を見守りつつ、しつけもする時期

1歳を過ぎて就学前までの時期を**幼児期**といいます。ひと言で幼児期といっても、ようやく立てた、歩けたという時期から、排泄《はいせつ》がコントロールでき、自分の身の回りのこともできるようになるまでをさすので、非常に長く重要な時期です。

発達を促すだけでなく、成長を注意深く見守ったり、社会生活において必要な知識や技術、ルールやマナーといったこともしつける必要があります。ときには、かわいがるだけではすまないこともありますが、こどもの気持ちに共感することを忘れずに、親としてしっかり子育てをしていきましょう。

● 1歳～2歳

よちよち歩きから、だんだんしっかりした足取りになり、やがて走れるようになります。手指も上手に使えるようになり、クレヨンで円を描いたり、積み木を積んだりできるようになります。

ことばもはっきりしてきます。「パパ」「ママ」「ブーブー」など、意味を理解したことばが増えるでしょう。また、飲み物をコップで飲めるようになったり、ボール遊びができるようになったりするなど、できることが増えてきます。

また、おしっこの間隔が長くなってきたら、おむつ外しのサインです。おまるに座らせ、声を掛けるなどして、練習をさせてみましょう。1歳半くらいが大まかな目安ですが、むりに進めず、その子の個性に合わせてあげることが大切です。

● 2歳～3歳

跳んだりはねたり、活発に動くようになり、上着を脱いだり、靴を履くなどの日常動作もできるようになります。

ことばでは、単語だけではない「ワンワン、いた」などの文章として、二語文が話せるようになります。

2歳半くらいになると、なにかと「自分でやる！」と自我が芽生え、自己主張が強くなってきます。いわゆる「第一反抗期」です。まだ上手にできるわけではありませんので、自立を応援してあげましょう。

また、わがままやかんしゃくも起こりやすくなります。気持ちをことばで伝えることが上手にできない時期ですので、一方的にしかるようなことは避け、まずはよく理由を聞いてあげるようにしましょう。

● 3歳～4歳

自分の名前が言えたり、手を洗う、拭《ふ》くなどの、順序だてた生活習慣ができるようになります。衣服を着たり、1人でトイレに行ったり、挨拶《あいさつ》もできるようになります。

からだの機能も発達し、片方の足でバランスをとる、でんぐりがえしなどの運動もできるようになるほか、社会性が出てきて、友だちと協調して遊べるようになります。

知能面では、「これなあに？」と聞いてくることが多くなります。あまりにそれが続くため、保護者はうんざりしがちですが、これも大切な成長の一環です。質問することはこどもの大切なコミュニケーションです。わからない質問には「いっしょに考えてみよう」「いっしょに調べてみよう」

▼「触れ合いは積極的に」

など、こどもの目線で考えてみるとよいでしょう。

◉4歳～6歳

自発的に服を脱ぎ着したり、着たい服を選んだりするなど、身の回りの世話は少しずつ減っていきます。

その一方で、今度は友だち付き合いや、社会のルール、マナーを教えていく時期に入ります。知識や技術の向上だけではなく、おもちゃの貸し借り、病気になった子への思いやり、並ぶ・順番を守る、ゴミをポイ捨てしないなど、こころの成長を促すサポートが必要になります。

表2　家の中の危険物チェック

チェックポイント	対　策
引き出しなど	開かないようにする。
たばこ・灰皿	手の届くところには置かない。
コンセント	セーフティキャップをする。
階段	上り口と下り口には柵をつける。
おもちゃ、文房具	小さい・細いものは高いところへ。
テーブルクロス	外す。
家具の角	クッションやガード用品で防護する。
化粧品	置かない（食べる危険があるため）。
ビニール袋	手の届くところには置かない。
ベランダ・台所	入れないように柵をする。
洗濯機	水を張ったままにしない。
浴室	浴槽に水を張ったままにしない。

◆事故に注意する

小さなこどもの事故は、屋外ではなく家庭内で起こることが多いものです。

1歳未満では誤飲や転落、1歳児以降では水の事故が多くなっています。自宅の風《ふ》呂《ろ》場《ば》で溺《でき》死《し》することもあります。親の不注意からこどもを危険にさらすことがないよう、こどもから目を離さないようにしましょう。

また、昨日はドアのノブに手が届かなかったのに、今日になったらドアを開けて外にいたり、窓の鍵《かぎ》は開けられないと安心していたらベランダに出ていたりするなど、昨日まではできなかったのに、今この瞬間いきなりできるようになっていることが、こどもにはたくさんあります。からだの発達と事故は密接に関係しているのです。

こどもは、大人が予想もしない行動をとりますので、不用意な事故を防ぐためにも、こどもの目線で家の中をチェックし、危険要素を取り除くことも大切です。

触れ合いは積極的に

触れ合いはこどもを安心させ、両親の愛を感じる大切なスキンシップです。小さなうちだけでなく、どうぞたくさん抱っこしてあげてください。

また、抱っこだけでなく、手をつないだり、頬《ほお》をつついたり、そしてなにかと声を掛けてあげることもまた、立派なスキンシップです。とくにこどもは、お父さんやお母さんの声が大好きです。絵本の読み聞かせや、子守り歌など、たくさん語りかけてあげましょう。

第7章

薬の正しい使い方

薬を処方してもらうときや、その服用・保管に際して気をつけたいことなどについて解説しています。

薬の正しい使い方

薬の作用と注意したい副作用

◆薬が効くとはどういうことか

薬が体内に取り込まれると生理機能に影響を及ぼし、病気による障害を軽くします。これを薬の**主作用**といいます。

薬の成分は消化管から吸収され、血液中に入り、血液の循環によりからだの各部位に運ばれます。そこで役目を終えると、おもに腎臓《じんぞう》から尿といっしょに、また腸管を通って便中に排泄《はいせつ》されます。

薬の効きめを考えたときに、主作用に加え、人体に有害となる**副作用**についても理解することが大切です。薬を選ぶ際には、服用する人にとって効果が最大で、副作用が最小になる薬を選ぶ必要があります。

副作用の症状は薬によって異なりますが、おもな症状は、皮膚の発疹《ほっしん》・発赤《ほっせき》・かゆみ・むくみ、吐き気・嘔吐《おうと》・腹痛・下痢《げり》、頭痛、めまい、眠気、痙攣《けいれん》、ほてり、全身の倦怠《けんたい》感《かん》などです。薬を服用した後にこのような症状が現れたら、医師や薬剤師に相談してください。

また、薬物アレルギーを起こしやすい体質の人は、医師や薬剤師に相談しましょう。

◆事前に医師に伝えたいこと

医師が処方する薬を選ぶためには、薬を飲む人についての情報が不可欠です。

いちど副作用を経験した薬は成分の名前とそのときの症状、他の病院や同じ病院の他の診療科でもらっている薬がある場合はその情報、アレルギーの有無（食品アレルギーも含む）、家族のアレルギー歴などを、薬を処方される前に医師に伝えておくとよいでしょう。また、妊娠中、授乳中の女性の場合はそのことも伝えてください。

◆薬を受け取ったら確認を

◎薬剤の名称　**商品名**と、成分を示す**一般名**とがあり、近年、ジェネリック医薬品の名称には一般名が使われています。

◎服用方法　薬袋に服用する量や時間などが記載されています。複数の薬剤を服用するときには、その順番も確認しましょう。

◎副作用と副作用が出たときの注意　副作用が起こったときに、早めに対応できるようにしておきます。

◎服用ミスしたときの注意点　飲み忘れや、指示された量より多く服用してしまった場合などの対処法を確認しましょう。

◎併用について　他の薬はもちろん、サプリメントや漢方薬を常用している場合は、併用しても問題ないか確認しましょう。

このほか、食べ合わせや食事についての注意点、薬を服用している際の飲酒について、薬の保存方法と保存期間についても確認するとよいでしょう。

疑問や不安を残さず、副作用を防ぎ、なにかあった場合にはすぐに対応できるようにしておくことが大切です。

薬の服用に注意が必要な人

◆こどもと薬

こどもは臓器が未成熟なため、薬の代謝や排泄《はいせつ》などの機能が不安定です。このため、薬が体内に残って副作用が現れやすく、アレルギー反応も出やすいとされています。

医師はこどもの体重、全身状態や症状に合わせて薬の量を調節しますので、指示をよく守って使用することが大切です。

副作用が起こってもこどもは上手に伝えられないことがあり、容体が急変することもあります。こどものようすに十分に気をつけ、薬を使用するときの注意点を医師に確認するようにしましょう。

こどもの薬は、大人の薬と同じ有効成分で、飲みやすい形に工夫されています。小学校低学年までは、口やのどが発達途中なので、錠剤や散剤（粉薬）を飲むことが苦手です。そのため甘みや香りのあるとろっとした**シロップ剤**がさまざまな薬で用意されています。服用するときには、量の過不足がないようにきちんと量り、スプーンやスポイトなどで飲ませてください。変質しやすいので、冷蔵庫で保管し、使用期限をつねに確認するようにしましょう。

散剤が赤ちゃんに処方された場合、散剤をそのまま飲ませるとむせるので、シロップや水などに溶かして飲ませます。母乳やミルクに混ぜると、苦い薬だと、母乳やミルクを嫌いになることがあるため、やめましょう。

こどもに薬を飲ませた後、ようすがおかしい、症状が改善しないというときは、早めに医師や薬剤師に相談してください。

◆高齢者と薬

高齢者は、からだや病気の状態に大きな個人差があります。また、からだのいろいろな機能が衰えており、薬の代謝・排泄に関係する肝臓や腎臓《じんぞう》の機能も低下しているため、薬の服用には注意が必要です。

さらに慢性病があると、同じ薬を長期間連用して、薬が体内に蓄積しやすくなり、思わぬ副作用が現れることがあります。

高齢者は、副作用が現れても我慢したり、顕著な症状が現れずに見過ごされたりすることがありますので、家族や周囲の人が十分に注意する必要があります。

医師が必要と認めれば、薬剤師が自宅を訪問し、薬を届けたり、薬の相談に応じてもらえます。

◆妊娠中や授乳中の人と薬

妊娠中に薬を服用すると、胎児に影響して先天異常児が生まれる可能性があります（**催奇形性**《さいきけいせい》）。とくに、妊娠初期の4～15週目は、胎児のさまざまな器官がつくられる時期なので、慎重を期す必要があります。

妊娠中期以降でも、こどもに障害が起こる例はありますので、妊娠中の薬の服用は全期間にわたり、できるだけ避けるようにしましょう。妊娠中に薬の使用が必要なときには、産婦人科医に相談し、できるだけ安全な薬を選んでもらってください。

授乳中の母親が薬を飲むと、どのような薬でも少しは母乳の中に出てきます。その出てくる割合と、乳児に与える影響を考えると、授乳中も薬の服用には慎重になったほうがよいのですが、授乳は重要なので、医療機関にかかる場合は授乳中であることを医師にかならず伝えてください。

◆運転や機械を操作する人と薬

乗り物の運転や機械を操作する人の場合、眠気やめまい、倦怠感《けんたいかん》、脱力感などを起こす可能性のある薬には注意が必要です。運転前などは、このような副作用のある薬は飲まないようにしましょう。薬を服用する場合は、医師や薬剤師にかならず相談してください。

薬は指示どおりに服用してこそ効果を現す

◆大事なのは血中濃度

血液に入った薬が目的の場所（作用部位）に運ばれて効果を示すには、作用部位で濃度が一定に保たれる必要があります。濃度の目安となるのが、薬の**血中濃度**です。

薬の血中濃度が一定以上になると、薬が効き始め、一定濃度に保たれている間、効

ジェネリック医薬品

■ジェネリック医薬品とは

医薬品は、開発されてからの一定期間は、開発した製薬会社が独占的に製造・販売を行うことができます。これが特許制度で、この一定の期間を特許期間といいます。最初に開発した会社が製造、販売する薬を**先発医薬品**といい、これに対し、特許期間が過ぎた後で、開発した会社とは別の製薬会社によって製造、販売される医薬品を**ジェネリック医薬品（後発医薬品）**とよびます。

ジェネリック医薬品は、厚生労働省が、主成分とその効果が同等であることを確かめたものであり、研究開発費が抑えられるため、先発医薬品と比較して価格が安くなります。

■先発医薬品とまったく同じ?

ジェネリック医薬品の有効成分は先発医薬品と同じですが、それ以外の添加物が異なる場合があります。そのため、先発品では現れなかったアレルギーが起こったり、体内で成分が溶ける時間が変わり、効き方が先発品と違うように感じられたりすることがあります。

また、先発品ではかならず行われる温度や湿度による変化を調べる試験について、ジェネリック医薬品では実施する義務がないため、温度、湿度の変化による安定性が確実ではなく、品質が先発品とは異なることがあります。

■ジェネリック医薬品を処方してもらうには?

どの医薬品にもジェネリック医薬品があるわけではありませんが、現在服用している薬を、価格の安いジェネリック医薬品に変更したい場合は、医師または、調剤薬局で薬剤師にその旨を伝えてください。処方せんの「後発医薬品に変更不可」の欄に、処方医師印がある場合を除いて、ジェネリック医薬品に変更することができます。

ジェネリック医薬品の品質や安定供給の確実性は、企業による差も大きいので、個別の薬ごとに判断するのが一番です。医師や薬剤師と相談し、全体的に吟味して決めるとよいでしょう。

果が持続します。薬の吸収が終わるころに濃度がもっとも高くなり、その後、一部は肝臓で代謝され、血中濃度は低下します。

　効果を持続させるには、薬を補充し、血中濃度を保つ必要があります。薬の服用量と服用時間が決まっているのは、このためです。指示された量と時間を守ることで、効果が現れ、持続させることができます。

　服用量が決められた量より多いと、中毒症状を起こすことがあります。自己判断で量を増やしたり、服用間隔を短くしたりすることはたいへん危険です。

◆薬の形による効き方と使い方

　薬には**内服薬**と**外用薬**があり、効率よく、安全に効果が発揮できるよう工夫されています。いろいろな形の薬があるのはこのためで、薬の形を**剤形**とよびます。

　口から飲む内服薬で一般的なのは**錠剤**や**カプセル剤**で、成分を安定化させたり、いやな味やにおいを隠したりして、飲みやすくしています。また、効果の持続時間や作用部位をコントロールすることもできます。

　いずれも、原則としてコップ1杯の水かぬるま湯で飲みます。噛《か》み砕いたり、中身を出して飲むことはやめましょう。ただし、特別な剤形に**チュアブル錠**（噛み砕いて服用する）、**舌下**《ぜっか》**錠**（舌の下側に入れる）や**トローチ錠**（口中でなめて溶かす）、水なしで飲める**口腔内崩壊錠**があります。

　外用薬は、皮膚や粘膜などに使う薬です。皮膚に直接塗って使うものに**軟膏**《なんこう》や**クリーム**があり、おもに皮膚の病気の治療に使用します。筋肉痛や関節痛、炎症を鎮めるためのものも多くあります。

　皮膚に貼《は》って使う**貼付剤**《ちょうふざい》（**パップ剤**）には打撲《だぼく》や捻挫《ねんざ》に使う冷湿布や温湿布があります。薬を局所から吸収させ、全身に効果が現れるように工夫した貼付剤もあり、痛み止め、狭心症や喘息《ぜんそく》の治療薬、女性ホルモン剤などがあります。**禁煙補助薬**も比較的新しい貼付剤のひとつです。

　局所から吸収させる剤形には、**座薬**や**吸入薬**、**点眼薬**（**目薬**）、**点鼻薬**などがあります。**うがい薬**も外用薬のひとつです。

　外用薬は吸収経路の入り口が内服薬と違うだけで、用法、用量を守って使います。

薬の保管方法

　薬は、薬箱や救急箱に入れて保管し、入れてある薬の名前、量、入手した年月日などがわかるようにしてあると便利です。薬を開封した場合は、その年月日を記しておくことを習慣にするとよいでしょう。

　薬は、直射日光、高温、多湿に弱いものが多いため、とくに指示がない場合は、直射日光の当らない、15～25℃が保たれる場所で保管すれば、ほとんどの場合、問題ありません。また、こどもや高齢者が誤って飲むことがないよう管理することも大切です。冷蔵庫に入れて保管しなければならないものは、その旨指示があります。

　市販薬の外箱に記載されている使用期限は、開封されずに保管した場合の期限です。いちど開封した場合は、何年も使うことがないよう、開封年月日をメモしておきましょう。とくに蓋《ふた》を開けた目薬は汚染されやすいため、開封後2週間をめどに処分しましょう。また、家族などで共用しないようにしてください。

漢方薬と民間薬の基礎知識

◆漢方とは

漢方薬は、中国系伝統薬をさす日本独特の呼び名で、現在の**中医学**とは異なります。明治以後、一時期衰退しましたが、現在はまた見直されています。

漢方治療の基本は、からだ全体のバランスを整えて、自然治癒力を高めることです。アレルギー疾患の治療や体質の改善に向いているといえるでしょう。

漢方薬は、天然の草根木皮、動物、鉱物などの生薬成分を多数組み合わせ、複合的な効果を発揮します。作用は穏やかですが、副作用がないわけではありません。医師、薬剤師と相談しながら服用してください。

予期せぬ症状が現れた場合は、服用を中止し、医師、薬剤師に連絡しましょう。

◆民間薬とは

民間薬は古くから言い伝えられ、利用されてきた薬草類です。薬草を1種類だけ選び、お茶のように飲用して健康維持に役立てるのが一般的な利用法です。

民間薬や健康茶などは、体調不良や軽い病気など、あくまでも補助療法として使いましょう。重症の病気は、病院での治療を優先させましょう。処方された薬との飲み合わせがありますので、民間薬などを利用している場合は、かならず医師や薬剤師にその旨を伝え、指示に従ってください。

市販薬の選び方

◆自分の症状に合ったものを

市販薬（一般用医薬品）は、医師の処方せんなしでドラッグストアや薬局で買える医薬品です。軽い病気のときに、医師にかからず自分で治療する（**セルフメディケーション**）場合に使います。自身の自己治癒力を高め、症状を和らげるのが主目的です。

市販薬にもその効用とともに副作用があり、リスクの強い順に3つに分類されてい

保健機能食品

■保健機能食品とは

保健機能食品とよばれているものには、**特定保健用食品（トクホ）**と**栄養機能食品**とがあります。これらは医薬品ではなく、あくまでも健康維持のためにつくられた食品です。

■トクホは効くのか

特定保健用食品は、「いわゆる健康食品」とは異なり、保健の用途のために役立つとされる食品で、有効性、安全性、品質などについての科学的根拠を添えて申請されたもののなかから、国が審査し、消費者庁が認めたもので、証として「トクホマーク」がついています。トクホは健康が気になる人のための食品で、病気の治療・治癒を目的にしたものではありません。

認められている保健用途は、おなかの調子を整える、コレステロールや血圧が高めの人に適する、食後の血糖値の上昇を緩やかにする、からだに脂肪がつきにくいなどです。

ます。**第1類医薬品**（H_2ブロッカーなど）はとくに注意が必要で、**第2類医薬品**（かぜ薬や解熱鎮痛薬）はまれに重い健康被害が出るもの、**第3類医薬品**（ビタミン剤、整腸薬など）は日常生活に支障をきたすようなリスクはないものとされ、第1類医薬品は店頭で**薬剤師**のみ扱うことができ、その他は**登録販売者**も扱うことができます。

市販薬で症状が軽くならないときや重症化の兆しがあるときには、医師の診察を受けましょう。

薬局とのつきあい方

◆薬局にはかならず薬剤師がいます

医薬品を販売するためには、薬機法にもとづいた申請をし、厚生労働省の許可が必要となります。医師の処方せんにもとづき薬を調剤したり、市販薬などの販売を行うことができるのが薬局です。薬局とは別に、市販薬の販売のみを行う小売店もあります。

薬局には専門知識を持った**薬剤師**が常駐しています。その他の一般販売店では、薬剤師あるいは**登録販売者**という資格をもった人がいます。薬を選ぶときや、薬についての疑問、不安があるときには、このような薬に関する専門知識がある人に相談しましょう。

◆基準薬局とは

都道府県薬剤師会は、人員や設備などの薬局機能に関し、一定基準をクリアした薬局を**基準薬局**に認定しています。認定された薬局には、青十字に「基準薬局」と書かれたマークがあります。基準薬局では、薬剤師の人数も業務量に合わせて確保されており、地域医療にも積極的に取り組んでいます。**かかりつけ薬局**を選ぶ際の参考にしてください。

◆信頼できる薬剤師の条件

信頼できる薬局とは、信頼できる薬剤師がいる薬局と言い換えることができます。医師には直接聞きにくいことや、薬についての不安などを気軽に話すことができる薬剤師を見つけておくとよいでしょう。

信頼できる薬剤師を見分ける条件は次のようなものです。参考にしてください。

①話をよく聞き、適切な薬を選んでくれる
②薬を飲んだ後のケアもしてくれる
③一般薬などでは治る見込みがないと判断したら、すぐに病院に行くよう勧める

いろいろな質問をされたうえに、薬を売ってくれなかった、という薬剤師は、親身になってくれる良心的な薬剤師です。このような薬剤師がいる薬局が自宅や職場の近くにあると安心です。安心して薬を利用するためにも、信頼できる薬局を見つけておきましょう。

かかりつけ薬局をつくる

◆かかりつけ薬局のメリット

信頼できる薬剤師がいる薬局を見つけたら、**かかりつけ薬局**として、薬を調剤してもらうときや、市販薬を買う際に利用しましょう。

病院で診察を受け、処方せんが出された場合、病院のそばの薬局に行くケースが大

写真1　おくすり手帳の例

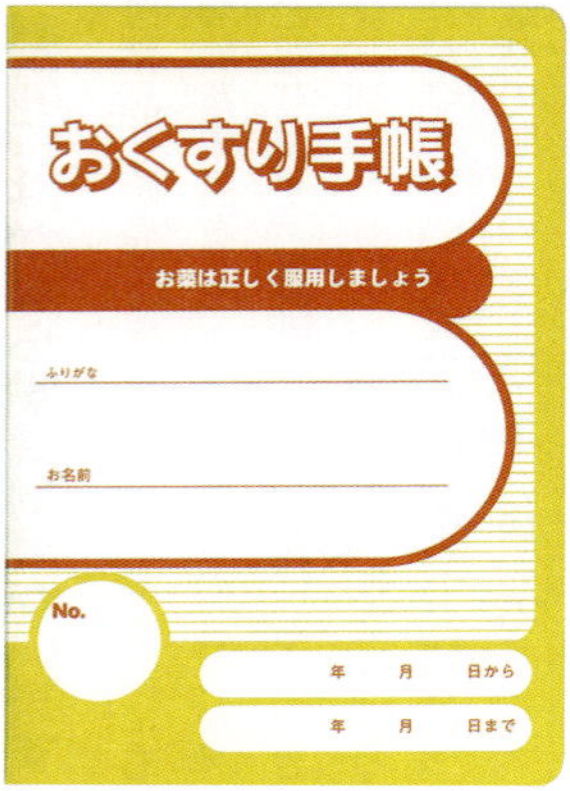

半です。病院のそばにある薬局は処方された薬がそろっている便利さがある一方、病院が変わると、薬を受け取る薬局も変わってしまい、薬の相互作用や薬の重複の確認ができなくなります。

お薬手帳の活用とともに、すべての薬をかかりつけ薬局で受け取るようにすると安心です。副作用の経験やアレルギーについて薬剤師が把握していれば、薬による副作用のリスクを軽減できるようになります。

薬局では、薬剤服用歴管理簿があり、過去に調剤した薬の名前や時期などがわかるようになっています。薬や健康についての情報を1か所にまとめ、信頼できる薬剤師に管理してもらうことは大切なことです。

そろえておきたい家庭用常備薬

■薬箱の中身

病院に行くほどでもない軽い症状のときや、夜間に具合が悪くなった場合にそなえ、家庭に薬が常備されていると重宝します。一般的に、市販薬や配置薬（置き薬）を利用し、どのような薬を常備しておくかは、家族構成や体質などによって異なります。

必要と思われる薬は、以下のとおりです。

①**解熱鎮痛薬**　いわゆる頭痛薬です。急な発熱、歯痛の際にも利用できます。

②**かぜ薬**　かぜのひき始めや症状が軽い場合に使います。

③**胃薬**　胸焼けや胃がもたれたときに使う健胃消化薬とよばれるものと、さしこみのような腹痛に使う胃腸鎮痛鎮痙《ちんけい》薬があると便利です。他の胃腸用の薬としては、下痢止めや便秘薬、浣腸《かんちょう》薬も常備しておくとよいでしょう。

④**うがい薬**　かぜをひいたときや、のどが痛いとき、口内炎ができたときに使います。

⑤**消毒薬**　傷口の消毒、手足の消毒に。

⑥**湿布薬**　筋肉痛や関節痛、腰痛、肩こりなどの痛みや炎症があるときに。

⑦**皮膚用の外用薬**　すり傷、切り傷、皮膚のかゆみに使うクリームや軟膏《なんこう》です。抗菌薬配合のものは傷が化膿《かのう》するのを防ぎます。

こどもがいる家庭では、小児用の薬も合わせて常備するようにしましょう。また、小児用解熱鎮痛座薬もあるとよいでしょう。

■家庭用常備薬の使用にあたって

家庭用常備薬を使う前には、まず注意書（箱や添付文書）を読んでください。副作用、用法、用量、そのほか注意すべき点が書かれています。薬を安全に使用するために不可欠な情報です。

家庭用常備薬は、使わないまま長期間保存されていることも少なくありません。定期的に内容をチェックし、使用期限の過ぎたものは捨てて、新しいものと取り換えます。使用期限内のものでも、変色、崩壊、液剤の場合に沈殿などがみられたときは、捨てましょう。

第8章

医者・病院のかかり方

病院の選び方・医者へのかかり方、医療保険制度や終末期医療などについて解説しています。

医者・病院のかかり方

地域の診療所と病院をじょうずに使い分ける

◆診療所と病院の役割の違い

医療機関には、診療所、医院、総合病院など、いくつかの種類がありますが、それぞれの規模に応じた役割というものがあります。

地域の診療所・医院は、体調不良やどこか具合が悪い場合などの日常的な病気について、通院による治療をおもな目的としています。これに対し、病院は精密検査や入院による治療を行い、なかでも大学病院などの大きな病院は、重い病気や特殊な病気を患う患者さんに専門の検査・治療をする役割を担っています。

最近では、地域における医療体制の見直しが進められ、医療機関ごとの役割を最大限に生かし、各疾患別に地域で連携を図りながら、地域全体でよりよい医療を提供できるようなシステムづくりが進められています。医療を受けるにあたって、まずは医療機関の役割をしっかり理解しておくことが大切です。

病院の選び方と医者へのかかり方

◆かかりつけ医をつくる

じょうずに医療を受けるためには、医師との信頼関係が欠かせません。そのためには、**かかりつけ医**（家庭医）をもつことがたいへん重要となります。

かかりつけ医は、日常的な病気の診療のほか、家族全員の病歴や体調、心身の健康管理のサポートをしてくれます。病状によっては、精密検査や専門治療をするために、専門の病院を指示、紹介してくれます。その場合、かかりつけ医からの紹介状がないとスムーズに受診できない場合が多く、初診料に特別料金が加算されることもあるため、注意が必要です。

最近ではインターネットや雑誌の名医・病院ランキングなどから専門の病院を選択し、受診することも可能となっていますが、かかりつけ医に相談することで、より適切な病院を紹介してもらうことができ、受診後のフォローも任せることができます。

◆内科・小児科が適任

かかりつけ医は、できるだけ家の近くにある診療所・医院で、一般には内科、子どもの場合は小児科が適任となります。内科や小児科は、患者さんの状態を総合的に診療することが専門です。とくに慢性の病気の場合、治療が長期にわたるため、その管理を任せるかかりつけ医は、通いやすい場所で気軽に通院できるのが理想です。

また、患者さんの話をしっかり聞いてくれる、いつでも気軽に相談できる、病気のことや治療・薬などについてわかりやすく説明してくれる、近所での評判がよいなどが、選択の大きな判断材料となるでしょう。

◆受診の際の注意ポイント

診察を受けるときには、受診時間を守るほか、医師の質問に対してできるだけ具体的に、わかりやすく症状などを伝えることで、より円滑に診察を受けることができます。整理して順序立てて説明するためのポイントは次のとおりです。

①「どこが」具合悪いのか

具合が悪かったり、痛みがあったりする部分について、たんに「胃」や「おなか」ではなく、「胃の中心、みぞおちのあたり」など、具体的な場所を指や手などで指して伝える。

②「どのように」悪いか

「激しい痛み」「ズキズキ長続きする」など、痛みや重苦しさなどを、具体的に表現する。

③「いつから」起こったか

「昨夜から急に」「ここ何日かずっと」など、いつから具合が悪くなったか、時間とともに変化があったことなどを伝える。

④「これまでにかかった」病歴

治療中の病気、いままでにかかった病気、服用中の薬、アレルギーの有無など、これまでの病歴について具体的に伝えましょう。

表1　病院のおもな診療科目

内科
総合診療科 脳神経内科 呼吸器内科 循環器内科／心臓内科 消化器内科／食道内科／胃腸内科 腎臓内科 血液内科 糖尿病内科／代謝内科／内分泌内科 心療内科 内視鏡内科など
外科
脳神経外科／頭頸部外科 呼吸器外科／気管食道外科／胸部外科 心臓血管外科／心臓外科 消化器外科／食道外科／胃外科／肝臓外科／大腸外科／肛門外科 乳腺外科 整形外科 形成外科／美容外科など
その他
精神科、アレルギー科、リウマチ科、小児科、皮膚科、泌尿器科、産婦人科、産科、婦人科、眼科、耳鼻咽喉科、リハビリテーション科、放射線科、病理診断科、臨床検査科、救急科、児童精神科、老年精神科、麻酔科、放射線腫瘍科など

セカンドオピニオンとは?

病気の診断や治療法について、別の病院や医師に判断・意見を求めることを、セカンドオピニオンといいます。

自分の病気に対する治療については、最終的に本人、あるいは家族が決定します。しかし、医師から十分な説明を受けていても、いくつかの選択肢があったり、不安で決断ができなかったりすることがあります。十分理解・納得したうえで治療を受けていくために、セカンドオピニオンがたいへん有効となります。

セカンドオピニオンを求めたいとき、専門的に公平な意見を提供してくれる医療機関を紹介してもらうためにも、かかりつけ医に素直に相談しましょう。いままでの検査結果や病気の経過、治療方法、効果など、かかりつけ医からの診療情報が、医療機関に正確に伝わることで、より信頼性の高い意見をもらうことができ、かかりつけ医との信頼関係も深まり、安心して治療を続けていくことができます。

地域包括《ちいきほうかつ》ケアシステム

■医療・介護の需要の増加

多くの人は住み慣れた地域でいつまでも自分らしい生活を続けたいと願っています。

厚生労働省の資料によれば、第2次世界大戦後のベビーブームに生まれた団塊の世代が75歳以上となる2025年には、75歳以上の割合は18％を超え、さらに2042年には高齢者人口が約3900万人でピークを迎え、75歳以上の割合は増え続けるといわれています。1人暮らしの高齢者や高齢者夫婦世帯も増え続け、加えて、認知症高齢者の割合は65歳以上の12％を超えると予測されています。

しかし、高齢化が進むことで医療や介護の需要はさらに増加して、減少する働き盛りにかかる負担は増え、1人が1人の高齢者を支えていく時代が迫り、住み慣れた地域でいつまでも暮らすためには多くの課題があるため、気持ちとは裏腹に施設などでの暮らしを余儀なくされるかもしれません。

要介護状態になったとき、介護保険のサービスだけで自宅で生活していくことは困難です。買い物やゴミ出し、病院への通院などさまざまな生活支援が必要になるでしょう。また、健康状態を維持し、要介護状態にならないよう介護予防を進めることも重要なことです。

■地域の自主性に基づいたサービスを

こうした状況を踏まえて2025年をめどに、高齢者の尊厳の保持と自立生活の支援の目的のもと、可能な限り住み慣れた地域で、自分らしい暮らしを人生の最期まで続けることができるよう、地域の包括的な支援・サービス提供体制「地域包括ケアシステム」の構築を市町村に求めています。

「地域包括ケアシステム」は、市町村や都道府県が、地域の自主性や主体性に基づき、おおむね30分以内に必要なサービスが提供できる日常生活圏域を単位として、地域の特性に応じてつくりあげていくこととしています。地域における生活課題を分析し、必要なサービスを創設し、さらに医療・介護・福祉・地域づくりなどにかかわる関係者が連携して、多様なサービスを組み合わせ地域にあったサービスをつくりだし、自宅での生活を可能にしようとするものです。

構築には、専門職や関係機関、団体等が連携して多様なサービスの提供をはかることに加え、地域住民がその一翼を担うことが重要なポイントとなります。住民はサービスの受け手だけではなく、支援やサービスの提供者となることが必要です。地域住民の参加のもと、自主性と主体性をもち、地域の特性に応じて自助、互助、共助、公助が連動した地域包括ケアシステムが築かれていきます。つまり、地域包括ケアシステムは、地域づくり、地域コミュニティの再生であり、その主役は市民なのです。地域包括ケアシステムは、市町村が中心となって進められています。居住地域での状況については介護保険窓口や地域包括支援センターなどで確認してください。

要介護状態にならないよう、普段から適度な運動や地域活動への参加など、積極的に取り組みましょう。また、地域の人々がともに健やかな生活が送れるよう地域の支え合いが大切です。

日本の医療保険制度

健康保険の知識

◆医療保険とは？

日本には、誰《だれ》もが安心して病気やけがの治療ができるように、**国民皆保険**という制度があります。これは、治療費の全額ではなく一定の自己負担額を支払うことで医療を受けることができ、残りの医療費は加入している公的医療保険がまかなうという制度です。すべての国民は、いずれかの公的医療保険に加入することが義務づけられています。

公的医療保険には、企業や団体などの組織に勤務する人と、その家族を対象とする**被用者保険**、自営業や被用者保険の退職者などを対象とする**国民健康保険**、そして75歳以上の高齢者および65歳以上で一定の障害のある人を対象とする**後期高齢者医療制度**があります。

◆医療保険の利用とサービス

医療保険に加入すると、医療保険運営団体（保険者）より**医療保険証（健康保険証）**が交付されます。病院や診療所などの保険医療機関で、医療保険証を提示すれば、医療保険で医療を受けることができます。

窓口で支払う自己負担の割合など、受けられる医療サービスは、どの医療保険もほぼ同じです。

自己負担額は、本人とその家族はかかった医療費の3割、後期高齢者医療制度では1割の自己負担で、一定以上の所得がある人は3割となっています。

また、窓口で支払った額が、ひとつの医療機関で1か月に一定額を超えた場合、その超えた額を払い戻してもらう**高額療養費**という制度もあります。現在、「限度額適用認定証」を提示することで、窓口での支払いは、高額療養費の自己負担限度額まで軽減されます。認定証の交付については事前の手続きが必要ですので、加入の医療保険に確認しましょう。

表1　医療保険によるおもな給付

療養の給付	診療にかかった医療費の７割を支給、70歳以上は７～９割給付（窓口で１～３割を自己負担）。 後期高齢者医療制度では原則９割給付（窓口で１または３割を自己負担）。
入院時食事療養費	入院時の食事代を支給（１食につき360円を自己負担。低所得世帯への軽減措置あり）。
療養費	保険証を持たずに受診した場合、全額支払後、申請により後で一定額が払い戻される。
高額療養費	自己負担額が一定額を超えた場合、超えた額が払い戻される。
訪問看護療養費	在宅で療養する必要のある患者さんが訪問看護サービスを受けたときに、その費用の７割が支給される。70歳以上は７～９割支給（１～３割を自己負担）。
出産育児一時金（家族出産育児一時金）	被保険者あるいは被扶養者が出産した場合、39万円または42万円を支給。
埋葬費（料）	被保険者あるいは被扶養者が死亡した場合、５万円を支給。

介護保険の知識

◆介護保険とは？

介護保険制度は、高齢社会の今後を見据え、いざ介護が必要となったときに十分な介護を受け、家族の負担を軽くできるように、社会全体で高齢者の介護を支えるためのシステムです。介護保険サービスを利用した場合、原則として費用の1割を自己負担し、残りは介護保険から支給されます。

介護保険は市区町村によって運営され、医療保険に加入している40歳以上の人は、みな自動的に加入し、被保険者となります。加入のための手続きは必要ありません。

被保険者は、65歳以上の**第1号被保険者**と40歳以上65歳未満の**第2号被保険者**に分類され、保険料の納め方や受けられるサービスなどが変わります。

第1号被保険者は、病気などの原因を問わずサービスの対象者となり、介護が必要と認められた場合、介護サービスを利用することができます。保険料は年金から天引きされます。第2号被保険者は、脳卒中《のうそっちゅう》や初老期の認知症などの特定疾病によって介護が必要になった場合に限り、介護サービスを利用できます。保険料は医療保険の保険料と合わせて徴収されます。

◆介護保険の申請と利用

介護保険を利用するには、市区町村の担当窓口か地域包括支援センターに申請をし、「要介護認定」を受けるなどの手続きが必要となります。

申請にもとづき、まず介護が必要な状態かどうか訪問調査を実施、その結果と主治医の意見書をもとに判定が行われます。認定されると、介護の必要度（7段階の要支援・要介護度）に応じた介護保険サービスを利用することができるようになります。

利用の際には、**介護支援専門員**（**ケアマネジャー**）に相談し、**介護サービス計画**（**ケアプラン**）を作成します。ケアプランの作成は無料です。ケアプランが決定したら、市区町村に提出し、ケアプランにもとづいたサービスが開始されます。

◆介護予防サービス

要介護認定で要支援1あるいは2と判定された人は、できるだけ介護が必要な状態にならないよう、介護予防サービスを利用することができます。居住地域の地域包括支援センターでは、サービスプランの作成、効果のチェック、サービス利用の調整・相談などを行っています。

表2　要支援・要介護度

要支援1	日常生活はほぼ自分でできるが、今後介護が必要とならないように、少し支援が必要。
要支援2	要介護状態までいかず、日常生活に少し支援が必要だが、機能維持改善が見込める。
要介護1	立ち上がりや歩行がやや不安定。排泄や入浴などに一部介助が必要。
要介護2	自力では立ち上がりや歩行が困難。排泄や入浴にも一部または全介助が必要。
要介護3	自力では立ち上がりや歩行ができず、排泄・入浴・衣服の着脱などに全面的な介助、食事に一部介助が必要。
要介護4	日常生活能力が全般的に低下。食事・排泄・入浴・衣服の着脱などに全面的な介助が必要。
要介護5	生活全般にわたっての全面的な介助が必要。意思の伝達も困難。

栄養相談の利用

正しい栄養管理で食事療法効果をアップ

◆管理栄養士によるアドバイス

生活習慣病の予防・治療には、食事療法が欠かせません。とはいえ、1日3食どのような食事がよいのか、食材の選び方など、食事療法を実践するためには、わからないことや不安なことも少なくないでしょう。

現在、多くの病院では、糖尿病（581頁）や腎臓病《じんぞうびょう》、脂質異常症（587頁）、肥満症（578頁）など、食事療法が必要な人とその家族を対象に個別の栄養相談が行われています。栄養相談では、より効果的な食生活が送れるように、食事療法の必要性とその効果、具体的な調理方法などについて**管理栄養士**による指導が行われます。通院中、入院中の人を対象に、主治医の判断によって予約制で行われる場合が多く、医師の診療にもとづく栄養相談では、保険診療の適用となります。希望する場合は、まず主治医に相談してみましょう。

メタボリックシンドローム（829頁）の早期発見を目的とした**特定健康診査**では、生活習慣病の危険域にある人やその予備群を対象に、**特定保健指導**が行われます。

特定保健指導では、メタボリックシンドロームの解消を目的とした生活習慣改善のためのアドバイスが行われます。なかでも食生活の改善は、運動と並んで大切なポイントとなっており、栄養相談はたいへん重要な位置を占めています。

一方、**介護予防**の分野では高齢者の低栄養状態が問題となっており、予防のための栄養相談も行われています。地域の保健所・保健センターを中心に、病院などでも実施しているところがあるので、対象となる人は、放置せずに利用してみましょう。

特定健診《とくていけんしん》と特定保健指導《とくていほけんしどう》

現在、40～74歳の人を対象に、特定健診および特定保健指導が行われています。これは病気の早期発見・治療のためだけでなく、病気になる前に、できるだけ早く予防に取り組むことを目的とした制度です。

■**特定健診**

病気になる前の「なりそうな人」を見つけるために行われます。指標となるのがメタボリックシンドローム（829頁）で、放置すると脳卒中《のうそっちゅう》や心臓病、糖尿病などの重い病気を起こしやすくなります。この状態を改善することで、さまざまな生活習慣病を未然に防ぐことができると考えられています。

■**特定保健指導**

特定健診でメタボリックシンドロームの該当者、または予備群と判定された人は、メタボリックシンドローム状態の解消に向け、生活習慣改善のための保健指導が行われます。

生活習慣病
リハビリ
家庭での介護
応急手当
妊娠・出産
薬の使い方
病院のかかり方
医学用語解説

最期のときを迎えるにあたって

終末期医療とは？

◆残された人生を充実させるためのケア

末期がんなどで、治療をしても回復が見込めない人に対し、延命ではなく、残された日々をできる限り安らかに過ごすための管理を行うことを**終末期医療**といいます。肉体的な痛みを和らげたり、精神的な不安を解消したりする治療が優先されることから**緩和ケア**という場合もあります。

◉痛みの緩和を中心に心理的なケアも

終末期医療の対象となるもっとも代表的な病気は、末期がんです。末期がんでは、からだの各部が痛み、吐き気、倦怠感《けんたいかん》、不眠など、さまざまな症状によって生活の質（ＱＯＬ《キューオーエル》）が低下します。

まずはこの苦痛を取り去ることが、患者さん本人だけでなく家族の負担も軽くします。痛みをなくすことで、残された時間を家族と有意義に過ごしたり、状態によっては旅行などに行くことも可能になります。

現在、緩和ケアは進歩し、鎮痛薬や医療用の麻薬を使用することで、意識をしっかり保ちながら、痛みをコントロールすることができます。このほか、呼吸困難に対する酸素療法や、不眠・不安を解消する心理的なケア、食事を楽にするケアなど、さまざまな管理が行われます。

◉ホスピス、在宅でのケア

終末期医療は、緩和ケア病棟やホスピス病棟のある病院でケアを受けることができます。

ホスピスとは、終末期医療を専門に行う医療施設で、医師、看護師、薬剤師、カウンセラー、作業療法士などにボランティア、宗教家も加わり、多くの職種の人がチームを組んで、患者さんとその家族に対して、さまざまなサポートを行います。このようなホスピス施設は全国で１００か所以上ありますが、欧米のような独立したホスピスは日本では少ないのが現状です。

また、自宅で疼痛治療をしながら家族といっしょに過ごす**在宅緩和ケア**も選べます。ただし、病状が安定していて、在宅診療を行う医師が近くにいて、訪問看護師の協力を受けることが条件となります。

容体が急変したときに、医療者が即応できないなどの問題もありますが、住み慣れた環境で家族に看取《みと》られるという利点もあります。

本人の意思を尊重しながら、家族、主治医と相談して、選択するようにしましょう。

◉尊厳死を選ぶとき

延命治療中は、患者さん本人の意識がない場合がほとんどです。そこで、延命治療を望まず、自然に寿命としての最期を迎える尊厳死を望む場合、日本尊厳死協会の「リビングウィル」という宣言書で意思表示をすることができます。

痛みをとるための疼痛緩和治療は受け

る、生命維持装置はつけないなど、具体的に文書にしますので、家族、主治医とよく相談しましょう。

自分の最期の心構え

◆誰もがかならず直面するテーマ

私たちの誰《だれ》もが少なからず不老不死を望むのは、「死」に恐怖を抱くからです。多くの人は、重い病気にかかって入院をしたりすると、それまで触れようとしなかった「死」がいきなり身近なものになります。そのため、死への心構えがなかなかできず、嘆いたり、うろたえたり、悲しんだりしてしまいます。

しかし、みないつかはかならず身近な人の死、そして自分の死に直面します。最期のときをどのように迎えるかについては、必要で身近なことと自覚し、ふだんからその心構えをもっておくことは、ひじょうに重要となります。

◆「生きる心構え」の発想を

最期のときを迎える心構えとは、死ぬことに対する心構えと考えがちですが、重要なのは、残された時間と命の大切さにもとづく「生きる心構え」をもつことです。

死と向き合う場合、無になったり灰になったりするのだという恐怖心が先に立ち、つい否定的な考えをもってしまいます。しかし、たとえ病気ではなくても、残された人生をどう過ごすかということは、人生における重要なテーマといえます。

たとえば、体力の衰えや体調が悪化してきたときに、これまでどおりの生活が送れなくても、治療に専念してなるべく長く生きたいと考える人もいれば、治療よりも自分らしい暮らしを優先したいと考える人もいます。どちらがベストなのかはその人の心持ちしだいですが、自分に合った日々を過ごせるよう、自分で選択することが大切なのです。

ですから、最期のときを迎えるうえで大切なのは、けっして死に対しての心構えではなく、よりよく生きるためにはどのような選択をすべきかを考える「生きる心構え」といえます。

死生学《しせいがく》とは?

死生学は、自身の死と向き合い、死に対しての心構えをもつことで、死ぬまでにより人間らしい人生を送るための生き方を考える、比較的新しい学問です。

死に直面している人の心のケア、終末期医療や緩和ケアにおける死に至るまでのプロセスと心構えのサポート、親しい人との死別の苦しみや悲しみに対するケア、がんなどの余命が告げられる疾患の告知など、加齢や病気に関係する生と死の問題について考えます。

医療の現場では、死について医師がどのように捉えているかということが治療に大きくかかわってきますが、死への心構えが、できるだけ早い段階で準備できている人のほうが、残された時間によりよい結果をもたらす傾向にあるということも報告されています。

家族を看取《みと》るとき

◆家族を安らかに送るために

家族に死が訪れる場合、本人も家族も納得できるような看取りをしたいものです。できることなら、住み慣れた自宅で家族に見守られながら、静かに最期を迎えたいと思っている人は多いのではないでしょうか。

しかし、そう望んでいたとしても、ほとんどの人が病院で死を迎えているのが現状です。

家族を安らかに送るためには、本人が、いざというとき、どこで、どのように送ってほしいのか、また、家族はどのようにしてあげたいのか、家族間だけでなく、医療機関や介護者ともよく相談しておくことが大切です。

家族を看取る機会が少ない現代では、こどもに対する死の教育ができるという意味でも、家族を看取るプロセスはひじょうに重要といえます。

◉どこで最期を迎えるか

家族を看取る場所が病院か自宅かは、重要な問題です。本人の意思を尊重したうえで、自宅での看取りが可能かどうか確認し、判断するようにしましょう。

◉どのように送るか

できるだけ安らかに送ってあげられるように、痛みの緩和などの医療面のケアのほか、心残りの解消などの精神面のケアも大切です。また、延命治療は行うのか、献体や臓器の提供などはどうするかなどについても聞かれますので、事前に本人・親族間で話し合っておきましょう。

◉葬儀をどうするか

死後自分がどのように送られたいか、希望をもっている人も少なくありません。ごく親しい人たちだけでの密葬や、葬儀は行わない、あるいは生前に葬儀を済ませる生前葬を希望する人もいます。

通夜や告別式はどのような規模、形式で行いたいか、参列者の希望はあるのか、どのように埋葬されたいかなどについて本人の希望を聞き、家族で話し合っておくことも大切です。

表1　死後のケア

死後２時間ほどで、死後硬直が始まります。病院や葬儀会社などに任せることが多い死後のケアですが、自宅で家族を看取る場合は、訪問している医師や看護師がいっしょに手伝ったり、指導してくれます。基本的な死後のケアについて覚えておいたほうがよいでしょう。

①末期の水をとる

割り箸などに脱脂綿を巻き、生前によく使用していた湯のみかお茶碗に水を入れます。脱脂綿に水を含ませて１人ずつ唇を湿らせてお別れをします。

②排尿

便器や尿器、紙おむつなどをあて、下腹部を押して排尿させます。

③全身の清拭

温かいお湯で、やわらかいタオルなどを湿らせ、やさしく全身を拭きます。

④脱脂綿を詰める

外からは見えないように口、耳、鼻、陰部に脱脂綿を詰めます。

⑤顔を整える

髪の毛を整え、まぶたを閉じます。男性の場合はひげを剃り、女性は薄化粧をしてあげましょう。

⑥衣服を着せ、手を組ませる

衣服は左前、ひもは縦結びにし、胸の上で合掌させます。

⑦顔に白い布をかぶせる

最後にガーゼやハンカチなど白い布を顔にかぶせます。

第9章

医学用語解説

病気の診察・治療の際に使われる医学用語について、わかりやすく解説しています。

あ

ICU《アイシーユー》 集中治療室。内科系、外科系を問わず重症患者に対して、呼吸・循環・栄養など全身の状態を24時間体制で管理しながら集中的な治療を行うための設備のこと。

亜急性 病気や症状が発生する状態を表すことばのひとつで、急性と慢性の中間をいう。一般に、急性ではないが、急性に近い状態のこと。 連慢性

アシドーシス 体内の酸とアルカリのバランス（酸塩基平衡）が崩れて、基準より酸性側に傾いた状態。二酸化炭素の蓄積による呼吸性と、それ以外の原因による代謝性に大別される。 対アルカローシス 連ケトアシドーシス

圧痛《あっつう》 内臓に炎症が起こっている場合などに、からだを指や手のひらで押すと生じる痛みのこと。圧痛の強い箇所を圧痛点という。腹膜炎などの診断に用いられる。

アテトーゼ 意思とは関係なくからだの各部が動く不随意運動のこと。顔面や体幹、手足に、不規則でゆっくりとした動きが現れる。アテトーゼ型脳性麻痺《まひ》は、脳性麻痺の病型のひとつ。

アトニー 骨格筋または内臓筋の筋肉組織の緊張が弱くなったり、なくなったりしてしまった状態。代表的なものに、胃壁の筋肉の緊張が減退または消失し、胃のはたらきが鈍くなる胃アトニーがある。

アルカローシス 体内の酸とアルカリのバランス（酸塩基平衡）が崩れて、基準よりアルカリ側に傾いた状態。二酸化炭素の過剰排出による呼吸性と、それ以外の原因による代謝性に大別される。 対アシドーシス

アルドステロン 副腎《ふくじん》皮質から分泌されるステロイドホルモンのひとつ。腎臓《じんぞう》の尿細管などに作用し、ナトリウムの再吸収とカリウムの排泄《はいせつ》を促進するはたらきをもつ。

アルブミン 細胞や体液に含まれる可溶性たんぱく質。血清アルブミンは血漿《けっしょう》中のたんぱく質の主要成分で、血液と組織液の水分バランスを保ち栄養物質を運搬するはたらきをもつ。

1秒率 できるだけ大きく息を吸った後、力をこめてすべて吐き出したときに、最初の1秒間に吐き出した量の、吐き出した総量に対する割合。70％未満が閉塞性《へいそくせい》障害とされ、気管支喘息《ぜんそく》の診断などに用いられる。

遺伝子治療 細胞内に遺伝子を導入することによって病気の治療を目ざす最先端の医学。安全性や有効性などの課題が多く、まだ十分に確立されていない治療法である。

インターフェロン 糖たんぱく質の一種。ウイルスやがん細胞の増殖を抑えたり、免疫を調節したりするはたらきがある。B型・C型肝炎のほか、白血病、腎《じん》細胞がんなどの治療薬として用いられている。

院内感染 入院患者が病院内において、かかっている病気とは別に、新たに感染した感染症。また、医療従事者が病院内において感染した感染症のこと。広くは、面会人も含めた病院内でのあらゆる感染を指す。

インフォームドコンセント 医師が患者さんに対し、病名、病状、治療方針、予後の見込み、副作用や合併症などを十分に説明し、患者さんはそれらを理解・納得したうえで診療内容について決定する過程のこと。

うっ血 からだのある部分に静脈血が大量にたまっている状態。うっ血部は暗赤色や暗紫色となる。血液の流れが悪くなったり心臓のはたらきが弱くなったりすることが

原因で起こる。

うっ滞　血液やリンパ液、組織液などの流れが悪くなり、ある部位に滞ってしまう状態。なかでも、リンパ液のうっ滞は、周辺組織へリンパ液が漏れ出し、むくみ（浮《ふ》腫《しゅ》）を生じることが多い。

運動失調　麻痺《まひ》や筋力の低下がないにもかかわらず、運動がバランスよく行われないこと。歩行や随意運動（意思にもとづく運動）などに障害がみられる。

AST《エーエスティー》　心臓、肝臓に多く存在する酵素で、これらの臓器が障害を受けると血中AST値が上昇する。心筋梗塞《こうそく》、肝炎などの診断に用いられる。**GOT**《ジーオーティー》ともいう。

ALT《エーエルティー》　とくに肝臓に多く存在する酵素で、肝臓が障害を受けると血中ALT値が上昇する。肝炎や脂肪肝などの診断に用いられる。**GPT**《ジーピーティー》ともいう。

ADL《エーディーエル》　日常生活動作。食事、排泄《はいせつ》、歩行、入浴、衣服の着脱といった、日常生活に必要な基本動作のことをいう。ADLの評価は、高齢者や障害者の身体能力や障害の程度をはかる指標となる。

壊死《えし》　からだの一部において、損傷を受けた組織や細胞が死んだ状態。血流障害、神経障害のほか、放射線や毒素の影響などによって起こる。また、壊死に陥った組織に細菌感染が重なった状態を**壊疽**《えそ》という。

エビデンス　薬や治療方法、検査方法などがよいと判断できる証拠。調査研究や臨床試験の結果などの科学的データにもとづく根拠のことをいう。

MRI《エムアールアイ》　磁気共鳴画像。からだの中を縦や斜めなど自由な角度から撮影した画像が得られる検査のこと。磁気の性質を利用するため放射線被曝《ひばく》がないのが特徴。**MRA**《エムアールエー》は、MRIと同じ原理を用いて血管の状態を撮影する検査のこと。連CT《シーティー》　連超音波検査

嚥下《えんげ》　飲み込むこと。口から入った飲食物が、のど、食道を経て胃に達するまでの一連の流れのこと。嚥下を誤り飲食物が食道ではなく気道に入ってしまうことを、**誤嚥**《ごえん》という。

か

臥位《がい》　寝転んだ状態の体位のこと。背中を下にしてあお向けに寝た体位を**仰臥位**《ぎょうがい》、うつぶせに寝た体位を**腹臥位**《ふくがい》、横向きに寝た体位を**側臥位**《そくがい》という。

ガイドライン　診療の質の向上を目ざして、病気の診断や治療、予防などについて体系的にまとめた指針のこと。研究や実績などの科学的データにもとづく根拠（エビデンス）をもとに作成されている。

潰瘍《かいよう》　からだの一部において、皮膚や粘膜の組織が欠損し、深くえぐれたようになった状態。代表的なものに、胃潰瘍、十二指腸潰瘍がある。連びらん

化学療法　化学物質（薬剤）を用いて行う治療法のこと。一般に、治療薬の注射や内服によってがん細胞を破壊したり増殖を抑制したりする、がんの治療法を指すことが多い。

拡張期血圧　心臓が拡張するときの血圧のこと。最低血圧。高齢化にともない上昇する傾向がある。一般に拡張期血圧が90㎜Hg以上の状態を高血圧という。対収縮期血圧

仮死　実際は生存しているにもかかわらず、呼吸や心臓の拍動が停止するなどして、外見からは生きている徴候が認められない状態。人工呼吸や心臓マッサージによって蘇生《そせい》する可能性をもつ。

連 関連する用語　対 対義語　同 同じ意味で使われる語

家族性　特定の病気が、ある家族（家系）に集中して起こること。遺伝性とほぼ同じ意味。家族性高コレステロール血症、家族性腫瘍《しゅよう》などがある。

合併症　ある病気が原因となって起こる別の病気のこと。また、手術や検査が原因となって起こる病気のこと。たとえば、糖尿病の人に起こりうる動脈硬化、腹部手術後に起こりうる腸閉塞《へいそく》などがある。

カテーテル　細い管状で中空の医療器具。気管や血管、尿管などに挿入し、薬液の注入や体液の排出などに用いられる。目的や用途によってさまざまな材質、形状のものがある。

眼圧　眼球の内圧のこと。眼球内の液循環によって、通常は10～21㎜Hgに保持されている。空気を眼球表面の角膜に噴射して行う検査が一般的に行われており、緑内障の発見に役立つ。

寛解《かんかい》　病気が完治したわけではないが、症状が一時的あるいは永続的に軽くなったり消えたりして落ち着いている状態を現す。白血病やバセドウ病、統合失調症などでみられる。

間欠性　症状が起こったりやんだりする状態。代表的なものに、歩行によって痛みが生じ、休息によって再び歩行可能になる状態を繰り返す間欠性跛行《はこう》がある。

感作《かんさ》　抗原（細菌、ウイルスなど）を注射などで体内に入れ、その免疫反応として抗体を生じさせることで、次にその抗原が体内に入ってきた際に過敏な反応が起こる状態にすること。連抗原　連抗体

感受性　病原体や薬物などに対するからだの反応のこと。からだの抵抗性が強い状態を、感受性が低い、または耐性があるという。感受性検査とは、悪性腫瘍《しゅよう》に対する化学療法薬の有効性を調べる検査のこと。

γ-GTP《ガンマ ジーティーピー》　腎臓《じんぞう》、脾臓《ひぞう》、肝臓、小腸などに存在する酵素で、肝臓に疾患がある場合などに血液中のγ-GTP値が上昇する。習慣飲酒、胆汁うっ滞などの指標として利用される。

緩和ケア　痛みや苦しみを和らげ、患者さんのQOL《キューオーエル》（生活の質）を向上させることを優先して行う医療のこと。進行したがんなど、治癒が難しくなった患者さんに対する医療を指すことが多い。専門に行う病棟を緩和ケア病棟、ホスピスという。連QOL

既往歴　出生してから現在までの健康状態、かかった病気の経過などのこと。予防接種の有無やアレルギー歴、喫煙歴、飲酒歴、月経、常用薬品などに関する情報も含む。既往症ともいう。連病歴

起坐呼吸《きざこきゅう》　からだを横にすると呼吸が苦しくなり、上半身を起こした座った姿勢をとっていなければならない状態。気管支喘《ぜん》息《そく》、うっ血性心不全、肺水腫《すいしゅ》の患者さんなどにみられる。

器質的疾患　内臓、器官、神経、筋肉などの組織に変化や異常が起こったことで生じる疾患。X線検査や内視鏡検査などによって病態を視覚的に確認できることが多い。対機能的疾患

基礎疾患　もともともっている疾患のこと。また、他の病気の原因となる、もとの病気のこと。たとえば高血圧が基礎疾患としてある場合、脳梗塞《こうそく》や脳内出血を引き起こす原因となる。

機能的疾患　からだの組織には変化や異常が見当たらないにもかかわらず、臓器や器

官などのはたらきが低下する疾患。心理的要因によるものなど、原因がはっきりしないものが多い。対器質的疾患

QOL《キューオーエル》 クオリティ・オブ・ライフ。生活の質。治療効果を優先させるだけでなく、患者さんの意思や価値観を尊重して、その人らしい生活が送れるようにすることを目ざす考え方。

狭窄《きょうさく》 血管や消化管など管状の器官の内径が部分的に狭くなった状態。炎症の傷跡や腫瘍《しゅよう》などが原因となるほか、先天的なものもある。おもなものに、食道の一部が狭くなる食道狭窄などがある。連ステント

強直《きょうちょく》 関節を構成している骨や軟骨などに障害が起こり、関節が動かなくなったり、動きが制限されたりしている状態。先天性のものや、外傷や骨折、リウマチによるものなどがある。

グルコース ブドウ糖のこと。からだにとってもっとも重要なエネルギー源で脳にとって唯一のエネルギー源となる。食事などによって摂取されたでんぷんやショ糖によってつくられる。連血糖

クレアチニン おもに筋肉の運動によってからだの中に生じる老廃物のこと。尿成分となって体外に排出される。腎《じん》機能に障害が生じると血液中のクレアチニン濃度が上昇する。

憩室 食道、胃、腸などにできるポケット状の外側への膨らみのこと。一般に、年齢とともに増える傾向がある。おもなものに、大腸憩室、メッケル憩室などがある。憩室に炎症が起こった状態を憩室炎という。

傾眠 意識がなくなっていく状態。そのままにしておくと眠ってしまうが、声を掛けたり軽くたたいたりすると目を覚ます状態のこと。連昏睡 連昏迷 連嗜眠《しみん》

血腫《けっしゅ》 からだの中で、血管の外に漏れ出した血液が組織の一部分にたまり、こぶのようになったもの。原因や発生部位はさまざまで、たとえば、皮下血腫、脳内血腫などがある。

血栓《けっせん》 血管内で血液が固まってかたまりになったもの。血管内膜の損傷や炎症などが原因となって起こる。血栓が心臓の血管をふさぐと心筋梗塞《こうそく》、脳の血管をふさぐと脳梗塞になる。連塞栓

血糖 血液中に含まれるグルコース（ブドウ糖）のこと。からだの組織や細胞にエネルギーを補給するはたらきをする。インスリン、アドレナリンなどによって濃度を保つよう調節されている。連グルコース

血糖値 血液中の血糖濃度のこと。通常、空腹時にはほぼ一定しており、食後は値が高くなる。糖尿病は、高血糖状態が慢性的に続く病気。そのほか、膵炎《すいえん》、肝疾患などでも高い血糖値を示す。

ケトアシドーシス 血液中のケトン体（アセトンなど）が増加し、体内に酸が過剰に蓄積した状態で、代謝性アシドーシスのひとつ。代表的なものに、糖尿病性ケトアシドーシスがある。連アシドーシス

原因療法 病気そのものを治したり、その原因を取り除いたりする治療法のこと。たとえば、感染症に対する抗菌薬治療や、病気の部位を手術により摘出する治療などをいう。根治療法とほぼ同じ意味。対姑息的療法 対対症療法

限局性 病気による炎症や腫瘍《しゅよう》などの変化が、からだの一部分にみられる状態。たとえば、限局性回腸炎、限局性神経皮膚炎などがある。対びまん性

生活習慣病
リハビリ
家庭での介護
応急手当
妊娠・出産
薬の使い方
病院のかかり方
医学用語解説

見当識《けんとうしき》　自分や周囲の人物、時間、場所などを正しく認識していること。自分のいる場所を間違えるなど、正しい認識ができない状態を**失見当識**、または**見当識障害**という。

原発性　他の病気に関連して起こるものではなく、それ自体が最初に、あるいは第一に起こる病気や症状のこと。たとえば、原発性免疫不全症、原発性肺高血圧症などがある。 対 続発性

後遺症　病気やけがが治った後に残る機能障害のこと。たとえば、脳卒中の後に残る言語障害や片側の手足の麻痺《まひ》、交通事故の後に残る運動障害などがある。

抗原　からだの中で抗体をつくり出すなどの免疫反応（防御反応）を引き起こすもととなる物質の総称。たとえば、細菌、ウイルスや、アレルギーを引き起こす花粉など。 連 感作　連 抗体

拘縮《こうしゅく》　皮膚や筋、腱《けん》、靭帯《じんたい》などが炎症を起こしたり損傷を受けたりしたことが原因で、関節の曲げ伸ばしの幅が狭くなった状態。さらに、関節が固定されて曲げ伸ばしができなくなった状態のこと。

抗体　体内に入ってきた細菌やウイルスなどの抗原に抵抗するためにからだがつくり出す物質。おもに血液中や体液中に存在し、抗原と結合することで免疫反応（防御反応）を引き起こす。 連 感作　連 抗原

硬直　筋肉が収縮したままかたくなり、からだが自由に動かなくなること。

姑息的療法《こそくてき》　病気の原因そのものを取り除くのではなく、症状の軽減や病気にともなう苦痛の緩和、生存期間の延長などを目的として行われる治療法のこと。 対 原因療法　同 対症療法

コレステロール　体内の脂質のひとつで、副腎《ふくじん》皮質ホルモンや胆汁酸などをつくるもととなる。動脈硬化を予防する善玉（ＨＤＬ《エイチディーエル》）と、動脈硬化を進行させる悪玉（ＬＤＬ《エルディーエル》）とがある。

昏睡《こんすい》　重い意識障害。意識を失って目を覚まさない状態が続き、呼び掛けをしたり皮膚に強い刺激を与えたりしても反応しない状態。糖尿病、肝障害などの全身性の病気や、脳の障害などが原因となる。 連 傾眠　連 昏迷　連 嗜眠《しみん》

昏迷《こんめい》　意識障害のひとつ。意識はあるものの自発的行為として意思の表現ができず、刺激に対して明らかな反応を示せない状態。統合失調症、双極性障害などの症状を指す場合もある。 連 傾眠　連 昏睡　連 嗜眠

さ

細胞診　病気の疑われる部分からとった細胞を顕微鏡などで調べ、病変を診断する検査のこと。肺がんや子宮がんなど、がんの診断に広く用いられる。

産褥《さんじょく》　妊娠、出産によって生じた母体の変化が妊娠前の状態に回復（復古）する過程のこと。この期間を産褥期といい、一般に分娩《ぶんべん》後6～8週間を指す。また、この期の女性を褥婦《じょくふ》という。

CRP《シーアールピー》　C《シー》反応性たんぱく。からだの中で急に炎症が起こったり組織が破壊されたりしたときに、血液中に増えるたんぱく質のこと。感染症や関節リウマチ、悪性腫瘍《しゅよう》などの診断の指標となる。

CT《シーティー》　コンピュータ断層撮影。からだの中を輪切りにしたような画像が得られる検査のことで、通常はX線CT《シーティー》を指す。肺がんなどさまざまな病気の診断に用いられる。 連 MRI《エムアールアイ》　連 超音波検査

ジスキネジー　「運動が異常になる」という意味。一般に、**不随意運動**（意思とは関係なくからだの各部が動くこと）と同義的に使われることが多い。

失行《しっこう》　からだに麻痺《まひ》などの運動障害がなく、行う内容を十分理解しているにもかかわらず、正しく行動が行えない状態。脳の損傷などによって起こる。

嗜眠《しみん》　意識がぼんやりとしていて、ほうっておくと眠り続けてしまう状態。軽い刺激などによって目が覚める状態から、重い意識障害に至るまで、大きな幅がある。連 傾眠 連 昏睡 連 昏迷

収縮期血圧　心臓が収縮するときの血圧のこと。最高血圧。高齢化にともない上昇する傾向がある。一般に、収縮期血圧が140㎜Hg以上の状態を高血圧という。対 拡張期血圧

腫瘍《しゅよう》**マーカー**　がんの発生によって血液中や尿中に増える物質のこと。がんの有無や発生部位、進行度などを診断する目安となる。ただし、がん以外にも炎症などで値が高まる場合もあるため、診断の確定には適さない。

腫瘤《しゅりゅう》　からだの中や表面にできる腫《は》れもの、しこりの総称。腫瘍《しゅよう》なのか、炎症によるものなのかなどといった原因に関係なく、確定診断が得られるまでの腫れものを総じて腫瘤という。

所見　診察などで得られた事柄、結果のこと。また、それに対する医師の判断、意見などのこと。

ショック　全身の血流に障害が起こり、組織や臓器に十分な酸素が送られなくなったことで陥る、生命にかかわる危機的な状態のこと。急激に発症し、顔面蒼白《そうはく》、血圧低下、全身の発汗などの症状がみられる。

侵襲《しんしゅう》　病気になったりけがを負ったりすること。また、病気の検査や治療のために、内視鏡やカテーテルなどをからだの中に入れること。痛みや出血などが少ないことを、侵襲が少ない、侵襲度が低いという。

浸潤《しんじゅん》　がん細胞や結核菌などが周りの組織に広がっていくこと。たとえば、肺浸潤はX線検査で影が写るものをいい、肺結核や肺炎などでみられる。浸潤がんはがん細胞が周囲に広がっていく段階のもの。

シンチグラフィ　からだの中に放射性医薬品を注入し、その分布・集積状態をみる検査のこと。臓器や組織の形態・機能の診断に用いられる。なお、シンチグラフィによって得られる描写像を**シンチグラム**という。

スクリーニング　簡便な検査方法を用いて、特定の病気があると思われる人とないと思われる人をふるい分けること。診断を目的としたものではない。おもなものに、新生児マススクリーニングがある。

ステロイド　副腎《ふくじん》皮質ホルモンの作用をもつ薬。炎症を抑えたり、免疫力を弱めたりする作用がある。アレルギー性疾患、自己免疫疾患の治療薬として用いられる。副作用があるため、使い方には注意が必要。

ステント　血管、食道、気管などの内腔《ないくう》の拡張を保持するための器具。狭窄《きょうさく》や閉塞《へいそく》が起こっている部位に挿入して症状の改善を図る。冠動脈ステント、頸《けい》動脈ステント、食道ステントなどがある。連 狭窄

生検　生体組織検査の略。病気を正確に診断するために、病気が疑われる部位の細胞や組織の一部を針や内視鏡などを使って採取し、顕微鏡などで調べる検査のこと。**バイオプシー**ともいう。

連 関連する用語　対 対義語　同 同じ意味で使われる語

生存率　ある病気と診断されてから一定期間が経過した後に生存している患者さんの比率。一般に、がんの治療効果の指標として用いられることが多く、5年生存率を目安とすることが多い。

喘鳴《ぜいめい》　呼吸をするときに出る、ゼーゼー、ヒューヒューという音。気管や気管支が狭くなることが原因で、気管支喘息《ぜんそく》、気管支炎で多くみられる。「ぜんめい」ともいう。

セカンドオピニオン　病気の診断や治療法について、現在診療を受けているのとは別の医師に求める意見のこと。病気に関する理解を深め、納得して治療法を選択することを目的とする。

穿孔《せんこう》　胃、十二指腸、小腸、大腸などの管《かん》腔《くう》臓器の壁に穴があくこと。また、穴があいた状態のこと。炎症や潰瘍《かいよう》、腫瘍《しゅよう》、外傷などが原因となって起こる。

疝痛《せんつう》　胃、腸、膀胱《ぼうこう》、子宮、胆管などの壁を構成する平滑筋《へいかつきん》が収縮することによって起こる、発作的な腹部の痛みのこと。痛み方や痛みの強さはさまざまで、結石や潰《かい》瘍《よう》、がんなどが原因となって起こる。

潜伏期　からだの中に細菌やウイルスなどの病原体が侵入してからその病原体に特有の症状が現れるまでの期間。病原体の種類によって異なるほか、侵入した病原体の強さ、感染者の抵抗力などが影響する。

線毛《せんもう》　細胞の表面にある、きわめて細く短い毛状の突起のこと。線毛が行う運動を線毛運動といい、からだの中で水流を起こしたり老廃物を排出したりするはたらきをする。繊毛《せんもう》とも表す。

総たんぱく　一般に、血漿《けっしょう》中に存在するたんぱく質のこと。主要成分は血清アルブミン、免疫グロブリンなど。検査値は、肝臓、腎臓《じんぞう》の機能状態を診断する目安となる。連アルブミン

塞栓《そくせん》　血管やリンパ管などの一部、またはすべてが詰まること。血管内でできた血液のかたまり（血栓）によって起こることが多い。ほかに、脂肪、ガス、腫瘍《しゅよう》などが原因となる。連血栓

続発性　ある病気にかかっているときに、それに関連して起こる病気や症状のこと。たとえば、肝臓、腎臓《じんぞう》の病気や腫瘍《しゅよう》などによって起こる続発性貧血などがある。二次性とほぼ同じ意味。対原発性

鼠径部《そけいぶ》　下腹部のうち、大腿《だいたい》（太もも）との境近くの部位のことで、恥骨《ちこつ》部外側の三角形の部分をいう。鼠蹊部《そけいぶ》とも表す。

た

対症療法　病気そのものを治すのではなく、病気にともなう症状や苦痛を軽減させることを目的とした治療法。たとえば、かぜ症候群で起こる発熱に対する解熱薬の服用など。同姑息的療法《こそくてき》　対原因療法

多発性　同じ時期に、からだの2か所以上の部位に、特定の病気による変化が現れること。おもなものに、多発性骨髄腫《こつずいしゅ》、多発性筋炎などがある。1か所の場合が**単発性**。

中性脂肪　食事により摂取する脂質の主成分で、皮下や内臓に蓄えられるいわゆる脂肪のこと。体温を保持し、からだのエネルギー源となる役割をもつ。値は、年齢や体格などによって個人差がある。連トリグリセリド

超音波検査　高い周波数の音波を用いて行う検査のこと。臓器の形態や血流状態などを観察することができる。放射線被曝《ひばく》の心配がなく比較的簡単に行えることから、病

気の検査や診断によく用いられる。連 MRI《エムアールアイ》 連 CT《シーティー》

対麻痺《ついまひ》 左右両側の脚《あし》の麻痺。脊髄《せきずい》の病気や損傷によって起こることが多い。**両麻痺**ともいう。なお、**片《へん》麻痺**とは片側の手足にみられる麻痺のこと。

転移 からだの中で、腫瘍《しゅよう》細胞または病原体が、血液やリンパ液などを介して原発部位から離れた部位に移動し、そこで発育・増殖すること。がんなどの悪性腫瘍にみられる特徴のひとつ。

電解質 電荷をもつイオンとして体液中に存在する物質。ナトリウム、カリウム、カルシウム、マグネシウムなどがあり、からだの酸塩基平衡や水分保持などの生理的機能をもつ。

特発性 固有のという意味。原因がはっきりしない病気に付せられる。たとえば、特発性心筋症、特発性血小板減少性紫斑《しはん》病などがある。本態性とほぼ同じ意味。

ドナー 提供者の意。献血者や、角膜、腎《じん》臓《ぞう》、骨髄《こつずい》などの移植用の組織や臓器を患者さんに提供する人のこと。生体ドナーと脳死ドナーとがある。対 レシピエント

トリグリセリド トリアシルグリセロールの慣用名。中性脂肪にもっとも多く存在する脂質で、からだのエネルギー源となるほか、各組織を保護する役割をもつ。TG《ティージー》と表す。連 中性脂肪

ドレナージ からだの中にたまった血液や膿《うみ》などを外に導出すること。排液法、排膿法《はいのうほう》ともいう。おもなものに、自然気胸に対する胸腔《きょうくう》内ドレナージがある。ドレナージに用いられる導管を**ドレーン**という。

頓服《とんぷく》 症状が現れて必要になったときに薬を飲むこと。その薬を頓服薬といい、おもに、痛みや発熱のあるとき、下痢や便秘をしているとき、眠れないとき、狭心症の発作が出たときなどに服用される。

な

内因性 病気の原因がからだの仕組みや異常によるもの。おもな要素として、遺伝子の異常、内分泌障害、アレルギーなどがある。これに対して、ウイルスや化学物質など、からだの外界の要因による病気を**外因性**という。

難病《なんびょう》 症例数が少なく、原因不明で治療法が確立していない、長期にわたって生活に支障がある疾患を、厚生労働省では**指定難病**として、医療費の一部を公費負担としている。

肉芽《にくげ》 皮膚の傷や炎症が治るときにできる、赤くやわらかい新しい組織のこと。やがて瘢痕《はんこん》となる。連 瘢痕

二次感染 ある病原体に感染している状態で、別の新たな病原体に感染すること。たとえば、はしかにかかっているときに細菌性肺炎に罹患《りかん》したような場合、後者を二次感染という。

尿酸 プリン体の分解によってできる最終代謝産物。通常は尿として排出される。腎《じん》臓《ぞう》からの排泄《はいせつ》障害や生成過剰によって血液中の尿酸量が増えると高尿酸血症となり、痛風などを引き起こす原因となる。

尿たんぱく 尿中に排出されたたんぱく質のこと。健康な人からは微量しか検出されないが、腎臓《じんぞう》の機能に障害がある場合や、糖尿病などの全身性の病気がある場合は排出量が増える。

尿糖 尿中に含まれるブドウ糖のこと。健康な人からは微量しか検出されないが、糖

尿病などの患者さんは尿糖値が高くなる。

脳死 脳幹を含む脳のすべての機能が停止し、自発的な心臓の動きや呼吸など生命維持に不可欠な機能が失われた状態。人工呼吸器などによって他臓器の機能は維持できるが、回復は見込めない状態。

嚢胞《のうほう》 からだの中にできる、液体などを中に含む袋状のもの。おもなものに卵巣にできるチョコレート嚢胞などがある。

膿瘍《のうよう》 からだのある部分に化膿性の炎症が起こったことによって、その周辺の組織がとけ、そこに膿《うみ》がたまったものをいう。おもなものに肝膿瘍、脳膿瘍がある。そのほか、肺や皮膚などにも発生する。

は

肺活量 できるだけ多く息を吸い込んだ状態から全《すべ》て吐き出したときの、吐き出された空気の全量のこと。肺の容積を表す指標となる。性別、身長などによって差があるほか、呼吸筋機能などの影響を受ける。

バイタルサイン 生命維持に必要な機能の表れのこと。生命徴候。一般に、呼吸、脈拍、血圧、体温のことで、健康状態や病気の徴候を把握する目安となる。救急時には、生命に危機が迫っているかどうかを判断する重要な指標となる。

瘢痕《はんこん》 切り傷ややけど、皮膚病などが治った傷跡のこと。やわらかい肉芽《にくげ》組織の上に薄い表皮が覆って治癒した状態をいう。過剰に瘢痕ができ、皮膚面より隆起したものを**ケロイド**という。 連肉芽

BMI《ビーエムアイ》 肥満度の判定に使われる指数。「体重（kg）÷〔身長（m）の2乗〕」で算出される。日本肥満学会は、BMI18・5以上から25・0未満を「正常」、25・0以上を「肥満」、18・5未満を「やせ」と分類している。

びまん性 一面に、全体的にという意味。病変がはっきりと限定できず、広範囲に広がっている状態。びまん性外耳道炎、びまん性汎《はん》細気管支炎などがある。 対限局性

病歴 これまでの健康状態やかかった病気の経過、現在の病気の診療・経過などのこと。病気の診断や治療法の選択にかかわる重要な情報となる。 連既往歴 連問診

びらん からだの一部において、皮膚や粘膜の表層が欠損した状態。ただれ。皮膚、口腔《こうくう》、消化管、子宮腟《ちつ》部などにみられ、赤くなるなど炎症をともなうことが多い。びらんより深く欠損した状態を潰瘍《かいよう》という。 連潰瘍

不定愁訴《ふていしゅうそ》 はっきりした病気が見当たらないのに起こる、漠然とした不調の訴え。たとえば、動悸《どうき》、発汗、頭重、不眠など。自律神経失調症や更年期障害の症状として現れることが多い。

プライマリーケア 患者さんの身近にあって、病気の診療だけでなく健康管理上のアドバイスをするなど総合的に診療する医療のこと。プライマリーケア医は家庭医とほぼ同じ意味。

吻合《ふんごう》 血管や腸管などの管腔《かんくう》や臓器、神経などを、手術によってつなぎ合わせること。また、病気が原因でそれらがつながった状態になること。

PET《ペット》 からだの中に薬剤を注入し、薬剤が脳や心臓、がん細胞に集まるところを写す検査。脳や心臓の機能、腫瘍《しゅよう》の位置や悪性度を調べることができる。腫瘍の検査ではほぼ全身のがん検査が可能で、がんの発見や転移の有無、治療効果の判定に役立つ。

ヘマトクリット　血液中に占める赤血球の割合。貧血の診断に用いられ、基準値は成人男性で38・5〜48・9％、成人女性で35・5〜43・9％。値の減少は貧血を意味し、脱水症や多血症で増加する。

ヘモグロビン　赤血球中に大量に存在するたんぱく質。たんぱく質のグロビンと鉄を含むヘムとが結合したもので、酸素をからだの各組織に運ぶはたらきをする。測定値は貧血や多血症の診断に用いられる。

HbA$_{1c}$　ヘモグロビンエーワンシー。赤血球中のヘモグロビンにブドウ糖が結合したもの。赤血球の寿命からみて、過去1〜2か月間の平均血糖値を示すと考えられ、糖尿病の診断や治療の目安となる。

便潜血　肉眼ではわからない微量の血液が便の中に混じっているもの。消化管の潰瘍《かいよう》やポリープ、痔《じ》からの出血などによって生じる。検査は、大腸がんのスクリーニングとして用いられることが多い。

保存的療法　病気にかかっている臓器そのものやその機能をできるだけ温存する方向で行われる治療のこと。手術などの外科的治療をせず、薬物療法などの内科的治療が行われる。

発赤《ほっせき》　炎症などによって、皮膚や粘膜の一部が充血して赤くなること。

ポリープ　皮膚や粘膜などの表面にできる、半球状、きのこ状などの腫瘤《しゅりゅう》。胃、大腸、子宮、鼻粘膜などに生じることが多い。良性のものと悪性のものがあり、良性から悪性に変化するものもある。連腫瘤

ま・や・ら

慢性　進行がゆっくりで経過が長期間に及び、治りにくい性質の病気のこと。おもなものに、慢性肝炎、慢性閉塞性《へいそくせい》肺疾患（COPD《シーオーピーディー》）、慢性甲状腺《こうじょうせん》炎などがある。急性に対比することば。対急性　連亜急性

問診　医師が患者さんの診察をする際に、現在の症状や既往歴《きおうれき》、家族の病歴などをたずねること。病気の診断や治療の重要な指標となる。連既往歴　連病歴

薬剤耐性　病原体や細菌に治療薬が効かないこと。また、しだいに効かなくなること。さらに、化学療法などにおける治療薬の繰り返しの使用によってからだの感受性が低下し、薬の量を増やさなければ効果が得られなくなることをいう。連感受性

予後　病気やけがなどの経過の見通し。また、治療後の回復の見通しのこと。予後がよい、悪いといった表現がされ、生命に関すること、後遺症に関することなどに幅広く用いられる。

余命　これから先、残っている命。死ぬまでの生命のこと。進行したがんなど治癒が難しい患者さんに対する今後の見通しとして使われることが多い。

理学療法　からだに障害のある人に対するリハビリテーションの治療法のひとつ。手足・体幹を動かして身体の機能を回復させる運動療法や日常生活動作（ADL《エーディーエル》）訓練が中心となっている。連ADL

レシピエント　受領者の意。輸血を受ける人や、腎臓《じんぞう》、骨髄などの移植用の組織や臓器の提供を受ける人のこと。対ドナー

瘻孔《ろうこう》**（瘻）**　皮膚・粘膜や臓器の組織にできる管状のつながり（瘻管）の穴のこと。炎症などによって生じ、体内の臓器間などでつながるものと、皮膚など体表に通じるものがある。おもなものに、痔瘻《じろう》、胃瘻などがある。

連 関連する用語　対 対義語　同 同じ意味で使われる語

◉編集
三石一也・藤本耕一（小学館クリエイティブ）
鈴木圭子・土田みき・深水央・渡邉直子（デコ）
内布恵美子　大角美由貴（えんぴつ屋）小川和宏（Fineplace）
安藤啓一　河合佐知子　戸田眞澄　平舘玲子
春日順子

◉イラスト・図版
浅野仁志　カワモトミツル（MEDICA）　倉本ヒデキ
三浦正幸（イラストレーションスタジオ・エムツー）

◉本文デザイン・DTP
明昌堂

◉表紙デザイン
松倉　浩

本書に関する最新情報は下記のURLをご覧下さい。
https://www.seibidoshuppan.co.jp/support/

オールカラー版 家庭の医学【第３版】

2023年 3月10日発行

総監修　川名正敏《かわなまさとし》

発行者　深見公子

発行所　成美堂出版
〒162-8445 東京都新宿区新小川町1-7
電話(03)5206-8151 FAX(03)5206-8159

印　刷　大日本印刷株式会社

ISBN978-4-415-32159-2
落丁・乱丁などの不良本はお取り替えします
定価は表紙に表示してあります